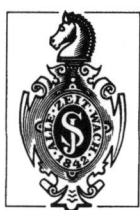

Harold A. Harper   David W. Martin
Peter A. Mayes   Victor W. Rodwell

Medizinische Biochemie

Zweite, korrigierte Auflage

Unter Mitarbeit von
Gerold M. Grodsky und Marion Nestle

Übersetzt aus dem Amerikanischen

Mit 650 Abbildungen und 106 Tabellen

Springer-Verlag
Berlin Heidelberg GmbH

Professor Harold A. Harper †

Professor David W. Martin
University of California, School of Medicine
San Francisco, California, USA

Professor Peter A. Mayes
Royal Veterinary College, University of London
London, United Kingdom

Professor Victor W. Rodwell
Purdue University
Lafayette, Indiana, USA

Titel der amerikanischen Ausgabe:
Harper's Review of Biochemistry, 19th Edition 1983
© Lange Medical Publications, Los Altos, California 94022, USA

ISBN 978-3-662-22151-8

CIP-Kurztitelaufnahme der Deutschen Bibliothek
Medizinische Biochemie: übers. aus d. Amerikan./Harold A. Harper ... Unter Mitarb. von
Gerold M. Grodsky u. Marion Nestle. - 2., korrigierte Aufl.
Einheitssacht.: Harper's review of biochemistry ⟨dt.⟩
ISBN 978-3-662-22151-8   ISBN 978-3-662-22150-1 (eBook)
DOI 10.1007/978-3-662-22150-1
NE: Harper, Harold A. [Mitverf.]; EST

Dieses Werk ist urheberrechtlich geschützt. Die dadurch begründeten Rechte, insbesondere die
der Übersetzung, des Nachdrucks, des Vortrags, der Entnahme von Abbildungen und Tabellen,
der Funksendung, der Mikroverfilmung oder der Vervielfältigung auf anderen Wegen und der
Speicherung in Datenverarbeitungsanlagen, bleiben, auch bei nur auszugsweiser Verwertung,
vorbehalten. Eine Vervielfältigung dieses Werkes oder von Teilen dieses Werkes ist auch im
Einzelfall nur in den Grenzen der gesetzlichen Bestimmungen des Urheberrechtsgesetzes der
Bundesrepublik Deutschland vom 9. September 1965 in der Fassung vom 24. Juni 1985 zulässig.
Sie ist grundsätzlich vergütungspflichtig. Zuwiderhandlungen unterliegen den
Strafbestimmungen des Urheberrechtsgesetzes.

© Springer-Verlag Berlin Heidelberg 1986, 1987
Ursprünglich erschienen bei Springer-Verlag 1987
Softcover reprint of the hardcover 2nd edition 1987

Die Wiedergabe von Gebrauchsnamen, Handelsnamen, Warenbezeichnungen usw. in diesem
Werk berechtigen auch ohne besondere Kennzeichnung nicht zu der Annahme, daß solche
Namen im Sinne der Warenzeichen- und Markenschutz-Gesetzgebung als frei zu betrachten
wären und daher von jedermann benutzt werden dürften.

Produkthaftung: Für Angaben über Dosierungsanweisungen und Applikationsformen kann
vom Verlag keine Gewähr übernommen werden. Derartige Angaben müssen vom jeweiligen
Anwender im Einzelfall anhand anderer Literaturstellen auf ihre Richtigkeit überprüft werden.

Einbandgestaltung: W. Eisenschink, Heddesheim
Gesamtherstellung: Appl, Wemding
2124/3145-543210

Vorwort

Die 19. Ausgabe dieser Übersicht über die Biochemie ist, wie die vorhergehenden, in wesentlichen Teilen überarbeitet worden. Damit ist sie dem ursprünglichen Ziel von Professor Harper treu geblieben, einen umfassenden Überblick über diejenigen Aspekte der Chemie zu bringen, die für das Studium der Biologie und Medizin wichtig sind. Im Verlauf dieser Überarbeitung sind die Kapitel über Molekularbiologie sowie Stoffwechsel und Funktion der Hormone reorganisiert und neu aufgeteilt worden. Dies führte zu einer Zunahme der Kapitelzahl der jetzt vorliegenden 19. Ausgabe, die aber einer Verbesserung der Organisation und der Darstellung des Stoffes dient. In dem Maße, in dem die Erkenntnisse im Bereich der Biochemie und Molekularbiologie zunehmen, wird es immer schwieriger, ein ausgewogenes Verhältnis zwischen dem Wunsch der Autoren nach einer ausführlichen Darstellung alles von ihnen für wichtig gehaltenen und dem Wunsch der Studenten nach einer exakten Darstellung der Grundlagen der Biochemie zu finden. An einigen Stellen wurde ein Kompromiß durch ausführlichere Literaturverweise gefunden. Dies gibt dem Studenten Quellenhinweise, mit Hilfe derer er in ein vertieftes Studium eintreten kann.

Die Autoren bedanken sich bei ihren Berufskollegen und Freunden in der ganzen Welt, die ihnen mit Vorschlägen, Verbesserungen und zusätzlicher Information geholfen haben und hoffen, daß dies auch in der Zukunft so bleiben wird. Die Autoren und ihre Mitarbeiter haben mit Dankbarkeit die weltweite Unterstützung dieses Buches zur Kenntnis genommen. Eine Reihe von englischsprachigen Ausgaben sind in Japan, dem Libanon, Taiwan, den Philippinen und Korea erschienen. Zusätzlich liegen Übersetzungen in Italienisch, Spanisch, Französisch, Portugiesisch, Japanisch, Polnisch, Deutsch, Türkisch, Tschechoslowakisch, Indonesisch und Serbokroatisch vor. Darüber hinaus ist eine griechische und eine chinesische Übersetzung in Vorbereitung.

San Fancisco, David W. Martin, Jr.
April 1983 Peter A. Mayes
  Victor W. Rodwell

Inhaltsverzeichnis

1 Einleitung
VICTOR W. RODWELL 1

Stereoisomere 1
Wichtige funktionelle Gruppen in der
Biochemie 4

2 Wasser
VICTOR W. RODWELL 8

Einleitung 8
Molekulare Struktur 8
Makromolekulare Struktur 9
Wasserstoffbrückenbindungen 9
Dissoziation des Wassers 10
pH-Wert 11
Protonierungsgleichgewichte schwacher
Säuren oder Basen 12
Henderson-Hasselbach-Gleichung 14
Puffer und Puffersysteme 15

3 Aminosäuren und Peptide
VICTOR W. RODWELL 16

Einleitung 16
Aminosäuren 16
Protonengleichgewichte 16
Strukturen 19
Optische Isomerie 22
Physikalische Eigenschaften 22
Chemische Reaktionen 23
Peptide 23
Physiologisch wirksame Peptide 25
Trennungstechniken für Aminosäuren
und Peptide 27
Bestimmung der Aminosäure-
zusammensetzung 31
Bestimmung der Primärstruktur 31
Automatisierte Peptidsynthese 34

4 Proteine
VICTOR W. RODWELL 35

Einteilung 35
Für Proteine typische Bindungen 36
Ordnungsebenen der Proteinstruktur . . . 38
Die 4 Ebenen der Proteinstruktur 40
Denaturierung 42
Bestimmung der Primärstruktur 42
Bestimmung der Sekundär- und
Tertiärstruktur 44
Bestimmung der Quartärstruktur 44

5 Hämoglobin:
Struktur und Funktion eines Proteins
DAVID W. MARTIN 46

Wechselwirkung zwischen Häm und
Sauerstoff 46
Myoglobin 47
Hämoglobin 48
Hämoglobinmutanten 55

6 Allgemeine Eigenschaften von Enzymen
VICTOR W. RODWELL 59

Katalyse 59
Coenzyme 59
Dreipunkthaftung 61
Spezifität 62
Klassifizierung und Nomenklatur 63
Quantitative Bestimmung von Enzym-
aktivitäten 65
Isolierung 67
Intracelluläre Verteilung 68
Isoenzyme 69
Enzyme in der klinischen Diagnostik . . . 71

7 Bioenergetik
PETER H. MAYES 74

Einleitung 74
Bedeutung der energiereichen Phosphate
für die Bioenergetik und die Energiekonservierung 76

8 Kinetische Eigenschaften von Enzymen
VICTOR W. RODWELL 81

Energiebarrieren und Übergangszustände
bei chemischen Reaktionen 81
Bedeutung von Enzymen für die Lösung
und Bildung covalenter Bindungen 83
Das aktive Zentrum von Enzymen 84
Abhängigkeit der Reaktionsgeschwindig-
keit von der Konzentration der
Reaktanten 89
Enzymkonzentration 90
Substratkonzentration 91
Hemmung von Enzymaktivitäten 95
Enzymatische Reaktionen mit 2 oder
mehr Substraten 97
Enzyme als Säure-Basen-Katalysatoren . 98

9 Regulation der Enzymaktivität
VICTOR W. RODWELL 101

Stoffwechselregulation 101
Regulation der Enzymmenge 102
Regulation der katalytischen Wirksamkeit 107

10 Wasserlösliche Vitamine
DAVID W. MARTIN 116

Vitamine des B-Komplexes 116
Vitamin C (Ascorbinsäure) 131

11 Fettlösliche Vitamine
DAVID W. MARTIN 134

Vitamin A 134
Vitamin D 137
Vitamin E 140
Vitamin K 141

12 Biologische Oxidation
PETER A. MAYES 144

Historischer Überblick 144
An Redoxreaktionen beteiligte Enzyme
und Coenzyme 145
Atmungskette 151
Bedeutung der Atmungskette bei der
Energiekonservierung 154
Mechanismus der oxidativen
Phosphorylierung 157
Transport von Substanzen in und aus den
Mitochondrien 161

13 Kohlenhydrate
PETER A. MAYES 165

Einteilung 165
Struktur der Glucose 165
Isomerien 166
Monosaccharide 168
Hexosen 168
Glykoside 169
Desoxyzucker 170
Aminozucker (Hexosamine) 171
Disaccharide 171
Polysaccharide 172
Kohlenhydrate der Zellmembranen 175

14 Citratcyclus und Abbau von Acetyl-CoA
PETER A. MAYES 176

Bedeutung des Citratcyclus 176
Reaktionen des Citratcyclus 178
Energetik des Citratcyclus 182
Amphibole Natur des Citratcyclus 182

15 Kohlenhydratstoffwechsel
PETER A. MAYES 185

Intermediärstoffwechsel 185
Glykolyse 186
Oxidation von Pyruvat zu Acetyl-CoA . . 191
Glykogenstoffwechsel 192
Hexosemonophosphatweg oder
Pentosephosphatcyclus 200
Gluconeogenese 206
Aktivierung der Hexosen 209
Uronsäurestoffwechsel 209

Fructosestoffwechsel 211
Galaktosestoffwechsel 212
Stoffwechsel der Aminozucker
(Hexosamine) 215

16 Lipide
PETER A. MAYES 216

Fettsäuren 217
Triacylglycerine (Triglyceride) 219
Phospholipide 220
Steroide 223
Plasmalipide und Lipoproteine 225
Reaktionen und Eigenschaften von
Lipiden 227
Moderne Verfahren zur Trennung und
Identifizierung von Lipiden in
biologischem Material 228
Zellmembran 230

17 Lipidstoffwechsel
I. Fettsäuren
PETER A. MAYES 231

Fettsäureoxidation 232
Biosynthese von gesättigten Fettsäuren . . 236
Stoffwechsel ungesättigter Fettsäuren . . . 242
Essentielle Fettsäuren 243
Acylglycerinstoffwechsel 248
Sphingolipidstoffwechsel 253
Erkrankungen des Phospholipid-
und Sphingolipidstoffwechsels
(Lipidosen) 254

18 Lipidstoffwechsel
II. Beziehungen zwischen verschiedenen Geweben
PETER A. MAYES 256

Stoffwechsel des Fettgewebes und
Fettmobilisierung 257
Stoffwechsel der Plasmalipoproteine . . . 262
Bedeutung der Leber für den
Fettstoffwechsel 269
Ketose 272
Cholesterinstoffwechsel 276

19 Regulation des Kohlenhydrat- und Lipidstoffwechsels
PETER A. MAYES 285

Allgemeine Prinzipien der Stoffwechsel-
regulation 285
Stoffwechselkontrolle einer
enzymkatalysierten Reaktion 286
Regulation des Kohlenhydrat-
stoffwechsels 288
Blutglucose 293
Regulation des Lipidstoffwechsels 297
Regulation der Ketogenese 298
Wechselbeziehungen zwischen den
Hauptnahrungsbestandteilen 302
Kohlenhydrat- und Fettstoffwechsel im
intakten Organismus 303

20 Biosynthese von Aminosäuren
VICTOR W. RODWELL 306

Aminosäurestoffwechsel 306
Essentielle und nichtessentielle
Aminosäuren 307
Nichtessentielle Aminosäuren 307
Nichtessentielle Aminosäuren, die aus
amphibolen Zwischenprodukten gebildet
werden 307
Nichtessentielle Aminosäuren, die aus
anderen nichtessentiellen Aminosäuren
entstehen 310
Nichtessentielle Aminosäuren, die aus
essentiellen Aminosäuren entstehen . . . 311
Biosynthese essentieller Aminosäuren . . 312
Biosynthese essentieller Aminosäuren aus
Glutamat 313
Biosynthese essentieller Aminosäuren aus
Aspartat 313
Biosynthese essentieller Aminosäuren aus
amphibolen Zwischenprodukten 313

21 Abbau der Aminogruppe von Aminosäuren
VICTOR W. RODWELL 315

Überblick 315
Transaminierung 316
Oxidative Desaminierung 317
Bildung von Ammoniak 318
Transport von Ammoniak 319

Organstoffwechsel des Ammoniaks im
postabsorptiven Zustand 321
Aminosäureaustausch zwischen den
Organen, im absorptiven Zustand 322
Harnstoffbiosynthese 323
Regulation der Harnstoffbiosynthese . . . 325
Stoffwechseldefekte des Harnstoffcyclus . 325

22 Abbau des Kohlenstoffskeletts der Aminosäuren
VICTOR W. RODWELL 327

Umwandlung der Kohlenstoffskelette der
einfachen L-α-Aminosäuren zu
amphibolen Zwischenprodukten 327
Aminosäuren, deren Abbau Oxalacetat
bildet 328
Aminosäuren, deren Abbau
α-Ketoglutarat liefert 328
Aminosäuren, bei deren Abbau Pyruvat
entsteht 330
Aminosäuren, bei deren Abbau
Acetyl-CoA entsteht 333
Aminosäuren, bei deren Abbau
Succinyl-CoA entsteht 339
Defekte des Aminosäurestoffwechsels . . 345

23 Umwandlung von Aminosäuren zu Verbindungen mit speziellen Funktionen
VICTOR W. RODWELL 354

Glycin 354
Alanin 354
Serin 355
Threonin 355
Methionin 356
Cystein 356
Histidin 356
Arginin 357
Ornithin 357
Tryptophan 359
Phenylalanin und Tyrosin 362
Stoffwechsel von Kreatinin und Kreatin . 362
Stoffwechsel von γ-Aminobutyrat 363

24 Porphyrine und Gallenpigmente
DAVID W. MARTIN 364

Porphyrine 365
Porphyrien 371

Abbau des Häms: Bildung der
Gallenpigmente 375
Hyperbilirubinämien 378

25 Nucleotide
DAVID W. MARTIN 383

Nucleoside und Nucleotide 385
Natürliche Nucleotide 387
Synthetische Derivate 390

26 Stoffwechsel von Purin- und Pyrimidinnucleotiden
DAVID W. MARTIN 392

Verdauung 392
Purine 394
Pyrimidine 402
Klinische Störungen des Purin-
stoffwechsels 406
Klinische Störungen des Pyrimidin-
stoffwechsels 409

27 Struktur und Funktion von Nucleinsäuren
DAVID W. MARTIN 412

Desoxyribonucleinsäure 412
Ribonucleinsäure 417

28 DNS-Aufbau und Replikation
DAVID W. MARTIN 423

Chromatin 423
Genetische Organisation des
Säugetiergenoms 429
Veränderung und Umordnung des
genetischen Materials 430
DNS-Biosynthese und Replikation 433
Gentechnologie 442

29 RNS-Biosynthese und Prozessierung
DAVID W. MARTIN 445

RNS-Synthese 445
Nucleasen 456

30 Proteinbiosynthese und der genetische Code
DAVID W. MARTIN 457

Funktion der Transfer-RNS 460
Mutationen 461
Vorgang der Proteinbiosynthese 468

31 Regulation der Genexpression
DAVID W. MARTIN 473

Regulation der Genexpression bei
Prokaryoten 474
Regulation der Genexpression bei
Eukaryoten 484

32 Membranen
DAVID W. MARTIN 491

Lipidzusammensetzung von Membranen . 491
Durch Membranlipide gebildete
Strukturen 495
Membranproteine 496
Assemblierung von Membranen 500
Transport durch Membranen 502
Zell-Zell-Kontakt und
Zell-Zell-Kommunikation 505
Membranstörungen 508

33 Glykoproteine, Proteoglykane und Glykosaminoglykane
DAVID W. MARTIN 509

Glykoproteine 509
Blutgruppenantigene 517
Proteoglykane 520
Abbau der Polysaccharidreste von
Glykoproteinen und Proteoglykanen . . . 524

34 Kontraktile Proteine und Strukturproteine
DAVID W. MARTIN 529

Muskelzelle 529
Zellmotilität und Cytoskelett 540
Kollagen 544

35 Allgemeine Charakteristika von Hormonen
GEROLD M. GRODSKY 549

36 Chemie und Wirkung von Hormonen
I. Schilddrüse und Nebenschilddrüse
GEROLD M. GRODSKY 557

Schilddrüse 557
Nebenschilddrüse 563

37 Chemie und Wirkung von Hormonen
II. Nebenniere und Gonaden
GEROLD M. GRODSKY 566

Nebennieren: Nebennierenmark 566
Nebennieren: Nebennierenrinde 570
Gonaden 581
Männliche Sexualhormone 581
Weibliche Sexualhormone 582

38 Chemie und Wirkung von Hormonen
III. Pankreas und Gastrointestinaltrakt
GEROLD M. GRODSKY 586

Pankreas 586
Insulin 586
Glucagon 594
Somatostatin 595
Gastrointestinale Hormone 596

39 Chemie und Wirkung von Hormonen
IV. Hypophyse und Hypothalamus
GEROLD M. GRODSKY 600

Hypophysenvorderlappen 601
Hormone des Hypophysenvorderlappens 601
Hypophysenmittellappen 611
Hypophysenhinterlappen 612

40 Chemie der Atmung
DAVID W. MARTIN 614

Chemie und Physiologie der Sauerstoff-
und Kohlendioxiddiffusion 614
Transport von Sauerstoff im Blut 618
Transport von CO_2 im Blut 620
Regulation des Säure-Basen-Haushalts
durch die Atmung 622

41 Verdauung und Resorption im Gastrointestinaltrakt
PETER A. MAYES 627

Verdauung im Mund 627
Verdauungsvorgänge im Magen 627
Galle 630
Resorption der Nahrungsstoffe im
Gastrointestinaltrakt 637
Gärung und Fäulnis in den tieferen
Darmabschnitten 641

42 Blutplasma und Blutgerinnung
DAVID W. MARTIN 643

Blutplasma 643
Plasmaproteine 643
Blutgerinnung 650

43 Wasser und anorganische Elemente
DAVID W. MARTIN 657

Wasser 657
Körperwasser 657
Wasserumsatz 657
Wasserverluste 658

Wasserzufuhr 659
Elektrolyte und Spurenelemente 659
Calcium 661
Phosphor 662
Magnesium 663
Natrium 663
Kalium 664
Spurenelemente 665
Kobalt 665
Kupfer 665
Eisen 666
Molybdän 670
Selen 670
Mangan 670
Zink 670
Chrom 671

44 Ernährung
MARION NESTLE 672

Nahrungsbedarf des Menschen 672
Nahrungszusammensetzung 673
Energiegehalt der Nahrungsbestandteile . 675
Energiequellen 678

Sachverzeichnis 683

Häufig verwendete Abkürzungen

Å	= 100 pm = 0,1 nm	FAD	Flavin-Adenin-Dinucleotid (oxidiert)
ACTH	Adrenocorticotropes Hormon, Adrenocorticotropin, Corticotropin	$FADH_2$	Flavin-Adenin-Dinucleotid (reduziert)
Acyl-CoA	Acylderivat des Coenzym A	FIGLU	Formiminoglutamat
ADH	1. Alkoholdehydrogenase	FMN	Flavinmononucleotid
	2. Antidiuretisches Hormon	FP	Flavoprotein
Ala	Alanin	FSH	Follikelstimulierendes Hormon
AmLev	Aminolaevulinsäure	FSHRH	FSH-Freisetzungshormon
AMP	Adenosinmonophosphat		
Arg	Arginin	g	Gramm
Asn	Asparagin	Gal	Galaktose
Asp	Aspartat	GalNAc	N-Acetylgalaktosamin
ATP	Adenosintriphosphat	GDP	Guanosindiphosphat
		GH	Wachstumshormon
cal	Calorie	GHRH	GH-Freisetzungshormon
CCCP	m-Chlorocarbonyl-Cyanid-Phenylhydrazon	GHRIH	GH-freisetzungshemmendes Hormon
CCK (PZ)	Cholecystokinin (Pankreozymin)	GLC	Gasflüssigkeitschromatographie
CDP	Cytidindiphosphat	Glc	Glucose
Cer	Ceramid	GlcUA	Glucuronsäure
CK	Kreatinkinase (s. auch CPK)	Gln	Glutamin
CMP	Cytidinmonophosphat	Glu	Glutamat
CoA-SH	Coenzym A	Gly	Glycin
CoA-S-CO-CH_3	Acetyl-CoA	GMP	Guanosinmonophosphat
CPK	Kreatinphosphokinase (s. auch CK)	GRH	Wachstumshormon-Freisetzungshormon
CRH	Corticotropinfreisetzungshormon		
CTP	Cytidintriphosphat	Hb	Hämoglobin
Cys	Cystein	HCG	Menschliches Choriongonadotropin
dA	Desoxyadenosin	HDL	Lipoproteine hoher Dichte
dC	Desoxycytosin	H_2-Folat	Dihydrofolat
dG	Desoxyguanosin	H_4-Folat	Tetrahydrofolat
DNS	Desoxyribonucleinsäure	His	Histidin
DNP	Dinitrophenol	HMG-CoA	β-Hydroxy-β-Methylglutaryl-Coenzym A
Dopa	3,4-Dihydroxyphenylalanin		
dT	Desoxythymidin	Hyl	Hydroxylysin
dUMP	Desoxyriboseuridin-5′-Phosphat	Hyp	4-Hydroxyprolin
E. C.	Enzymcodenummer (IUB-System)	IDL	Lipoproteine intermediärer Dichte
EDTA	Ethylendiamintetraessigsäure	IDP	Inosindiphosphat

Häufig verwendete Abkürzungen

IF	Initiationsfaktor	Phe	Phenylalanin
Ile	Isoleucin	P_i	Anorganisches Phosphat
IMP	Inosinmonophosphat	PL	Prolactin
INH	Isonicotinsäurehydrazid	PL	Pyridoxal
ITP	Inosintriphosphat	PP_i	Pyrophosphat
ITyr	Monojodtyrosin	PRH	Prolactinfreisetzungshormon
I_2Tyr	Dijodtyrosin	PRIH	Prolactinfreisetzung-hemmendes Hormon
IU	Internationale Einheiten		
IUB	International Union of Biochemistry	Pro	Prolin
		PRPP	5-Phosphoribosyl-1-Pyrophosphat
kcal	Kilocalorie		
αKG	α-Ketoglutarat	RNS	Ribonucleinsäure
kJ	Kilojoule	RQ	Respiratorischer Quotient
K_m	Michaeliskonstante		
		SDS	Natriumdodecylsulfat
LCAT	Lecithin-Cholesterinacyltransferase	Ser	Serin
		SGOT	Serum Glutamat Oxalacetat Transaminase
LDH	Lactatdehydrogenase		
LDL	Lipoproteine geringer Dichte	SGPT	Serum Glutamat Pyruvat Transaminase
Leu	Leucin		
LH	Luteinisierungshormon	SH	Sulfhydryl
LHRH	LH-Freisetzungshormon	SRIH	Somatotropinfreisetzung-hemmendes Hormon (Somatostatin)
LTH	Luteotropes Hormon		
Lys	Lysin	sRNS	Lösliche RNS (entspricht der tRNS)
M	mol/l		
MAO	Monoaminoxidase	T_3	Trijodthyronin
Met	Methionin	T_4	Tetrajodthyronin, Thyroxin
MIF	Melanocytenhemmender Faktor	TBG	Testosteron-bindendes Globulin
mol	Mol	TG	Triacylglycerin
MRH	MSH-Freisetzungshormon	Thr	Threonin
MRIH	MSH-freisetzungshemmendes Hormon	TMP	Thymidinmonophosphat
		tRNS	Transfer-RNS
mRNA	Boten-RNS	Trp	Tryptophan
MSH	Melanocytenstimulierendes Hormon	TSH	Thyreoidea-stimulierendes Hormon
		Tyr	Tyrosin
NAD^+	Nicotinamidadenindinucleotid (oxidiert)		
		UDP	Uridindiphosphat
NADH	Nicotinamidadenindinucleotid (reduziert)	UDPG	Uridindiphosphatglucose
		UDPGal	Uridindiphosphatgalaktose
NADP	Nicotinamidadenindinucleotidphosphat (oxidiert)	UDPGlcUA	Uridindiphosphatglucuronsäure
		UMP	Uridinmonophosphat
NANA	N-Acetylneuraminsäure	UTP	Uridintriphosphat
NDP	Nucleosiddiphosphat		
NTP	Nucleosidtriphosphat	Val	Valin
		VLDL	Lipoproteine sehr geringer Dichte
PALP	Pyridoxalphosphat	v_{max}	Maximalgeschwindigkeit

1 Einleitung

Victor W. Rodwell

Dieses Kapitel gibt einen Überblick über verschiedene Aspekte der organischen Chemie, die für die Biochemie von Bedeutung sind. Darüber hinaus gibt es Richtlinien, die das Lernen und Einordnen der großen Menge von Information erleichtern sollen. Die ersten Kapitel dieses Buches enthalten die grundsätzlichen Tatsachen über Struktur und chemische Eigenschaften wichtiger biochemischer Verbindungen. Diese werden z.T. wohl bekannt sein, andere sind jedoch außerordentlich komplex (z.B. Heterocyclen[1]). Die Biochemie auch komplexer Moleküle kann weitgehend vorhergesagt werden, wenn strukturell ähnliche Moleküle, d.h. mit gleichen funktionellen Gruppen[2], bekannt sind. **Jede funktionelle Gruppe in einem Molekül verhält sich, was ihre biochemischen Reaktionen angeht, vorhersehbar.** Die hier gegebene Einleitung soll das Verständnis für enzymkatalysierte Umwandlungen in lebenden Systemen erleichtern. Obwohl die meisten biochemisch wichtigen Moleküle verschiedene funktionelle Gruppen enthalten, gilt als Regel, **daß in einer gegebenen enzymkatalysierten Reaktion nur eine funktionelle Gruppe geändert wird.** Das Erlernen der vielfältigen Reaktionen des Intermediärstoffwechsels wird ganz wesentlich erleichtert, wenn man sich dieser Gesetzmäßigkeit bewußt bleibt.

Stereoisomere

Stereoisomere unterscheiden sich nur durch die räumliche Anordnung ihrer Atome. Beim Methan (CH_4) befinden sich die Wasserstoffatome an den Ecken eines gleichseitigen Tetraeders, das C-Atom in dessen Mitte.

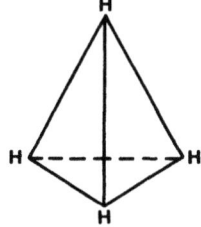

Ein Kohlenstoffatom, welches mit 4 verschiedenen Atomen oder Gruppen von Atomen substituiert ist, wird als asymmetrisches C-Atom bezeichnet. In der hier dargestellten Formel des Alanins ist das asymmetrische α-C-Atom mit einem Stern markiert.

$$H_3C-\overset{\overset{\textstyle H}{|}}{\underset{\underset{\textstyle NH_2}{|}}{C^*}}-COOH$$

Alanin

Da viele in der Biochemie vorkommenden Verbindungen 2 oder mehr asymmetrische C-Atome enthalten, ist das genaue Verständnis von

---

[1] Heteroatome (aus dem Griechischen heteros = fremd, anders) sind Atome wie O, N und S, die kovalente Bindungen mit Kohlenstoff bilden. Beispiele hierfür sind Ethylamin ($C_2H_5NH_2$), Ethanol (C_2H_5OH) oder Ethylmercaptan (C_2H_5SH). Heteroatome verfügen über ein oder mehrere Elektronenpaare, die nicht an der kovalenten Bindung beteiligt sind. Sie verfügen deshalb über ein negatives Feld, weswegen Verbindungen mit Heteroatomen Protonen anlagern, d.h. als Basen wirken (s. Kap. 2). Heterocyclische Strukturen sind cyclische Strukturen mit Heteroatomen

[2] Eine funktionelle Gruppe (z.B. $-NH_2$, $-COOH$, $-OH$) ist eine spezifische Gruppierung chemischer Elemente mit ausgeprägten chemischen und physikalischen Eigenschaften

Systemen mit mehr als einem Asymmetriezentrum außerordentlich wichtig.

Darstellung der räumlichen Beziehungen zwischen Atomen

Verschiedene räumliche Beziehungen zwischen Atomen kann man sich leicht anhand von Kugeln klar machen, die mit Stäben verbunden sind. Eine Verbindung mit asymmetrischen C-Atomen zeigt eine **optische Isomerie**. So hat beispielsweise Milchsäure zwei nicht äquivalente optische Isomere, von denen das eine das Spiegelbild oder **Enantiomere** des anderen ist (Abb. 1.1).

Der Leser kann sich selbst davon überzeugen, daß die dargestellten Strukturen in der Tat unterschiedlich sind. Es gelingt nicht, die beiden Enantiomere des Lactats durch Rotation eines Enantiomers um eine beliebige Achse zur Deckung zu bringen.

Enantiomere einer gegebenen Verbindung haben natürlich dieselben chemischen Eigenschaften, jedoch unterscheiden sie sich im Hinblick auf ihr physikalisches und besonders auf ihr physiologisches Verhalten. Enantiomere drehen die Ebene des polarisierten Lichts im gleichen Ausmaß, jedoch in entgegengesetzter Richtung. Da Enzyme i. allg. nur mit einem der beiden Enantiomere in Wechselwirkung treten, ist nur die Hälfte eines **Racemats** (einer Mischung gleicher Mengen beider Enantiomere) physiologisch aktiv.

Die Zahl der möglichen Isomere beträgt 2^n, wenn n die Anzahl der verschiedenen asymmetrischen C-Atome wiedergibt. Eine Aldotetrose enthält beispielsweise 2 asymmetrische C-Atome, weswegen es $2^2 = 4$ optische Isomere dieses Zuckers gibt.

Für eine möglichst korrekte Darstellung von dreidimensionalen Molekülen in nur zwei Dimensionen werden die von Emil Fischer eingeführten **Projektionsformeln** benutzt. Das Molekül wird dabei mit dem asymmetrischen C-Atom in die Projektionsebene plaziert. Gruppen ober- und unterhalb dieses Moleküls liegen **hinter** der Projektionsebene, diejenigen zur Rechten und zur Linken des asymmetrischen C-Atoms **oberhalb** der Projektionsebene. Auf diese Weise wird das Molekül in Form eines Kreuzes dargestellt (Abb. 1.2).

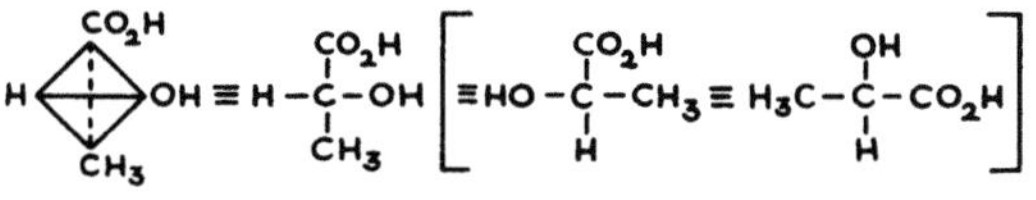

Abb. 1.2. Fischer-Projektion der (–)-Milchsäure

Leider unterscheidet sich die Orientierung dieses Tetraeders von derjenigen der Abb. 1.1. Fischer-Projektionsformeln dürfen nie aus der Papierebene gehoben und umgedreht werden. Da die vertikalen Bindungen in Wirklichkeit **unterhalb** der Projektionsebene, die horizontalen Bindungen jedoch **oberhalb** liegen, **ist es nicht erlaubt, Fischer-Projektionsformeln innerhalb der Papierebene um 90° oder 270° zu drehen. Sie können dagegen um 180° gedreht werden.**

Eine besondere Darstellung und Nomenklatur für Moleküle mit 2 asymmetrischen C-Atomen wird von den Namen der aus 4 C-Atomen bestehenden Zucker Erythrose und Threose abgeleitet. Wenn 2 identische Gruppen (z. B. 2 OH-Gruppen) sich auf derselben Seite befinden, befindet sich das Isomer in der sog. **Erythro**-Form; liegen sie einander gegenüber, so handelt es sich um das **Threo**-Isomer. Fischer-Projektionsformeln geben eine Eigenschaft derartiger Moleküle nicht richtig wieder. Im oberen Teil der Abb. 1.3 liegen die an die C-Atome 2 und 3 gebundenen Gruppen einander so nahe wie möglich. In Wirklichkeit ist die räumliche Anordnung derartiger Moleküle so, daß die C-Atome 2 und 3 etwa um einen Winkel von 60° gedreht sind, so daß die jeweiligen Substituenten gegeneinander **gestaffelt** sind

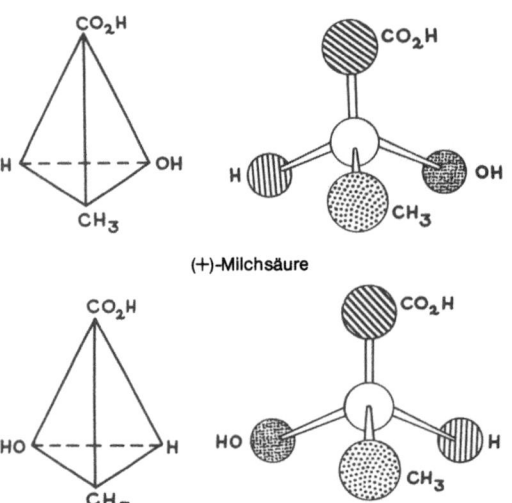

Abb. 1.1. Räumliche Modelle zur Darstellung der Enantiomeren der Milchsäure

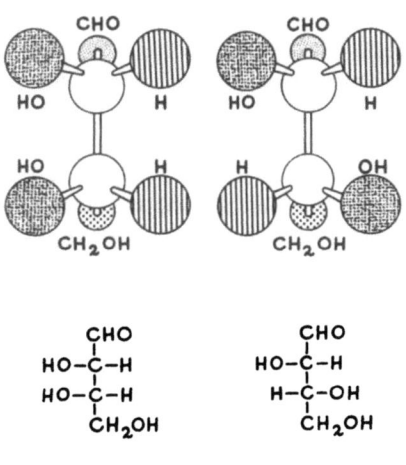

Abb. 1.3. Zwei Aldotetrosen. *Oben:* Kugelmodelle. *Mitte:* Fischer-Projektion. *Unten:* Abgekürzte Projektionsformeln

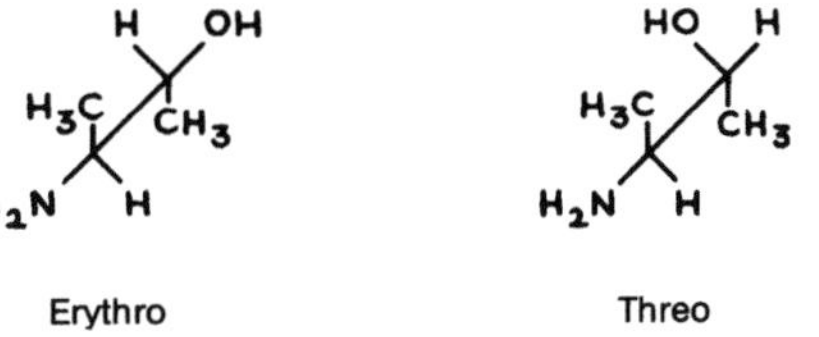

Abb. 1.4. Darstellung der gestaffelten Formen der Erythro- und Threo-Enantiomere des 3-Amino-2-Butanol. Die Bezeichnungen Erythro und Threo beziehen sich auf die relativen Positionen der —OH- und —NH$_2$-Gruppen. Man beachte, daß es 3 Möglichkeiten zur Staffelung am C-Atom 2 in bezug auf das C-Atom 3 gibt. Bei der dargestellten Struktur sind die CH$_3$-Gruppen so weit voneinander entfernt als möglich

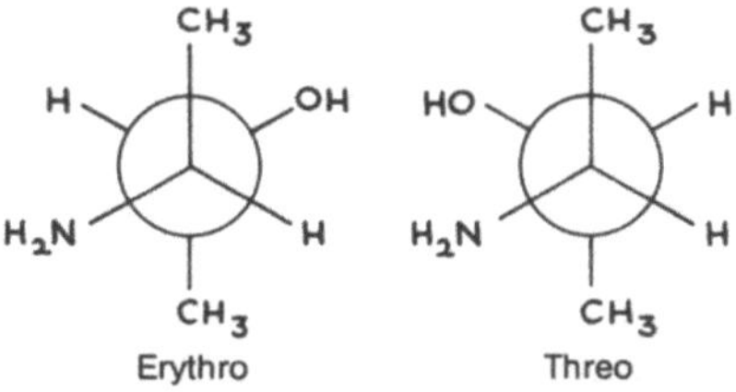

Abb. 1.5. Darstellung der Erythro- und Threo-Enantiomere des 3-Amino-2-Butanols mit Hilfe der Newman-Projektionsformel

ne vertikale Ebene projiziert und erscheinen „strahlenförmig" mit Winkeln von je 120° an jedem C-Atom. Die vom hinteren C-Atom ausgehenden Bindungen sind dabei um 60° in bezug auf diejenigen des vorderen C-Atoms versetzt. Zur Unterscheidung der beiden Bindungssätze werden diejenigen des vorderen C-Atoms bis zum Zentrum des Kreises durchgezogen, diejenigen des hinteren C-Atoms nur bis zum Kreis (Abb. 1.5).

Man sollte imstande sein, die häufig benutzten Fischer-Projektionsformeln in die in Abb. 1.4 bzw. 1.5 dargestellten Projektionsformeln umzuwandeln, welche die wirkliche Form eines Moleküls wesentlich besser wiedergeben und infolgedessen das Verständnis seiner chemischen und biologischen Eigenschaften erleichtern. Eine gute Möglichkeit ist das Bauen von Molekülmodellen entsprechend der Fischer-Projektionsformel, wobei die Atome gestaffelt werden[3]. Abb. 1.6 zeigt, wie die Formeln

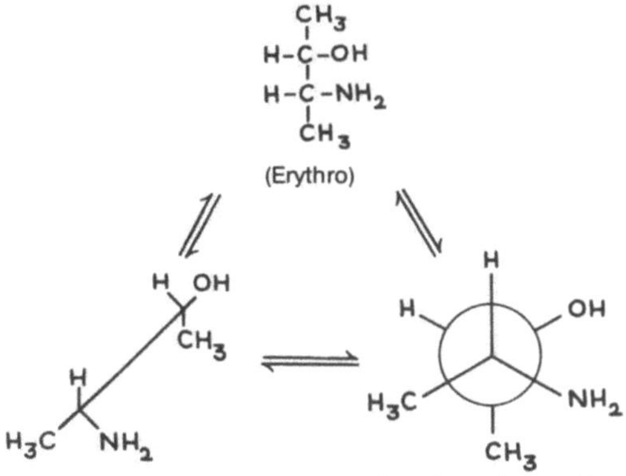

und damit die größtmögliche Entfernung voneinander einnehmen. Eine Möglichkeit zur Darstellung derartiger gestaffelter Formeln ist in Abb. 1.4 dargestellt.

Eine weitere Projektionsmöglichkeit gibt die **Projektionsformel nach Newman** (Abb. 1.5). Das Molekül wird dabei von vorn nach hinten entlang der die asymmetrischen C-Atome verbindenden Bindung betrachtet. Die beiden Atome, die auf diese Weise genau übereinander liegen, werden in Form zweier ineinander gelagerter Kreise dargestellt (in der Abbildung ist nur einer zu sehen). Die Bindungen und Gruppen an den asymmetrischen C-Atomen werden auf ei-

Abb. 1.6. Die einzelnen Projektionsformeln zur Darstellung des Erythro-3-Amino-2-Butanol

---

[3] Jeder Student der Biochemie sollte nach Möglichkeit einen billigen Modellsatz erwerben. Dieser wird beim Studium der Chemie der Zucker, Aminosäuren und besonders der Steroide von großem Wert sein

ohne Modelle ineinander überführt werden können.

cis-trans-Isomerie

Die cis-trans-Isomerie kommt in Verbindung mit Doppelbindungen vor. Da die Doppelbindung starr ist, ist eine freie Rotation der benachbarten Atome um die Bindung nicht mehr möglich. Die Strukturen sind nicht äquivalent und zeichnen sich durch **verschiedene chemische und physiologische Eigenschaften** aus. Fumarsäure, nicht jedoch Maleinsäure ist physiologisch aktiv. Beim cis-Isomer liegen die beiden großen Gruppen auf derselben Seite der Doppelbindung, beim trans-Isomer auf der gegenüberliegenden.

```
H—C—COOH                H—C—COOH
  ‖                        ‖
H—C—COOH             HOOC—C—H
Maleinsäur (cis)         Fumarsäure (trans)
```

Die Einführung von trans-Doppelbindungen in eine sonst gesättigte Kohlenwasserstoffkette führt nur zu einer geringen Änderung der Molekülform. Wird jedoch eine cis-Doppelbindung eingeführt, so ändert sich die Form des Moleküls vollständig. Es ist infolgedessen leicht verständlich, daß cis- und trans-Isomere einer Verbindung in Zellen nicht ohne weiteres ineinander überführbar sind. Membranen, die entweder aus trans- oder aus cis-Isomeren zusammengesetzt wären, würden vollständig unterschiedliche Formen haben. Enzyme, die für das eine Isomer spezifisch sind, sind nicht zur Reaktion mit dem anderen imstande. Die übliche formelmäßige Darstellung der cis-trans-Isomerie erlaubt keine Vorstellung von der wirklichen Form der Moleküle. Abb. 1.7 zeigt die Struktur des Kohlenwasserstoffskeletts einer gesättigten Fettsäure [Stearinsäure, $CH_3(CH_2)_{16}COOH$] sowie diejenige des cis- und trans-Isomers einer aus 18 C-Atomen bestehenden Fettsäure mit einer Doppelbindung.

Wichtige funktionelle Gruppen in der Biochemie

Unter dem Begriff **funktionelle Gruppe** versteht man eine spezifische Anordnung von Elementen (i. allg. C, H, O, N, P oder S), die besondere chemische und physikalische Eigenschaften hat. Die Eigenschaften der kleinen und großen biochemischen Moleküle können relativ gut verstanden werden, wenn die chemischen und physikalischen Eigenschaften ihrer funktionellen Gruppen bekannt sind.

Alkohole

Viele der Verbindungen lebender Zellen (z. B. Zucker, verschiedene Lipide und Aminosäuren) sind **Alkohole**. Sie haben sowohl einen **polaren** (Hydroxy, OH) als auch einen **nicht polaren** (Alkyl) Charakter. In diesem Sinne können sie sowohl als **hydroxylierte Kohlenwasserstoffe** als auch als **Alkylderivate** des Wassers aufgefaßt werden. Alkohole mit einer Kettenlänge bis zu 3 C-Atomen sind in jedem Verhältnis im Wasser löslich. Allerdings nimmt die Wasserlöslichkeit der Alkohole mit zunehmender Länge der Kohlenstoffkette ab, da hierbei der apolare Charakter zunimmt. Primäre, sekundäre und tertiäre Alkohole tragen 1, 2 bzw. 3 Alkylgruppen an dem die OH-Gruppe tragenden C-Atom.

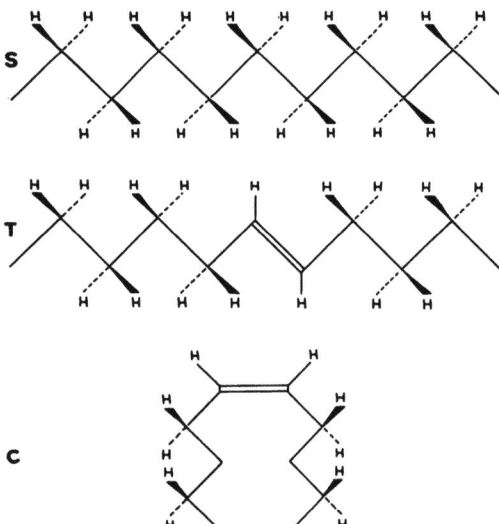

Abb. 1.7. Darstellung des Kohlenwasserstoffskeletts einer gesättigten Fettsäure *(S)*, einer ungesättigten Fettsäure mit einer einzelnen trans-Doppelbindung *(T)*, sowie einer Fettsäure mit einer einzelnen cis-Doppelbindung *(C)*. Bindungen die mit *durchgezogenen Linien* dargestellt sind, befinden sich in der Papierebene, solche, die als *gepunktete Linien* dargestellt sind, liegen hinter der Papierebene, die *keilförmigen* liegen oberhalb der Papierebene

CH₃CH₂CH₂CH₂—OH

Primärer Butylalkohol
(1-Butanol)

```
     H                    CH₃
     |                    |
CH₃—CH₂—C—OH         CH₃—C—OH
     |                    |
     CH₃                  CH₃
```

Sekundärer Butylalkohol   Tertiärer Butylalkohol
(1-Methylpropanol)   (1,1-Dimethylethanol)

Sowohl einwertige (eine OH-Gruppe) wie auch mehrwertige (mehr als eine OH-Gruppe) Alkohole sind von physiologischer Bedeutung. Die Zucker sind Derivate mehrwertiger Alkohole. Cyclische Alkohole wie das **Inositol** sind ebenfalls mehrwertige Alkohole. Ihr hochpolarer Charakter macht mehrwertige Alkohole bei weitem besser wasserlöslich als die entsprechenden einwertigen Alkohole mit der gleichen Anzahl von C-Atomen. Aus diesem Grund sind mehrwertige Alkohole mit 6 oder mehr C-Atomen gut wasserlöslich. Einige wichtige Reaktionen von Alkoholen sind:

Oxidation. Primäre Alkohole werden durch starke Oxidationsmittel zu Aldehyden oder Säuren oxidiert, sekundäre Alkohole zu Ketonen.

Primär:

R—CH₂OH $\xrightarrow{[O]}$ RCHO + RCOOH

Sekundär:

$\begin{array}{c} R_1 \\ R_2 \end{array}$ CHOH $\xrightarrow{[O]}$ $\begin{array}{c} R_1 \\ R_2 \end{array}$ C=O

Tertiäre Alkohole können dagegen nicht ohne Spaltung einer C-C-Bindung oxidiert werden.

Veresterung. Ein Ester entsteht durch Wasserabspaltung zwischen einem Alkohol und einer Säure.

$$R-\overset{O}{\underset{\|}{C}}-OH + HO-R' \longrightarrow R-\overset{O}{\underset{\|}{C}}-O-R' + H_2O$$

Es kann sich dabei um eine organische oder anorganische Säure handeln. Ester der H₃PO₄ (s. phosphorylierte Zucker und Phospholipide)

Wichtige funktionelle Gruppen in der Biochemie 5

sowie von H₂SO₄ sind von größter Bedeutung in der Biochemie. In vielen Lipiden sind Carboxylgruppen verestert.

Ätherbildung. Äther sind Derivate von Alkoholen, in denen der Wasserstoff der OH-Gruppe durch eine Alkylgruppe (R—O—R′) ersetzt ist. In lebenden Geweben kommen Ätherbindungen relativ selten vor.

Schwefel, der im periodischen System in der gleichen Gruppe wie Sauerstoff auftritt, bildet ähnliche Verbindungen. Thioalkohole (Thiole, Mercaptane), Thioester und Thioäther kommen in der Natur vor.

$$R-CH_2-SH \qquad R-\overset{O}{\underset{\|}{C}}-S-R' \qquad R-S-R'$$

Thioalkohol   Thioester   Thioäther

Darüber hinaus spielen Disulfide (links) und Peroxide (rechts) eine wichtige Rolle z. B. bei der Aufrechterhaltung der Proteinstruktur oder bei der Prostaglandinbiosynthese.

R—S—S—R′   —R—O—O—R′

Aldehyde und Ketone

Aldehyde und Ketone verfügen über die stark reduzierende Carbonylgruppe >C=O. Aldehyde verfügen über eine, Ketone über 2 Alkylgruppen am C-Atom, das die Carbonylgruppe trägt:

```
    H                      R
    |                       \
R—C=O                        C=O
                            /
                           R'
```

Aldehyde   Ketone

Zucker sind nicht nur mehrwertige Alkohole, sondern darüber hinaus auch entweder Aldehyde oder Ketone.
Für die Biochemie sind folgende Reaktionen von Aldehyden und Ketonen von Bedeutung:

Oxidation. Die Oxidation eines Aldehyds führt zur entsprechenden Carbonsäure. Ketone können dagegen nicht ohne weiteres oxidiert werden, da sie ähnlich wie tertiäre Alkohole Wasserstoff nicht ohne Spaltung der C—C-Bindung verlieren können.

$$R-\overset{\overset{H}{|}}{C}=O \xrightarrow{[O]} R-COOH$$

Reduktion. Die Reduktion eines Aldehyds führt zum entsprechenden primären Alkohol, die Reduktion des Ketons zum entsprechenden sekundären Alkohol.

$$R-\overset{\overset{H}{|}}{C}=O \xrightarrow{[2H]} R-CH_2-OH$$

$$\overset{R}{\underset{R'}{>}}C=O \xrightarrow{[2H]} \overset{R}{\underset{R'}{>}}CH-OH$$

Halbacetal- und Acetalbildung. In saurer Lösung reagieren Aldehyde mit einer oder 2 alkoholischen Hydroxylgruppen, wobei Halbacetale bzw. Acetale entstehen.

$$R-\overset{\overset{H}{|}}{C}=O + R'OH \longrightarrow R-\overset{\overset{H}{|}}{\underset{\underset{O-R'}{|}}{C}}-OH$$

Hemiacetal

$$R-\overset{\overset{H}{|}}{C}=O + 2\,R'OH \underset{}{\overset{H_2O}{\rightleftharpoons}} R-\overset{\overset{H}{|}}{\underset{\underset{OR'}{|}}{C}}-OR'$$

Acetal

Die Carbonylgruppe sowie die alkoholische Hydroxylgruppe können dabei im selben Molekül vorkommen. So liegen beispielsweise Aldosen (Zucker mit Aldehydgruppen) in wäßriger Lösung hauptsächlich als innere Halbacetale vor. Analoge Strukturen (Halbketale und Ketale) entstehen durch Reaktionen von Alkoholen mit Ketonen.

Durch Reaktion von Aldehyden mit Thioalkoholen entstehen **Thiohalbacetale** und **Thioacetale**. Thiohalbacetale kommen als enzymgebundene Zwischenstufen bei der enzymatischen Oxidation vor Aldehyden zu Säuren vor.

$$R-\overset{\overset{H}{|}}{C}=O + R'-SH \longrightarrow R-\overset{\overset{H}{|}}{\underset{\underset{S-R'}{|}}{C}}-OH$$

Thiohemiacetal

Aldolkondensation. In alkalischer Lösung kondensieren Aldehyde über ihr Carbonyl- und ihr α-C-Atom, wobei Aldole oder β-Hydroxyaldehyde oder Ketone entstehen. Die aus den letzteren abgeleiteten β-Hydroxysäuren spielen eine große Rolle beim Fettsäurestoffwechsel.

$$H_3C-\overset{\overset{H}{|}}{C}=O + H_3C-\overset{\overset{H}{|}}{C}=O \xrightarrow{[OH^-]} H_3C-\overset{\overset{H}{|}}{\underset{\underset{OH}{|}}{C}}-CH_2-\overset{\overset{H}{|}}{C}=O$$

Carbonsäuren

Carbonsäuren tragen sowohl eine Carbonyl- als auch eine Hydroxylgruppe am selben C-Atom. Sie sind typische **schwache Säuren** und dissoziieren in Wasser nur teilweise unter Bildung eines Protons (H^+) und eines **Carboxylatanions** ($R-COO^-$). Die negative Ladung verteilt sich dabei gleichmäßig über die beiden Sauerstoffatome. Wichtige biochemisch interessante Reaktionen von Carbonsäuren sind:

Reduktion. Bei kompletter Reduktion einer Carbonsäure entsteht der entsprechende primäre Alkohol.

$$R-COOH \xrightarrow{4[H]} R-CH_2OH + H_2O$$

Ester- und Thioesterbildung (s. Alkohole)

Säureanhydridbildung. Zwischen 2 Carboxylgruppen kann Wasser abgespalten werden.

$$R-\overset{\overset{O}{\|}}{C}-O-\boxed{H+HO}-\overset{\overset{O}{\|}}{C}-R' \overset{H_2O}{\rightarrow} R-\overset{\overset{O}{\|}}{C}-O-\overset{\overset{O}{\|}}{C}-R'$$

Wenn 2 identische Säuren miteinander reagieren, entsteht ein **symmetrisches Anhydrid.** Umgekehrt spricht man von **gemischten Anhydriden,** wenn 2 verschiedene Säuren unter Wasserabspaltung miteinander reagieren. Zu den in der Natur vorkommenden Anhydriden gehören diejenigen der Phosphorsäure (s. ATP) sowie **gemischte Anhydride** zwischen Phosphorsäure und einer Carbonsäure:

$$CH_3-\overset{\overset{O}{\|}}{C}-O-\overset{\overset{O}{\|}}{\underset{\underset{OH}{|}}{P}}-OH$$

Acetylphosphat

Salzbildung. Carbonsäuren reagieren stöchiometrisch mit Basen unter Salzbildung. Die Natrium- und Kaliumsalze von Carbonsäuren sind in wäßriger Lösung zu 100% dissoziiert.

Amidbildung. Durch Reaktion einer Carbonsäure mit Ammoniak oder einem Amin entsteht unter Wasserabspaltung ein Amid. Besonders wichtige Amide sind die **Peptide,** die durch Reaktion der Aminogruppe einer Aminosäure mit der Carboxylgruppe einer weiteren entstehen.

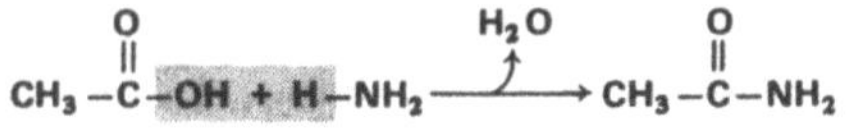

$$CH_3-\overset{O}{\underset{\|}{C}}-OH + H-NH_2 \xrightarrow{H_2O} CH_3-\overset{O}{\underset{\|}{C}}-NH_2$$

Essigsäure → Acetamid

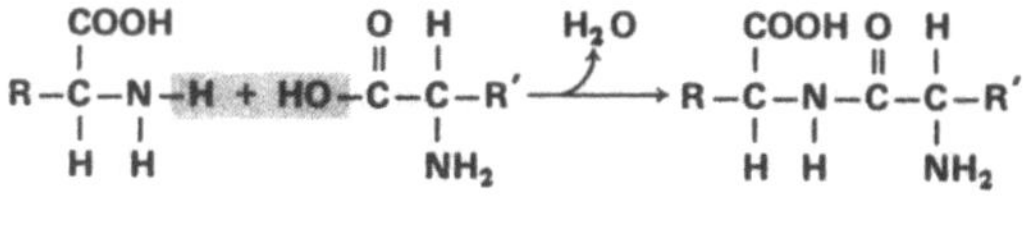

Peptidbindung

Amine

Amine sind die Alkylderivate des Ammoniaks. Im allgemeinen handelt es sich um Gase oder leicht flüchtige Flüssigkeiten, die ähnlich wie Ammoniak, jedoch etwas fischähnlicher riechen. Durch Ersatz von 1, 2 oder 3 der Wasserstoffatome des Ammoniaks entstehen primäre, sekundäre und tertiäre Amine.

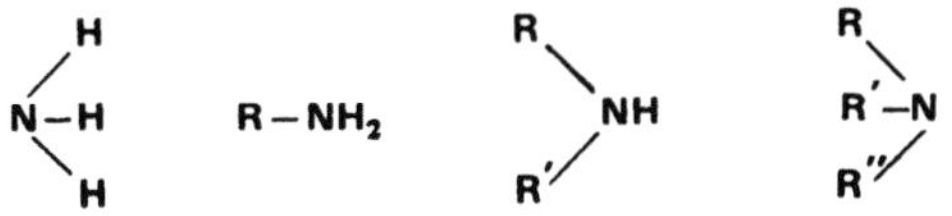

Ammoniak — Primäres Amin — Sekundäres Amin — Tertiäres Amin

In wäßriger Lösung kommt Ammoniak sowohl in geladener wie auch in ungeladener Form vor:

$$NH_3 + H^+ \rightleftharpoons NH_4^+$$

Ammoniak — Ammoniumion

Auch Amine verhalten sich gleichartig:

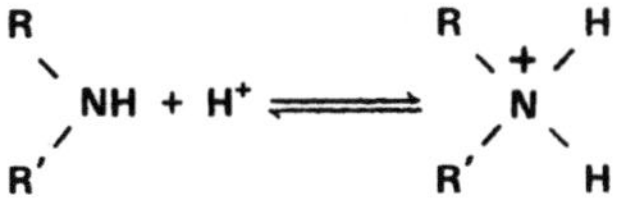

Amin — Alkylammoniumion

2 Wasser

Victor W. Rodwell

Einleitung

Die Biochemie beschäftigt sich zum größten Teil mit den chemischen Eigenschaften und chemischen Reaktionen von organischen Verbindungen. Dabei wird leicht vergessen, **daß in der lebenden Zelle die meisten chemischen Reaktionen in einer wäßrigen Umgebung stattfinden. Wasser ist aktiv an vielen biochemischen Reaktionen beteiligt und bestimmt darüber hinaus in großem Umfang die Eigenschaften von Makromolekülen wie beispielsweise von Proteinen.** Es ist infolgedessen angezeigt, sich die Eigenschaften des Wassers ins Gedächtnis zu rufen, damit leichter verstanden werden kann, warum es eine derartige Schlüsselrolle bei vielen biochemischen Reaktionen spielt.

Molekulare Struktur

Das Wassermolekül ist ein ungleichmäßiges Tetraeder, welches ein zentrales Sauerstoffatom trägt (Abb. 2.1).

Die beiden Bindungen mit dem Wasserstoff verlaufen in Richtung auf zwei Ecken des Tetraeders, die freien Elektronenpaare der zwei sp^3-hybridisierten Orbitale besetzen die beiden verbleibenden Ecken. Der Winkel zwischen den beiden Wasserstoffatomen ist mit 105° geringfügig kleiner als der Winkel des symmetrischen Tetraeders (109,5°). Im Gegensatz zum Methan ist die elektrische Ladung nicht gleichmäßig auf das Wassermolekül verteilt. Am Sauerstoff, gegenüber den beiden Wasserstoffen, findet sich eine relativ elektronenreiche Gegend, an den Wasserstoffkernen dagegen eine lokale positive Ladung. Chemiker benutzen die Bezeichnung **Dipol** für Moleküle, die wie Wasser eine ungleichmäßig verteilte elektrische Ladung tragen. Auch Ammoniak ist ein derartiger Dipol und hat wie Wasser eine tetraedrische Struktur (Abb. 2.2). Beim Ammoniak nähern sich die Bindungswinkel zwischen den Wasserstoffen (107°) dem Tetraederwinkel eher an als beim Wasser. Viele organische Verbindungen in lebenden Zellen sind Dipole. Beispiele hierfür sind Alkohole, Phospholipide, Aminosäuren und Nucleinsäuren.

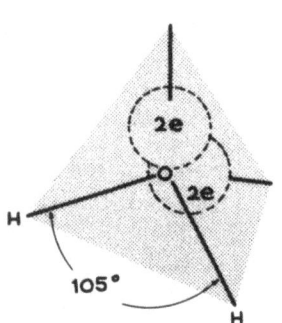

Abb. 2.1. Wasser

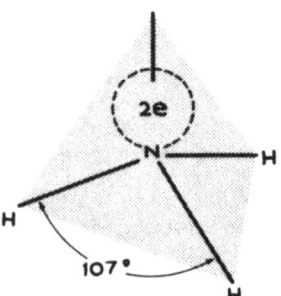

Abb. 2.2. Ammoniak

Makromolekulare Struktur

Daß Wassermoleküle unter entsprechenden Umständen geordnete Strukturen einnehmen können, sollte niemanden überraschen, der je eine Schneeflocke genau betrachtet hat. Allerdings ist eine geordnete Wasserstruktur nicht nur auf das Eis beschränkt. Auch flüssiges Wasser zeigt eine beachtliche makromolekulare Struktur, die der geometrischen Verteilung der Wassermoleküle in Eis ähnelt. Die Fähigkeit von Wassermolekülen, miteinander in Wechselwirkung zu treten, findet sich sowohl im festen wie im flüssigen Zustand des Wassers. Sie erklärt sich aus dem Dipolcharakter des einzelnen Wassermoleküls. Wasser bleibt deswegen flüssig, weil die makromolekularen Komplexe des Wassers sich zwar sehr rasch bilden, aber ebenso rasch wieder verschwinden (die Halbwertszeit der Assoziation/Dissoziation von Wassermolekülen beträgt etwa 1 µs).

Im festen Zustand ist jedes Wassermolekül mit 4 weiteren Wassermolekülen assoziiert. Im flüssigen Zustand ist diese Zahl etwas geringer (etwa 3,5). Mit Ausnahme des vorübergehenden Charakters der intermolekularen Wechselwirkung im flüssigen Wasser ähnelt dies in seiner makromolekularen Struktur dem Eis sehr viel mehr, als zunächst angenommen werden kann.

Wasserstoffbrückenbindungen

Der Dipolcharakter der Wassermoleküle erleichtert ihre Assoziation in geordneten Strukturen mit genauer Geometrie, die durch die interne Geometrie des Wassermoleküls vorgegeben ist (Abb. 2.3).

Die elektrostatische Wechselwirkung zwischen dem Wasserstoffkern eines Wassermoleküls und dem freien Elektronenpaar eines weiteren wird als Wasserstoffbrückenbindung bezeichnet. Im Vergleich mit kovalenten Bindungen sind Wasserstoffbrückenbindungen relativ schwach. Um eine Wasserstoffbrückenbindung im flüssigen Wasser aufzubrechen, werden pro Mol etwa 18,9 kJ benötigt. Dieser Betrag macht nur 4% der zum Aufbrechen der O-H-Bindung des Wassers benötigten Energie (460 kJ/mol) aus. Einzeln zwar schwach, spielen Wasserstoffbrückenbindungen dennoch eine bedeutende Rolle in der Biochemie, da sie in großer Zahl auftreten können. Zusammen genommen sind Wasserstoffbrückenbindungen nicht nur für die Struktur des Wassers, sondern auch für die anderer Dipolmoleküle wie verschiedener Alkohole, der DNS-Moleküle sowie der Proteine verantwortlich.

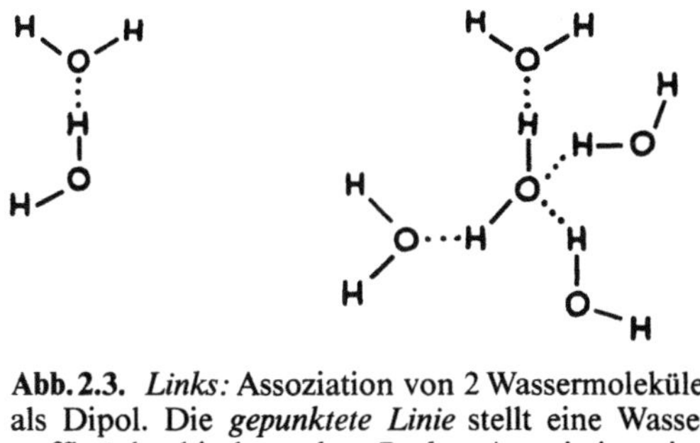

Abbildung 2.4 stellt die Wasserstoffbrückenbindungen zwischen physiologisch wichtigen Molekülen dar.

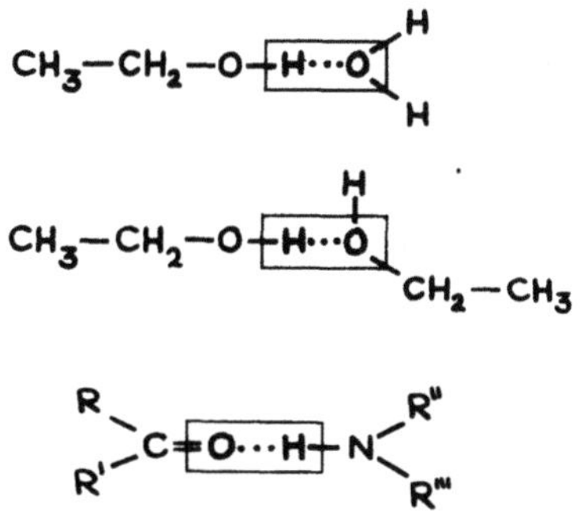

Abb. 2.3. *Links:* Assoziation von 2 Wassermolekülen als Dipol. Die *gepunktete Linie* stellt eine Wasserstoffbrückenbindung dar. *Rechts:* Assoziation eines zentralen Wassermoleküls mit 4 weiteren Wassermolekülen über Wasserstoffbrückenbindungen. Diese Struktur ist typisch für Eis und in geringerem Umfang für flüssiges Wasser

Abb. 2.4 Ausbildung von Wasserstoffbrückenbindungen zwischen einem Alkohol und Wasser, zwischen 2 Molekülen Ethanol und zwischen dem Carbonylsauerstoff einer Peptidbindung sowie dem Stickstoff-Wasserstoff einer benachbarten Peptidbindung

Wasserstoffbrückenbindungen gibt es nicht nur mit Wassermolekülen. Besonders der Wasserstoff an Stickstoffatomen kann an der Wasserstoffbrückenbindung teilnehmen. Dies ist von besonderer Bedeutung für die Erhaltung der dreidimensionalen Struktur von Proteinen und bei der Basenpaarung der DNS.

Dissoziation des Wassers

In geringem Umfang sind Wassermoleküle zur Dissoziation in H^+ und OH^--Ionen imstande:

$$H_2O \rightleftharpoons H^+ + OH^-$$

Da derartige Ionen unter Bildung von Wassermolekülen dauernd wieder zusammentreten und umgekehrt, kann nicht festgestellt werden, ob ein individuelles Wasserstoff- oder Sauerstoffatom als Ion oder als Teil eines Wassermoleküls vorliegt. Da jedoch 1 g Wasser $3{,}76 \cdot 10^{22}$ Moleküle enthält, kann die Wasserionisierung statistisch beschrieben werden. Es genügt, die **Wahrscheinlichkeit** zu kennen, mit der ein Wasserstoff als Wasserstoffion oder als Teil eines Wassermoleküls vorliegt.

Wenn man sagt, daß die Wahrscheinlichkeit der Existenz eines Wasserstoffs als Ion 0,01 beträgt, so bedeutet das, daß ein Wasserstoffatom die Chance von 1:100 hat, als Ion aufzutreten, und die Chance von 99:100, Teil eines Wassermoleküls zu sein. Die wirkliche Wahrscheinlichkeit, daß ein Wasserstoffatom in reinem Wasser als Wasserstoffion vorkommt, beträgt jedoch etwa 0,0000000018 oder $1{,}8 \cdot 10^{-9}$. Infolgedessen liegt die Wahrscheinlichkeit, daß ein Wasserstoffatom Teil eines Wassermoleküls ist, sehr nahe bei 1. Anders ausgedrückt kommen auf jedes Wasserstoffion bzw. Hydroxylion in reinem Wasser $1{,}8 \cdot 10^9$ Wassermoleküle.

Ungeachtet ihrer Seltenheit tragen Hydrogen- und Hydroxylionen in beachtlichem Umfang zu den Eigenschaften des Wassers bei.

Die Neigung des Wassers zu dissoziieren, kann durch folgende Gleichung ausgedrückt werden:

$$K = \frac{[H^+][OH^-]}{[H_2O]}$$

In den eckigen Klammern sind die molaren Konzentrationen von Hydrogenionen, Hydroxylionen und undissoziierten Wassermolekülen angegeben. K entspricht damit der **Dissoziationskonstante**[1]. Zur Berechnung der Dissoziationskonstante für Wasser erinnere man sich an die Tatsache, daß 1 mol Wasser 18 g wiegt.

1 l Wasser enthält infolgedessen $1000:18 = 55{,}56$ mol. Reines Wasser hat damit eine Konzentration von 55,56 mol/l. Da die Wahrscheinlichkeit, daß ein Wasserstoffatom in reinem Wasser als H^+-Ion vorkommt, $1{,}8 \cdot 10^{-9}$ beträgt, ist die molare Konzentration der H^+-Ionen oder der OH^--Ionen in reinem Wasser leicht durch Multiplikation von $1{,}8 \cdot 10^{-9}$ mit der molaren Konzentration des Wassers von 55,56 mol/l zu errechnen (10^{-7} mol/l). Jetzt kann K für Wasser berechnet werden:

$$K = \frac{[H^+][OH^-]}{[H_2O]} = \frac{[10^{-7}][10^{-7}]}{55{,}56} = 1{,}8 \cdot 10^{-16}\,\text{mol/l}$$

Die hohe molare Konzentration des Wassers (55,56 mol/l) wird durch die Dissoziation nicht signifikant beeinflußt. Es ist infolgedessen üblich, diesen Wert als konstant anzusehen. Bringt man diese Konstante in die Dissoziationskonstante K ein, so ergibt sich eine neue Konstante K_W, die auch als das **Ionenprodukt** des Wassers bezeichnet wird. Die Beziehung zwischen K_W und K ist folgendermaßen:

$$K = \frac{[H^+][OH^-]}{[H_2O]} = 1{,}8 \cdot 10^{-16}\,\text{mol/l}$$
$$K_W = (K) \cdot [H_2O] = [H^+] \cdot [OH^-]$$
$$K_W = (1{,}8 \cdot 10^{-16}\,\text{mol/l}) \cdot (55{,}56\,\text{mol/l})$$
$$K_W = 10^{-14}\,(\text{mol}^2/\text{l}^2)$$

Die Dimensionen von K sind mol/l und von K_W mol^2/l^2. Wie der Name schon sagt, entspricht das Ionenprodukt K_W numerisch dem Produkt der molaren Konzentrationen von H^+ und OH^-:

$$K_W = [H^+][OH^-]$$

Bei 25 °C ist $K_W = (10^{-7})^2 = 10^{-14}$ $(\text{mol}^2/\text{l}^2)$. Bei Temperaturen unterhalb 25 °C nimmt K_W einen etwas geringeren, bei Temperaturen über 25 °C einen etwas größeren Wert an. So ist beispielsweise bei der menschlichen Körpertemperatur von 37 °C die Konzentration von H^+ in reinem Wasser etwas größer als 10^{-7} mol/l. Innerhalb dieser Begrenzung durch die Umgebungstemperatur beträgt der Wert von K_W 10^{-14} **mol^2/l^2 für alle wäßrigen Lösungen,** auch für diejenigen, die Säuren oder Basen enthalten. Im folgenden Abschnitt wird diese Tatsache für die Berechnung des pH-Werts saurer oder basischer Lösungen benutzt.

---

[1] Streng genommen entspricht der in eckigen Klammern stehende Term der molaren Aktivität und nicht der molaren Konzentration

pH-Wert

Der Ausdruck **pH** wurde 1909 von Sorensen eingeführt, der den pH als den **negativen dekadischen Logarithmus der Wasserstoffionenkonzentration** definierte:

$$pH = -\log [H^+]$$

Diese Definition genügt für die meisten Zwecke der physiologischen Chemie. Um den pH-Wert einer Lösung zu errechnen, muß erstens die Wasserstoffionenkonzentration $[H^+]$, zweitens der dekadische Logarithmus der Wasserstoffionenkonzentration und drittens der negative Wert dieses Logarithmus ermittelt werden. Zum Beispiel errechnet sich für reines Wasser bei 25 °C:

$$pH = -\log [H^+] = -\log 10^{-7} = -(-7) = 7{,}0$$

Niedrige pH-Werte (unter 7,0) entsprechen hohen H^+-Konzentrationen und damit sauren Lösungen. Hohe pH-Werte (über 7,0) entsprechen niedrigen Konzentrationen von H^+ und damit basischen Werten.

Säuren werden als **Protonendonatoren** und Basen als **Protonenacceptoren** definiert. Dabei wird allerdings zwischen **starken Säuren** (z. B. HCl, H_2SO_4), die auch bei niedrigem pH-Wert vollständig dissoziiert sind, und **schwachen Säuren**, welche nur teilweise dissoziiert sind, unterschieden. In ähnlicher Weise muß auch zwischen **starken Basen** (z. B. KOH, NaOH) und **schwachen Basen** [z. B. $Ca(OH)_2$] unterschieden werden. Nur starke Basen dissoziieren vollständig. Viele biochemische Zwischenprodukte, unter anderem auch die Aminosäuren, sind schwache Säuren. Eine Ausnahme machen die phosphorylierten Zwischenprodukte (Zuckerphosphate), welche eine stark saure primäre Phosphorsäuregruppe enthalten. Anhand der folgenden Beispiele soll gezeigt werden, wie der pH von sauren oder basischen Lösungen errechnet werden kann.

Beispiel: Welchen pH hat eine Lösung, deren Wasserstoffionenkonzentration $3{,}2 \cdot 10^{-4}$ mol/l beträgt?

$$\begin{aligned} pH &= -\log [H^+] \\ &= -\log (3{,}2 \cdot 10^{-4}) \\ &= -\log (3{,}2) - \log (10^{-4}) \\ &= -0{,}5 + 4{,}0 \\ &= 3{,}5 \end{aligned}$$

Beispiel. Welchen pH hat eine Lösung, deren OH-Ionenkonzentration $4 \cdot 10^{-4}$ mol/l beträgt?

Um dieses Problem zu lösen, müssen wir einen Begriff pOH definieren, der dem negativen dekadischen Logarithmus der OH^--Ionenkonzentration entspricht und ebenfalls aus der Definition von K_W abgeleitet werden kann:

$K_W = [H^+] \cdot [OH^-] = 10^{-14}$
also $\log [H^+] + [\log OH^-] = \log 10^{-14}$
oder $pH + pOH = 14$

Für die Lösung gilt also:

$$\begin{aligned} [OH^-] &= 4 \cdot 10^{-4} \\ pOH &= -\log [OH^-] \\ &= -\log (4 \cdot 10^{-4}) \\ &= -\log (4) - \log (10^{-4}) \\ &= -0{,}6 + 4{,}0 \\ &= 3{,}4 \\ pH &= 14 - pOH = 14 - 3{,}4 \\ &= 10{,}6 \end{aligned}$$

Beispiel. Welchen pH-Wert haben KOH-Lösungen der Konzentration $2 \cdot 10^{-2}$ mol/l und $2 \cdot 10^{-6}$ mol/l?

In beiden Lösungen stammen OH^--Ionen aus 2 verschiedenen Quellen, einmal aus der KOH und dann aus dem Wasser. Da der pH-Wert durch die gesamte Protonen- und der pOH durch die gesamte Hydroxylionenkonzentration bestimmt wird, müssen auch beide Quellen berücksichtigt werden. Im ersten Fall ist jedoch der Anteil des Wassers an der gesamten (OH^-)-Ionenkonzentration zu vernachlässigen. Im zweiten Fall trifft dies jedoch nicht zu:

	Konzentration (mol/l)	
KOH	$2 \cdot 10^{-2}$	$2 \cdot 10^{-6}$
$[OH^-]$ aus KOH	$2 \cdot 10^{-2}$	$2 \cdot 10^{-6}$
$[OH^-]$ aus H_2O	$1 \cdot 10^{-7}$	$1 \cdot 10^{-7}$
Gesamt $[OH^-]$	$2{,}00001 \cdot 10^{-2}$	$2{,}1 \cdot 10^{-6}$

Aufgrund der errechneten Hydroxylionenkonzentration kann nach dem zweiten Beispiel der pH-Wert beider Lösungen errechnet werden.

Bei den obigen Beispielen konnte davon ausgegangen werden, daß die starke Base KOH in Lösung vollständig dissoziiert vorliegt und daß die molaren Konzentrationen der OH^--Ionen der molaren Konzentration von KOH entsprechen. Diese Annahme gilt für relativ verdünnte Lösungen **starker** Basen und Säuren, nicht jedoch für Lösungen **schwacher** Basen oder Säuren. Da diese schwachen Elektrolyte in Lösung nur leicht dissoziieren, muß die Konzentration der H^+- (oder OH^--)Ionen bei einer bestimmten Konzentration der Säure (oder Base) mit Hilfe der **Dissoziationskonstanten** errechnet werden.

Protonierungsgleichgewichte schwacher Säuren oder Basen

Dissoziationsverhalten und Stärke einer Säure oder Base

Viele der in lebenden Zellen vorkommenden Moleküle besitzen funktionelle Gruppen, die schwache Säuren oder Basen sind. Derartige Gruppen, am häufigsten Carboxylgruppen, Aminogruppen oder sekundäre Phosphatgruppen in Phosphorsäureestern kommen in allen Proteinen und Nucleinsäuren, den meisten Koenzymen und vielen Stoffwechselzwischenprodukten vor. Das Verständnis des Dissoziationsverhaltens schwach saurer oder schwach basischer funktioneller Gruppen ist daher zur Beurteilung des Einflusses des intracellulären pH auf die Struktur und physiologische Aktivität derartiger Verbindungen von großer Bedeutung. Zusätzlich können derartige Verbindungen anhand des Dissoziationsverhaltens ihrer funktionellen Gruppen leicht separiert und identifiziert werden.

Wir sprechen von der protonierten Form einer Säure (z. B. HA oder RNH_3^+) als der **Säure,** von der unprotonierten Form (z. B. A^- oder RNH_2) als der **konjugierten Base** (Tabelle 2.1). In gleicher Weise kann man von einer **Base** (z. B. A^- oder RNH_2) und ihrer **konjugierten Säure** (z. B. HA oder RNH_3^+) sprechen.

Die relative Stärke schwacher Säuren oder schwacher Basen kann quantitativ in Form ihrer **Dissoziationskonstanten** ausgedrückt werden. Dieses ist ein Maß für ihre Ionisierungstendenz. Im folgenden sind die Ausdrücke für die Dissoziationskonstanten (K) für zwei repräsentative schwache Säuren, R-COOH und $R-NH_3^+$ dargestellt.

$$R\text{-}COOH \rightleftharpoons R\text{-}COO^- + H^+$$

$$K = \frac{[R\text{-}COO^-][H^+]}{[R\text{-}COOH]}$$

$$R\text{-}NH_3^+ \rightleftharpoons R\text{-}NH_2 + H^+$$

$$K = \frac{[R\text{-}NH_2][H^+]}{[R\text{-}NH_3^+]}$$

Da die numerischen Werte für K bei schwachen Säuren negative Exponenten sind, ist es angenehmer, K als pK auszudrücken, wobei

$$pK = -\log K.$$

Dabei steht pK zu K im selben Verhältnis wie pH zu H^+. Tabelle 2.2 stellt K- und pK-Werte für Monocarbon-, Dicarbon- und Tricarbonsäuren zusammen. **Stärker saure Gruppen haben niedrigere pK-Werte.**
Anhand der obigen Gleichung kann eine Beziehung zwischen der H^+-Ionenkonzentration und K abgeleitet werden. Wenn

$$[R\text{-}COO^-] = [R\text{-}COOH]$$

bzw.

$$[R\text{-}NH_2] = [R\text{-}NH_3^+],$$

dann entspricht

$$K = [H^+].$$

Tabelle 2.1. Beispiele schwacher Säuren und ihrer konjugierter Basen

Säure	konjugierte Base
CH_3COOH	CH_3COO^-
$CH_3NH_3^+$	CH_3NH_2
(Phenol-OH)	(Phenolat-O^-)
(Imidazolium H^+N-NH)	(Imidazol N-NH)

Tabelle 2.2. Dissoziationskonstanten und pK-Werte einiger Carbonsäuren

Säure		K	pK
Essigsäure		$1{,}76 \cdot 10^{-5}$	4,75
Glutarsäure	(1.)	$4{,}58 \cdot 10^{-5}$	4,34
	(2.)	$3{,}89 \cdot 10^{-6}$	5,41
Zitronensäure	(1.)	$8{,}40 \cdot 10^{-4}$	3,08
	(2.)	$1{,}80 \cdot 10^{-5}$	4,74
	(3.)	$4{,}00 \cdot 10^{-6}$	5,40

Das heißt in anderen Worten, **daß bei Vorliegen der protonierten und deprotonierten Form einer schwachen Säure in gleichen Konzentrationen die Wasserstoffionenkonzentration [H⁺] numerisch der Dissoziationskonstanten K entspricht.** Nimmt man die Logarithmen beider Seiten der obigen Gleichung und multipliziert darüber hinaus mit −1, ergibt sich folgendes:

K = [H⁺]
−log K = −log [H⁺]

Da −log K als pK und −log [H⁺] als pH definiert ist, kann die Gleichung geschrieben werden als:

pK = pH

Das bedeutet, daß der pK-Wert einer Säure dem pH-Wert entspricht, bei welchem protonierte und nichtprotonierte Form der Säure in gleichen Konzentrationen vorliegen. Aus diesem Tatbestand können interessante Tatsachen abgeleitet werden. So kann beispielsweise der pK-Wert einer Säure dadurch bestimmt werden, daß man 0,5 Äquivalente Alkali pro Äquivalent der Säure zusetzt. Der dabei entstehende pH-Wert entspricht dem pK-Wert der Säure.

Induktive Effekte von Nachbargruppen auf die Stärke einer Säure

Die Elektronen einer kovalenten Bindung zwischen 2 nicht identischen Atomen neigen dazu, sich an das elektronegativere (d. h. elektronenanziehende) Atom anzulagern. Dabei entsteht ein Dipol:

Cl←CH₂−CH₃
−   +

Der Pfeil zeigt die Richtung der Elektronendrift. Faktoren, die die Elektronendichte an einer Carboxylgruppe erhöhen, von welcher ein positiv geladendes Proton dissoziieren muß, haben einen **abschwächenden Effekt** auf die Säure. Umgekehrt wird alles, was die Elektronendichte an der Carbonylgruppe vermindert, die Dissoziation des Protons erleichtern und damit den **Säurecharakter der Verbindung verstärken**. Je näher ein elektronegatives Atom an der Carboxylgruppe ist, um so deutlicher wird die Verstärkung ihres Säurecharakters. Sehr leicht läßt sich dieser Effekt mit einem stark elektronegativen Atom wie Chlor demonstrieren:

	pK
CH₃−CH₂−COOH	4,9
CH₂−CH₂−COOH | Cl	4,1
CH₃−CH−COOH | Cl	2,8

Alkylgruppen liefern Elektronen, jedoch ist ihr Effekt nicht so dramatisch:

	pK
CH₃−COOH	4,7
CH₃−CH₂−COOH	4,9
(CH₃)₃−C−COOH	5,0

Geladene Gruppen können Elektronen entweder liefern oder abziehen.

		pK der Carboxylgruppe
Essigsäure	CH₃−COOH	4,7
Glycin	CH₂−COOH | NH₃⁺	2,3
Glutaminsäure (α−COOH)	HOOC−CH₂−CH₂−CH 　　　　　　　　　|　　　| 　　　　　　　　　NH₃⁺　COOH	2,2

Die Dissoziationskonstante der zweiten Carboxylgruppe der Glutaminsäure (pK = 4,2) liegt in ihrer Säurestärke zwischen dem Glycin und der Essigsäure, da das Molekül sowohl über positiv als auch negativ geladene Gruppen verfügt.

Die Carbonyl- und Hydroxylgruppen üben ebenfalls induktive Effekte aus und verstärken den Säurecharakter:

		pK
Propionsäure	CH₃−CH₂−COOH	4,9
Milchsäure	CH₃−CHOH−COOH	2,9
Brenztraubensäure	CH₃−C−COOH 　　　|| 　　　O	2,7

Aromatische Amine wie Anilin und die Stickstoffatome von cyclischen Aminen wie Pyridin, Purinen oder Pyrimidinen sind nur mäßig starke Säuren. **Bei dem physiologischen pH von 7,4 kommen derartige aromatische Amine deshalb im wesentlichen in der dissoziierten, d. h. ungela-**

Tabelle 2.3. Dissoziationskonstanten der konjugierten Säuren einiger Amine. (Aus Weast RC (ed) (1965/66) Handbook of Chemistry and Physics, 46th edn. Chemical Rubber Publishing)

	Säure	pK
Ammoniak	NH_4^+	9,26
Methylamin	$CH_3NH_3^+$	10,64
Dimethylamin	$(CH_3)_2NH_2^+$	10,72
Trimethylamin	$(CH_3)_3NH^+$	9,74
Anilin	$C_6H_5NH_3^+$	4,58
Pyridin	$C_5H_5NH^+$	5,23

denen Form vor. Ihr Säurecharakter läßt sich darauf zurückführen, daß ihr aromatisches System als Elektronenreservoir dient, welches die negative Ladung des Stickstoffs vermindert und damit die Dissoziation eines Protons erleichtert (Tabelle 2.3).

Durch Reaktion von Aminen mit Säuren entstehen die Amide (s. Kap. 1). Amine und Aminderivate sind bei vielen wichtigen Reaktionen im Bereich des Aminosäure-, Lipid- und Nucleinsäurestoffwechsels beteiligt. **Viele Arzneimittel und andere pharmakologisch aktive Verbindungen sind Amine.** Die ungeladenen Formen von Aminen sind Basen, d.h. Protonenacceptoren, die geladenen Formen Säuren, d.h. Protonendonatoren. Die relative Stärke der verschiedenen Amine kann anhand der pK-Werte ihrer Dissoziation ausgedrückt werden:

$$\begin{array}{c}R\\R^1\end{array}\!\!>\!\!\overset{+}{N}\!\!\!\begin{array}{c}H\\H\end{array} \rightleftharpoons H^+ + \begin{array}{c}R\\R^1\end{array}\!\!>\!\!N\!-\!H$$

Aus den pK-Werten geht hervor, daß aliphatische Amine schwächere Säuren oder stärkere Basen als Ammoniak sind. **Bei pH 7,4 sind aliphatische Amine praktisch vollständig geladen.** In den Körperflüssigkeiten finden sich derartige Amine an Anionen, meist an Cl^-, assoziiert.

Henderson-Hasselbalch-Gleichung

Eine schwache Säure, HA, ionisiert folgendermaßen:

$$HA \rightleftharpoons H^+ + A^-.$$

Die Gleichgewichtskonstante für ihre Dissoziation lautet

$$K = \frac{[H^+] \cdot [A^-]}{[HA]}$$

oder

$$[H^+] \cdot [A^-] = K\,[HA],$$

durch Division beider Seiten mit $[A^-]$

$$[H^+] = K \frac{[HA]}{[A^-]}.$$

Durch Logarithmierung ergibt sich

$$\log [H^+] = \log K \frac{[HA]}{[A^-]} = \log K + \log \frac{[HA]}{[A^-]},$$

nach Multiplikation mit -1

$$-\log [H^+] = -\log K - \log \frac{[HA]}{[A^-]}.$$

Da $-\log [H^+] = pH$ und $-\log K = pK$ ist, ergibt sich:

$$pH = pK - \log \frac{[HA]}{[A^-]} \quad \text{oder} \quad pH = pK + \log \frac{[A^-]}{[HA]}.$$

Die auf diese Weise abgeleitete Gleichung nach Henderson-Hasselbalch ist für die Beurteilung von Protonierungsgleichgewichten außerordentlich geeignet:

1) $[A^-]$ sei $[HA]$: Dieser Zustand tritt dann auf, wenn eine Säure gerade zur Hälfte neutralisiert ist. Unter diesen Bedingungen gilt:

$$pH = pK + \log \frac{[A^-]}{[HA]} = pK + \log \frac{1}{1} = pK + 0.$$

Bei Neutralisierung zur Hälfte entspricht der pH-Wert dem pK einer Säure.

2) Das Verhältnis $[A^-]/[HA]$ sei 100:

$$pH = pK + \log \frac{[A^-]}{[HA]},$$
$$pH = pK + \log 100 = pK + 2.$$

3) Das Verhältnis $[HA]/[A^-]$ sei 10:

$$pH = pK + \log 0,1 = pK - 1.$$

Rechnet man die Werte der Gleichung für verschiedene Verhältnisse von $(A^-)/(HA)$ zwischen 10^3 und 10^{-3} aus und trägt die gefundenen Verhältnisse gegen die kalkulierten pH-

Werte auf, erhält man die Titrationskurve einer schwachen Säure (Abb. 2.5).

Puffer und Puffersysteme

Lösungen schwacher Säuren und ihrer konjugierten Basen (oder schwacher Basen und ihrer konjugierten Säuren) zeigen das Phänomen der Pufferung. **Unter Pufferung versteht man die Tendenz einer Lösung, nach Zugabe einer starken Säure oder Base mit einer wesentlich geringeren pH-Änderung zu reagieren, als dies bei Zugabe entsprechender Mengen der starken Säure oder Base zum gleichen Volumen Wasser der Fall wäre.**

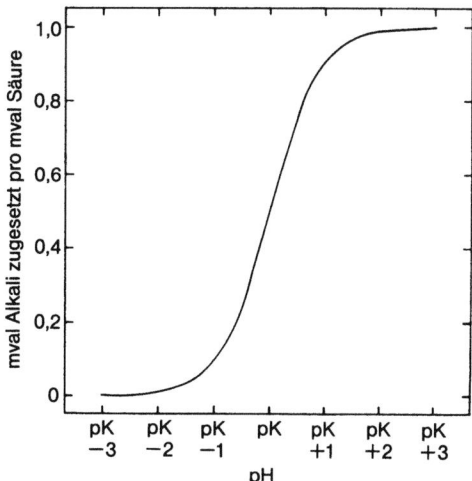

Abb. 2.5. Allgemeine Form einer aus der Henderson-Hasselbalch-Gleichung errechneten Titrationskurve

Das Phänomen der Pufferung kann am besten durch die Titration einer schwachen Säure oder Base unter Verwendung eines pH-Meters dargestellt werden. Alternativ kann die pH-Veränderung errechnet werden, die nach Zusatz einer Säure oder Base zu einer gepufferten Lösung erfolgt. Im folgenden Beispiel liegt die gepufferte Lösung [eine Mischung einer schwachen Säure (pK = 5) und ihrer konjugierten Base] zunächst bei einem von 4 pH-Werten vor. Die pH-Änderung, die nach Zusatz von 0,1 mval KOH erfolgt, wird berechnet:

Anfangs-pH	5,00	5,37	5,60	5,86
$[A^-]_{Anfang}$	0,50	0,70	0,80	0,88
$[HA]_{Anfang}$	0,50	0,30	0,20	0,12
$([A^-]/[HA])_{Anfang}$	1,00	2,33	4,00	7,33
Zusatz von 0,1 mval KOH				
$[A^-]_{Ende}$	0,60	0,80	0,90	0,98
$[HA]_{Ende}$	0,40	0,20	0,10	0,02
$([A^-]/[HA])_{Ende}$	1,50	4,00	9,00	49,0
$\log ([A^-]/[HA])_{Ende}$	0,176	0,602	0,95	1,69
End-pH	5,18	5,60	5,95	6,69
ΔpH	0,18	0,60	0,95	1,69

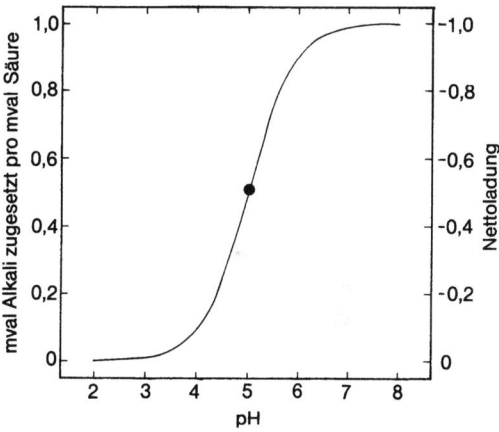

Abb. 2.6. Titrationskurve einer Säure mit einem pK von 5,0 *(dicker Punkt)*

Man beachte, daß die pH-Änderung pro mval zugesetztem OH^- in Abhängigkeit vom pH stark variiert. Bei pH-Werten nahe am pK widersteht die Lösung pH-Änderungen sehr effektiv, sie zeigt also einen Puffereffekt. **Lösungen schwacher Säuren und ihrer konjugierten Basen puffern am effektivsten in einem pH-Bereich von pK ± 2,0 pH-Einheiten.** Das bedeutet, daß für die Pufferung einer Lösung bei einem pH von x eine schwache Säure oder Base mit einem pK-Wert, der nicht mehr als 2 pH-Einheiten vom pH x entfernt ist, verwendet werden müßte.

Abb. 2.6 zeigt die Nettoladung eines Moleküls der Säure als Funktion des pH-Werts. Eine Änderung von −0,5 bedeutet dabei nicht, daß ein individuelles Molekül eine geteilte Ladung trägt, sondern die statistische Wahrscheinlichkeit beträgt 0,5, daß ein gegebenes Molekül eine ganzzahlige negative Ladung trägt. Die Änderung der Nettoladung auf Makromolekülen als Funktion des pH-Werts liefert die Basis für viele Trenntechniken, wozu die elektrophoretische Auftrennung von Aminosäuren, Plasmaproteinen oder abnormalen Hämoglobinen gehört (s. Kap. 3 und 4).

3 Aminosäuren und Peptide

Victor W. Rodwell

Einleitung

Lebende Zellen produzieren eine eindrucksvolle Vielfalt von **Makromolekülen**, hauptsächlich **Proteine, Nucleinsäuren und Polysaccharide**. Sie dienen als Strukturbestandteile, als Katalysatoren, als Hormone und als Strukturen, in denen die für eine Species charakteristische genetische Information niedergelegt ist. Derartige Makromoleküle sind **Biopolymere**, die aus ganz bestimmten **monomeren Einheiten** oder Bausteinen zusammengesetzt sind. Für **Nucleinsäuren** sind die monomeren Bausteine die **Nucleotide**, für die komplexen **Polysaccharide** sind die monomeren Bauteile **Zuckerderivate** und für **Proteine** sind sie schließlich die **Aminosäuren**.

Proteine können zwar zusätzlich zu Aminosäuren die verschiedensten anderen Substanzen enthalten; ihre dreidimensionale Struktur und viele ihrer biologischen Eigenschaften sind jedoch ganz wesentlich durch die **Art der verwendeten Aminosäuren, die Anordnung, in der diese in einer Polypeptidkette verknüpft sind, und die räumlichen Beziehungen einer Aminosäure zur anderen** bestimmt. Die einzigartigen biologischen Eigenschaften von Proteinen entstehen durch spezifische Wechselwirkungen zwischen den als Bauteile verwendeten Aminosäuren. Um die Chemie der Proteine verstehen zu können, ist es notwendig, gewisse Kenntnisse über die Chemie von Aminosäuren zu besitzen.

Aminosäuren

α-Aminosäuren verfügen über eine Amino- sowie über eine Carboxylgruppe, die am selben C-Atom, dem α-C-Atom sitzen (Abb. 3.1). In

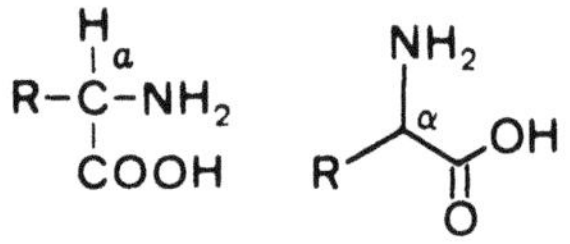

Abb. 3.1. 2 Darstellungen einer α-Aminosäure

der Natur kommen etwa 300 Aminosäuren vor, allerdings finden sich in Proteinen weniger als 10% von ihnen. Durch vollständige säure-, basen- oder enzymkatalysierte Hydrolyse von Proteinen entstehen die in Tabelle 3.2 aufgeführten 20 L-α-Aminosäuren. Proteine aller bekannten Lebensformen, also pflanzlichen, tierischen oder mikrobiellen Ursprungs, enthalten die gleichen 20 proteinogenen Aminosäuren. Die Ursache hierfür ist die Universalität des genetischen Codes (s. Kap. 30). Diese Beschränkung auf nur 20 Aminosäuren stellt streng genommen keine Einschränkung der möglichen Zahl von Proteinen dar. Geht man von Proteinen aus 100 Aminosäuren aus, so lassen sich unter Verwendung der 20 proteinogenen Aminosäuren 20^{100} verschiedene Proteine konstruieren, die sich allerdings z.T. nur geringfügig unterscheiden werden.

Protonengleichgewichte

Aminosäuren tragen wenigstens 2 ionisierbare, schwach saure Gruppen, eine COOH und eine NH_3^+ Gruppe. In wäßrigen Lösungen liegen je 2 Formen dieser Gruppen vor, eine geladene und eine neutrale. Sie stehen miteinander im Gleichgewicht:

$$R-COOH \rightleftharpoons R-COO^- + H^+,$$
$$R-NH_3^+ \rightleftharpoons H^+ + R-NH_2.$$

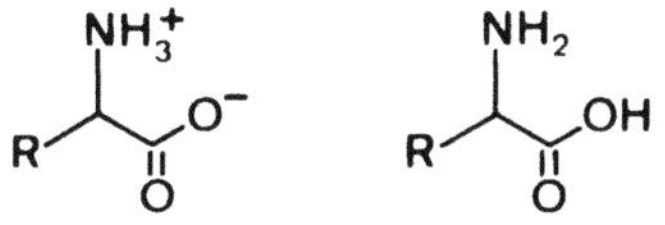

Abb. 3.2. Ionisch richtige Struktur einer Aminosäure bei physiologischem pH-Bereich *(A)*. Die als *(B)* gezeigte Struktur kommt bei keinem pH vor. Diese Schreibweise wird jedoch gelegentlich immer noch benutzt

R—COOH und R—NH$_3^+$ stellen die **protonierten** und **sauren** Partner in diesen Gleichgewichtsreaktionen, R—COO$^-$ und R—NH$_2$ sind die zugehörigen **konjugierten Basen** (d. h. Protonenacceptoren) der entsprechenden Säuren. Obwohl sowohl R—COOH als auch R—NH$_3^+$ schwache Säuren sind, ist doch R—COOH im Vergleich zu R—NH$_3^+$ mehrere tausendmal stärker. Bei physiologischem pH (pH = 7,4) liegt die Carboxylgruppe nahezu ausschließlich in Form ihrer konjugierten Base, d. h. als **Carboxylation**, R—COO$^-$, vor. Bei demselben pH sind die meisten Aminogruppen bevorzugt protoniert (R—NH$_3^+$). In Anbetracht dieser Tatsache sollten die Formeln von Aminosäuren bei biologischen Reaktionen in dieser korrekten Struktur geschrieben werden (s. Abb. 3.2a).
Die in Abb. 3.2b dargestellte Struktur einer Aminosäure kommt bei keinem pH-Wert vor. Ist der pH-Wert niedrig genug, um die Ionisierung der vergleichsweise stark sauren Carboxylgruppe zu verhindern, ist die schwächer saure Aminogruppe unter allen Bedingungen protoniert. Bei zunehmendem pH-Wert wird zunächst das Proton der Carboxylgruppe verloren gehen und erst wesentlich später das der Aminogruppe. Ist der pH-Wert hoch genug, um die —NH$_3^+$-Gruppe zu deprotonieren, liegt die Carboxylgruppe unter allen Umständen in der Form des Carboxylations (—COO$^-$) vor. Aus Konvention wird jedoch immer noch bei vielen Reaktionen, die nicht Protonengleichgewicht beschreiben, die an und für sich falsche Schreibweise der Aminosäuren (Abb. 3.2b) verwendet.
Wie ausführlich in Kap. 2 diskutiert wurde, kann die relative Stärke von schwachen Säuren unter Zuhilfenahme ihrer Dissoziationskonstanten beschrieben werden. Im allgemeinen benutzen Biochemiker zu diesem Zweck den pK-Wert einer Säure, der dem negativen Logarithmus der Dissoziationskonstante entspricht:

pK = —log K

pK-Werte für die α-Aminogruppen freier Aminosäuren liegen i. allg. bei etwa 9,8. Daraus wird klar, daß sie wesentlich schwächere Säurefunktionen als Carboxylgruppen haben. Tabelle 3.1 zeigt die pK-Werte der schwach sauren Gruppen von Aminosäuren.

Tabelle 3.1. Schwache Säuregruppen der proteinogenen Aminosäuren

	Konjugierte Säure	Konjugierte Base	Ungefährer pK_a
α-Carboxyl	R—COOH	R—COO$^-$	2,1 ± 0,5
Nicht-α-carboxyl (Aspartat, Glutamat)	R—COOH	R—COO$^-$	4,0 ± 0,3
Imadazol (Histidin)	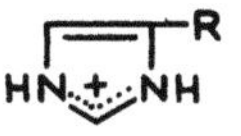 HN$^+$=NH (Imidazol-R)	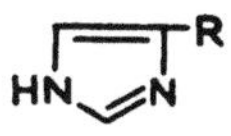 HN=N (Imidazol-R)	6,0
α-Amino	R—NH$_3^+$	R—NH$_2$	9,8 ± 1,0
ε-Amino (Lysin)	R—NH$_3^+$	R—NH$_2$	10,5
Phenolisches OH (Tyrosin)	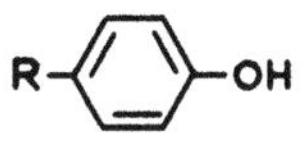 R—C$_6$H$_4$—OH	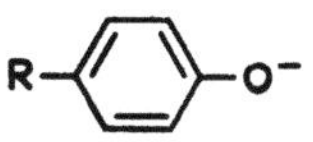 R—C$_6$H$_4$—O$^-$	10,1
Guanidin (Arginin)	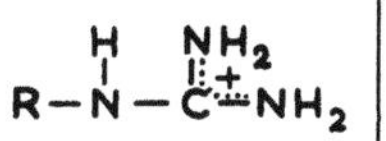 R—NH—C(NH$_2$)=NH$_2^+$	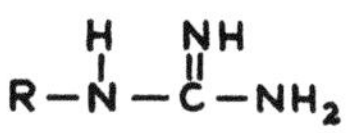 R—NH—C(NH$_2$)=NH	12,5
Sulfhydryl (Cystein)	R—SH	R—S$^-$	8,3

3. Aminosäuren und Peptide

Unter dem **isoelektrischen Punkt** (IP) einer Aminosäure versteht man **den pH-Wert, bei dem die Aminosäure keine Ladung trägt** und sich deswegen nicht im elektrischen Feld bewegt. Die Struktur der aliphatischen Aminosäure Alanin an ihrem isoelektrischen Punkt ist in Abb. 3.3 dargestellt.

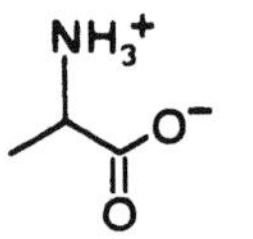

Abb. 3.3. Isoelektrische oder „zwitterionische" Struktur des Alanins. Obwohl Einzelladungen vorkommen, ist die Gesamtladung des Zwitterions 0

Da der pK-Wert der Carboxylgruppe (pK_1) bei 2,35 und der pK-Wert der Aminogruppe (pK_2) bei 9,69 liegt, läßt sich der IP des Alanins folgendermaßen berechnen:

$$IP = \frac{pK_1 + pK_2}{2} = \frac{2,35 + 9,69}{2} = 6,02.$$

Für Aminosäuren mit zusätzlichen ionisierbaren Gruppen wird die Situation komplexer. Abbildung 3.4 illustriert die verschiedenen ionischen Formen der Asparaginsäure.
Ein guter Weg zur Lösung der Frage nach dem isoelektrischen Punkt der Asparaginsäure besteht darin, alle möglichen ionischen Strukturen dieser Säure in der Reihenfolge aufzuschreiben, in der sie beim Übergang vom stark Sauren über das Neutrale zum stark Basischen vorkommen können. Die Form der Aminosäure, bei der sie mit der Gesamtladung 0, d. h. als Zwitterion, vorliegt, läßt sich danach leicht identifizieren (B in Abb. 3.4). Der IP ist demnach der pH-Wert, der genau zwischen den pK-Werten auf jeder Seite der Zwitterionenform liegt. In diesem Beispiel beträgt er:

$$IP = \frac{2,09 + 3,86}{2} = 2,98.$$

Mit diesem Verfahren kann man auch die isoelektrischen Punkte von Aminosäuren mit anderen dissoziablen Gruppen bestimmen, beispielsweise die von Lysin oder Cystein. Man kann umgekehrt ebenso die Ladung eines Moleküls mit einer bekannten Anzahl von dissoziablen Gruppen bei einem bestimmten pH errechnen. Diese Berechnungen sind v. a. in klinischen Laboratorien von Nutzen, wenn es darauf ankommt, die Beweglichkeit bekannter Verbindungen im elektrischen Feld bei einem bestimmten pH vorherzusagen.
Für basische Aminosäuren wie Lysin und Arginin lautet die Formel zur Berechnung des isoelektrischen Punkts:

$$IP = \frac{pK_2 + pK_3}{2}.$$

Der entsprechende Wert für Lysin ist 9,7 und für Arginin 10,8.

Tabelle 3.2. Einteilung der proteinogenen L-α-Aminosäuren aufgrund der relativen Polaritäten ihrer Seitenketten. Eine nichtpolare Gruppe zeichnet sich durch keine oder nur geringe Ladungsdifferenzen, eine polare Gruppe durch relativ große Ladungsdifferenzen auf ihrer Oberfläche aus

Nicht polar	Polar
Alanin	Arginin
Isoleucin	Aspartat
Leucin	Asparagin
Methionin	Cystein
Phenylalanin	Glutamat
Prolin	Glutamin
Tryptophan	Glycin
Valin	Histidin
	Lysin
	Serin
	Threonin
	Tyrosin

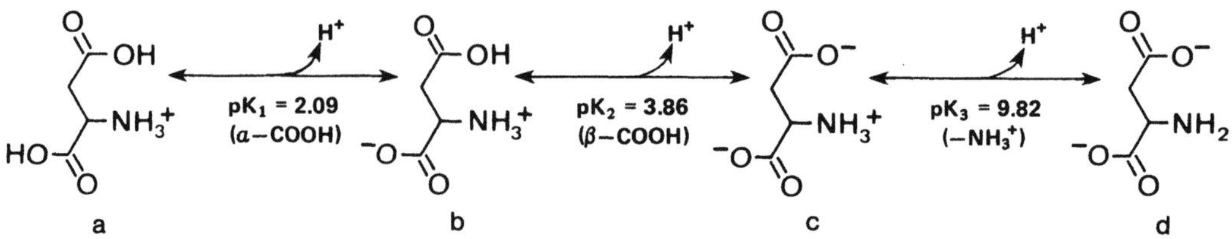

Abb. 3.4 a–d. Ionische Strukturen der Asparaginsäure. **a** In starker Säure (pH < 1), Nettoladung +1; **b** pH um 3, Nettoladung 0; **c** pH 6–8, Nettoladung −1; **d** in starker Base (pH > 11), Nettoladung −2

Strukturen

Die in Proteinen vorkommenden Aminosäuren können aufgrund der **Polarität** ihrer Seitenketten (Abb. 3.1) in 2 Gruppen eingeteilt werden (Tabelle 3.2).

Für die meisten Zwecke genügt es, die proteinogenen Aminosäuren in die 7 Unterklassen der Tabelle 3.3 einzuteilen. Zusätzlich zu ihren Trivialnamen gibt die Tabelle die systematische chemische Bezeichnung der einzelnen Aminosäuren wieder. Zur Zeit sind **2 Systeme der chemischen Nomenklatur** in Gebrauch. Das ältere bezeichnet das C-Atom, das die Aminogruppe trägt, als das α-C-Atom. Das darauf folgende wird β-C-Atom, das nächste γ-C-Atom genannt. In neuerer Zeit setzt sich immer mehr ein Nomenklatursystem durch, bei dem die Kohlenstoffatome beginnend von der Carboxylgruppe numeriert werden. Das α-C-Atom wird hierin als C-Atom Nr. 2 bezeichnet.

In Tabelle 3.3 finden sich darüber hinaus die aus 3 bzw. 1 Buchstaben gebildeten Abkürzungen für Aminosäuren, die in der Proteinchemie gebräuchlich sind. In diesem Buch werden i. allg. die aus 3 Buchstaben gebildeten Abkürzungen benutzt. Die kürzeren Symbole sind besonders dann von Nutzen, wenn sehr lange Aminosäuresequenzen geschrieben werden müssen. Sie sind hier jedoch nur als Einführung in die Terminologie der Proteinchemiker angegeben.

Die Tabellen 3.4 und 3.5 enthalten Beispiele wichtiger Aminosäuren, die in den verschie-

Tabelle 3.3. Proteinogene L-α-Aminosäuren. Für die aufgeführten Aminosäuren kommen spezifische tRNA-Moleküle vor. Eine Ausnahme bilden Hydroxylysin und Hydroxyprolin, welche als Lysin und Prolin in die Peptidketten eingebaut und erst anschließend hydroxyliert werden (s. Kap. 20 und 33)

Gruppe	Name	Symbol	Strukturformel
	Mit aliphatischer Seitenkette		
	Glycin	Gly [G]	$H-CH(NH_3^+)-COO^-$
	Alanin	Ala [A]	$CH_3-CH(NH_3^+)-COO^-$
I	Valin	Val [V]	$(H_3C)_2CH-CH(NH_3^+)-COO^-$
	Leucin	Leu [L]	$(H_3C)_2CH-CH_2-CH(NH_3^+)-COO^-$
	Isoleucin	Ile [I]	$CH_3-CH_2-CH(CH_3)-CH(NH_3^+)-COO^-$
	Seitenketten mit Hydroxylgruppen		
	Serin	Ser [S]	$CH_2(OH)-CH(NH_3^+)-COO^-$
II	Threonin	Thr [T]	$CH_3-CH(OH)-CH(NH_3^+)-COO^-$
	Tyrosin	Tyr [Y]	Siehe VI

3. Aminosäuren und Peptide

Tabelle 3.3 (Fortsetzung)

Gruppe	Name	Symbol	Strukturformel
III	Seitenketten mit Schwefelatomen		
	Cystein[a]	Cys [C]	$CH_2-CH-COO^-$ $\|$ $\|$ SH $_+NH_3$

	Methionin	Met [M]	$CH_2-CH_2-CH-COO^-$
			      $\|$ $\|$
			     $S-CH_3$ $_+NH_3$

IV	Seitenketten mit sauren Gruppen und deren Amiden		

	Aspartat	Asp [D]	$^-OOC-CH_2-CH-COO^-$
			                     $\|$
			                   $_+NH_3$

	Asparagin	Asn [N]	$H_2N-C-CH_2-CH-COO^-$
			         $\|\|$ $\|$
			         O $_+NH_3$

	Glutamat	Glu [E]	$^-OOC-CH_2-CH_2-CH-COO^-$
			                          $\|$
			                        $_+NH_3$

	Glutamin	Gln [Q]	$H_2N-C-CH_2-CH_2-CH-COO^-$
			         $\|\|$ $\|$
			         O $_+NH_3$

V	Seitenketten mit basischen Gruppen		

	Arginin	Arg [R]	$H-N-CH_2-CH_2-CH_2-CH-COO^-$
			    $\|$ $\|$
			  $C=NH_2$ $_+NH_3$
			    $\|$
			  NH_2

	Lysin	Lys [K]	$CH_2-CH_2-CH_2-CH_2-CH-COO^-$
			  $\|$ $\|$
			  $_+NH_3$ $_+NH_3$

	Histidin	His [H]	(Imidazol)$-CH_2-CH-COO^-$
			                             $\|$
			                          $_+NH_3$

VI	Seitenketten mit Aromaten		
	Histidin (s. oben)		

	Phenylalanin	Phe [F]	(Phenyl)$-CH_2-CH-COO^-$
			                           $\|$
			                        $_+NH_3$

	Tyrosin	Tyr [Y]	$HO-$(Phenyl)$-CH_2-CH-COO^-$
			                                  $\|$
			                               $_+NH_3$

	Tryptophan	Trp [W]	(Indol)$-CH_2-CH-COO^-$
			                         $\|$
			                      $_+NH_3$

VII	Iminosäuren		
	Prolin	Pro [P]	(Pyrrolidin-Ring)$-COO^-$

[a] Cystin besteht aus 2 Cysteinresten, die über eine Disulfidbrücke verknüpft sind

Tabelle 3.4. Biologisch wichtige Aminosäuren, die nicht in Proteinen vorkommen

Name	Formel (pH neutral)	Bedeutung
Homocystein	$\text{CH}_2-\text{CH}_2-\text{CH}-\text{COO}^-$ | | SH $_+\text{NH}_3$	Zwischenprodukt der Methioninbiosynthese (s. Kap. 20)
Cysteinsulfinsäure	$\text{CH}_2-\text{CH}-\text{COO}^-$ | | SO_2^- $_+\text{NH}_3$	Zwischenprodukt beim Cysteinabbau (s. Kap. 22)
Homoserin	$\text{CH}_2-\text{CH}_2-\text{CH}-\text{COO}^-$ | | OH $_+\text{NH}_3$	Zwischenprodukt beim Stoffwechsel von Threonin, Aspartat und Methionin (s. Kap. 22)
Ornithin	$\text{CH}_2-\text{CH}_2-\text{CH}_2-\text{CH}-\text{COO}^-$ | | $_+\text{NH}_3$ $_+\text{NH}_3$	Zwischenprodukt bei der Harnstoffbiosynthese (s. Kap. 21)
Citrullin	$\text{CH}_2-\text{CH}_2-\text{CH}_2-\text{CH}-\text{COO}^-$ | | NH $_+\text{NH}_3$ | C=O | NH_2	Zwischenprodukt bei Harnstoffbiosynthese (s. Kap. 21)
Argininosuccinat	NH $\text{CH}_2-\text{CH}_2-\text{CH}_2-\text{CH}-\text{COO}^-$ || | $\text{HN}-\overset{+}{\text{C}}-\text{NH}$ $_+\text{NH}_3$ | $^-\text{OOC}-\text{CH}_2-\text{C}-\text{COO}^-$	Zwischenprodukt bei der Harnstoffbiosynthese (s. Kap. 21)

Dihydroxyphenylalanin (Dopa)	HO–C₆H₃(OH)–$\text{CH}_2-\text{CH}-\text{COO}^-$
	                              |
	                            $_+\text{NH}_3$
		Vorläufer des Melanins (s. Kap. 23)

3-Monoiodtyrosin	$^-\text{O}-$C₆H₃(I)$-\text{CH}_2-\text{CH}-\text{COO}^-$
	                               |
	                               $_+\text{NH}_3$
		Vorläufer der Schilddrüsenhormone

3,5-Diiodtyrosin	$^-\text{O}-$C₆H₂(I)(I)$-\text{CH}_2-\text{CH}-\text{COO}^-$
	                                  |
	                                  $_+\text{NH}_3$
		Vorläufer der Schilddrüsenhormone

3,5,3'-Triiodthyronin (T_3)	$^-\text{O}-$C₆H₃(I)$-\text{O}-$C₆H₂(I)(I)$-\text{CH}_2-\text{CH}-\text{COO}^-$ $_+\text{NH}_3$	Schilddrüsenhormon
Thyroxin (3,5,3',5'-Tetraiod-thyronin) (T_4)	$^-\text{O}-$C₆H₂(I)(I)$-\text{O}-$C₆H₂(I)(I)$-\text{CH}_2-\text{CH}-\text{COO}^-$ $_+\text{NH}_3$	Schilddrüsenhormon

Tabelle 3.5. Biologisch wichtige Aminosäuren, deren Aminogruppe nicht mit dem α-C-Atom verknüpft ist

Name	Formel (pH neutral)	Bedeutung
β-Alanin	$CH_2-CH_2-COO^-$ $\quad\ \ |$ $\quad\ \ _+NH_3$	Teil des Koenzym A und des Pantethein (s. Kap. 10)
Taurin	$CH_2-CH_2-SO_3^-$ $\quad\ \ |$ $\quad\ \ _+NH_3$	Vorkommen in Verbindung mit Gallensäuren (s. Kap. 41)
γ-Aminobutyrat (GABA)	$CH_2-CH_2-CH_2-COO^-$ $\quad\ \ |$ $\quad\ \ _+NH_3$	Aus Glutamat gebildeter Neurotransmitter im Gehirn (s. Kap. 23)
β-Aminoisobutyrat	$H_3N^+-CH_2-CH-COO^-$ $\qquad\qquad\qquad |$ $\qquad\qquad\quad\ CH_3$	Endprodukt des Pyrimidinstoffwechsels bei einigen Menschen (s. Kap. 26)

densten Naturprodukten, aber nicht in Proteinen vorkommen.

Optische Isomerie

Mit Ausnahme des Glycins trägt jede Aminosäure wenigstens ein **asymmetrisches C-Atom** und ist infolgedessen **optisch aktiv** (d. h. sie kann die Ebene des polarisierten Lichts drehen). Bei physiologischem pH erfolgt diese Drehung von Aminosäure zu Aminosäure verschieden, entweder mit oder gegen den Uhrzeiger. Alle Aminosäuren tragen eine dem **L-Glycerinaldehyd** entsprechende **absolute Konfiguration** und sind infolgedessen **L-α-Aminosäuren**. Obwohl D-Aminosäuren in Peptiden vorkommen (z. B. Peptidantibiotica, die durch verschiedene Mikroorganismen erzeugt werden), finden sie sich nie in Proteinen.
Threonin, Isoleucin, 4-Hydroxyprolin und Hydroxylysin haben 2 asymmetrische C-Atome und können infolgedessen in 4 isomeren Formen vorkommen. In Proteinen kommt allerdings nur ein Isomer vor.
Die in den Tabellen 3.4 und 3.5 dargestellten anderen Aminosäuren sind in freier oder gebundener Form wichtig für verschiedene metabolische Prozesse, finden sich jedoch nicht als Bestandteile von Proteinen. Darüber hinaus kommen noch weitere ungewöhnliche Aminosäuren in Pflanzen oder in Antibiotica vor. So haben sich bisher über 20 natürliche D-Aminosäuren nachweisen lassen, darunter das D-Alanin und D-Glutamin.

Physikalische Eigenschaften

Löslichkeit

Die gute Wasserlöslichkeit und der hohe Schmelzpunkt der meisten Aminosäuren lassen sich durch das Vorhandensein geladener Gruppen erklären. Diese sind in polaren Lösungsmitteln wie Wasser und Ethanol leicht löslich, jedoch unlöslich in apolaren Lösungsmitteln wie Benzol, Hexan oder Äther.

UV-Absorptionsspektrum aromatischer Aminosäuren

Die aromatischen Aminosäuren Tryptophan, Tyrosin, Histidin und Phenylalanin absorbieren ultraviolettes Licht. Wie in Abb. 3.5 dargestellt, hat Tryptophan den größten Extinktionskoeffizienten. **Die UV-Absorption von Proteinen ist ihrem Tryptophangehalt proportional.**

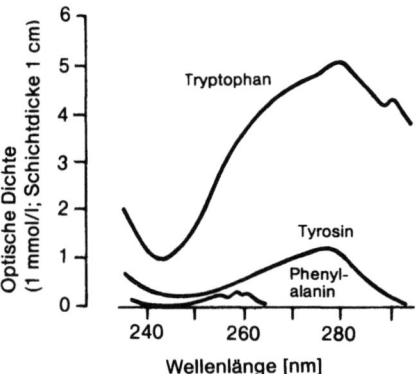

Abb. 3.5. UV-Absorptionsspektren von Tryptophan, Tyrosin und Phenylalanin

Chemische Reaktionen

Die Carboxyl- und Aminogruppen von Aminosäuren zeigen die für diese Funktionen typischen Reaktionen, d.h. Salzbildung, Veresterung und Acylierung.

Farbreaktionen, die für die Identifizierung von Aminosäuren nützlich sind

Das starke Oxidationsmittel **Ninhydrin** (Abb. 3.6) verursacht die oxidative Decarboxylierung der α-Aminosäuren, wobei CO_2, NH_3 und ein im Vergleich zur Aminosäure um ein Kohlenstoffatom verkürzter Aldehyd entsteht. Das dabei reduzierte Ninhydrin reagiert mit dem freigesetzten Ammoniak, wodurch ein blauer Farbkomplex mit einer maximalen Absorption bei 570 nm entsteht. Die Intensität der unter Standardbedingungen gebildeten blauen Farbe ist die Basis eines sehr wertvollen **quantitativen Bestimmungsverfahrens für α-Aminosäuren**. Außer α-Aminosäuren reagieren auch andere Amine mit Ninhydrin und bilden ebenfalls einen blauen Farbstoff, wobei jedoch kein CO_2 entsteht. Die Produktion von CO_2 bei der Ninhydrinreaktion ist deshalb beweisend für Aminosäuren. Mit Ninhydrin reagieren sogar Ammoniak und Peptide, wenn auch mit wesentlich geringerer Geschwindigkeit als die α-Aminosäuren. Prolin und 4-Hydroxyprolin bilden mit Ninhydrin einen gelben Farbstoff.

Fluorescamin ist ein wesentlich empfindlicheres Reagens, mit dessen Hilfe bereits Nanogramm-Mengen von Aminosäuren nachgewiesen werden können (Abb. 3.7). Wie Nynhydrin bildet auch Fluorescamin einen Komplex mit Aminosäuren und Aminen.

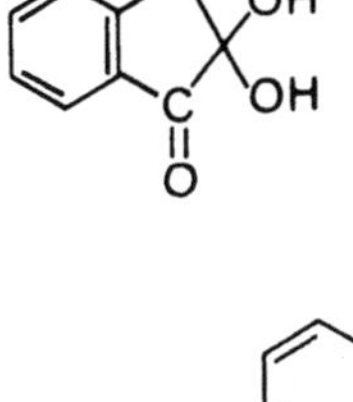

Abb. 3.6. Ninhydrin

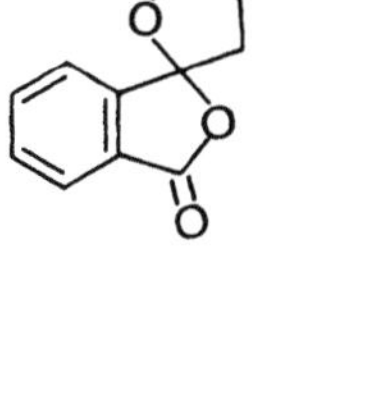

Abb. 3.7. Fluorescamin

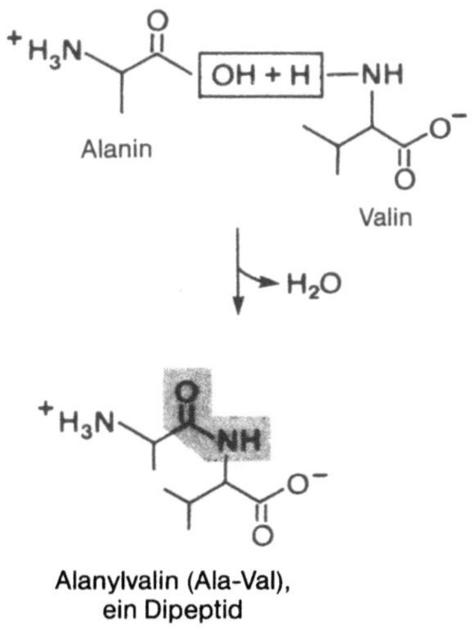

Alanin

Valin

Alanylvalin (Ala-Val), ein Dipeptid

Abb. 3.8. Durch eine Peptidbindung *(schattiert)* verknüpfte Aminosäuren

Peptidbindung

Ohne Frage ist die wichtigste Reaktion von Aminosäuren die Ausbildung der **Peptidbindung**. Diese besteht prinzipiell in einer Wasserabspaltung zwischen der α-Aminogruppe der einen und der α-Carboxylgruppe der zweiten Aminosäure mit Ausbildung einer kovalenten Bindung (Abb. 3.8). Die dargestellte Reaktion verläuft jedoch nicht in der angegebenen Richtung, da ihre Gleichgewichtskonstante ganz auf der Seite der Hydrolyse der Peptidbindung liegt. Um wirklich Peptidbindungen zwischen 2 Aminosäuren zu synthetisieren, muß die Carboxylgruppe zuerst **aktiviert** werden. Chemisch wird dies häufig durch Überführung in ein Säurechlorid erreicht. **In der Natur erfordert die Aktivierung die Kondensation mit ATP** (Kap. 30).

Peptide

Definitionen

Wenn die Amino- und Carboxylgruppen von Aminosäuren unter Bildung von Peptidbindungen miteinander reagieren, werden die Aminosäuren als Aminosäurereste bezeichnet. **Ein Peptid besteht aus 2 oder mehr Aminosäureresten, die durch Peptidbindungen verknüpft sind.** Wenn ein Peptid mehr als 10 Aminosäurereste enthält, wird es als **Polypeptid** bezeichnet.

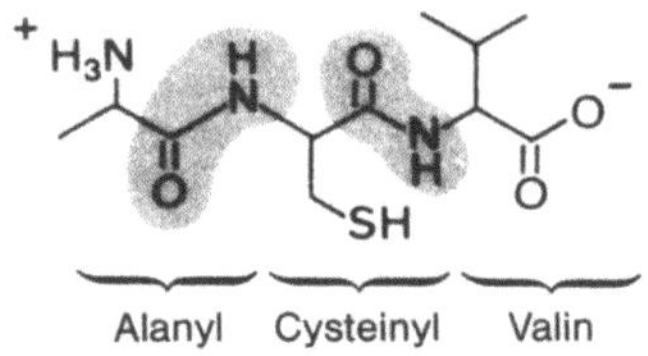

3. Aminosäuren und Peptide

Abb. 3.9. Strukturformel eines Tripeptids (Peptidbindungen *schattiert*)

Darstellung der Polypeptidstrukturen

Abbildung 3.9 stellt ein Tripeptid aus den Aminosäureresten Alanin, Cystein und Valin dar. Man beachte, daß ein Tripeptid aus 3 Aminosäureresten besteht, nicht aber über 3 Peptidbindungen verfügt. Peptidstrukturen werden immer so geschrieben, daß der **N-terminale Aminosäurerest** (der Rest mit der freien α-Aminogruppe) **links** und der **C-terminale Rest** (der Rest mit einer freien α-Carboxylgruppe) **rechts** steht. Das dargestellte Peptid hat eine **einzige** freie α-Amino- sowie eine **einzige** freie α-Carboxylgruppe. Diese Struktur trifft für alle Peptide zu, die ausschließlich aus durch Peptidbindungen verknüpften Aminosäureresten bestehen. Bei einigen Peptiden kommen die terminalen Amino- bzw. Carboxylgruppen in derivatisierter Form vor.

Darstellung der Strukturformel eines Polypeptids

Um eine vollständige Peptidstruktur darzustellen, muß zunächst das Rückgrat aus α-NH_2, α-COOH und α-C-Atomen aufgezeichnet werden. Erst danach kann mit der Einfügung der entsprechenden Seitenketten an den α-C-Atomen begonnen werden:

1) Man schreibe eine Zickzacklinie mit der N-terminalen Aminogruppe

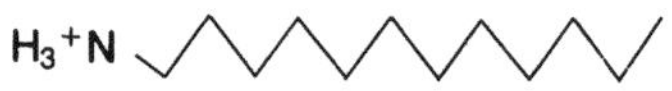

2) Man füge das α-C-Atom, die α-Carboxyl- und α-Aminogruppen ein.

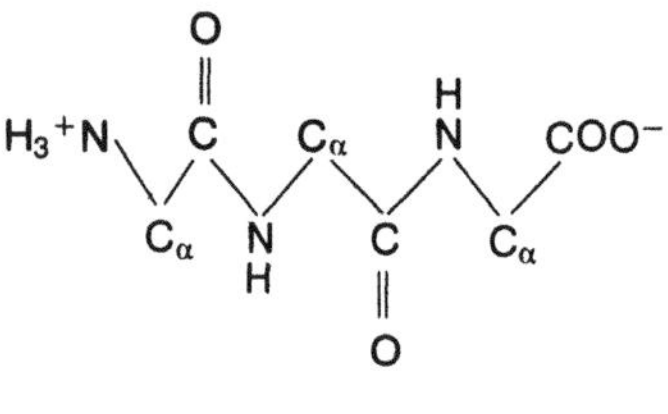

3) Man füge die entsprechenden Aminosäureseitenketten sowie die an den α-C-Atomen befindlichen Wasserstoffatome ein.

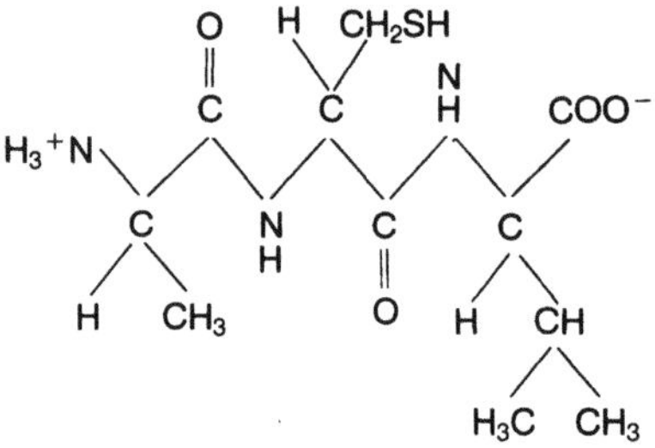

Primärstruktur von Peptiden

Die lineare Sequenz von Aminosäureresten in einem Polypeptid wird als **Primärstruktur** bezeichnet. Dies bedeutet, daß die Primärstruktur eines Peptids dann bekannt ist, wenn die **Anzahl**, die **chemische Struktur** und die **Reihenfolge** aller Aminosäurereste bekannt ist.

Da Polypeptide häufig aus 100 oder mehr Aminosäureresten bestehen, ist es unpraktisch, die üblichen Strukturformeln für die Darstellung der Primärstruktur zu benutzen. In der chemischen Kurzschrift wird die aus 3 oder sogar nur 1 Buchstaben bestehende Abkürzung für die Aminosäuren benutzt (s. Spalte 3 der Tabelle 3.3). Im folgenden ist in dieser Schreibweise die Primärstruktur des Hexapeptids Glutamyl-Alanyl-Lysyl-Glycyl-Tyrosyl-Alanin dargestellt. Man beachte dabei, daß **Peptide als Derivate der C-terminalen Aminosäure aufgefaßt werden**.

Glu-Ala-Lys-Gly-Tyr-Ala
  E   A   K   G   Y   A

Wenn die aus 3 Buchstaben bestehenden Abkürzungen für Aminosäurereste durch Striche verknüpft sind, bedeutet dies, daß die Primärstruktur zweifelsfrei bekannt ist. Diese Striche werden häufig weggelassen, wenn nur Abkürzungen aus einem Buchstaben verwendet werden. Bestehen noch Zweifel über die Primärstruktur eines Teils einer Polypeptidkette, werden die in Frage kommenden Reste eingeklammert und durch Kommas getrennt:

Glu-Lys-(Ala,Gly,Tyr)-His-Ala

Physiologische Konsequenzen von Änderungen der Primärstruktur

Der Austausch einer einzelnen Aminosäure durch eine andere innerhalb der linearen Sequenz von möglicherweise 100 oder mehr Aminosäuren kann die biologische Aktivität eines Proteins vermindern oder völlig zum Verschwinden bringen, woraus möglicherweise ernste Konsequenzen entstehen (z. B. Sichelzellanämie, s. Kap. 5). In der Tat beruhen viele hereditäre Stoffwechseldefekte auf derartig geringfügigen Änderungen. Die Einführung neuer chemischer und physikalischer Methoden zur Bestimmung der Proteinstruktur hat wesentlich zum Verständnis der biochemischen Basis vieler Erbkrankheiten beigetragen.

Säure-Basen-Eigenschaften von Peptiden

Die Peptidbindung ist als Amidbindung weder basisch noch sauer und bei den physiologischerweise vorkommenden pH-Werten ungeladen. Die Bildung von Peptiden aus den zugrundeliegenden Aminosäuren ist bei einem pH von 7,4 infolgedessen durch einen Nettoverlust je einer positiven und einer negativen Ladung pro Peptidbindung begleitet. Bei physiologischem pH sind Peptide jedoch trotzdem geladene Moleküle, da die C- und N-terminalen Gruppen Ladungen tragen und darüber hinaus die am α-C-Atom befindlichen Aminosäurereste über geladene funktionelle Gruppen verfügen können.

Polypeptide können wie Aminosäuren und andere geladene Moleküle durch die technischen Verfahren isoliert werden, die auf Ladungsunterschieden beruhen (z. B. Elektrophorese, Ionenaustausch-Chromatographie). Der pK-Wert für die C-terminale Carboxylgruppe eines Polypeptids ist höher als derjenige der Carboxylgruppe in der entsprechenden Aminosäure (d. h. die Carboxylgruppe des Peptids ist eine schwächere Säure). Dementsprechend ist die N-terminale Aminogruppe eine stärkere Säure mit einem niedrigeren pK-Wert (Tabelle 3.6). Diese Änderungen der pK-Werte erklären sich im wesentlichen aus der Umwandlung der geladenen α-Aminogruppe in eine neutrale Peptidbindung.

Konformation von Peptiden in Lösung

Betrachtet man Molekülmodelle, so scheint es, daß ein gegebenes Polypeptid über eine große Zahl von möglichen Konformationen (räumlichen Anordnungen) verfügen kann. Aus allen bisherigen experimentellen Untersuchungen geht jedoch hervor, daß Peptide in wäßriger Lösung dazu neigen, nur eine oder einige wenige Konformationen anzunehmen. Der Grund hierfür besteht in Faktoren wie sterischer Behinderung, elektrostatischen Wechselwirkungen, Wasserstoffbrückenbindungen und hydrophoben Wechselwirkungen (s. Kap. 4). Von der genauen Einhaltung der bevorzugten Konformation ist die biologische Aktivität nicht nur von Proteinen, sondern auch von Peptiden, wie z. B. Angiotensin und Vasopressin, abhängig (s. Kap. 38).

Physiologisch wirksame Peptide

Tierische, pflanzliche und bakterielle Zellen enthalten eine Vielzahl von Polypeptiden relativ niedrigen Molekulargewichts mit 3–100 Aminosäuren. Viele von ihnen haben eine ausgeprägte biologische Aktivität. Einige, darunter die meisten tierischen Peptidhormone, enthalten nur Peptidbindungen zwischen den α-Amino- und α-Carboxylgruppen der 20 proteinogenen Aminosäuren. In anderen Polypeptiden, nicht jedoch in Proteinen, können darüber hinaus weitere Aminosäuren oder Derivate der proteinogenen Aminosäuren vorkommen (s. unten).

Die kleinen Polypeptide Bradykinin und Kallidin wirken hypotensiv über eine Beeinflussung der glatten Muskulatur. Sie werden aus spezifischen Plasmaproteinen unter der Einwirkung von Trypsin oder von im Schlangengift enthaltenen Proteasen freigesetzt. Da sie von Proteinen abstammen, enthalten sie ausschließlich proteinogene Aminosäuren.

Tabelle 3.6. pK-Werte für Glycin und Glycinpeptide

	pK (COOH)	pK (NH_3^+)
Gly	2,34	9,60
Gly-Gly	3,12	8,17
Gly-Gly-Gly	3,26	7,91

26   3. Aminosäuren und Peptide

Arg-Pro-Pro-Gly-Phe-Ser-Pro-Phe-Arg

Bradykinin

Lys-Arg-Pro-Pro-Gly-Phe-Ser-Pro-Phe-Arg

Kallidin

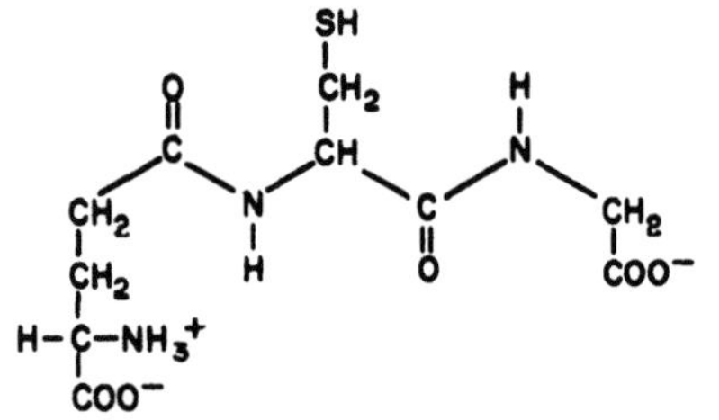

Abb. 3.10. Glutathion (γ-Glutamyl-Cysteinyl-Glycin)

um cyclische Polypeptide, die D-Phenylalanin sowie die nichtproteinogene Aminosäure Ornithin enthalten.

```
Val-Orn-Leu-D-Phe-Pro        Val-Orn-Leu-D-Phe-Pro
 |                 |          |                 |
Pro-D-Phe-Leu-Orn-Val        Tyr-Gln-Asn-D-Phe-Phe

    Gramicidin S                   Tyrocidin
```

Das hypothalamische Hormon TRH (Abb. 3.11) ist ein Beispiel für eine weitere Variante. Bei ihm ist das N-terminale Glutamat unter Bildung von Pyroglutamat cyclisiert, die Carboxylgruppe des N-terminalen Prolins liegt darüber hinaus als Amid vor.

Glutathion (Abb. 3.10) ist ein atypisches Tripeptid, welches in allen Zellen vorkommt. Die Peptidbindung zwischen dem N-terminalen Glutamat sowie dem folgenden Cystein ist über die δ-Carboxylgruppe des Glutamats geknüpft. Glutathion wird als Kofaktor für die Wirkung verschiedener Enzyme benötigt.

Polypeptidantibiotica, die durch Pilze synthetisiert werden, enthalten häufig sowohl D- als auch L-Aminosäuren sowie nichtproteinogene Aminosäuren. Beispiele hierfür sind das Tyrocidin sowie das Gramicidin S. Es handelt sich

Als letztes Beispiel soll ein tierisches Polypeptid genannt werden, welches innerhalb seiner Primärstruktur mehr als ein physiologisch aktives Polypeptid enthält. Es handelt sich um das β-Lipotropin, ein Hypophysenhormon, wel-

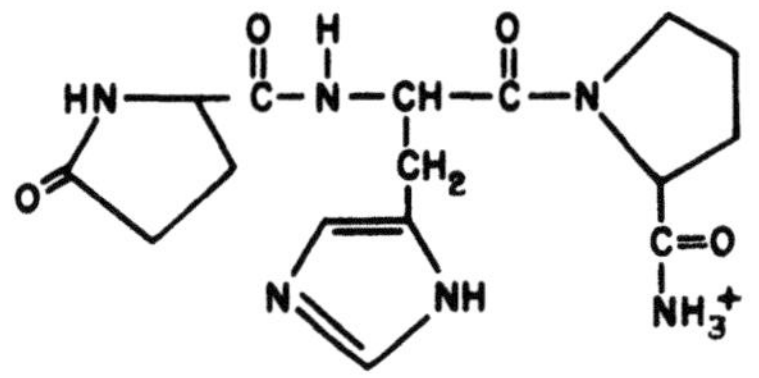

Abb. 3.11. TRH (Pyroglutaminyl-Histidyl-Prolinamid)

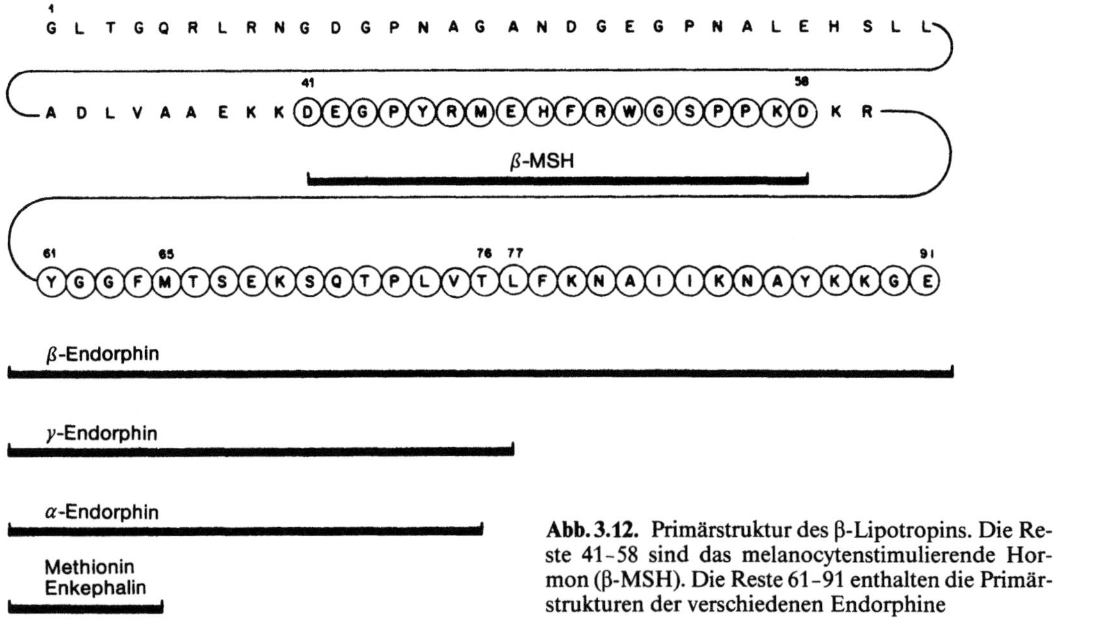

Abb. 3.12. Primärstruktur des β-Lipotropins. Die Reste 41–58 sind das melanocytenstimulierende Hormon (β-MSH). Die Reste 61–91 enthalten die Primärstrukturen der verschiedenen Endorphine

ches die Fettsäurefreisetzung aus dem Fettgewebe stimuliert. Innerhalb der Primärstruktur des β-Lipotropins befinden sich Aminosäuresequenzen, die sich in verschiedenen anderen Peptidhormonen mit ganz unterschiedlichen physiologischen Aktivitäten finden. Es handelt sich um das melanocytenstimulierende Hormon sowie 4 Peptide mit opiatähnlicher Aktivität (Methionin-Enkephalin sowie die α-, β-, und γ-Endorphine; Abb. 3.12). Aus diesem Grund ist es wahrscheinlich, daß das große Polypeptid ein biologischer Vorläufer der kleineren Peptide ist.

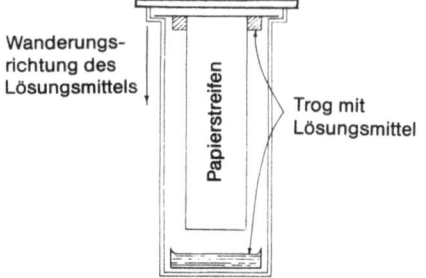

Abb. 3.13. Anordnung für die absteigende Papierchromatographie

Trennungstechniken für Aminosäuren und Peptide

Chromatographie

Allen chromatographischen Verfahren liegt das Prinzip der **Verteilung von Molekülen zwischen einer stationären und einer mobilen Phase** zugrunde (Tabelle 3.7). **Die Auftrennung hängt dabei von der relativen Neigung der Moleküle ab, sich fester an die eine oder andere Phase zu binden.** Die im folgenden am Beispiel der Aminosäuren und Peptide dargestellten Trenntechniken können natürlich auch auf andere Moleküle übertragen werden.

Papierchromatographie

Obwohl sie immer mehr durch modernere Verfahren abgelöst wird, wird die Papierchromatographie bei der Auftrennung von Aminosäuregemischen immer noch verwendet. Die Proben werden dabei auf eine markierte Stelle etwa 5 cm vom Ende eines Papierstreifens entfernt aufgetragen und danach in ein verschlossenes Gefäß eingebracht, das die Chromatographielösung enthält (Abb. 3.13).

Lösungsmittelgemische für die Aminosäurenauftrennung sind polare binäre, ternäre oder noch komplexere Mischungen von Wasser, Alkoholen und Säuren oder Basen. Die polaren Komponenten des Lösungsmittels assoziieren mit der Cellulose und bilden dabei die stationäre Phase. Weniger polare Komponenten bilden dagegen die mobile Phase. Auf diesem Prinzip beruht die **normale Verteilungschromatographie**. Für die **reverse Verteilungschromatographie** müssen die umgekehrten Polaritäten von mobiler und stationärer Phase benutzt werden. Dies geschieht beispielsweise dadurch, daß das Papier vor Gebrauch silikonisiert wird. Die reverse Verteilungschromatographie wird v. a. für die Auftrennung apolarer Peptide oder Lipide benutzt.

Die Chromatographie kann grundsätzlich aufsteigend oder absteigend durchgeführt werden. Wenn das Lösungsmittel bis zum Ende des Papierstreifens gelangt ist, wird der Streifen getrocknet, danach werden die aufgetrennten Moleküle sichtbar gemacht. Dies geschieht beispielsweise bei Aminosäuren durch Behandlung mit 0,5% Ninhydrin in Aceton mit anschließender Erwärmung auf 90–110 °C während einiger Minuten. Aminosäuren mit großen nichtpolaren Seitenketten (Leu, Ile, Phe, Trp, Val, Met, Tyr) wandern weiter als solche mit kürzeren apolaren Seitenketten (Pro, Ala, Gly) oder mit polaren Seitenketten (Thr, Glu, Ser, Arg, Asp, His, Lys, Cys). Das gibt die größere relative Löslichkeit von polaren Molekülen in der hydrophilen stationären Phase bzw. von nichtpolaren Molekülen in organischen

Tabelle 3.7. Phasenbeziehungen für biochemisch wichtige Chromatographiesysteme

Art der Chromatographie	Stationäre Phase	Mobile Phase
Verteilungschromatographie auf Papier, Dünnschichtchromatographie auf Cellulose, Säulenchromatographie auf inerten Trägern, Gelfiltration	Flüssig	Flüssig
Ionenaustausch, Adsorption an Partikel	Fest	Flüssig
Gaschromatographie	Flüssig	Gasförmig

Lösungsmitteln wieder. Man beachte, daß bei den Aminosäuren mit apolaren Seitenketten die Mobilität mit der Kettenlänge zunimmt.

Das Verhältnis der durch eine Aminosäure zurückgelegten Strecke zur Strecke, die die Lösungsmittelfront zurückgelegt hat, berechnet von der Auftragungsstelle der Aminosäuremischung, wird als **R_F-Wert** dieser Aminosäure bezeichnet. Die R_F-Werte für eine bestimmte Aminosäure variieren mit den experimentellen Bedingungen, d. h. den benutzten Lösungsmitteln. Obwohl es möglich ist, eine Aminosäure in etwa nach ihrem R_F-Wert allein zu identifizieren, empfiehlt es sich, gleichzeitig eine Chromatographie mit bekannten Aminosäurestandards durchzuführen. Die Flecken auf den Teststreifen können dann leicht durch entsprechende Vergleiche identifiziert werden (Abb. 3.14).

Die quantitative Bestimmung der Aminosäuren erfolgt durch Eluierung jedes Flecks mit einem geeigneten Lösungsmittel und nachfolgender colorimetrischer (Ninhydrin) oder chemischer (Stickstoffbestimmung) Analyse. Alternativ kann der Papierstreifen auch mit Ninhydrin besprüht und die Farbintensität der Flecken mit einem geeigneten Photometer bestimmt werden.

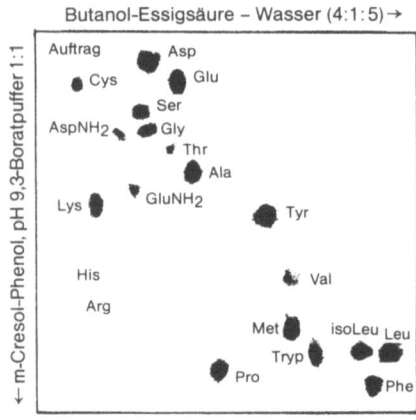

Abb. 3.15. Zweidimensionales Chromatogramm der Aminosäuren aus einem Protein. [Leicht modifiziert nach Levy AL, Chung D (1953) Two-dimensional chromatography of amino acids on buffered papers. Anal Chem 25: 396]

Eine Modifikation zur besseren Trennung des Aminosäuregemischs und außerdem zur Erleichterung der quantitativen Bestimmung ist die **zweidimensionale Papierchromatographie**. Bei dieser Technik wird ein quadratisches Stück Filterpapier benutzt. Die Probe wird an der oberen linken Ecke aufgetragen und einige Stunden mit dem ersten Lösungsmittelgemisch (z. B. N-Butanol/Essigsäure/Wasser), chromatographiert. Nach Beendigung der Chromatographie wird getrocknet, das Papier um 90° gedreht und in einem zweiten Lösungsmittelgemisch chromatographiert (Abb. 3.15).

Dünnschichtchromatographie

Prinzipiell lassen sich 2 Formen der Dünnschichtchromatographie unterscheiden. Die Verteilungsdünnschichtchromatographie ähnelt der Verteilungschromatographie auf Papier. Die Adsorptionsdünnschichtchromatographie beruht dagegen auf einem anderen Prinzip. Für die Verteilungsdünnschichtchromatographie auf Cellulose oder anderen meist inerten Trägern können Lösungsmittelsysteme und Nachweisreagentien wie bei der Papierchromatographie verwendet werden. Hier besteht auch die Möglichkeit einer Phasenumkehr. Bei der Adsorptionsdünnschichtchromatographie beruht der chromatographische Effekt auf der Fähigkeit des Lösungsmittels (welches nicht unbedingt binär oder komplex sein muß), Komponenten der Probe von Adsorp-

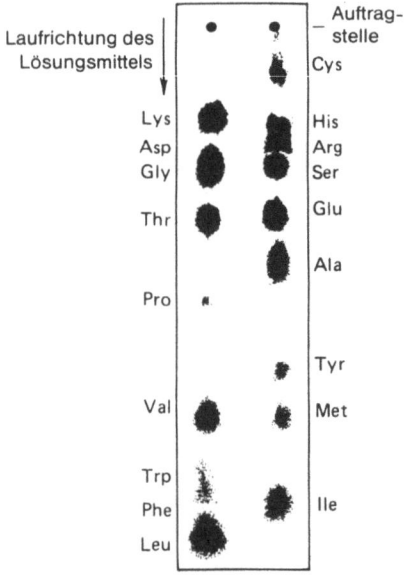

Abb. 3.14. Identifizierung der in Proteinen vorhandenen Aminosäuren. Nach absteigender Papierchromatographie in Butanol-Essigsäure werden die Flecken mit Ninhydrin sichtbar gemacht

tionsorten auf einem aktivierten Adsorbens wie beispielsweise erhitztem Silikagel zu eluieren. Die Adsorptionsdünnschichtchromatographie wird besonders zur Auftrennung nichtpolarer Gemische, z. B. von Lipiden, verwendet. Für die Auftrennung von Aminosäuregemischen hat sie sich nicht bewährt.

Automatisierte Ionenaustauschchromatographie

Das heute allgemein verwendete Verfahren zur Auftrennung von Aminosäuregemischen aus Proteinhydrolysaten besteht in der **automatisierten Ionenaustauschchromatographie**. Bei der heute üblichen Ausstattung benötigt die vollständige Aufteilung, Identifizierung und Quantifizierung eines derartigen Aminosäuregemischs weniger als 3 h. Bei dem von Moore und Stein entwickelten Verfahren wird die Auftrennung auf einer kurzen und einer langen Chromatographiesäule durchgeführt, die ein sulfoniertes Polystyrolharz in der Na^+-Form enthält. Bei einem pH von 2 liegen die Aminosäuren in protonierter Form, d. h. als Kationen vor. Werden sie so auf die Säule aufgetragen, binden sie durch Austausch mit Natrium an das Polystyrolharz. Sie können von ihm mit Puffern von steigendem pH fraktioniert eluiert werden. Eluierte Aminosäuren werden mit Ninhydrinreagens umgesetzt und die Farbintensität durch ein mit einem Schreiber verbundenes Durchflußcolorimeter vermessen. Die Fläche der auf diese Weise erhaltenen Gipfel ist der jeweiligen Aminosäurekonzentration proportional (Abb. 3.16).

Gelfiltration

Bei der Sequenzierung von Proteinen treten auch größere Peptide mit 30-100 Aminosäureresten auf. Häufig sind diese denaturierten Polypeptide sehr schlecht wasserlöslich, da während der Denaturierung vorher abgedeckte hydrophobe Reste freigelegt wurden. Derartige Peptide können nur noch in Harnstoff, Alkoholen, organischen Säuren oder Basen gelöst werden, wodurch die Möglichkeiten der Ionenaustauschchromatographie stark eingeschränkt werden. Große hydrophobe Peptide können jedoch durch Gelfiltration in Ameisensäure oder Essigsäure in einer Konzentration von 1-4 mol/l aufgetrennt werden (Abb. 3.17).

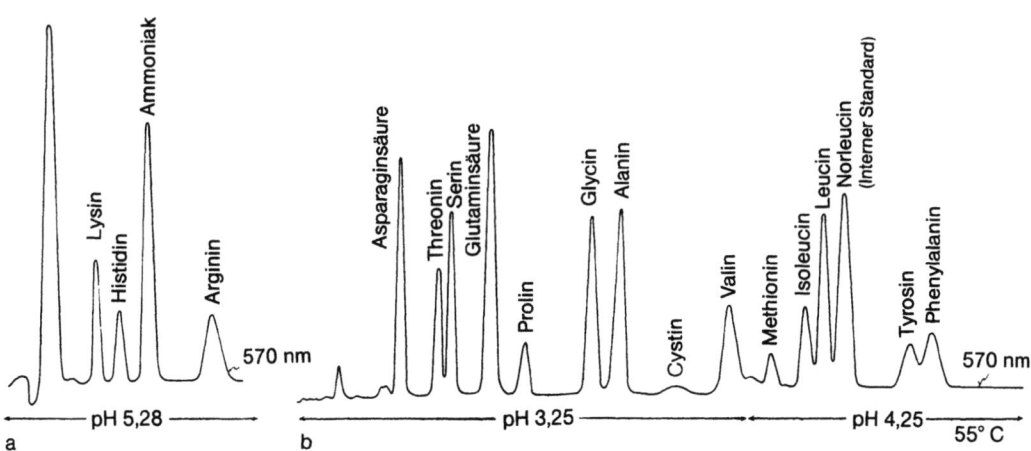

Abb. 3.16 a, b. Automatisierte Analyse eines Säurehydrolysats von Maisendosperm auf einer Dowex-50-Säule nach Moore u. Stein (bei 55 °C). **a** Eine kurze Säule (5,0·0,9 cm) wird zur Auflösung der basischen Aminosäuren durch Elution bei pH 5,28 benützt. Zeit: 60 min. **b** Eine längere Säule (55·0,9 cm) trennt die neutralen und sauren Aminosäuren durch Elution zunächst bei pH 3,25, danach bei pH 4,25. Zum Vergleich wird als interner Standard Norleucin zugegeben. Basische Aminosäuren bleiben auf der Säule gebunden. Zeit: 180 min. Das Säuleneluat wird automatisch zur Reaktion mit Ninhydrin gebracht und danach die optische Dichte des Eluats bei 570 und 440 nm gemessen. Letztere Wellenlänge wird ausschließlich zum Nachweis von Prolin und Hydroxyprolin benutzt (fehlt im Endosperm). *Ordinate:* optische Dichte in logarithmischer Skala. *Abscisse:* Zeit in Minuten. (Nach Prof. E. T. Mertz, Purdue University)

3. Aminosäuren und Peptide

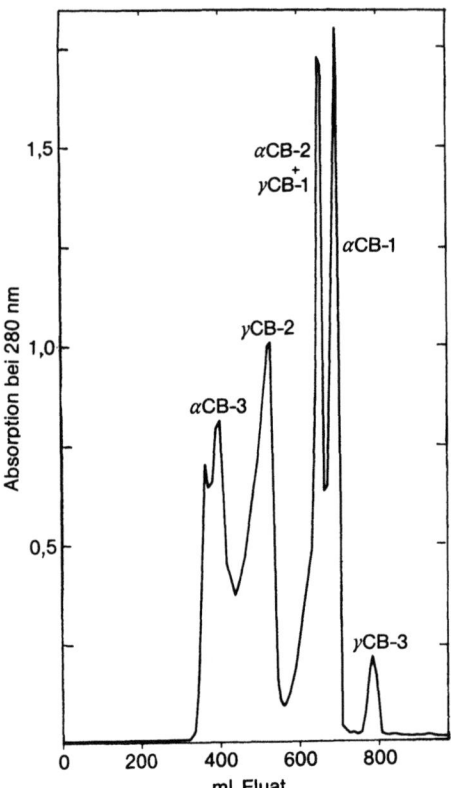

Abb. 3.17. Gelfiltrationschromatographie der Cyanogenbromid (CB)-Fragmente des humanen fetalen Globins. Chromatographie auf Sephadex G-50 in 1% HCOOH. Die Bezeichnungen beziehen sich auf willkürlich numerierte Fragmente der α- oder γ-Ketten. (Nach J. D. Pearson et al., Department of Biochemistry, Purdue University)

Umkehrphasen-Hochdruckflüssigkeitschromatographie

Diese Technik, die im allgemeinen als RPHPLC („reversed phase high pressure liquid chromatography") bezeichnet wird, ist eine wertvolle Bereicherung des technischen Arsenals zur Auftrennung von hydrophoben Peptiden. Abbildung 3.18 stellt die Trennung von Cyanogenbromid-Bruchstücken von fetalem Hämoglobin dar. Zum Vergleich beachte man die wesentlich schlechtere Auflösung durch Gelfiltration (Abb. 3.17).

Elektrophorese

Die Auftrennung von Aminosäuren, Polypeptiden und anderen Ampholyten (Moleküle, deren Nettoladung vom pH der Umgebung ab-

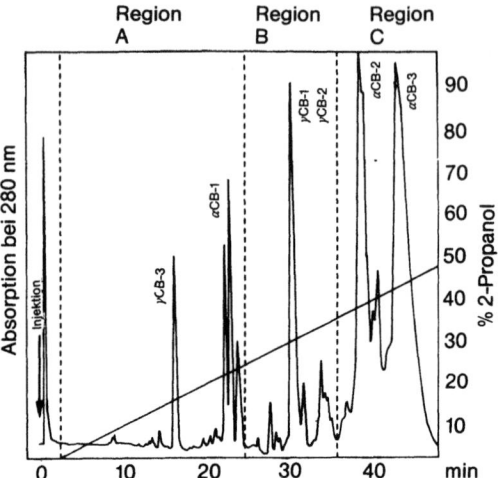

Abb. 3.18. RPHPLC-Elutionsprofil der Cyanogenbromid(CB)-Fragmente des menschlichen fetalen Globins. Die Bezeichnungen gelten für willkürlich numerierte Fragmente der α- und γ-Ketten. (Nach J. D. Pearson et al., Department of Biochemistry, Purdue University)

hängt) in einem elektrischen Feld wird in der Biochemie in weitem Umfang angewandt.

Hochspannungselektrophorese auf inerten Trägern

Diese Art der Elektrophorese wird i. allg. in Papier- oder in dünnen Celluloseschichten durchgeführt. Für die Auftrennung wird normalerweise ein Feld von 2000–5000 V während 0,5–2 h angelegt. Die Auftrennung hängt dann von der Nettoladung des Ampholyten und dessen Molekulargewicht ab. Bei Molekülen mit gleicher Ladung wandert das mit dem niedrigeren Molekulargewicht weiter. Allerdings wird die Trennschärfe im wesentlichen durch die Nettoladung bestimmt. Die Hochspannungselektrophorese wird für Aminosäuren, Peptide niederen Molekulargewichts, verschiedene Proteine, Nucleotide und phosphorylierte Zukker angewandt. Die Proben werden auf das Trägermaterial aufgebracht, das danach mit dem entsprechenden Puffer befeuchtet und über Papierstreifen mit Puffertanks verbunden wird. Meist muß gekühlt werden. Im elektrischen Feld wandern negativ geladene Moleküle gegen die Anode, positiv geladene gegen die Kathode. Für die Sichtbarmachung der getrennten Substanzen dienen dieselben Verfahren, wie sie schon bei der Papierchromatographie beschrieben wurden.

Die pK-Werte der dissoziierten Gruppen der verschiedenen Moleküle im Gemisch bestimmen das pH, bei dem die Elektrophorese durchgeführt wird. Bei einem pH von 6,4 tragen die Aminosäuren Glutamat und Aspartat eine Nettoladung von −1 und wandern gegen die Anode. Sie können wegen des Unterschieds im Molekulargewicht leicht getrennt werden. Lysin, Arginin und Histidin wandern in entgegengesetzter Richtung, alle anderen proteinogenen Aminosäuren zeigen keine große Wanderungsgeschwindigkeit.

Für die Trennung von Peptiden nach enzymatischer Verdauung eines Proteins hat sich Elektrophorese bei einem pH von 3,5 bewährt. Oligonucleotide lassen sich am besten bei einem pH von 2,5, Nucleotide bei einem pH von 4,5 separieren.

Hochspannungselektrophorese auf Molekularsieben

Die Auftrennung von Gemischen kann dadurch erleichtert werden, daß die Hochspannungselektrophorese auf einem Trägermaterial durchgeführt wird, das als Molekularsieb dient. Der heute am häufigsten verwendete Träger ist ein quervernetztes Polymeres des Acrylamids ($CH_2=CH-CONH_2$). Die zu trennenden Gemische werden bei der **Polyacrylamidgelelektrophorese** (PAGE) in Polyacrylamidzylinder oder Platten eingebracht und der Elektrophorese unterzogen. Polypeptide werden danach mit Coomassie-Blau angefärbt, Polynucleotide durch Ethidiumbromid. Eine häufig benutzte Variante ist die PAGE unter denaturierenden Bedingungen. Dazu werden Proteine in Harnstoff oder Natriumdodecylsulfat (SDS) gekocht. Unter diesen Bedingungen basiert die Separierung ausschließlich auf dem Molekulargewicht. SDS-PAGE wird häufig benutzt, um die Molekulargewichte von Proteinen oder deren Untereinheiten durch den Vergleich mit bekannten Standards zu ermitteln.

Bestimmung der Aminosäurezusammensetzung

Hierzu werden zunächst die Peptidbindungen, die die einzelnen Aminosäuren verbinden, durch Hydrolyse gelöst. Die Bindungen sind bei neutralem pH stabil, weswegen die Hydrolyse im Basischen oder im Sauren durchgeführt werden muß. Zur vollständigen Hydrolyse von Proteinen sind enzymatische Verfahren nicht geeignet. Allerdings ist bis heute kein Verfahren bekannt, das zu einer vollständigen Hydrolyse eines Proteins ohne Verlust oder unvollständiger Wiederfindung bestimmter Aminosäuren führt. Im allgemeinen wird die Hydrolyse in HCl (6 mol/l) bei einer Temperatur von 110 °C in einem verschlossenen Röhrchen durchgeführt. Unter diesen Bedingungen wird das gesamte Tryptophan und Cystein und der größte Teil des Cystins zerstört. Wenn Metalle als Verunreinigung anwesend sind, treten partielle Verluste an Methionin und Tyrosin auf. Glutamin und Asparagin werden quantitativ desaminiert, wodurch Glutamat und Aspartat entstehen. Serin und Threonin werden nicht vollständig und mit steigender Hydrolysezeit immer schlechter wiedergefunden. Schließlich werden Bindungen zwischen neutralen Aminosäureresten (Val-Val, Ile-Ile, Val-Ile, Ile-Val) nur zu 50% hydrolysiert, auch wenn die Hydrolysezeit 20 h beträgt. Aus diesem Grund muß man mehrere Proben desselben Proteins während 24, 48, 72 und 96 h hydrolysieren. Die gewonnenen Mengen von Serin und Threonin werden auf halblogarithmisches Papier aufgetragen und auf den Zeitpunkt 0 extrapoliert. Valin und Isoleucin können erst nach 96stündiger Hydrolyse genau bestimmt werden. Monoaminodicarbonsäuren und ihre Amide erscheinen nur als eine Fraktion und werden infolgedessen als „Glx" bzw. „Asx" bezeichnet. Cystein und Cystin müssen vor der Hydrolyse in eine säurestabile Form derivatisiert werden (z. B. zur Cystinsäure). Proteinhydrolyse im Alkalischen führt zur Zerstörung von Serin, Threonin, Arginin und Cystein und zur Racemisierung aller Aminosäuren. Sie wird nur für die Analyse von Tryptophan benutzt. Nach der Hydrolyse wird die Aminosäurezusammensetzung des dabei entstehenden Gemisches meist durch **automatisierte Ionenaustauschchromatographie** bestimmt.

Bestimmung der Primärstruktur

Allgemeines

Vor etwa 3 Jahrzehnten hat Sanger durch Anwendung chemischer und enzymatischer Techniken erstmalig die komplette Primärstruktur eines Polypeptids, nämlich des Hormons Insulin aufgeklärt. Sein Verfahren bestand zunächst in der Trennung der beiden Polypeptidketten A und B des Insulins. Durch spezifische enzymatische Spaltung wurden diese in kleinere Peptide zerlegt, die Regionen überlappender Sequenzen enthielten. Mit Hilfe des 1-Fluoro-2,4-Dinitrobenzols (Abb.3.19) als Reagens entfernte und identifizierte er die N-terminalen Aminosäuren dieser Peptide. Durch Vergleich der überlappenden Peptidsequenzen konnte er eindeutig die Primärstruktur sowohl der A- als auch der B-Kette ableiten.

Im Prinzip gilt die von Sanger ausgearbeitete Technik immer noch. Allerdings sind 2 Verfahren eingeführt worden, die die Bestimmung der Primärstruktur von Polypeptiden und Proteinen revolutioniert haben. Zunächst wurde 1967 ein automatisiertes Vorgehen für die sequenzielle Entfernung und Identifizierung der N-terminalen Aminosäurereste in Form ihrer Phenylthiohydantoinderivate entwickelt. Der nächste Schritt war die Einführung von Techniken für die rasche und eindeutige Sequenzierung der DNS durch Sanger und durch Maxam und Gilbert. Damit konnten auch die das fragliche Protein codierenden Gene sequenziert werden. Zur Zeit besteht die optimale Strategie in der Benutzung beider Techniken gleichzeitig. Die automatisierte Peptidsequenzierung nach Edman ist zwar im Vergleich zu den von Sanger benutzten manuellen Methoden relativ schnell, im Vergleich zur DNA-Sequenzierung jedoch langsam, wobei vielerlei Schwierigkeiten auftreten können. Ein Nachteil der DNA-Sequenzierung besteht darin, daß die Primärstrukturen nicht immer eindeutig sind. Eine wichtige Komplikation bei der Sequenzierung eukaryoter Gene liegt in der Anwesenheit der sog. **Introns** (s. Kap. 28) innerhalb des Gens, die im fertigen Protein nicht exprimiert werden. Ein Hauptvorteil der DNA-Sequenzierung besteht jedoch darin, daß relativ einfach Präkursormoleküle entdeckt und sequenziert werden können, die während der Reifung eines Proteins verlorengehen und so der automatisierten Edman-Technik entgehen. Die DNA-Sequenzierung und die Peptidsequenzierung nach Edman sind also komplementäre Techniken, die in kurzer Zeit unsere Kenntnisse über die Primärstruktur von Proteinen gewaltig erweitert haben (s. auch Kap.28).

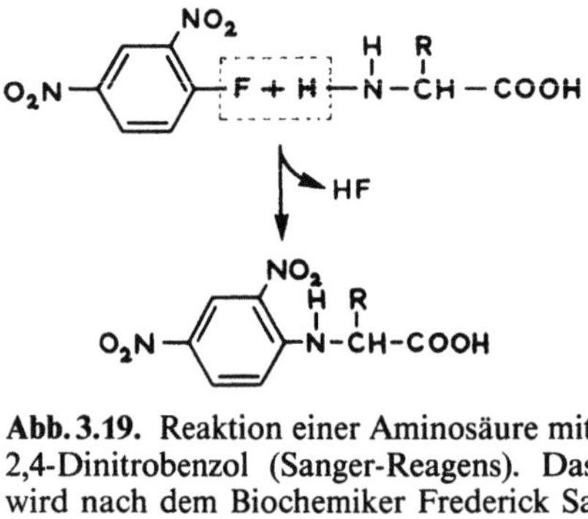

Automatisierte Edman-Technik für die Bestimmung von Polypeptidstrukturen

Herstellung einkettiger Polypeptide
Viele Proteine bestehen aus mehr als einer Polypeptidkette, wobei nichtkovalente Kräfte oder Disulfidbrücken für die Quervernetzung verantwortlich sind. Der erste Schritt zur Strukturaufklärung besteht in der Dissoziation und Isolierung der einzelnen individuellen Peptidketten. Hierzu können denaturierende Verbindungen wie Harnstoff oder Guanidinhydrochlorid verwendet werden, die Wasserstoffbrückenbindungen lösen und so nichtkovalent assoziierte Polypeptide trennen. Durch Reduktion werden Disulfidbrücken gespalten (Abb. 3.20). Die entstandenen Polypeptide werden mit Hilfe chromatographischer Techniken getrennt.

Spaltung von Polypeptiden in Bruchstücke, die für automatisierte Sequenzierung geeignet sind
Die für die automatisierte Sequenzierung benötigten Apparate, die Sequenatoren, arbeiten am besten bei Polypeptiden mit 20–60 Aminosäureresten. Aus diesem Grund ist eine Voraussetzung für die erfolgreiche Sequenzierung eines Proteins eine geeignete Technik, die die definierte Spaltung des Proteins in geeignete

Abb.3.19. Reaktion einer Aminosäure mit 1-Fluoro-2,4-Dinitrobenzol (Sanger-Reagens). Das Reagens wird nach dem Biochemiker Frederick Sanger (Nobelpreis 1958) genannt. Er benutzte es zur Aufklärung der Primärstruktur des Insulins. Das Reagens aryliert quantitativ alle freien Aminogruppen, wobei intensiv gelbgefärbte 2,4-Dinitrophenylaminosäuren entstehen. Diese Aminosäurederivate können sehr leicht spektrophotometrisch quantifiziert werden. Zusätzlich zu den N-terminalen Aminosäureresten reagieren die ε-Aminogruppen von Lysin, die Imidazolgruppen des Histidins, die OH-Gruppe des Tyrosins und die SH-Gruppen des Cysteins ebenfalls mit Fluorodinitrobenzol. Da die Nitrophenylgruppe säurefest ist, kann sie zur Bestimmung der N-terminalen Aminosäuren von Polypeptiden benutzt werden

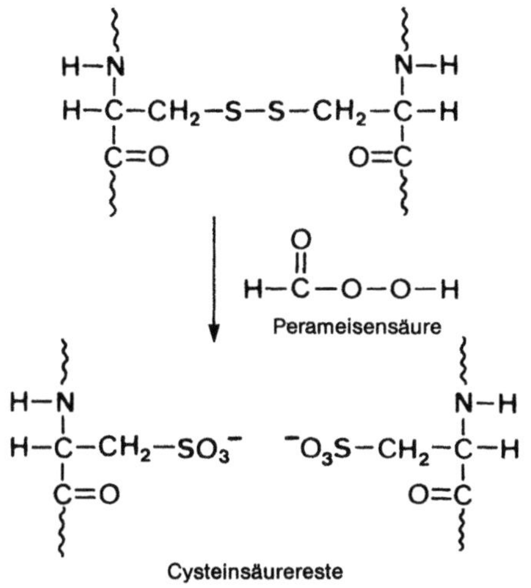

Abb. 3.20. Spaltung von Disulfidbrücken in Proteinen durch Behandlung mit Perameisensäure

gen zwischen Glutamat und dem folgenden Aminosäurerest, bevorzugt dann, wenn dieser hydrophob ist. Peptidbindungen zwischen Glutamat und Lysin werden nicht gespalten.

Durch entsprechende Kombination der genannten Verfahren mit folgender Hochreinigung der gewonnenen Bruchstücke wird es i. allg. möglich sein, die Primärstruktur eines gegebenen Proteins aufzuklären. Mit Ausnahme von Sonderfällen genügen hierzu wenige Mikromol des Proteins.

Die Reinigung der Bruchstücke erfolgt i. allg. durch Gelfiltration in Essigsäure oder Ameisensäure (Abb. 3.16), durch RPHPLC (Abb. 3.17) oder durch Ionenaustausch-Chromatographie.

Bruchstücke sowie deren Hochreinigung ermöglicht. Es ist infolgedessen wichtiger, eine kleine Zahl großer Bruchstücke mit 30–100 Aminosäureresten zu erzeugen als eine große Zahl kleiner Bruchstücke. Die im Folgenden dargestellten Techniken ermöglichen hochspezifische Spaltungen an definierten Stellen eines Proteins.

Spaltung mit Cyanogenbromid (CNBr). Hierfür werden die Cysteinreste zunächst mit Jodessigsäure derivatisiert. Durch Behandlung mit CNBr werden Peptidbindungen hinter Methionin spezifisch und quantitativ gespalten. Da die Aminosäure Methionin in Polypeptiden vergleichsweise selten ist, entstehen dadurch größere Bruchstücke in der erwünschten Größe.

Spaltung durch Trypsin. Um die Zahl der durch Trypsinbehandlung erhaltenen Spaltstücke zu beschränken, werden zunächst Lysinreste mit Citraconsäureanhydrid in einer reversiblen Reaktion derivatisiert, so daß die Ladung des Lysins negativ wird. Eine Derivatisierung von Argininresten ist weniger sinnvoll, da Lysin häufig vorkommt.

Spaltung mit Hydroxylamin. Hydroxylamin spaltet Peptidbindung zwischen Asparagin und Glycin, allerdings meist nicht quantitativ.

Spaltung mit Proteasen. Die Protease V8 aus Staphylococcus aureus spaltet Peptidbindun-

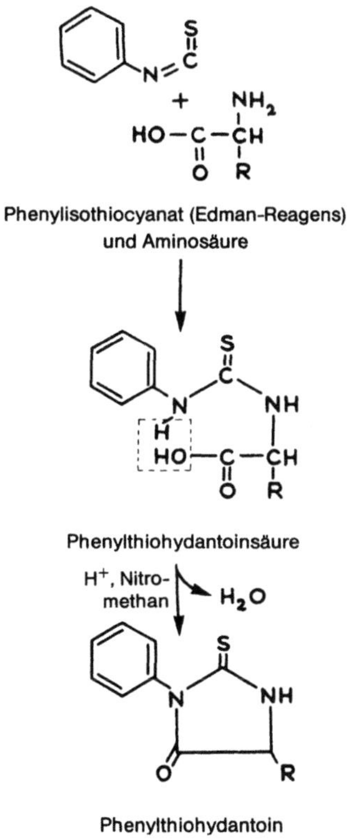

Abb. 3.21. Umwandlung einer Aminosäure (oder der N-terminalen Aminosäure eines Peptids) in ein Phenylthiohydantoin. Phenylisothiocyanat reagiert mit der Aminogruppe von Aminosäuren und Peptiden, wobei Phenylthiohydantoinsäuren entstehen. Bei Behandlung mit Säure in wasserfreien Medien cyclisieren diese zu Phenylthiohydantoinen. Die Reaktion wird hauptsächlich zur automatisierten Sequenzierung von Polypeptiden benutzt

Edman-Reagens und Edman-Reaktion

Bei der automatisierten Sequenzierung wird das Sanger-Reagens durch Phenylisothiocyanat ersetzt. In einer Sequenz einzelner Reaktionen wird die N-terminale Aminosäure in Form ihres Phenylthiohydantoinderivats abgespalten (Abb. 3.21). Das Herz des Apparats ist eine Reaktionskammer, in der die einzelnen Reaktionen der Sequenzierung in einem dünnen Flüssigkeitsfilm an der Wand eines Reaktionsgefäßes stattfinden. Hierdurch werden Extraktionen und Entfernung von Lösungsmitteln erleichtert. Automatisierte Sequenzierungseinrichtungen werden von verschiedenen Herstellern angeboten. Im allgemeinen können Peptidsequenzen aus 30-40, in Ausnahmefällen 60-80 Aminosäureresten in einem Arbeitsgang bewältigt werden. Das zugrundeliegende Prinzip ist ein sequentieller Edman-Abbau vom N-terminalen Ende eines Polypeptids.

Ableitung der vollständigen Primärstruktur durch Vergleich der Sequenzen überlappender Peptide

Der letzte Schritt zur Ermittlung der Primärstruktur besteht darin, die Reihenfolge der aus dem nicht modifizierten Protein entstandenen Peptide festzustellen. Zu diesem Zweck müssen die durch die oben geschilderten Techniken isolierten Peptide sequenziert werden, wobei es darauf ankommt, das Protein oder Peptid durch unterschiedliche Spaltungsverfahren zu zerlegen. Aus den verschiedenen sich überlappenden Bruchstücken kann dann eine eindeutige Primärstruktur abgeleitet werden (Abb. 3.22).

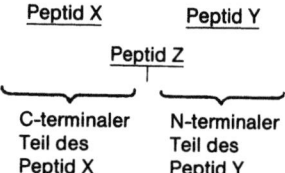

Abb. 3.22. Die Verwendung des überlappenden Peptids Z zum Nachweis, daß die Peptide X und Y im ursprünglichen Protein in der Reihenfolge X→Y, nicht jedoch in der Reihenfolge Y→X vorliegen

Automatisierte Peptidsynthese

Die klassischen chemischen Verfahren reichen durchaus für die Synthese kleinerer Peptide, z. B. der Oktapeptide Vasopressin und Oxytocin oder des Bradykinins, aus. Für die Synthese größerer Polypeptide oder gar von Proteinen ist die damit erhaltene Ausbeute jedoch außerordentlich gering. Ein bedeutender Fortschritt wurde durch die von R. B. Merrifield eingeführte automatisierte Festphasensynthese erzielt. Hierbei erfolgt die chemische Peptidsynthese automatisiert mit folgenden Schritten:

1) Die C-terminale Aminosäure des zu synthetisierenden Polypeptids wird an ein unlösliches Kunstharz gebunden.
2) Die Aminogruppe der zweiten Aminosäure wird entsprechend geschützt und danach eine Peptidbindung mit der ersten Aminosäure in Anwesenheit eines dehydratisierenden Reagens wie Dicyclohexylcarbodiimid gebildet.
3) Die Schutzgruppe der zweiten Aminosäure wird abgespalten.
4) Die Schritte 2) und 3) werden mit der nächstfolgenden Aminosäure durchgeführt usw., bis das vollständige Polypeptid synthetisiert ist.
5) Das fertige Peptid wird vom Kunstharz abgespalten.

Die Geschwindigkeit der genannten automatisierten Peptidsynthese ist sehr groß. Pro synthetisierter Peptidbindung benötigt man etwa 3 h. Mit Hilfe der Merrifield-Technik konnte die A-Kette des Insulins mit 21 Aminosäureresten in 8 Tagen und die B-Kette mit 30 Aminosäuren in 11 Tagen synthetisiert werden. Einen Höhepunkt der Peptidsynthese stellte schließlich die Totalsynthese der Pankreasribonuclease mit 124 Aminosäureresten (s. Abb. 4.11) und einer Gesamtausbeute von 18% dar. Es handelt sich darüber hinaus um die erste chemische Synthese eines Enzyms. Es steht zu erwarten, daß in Zukunft eine Vielzahl biologisch aktiver Peptide, Polypeptide und Proteine synthetisiert werden kann. Schon heute stehen die Oktapeptide Oxytocin und Vasopressin, das ACTH und das melanocytenstimulierende Hormon (s. Kap. 36) zur Verfügung.

4 Proteine

Victor W. Rodwell

Unter dem Begriff Proteine faßt man alle Polypeptide hohen Molekulargewichts sowie deren Derivate zusammen. Proteine, die nur aus Aminosäuren bestehen, werden einfache Proteine genannt, solche, die zusätzliche Verbindungen enthalten, sind komplexe Proteine. Als groß bezeichnet man ein Protein dann, wenn sein Molekulargewicht über 8000–10000 liegt.

Einteilung

Es gibt kein allgemein befriedigendes Einteilungssystem für Proteine. Sie können nach ihrer Löslichkeit, ihrer Form, ihrer Funktion oder ihrer dreidimensionalen Struktur eingeteilt werden.

Löslichkeit

Schon 1907–1908 wurde ein Einteilungssystem entwickelt, das auf der Löslichkeit von Proteinen beruht und das auch heute noch speziell in der klinischen Biochemie in Gebrauch ist (Tabelle 4.1). Die Übergänge zwischen den einzelnen in der Tabelle aufgeführten Klassen sind fließend. So können z.B. die Albumine nicht klar von den Globulinen abgegrenzt werden. Aus diesem Grund kann man Globuline in die leicht wasserlöslichen Pseudoglobuline und die Euglobuline einteilen, welche in reinem Wasser unlöslich sind.

Tabelle 4.1. Einteilung der Proteine aufgrund ihrer Löslichkeit

Albumine	Löslich in Wasser und Salzlösungen
Globuline	Schlecht löslich in Wasser, gut löslich in Salzlösungen
Protamine	Unlöslich in Wasser und absolutem Ethanol, löslich in 70–80% Ethanol
Histone	Löslich in Salzlösungen
Skleroproteine	Unlöslich in Wasser oder Salzlösungen, reich an Gly, Ala, Pro

Form

Aufgrund ihres Achsenverhältnisses können 2 große Klassen von Proteinen unterschieden werden. **Globuläre Proteine** haben Achsenverhältnisse von < 10, i. allg. nicht mehr als 3–4 und sind charakterisiert durch eine sehr kompakt gefaltete und aufgewickelte Polypeptidkette. Beispiele für globuläre Proteine sind Insulin, die Albumine und Globuline des Blutplasmas und viele Enzyme. **Faserproteine** haben dagegen Achsenverhältnisse von > 10. Sie sind durch Polypeptidketten oder Gruppen von Ketten charakterisiert, die spiralenförmig oder helikal angeordnet und durch Disulfid- und Wasserstoffbrückenbildungen quervernetzt sind. Beispiele für Faserproteine sind das Keratin (das Hauptprotein von Haaren, Wolle und Haut) sowie das Myosin, das wichtigste Muskelprotein.

Funktion

Proteine können nach ihrer biologischen Funktion eingeteilt werden, z.B. Strukturproteine, katalytische Proteine oder Transportproteine. Katalytische Proteine oder Enzyme stellen die Mehrzahl aller Proteine und werden selbst wieder nach dem Typ der Reaktion, die sie katalysieren, eingeteilt (s. Kap.6).

4. Proteine

Physikalische Eigenschaften

Für verschiedene Proteine, die von großem medizinischem Interesse sind, gibt es sehr spezialisierte Klassifikationssysteme, welche auch eine Unterscheidung zwischen eng verwandten Proteinen erlauben. Dies gilt beispielsweise für die Plasmalipoproteine, welche mit dem Transport von mit der Nahrung zugeführten oder endogen gebildeten Lipiden betraut sind. Für sie sind 2 Nomenklatursysteme allgemein im Gebrauch, ein drittes wird gerade entwickelt. Die beiden allgemein verwendeten Nomenklatursysteme unterscheiden die verschiedenen Lipoproteine nach ihrem Verhalten im elektrischen Feld oder bei Ultrazentrifugation. So werden α_1-, α_2-, β-, γ-Lipoproteine und solche, die auf der Auftragungsstelle sitzenbleiben, nach ihrem Verhalten in der Elektrophorese bei pH 8,6 unterschieden. Nach der Dichte im Gravitationsfeld unterscheidet man Chylomikronen (Dichte 0,94 g/ml), Lipoproteine sehr geringer Dichte („very low density lipoproteins", VLDL, Dichte 0,94–1,006 g/ml), Lipoproteine geringer Dichte („low density lipoproteins", LDL, Dichte 1,006–1,063 g/ml), Lipoproteine hoher Dichte („high density lipoproteins", HDL, Dichte 1,063–1,21 g/ml) und Lipoproteine sehr hoher Dichte („very high density lipoproteins", VHDL, Dichte > 1,21 g/ml).

Mit den Fortschritten, die bei der Aufklärung der Primärstruktur der verschiedenen Apoproteine der Plasmalipoproteine gemacht wurden, zeigte sich eine weitere Möglichkeit der Klassifikation. Ihre Basis ist die Primärstruktur der vorliegenden Apoproteine. Danach können 6 große Klassen von Plasmalipoproteinen unterschieden werden je nachdem, ob ein Apoprotein der Klasse A, B, C, D, E oder F vorkommt. Da diese Apoproteine unterschiedliche antigene Determinanten enthalten, können sie durch immunologische Techniken unterschieden werden.

Dreidimensionale Struktur

Je nachdem, ob sie über eine Quartärstruktur (s. unten) verfügen, kann man 2 weitere Klassen von Proteinen unterscheiden. Darüber hinaus liefern Ähnlichkeiten der Feinstruktur nach Röntgenkristallographie möglicherweise eine weitere Basis für eine Klassifizierung von Proteinen. So zeigen alle Proteine, die Nucleotide binden können, eine sehr ähnliche nucleotidbindende Region (Domäne) in ihrer Tertiärstruktur. Möglicherweise sind alle Proteine mit dieser Domäne untereinander verwandt.

Für Proteine typische Bindungen

Proteinstrukturen werden durch 2 Klassen starker Bindungen, die Peptid- und Disulfidbindung, und 3 Klassen schwacher Bindungen (Wasserstoffbrückenbindungen, hydrophobe Wechselwirkungen und elektrostatische oder Salzbindungen) stabilisiert. Die Primärstruktur von Proteinen entsteht bei der kovalenten Verknüpfung von L-α-Aminosäuren durch Peptidbindungen. Diese Grundstruktur kann aus vielerlei Hinweisen abgeleitet werden, der überzeugendste Beweis war jedoch die chemische Synthese von Insulin und Ribonuclease, die ausschließlich durch Verknüpfung von Aminosäuren über Peptidbindungen erreicht wurde.

Peptidbindungen

Die in Peptiden vorkommende Bindung zwischen den α-Carboxyl- und den α-N-Atomen wird als Einfachbindung geschrieben. Diese Kohlenstoff-Stickstoff-Bindung hat allerdings den Charakter einer Doppelbindung (Abb. 4.1). Aus diesem Grund findet sich keine freie Beweglichkeit der C-N-Bindung, außerdem liegen alle 4 Atome der Abb. 4.1 in derselben Ebene, d.h. sie sind coplanar. Im Gegensatz dazu herrscht ausreichend freie Rotationsmöglichkeit um die übrigen Bindungen des Polypeptidrückgrats. Diese Tatsache ist in Abb. 4.2 noch einmal dargestellt, wo die Bindungen mit freier Rotationsmöglichkeit entsprechend hervorgehoben und die coplanaren Atome schraffiert sind. Diese Starrheit hat sehr wesentliche Konsequenzen für übergeordnete Raumstrukturen von Proteinen.

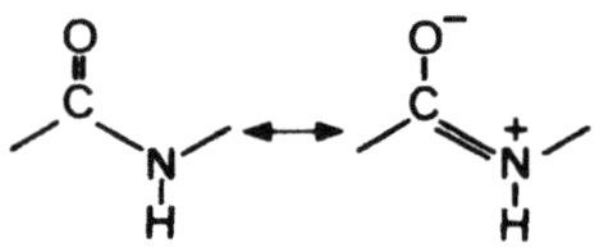

Abb. 4.1. Resonanzstabilisierung der Peptidbindung. Hierdurch bekommt die Peptidbindung den Charakter einer Doppelbindung

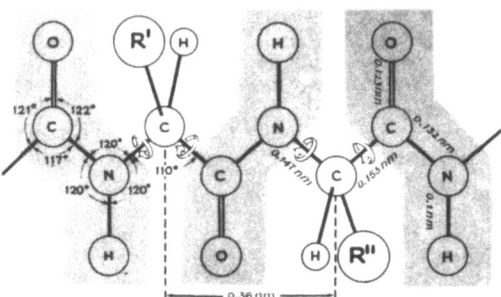

Abb. 4.2. Eine voll gestreckte Polypeptidkette. Die in den *schraffierten* Arealen gruppierten 4 Atome sind coplanar, d.h. sie liegen in derselben Ebene. Es handelt sich um die 4 Atome, welche die Peptidbindung bilden. Die nicht schattierten Atome sind das α-C-Atom, das α-H-Atom und die α-R-Gruppe der jeweiligen Aminosäuren. Eine freie Rotation kann an den Bindungen erfolgen, die das α-C-Atom mit dem α-N-Atom sowie der α-Carbonylfunktion verbinden *(weiße Pfeile)*. Die gestreckte Polypeptidkette ist also eine semirigide Struktur, bei der ⅔ der Atome des Rückgrats in einer fixierten planaren Beziehung zueinander stehen. Die Distanz zwischen benachbarten α-C-Atomen beträgt 0,36 nm. Dargestellt sind darüber hinaus die Distanzen zwischen den Atomen und die nicht äquivalenten Bindungswinkel. (Nach Pauling L., Corey L.P., Branson H.R. (1951) The structure of proteins: Two hydrogen bonded helical configurations of the polypeptide chain. Proc Natl Acad Sci USA 37: 205)

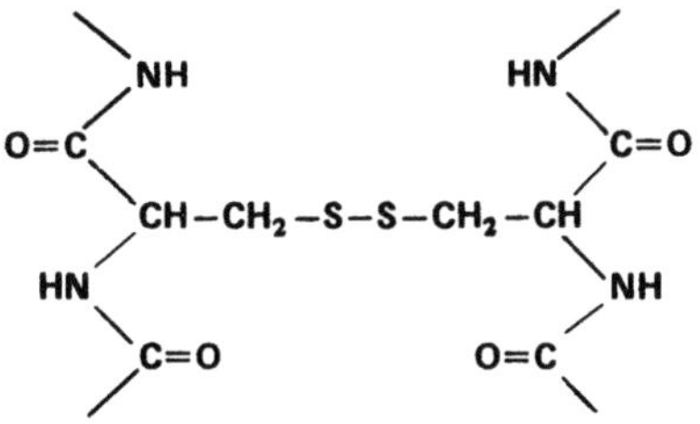

Abb. 4.3. Durch eine Disulfidbrücke vernetzte Peptidkette

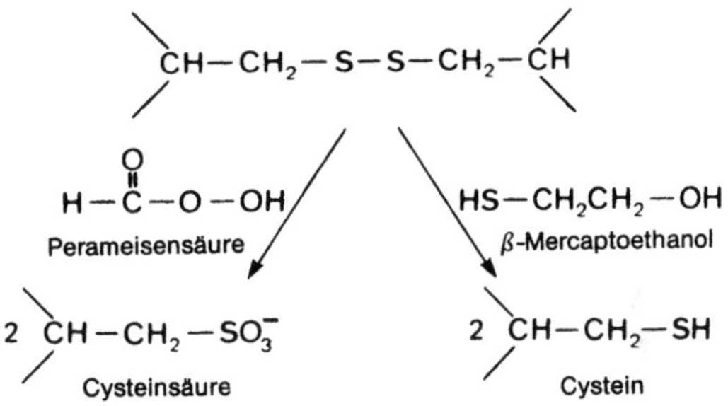

Abb. 4.4. Spaltung der Disulfidbrücke durch Oxidation mit Perameisensäure *(links)* oder Reduktion mit β-Mercaptoethanol *(rechts)*

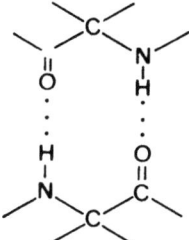

Abb. 4.5. Wasserstoffbrückenbindungen zwischen Komponenten der Peptidbindung

Disulfidbindungen

Disulfidbindungen verbinden 2 Teile von Peptidketten über Cysteinreste (Abb. 4.3). Die relativ stabile Cystinbindung widersteht den üblichen Verfahren zur Denaturierung. Oxidation der S-S-Bindung durch Perameisensäure oder Reduktion mit β-Mercaptoethanol kann dazu benutzt werden, Peptidketten ohne Beeinflussung der Primärstruktur zu trennen (Abb. 4.4).

Wasserstoffbrückenbindungen (s. Kap. 1)

Wasserstoffbrückenbindungen entstehen dann, wenn sich der Aminostickstoff sowie der Carbonylsauerstoff verschiedener Peptidbindungen der gleichen oder zweier unterschiedlicher Peptidketten ein Wasserstoffatom teilen (Abb. 4.5). Jede Wasserstoffbrückenbindung ist für sich allein relativ schwach. Ihre Bedeutung für die Erhaltung der Proteinstruktur ergibt sich dadurch, daß in Proteinen außerordentlich viele Wasserstoffbrückenbindungen vorliegen.

Hydrophobe Wechselwirkungen

Die apolaren Seitenketten neutraler Aminosäuren haben dank ihrer hydrophoben Eigenschaften das Bestreben, sich aneinander zu lagern. Es gibt dabei allerdings keine stöchiometrischen Beziehungen, weswegen man nicht von Bindung sprechen kann. Nichtsdestoweniger spielen hydrophobe Wechselbeziehungen eine sehr wesentliche Rolle bei der Aufrechterhaltung der Proteinstruktur.

Elektrostatische Bindungen

Unter elektrostatischen Bindungen versteht man Salzbindungen zwischen entgegengesetzt geladenen Gruppen in Aminosäureseitenketten. Die ε-Aminogruppe des Lysins trägt bei physiologischem pH eine Nettoladung von +1, die γ-Carboxylgruppe des Aspartats dagegen eine Ladung von −1. Die beiden Gruppen können infolgedessen eine elektrostatische Wechselbeziehung eingehen.

Stabilität der Bindungen

Während der Denaturierung von Proteinen werden Wasserstoffbrückenbindungen, hydrophobe Wechselwirkungen und elektrostatische Bindungen aufgebrochen, nicht jedoch Peptid- bzw. Disulfidbindungen.

Ordnungsebenen der Proteinstruktur

α-Helix

Die Entdeckung, daß Polypeptidketten in hochgeordneten Konformationszuständen vorkommen, welche durch Wasserstoffbrückenbindungen stabilisiert sind, stellte einen echten Durchbruch für das Verständnis der Proteinstruktur dar. Es ist bemerkenswert, daß die Existenz dieser hochgeordneten Strukturen zunächst aufgrund rein theoretischer Überlegungen gefordert worden war und erst viel später eine Bestätigung durch hochauflösende Röntgenkristallographien erfolgte.

Schon etwa 1930 konnte aus Röntgenstrukturdaten geschlossen werden, daß die α-Keratine

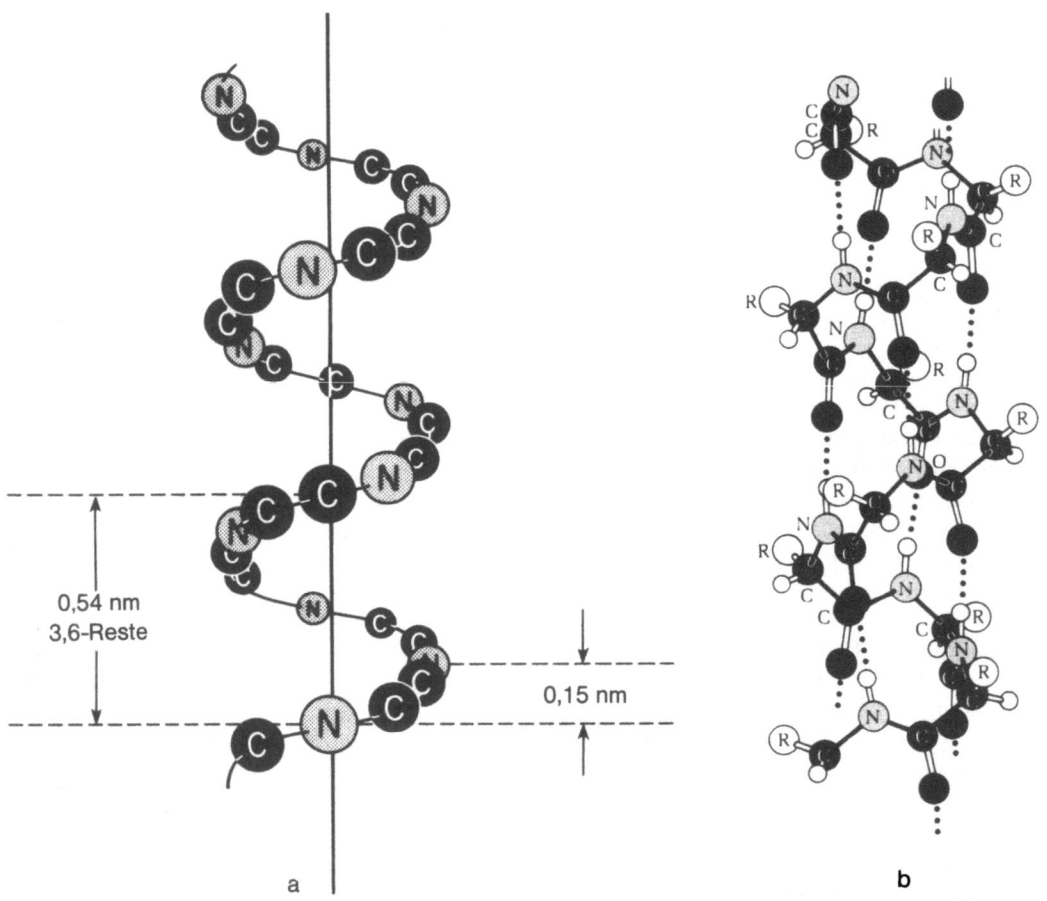

Abb. 4.6 a, b. α-Helixstruktur eines Proteins. **a** α-C-, α-N- und Carboxyl-C-Atome, welche das rechtsdrehende Rückgrat der Helix bilden. **b** Zusätzlich sind die R-Reste auf den α-C-Atomen sowie die H- und O-Atome dargestellt, welche die Wasserstoffbrückenbindung *(gepunktet)* bilden, die das Protein in der α-helikalen Konformation hält. (Aus Haggis, G. H. et al (1964) Introduction to Molecular Biology, Wiley)

Ordnungsebenen der Proteinstruktur 39

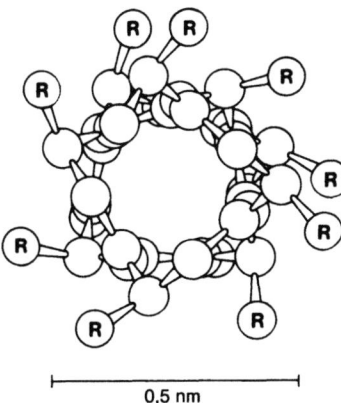

Abb. 4.7. Querschnitt durch eine α-Helix. Die Seitenketten *(R)* ragen nach außen. Die Van-der-Waal-Radien der Atome sind größer als hier dargestellt. Aus diesem Grund ist fast kein freier Raum in Inneren der Helix. (Leicht modifiziert nach Stryer, L. (1981) Biochemistry, 2nd edn. Freeman, Oxford)

Tabelle 4.2. Beeinflussung der Helixbildung durch verschiedene Aminosäurereste

Fördern α-Helixbildung	Destabilisieren α-Helix	Brechen α-Helix ab
Ala	Arg	Pro
Asn	Asp	Hyp
Cys	Glu	
Gln	Gly	
His	Lys	
Leu	Ile	
Met	Ser	
Phe	Thr	
Trp		
Tyr		
Val		

des Haars und der Wolle aus sich wiederholenden Einheiten bestehen, die im Abstand von 0,5–0,55 nm entlang der Längsachse angeordnet sind. Wie aus Abb. 4.2 hervorgeht, hat die gestreckte Polypeptidkette nirgendwo repetetive Einheiten, die diese Länge besitzen. Diese offensichtliche Anomalie konnte durch Pauling und Corey aufgeklärt werden. Sie schlugen vor, daß die Polypeptidkette des α-Keratins als α-Helix angeordnet ist (Abb. 4.6 und 4.7). Bei dieser Anordnung ragen die R-Gruppen der α-C-Atome vom Zentrum der Helix nach außen. Für eine Drehung der Helix werden 3,6 Aminosäuren benötigt, die Drehungshöhe beträgt 0,54 nm, was dem aus Röntgenstrukturdaten ermittelten Wert von 0,5–0,55 nm sehr nahe kommt. Pro Aminosäurerest wird eine Höhe von 0,15 nm überwunden, was ebenfalls mit Röntgenstrukturdaten übereinstimmt. Die wichtigsten Eigenschaften der α-Helix sind:

1) Die α-Helix wird durch Wasserstoffbrückenbindungen zwischen dem N-Atom einer Peptidbindung und dem O-Atom der Carbonylgruppe des 4. darauffolgenden Aminosäurerests stabilisiert.
2) Jede Peptidbindung nimmt an der Wasserstoffbrückenbindung teil, was eine maximale Stabilität gewährleistet.
3) Da alle Peptid-N- und Carbonyl-O-Reste mit Wasserstoffbrücken verbunden sind, wird die Hydrophilie einer α-helikalen Region deutlich vermindert.
4) Eine α-Helix bildet sich spontan aus, da sie einen Zustand niedrigster Energie und damit größter Stabilität für eine Polypeptidkette darstellt.
5) Bei L-Aminosäuren ist die in Proteinen vorkommende rechtsdrehende Helix wesentlich stabiler als eine linksdrehende Helix.

Verschiedene Aminosäuren führen zum Abbruch α-helikaler Regionen. Zu ihnen gehört das Prolin, dessen N-Atom Teil eines starren Rings ist, weswegen keine Rotation um die N-C-Bindung vorkommen kann. Andere zum Helixabbruch führende Aminosäuren haben stark geladene oder große R-Gruppen, die entweder aufgrund elektrostatischer Wirkungen oder rein von ihrer Größe her die Helixausbildung stören (Tabelle 4.2).

β-Faltblatt

Gleichzeitig mit dem Nachweis der α-Helix schlugen Pauling und Corey eine weitere geordnete Struktur, das β-Faltblatt, vor. Die Bezeichnung β gibt lediglich die Tatsache wieder, daß es die 2. Struktur war, deren Aufklärung durch Pauling und Corey gelang. In der α-Helix ist eine Polypeptidkette wegen der Wicklung stark verdichtet, beim β-Faltblatt ist sie nahezu vollständig gestreckt (Abb. 4.8). Wenn die aneinanderliegenden Peptidketten einer β-Faltblattstruktur in entgegengesetzte Richtungen (vom N- zum C-Terminus) laufen, wird die Struktur als **antiparalleles** β-Faltblatt bezeichnet. Verlaufen die Ketten jedoch in die gleiche Richtung, spricht man von **parallelem** Faltblatt.

40   4. Proteine

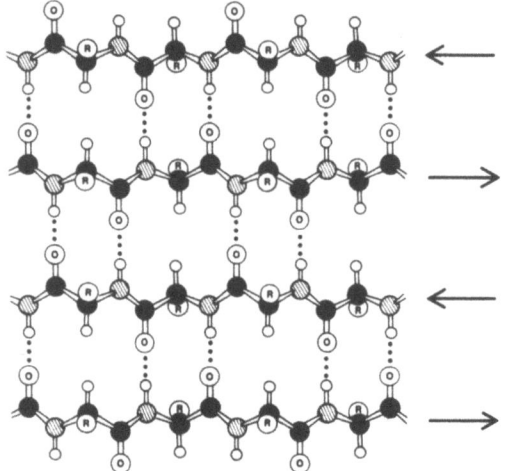

Abb. 4.8. Antiparalleles β-Faltblatt. Die nebeneinander liegenden Stränge verlaufen in entgegengesetzte Richtungen. Wasserstoffbrückenbindungen zwischen NH- und CO-Gruppen nebeneinanderliegender Stränge stabilisieren die Struktur. Die Seitenketten *(R)* liegen oberhalb und unterhalb der Ebene des Faltblattes (● C-Atome; ◉ N-Atome, ○ Wasserstoffatome). (Modifiziert aus Stryer, L. (1981) Biochemistry, 2nd edn. Freeman, Oxford)

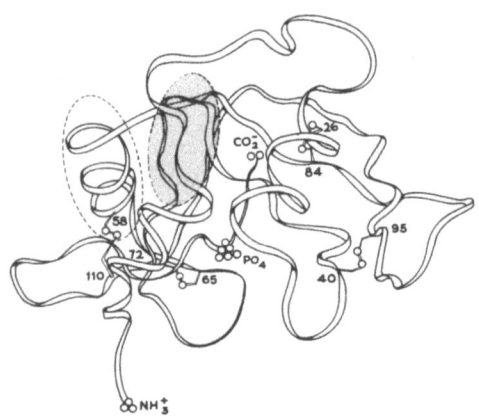

Abb. 4.9. Faltung der Hauptkette der Pankreasribonuclease (Rind). Es handelt sich um ein einkettiges Protein aus 124 Aminosäureresten. Der Aminoterminus ist mit NH_3^+, der Carboxyterminus mit CO_2^- markiert. Über Disulfidbrücken von Halbcystinresten ist die Kette an 4 Stellen quervernetzt. Die Disulfidpaarungen dieser Brücken sind 26–84, 40–95, 58–110 und 65–72. Eine α-helikale Region wird durch das mit der *gepunkteten Linie* eingefaßte Oval wiedergegeben, eine Region mit β-Faltblatt ist *schraffiert*. Andere Teile des Moleküls befinden sich in der Zufallsknäuelkonformation. Das aktive Zentrum (s. Kap. 8) ist durch die Bindung des Phosphations (PO_4^{3-}) in einer Tasche des Moleküls dargestellt. Das Modell der Ribonuclease basiert auf Röntgenbeugungsstudien kristallisierter Rinderpankreasribonuclease mit einer Auflösung von 0,2 nm. Das Protein ist inzwischen durch chemische Totalsynthese dargestellt worden. (Nach Kartha, G., Bello, J., Harker, D (1967) Tertiary structure of ribonuclease, Nature 213: 862)

Regionen mit β-Faltblattstruktur kommen in vielen Proteinen vor, sowohl als paralleles als auch als antiparalleles Faltblatt. 2–5 parallel verlaufende Stränge von Polypeptiden können derartige Strukturen ausbilden. Abbildung 4.9 stellt die Ribonuclease dar, wo 3 Ausschnitte der Polypeptidkette eine β-Faltblattstruktur bilden. Wie aus der Abbildung weiter hervorgeht, kommen sowohl α-helikale Regionen als auch β-Faltblattstrukturen i. allg. in vielen Proteinen nebeneinander vor.

Die Konformation der α-Helix wird durch Wasserstoffbrückenbindungen zwischen jeder 4. Peptidbindung stabilisiert. Beim β-Faltblatt können die Peptidbindungen, welche die zur Stabilisierung auch dieser Konformation notwendigen Wasserstoffbrückenbindungen eingehen, in der Primärstruktur sehr weit voneinander entfernt sein (s. Abb. 4.9).

Kollagenhelix

Die nur im Kollagen vorkommende Tripelhelix wird in Kap. 34 besprochen.

Weitere Formen der Polypeptidkonformation

Als „Zufallsknäuel" bezeichnet man Regionen in Proteinen, denen nicht eindeutig die Struktur einer α-Helix oder eines β-Faltblatts zugeordnet werden kann. Wie aus Abb. 4.9 hervorgeht, kann dies ein beachtlicher Teil eines Proteins sein. Der Ausdruck „Zufallsknäuel" ist eigentlich unglücklich, da er Regionen mit geringerer biologischer Bedeutung anzuzeigen scheint. In Wirklichkeit sind jedoch die Regionen mit Zufallsknäuelstruktur in Proteinen genauso wichtig wie diejenige mit einer α-helikalen Struktur oder mit β-Faltblatt.

Die 4 Ebenen der Proteinstruktur

Man unterscheidet verschiedene Organisationsebenen der Proteinstruktur.

Primärstruktur

Der Ausdruck Primärstruktur bezeichnet wie bei Peptiden (s. Kap. 3) die Sequenz der einzelnen Aminosäuren in der Polypeptidkette eines Proteins.

Sekundärstruktur

Der Ausdruck Sekundärstruktur bezeichnet die Auffaltung der Polypeptidkette in eine schraubenförmige oder eine Faltblattstruktur, die durch Wasserstoffbrückenbindungen oder Disulfidbrücken stabilisiert werden.

Tertiärstruktur

Die räumliche Anordnung und die Beziehungen der verschiedenen Regionen und einzelnen Aminosäurereste einer Polypeptidkette wird insgesamt als Tertiärstruktur eines Proteins bezeichnet. Die Tertiärstruktur wird im wesentlichen durch schwache Kräfte wie Wasserstoffbrückenbindungen oder Van-der-Waal-Kräfte zusammengehalten.
Die Unterscheidung zwischen Sekundär- und Tertiärstruktur erscheint eher willkürlich. Die Tertiärstruktur betrifft jedoch eher die sterischen Beziehungen zwischen Aminosäureresten, die bezüglich der Primärstruktur weit voneinander entfernt sind.

Quartärstruktur

Proteine haben dann eine Quartärstruktur, wenn sie aus 2 oder mehr Polypeptidketten bestehen, die durch **nichtkovalente Bindungen** (d.h. keine Peptid- bzw. Disulfidbindungen) zusammengehalten werden. Kräfte, die diese Aggregate stabilisieren, sind Wasserstoffbrückenbindungen und elektrostatische oder Salzbrückenbindungen zwischen bestimmten Aminosäureresten auf den Oberflächen der Polypeptidketten. Derartige Proteine werden auch **Oligomere** genannt, die einzelnen Polypeptidketten, aus denen sie zusammengesetzt werden, bezeichnet man als **Protomere,** gelegentlich auch als **Monomere** oder **Untereinheiten.**
Am häufigsten enthalten oligomere Proteine 2 oder 4 Protomere und werden demzufolge als Dimere oder Tetramere bezeichnet. Oligomere aus mehr als 4 Protomeren kommen besonders unter den regulierbaren Enzymen (z. B. Aspar-

tattranscarbamylase) vor. Oligomere Proteine haben wichtige Funktionen im Rahmen der intracellulären Stoffwechselregulation, da die Protomere verschiedene räumliche Anordnungen einnehmen können, welche zu einer geänderten Funktion des Oligomers führen. Das am besten untersuchte Beispiel hierfür ist das Hämoglobin (s. Kap. 5), das in Abhängigkeit vom Ausmaß der Sauerstoffbeladung in einer Vielzahl von Konformationen vorkommt.

Faltung von Proteinen

Sowohl die Sekundär- als auch die Tertiärstruktur eines Proteins werden durch die Primärstruktur seiner Polypeptidkette bestimmt. Sobald die vollständige Kette synthetisiert worden ist, bestimmen die chemischen Gruppen an den α-C-Atomen die Art der örtlichen Faltung (Sekundärstruktur) und die spezifischen Strukturausbildungen über größere Regionen (Tertiärstruktur). Behandlung des monomeren Enzyms Ribonuclease mit einem milden Reduktionsmittel (β-Mercaptoethanol) und einem Denaturierungsmittel (Harnstoff oder Guanidin in hohen Konzentrationen) inaktiviert das Enzym und ändert seine räumliche Struktur zum sog. Zufallsknäuel. Langsame Entfernung des Denaturierungsmittels und vorsichtige Reoxidation zur Ausbildung der Disulfidbrücken führt zu einer beinahe vollständigen Reaktivierung des Enzyms. Dies ist der Beweis dafür, daß bereits in der Primärstruktur eines Proteins die vollständige Information für die Ausbildung der Sekundär-, Tertiär- und ggf. der Quartärstruktur eines Proteins steckt. Die native Konformation eines Proteins wie der Ribonuclease scheint diejenige Konformation zu sein, die thermodynamisch bei einer gegebenen Umgebung die stabilste ist. Unter der Annahme, daß solche thermodynamisch bevorzugten Konformationen die biologisch aktiven Formen von Proteinen sind, kann heute bereits mit Hilfe entsprechender Computerprogramme aus der Primärstruktur eines Proteins unter Zuhilfenahme weniger anderer Daten die Raumstruktur vorhergesagt werden. Aus allen bisher gewonnenen Kenntnissen kann geschlossen werden, daß es keinerlei übergeordnete genetisch fixierte Mechanismen gibt, die außer der Primärstruktur die Konformation eines Proteins beeinflussen können.
Allerdings gibt es Anhaltspunkte dafür, daß die

Struktur eines Proteins sich im Gefolge einer posttranslationalen Modifikation ändern kann. Ein Beispiel hierfür ist die Umwandlung eines Proenzyms zur katalytisch aktiven Form oder die Entfernung von Signalpeptiden, die beispielsweise den Transport eines Proteins durch bestimmte Membranen bestimmen (s. Kap. 32). Zum Schluß sei erwähnt, daß Proteine mit Quartärstruktur zu multifunktionellen makromolekularen Komplexen aggregieren können. Dies ist beispielsweise bei den Enzymkomplexen des Elektronentransports (s. Kap. 12), bei der Fettsäurebiosynthese (s. Kap. 17) und beim Pyruvatstoffwechsel (s. Kap. 15) der Fall.

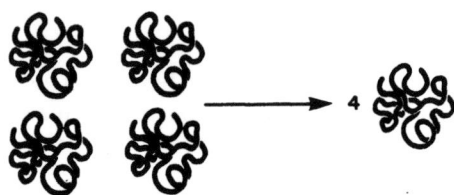

Abb. 4.11. Denaturierung eines oligomeren Proteins, wobei die Bedingungen nicht zu einer Konformationsänderung der Protomere führen

Denaturierung

Die vergleichsweise schwachen Kräfte, die für die Erhaltung der Sekundär-, Tertiär- und Quartärstruktur von Proteinen verantwortlich sind, können durch eine Reihe verschiedener Maßnahmen aufgebrochen werden. Mit dem Verlust der Struktur ergibt sich dann ein Verlust der biologischen Aktivität. Dieser wird als **Denaturierung** bezeichnet. Vom physikalischen Standpunkt aus kann die Denaturierung als Konformationsänderung einer Polypeptidkette angesehen werden, die jedoch ohne Änderung der Primärstruktur erfolgt. Schematisch ist der Denaturierungsprozeß einer einzelnen Peptidkette in Abb. 4.10 dargestellt.

Für ein oligomeres Protein wird die Denaturierung zunächst mit einer Dissoziation der Protomere eingeleitet, die mit oder ohne anschließende Konformationsänderung der Protomere erfolgt (Abb. 4.11).

Die biologische Aktivität der meisten Proteine wird durch Behandlung mit starken Mineralsäuren oder Basen, mit Temperaturen über 50–60 °C, durch Behandlung mit Schwermetallen (Ag, Pb, Hg) oder organischen Lösungsmitteln bei Raumtemperatur zerstört. Denaturierte Proteine sind i. allg. schlechter löslich und bil-

den häufig Niederschläge. Diese Tatsache wird im klinischen Laboratorium genutzt. Wenn Blut- oder Serumproben auf ihren Gehalt an kleinen Molekülen wie Glucose, Harnsäure oder Pharmaka untersucht werden sollen, wird i. allg. zunächst eine Behandlung mit Perchlorsäure oder Trichloressigsäure durchgeführt, womit der größte Teil der Serumproteine ausgefällt wird. Sie können dann durch Zentrifugieren entfernt werden, wodurch sich die Analyse des nun proteinfreien Überstands erleichtert.

Die Hitze- oder Säurelabilität der meisten Enzyme kann als einfaches Mittel bei der Untersuchung der Frage verwandt werden, ob eine Reaktion enzymkatalysiert verläuft. Findet sich beispielsweise in einem Zellextrakt eine katalytische Aktivität, die beim Kochen bzw. Ansäuern mit anschließender Neutralisation verloren geht, ist der Katalysator mit großer Wahrscheinlichkeit ein Enzym.

Häufig ändert sich das Verhalten von Enzymen gegenüber Denaturierungsmitteln in Anwesenheit ihres Substrats. Dieser Effekt läßt sich durch die bei Substratbindungen erfolgende Konformationsänderung erklären.

Bestimmung der Primärstruktur

Methoden

Komplexe Proteine werden zunächst so behandelt, daß die prosthetischen Gruppen (z. B. eine Hämgruppe) entfernt werden können. Die Disulfidbrücken werden reduziert, so daß lineare Peptidketten entstehen. In Kap. 3 wurden die für die Sequenzanalytik zur Verfügung stehenden Methoden ausführlich diskutiert. Die meisten Proteine enthalten ausschließlich die in Tabelle 3.3 aufgelisteten Aminosäuren, allerdings können diese gelegentlich in derivatisierter Form vorliegen (s. Tabelle 4.3 und 4.4).

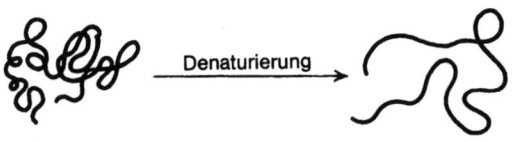

Aktives (natives) Enzym   Inaktives (denaturiertes) Enzym

Abb. 4.10. Denaturierung eines Protomers

Tabelle 4.3. Modifizierungen der α-COOH und α-NH$_2$-Gruppen von Proteinen. (Nach Uy. R., Wold, F. (1977) Posttranslational covalent modfication of proteins. Science 198:890)

Modifizierte Gruppe			
α-COOH	α-NH$_2$		
Art der Modifizierung			
Amid	N-Formyl	N-Acetyl	N-Methyl
Modifizierte Aminosäurereste			
Asp		Ala	Ala
Glu		Asp	Asp
Gly	Gly	Gly	Gly
His			
Met	Met	Met	Met
Phe			
Pro			
		Ser	Ser
		Thr	Thr
Tyr			
Val		Val	

Tabelle 4.4. Modifikationen funktioneller Gruppen auf Aminosäureseitenketten von Proteinen. (Nach Uy. R., Wold, F. (1977) Posttranslational covalent modification of proteins. Science 198:890)

Modifizierte Gruppe			
–OH	Nicht-α-N		
Art der Modifizierung			
PO$_3$H$_2$	N-Methyl	N-Dimethyl	N-Trimethyl
Modifizierte Aminosäurereste			
	Arg	Arg	
	His		
Ser	Lys	Lys	Lys
Thr			
Tyr			

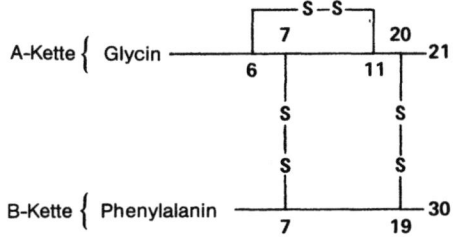

Abb. 4.12. Beziehungen der A- und B-Kette des Humaninsulins

Die Primärstruktur spezifischer Proteine

Insulin. Dieses Protein besteht aus 2 Polypeptidketten, welche kovalent durch Disulfidbrücken verknüpft sind (Abb. 4.12). Die A-Kette hat ein N-terminales Glycin und ein C-terminales Asparagin. Die B-Kette enthält Phenylalanin und Alanin als N- bzw. C-terminale Aminosäuren. Oxidiert man Insulin mit Perameisensäure, werden die Disulfidbrücken, welche die A- und B-Kette verknüpfen, aufgebrochen. Beide Ketten des Insulins werden zusammen als eine einzige Polypeptidkette, das Proinsulin, syntheti-

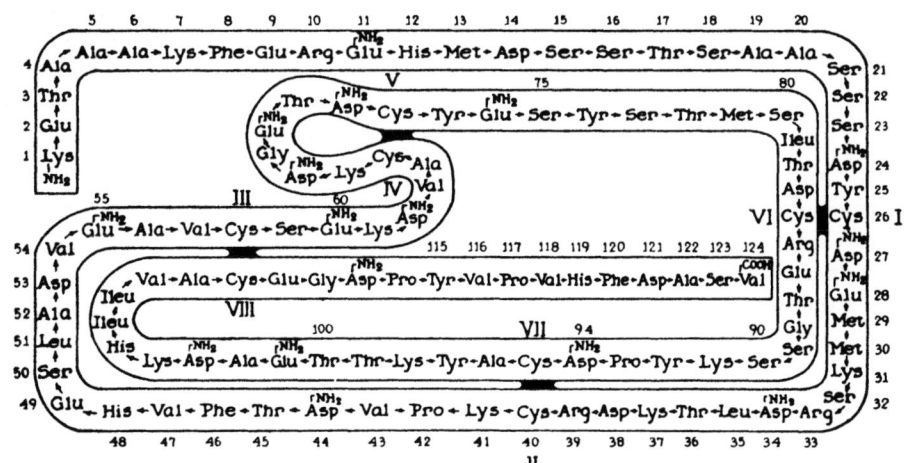

Abb. 4.13. Struktur der Rinderribonuclease. In diesem zweidimensionalen schematischen Diagramm ist die Anordnung der Disulfidbrücken und die Sequenz der Aminosäurereste dargestellt. Pfeile geben die Richtung der Peptidkette mit Start vom Aminoende an. (Nach Smyth, D.G., Stein, W.H., Moore, S. (1963) The sequence of amino acid residues in bovine pancreatic ribonuclease: Revisions and confirmations. J Biol Chem 238: 227)

siert. Im Verlauf seiner posttranslationalen Modifikation entsteht daraus das native Insulin (s. Kap. 38).

Ribonuclease. Die Primärstruktur der durch Perameisensäure oxidierten Ribonuclease wurde 1960 von Hirs, Moore und Stein aufgeklärt. Ribonuclease besteht aus einem einzigen Peptid mit 124 Aminosäureresten, Lysin ist die N-terminale und Valin die C-terminale Aminosäure. 8 Cysteinreste werden durch Disulfidbrücken verknüpft, so daß 4 Quervernetzungen im Protein vorliegen (Abb. 4.13).

Bestimmung der Sekundär- und Tertiärstruktur

Röntgenbeugung

Die früher zum Nachweis helikaler Strukturen in Proteinen verwendeten Techniken (z. B. optische Rotationsdispersion, Tritiumaustausch labiler Protonen) sind heute weitgehend verlassen worden, da die Röntgenstrukturanalyse ein wesentlich leistungsfähigeres Verfahren darstellt. Hierbei werden Röntgenstrahlen auf ein Proteinkristall gerichtet, welches nach Möglichkeit ein schweres Metallion enthält. In Abhängigkeit von den Elektronendichten in den unterschiedlichen Teilen des Proteins kommt es dabei zur Beugung der Röntgenstrahlen. Die auf einer photographischen Platte abgebildeten Beugungsbilder werden in Elektronendichtekarten umgeschrieben, welche übereinander gelegt werden und dem Kristallographen erlauben, ein getreues Abbild des untersuchten Proteins zu konstruieren. Das Verfahren ist langwierig, teuer und erfordert eine hochspezialisierte Ausbildung, liefert jedoch den Vorteil, genaue und detailreiche Ansichten der räumlichen Orientierung aller Aminosäuren in vielen Proteinen zu liefern. Sein Beitrag zu den heutigen Konzepten über die Proteinstruktur kann nicht überschätzt werden.

Sekundär- und Tertiärstrukturen eines spezifischen Proteins, der Ribonuclease

Die Ergebnisse von Röntgenstrukturuntersuchungen der Ribonuclease des Rinds haben ergeben, daß das Molekül eine Größe von etwa 3,2 · 2,8 · 2,2 nm hat. In der Ribonuclease kommt wenig α-Helixstruktur vor. Es finden sich lediglich 2 Helixwindungen zwischen den Aminosäureresten 5 und 12, sowie 2 weitere Windungen in der Gegend der Reste 28-35. Vergleicht man Ribonuclease mit Myoglobin (Abb. 5.3), so sieht man, daß der größte Teil der Peptidkette der Umgebung ausgesetzt ist. Kein Teil des Ribonucleasemoleküls ist gegenüber der Umgebung durch mehr als eine Peptidkette abgeschirmt. Am aktiven Zentrum des Enzyms ist ein Phosphation gelagert. Die Aminosäurereste der unmittelbaren Umgebung dieses Phosphats sind die Histidinreste 119 und 12. Zusätzlich befinden sich die Lysinreste 7 und 41 sowie das Histidin in Position 48 am aktiven Zentrum. Wenn Ribonuclease mit der Protease Subtilisin behandelt wird, entstehen 2 inaktive Peptide. Das kürzere, auch als S-Peptid bezeichnete, besteht aus den ersten 21 Aminosäuren. Wenn es wieder mit dem längeren Peptidfragment, dem S-Protein assoziiert ist, ist eine volle Reaktivierung des Enzyms möglich.

Bestimmung der Quartärstruktur

Zur Bestimmung der Quartärstruktur eines oligomeren Proteins gehört die Bestimmung der Zahl und Art der Protomere, ihrer wechselseitigen Anordnung und die Bestimmung der Art der Bindungskräfte.

Bestimmung des Molekulargewichts

Will man das Molekulargewicht von Protomeren eines Proteins mit Quartärstruktur bestimmen, können im Prinzip die gleichen Methoden verwendet werden, die schon zur Bestimmung des Molekulargewichts einfacher Proteine beschrieben wurden. Eine Voraussetzung ist hierfür allerdings eine vorherige Denaturierung des oligomeren Proteins.

Ultrazentrifugation. Nach einer von Svedberg entwickelten Methode kann das Molekulargewicht eines Proteins durch Bestimmung der Sedimentationsrate im Schwerefeld einer Ultrazentrifuge bei etwa $10^5 \cdot g$ ermittelt werden. Diese apparativ recht aufwendige Methode ist in der letzten Zeit durch die einfacheren, im folgenden beschriebenen Verfahren mehr und mehr abgelöst worden.

Zentrifugation im Rohrzuckergradienten. Hierfür wird lediglich eine in den meisten Laboratorien zur Verfügung stehende präparative Ultrazentrifuge benötigt. Proteinstandards und die unbekannte Probe werden über einen 5- bis 20%igen Rohrzuckergradienten ins Zentrifugenglas geschichtet und über Nacht bei etwa $10^5 \cdot g$ zentrifugiert. Der Inhalt des Zentrifugenbechers kann danach fraktioniert entnommen und die Position der unbekannten Probe im Gradienten relativ zu den Standards ermittelt werden.

Filtration durch Molekularsiebe. Das Prinzip der Gelchromatographie beruht darauf, daß Proteine mit zunehmendem Molekulargewicht immer schneller durch Polysaccharidgranula definierter Porengröße wandern. Die Ursache hierfür liegt darin, daß Proteine hohen Molekulargewichts aufgrund ihrer Größe nicht in die Poren des Materials passen und auf diese Weise rascher durch die Polysaccharidschicht wandern. Durch Vergleich mit bekannten Standards läßt sich auf diese Weise das Molekulargewicht eines unbekannten Proteins ermitteln.

Polyacrylamid-Gelelektrophorese (PAGE). Proteine werden durch Elektrophorese in 5–15% quervernetzten Gelen unterschiedlicher Porosität getrennt. Danach wird eine Färbung, i. allg. mit Coomassie-Blau oder mit Silber, durchgeführt. Anhand von Standards kann danach das Molekulargewicht aus der Laufstrecke ermittelt werden. Diese Technik wird meist dafür verwendet, das Molekulargewicht der Protomere zu ermitteln, nachdem zunächst das Oligomer denaturiert wurde (z. B. durch Kochen in einem Detergens in Anwesenheit von β-Mercaptoethanol). Die Trennung erfolgt dann in Gelen, die das ionische Detergens Natriumdodecylsulfat (SDS) enthalten.

Elektronenmikroskopie

Auch mit den modernen elektronenmikroskopischen Verfahren können unter bestimmten Bedingungen Proteine sichtbar gemacht werden. Hierzu sind allerdings Vergrößerungen notwendig, die hart an die Auflösung auch der modernen Elektronenmikroskope heranreichen. Das Verfahren eignet sich besonders zur Darstellung von Proteinen sehr hohen Molekulargewichtes, beispielsweise Multienzymkomplexen oder Viruspartikeln.
Tabelle 4.5 gibt eine Übersicht über Anzahl und Molekulargewichte verschiedener Protomere, die Bestandteile der Quartärstrukturen wichtiger Enzyme sind.

Tabelle 4.5. Quartärstruktur einiger Enzyme. (Nach Klotz, I. M., Langermann, N. R., Darnall, D. W. (1970) Quaternary structure of enzymes. Annu Rev Biochem 39:25)

Enzym (oligomer)	Zahl der Protomere	Molekulargewicht eines Protomers
Kreatinkinase aus Hühner oder Kaninchenmuskel (ATP: Kreatinphosphotransferase E.C.2.7.3.2)	2	40000
Aspartattransaminase, Hühnerherzmuskel (L-Aspartat: 2-Oxoglutarat-Aminotransferase E.C.2.6.1.1)	2	50000
Fructosebisphosphatase, Kaninchenleber (D-Fructose-1,6-Bisphosphat-1-Phosphohydrolase, E.C.3.1.3.11)	2[a] 2[a]	29000 37000
Ornithintransaminase, Rattenleber (L-Ornithin: 2-Oxosäure-Aminotransferase E.C.2.6.1.13)	4	33000
LDH aus Herzmuskel, Leber, Muskel des Rinds (L-Lactat: NAD-Oxidoreductase, E.C.1.1.1.27)	4[a]	35000
Glycerinaldehyd-3-Phosphatdehydrogenase, Kaninchenmuskel [D-Glycerinaldehyd-3-Phosphat: NAD-Oxidoreductase (phosphorylierend) E.C.1.2.1.12]	4[a]	37000
Aldolase, Kaninchenmuskel (Ketose-1-Phosphat-Aldehyd-Lyase E.C.4.1.2.7)	4	40000
Katalase, Rinderleber (H_2O_2: H_2O_2-Oxidoreductase, E.C.1.11.1.6)	4	57000
ATPase, Rinderherzmitochondrien (ATP-Phosphohydrolase, E.C.3.6.1.3)	10	26000
Fettsäuresynthase, Taubenleber	2	230000
Glutaminsynthase, E. coli [L-Glutamat: NH_3-Ligase (ADP), E.C.6.3.1.2]	12	48500
Propionyl-CoA-Carboxylase, Schweineherz [Propionyl-CoA: CO_2-Ligase (ADP), E.C.6.4.1.2]	4	175000
Acetyl-CoA-Carboxylase, Hühnerleber [Acetyl-CoA: CO_2-Ligase (ADP), E.C.6.4.1.2]	2[a] 10[a]	4100000 409000

[a] Nichtidentische Untereinheiten

5 Hämoglobin: Struktur und Funktion eines Proteins

David W. Martin

Hämoglobin ist eines der am häufigsten vorkommenden Proteine des menschlichen Organismus. Seine Aufgabe besteht im **Transport von Sauerstoff** von den Lungen zu den peripheren Geweben sowie im Rücktransport von CO_2 von der Peripherie zu den Lungen. Aus diesem Grund ist Hämoglobin ein außerordentlich attraktives Modellprotein für die Untersuchung von Struktur-Wirkungs-Beziehungen eines Makromoleküls. In gleichem Maße interessant ist die Beobachtung, daß in den Fällen, in denen eine Funktionsstörung des Hämoglobins als Folge einer Erbkrankheit auftritt, dies i. allg. zu einem typischen Krankheitsbild führt, das die Aufmerksamkeit gewissenhafter Ärzte auf sich zieht. Die sorgfältige Analyse des molekularen Defekts dieses abnormalen Hämoglobins kann zu wichtigen Schlußfolgerungen über Struktur-Funktions-Beziehungen sowohl des normalen wie des abnormalen Hämoglobinmoleküls führen. Gegenwärtig gibt es wohl kaum ein Protein, bei dem diese Beziehungen besser untersucht sind. Wie im folgenden dargelegt wird, dient das Hämoglobinmolekül als allgemeines Modell für das Verständnis der wichtigen biologischen Funktion von Proteinen.

Wechselwirkung zwischen Häm und Sauerstoff

Der Sauerstofftransport beruht auf der chemischen Wechselwirkung zwischen molekularem Sauerstoff und **Häm**. Dieses ist ein Tetrapyrrol- oder Porphyrinring, der 2wertiges Eisen (Fe^{2+}) enthält. Die meisten Zellen sind zur Biosynthese des Porphyrinrings imstande. Dies gilt auch für Pflanzenzellen, da das Chlorophyll ein ähnlich gebautes Ringsystem enthält. Dieses enthält allerdings anstatt Eisen Magnesium. Die 4 gegen das Zentrum des Porphyrinrings orientierten N-Atome neutralisieren die Ladungen des 2wertigen Eisenions und fixieren es auf diese Weise (Abb. 5.1). Bringt man Hämoglobin in wäßrige Lösung, so wird Sauerstoff praktisch irreversibel gebunden. Dies kommt daher, daß molekularer Sauerstoff das Fe^{2+} zu Fe^{3+} oxidiert, wobei ein Superoxidion entsteht.

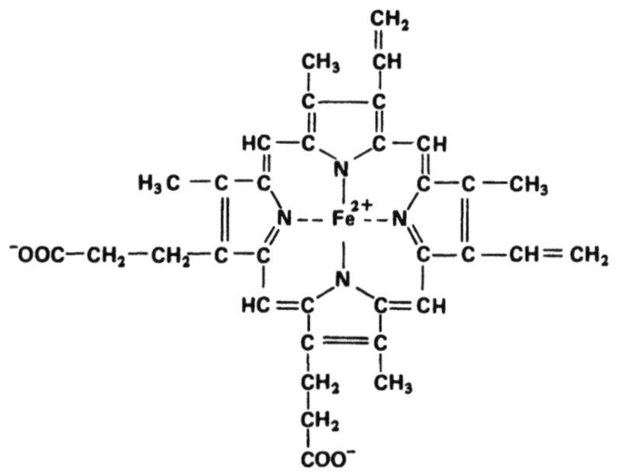

Abb. 5.1. Hämstruktur

Die **Oxidation** von Fe^{2+} zu Fe^{3+} geht über ein Zwischenprodukt, bei dem **ein Sauerstoffmolekül mit 2 Hämmolekülen** in Wechselwirkung tritt. Wenn im Erythrocyten das Häm seine Aufgabe als Transportmolekül für Sauerstoff effektiv erfüllen soll, müssen die Hämmoleküle **voneinander getrennt** sein, so daß auf diese Weise eine Oxidation von Fe^{2+} zu Fe^{3+} vermieden wird. Darüber hinaus muß die Bindung von Sauerstoff an das 2wertige Eisen des Häms so locker sein, daß eine **reversible Sauerstoffanlagerung** möglich ist.

Man kennt heute 2 mit dem Sauerstofftransport befaßte hämenthaltende Proteine, das **Myoglobin** und das **Hämoglobin**. In beiden Fällen handelt es sich um rote Proteine, was auf den Hämgehalt zurückgeht. Myoglobin und Hämoglobin enthalten die jeweiligen Hämgruppen in Taschen des Proteinmoleküls, was die oben beschriebene Oxidation des Hämeisens auf die 3wertige Stufe verhindert. Sowohl im Myoglobin als auch im Hämoglobin ist das Fe^{2+} des Häms mit einem N-Atom eines spezifischen **proximalen Histidinrests** verknüpft, welcher als Elektronendonator dient und so die **Bindung zwischen Fe^{2+} und Sauerstoff schwächt. Dies trägt dazu bei, daß die Anlagerung des Sauerstoffs reversibel wird.** Binden sowohl Myoglobin- als auch Hämoglobinmoleküle Sauerstoff, wird dieser reversibel nichtkovalent an das Fe^{2+} der Hämgruppe sowie an einen distalen Histidinrest gegenüber dem proximalen Rest angelagert, der das Fe^{2+} trägt (Abb. 5.2).

Myoglobin

Die Sekundär- und Tertiärstruktur des Myoglobins konnte durch Kendrew mit Hilfe der Röntgenstrukturanalyse bestimmt werden. Es handelt sich um ein Protein mit einem Molekulargewicht von etwa 17 000, das 8 **α-helikale Regionen** mit einer Kettenlänge zwischen 7 und 20 Aminosäureresten enthält. Wie aus Abb. 5.3 hervorgeht, sind die helikalen Abschnitte durch interhelikale Regionen voneinander getrennt. Die helikalen Regionen werden mit den Buchstaben A–H bezeichnet, wobei vom Aminoterminus des Moleküls an numeriert wird. Die interhelikalen Verbindungsregionen werden mit den beiden Buchstaben bezeichnet, die zu den Helixabschnitten gehören, zwischen denen die jeweilige Region lokalisiert ist. Die Aminosäurereste werden entsprechend ihrer Position innerhalb oder zwischen helikalen Regionen bezeichnet (Abb. 5.4). Die 10. Aminosäure des Myoglobins, ein Valin, ist der 8. Aminosäurerest in der α-Helix und wird infolgedessen als ValA8 (10) bezeichnet. Der Prolinrest der Position 120 heißt nach dieser Nomenklatur ProGH2 (120).

Die Hämgruppe des Myoglobins ist in einer **Tasche** zwischen der **Helix E** und der **Helix F** lokalisiert. Sie ist an das N-Atom des proximalen Histidins gebunden, welches als HisF8 bezeichnet wird. Darüber hinaus ist die Hämgruppe in Kontakt mit den Seitenketten 15 wei-

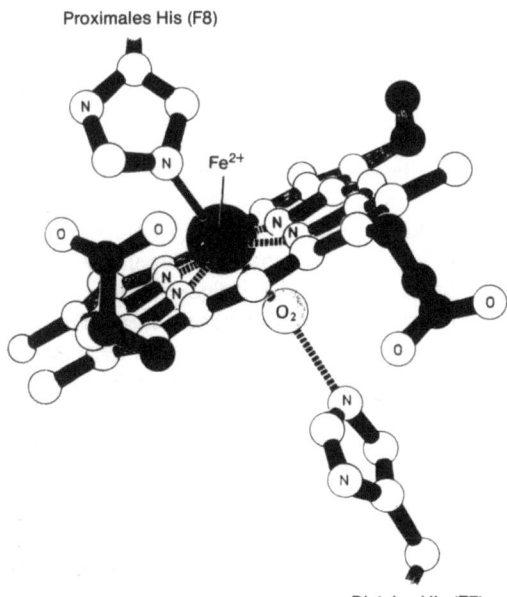

Abb. 5.2. Anlagerung von Sauerstoff an das Hämeisen. Die Abbildung stellt die Imidazolseitenketten der beiden wichtigen Histidinreste des Globins dar, die an das Hämeisen angelagert sind. (Nach Löffler G et al. (1979) Physiologische Chemie, 2. Aufl. Springer, Berlin Heidelberg New York)

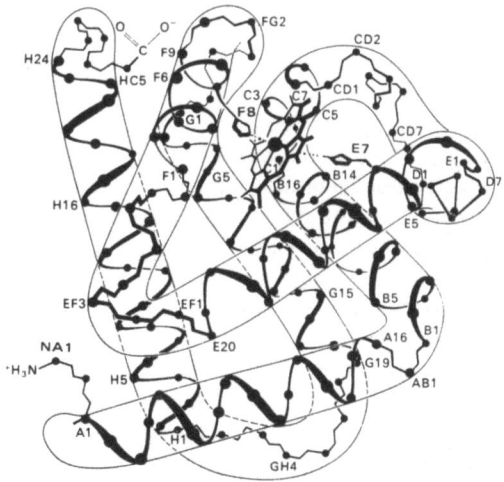

Abb. 5.3. Modell des Myoglobinmoleküls bei niedriger Auflösung. Nur die α-C-Atome sind dargestellt. (Nach Dickerson RE (1964) in: Neurath H (ed) The proteins, 2nd edn, vol 2. Academic Press)

H₂ - Val - Leu - Ser - Glu - Gly - Glu - Trp - Gln - Leu - Val - Leu -
NA1 NA2   A1   A2   A3   A4   A5   A6   A7   A8   A9

His - Val - Trp - Ala - Lys - Val - Glu - Ala - Asp - Val - Ala -
A10   A11   A12   A13   A14   A15   A16   AB1   B1   B2   B3

Gly - His - Gly - Gln - Asp - Ile - Leu - Ile - Arg - Leu - Phe -
B4   B5   B6   B7   B8   B9   B10   B11   B12   B13   B14

Lys - Ser - His - Pro - Glu - Thr - Leu - Glu - Lys - Phe - Asp -
B15   B16   C1   C2   C3   C4   C5   C6   C7   CD1   CD2

Arg - Phe - Lys - His - Leu - Lys - Thr - Glu - Ala - Glu - Met -
CD3   CD4   CD5   CD6   CD7   CD8   D1   D2   D3   D4   D5

Lys - Ala - Ser - Glu - Asp - Leu - Lys - Lys - His - Gly - Val -
D6   D7   E1   E2   E3   E4   E5   E6   E7   E8   E9

Thr - Val - Leu - Thr - Ala - Leu - Gly - Ala - Ile - Leu - Lys -
E10   E11   E12   E13   E14   E15   E16   E17   E18   E19   E20

Lys - Lys - Gly - His - His - Glu - Ala - Glu - Leu - Lys - Pro -
EF1   EF2   EF3   EF4   EF5   EF6   EF7   EF8   F1   F2   F3

Leu - Ala - Gln - Ser - His - Ala - Thr - Lys - His - Lys - Ile -
F4   F5   F6   F7   F8   F9   FG1   FG2   FG3   FG4   FG5

Pro - Ile - Lys - Tyr - Leu - Glu - Phe - Ile - Ser - Glu - Ala -
G1   G2   G3   G4   G5   G6   G7   G8   G9   G10   G11

Ile - Ile - His - Val - Leu - His - Ser - Arg - His - Pro - Gly -
G12   G13   G14   G15   G16   G17   G18   G19   GH1   GH2   GH3

Asn - Phe - Gly - Ala - Asp - Ala - Gln - Gly - Ala - Met - Asn -
GH4   GH5   GH6   H1   H2   H3   H4   H5   H6   H7   H8

Lys - Ala - Leu - Glu - Leu - Phe - Arg - Lys - Asp - Ile - Ala -
H9   H10   H11   H12   H13   H14   H15   H16   H17   H18   H19

Ala - Lys - Tyr - Lys - Glu - Leu - Gly - Tyr - Gln - Gly · COOH
H20   H21   H22   H23   H24   HC1   HC2   HC3   HC4   HC5

Abb. 5.4. Aminosäuresequenz des Pottwalmyoglobins. Die Markierungen unterhalb jedes Aminosäurerests der Sequenz beziehen sich auf seine Position in einer α-helikalen oder nichthelikalen Region. (Nach Edmundson AE (1965) in: Nature 205: 883 und Watson HC (1969) in: Progr Stereochem 4: 299)

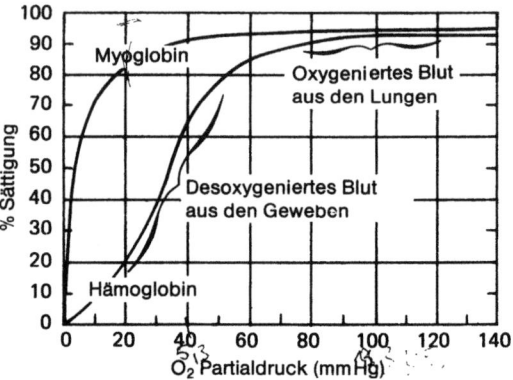

Abb. 5.5. Sauerstoffdissoziationskurven von Hämoglobin und Myoglobin. Der arterielle pO_2 liegt bei etwa 100 mm Hg, der pO_2 im gemischtvenösen Blut bei etwa 40 mm Hg, der capilläre pO_2 bei 20 mm Hg. Der minimale pO_2 für die Cytochrome liegt bei etwa 5 mm Hg. Die Abbildung zeigt, daß die Assoziation von Ketten in die tetramere Struktur des Hämoglobins zu einer wesentlich größeren Sauerstoffabgabe als mit Einzelketten führt (Myoglobin und Hämoglobinketten haben etwa dieselbe Affinität zum Sauerstoff). (Nach Stanbury JB, Wyngaarden JB, Fredrickson DS (eds) (1978) The metabolic basis of inherited disease. 4th edn. McGraw-Hill)

terer Aminosäurereste aus insgesamt 7 Helices.
Die Bindung von Sauerstoff an die Hämgruppe des Myoglobins nimmt mit zunehmender Sauerstoffkonzentration in der Umgebung des Moleküls zu und mit abnehmender Sauerstoffkonzentration ab. Diese Beziehung kann graphisch als die **Sauerstoffdissoziationskurve** des Myoglobins dargestellt werden. In ihr wird die jeweilige prozentuale Sauerstoffsättigung des Myoglobins gegen die Sauerstoffkonzentration in der Umgebung aufgetragen, als Meßgröße dient der Sauerstoffpartialdruck (pO_2). Die Sauerstoffdissoziationskurve des Myoglobins ist hyperbol (Abb. 5.5). Der pO_2 in der Lunge beträgt 100 mm Hg (13,3 kPa), im venösen Blut liegt er noch bei 40 mm Hg (5,3 kPa) und in den Capillaren eines aktiven Muskels bei 20 mm Hg (2,7 kPa). Aus diesem Grund würde der pO_2-Unterschied im Lungenblut und im Blut der Capillaren des aktiven Muskelgewebes nur etwa 12% des durch das Myoglobin transportierten Sauerstoffs freisetzen (Abb. 5.5). Wie aus der hyperbolen Kurve hervorgeht, würde es nur dann zu einer vollständigen Abgabe des gebundenen Sauerstoffs kommen, wenn der pO_2 unter einen Wert von 5 mm Hg (0,7 kPa) fallen würde.
Myoglobin dient im roten Muskel zum Sauerstofftransport von Blut an die Mitochondrien, wo der pO_2 extrem niedrig ist. Hier werden in der Tat pO_2-Werte in der Gegend von 4-5 mm Hg (0,5-0,7 kPa) erreicht, so daß Myoglobin nahezu allen gespeicherten Sauerstoff abgeben kann.

Hämoglobin

Um die Sauerstofftransportfunktion zwischen den Lungen und den peripheren Geweben erfüllen zu können, muß ein derartiges Transportmolekül beim pO_2 der Lungen von etwa 100 mm Hg (13,3 kPa) beladen werden und auf der anderen Seite eine möglichst große Sauerstoffmenge abgeben, wenn der pO_2 der peripheren Gewebe erreicht wird, der i. allg. bei 20 mm Hg (2,7 kPa) liegt. Darüber hinaus muß das Sauerstofftransportmolekül wieder maximal mit Sauerstoff zu beladen sein, wenn der relativ geringfügige Anstieg im pO_2 auf 100 mm Hg (13,3 kPa) bei der Rückkehr in das Capillargebiet der Lungen erreicht wird. Es ist klar, daß diese Anforderungen durch die hyperbole Sauerstoffdissoziationskurve des Myoglobins nicht erfüllt werden. Sehr viel leichter kann dies unter Zugrundelegung einer **sigmoidalen Sauerstoffdissoziationskurve** erreicht werden (Abb. 5.5). Man weiß heute, daß eine S-förmige Sauerstoffdissoziationskurve eine Wechselwirkung zwischen den Hämresten eines Proteins voraussetzt. Aus diesem Grund muß das sauerstofftransportierende Protein im Blut aus mehreren Untereinheiten bestehen, welche in Wechselwirkung treten können und von denen jede einen eigenen Hämrest enthält. Hämoglobin ist ein derartiges Molekül. Es enthält **4 in Wechselwirkung tretende Untereinheiten**, welche einen „kooperativen" Effekt ermöglichen, der für das tetramere Hämoglobin folgendermaßen beschrieben werden kann:

Die Fähigkeit zur Sauerstoffaufnahme eines Hämoglobinmoleküls nimmt mit jedem aufgenommenen Sauerstoffmolekül zu; umgekehrt neigt ein mit Sauerstoff gesättigtes Hämoglobinmolekül dazu, bei Verlust eines Sauerstoffs 2 oder 3 weitere Sauerstoffmoleküle abzuspalten.

Hierdurch wird erreicht, daß über den Bereich der pO_2-Werte zwischen dem lungenvenösen Blut und den Capillaren der peripheren Gewebe das Hämoglobinmolekül 35-45% des transportierten Sauerstoffs abgibt (Abb. 5.5). Es ist klar, daß das Myoglobin keinen derartigen kooperativen Effekt zeigen kann, da es nur einen Hämrest pro Myoglobinmolekül trägt, wodurch sich indirekte Häm-Häm-Wechselwirkungen wie beim tetrameren Hämoglobinmolekül ausschließen.

Je ausgeprägter der S-förmige Verlauf der Sauerstoffdissoziationskurve ist, um so mehr Sauerstoff wird abgegeben, wenn der pO_2 um einen bestimmten Betrag abfällt. Eine quantitative Beschreibung dieses Effekts ist durch den Hill-Koeffizienten möglich (s. Kap. 8).

Der kooperative Effekt des Hämoglobinmoleküls im Erythrocyten wird durch den pH sowie durch die Konzentrationen an CO_2, 2,3-Bisphosphoglycerat und Chlorid modifiziert (s. Abb. 37.5). Die genannten Verbindungen haben natürlich keinerlei Effekt für die Funktion des Myoglobins, da bei ihm keine Wechselwirkungen zwischen Untereinheiten oder gar ein kooperativer Effekt auftreten. Hämoglobin ist der Prototyp eines **Proteins, das seine Struktur als Antwort auf bestimmte chemische Stimuli (z. B. Sauerstoff) ändert.**

Struktur des Hämoglobins

Daß das Hämoglobin mehrere Untereinheiten haben muß, um seine Funktion aufrechtzuerhalten, ist schon dargelegt worden. Es besteht aus 4 Proteinketten oder Untereinheiten, von denen 2 als α- und 2 als β-Ketten bezeichnet werden. Seine Struktur wird durch die Formel $(\alpha)_2(\beta)_2$ wiedergegeben. Die **α-Ketten** enthalten 141 Aminosäurereste, die **β-Ketten** 146 Aminosäuren. Die Ketten haben zwar verschiedene, im Prinzip jedoch sehr ähnliche Aminosäuresequenzen. Sowohl die α- als auch die β-Untereinheiten und das Myoglobin ähneln sich in bezug auf ihre Tertiärstruktur sehr. Das Myoglobin und die β-Untereinheit enthalten 8 α-helikale Bereiche, die α-Untereinheit nur 7. Beim Hämoglobinmolekül und seinen Untereinheiten sind die meisten **hydrophoben Aminosäurereste** nach innen gewendet, während die **hydrophilen Reste** eher auf der Moleküloberfläche liegen. Auf diese Weise wird es leicht wasserlöslich, bleibt jedoch impermeabel für Wasser. Die Hämreste liegen innerhalb hydrophober Taschen.

Zusätzlich zu seiner Funktion beim Sauerstofftransport von den Lungen zu den peripheren Geweben erleichtert Hämoglobin den **Transport von CO_2** von den Geweben zu den Lungen, wo CO_2 ausgeatmet wird. Hämoglobin ist imstande, CO_2 während der Sauerstoffabgabe zu binden. Etwa 15% des im Blut transportierten CO_2 wird auf diese Weise direkt mit dem Hämoglobin zu den Lungen geschafft. Hämoglobin erleichtert jedoch noch auf andere Weise den CO_2-Transport. Wenn in den Geweben erzeugtes CO_2 ins Blut und dann in die Erythrocyten gelangt, katalysiert die in den Erythrocyten lokalisierte Carboanhydrase die Bildung von Kohlensäure aus CO_2 und Wasser (Abb. 5.6). Kohlensäure dissoziiert schnell in ein Hydrogencarbonatanion und ein Proton; das Gleichgewicht dieser Reaktion liegt auf der

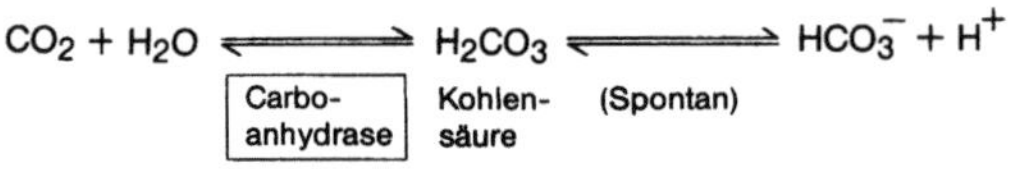

$CO_2 + H_2O \rightleftharpoons H_2CO_3 \rightleftharpoons HCO_3^- + H^+$

Carboanhydrase | Kohlensäure | (Spontan)

Abb. 5.6. Bildung von Kohlensäure durch die Carboanhydrase der Erythrocyten und Dissoziation der Kohlensäure in Hydrogencarbonat und Proton

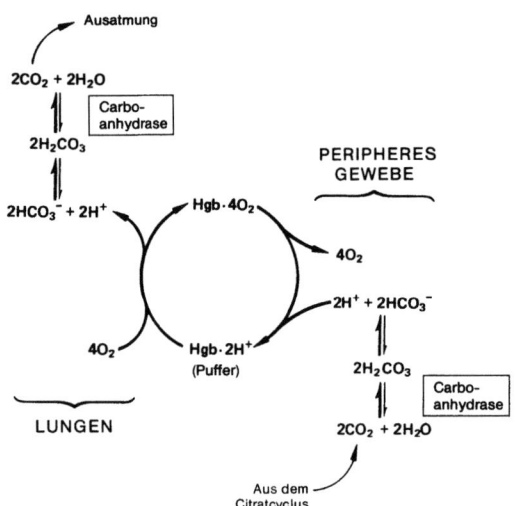

Abb. 5.7. Bohr-Effekt. Das in peripheren Geweben erzeugte CO_2 lagert sich unter Kohlensäurebildung an Wasser an und dissoziiert anschließend in Protonen und Hydrogencarbonationen. Das desoxygenierte Hämoglobin wirkt als Puffer durch Bindung von Protonen, die es in die Lungen bringt. In den Lungen veranlaßt die Bindung von Sauerstoff an Hämoglobin die Abgabe der Protonen. Diese lagern sich an Hydrogencarbonationen an, wobei Kohlensäure entsteht, welche mit Hilfe der Carboanhydrase zu CO_2 und Wasser gespalten wird. CO_2 wird anschließend abgeatmet

Seite der Dissoziation. Um eine extrem gefährliche Übersäuerung des Bluts zu verhindern, besteht die Notwendigkeit, diesen Überschuß an Protonen mit Hilfe eines Puffersystems zu neutralisieren. Das **Hämoglobinmolekül ist imstande, nach Deoxygenierung, d. h. nach Abgabe von 4 O_2-Molekülen 2 Protonen zu binden.** Es stellt damit eines der wichtigen Puffersysteme des Blutes dar (Abb. 5.7). In den Lungen verläuft der Prozeß in umgekehrter Richtung: **Während der Oxygenierung des Hämoglobins werden 2 Protonen freigesetzt,** welche mit Hydrogencarbonat Kohlensäure erzeugen, die durch die in diesem Gewebe sehr aktive Carboanhydrase zu CO_2 und Wasser gespalten wird. CO_2 wird danach schließlich ausgeatmet. Auf diese Weise **erleichtert die in den Lungen erfolgende Sauerstoffbindung die Ausatmung von CO_2.** Dieses reversible Phänomen wird auch als **Bohr-Effekt** bezeichnet. Der Bohr-Effekt ist eine Eigenschaft des tetrameren Hämoglobins und hängt von den Häm-Häm-Wechselbeziehungen und damit von kooperativen Effekten ab. Myoglobin zeigt im Gegensatz zum Hämoglobin keinen Bohr-Effekt.

Kooperation zwischen den Hämoglobinuntereinheiten

Die 4 Untereinheiten des Hämoglobin können so dargestellt werden, als würden sie die Spitzen eines Tetraeders besetzen. Daraus ergibt sich, daß insgesamt 6 Kontaktstellen zur Verfügung stehen. Das Hämoglobinmolekül verfügt über eine zweifache Symmetrie, so daß insgesamt 4 Oberflächen für Wechselwirkungen zwischen den Untereinheiten vorhanden sind. Definitionsgemäß werden die beiden α-Untereinheiten als α_1 und α_2, die beiden β-Untereinheiten als β_1 und β_2 bezeichnet. Die Beziehungen an der Kontaktstelle α_1/β_1 sowie α_2/β_2 sind durch 17–19 Wasserstoffbrückenbindungen charakterisiert, woraus sich ergibt, daß die Verknüpfung **ziemlich fest** ist. Wechselbeziehungen zwischen diesen Untereinheiten, nämlich α_1/β_1 und α_2/β_2, werden aus diesem Grunde durch die Bindung von Sauerstoff an die Hämreste nicht beeinflußt. Dies bedeutet, daß hier **kein kooperativer Effekt** auftreten kann. Die Kontakte α_1/β_2 und α_2/β_1 sind dagegen wesentlich weniger fest. Zusätzlich tritt beim Übergang von der oxygenierten in die deoxygenierte Form und umgekehrt eine deutliche **Änderung der Kontaktstellen** auf. Diese Kontaktstellen wirken als „**Schalter**", die die Konformationsänderung zwischen der oxygenierten und deoxygenierten Form des Hämoglobins bewirken.

Die beiden Zustände des Hämoglobins

Unter Verwendung der von Monod und Changeux entwickelten Theorie der allosterischen Effekte werden die beiden Zustände des Hämoglobins als der R-Zustand („relaxed", entsprechend dem oxygenierten Zustand) und als T-Zustand („taut", deoxygenierter Zustand) bezeichnet. Die beiden Formen können ineinander überführt werden, darüber hinaus hat jede der beiden möglichen Formen ihre eigene

Gleichgewichtskonstante (K_R und K_T) für die Bindung des Sauerstoffs.

$$R \rightleftharpoons T$$
$$R + O_2 \rightleftharpoons RO_2; K_R = \frac{(RO_2)}{(R)(O_2)}$$
$$T + O_2 \rightleftharpoons TO_2; K_T = \frac{(TO_2)}{(T)(O_2)}$$

Die Anlagerung von Sauerstoff an die R-Form erfolgt mehrere hundertmal leichter als die Anlagerung an die T-Form ($K_R \gg K_T$). Dies bedeutet, daß die **Sauerstoffaffinität der R-Form wesentlich größer als diejenige der T-Form** ist.

Definiert man mit L das Verhältnis von T- zu R-Form (L = T/R), so stellt dieser Wert einen Index dafür dar, welche Form des Hämoglobins in einer gegebenen Hämoglobinlösung überwiegt. Verbindungen wie 2,3-Bisphosphoglycerat, Protonen, Chlorid und CO_2 reagieren zwar nicht direkt mit den Hämresten der Hämoglobinuntereinheiten, erniedrigen jedoch die Sauerstoffaffinität des Hämoglobins dadurch, daß sie den Übergang in die T-Struktur erleichtern. **Sie erhöhen den Wert von L, ohne die Gleichgewichtskonstanten für die Assoziation von Sauerstoff der R- (K_R) oder der T-Form (K_T) zu beeinflussen.**

Da die α_1/β_1 sowie die α_2/β_2-Dimere eine verhältnismäßig rigide Struktur haben, muß der Übergang von der R- zur T-Form und umgekehrt eine Bewegung des α_1/β_1-Dimers relativ zum α_2/β_2-Dimer beinhalten. Aufgrund von röntgenkristallographischen Untersuchungen weiß man, daß unter der Annahme einer fixierten Position des α_1/β_1-Dimers das andere Dimer, nämlich α_2/β_2, beim Übergang von der T- in die R-Form etwa 15° um eine exzentrische Achse rotiert und sich darüber hinaus etwas entlang dieser Achse verschiebt (Abb. 5.8). Auf diese Weise ist das Hämoglobinmolekül imstande, zwischen seinen 2 Strukturen, der R- und der T-Form, hin und her zu „schnappen". Feine Änderungen der inneren Struktur begleiten die Bindung bzw. die Dissoziation von Sauerstoff und sind verantwortlich für die Umschaltung zwischen den R- und T-Formen.

Salzbrücken, d.h. ionische Brücken zwischen positiv geladenen N- und negativ geladenen O-Atomen, spielen eine wesentliche Rolle bei diesem Schaltmechanismus. **Die T-Form des Hämoglobins wird durch Salzbrücken stabilisiert, Wirkstoffe, die die Sauerstoffdissoziation erleichtern, verstärken diese Salzbrücken oder führen zusätzliche Salzbrücken in die T-Form ein**, womit der Wert L zunimmt (Abb. 5.9).

Änderungen während der Bindung von Sauerstoff an die T-Form des Hämoglobins

Die Hämtaschen in den α-Untereinheiten des Hämoglobins haben genau die Größe, daß ein Sauerstoffmolekül angelagert werden kann. Im Gegensatz dazu wird die Anlagerung von Sauerstoff in die entsprechende Tasche der β-Untereinheit durch einen **Valinrest blockiert**. Im

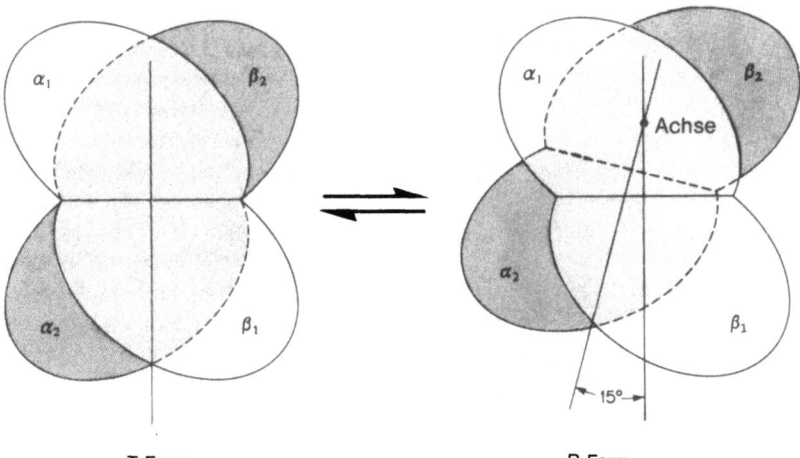

Abb. 5.8. Während des Übergangs von der T-Form zur R-Form des Hämoglobins kommt es zur Rotation eines Paars der versteiften Untereinheiten (α_2/β_2) um 15° relativ zum anderen Paar (α_1/β_1). Die Rotationsachse ist dabei exzentrisch, das α_2/β_2-Paar verschiebt sich auch etwas entlang der Achse. Im Diagramm ist das α_1/β_1-Paar fixiert gezeichnet, während das *schattiert* gezeichnete α_2/β_2-Paar rotiert und sich verlagert

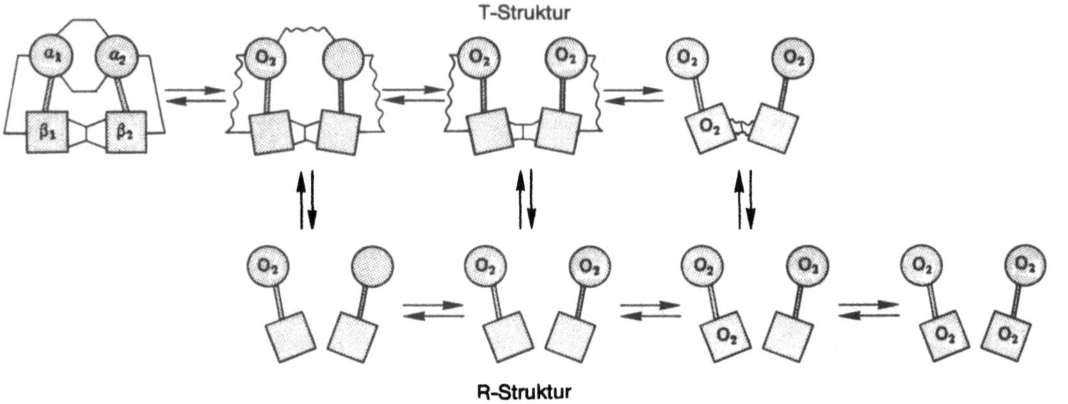

5. Hämoglobin: Struktur und Funktion eines Proteins

Abb. 5.9. Der Übergang von der T-Struktur zur R-Struktur erhöht die Wahrscheinlichkeit, daß jede der 4 Hämgruppen oxygeniert wird. In diesem Modell brechen die Salzbrücken *(dünne Linien)*, welche die Untereinheiten in der T-Struktur verbinden, immer mehr auf, während Sauerstoff angelagert wird. Auch die Salzbrücken, die noch nicht vollständig gelöst sind, werden geschwächt *(Wellenlinien)*. Der Übergang von der T- in die R-Form findet nicht unbedingt nach Fixierung einer bestimmten Menge von Sauerstoffmolekülen statt, wird jedoch mit zunehmender Sauerstoffbeladung immer wahrscheinlicher. Verschiedene Faktoren wie Protonen, Kohlendioxid, Chlorid und 2,3-Bisphosphoglycerat beeinflussen den Übergang zwischen den 2 Strukturen. Je höher ihre Konzentration ist, um so mehr Sauerstoff muß gebunden werden, bis der Übergang erfolgt. Voll oxygenierte Moleküle in der T-Struktur und voll desoxygenierte Moleküle in der R-Struktur sind nicht dargestellt, da sie zu unstabil sind, um in meßbaren Mengen aufzutreten. (Nach Perutz MF (1978) Hemoglobin structure and respiratory transport. Sci Am 239: 92)

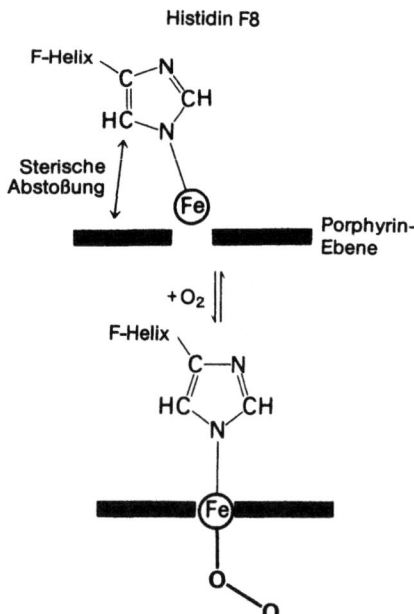

Abb. 5.10. Das Eisenatom bewegt sich um 0,075 nm in die Ebene des Hämrings hinein, während es oxygeniert wird. Der Grund hierfür ist, daß sein Durchmesser kleiner wird. Dabei wird das Histidin F8 nachgezogen. (Nach Stryer L (1981) Biochemistry, 2nd edn. Freeman, Oxford)

deoxygenierten Zustand bzw. der T-Form liegt das an das proximale HisF8 (87) gebundene Fe^{2+} **nicht in der Ebene des Porphyrinrings.** Wie aus Abb. 5.10 zu entnehmen ist, liegt es vielmehr etwa 0,07 nm außerhalb dieser Ebene in Richtung auf die F-Helix. Beim Eintritt von Sauerstoff in die Hämtasche und seiner Bindung an Häm **fällt das Fe^{2+} in die Ringebene des Porphyrins zurück und zieht dabei das HisF8 (87) mit sich.** Dies bedeutet gleichzeitig, daß die F-Helix dieser Bewegung folgt (Abb. 5.10). Die Bewegung der F-Helix in Richtung auf den Porphyrinring wird auf die anderen Untereinheiten durch das Öffnen von Salzbrücken übertragen. **In der T-Form wird das C-terminale Tyrosin (HC2) in eine Tasche zwischen den H- und F-Helices geschoben,** wo es über eine Wasserstoffbrückenbindung mit dem Valin FG5 verknüpft ist. Wie aus Abb. 5.11 hervorgeht, wird gleichzeitig das C-terminale Arginin HC3 der α-Kette und das Histidin HC3 der β-Kette durch eine spezifische Salzbrücke verknüpft. Die Bewegung der F-Helix gegen die Ebene des Porphyrinrings während des Eintritts von Sauerstoff in die Hämtasche der α-Kette verengt den Raum zwischen den H- und den F-Helices, wodurch der Tyrosylrest verschoben

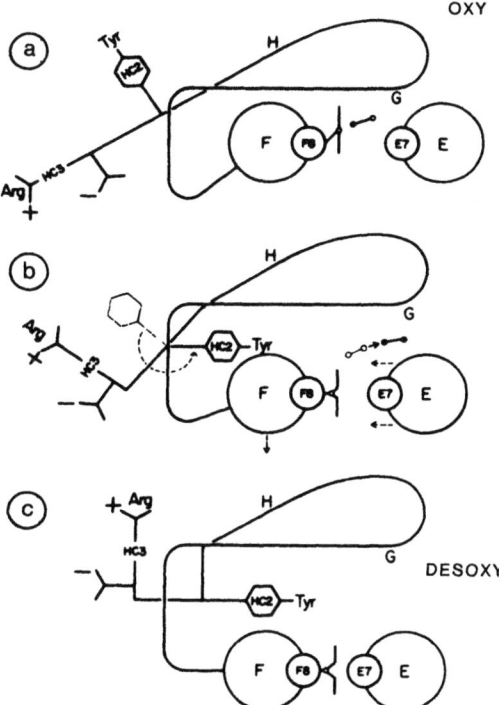

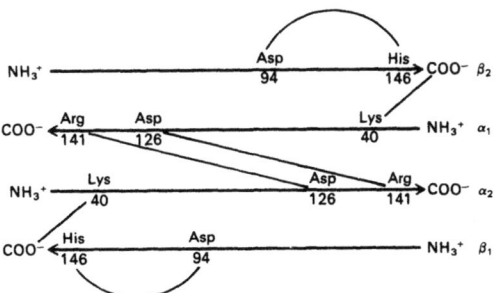

Abb. 5.12. Salzbrücken zwischen verschiedenen Untereinheiten des Desoxihämoglobin. Diese nicht kovalenten elektrostatischen Wechselwirkungen werden bei der Oxygenierung aufgebrochen. (Nach Stryer L (1981) Biochemistry, 2nd edn. Freeman, Oxford)

Abb. 5.11 a–c. Die durch Übergang vom Oxi- zum Desoxihämoglobin verursachten Änderungen der Tertiärstruktur. **a** Im Oxihämoglobin liegt das Eisen in der Hämebene und zieht His F8 nach oben. Arg HC3 rotiert frei. **b** Wenn Sauerstoff abgegeben wird, bewegen sich die E-Helix und die F-Helix, so daß eine Tasche zwischen den beiden Helices und der H-Helix entsteht. **c** Die phenolische Gruppe des Tyr HC2 gelangt in diese Tasche, wodurch Arg HC3 in eine Position gelangt, in der es die im Text erwähnten Salzbrücken bilden kann. (Nach Stanbury JG, Wyngaarden JG, Fredrickson DS (eds) (1978) The metabolic basis of inherited disease, 4th edn. McGraw-Hill)

wird. Diese Rotation des Tyrosylrests aus dem Raum zwischen der H- und der F-Helix bewirkt eine Lockerung der Salzbrücken zwischen dem HC3-Rest der α_1-Kette und dem Valin NA1 und Asparagin H9. Diese Salzbrücken halten das Hämoglobin in der T-Struktur (Abb. 5.12). **Werden sie gelöst, schaltet die T-Struktur in die R-Struktur um.** Die R-Struktur zeichnet sich dadurch aus, daß ihre Sauerstoffaffinität mehrere hundertmal größer ist als diejenige der T-Struktur. **Die Bindung von Sauerstoff an die Hämreste einer oder zweier Untereinheiten des Hämoglobins genügt deshalb, um so viele Salzbrücken zu lockern, daß die Hämoglobinstruktur in eine Form mit wesentlich größerer Sauerstoffaffinität umschlägt.** Die oben geschilderten Konformationsänderungen sind die molekulare Basis des kooperativen Effekts bei der Sauerstoffbeladung des Hämoglobins. In der R-Form ist der die Hämtasche der β-Ketten blockierende Valinrest entfernt. Dies erleichtert die Oxygenierung der bis dahin noch nicht mit Sauerstoff belegten Hämreste.

Während der Abgabe von Sauerstoff durch oxygeniertes Hämoglobin kommt es zu einer Verschiebung des Fe^{2+} um 0,07 nm über die Ebene des Porphyrinrings (Abb. 5.10). Diese Verschiebung verursacht eine entsprechende Verschiebung der F-Helix über den proximalen Histidinrest und öffnet damit den Raum zwischen der H- und F-Helix. Der Tyrosinrest HC2 tritt in die so geöffnete Lücke ein, wodurch die Schließung der Salzbrücken durch die C-terminalen Reste erleichtert wird. **Sobald eine ausreichende Zahl von Salzbrücken gebildet worden ist, schaltet das Hämoglobinmolekül in die T-Form zurück.** Hierdurch wird das Fe^{2+} der Hämgruppen der anderen Untereinheiten aus der Ebene des Prophyrinrings gezogen, was zu einer Streckung der Fe^{2+}-Sauerstoffbindung und schließlich zu ihrer Lösung führt, womit Sauerstoff freigesetzt wird. Durch diese allosterische Umwandlung wird also nach der Freisetzung von 1 oder 2 O_2-Molekülen aus dem Hämoglobin die Deoxygenierung der anderen Hämreste erleichtert. Dies entspricht wiederum einem kooperativen Effekt bei der Freisetzung von Sauerstoff.

Aufgrund der geschilderten Konformationsänderungen liegt es nahe, das Hämoglobinmolekül mit einer Lunge auf molekularer Ebene zu vergleichen, da seine Raumstruktur sich während der Bindung bzw. der Abgabe des Sauerstoffmoleküls ändert.

Interpretation des Bohr-Effekts auf der submolekularen Ebene

Die für den Bohr-Effekt verantwortlichen Protonen werden durch Lösen von Salzbrücken während der Bindung von Sauerstoff an die T-Struktur erzeugt. Sie entstammen den N-Atomen der Histidinreste HC3 (146) der β-Ketten. Diese Protonen schieben das Gleichgewicht der Kohlensäuredissoziation in Richtung der Kohlensäure, die danach unter Einwirkung der Carboanhydrase als CO_2 in das Alveolarblut abgegeben wird (Abb. 5.7).

Umgekehrt werden bei der Sauerstoffabgabe die T-Struktur und ihre Salzbrücken gebildet, was die Bindung von Protonen an die HC3-Reste der β-Kette erfordert. Auf diese Weise erleichtert die Anwesenheit von Protonen in peripheren Geweben die Bildung dieser Salzbrücken durch Protonierung der terminalen Histidinreste der β-Untereinheiten. Diese Bildung von Salzbrücken bevorzugt die Sauerstofffreisetzung aus der oxygenierten R-Form des Hämoglobins. Dies bedeutet, daß **jede Zunahme der Protonenkonzentration eine Sauerstofffreisetzung, jede Zunahme der Sauerstoffkonzentration eine Protonenfreisetzung** verursacht. Die letztere entspricht einer Rechtsverschiebung in der Sauerstoffdissoziationskurve.

Bindung von 2,3-Bisphosphoglycerat

Bei einer Hypoxie kommt es zu einer vermehrten Bildung von 2,3-Bisphosphoglycerat. Ein Molekül des Hämoglobintetrameres kann 1 Molekül des 2,3-Bisphosphoglycerats in einer durch die Aminosäurereste aller 4 Untereinheiten gebildeten zentralen Cavität binden. Ihre Größe ermöglicht die Bindung von 2,3-Bisphosphoglycerat allerdings nur dann, wenn sich das Hämoglobinmolekül in der **T-Form** befindet, d.h. wenn der Raum zwischen den H-Helices der β-Ketten groß genug ist. Die Bindung erfolgt dabei durch Salzbrücken zwischen den O-Atomen des 2,3-Bisphosphoglycerats und den N-terminalen Aminogruppen (Val-NA1), LysEF6 und HisH21 beider β-Ketten (Abb. 5.13). Auf diese Weise **stabilisiert 2,3-Bisphosphoglycerat die T-Form**, d.h. die deoxygenierte Form des Hämoglobins durch Quervernetzung der β-Ketten und dadurch, daß zusätzliche Salzbrücken in das Molekül eingebracht werden, die einem Übergang von der T- in die R-Form Widerstand entgegensetzen.

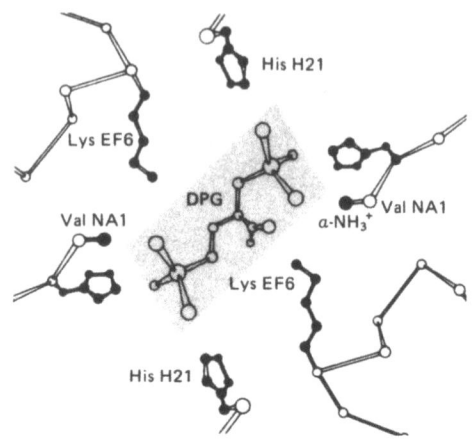

Abb. 5.13. Bindung von 2,3-Bisphosphoglycerat *(BPG)* an Desoxihämoglobin. BPG tritt mit 3 positiv geladenen Gruppen auf jeder β-Kette in Wechselwirkung. (Nach Arnone A (1972) X-ray diffraction study of binding of 2,3-diphosphoglycerate to human deoxyhemoglobin. Nature 237: 146)

2,3-Bisphosphoglycerat bindet im Vergleich zum adulten Hämoglobin wesentlich schwächer an **fetales Hämoglobin**. Der Grund hierfür ist, daß beim fetalen Hämoglobin der Aminosäurerest H21 der γ-Kette ein **Serinrest** ist, während die entsprechende Aminosäure der β-Kette ein Histidin darstellt. Serin kann im Gegensatz zu Histidin nicht zur Ausbildung der Salzbrücken beitragen, die das 2,3-Bisphosphoglycerat in der entsprechenden Cavität zurückhalten. Aus diesem Grund hat 2,3-Bisphosphoglycerat im fetalen Hämoglobin eine wesentlich schwächere stabilisierende Wirkung auf die T-Form.

Der **Auslöser** für den Übergang zwischen den R- und T-Formen des Hämoglobins ist also die Bewegung des Hämeisens zur Ebene des Porphyrinrings. Infolge der hiermit verbundenen Änderung der freien Energie kann eine minimale Positionsänderung des Fe^{2+} relativ zum Porphyrinring außerordentlich tiefgreifende Konformationsänderungen des Hämoglobins mit wichtigen Auswirkungen auf seine biologische Funktion hervorrufen.

Hämoglobinmutanten

Aufgrund der engen Beziehung zwischen der Hämoglobinstruktur und seiner Funktion war zu erwarten, daß jede Änderung der Primärstruktur einer Hämoglobinuntereinheit zu Änderungen der Hämoglobinfunktion führen würde. Inzwischen sind beim Menschen eine große Zahl abnormaler Hämoglobine mit Mutationen in den α- oder β-Untereinheiten gefunden worden. Im folgenden werden einige besonders eindrucksvolle Beispiele beschrieben.

Hämoglobin M

Bei **Methämoglobinämien** liegt ein beträchtlicher Teil des Hämeisens in der **3wertigen Form** vor. In diesem Fall ist eine Oxygenierung des Hämoglobins nicht möglich, auch wenn das Hämoglobinmolekül in der R-Form vorliegt. Die betroffenen Patienten zeigen eine mehr oder weniger stark ausgeprägte **Cyanose**. Ein Teil der Methämoglobinämien beruht auf einer abnormalen Primärstruktur des Hämoglobins.

Bei der Bindung von Sauerstoff an das Fe^{2+} des Häms gibt das Eisen ein Elektron an den Sauerstoff ab, wobei Fe^{3+} und das Superoxidanion (O_2^-) in den Hämtaschen entstehen (Abb. 5.14). Bei der Abgabe von Sauerstoff gibt das Superoxidanion ein Elektron wieder an das Fe^{3+} ab, wobei Fe^{2+} und molekularer Sauerstoff entstehen. Allerdings ist dies nur dann möglich, **wenn kein anderer Elektronenacceptor innerhalb der Hämtasche einer Hämoglobinuntereinheit vorhanden ist**. Natürlich würde beispielsweise Wasser einen effektiven Elektronenacceptor darstellen. Wenn es in die Hämtasche gelangt, würde Wasserstoffperoxid, Sauerstoff und Fe^{3+} entstehen. Dies kommt tatsächlich in geringem Umfang vor, allerdings enthalten Erythrocyten ein enzymatisches System, welches die Fähigkeit zur Reduktion von Methämoglobin-Fe^{3+} zu Hämoglobin-Fe^{2+} hat.

In dem Maß, in dem die Struktur des Hämoglobins so verändert wird, daß 3wertiges Hämeisen stabilisiert wird, werden immer größere Mengen von Methämoglobin erzeugt, so daß schließlich die enzymatische Reduktionskapazität für Hämeisen überschritten wird. Man kennt inzwischen 5 Typen des Hämoglobin M. Davon zeichnen sich 4 dadurch aus, daß ein Austausch von Histidin gegen Tyrosinreste erfolgt. Dieser Austausch betrifft die proximalen oder distalen Histidine in den α- oder den β-Untereinheiten. **Tyrosinreste**, die zum **Phenolation** dissoziieren, können einen **sehr festen Komplex mit dem Fe^{3+}-Kation** bilden, was zu einer besonderen Stabilität von Methämoglobin führt.

Die beiden α-Kettenvarianten, das **Hämoglobin M Boston** und das **Hämoglobin M Iwait**, haben eine sehr niedrige Sauerstoffaffinität und zeigen keinen Bohr-Effekt. Beim **Hämoglobin M Boston** bindet das Tyrosin E7 wesentlich fester an das Hämeisen, als dies das normalerweise vorkommende distale Histidin E7 tut. Hierdurch dreht sich die F-Helix von der Hämgruppe weg, was zu einer Öffnung des Raums zwischen den F- und H-Helices führt. Diese Öffnung genügt, das gesamte Areal HC2 hier unterzubringen. Wie schon oben geschildert, fördert dies die Ausbildung von Salzbrücken zwischen den Ketten und verhindert, daß die abnormalen α-Ketten von der T- in die R-Form umgelagert werden. Die Moleküle des Hämoglobins M Boston sind also in der T-Konformation blockiert und zeichnen sich aus diesem Grunde durch eine niedrige Sauerstoffaffinität aus. Gleichzeitig können die vom Übergang in die R-Form abhängigen Eigenschaften wie der Bohr-Effekt und die Kooperativität nicht mehr auftreten.

Beim **Hämoglobin M Iwait** bindet das Tyrosin F8 der α-Kette an das Hämeisen, wodurch ebenfalls der T-R-Übergang verhindert wird. Dies führt zu verminderter Sauerstoffaffinität und dem Fehlen von Bohr-Effekt und Kooperativität.

Hämoglobin M Hyde Park sowie **Hämoglobin M Saskatoon** enthalten Substitutionen der Histidinreste in den **β-Ketten** mit Tyrosin. Aus diesem Grund ist offensichtlich noch ein R-T-Übergang möglich, obwohl die betroffenen β-

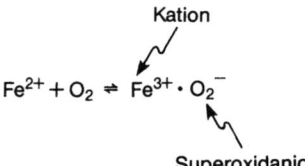

Abb. 5.14. Bei der Bindung von Sauerstoff an das 2wertige Eisenkation des Häms gibt das Eisen ein Elektron ab, wobei ein 3wertiges Eisenkation und ein Superoxidanion in der Hämtasche entstehen

Untereinheiten ein stabilisiertes Fe^{3+} in ihren Hämgruppen enthalten. Dementsprechend zeigen sowohl das Hämoglobin M Hyde Park als auch das Hämoglobin M Saskatoon einen Bohr-Effekt und relativ normale Sauerstoffbindung, obwohl die Gesamtkapazität des Sauerstofftransports infolge des hohen Methämoglobingehalts vermindert ist.

Das 5. M-Hämoglobin wird als **Hämoglobin M Milwaukee 1** bezeichnet. Hier ist der normalerweise vorkommende Valinrest E11 (67) der β-Kette gegen ein Glutamin ausgetauscht. Die Carboxylgruppe des Glutamins geht eine koordinative Bindung mit Fe^{3+} ein, so daß die Quartärstruktur des Hämoglobins bevorzugt in der T-Form vorliegt. Aus diesem Grund zeigt dieses pathologische Hämoglobin eine geringe Sauerstoffaffinität, die β-Untereinheiten des Hämoglobin M Milwaukee 1 können jedoch den T-R-Übergang nach Oxygenierung der α-Ketten durchführen. Der Bohr-Effekt ist also möglich, jedoch ist der kooperative Effekt vermindert, da nur 2 Sauerstoffbindungsstellen pro abnormalem Hämoglobintetramer zur Verfügung stehen.

Substitutionen der α-Ketten, die zu Hämoglobinen des Typs M führen, stabilisieren das R-T-Gleichgewicht in Richtung der T-Form, so daß die Sauerstoffaffinität vermindert ist und kein Bohr-Effekt mehr beobachtet wird. Im Gegensatz dazu führen entsprechende Substitutionen der β-Ketten zu pathologischen Hämoglobinen M, die noch über die Möglichkeit des R-T-Übergangs sowie einen Bohr-Effekt verfügen.

Hämoglobine mit erhöhter Sauerstoffaffinität

Hämoglobine mit erhöhter Sauerstoffaffinität geben in den peripheren Geweben im Vergleich zum normalen Hämoglobin weniger Sauerstoff ab. Dies führt zu einer Gewebshypoxie, die Ursache für eine **Polycythämie** ist. Es handelt sich hier um einen Versuch des Organismus, durch Erhöhung der Erythrocytenzahl doch noch zu einer Deckung des Sauerstoffbedarfs zu kommen. Jede Mutation, die die R-Form des Hämoglobins stabilisiert, führt zu einem raschen Übergang der T- in die R-Form und damit zu Hämoglobinen mit hoher Sauerstoffaffinität. So zeichnet sich z. B. das **Hämoglobin Chesapeake** durch eine Substitution des Leucin G4 (92) der α-Kette mit Arginin aus.

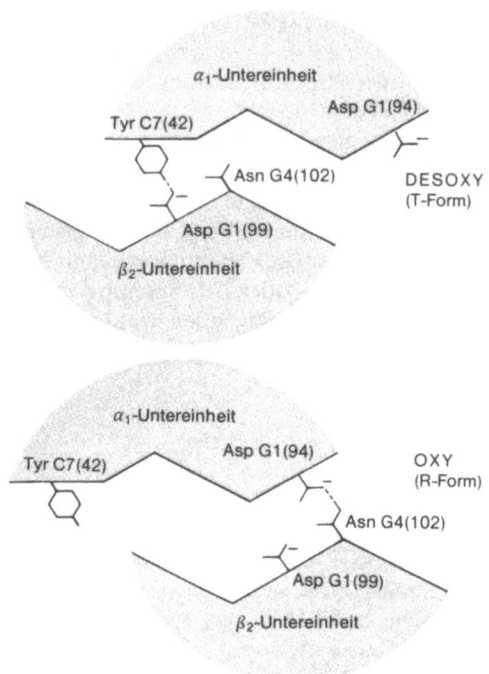

Abb. 5.15. Änderungen des α_1/β_2-Kontakts bei der Oxygenierung. Beim Kontakt rutscht die Bindungsstelle von einer Wasserstoffbrückenbindung zu einer weiteren. Alle anderen Bindungen sind nicht polar. (Nach Perutz MF (1971) Molecular pathology of human hemoglobin: Stereochemical interpretation of abnormal oxygen affinities. Nature 232: 408)

Diese Änderung stabilisiert die R-Konformation, aus diesem Grund zeigt das Hämoglobin Chesapeake eine hohe Sauerstoffaffinität und den Verlust der Kooperativität. Funktionell ähnelt es dem Myoglobin.

Die Kontaktoberfläche α_1/β_2 enthält unter vielen nichtpolaren Bindungen auch eine Wasserstoffbrückenbindung (Abb. 5.15). In der T-Form liegt die Wasserstoffbrückenbindung zwischen dem Aspartat G1 (99) β_2 und dem Tyrosin C7 (42) α_1. Auch in der R-Form existiert eine Wasserstoffbrückenbindung. Sie liegt allerdings zwischen dem Asparagin G4 (102) β_2 und dem Aspartat G1 (94) α_1. Bei verschiedenen Hämoglobinmutanten wie den Mutanten **Yakima** und **Upsilanti** ist das Aspartat G1 (99) β durch einen Aminosäurerest ersetzt, der nicht zur Wasserstoffbrückenbindung fähig ist. Dies führt zu einer Gleichgewichtsverschiebung in Richtung der R-Form und damit zu einem Anstieg der Sauerstoffaffinität und einer Abnahme der Kooperativität.

Wie schon oben beschrieben wurde, ist das zweitletzte Tyrosin HC2 außerordentlich wichtig für den R-T-Übergang. Fehlt es wie im **Hämoglobin McKees Rocks** oder ist es durch einen anderen Aminosäurerest ersetzt **(Hämoglobin Bethesda, Hämoglobin Osler)**, wird die T-Konformation destabilisiert. Dies führt zu einem Hämoglobin mit hoher Sauerstoffaffinität und erniedrigter Kooperativität. Der C-terminale (HC) Teil der β-Ketten ist darüber hinaus wichtig für die Bindung von 2,3-Bisphosphoglycerat und für den Bohr-Effekt. Alle genannten Hämoglobine haben einen verminderten Bohr-Effekt, viele von ihnen eine verminderte Bindung von 2,3-Bisphosphoglycerat.

Sichelzellhämoglobin

Dem Sichelzellhämoglobin (Hämoglobin S) liegt eine Substitution des Glutamat A2 (6) β durch einen Valinrest zugrunde. Diese Variante wurde schon im Jahre 1949 durch Linus Pauling und seine Kollegen beschrieben. Es handelt sich hier um die erste Entdeckung der molekularen Ursachen einer hereditären Erkrankung. Sowohl beim normalen Hämoglobin als auch beim Hämoglobin S liegt das A2-Areal auf der Oberfläche des Hämoglobinmoleküls und tritt mit Wasser in Wechselwirkung. Die im Hämoglobin S vorliegende Substitution besteht ja im Ersatz des polaren Glutamats durch einen apolaren Aminosäurerest und führt damit zu einem Gebiet erhöhter Hydrophobizität, welches auch als „**klebriger Fleck**" bezeichnet werden kann. Dieser klebrige Fleck findet sich natürlich auf oxygeniertem und nichtoxygeniertem Hämoglobin S, nicht jedoch auf dem Hämoglobin A. Auf der Oberfläche des desoxygenierten Hämoglobins befindet sich ein Areal, das zu dem erwähnten **klebrigen Fleck** komplementär ist, im oxygenierten Hämoglobin jedoch maskiert wird (Abb. 5.16). Wird Hämoglobin S deoxigeniert, kann das hydrophobe Areal (der klebrige Fleck) durch hydrophobe Wechselwirkung mit einem komplementären Areal eines weiteren deoxygenierten Hämoglobinmoleküls in Wechselwirkung treten. Hierdurch wird eine **Polymerisierung von Deoxihämoglobin S** erzeugt, wobei lange, faserartige Gebilde entstehen, die zu einer mechanischen Verformung des Erythrocyten in Richtung auf eine **Sichelzelle** führen. Letzten Endes ist dies die Ursache einer erhöhten Hämolyse und der mit der Krankheit einhergehenden klinischen Symptomatik. Wenn es gelingt, Hämoglobin S im oxygenierten Zustand zu halten oder wenigstens die Konzentration des desoxygenierten Hämoglobin S zu erniedrigen, kann die Polymerisierung des deoxygenierten Hämoglobin S vermindert werden. Dies vermindert die Ausbildung von Sichelzellen und damit des klinischen Bildes.

Selbstverständlich ist es die T-Form des Hämoglobin S, die zur Polymerisierung neigt. Es ist interessant, allerdings ohne praktische Bedeutung, daß das Fe^{3+} im Methämoglobin in der Ebene des Porphyrinringsystems liegt und auf diese Weise die R-Form des Hämoglobins stabilisiert. Gleiches geschieht mit dem Hämoglobin S: Ist das Hämeisen 3wertig, erfolgt keine Polymerisierung, da die R-Form stabilisiert ist.

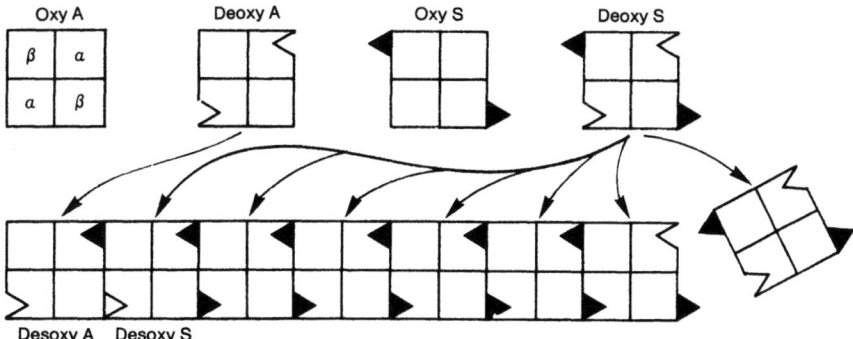

Abb. 5.16. Darstellung des „klebrigen Flecks" (▲) auf dem Hämoglobin S und seines „Receptors" (△) auf dem Desoxihämoglobin A und dem Desoxihämoglobin S. Die komplementären Oberflächen ermöglichen dem Desoxihämoglobin S, zu einer faserartigen Struktur zu polymerisieren. In Anwesenheit von Desoxihämoglobin A kommt es jedoch zum Stop der Polymerisierung, da keine „klebrigen Flecken" mehr vorkommen. (Nach Stryer L (1981) Biochemistry, 2nd edn. Freeman, Oxford)

58   5. Hämoglobin: Struktur und Funktion eines Proteins

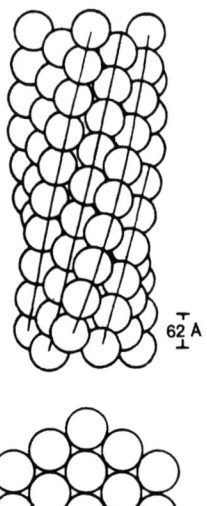

Abb. 5.17. Vermutete helikale Struktur einer Faser aus Desoxihämoglobin S. (Nach Maugh R II (1981) A new understanding of sickle cell emerges. Science 211: 265)

Desoxihämoglobin A enthält zwar den „Receptor" für die hydrophoben Areale auf oxygeniertem oder deoxygeniertem Hämoglobin S (Abb. 5.14); bindet aber Deoxihämoglobin A an Hämoglobin S, so führt dies zum Abbruch der Polymerisierung, da Hämoglobin A seinerseits nicht über ein zweites hydrophobes Gebiet verfügt. Bindung von Deoxihämoglobin A entweder an die R- oder an die T-Form des Hämoglobin S führt damit zum Abbruch der Polymerisierung. Bei der Polymerisierung von Deoxihämoglobin S bildet sich eine helikale faserartige Struktur aus, wobei jedes Hämoglobinmolekül Kontakt mit 4 Nachbarn in einer Art tubulärer Helix hat (Abb. 5.17). Die Bildung dieser röhrenartigen Fasern ist schließlich für die mechanische Verformung des Erythrocyten verantwortlich, führt zur Sichelzellbildung (Abb. 5.18), erhöht die Hämolyseneigung und den Abbau der Erythrocyten in der Milz.

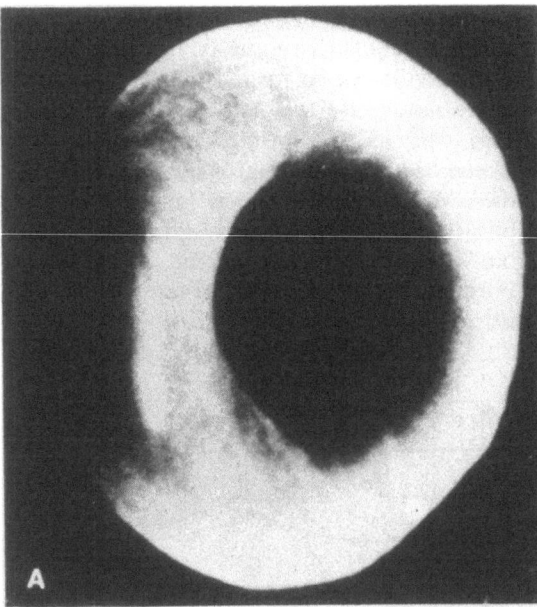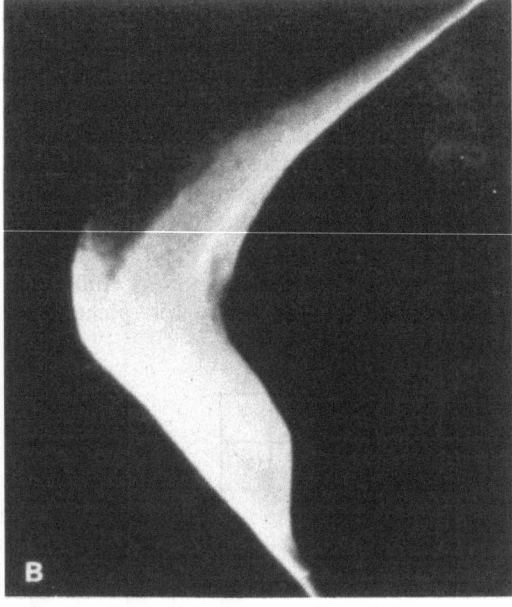

Abb. 5.18 a, b. Rasterelektronenmikroskopische Darstellung eines normalen Erythrocyten und einer Sichelzelle. **a** Normaler Erythrocyt, Vergr. 20 000:1. **b** Desoxygenierte Sichelzelle, Vergr. 15 000:1. (Nach Stanbury JB, Wyngaarden JB, Fredrickson DS (eds) (1978) The metabolic basis of inherited disease, 4th edn. McGraw-Hill)

6 Allgemeine Eigenschaften von Enzymen

Victor W. Rodwell

Katalyse

Katalysatoren beschleunigen die Einstellung chemischer Reaktionsgleichgewichte und damit chemische Reaktionen. Obwohl jeder Katalysator an der katalysierten Reaktion teilnimmt und während der Katalyse eine physikalische Änderung durchmacht, liegt er nach Beendigung der Reaktion wieder im Ausgangszustand vor. **Enzyme** sind **Proteine, die chemische Reaktionen in biologischen Systemen katalysieren.** Die meisten chemischen Reaktionen in lebenden Zellen würden ohne Enzymkatalyse außerordentlich langsam ablaufen.
Im Gegensatz zu Nichtproteinkatalysatoren (H^+, OH^- oder Metallionen) katalysiert jedes Enzym nur eine oder eine kleine Zahl von Reaktionen. Enzyme sind deswegen **reaktionsspezifische Katalysatoren.** Da in erster Annäherung **alle biochemischen Reaktionen enzymkatalysiert sind,** existiert eine große Zahl verschiedener Enzyme. Tatsächlich finden sich für nahezu jede organische Verbindung in der Natur und für viele anorganische Verbindungen in irgendeinem Lebewesen Enzyme, die mit ihnen reagieren können und entsprechende chemische Änderungen katalysieren.
Zunächst war angenommen worden, daß die katalytische Aktivität von Enzymen sich nur in intakten Zellen entfalten kann. Aus dieser Annahme stammt auch noch der Begriff Enzym, der sich aus dem Griechischen ableitet und als „Aktivität in der Hefezelle" übersetzt werden könnte. Heute weiß man, daß Enzyme im allgemeinen aus ihren Zellen ohne Verlust der biologischen katalytischen Aktivität extrahiert werden können. Ihre Eigenschaften können infolgedessen sehr gut in artifiziellen Systemen außerhalb lebender Zellen untersucht werden.

Enzymenthaltende Gewebsextrakte werden bei Untersuchungen über Stoffwechselreaktionen und ihre Regulation sowie über Struktur und Wirkungsmechanismus von Enzymen benutzt. Auch in der industriellen Synthese biologisch aktiver Verbindungen, wie Hormone und Arzneimittel, kommen Enzyme zur Verwendung. Da der Enzymgehalt des menschlichen Serums unter bestimmten pathologischen Bedingungen deutliche und leicht meßbare Änderungen durchmacht, ist die Bestimmung von Enzymgehalten im Serum ein außerordentlich wichtiges diagnostisches Werkzeug für den Arzt.

Coenzyme

Viele Enzyme katalysieren Reaktionen nur in Anwesenheit einer spezifischen, niedermolekularen Verbindung, die infolgedessen als Coenzym bezeichnet wird. In diesen Fällen kommt es nur dann zur Katalyse, wenn sowohl Enzym als auch Coenzym anwesend sind. Wenn Coenzyme benötigt werden, bezeichnet man das vollständige katalytische System als **Holoenzym,** welches aus dem Proteinanteil, dem **Apoenzym** sowie einem i.allg. hitzestabilen, dialysierbaren Nichtproteinanteil, dem **Coenzym** besteht. Coenzyme können kovalente oder nichtkovalente Bindungen mit dem Apoenzym eingehen.
Der Ausdruck „prosthetische Gruppe" wurde früher als Bezeichnung für ein kovalent gebundenes Coenzym benutzt. Reaktionen, die Coenzyme erfordern, sind Oxidoreduktionen, Gruppentransfer und Isomerisierung sowie Reaktionen, die zur Ausbildung kovalenter Bindungen führen. Es handelt sich meist um die Enzymklassen 1, 2, 5 und 6 (s. S. 64). Im Ge-

6. Allgemeine Eigenschaften von Enzymen

gensatz dazu sind lytische Reaktionen wie die durch die Enzyme des Verdauungstrakts katalysierten Hydrolysen nicht von der Anwesenheit von Coenzymen abhängig. Es handelt sich um Enzyme der Klassen 3 und 4 (s. S. 64).

Coenzyme als zweite Substrate

Häufig erleichtert es das Verständnis enzymkatalysierter Reaktionen, wenn das Coenzym als zweites Substrat oder auch als **Cosubstrat** betrachtet wird. Einmal spiegeln die **chemischen Veränderungen im Coenzym** genau diejenigen wider, die im **Substrat** stattfinden. Ein Beispiel hierfür sind v. a. die Redoxreaktionen (Dehydrogenasen), bei denen 1 Molekül des Substrats oxidiert und 1 Molekül des Coenzyms reduziert wird (Abb. 6.1).

In ähnlicher Weise reagiert bei Transaminierungsreaktionen Pyridoxalphosphat als zweites Substrat in 2 konzertierten Reaktionen. Es dient als Übertrager einer Aminogruppe zwischen unterschiedlichen α-Ketosäuren (s. Kap. 10).

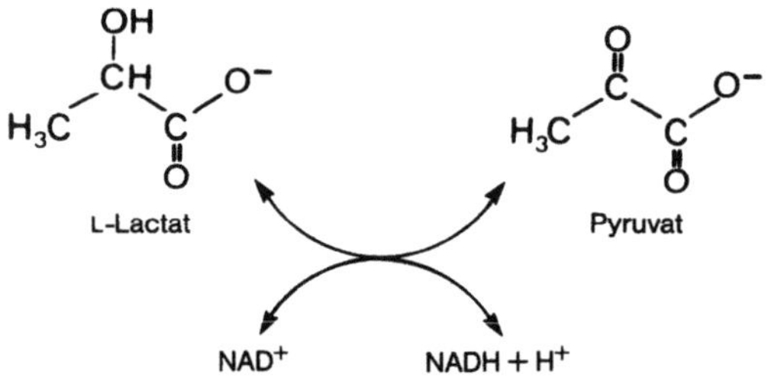

Tabelle 6.1. Mechanismen für die anaerobe NAD^+-Regenerierung

Oxidationsmittel	Reduzierte Form	Lebensform
Pyruvat	Lactat	Muskulatur, Milchsäurebakterien
Acetaldehyd	Ethanol	Hefe
Dehydroxyacetonphosphat	α-Glycerophosphat	E. coli
Fructose	Mannit	Milchsäurebakterien

ne dieses NAD^+ würde die Glykolyse aus Mangel an Wasserstoffacceptor bei der Phosphoglycerinaldehyd-Dehydrogenasereaktion rasch zum Erliegen kommen, womit die anaerobe ATP-Regenerierung und damit die Muskelarbeit unmöglich würde.

In anderen Organismen dienen ähnliche Reaktionen demselben Zweck, nämlich der Reoxidation des NADH. So finden sich in Bakterien oder auch in Hefe unter anaeroben Bedingungen eine ganze Anzahl von Substanzen, die mehr oder weniger direkt vom Pyruvat abzuleiten sind und die als Oxidationsmittel für NADH dienen, wobei sie selber in die reduzierte Form übergehen (Tabelle 6.1).

Abb. 6.1. $NADH^+$ als Cosubstrat einer Redoxreaktion

Funktion des zweiten Substrats

Der zweite Grund, der dafür spricht, Coenzyme bzw. Cosubstrate mit derselben Aufmerksamkeit zu untersuchen wie das eigentliche Substrat enzymatischer Reaktion, ist der, daß das Coenzym gelegentlich von besonderer physiologischer Bedeutung ist. So liegt beispielsweise der Grund dafür, daß Muskelgewebe auch unter anaeroben Bedingungen Arbeit leisten kann, nicht darin, daß Pyruvat in Lactat umgewandelt werden kann oder daß überhaupt Pyruvat bzw. Lactat entstehen. Die Lactatdehydrogenasereaktion dient ausschließlich der Umwandlung von NADH zu NAD^+. Oh-

Bedeutung von Coenzymen für den Gruppentransfer im Intermediärstoffwechsel

Bei Gruppentransferreaktionen des Typs $D-G+A \rightleftharpoons A-G+D$ wird eine funktionelle Gruppe G von einem Donormolekül D auf ein Acceptormolekül A übertragen. Hierbei wird in aller Regel ein Coenzym entweder als Acceptor (z. B. Dehydrogenasen) oder als intermediärer Träger der Gruppe verwendet. Letzteres wird durch folgendes Schema verdeutlicht:

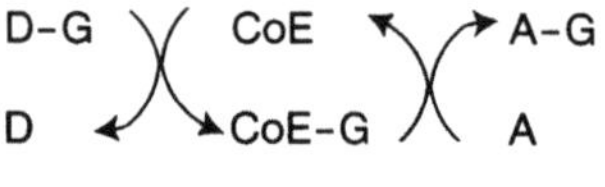

```
D-G   ⤸ CoE   ⤸ A-G
    ⤷        ⤷
D     ⤹ CoE-G ⤹ A
```

Es stellt im Grunde genommen nichts anderes dar als diese Reaktion mit Hilfe eines Coenzyms.

Natürlich können bei einer speziellen Reaktion auch verschiedene CoE-G-Komplexe auftreten (z. B. Transaminierung).

Ist die übertragene Gruppe jedoch ein Wasserstoff, wird i. allg. nur die linke Hälfte der Reaktion dargestellt:

D-H \ CoE
D   / CoE-H

Daß dies in Wirklichkeit nur einen Spezialfall darstellt, kann am besten aus dem Verhalten intakter Zellen entnommen werden (Tabelle 6.1). Hier liegt folgendes Schema zugrunde:

D-H \ CoE   \ A-H
D   / CoE-H / A

Nach diesem Konzept können Coenzyme folgendermaßen klassifiziert werden:
A. Coenzyme, die für den Transfer von Gruppen außer Wasserstoff benutzt werden:
1) Zuckerphosphate
2) Coenzym A,
3) Thiaminpyrophosphat,
4) Pyridoxalphosphat,
5) Folatcoenzyme,
6) Biotin,
7) Cobalamidcoenzyme,
8) Liponsäure
B. Coenzyme für den Transfer von Wasserstoff:
1) NAD$^+$, NADP$^+$,
2) FMN, FAD,
3) Liponsäure,
4) Coenzym Q.

Coenzyme als Derivate der B-Vitamine

B-Vitamine bilden Strukturbestandteile vieler Coenzyme (s. Kap. 10). So benötigen viele Enzyme des Aminosäurestoffwechsels das Vitamin B_6. Die B-Vitamine **Nicotinamid, Thiamin, Riboflavin** und **Pantothensäure** sind essentielle Bestandteile der Coenzyme für biologische Oxidationen und Reduktionen, die **Folsäure-** und **Cobamidkoenzyme** spielen beim 1-Kohlenstoff-Stoffwechsel eine wichtige Rolle.

Eine sich in vielen Coenzymen findende Struktur ist ein Adeninring, an den D-Ribose und anorganisches Phosphat geknüpft sind. Aus diesem Grund können viele Coenzyme als Derivate des Adenosinmonophosphats (AMP) aufgefaßt werden (Tabelle 6.2).

Dreipunkthaftung

Viele Substrate werden über 3 Bindungsstellen mit dem Enzym verknüpft. Diese **3-Punkt-Bindung** verleiht einem sonst symmetrischen Molekül die Eigenschaft der Asymmetrie. Stellt man sich ein Substratmolekül vor, das aus einem Kohlenstoffatom mit 3 verschiedenen Gruppen besteht (Abb. 6.2), so läßt sich leicht sehen, daß dieses Molekül mit 3 Bindungsstellen an einen planaren Bindungsort des Enzyms

Bindungsstelle des Enzyms   Substrat

Abb. 6.2. Dreipunkthaftung eines Substrats an das aktive Zentrum eines Enzyms

Tabelle 6.2. Coenzyme und verwandte Verbindungen, die AMP-Derivate sind

Coenzym	R	R'	R''	n
Aktives Methionin	Methionin*	H	H	0
Aminosäureadenylate	Aminosäure	H	H	1
Aktives Sulfat	SO$_3$H$_2$	H	PO$_3$H	1
3',5'-cAMP	H	H	PO$_3$H	
NAD$^+$	**	H	H	2
NADP$^+$	**	PO$_3$H	H	2
FAD	**	H	H	2
CoA	**	H	PO$_3$H	2

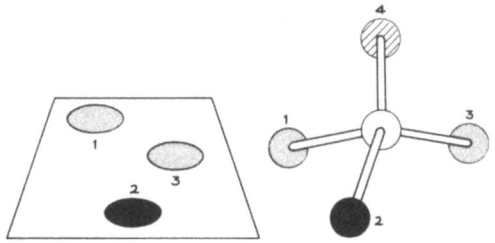

* Ersetzt Phosphatgruppe
** Siehe Kap. 10 und 12

gebunden werden kann. Wenn es für das Substratmolekül nur eine Annäherungsseite an das Enzym gibt und wenn nur komplementäre Substratatome und Enzymbindungsstellen in Wechselwirkung treten können, besteht für das Substratmolekül nur eine einzige Möglichkeit zur Bindung an das Enzym, obwohl es sich nicht um ein asymmetrisches Molekül handelt. Auf diese Weise wird die vom Enzym katalysierte Reaktion, beispielsweise eine Dehydrierung, z. B. nur an den Atomen 1 und 2 stattfinden, obwohl die Atome 1 und 3 identisch sind. Für viele enzymatische Reaktionen scheint diese 3-Punkt-Bindung typisch zu sein. Sie erklärt z. B., warum bei der enzymkatalysierten Reaktion des optisch inaktiven Pyruvatmoleküls immer L- und nie D, L-Lactat entsteht. Ein anderes Beispiel für die 3-Punkt-Bindung ist die Bildung von Isocitrat aus Citrat (Kap. 14).

Spezifität

Die in der organischen Chemie verwendeten Katalysatoren, die ja alle keine Proteine sind, können mehr oder weniger unspezifisch eine große Menge verschiedener chemischer Reaktionen beschleunigen. Im Gegensatz dazu katalysieren Enzyme i. allg. nur eine, seltener einige wenige Reaktionen. **Diese Fähigkeit eines Enzyms, nur eine spezifische Reaktion zu katalysieren und dagegen in andere, möglicherweise ähnliche Reaktionen nicht einzugreifen, ist wahrscheinlich die wichtigste.** Die Geschwindigkeiten einer Vielzahl metabolischer Reaktionen können auf diese Weise durch entsprechende Änderungen der katalytischen Effizienz verschiedener Enzyme außerordentlich genau reguliert werden (s. Kap. 9).

Optische Spezifität

Mit Ausnahme der Epimerasen, die auch als Racemasen bezeichnet werden und optische Isomere ineinander überführen, **zeigen Enzyme i. allg. eine absolute Stereospezifität für wenigstens einen Teil ihres Substratmoleküls.** So katalysiert z. B. das Enzym Maltase die Hydrolyse von α-, nicht jedoch von β-Glucosiden. Enzyme der Glykolyse katalysieren die Umwandlung von D-, nicht jedoch von L-Phosphozuckern. Mit ganz wenigen Ausnahmen, z. B. der D-Aminooxidase, reagieren die am Aminosäurestoffwechsel beteiligten Enzyme nur mit den L-Isomeren der Aminosäuren. Es ist denkbar, daß andere Lebensformen über Enzyme verfügen, die eine ähnliche Spezifität für D-Aminosäuren zeigen.

Die optische Spezifität eines Enzyms kann sich auf nur einen Teil des Substratmoleküls oder auf das Substrat als ganzes erstrecken. Die Glykosidasen sind Beispiele für beide Extreme. Diese Enzyme katalysieren die Hydrolyse einer glykosidischen Bindung zwischen einem Zucker und einem Alkohol. Sie zeigen ein hohes Ausmaß an Spezifität für den Zuckeranteil des Glykosids sowie für den Typ der glykosidischen Bindung (α- oder β-glykosidische Bindung). Im Gegensatz dazu zeigen sie nur eine geringe Spezifität für den Alkoholanteil des Glykosids bzw. das Aglykon.

Gruppenspezifität

Lytische Enzyme greifen spezielle chemische Gruppierungen an. So spalten Glykosidasen Glykoside, Pepsin und Trypsin Peptidbindungen und Esterasen die verschiedensten Ester. Innerhalb dieser Gruppen kann jedoch eine Vielzahl von Substraten angegriffen werden. Dies führt beispielsweise dazu, daß die Anzahl der für die Verdauung der Nahrungsstoffe notwendigen Enzyme beträchtlich vermindert wird.

Andere Enzyme zeigen eine engere Gruppenspezifität. So hydrolysiert Chymotrypsin bevorzugt Peptidbindungen, bei denen die Carboxylgruppe von den aromatischen Aminosäuren Phenylalanin, Tyrosin oder Tryptophan stammt. Carboxypeptidasen und Aminopeptidasen spalten Aminosäuren der Reihe nach vom Carboxyl- oder Aminoende von Polypeptidketten ab.

Obwohl einige Oxidoreductasen gleichermaßen mit NAD^+ oder $NADP^+$ als Elektronenacceptor arbeiten, wird in aller Regel eine der beiden Verbindungen bevorzugt benutzt. Als grobe Regel gilt, **daß Oxidoreductasen, die in tierischen Zellen für biosynthetische Prozeße benutzt werden** (z. B. für die Fettsäuresynthese) **NADPH als Reduktionsmittel benutzen, wohingegen Oxidoreductasen, die Abbauprozessen dienen, NAD^+ als Oxidationsmittel benötigen.** Für einige Reaktionen kommen zwei Oxidoreductasen vor, die sich lediglich in ihrer Coenzymspezifität unterscheiden. Ein Beispiel hier-

Tabelle 6.3. Verteilung der NAD^+- bzw. $NADP^+$-spezifischen Isocitratdehydrogenasen in Mitochondrien aus Rattengeweben (Nach Lowenstein IM (1967) The tricarboxylic cycle. In: Greenberg DM (ed) Metabolic pathways, vol 1. Academic Press New York, p 168)

Organ	Spezifische Aktivität (µmol/min/mg Protein)	
	NAD^+-spezifisch	$NADP^+$-spezifisch
Skelettmuskel	0,84	0,78
Herzmuskel	0,57	2,22
Nieren	0,28	1,2
Hirn	0,25	0,054
Leber	0,16	0,33

für sind die NAD^+- und $NADP^+$-spezifischen Isocitratdehydrogenasen (Tabelle 6.3). In der Leber findet sich etwa 90% des $NADP^+$-spezifischen Enzyms extramitochondrial. Möglicherweise dient es als NADPH-Lieferant für biosynthetische Vorgänge. Das NAD^+-spezifische Enzym der Mitochondrien wird dagegen spezifisch durch ADP aktiviert. Da ADP-Spiegel in Mitochondrien während gesteigerten ATP-Verbrauchs ansteigen, kann auf die besondere Bedeutung der NAD^+-spezifischen Isocitratdehydrogenase in Mitochondrien für die Energieerzeugung geschlossen werden. Hohe ADP- und damit niedrige ATP-Spiegel würden auf diese Weise den Substratfluß durch den Citratcyclus stimulieren, indem das NAD^+-spezifische mitochondriale Enzym aktiviert wird.

Klassifizierung und Nomenklatur

Frühere Versuche, eine für Enzyme geeignete Nomenklatur auszuarbeiten, haben zu einer Menge mehrdeutiger und i. allg. wenig informativer Namen geführt. Zu ihnen gehören die Bezeichnungen Emulsin, Ptyalin und Zymase. Etwas später wurden Enzyme so benannt, daß die Endung **-ase** an das Substrat, das in der enzymatischen Reaktion umgesetzt wurde, angefügt wurde. Auf diese Weise kommt die Bezeichnung Amylase für Enzyme, die Stärke (Amylon) spalten, zustande. Enzyme, die Fett (Lipos) spalten, werden Lipasen genannt, solche, die Proteine spalten, Proteasen oder Proteinasen. Andere Gruppen von Enzymen werden als Oxidasen Glykosidasen, Dehydrogenasen, Decarboxylasen usw. bezeichnet.

Erst die neueren Untersuchungen über den Mechanismus von enzymkatalysierten Reaktionen haben zu einer rationalen Klassifizierung von Enzymen geführt, welche auf Reaktionstypen und Reaktionsmechanismen basiert. Dieses von der **Internationalen Union für Biochemie (IUB)** vertretene System ist zwar komplex, jedoch genau und informativ.
Die wichtigsten Vorteile dieses Systems für die Klassifizierung von Enzymen sind folgende:

a) Reaktionen und damit die für ihre Katalyse verantwortlichen Enzyme werden in 6 Hauptklassen eingeteilt. Jede enthält eine Reihe von Unterklassen.

b) Jeder Enzymname hat 2 Teile. Der erste Teil besteht aus dem Namen des Substrats oder der Substrate. Der zweite, der mit der Endung -ase aufhört, bezeichnet den **Typ der katalysierten Reaktion**. Das Suffix -ase wird also nicht länger an den Substratnamen gehängt.

c) Zusätzliche Informationen. Sie werden evtl. benötigt, um die Natur der Reaktion eindeutig zu beschreiben, und können in Klammern angehängt werden. So wird beispielsweise das Enzym, das die Reaktion:

$$L\text{-Malat} + NAD^+ \rightleftharpoons Pyruvat + CO_2 + NADH + H^+$$

katalysiert und das als Malatenzym bekannt ist, folgendermaßen bezeichnet:
1.1.1.37 L-Malat: NAD Oxidoreductase (decarboxylierend).

d) Jedes Enzym hat eine systematische Codenummer, die E. C.-Nummer. Sie charakterisiert den Reaktionstyp nach Klasse (erste Zahl), Unterklasse (zweite Zahl) und Unterunterklasse (dritte Zahl). Die vierte Zahl bezeichnet schließlich das jeweilige Enzym. Die Nummer E. C. 2.7.1.1 bezeichnet ein Enzym der Klasse 2, eine Transferase, die Unterklasse 7 gibt einen Hinweis darauf, daß Phosphat transferiert wird, die Unterunterklasse 1 bedeutet, daß ein Alkohol als Phosphatacceptor dient. Die letzte Stelle bezeichnet schließlich das Enzym, die Hexokinase oder ATP: D-Hexose-6-Phosphotransferase. Damit ist ein Enzym bezeichnet, das den Phosphattransfer von ATP auf die Hydroxylgruppe am Kohlenstoff 6 der Glucose transferiert.

6. Allgemeine Eigenschaften von Enzymen

Im folgenden wird die Einteilung der Enzyme in 6 Hauptklassen und einige ihrer Unterklassen angeführt. Die Namen in Klammern geben Trivialnamen wieder.

1. Oxidoreductasen

Oxidoreductasen sind Enzyme, die Redoxreaktionen zwischen zwei Substraten S und S' katalysieren:

$$S_{reduziert} + S'_{oxidiert} \rightleftharpoons S_{oxidiert} + S'_{reduziert}$$

Diese große und außerordentlich wichtige Enzymklasse umfaßt Enzyme, die auch als Dehydrogenasen oder Oxidasen bezeichnet werden. Oxidoreductasen katalysieren Redoxreaktionen von CH-OH, CH-CHCO, CH-NH$_2$ und CH=NH-Gruppen. Beispiele für Unterklassen sind:

1.1 Enzyme, die auf die CH-OH-Gruppe als Elektronendonator wirken, z. B.
1.1.1.1 Alkohol: NAD-Oxidoreductase (Alkoholdehydrogenase).

$$Alkohol + NAD^+ \rightleftharpoons Aldehyd\ oder\ Keton + NADH + H^+.$$

1.4 Enzyme, die auf CH-NH$_2$-Gruppen als Elektronendonator wirken, z. B.
1.4.1.3 L-Glutamat: NAD(P)-Oxidoreductase (desaminierend) (Glutamatdehydrogenase aus tierischer Leber). Die Bezeichnung NAD(P) bedeutet, daß entweder NAD oder NADP als Elektronenacceptor dienen kann.

$$L\text{-}Glutamat + H_2O + NAD(P)^+ \rightleftharpoons \alpha\text{-}Ketoglutarat + NH_4^+ + NAD(P)H + H^+.$$

1.11 Enzyme, die auf H$_2$O$_2$ als Elektronenacceptor wirken, z. B.
1.11.1.6 H$_2$O$_2$: H$_2$O$_2$-Oxidoreductase (Katalase).

$$H_2O_2 + H_2O_2 \rightleftharpoons O_2 + 2H_2O.$$

2. Transferasen

Transferasen sind Enzyme, die den Transfer einer Gruppe G (nicht Wasserstoff) zwischen einem Substratpaar S und S' katalysieren.

$$S\text{-}G + S' \rightleftharpoons S'\text{-}G + S.$$

In dieser Klasse befinden sich Enzyme, die den Transfer von Einkohlenstoffgruppen, Aldehyd- oder Ketonresten und Acyl, Alkyl, Glykosyl sowie Phosphor oder Schwefel enthaltenden Gruppen vermitteln. Einige wichtige Unterklassen sind:

2.3 Acyltransferasen, z. B.
2.3.1.6 Acetyl-CoA: Cholin-O-Acetyltransferase (Cholin-Acyltransferase).

$$Acetyl\text{-}CoA + Cholin \rightleftharpoons CoA\text{-}SH + O\text{-}Acetylcholin.$$

2.7 Enzyme, die den Transfer von Phosphor enthaltenden Gruppen katalysieren, z. B.
2.7.1.1 ATP: D-Hexose-6-Phosphotransferase (Hexokinase).

$$ATP + D\text{-}Hexose \rightleftharpoons ADP + D\text{-}Hexose\text{-}6\text{-}Phosphat.$$

3. Hydrolasen

Hydrolasen sind Enzyme, die die Hydrolyse von Ester, Äther, Peptid, Glykosyl, Säureanhydrid, C-C, C-Halid oder P-N-Bindungen katalysieren.

3.1 Enzyme, die auf Esterbindungen wirken, z. B.
3.1.1.8 Acylcholin: Acylhydrolase (Pseudocholinesterase).

$$Acylcholin + H_2O \rightleftharpoons Cholin + Säure.$$

3.2 Enzyme, die auf Glykoside wirken, z. B.
3.2.1.23 β-D-Galaktosid: Galaktohydrolase (β-Galaktosidase).

$$\beta\text{-}D\text{-}Galaktosid + H_2O \rightleftharpoons Alkohol + D\text{-}Galaktose.$$

3.4 Enzyme, die auf Peptidbindungen wirken.
Die Einteilung in 11 Subklassen unterscheidet Peptidasen von Proteasen je nachdem, ob Dipeptide oder längere Peptide als Substrate dienen, ob eine oder mehrere Aminosäuren entfernt werden und ob das Substrat vom C- bzw. vom N-terminalen Ende angegriffen wird. Weiter werden Proteinasen entsprechend ihrem katalytischen Mechanismus in Serinproteinasen, SH-Proteinasen oder Metalloenzymproteinasen eingeteilt.
3.4.21 Serinproteinasen, z. B. Chymotrypsin, Trypsin, Plasmin, Blutgerinnungsfaktoren IXa und XIa.
3.4.23 Carboxyproteinasen (sauer), z. B. Pepsin A, B, C.

4. Lyasen
Lyasen sind Enzyme, die die Entfernung von Gruppen katalysieren, wobei ihr Mechanismus nicht in einer Hydrolyse besteht.

$$-\underset{|}{\overset{X}{\underset{|}{C}}}-\underset{|}{\overset{Y}{\underset{|}{C}}}- \rightleftharpoons X-Y + \overset{\diagdown}{\underset{\diagup}{C}}=\overset{\diagup}{\underset{\diagdown}{C}}$$

Hierzu gehören Enzyme, die auf C-C-, C-O-, C-N-, C-S- und C-Halid-Bindungen wirken. Folgende Untergruppen sind repräsentativ:

4.1.2 Aldehydlyasen, z.B. 4.1.2.7 Ketose-1-Phosphat: Aldehydlyase (Aldolase).

Ketose-1-Phosphat ⇌ Dihydroxyacetonphosphat + Aldehyd.

4.2. Kohlenstoff-Sauerstoff-Lyasen, z.B. 4.2.1.2 L-Malathydrolyase (Fumarase).

L-Malat ⇌ Fumarat + H_2O.

5. Isomerasen
Die Isomerasen sind Enzyme, welche die Umwandlung von optischen, geometrischen oder Stellungsisomeren katalysieren. Unterklassen sind:

5.2 cis-trans-Isomerasen, z.B.
5.2.1.3 All-trans-Retinal: 11-cis-trans-Isomerase (Retinalisomerase).

all-trans-Retinal ⇌ 11-cis-Retinal.

5.3 Enzyme, die die Umwandlung von Aldosen in Ketosen katalysieren, z.B.
5.3.1.1 D-Glycerinaldehyd-3-Phosphat-Ketoisomerase (Triosephosphatisomerase)

D-Glycerinaldehyd-3-Phosphat ⇌ Dihydroxyacetonphosphat.

6. Ligasen
Ligasen sind Enzyme, welche die Verknüpfung zweier Verbindungen katalysieren, wobei eine Pyrophosphatbindung des ATP oder eine ähnliche Verbindung aufgebrochen werden muß. Hierzu gehören Enzyme, die Reaktionen katalysieren, bei denen C-O-, C-S-, C-N- und C-C-Bindungen entstehen. Wichtige Unterklassen sind:

6.2 Enzyme, die die Bildung von C-S-Bindungen katalysieren.

6.3 Enzyme, die die Bildung von C-N-Bindungen katalysieren, z.B.
6.3.1.2 L-Glutamat: Ammoniakligase (ADP) (Glutaminsynthetase).

ATP + L-Glutamat + NH_4^+ ⇌ ADP + Orthophosphat + L-Glutamin.

6.4 Enzyme, die die Bildung von C-C-Bindungen katalysieren, z.B.
6.4.1.2 Acetyl-CoA: CO_2-Ligase (ADP) (Acetyl-CoA-Carboxylase).

ATP + Acetyl-CoA + CO_2 ⇌ ADP + P_i + Malonyl-CoA.

Quantitative Bestimmung von Enzymaktivitäten

Im Vergleich zu organischen oder anorganischen Substanzen kommen Enzyme in Gewebeextrakten oder Körperflüssigkeiten nur in außerordentlich geringen Mengen vor. Daraus ergeben sich besondere Probleme bei ihrer quantitativen Bestimmung. Glücklicherweise ist die **katalytische Aktivität eines Enzyms ein empfindliches und spezifisches Werkzeug für seine Bestimmung.** Infolgedessen kann zur Bestimmung einer Enzymmenge in einer Gewebeprobe oder in einer Körperflüssigkeit die **Geschwindigkeit der enzymkatalysierten Reaktion** herangezogen werden. Unter entsprechenden Bedingungen ist die **gemessene Umsatzgeschwindigkeit proportional zur Enzymmenge.** Wenn möglich, wird die Umsatzgeschwindigkeit einer enzymatischen Reaktion in einem Gewebeextrakt oder einer Körperflüssigkeit mit derjenigen verglichen, die durch bekannte Mengen des gleichen hochgereinigten Enzyms erzielt wird. Unter der Voraussetzung, daß in beiden Fällen die Enzymkonzentration geschwindigkeitsbestimmend ist (hohe Substrat- und niedrige Produktkonzentration, pH- und Temperaturoptimum), kann daraus die Enzymmenge in Extrakt oder Körperflüssigkeit berechnet werden. Es ist jedoch schwierig, die Zahl der Enzymmoleküle oder die Masse des vorhandenen Enzyms zu bestimmen. Aus diesem Grund werden die Ergebnisse von Enzymaktivitätsbestimmungen immer in **Enzymeinhei-**

ten ausgedrückt. Auf diese Weise können immerhin relative Enzymmengen in verschiedenen Proben verglichen werden. Meist werden Enzymeinheiten als Mikromol (μmol; 10^{-6} mol), Nanomol (nmol; 10^{-9} mol) oder Picomol (pmol; 10^{-12} mol) Substratumsatz oder Produktbildung pro Minute ausgedrückt. Die entsprechenden internationalen Enzymeinheiten sind U, mU und μU.

Bestimmung der Dehydrogenaseaktivität als Beispiel für die quantitative Messung einer Enzymaktivität

Die Bestimmung der Aktivität $NAD^+(P)$ abhängiger Enzyme (Dehydrogenasen) wird durch die Tatsache erleichtert, daß NADH bzw. NADPH, nicht jedoch NAD^+ oder $NADP^+$, Licht der Wellenlänge 340 nm absorbieren (Abb. 6.3).
Wenn NADH zu NAD^+ oxidiert wird oder umgekehrt, erfolgen entsprechende Änderungen der optischen Dichte bei 340 nm. Unter definierten Bedingungen ist die Änderung der optischen Dichte direkt der Enzymaktivität proportional (Abb. 6.4).
Eine Eichkurve (Abb. 6.5) ergibt sich dann, wenn die Steigung der Geraden in Abb. 6.4 gegen die Menge einer standardisierten Enzym-

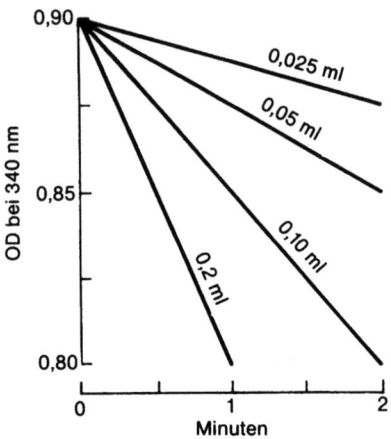

Abb. 6.4. Nachweis einer NADH- oder NADPH-abhängigen Dehydrogenase. Die Änderung der optischen Dichte bei 340 nm in Abhängigkeit von der Umwandlung des reduzierten in das oxidierte Coenzym wird aufgezeichnet. Oxidiertes Substrat und reduziertes Coenzym werden zusammen mit Puffer in eine Küvette gegeben, deren Absorption bei 340 nm aufgezeichnet wird. Zu Beginn der Reaktion ist die optische Dichte sehr hoch, da NADH (oder NADPH) Licht der Wellenlänge 340 nm absorbiert. Nach Zugabe einer Standardenzymlösung (0,025–0,2 ml) nimmt die optische Dichte ab

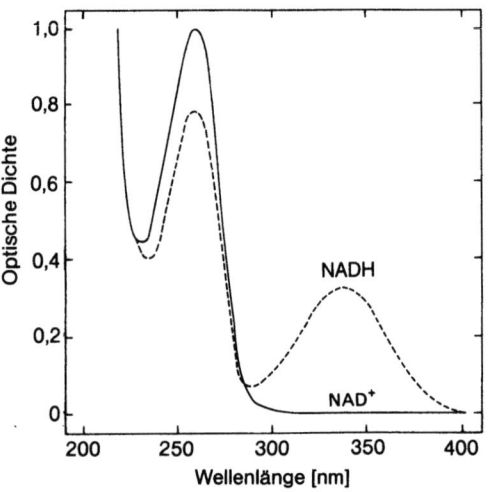

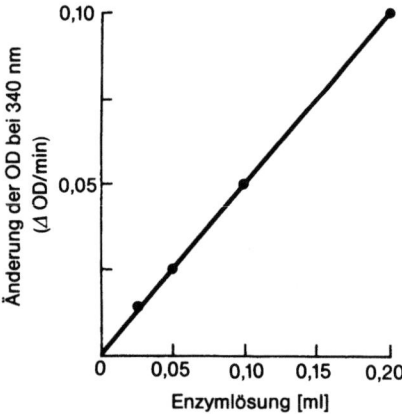

Abb. 6.5. Eichkurve für eine Enzymaktivitätsbestimmung. Die Steigungen der Abb. 6.4 sind gegen die Enzymmenge aufgetragen

Abb. 6.3. Absorptionsspektrum von NAD^+ und NADH. Die angegebenen optischen Dichten beziehen sich auf eine Lösung von 44 mg/l bei einem Lichtweg von 1 cm. $NADP^+$ und NADPH haben Absorptionsspektren, die denjenigen von NAD^+ und NADH entsprechen

präparation aufgetragen wird. Die Menge des entsprechenden Enzyms in einer unbekannten Lösung kann dann auf diesen Standard bezogen werden.

Gekoppelter enzymatischer Test

Im oben angeführten Beispiel diente die Geschwindigkeit der Produktbildung (NAD^+) als

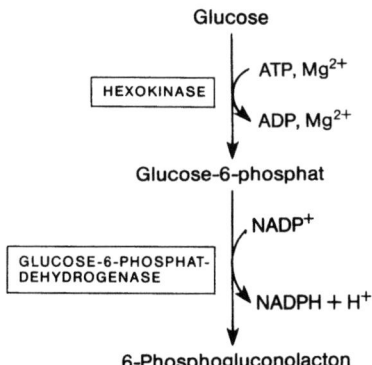

Abb. 6.6. Zusammengesetzter optischer Test zur Bestimmung der Hexokinaseaktivität. Die Reaktion wird an die Glucose-6-Phosphatdehydrogenase gekoppelt. Glucose-6-Phosphatdehydrogenase, Glucose, ATP, Mg^{2+} und $NADP^+$ werden im Überschuß zugegeben. Die vorliegende Hexokinasemenge ist reaktionsgeschwindigkeitsbestimmend

Maß für die Bestimmung der Enzymaktivität. Auch bei anderen Enzymen dient die Bildungsgeschwindigkeit eines Produkts oder seltener die Geschwindigkeit des Substratverbrauchs als Meßgröße. Die chemischen und physikalischen Eigenschaften der jeweiligen Produkte (Substrate) bestimmen natürlich die für die Quantifizierung benutzbare Methode. Häufig können dabei große Probleme auftreten. Diese können elegant dadurch gelöst werden, daß das Produkt, welches durch das zu bestimmende Enzym gebildet wird, in einer zweiten angekoppelten Reaktion mit einer dafür spezifischen Dehydrogenase umgesetzt wird. Ist die Dehydrogenase im Überschuß vorhanden, dann kann die Bildung oder das Verschwinden von NAD(P)H als Meßgröße zur Aktivitätsbestimmung eines Enzyms verwendet werden, das selber NAD(P)H nicht als Substrat benutzt (Abb. 6.6).

Isolierung

Wesentliche Erkenntnisse über die Stoffwechselwege und ihre Regulation sind durch Untersuchungen an isolierten gereinigten Enzymen gewonnen worden. In der Tat sind die Teile des Intermediärstoffwechsels, deren zugehörige Enzyme noch nicht gereinigt werden konnten, genau diejenigen, wo die zur Verfügung stehende Information strittig und bruchstückhaft ist. Darüber hinaus sind hochgereinigte Enzyme erforderlich, um verläßliche Daten über Kinetik, Cofaktoren, aktive Zentren, Struktur- und Reaktionsmechanismen zu gewinnen.

Der Weg zur Anreicherung eines Enzyms ist eigentlich die Isolierung eines spezifischen Proteins aus einem groben Zellextrakt, in dem eine Vielzahl anderer Komponenten enthalten ist. Kleinere Moleküle können durch Dialyse entfernt werden, Nucleinsäuren durch Adsorption an Aktivkohle usw. Das eigentliche Problem ist die Abtrennung des gewünschten Enzyms aus einer Mischung von Hunderten chemisch und physikalisch ähnlicher Proteine. Ein nützliches Verfahren ist die Fällung mit verschiedenen Salzkonzentrationen (i. allg. nimmt man Ammoniumsulfat), die Extraktion mit organischen Lösungsmitteln wie Aceton oder Ethanol, die Behandlung mit Hitze oder die Säurefällung. Neuere Verfahren beinhalten die verschiedenen Arten der Gelfiltration, der Elektrophorese. Besonders nützliche Verfahren sind die selektive Adsorption und Elution von Proteinen an den Anionenaustauscher Diethylaminoethylzellulose (DEAE-Zellulose) sowie den Kationenaustauscher Carboxymethylcellulose (CM-Cellulose).

Affinitätschromatographische Techniken

Der wesentliche Vorteil dieser Reinigungstechnik besteht darin, daß sie selektiv aus einer komplexen Proteinmischung ein spezielles Protein oder wenigstens eine kleine Zahl spezieller Proteine entfernen kann. Sie beruht darauf, daß ein immobilisierter Ligand synthetisiert wird, der spezifisch mit dem zu reinigenden Enzym in Wechselwirkung tritt. Wenn die Proteinmischung mit dem immobilisierten Ligand zusammengebracht wird, werden nur diejenigen Proteinmoleküle vom Liganden gebunden, die mit ihm in eine feste Wechselwirkung treten können. Reinigungen durch Affinitätschromatographie sind außerordentlich eindrucksvoll, häufig kann in einem Schritt ein früher außerordentlich umfangreiches, kompliziertes Reinigungsverfahren umgangen werden.

Da Enzyme i. allg. eine hohe Spezifität gegenüber ihren Substraten oder Coenzymen zeigen, sind die am häufigsten verwendeten Liganden Substrate oder Coenzyme der jeweiligen Enzyme. Diese werden kovalent an einen inerten Träger, beispielsweise Sephadex, gebunden. Diese Bindung kann entweder direkt oder über

Tabelle 6.4. Überblick über eine typische Enzymanreicherung

Fraktion	Gesamtaktivität (Enzymeinheiten)	Gesamtprotein (mg)	Spezifische Aktivität (Enzymeinheiten/mg Protein)	Ausbeute (%)
Rohhomogenat	100 000	10 000	10	(100)
100 000 g Überstand	98 000	8 000	12,2	98
$(NH_4)_2SO_4$-Niederschlag (40–50%)	90 000	1 500	60	90
Acetonfällung (20–35%)	60 000	250	240	60
DEAE-Fraktionierung	58 000	29	2000	58
$(NH_4)_2SO_4$-Niederschlag (43–48%)	52 000	20	2600	52
1. Kristallisation	50 000	12	4160	50
2. Kristallisation	49 000	10	4900	49

ein Verbindungsmolekül erfolgen, welches i. allg. 3–8 C-Atome lang ist. Dies hilft, die Schwierigkeiten zu umgehen, die dann auftreten, wenn der Ligand durch die kovalente Bindung an den Träger für das Enzymmolekül nicht mehr frei zugänglich ist. Mit Hilfe der Affinitätschromatographie sind viele Dehydrogenasen auf NAD-Gelen gereinigt worden. Chromotographie an kovalent gebundenen Farbstoffen sowie hydrophobe Chromatographie sind 2 weitere, eng mit der Affinitätschromatographie verwandte Techniken. Die erstere benutzt als immobilisierten Liganden einen organischen Farbstoff, welcher als Substratanalogon dient. Die Elution erfolgt i. allg. mit Kochsalzgradienten.

Bei der hydrophoben Chromatographie wird eine Alkylkette mit 4–8 C-Atomen kovalent an Sephadex gebunden. Die Retention von Proteinen auf derartigen Materialien beruht auf hydrophoben Wechselwirkungen zwischen den Alkylketten und hydrophoben Regionen des Proteins. Proteine werden zunächst in konzentrierten Salzlösungen am Träger adsorbiert und mit absteigenden Salzgradienten eluiert.

Eine klassische Enzymreinigung eines Leberenzyms mit guter Ausbeute und 490facher Reinigung ist in Tabelle 6.4 dargestellt. Man beachte, wie die spezifische Aktivität und die Ausbeute berechnet werden. Das Ziel ist, zu einer maximalen spezifischen Aktivität (Enzymeinheiten pro Milligramm Protein) zu gelangen und dabei eine möglichst hohe Ausbeute zu erzielen.

Polyacrylamidgel-Techniken

Die Überprüfung, ob ein angereichertes Protein auch homogen ist, wird durch Polyacrylamidgel-Elektrophorese durchgeführt. Die Anwesenheit von größeren und kleineren Kontaminierungen mit anderen Proteinen wird sich bereits in der eindimensionalen Polyacrylamidgel-Elektrophorese zeigen. Bei 2dimensionaler Polyacrylamidgel-Elektrophorese werden in der ersten Dimension die Proteine aufgrund ihres isoelektrischen Punkts aufgetrennt. In der zweiten Dimension erfolgt die Auftrennung der mit SDS denaturierten Proteine nach ihrem Molekulargewicht.

Intracelluläre Verteilung

Heute ist man weit von dem ursprünglichen Konzept entfernt, die Zelle als einen „Sack von Enzymen" aufzufassen. Man weiß vielmehr, daß die hohe Leistungsfähigkeit eukaryoter Zellen unter anderem darauf zurückzuführen ist, daß die Enzyme, Substrate und Cofaktoren, die für die Vielzahl einzelner Stoffwechselprozesse benötigt werden, durch die oben genannten Organellen und Membranen räumlich fixiert und auf diese Weise kompartimentiert werden können. So sind beispielsweise die Enzyme der Glykolyse im Cytosol lokalisiert, diejenigen des Citratcyclus jedoch innerhalb der Mitochondrien. Ein großer Teil der Proteinbiosynthese, die Biosynthese von Lipiden sowie der Abbau von Arzneimitteln erfolgt dagegen beispielsweise an den Membranen des endoplasmatischen Reticulums.

Die Stoffwechselfunktionen der verschiedenen cellulären Organellen können besonders gut in isolierter Form untersucht werden. Dies geschieht i. allg. nach Homogenisierung der Zellen durch Differentialzentrifugation mit dem 600- bis 100 000fachen der Schwerkraft

(600–100000·g[1]). Bei 600·g während 5 min werden neben intakten Zellen und Zelltrümmern aus dem Homogenat v. a. Zellkerne abgetrennt. Mitochondrien sedimentieren dagegen, wenn sie während 20 min bei etwa 8000·g zentrifugiert werden. Die beim Homogenisieren entstandenen Bruchstücke des endoplasmatischen Reticulums, die Mikrosomen, benötigen ein Schwerefeld von 100000·g während 60 min, um vollständig sedimentiert zu sein.
Über den Nachweis von Enzymaktivitäten in den durch Differentialzentrifugation gewonnenen cellulären Fraktionen hinaus gelingt es häufig, eine bestimmte Enzymaktivität in einem Gewebe oder einer Zelle in situ durch histochemische Verfahren nachzuweisen. Dabei werden dünne Gefrierschnitte (2–10 µm dick) mit dem für das jeweilige Enzym benötigten Substrat behandelt. Dabei bildet sich das Produkt der enzymkatalysierten Reaktion an den Stellen, wo Enzym vorhanden ist. Wird dieses Produkt durch geeignete chemische Verfahren angefärbt und nach Möglichkeit unlöslich gemacht, bleibt es am Bildungsort und dient als Marker für die Enzymlokalisation. Obwohl histochemische Techniken i. allg. keine quantitativ zuverlässigen Angaben erlauben, gewinnt man mit ihnen doch eindrucksvolle und den physiologischen Verhältnissen sehr nahekommende Angaben über Enzymverteilungen. Besonders leicht können saure und alkalische Phosphatasen, viele Dehydrogenasen sowie die Monoaminoxidase histochemisch nachgewiesen werden.

Isoenzyme

Oligomere Enzyme, die aus 2 oder mehr verschiedenen Protomeren bestehen, können in unterschiedlichen Formen existieren. Verschiedene Gewebe zeichnen sich dadurch aus, daß sie bevorzugt ein Protomer synthetisieren. Wenn Protomere sich auf unterschiedliche Weise unter Ausbildung eines aktiven (z. B. tetrameren) Enzyms verbinden, entstehen Isoenzyme.
Isoenzyme sind physikalisch unterscheidbare Formen eines Enzyms mit gleicher katalytischer Aktivität. Sie katalysieren dieselbe Reaktion. Man könnte Isoenzyme mit Münzen vergleichen, die an verschiedenen Orten geprägt wurden. Ihr Geldwert, entsprechend ihrer katalytischen Funktion, ist immer identisch, jede Münze (Isoenzym) ist physikalisch ähnlich. Jedoch erlauben subtile physikalische, chemische und immunologische Techniken die Differenzierung zwischen Isoenzymen, ganz ähnlich wie die Markierungen der verschiedenen Prägeanstalten sonst gleiche Münzen unterscheidbar machen.
1957 wurde entdeckt, **daß menschliche Seren verschiedene Isoenzyme der Lactatdehydrogenase enthalten.** Mit der Entdeckung, daß die **relativen Verhältnisse der einzelnen Isoenzyme** sich unter verschiedenen pathologischen Bedingungen **spezifisch und signifikant ändern,** wurde die Messung von Isoenzymen medizinisch interessant. Inzwischen ist über das Vorkommen von Isoenzymen in Blutflüssigkeit und Geweben nicht nur von Säugetieren, sondern auch bei Amphibien, Vögeln, Insekten, Pflanzen und Einzellern berichtet worden. So wurden Isoenzyme verschiedener Dehydrogenasen und Oxidasen sowie von Transaminasen, Phosphatasen, Transphosphorylasen und Proteasen entdeckt.
Die Serumlactatdehydrogenase-Isoenzyme (LDH-Isoenzyme) können durch Elektrophorese auf Stärke-, Agar- oder Polyacrylamidgel leicht, meist im Alkalischen, identifiziert werden. Die LDH-Isoenzyme haben bei diesem pH verschiedene Ladungen und wandern in 5 Banden. Ihre Lokalisierung auf dem Gel kann auch unter Ausnutzung ihrer spezifischen katalytischen Aktivität erfolgen.
Die hierfür verwendeten Testbedingungen erfordern:
1) ein reduziertes Substrat, im Fall der LDH-Isoenzyme Lactat,
2) ein Coenzym, im Fall des LDH-Isoenzyms NAD^+,
3) einen oxidierten Farbstoff, z. B. einen Tetrazoliumfarbstoff,
4) einen Elektronenträger, der für den Elektronentransport zwischen NADH und diesem Farbstoff benötigt wird, z. B. Phenacin-Methosulfat (PMS),
5) weitere Cofaktoren, Puffer usw.
Lactatdehydrogenase katalysiert den Transfer von 2 Elektronen und einem H^+ vom Lactat auf das NAD^+ (Abb. 6.7). Die Reaktion läuft mit meßbarer Geschwindigkeit nur in Anwe-

---

[1] Der Ausdruck ·g gibt an, um das Wievielfache die Zentrifugalkraft die Schwerkraft übertrifft

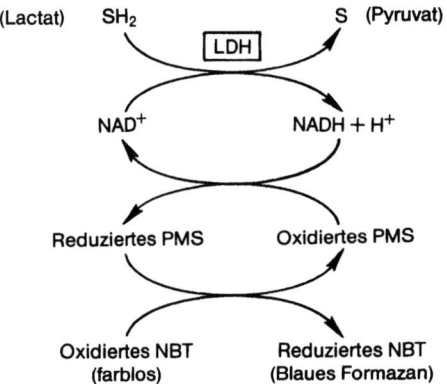

Abb. 6.7. Lactatdehydrogenase

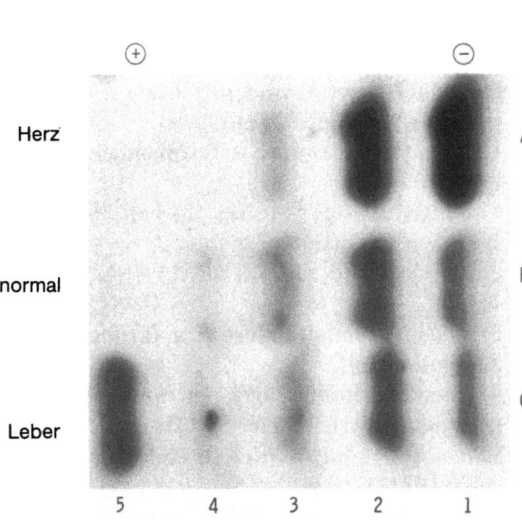

Abb. 6.8. Gekoppelte Reaktionen zur Bestimmung der Lactatdehydrogenaseaktivität auf einer Elektrophorese PMS = Phenazonium-Methosulfat NBT = Tretrazolium blau

senheit des Katalysators LDH ab. Wenn eine Testmischung wie oben angegeben auf das für die Elektrophorese verwendete Gel gesprüht und danach bei 37° inkubiert wird, findet die elektronenübertragende Reaktion nur dort statt, wo sich LDH-Aktivität befindet (Abb. 6.8). Die mit bloßem Auge sichtbaren Banden können durch ein geeignetes Photometer (Abb. 6.9) quantifiziert werden. Das am positivsten geladene Isoenzym ist das Isoenzym I_1.

LDH-Isoenzyme können dank ihrer verschiedenen Quartärstruktur unterschieden werden. Das aktive LDH-Molekül mit einem Molekulargewicht von 130000 besteht aus 4 Untereinheiten. Diese finden sich in Form zweier verschiedener Typen, den Typen H bzw. M, die beide ein Molekulargewicht von etwa 34000 haben. Nur das tetramere Molekül hat katalytische Aktivität. Für ein tetrameres Enzym ergeben sich infolgedessen folgende 5 Kombinationsmöglichkeiten:
HHHH, HHHM, HHMM, HMMM, MMMM.

Daß derartige Kombinationsmöglichkeiten auch in der Natur vorkommen, konnte von C. L. Markert gezeigt werden. Er dissoziierte und rekonstituierte die verschiedenen LDH-Isoenzyme. Wenn hierfür die Lactatdehydrogenasen I_1 oder I_5 verwendet wurden, entstanden keine neuen Isoenzyme. Daraus konnte ge-

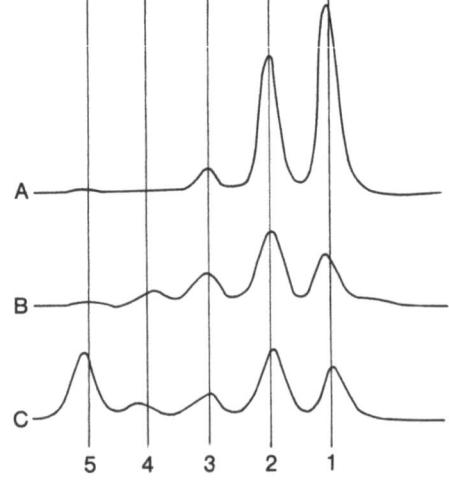

Abb. 6.9. Normales und pathologisches Muster der Lactatdehydrogenaseisoenzyme im menschlichen Serum. Die LDH-Isoenzyme im Serum wurden auf Celluloseacetat bei pH 8,6 getrennt und danach auf Enzymaktivität angefärbt. Die photometrische Ausmessung ergibt die relativen Anteile der Isoenzyme. A Patient mit Herzinfarkt; B Normalserum; C Serum eines Patienten mit einer Lebererkrankung. (Nach Dr. Melvin Black and Mr. Huth Miller, St. Luke's Hospital, San Francisco)

schlossen werden, daß sowohl LDH-I_1 als auch LDH-I_5 aus nur einem protomeren Molekül zusammengesetzt sind. Wurde jedoch eine Mischung aus gereinigter LDH-I_1 und LDH-I_5 dissoziiert und danach reassoziiert, entstanden zusätzlich die Lactatdehydrogenasen I_2, I_3 und I_4. Eine genaue Untersuchung ergab, daß die theoretisch zu erwartenden Kombinationen auch tatsächlich vorliegen:

LDH-Isoenzyme	Untereinheiten
I_1	HHHH
I_2	HHHM
I_3	HHMM
I_4	HMMM
I_5	MMMM

Die Synthese der H- und M-Untereinheit erfolgt auf verschiedenen Genloci.

Enzyme in der klinischen Diagnostik

Unterscheidung zwischen funktionellen und nichtfunktionellen Plasmaenzymen

Verschiedene Enzyme und Proenzyme sind in der Blutzirkulation normaler Individuen zu jedem Zeitpunkt nachweisbar. Da auch ihre Substrate im Blut entweder dauernd oder intermittierend vorkommen, dienen sie einer physiologischen Funktion. Als Beispiel für derartige **funktionelle Plasmaenzyme** sollen an dieser Stelle die Lipoproteinlipase, die Pseudocholinesterase und die Proenzyme der Blutgerinnung und der Fibrinolyse genannt werden. Im allgemeinen werden die funktionellen Plasmaenzyme in der Leber synthetisiert, sie liegen jedoch im Blut in gleichen oder noch höheren Konzentrationen als in den Geweben vor.

Wie schon der Name sagt, kann den **nichtfunktionellen Plasmaenzymen** keine bekannte physiologische Funktion im Blut zugeschrieben werden. Meist finden sich ihre Substrate nicht im Plasma und die Enzyme selber haben wenigstens bei Normalpersonen, im Plasma bis zu 1 000 000mal geringere Konzentrationen als im Gewebe. Wenn sie im Plasma in erhöhten Konzentrationen vorkommen, kann auf eine Gewebszerstörung geschlossen werden. Auf diese Weise kann die Bestimmung dieser nichtfunktionellen Plasmaenzyme im Blut dem Arzt wertvolle Hinweise für die Diagnose und Prognose verschiedener Krankheiten geben.

Die nichtfunktionellen Plasmaenzyme können weiter unterteilt werden in Enzyme, die normalerweise in exokrinen Sekreten vorkommen, sowie in die eigentlichen intracellulären Enzyme. Die exokrinen Enzyme, v.a. die aus dem Pankreas stammende Amylase, Lipase, die alkalische Phosphatase der Gallenflüssigkeit und die saure Phosphatase der Prostata gelangen durch passive Diffusion ins Plasma. Die eigentlichen intracellulären Enzyme gehören zu den cellulären Bestandteilen. Vor allem diejenigen, die fast an intracelluläre Organellen gebunden sind, kommen normalerweise nicht in der Zirkulation vor.

Herkunft der nichtfunktionellen Plasmaenzyme

Die im Plasma von Normalpersonen gefundenen niedrigen Spiegel von nichtfunktionellen Enzymen entstammen der normalen Zerstörung von Erythrocyten, Leukocyten und anderen Zellen. Bei beschleunigter Zellzerstörung, kommt es zum Übertritt cellulärer Enzyme in die Zirkulation. Dieser muß allerdings nicht immer ein Hinweis auf eine celluläre Nekrose sein, sondern kann sich auch schon bei leichteren Störungen der cellulären Funktion einstellen.

Diagnostischer Wert einiger Enzyme

Die Bestimmung folgender Enzymaktivitäten kann den Arzt mit Informationen versorgen, die ihm die Stellung einer Diagnose ermöglichen oder zumindest sehr erleichtern.

Lipase. Die Aktivität der Pankreaslipase im Plasma ist bei akuter Pankreatitis und Pankreascarcinomen erhöht. Sie zeigt normale Aktivitäten bei Lebererkrankungen, Vitamin-A-Mangel, bösartigen Erkrankungen und Diabetes mellitus.

Amylase. Die Aktivität der Pankreasamylase im Plasma ist erhöht bei Dünndarmileus, Parotitis und akuter Pankreatitis. Sie zeigt dagegen eine niedere Aktivität bei Lebererkrankungen.

Trypsin. Während akuter Pankreaserkrankungen nimmt die Trypsinaktivität im Plasma zu. Dabei kommt es zu Änderungen der Blutgerinnung, die als Antithrombintiter gemessen werden.

Cholinesterase. Erniedrigte Spiegel dieses Enzyms finden sich bei Patienten mit Lebererkrankungen, Unterernährung, chronischen und akuten Infektionskrankheiten und Anämien. Erhöhte Spiegel finden sich dagegen beim nephrotischen Syndrom. Eine große Zahl von Arzneimitteln führt zu einem vorübergehenden Abfall der Cholinesteraseaktivität. Alkylfluorophosphate führen zur irreversiblen Hemmung des Enzyms. Einige Insecticide, die häufig in Gebrauch sind, vermindern die Cholinesteraseaktivität. Auf diesem Phänomen beruhen Untersuchungsverfahren, mit denen eine erhöhte Belastung mit derartigen Mitteln nachgewiesen werden soll.

Der Cholinesterasegehalt junger Erythrocyten ist im Vergleich zu gealterten Zellen wesentlich höher. Infolgedessen kann durch Bestimmung der Cholinesteraseaktivität in Erythrocyten ein Anhaltspunkt für das Ausmaß der Erythropoese gewonnen werden.

Alkalische Phosphatase. Die Aktivität von Phosphatasen mit einem pH-Optimum im alkalischen Bereich steigt bei Rachitis, Hyperparathyreoidismus, M. Paget, Knochensarkom, Verschlußikterus und Lebermetastasen an.
Wie bei verschiedenen anderen Enzymen sind auch für die alkalische Phosphatase Isoenzyme nachgewiesen worden. Es handelt sich um spezifische Isoenzyme, die aus dem Knochen, der Leber, der Placenta und dem Dünndarm stammen. Infolgedessen verbessert die spezifische Bestimmung der Isoenzyme der alkalischen Phosphatase die Treffsicherheit des Tests.
Bei Herzinsuffizienz kann die Aktivität der alkalischen Serumphosphatase infolge einer Leberschädigung durch venösen Rückstau erhöht sein. Von großer Bedeutung ist die Bestimmung der Isoenzyme der alkalischen Phosphatase, um bei metastasierenden Carcinomen Leberschädigungen des Knochens abzugrenzen.

Saure Phosphatase. Phosphataseaktivitäten mit pH-Optimum im sauren Bereich sind im Plasma bei Prostatacarcinomen, besonders wenn es zur Metastasenbildung gekommen ist, erhöht.

Transaminasen. Von besonderer klinischer Bedeutung sind die 2 Transaminasen **Glutamat-Oxalacetat-Transaminase (GOT)** sowie **Glutamat-Pyruvat-Transaminase (GTP).** Die erstere katalysiert den Transfer der Aminogruppe des Aspartats auf α-Ketoglutarat, wobei Glutamat und Oxalacetat entstehen, die zweite die Übertragung der Aminogruppe des Alanins auf α-Ketoglutarat, wobei Glutamat und Pyruvat entstehen. Bei Normalpersonen sind die Serumaktivitäten von Transaminasen relativ niedrig. Eine Freisetzung dieser Enzyme erfolgt erst nach entsprechender Gewebsschädigung. Ein Beispiel ist der Herzmuskel, der besonders transaminasenreich ist. Beim Myokardinfarkt kommt es zu einem raschen und deutlichen Anstieg der Serumtransaminasen. Die erhöhten Aktivitäten normalisieren sich innerhalb weniger Tage. Die Bestimmung der Glutamat-Oxalacetat-Transaminase wird häufig zur Bestätigung der Diagnose beim Herzinfarkt benutzt.

Lebergewebe ist ebenfalls sehr reich an Transaminasen, enthält jedoch mehr GTP als GOT. Beide Transaminasen sind im Serum von Patienten mit akuten Lebererkrankungen erhöht. Da sich beim Herzinfarkt jedoch nur eine geringgradige Erhöhung der GTP findet, ist dieses Enzym ein relativ spezifischer Indikator von Leberzellschädigungen. Auch bei schweren Schädigungen der Skelettmuskulatur, z. B. nach massiven Traumen, kommt es zu einer Erhöhung der Serumtransaminasespiegel.

Lactatdehydrogenase. In Anbetracht ihres ubiquitären Vorkommens in verschiedenen Geweben finden sich erhöhte LDH-Aktivitäten bei diversen Erkrankungen. So kommt es nach Myokardinfarkt innerhalb von 24 h zu einem bedeutenden Anstieg der LDH-Aktivität im Plasma, die sich innerhalb 5-6 Tagen normalisiert. Erhöhung der LDH-Aktivität findet sich auch bei akuter und chronischer Leukämie, bei metastasierenden Carcinomen sowie bei akuter Hepatitis. Bei akuten febrilen und chronischen Infektionskrankheiten, bei Anämien, Lungeninfarkt und vielen chronischen Erkrankungen finden sich dagegen normale LDH-Spiegel.

LDH-Isoenzyme. Der Herzmuskel enthält im wesentlichen das Isoenzym LDH-I_1. Verfolgt man das Verhalten der LDH-Isoenzyme beim Herzinfarkt, so findet sich ein sehr spezifischer Anstieg gerade dieses Enzyms, womit die Treffsicherheit der LDH-Aktivitätsbestimmung erhöht wird.

Isocitratdehydrogenase. Die Bestimmung der Isocitratdehydrogenase-Aktivität im Plasma ist bei der Diagnostik von Lebererkrankungen nützlich. Darüber hinaus finden sich erhöhte Isocitratdehydrogenase-Aktivitäten in der Cerebrospinalflüssigkeit bei Patienten mit Gehirntumoren oder den verschiedenen Meningitistypen. Bei Tumoren finden sich i. allg. um etwa das 10fache erhöhte Werte. Liegt eine Meningitis vor, kann die Aktivitätserhöhung in der Cerebrospinalflüssigkeit das 50fache des Normwerts erreichen, sie nimmt jedoch in der Erholungsphase rasch wieder ab.

Kreatinphosphokinase. Die Bestimmung der Kreatinphosphokinaseaktivität im Plasma (CK oder CPK) ist von besonderem Wert bei der Diagnose von Erkrankungen der Skelettmuskulatur und des Herzmuskels. Von den übrigen Geweben des Organismus enthält lediglich noch das Gehirn beträchtliche Aktivitäten an CPK. In menschlichen Geweben kommt CPK in Form dreier verschiedener dimerer Isoenzyme vor, deren Protomere mit den Buchstaben M (für Muskel) und B (für Gehirn) bezeichnet werden. Durch Kombination ergibt sich dadurch die CPK_1 (BB), CPK_2 (MB) und CPK_3 (MM). Die Bestimmung der CPK-Isoenzyme führt zu einer wesentlich erhöhten Treffsicherheit bei der Diagnostik der mit CPK-Erhöhung einhergehenden Erkrankungen. So macht bei Normalpersonen das aus dem Myokard stammende Isoenzym MB (CPK_2) nicht mehr als 2% der gesamten im Plasma vorkommenden CPK-Aktivität aus. Nach frischem Myokardinfarkt steigt dieser Anteil auf 4,5–20% der Gesamtaktivität, also auf das bis zu 20fache des Normalspiegels.

Caeruloplasmin. Caeruloplasmin ist ein kupferenthaltendes Serumglobulin, das in vitro verschiedene Amine wie Adrenalin, 5-Hydroxytryptamin und Dihydroxyphenylalanin oxidieren kann. Die Plasmacaeruloplasminaktivitäten, gemessen an der Oxidaseaktivität, sind bei verschiedenen Erkrankungen wie Lebercirrhose, Hepatitis, Infektionskrankheiten usw. und bei Schwangerschaft erhöht. Ein Abfall des Caeruloplasmins ist ein wichtiger Test zur Bestätigung der Diagnose einer hepatolenticulären Degeneration (M. Wilson).

7 Bioenergetik

Peter H. Mayes

Einleitung

Die **Bioenergetik** oder **biochemische Thermodynamik** beschreibt die biochemische Reaktionen begleitenden Energieänderungen. Diese Reaktionen erfolgen unter Freisetzung von Energie, wenn das reagierende System sich von einem höheren zu einem niedrigeren Energieniveau bewegt. Meist wird die Energie in Form von Wärme freigesetzt. In nichtbiologischen Systemen kann Wärme in mechanische oder elektrische Energie umgewandelt werden. Da biologische Systeme prinzipiell isotherm sind, kann die bei biologischen Reaktionen freigesetzte Wärme nicht dazu benutzt werden, energieverbrauchende Lebensprozesse anzutreiben. Diesen Vorgängen, z. B. Synthesereaktionen, Muskelkontraktion, Nervenleitung oder aktivem Transport, wird die benötigte Energie durch chemische Kopplung an oxidative Reaktionen zugeführt. In ihrer einfachsten Form ist diese Art der Kopplung in Abb. 7.1 dargestellt.

Die Umwandlung des Metaboliten A in den Metaboliten B findet unter Energiefreisetzung statt. Sie ist mit einer anderen Reaktion gekoppelt, in welcher Energie zur Umwandlung des Metaboliten C in den Metaboliten B erforderlich ist. Da ein Teil der in der abbauenden Reaktion freigesetzten Energie in einer von Wärmeenergie unterschiedlichen Form auf die synthetische Reaktion übertragen wird, können die normalen chemischen Begriffe exotherme bzw. endotherme Reaktion nicht angewandt werden. Man sollte eher die Ausdrücke **exergone** oder **endergone Reaktion** benutzen. Sie drücken aus, daß eine Reaktion mit einem Verlust bzw. Gewinn von freier Energie abläuft, wobei die Art der beteiligten Energie unerheblich ist. Generell kann ein endergoner Vorgang nicht für sich betrachtet werden, da er immer Bestandteil eines gekoppelten exergonen/endergonen Systems ist, wobei die **insgesamt auftretende Änderung der Energie exergon ist.**

Das Konzept der freien Energie

Unter der Änderung der freien Energie (ΔG) versteht man den Teil der Gesamtenergieänderung in einem System, welcher für Arbeitsleistungen verwandt werden kann.

Wenn die in Abb. 7.1 dargestellten Reaktionen von der linken zur rechten Seite ablaufen, muß der Gesamtprozeß von einem Verlust an freier Energie in Form von Wärme begleitet sein. Ein möglicher Kopplungsmechanismus der beiden Teilreaktionen würde darin bestehen, daß sie über ein gemeinsames Zwischenprodukt (I) verfügen:

$$A + C \rightarrow I \rightarrow B + D$$

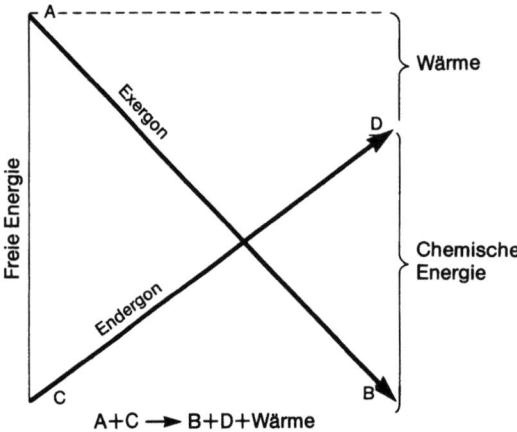

Abb. 7.1. Kopplung einer exergonen an eine endergone Reaktion

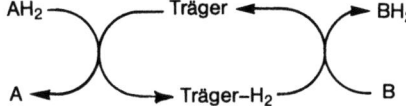

Abb. 7.2. Kopplung einer Oxidationsreaktion an eine Reduktionsreaktion über ein Trägermolekül

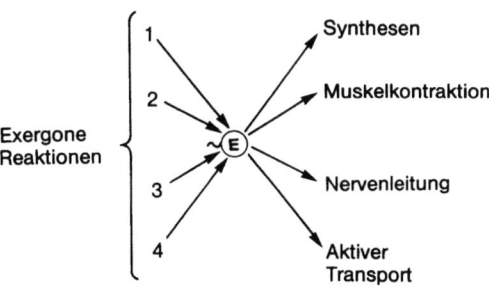

Abb. 7.4. Überführung von Energie über eine allgemeine energiereiche Verbindung auf energieverbrauchende (endergone) biologische Vorgänge

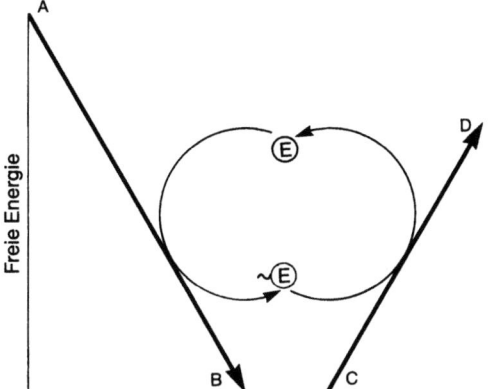

Abb. 7.3. Transfer von freier Energie von einer exergonen auf eine endergone Reaktion durch intermediäre Bildung einer energiereichen Verbindung

In der Tat sind eine Reihe exergoner und energoner Reaktionen in biologischen Systemen auf diese Weise gekoppelt. In derartigen Systemen besteht ein „eingebauter" Kontrollmechanismus. Durch das gemeinsame Zwischenprodukt ist gewährleistet, daß die Geschwindigkeit des Verbrauchs von D als dem Produkt der Synthesereaktion über das Massenwirkungsgesetz die Geschwindigkeit der Oxidation von A bestimmt. Derartige Beziehungen bilden die Basis für die **Atmungskontrolle** als den Kontrollmechanismus, der in einem Organismus eine ungehemmte Substratoxidation verhindert. Eine Erweiterung dieses Kopplungskonzepts ergibt sich bei Dehydrogenasereaktionen, welche über wasserstoffübertragende Verbindungen an reduktive Reaktionen gekoppelt sind (Abb. 7.2).
Eine weitere Möglichkeit der Kopplung einer exergonen an eine endergone Reaktion besteht in der Synthese einer Verbindung mit hohem Energiepotential in der exergonen Reaktion und der Einführung dieser neuen Verbindung in die endergone. Auf diese Weise wäre ein Energietransfer vom exergonen auf den endergonen Stoffwechselweg möglich (Abb. 7.3).
In Abb. 7.3 stellt ~Ⓔ eine Verbindung hohen Energiepotentials und Ⓔ die entsprechende Verbindung mit niedrigem Energiepotential dar. Der biologische Vorteil dieses Mechanismus besteht darin, daß Ⓔ anders als I keine strukturelle Verwandtschaft zu A, B, C oder D haben muß. Auf diese Weise kann Ⓔ als Energieübertrager von einer Vielzahl exergoner Reaktionen auf eine entsprechend große Zahl endergoner Reaktionen benutzt werden (Abb. 7.4).
In der lebenden Zelle ist die wichtigste energieübertragende Verbindung (~Ⓔ) das Adenosintriphosphat oder ATP.

Die Anwendung der Hauptsätze der Thermodynamik auf biochemische Systeme

Der erste Hauptsatz der Thermodynamik legt fest, daß die **Gesamtenergie eines Systems zusammen mit seiner Umgebung konstant bleibt.** Hieraus ergibt sich das Gesetz der Erhaltung der Energie. Es legt fest, daß innerhalb eines Systems Energie weder verloren noch gewonnen werden kann. Innerhalb des Gesamtsystems kann jedoch Energie von einem Teil auf einen anderen übertragen oder in eine andere Energieform umgewandelt werden. So kann z. B. chemische Energie in Wärmeenergie, elektrische Energie, Strahlungsenergie oder mechanische Energie umgewandelt werden.
Der zweite Hauptsatz der Thermodynamik stellt fest, daß Prozesse nur dann spontan ablaufen, wenn die **Gesamtentropie eines Systems zunimmt.** Der Begriff Entropie ist dabei ein Maß für die Unordnung eines Systems. Die Entropie erreicht ihren Maximalwert in einem System im wahren Gleichgewicht. Bei konstanter Temperatur und konstantem Druck besteht zwischen der Änderung der freien Energie eines Systems und der Entropieänderung (ΔS)

folgende Beziehung, welche die beiden Hauptsätze der Thermodynamik verbindet:

$$\Delta G = \Delta H - T\Delta S.$$

Hat ΔG ein negatives Vorzeichen, erfolgt die Reaktion spontan unter Verlust von freier Energie, sie ist also exergon. Erreicht zusätzlich ΔG einen großen Wert, handelt es sich um eine weitgehend irreversible Reaktion. Nimmt ΔG einen positiven Wert an, verläuft die Reaktion nur dann, wenn freie Energie zur Verfügung steht, d. h. sie ist endergon. Erreicht ΔG einen hohen numerischen Wert, handelt es sich um ein stabiles System, das wenig oder gar keine Tendenz zu einer Reaktion zeigt. Beträgt der Wert für ΔG 0, so befindet sich das System im Gleichgewicht.

Beziehung zwischen Gleichgewichtskonstante und der Änderung der freien Energie

In einer Modellreaktion

$$A + B \rightleftharpoons C + D$$

beträgt die Änderung der freien Energie

$$\Delta G = \Delta G^0 + RT \ln \frac{[C][D]}{[A][B]}.$$

Hierbei ist R die Gaskonstante und T die absolute Temperatur. Liegen die Reaktanten [A], [B], [C] und [D] in der Konzentration 1 mol/l vor, bezeichnet ΔG^0 die **Änderung der freien Energie unter Standardbedingungen**.
Im Gleichgewicht ist ΔG gleich 0. Dies bedeutet

$$0 = \Delta G^0 + RT \ln \frac{[C][D]}{[A][B]}.$$

Im Gleichgewicht ist also

$$\Delta G^0 = -RT \ln \frac{[C][D]}{[A][B]}.$$

Für biochemische Reaktionen wird der Standardzustand für einen pH-Wert von 7 definiert. Unter diesen Bedingungen ist die Bezeichnung für die Änderung der freien Energie unter Standardbedingungen $\Delta G^{0'}$. Die Gleichgewichtskonstante unter Standardbedingungen beträgt

$$K' = \frac{[C][D]}{[A][B]}.$$

Durch Substitution ergibt sich

$$\Delta G^{0'} = -RT \ln K'$$

oder

$$\Delta G^{0'} = -2{,}303 \, RT \log K'.$$

Die Änderung der freien Energie einer Reaktion unter Standardbedingungen kann also aus der Gleichgewichtskonstanten K' errechnet werden. ΔG kann dabei in Abhängigkeit von den Konzentrationen der einzelnen Reaktanten größer oder kleiner als $\Delta G^{0'}$ sein.

Bedeutung der energiereichen Phosphate für die Bioenergetik und die Energiekonservierung

Um Lebensvorgänge aufrechtzuerhalten, müssen alle Organismen aus ihrer Umgebung Energie aufnehmen. Im Fall der autotrophen Organismen wird dies durch Kopplung ihres Stoffwechsels an einfache exergone Vorgänge in der Umgebung erreicht. So können beispielsweise grüne Pflanzen die Energie des Sonnenlichts nutzen. Heterotrophe Organismen erhalten freie Energie dagegen durch Kopplung ihres Stoffwechsels an den Abbau komplexer organischer Moleküle aus ihrer Umgebung. Bei all diesen Vorgängen spielt ATP eine zentrale Rolle als Überträger freier Energie von exergonen auf endergone Prozesse (Abb. 7.3 und 7.4). ATP ist ein spezialisiertes Nucleotid aus Adenin, Ribose und 3 Phosphatgruppen (Abb. 7.5). Intracellulär liegt es als Mg^{2+}-Komplex vor (Abb. 7.6).

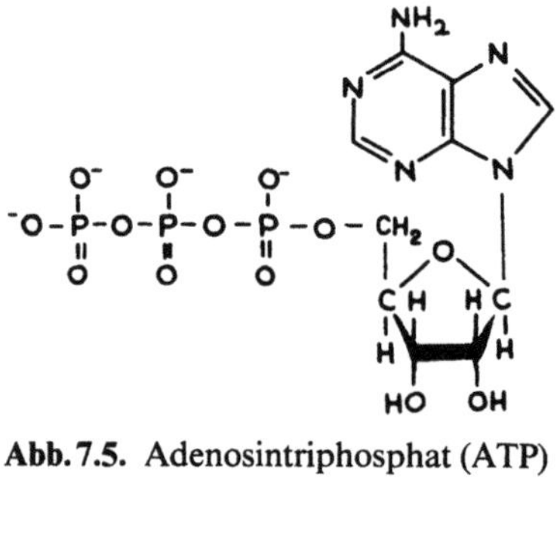

Abb. 7.5. Adenosintriphosphat (ATP)

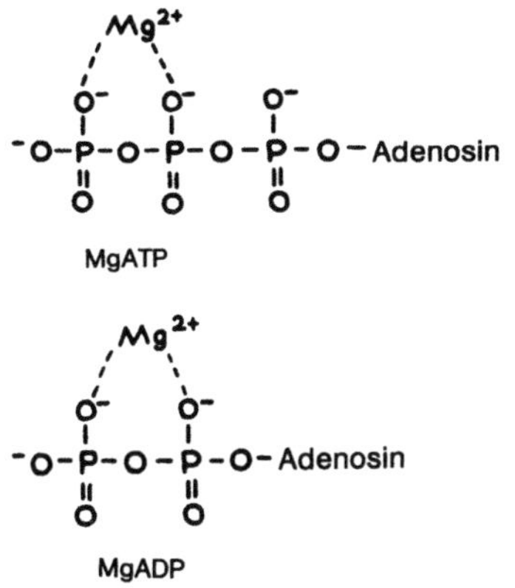

Bedeutung der energiereichen Phosphate 77

MgATP (Strukturformel mit Mg²⁺)

MgADP (Strukturformel mit Mg²⁺)

Abb. 7.6. Die Magnesiumkomplexe von ATP und ADP

Tabelle 7.1. Standardhydrolyseenergie einiger biochemisch wichtiger Organophosphate

Verbindung	$\Delta G^{0'}$	
	kJ/mol	kcal/mol
Phosphoenolpyruvat	−61,9	−14,8
Carbamylphosphat	−51,4	−12,3
1,3-Bisphosphoglycerat (zu 3-Phosphoglycerat)	−49,3	−11,8
Kreatinphosphat	−43,1	−10,3
Acetylphosphat	−42,3	−10,1
Argininphosphat	−33,5	−8,0
ATP → ADP + P_i	−30,5	−7,3
Glucose-1-Phosphat	−20,9	−5,0
Fructose-6-Phosphat	−15,9	−3,8
Glucose-6-Phosphat	−13,8	−3,3
Glycerin-3-Phosphat	−9,2	−2,2

Auf die Bedeutung von Phosphaten für den Intermediärstoffwechsel wurde man in den Jahren zwischen 1930 und 1940 aufmerksam, als die chemischen Details der Glykolyse und die Bedeutung von ATP, ADP und anorganischem Phosphat (P_i) bekannt wurden. Man glaubte zunächst, daß ATP die Aufgabe hätte, Phosphatradikale für Phosphorylierungsreaktionen zu übertragen. Eine Bedeutung von ATP für die Bioenergetik ging aus Experimenten hervor, die zeigten, daß ATP und Kreatinphosphat während der Muskelkontraktion abgebaut werden und nur dann resynthetisiert werden können, wenn oxidative Vorgänge im Muskel ablaufen. Erst 1941 führte Lipmann das Konzept der „energiereichen Phosphate und der energiereichen Phosphatbindung" ein.

Hydrolyseenergie von ATP und anderen Organophosphaten

Tabelle 7.1 zeigt die Änderung der freien Energie unter Standardbedingungen bei der Hydrolyse einiger biochemisch wichtiger Phosphate. Aus dem dabei erhaltenen $\Delta G^{0'}$ kann für jede einzelne Verbindung in etwa abgeschätzt werden, wie gut durch sie Phosphatgruppen auf einen entsprechenden Acceptor übertragen werden können. Für die Hydrolyse des terminalen Phosphats des ATP beträgt der $\Delta G^{0'}$-Wert −8,8 kcal (−36,8 kJ) pro Mol. Einen ähnlichen Wert erreicht man bei der Hydrolyse des terminalen Phosphats ADP. Phosphate mit diesem oder einem höheren Wert gelten als energiereich, Phosphate mit niedrigerem Wert als energiearm. Zu den letzteren gehören die Esterphosphate der Glykolysezwischenprodukte mit $\Delta G^{0'}$-Werten deutlich unterhalb dem Wert des ATP. Zu der Gruppe der energiereichen Phosphate gehören i. allg. Phosphorsäureanhydride (z. B. ATP, ADP, das 1-Phosphat des 1,3-Bisphosphoglycerats, Enolphosphate (z. B. Phosphoenolpyruvat) und Phosphoguanidine (z. B. Kreatinphosphat, Argininphosphat). Andere biologisch wichtige energiereiche Verbindungen sind Thioester mit Coenzym A (z. B. Acetyl-CoA), mit dem Acylcarrierprotein, die für die Proteinbiosynthese benötigten Aminosäureester, das S-Adenosylmethionin sowie Uridindiphosphatglucose (UDPG) und verwandte Verbindungen.

Energiereiche Phosphate

Um das Vorhandensein einer energiereichen Phosphatgruppe anzuzeigen, benutzte Lipmann das Symbol ~ⓟ. Dies bedeutet, daß mit dem Transfer dieser Gruppe auf einen entsprechenden Acceptor eine größere Menge freier Energie übertragen wird. Aus diesem Grund gibt der Ausdruck „**hohes Gruppenübertragungspotential**" die wirklichen Verhältnisse besser wieder als die Bezeichnung „energiereiche Bindung". ATP enthält 2 energiereiche Phosphatgruppen, ADP eine. Im Gegensatz dazu ist die Phosphatgruppe im AMP eine energiearme, da es sich hier um eine normale Esterbindung handelt (Abb. 7.7).

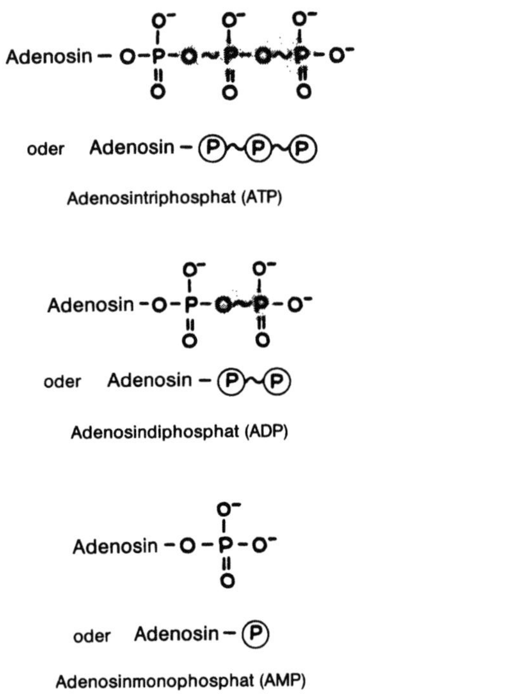

7. Bioenergetik

Adenosin −O−P(=O)(O⁻)−O∼P(=O)(O⁻)−O∼P(=O)(O⁻)−O⁻

oder Adenosin − (P)∼(P)∼(P)

Adenosintriphosphat (ATP)

Adenosin −O−P(=O)(O⁻)−O∼P(=O)(O⁻)−O⁻

oder Adenosin − (P)∼(P)

Adenosindiphosphat (ADP)

Adenosin −O−P(=O)(O⁻)−O⁻

oder Adenosin − (P)

Adenosinmonophosphat (AMP)

Abb. 7.7. Struktur von ATP, ADP und AMP mit Position und Zahl der energiereichen Bindungen

Bedeutung energiereicher Phosphate als „Energiewährung" der Zelle

Infolge seiner mittleren Hydrolyseenergie (Tabelle 7.1) kann ATP energiereiches Phosphat auf unterhalb gelegene Verbindungen übertragen. Wenn die notwendige enzymatische Ausstattung vorhanden ist, kann auf der anderen Seite ADP energiereiches Phosphat unter ATP-Bildung von oberhalb gelegenen Verbindungen aufnehmen. Der in Abb. 7.8 dargestellte ATP-ADP-Cyclus verknüpft Vorgänge, die energiereiche Phosphate erzeugen, mit denen, die es verbrauchen. Reaktionen, die energiereiches Phosphat erzeugen, können in 4 Hauptgruppen eingeteilt werden. In aeroben Organismen hat die mitochondriale ATP-Synthetase zweifelsohne die größte quantitative Bedeutung (Kap. 12). Die für diesen Vorgang benötigte freie Energie entstammt der mitochondrialen Atmungskette (s. S. 151). Die **oxidative Phosphorylierung** ist damit ein wichtiger Teil der zur **Energiekonservierung** einer Zelle benötigten Vorgänge. Energiekonservierung erfolgt darüber hinaus beim Abbau von Glucose zu Lactat in der Glykolyse (s. Abb. 15.3). Hierbei werden pro Mol abgebauter Glucose 2 energiereiche Phosphate erzeugt, so daß im Endeffekt 2 mol ATP aus 2 mol ADP phosphoryliert werden können. Hierbei erfolgt zunächst der Einbau von P_i in 3-Phosphoglycerinaldehyd, aus dem durch Oxidation 1,3-Bisphosphoglycerat entsteht. Es enthält eine energiereiche Phosphorsäureanhydridbindung, die unter ATP-Bildung mit ADP gespalten wird. In ähnlicher Weise wird das Phosphat des Phosphoenolpyruvats auf ADP übertragen, wobei ATP entsteht (Abb. 7.9). Eine weitere Energiekonservierung erfolgt durch die Succinatthiokinase des Citratcyclus (s. S. 181).

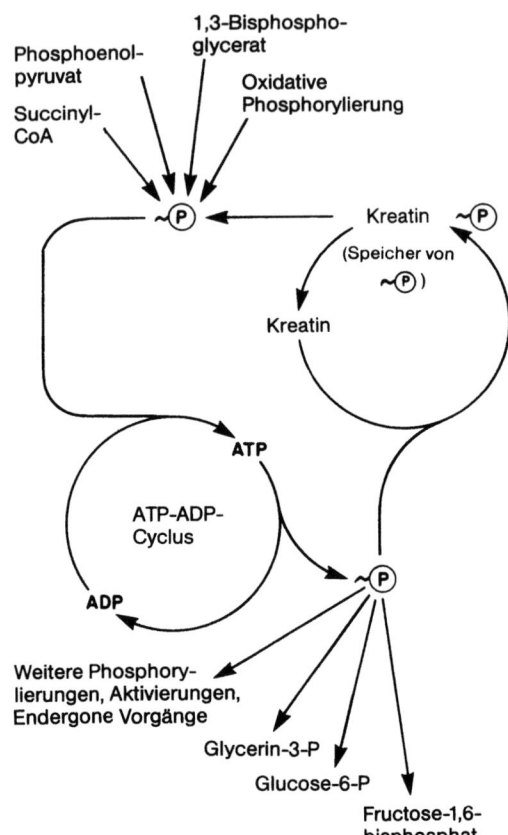

Abb. 7.8. Bedeutung des ATP-ADP-Cyclus beim Transfer energiereichen Phosphats. Man beachte, daß ∼(P) nicht in freier Form vorkommt, sondern im Verlauf der dargestellten Reaktionen übertragen wird

Eine weitere Gruppe der in Tabelle 7.1 dargestellten Verbindungen stellt eine Speicherform energiereicher Phosphate dar. Zu ihr gehört das Kreatinphosphat (Phosphagen) des Vertebratenmuskels und -hirns sowie das Argininphosphat aus der Muskulatur von Invertebraten.

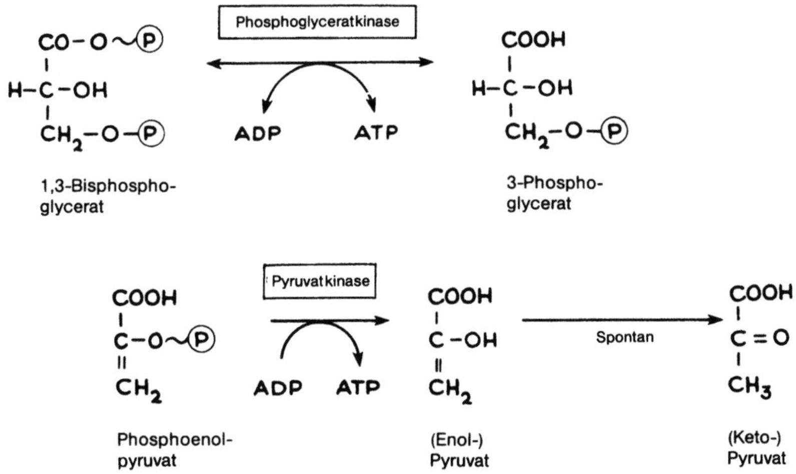

Bedeutung der energiereichen Phosphate 79

Abb. 7.9. Übertragung energiereicher Phosphate von Glykolysezwischenprodukten auf ADP

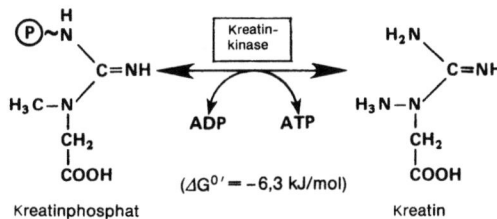

Abb. 7.10. Übertragung eines energiereichen Phosphats zwischen ATP und Kreatin

Unter physiologischen Bedingungen verläuft während der Muskelkontraktion die in Abb. 7.10 dargestellte Reaktion von der linken auf die rechte Seite. Damit ist gewährleistet, daß auch bei raschem ATP-Verbrauch die ATP-Konzentration der Muskelzelle einigermaßen konstant gehalten werden kann. Bei einem Überschuß von ATP findet dagegen die Rückreaktion statt, so daß Kreatinphosphat gebildet werden kann.

Dient ATP als Phosphatdonator an die unterhalb stehenden Verbindungen (Tabelle 7.1), wird die Phosphatgruppe in eine energiearme umgewandelt, z. B.

Glycerin + Adenosin-℗~℗~℗ $\xrightarrow{\text{Glycerokinase}}$
Glycero-℗ + Adenosin-℗~℗

Bioenergetik gekoppelter Reaktionen

Die in Abb. 7.1 oder 7.3 dargestellten gekoppelten Reaktionen sollen am Beispiel der ersten Glykolysereaktion (s. S. 187) dargestellt werden. Sie besteht in der Phosphorylierung von Glucose zu Glucose-6-Phosphat. Die Reaktion ist stark endergon und würde unter physiologischen Bedingungen nicht stattfinden.

Glucose + $P_i \rightarrow$ Glucose-6-P + H_2O;
$\Delta G^{0'} = +13{,}8$ kJ/mol (1)

Damit die Reaktion stattfinden kann, muß sie an einen exergonen Prozeß gekoppelt werden. Eine derartige Reaktion ist die Hydrolyse des terminalen Phosphats des ATP:

ATP $\rightarrow$ ADP + P_i; $\Delta G^{0'} = -36{,}8$ kJ/mol (2)

Koppelt man die Reaktionen 1 und 2 durch die Hexokinase, findet eine schnelle Glucosephosphorylierung in einer hochexergonen Reaktion statt. Unter physiologischen Bedingungen handelt es sich um eine praktisch irreversible Reaktion, da ihr Gleichgewicht ganz auf der rechten Seite liegt.

Glucose + ATP $\xrightarrow{\text{Hexokinase}}$ Glucose-6-P + ADP,
$\Delta G^{0'} = -23$ kJ/mol

Viele „Aktivierungsreaktionen" verlaufen nach diesem Muster.

Beziehungen zwischen den Adeninnucleotiden

Das Enzym Adenylatkinase (Myokinase) kommt in hoher Aktivität in den meisten Zellen vor. Es katalysiert die Reaktion

ATP + AMP $\rightleftharpoons$ 2 ADP.

Diese Reaktion hat verschiedene Aufgaben. Einmal ermöglicht sie die ATP-Bildung aus ADP. Darüber hinaus gibt sie eine Möglichkeit, das im Verlauf der verschiedensten Aktivierungsreaktionen gebildete AMP schrittweise in ADP und schließlich in ATP umzuwandeln. AMP, welches immer dann gebildet wird, wenn der ATP-Spiegel der Gewebe absinkt, dient als metabolisches (allosterisches) Signal zur Steigerung kataboler Reaktionen, in deren Gefolge ATP erzeugt werden kann (s. S. 154).

Bei der Aktivierung langkettiger Fettsäuren entsteht aus ATP AMP und anorganisches Pyrophosphat (PP_i):

$$\text{ATP} + \text{CoASH} + \text{R-COOH} \xrightarrow{\text{Thiokinase}} \text{AMP} + PP_i + \text{R-CO-SCoA}$$

Die Reaktion verläuft mit einem Verlust an freier Energie in Form von Wärme, weswegen das Gleichgewicht der Aktivierungsreaktion auf die rechte Seite verschoben wird. Darüber hinaus wird das gebildete anorganische Pyrophosphat durch die in allen Zellen in hoher Aktivität vorkommende Pyrophosphatase gespalten. Die Spaltungsreaktion hat ein $\Delta G^{0'}$ von $-19{,}2$ kJ/mol. Man beachte, daß derartige Aktivierungsreaktionen zu einem Verlust von 2 energiereichen Phosphaten führen.

$$PP_i + H_2O \xrightarrow{\text{Pyrophosphatase}} 2\,P_i$$

Durch Kombination der oben genannten Reaktionen kann ein Phosphatcyclus konstruiert werden, an dem die verschiedenen Adeninnucleotide teilnehmen (Abb. 7.11).

Mit ATP und ADP in Beziehung stehende Nucleosidphosphate

Durch das Enzym Nucleosiddiphosphatkinase (NUDIKI) entstehen dem ATP analoge Nucleosidtriphosphate aus ihren Diphosphaten:

ATP + UDP $\rightleftharpoons$ ADP + UTP   Uridintriphosphat,
ATP + GDP $\rightleftharpoons$ ADP + GTP   Guanosintriphosphat,
ATP + CDP $\rightleftharpoons$ ADP + CTP   Cytidintriphosphat.

Alle genannten Triphosphate werden für die verschiedensten Phosphorylierungsreaktionen benötigt. Entsprechend der NUDIKI gibt es Nucleosidmonophosphatkinasen mit Spezifität für Purin- bzw. Pyrimidinnucleotide, welche die Bildung von Nucleosiddiphosphaten aus den entsprechenden Monophosphaten katalysieren:

ATP + Nucleosidmonophosphat $\rightleftharpoons$ ADP + Nucleosiddiphosphat.

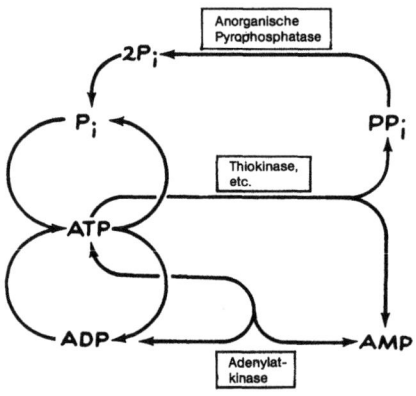

Abb. 7.11. Phosphatcyclen und Beziehungen zwischen Adeninnucleotiden

Die Adenylatkinase ist also eine spezifische Nucleosidmonophosphatkinase.

8 Kinetische Eigenschaften von Enzymen

Victor W. Rodwell

Die vorhergehenden Kapitel gaben einen Überblick über die physikalischen und chemischen Eigenschaften von Proteinen und die Beziehung zwischen Struktur und Funktion eines Proteins. Kapitel 6 und 7 behandelten die allgemeinen Eigenschaften von Enzymen und die Energieänderungen, die mit den biochemischen Reaktionen einhergehen. In diesem Kapitel wird nun ein Überblick über die chemische Natur der durch Enzyme vermittelten Katalyse gegeben; die Enzym-Substrat-Wechselwirkungen, welche für die Reaktionsspezifität dieser biologischen Katalysatoren verantwortlich sind, werden so weit wie möglich erklärt.

Energiebarrieren und Übergangszustände bei chemischen Reaktionen

Im folgenden wird eine Verdrängungsreaktion dargestellt, in welcher die Gruppe Y die Gruppe X verdrängt:

$$Y + R-X \rightleftharpoons Y-R + X.$$

Diese Reaktion läuft über 2 Halbreaktionen. In der ersten bildet sich ein Übergangszustand aus, in dem sowohl Y als auch X an R gebunden sind. In der zweiten Reaktion erfolgt danach der Zerfall unter Bildung der entsprechenden Produkte.

$$Y + R-X \rightleftharpoons \underbrace{Y \ldots R \ldots X}_{\text{Übergangszustand}} \rightleftharpoons Y-R + X$$

Wie bei allen chemischen Reaktionen gehen mit jeder der beiden Halbreaktionen charakteristische Änderungen der freien Energie einher.

Wenn wir infolgedessen ΔG_F als Änderung der freien Energie definieren, die mit der Bildung des Übergangszustands einhergeht, und ΔG_D die Änderung der freien Energie, welche mit dem Zerfall des Übergangszustandes einhergeht, so ergibt sich

$$\Delta G_F = \Delta G_F^\circ + RT \ln \frac{[Y \ldots R \ldots X]}{[Y][R-X]},$$

$$\Delta G_D = \Delta G_D^\circ + RT \ln \frac{[Y-R][X]}{[Y \ldots R \ldots X]}.$$

Hierbei ist die Energie der Gesamtreaktion ΔG die Summe der Änderung der freien Energie für die Teilreaktionen.

$$\Delta G = \Delta G_F + \Delta G_D$$

Wie bei jeder anderen Gleichung mit 2 Termen kann man aus dem Vorzeichen und der Größe von ΔG nichts über die Größe und das Vorzeichen von ΔG_F oder ΔG_D schließen. Anders ausgedrückt besteht keine Möglichkeit, aus der Änderung der freien Energie einer Gesamtreaktion etwas über die Änderungen der freien Energie bei der Bildung und den Zerfall des Übergangszustandes auszusagen. Da das Phänomen der Katalyse eng mit ΔG_F und ΔG_D verknüpft ist, folgt, daß aus der Thermodynamik der Gesamtreaktion ΔG nichts über den Reaktionsmechanismus ausgesagt werden kann. Eine derartige Aussage ist jedoch das Ziel der Kinetik.

Reaktionsprofile von Änderungen der freien Energie bei der Bildung und dem Zerfall des Übergangszustands

Das oben genannte Konzept kann auch graphisch dargestellt werden. In Abb. 8.1 und 8.2

8. Kinetische Eigenschaften von Enzymen

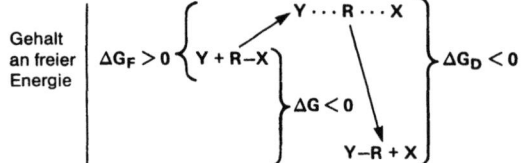

Abb. 8.1. Reaktionsprofil für eine Verdrängungsreaktion, welche mit einer negativen Änderung der freien Energie einhergeht

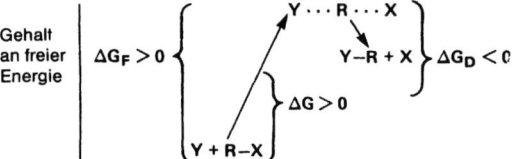

Abb. 8.2. Reaktionsprofil für eine Verdrängungsreaktion, welche mit einer positiven Änderung der freien Energie einhergeht

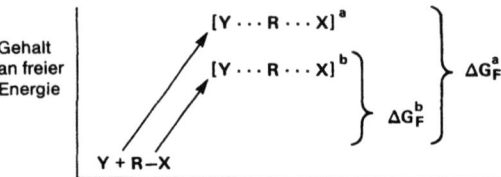

Abb. 8.3. Reaktionsprofil für die Bildung zweier unterschiedlicher Übergangszustände (Y ... R ... X)^a und (Y ... R ... X)^b sowie der zugehörigen freien Energien ΔG_F^a und ΔG_F^b

finden sich sog. „Reaktionsprofile", die die Beziehungen zwischen ΔG, ΔG_F und ΔG_D verdeutlichen.

Man beachte, daß nach Abb. 8.1 ΔG negativ ist, in Abb. 8.2 jedoch positiv. In beiden Fällen ist ΔG_F positiv und ΔG_D negativ. Auch hieraus geht hervor, daß aus dem Vorzeichen und der Größe von ΔG in keiner Weise auf Vorzeichen oder Größe von ΔG_F oder ΔG_D geschlossen werden kann.

Die Rolle von Katalysatoren bei der Bildung eines reaktionsfähigen Übergangszustands

In Abb. 8.3 sind die Reaktionsprofile für 2 unterschiedliche Übergangszustände der gleichen Gesamtreaktion dargestellt. In beiden Fällen ist die für die Bildung des Übergangszustands aufzuwendende freie Energie die Energiebarriere für die Gesamtreaktion. Sie ist für den Übergangszustand [Y...R...X]^b niedriger als die Energiebarriere für den Übergangszustand [Y...R...X]^a. **Katalysatoren ändern den Gehalt an freier Energie des Übergangszustands.** Im obigen Beispiel repräsentiert [Y...R...X]^a den Übergangszustand für die nicht katalysierte Reaktion, [Y...R...X]^b den Übergangszustand für die katalysierte Reaktion. Alle Katalysatoren einschließlich der Enzyme erniedrigen die freie Energie für die Bildung des Übergangszustands, also ΔG_F. Die Änderung der freien Energie der Gesamtreaktion ist unabhängig von der Katalyse, sie hat also keinen Effekt auf ΔG. Da die Gleichgewichtskonstante einer chemischen Reaktion eine Funktion der Änderung der freien Energie einer Reaktion ist,

$$\Delta G° = -RT \cdot \ln K,$$

folgt, daß Enzyme und andere Katalysatoren keinen Effekt auf die Gleichgewichtskonstante einer Reaktion haben.

Einfluß der Temperatur

Die **kinetische** oder **Kollisionstheorie** sagt aus, daß Moleküle bei ihrer Reaktion zusammenstoßen müssen. Darüber hinaus müssen sie ausreichend Energie besitzen, um die „**Energiebarriere**" einer Reaktion zu überwinden. Wenn Moleküle ausreichend kinetische Energie für ihre Reaktion haben, dann wird jede Maßnahme, die die Kollisionshäufigkeit der Moleküle steigert, auch die Reaktionsgeschwindigkeit steigern. Im Gegensatz dazu vermindern Faktoren, die die Kollisionshäufigkeit oder die kinetische Energie von Molekülen herabsetzen, auch die Reaktionsgeschwindigkeit.

Wenn Moleküle nicht ausreichend Energie für eine Reaktion haben, können Faktoren, die ihre kinetische Energie anheben (z. B. Anstieg der Temperatur) die Reaktion in Gang bringen. Abbildung 8.4 gibt eine schematische Darstellung der Kollisionstheorie. Während in A die kinetische Energie der Moleküle in keinem Fall für eine Reaktion ausreicht, verfügen in B wenigstens ein Teil und in C alle Moleküle über ausreichende Energie, um die Energiebarriere einer Reaktion zu überwinden.

Ohne entsprechende Katalyse verlaufen viele chemische Reaktionen bei den für das Leben typischen Temperaturen außerordentlich langsam. Jedoch sind auch bei diesen Temperatu-

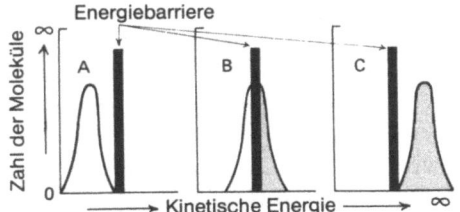

Abb. 8.4. Energiebarriere chemischer Reaktionen (Erläuterungen s. Text)

ren Moleküle in Bewegung und kollidieren. **Sie reagieren jedoch nicht, da die meisten eine zu geringe kinetische Energie besitzen, um die für die Reaktion notwendige Energiebarriere zu überwinden.** Bei entsprechend höheren Temperaturen mit höherer kinetischer Energie würden diese Reaktionen rasch stattfinden, sofern sie überhaupt spontan ablaufen können, d. h. mit einer negativen Änderung der freien Energie (s. S. 74) ablaufen. Die genannten Reaktionen laufen also bei den niederen Temperaturen in lebenden Zellen zwar spontan, aber sehr langsam ab, bei höheren Temperaturen würden sie spontan und rasch ablaufen. **Die Aufgabe der Enzyme besteht darin, spontan ablaufende Reaktionen auch unter den in lebenden Zellen herrschenden Bedingungen rasch ablaufen zu lassen.**

Bedeutung von Enzymen für die Lösung und Bildung covalenter Bindungen

Die meisten chemischen Reaktionen in der Biochemie gehen mit der Lösung oder der Bildung kovalenter Bindungen einher. Betrachtet man beispielsweise die Gruppentransferreaktion in Kap. 6,

$$D-G+A \rightleftharpoons A-G+D,$$

so wird hier eine Gruppe G von einem Donator D−G auf einen Acceptor A übertragen. In der Gesamtreaktion wird die D−G-Bindung gelöst und eine neue Bindung, die Bindung A−G geknüpft. Derartige enzymkatalysierte Gruppentransferreaktionen werden jedoch besser folgendermaßen dargestellt:

```
D-G \   / Enz \   / G
     \ /       \ /
      X         X
     / \       / \
    D   \ Enz-G   A
```

Diese Darstellung berücksichtigt 3 wesentliche Tatsachen enzymkatalysierter Gruppentransferreaktionen:
1) Jede Halbreaktion beinhaltet sowohl die Lösung als auch die Bildung einer kovalenten Bindung.
2) Das Enzym ist ein Reaktant genau wie D−G und A.
3) In der Gesamtreaktion wirkt das Enzym katalytisch (d. h. es wird nur in Spurenmengen benötigt und kann nach Beendigung der Reaktionen unverändert wieder gewonnen werden). Dies trifft jedoch für die Halbreaktionen nicht zu. Hier reagiert das Enzym stöchiometrisch, d. h. es wird in einem molaren Verhältnis von 1 : 1 zu den anderen Reaktanten benötigt.
Viele biochemische Reaktionen können als Spezialfälle von Transferreaktionen aufgefaßt werden, bei denen D, A oder beide fehlen können. Isomerisierungsreaktionen könnten beispielsweise als Reaktionen ohne D und A aufgefaßt werden:

```
S \   / Enz \   / P
   \ /       \ /
    X         X
       Enz-S
```

Diese Darstellungen berücksichtigen allerdings eine weitere wichtige Eigenschaft enzymkatalysierter Reaktionen nicht. Es handelt sich um die Teilnahme von 2 oder mehr intermediären Formen des Enzym-Substrat-Komplexes an der Reaktion, woraus sich natürlich ein Satz sequentieller Halbreaktionen ergibt. Die Darstellung einer Gruppentransferreaktion, die dies berücksichtigt, könnte folgendermaßen aussehen:

```
D-G \    Enz      A-G
     \            /
      X          X
     / \        / \
    D   Enz-G Enz-G**  A
         Enz-G*
```

Hierbei stellen Enz−G, Enz−G* und Enz−G** schrittweise entstehende Übergangszustände der Gesamtreaktion dar.
Nach dem oben Gesagten ist klar, daß alle Reaktanten sich in einem so engen Abstand zueinander befinden müssen, daß kovalente Bindungen gelöst oder gebildet werden können. Mit anderen Worten heißt dies, daß die Reak-

tanten miteinander kollidieren müssen, damit eine Reaktion stattfindet.

Betrachtet man die Chemie homogener Lösung in Abwesenheit von Katalysatoren, sind die Konzentrationen der reagierenden Moleküle über die ganze Lösung hinweg konstant. Sobald ein Katalysator eingebracht wird, stimmt dies nicht mehr. Jeder Katalysator muß auf seiner Oberfläche Domänen tragen, die die reagierenden Moleküle binden. Dies ist zwar ein reversibler Vorgang, die Gleichgewichtskonstante für die Bindung favorisiert jedoch den gebundenen Zustand vor dem freien. Qualitativ kann dies folgendermaßen beschrieben werden:

Reaktant + Katalysator ⇌ Katalysator – Reaktant-Komplex.

Quantitativ kann die Assoziation zwischen einem Reaktanten, R, und einem Katalysator, C, mit Hilfe einer Dissoziationskonstante für den R-C-Komplex beschrieben werden:

$$R-C \rightleftharpoons R+C$$
$$K_D = \frac{[R][C]}{[R-C]}$$

Ein niedriger Wert für K_D steht für einen sehr festen R–C-Komplex.

Eine wichtige Folge der Bindung eines Reaktanten an einen Katalysator besteht darin, daß die Konzentration des Reaktanten in einem begrenzten Gebiet der Lösung sehr stark erhöht wird.

Wenn der Katalysator für eine bimolekulare Reaktion beide Reaktanten bindet, kann die lokale Konzentration jedes einzelnen in Abhängigkeit von seinem individuellen K_D-Wert für den Katalysator gesteigert werden. Die Geschwindigkeit der bimolekularen Reaktion

$$A + B \rightarrow A - B$$

ist proportional zu den Konzentrationen sowohl von A als auch von B. Aus diesem Grund hat die Bindung von A und B durch den Katalysator zu einer enormen Zunahme der Reaktionsgeschwindigkeit geführt, im Einzelfall um mehrere Größenordnungen.

Eine der wesentlichen Ursachen für die katalytische Wirkung von Enzymen ist ihre Fähigkeit, einen oder häufiger beide Reaktanten einer bimolekularen Reaktion sehr effektiv zu binden, wobei die Konzentration der Reaktanten und infolgedessen die Reaktionsgeschwindigkeit zunehmen. Enzyme sind im Vergleich zu den meisten Nicht-Proteinkatalysatoren extrem effizient und wirken sehr spezifisch. Um diese besonderen Eigenschaften zu verstehen, muß im folgenden der Begriff des aktiven oder katalytischen Zentrums eingeführt werden.

Das aktive Zentrum von Enzymen

Allgemeines

Im Vergleich zu ihrem Substrat haben Enzyme als katalytisch aktive Proteine ein hohes Molekulargewicht. Aufgrund dieser Tatsache postulierten Biochemiker schon um die Jahrhundertwende, daß nur ein relativ kleiner, wohldefinierter Abschnitt des Enzyms am Katalyseprozeß teilnimmt. Diese Region des Enzyms wurde als aktives Zentrum bezeichnet. Heute bevorzugt man hierfür den Ausdruck **katalytisches Zentrum,** da man weiß, daß Enzyme auch andere „aktive" Zentren besitzen, die z. B. als Bindungsstellen für Effectoren dienen (allosterische Bindungsstellen). Das Problem, warum Enzyme ein so hohes Molekulargewicht haben müssen, obwohl nur ein kleines Areal ihrer Oberfläche am Katalyseprozeß teilnimmt, konnte mit der Aufklärung der 3dimensionalen Struktur von Enzymen gelöst werden. Es zeigte sich, daß aufgrund der Faltung des Peptidfadens und mit der Ausbildung der 3dimensionalen Struktur von Proteinen große Teile des Enzyms zum Aufbau des katalytischen Zentrums beitragen. Rechnet man den Strukturbedarf für die Ausbildung anderer aktiver Zentren mit ein, so ist es erstaunlich, daß Enzymmoleküle nicht noch wesentlich größer sein müssen.

Das starre Modell des katalytischen Zentrums

Emil Fischer war der erste, der ein Modell des katalytischen Zentrums von Enzymen vorschlug. Er nahm an, daß die Wechselwirkung zwischen Substrat und Enzym analog zur Wechselwirkung zwischen Schloß und Schlüssel erfolgt. Danach sollten starre, jedoch hoch organisierte Strukturen des Enzymproteins mit hoher Spezifität mit dem Substrat in Wechselwirkung stehen, wie es modellhaft in Abb. 8.5

Das aktive Zentrum von Enzymen 85

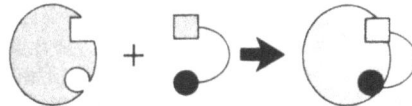

Abb. 8.5. Bildung eines Enzym-Substrat-Komplexes nach dem Schlüssel-Schloß-Modell von Fischer

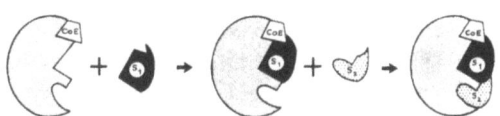

Abb. 8.6. Darstellung der sequentiellen Adsorption eines Coenzyms (*CoE*) und zweier Substrate (S_1 und S_2) an ein Enzym nach der Schlüssel-Schloß-Hypothese. Es wird angenommen, daß das Coenzym eine Gruppe trägt, die für die Bindung des ersten Substrats S_1 essentiell ist und darüber hinaus die Bindung des zweiten Substrates S_2 erleichtert

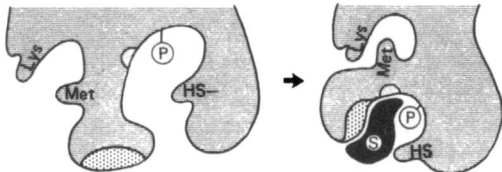

Abb. 8.7. Darstellung der induzierten Paßform durch eine Konformationsänderung der Proteinstruktur (Erläuterungen s. Text)

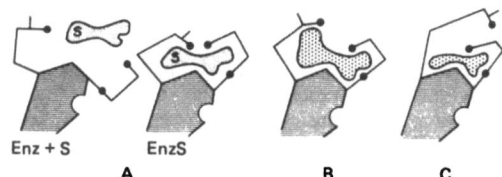

Abb. 8.8 a–c. Darstellung der Konformationsänderungen eines Enzymproteins bei Bindung eines Substrates (**a**) oder inaktiver Substratanaloga (**b**, **c**)

dargestellt ist. Diese Vorstellung reicht auch heute noch zum Verständnis verschiedener Enzymeigenschaften aus. Hierher gehört beispielsweise das geordnete Bindungsverhalten von 2 oder mehr Substraten (Abb. 8.6) oder aber die Kinetik einer einfachen Substratsättigungskurve.

Das flexible Modell des katalytischen Zentrums

Ein Nachteil von Fischers Modell des katalytischen Zentrums ist seine starre Struktur. Das in neuerer Zeit von Koshland entwickelte Modell der **induzierten Strukturanpassung** kann viele Eigenschaften von Enzymen besser erklären und hat in jüngster Zeit durch viele verschiedene Experimente eine Bestätigung erfahren.
Nach den Vorstellungen von Koshland induziert das Substrat eine Konformationsänderung des Enzyms. Dadurch werden Aminosäureseitenketten oder andere Gruppierungen im Enzym in die korrekte räumliche Anordnung für die Substratbindung gebracht und die Katalyse eingeleitet. Gleichzeitig können andere Aminosäurereste aus dem Innern des Moleküls verschwinden.
In dem in Abb. 8.7 gezeigten hypothetischen Beispiel sind hydrophobe Gruppen (schraffierter Teil des Moleküls) und geladene Gruppen (gepunktet) an der Substratbindung beteiligt. Gleichzeitig sollen ein Phosphoserinrest (– P) und die SH-Gruppe eines Cysteinrestes an der Katalyse beteiligt sein. Aminosäureseitenketten, die weder an der Substratbindung noch an der Katalyse teilnehmen, sind durch die 2 Aminosäuren Lysin und Methionin dargestellt. In Abwesenheit des Substrats sind die für die Substratbindung bzw. die Katalyse verantwortlichen Gruppen relativ weit voneinander entfernt. Die Anwesenheit des Substrats induziert eine Konformationsänderung des Enzymproteins, wobei die für Substratbindung und Katalyse verantwortlichen Gruppen in die korrekte Position kommen. Gleichzeitig finden sich räumliche Umorientierungen in anderen Regionen, so nähern sich die an Substratbindung und Katalyse nicht teilhabenden Lysin- und Methioninreste einander (Abb. 8.7).
Abbildung 8.8 zeigt das Verhalten von Enzymen nach Koshlands Modell bei Reaktionen mit Substratanaloga. Während bei Anlagerung des korrekten Substrats (Abb. 8.8 a) alle reaktiven Gruppen des Enzyms (in der Abbildung durch die schwarzen Punkte wiedergegeben) in die richtige Position gebracht werden, wird dies durch Substratanaloga verhindert. Durch zu große oder zu kleine Substratanaloga (Abb. 8.8 b, c) wird die Bindung behindert. Man kann sich schließlich vorstellen, daß ein Molekül mit regulatorischen Eigenschaften an einer anderen Stelle des Enzymmoleküls bindet (in Abb. 8.8 durch die kleine Vertiefung des schraffierten Enzymmoleküls dargestellt). Die Bindung

86 8. Kinetische Eigenschaften von Enzymen

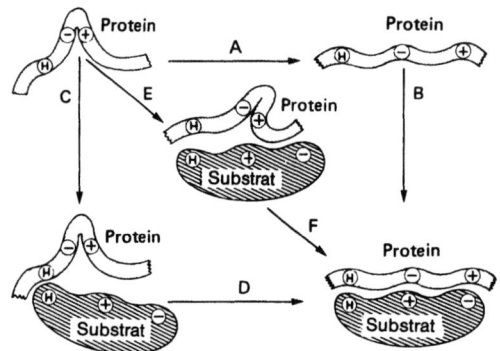

Abb. 8.9. Darstellung alternativer Reaktionswege für substratinduzierte Konformationsänderungen. Das Enzym kann zunächst eine Konformationsänderung mitmachen (*A*), und danach das Substrat binden (*B*). Alternativ kann zunächst das Substrat gebunden werden (*C*), wonach die Konformationsänderung stattfindet (*D*). Schließlich können beide Vorgänge in konzertierter Weise erfolgen (*E*), wobei eine Isomerisierung zur endgültigen Konformation (*F*) angeschlossen wird. (Nach Koshland DE, Neet KE (1968) The catalytic and regulatory properties of enzymes. Annu Rev Biochem 37: 387)

dieses Moleküls könnte einen der Polypeptidarme mit der katalytisch aktiven Gruppe „niederhalten" und so zwar Substratbindung ermöglichen, jedoch nicht die Katalyse.

Die genaue Reaktionsfolge während der substratinduzierten Konformationsänderung eines Enzyms ist noch nicht bekannt. Abbildung 8.9 zeigt die verschiedenen Möglichkeiten auf.

Auch wenn die Primärstruktur eines Enzyms vollständig bekannt ist, ist es häufig schwierig, die am Aufbau des katalytischen Zentrums beteiligten Aminosäurereste exakt anzugeben. Wie aus dem Modell der induzierten Anpassung hervorgeht, können diese bezogen auf die Primärstruktur weit voneinander entfernt sein, während sie bei Betrachtung der 3dimensionalen Struktur des Moleküls nahe beieinander liegen müssen.

Katalytische Zentren spezifischer Enzyme

Lysozym. Lysozym ist ein Enzym, das in relativ hoher Aktivität in Tränenflüssigkeit, Sputum, Nasensekret, Magensaft, Milch und Eiweiß vorkommt. Es katalysiert die Hydrolyse von β-1,4-glykosidischen Bindungen der Oligosaccharide, die die Strukturbestandteile bakterieller Zellwände sind. Mit besonderer Aktivität werden Hexasaccharide aus N-Acetyl-Glucos-

amin und N-Acetyl-Muraminsäure gespalten. In den Sekreten der Atemwege dient Lysozym dazu, die Zellwände der mit der Luft eindringenden grampositiven Bakterien zu zerstören. Lysozym hat ein Molekulargewicht von etwa 15 000 und besteht aus einer einzigen Polypeptidkette aus 129 Aminosäuren. Das Enzym verfügt weder über ein Coenzym noch über anorganische Cofaktoren. Sowohl seine Spezifität, seine katalytische Aktivität als auch seine 3dimensionale Struktur sind also ausschließlich auf die Anordnung der Aminosäuren in der Primärsequenz zurückzuführen.

Ein 3dimensionales Modell des Lysozyms und seines Substrats sind im *Journal of Biological Chemistry* (1968) 243: 1633 dargestellt. Das Enzym verfügt nur über kleine Regionen mit Faltblattstruktur bzw. α-Helix. In einer tiefen Rinne des Enzymmoleküls befindet sich das katalytische Zentrum, dem 6 weitere aktive Zentren zugeordnet sind, die verschiedene Substrate oder Inhibitoren binden können (Abb. 8.10). Die für die Aufspaltung der kovalenten Bindung verantwortlichen Aminosäurereste liegen zwischen den Bindungsstellen D und E in enger Nachbarschaft zu den Carboxylgruppen des Aspartats 52 und Glutamats 35. Der Glutamatrest 35 führt zu einer Protonierung der Acetalbindung des Substrats, während das negativ geladene Aspartat 52 das entstehende Carboniumion stabilisiert.

Ribonuclease. Aufgrund ausgedehnter chemischer Untersuchungen gab es bereits vor der

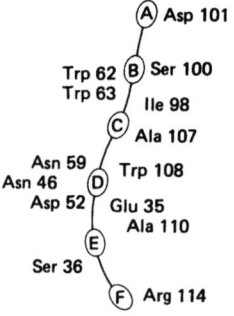

Abb. 8.10. Schematische Darstellung des aktiven Zentrums in einer Spalte des Lysozyms. *A–F* stellen die Glykosylreste eines Hexasaccharids dar. Einige Aminosäurereste in der Spaltregion sind mit den entsprechenden Nummern der Lysozymsequenz angegeben. (Nach Koshland DE, Neet KE (1968) The catalytic and regulatory properties of enzymes. Annu Rev Biochem 37: 364)

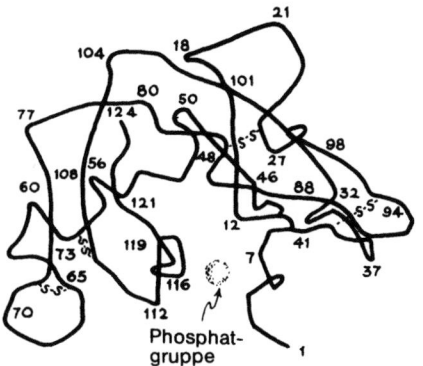

Abb. 8.11. Struktur der Ribonuclease nach Röntgenstrukturdaten. Die Zahlen beziehen sich auf spezifische Reste (s. auch Abb. 4.9)

Ermittlung der 3dimensionalen Struktur ausreichende Information über das katalytische Zentrum der Ribonuclease. Auch dieses Enzym enthält einen tiefen Graben, in dem das Substrat gebunden wird. Im katalytischen Zentrum liegen die Aminosäuren Histidin 12 und Histidin 119, die an der Katalyse beteiligt sind. Beide Aminosäurereste befinden sich in der Nähe der Bindungsstelle für UMP (Abb. 8.11).

Aminosäuresequenzen am katalytischen Zentrum

Viele als Hydrolasen wirkende Enzyme zeigen Ähnlichkeiten in der Aminosäuresequenz am katalytischen Zentrum (s. Tabelle 8.1). Aus dieser Tatsache kann geschlossen werden, daß die chemischen Mechanismen, die zur Aufspaltung einer kovalenten Bindung benutzt werden, in biologischen Systemen ähnlich sind.

Abhängigkeit von der Temperatur

Im Gegensatz zu chemischen Reaktionen sind bei enzymkatalysierten Reaktionen Reaktionsgeschwindigkeit und Temperatur nur über einen eng begrenzten Bereich proportional. Die **Konstante Q_{10}**, die auch als **Temperaturkoeffizient** bezeichnet wird, gibt die Änderung der Reaktionsgeschwindigkeit bei einer Änderung der Temperatur um 10 °C an. Als Richtwert kann dienen, daß die Geschwindigkeit vieler biologischer Reaktionen sich bei einer Temperaturerhöhung um 10 °C etwa verdoppelt. Das bedeutet, daß Q_{10} einen Wert von 2 annimmt. Trägt man die Geschwindigkeit enzymkatalysierter Reaktionen in Abhängigkeit von der Temperatur auf, so ergibt sich häufig das in Abb. 8.12 gezeigte Verhalten. Man findet ein Temperaturoptimum, bei dem Reaktionen mit maximal möglicher Geschwindigkeit ablaufen. Oberhalb dieses Temperaturoptimums kommt es zu einem scharfen Abfall der Geschwindigkeit, was im wesentlichen auf Hitzedenaturierung des Enzyms zurückzuführen ist.

Für die meisten Enzyme liegt das Temperaturoptimum in etwa bei der Umgebungstemperatur der zugehörigen Zellen oder Gewebe. Enzyme von Mikroorganismen, die an Wachstum bei großer Hitze adaptiert sind (thermophile Organismen) können Temperaturoptima zeigen, die nahe am Siedepunkt des Wassers liegen.

Tabelle 8.1. Aminosäuresequenz in der Nachbarschaft des katalytischen Zentrums verschiedener Proteinasen vom Rind. Dargestellt sind die Regionen in der Nachbarschaft der an der Katalyse beteiligten Seryl- (S-) und Histidyl-(H-)Reste. Die Bedeutung der die einzelnen Aminosäurereste bezeichnenden Buchstaben findet sich in Kap. 3. (Aus Dayhoff MO (ed) (1972) Atlas of protein sequence and structure, vol 5. National Biomedical Research Foundation)

Enzym	Dem Serin Ⓢ benachbarte Sequenz
Trypsin	D S C Q D G Ⓢ G G P V V C S G K
Chymotrypsin A	S S C M G D Ⓢ G G P L V C K K N
Chymotrypsin B	S S C M G D Ⓢ G G P L V C Q K N
Thrombin	D A C E G D Ⓢ G G P F V M K S P

Enzym	Dem Histidin Ⓗ benachbarte Sequenz
Trypsin	V V S A A Ⓗ C Y K S G I Q
Chymotrypsin A	V V T A A Ⓗ G G V T T S D
Chymotrypsin B	V V T A A Ⓗ C G V T T S D
Thrombin	V L T A A Ⓗ C L L Y P

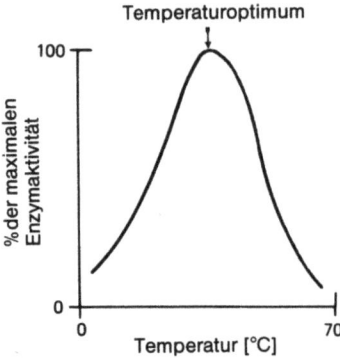

Abb. 8.12. Einfluß der Temperatur auf die Geschwindigkeit einer hypothetischen enzymkatalysierten Reaktion

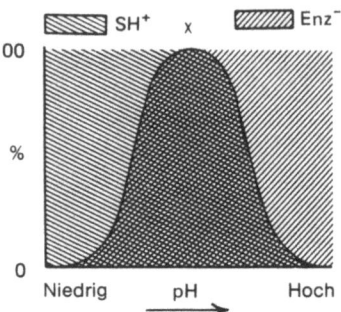

Abb. 8.13. Einfluß des pH auf die Enzymaktivität

Die Zunahme der Reaktionsgeschwindigkeit unterhalb des Temperaturoptimums ist auf eine Zunahme der kinetischen Energie der Reaktionsteilnehmer zurückzuführen. Oberhalb des Temperaturoptimums wird jedoch die kinetische Energie des Enzymmoleküls so groß, daß die relativ schwachen Bindungen, die das Enzym in seiner nativen Konformation halten, aufbrechen. Daraus ergibt sich ein Verlust der Sekundär- und Tertiärstruktur, womit ein Verlust der biologischen Aktivität einhergeht.

Einfluß des pH-Werts

Schon kleine Änderungen des pH-Werts ändern den **Ionisierungsgrad** eines Enzyms und häufig auch den seines Substrats. Untersucht man Enzymaktivitäten bei verschiedenen pH-Werten, finden sich i. allg. pH-Optima bei Werten zwischen 5 und 9. Einige Enzyme haben jedoch pH-Optima, die weit außerhalb dieses Bereichs liegen; ein Beispiel hierfür ist das im sauren Milieu des Magensafts aktive proteolytische Enzym Pepsin.

Die Form der pH-Abhängigkeitskurve eines Enzyms wird durch folgende Faktoren bestimmt:
1) Bei extrem hohen oder niedrigen pH-Werten kommt es zur **Enzymdenaturierung** und damit **Inaktivierung.**
2) Wirkungen über den **Ladungszustand des Substrats oder Enzyms**: Änderungen des Ladungszustands eines Enzyms können seine Aktivität entweder durch Strukturänderungen oder durch Beeinflussung des Aminosäurerests hervorrufen, der bei der Bindung des Substrats oder bei der Katalyse eine entscheidende Funktion hat. Wenn ein negativ geladenes Enzym (E^-) mit einem positiv geladenen Substrat (SH^+) reagiert, ergibt sich

$$E^- + SH^+ \rightarrow ESH.$$

Bei niedrigen pH-Werten wird E^- protoniert werden und damit seine negative Ladung verlieren:

$$E^- + H^+ \rightarrow EH.$$

Umgekehrt wird bei hohen pH-Werten das Substrat SH^+ deprotoniert werden und damit seine positive Ladung verlieren:

$$SH^+ \rightarrow S + H^+.$$

Da die einzigen Formen, die in Wechselwirkung treten können, SH^+ und E^- sind, werden extreme pH-Werte die effektiven Konzentrationen von E^- und SH^+ erniedrigen, woraus eine Erniedrigung der Reaktionsgeschwindigkeit resultiert, wie sie in Abb. 8.13 dargestellt ist. Nur in der doppelt schraffierten Zone befinden sich sowohl das Enzym wie auch das Substrat im richtigen Ionisierungszustand, nur beim Punkt X befinden sich sowohl Enzym und Substrat im maximal möglichen richtig geladenen Zustand.

Von großer Wichtigkeit sind darüber hinaus Konformationsänderungen, die durch geänderte pH-Werte hervorgerufen werden. Wird beispielsweise eine geladene Gruppe an der Substratbindungsstelle des Enzyms entfernt, kann dies zu einer Änderung der für den aktiven Zustand notwendigen Tertiär- oder sogar Quartärstruktur führen. Mit der Ladungsänderung kann ein Protein entfaltet oder kompakter werden oder gar in seine Untereinheiten dissoziieren, alles Zustandsänderungen, die mit einem Aktivitätsverlust einhergehen.

Abhängigkeit der Reaktionsgeschwindigkeit von der Konzentration der Reaktanten

Allgemeine Prinzipien

Bei hohen Konzentrationen der Reaktanten wird sowohl die Anzahl der Moleküle mit ausreichender Reaktionsenergie als auch ihre Kollisionshäufigkeit groß sein. Dies wird stimmen, wenn alle oder nur ein Teil der Moleküle genügend Reaktionsenergie haben. Für eine Reaktion mit 2 verschiedenen Molekülen A und B ergibt sich:

$A + B \rightarrow AB$.

Eine Verdoppelung der Konzentration entweder von A oder von B wird die Reaktionsgeschwindigkeit verdoppeln. Verdoppelt man die Konzentration von A und B, wird die Wahrscheinlichkeit eines Zusammenstoßes um das 4fache zunehmen. Die Reaktionsgeschwindigkeit nimmt infolgedessen auch um das 4fache zu. Daraus folgt: **Die Reaktionsgeschwindigkeit ist proportional zu den Konzentrationen der Reaktionsteilnehmer.** Um molare Konzentrationen[1] zu bezeichnen, werden eckige Klammern benutzt; ~ bedeutet „proportional zu". Die Geschwindigkeitsgleichung lautet dann:

Reaktionsgeschwindigkeit ~ [Reaktionsteilnehmer]

oder

Geschwindigkeit ~ $[A] \cdot [B]$.

Für die Reaktion

$A + 2B \rightarrow AB_2$

wird die Geschwindigkeit sein:

Geschwindigkeit ~ $[A] \cdot [B] \cdot [B]$

oder

Geschwindigkeit ~ $[A] \cdot [B]^2$.

---

[1] Genau genommen sollte man molare Aktivitäten und nicht molare Konzentrationen verwenden

Verallgemeinert ist die Geschwindigkeit für die Reaktion

$nA + mB \rightarrow A_nB_m$:

Geschwindigkeit ~ $[A]^n [B]^m$.

Die Gleichgewichtskonstante

Da alle chemischen Reaktionen reversibel sind, kann für die Rückreaktion geschrieben werden:

$A_nB_m \rightarrow nA + mB$.

Der Ausdruck für die Geschwindigkeit wird dann

Geschwindigkeit ~ $[A_nB_m]$.

Die Reversibilität einer Reaktion wird durch Doppelpfeile angegeben:

$nA + mB \rightleftharpoons A_nB_m$.

Dies bedeutet: n Moleküle von A und m Moleküle von B sind im Gleichgewicht mit A_nB_m. Das Proportionalitätszeichen kann durch ein Gleichheitszeichen ersetzt werden, wenn eine Proportionalitätskonstante k eingefügt wird, die für die untersuchte Reaktion charakteristisch ist. Für den allgemeinen Fall einer Reaktion

$nA + mB \rightleftharpoons A_nB_m$

sind die jeweiligen Ausdrücke für die Vorwärts- (Geschwindigkeit$_1$) und Rückreaktion (Geschwindigkeit$_{-1}$):

Geschwindigkeit$_1$ = $k_1 [A]^n[B]^m$

und

Geschwindigkeit$_{-1}$ = $k_{-1} [A_nB_m]$.

Wenn die Geschwindigkeiten der Vorwärts- und Rückwärtsreaktion gleich sind, befindet sich das System im Gleichgewicht, d.h.:

Geschwindigkeit$_1$ = Geschwindigkeit$_{-1}$.

Dann gilt

$k_1 [A]^n[B]^m = k_{-1}[A_nB_m]$

und

$$\frac{k_1}{k_{-1}} = \frac{[A_n B_m]}{[A]^n [B]^m} = K.$$

Das Verhältnis von k_1/k_{-1} wird auch als **Gleichgewichtskonstante K** bezeichnet. Ein System, welches sich im Gleichgewicht befindet, zeichnet sich durch folgende wichtige Eigenschaften aus:
1) **Die Gleichgewichtskonstante entspricht dem Verhältnis der Geschwindigkeitskonstanten k_1/k_{-1}.**
2) **Beim Gleichgewicht sind die Reaktionsgeschwindigkeiten** (nicht die Reaktionskonstanten) **der Vorwärts- und Rückwärtsreaktion gleich.**
3) **Das chemische Gleichgewicht ist ein dynamischer Zustand.** Obwohl im Gleichgewicht keine Konzentrationsänderungen der Reaktionsteilnehmer mehr nachweisbar sind, erfolgt kontinuierlich eine Umwandlung von A und B zu $A_n B_m$ und umgekehrt.
4) **Die Gleichgewichtskonstante kann als numerischer Wert angegeben werden, wenn die Konzentrationen von A, B und $A_n B_m$ im Gleichgewicht bekannt sind.**
Die Gleichgewichtskonstante steht zu $\Delta G°$ in folgender Beziehung:

$$\Delta G° = -RT \ln K.$$

Dabei ist R die Gaskonstante, T die absolute Temperatur. Da diese bekannt sind, kann der Wert **$\Delta G°$ einer Reaktion aus dem numerischen Wert der Gleichgewichtskonstanten errechnet werden.** Wenn die Gleichgewichtskonstante einen Wert >1 hat, verläuft die Reaktion spontan von der linken zur rechten Seite. Hat die Gleichgewichtskonstante dagegen einen Wert <1, verläuft die Reaktion nicht spontan und vorzugsweise von der rechten auf die linke Seite. Um bei der weiter oben angeführten Analogie zur Mechanik zu bleiben, kann man auch sagen: Wenn die Gleichgewichtskonstante einen Wert >1 hat, verläuft die Reaktion bergab, bei einem Wert <1 dagegen bergauf. Man sollte sich jedoch der Tatsache bewußt werden, daß die Gleichgewichtskonstante einer Reaktion zwar die Richtung angibt, in der die Reaktion **spontan** abläuft, jedoch **keine Aussage** darüber erlaubt, ob die Gleichgewichtseinstellung auch rasch erfolgt. Wir erhalten also keinerlei Angaben über die Höhe der Energiebarriere einer Reaktion. Dies ist eine Konsequenz der Tatsache, daß die Gleichgewichtskonstante proportional zur Änderung der freien Energie, $\Delta G°$, ist, die ausschließlich mit der Energiedifferenz zwischen dem Beginn und dem Endzustand einer Reaktion zusammenhängt. **Reaktionsgeschwindigkeiten hängen von der Größe der Energiebarriere, nicht vom $\Delta G°$ ab.**
Die meisten Faktoren, die die Geschwindigkeit enzymkatalysierter Reaktionen verändern, tun dies durch **Konzentrationsänderung von Reaktanten.**

Enzymkonzentration

Sowohl in der klinischen Chemie als auch in der biochemischen Forschung ist es häufig nicht nur nützlich zu wissen, ob ein gegebenes Enzym vorhanden ist, man möchte darüber hinaus auch wissen, wieviel des Enzyms vorliegt. Unter entsprechenden Bedingungen ist die Geschwindigkeit einer enzymkatalysierten Reaktion der Enzymmenge direkt proportional (s. Abb. 6.5 und Abb. 6.6). Daß dies nicht unter allen Bedingungen so sein muß, geht aus der Betrachtung der Verhältnisse nahe am oder im Gleichgewicht hervor. Die Hinreaktion findet zwar statt, jedoch gleicht die Rückreaktion sie wieder aus. Dementsprechend ist die Gesamtgeschwindigkeit der Reaktion O, womit den für die Gleichgewichtsbedingungen geltenden Bedingungen entsprochen ist. Anders sind die Verhältnisse, wenn eine enzymkatalysierte Reaktion gerade eben beginnt. Da die Produktbildung aus dem Substrat gerade erst begonnen hat, hat die Produktkonzentration noch nicht die für die Rückreaktion notwendige Größe erreicht. Darüber hinaus ist zu diesem Zeitpunkt die Substratkonzentration noch nicht so weit gefallen, daß sich die Hinreaktion verlangsamt hat. Aus diesem Grund ist die **Anfangsgeschwindigkeit (v)** einer enzymkatalysierten Reaktion **direkt der Enzymkonzentration [Enz] proportional** (s. Abb. 6.6).
Enzyme treten als Reaktionsteilnehmer auf, die mit ihren Substraten unter Bildung eines Enzym-Substrat-Komplexes (EnzS) reagieren. Dieser zerfällt unter Bildung eines Produkts P sowie des freien Enzyms:

$$Enz + S \underset{k_{-1}}{\overset{k_1}{\rightleftharpoons}} EnzS \underset{k_{-2}}{\overset{k_2}{\rightleftharpoons}} Enz + P.$$

Dabei schließen die Geschwindigkeitsausdrücke für die Vorwärts-, Rückwärts- und Gesamtreaktion den Term [Enz] ein:

$$Enz + S \underset{k_{-2}}{\overset{k_1}{\rightleftharpoons}} Enz + P.$$

Geschwindigkeit$_1$ = k_1 [Enz] [S]
Geschwindigkeit$_{-2}$ = k_{-2} [Enz] [P]

Aus der Formel der Gleichgewichtskonstante läßt sich (Enz) herauskürzen:

$$K = \frac{k_1}{k_{-2}} = \frac{[Enz][P]}{[Enz][S]} = \frac{[P]}{[S]}.$$

Daraus ergibt sich, daß die **Enzymkonzentration keinen Einfluß auf die Gleichgewichtskonstante** hat. Folglich haben Enzyme keinen Einfluß auf die Gleichgewichtskonstante als Quotienten aus Geschwindigkeitskonstanten. Sie beeinflussen nur Umsatzgeschwindigkeiten, nicht aber Geschwindigkeitskonstanten. **Die Gleichgewichtskonstante einer Reaktion bleibt also immer die gleiche, unabhängig davon, ob der Gleichgewichtszustand mit oder ohne enzymatische Katalyse erreicht wird.** Um bei dem mechanistischen Bild zu bleiben: Enzyme sind imstande, Tunnels durch den Berg der Aktivierungsenergie zu graben, sie ändern jedoch nicht die Anfangs- bzw. die Endposition der auf dem Hügel befindlichen Kugel, diese Größen bestimmen allein K und $\Delta G°$.

Substratkonzentration

Wenn die Konzentration des Substrats [S] bei sonst unveränderten Bedingungen zunimmt, dann nimmt die **Anfangsgeschwindigkeit** v bis zu einem Maximalwert v_{max} zu. Auch bei weiterer Zugabe von Substrat wird dieser Wert v_{max} nicht mehr überschritten (Abb. 8.14). Anders ausgedrückt kann man sagen, daß die Geschwindigkeit einer enzymkatalysierten Reaktion mit der Substratkonzentration zunimmt, bis ein Punkt erreicht ist, bei dem das Enzym mit seinem Substrat „gesättigt" ist. Daß die Anfangsgeschwindigkeit einen Maximalwert erreicht und über diesen nicht mehr gesteigert werden kann, liegt daran, daß auch bei niedrigen Substratkonzentrationen bezogen auf molare Konzentrationen das Substrat gegenüber dem Enzym weit im Überschuß ist. Wenn nämlich beispielsweise ein Enzym mit einem Molekulargewicht von 100 000 auf ein Substrat mit einem Molekulargewicht von 100 einwirkt und beide in einer Konzentration von 1 mg/ml vorliegen, dann finden sich pro Mol Enzym 1000 mol Substrat. Im allgemeinen beträgt die

[Enzymkonzentration] = 0,1 µg/ml = 10^{-9} mol/l und
[Substratkonzentration] = 0,1 µg/ml = 10^{-3} mol/l.

Dies ergibt einen etwa 10^6fachen molaren Überschuß des Substrats über das Enzym. Auch wenn die Substratkonzentration um den Faktor 100 abnimmt, liegt das Substrat noch im 10 000fachen Überschuß vor.
Die Verhältnisse an den Punkten A, B und C der Kurve in Abb. 8.14 werden in Abb. 8.15 schematisch dargestellt. Bei den Punkten A und B sind nicht alle Enzymmoleküle in Verbindung mit ihrem Substrat, obwohl sehr viel mehr Substrat als Enzymmoleküle in der Reaktionsmischung vorliegen. Der Grund hierfür ist, daß die Gleichgewichtskonstante für die Reaktion

$$E + S \rightleftharpoons ES$$

nicht unendlich groß ist. **Erhöht man an den Punkten A oder B die Substratkonzentration, wird man damit die Menge des Enzym-Substrat-Komplexes ändern.** v hängt damit von der Substratkonzentration ab. Beim Punkt C ist das Enzym vollständig mit Substrat gesättigt. Freie Enzymmoleküle kommen nicht mehr vor, so daß mit einer weiteren Zunahme der Substratkonzentration keine Erhöhung der Reaktionsgeschwindigkeit mehr erfolgen kann. Dies trifft zu, obwohl durch die Erhöhung der Substratkonzentration die Kollisionshäufigkeit zwischen Enzym und Substrat erhöht wird.
In Punkt B ist eine Situation beschrieben, wo genau die Hälfte der Enzymmoleküle mit Sub-

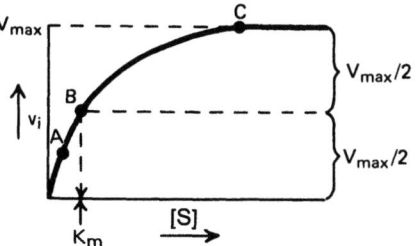

Abb. 8.14. Einfluß der Substratkonzentration auf die Geschwindigkeit einer enzymkatalysierten Reaktion

8. Kinetische Eigenschaften von Enzymen

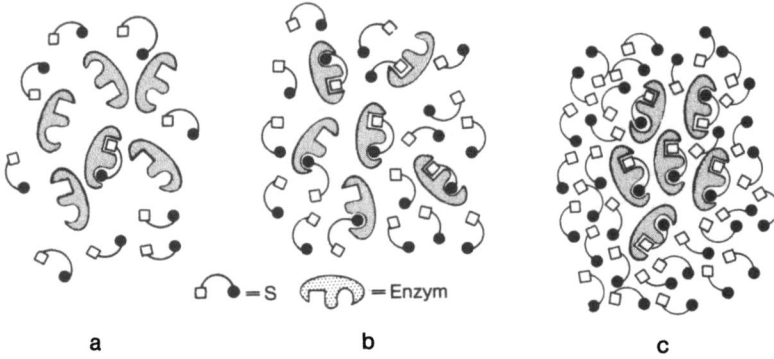

Abb. 8.15 a–c. Darstellung eines Enzyms bei niedriger (**a**) und hoher (**c**) Substratkonzentration und bei Sättigung von 50% der Enzymmoleküle mit Substrat (**b**). Die Punkte *A*, *B* und *C* entsprechen denjenigen der Abb. 8.14

strat gesättigt sind. Dementsprechend ist die Reaktionsgeschwindigkeit genau halb so groß wie die bei dieser Enzymkonzentration erreichbare Maximalgeschwindigkeit. Die Substratkonzentration, bei der ein gegebenes Enzym mit halbmaximaler Geschwindigkeit arbeitet, wird als Michaelis-Konstante, K_m, bezeichnet. Sie kann graphisch durch Auftragung von v als Abhängige von [S] ermittelt werden (Abb. 8.14). Wenn [S] in etwa dem Wert für K_m entspricht, ist v außerordentlich empfindlich gegenüber Änderungen von [S]. Das Enzym arbeitet nun mit halbmaximaler Geschwindigkeit. In diesem Zusammenhang ist es interessant, daß die K_m-Werte der meisten Enzyme in etwa den physiologischen Substratkonzentrationen entsprechen.

Die Michaelis-Menten-Gleichung

$$v = \frac{v_{max}[S]}{K_m + [S]}$$

beschreibt das Verhalten vieler Enzyme bei verschiedenen Substratkonzentrationen. Die Abhängigkeit der Anfangsgeschwindigkeit einer enzymkatalysierten Reaktion von der Substratkonzentration und von K_m kann anhand der verschiedenen Grenzfälle der Michaelis-Menten-Gleichung abgeleitet werden:

1) [S] ist sehr viel kleiner als K_m. Dieser Zustand entspricht dem Punkt A der Abb. 8.14 und 8.15. Da unter diesen Bedingungen [S] einen sehr geringen Anteil am Wert des Nenners der Michaelis-Gleichung hat, kann [S] vernachlässigt werden. v_{max} und K_m sind jedoch beide Konstanten, die auch zu einer neuen Konstante K zusammengefaßt werden können. Daraus ergibt sich

$$v = \frac{v_{max}[S]}{K_m + [S]}; \quad v \approx \frac{v_{max}[S]}{K_m}; \quad v = \frac{v_{max}}{K_m}[S]; \quad v = K[S].$$

Wenn die Substratkonzentration also beträchtlich unterhalb des K_m-Werts, d.h. derjenigen Substratkonzentration, die mit halbmaximaler Geschwindigkeit umgesetzt wird, liegt, dann hängt die Anfangsgeschwindigkeit v einer enzymkatalysierten Reaktion von der Substratkonzentration [S] ab.

2) [S] ist sehr viel größer als K_m. Diese Situation entspricht dem Punkt C der Abb. 8.14 und 8.15. Hier trägt der Wert für K_m sehr wenig zum Wert des Nenners $K_m + [S]$ der Michaelis-Gleichung bei. Da er infolgedessen weggelassen werden kann, reduziert sie sich auf

$$v = \frac{v_{max}[S]}{K_m + [S]}; \quad v = \frac{v_{max}[S]}{[S]}; \quad v \approx v_{max}.$$

Hieraus geht hervor, daß bei sehr großen Substratkonzentrationen die Anfangsgeschwindigkeit v einer enzymkatalysierten Reaktion der Maximalgeschwindigkeit v_{max} entspricht.

3) [S] entspricht K_m. Diese Situation ist durch den Punkt B der Abbildungen 8.14 und 8.15 wiedergegeben. Unter diesen Bedingungen kann die Michaelis-Gleichung folgendermaßen umgeformt werden:

$$v = \frac{v_{max}[S]}{K_m + [S]}; \quad v = \frac{v_{max}[S]}{[S] + [S]}; \quad v = \frac{v_{max}[S]}{2[S]}; \quad v = \frac{v_{max}}{2}.$$

Wenn die Substratkonzentration gleich dem K_m-Wert ist, dann entspricht die Anfangsgeschwindigkeit v einer enzymkatalysierten Reaktion der halbmaximalen Geschwindigkeit. **Der K_m-Wert eines Enzyms kann danach dadurch bestimmt werden, daß die Substratkonzentration gesucht wird, bei der die Anfangsgeschwindigkeit halbmaximal ist.**

Leider findet sich bei wenigen Enzymen eine Sättigungskurve entsprechend der Kurve in Abb. 8.14, bei der die Bestimmung von v_{max} und damit diejenige von K_m leicht aus der Auftragung von v gegen [S] ermittelt werden kann. Es bewährt sich infolgedessen, die Michaelis-Menten-Gleichung umzuformen, um zu einer leichteren Bestimmung von K_m und v_{max} zu kommen. Dies gelingt z. B. durch Umkehr der Michaelis-Menten-Gleichung nach Lineweaver-Burk:

$$v = \frac{v_{max}[S]}{K_m + [S]},$$

durch Umkehr:

$$\frac{1}{v} = \frac{K_m + [S]}{v_{max}[S]},$$
$$\frac{1}{v} = \frac{K_m}{v_{max}} \times \frac{1}{[S]} + \frac{[S]}{v_{max}[S]},$$
$$\frac{1}{v} = \frac{K_m}{v_{max}} \times \frac{1}{[S]} + \frac{1}{v_{max}}.$$

Diese Gleichung entspricht damit der **Geradengleichung**

$$y = ax + b,$$

wobei y $\frac{1}{v}$ entspricht, x jedoch $\frac{1}{[S]}$. Der Schnittpunkt der Geraden mit der y-Achse ergibt dann den Wert $\frac{1}{v_{max}}$, die Steigung a entspricht dem Wert von $\frac{K_m}{v_{max}}$. Setzt man den Wert für y = 0, kann der negative Schnittpunkt mit der x-Achse ausgewertet werden. Es ergibt sich

$$x = -\frac{b}{a} = -\frac{1}{K_m}.$$

Mit Hilfe der **doppeltreziproken Auftragung** nach **Lineweaver-Burk** kann K_m nach Abb. 8.16 entweder anhand der Steigung der Geraden oder anhand des negativen Schnittpunkts mit

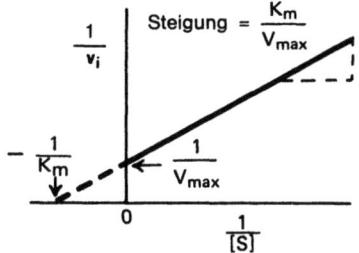

Abb. 8.16. Doppeltreziproke Darstellung von $\frac{1}{v}$ gegen $\frac{1}{(S)}$ für die graphische Bestimmung von K_m und v_{max} nach Lineweaver-Burk

der x-Achse ermittelt werden. Da die Substratkonzentration in mol/l angegeben wird, ist auch die Dimension von K_m mol/l. Die Geschwindigkeit v kann dagegen in beliebigen Einheiten angegeben werden, **da K_m unabhängig von der Enzymkonzentration** ist. Die doppeltreziproke Auftragung erfordert relativ wenige Punkte, um zu einer einigermaßen befriedigenden Ermittlung von K_m zu gelangen. Sie wird infolgedessen häufig für die Bestimmung von K_m benutzt. Die Kenntnis der K_m-Werte von Enzymen ist nützlich für die Interpretation der Bedeutung enzymkatalysierter Reaktionen. Daneben hat sie aber auch beträchtliche praktische Vorteile. Die von Enzymen erreichbaren Maximalgeschwindigkeiten finden sich i. allg. bei Substratkonzentrationen, die etwa 100mal größer als der K_m-Wert sind. Da bei Enzymbestimmungen die Maximalgeschwindigkeiten von Enzymen erreicht werden müssen, **kann aus dem K_m-Wert entnommen werden, wieviel Substrat in einen Enzymtest eingesetzt werden muß.**

Affinität des Enzyms zum Substrat

Die **Affinität** eines Enzyms zu seinem Substrat entspricht dem **Kehrwert der Dissoziationskonstante k_d des Enzym-Substrat-Komplexes:**

$$k_d = \frac{k_{-1}}{k_1} \quad \text{für} \quad E + S \underset{k_{-1}}{\overset{k_1}{\rightleftharpoons}} ES.$$

Der K_m-Wert eines Enzyms für sein Substrat kann auch als Maß des k_d-Werts genommen werden. Allerdings muß hierfür eine Annahme der Michaelis-Menten-Gleichung zutreffen. Bei der Ableitung dieser Gleichung wurde angenommen, daß der erste Schritt einer enzymkatalysierten Reaktion,

E + S ⇌ ES,

schnell abläuft und immer im Gleichgewicht ist. In anderen Worten bedeutet dies, daß die Geschwindigkeit der Dissoziation von ES zu E + S wesentlich rascher ablaufen muß als die Dissoziation

$$ES \underset{k_{-2}}{\overset{k_2}{\rightleftharpoons}} E + P.$$

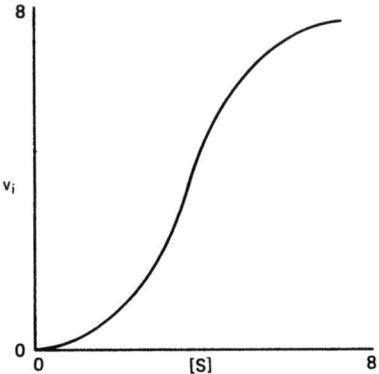

Abb. 8.17. Sigmoide Sättigungskinetik

Nach der Michaelis-Menten-Gleichung entspricht die Substratkonzentration, bei der das Enzym mit halbmaximaler Geschwindigkeit arbeitet:

$$[S] = \frac{k_2 + k_{-1}}{k_1} = K_m.$$

Für den Fall, daß k_{-1} sehr viel größer als k_2 ist,

$$k_{-1} \gg k_2,$$

ergibt sich

$$k_2 + k_{-1} \approx k_{-1}.$$

Also ist dann

$$[S] = \frac{k_{-1}}{k_1} = k_d.$$

Unter diesen Bedingungen entspricht $\frac{1}{K_m}$ dem Wert von $\frac{1}{k_d}$ und damit der Affinität des Enzyms zum Substrat. Ist $k_2 + k_{-1}$ größer als k_{-1}, dann wird durch $\frac{1}{K_m}$ die Affinität des Enzyms $\frac{1}{k_d}$ unterschätzt.

Grenzen des Michaelis-Menten Modells

Sigmoide Sättigungskinetiken
Verschiedene Enzyme (s. Kap. 5 und 9) zeigen nicht die klassische Michaelis-Menten-Sättigungskinetik. Wenn bei ihnen [S] gegen v aufgetragen wird, wird die Sättigungskurve sigmoid (Abb. 8.17). Im allgemeinen ist dies ein Hinweis dafür, daß das Substrat des Enzyms in kooperativer Weise an verschiedene Bindungsstellen angelagert wird. Dabei wird durch die Bindung des ersten Liganden die Bindung der weiteren beeinflußt. Dies entspricht dem Verhalten der Sauerstoffanlagerung an Hämoglobin (s. Kap. 5).
Für sigmoide Substratsättigungskinetiken ist die graphische Auswertung zur Bestimmung der für die halbmaximale Umsatzgeschwindigkeit nötigen Substratkonzentration wertlos, da keine Geraden entstehen. Hier benutzt man infolgedessen eine von Hill angegebene Geradengleichung, die ursprünglich die kooperative Bindung von Sauerstoff an Hämoglobin beschrieb (s. Kap. 5). Sie lautet:

$$\log \frac{v}{v_{max} - v} = n \log [S] - \log k'.$$

Dabei entspricht k' einer komplexen Konstanten. Die Gleichung sagt aus, daß bei niedrigem [S] im Vergleich zu k' die Reaktionsgeschwindigkeit mit dem Faktor $[S]^n$ von [S] abhängt. Abbildung 8.18 zeigt die kinetischen Daten eines Enzyms mit kooperativen Bindungskinetiken entsprechend der Auftragung nach Hill. $\log \frac{v}{v_{max} - v}$ als Funktion von $\log [S]$ führt zu einer Geraden mit einer Steigung von n. Dabei ist n ein empirischer Parameter, dessen numerischer Wert von der Anzahl der Substratbindungsstellen sowie der Anzahl und der Art von Wechselwirkungen zwischen den Bindungsstellen abhängt.
Bei halbmaximaler Geschwindigkeit ($v = v_{max}/2$) nimmt der Ausdruck $\frac{v}{v_{max} - v}$ den

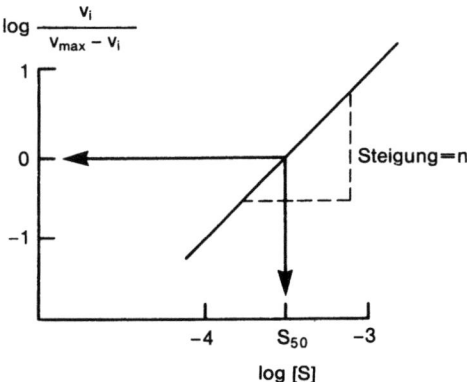

Abb. 8.18. Graphische Darstellung der Hill-Gleichung zur Bestimmung der Substratkonzentration, welche die halbmaximale Geschwindigkeit liefert. Die Hill-Gleichung ist besonders geeignet, wenn eine sigmoide Substratsättigungsbeziehung vorliegt

Wert von 1 an, weswegen $\log \frac{v}{v_{max}-v}$ 0 wird. Um infolgedessen S_{50} als diejenige Substratkonzentration, die zur halbmaximalen Umsatzgeschwindigkeit führt, zu ermitteln, muß von dem einen Wert von $\log \frac{v}{v_{max}-v} = 0$ entsprechenden Punkt eine Senkrechte auf die X-Achse gezogen werden (Abb. 8.18).

Hemmung von Enzymaktivitäten

Im allgemeinen unterscheidet man 2 Typen von Inhibitoren, die kompetitiven und nichtkompetitiven. Diese Typisierung hängt davon ab, ob die Hemmung durch Erhöhung der Substratkonzentration aufgehoben werden kann oder nicht. In der Praxis läßt sich allerdings die genaue Zuordnung zu einem dieser Hemmtypen nicht immer durchführen. Eine weitere Klassifizierungsmöglichkeit für Inhibitoren läßt sich anhand ihres Wirkorts treffen. Einige Inhibitoren binden am aktiven oder katalytischen Zentrum, d.h. am selben Ort wie das Substrat. Andere jedoch bevorzugen eine von der Substratbindungsstelle verschiedene Region des Enzyms, eine sog. allosterische Bindungsstelle.

Kompetitive Hemmung (Substrataloghemmung)

Die kompetitive Hemmung eines Enzyms findet am aktiven Zentrum statt. Die chemische Struktur eines kompetitiven Hemmstoffs (I)

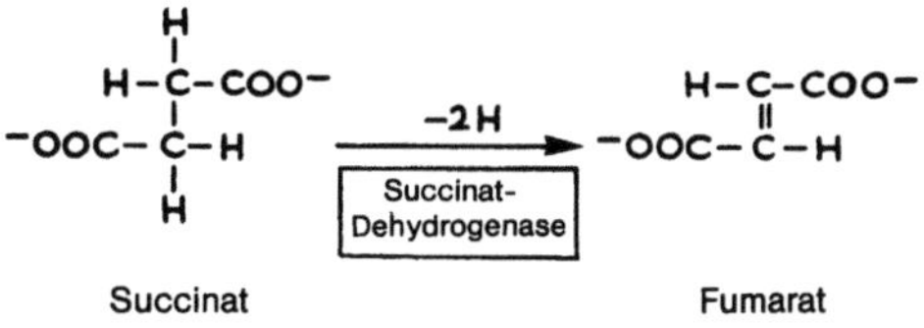

Abb. 8.19. Die Succinatdehydrogenasereaktion

muß dabei derjenigen des Substrats (S) eng verwandt sein. Infolgedessen kann I reversibel einen Komplex mit dem Substrat bilden, den sog. Enzym-Inhibitor-Komplex (EI-Komplex). Substrat und kompetitiver Hemmstoff können um die Bindungsstelle im aktiven Zentrum des Enzyms konkurrieren. Eine gut untersuchte kompetitive Hemmung ist die Hemmung der Succinatdehydrogenase mit Malonat.

Das Enzym Succinatdehydrogenase katalysiert die Fumaratbildung durch Entfernung eines Wasserstoffatoms von jedem der beiden α-C-Atome des Succinats (Abb. 8.19). Das um ein C-Atom verkürzte succinathomologe Malonat ($^-OOC-CH_2-COO^-$) dient als Inhibitor und ist imstande, mit der Dehydrogenase einen Enzym-Inhibitor-Komplex zu bilden. Malonat kann jedoch nicht oxidiert werden, da jede Entfernung eines H-Atoms an seiner CH_2-Gruppe zur Bildung eines 5wertigen C-Atoms an einer der Carboxylgruppen führen würde. Die einzige Reaktion, die dem EI-Komplex noch möglich ist, ist die Rückreaktion mit Zerfall in freies Enzym plus Inhibitor. Für die reversible Reaktion

$$EI \underset{k_{-1}}{\overset{k_1}{\rightleftharpoons}} E+I$$

ist die Gleichgewichtskonstante K_i:

$$K_i = \frac{[E][I]}{[EI]} = \frac{k_1}{k_{-1}}.$$

Ein Schema der Wirkungsweise kompetitiver Inhibitoren kann auch durch die folgenden Reaktionen gegeben werden:

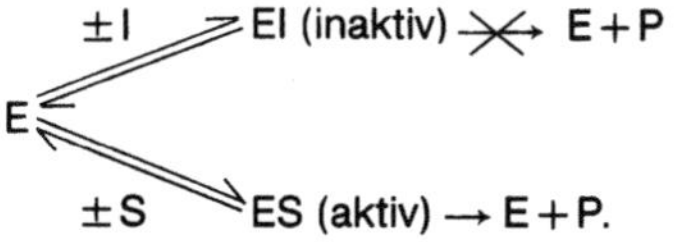

$$E \begin{array}{c} \pm I \nearrow EI \text{ (inaktiv)} \not\rightarrow E+P \\ \pm S \searrow ES \text{ (aktiv)} \rightarrow E+P. \end{array}$$

Die Geschwindigkeit der Produktbildung, das einzige, was gemessen werden kann, hängt nur

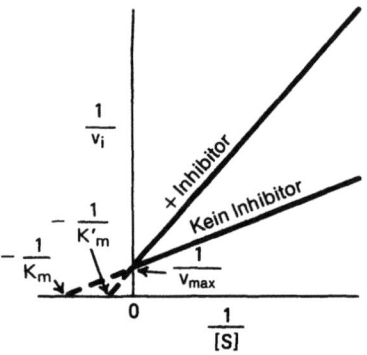

Abb. 8.20. Lineweaver-Burk-Darstellung einer klassischen kompetitiven Hemmung. Man beachte die vollständige Aufhebung der Hemmung bei hohen Substratkonzentrationen (= niedrigem $\frac{1}{(S)}$)

von der Konzentration an ES ab. Wenn I sehr fest an das Enzym bindet, d. h., K_i einen kleinen Wert erreicht, steht sehr wenig freies Enzym zur Bildung des Enzym-Substrat-Komplexes (ES-Komplex) und damit zur Umwandlung des Substrats in das Produkt zur Verfügung. Die gemessene Reaktionsgeschwindigkeit wird niedrig sein. Dementsprechend wird eine gleiche Konzentration eines nicht so fest bindenden Inhibitors (K_i nimmt einen größeren Wert an) die Reaktionsgeschwindigkeit nicht so deutlich vermindern. Erhöht man bei gleichbleibender Konzentration von I die Konzentration von S, erhöht sich damit die Wahrscheinlichkeit, daß das Enzym mit dem Substrat reagieren wird. Das Verhältnis ES/EI und die Reaktionsgeschwindigkeit werden zunehmen. Bei sehr hohen Konzentrationen von S wird die Konzentration von EI verschwindend gering. Unter diesen Umständen erreicht die Reaktionsgeschwindigkeit denselben Wert wie in vollständiger Abwesenheit von I. Abbildung 8.20 zeigt dieses Verhalten am Beispiel eines Lineweaver-Burk-Diagramms in An- und Abwesenheit eines kompetitiven Inhibitors. Dabei wird die Reaktionsgeschwindigkeit v bei einer festgelegten Konzentration des Inhibitors und verschiedenen Substratkonzentrationen S gemessen. Die experimentell gefundenen Punkte ergeben eine Gerade, die die y-Achse am selben Punkt schneidet wie die in Abwesenheit des Inhibitors ermittelte Gerade. Da der Schnittpunkt mit der y-Achse dem reziproken Wert von v_{max} entspricht, kann daraus entnommen werden, **daß bei unendlich hoher Konzen-**

tration von S ($\frac{1}{s} = 0$) **die Reaktionsgeschwindigkeit v den gleichen Wert annimmt wie in Abwesenheit des Hemmstoffs.**
Der Schnittpunkt mit der x-Achse, der zum Wert für die Michaelis-Konstante K_m in Beziehung steht, ändert sich jedoch mit der Konzentration des Inhibitors und nimmt in seiner Anwesenheit einen größeren numerischen Wert an ($-\frac{1}{K'_m} < -\frac{1}{K_m}$). **Ein kompetitiver Inhibitor erhöht also scheinbar die Michaelis-Konstante für das Substrat.** Da K_m die Substratkonzentration ist, bei der die Konzentration des freien Enzyms und des ES-Komplexes gleich sind, steht noch genügend freies Enzym zur Assoziation mit dem Inhibitor zur Verfügung. Für eine einfache kompetitive Hemmung kann der Schnittpunkt mit der x-Achse folgendermaßen wiedergegeben werden:

$$y = \frac{1}{K_m \left(1 + \frac{(I)}{K_i}\right)}.$$

Da K_m auch in Abwesenheit des Hemmstoffs I ermittelt werden kann, kann K_i nach der obigen Gleichung errechnet werden. Wenn die Konzentration von I sehr viel höher ist als die Konzentration von E (was i. allg. der Fall sein wird), kann man für [I] die zugesetzte bekannte Konzentration des Inhibitors und nicht die freie Inhibitorkonzentration einsetzen. Die für eine Serie von kompetitiven Substratanaloga ermittelten K_i-Werte geben einen Hinweis darauf, welcher der Hemmstoffe der wirkungsvollste ist. **Bei niedrigen Konzentrationen wird der Hemmstoff mit dem niedrigsten K_i-Wert die größte Hemmung erzeugen.**
Kompetitive Hemmstoffe, die zur Blockierung von enzymatischen Reaktionen in Mikroorganismen führen, sind wichtige **chemotherapeutische Pharmaka.**

Reversible nichtkompetitive Hemmung

Wie der Name schon sagt, tritt bei diesem Typ der Enzymhemmung keine Konkurrenz zwischen dem Substrat und dem Hemmstoff auf. Infolgedessen zeigen nichtkompetitive Hemmstoffe in aller Regel keine oder nur eine sehr geringe Strukturähnlichkeit mit dem Substrat. Man kann darüber hinaus annehmen, daß ihre

Bindungsstelle von der Substratbindungsstelle verschieden ist. **Reversible nichtkompetitive Hemmstoffe erniedrigen die Maximalgeschwindigkeit eines Enzyms, führen jedoch zu keiner Veränderung von K_m.** Da der Hemmstoff I und das Substrat S an verschiedenen Stellen des Enzyms binden, kann sowohl der Enzym-Inhibitor-(EI-) sowie ein Enzym-Inhibitor-Substrat-Komplex (EIS) gebildet werden. EIS kann noch unter Bildung eines Produkts zerfallen, jedoch geschieht dies mit einer langsameren Geschwindigkeit als die Produktbildung aus ES. Die Reaktion wird also verlangsamt, kommt jedoch nicht vollständig zum Stillstand. Das folgende Diagramm stellt die möglichen Reaktionen dar:

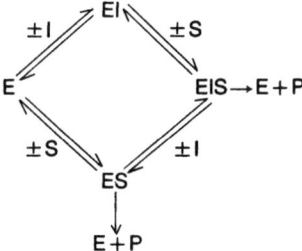

Setzt man voraus, daß S dieselbe Affinität für E wie für den EI-Komplex hat (I ändert nicht die Affinität des Enzyms zu seinem Substrat), ergeben sich die in Abb. 8.21 dargestellten Verhältnisse bei der Lineweaver-Burk-Darstellung in Gegenwart und Abwesenheit des Inhibitors.

Irreversible nichtkompetitive Hemmung

Eine Vielzahl von sog. „Enzymgiften" reduziert irreversibel die Aktivität vieler Enzyme. Zu ihnen gehören Thiolreagentien wie Jodacetamid, Schwermetallionen wie Ag^{2+}, Hg^{2+}, Oxidationsmittel usw. Diese Inhibitoren zeigen keinerlei strukturelle Ähnlichkeit mit dem Substrat, ihre Wirkung kann infolgedessen nicht durch Erhöhung der Substratkonzentration aufgehoben werden. Eine einfache kinetische Analyse, wie sie oben geschildert wurde, erlaubt keine Unterscheidung zwischen Enzymgiften und reversiblen nichtkompetitiven Hemmstoffen. Die reversible nichtkompetitive Hemmung ist selten. Häufig ist man sich jedoch dieser Tatsache nicht bewußt, da sowohl die reversible als auch die irreversible nichtkompetitive Hemmung ein ähnliches kinetisches Verhalten zeigen.

Modifizierung der Enzymaktivität

Der Stoff- und Energieumsatz im Stoffwechsel eines Organismus wird sehr stark durch die Geschwindigkeit der Enzymsynthese und die Aktivierung von Proenzymen beeinflußt. Man muß sich jedoch vor Augen halten, daß beide Prozesse irreversibel sind. Wie andere Proteine werden auch Enzyme zu Aminosäuren abgebaut (Proteinumsatz). Bei Bakterien wird die Aktivität von Enzymen während der sukzessiven Teilungen auf die entstehenden Tochterzellen verteilt und so „verdünnt". Durch beide Mechanismen wird natürlich die Enzymkonzentration und damit die katalytische Aktivität vermindert. Beide Prozesse sind jedoch für die Bedürfnisse der Stoffwechselregulation zu langsam und außerdem zu verschwenderisch, da ein unter großem Energieaufwand synthetisiertes Makromolekül zerstört wird. Es ist infolgedessen nicht verwunderlich, daß von der Natur Möglichkeiten entwickelt wurden, Enzyme „an- bzw. abzuschalten". Dies geschieht häufig durch kleine Moleküle, meist Stoffwechselzwischenprodukte, die als Effectoren von Enzymaktivität dienen. **Effectoren,** die zu einer **Abnahme der katalytischen Aktivität** führen, werden **negative Effectoren** genannt. Umgekehrt sind Effectoren, deren Bindung an das Enzymmolekül zu einer **Zunahme der katalytischen Aktivität führt, positive Effectoren.**

Enzymatische Reaktionen mit 2 oder mehr Substraten

Die meisten Enzyme katalysieren Reaktionen mit 2 oder mehr Substraten, wobei ein oder mehrere Produkte entstehen. Bei einer Reihe

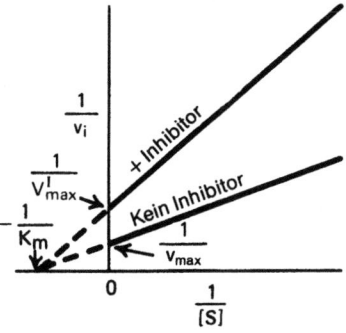

Abb. 8.21. Lineweaver-Burk-Darstellung einer reversiblen nichtkompetitiven Hemmung

von Enzymen muß die Gesamtzahl aller umgesetzten Substrate gleichzeitig vorhanden sein, damit die Reaktion stattfindet. Bei anderen wird zunächst ein Substrat umgesetzt, danach die Reaktion mit dem zweiten Substrat katalysiert. Die Reihenfolge, in der ein Enzym seine Substrate bindet, kann zufällig oder sequentiell sein (Abb. 8.22).

Viele unter Einschaltung von Coenzymen ablaufende Reaktionen verlaufen nach einem „Ping-Pong-Mechanismus", d.h. das Enzym wechselt zwischen den beiden Formen E und E′ (Abb. 8.23 und 8.24).

Wie schon weiter oben festgestellt (s. Abb. 6.1), dient das Coenzym häufig als zweites Substrat. In diesen Fällen besteht eine ähnliche Abhängigkeit der Reaktionsgeschwindigkeit von der Coenzymkonzentration, wie es für die Substratkonzentration beschrieben wurde. Bei einigen Enzymen sind die Coenzyme jedoch kovalent an das Enzym gebunden (z.B. Pyridoxalphosphat) oder so eng assoziiert, daß sie praktisch nicht von ihm abdissoziieren (z.B. Thiaminpyrophosphat). In diesen Fällen muß der Enzym-Coenzym-Komplex als das eigentliche Enzym aufgefaßt werden.

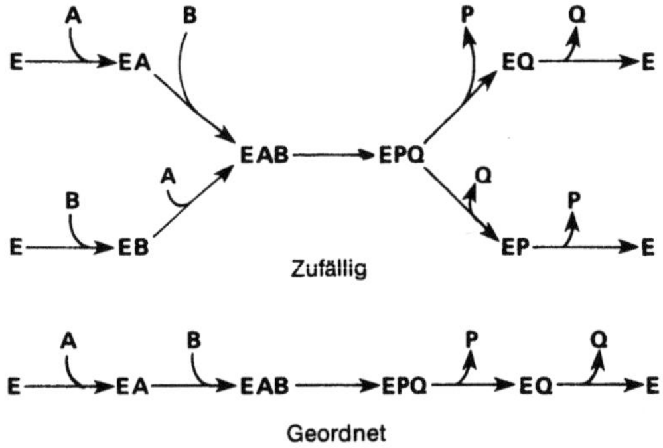

Enzyme als Säure-Basen-Katalysatoren

Reaktionen, deren Geschwindigkeit in Abhängigkeit von der H^+- bzw. H_3O^+-Konzentration wechselt, die jedoch unabhängig von der Konzentration anderer Säuren oder Basen sind, werden **spezifisch säure- bzw. basenkatalysierte** Reaktionen genannt. Im Gegensatz dazu bezeichnet man mit dem Ausdruck **allgemeine Säure- bzw. allgemeine Basen-Katalyse** diejenigen Reaktionen, deren Geschwindigkeit durch die Anwesenheit verschiedener Säuren oder Basen geändert wird. Die Mutarotation der Glucose (s. Kap. 3) unterliegt beispielsweise einer allgemeinen Säure-Basen-Katalyse.

Die Rolle von Metallionen

Metallionen spielen eine wesentliche Rolle bei der Strukturerhaltung von Proteinen. Darüber hinaus sind sie für die katalytische Aktivität vieler Enzyme notwendig. Mehr als ein Viertel aller bekannten Enzyme enthalten fest gebundene Metallionen oder benötigen sie für ihre Aktivität. Die Funktionen dieser Metallionen können durch physikalische Methoden, v.a. durch Röntgenkristallographie, magnetische Kernresonanz (NMR) sowie Elektronenspinresonanz (ESR) untersucht werden. Zusammen mit der Information über die Bildung und den Zerfall von Metallkomplexen sowie über Reaktionen innerhalb der Koordinationsebenen von Metallionen ergibt sich damit Kenntnis über die Bedeutung von Metallionen in der Enzymkatalyse.

Metalloenzyme und metallaktivierte Enzyme. Üblicherweise wird zwischen Metalloenzymen und metallaktivierten Enzymen unterschieden. **Metalloenzyme** sind Enzyme, die eine bestimmte Menge funktioneller Metallionen enthalten,

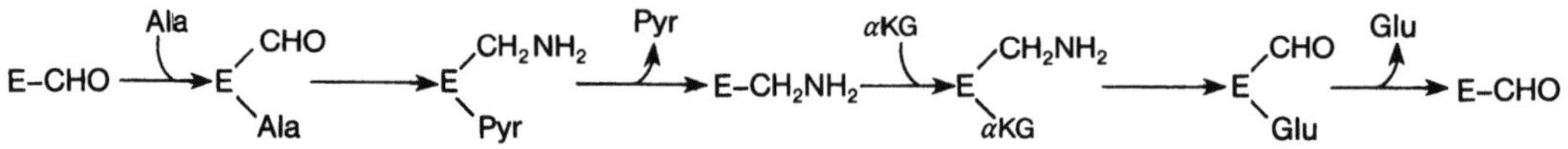

Abb. 8.22. Zufällige und geordnete Anlagerung der Substrate A und B sowie Dissoziation der Produkte P und Q von einem Enzym E

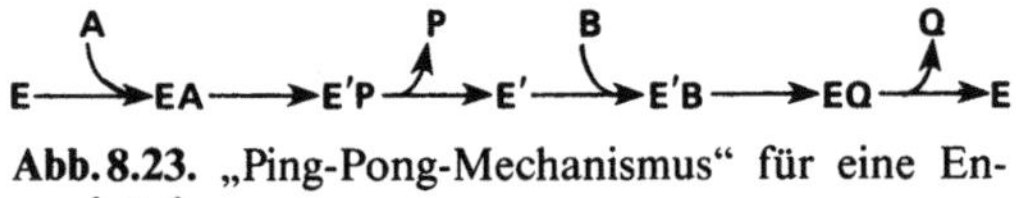

Abb. 8.23. „Ping-Pong-Mechanismus" für eine Enzymkatalyse

Abb. 8.24. „Ping-Pong-Mechanismus" für Transaminierungen. E-CHO und E-CH_2NH_2 stellen die Enzym-Pyridoxalphosphat- und Enzym-Pyridoxaminphosphat-Komplexe dar

welche so fest gebunden sind, daß sie beispielsweise während eines Reinigungsverfahrens am Protein gebunden bleiben. **Metallaktivierte Enzyme** binden im Gegensatz dazu Metalle nicht so fest wie Metalloenzyme, nichtsdestoweniger werden für ihre Aktivität Metallionen benötigt. Diese Unterscheidung beruht jedoch lediglich auf einer unterschiedlichen Affinität des Enzymproteins zum Metall und nicht auf prinzipiellen Unterschieden in der Funktion des jeweiligen Metallions. Es ist deshalb nicht verwunderlich, daß bei vielen Metallionen enthaltenden Enzymen die Zuordnung zu einer der beiden Klassen nicht ohne weiteres gelingt.

Ternäre Enzym-Metall-Substrat-Komplexe. Für die sehr häufigen ternären, d.h. aus 3 Komponenten bestehenden Komplexe aus dem aktiven Zentrum eines Enzyms (E), einem Metallion (M) und einem Substrat (S), welche im molaren Verhältnis 1:1:1 vorliegen, sind 4 Möglichkeiten vorstellbar:

E – S – M
Substratbrückenkomplex

M – E – S
Enzymbrückenkomplex

E – M – S
Metallbrückenkomplex

$$E\!\!<\!\!\genfrac{}{}{0pt}{}{M}{S}$$
Cyclischer Metallbrückenkomplex

Für metallaktivierte Enzyme sind alle 4 Anordnungsformen möglich, jedoch nicht für Metalloenzyme, da diese das Metallion bereits als E–M-Komplex gebunden enthalten.
Die bisher gewonnenen Daten erlauben folgende allgemeine Feststellungen:
1) Die meisten, allerdings nicht alle Kinasen (ATP: Phosphotransferasen) bilden Komplexe der Form Enzym-Nucleotid-Metall.
2) Phosphotransferasen, deren Substrat Pyruvat oder Phosphoenolpyruvat sind, sowie andere Enzyme, die Reaktionen des Phosphoenolpyruvats katalysieren, bilden Metallbrückenkomplexe. Hierzu gehören auch die Carboxylasen.
3) Ein gegebenes Enzym kann mit 2 verschiedenen Substraten jeweils einen anderen Typ von Brückenkomplex bilden.

Enzymbrücken-Komplexe (M – E – S-Komplexe). Über die Rolle von Metallen bei Enzymbrückenkomplexen ist relativ wenig bekannt. Wahrscheinlich spielen sie eine Rolle bei der Strukturerhaltung, speziell des aktiven Zentrums (z.B. Glutaminsynthetase). Die Rolle eines Metallions muß nicht auf die Stabilisierung einer Konformation beschränkt bleiben, da ein Metallion ebenfalls eine Brücke mit dem Substrat bilden kann. Etwas derartiges ist für die Pyruvatkinase nachgewiesen.

$$\text{Pyruvatkinase}\!\!<\!\!\genfrac{}{}{0pt}{}{M}{\text{Pyruvat}}\!\!-\!\text{ATP}$$

Zusätzlich zu seiner strukturellen Bedeutung fixiert das Metallion in der Pyruvatkinase das Substrat ATP und hält es dabei in einer reaktionsfähigen Form.

Substratbrückenkomplexe (E – S – M-Komplexe): Die Bildung ternärer Substratbrückenkomplexe von Nucleosidtriphosphaten mit Enzym, Metall und Substrat ist auf die Verdrängung von Wasser aus der Koordinationssphäre des Metalls durch ATP zurückzuführen:

$$ATP^{4-} + M(H_2O)_6^{2+} \rightleftharpoons ATP\text{-}M(H_2O)_3^{2-} + 3H_2O.$$

Das Substrat bindet danach an das Enzym, wobei der ternäre Komplex feststeht:

$$ATP - M(H_2O)_3^{2-} + E \rightleftharpoons E - ATP - M(H_2O)_3^{2-}.$$

Die Bedeutung von Metallionen bei Phosphotransferasereaktionen liegt wahrscheinlich darin, daß der Phosphor aktiviert wird und ein starker Polyphosphat-Adenin-Komplex der geeigneten Konformation im aktiven quartären Komplex entsteht.

Metallbrücken-Komplexe.

$$E - M - S \text{ oder } E\!\!<\!\!\genfrac{}{}{0pt}{}{M}{S}$$

Röntgenkristallographie und Peptidsequenzierungstechniken haben gezeigt, daß häufig ein Histidylrest bei der Bindung von Metallen an aktive Zentren vieler Proteine beteiligt ist (z.B.

Carboxypeptidase A, Zytochrom c, Rubredoxin, Metmyoglobin und Methämoglobin). Über den Bildungsmechanismus der binären E−M-Komplexe ist jedoch wenig bekannt, außer daß in vielen Fällen der geschwindigkeitsbestimmende Schritt die Verdrängung von Wasser aus der Koordinationssphäre des Metallions ist. Für viele Peptidasen ist die Aktivierung durch Metallionen ein sehr langsamer Prozeß, der viele Stunden dauert. Die langsame Reaktion ist sehr wahrscheinlich die Konformationsänderung des binären E−M-Komplexes in eine aktive Konformation, z. B. Metallbindung:

$$E + M(H_2O)_6 \xrightarrow{\text{schnell}} E-M(H_2O)_{6-n} + nH_2O.$$

Umlagerung zur aktiven Konformation (E^+):

$$E-M(H_2O)_{6-n} \xrightarrow{\text{langsam}} E^+ - M(H_2O)_{6-n}.$$

Für Metalloenzyme muß jedoch der ternäre Metallbrückenkomplex durch Kombination des Substrats mit dem binären M−E-Komplex gebildet werden:

$$E-M+S \rightleftharpoons E-M-S \text{ oder } E\!\!\begin{array}{c}\diagup M \\ \diagdown S\end{array}$$

Rolle der Metallionen bei der Katalyse. Metallionen können an jedem der 4 bekannten Mechanismen teilnehmen, nach denen Enzyme die Geschwindigkeit chemischer Reaktionen beschleunigen. Es handelt sich um allgemeine Säure-Basen-Katalyse, kovalente Katalyse, Annäherung der Reaktanten und schließlich Induktion einer Strukturänderung des Enzyms oder Substrats.

Metallionen sind ähnlich wie Protonen Lewis-Säuren oder Elektrophile und können infolgedessen unter Ausbildung einer σ-Bindung ein Elektronenpaar teilen. Metallionen sind eine Art „Supersäuren", da sie auch in neutraler Lösung vorkommen, häufig eine positive Ladung von >1 haben und π-Bindungen bilden können. Zusätzlich können Metallionen im Gegensatz zu Protonen als 3dimensionales Gerüst für die Orientierung und Bindung von basischen Gruppen am Enzym oder Substrat dienen.

Metallionen können darüber hinaus Elektronen über σ- oder π-Bindungen aufnehmen, um Elektrophile oder Nucleophile zu aktivieren (allgemeine Säure-Basen-Katalyse). Durch Abgabe von Elektronen können Metalle Nucleophile aktivieren oder als Nucleophile wirken. Die Koordinationsschale eines Metalls kann Enzym und Substrat zusammenbringen oder eine Strukturänderung des Enzyms oder Substrats durch Chelatbildung herbeiführen. Ein Metallion kann ein Nucleophiles maskieren und auf diese Weise eine sonst wahrscheinliche Nebenreaktion verhindern. Schließlich kann eine stereochemische Kontrolle einer enzymkatalysierten Reaktion dadurch hervorgerufen werden, daß Metalle dank ihrer Koordinationssphäre als 3dimensionales Gerüst wirken, das reaktive Gruppen in einer spezifischen sterischen Orientierung hält. Tabelle 8.2 bringt Beispiele, wo Metallionen einige dieser Funktionen während der Enzymkatalyse erfüllen. Die durch einige der B-Vitamine vermittelten Katalysemechanismen werden in Kap. 10 geschildert.

Tabelle 8-2. Beispiele der Funktion von Metallionen beim Wirkungsmechanismus von Enzymen (Nach Mildvan AS (1970) Metals in enzyme catalysis, vol 2. In: Boyer PD, Lardy H, Myrbäck K (eds) The enzymes. Academic Press, New York, p 456)

Enzym	Funktion des Metallions
Histidindeaminase	Maskierung eines Nucleophilen
Kinasen, Lyasen, Pyruvatdecarboxylase	Aktivierung eines Elektrophilen
Carboanhydrase	Aktivierung eines Nucleophilen
Cobamidenzyme	Metall wirkt als Nucleophil
Pyruvatcarboxylase, Carboxypeptidase, Alkoholdehydrogenase	Entzug von π-Elektronen
Nichthämeisenproteine	Lieferung von π-Elektronen
Pyruvatkinase, Pyruvatcarboxylase, Adenylatkinase	Das Metallion sammelt und orientiert die Liganden

9 Regulation der Enzymaktivität

Victor W. Rodwell

Stoffwechselregulation

Homöostase

Das Konzept der homöostatischen Regulation des „inneren Milieus" von Lebewesen wurde in der zweiten Hälfte des 19. Jahrhunderts von Claude Bernard entwickelt. Es beschrieb die Tatsache, daß Tiere imstande sind, die Zusammensetzung ihrer extra- sowie intracellulären Flüssigkeiten weitgehend konstant zu halten. Da sich die Umweltbedingungen jedes Lebewesens rasch und ständig ändern, muß eine entsprechende enzymatische Ausstattung jeder Zelle für entsprechende Anpassung an Änderungen der Umweltbedingungen sorgen. Jede Erkrankung einer Zelle oder eines Organismus kann infolgedessen auch als Verlust der Fähigkeit definiert werden, auf Änderungen der Umwelt so zu reagieren, daß die Konstanz des inneren Milieus erhalten bleibt. Eine genaue Kenntnis der Faktoren, die zu Änderungen von Enzymaktivitäten führen, ist deshalb nicht nur für das Verständnis der Homöostase in normalen Zellen erforderlich, sondern trägt auch zur Einsicht in die molekulare Grundlage vieler Erkrankungen bei.

Alle chemischen Reaktionen und damit auch die enzymkatalysierten Reaktionen sind grundsätzlich reversibel[1].

Unter den in lebenden Zellen herrschenden Bedingungen läßt sich die Reversibilität chemischer Reaktionen häufig nicht beobachten, da die Produkte einer Reaktion i. allg. durch nach-

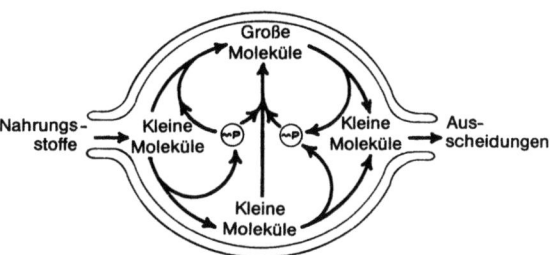

Abb. 9.1. Idealisierte Zelle im Stoffwechselgleichgewicht

folgende, ebenfalls wieder enzymkatalysierte Reaktionen verbraucht werden. Der Fluß von Stoffwechselzwischenprodukten in lebenden Zellen kann mit dem Strom des Wassers in einer Wasserleitung verglichen werden. Obwohl im Prinzip in der Wasserleitung Wasser in beiden Richtungen transportiert werden kann, ist der Fluß praktisch unidirektional. Der Fluß von Stoffwechselzwischenprodukten in lebenden Zellen ist ebenfalls im wesentlichen unidirektional. Echte Gleichgewichtszustände werden lediglich beim Tod einer Zelle erreicht, sind also keinesfalls charakteristisch für das Leben.

Lebende Zellen kann man als Gleichgewichtssysteme auffassen, bei denen ein unidirektionaler Metabolitfluß besteht (Abb. 9.1). In einer reifen Zelle bleibt die Durchschnittskonzentration der verschiedenen chemischen Verbindungen relativ konstant, jedenfalls über längere Zeiträume[2]. Die Anpassungsfähigkeit dieses Gleichgewichtssystems wird durch die Tatsache verdeutlicht, daß es dem Organismus ge-

---

[1] Eine leicht reversible Reaktion zeichnet sich durch einen niedrigen numerischen Wert für ΔG aus. Nur wenn ΔG einen großen negativen Wert erreicht (kleiner als -20 kJ) kann man von „praktisch irreversiblen Reaktionen" der Biochemie sprechen

[2] Kurzzeitige Schwankungen und Oscillationen von Metabolitkonzentrationen und Enzymaktivitäten kommen jedoch vor und sind von großer physiologischer Bedeutung

lingt, sein inneres Milieu weitgehend konstant zu halten, obwohl Größen wie Nahrungsmittel-, Wasser- und Mineralaufnahme, Arbeitsleistung oder Außentemperatur in einem weiten Bereich variieren können.

Grundlagen der Stoffwechselregulation

Damit die Lebensvorgänge geordnet ablaufen können, muß der Metabolitfluß durch anabole und katabole Stoffwechselwege reguliert werden können. Unsere Vorstellung vom normalen Leben beinhaltet, daß nicht nur alle benötigten chemischen Vorgänge stattfinden, sondern daß sie auch mit Geschwindigkeiten ablaufen, die in einer vernünftigen Beziehung zu den Aktivitäten und Bedürfnissen des Organismus und seinem Verhältnis zur Umwelt liegen. Reaktionen wie ATP-Produktion, Biosynthese von Makromolekülen und ihren Präkursoren, Transport, Sekretion, Reabsorption in den renalen Tubuli müssen auch auf kleine Änderungen der Umgebung der einzelnen Zelle eines Organs oder eines intakten tierischen Lebewesens ansprechen. Alle diese Prozesse müssen koordiniert ablaufen und zusätzlich auch auf kurzfristige Änderungen der äußeren Umgebung (beispielsweise Zufuhr oder Entfernung eines Nahrungsstoffs) reagieren können. In gleicher Weise ist jedoch eine Anpassung an intracelluläre Ereignisse notwendig. So erfordert die periodisch stattfindende Zellteilung und das Durchlaufen des Zellcyclus eine Reihe von Anpassungsvorgängen.

Zu einem tieferen Verständnis der Stoffwechselregulation zu gelangen, ist das Ziel vieler Biochemiker mit so verschiedenen Interessensgebieten wie Tumorstoffwechsel, Herzerkrankungen, Alterungsprozessen, Physiologie von Mikroorganismen, Differenzierungsproblemen oder molekularer Endokrinologie. Am besten sind die molekularen Details der Stoffwechselregulation heute bei Mikroorganismen untersucht. Da diese wesentlich weniger komplex als höhere Zellen sind und Phänomene wie hormonelle oder nervale Kontrolle bei ihnen nicht existieren, sind sie auch wesentlich einfacher zu untersuchen.

Die Kenntnisse der in der Zelle ablaufenden Regulationsvorgänge beim Menschen sind eine wesentliche Voraussetzung, um Stoffwechselerkrankungen zu verstehen und eine rationale Therapie durchzuführen. Die molekularen Ereignisse, die bei der Regulation der verschiedenen Stoffwechselprozesse in höheren Zellen auftreten, sind jedoch zum großen Teil noch unbekannt. Es ist klar, daß die Stoffwechselregulation von Säugetieren sich in Einzelheiten wesentlich von ähnlichen Phänomenen bei Bakterien unterscheidet.

Im folgenden wird die Regulation des Stoffwechsels von Bakterien genauer geschildert, da die an Mikroorganismen gewonnenen Erkenntnisse Konzepte für das Verständnis der Stoffwechselregulation beim Menschen geliefert haben. An ausgewählten Beispielen wird die Regulation von Stoffwechselprozessen durch Enzyme erläutert. Das Ziel ist, die Regulationsmuster einer Zelle zu verstehen. In den anderen Kapiteln dieses Buches wird, soweit es möglich ist, auf weitere spezifische Beispiele für die Stoffwechselregulation hingewiesen werden.

Möglichkeiten zur Regulation von Enzymaktivitäten

Ganz allgemein kann der Substanzdurchsatz durch jede enzymkatalysierte Reaktion von folgenden Faktoren beeinflußt werden:
1) Änderung der absoluten Enzymmenge,
2) Änderung der Poolgröße der anderen Reaktanten,
3) Änderung der katalytischen Wirksamkeit des Enzyms.

Wie man heute weiß, werden alle 3 Möglichkeiten zum Zweck der Stoffwechselregulation benutzt.

Regulation der Enzymmenge

Allgemeine Prinzipien

Die absolute Menge eines cellulären Enzyms wird zu jedem Zeitpunkt durch die Geschwindigkeit seiner Synthese (K_s) und seines Abbaus (K_d) bestimmt (Abb. 9.2). Infolgedessen kann die Enzymmenge einer Zelle entweder als Folge einer Zunahme seiner Biosyntheserate (Zunahme von K_s) oder durch eine Abnahme seiner Degradationsrate (Abnahme von K_d) angehoben werden. Gelegentlich wirken auch beide Effekte zusammen. In ganz ähnlicher Weise kann die Abnahme einer Enzymmenge durch eine Behinderung der Enzymsynthese oder ei-

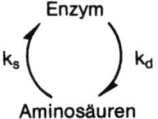

Abb. 9.2. Die Enzymmenge wird durch das Gleichgewicht zwischen Enzymbiosynthese und Enzymabbau bestimmt

ne Steigerung des Enzymabbaus oder beide Faktoren zusammen hervorgerufen werden. Bei allen bis jetzt bekannten Lebensformen sind die Synthese von Proteinen aus Aminosäuren und der Proteinabbau zu Aminosäuren vollkommen voneinander getrennte Stoffwechselwege, die durch vollständig unterschiedliche Enzymsätze katalysiert werden. Es ist auf diese Weise leicht möglich, Proteinsynthese und Proteinabbau und damit auch Enzymsynthese und Enzymabbau getrennt voneinander zu regulieren.

Regulation der Genexpression

Die Primärstruktur jedes Enzyms wird wie diejenige jedes anderen Proteins durch die aus jeweils 3 Basen (Triplets) bestehenden Codes der Boten-RNS (Messenger-RNA, mRNA) bestimmt. Die Nucleosidsequenz der mRNA ist wiederum einer Basensequenz einer DNS-Matrize, d.h. einem Gen komplementär (s. Kap. 28 und 30). Die Fähigkeit einer Zelle, ein bestimmtes Enzym zu synthetisieren, wird also durch die in der DNS niedergelegte Information bestimmt.
Mutationen führen zu einer Änderung der Basensequenz der DNS und damit zur Synthese von Proteinen mit geänderter Primärstruktur. Wenn die neu auftretenden „falschen" Aminosäuren sich von den „richtigen" deutlich unterscheiden, können sich aus der Änderung der Primärstruktur Änderungen auf höheren Strukturebenen ergeben. Aus diesem Grund können Mutationen zu partiellem oder vollständigem Verlust der katalytischen Aktivität eines Enzyms führen, wesentlich seltener kommt es zu einer Aktivitätssteigerung. Da Mutationen an den verschiedensten Stellen eines Gens Enzyme mit verminderter Aktivität verursachen können, ist eine Vielzahl derartiger „molekularer Erkrankungen" möglich.

Induktion

Eine Enzyminduktion tritt in folgendem klassischen Beispiel auf: Escherichia coli, die auf Glucose wächst, kann Lactose nicht fermentieren. In diesem Zustand fehlt dem Organismus ein Transportsystem für Lactose sowie das zur Lactosehydrolyse benötigte Enzym β-Galaktosidase. Werden Lactose oder andere β-Galaktoside dem Medium zugesetzt, erfolgt eine Induktion der β-Galaktosidase, die Mikroorganismen sind jetzt zur Lactosefermentierung imstande.

In dem oben geschilderten Fall ist der Induktor Lactose ein Substrat der induzierten Proteine, nämlich der Permease und der β-Galaktosidase. Obwohl Induktoren i. allg. als Substrate für Enzyme oder Permeasen dienen, können auch nichtumsetzbare Strukturanaloga als Induktoren dienen. Häufig induziert eine Verbindung verschiedene Enzyme, die gemeinsam einen Abbauweg katalysieren.

Enzyme, deren intracelluläre Konzentration unabhängig vom Zusatz eines Induktors ist, werden auch **konstitutive Enzyme** genannt. Ein bestimmtes Enzym kann in einem Organismus konstitutiv, in einem anderen induzierbar und in einem dritten weder konstitutiv noch induzierbar sein, d.h. vollständig fehlen.

Zellen enthalten immer eine sehr geringe basale Menge induzierbarer Enzyme, auch wenn sie in Abwesenheit des Induktors wachsen. Das Ausmaß, in dem ein Organismus auf die Zugabe eines Induktors reagiert, ist ebenfalls genetisch bestimmt und kann von Stamm zu Stamm außerordentlich variieren. So sind bei verschiedenen Stämmen Zuwachsraten von induzierbaren Enzymen um das 2- bis 1000fache beobachtet worden. Das genetische Material einer Zelle bestimmt auf diese Weise nicht nur die Natur, sondern auch das Ausmaß der Antwort auf einen Induktor. Die Ausdrücke „konstitutiv" und „induzierbar" sind infolgedessen eher relative Ausdrücke (wie „heiß" und „kalt"), die die Extreme des Reaktionsspektrums auf Induktoren wiedergeben.

Beispiele für induzierbare Enzyme in tierischen Organismen sind die Tryptophanpyrrolase, die Threonindehydratase, die Tyrosin-α-Ketoglutarattransaminase, die Invertase, die Enzyme des Harnstoffcyclus und die HMG-CoA-Reductase. Ein wichtiges Beispiel für Enzyminduktion bei Bakterien ist die Induktion der Penicillase in Bacillus cereus.

Repression und Derepression

Bei Bakterien findet sich häufig das Phänomen, daß die Biosynthese eines wichtigen Metaboliten dann durch Repression ausgeschaltet wird, wenn dieser im Medium vorhanden ist. Kleine Moleküle wie ein Purin oder eine Aminosäure, die als **Korepressor** dienen, blockieren letzten Endes die für ihre eigene Biosynthese benötigten Enzyme. So führt z.B. bei Salmonella typhimurium die Zugabe von Histidin zu einer Repression aller Enzyme der Histidinbiosynthese, die Zugabe von Leucin reprimiert die Biosynthese der ersten 3 für die Leucinbiosynthese benötigten Enzyme. In beiden Fällen liegen die Gene für die genannten Enzyme auf **Operons**. Nicht immer tritt eine **koordinierte Repression** für einen Biosyntheseweg auf. Wird ein essentieller Metabolit aus dem Medium entfernt oder ist er verbraucht, werden die für seine Biosynthese notwendigen Enzyme rasch synthetisiert. Dieses Phänomen wird auch als **Derepression** bezeichnet. Derepressionen können koordiniert oder nicht koordiniert erfolgen.

Die oben genannten Beispiele sind charakteristisch für die **Repression** der Biosynthese in Bakterien durch die **Endprodukte eines Synthesewegs**. Die sog. **Katabolitrepression** ist ein verwandtes Phänomen. Man versteht darunter die Fähigkeit eines in einer katabolen Reaktionssequenz auftretenden Zwischenprodukts zur Repression der Biosynthese der katabolen Enzyme. Dieser Effekt wurde erstmals in Kulturen von E.coli beobachtet, die auf einer anderen Kohlenstoffquelle als Glucose wuchsen. Zusatz von Glucose reprimierte die Synthese derjenigen Enzyme, die für den Stoffwechsel der ursprünglichen Kohlenstoffquelle benötigt wurden. Das Phänomen der **Katabolitrepression** wird durch cAMP vermittelt.

Die molekularen Mechanismen der Phänomene Induktion, Repression und Derepression werden in Kap. 30 geschildert.

Bei stark verzweigten Biosynthesewegen (z.B. Synthese der verzweigtkettigen Aminosäuren oder Synthese der Aspartatfamilie der Aminosäuren) dienen die frühen Enzyme der Biosynthese mehrerer Aminosäuren (Abb. 9.3).

Wird Lysin dem Medium wachsender Bakterien zugesetzt, wird die Biosynthese der für Lysin typischen Enzyme (Enz_L) reprimiert. Dementsprechend werden die für die Threoninbio-

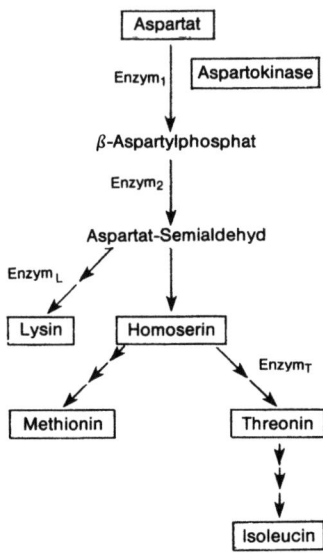

Abb. 9.3. Aspartatfamilie der Aminosäuren. Enz_L und Enz_T bezeichnen Gruppen von Enzymen, die bei der Biosynthese von Lysin bzw. Threonin benötigt werden

synthese benötigten Enzyme (Enz_T) nach Zusatz von Threonin zum Medium reprimiert. Derartige Beispiele stellen eine einfache Rückkopplungsrepression durch das Produkt dar. Die Enzyme Enz_1 und Enz_2 werden dagegen für die Biosynthese von Lysin und Threonin benötigt. Eine Rückkopplungsrepression ihrer Synthese durch Lysin oder Threonin allein würde zu einem Mangel der jeweils anderen Aminosäure führen. Werden jedoch sowohl Lysin als auch Threonin dem Medium zugesetzt, werden die Enzyme 1 und 2 überflüssig. Ihre Repression ist dann ein Überlebensvorteil, da wesentliche Nahrungsstoffe eingespart werden.

Sind alle Endprodukte eines stark verzweigten Biosynthesewegs vorhanden, kann es zur **multivalenten Repression** kommen. Dies tritt allerdings nur dann auf, wenn alle Endprodukte einer Gruppe biosynthetischer Enzyme im Überschuß vorhanden sind. Eine vollständige Repression der Aspartokinase (Enz_1) tritt demzufolge nur dann ein, wenn außer Lysin und Threonin Methionin und Isoleucin zugesetzt werden.

Enzymumsatz

In schnell wachsenden Bakterienkulturen ist die Geschwindigkeit des Proteinabbaus (Proteolyse) ziemlich niedrig (etwa 2% des gesamten cellulären Proteins pro Stunde). Der intracelluläre Enzymgehalt wird hauptsächlich durch Anstieg oder Abnahme der Geschwindigkeit der Enzymbiosynthese kontrolliert. Dies trifft jedoch nicht zu für Bakterien in Mangelkulturen oder nach Überführung von Bakterienkulturen in ein neues Medium mit einer minderwertigen Kohlenstoffquelle. Unter diesen Bedingungen können Bakterien ihr Protein mit einer Geschwindigkeit von 7–10%/h abbauen.

Aus den Geschwindigkeiten von Enzymbiosynthese und Enzymabbau ergibt sich der **Enzymumsatz**. Im Prinzip findet ein Umsatz sowohl bei Bakterien als auch bei höheren Organismen statt. Jedoch spielt der Enzymabbau als Mittel zur Kontrolle des Enzymgehalts einer Zelle bei Bakterien eine relativ geringe Rolle. Bei höheren Organismen und besonders bei Säugetieren ist ein rascher Enzymumsatz jedoch ein charakteristisches Phänomen. Beim Menschen konnte der Nachweis des Proteinumsatzes aus den Ergebnissen von Diätversuchen bereits vor über 100 Jahren erbracht werden. Durch die klassischen Arbeiten von Schönheimer, die zu Beginn und während des 2. Weltkriegs durchgeführt wurden, konnte gezeigt werden, daß während des gesamten Lebens ein rascher Umsatz cellulären Proteins stattfindet. Durch Bestimmung der Einbaurate von ^{15}N-markierten Aminosäuren in Proteine sowie der Zeitabhängigkeit des ^{15}N-Verschwindens aus der Proteinfraktion kam Schönheimer zu dem Schluß, daß sich die Proteine des Körpers in einem dynamischen Gleichgewichtszustand befinden. Dieses Konzept konnte in der Zwischenzeit auch auf andere Bestandteile des Körpers wie Lipide und Nucleinsäuren ausgedehnt werden.

Bei Menschen und Tieren erfordert infolgedessen die Regulation der intracellulären Enzymkonzentration eine Regulation der Enzymbiosynthese sowie des Enzymabbaus. Die molekularen Einzelheiten dieser Regulationsvorgänge sind jedoch z.Z. noch nicht genau bekannt. Man weiß zwar, daß der Enzymabbau durch eine proteasenkatalysierte hydrolytische Spaltung der Aminosäurekette erfolgt. Wie dieser Vorgang jedoch reguliert wird, ist unbekannt. Bei einigen Fällen hängt die Anfälligkeit eines Enzyms für den proteolytischen Abbau von seiner Konformation ab. Die An- oder Abwesenheit von kleinen Molekülen wie Substraten, Coenzymen oder Metallionen, die die Proteinkonformation ändern können, kann auf diese Weise auch die Proteolyse beeinflussen. Bei hohen Konzentrationen derartiger kleiner Moleküle werden einige Säugetierenzyme unempfindlich gegenüber Proteasen. Auf diese Weise können die Konzentrationen von Substraten, Coenzymen und Ionen in beträchtlichem Umfang die Abbaugeschwindigkeit von Enzymen in tierischen Zellen bestimmen.

Dies soll anhand von 2 Säugetierenzymen, Arginase sowie Tryptophanoxygenase (Tryptophanpyrrolase), verdeutlicht werden. Die Regulation der Leberarginase kann durch eine Änderung von K_s oder K_d hervorgerufen werden. Nach einer proteinreichen Diät steigt der Arginasespiegel der Leber als Folge einer Zunahme der Arginasebiosynthese an. Die Arginasespiegel der Leberzelle nehmen jedoch außerdem auch während des Hungerns zu. In diesem Fall wird jedoch der Arginaseabbau vermindert, während die Biosyntheserate sich nicht ändert. Im zweiten Beispiel führt die Gabe von Glucocorticoiden, aber auch die Zufuhr von Tryptophan zu erhöhten Spiegeln der Tryptophanoxygenase in tierischen Geweben. Glucocorticoide beschleunigen die Geschwindigkeit der Oxygenasebiosynthese. Tryptophan hat dagegen keinerlei Effekt auf die Synthese, vermindert jedoch die Abbaurate, da es die Oxygenase vor dem proteolytischen Angriff schützt. Beide Beispiele sollten verglichen werden mit dem, was im vorherigen Abschnitt über die Enzyminduktion bei Bakterien festgestellt wurde. Im Fall der Arginase führt eine gesteigerte Stickstoffzufuhr als Folge einer proteinreichen Diät zu einem Anstieg der Enzymkonzentration (s. auch Regulation der Harnstoffbiosynthese, Kap. 21). Die beschleunigte Enzymbiosynthese ähnelt damit oberflächlich dem Phänomen der Substratinduktion bei Bakterien. Im Fall der Tryptophanpyrrolase zeigen sich jedoch große Unterschiede. Tryptophan kann bei Mikroorganismen als Induktor dienen, sein Effekt in tierischen Geweben beschränkt sich jedoch ausschließlich auf den Prozeß des Enzymabbaus.

Enzymspiegel in tierischen Geweben können durch eine Vielzahl physiologischer hormoneller oder diätetischer Maßnahmen geändert werden. In Tabelle 9.1 sind Beispiele angeführt, jedoch ist unsere Kenntnis über die molekula-

9. Regulation der Enzymaktivität

Tabelle 9.1. Enzyme der Rattenleber, die sich durch Aktivitätsänderungen an Änderungen der Umgebung anpassen. (Mit Ausnahme der Werte für die HMG-CoA-Reductase aus Schimke RT, Doyle D (1970) Control of enzyme levels in animal tissues. Annu Rev Biochem 39: 929)

Enzym	E.C. Nummer	$T_{1/2}$	Stimulus	Veränderungsfaktor
Aminosäurestoffwechsel				
Arginase	3.5.3.1	4–5 Tage	Fasten oder Glucocorticoidbehandlung	2
			Übergang von proteinreicher zu proteinarmer Diät	0,5
Serindehydratase	4.2.1.13	20 h	Glucagon oder Nahrungsaminosäuren	100
Histidase	4.3.1.3	2,5 Tage	Übergang von proteinarmer zu proteinreicher Diät	20
Kohlenhydratstoffwechsel				
Glucose-6-Phosphat-Dehydrogenase	1.1.1.49	15 h	Schilddrüsenhormone, kohlenhydratreiche Fütterung	10
α-Glycerophosphatdehydrogenase	1.1.2.1	4 Tage	Schilddrüsenhormone	10
Fructose-1,6-Bisphosphatase	3.1.3.11	–	Glucose	10
Lipidstoffwechsel				
ATP:Citratlyase	4.1.3.8	–	Kohlenhydratfütterung, fettarme Nahrung	30
Fettsäuresynthase	–	–	Hungern	0,1
			Kohlenhydratwiederfütterung	30
HMG-CoA-Reductase	1.1.1.34	2–3 h	Hungern oder 5% Nahrungscholesterin	0,1
			24-h-Rhythmus	0,1
			Insulin oder Schilddrüsenhormone	2–10
Purin- oder Pyrimidinstoffwechsel				
Xanthinoxidase	1.2.3.2	–	Übergang zu proteinreicher Diät	0,1
Aspartat-Transcarbamylase	2.1.3.2	2,5 Tage	1% Orotsäure in der Nahrung	2
Dihydroorotase	3.5.2.3	12 h	1% Orotsäure in der Nahrung	3

ren Einzelheiten, die diesen Änderungen zugrunde liegen, noch bruchstückhaft.

Glucocorticoide erhöhen die Konzentration der Tyrosintransaminase durch Beschleunigung ihrer Biosynthese. Dieser Effekt war übrigens das erste Beispiel für die Regulation der Biosynthese eines tierischen Enzyms durch ein Hormon. Insulin und Glucagon beschleunigen unabhängig voneinander die Biosyntheserate der Tyrosintransaminase um das 4- bis 5fache, obwohl sie antagonistische physiologische Effekte haben. Die Wirkung von Glucagon wird wahrscheinlich über cAMP vermittelt, da es in Organkulturen von Rattenleber den Glucagoneffekt imitieren kann.

Proenzyme

Ein Verfahren zur Regulation der Enzymaktivität besteht in der Biosynthese eines katalytisch inaktiven Proenzyms. Für die Aktivierung muß das Proenzym durch gezielte Proteolyse (limitierte Proteolyse) verkleinert werden, wodurch sich eine Konformationsänderung einstellt, die das aktive Zentrum entstehen läßt oder freilegt. Am genauesten bekannt ist die Biosynthese katalytisch inaktiver Proenzyme bei den Proteasen des Verdauungstrakts, den Enzymen der Blutgerinnung sowie der Fibrinolyse. Das Phänomen der Aktivierung durch limitierte Proteolyse findet sich jedoch nicht nur bei proteolytischen Enzymen. So entsteht das biologisch aktive Peptidhormon Insulin durch limitierte Proteolyse des hormonell inaktiven Vorläufers Proinsulin (s. Kap. 38).

Wie Abb. 9.4 zeigt, geschieht die Umwandlung von Proenzymen in aktive Enzyme bei den Proteasen des Verdauungstrakts entweder durch Wasserstoffionen oder durch Proteasen. Häufig werden große Teile des Proenzyms entfernt.

Pepsinogen $\xrightarrow{H^+ \text{ oder Pepsin}}$ Pepsin

Trypsinogen $\xrightarrow{\text{Trypsin oder Enterokinase}}$ Trypsin

Chymotrypsinogen $\xrightarrow{\text{Trypsin}}$ Chymotrypsin

Procarboxypeptidase $\xrightarrow{\text{Trypsin}}$ Carboxypeptidase

Abb. 9.4. Umwandlung von Proenzymen des Verdauungstrakts in aktive Proteasen. Da die Proenzymaktivierung durch das jeweilige Enzym katalysiert wird, verläuft die Aktivierung von Pepsinogen und Trypsinogen autokatalytisch und deswegen mit ständig zunehmender Geschwindigkeit

Die Umwandlung von Pepsinogen (Molekulargewicht 42500) zu Pepsin (Molekulargewicht 34500) erfolgt unter Verlust von nahezu 20% des Moleküls. Noch ausgeprägter ist es bei der Umwandlung der Procarboxypeptidase zur Carboxypeptidase, die mit einem Abfall des Molekulargewichts von 96000 auf 34300 einhergeht. Die Bildung von Trypsin aus Trypsinogen besteht dagegen nur in der Entfernung von 6 Aminosäuren.
Die Umwandlung von Fibrinogen zu Fibrin durch limitierte Proteolyse wird durch die Protease Thrombin katalysiert. Unter physiologischen Bedingungen kommt Thrombin in Form eines inaktiven Vorläufers, des Prothrombins vor. Seine Aktivierung erfordert eine komplizierte Reaktionsfolge, in der wiederum kaskadenartig Aktivierungsreaktionen durch limitierte Proteolyse beteiligt sind. Diese ist damit eine der Schlüsselreaktionen im komplexen Vorgang der Blutgerinnung (Kap. 42).
Vom physiologischen Standpunkt aus ist die Synthese von inaktiven Enzymvorstufen ein Mechanismus, mit dessen Hilfe die Menge eines Enzyms nach einem entsprechenden physiologischen Reiz rasch um große Beträge erhöht werden kann. Es wäre beispielsweise außerordentlich gefährlich, wenn zur Blutstillung die Enzyme der Blutgerinnung erst durch den relativ langsamen Vorgang der Proteinbiosynthese synthetisiert werden müßten.
Unter experimentellen Bedingungen kann die Behandlung verschiedener regulierter Enzyme mit Proteasen den Effekt anderer Regulationsformen nachahmen. So kann beispielsweise die Aktivierung der Phosphorylase-b-Kinase oder die Umwandlung der Glucose-6-Phosphat-abhängigen Form der Glykogensynthetase in die unabhängige Form auch durch limitierte Proteolyse erreicht werden.

Regulation der katalytischen Wirksamkeit

Allgemeine Prinzipien

Wenn durch physiologische Ereignisse die Aktivität eines Enzyms geändert wird, kann man zunächst nicht feststellen, ob die Enzymmenge oder die Enzymaktivität sich geändert hat. Im folgenden werden alle Änderungen einer Enzymaktivität, die ohne Änderung der Enzymmenge auftreten, als „Änderungen der katalytischen Wirksamkeit" bezeichnet.

Verfügbarkeit von Reaktanten

Allgemeine Prinzipien
Die Kenntnis der kinetischen und regulatorischen Eigenschaften von Enzymen ermöglicht das Verständnis physiologischer Vorgänge in intakten Zellen, Geweben und Organismen. Allerdings sind diese Kenntnisse meistens durch Untersuchung isolierter Enzyme in Lösung und damit unter Bedingungen gewonnen worden, die sich stark von denen in der lebenden Zelle unterscheiden. Die Interpretation der Ergebnisse erfordert schon deshalb große Vorsicht, da beispielsweise die in vitro eingesetzten Substratmengen sich beachtlich von den intracellulär vorkommenden unterscheiden können.

Kompartimentierung von Enzymen
Die Kompartimentierung hat für die Stoffwechselprozesse in eukaryoten Zellen außerordentliche Bedeutung. So erlaubt die Lokalisierung spezifischer Stoffwechselprozesse im Cytosol oder innerhalb spezifischer cellulärer Organellen die Regulation dieser Prozesse unabhängig voneinander. Die für höhere Lebensformen charakteristische extensive Kompartimentierung von Stoffwechselprozessen bedingt die Möglichkeit einer vielschichtigen und fein abgestimmten Regulation des Stoffwechsels. Als Nachteil werden dabei allerdings Transportschwierigkeiten essentieller Metaboliten zwischen den einzelnen Kompartimenten in Kauf genommen. Hierzu stehen die verschiedensten Transportsysteme zur Verfügung. Im allgemeinen bestehen sie darin, daß das zu transportierende Molekül in eine für die jeweilige Membran permeable Form umgewandelt wird, wonach es transportiert und auf der anderen Seite der Membran wieder in die ursprüngliche

Form umgewandelt werden kann. Daraus ergibt sich natürlich, daß beispielsweise dieselben katalytischen Enzymaktivitäten sowohl im cytosolischen wie im mitochondrialen Raum vorkommen müssen. Da beide Enzymformen physikalisch voneinander getrennt sind, wird ihre voneinander unabhängige Regulation erleichtert. Die Bedeutung von Transportmechanismen zur Einstellung des Gleichgewichts zwischen den verschiedenen Kompartimenten wird an anderen Stellen dieses Buchs im einzelnen geschildert (Kap. 14).

Regulatorische Bedeutung von Multienzymkomplexen
Gelegentlich werden die Enzyme, die für eine größere Folge von Stoffwechselreaktionen benötigt werden, in Form eines Multienzymkomplexes organisiert. Dies dient dazu, die verschiedenen Teilaktivitäten untereinander abzustimmen und Stoffwechselzwischenprodukte in einem bestimmten Stoffwechselprozeß zu kanalisieren. Durch entsprechende Verknüpfung der einzelnen Enzymaktivitäten des Multienzymkomplexes ist es möglich, das Produkt einer enzymatischen Reaktion zum nächsten Enzym zu transferieren, ohne daß Diffusionsverluste größeren Ausmaßes auftreten. Damit wird die Stoffwechselkontrolle über die beteiligten Reaktionen wesentlich erleichtert. Zusätzlich können Konformationsänderungen eines Teils des Multienzymkomplexes durch Protein-Protein-Wechselwirkungen auf andere Enzymaktivitäten des Komplexes übertragen werden. Hierdurch kommt es zu einer gewaltigen Verstärkung von regulatorischen Effekten.

Effektive Konzentrationen von Substraten, Coenzymen und Kationen
In Anbetracht der grundlegenden Bedeutung der Kompartimentierung von Stoffwechselprozessen innerhalb einer Zelle ist klar, daß die Angabe der mittleren Konzentration eines Substrats, eines Coenzyms oder eines Metallions innerhalb einer Zelle wenig zum Verständnis des Verhaltens eines Enzyms in vivo aussagen kann. Notwendig wären Informationen über die **Konzentration von essentiellen Metaboliten in der unmittelbaren Nachbarschaft des untersuchten Enzyms.** Um eine erste Annäherung hieran zu ermöglichen, müßten Metabolitkonzentrationen in verschiedenen cellulären Kompartimenten bestimmt werden. So schwer dieses Ziel zu erreichen scheint, würde es noch keine Aussage über lokale Änderungen von Metabolitkonzentrationen erlauben, die durch Faktoren wie Nachbarschaft zu einer Stelle des Metabolitverbrauchs oder der Metabolitbildung hervorgerufen werden könnten. Häufig ergeben sich darüber hinaus noch große Diskrepanzen zwischen der Gesamtkonzentration und der freien, d. h. effektiv zur Verfügung stehenden Konzentration eines Metaboliten. Als Beispiel kann die Konzentration von 2,3-Bisphosphoglycerat im Erythrocyten angeführt werden. Die Gesamtkonzentration dieses Stoffwechselzwischenprodukts ist im Erythrocyten außerordentlich hoch, obwohl die Konzentration des freien Bisphosphoglycerats sich durchaus mit derjenigen in anderen Geweben vergleichen läßt. Der Grund hierfür ist das Vorkommen von Hämoglobin in Erythrocyten. 1 l Erythrocyten enthalten etwa 5 mmol Hämoglobin. 1 mol des Hämoglobintetramers kann 4 mol Bisphosphoglycerat binden. Daraus ergibt sich, daß eine **Gesamtkonzentration** von 20 mmol **Bisphosphoglycerat** im Liter Erythrocyten nur eine ganz geringfügige Konzentration von **freiem Bisphosphoglycerat** erlauben würde. Dies ist natürlich ein extremes Beispiel, jedoch können ähnliche Überlegungen grundsätzlich mit anderen Metaboliten angestellt werden, da diese durch entsprechende Proteine spezifisch gebunden werden können, was zur Herabsetzung ihrer freien Konzentrationen führen muß.

Eine der grundsätzlichen Annahmen in der Theorie von Michaelis zum kinetischen Verhalten von Enzymen war, daß die Gesamtkonzentration des Substrats der Konzentration des freien Substrats gleichzusetzen ist. Wie aus dem oben Gesagten hervorgeht, trifft diese Situation für In-vivo-Bedingungen häufig nicht zu. Darüber hinaus liegt die Konzentration des freien Substrats in vivo oft in der gleichen Größenordnung wie die Konzentration des Enzyms. Um diesem Problem Rechnung zu tragen, wird die Michaelis-Menten-Gleichung häufig in anderer Form geschrieben:

$$v = \frac{k E_t S_f}{k_m + S_f}.$$

Hierbei wird der Ausdruck S in der üblichen Schreibweise durch S_f, die Konzentration des freien Substrats, ersetzt. Die allgemeine Anwendung dieser Gleichung wird jedoch dadurch behindert, daß nur selten exakte Angaben über S_f in der Nachbarschaft des untersuchten Enzyms vorliegen. Die Gleichung ist darüber hinaus nur für Enzymlösungen anwendbar. Diese Situation findet sich in der Zelle, wo Enzyme zu größeren Komplexen aggregiert sind, jedoch häufig nicht.

Bei über einem Viertel aller bekannten Enzyme spielen Metallionen eine wichtige Rolle bei der Katalyse und Strukturerhaltung. Ionen können infolgedessen auch eine regulatorische Rolle spielen, besonders dann, wenn für ein Enzym ein sehr spezifisches Metallion benötigt wird. Dies ist besonders wichtig bei allen ATP-verbrauchenden Reaktionen. Häufig ist der ATP-Metallionen-Komplex das Substrat für die Reaktion, wobei die Maximalgeschwindigkeit dann erreicht wird, wenn das molare Verhältnis von ATP und Metall etwa 1 ist. Ein Überschuß an Metallionen und ein Überschuß von ATP wirken häufig hemmend. Da Nucleosiddi- und -triphosphat stabile Komplexe mit 2wertigen Metallionen bilden, beeinflußt die intracelluläre Konzentration der Nucleotide die intracelluläre Konzentration freier Metallionen und reguliert damit die Aktivität verschiedener Enzyme. Die bakterielle Glutaminsynthetase ist ein gut dokumentiertes Beispiel für die Regulation einer Enzymaktivität durch Metallionen. In Abwesenheit von Metallionen nimmt die Glutaminsynthetase aus E. coli eine „relaxierte" Konfiguration an, die katalytisch inaktiv ist. Zugabe von Mg^{2+} oder Mn^{2+} wandelt das Enzym in die aktive „gespannte" Form um. Zusätzlich zur Regulation durch Metallionen führt die Adenylylierung der Synthetase zur vollständigen Änderung der Spezifität gegenüber 2wertigen Kationen. Die nichtadenylylierte Synthetase benötigt Mg^{2+}, das adenylylierte Enzym jedoch spezifisch Mn^{2+}. Die Aktivität des adenylylierten Enzyms ist weiterhin empfindlich für das Verhältnis von ATP zu Mg^{2+}, das nichtadenylylierte Enzym nicht.

Allosterische Regulation

Die katalytische Aktivität verschiedener **regulatorischer Enzyme** wird durch **allosterische Effectoren** niederen Molekulargewichts moduliert. Diese haben i. allg. keine oder nur wenig Strukturähnlichkeit mit den Substraten oder Coenzymen des betreffenden Enzyms. Der Ausdruck **Rückkopplungshemmung** beschreibt das Phänomen, daß die Aktivität eines frühen Enzyms in einem Biosyntheseweg durch das Endprodukt der Biosynthese gehemmt werden kann. Für die Biosynthese von D aus A, die durch die Enzyme E_1-E_3 katalysiert wird, gilt:

$$A \xrightarrow{E_1} B \xrightarrow{E_2} C \xrightarrow{E_3} D.$$

Eine hohe Konzentration von D hemmt typischerweise die Umwandlung von A nach B. Dabei kommt es nicht einfach zu einem Rückstau von Zwischenprodukten. D ist vielmehr imstande, spezifisch von E_1 gebunden zu werden und als **allosterischer Hemmstoff** zu wirken.

Die Rückkopplungshemmung von E_1 durch D reguliert damit die Biosynthesegeschwindigkeit von D.

Von der Kinetik her kann eine Rückkopplungshemmung kompetitiv, nichtkompetitiv, teilkompetitiv, entkoppelt oder gemischt sein. Am häufigsten tritt sie bei Biosynthesen auf. **Meist ist der Rückkopplungshemmstoff das letzte kleine Molekül vor der Biosynthese eines Makromoleküls** (z. B. Aminosäuren vor Proteinen, Nucleotide vor Nucleinsäuren). Generell erfolgt **die Rückkopplungshemmung am frühesten irreversiblen Schritt der Biosynthesekette.**[3]

Beispiele für die Rückkopplungshemmung bei Mikroorganismen sind die Hemmung der Phosphoribosyl: ATP-Pyrophosphorylase durch Histidin, der Anthranilatsynthetase durch Tryptophan sowie der Aspartattranscarbamylase durch CTP. In jedem Fall ist das regulierte Enzym an der Biosynthese eines einzelnen Endprodukts beteiligt nämlich Histidin, Tryptophan bzw. CTP.

Häufig sind Biosynthesewege jedoch verzweigt, wobei am Anfang die Reaktionen für die Biosynthese von 2 oder mehr Metaboliten auf einer Strecke verlaufen. Abbildung 9.5 zeigt die Stellen, an denen ein verzweigter Biosyntheseweg sinnvollerweise reguliert wird (beispielsweise Aminosäure-, Purin- oder Pyrimidinbiosynthese). S_1, S_2 und S_3 sind die Vorläufer aller 4 Endprodukte A, B, C und D. S_4 ist

---

[3] Unter irreversibler Reaktion wird thermodynamisch eine Reaktion verstanden, die wegen ihres großen negativen ΔG nur in einer Richtung verläuft

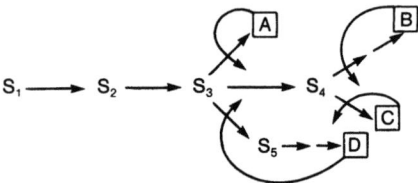

Abb. 9.5. Rückkopplungshemmung bei einem verzweigten Biosyntheseweg. S_1-S_5 sind Zwischenprodukte der Biosynthese der Endprodukte *A-D*. *Gerade Pfeile* stellen Enzyme dar, welche die angegebenen Umwandlungen katalysieren. *Gebogene Pfeile* stellen Rückkopplungsschleifen dar und damit die wahrscheinlichen Orte einer Rückkopplungshemmung durch spezifische Endprodukte

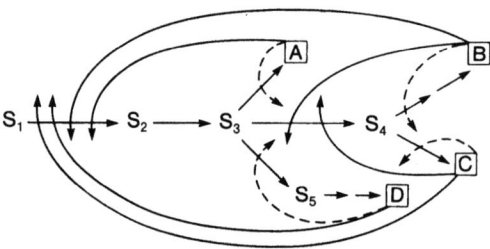

Abb. 9.6. Multiple Rückkopplungshemmung eines verzweigten Biosynthesewegs. Über die einfachen Rückkopplungsschleifen *(gepunktet, gebogene Pfeile)* sind multiple Rückkopplungsschleifen *(durchgezogene gebogene Pfeile)* angeordnet, welche die Aktivität derjenigen Enzyme regulieren, die für die Biosynthese verschiedener Endprodukte verantwortlich sind

ein Vorläufer von B und C, S_5 die Vorstufe lediglich von D. Die Teilschritte

$S_3 \rightarrow A$,
$S_4 \rightarrow B$,
$S_4 \rightarrow C$,
$S_3 \rightarrow S_5 \rightarrow D$

stellen lineare Reaktionsfolgen dar; man müßte in jedem Fall eine Rückkopplungshemmung durch das jeweilige Endprodukt erwarten, die zu einem möglichst frühen Zeitpunkt auftritt. Genau dies geschieht auch bei verzweigten Stoffwechselwegen.

Multiple Rückkopplungsschleifen (Abb. 9.6) sind für die Feinkontrolle des Stoffwechsels notwendig. Wenn beispielsweise B im Überschuß vorliegt, wird weniger S_2 benötigt. Die Fähigkeit des Produkts B, die Syntheserate von S_2 zu senken, ist ein biologischer Vorteil. Jedoch können bei verzweigten Rückkopplungsschleifen Schwierigkeiten auftreten. Wenn nämlich ein Überschuß von B nicht nur den Teil der Synthesekette hemmt, der speziell für die Synthese von B benötigt wird, sondern auch Teile, die für die Biosynthese von A, C oder D gebraucht werden, könnte ein großer Überschuß von B die Biosynthese aller 4 Endprodukte hemmen, was natürlich unerwünscht ist. Um diese Schwierigkeiten zu umgehen, stehen verschiedene Mechanismen zur Verfügung.

Bei der **kumulativen Rückkopplungshemmung** sind die inhibitorischen Effekte von 2 oder mehr Endprodukten auf ein einzelnes reguliertes Enzym streng additiv.

Bei der **konzertierten** oder **multivalenten Rückkopplungshemmung** kann kein einzelnes Endprodukt allein das regulatorische Enzym hemmen. Eine deutliche Hemmung kommt nur dann zustande, wenn 2 oder mehr Endprodukte im Überschuß vorliegen.

Bei der **kooperativen Rückkopplungshemmung** hemmt der Überschuß eines einzelnen Endprodukts das regulatorische Enzym. Allerdings sind die Hemmeffekte von 2 oder mehr Endprodukten bei weitem stärker, als einem additiven Effekt nach der kumulativen Rückkopplungshemmung entsprechen würde.

Bei der Aspartatfamilie tritt eine weitere Variante der Rückkopplungshemmung auf, das Vorkommen von **multiplen Enzymen** innerhalb einer einzelnen Zelle. E. coli produziert 3 Aspartatkinasen, von denen jede die Bildung von β-Aspartylphosphat aus Aspartat katalysiert. Das erste dieser Enzyme, die AK_L wird spezifisch und vollständig durch Lysin gehemmt, das zweite, die AK_T durch Threonin und das dritte, die AK_H schließlich durch Homoserin, das ein Vorläufer von Methionin, Threonin und Isoleucin ist (Abb. 9.7). Liegt Lysin im Überschuß vor, wird die AK_L gehemmt, die β-Aspartylphosphatproduktion nimmt ab. Dies allein würde jedoch nicht genügen, um Metaboliten in Richtung der Biosynthese von Homoserin und seiner Produkte zu schieben. Dies wird durch eine weitere Rückkopplungshemmung an einer Stelle der Lysinbiosynthese erreicht. Lysin hemmt also das erste Enzym in der linearen Reaktionssequenz, die vom β-Aspartylphosphat zum Lysin führt. Dadurch wird die ungehemmte Synthese von Homoserin und damit von Threonin und Isoleucin ermöglicht. Zusätzliche Kontrollpunkte kommen an der Verzweigungsstelle vor, wo Homoserin zu

Regulation der katalytischen Wirksamkeit 111

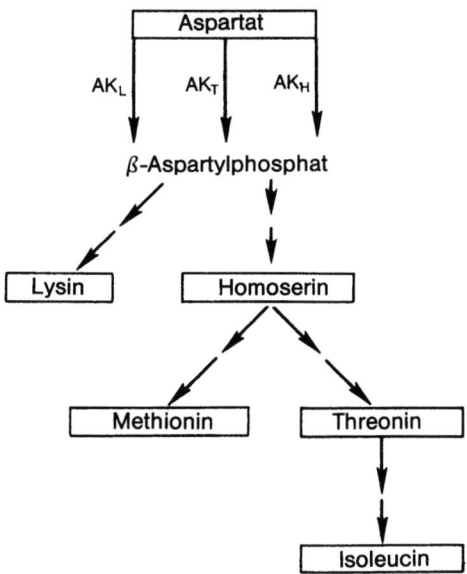

Abb. 9.7. Regulation der Aspartatkinaseaktivität in E. coli. Multiple Enzyme werden über Endprodukthemmung durch Lysin (AK_L), Threonin (AK_T) oder Homoserin (AK_H) gehemmt

Tabelle 9.2. Muster der allosterischen Regulation der Aspartatkinase

Organismus	Rückkopplungs-hemmung durch	Repressor
E. coli (Kinase I)	Homoserin	–
E. coli (Kinase II)	Lys	Lys
E. coli (Kinase III)	Tyr	–
R. rubrium	Thr	
B. subtilis	Thr + Lys	–
S. cerevisiae	Thr, Met Homoserin	Thr, Lys Homoserin

Methionin sowie zu Threonin und Isoleucin führt.

Daß die genannten Variationen der Rückkopplungshemmung eine effektive Stoffwechselkontrolle ermöglichen, geht aus der Tatsache hervor, daß verschiedene Bakterienstämme für die Regulation eines einzelnen Biosynthesewegs unterschiedliche Muster der Rückkopplungshemmung verwenden können (Tabelle 9.2).

Das am besten untersuchte allosterische Enzym ist die **Aspartattranscarbamylase**, welche die erste Reaktion der Pyrimidinbiosynthese katalysiert (Abb. 9.8). Es handelt sich um die Kondensation von Carbamylphosphat mit Aspartat, wobei Carbamylaspartat entsteht.

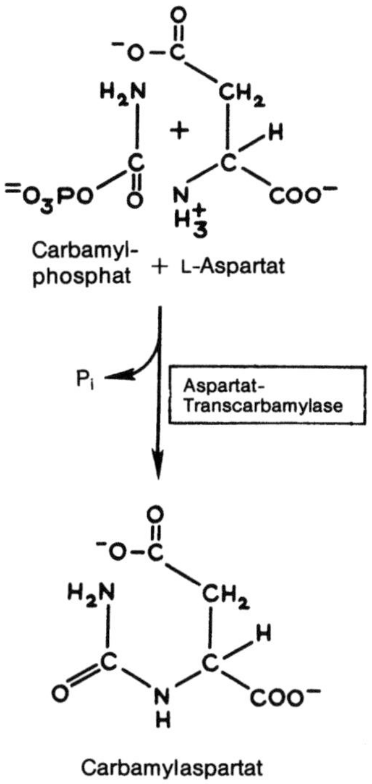

Abb. 9.8. Aspartattranscarbamylase-Reaktion

Die Aspartattranscarbamylase unterliegt der **Rückkopplungshemmung** durch **Cytidintriphosphat (CTP)**. Behandelt man das Enzym mit Quecksilberverbindungen, verliert die Aspartattranscarbamylase ihre Hemmbarkeit durch CTP, wobei jedoch die volle enzymatische Aktivität erhalten bleibt. Daraus kann mit großer Sicherheit geschlossen werden, daß CTP nicht an das aktive Zentrum des Enzyms, sondern an ein anderes (allosterisches) Zentrum gebunden wird. Aspartattranscarbamylase besteht aus 2 katalytischen und 3 oder 4 regulatorischen Untereinheiten. Jede katalytische Untereinheit enthält 4 Aspartat- (Substrat-) Bindungsstellen und jede regulatorische Untereinheit wenigstens 2 CTP-Bindungsstellen (regulatorische Bindungsstellen). Jeder der beiden Typen von Untereinheiten wird unabhängig genetisch kontrolliert. Aus Mutanten, denen die normale Rückkopplungshemmung durch CTP fehlt, können nämlich Revertanten gebildet werden, die über normale regulatorische Eigenschaften verfügen.

Nachweis allosterischer Zentren auf regulierten Enzymen

1963 bemerkte Monod, daß häufig keinerlei strukturelle Ähnlichkeit zwischen einem Rückkopplungshemmstoff und dem Substrat des regulierten Enzyms besteht. Da derartige Effectoren nicht isoster zu einem Substrat sondern alloster sind, d.h. einen anderen Raum beanspruchen, postulierte er, daß durch **allosterische Effectoren** regulierte Enzyme diese Effectoren an einem allosterischen Zentrum binden, das sich vom katalytischen Zentrum unterscheidet. **Allosterische Enzyme** sind also Enzyme, deren Aktivität am katalytischen Zentrum durch die Anwesenheit eines allosterischen Effectors an einem allosterischen Zentrum moduliert werden kann. Folgende Beobachtungen sprechen für diese Vorstellung:

1) Behandelt man regulierte Enzyme mit chemischen oder physikalischen Mitteln, werden sie häufig gegenüber allosterischen Effectoren unempfindlich, wobei ihre katalytische Aktivität voll erhalten bleibt. Eine selektive Denaturierung allosterischer Zentren kann durch Behandlung mit Quecksilberverbindungen, Harnstoff, Röntgenstrahlen, proetolytischen Enzymen, mit extremer Ionenstärke oder pH, Lagerung bei 0-5 °C, Einfrieren oder Erwärmen erreicht werden.

2) Häufig schützen allosterische Effectoren das aktive Zentrum vor Denaturierung. Sie tun dies auch unter Bedingungen, wo die eigentlichen Substrate keinerlei Schutzwirkung haben. Da es unwahrscheinlich ist, daß ein an das katalytische Zentrum angelagerter Effector eine Schutzwirkung ausübt, das Substrat dies aber nicht kann, wird auf ein weiteres allosterisches Zentrum auf dem Enzymmolekül geschlossen.

3) Es gibt verschiedene Mutanten von Bakterien und tierischen Zellen, bei denen regulierte Enzyme im Vergleich zum Wildtyp geänderte regulatorische, jedoch identische katalytische Eigenschaften haben. Auch aus dieser Tatsache geht hervor, daß die Struktur des allosterischen und des katalytischen Zentrums genetisch unterschiedlich sind.

4) Untersucht man die Bindungskinetik von Substraten und allosterischen Effectoren an regulierbare Enzyme, so zeigt sich häufig, daß sie unabhängig voneinander gebunden werden.

5) In verschiedenen Fällen, z.B. bei der Aspartattranscarbamylase, konnte eindeutig gezeigt werden, daß sich das allosterische Zentrum an einer anderen Untereinheit als das aktive Zentrum befindet.

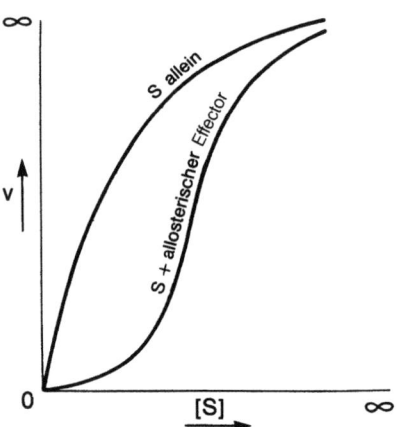

Abb. 9.9. Sigmoide Substratsättigungskurve in Anwesenheit eines allosterischen Inhibitors

Kinetik allosterischer Enzyme

Abbildung 9.9 stellt beispielhaft die Substratabhängigkeit der Reaktionsgeschwindigkeit eines typischen allosterischen Enzyms in Anwesenheit und Abwesenheit eines allosterischen Inhibitors dar. Ohne allosterischen Inhibitor findet sich die übliche hyperbole Sättigungskinetik. In Anwesenheit des allosterischen Inhibitors verläuft die Substratsättigungskurve jedoch sigmoid und trifft erst bei sehr hohen Substratkonzentrationen die hyperbolische Kurve. Man beachte die Ähnlichkeit dieser Kinetik mit der Sauerstoffsättigung von Myoglobin und Hämoglobin (s. Kap. 5).

Die kinetische Analyse einer Rückkopplungshemmung führt häufig zu scheinbar kompetitiven, nichtkompetitiven, teilweise kompetitiven oder nicht mehr einzuordnenden Hemmtypen. Bei hoher Substratkonzentration findet sich in Anwesenheit oder in Abwesenheit des allosterischen Inhibitors in etwa die gleiche Enzymaktivität. Da jedoch die Substratabhängigkeit sigmoid verläuft, können aus der doppeltreziproken Darstellung nach Lineweaver u. Burk keine sinnvollen Rückschlüsse gezogen werden. Dies ergibt sich allein daraus, daß diese Methode zur Analyse der kompetitiven Hemmung eines Enzyms darauf beruht, daß Hemmstoff und Substrat am selben Zentrum, nämlich dem aktiven Zentrum des Enzyms angreifen. Bei allosterischen unregulierten Enzymen ist dies nicht der Fall.

Der sigmoide Kurvenverlauf der Substratabhängigkeit in Anwesenheit eines allosterischen Inhibitors gibt das Phänomen der **Kooperativi-**

tät wieder. Bei niedrigen Substratkonzentrationen findet sich in Anwesenheit des Inhibitors eine vergleichsweise niedrige Aktivität. Bei Zunahme der Substratkonzentration wird die Hemmung jedoch weniger deutlich. Eine derartige Kinetik stimmt mit der Vorstellung von 2 oder mehr Substratbindungsstellen, die in Wechselwirkung treten können, überein. Die Bindung eines Substratmoleküls an einem aktiven Zentrum erleichtert die Bindung eines zweiten oder weiteren Substrats am nächsten aktiven Zentrum. Die Kooperativität der Substratbindung ist bereits in Kap. 5 am Beispiel des Hämoglobins beschrieben worden. Die sigmoidale Sauerstoffsättigungskurve ergibt sich aus kooperativen Wechselwirkungen zwischen 4 Sauerstoffbindungsstellen auf den 4 verschiedenen Protomeren des Hämoglobins.

Modelle für allosterische Enzyme
Eine allosterische Hemmung als kompetitiv oder nichtkompetitiv zu bezeichnen, führt zu irreführenden mechanistischen Vorstellungen. Man unterscheidet 2 Formenkreise allosterisch regulierter Enzyme, den K-Typ und den V-Typ. Allosterische Enzyme des K-Typs sind diejenigen, bei denen in Anwesenheit des allosterischen Hemmstoffs die Michaelis-Konstante K_m ansteigt, ohne daß sich jedoch die Maximalgeschwindigkeit v_{max} ändert. Allosterische Enzyme des V-Typs zeigen in Anwesenheit des allosterischen Inhibitors eine erniedrigte Maximalgeschwindigkeit v_{max}, wobei jedoch keine Änderung der K_m auftritt. Die genannten Änderungen der Michaelis-Konstanten und der Maximalgeschwindigkeit werden sehr wahrscheinlich dadurch ausgelöst, daß sich durch die Bindung eines allosterischen Effectors am allosterischen Zentrum die Konformation des aktiven Zentrums ändert. Für die allosterischen Enzyme des K-Typs könnte diese geänderte Konformation zu einer Lockerung der Bindung zwischen Substrat und den Aminosäureresten des aktiven Zentrums führen. Für allosterische Enzyme des V-Typs könnte der allosterische Effekt darin bestehen, daß die an der katalytischen Aktivität beteiligten Aminosäurereste des Enzyms in ihrer räumlichen Anordnung so geändert werden, daß sich eine Erniedrigung von v_{max} ergibt. Aus diesen Vorstellungen ergibt sich außerdem, daß es auch als Folge derartiger Konformationsänderungen zu gleichzeitig stattfindenden Effekten auf K_m und v_{max} kommen muß.

Für die Erklärung der Eigenschaften allosterischer Enzyme sind die verschiedensten Modelle vorgeschlagen worden. Es erscheint jedoch unwahrscheinlich, daß ein einzelnes Modell die sehr unterschiedlichen Eigenschaften der verschiedenen allosterischen Enzyme erklären kann. Da die sigmoide Substratsättigungskurve einen regulatorischen Vorteil darstellt, muß erwartet werden, daß jede Mutation sich durchsetzt, die zu einer derartigen sigmoiden Substratsättigungskurve führt. Es ist jedoch unrealistisch zu erwarten, daß derartige Mutationen immer auf dem gleichen Mechanismus beruhen. Aus diesem Grund kann auch die sigmoidale Kinetik nicht auf einen bestimmten Hemmtyp zurückgeführt werden.

Physiologische Bedeutung der Kooperativität
Die Konsequenzen der kooperativen Substratbindungskinetik bei Enzymen ähneln den Konsequenzen, die aus der kooperativen Bindung von O_2 an Hämoglobin abzuleiten sind. Bei sehr niedrigen Substratkonzentrationen ist der allosterische Effector ein extrem wirkungsvoller Inhibitor. Er reguliert demnach besonders wirkungsvoll dann, wenn er am nötigsten ist, d.h. wenn die intracellulären Substratkonzentrationen niedrig sind. Je mehr Substrat zur Verfügung steht, um so weniger ist eine strenge Regulation notwendig. Wenn die Substratkonzentration ansteigt, nimmt infolgedessen die Effektivität der Wirkung ab und immer mehr Produkt wird gebildet. Ähnlich wie am Hämoglobin bewirkt der sigmoide Verlauf der Substratsättigungskurve in Anwesenheit des Inhibitors, daß relativ geringfügige Änderungen in der Substratkonzentration zu großen Änderungen der Enzymaktivität führen. Durch geringfügige Änderungen der Substratkonzentration wird also eine sehr empfindliche Kontrolle der Enzymaktivität ausgeübt. Ähnlich wie sich schließlich die verschiedenen Sauerstoffsättigungskurven des Hämoglobins bei verschiedenen Species unterscheiden, zeigen auch regulatorische Enzyme von verschiedenen Organismen sigmoide Sättigungskurven, die nach links oder rechts verlagert sind und so die Anpassung eines Organismus an spezifische Umweltbedingungen ermöglichen.

Regulation durch Rückkopplung bei tierischen Zellen

Sowohl bei Bakterien als auch bei Säugetierzellen findet sich das Phänomen, daß die im Rahmen einer Biosynthese auftretenden Endprodukte ihre eigene Synthese hemmen (Regulation durch Rückkopplung). Es ist wichtig, diese rein phänomenologische Klassifizierung von der **Rückkopplungshemmung** zu unterscheiden, die ein Regulationsmechanismus vieler bakterieller und tierischer Enzyme ist. Als Beispiel sei der Cholesterinstoffwechsel der Säugerzellen genannt. Hier ist das Phänomen zu beobachten, daß mit jeder Zunahme der Cholesterinzufuhr durch die Nahrung eine Hemmung der zelleigenen Cholesterinbiosynthese aus Acetyl-CoA verbunden ist. Diese Regulation durch Rückkopplung beruht jedoch offensichtlich nicht auf einer Rückkopplungshemmung eines Schlüsselenzyms der Cholesterinbiosynthese. Der Mechanismus beruht vielmehr darauf, daß durch Cholesterin oder einen seiner Metaboliten die Biosynthese der HMG-CoA-Reductase als Schlüsselenzym (s. S. 279) reprimiert wird. Direkt zur HMG-CoA-Reductase zugesetztes Cholesterin hat keinen Einfluß auf deren katalytische Aktivität.

Kovalente Modifikation

Allgemeine Prinzipien. Eine reversible Modulation der katalytischen Aktivität von Enzymen kann auch durch kovalente Anlagerung eines Phosphatrests (v. a. bei Säugern) oder eines Nucleotids (v. a. bei Mikroorganismen) erzielt werden. Enzyme, die durch kovalente Modifikation reguliert werden, werden auch als „interkonvertierbare Enzyme" bezeichnet (Abb. 9.10).
Interkonvertierbare Enzyme kommen in 2 Zuständen vor, einem mit hoher und einem mit

Tabelle 9.3. Säugetierenzyme, deren katalytische Aktivität durch kovalente Phosphorylierung/Dephosphorylierung geändert wird (*E* Dephosphoenzym, *EP* Phosphoenzym)

Enzym	Aktivität	
	Niedrig	Hoch
Acetyl-CoA Carboxylase	EP	E
Glykogen-Synthase	EP	E
Pyruvat-Dehydrogenase	EP	E
HMG-CoA-Reductase	EP	E
Glykogen Phosphorylase	E	EP
Citratlyase	E	EP
Phosphorylase-b-Kinase	E	EP
HMG-CoA Reductase Kinase	E	EP

Tabelle 9.4. Primärstruktur in der Nachbarschaft der Serylreste von Proteinen, welche durch Proteinkinasen phosphoryliert werden können

Phosphorylasekinase (α-Untereinheit)	S G Ⓢ V Y E P L K
Phosphorylasekinase (β-Untereinheit)	L Ⓢ I S T E S Z P
Glykogensynthase (Stelle 1)	S N Ⓢ V D T S S L S
Glykogensynthase (Stelle 2)	A Ⓢ
Glykogensynthase (Stelle 3)	Z I Ⓢ V R
Pyruvatkinase (Schweineleber)	A Ⓢ L G
Pyruvatkinase (Rattenleber)	A S Ⓢ V A Z L
Phosphorylase (Ratten-, Kaninchenmuskel)	Q I S Ⓢ V R
Phosphorylase (menschlicher Muskel)	E I S Ⓢ V R
Phosphorylase (Schweine-, Kaninchenleber)	Q I S Ⓢ V R
Fructose-1,6-Bisphosphatase	P Ⓢ L P L P

niedriger katalytischer Effektivität. Von Fall zu Fall ist dabei die phosphorylierte bzw. die dephosphorylierte Form die aktive (Tabelle 9.3).

Ort der Phosphorylierung. Im allgemeinen wird ein spezifischer Serinrest des Enzyms unter Bildung eines O-Phosphoserylrests phosphoryliert. Wie andere Proteine enthalten auch interkonvertierbare Enzyme eine große Zahl von Serylresten. Die im Rahmen der Interkonvertierung auftretende Phosphorylierung ist je-

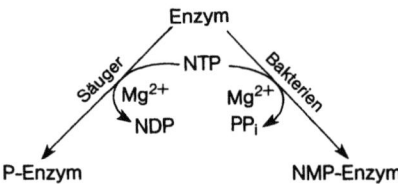

Abb. 9.10. Regulation der Enzymaktivität durch kovalente Modifikation. *Links:* Phosphorylierung; *rechts:* Nucleotidylierung. Für beide Prozesse wird i. allg. ATP als Nucleosidtriphosphat verwendet

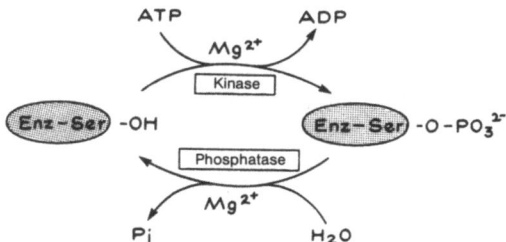

Abb. 9.11. Kovalente Modifizierung eines regulierten Enzyms durch Phosphorylierung/Dephosphorylierung eines Serinrests

doch außerordentlich selektiv und betrifft nur eine kleine Anzahl (1-3) möglicher Serylreste (Tabelle 9.4). Für gewöhnlich sind die phosphorylierten Serylreste nicht Bestandteile des aktiven Zentrums und können so auch als Sonderfall der allosterischen Regulation aufgefaßt werden.

Mechanismus der Interkonvertierung. Phosphorylierung und Dephosphorylierung interkonvertierbarer Enzyme werden durch Proteinkinasen bzw. Proteinphosphatasen katalysiert (Abb. 9.11). In spezifischen Fällen können sowohl Proteinkinasen als auch Proteinphosphatasen ihrerseits wieder interkonvertierbare Enzyme sein (Tabelle 9.3). Dies ist jedenfalls für die am Glykogenabbau beteiligte Phosphorylasekinase (s. S. 197) gezeigt worden. Die Hinweise dafür, daß auch Proteinphosphatasen zur Gruppe interkonvertierbarer Enzyme gehören, sind weniger überzeugend. Es besteht jedoch kein Zweifel daran, daß auch ihre Aktivität reguliert werden kann. Letztendlich wird die Aktivität sowohl der Proteinkinasen als auch der Proteinphosphatasen neural sowie durch Hormone reguliert.

Energetik. Die in Abb. 9.11 dargestellten Reaktionen führen zu einem Netto-ATP-Verbrauch:

Enz-Ser-OH + ATP → Enz-Ser-O-P + ADP (1)
Enz-Ser-O-P + H_2O → Enz-Ser-OH + P_i (2)

ATP + H_2O → ADP + P_i (3)

Wenn demnach die Aktivitäten sowohl der Kinasen, die die Gl. (1) katalysieren, als auch der Phosphorylasen, die die Gl. (2) katalysieren, nicht reguliert würden, ergäbe sich eine unkontrollierte ATP-Hydrolyse.

Analogien zur Rückkopplungshemmung. Die Regulation einer Enzymaktivität durch Phosphorylierung/Dephosphorylierung weist Analogien zur Regulierung durch Rückkopplungshemmung auf. Beide Mechanismen ermöglichen eine sehr rasche Regulation des Metabolitflusses durch spezifische physiologische Signale. Beide Mechanismen sind nicht von der Genexpression und der Proteinbiosynthese abhängig. Beide Regulationsmöglichkeiten wirken auf Schlüsselenzyme längerer Stoffwechselsequenzen, und schließlich wirken beide Mechanismen über allosterische Zentren. Die Rückkopplungshemmung betrifft jedoch nur einzelne Proteine und unterliegt weder einer hormonellen noch einer neuralen Steuerung. Im Gegensatz dazu betrifft die Regulation von Säugetierenzymen durch Phosphorylierung/Dephosphorylierung verschiedene Proteine und steht unter direkter neuraler und hormoneller Kontrolle.

10 Wasserlösliche Vitamine

David W. Martin

Die wasserlöslichen Vitamine zeigen untereinander keine strukturellen Verwandtschaften. Sie sind jedoch polare Moleküle und aus diesem Grund in Wasser löslich.
Mit einer Ausnahme, nämlich dem **Cobalamin** (Vitamin B_{12}), können wasserlösliche Vitamine durch Pflanzen synthetisiert werden. Sie sind deswegen im grünen Blattgemüse und in Getreide enthalten, finden sich aber auch in Hefe, Milch sowie Fleisch. Wegen ihrer besonders guten Wasserlöslichkeit gibt es keine Speicherform der Vitamine des B-Komplexes sowie des Vitamin C. Wasserlösliche Vitamine müssen **kontinuierlich** mit der Nahrung zugeführt werden. Eine Ausnahme hiervon ist das Vitamin B_{12}, das beispielsweise von der normalen menschlichen Leber in einer Konzentration gespeichert werden kann, die den Bedarf einiger Jahre deckt. Alle wasserlöslichen Vitamine mit Ausnahme des Vitamin C dienen als **Coenzyme** bzw. **Cofaktoren bei enzymatischen Reaktionen**.

Vitamine des B-Komplexes

Für die menschliche Ernährung sind folgende B-Vitamine wichtig:
- Thiamin (Vitamin B_1)
- Riboflavin (Vitamin B_2)
- Pantothensäure (Vitamin B_5)
- Niacin (Nicotinsäure)
- Pyridoxin (Vitamin B_6)
- Biotin
- Cobalamin (Vitamin B_{12})
- Folsäure (Pteroylglutaminsäure)

Aufgrund ihrer besonders guten Wasserlöslichkeit können die genannten Vitamine leicht mit dem Urin ausgeschieden werden und häufen sich im Organismus praktisch nie in toxischen Konzentrationen an. Ein Mangel an wasserlöslichen Vitaminen als pathologischer Zustand kommt immer wieder vor, meist als Multivitamindefekt.

Thiamin

Thiamin besteht aus einem substituierten Pyrimidinring, an den über eine Methylengruppe ein substituiertes Thiazol geknüpft ist (Abb. 10.1).

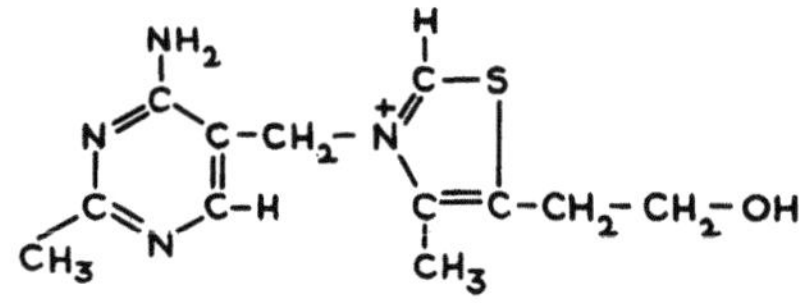

2,5-Dimethyl-6-Aminopyrimidin   4-Methyl-5-Hydroxyethylthiazol

Abb. 10.1. Thiamin

Vorkommen

Thiamin kommt, allerdings in geringen Mengen, nahezu in allen pflanzlichen und tierischen Nahrungsstoffen vor. Die höchsten Konzentrationen werden im Getreide und im Fleisch erreicht. Häufig werden Mehl, Brot, Mais und Nudelprodukte mit Thiamin angereichert, so daß unter normalen Bedingungen die benötigte Zufuhr gesichert ist. Thiaminmangelzustände finden sich bei Fehl- bzw. Mangelernährung, bei einigen organischen Erkrankungen und besonders beim Alkoholismus. Das Fleisch verschiedener Fische enthält roh eine Thiaminase, die Thiamin zerstört. Diese Thiaminase wurde durch die Beobachtung entdeckt, daß Füchse, deren Nahrung mehr als 10% rohes Fischfleisch enthält, Lähmungserscheinungen zeigen. Typische Symptome sind Anorexie, Schwäche, progressive Ataxie, spastische Paraplegie und gelegentlich Hyperästhesie. Die Ähnlichkeit der herdförmigen Schädigungen des Nervensystems bei den oben erwähnten Lähmungserscheinungen bei Füchsen mit der Symptomatik des Wernicke-Syndroms beim Menschen haben zu der Vorstellung geführt, daß letztere Erkrankung wenigstens zum Teil auf einen Thiaminmangel zurückgeführt werden kann.

Thiamin wird im Gastrointestinaltrakt schnell resorbiert, kann jedoch nicht im Organismus gespeichert werden. Jeder Überschuß an Thiamin wird sofort über die Nieren ausgeschieden. Hinweise für eine Toxizität des Thiamins fehlen.

Stoffwechsel

Eine ATP-abhängige Thiaminpyrophosphotransferase (Thiaminpyrophosphokinase) ist im Zentralnervensystem und in der Leber nachgewiesen worden. Das Enzym ist für die Umwandlung des Thiamins in seine aktive Form, das **Thiaminpyrophosphat** verantwortlich (Abb. 10.2). Im Gastrointestinaltrakt und verschiedenen Geweben des Menschen sind Phosphatasen nachgewiesen worden, die die Abspaltung des Pyrophosphatrests katalysieren.

Biochemische Bedeutung

Thiaminpyrophosphat dient als Coenzym bei enzymatischen Reaktionen, die mit dem Transfer eines aktivierten Aldehyds einhergehen. Man unterscheidet 2 Typen derartiger Reaktionen, einmal die oxidative Decarboxylierung von α-Ketosäuren (z. B. α-Ketoglutarat und Pyruvat) sowie zum anderen Transketolasereaktionen, bei denen Aldehydgruppen aus einem Molekül abgespalten werden. Bei beiden Fällen liefert das Thiaminpyrophosphat ein reaktives C-Atom in Form eines Carbanions am Thiazolring. Dieses wird durch den positivierten Stickstoff im Thiazolring stabilisiert (Abb. 10.3). Dieses Carbanion addiert sich an eine Carbonylgruppe, z. B. an die des Pyruvats (Abb. 10.3). Die dabei entstehende Verbindung wird besonders leicht decarboxyliert, wobei Hydroxyethylthiaminpyrophosphat entsteht, das in 2 Resonanzformen vorliegen kann (Abb. 10.4). Die genannte Reaktion ist Bestandteil ei-

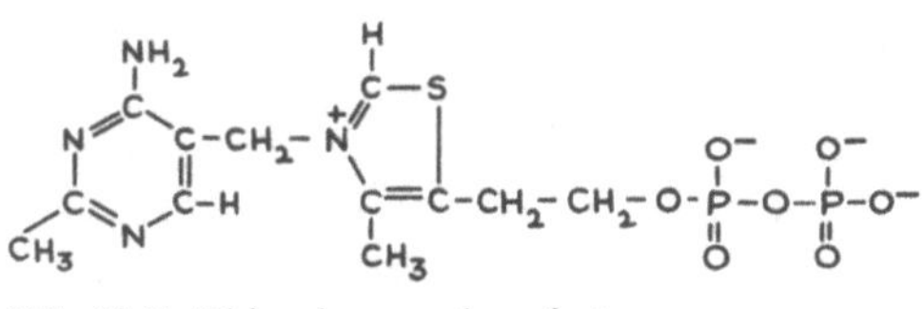

Abb. 10.2. Thiaminpyrophosphat

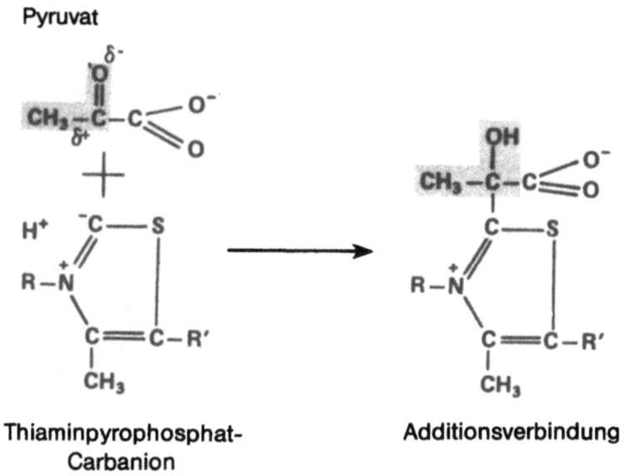

Pyruvat

Thiaminpyrophosphat-Carbanion

Additionsverbindung

Abb. 10.3. Anfangsschritt bei der oxidativen Decarboxylierung von Pyruvat. Das Carbanion des Thiaminpyrophosphats bildet eine Additionsverbindung mit dem α-C-Atom des Pyruvats

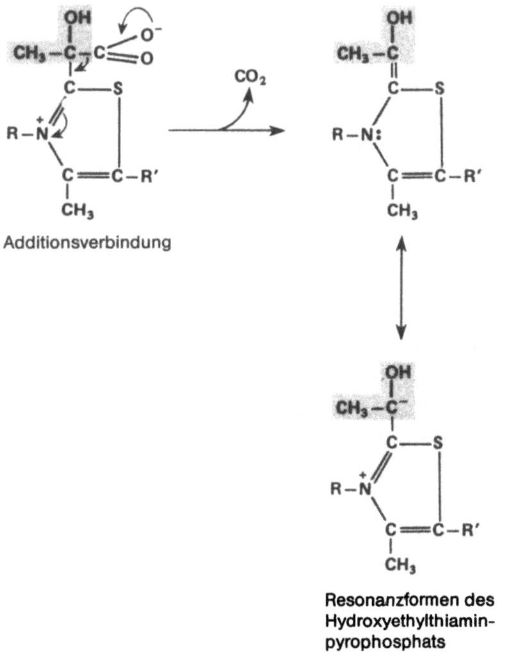

Additionsverbindung

Resonanzformen des Hydroxyethylthiaminpyrophosphats

Abb. 10.4. Decarboxylierung der Additionsverbindung mit den zugehörigen Elektronenverlagerungen, so daß die beiden Resonanzformen des Hydroxyethylthiaminpyrophosphats entstehen

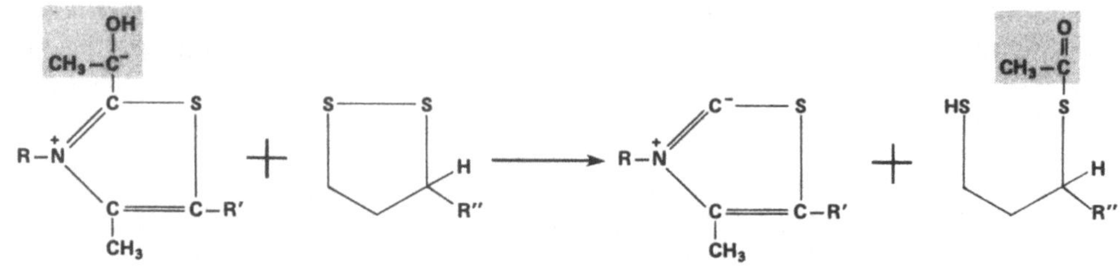

118   10. Wasserlösliche Vitamine

Abb. 10.5. Transfer des Acetaldehydrests auf Lipoamid. Diese Reaktion wird durch die Dihydrolipoyltransacetylase des Enzymkomplexes katalysiert

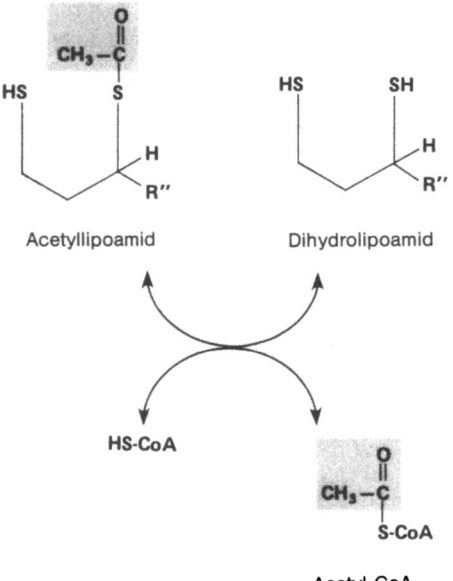

Abb. 10.6. Die Acetylgruppe des Acetyllipoamids wird auf Coenzym A unter Bildung von Acetyl-CoA übertragen

ner durch den Multienzymkomplex Pyruvatdehydrogenase katalysierten Reaktionsfolge (s. Kap. 15). Hierbei überträgt Hydroxyethylthiaminpyrophosphat als integraler Teil des Enzymkomplexes den Acetaldehydrest auf Lipoamid (Abb. 10.5). Diese Reaktion wird durch die Dihydrolipoyltransacetylase-Untereinheit des Komplexes katalysiert, wobei Acetyllipoamid entsteht. Die Dihydrolipoyltransacetylase katalysiert darüber hinaus den Transfer der Acetylgruppe des Acetyllipoamids auf Coenzym A (Abb. 10.6).
Die oxidierte Form des Lipoamids wird durch eine Dihydrolipoyldehydrogenase regeneriert, die Flavinadenin-Dinucleotid als prosthetische Gruppe enthält.
Die Rolle des Thiaminpyrophosphats als Coenzym von Transketolasereaktionen hat große Ähnlichkeit mit seiner Funktion bei oxidativen Decarboxylierungen. Der Hydroxyethylrest des Hydroxyethylthiaminpyrophosphats wird hier allerdings auf ein Ribosediphosphat übertragen, wobei Sedoheptulose-7-Phosphat entsteht (s. Kap. 15). Die oxidative Decarboxylierung von α-Ketoglutarat zu Succinyl-CoA und CO_2 (s. Kap. 14) wird durch einen Enzymkomplex katalysiert, der große Ähnlichkeit mit dem Pyruvatdehydrogenasekomplex hat. Auch hier liefert Thiaminpyrophosphat ein stabiles Carbanion, das mit dem α-C-Atom des α-Ketoglutarat reagiert. In ganz ähnlicher Weise verläuft die oxidative Decarboxylierung der beim Stoffwechsel der verzweigtkettigen Aminosäuren entstehenden α-Ketosäuren (Kap. 22). Auch hier wird Thiaminpyrophosphat benötigt.
Dementsprechend sind beim Thiaminmangel des Menschen alle thiaminpyrophosphatabhängigen Reaktionen blockiert oder zumindest stark verlangsamt. Dies führt zum Anstieg der Substrate thiaminpyrophosphatabhängiger Reaktionen, also zu erhöhten Spiegeln von α-Ketosäuren und Pentosen.

Riboflavin

Riboflavin besteht aus dem in Abb. 10.7 dargestellten Isoalloxazinring, an den Ribitol geknüpft ist. Da die Ringstruktur über konjugierte Doppelbindungen verfügt, ist Riboflavin ein Farbstoff und kann bei entsprechender Anregung fluorescieren. Riboflavin ist relativ hitzestabil, wird jedoch schnell bei Bestrahlung mit Licht im sichtbaren Bereich zersetzt. Zur Ribo-

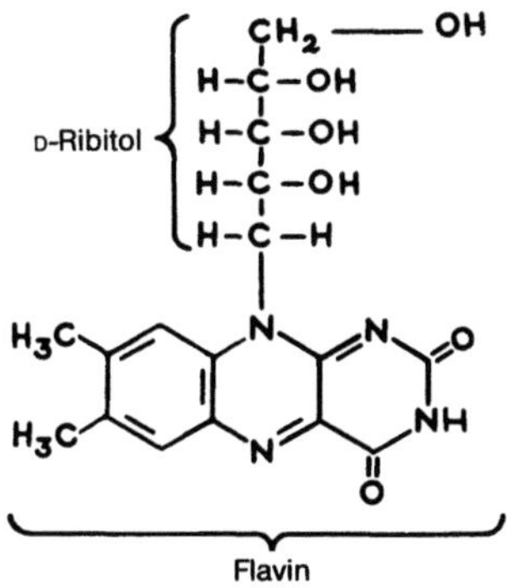

Vitamine des B-Komplexes

Abb. 10.7. Riboflavin

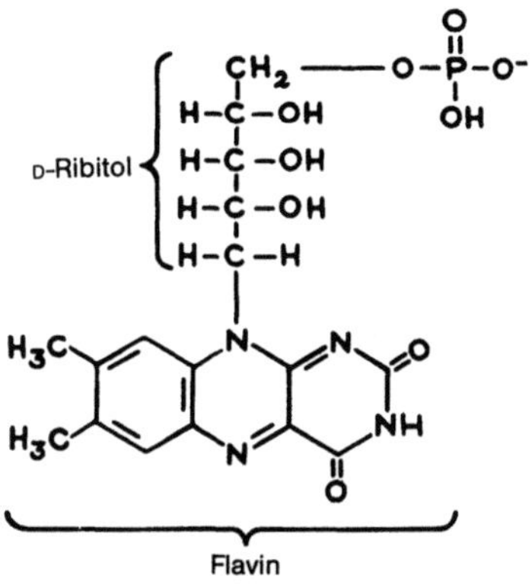

Abb. 10.8. Riboflavinphosphat (Flavinmononucleotid, FMN)

flavinsynthese sind alle Pflanzen und viele Mikroorganismen, nicht jedoch höhere tierische Organismen imstande. Die Resorption von Riboflavin im Intestinaltrakt erfolgt unter gleichzeitiger Phosphorylierung in den Zellen der intestinalen Mucosa, so daß Riboflavinphosphat entsteht, das auch als Flavinmononucleotid (FMN) bezeichnet wird (Abb. 10.8). Die Reaktion wird durch das Enzym Flavokinase katalysiert, welches durch das Phenothiazinderivat Chlorpromazin kompetitiv gehemmt wird. Wie beim Thiamin wird in überschüssigen Mengen aufgenommenes Riboflavin im Urin ausgeschieden, eine toxische Riboflavinmenge ist nicht bekannt.

Riboflavin ist Bauteil der **Flavinnucleotide**. **Flavinmononucleotid** entsteht durch ATP-abhängige Phosphorylierung von Riboflavin. **Flavin-Adenin-Dinucleotid (FAD)** wird durch den Transfer eines AMP-Rests auf FMN in einer ATP-abhängigen Reaktion synthetisiert (Abb. 10.9). Die bis jetzt untersuchten Gewebe waren ausnahmslos zu dieser Biosynthese imstande. FMN und FAD dienen als prosthetische Gruppen bei Redoxreaktionen, die beteiligten Enzyme werden als **Flavoenzyme** bzw. **Flavoproteine** bezeichnet. Die Bindung zwischen Coenzym und Apoenzym ist relativ fest, jedoch nicht kovalent. Viele Flavoproteine enthalten zusätzlich

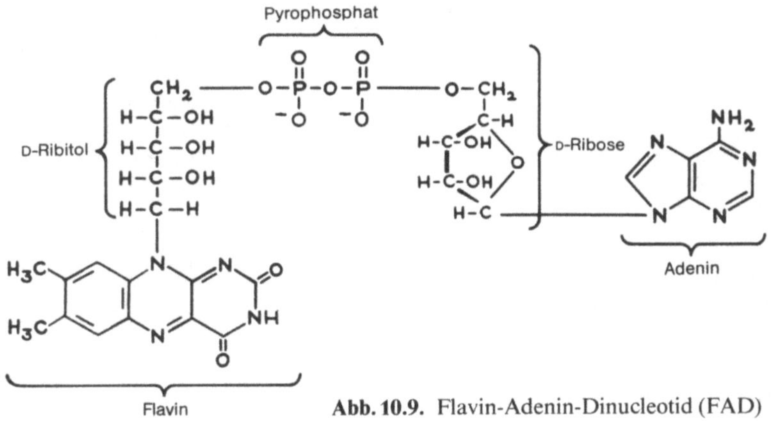

Abb. 10.9. Flavin-Adenin-Dinucleotid (FAD)

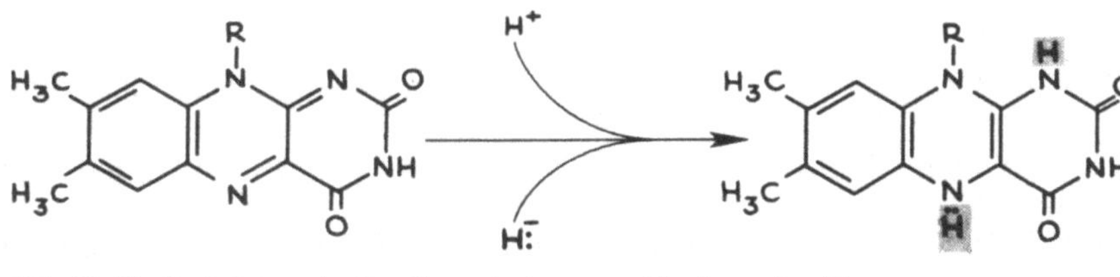

Abb. 10.10. Reduktion des Isoalloxazinrings von Flavinnucleotiden

als Cofaktoren Metalle und werden infolgedessen als **Metalloflavoproteine** bezeichnet.

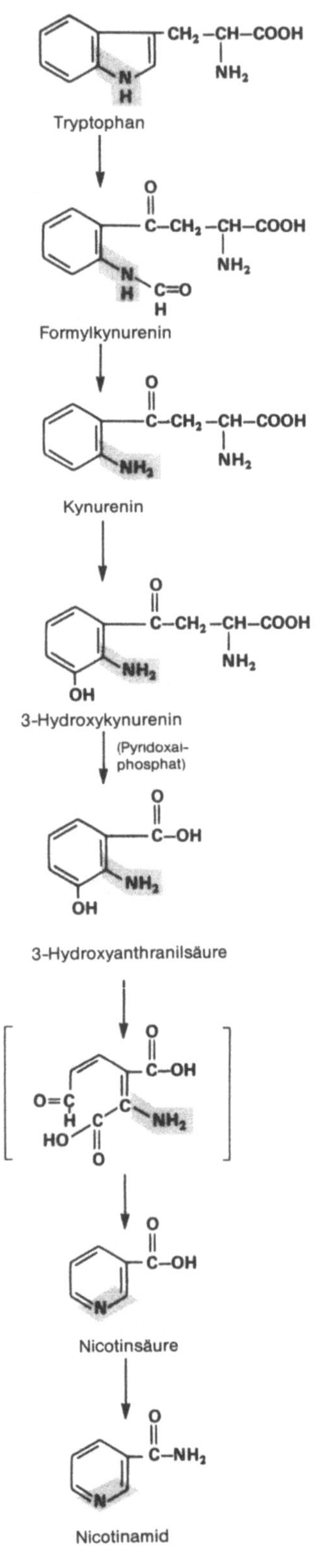

Während des Katalysecyclus der Flavoproteine wird der Flavinrest im Isoalloxazinring reversibel reduziert, so daß die reduzierten Nucleotide $FMNH_2$ und $FADH_2$ entstehen (Abb. 10.10). Aufgrund ihres Flavingehalts sind oxidierte Flavoproteine intensiv gefärbte Proteine. Sie verblassen während der Reduktion, da dann das konjugierte System der 3 Ringe verschwindet.

Wegen der Lichtempfindlichkeit des Riboflavins zeigen Neugeborene, die wegen einer Hyperbilirubinämie der Phototherapie unterzogen werden, gelegentlich Zeichen eines Riboflavinmangels auch dann, wenn die Nahrung mit Riboflavin angereichert wird. Im Tierversuch ist ein Riboflavinmangel teratogen, d.h. er führt zu während der Schwangerschaft entstandenen Fehlbildungen.

Niacin und Niacinamid

Niacin oder Nicotinsäure ist ein Pyridinderivat, das auch ein nichttoxischer Bestandteil des in Tabakpflanzen auftretenden giftigen Alkaloids Nicotin ist. Pflanzen und die meisten Tiere sind zur Nicotinsäuresynthese aus der Aminosäure Tryptophan imstande (Abb. 10.11). Man beachte, daß diese Nicotinsäuresynthese als Cofaktor Pyridoxalphosphat und damit das aktive Coenzym des Vitamins B_6 benötigt. Die wichtigsten Nahrungsquellen für Niacin sind trpytophanreiche Proteine des Fleisches sowie andere nicotinsäurereiche Nahrungsmittel, z.B. Getreideprodukte, Milch, grünes Blattgemüse, Hefeprodukte usw. Von besonderer Bedeutung ist die Tatsache, daß **Mais** sehr wenig Tryptophan und Niacin enthält. Dort wo Mais die Hauptproteinquelle ist, entsteht sehr häufig ein als **Pellagra** bezeichnetes Krankheitsbild, das auf einen Niacinmangel zurückgeführt werden kann. Da aus 60 mg Tryptophan nur 1 mg Nicotinsäure synthetisiert werden kann, findet sich bei der Pellagra meist nicht nur ein Niacin- sondern auch ein Tryptophan- und Pyridoxinmangel. Die Pellagra als isolierte Erkrankung kommt sehr selten auch bei spezifischen Defekten des Tryptophanstoffwechsels (Carcinoidsyndrom und Hartnup-Erkrankung) vor.

Nicotinsäure wird als solche im Intestinaltrakt resorbiert. Im Urin wird sie zum größten Teil

Abb. 10.11. Biosynthese von Nicotinsäure und Nicotinamid aus Tryptophan

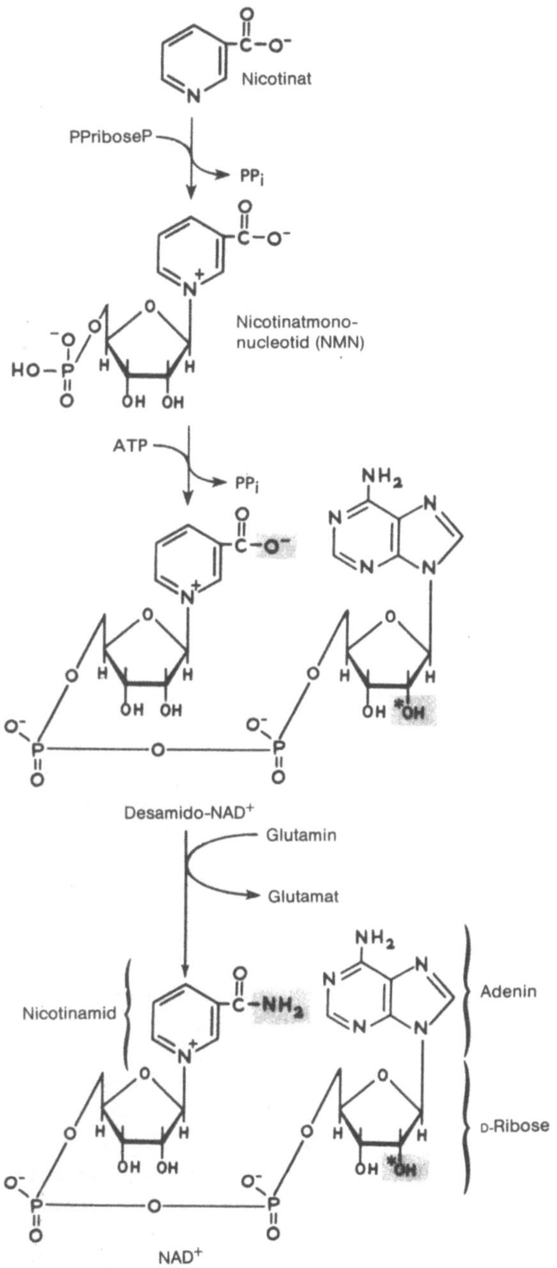

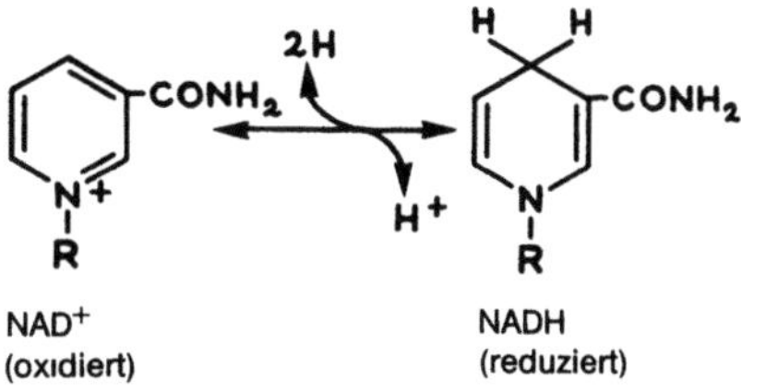

Abb. 10.13. Reduktion von NAD⁺

Anschließend wird NMN mit ATP unter Bildung von **Desamidonicotinamid-Dinucleotid** (Desamido-NAD⁺) adenylyliert (Abb. 10.12). Die Amidogruppe des Glutamins liefert den Amidstickstoff für die Bildung des Coenzyms **Nicotinamiddinucleotid (NAD⁺)**. Ein weiteres wichtiges Coenzym ist das phosphorylierte Derivat des NAD, das **Nicotinamiddinucleotidphosphat** oder **NADP⁺**.

Die Niacinderivate NAD⁺ und NADP⁺ dienen bei einer großen Zahl reversibler Redoxreaktionen als Coenzyme (Abb. 10.13). Ihre Effektivität bei Redoxreaktionen ist darauf zurückzuführen, daß der Pyridinring als **Elektronenfalle** dient, d. h. daß die reduzierte Form in verschiedenen Resonanzformen vorkommt und infolgedessen vergleichsweise stabil ist.

Eine Reihe von Oxidoreductasen benutzt ausschließlich entweder NAD⁺ oder NADP⁺. Es gibt jedoch auch Oxidoreductasen, die beide Coenzymformen verwenden.

Nicotinsäure, nicht jedoch Nicotinamid kann in hohen Konzentrationen zu Hautrötung, Juckreiz und gastrointestinalen Störungen führen. Darüber hinaus bewirkt Nicotinsäure in hohen Konzentrationen einen Abfall des Serumcholesterinspiegels, der therapeutisch ausgenutzt wird, obwohl über den zugrundeliegenden Mechanismus nichts bekannt ist.

Die typischen Symptome der Pellagra, nämlich Dermatitis, Diarrhoe, neurologische Störungen usw., verschwinden nach Einsatz einer Niacintherapie außerordentlich rasch, häufig sogar schon innerhalb eines Tages. Das Zustandekommen der mit der Pellagra einhergehenden Stoffwechselstörungen ist schwer zu erklären, da meist ein Mangel weiterer Vitamine vorliegt.

Abb. 10.12. Biosynthese von NAD⁺ aus Nicotinsäure. Die 2'-Hydroxylgruppe (⁺) des Adenosinrests wird beim NADP⁺ phosphoryliert

N-methyliert, d. h. als N-Methylnicotinamid ausgeschieden.
Im cytosolischen Raum aller Zellen wird Nicotinsäure mit Phosphoribosylpyrophosphat (PRPP, s. S. 394) unter Bildung von **Nicotinsäuremononucleotid (NMN)** phosphoribosyliert.

Pyridoxin

Vitamin B₆ besteht aus 3 eng verwandten, in der Natur vorkommenden Pyridinderivaten, dem **Pyridoxin**, dem **Pyridoxal** und dem **Pyri-**

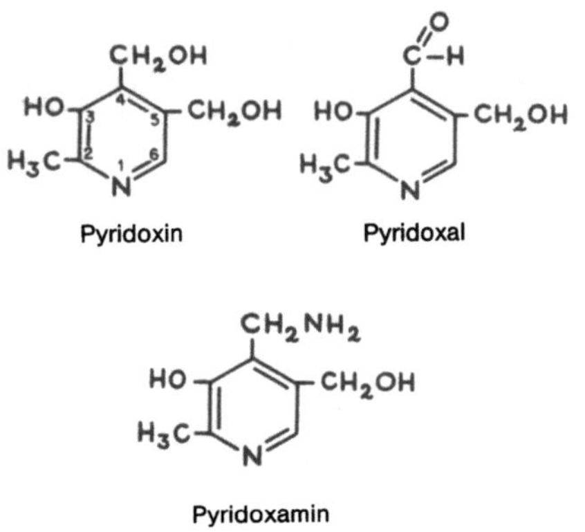

Abb. 10.14. In der Natur vorkommende Formen des Vitamin B_6

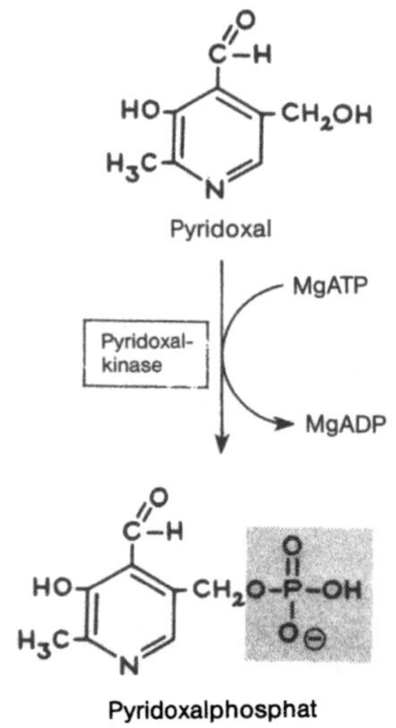

Abb. 10.15. Phosphorylierung von Pyridoxal durch die Pyridoxalkinase

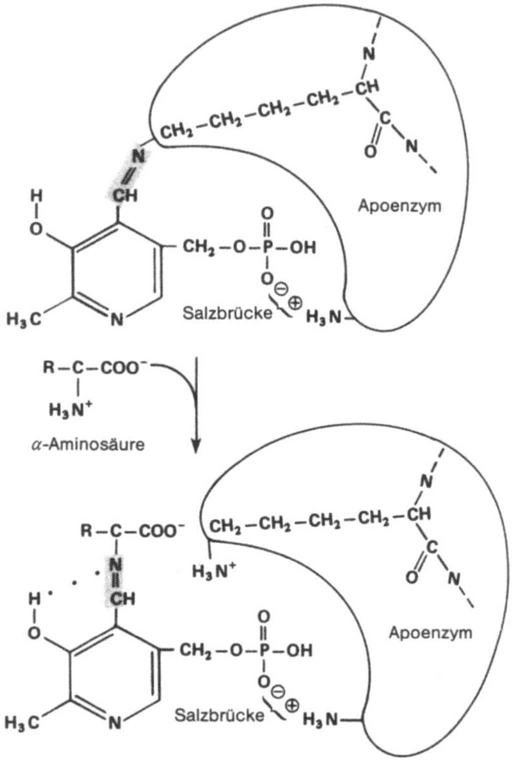

Abb. 10.16. Bindung von Pyridoxalphosphat an das Apoenzym. Wenn eine α-Aminogruppe hinzukommt, verdrängt diese die ε-Aminogruppe des Apoenzyms und bildet eine eigene Schiff-Base mit der 4-Aldehydgruppe des Pyridoxalphosphats

doxamin (Abb. 10.14). Alle drei dienen in gleicher Weise als Vorläufer für das Coenzym **Pyridoxalphosphat**. Pflanzliche Samen, Getreide, Leber und in gewissem Umfang auch Milchprodukte, Eier und grüne Blattgemüse enthalten Vitamin B_6.
Die Resorption von Pyridoxin und seinen Analoga im Intestinaltrakt erfolgt rasch. Intracellulär sind Pyridoxin, Pyridoxal und Pyridoxamin Substrate des Enzyms **Pyridoxalkinase,** welche alle 3 Derivate mit ATP unter Bildung der entsprechenden Phosphatester phosphoryliert (Abb. 10.15). Nur Pyridoxalphosphat und Pyridoxaminphosphat sind als Coenzyme aktiv. Der Hauptmetabolit des Vitamin B_6 im Urin ist die 4-Pyridoxinsäure, deren Konzentration fluorimetrisch bestimmt werden kann.
Das Coenzym Pyridoxalphosphat ist an das Apoenzym über eine **Schiff-Base** zwischen seiner Aldehydgruppe und der ε-Aminogruppe eines Lysylrests des Enzymproteins gebunden. Darüber hinaus spielen für die Bildung des Coenzyms ionische Bindungen (Salzbrücken) zwischen dem Phosphatrest und dem Enzym eine Rolle (Abb. 10.16). Die Fähigkeit von Pyridoxalphosphat, mit Aminen Schiff-Basen zu bilden, ist von besonderer Bedeutung für seine Funktion als Coenzym bei **Transaminierungs-** und **Decarboxylierungsreaktionen.** In Anwesenheit der α-Aminogruppe eines Substrats, z. B. einer Aminosäure, verdrängt die α-Aminogruppe die ε-Aminogruppe des Lysylrests des Enzyms, wobei eine neue Schiff-Base entsteht. Die Salzbrücken fixieren das Coenzym weiter an das Enzym (Abb. 10.16). Die Bildung einer

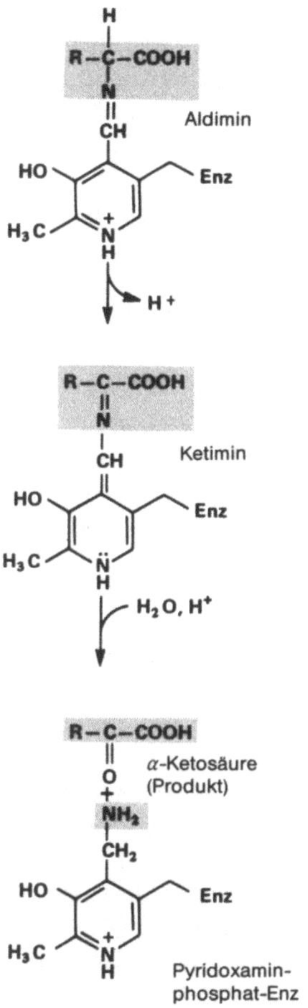

Abb. 10.17. Bedeutung von Pyridoxalphosphat-Coenzym bei der oxidativen Desaminierung einer Aminosäure. Hierbei entsteht die entsprechende α-Ketosäure und Pyridoxaminphosphat

Schiff-Base führt zu einer Labilisierung der Bindungen am α-C-Atom der Aminosäure. Bei Transaminierungsreaktionen führt dies durch eine Serie von Elektronenverlagerungen zur Übertragung der Aminogruppe auf das Coenzym, so daß **Pyridoxaminphosphat** entsteht. Gleichzeitig wird die Aminosäure oxidativ desaminiert (Abb. 10.17), so daß die entsprechende α-Ketosäure entsteht. Die Aminogruppe des Pyridoxaminphosphats wird nun in einer Serie von analogen Reaktionen auf eine neue α-Ketosäure übertragen, so daß Pyridoxalphosphat unter Gewinnung einer Aminosäure zurückgebildet wird, womit der Transaminierungscyclus abgeschlossen ist (Abb. 10.18).

Pyridoxalphosphat dient darüber hinaus als Coenzym bei Aminosäuredecarboxylierungen.

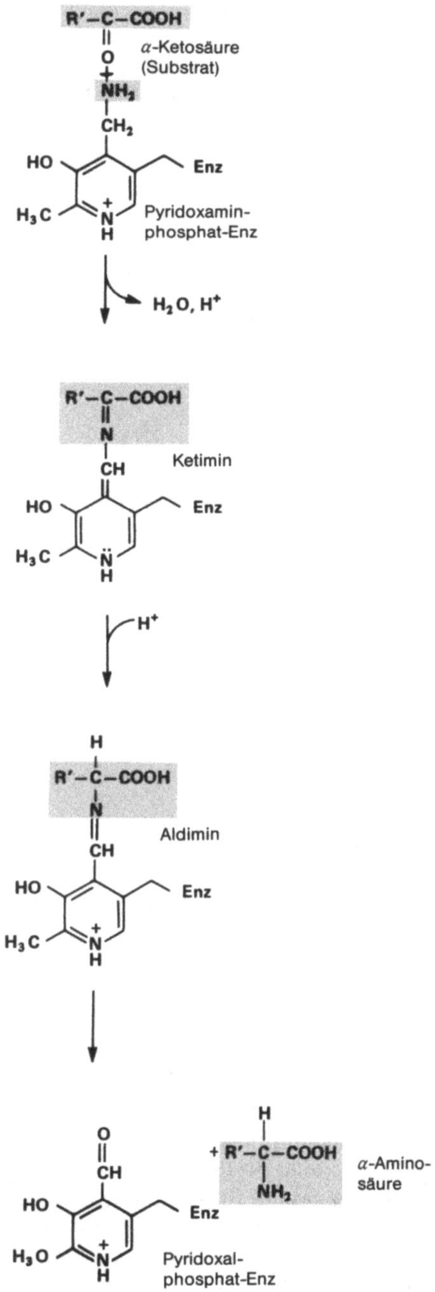

Abb. 10.18. Funktion von Pyridoxaminphosphat in der 2. Phase der oxidativen Desaminierung einer α-Aminosäure. Das α-Ketosäuresubstrat (häufig α-Ketoglutarat) übernimmt die Aminogruppe des Pyridoxaminphosphats, wobei die entsprechende α-Aminosäure (Glutamat) und Pyridoxalphosphat entstehen. Damit ist der Transaminierungscyclus abgeschlossen

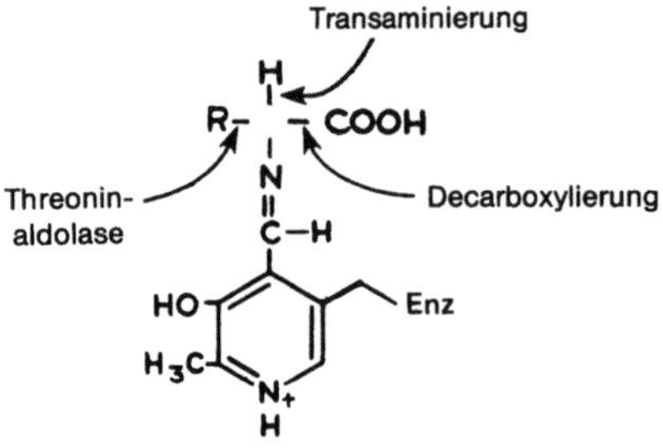

Abb. 10.19. Kovalente Bindungen einer α-Aminosäure, die durch Bindung an Pyridoxalphosphat labilisiert wird

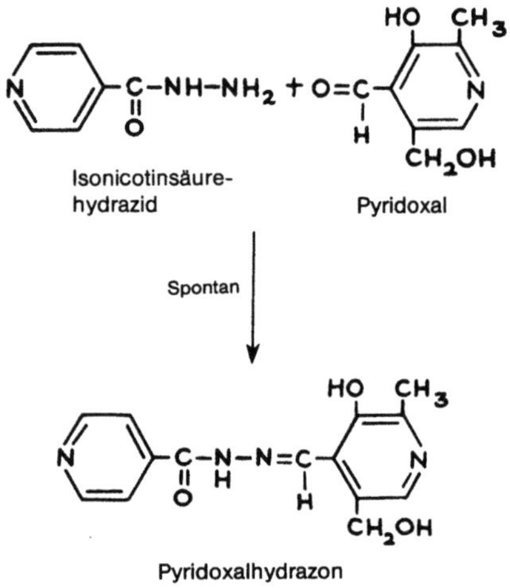

Abb. 10.20. Bildung des Pyridoxalhydrazons aus Pyridoxal- und Isonicotinsäurehydrazid

Wieder wird hier als Zwischenprodukt eine Schiff-Base gebildet, die Labilisierung der Bindungen am α-C-Atom betrifft nun aber die Bindung zur Carboxylgruppe. Pyridoxalphosphat und Pyridoxaminphosphat spielen als Coenzyme eine wichtige Rolle im Intermediärstoffwechsel. Abbildung 10.19 stellt die Bindungen am α-C-Atom dar, die nach Bildung der Schiff-Base mit Pyridoxalphosphat labilisiert werden.

Ein isolierter Pyridoxinmangel kommt außerordentlich selten vor. Das im Rahmen der Tuberkulosetherapie häufig verwendete **Isonicotinsäurehydrazid** kann jedoch dadurch zu einem Pyridoxinmangel führen, daß es mit Pyridoxal ein Hydrazon bildet (Abb. 10.20), das schnell im Urin ausgeschieden wird. Normalerweise wird Isonicotinsäurehydrazid in der Leber acetyliert. Ein nicht geringer Teil der Bevölkerung – dies betrifft alle Rassen – ist jedoch aus genetischen Gründen nur zu einer beschränkten Acetylierung des Isonicotinsäurehydrazids imstande. Bei diesen Personen kann Isonicotinsäurehydrazid Konzentrationen erreichen, die zur gesteigerten Hydrazonbildung mit Pyridoxal führen.

Bei chronischem Nierenversagen ist die Pyridoxalkinase gehemmt, was infolge Verminderung des Pyridoxalphosphats trotz ausreichender Zufuhr von Vitamin B_6 zu einem Pyridoxalphosphatmangel führt.

Wie schon beim Nicotinsäurestoffwechsel erwähnt, hängt die Nicotinsäuresynthese aus Tryptophan von ausreichenden Mengen des Pyridoxalphosphats ab. Dies ist der Grund, warum **Pyridoxinmangel häufig zur Pellagra führt.**

Pyridoxin ist darüber hinaus ein notwendiger Cofaktor bei der Transsulfurierung von Methionin zu Cystein (Kap. 22). Ein vermehrtes Auftreten von Homocystin und Cystathionin im Urin weisen auf einen Pyridoxinmangel hin.

In letzter Zeit ist eine Reihe von genetisch fixierten Erkrankungen beim Menschen beschrieben worden, deren Ursache in einer Veränderung der Bindungsorte für Pyridoxalphosphat am entsprechenden Apoenzym beruht. In einigen Fällen konnte der Defekt durch Gabe pharmakologischer Dosen von Vitamin B_6 behoben werden (s. Kap. 44).

Eine toxische Konzentration von Vitamin B_6 ist nicht bekannt.

Pantothensäure

Pantothensäure ist das Amid der Pantoinsäure und des β-Alanin (Abb. 10.21). Sie ist in allen Nahrungsmitteln enthalten, wobei die höchsten Konzentrationen in tierischen Geweben, Getreideprodukten und Gemüsen erreicht werden. Beim Menschen kommt es zu einem spezifischen Pantothensäuremangel mit entsprechender Symptomatik nur unter experimentellen Bedingungen nach Gabe spezifischer Antagonisten. Im allgemeinen ist ein Pantothensäu-

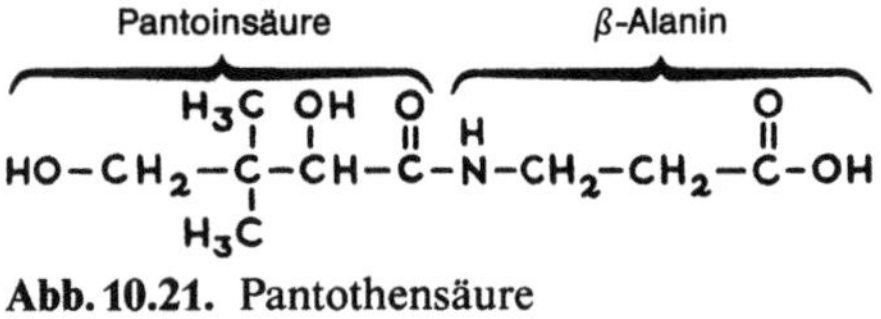

Abb. 10.21. Pantothensäure

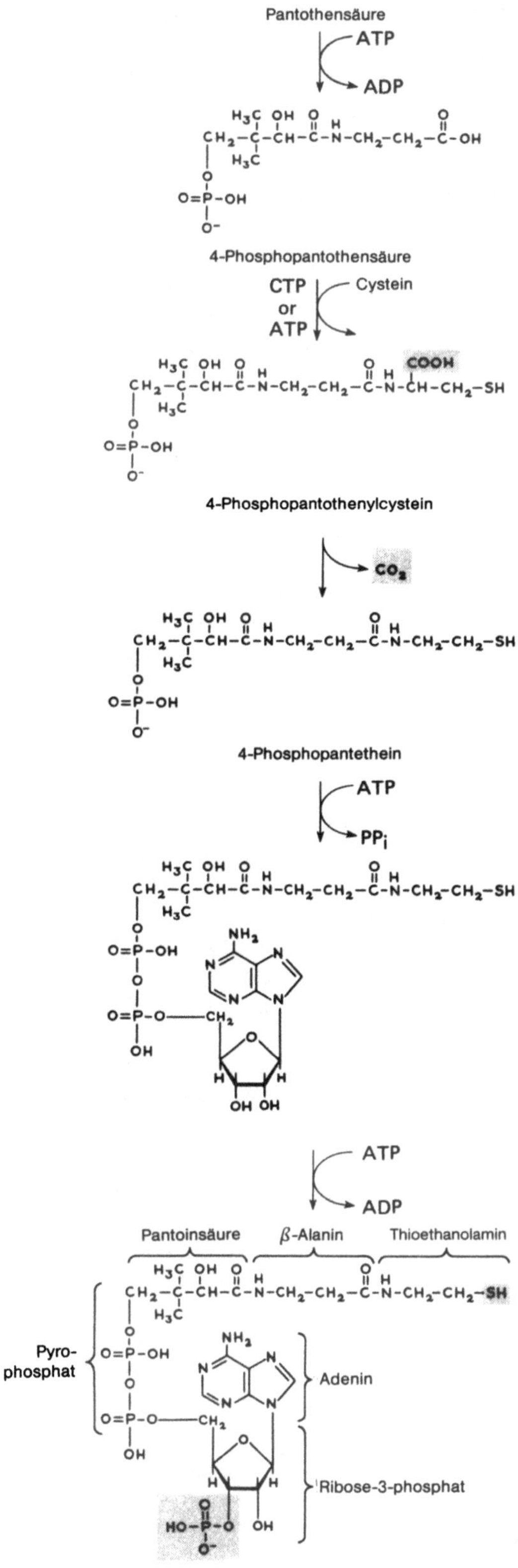

Vitamine des B-Komplexes 125

remangel mit dem Mangel anderer Vitamine des B-Komplexes vergesellschaftet. Eine toxische Menge von Pantothensäure ist nicht bekannt.

Im Intestinaltrakt wird Pantothensäure rasch resorbiert und danach intracellulär mit Hilfe von ATP zu 4′-Phosphopantothensäure phosphoryliert (Abb. 10.22). Im Verlauf der Biosynthese des von der Pantothensäure abgeleiteten Coenzyms, des **Coenzyms A,** wird zunächst Cystein an die Phosphopantothensäure angelagert. Nach dessen Decarboxylierung entsteht 4′-Phosphopantethein. Wie bei vielen Coenzymen aus wasserlöslichen Vitaminen enthält das aktive Coenzym der Pantothensäure ein Adeninnucleotid. Dies entsteht durch Adenylylierung von 4′-Phosphopantethein mit ATP, wobei Dephospho-Coenzym A entsteht. Nach Phosphorylierung der 3′-Hydroxylgruppe des Riboserests mit ATP entsteht das fertige Coenzym A (Abb. 10.22). Coenzym A enthält am einen Ende des Moleküls ein **Adenin,** am anderen eine **Thiolgruppe.** Diese Thiolgruppe dient als **Träger für Acylgruppen** bei den Reaktionen der Fettsäureoxidation und Biosynthese, bei Acetylierungen und wie bereits oben erwähnt bei oxidativen Decarboxylierungen, die darüber hinaus Thiaminpyrophosphat benötigen. Die Acyl-Schwefel-Bindung zwischen dem Coenzym A und dem Acylrest ist eine „energiereiche" Bindung, deren Hydrolyseenergie in etwa derjenigen der Pyrophosphatgruppierungen im ATP entspricht. Aus diesem Grund ist für die Bildung dieser „energiereichen Thioester" Energie nötig, die entweder durch Kopplung an eine exergone Reaktion oder durch den Energietransfer aus einem „energiereichen Phosphat" oder einer „energiereichen Schwefelbindung" gewonnen wird. Häufig wird die Struktur des freien, reduzierten Coenzym A als CoA·SH wiedergegeben.

Biotin

Biotin ist ein in den natürlichen Nahrungsquellen weit verbreitetes Imidazolderivat (Abb. 10.23). Sehr wahrscheinlich wird beim Menschen der größte Teil des Biotinbedarfs durch die **intestinale Bakterienflora** bereitgestellt. Dies geht jedenfalls aus sorgfältigen Bi-

Abb. 10.22. Coenzym-A-Biosynthese aus Pantothensäure

lanzstudien hervor, die gezeigt haben, daß häufig die Ausscheidung von Biotin im Urin und den Faeces die Nahrungszufuhr um das 3- bis 6fache übertrifft. Die Herstellung eines Biotinmangelsyndroms im Tierexperiment gelingt besonders leicht nach Abtöten der intestinalen Flora durch eine entsprechende antibiotische Therapie. Biotin wird im Ileum resorbiert.

In Nahrungsmitteln enthaltenes Biotin steht dem Organismus nicht immer voll zur Verfügung. So kann zwar das Biotin im Mais oder in Sojabohnen vollständig resorbiert werden, das aus Weizen jedoch nicht. Eigelb, tierische Gewebe, Tomaten und Hefe enthalten Biotin in hohen Konzentrationen. Im Eiweiß findet sich ein hitzelabiles Protein, das Avidin, welches sehr fest an Biotin bindet und damit seine Resorption im Intestinaltrakt reduziert. Bei längerer Zufuhr von Avidin kann auf diese Weise ein isoliertes Biotinmangelsyndrom erzeugt werden.

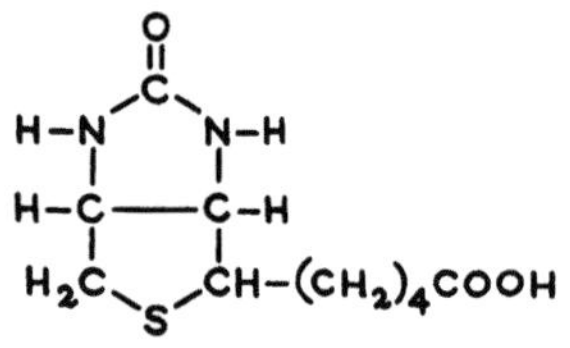

Biotin ist ein Bestandteil spezifischer oligomerer Enzyme (Tabelle 10.1), die an Carboxylierungsreaktionen beteiligt sind. Es ist über eine Amidbindung an die ε-Aminogruppe eines Lysylrests des Apoenzyms gebunden.

Abbildung 10.24 zeigt den Wirkungsmechanismus des Biotins am Beispiel der Pyruvatcarboxylase. Im ersten Schritt wird ein Carboxylation an den N^1 des Biotin geknüpft, wobei **Carboxybiotinenzym** als aktiviertes Zwischenprodukt entsteht. Für diese Reaktion sind HCO_3^-, ATP, Mg^{2+} und Acetyl-CoA als allosterischer Effector notwendig. Die aktivierte Carboxylgruppe wird im nächsten Schritt vom Carboxybiotin-Enzym-Zwischenprodukt auf Pyruvat übertragen, wobei Oxalacetat und das Biotinholoenzym entstehen. Die lange, durch die Biotinseitenkette sowie den Lysinrest gebildete Kette dient möglicherweise als „Schwingarm", der die prosthetische Gruppe, das Biotin, instandsetzt, von einem aktiven Zentrum des oligomeren Enzyms (z. B. dem für die Phosphocarbonatbildung verantwortlichen) auf die andere Seite zur Pyruvatbindungsuntereinheit zu gelangen.

Für die Verknüpfung von Biotin mit den richtigen Lysylresten der verschiedensten Carboxylaseapoenzyme ist offensichtlich ein einziges Enzym, die Holocarboxylasesynthetase, verantwortlich. Ohne ihre Aktivität können die Substrate der biotinabhängigen Carboxylaseenzyme infolge hoher intrazellulärer Konzentrationen im Urin nachgewiesen werden. Zu diesen Metaboliten gehören das Lactat, β-Methylcrotonat, β-Hydroxyisovalerat und β-Hydroxypropionat. Kinder mit einem Defekt der Holocarboxylasesynthetase zeigen als Symptome Dermatitis, Wachstumsverlangsamung,

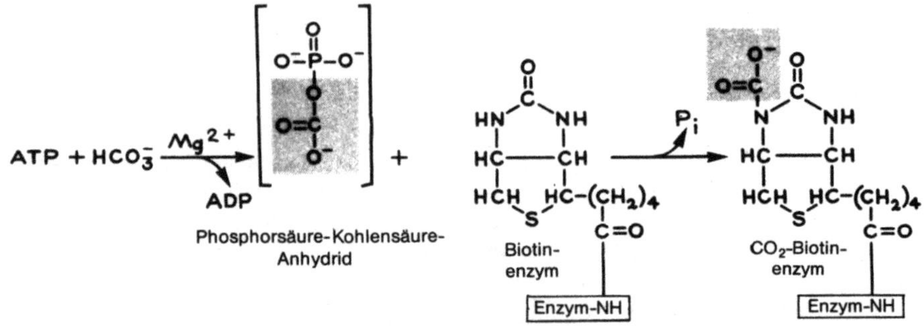

Abb. 10.23. Biotin

Tabelle 10.1. Biotinabhängige tierische Enzyme

Enzym	Funktion
Pyruvatcarboxylase	Gluconeogenese, anaplerotische Reaktion für Citratcyclus
Acetyl-CoA-Carboxylase	Fettsäuresynthese
Propionyl-CoA-Carboxylase	Oxidation ungeradzahliger Fettsäuren
β-Methylcrotonyl-CoA-Carboxylase	Leucinabbau

Abb. 10.24. Bildung des Carboxybiotin-Enzym-Komplexes

Haarausfall, Störungen der Bewegungskoordinierung und gelegentlich einen Immundefekt.
Eine toxische Biotindosis ist nicht bekannt.

Vitamin B$_{12}$

Vitamin B$_{12}$ oder Cobalamin besteht aus einem Corrinring, der Ähnlichkeiten mit dem Porphyrinringsystem hat und ein zentrales **Kobaltatom** besitzt (Abb. 10.25). Vitamin B$_{12}$ verfügt i. allg. über eine an das Kobaltatom geknüpfte Cyanogruppe, die als Artefakt während der Vitaminisolierung entsteht. Bevor Cobalamin intrazellulär in die aktive Form umgewandelt werden kann, muß diese Cyanogruppe entfernt werden. Cobalamin wird ausschließlich **durch Bakterien synthetisiert.** Es findet sich in hohen Konzentrationen als Methylcobalamin, Adenosylcobalamin und Hydroxocobalamin in tierischer Leber. Die stabilste Form des Cobalamins ist das Cyanocobalamin, weswegen diese als Arzneimittel gegeben wird. Cobalamin ist wasserlöslich und hitzestabil.

Cobalamin kann nicht ohne weiteres im Intestinaltrakt resorbiert werden. Es muß vielmehr durch ein spezifisches Glykoprotein gebunden werden, das auch als **Intrinsic factor** bezeichnet wird und durch die Mucosazellen des Magens sezerniert wird. Nur als Komplex mit dem Intrinsic factor wird Cobalamin von spezifischen Bindungsstellen in den Mucosazellen des Ileums erkannt und aufgenommen. In den Nahrungsmitteln und im Speichel kommen eine Reihe weiterer Cobalaminbindungsproteine vor, die zusammenfassend als R-Proteine bezeichnet werden. Sie haben jedoch keinerlei Funktion bei der Cobalaminresorption, sondern werden normalerweise durch die Proteasen des Pankreassafts abgebaut. Bei chronischer Pankreasinsuffizienz ist allerdings der Abbau der R-Proteine verzögert, so daß ein größerer Teil des Nahrungscobalamins von ihnen gebunden und damit der Resorption entzogen werden kann.

Beim Transport des Cobalamin-intrinsic-factor-Komplexes durch die Mucosazellen des Ileums wird der Intrinsic factor abgespalten und das Vitamin auf ein Transportprotein des Plasmas übertragen, das **Transcobalamin II**. In der Leber kommt ein weiteres cobalaminbindendes Protein vor, das **Transcobalamin I**,

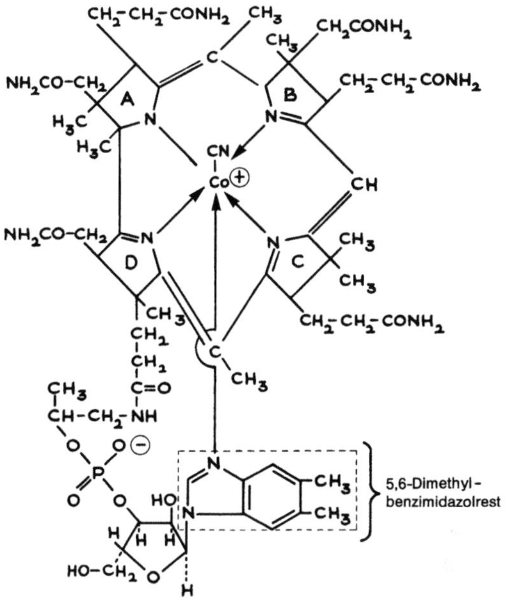

Abb. 10.25. Cyanocobalamin (Vitamin B$_{12}$)

die Cobalaminspeicherung in größeren Mengen erlaubt. Cobalamin ist das einzige wasserlösliche Vitamin, das vom Organismus in nennenswerten Mengen gespeichert werden kann.

Ein Teil des durch die Leber aufgenommenen Cobalamins wird über die Galle ausgeschieden und nimmt am enterohepatischen Kreislauf teil. Aus diesem Grund findet sich immer dann ein erhöhter Cobalaminbedarf, wenn der enterohepatische Kreislauf gestört ist.

An Transcobalamin II gebundenes Cobalamin verschwindet innerhalb weniger Stunden aus dem Plasma. In der Blutzirkulation kommt das Vitamin im wesentlichen als **Methylcobalamin** vor, daneben finden sich Spuren von Hydroxocobalamin. In der Leber liegen die Verhältnisse ganz anders. Hier sind 70% des Vitamins **Adenosylcobalamin** und nur 3% Methylcobalamin.

Der Transcobalamin II-Cobalamin-Komplex wird von spezifischen Receptoren der Zelloberfläche gebunden und danach durch Endocytose von den Zellen aufgenommen. In den Mitochondrien findet der weitere Stoffwechsel des Cobalamins statt, der in einer Kobaltreduktion und der Anknüpfung eines 5'-Desoxyadenosylrests besteht (Abb. 10.26).

10. Wasserlösliche Vitamine

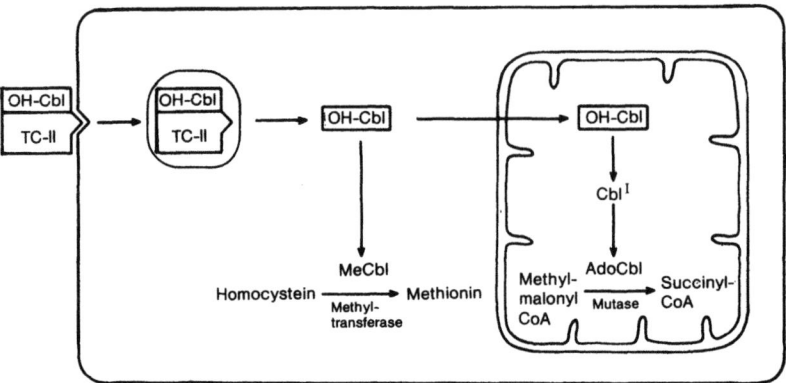

Abb. 10.26. Celluläre Aufnahme und subcelluläre Kompartimentierung von Cobalamin und Cobalamincoenzymen (*OH-Cbl* Hydroxocobalamin, *TC II* Transcobalamin II, *MeCbl* Methylcobalamin; *AdoCbl* 5'-Desoxyadenosylcobalamin). (Nach Stanbury JG, Wyngaarden JG, Fredrickson DS (1978) The metabolic basis of inherited disease, 4th edn. Mc Graw-Hill)

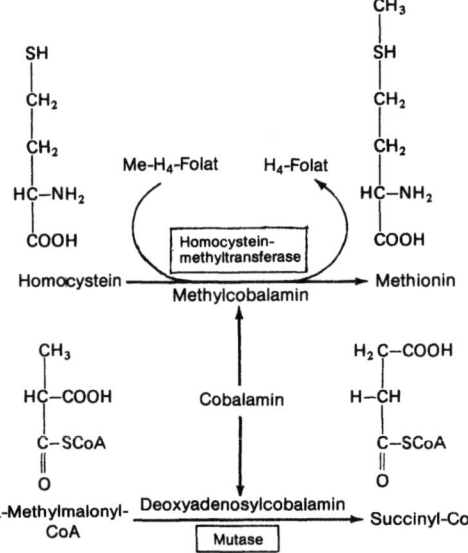

Abb. 10.27. Durch Cobalamincoenzyme in Säugetiergeweben katalysierte Reaktionen. Man beachte die Spezifität des Desoxyadenosylcobalamins für die Isomerisierung von Methylmalonyl-CoA und von Methylcobalamin für die Methylierung von Homocystein (*Me-H₄Folat* N^5-Methyltetrahydrofolat, *H₄Folat* Tetrahydrofolat). (Nach Stanbury JB, Wyngaarden JG, Fredrickson DS (1978) The metabolic basis of inherited disease, 4th edn. McGraw-Hill)

Beim Menschen kommen nur 2 Reaktionen vor, die Cobalamin als Coenzym benötigen. Eine von ihnen ist die **Methylierung von Homocystein zu Methionin,** die Methylcobalamin als Coenzym und N^5-Methyltetrahydrofolsäure als Methyldonator benötigt (Abb. 10.27). Das Methyltransferaseapoenzym bindet Cobalamin, danach überträgt N^5-Methyltetrahydrofolat seine Methylgruppe auf Cobalamin als prosthetische Gruppe. Die Methylgruppe des Cobalamins wird danach auf Homocystein übertragen, wobei Methionin entsteht. Bei Fehlen von Cobalamin findet die Reaktion nicht mehr statt, weswegen sich N^5-Methyltetrahydrofolat anhäuft. Deshalb führt jeder Cobalaminmangel infolge gesteigerter N^5-Methyltetrahydrofolat-Bildung zu einer Verminderung des freien Tetrahydrofolats (s. unten).

Die zweite enzymatische Reaktion, für die Cobalamin nötig ist, besteht in der Isomerisierung von **L-Methylmalonyl-CoA** zu **Succinyl-CoA** durch das Enzym L-Methylmalonyl-CoA-Mutase. Als Coenzym dient 5'-Desoxyadenosylcobalamin (Abb. 10.27). Das Desoxyadenosylcobalamin entsteht intramitochondrial durch Reaktion von ATP und reduziertem Cobalamin. Hierzu paßt gut, daß die Isomerisierungsreaktion des L-Methylmalonyl-CoA ebenfalls intramitochondrial stattfindet (Abb. 10.26).

Bei Cobalaminmangel entweder durch eine gestörte Resorption von Vitamin B_{12} oder infolge eines defekten Cobalamintransports an extrahepatische Gewebe steigt die Ausscheidung von Homocystin und Methylmalonsäure im Urin dramatisch an.

Bei einigen Bakterien sind Derivate des Vitamin B_{12} für die Ribonucleotidreduktion notwendig, durch welche die für die DNS-Synthese benötigten 2'-Desoxyribonucleotide gebildet werden. Es gibt allerdings keine Hinweise dafür, daß Cobalaminkoenzyme bei höheren Organismen und beim Menschen eine entsprechende Funktion haben. Die für den Vitamin-B$_{12}$-Mangel charakteristische megaloblastische Anämie läßt sich sehr wahrscheinlich auf einen sekundären Folsäuremangel zurückführen, der infolge der exzessiven N^5-Methyltetrahydrofolsäurebildung auftritt (s. oben).

Bei einigen Erbkrankheiten, die in Kapitel 44 besprochen werden, müssen große Mengen von Vitamin B$_{12}$ (bis zum 1000fachen des Normalbedarfs) gegeben werden.

Beim Menschen sind bis jetzt 4 Erbkrankheiten des Cobalaminstoffwechsels beschrieben worden. Zwei von ihnen betreffen ausschließlich die Biosynthese von Desoxyadenosylcobalamin, bei den anderen beiden sind die betroffenen Patienten nicht imstande, Desoxyadenosylcobalamin oder Methylcobalamin zu synthetisieren.

Folsäure

Die Bezeichnung Folsäure leitet sich aus dem Lateinischen „folium" (Blatt) ab. Folsäure besteht aus Pteridin, Paraaminobenzoesäure (PABA) und Glutaminsäure (Abb. 10.28). Zellen aus tierischen Organismen können weder PABA synthetisieren noch den ersten Glutamylrest an Pteroinsäure hängen. Aus diesem Grund benötigen sie Folsäurezufuhr mit der Nahrung. Anders ist es bei Bakterien und Pflanzen, die Folsäure synthetisieren können. In der menschlichen Ernährung ist grünes Blattgemüse die Hauptquelle der Folsäure. In den USA und anderen westlichen Industrienationen ist Folsäuremangel wahrscheinlich der häufigste Vitaminmangelzustand.

In Pflanzen kommt Folsäure in Form eines Polyglutamatconjugats vor. Das Polypeptid ist insoweit ungewöhnlich, als die Polypeptidbindungen zwischen der γ-Carboxylgruppe des einen und der α-Aminogruppe des nächstfolgenden Glutamats geknüpft werden. In der Leber liegt Folsäure im wesentlichen als Pentaglutamylconjugat vor. Die ungewöhnlichen γ-Glutamylpeptidketten widersetzen sich der Hydrolyse durch die im Intestinaltrakt vorkommenden Proteasen. Für ihre Spaltung bedarf es einer spezifischen Gruppe intestinaler Enzyme, der Folylpolyglutamathydrolasen.

Die Hydrolyse von Pteroylheptaglutamat zu Pteroylmonoglutamat durch die intestinalen Enzyme verläuft so schnell, daß sie die Resorptionsrate nicht begrenzt. Nur Monoglutamylfolsäure wird resorbiert. Dabei wird ein großer Teil innerhalb der Mucosazellen des Intestinaltrakts zu Tetrahydrofolsäure (H$_4$-Folat) reduziert und unter Bildung von N^5-Methyl-H$_4$-Folat methyliert. Diese Modifikation ist ein unerläßlicher Schritt für die Resorption. Nach oraler Zufuhr von Folsäure findet sich bei normalen Menschen ein vorübergehender Anstieg der

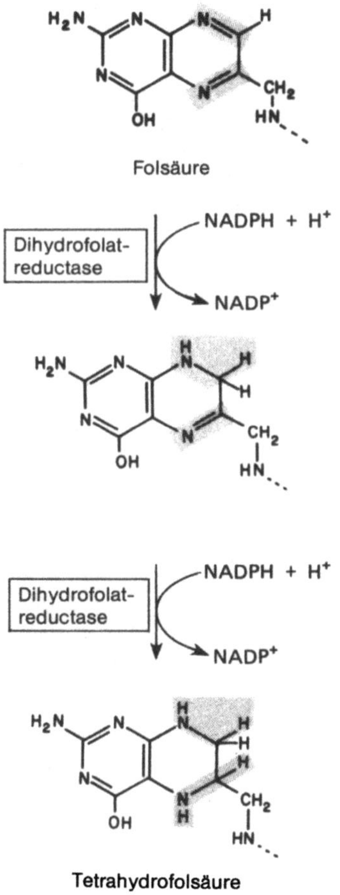

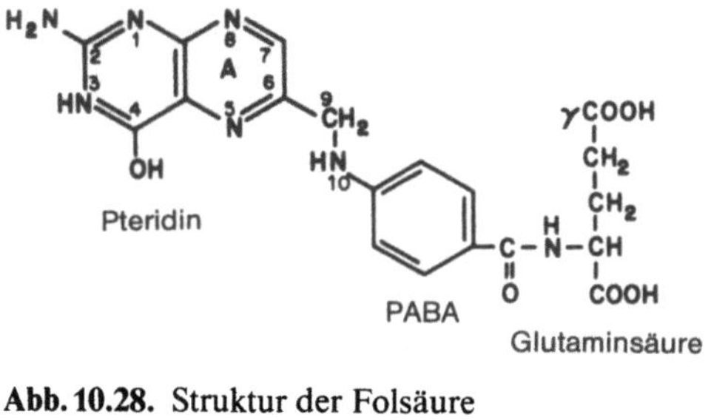

Abb. 10.28. Struktur der Folsäure

Abb. 10.29. Reduktion von Folsäure zu Dihydrofolsäure und Tetrahydrofolsäure durch die Dihydrofolatreductase

Plasmakonzentration von N^5-Methyltetrahydrofolat unabhängig davon, in welcher Form die Folsäure zugeführt wurde. Bei Steatorrhoe, der tropischen Sprue und verschiedenen anderen Erkrankungen des Dünndarms findet sich eine Störung der Folsäureresorption.

Im Blutplasma werden etwa zwei Drittel der Folsäure an ein Protein gebunden. Wenn die Plasmafolsäurekonzentration 10 µg/l überschreitet, wird Folsäure glomerulär filtriert, jedoch nur ein verschwindender Teil tubulär reabsorbiert. In der Galle erscheinen Abbauprodukte der Folsäure.

Folsäure dient nach Reduktion zu **Tetrahydrofolsäure (H_4-Folat)** als Überträger für Einkohlenstoffreste mit unterschiedlichem Redoxzustand. Hierzu muß Folsäure zunächst durch das Enzym (Dihydro-) **Folatreductase** mit NADPH als Hydriddonor reduziert werden (Abb. 10.29). **Trimethoprim** ist ein selektiver Inhibitor der Dihydrofolatreductase gramnegativer Bakterien, während das entsprechende Enzym aus Säugergeweben nur geringgradig beeinflußt wird. Im Gegensatz dazu bindet der Inhibitor **Methotrexat** (Amethopterin) wesentlich stärker an die Dihydrofolatreductase sowohl bakteriellen als auch tierischen Ursprungs. Er übertrifft dabei die natürlichen Substrate. Beide Verbindungen werden als Folsäureantagonisten bezeichnet und sind wichtige Werkzeuge bei der Behandlung infektiöser und maligner Erkrankungen.

Der durch H_4-Folat übertragene Einkohlenstoffrest kann eine **Methyl-, Methylen-, Methenyl-, Formyl-** oder **Formiminogruppe** sein. Die genannten Einkohlenstoffreste können nach Bindung an Tetrahydrofolsäure ineinander überführt werden.

Die Hauptquelle der Einkohlenstoffreste für das H_4-Folat ist **Serin**. Es transferiert seine Hydroxymethylengruppe auf H_4-Folat, wobei Glycin und N^5, N^{10}-Methylen-H_4-Folat entsteht (Abb. 10.30, Reaktion 1). Durch Reduktion entsteht N^5-Methyl-H_4-Folat (Abb. 10.30, Reaktion 2). Dieses Folsäurederivat ist Substrat einer wichtigen cobalaminabhängigen Reaktion

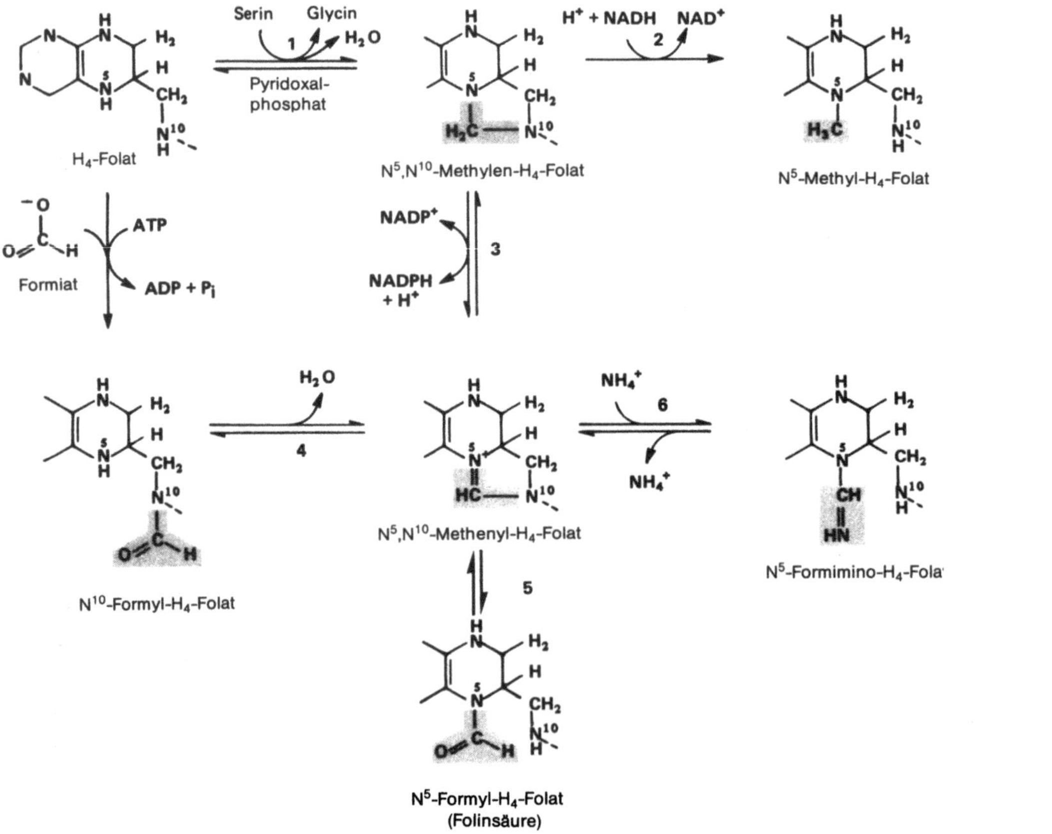

Abb. 10.30. Umwandlung der Einkohlenstoffreste an Tetrahydrofolsäure

(s. oben). Durch Oxidation entsteht N^5, N^{10}-**Methenyl-H$_4$-Folat** (Abb. 10.30, Reaktion 3). Ohne Änderung seines Redoxzustandes isomerisiert N^5, N^{10}-Methenyl-H$_4$-Folat zu N^{10}-**Formyl-H$_4$-Folat** (Abb. 10.30, Reaktion 4) oder zu N^5-**Formyl-H$_4$-Folat** (Abb. 10.30, Reaktion 5). Letztere Verbindung, die auch als Folinsäure bezeichnet wird, ist eine stabile Form des H$_4$-Folats und kann als Donator reduzierter Folsäure oral oder parenteral gegeben werden. Folinsäure muß also nicht durch die Folatreductase reduziert werden, damit sie als Träger von Einkohlenstoffresten dienen kann. Allerdings wird vor der Resorption in den Mucosazellen im allgemeinen der N^5-Formylrest entfernt und durch einen Methylrest ersetzt.

Formiminoglutamat kann eine Formiminogruppe auf H$_4$-Folat übertragen, wobei **Formimino-H$_4$-Folat** entsteht, welches zu Folinsäure desaminiert werden kann (Abb. 10.30, Reaktion 6). Formiminoglutamat ist ein Abbauprodukt des **Histidins**. Bei Folsäuremangel kommt es zu einem Anstieg der Formiminoglutamatausscheidung im Urin nach oraler Histidinbelastung.

N^5, N^{10}-**Methylen-H$_4$-Folat** liefert die Methylgruppe, die zur Biosynthese des für die DNS-Synthese benötigten Thymidins benötigt wird (Abb. 10.31). Dabei erfolgt eine Änderung des Redoxzustands, weswegen gleichzeitig mit der Reduktion des Methylen- zum Methylrest eine Oxidation der Tetrahydrofolsäure zu Dehydrofolsäure erfolgt.

N^5-**Methyl-H$_4$-Folsäure** ist der Methyldonator für die cobalaminabhängige Methylierung von Homocystein (s. oben). N^5, N^{10}-Methenyl-H$_4$-Folat liefert darüber hinaus das C-Atom 8 des Purinkerns (s. Kap. 26), N^{10}-Formyl-H$_4$-Folat das C-Atom 2 des Purinkerns.

Wie aus Abb. 10.30 entnommen werden kann, liefert N^5, N^{10}-Methylen-H$_4$-Folat die Hydroxymethylengruppe, die zur Bildung von Serin aus Glycin notwendig ist. Dies ist die Umkehr der Serin-Hydroxymethyltransferasereaktion (Abb. 10.30, Reaktion 1).

Sowohl beim Folsäure- als auch beim Cobalaminmangel findet sich eine **megaloblastische Anämie**. In Anbetracht der engen Beziehungen zwischen Folsäure und Cobalaminstoffwechsel läßt sich bei einer derartigen Anämie oft schwer entscheiden, welches der beiden Vitamine nicht in ausreichendem Maß vorhanden ist. Bei einem Patienten mit echtem Folsäuremangel wird man schon nach einer Behandlung mit 300–500 µg Folsäure/Tag eine positive hämatologische Reaktion finden. Bei einem Patienten mit perniziöser Anämie, d.h. einem echten Vitamin-B$_{12}$-Mangel zeigt diese geringe Dosierung keinerlei Effekt. So kann mit Hilfe dieses einfachen Testverfahrens zwischen einem B$_{12}$- und einem Folsäuremangel unterschieden werden. Dem modernen Laboratorium stehen allerdings heute wesentlich zuverlässigere und spezifischere Bestimmungsverfahren für beide Vitamine zur Verfügung.

Vitamin C (Ascorbinsäure)

Formal ähnelt die Struktur der **Ascorbinsäure** derjenigen eines Monosaccharids. Sie enthält jedoch eine Endiolgruppe, aus der durch Oxi-

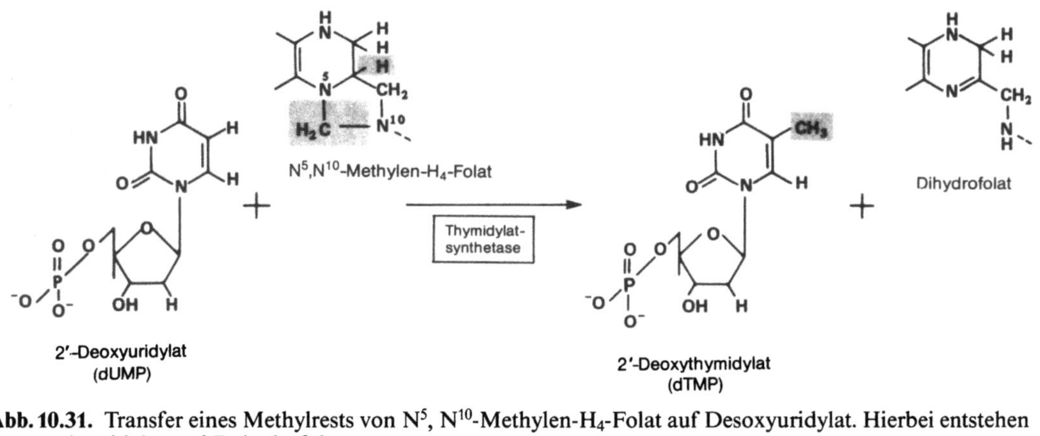

Abb. 10.31. Transfer eines Methylrests von N^5, N^{10}-Methylen-H$_4$-Folat auf Desoxyuridylat. Hierbei entstehen Desoxythymidylat und Dehydrofolsäure

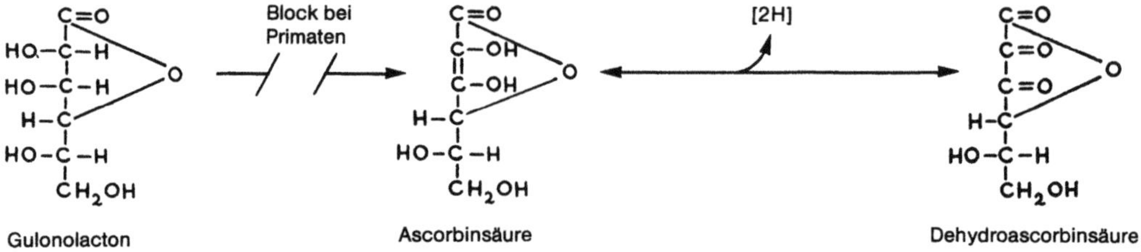

10. Wasserlösliche Vitamine

Abb. 10.32. Biosynthese der Ascorbinsäure bei Nicht-Primaten und Oxidation zu Dehydroascorbinsäure

dation **Dehydroascorbat** entsteht (Abb. 10.32). Dehydroascorbat entsteht auch spontan durch Luftoxidation von Vitamin C, jedoch sind beide Formen der Ascorbinsäure physiologisch aktiv und in den Körperflüssigkeiten nachweisbar.

Den höchsten Vitamin-C-Gehalt aller Nahrungsmittel haben Citrusfrüchte, Birnen, Melonen, Tomaten, Paprika, ungekochter Kohl und grünes Blattgemüse. Wahrscheinlich ist Vitamin C von allen wasserlöslichen Vitaminen am wenigsten stabil. Es ist besonders empfindlich gegenüber Erwärmung in Anwesenheit von Spurenelementen wie Kupfer.

Ascorbinsäure kann durch eine Vielzahl von Pflanzen synthetisiert werden. Mit Ausnahme von Primaten und dem Meerschweinchen sind auch alle Tiere zur Ascorbinsäuresynthese imstande. Primaten und Meerschweinchen fehlt das Enzym, das L-Gulonsäure in Ascorbinsäure umwandelt (Abb. 10.32).

Im Intestinaltrakt wird Vitamin C rasch resorbiert, jeder Mangelzustand dieses Vitamins läßt sich infolgedessen auf eine nicht ausreichende Zufuhr mit der Nahrung zurückführen. Auch Vitamin C kann in beschränktem Umfang im Organismus gespeichert werden. So vergeht eine Zeitspanne von 3-4 Monaten, bis bei einem ascorbinsäurefrei ernährten Menschen das typische Krankheitsbild, der **Skorbut**, entsteht.

Ein Endprodukt des menschlichen Ascorbinsäurestoffwechsels ist Oxalat, das speziell in Form seines Calciumsalzes unlöslich ist und zur Ausbildung von Nierensteinen führen kann. Allerdings wurde festgestellt, daß nach täglicher Gabe von 3 g Ascorbat während 2 Wochen 90% der zugeführten Menge als Ascorbat, 6% als Dehydroascorbat und nur 31 mg als Oxalat ausgeschieden wurde. Ähnliche Werte fanden sich nach täglicher Gabe von 9 g Ascorbat an 3 aufeinanderfolgenden Tagen.

Tabelle 10.2. Verbindungen, die mit Ascorbinsäure reduziert werden können

½ O_2
NO_3^-
Cytochrom a Fe^{3+}
Cytochrom c Fe^{3+}
Crotonyl-CoA
Methämoglobin

Hier wurden nur 40-50 mg Oxalat im Urin ausgeschieden, in der nichtbehandelten Kontrollgruppe fanden sich etwa 20 mg/Tag. Aus diesen Untersuchungen geht hervor, daß das Hauptausscheidungsprodukt der Ascorbinsäure Ascorbat selbst und Dehydroascorbat ist. Allerdings ist die Verdoppelung der Oxalsäureausscheidung nach Zufuhr von 9 g Ascorbat doch eine beachtenswerte Veränderung.

Im Vergleich zum Gehalt an anderen wasserlöslichen Vitaminen enthalten tierische und pflanzliche Gewebe große Konzentrationen von Vitamin C. So finden sich beispielsweise im menschlichen Blut etwa 1 mg Ascorbat pro 100 ml.

Das Redoxpotential der Ascorbinsäure beträgt +0,08 V. Infolgedessen ist sie imstande, die in Tabelle 10.2 dargestellten Verbindungen zu reduzieren, nicht jedoch NAD^+ zu NADH, Pyruvat zu Lactat oder Acetacetat zu β-Hydroxybutyrat. Die Oxidation von p-Hydroxyphenylpyruvat zu Homogentisinsäure erfolgt nur in Anwesenheit von Vitamin C und Kupfer mit maximaler Geschwindigkeit (s. Kap. 22). Auch der oxidative Abbau von Tyrosin durch die Homogentisatdioxygenase benötigt Ascorbat für maximale Aktivität.

Auch für die Hydroxylierung des Kollagenprolins (s. Kap. 33) ist Ascorbat nötig. Darüber hinaus spielt Ascorbinsäure eine Rolle bei anderen Redoxreaktionen, bei denen Glutathion, Cytochrom c, Pyridin- oder Flavinnucleotide beteiligt sind. Die Nebennierenrinde enthält große Mengen Vitamin C, das bei Stimulierung der Drüse mit dem adrenocorticotropen Hormon rasch verschwindet. Die Funktion des Ascorbats in der Nebennierenrinde ist unbekannt.

Toxische Effekte des Vitamin C sind nicht bekannt. Mögliche Komplikationen einer chronischen und massiven Überdosierung sind die Ausbildung von Calciumoxalatsteinen der Niere, Störungen der Biotransformation durch Ascorbinsäure oder Behinderung der Resorption anderer Vitamine (z. B. Vitamin B_{12}) und Arzneimittel.

11 Fettlösliche Vitamine

David W. Martin

Wie ihre Gruppenbezeichnung sagt, sind die fett- oder lipidlöslichen Vitamine **apolare hydrophobe Moleküle** und stammen ohne Ausnahme vom **Isopren** ab (Abb. 11.1). Im gastrointestinalen System werden fettlösliche Vitamine in gleicher Weise wie das Nahrungsfett behandelt. Das bedeutet, daß i. allg. die **Resorption** fettlöslicher Vitamine wie diejenige des **Nahrungsfetts** abläuft. Aus diesem Grund können länger dauernde Steatorrhoe oder Störungen des biliären Systems zu einer gestörten Resorption fettlöslicher Vitamine führen. Nach der Resorption werden die fettlöslichen Vitamine im Blut in Form von Chylomikronen transportiert. Die Vitamine A, D, K werden in der Leber gespeichert, das Vitamin E im Fettgewebe. Die Bindung an die **Apolipoproteine** des Blutplasmas ist notwendig, da fettlösliche Vitamine nicht im Wasser löslich sind. Aus demselben Grund werden sie nicht im Urin ausgeschieden, sondern erscheinen in der Gallenflüssigkeit und danach in den Faeces. Aufgrund der Fähigkeit des Organismus zur Speicherung fettlöslicher Vitamine ist zu erwarten, daß es für alle toxische Dosen gibt. Bewiesen ist dies für die Vitamine A und D.

Während man früher annahm, daß das **Vitamin D** (Cholecalciferol) ein echtes Vitamin ist, neigt man heute eher zu der Ansicht, daß es zu der Gruppe von **Hormonen** zählt, die den Calcium- und Phosphatstoffwechsel regulieren.

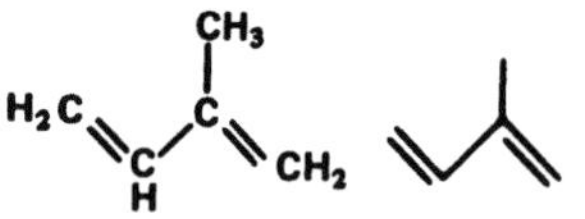

Abb. 11.1. 2 Darstellungen einer Isopreneinheit

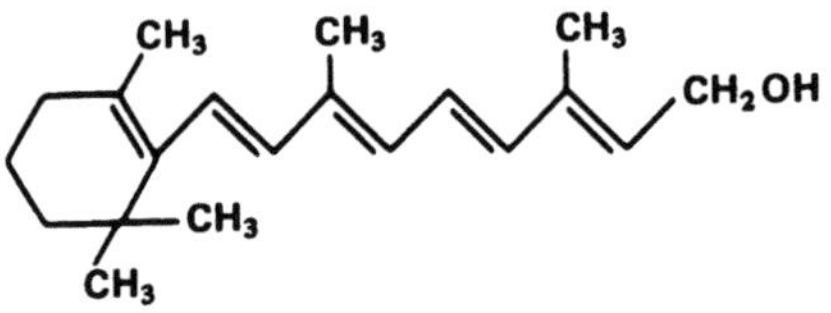

Abb. 11.2. Retinol (Vitamin A)

Vitamin A

Vitamin A oder Retinol ist ein Polyisoprenoid mit einem Cyclohexenylring (Abb. 11.2). Vitamin A ist eine Gruppenbezeichnung für all diejenigen Verbindungen außer den Carotinoiden, die die biologische Aktivität von Retinol haben. In den letzten Jahren werden sowohl die natürlichen Formen als auch die synthetischen Analoga des Retinols als Retinoide bezeichnet. Bei höheren Tieren ist Vitamin A für Wachstum und Gesundheit wichtig und hat eine besondere Bedeutung für das **Sehen,** die **Reproduktion,** die **Schleimsekretion** und die strukturelle Integrität der **epithelialen Gewebe.**

Retinoide spielen für die normale Funktion vieler menschlicher und tierischer Gewebe eine Rolle. Das früheste Zeichen eines Vitamin-A-Mangels ist die **Nachtblindheit.** Ein ausgeprägtes Vitamin-A-Mangelsyndrom zeichnet sich darüber hinaus durch Xerodermie, Xerophthalmie, Keratomalacie, schwere Wachstumsbehinderung (auch des Nervensystems), durch Degenerierung verschiedenster Drüsen und Sterilität aus. Da Vitamin A in der Leber gespeichert werden kann, führt eine übermäßige Zufuhr zu akuten und chronischen Krankheitsbildern. Dies trifft nicht für die nur von einer harmlosen Gelbverfärbung der Haut begleitete exzessive Zufuhr des pflanzlichen Provitamins, des β-Carotins zu. Um biologisch ak-

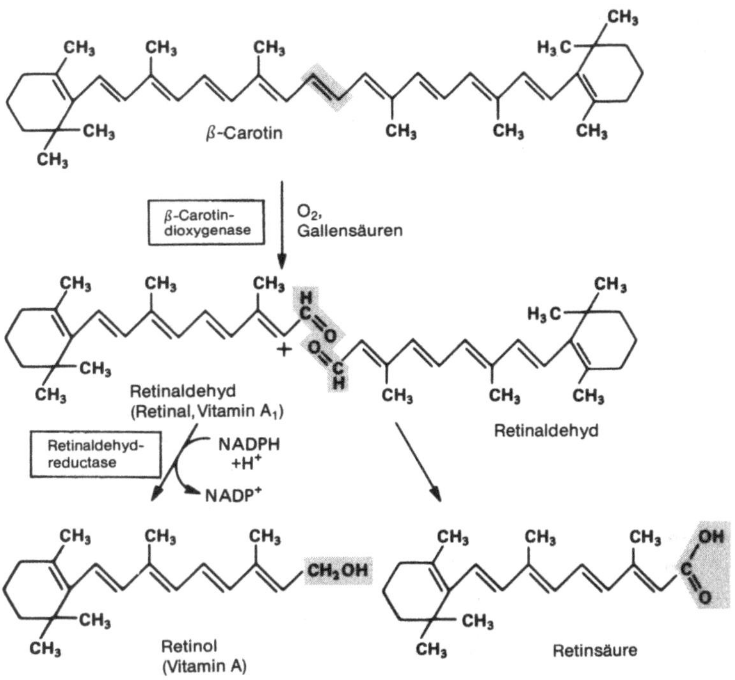

Abb. 11.3. β-Carotin und seine Spaltung zu Retinal. Die Reduktion des Retinals zu Retinol sowie seine Oxidation zu Retinsäure sind ebenfalls dargestellt

tiv zu werden, muß β-Carotin zu Retinol umgewandelt werden. Aus diesem Grund ist auf molarer Basis β-Carotin 6mal weniger wirksam als Vitamin A.
In tierischen Produkten kommt Vitamin A als **Acylester des Retinols** vor, in Gemüsen als Provitamin in Form der gelben **β-Carotine** (Abb. 11.3).
Retinolester werden im intestinalen Lumen hydrolysiert und danach in die Mucosazellen aufgenommen. β-Carotin wird oxidativ durch die β-Carotindioxygenase gespalten. Für diese Spaltung ist molekularer Sauerstoff notwendig. Es entstehen 2 Moleküle Retinal aus einem Molekül β-Carotin. In der intestinalen Mucosa erfolgt darüber hinaus die Reduktion des Retinals durch eine spezifische Reductase, wobei in einer NADPH-abhängigen Reaktion Retinol entsteht (Abb. 11.3). Ein kleiner Teil des aus dem β-Carotin entstehenden Retinals wird im Intestinaltrakt zu Retinsäure oxidiert. Diese wird zwar über das Pfortadersystem resorbiert, kann jedoch offensichtlich nicht in der Leber oder anderen Geweben gespeichert werden. Retinsäure wird nämlich zu polareren Verbindungen metabolisiert und in der Gallenflüssigkeit und im Urin ausgeschieden.

Resorbiertes Retinol wird in der Mucosazelle mit langkettigen gesättigten Fettsäuren verestert und in die in die Lymphe abgegebenen Chylomikronen eingebaut. Diese Retinylester werden dann nahezu ausschließlich durch die Leber aufgenommen. In Hepatocyten werden sie hydrolysiert, danach mit Palmitat reverestert und so in Lipidtröpfchen gespeichert.
Die Mobilisierung gespeicherten Retinols in der Leber wird durch die Hydrolyse des Esters eingeleitet. Danach wird Retinol an ein **Aporetinolbindungsprotein** gebunden, welches im Hepatocyten synthetisiert wird. Der Retinolbindungsproteinkomplex, der auch als **Holoretinolbindungsprotein** bezeichnet wird, gelangt nun in den Kreislauf. Das Aporetinolbindungsprotein kann in geringen Mengen Retinal und Retinsäure binden, die beide im wesentlichen mit Serumalbumin transportiert werden. Das Holoretinolbindungsprotein zeigt eine hohe Affinität für **Präalbumin.** Diese Protein-Protein-Wechselwirkung ist allerdings von der Anwesenheit von Retinol abhängig. Durch den Präalbuminkomplex wird darüber hinaus **Thyroxin** transportiert. Aus diesem sehr komplexen Transportkomplex wird Retinol an die Zielzellen abgegeben.

11. Fettlösliche Vitamine

Eine echte **Toxizität von Vitamin A** tritt in vivo nur dann auf, wenn die Kapazität des Retinolbindungsproteins überschritten ist und damit die Zellen in Kontakt mit nichtgebundenem Retinol kommen. Ein derartiger Zustand tritt nur bei unkontrollierter medikamentöser Zufuhr von Vitamin-A-haltigen Präparaten auf.

Die meisten Zellen sind imstande, Retinol zu Retinal und Retinsäure zu metabolisieren. Allerdings kann intracellulär Retinsäure nicht mehr zu Retinal oder Retinol reduziert werden. Interessanterweise zeigt Retinsäure nur einen Teil des Wirkungsspektrums des Vitamin A. Behandelt man im Experiment Versuchstiere mit Retinsäure als einziger Quelle von Retinoiden, so stellt sich Blindheit und Sterilität ein, sonst bleiben die Tiere jedoch in gutem Gesundheitszustand. Daraus muß geschlossen werden, daß **Retinsäure zwar normales Wachstum und Differenzierung aufrecht erhalten kann,** Retinal jedoch in seiner Funktion als Sehpigment oder für die Aufrechterhaltung der Funktion des Fortpflanzungssystems nicht ersetzen kann.

Offensichtlich hat jedes der 3 wichtigen Retinoide, das Retinol, das Retinal und die Retinsäure eigene biologische Funktionen (s. unten). Retinol dient wahrscheinlich als Hormon. Sein Oxidationsprodukt, das Retinal, ist ein notwendiger Bauteil des Sehpigments Rhodopsin. Retinsäure dient dagegen als Träger für Oligosaccharide bei der Biosynthese von Glykoproteinen.

Nach der Aufnahme von **Retinol** in die Zielzellen wird es an ein **celluläres Retinolbindungsprotein** (CRBP) gebunden, das sich vom Retinolbindungsprotein im Serum unterscheidet. CRBP transportiert Retinol in der Zelle, wo es schließlich spezifisch an bestimmte Kernproteine bindet. Möglicherweise ist seine Funktion analog zu derjenigen der intracellulären Steroidhormonreceptorkomplexe (s. Kap. 34). Zumindest trifft dies für Retinol zu.

Retinal ist ein wesentlicher Bestandteil des Sehpigments Rhodopsin, das in den Stäbchen der Retina lokalisiert ist. In ihnen wird das 11-cis-Retinal, ein Stereoisomer des all-trans-Retinals spezifisch an sein Apoprotein, das Opsin, gebunden (Abb. 11.4). Bei Belichtung von Rhodopsin zerfällt es während der Bleichung unter Bildung von all-trans-Retinal und Opsin. Diese Reaktion geht mit einer Konformationsänderung einher, die die Calciumpermeabilität der Plasmamembran des Stäbchens erhöht. Der rasche Calciumeinfluß löst einen Nervenimpuls aus, womit das Zentralnervensystem Licht wahrnehmen kann. Das durch Photonenaufnahme aus Rhodopsin entstandene all-trans-Retinal kann nur unvollständig zu 11-cis-Retinal umgewandelt werden (Abb. 11.4). Aus diesem Grund muß für die Aufrechterhaltung des Sehsinnes ständig all-trans-Retinal mit der Nahrung zugeführt werden.

Die dritte spezifische Funktion der Retinoide besteht in der Teilnahme einer phosphorylierten Retinsäure als **Lipidträger spezifischer Oligosaccharidreste** an der Biosynthese von Glykoproteinen (s. Kap. 32). Oligosaccharid-Retinylphosphat kommt in geringen Mengen in den mikrosomalen Systemen vor, die im wesentlichen das Polypren Dolicholphosphat als Oligosaccharidträger benutzen. Es wird spekuliert, daß Retinylphosphat über eine enzymatische trans-cis-Isomerisierung analog derjenigen bei der Rhodopsinregenerierung Oligosac-

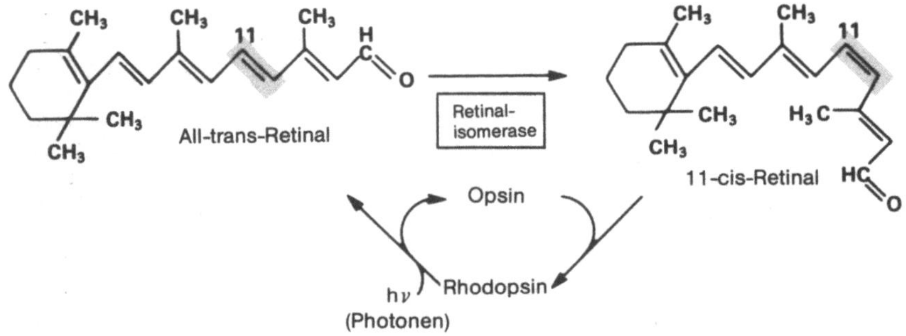

Abb. 11.4. Das aus all-trans-Retinal entstandene 11-cis-Retinal bildet mit dem Protein Opsin das Rhodopsin (den Sehpurpur) des Auges. Durch Absorption eines Photons bleicht Rhodopsin und zerfällt in Opsin und all-trans-Retinal. Dieses wird vollständig zu 11-cis-Retinal isomerisiert

charide durch die Lipiddoppelschichten intracellulärer Membranen transportiert. Die Hinweise dafür, daß Retinsäure an der Glykoproteinbiosynthese beteiligt ist, sind sehr überzeugend. Ein Vitamin-A-Mangel führt zu einer 80%igen Verminderung des Mannoseeinbaus in die Glykoproteine der Leber.

Viele Gewebe enthalten intracellulär ein celluläres Retinsäurebindungsprotein (CRABP), welches keine Affinität zu Retinol oder Retinal hat. Die Gewebsverteilung des CRABP unterscheidet sich von der des CRBP, obwohl die Struktur beider Proteine ähnlich ist. Der Retinsäure-CRABP-Komplex hat beispielsweise keinerlei Affinität für den Zellkern.

Retinsäure zeigt in vitro eine Reihe von biologischen und biochemischen Effekten. Hierzu gehört die Erhöhung der Receptorzahl für den epidermalen Wachstumsfaktor, eine Stimulierung der Differenzierung embryonaler Carcinomzellen, die Verhinderung der Expression von mit Epstein-Barr-Virus infizierten Zellen und eine reversible Wachstumshemmung von Zellinien aus humanem Mammacarcinom. Ob all die aufgeführten biologischen Effekte durch eine Beteiligung von Retinylphosphat bei der Glykoproteinbiosynthese hervorgerufen werden, ist noch unklar.

Vitamin D

Nur bei Menschen **ohne Kontakt zum Sonnenlicht** ist Vitamin D ein essentieller Nahrungsbestandteil und nur hier erfüllt es die Kriterien eines klassischen Vitamins. Nach den heutigen Erkenntnissen könnte man Vitamin D viel eher als Prohormon des Steroidtyps bezeichnen. Die D-Vitamine sind eine Gruppe von Steroiden, die in der Natur hauptsächlich in tierischen Geweben, daneben aber auch in Pflanzen und Hefen vorkommen.

Die D-Vitamine entstehen aus dem pflanzlichen Provitamin Ergosterol und dem tierischen Provitamin 7-Dehydrocholesterin. Ergosterol und 7-Dehydrocholesterin unterscheiden sich chemisch nur in der Position 21 der Seitenkette (Abb. 11.5). Ultraviolette Bestrahlung führt zur spontanen Spaltung des Rings B im Ergosterol oder 7-Dehydrocholesterin. Bei Pflanzen führt diese Bestrahlung zum **Ergocalciferol** (Vitamin

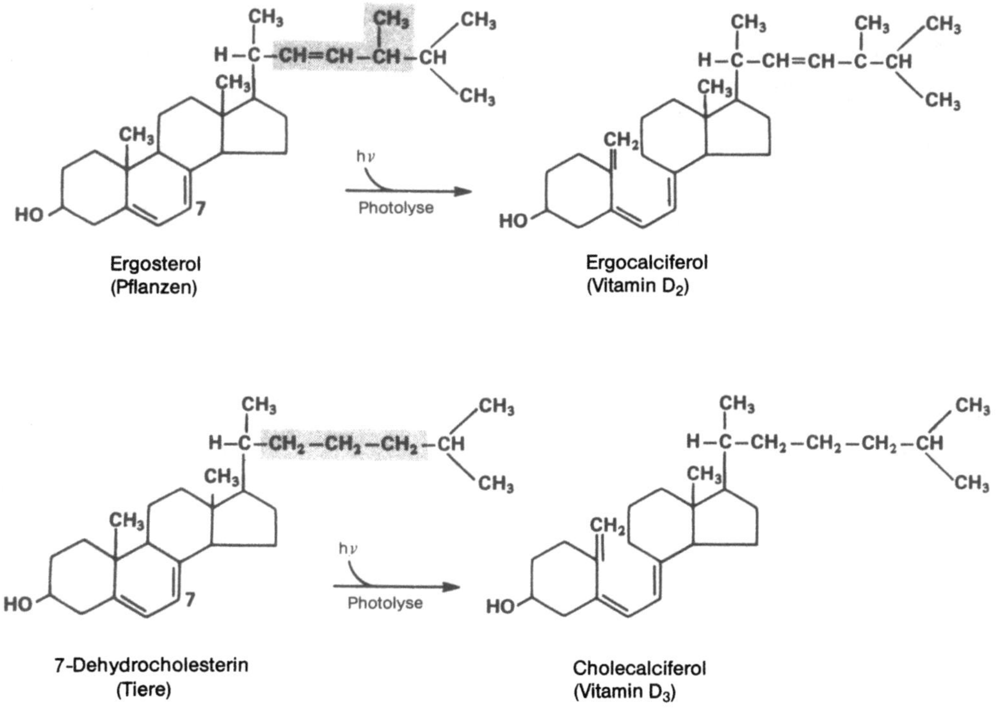

Abb. 11.5. Ergosterol und 7-Dehydrocholesterin sowie ihre Umwandlung durch Photolyse zu Ergocalciferol und Cholecalciferol

D$_2$). Bei Tieren wird 7-Dehydrocholesterin durch UV-Bestrahlung in **Cholecalciferol** (Vitamin D$_3$) umgewandelt (Abb. 11.5). Da 7-Dehydrocholesterin vornehmlich in der Haut gespeichert wird, genügt für die Umwandlung eine ausreichende Bestrahlung der Haut mit UV-Licht.

Der Vitamin-D-Bedarf des Menschen wird aus 2 Quellen gedeckt: der Nahrungszufuhr und der Photolyse von 7-Dehydrocholesterin in der Haut.

Mit der Nahrung zugeführtes Vitamin D$_2$ bzw. D$_3$ wird intestinal in gemischten Mizellen aufgenommen und im vorderen Dünndarm resorbiert. In Bindung an ein spezifisches Globulin wird es im Blut zur Leber transportiert. In der Leber erfolgt eine Hydroxylierung des Vitamin D$_3$ durch eine spezifische Vitamin-D$_3$-25-Hydroxylase unter Bildung von **25-Hydroxycholecalciferol**. Diese Hydroxylierung ist der geschwindigkeitsbestimmende Schritt bei der Umwandlung des Vitamin D$_3$ in die biologisch aktive Form. 25-Hydroxycholecalciferol hat in physiologischen Konzentrationen keinerlei Wirkung auf ein Vitamin-D-abhängiges Gewebe. Die Bildung dieser Verbindung wird durch den hepatischen 25-Hydroxycholecalciferol-Spiegel gesteuert.

25-Hydroxycholecalciferol ist eine wichtige Speicherform von Vitamin D und seine hauptsächliche Transportform im Blut. Ein beträchtlicher Teil dieser Verbindung unterliegt einem enterohepatischen Kreislauf, weswegen Störungen des enterohepatischen Kreislaufs häufig zu Vitamin-D-Mangelzuständen führen.

In den Tubulusepithelien der Nieren und in der Placenta erfolgt eine weitere Hydroxylierung unter Bildung von **1,25-Dihydroxycholecalciferol** (Abb. 11.6). Diese Verbindung ist die eigentliche aktive Form des Vitamin D. Ihre Bildung wird durch den **Parathormonspiegel**, die **Phosphatkonzentration** im Serum und die eigene Konzentration reguliert. 1,25-Dihydroxycholecalciferol ist das einzige natürliche Stoffwechselprodukt des Vitamin D, das in physiologischen Mengen die **Serumcalciumkonzentration** bei nephrektomierten oder parathyreoidektomierten Versuchstieren aufrecht erhalten kann. Das für die 1-Hydroxylierung verantwortliche Enzym ist in den Mitochondrien lokalisiert.

Wie aus Abb. 11.6 hervorgeht, kann 25-Hy-

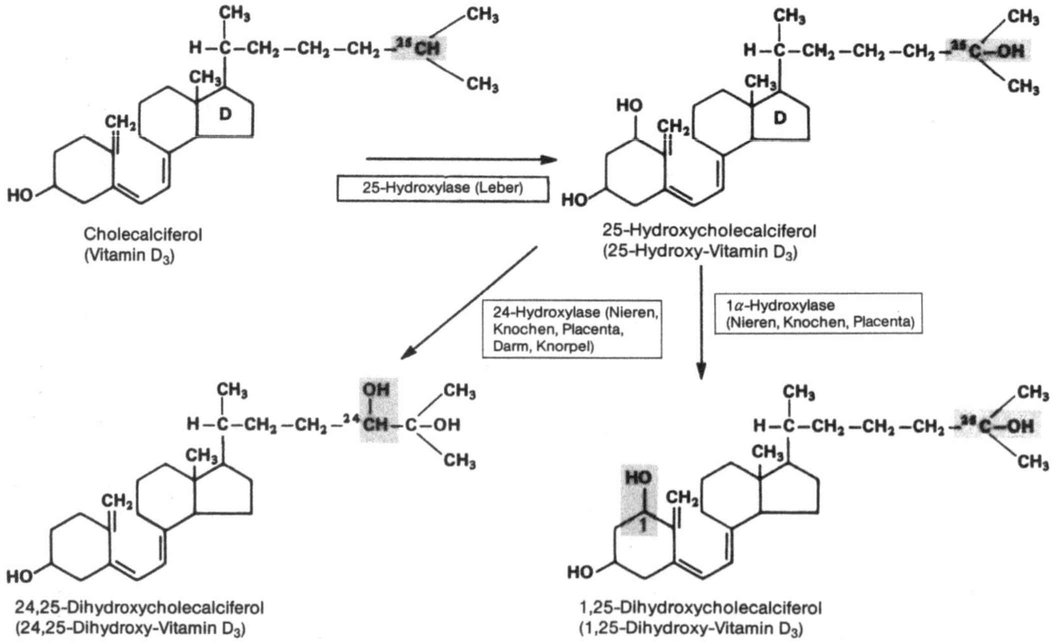

Abb. 11.6. Cholecalciferol wird durch ein Leberenzym in Position 25 hydroxyliert. 25-Hydroxycholecalciferol wird weiter zu 1α,25-Dihydroxycholecalciferol bzw. 24,25-Dihydroxycholecalciferol metabolisiert. Die Spiegel von 24,25-Dihydroxycholecalciferol und 1,25-Dihydroxycholecalciferol werden reziprok reguliert

droxycholecalciferol auch in Position 24 hydroxyliert werden. Das hierfür verantwortliche mitochondriale Enzym kommt in den renalen Tubulusepithelien, dem Knorpel, dem Dünndarm und der Placenta vor. Der Spiegel von **24,25-Dihydroxycholecalciferol** verhält sich dabei reziprok zu demjenigen des 1,25-Dihydroxycholecalciferols.

Jede Hypocalcämie führt über die Nebenschilddrüsen zu einer vermehrten Ausschüttung von **Parathormon**. Dieses aktiviert die renale 1-Hydroxylase, womit die Synthese von 1,25-Dihydroxycholecalciferol zunimmt (Abb. 11.7). Gleichzeitig vermindert Parathormon die 24-Hydroxylaseaktivität, womit die Konzentration von 24,25-Dihydroxycholecalciferol abnimmt. 1,25-Dihydroxycholecalciferol führt zu einer Stimulierung der **intestinalen Calciumresorption** und steigert darüber hinaus die Calciumresorption aus den Nieren und den Knochen. Diese Effekte bewirken eine Normalisierung der Serumcalciumkonzentration und damit eine Verminderung der Aktivität des Parathormons und der 1-Hydroxylase. Gleichzeitig nimmt die 24-Hydroxylierung von 25-Hydroxycholecalciferol zu (Abb. 11.7).

Die Serumkonzentration von Parathormon steht damit in enger Beziehung zum Spiegel des 1,25- bzw. 24,25-Dihydroxycholecalciferols und damit indirekt zum Serumcalciumspiegel.

Jedes Absinken der **Serumphosphatkonzentration** ist ein direkter Stimulus für die Synthese von 1,25-Dihydroxycholecalciferol. Dieses steigert die intestinale Resorption von Phosphat und bei Fehlen von Parathormon die Phosphatreabsorption in den Tubulusepithelien der Niere. Über diese Mechanismen ist auch der Serumphosphatspiegel ein Regulator der 1,25-Dihydroxycholecalciferolkonzentration (Abb. 11.7).

Kommt es zu einem Anstieg der Serumphosphatkonzentration (Hyperphosphatämie), so sinkt die Produktionsrate des 1,25-Dihydroxycholecalciferols ab, was zu einer Verminderung der intestinalen Calciumresorption führt. Etwas ähnliches findet sich bei chronischen Nierenerkrankungen mit Urämie. Wird dagegen die Serumphosphatkonzentration gesenkt, kommt es zum Anstieg des 1,25-Dihydroxycholecalciferols und damit der Calciumresorption.

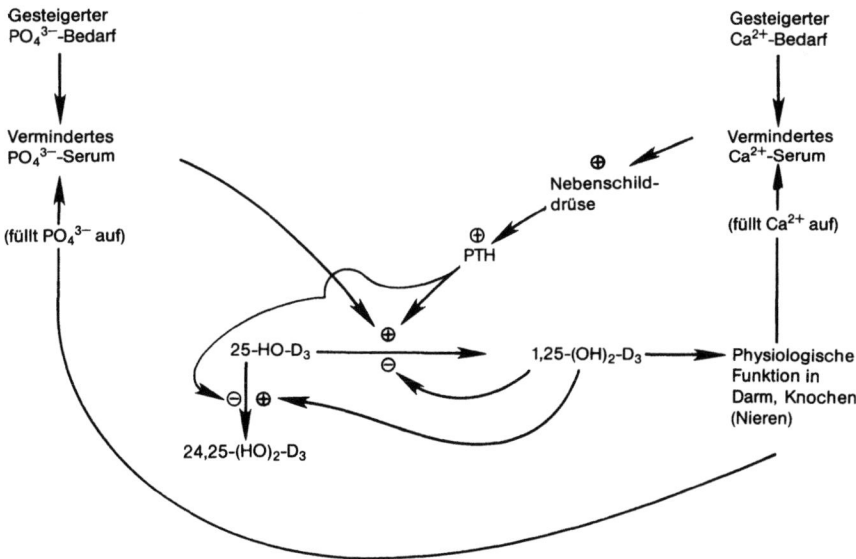

Abb. 11.7. Regulation der Vitamin-D_3-Hydroxylierung. Ein Anstieg des Phosphat- oder Calciumbedarfs führt zu einer Verminderung der Serumkonzentration dieser Ionen. Eine Verminderung des Serumphosphats oder des Serumcalciums führt zu einem Anstieg der renalen 1α-Hydroxylaseaktivität mit gesteigerter Bildung von 1,25-Dihydroxycholecalciferol. Dieses hat 3 Effekte: Es hemmt seine eigene Produktion, es stimuliert die 25-Hydroxylase zur Bildung von 24,25-Dihydroxycholecalciferol und es hat physiologische Effekte im Intestinaltrakt, den Knochen und Nieren. Sie dienen alle dem Zweck, das Serumphosphat und Serumcalcium wieder aufzufüllen

Der molekulare Wirkungsmechanismus des 1,25-Dihydroxycholecalciferols ähnelt demjenigen der Steroidhormone. Zielzellen sind die Mucosazellen des Intestinaltrakts, Knochen und Nieren. Im Intestinaltrakt wird 1,25-Dihydroxycholecalciferol intracellulär durch ein spezifisches Receptormolekül gebunden. Der 1,25-Dihydroxycholecalciferol-Receptorkomplex wird in den Kern verlagert und verursacht so über noch unbekannte Mechanismen die vermehrte Biosynthese eines **calciumbindenden Proteins**, das für die intestinale Calciumresorption notwendig ist.

Darüber hinaus wird ebenfalls im Intestinaltrakt durch 1,25-Dihydroxycholecalciferol die Phosphatresorption gesteigert. In den Nieren stimuliert 1,25-Dihydroxycholecalciferol die tubuläre Phosphatabsorption. Allerdings ist dieser Effekt des aktiven Vitamin-D-Metaboliten i. allg. duch die Hemmung der Phosphatreabsorption durch Parathormon maskiert. 1,25-Dihydroxycholecalciferol hat darüber hinaus wahrscheinlich einen Effekt auf die **Kollagenquervernetzung** im Knochengewebe und beeinflußt so die Knochenmineralisierung. Bei Vitamin-D-Mangel kommt es zu einer spezifischen Myopathie, die durch 1,25-Dihydroxycholecalciferol behoben werden kann. Die 26-Hydroxylierung des 1,25-Dihydroxycholecalciferols leitet offensichtlich den oxidativen Abbau des Vitamin D ein. 25-Hydroxycholecalciferol wird durch mikrosomale Enzyme der Leber abgebaut, die durch eine Vielzahl von Pharmaka (z. B. Barbiturate) induziert werden können. Glucocorticoide in hoher Dosierung führen zu einer Abnahme der 25-Hydroxycholecalciferol-Spiegel.

Die wichtigsten biochemischen Veränderungen beim **Vitamin-D-Mangel** sind **Hypocalcämie** und eine **Hypophosphatämie**. Ein Vitamin-D-Mangel war v. a. in England während der industriellen Revolution außerordentlich häufig. Das Leben in Städten mit stark verschmutzter Luft verringerte die UV-Bestrahlung speziell der Kinder durch das Sonnenlicht, darüber hinaus war die zusätzliche Vitamin-D-Zufuhr mit der Nahrung unbekannt.

Vitamin E

Vitamin E oder **α-Tocopherol** kommt in Pflanzen besonders in Weizenkeimlingen, Reis und Baumwollsamen vor. Die Leber von Fischen enthält zwar große Mengen von Vitamin A und D, jedoch kein Vitamin E. Höhere Wirbeltiere benötigen Vitamin E zur Erhaltung ihrer Fertilität. Dies wurde erstmals bei der Geflügel- und Rinderzucht entdeckt. In der Natur kommen 7 verschiedene Tocopherole vor (Tabelle 11.1). Alle verfügen über einen 6-Hydroxychromankörper, der auch als Tokol bezeichnet wird (Abb. 11.8). α-Tocopherol kommt am häufigsten vor und hat die höchste biologische Aktivität als Vitamin. Beim Menschen kommt es zu einem Vitamin-E-Mangelzustand, wenn über längere Zeit die intestinale Fettreabsorption gestört ist. Die klinischen Zeichen des Vitamin-E-Mangels sind **Muskelschwäche, Kreatinurie und Labilität der Erythrocyten**. Ob es beim Menschen unter diesen Bedingungen zu einer Verminderung der Fertilität kommt, ist nicht sicher bekannt. Alle klinischen Zeichen des Vitamin-E-Mangels verschwinden nach Gabe von α-Tocopherol.

Unter physiologischen Bedingungen wird α-Tocopherol rasch im Dünndarm resorbiert und in Form von Chylomikronen in die Gewebe ge-

Tabelle 11.1. Natürliche Tocopherole

Tocopherol	Substituenten
α	5,7,8-Trimethyltocol
β	5,8-Dimethyltocol
γ	7,8-Dimethyltocol
δ	8-Methyltocol
ε	7-Methyltocol
ζ	5,7-Dimethyltocol

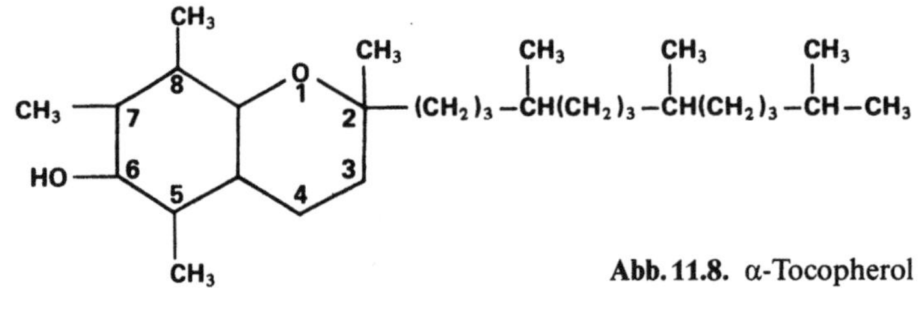

Abb. 11.8. α-Tocopherol

bracht. Die Phospholipide der Mitochondrien, des endoplasmatischen Reticulums und der Plasmamembran zeigen eine spezifische Affinität für α-Tocopherol, weswegen das Vitamin dort angereichert wird.
Für das Vitamin E sind heute 2 gesicherte biologische Funktionen bekannt: Einmal wirkt es als das wirksamste lipophile Antioxidans, daneben spielt es eine spezifische, allerdings noch nicht genau bekannte Rolle beim Selenstoffwechsel. Der Vitamin-E-Spiegel in den Plasmalipoproteinen und den Phospholipiden der Zellorganellen hängt von 4 Faktoren ab:
- der Menge des zugeführten α-Tocopherols,
- der Menge von Pro- und Antioxidantien in der Nahrung,
- einer entsprechenden Selenzufuhr in der Nahrung,
- einer entsprechenden Zufuhr von schwefelhaltigen Aminosäuren in der Nahrung.

Vitamin E ist offensichtlich die wichtigste Verbindung zur Verhinderung der Peroxidation cellulärer und subcellulärer Membranphospholipide. Allerdings werden auch in Anwesenheit entsprechender Vitamin-E-Mengen immer noch, wenn auch in geringer Menge, Peroxide gebildet. Die Glutathionperoxidase, die Selen als essentiellen Cofaktor enthält, übernimmt hier die Aufgabe der Peroxidzerstörung. Durch das Zusammenspiel von Vitamin E und Selen wird auf diese Weise eine Schädigung von cellulären und subcellulären Organellen durch Peroxide verhindert. Seine antioxidative Wirkung entfaltet Vitamin E allerdings erst nach Spaltung des Chromanrings und Oxidation der Seitenkette, wobei das in Abb. 11.9 dargestellte Produkt entsteht. Es kann mit Glucuronsäure konjugiert und mit der Gallenflüssigkeit ausgeschieden werden.
Zufuhr von Selen führt zu einer Verminderung des Vitamin-E-Bedarfs. Der Grund hierfür ist, daß Selen für die Produktion pankreatischer Verdauungsenzyme notwendig ist und auf diese Weise die Verdauung und Resorption von Lipiden, zu denen Vitamin E gehört, aufrecht erhält. Als Bestandteil der Glutathionperoxidase ist Selen in die Zerstörung von Peroxiden eingeschaltet und vermindert auf diese Weise die Peroxidation von hochungesättigten Fettsäuren in Lipidmembranen. Auf diese Weise kommt es zu einer Verminderung des für die Erhaltung der Membranintegrität benötigten Vitamin E. Darüber hinaus verhindert Selen auf noch unbekannte Weise das Verschwinden von Vitamin E aus den Plasmalipoproteinen. Umgekehrt vermindert Vitamin E den Selenbedarf des Organismus. Im Tierexperiment verminderte es die Selenausscheidung. Da Vitamin E als Antioxidans wirkt, wird in seiner Anwesenheit der Bedarf an Glutathionperoxidase für die Peroxidzerstörung vermindert.
Es gibt ziemlich zuverlässige Untersuchungen darüber, daß es speziell bei Frühgeborenen, aber auch bei Neugeborenen, bei Schwangeren und während der Lactationsperiode leicht zu einem Vitamin-E-Mangel kommen kann, der durch entsprechende Vitamin-E-Zufuhr ausgeglichen werden müßte. Andere Untersuchungen haben gezeigt, daß Vitamin E mit Erfolg bei der Behandlung arteriosklerotischer Störungen älterer Patienten, speziell beim intermittierenden Hinken eingesetzt werden kann.

Vitamin K

Die K-Vitamine sind Naphthochinone, die mit Polyisoprenketten substituiert sind (Abb. 11.10). Sie wurden zwar als letzte der fettlöslichen Vitamine entdeckt, jedoch weiß man über ihre molekulare Funktion außerordentlich gut

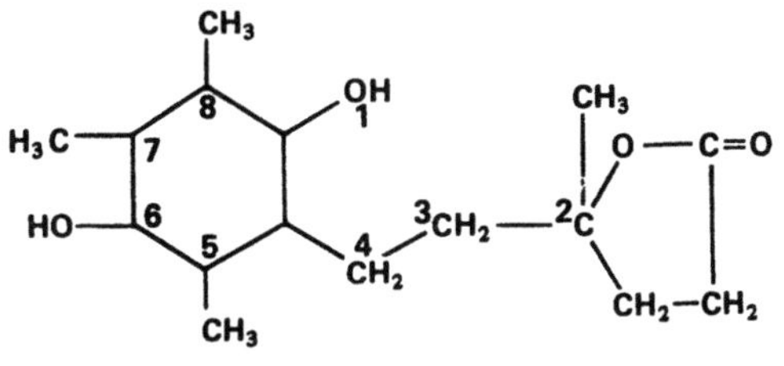

Abb. 11.9. Das Oxidationsprodukt des α-Tocopherols. Die Zahlen geben die Atomnumerierung im α-Tocopherol wieder

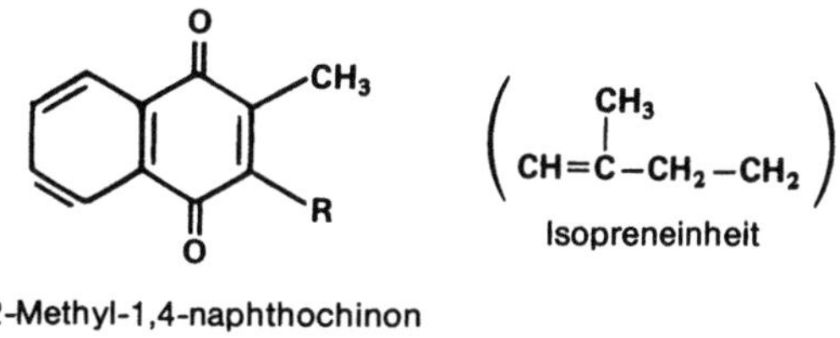

Abb. 11.10. Substituiertes Naphthochinon und die Isopreneinheit. Bei den K-Vitaminen sind die R-Reste Polyisoprenoide

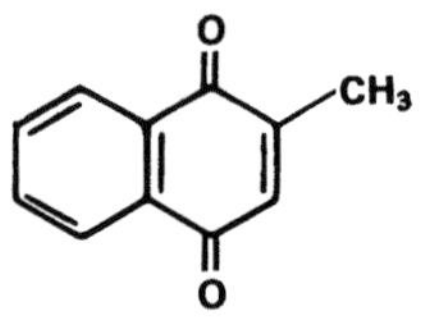

11. Fettlösliche Vitamine

Menadion (Vitamin K_3)

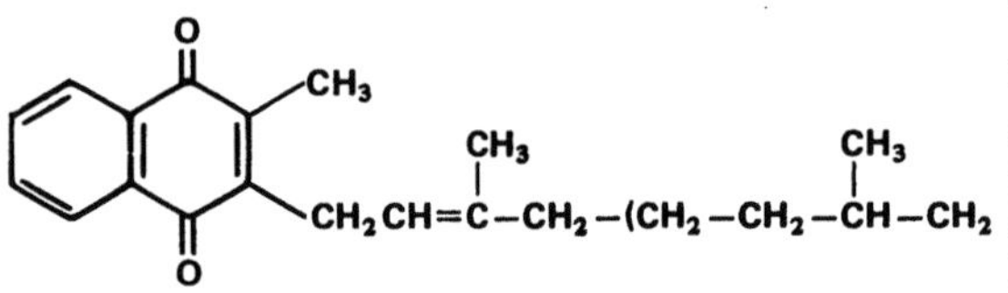

Phyllochinon (Vitamin K_1, Phytonadion, Mephyton)

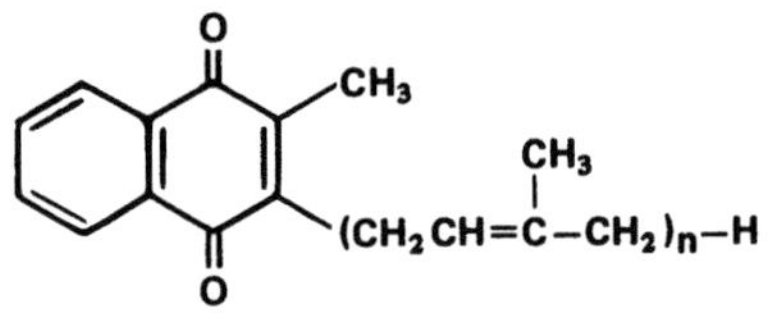

Menachinon-n (Vitamin K_2; n = 6, 7 oder 9)

Abb. 11.11. Natürliche K-Vitamine

Bescheid. Das Menadion als Grundkörper der K-Vitamine zeigt in vivo biologische Aktivität nach Alkylierung zu einem der in Abb. 11.11 dargestellten Menachinone. Diese Alkylierung erfolgt in tierischen Geweben. Das Phyllochinon (Vitamin K_1) kommt im wesentlichen in Pflanzen vor. Bei den Menachinonen finden sich ungesättigte polyprenoide Seitenketten, wobei die Zahl der Isopreneinheiten zwischen 6 und 9 schwankt. Diese Form der K-Vitamine kommt v. a. in tierischen Geweben und Bakterien vor. Da Menachinone (Vitamin K_2) durch die intestinale Bakterienflora in großen Mengen synthetisiert werden, ist eine Zufuhr von K-Vitaminen mit der Nahrung nicht notwendig.

Die intestinale Resorption der K-Vitamine ist an eine normale Fettresorption gekoppelt. Aus diesem Grund ist der häufigste Grund eines Vitamin-K-Mangels eine Fettmalabsorption, wie sie bei Pankreaserkrankungen, Behinderungen des Gallenflusses, Atrophie der intestinalen Mucosa oder bei anderen Formen der Steatorrhoe vorkommt. Auch bei Zerstörung der intestinalen Bakterienflora durch antibiotische Therapie kommt es zum Vitamin-K-Mangel.

Wie alle Lipide werden Menachinone nur in Anwesenheit von Gallensäuren resorbiert und über die Lymphwege in den großen Kreislauf gebracht. Menadion und seine wasserlöslichen Derivate können dagegen auch ohne Gallensäuren resorbiert werden und gelangen direkt in die Pfortader.

Vitamin K wird in gewissem Umfang in der Leber gespeichert. Aus diesem Grund verstreichen einige Wochen, bis nach einem Stopp der Vitamin-K-Resorption (z. B. bei Cholestase) klinische Zeichen des Vitamin-K-Mangels, also eine Hypoprothrombinämie, auftreten. Die biologische Funktion der K-Vitamine besteht in der Aufrechterhaltung normaler Spiegel der Blutgerinnungsfaktoren II, VII, IX und X, welche in der Leber synthetisiert werden (s. Kap. 39). Jedes dieser Blutgerinnungsproteine wird in der Leber zunächst als inaktiver Vorläufer synthetisiert. Die Umwandlung in den biologisch aktiven Gerinnungsfaktor findet nur in Anwesenheit ausreichender Mengen an K-Vitaminen statt. Zu dieser Umwandlung gehört eine Vitamin-K-abhängige posttranslationale γ-Carboxylierung von Glutamylresten (Abb. 11.12). Beim Prothrombin werden insgesamt 10 Glutamylreste γ-carboxyliert. Die biologische Bedeutung dieses Vorgangs liegt darin, daß γ-Carboxyglutamylreste als Calciumchelatoren wirken und auf diese Weise die spezifische, für die biologische Funktion der Blutgerinnungsfaktoren essentielle Protein-Calcium-Phospholipid-Wechselwirkung ermöglichen (Abb. 11.13). Ursprünglich war vermutet wor-

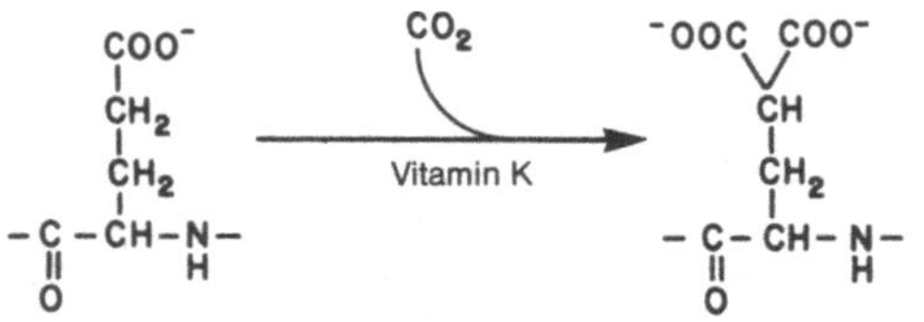

Abb. 11.12. Vitamin-K-abhängige Carboxylierung von Glutamatresten

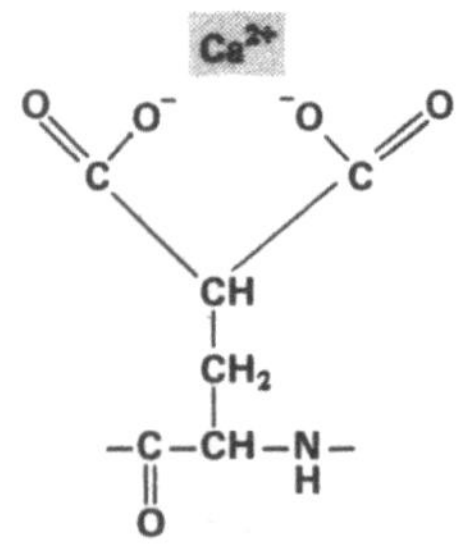

Abb. 11.13. Chelierung von Calciumionen durch γ-Carboxyglutamylreste von Blutgerinnungsproteinen

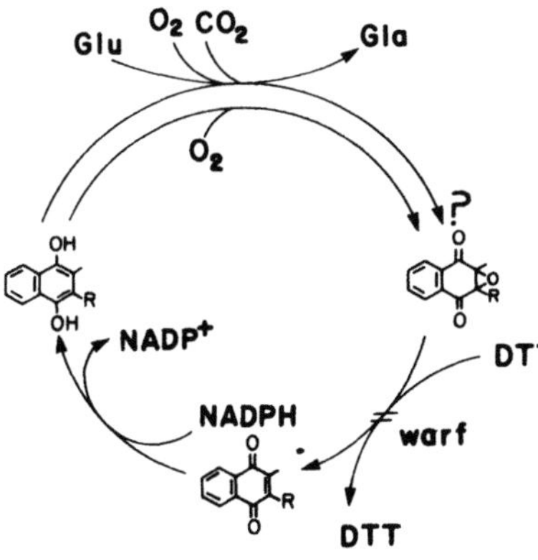

Vitamin K 143

Abb. 11.14. Vitamin-K-abhängige Stoffwechselaktivitäten von Lebermikrosomen. Die angekreuzte und mit „*warf*" bezeichnete Regulation ist empfindlich gegenüber Cumarinanticoagulantien. Das *?* bedeutet, daß der genaue Mechanismus der Vitamin-K-abhängigen Carboxylierungsreaktionen nicht bekannt ist. Die Abb. zeigt, daß das Epoxid durch einen warfarinabhängigen Weg reduziert wird, wobei die Dithiothreitol als Reduktionsmittel benutzt wird. Das aus dem Vitamin gebildete Chinon kann durch eine pyridinnucleotidabhängige Dehydrogenase reduziert werden. (Nach Suttie JW (1980) The metabolic role of vitamin K. Fed Proc 39: 2730)

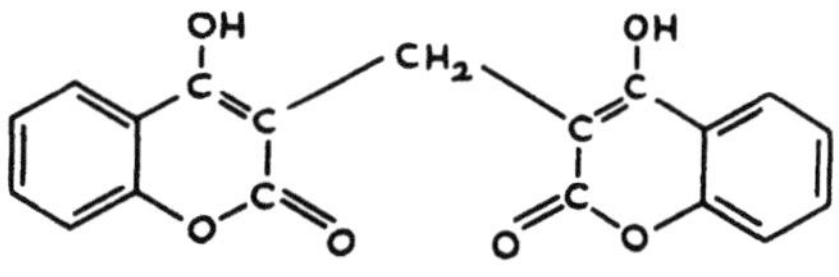

Abb. 11.15. Dicumarol

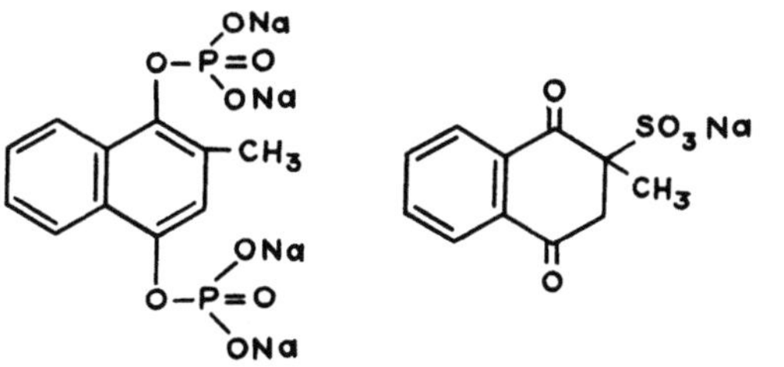

Abb. 11.16. Menadioldiphosphat *(links)* und Menadionnatriumbisulfid *(rechts),* 2 klinisch eingesetzte Formen des Vitamin K

den, daß nur die Blutgerinnungsfaktoren II, VII, IX und X Vitamin-K-abhängige Carboxyglutamylreste erhalten. Man weiß jedoch heute, daß auch andere Proteine in Knochen (Osteocalcin), Nieren, Placenta, Lunge und Milz γ-Carboxyglutamylreste enthalten. Darüber hinaus sollen sie auch in ribosomalen Proteinen vorkommen. Über die physiologische Funktion dieser nicht in die Blutgerinnung eingeschalteten Proteine ist allerdings nichts bekannt.

Die wichtigste und wahrscheinlich einzige Funktion des Vitamin K liegt darin, daß es als essentieller Cofaktor für die Carboxylase dient, die die **γ-Carboxylierung** von **Glutamylresten** katalysiert. Diese Vitamin-K-abhängige Carboxylierung findet in den Mikrosomen statt und benötigt **molekularen Sauerstoff, CO_2** und die **Hydrochinonform** des Vitamin K. In Lebermikrosomen ist ein Vitamin-K-Cyclus nachgewiesen worden (Abb. 11.14). Die Vitamin-K-Hydrochinonform wird dabei durch eine Monooxygenase zum 2,3-Epoxid umgewandelt. Es gibt Hinweise dafür, daß diese Reaktion für die γ-Glutamylcarboxylierung essentiell ist. Da die Frage jedoch noch nicht endgültig geklärt ist, findet sich in Abb. 11.14 an der entsprechenden Stelle ein Fragezeichen. Das 2,3-Epoxid stellt ein Substrat für ein weiteres mikrosomales Enzym dar, eine Epoxidreductase, welche eine noch nicht identifizierte Thiolverbindung als Reduktionsmittel zur Bildung des Vitamin-K-Chinons benutzt. Diese Epoxidreductase wird durch die in Abb. 11.15 dargestellten **4-Hydroxydicumarine** gehemmt. Sie ist also der Angriffspunkt dieser als Anticoagulantia verwendeten Arzneimittel. Die nachfolgende Reduktion des Vitamin-K-Chinons zum Hydrochinon erfolgt NADH-abhängig. Vitamin K wird therapeutisch als Antidot gegen Cumarinanticoagulantia eingesetzt. Die Chinonform des Vitamin K umgeht dabei die gehemmte Epoxidreductase und dient dann als Substrat für die Bildung des Vitamin-K-Hydrochinons, das der Cofaktor für die γ-Glutamylcarboxylierung ist. Zu diesem Zweck können große Mengen Vitamin K_1 gegeben werden, allerdings wird die Therapie erleichtert, wenn stattdessen die vorhandenen synthetischen wasserlöslichen Vitamin-K-Analoga gegeben werden (Abb. 11.16). Diese können auch parenteral zugeführt werden. Bei normaler Leberfunktion normalisiert sich die Prothrombinzeit als Indikator für die Anwesenheit normalen Prothrombins (s. Kap. 39) innerhalb von 12–36 h nach Zufuhr von Vitamin K.

Nach Zufuhr sehr großer Mengen von Vitamin K kann es bei Kindern zu Hämolyse und schwerer Hyperbilirubinämie kommen.

12 Biologische Oxidation

Peter A. Mayes

Historischer Überblick

Nach den gültigen chemischen Vorstellungen verläuft jede **Oxidation unter Abgabe von Elektronen**, jede **Reduktion unter Aufnahme von Elektronen**, wie es hier beispielhaft anhand der Oxidation des 2wertigen Eisens dargestellt ist.

$$Fe^{2+} \underset{e^-}{\overset{e^-}{\rightleftharpoons}} Fe^{3+}$$

Daraus folgt, daß jede Oxidation von der Reduktion eines Elektronenacceptors begleitet ist. Diese neue Definition stellt im Vergleich zu früheren Vorstellungen eine wesentliche Erweiterung dar. Hier war man ja davon ausgegangen, von Oxidation nur dann zu sprechen, wenn eine Reaktion mit Aufnahme von Sauerstoff oder Abgabe von Wasserstoff einhergeht. Die heutigen Vorstellungen von Oxidationsprozessen in biologischen Systemen können bis Lavoisier zurückverfolgt werden. Er zeigte als erster, daß tierische Organismen Sauerstoff aus der Luft aufnehmen und dagegen Kohlendioxid und Wasser abgeben. Er wies auch als erster auf die Analogie zwischen Atmung bei tierischen Organismen und einem normalen Verbrennungsvorgang hin. Pasteur konnte jedoch am Beispiel der Glucosefermentierung in Hefe eindeutig beweisen, daß Leben und Substratverbrauch auch in **Abwesenheit von Sauerstoff** möglich ist. Etwa um 1930 lagen 2 diametral entgegengesetzte Konzepte für die biologische Oxidation vor. Otto Warburg postulierte, daß ein weitverbreitetes Enzym, das **Atmungsferment**, die Aktivierung des Sauerstoffs katalysiert und damit seine Reaktion mit Substratmolekülen ermöglicht. Im Gegensatz dazu standen die Vorstellungen von Heinrich Wieland, der postulierte, daß Substratmoleküle aktiviert werden und die Oxidation durch eine schrittweise Entfernung von Wasserstoff mit Hilfe **spezifischer Dehydrogenasen** erfolgt. Erst mit der Entdeckung des Cytochromsystems als wesentlichem Bestandteil von Atmungsvorgängen durch Keilin, stellte sich heraus, daß in Wirklichkeit die biologische Oxidation als Kombination aus den Vorstellungen von Warburg und Wieland beschrieben werden kann. Sie beginnt mit der Dehydrogenierung von Substraten; die dabei entstehenden Reduktionsäquivalente werden über das Cytochromsystem transportiert und reagieren schließlich in Anwesenheit von Warburgs Atmungsferment, das heute als **Cytochromoxidase** bezeichnet wird, mit molekularem Sauerstoff. Die Sequenz von Enzymen und Trägermolekülen, die sie für den Transport von Reduktionsäquivalenten vom Substrat zum molekularen Sauerstoff benötigt, wird als **Atmungskette** bezeichnet. Aufgrund weiterer Arbeiten von Otto Warburg u. a., die die Funktion von **Nicotinamidnukleotiden** und **Flavoproteinen** als Wasserstoffüberträger nachgewiesen hatten, konnte um 1940 die folgende Sequenz der Atmungskette gesichert werden:

Substrate → Nicotinamiddehydrogenasen → Flavoproteine → Cytochrome → Sauerstoff.

Die Pfeile geben dabei die Flußrichtung der Reduktionsäquivalente wieder. Die Atmungskette ist in den Mitochondrien lokalisiert.

Redoxgleichgewichte und Redoxpotential

Bei Redoxreaktionen ist die Änderung der freien Energie proportional zur Tendenz der Reak-

Tabelle 12.1. Redoxpotentiale tierischer Systeme

System	E_o' Volt
O_2/H_2O	+0,82
Cytochrom a; Fe^{3+}/Fe^{2+}	+0,29
Cytochrom c; Fe^{3+}/Fe^{2+}	+0,22
Ubichinon; ox/red	+0,10
Cytochrom b; Fe^{3+}/Fe^{2+}	+0,08
Fumarat/Succinat	+0,03
Oxaloacetat/Malat	−0,17
Pyruvat/Lactat	−0,19
Acetoacetat/β-Hydroxybutyrat	−0,27
Lipoat; ox/red	−0,29
$NAD^+/NADH$	−0,32
H^+/H_2	−0,42
Succinat/α-Ketoglutarat	−0,67

tanten, Elektronen abzugeben oder aufzunehmen. Ein Maß hierfür ist das sog. **Redoxpotential** (E_o'). Nach Konvention wird das Redoxpotential eines Systems (E_o) auf das Potential der Wasserstoffelektrode bezogen, welches bei einem pH 0 auf 0 Volt, festgesetzt ist. Für biologische Systeme ist es jedoch wesentlich günstiger, Redoxpotentiale für einen pH von 7 anzugeben. Bei pH 7 ist das Potential der Wasserstoffelektrode −0,42 V. Tabelle 12.1 zeigt die Redoxpotentiale einiger biologisch wichtiger Redoxsysteme. Daraus kann die Richtung des Elektronenflusses von einem Redoxpaar zum anderen abgelesen werden. Der reduzierte Partner eines Redoxpaars kann den oxidierten Partner eines Redoxpaars mit größerem E_o' reduzieren.

An Redoxreaktionen beteiligte Enzyme und Coenzyme

Alle an oxidativen Prozessen beteiligten Enzyme werden als Oxidoreductasen bezeichnet. Diese werden in 5 Gruppen eingeteilt:

1) Oxidasen sind Enzyme, die die Entfernung von Wasserstoff aus einem Substrat katalysieren, jedoch ausschließlich Sauerstoff als Wasserstoffacceptor benutzen. Sie enthalten immer Kupfer. Im allgemeinen ist Wasser das Reaktionsprodukt, außer bei der Uricase und der Monoaminoxidase, wo statt Wasser H_2O_2 entsteht (Abb. 12.1).

2) Aerobe Dehydrogenasen katalysieren die Entfernung des Wasserstoffs aus einem Substrat. Allerdings können von ihnen im Gegensatz zu Oxidasen entweder Sauerstoff oder künstliche Verbindungen wie Methylenblau als Wasserstoffacceptoren verwendet werden. Im allgemeinen sind diese Dehydrogenasen **Flavoproteine**, ihr Reaktionsprodukt ist meist H_2O_2 (Abb. 12.2).

3) Anaerobe Dehydrogenasen sind Enzyme, die die Entfernung von Wasserstoff aus einem Substrat katalysieren, Sauerstoff jedoch nicht als Wasserstoffacceptor benutzen können. Diese Enzymgruppe ist die bei weitem umfangreichste und dient vor allen Dingen 2 Aufgaben:
a) Transfer von Wasserstoff in nicht der Atmungskette zugehörigen Redoxreaktionen von einem Substrat auf ein anderes (Abb. 12.3). Derartige Dehydrogenasen sind sehr spezifisch

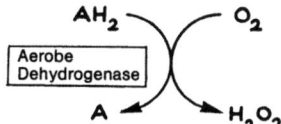

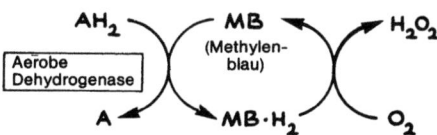

Abb. 12.2. Oxidation eines Metaboliten durch eine aerobe Dehydrogenase

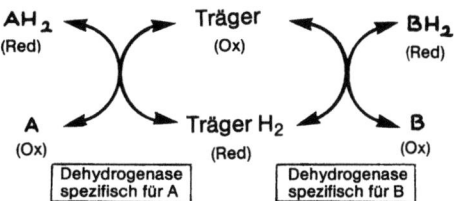

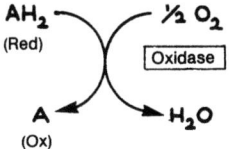

Abb. 12.1. Durch eine Oxidase katalysierte Metabolitoxidation

Abb. 12.3. Oxidation eines Metaboliten durch eine anaerobe Dehydrogenase ohne Atmungskette

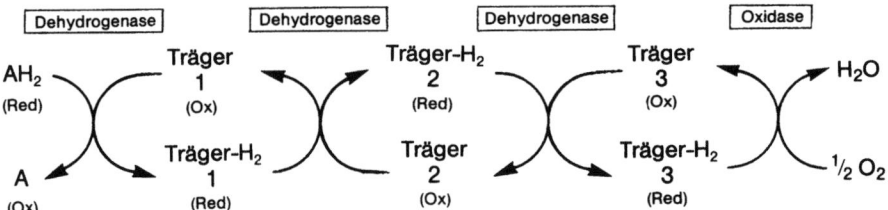

Abb. 12.4. Oxidation eines Metaboliten durch anaerobe Dehydrogenasen und zum Schluß durch eine echte Oxidase der Atmungskette

in bezug auf Substrate, benutzen jedoch häufig dasselbe wasserstoffübertragende Coenzym. Da es sich um frei reversible Reaktionen handelt, können mit ihnen Reduktionsäquivalente frei innerhalb der Zellen verlagert werden. Sie spielen eine große Rolle für oxidative Vorgänge, die in Abwesenheit von Sauerstoff stattfinden müssen.

b) Darüber hinaus sind anaerobe Dehydrogenasen Bestandteile der Atmungskette (Abb. 12.4).

4) **Hydroperoxidasen** sind Enzyme, die Wasserstoffperoxid als Substrat benutzen. Man unterscheidet die **Peroxidase,** die in Milch, Pflanzen, Leukocyten und Erythrocyten vorkommt, und die **Katalase,** die in pflanzlichen und tierischen Geweben weit verbreitet ist.

5) **Oxygenasen** sind Enzyme, die den direkten Einbau von Sauerstoff in ein Substratmolekül katalysieren.

Oxidasen

Echte Oxidasen sind immer kupferhaltige Proteine. Die **Cytochromoxidase** ist ein in pflanzlichen und tierischen Geweben weit verbreitetes Enzym. Sie ist das letzte elektronenübertragende Enzym der mitochondrialen Atmungskette und infolgedessen direkt für die Reaktion der aus der Oxidation von Substratmolekülen stammenden Elektronen mit dem Sauerstoff verantwortlich. Das Enzym kann mit CO, Cyanid und H_2S vergiftet werden. Es entspricht Warburgs Atmungsenzym und wird heute auch als Cytochrom a_3 bezeichnet. Früher war angenommen worden, daß das Cytochrom a und die Cytochromoxidase unterschiedliche Verbindungen sind, da sie sich im Spektrum unterscheiden und darüber hinaus verschieden empfindlich gegenüber CO und Cyanid sind. In neueren Untersuchungen hat sich jedoch gezeigt, daß die beiden Cytochrome im selben Protein vorkommen, so daß der Komplex jetzt als **Cytochrom aa_3** bezeichnet wird. Er enthält 2 Moleküle Häm und darüber 2 Atome Kupfer, die für die direkte Reaktion der Elektronen mit molekularem Sauerstoff verantwortlich sind.

Die **Phenolase** (Tyrosinase, Polyphenoloxidase, Catecholoxidase) ist ein relativ unspezifisches kupferenthaltendes Enzym. Es katalysiert die Umwandlung von Monophenolen oder o-Diphenolen zu o-Chinonen. Andere kupferenthaltende Enzyme sind die **Laccase,** die im Pflanzen- und Tierreich weit verbreitet ist und p-Hydrochinone in p-Chinone umwandelt, und die nur in Pflanzen vorkommende **Ascorbatoxidase.** Kupfer kommt darüber hinaus in anderen Enzymen vor, z. B. in der für die Harnsäureoxidation verantwortliche **Uricase** sowie in der **Monoaminoxidase,** die Adrenalin und Tyramin oxidiert.

Aerobe Dehydrogenasen

Aerobe Dehydrogenasen sind Flavoproteine, welche entweder **Flavinmononucleotid (FMN)** oder **Flavin-Adenin-Dinucleotid (FAD)** (s. Abb. 10.8 und 10.9) enthalten. Die Flavingruppen sind bei den Flavoproteinen unterschiedlich fest an das jeweilige Apoprotein gebunden. Bei manchen Enzymen können sie sehr leicht, bei anderen nur durch Zerstörung des Enzymproteins entfernt werden. Viele dieser Flavoproteinenzyme enthalten zusätzlich zum Flavincoenzym ein Metallion, welches für die Funktion des Enzyms essentiell ist. Sie werden infolgedessen auch als **Metalloflavoproteine** bezeichnet.

Zu den Enzymen aus dieser Gruppe von aeroben Dehydrogenasen gehört die **D-Aminooxidase** (D-Aminosäuredehydrogenase). Es handelt sich um ein FAD-abhängiges Enzym, das in besonders hoher Aktivität in Leber und Niere vorkommt und die oxidative Desaminierung der unnatürlichen D-Aminosäuren katalysiert. Weitere Substrate, die vom Enzym umgesetzt werden, sind Glycin, D-Lactat und L-Prolin. Offensichtlich ist die Spezifität für D-Aminosäuren nicht vollständig. Die **L-Aminooxidase** (L-Aminosäuredehydrogenase) ist ein FMN-abhängiges Enzym, welches v. a. in den Nieren vorkommt. Es ist zur oxidativen Desaminierung der natürlichen L-Aminosäuren imstande. Die **Xanthindehydrogenase** (Xanthinoxidase) ist weit verbreitet und in besonders hoher Aktivität in der Milch, dem Dünndarm, den Nieren und der Leber nachweisbar. Sie enthält **Molybdän** und spielt eine wichtige Rolle beim Abbau der Purinbasen zu Harnsäure. Von besonderer Wichtigkeit ist sie bei Vögeln, welche Harnsäure als Endprodukt nicht nur des Purin-, sondern auch des Protein- und Aminosäurestoffwechsels ausscheiden.

Die **Aldehyddehydrogenase** (Aldehydoxidase) ist ein FAD-abhängiges Enzym, das in der Leber vieler Säugetiere vorkommt. Es enthält als Metall **Molybdän** und ein **Nichthämeisen**.

Aus verschiedenen Pilzen ist eine FAD-abhängige **Glucoseoxidase** isoliert worden, welche als Hilfsenzym für die außerordentlich häufig durchgeführte Glucosebestimmung im menschlichen Blut benutzt wird.

Alle oben genannten aeroben Dehydrogenasen enthalten pro Mol 2 Moleküle Flavinnucleotide. Meist ist auch die Zahl der Metallatome sehr genau festgelegt. Der molekulare Mechanismus der durch aerobe Dehydrogenasen katalysierten Reaktionen ist außerordentlich komplex, möglicherweise handelt es sich um radikalische Mechanismen. Es gibt eine Reihe von Hinweisen, die dafür sprechen, daß die Reduktion des Isoalloxazinrings in einem zweistufigen Mechanismus über ein Semichinonradikal als Zwischenprodukt stattfindet (Abb. 12.5).

Anaerobe Dehydrogenasen

NAD (NADP)-abhängige Dehydrogenasen. Diese Gruppe von anaeroben Dehydrogenasen ist außerordentlich groß. Sie läßt sich zunächst je nach dem verwendeten Coenzym in **NAD-** bzw. **NADP-abhängige Dehydrogenasen** einteilen. Die Reduktion der Coenzyme erfolgt durch das spezifische Substrat der jeweiligen Dehydrogenase, die Reoxidation der Coenzyme durch einen geeigneten Elektronenacceptor. NAD bzw. NADP können ohne weiteres reversibel vom jeweiligen Apoenzym abdissoziieren. Nikotinamidnucleotide werden aus dem Vitamin Niacin synthetisiert (s. Kap. 10). Abbildung 12.6 stellt den molekularen Mechanismus der Substratoxidation durch NAD dar. Die Reduktion des Nicotinamids an der Position 4 durch das Substrat AH_2 erfolgt stereospezifisch. Eines der Wasserstoffatome des Substrats wird mit 2 Elektronen, d.h. also als Hydridanion, vom Substrat auf den Nicotinamidkern übertragen. In Position 4 kann es stereospezifisch in Abhängigkeit vom jeweiligen Dehydrogenaseapoprotein entweder in A- oder in B-Position eingefügt werden. Der zweite Wasserstoff des Substrats geht dann dementsprechend als Proton in Lösung.

Im allgemeinen katalysieren **NAD-abhängige Dehydrogenasen** Redoxreaktionen bei **oxidativen Stoffwechselwegen**. Dies trifft in besonderem Maße für die Glykolyse, den Citratcyclus und die mitochondriale Atmungskette zu. **NADP-abhängige Dehydrogenasen** werden dagegen bevorzugt bei **reduktiven Biosynthesen** benutzt. Beispiele hierfür sind die extramitochondriale Fettsäurebiosynthese sowie die Biosynthese von Steroidhormonen. Auch die Enzyme des Hexosemonophosphatwegs sind NADP-abhängige Dehydrogenasen. Einige NAD-abhängige Dehydrogenasen enthalten darüber hinaus Zink, besonders die Alkoholdehydrogenase der Leber und die Glycerinaldehyd-3-Phosphatdehydrogenase des Skelett-

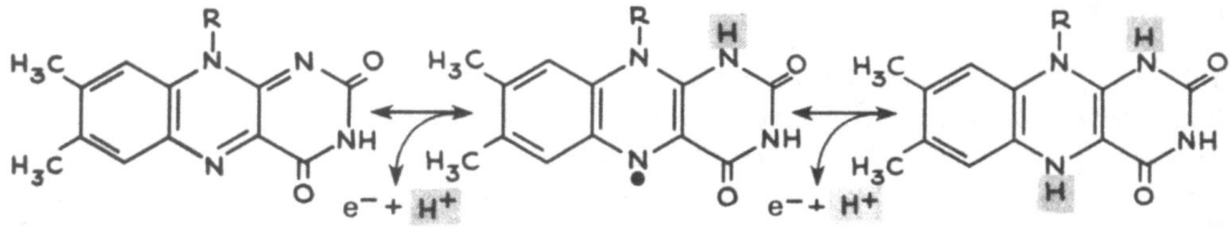

Abb. 12.5. Reduktion des Isoalloxazinrings von Flavinnucleotiden

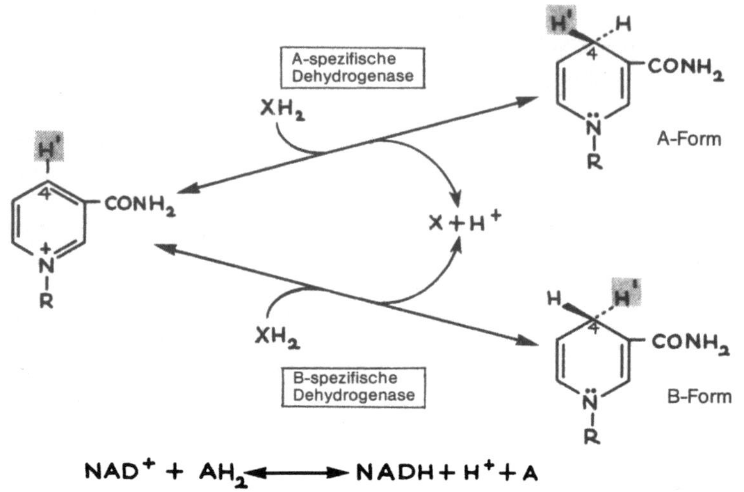

Abb. 12.6. Oxidation von Nicotinamidcoenzymen

muskels. Man nimmt allerdings an, daß die Zinkionen nicht in die Redoxreaktion eingeschaltet sind.

Riboflavinabhängige Dehydrogenasen. Die in dieser Gruppe von anaeroben Dehydrogenasen vorkommenden Flavine entsprechen denjenigen der aeroben Dehydrogenasen. Es handelt sich also um **FMN** sowie um **FAD**. Im allgemeinen sind sie wesentlich fester an ihre Apoenzyme gebunden als Nicotinamidcoenzyme. Der größte Teil der riboflavinabhängigen Dehydrogenasen ist am Elektronentransport in oder zur Atmungskette beteiligt. Die **NADH-Dehydrogenase** ist als Elektronenüberträger zwischen NADH und die positiveren Komponenten der Atmungskette eingeschaltet. Andere flavinabhängige Dehydrogenasen sind die **Succinatdehydrogenase**, die **Acyl-CoA-Dehydrogenase** und die mitochondriale **Glycerin-3-Phosphatdehydrogenase**. Diese 3 Dehydrogenasen übertragen Reduktionsäquivalente direkt vom Substrat in die Atmungskette. Flavinabhängige anaerobe Dehydrogenasen sind darüber hinaus in die Reoxidation des **reduzierten Lipoats** eingeschaltet, welches als Zwischenprodukt der oxidativen Decarboxylierung von Pyruvat und anderen α-Ketosäuren auftritt (Abb. 14.5). Wegen eines in diesem Fall besonders niedrigen Redoxpotentials wirken Flavoproteine hier als Wasserstoffüberträger vom reduzierten Lipoat auf NAD. Das **elektronenübertragende Flavoprotein** ist ein zwischen die Acyl-CoA-Dehydrogenase und die Atmungskette eingeschalteter Elektronenüberträger (Abb. 12.12).

Cytochrome. Mit Ausnahme der schon erwähnten Cytochromoxidase können die Cytochrome als anaerobe Dehydrogenasen klassifiziert werden. Ihre Identifizierung ist dadurch erleichtert worden, daß sie im reduzierten Zustand charakteristische Absorptionsbänder zeigen, die bei Oxidation wieder verschwinden. In der Atmungskette dienen sie als Träger von Elektronen von den Flavoproteinen auf die Cytochromoxidase. Alle Cytochrome sind eisenhaltige Hämoproteine, der Elektronentransport ist mit einem entsprechenden Wertigkeitswechsel des Eisens zwischen der 2- und 3wertigen Form verbunden. In der Atmungskette sind die Cytochrome b, c_1, c, a und a_3 bekannt. Nur das Cytochrom c ist ohne weiteres in löslicher Form zu gewinnen. An ihm sind außerordentlich genaue Strukturuntersuchungen durchgeführt worden. Dabei zeigte sich, daß der Eisenporphyrinring über 2 Thioätherbrücken an das Apoprotein geknüpft ist. Außer in der Atmungskette kommen Cytochrome auch im endoplasmatischen Reticulum (Cytochrom P-450, Cytochrom b_5), in Pflanzenzellen, Bakterien und Hefen vor.

Hydroperoxidasen

Peroxidase. Die Peroxidase ist ursprünglich in Pflanzenzellen gefunden worden, später zeigten sich hohe Aktivitäten des Enzyms auch in

Milch und in Leukocyten. Die prosthetische Gruppe der Peroxidase ist das Protohäm, das anders als bei den meisten anderen Hämoproteinen nur locker an das Apoprotein gebunden ist. Bei der durch die Peroxidase katalysierten Reaktion wird Wasserstoffperoxid reduziert, wobei eine Reihe von Substanzen wie Ascorbat, Chinone und Cytochrom c als Reduktionsmittel dienen können. Der molekulare Mechanismus der Peroxidasereaktion ist außerordentlich komplex, die Summengleichung lautet:

$$H_2O_2 + AH_2 \xrightarrow{Peroxidase} 2 H_2O + A.$$

In Erythrocyten katalysiert das Enzym Glutathionperoxidase die Zerstörung von H_2O_2 durch reduziertes Glutathion. Auf diese Weise werden Membranlipide und Hämoglobin gegenüber der oxidierenden Wirkung des H_2O_2 geschützt (s. S. 141).

Katalase ist ein Hämoprotein mit 4 Hämgruppen. Es verfügt über Peroxidaseaktivität, kann jedoch darüber hinaus 1 Molekül H_2O_2 als Elektronendonator und 1 weiteres als Oxidationsmittel oder Elektronenacceptor verwenden. Im allgemeinen kommt jedoch bevorzugt die Peroxidaseaktivität der Katalase zum Tragen.

$$2 H_2O_2 \xrightarrow{Katalase} 2 H_2O + O_2$$

Katalase kommt in Blutzellen, Knochenmark, Nieren und Leber in hoher Aktivität vor. Ihre Funktion ist ganz offensichtlich die **Zerstörung des durch die aeroben Dehydrogenasen gebildeten H_2O_2**. In der Leber finden sich Organellen, die als **Peroxisomen** bezeichnet werden. Sie enthalten aerobe Dehydrogenasen und Katalase

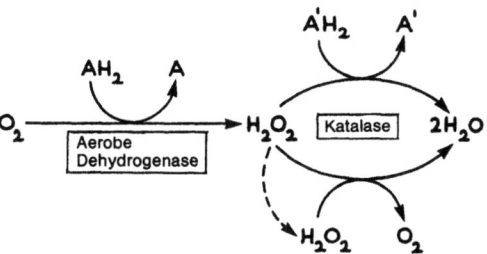

Abb. 12.7. Bedeutung der Katalase für oxidative Reaktionen

in hoher Aktivität. Dies legt den Schluß nahe, daß es ein biologischer Vorteil ist, die H_2O_2-produzierenden Enzyme in enge Nachbarschaft zu denjenigen zu bringen, die H_2O_2 zerstören (Abb. 12.7). Außer den peroxisomalen Enzymen tragen auch die Elektronentransportsysteme der Mitochondrien und Mikrosomen zur H_2O_2-Bildung bei.

Oxygenasen

Oxygenasen katalysieren den Einbau von Sauerstoff in Substratmoleküle. Es handelt sich i. allg. um zweistufige Reaktionen, bei denen zunächst Sauerstoff am aktiven Zentrum des Enzymmoleküls gebunden und danach in einer zweiten Reaktion auf das Substrat übertragen wird. Oxygenasen können in 2 Untergruppen eingeteilt werden.

Dioxygenasen (Oxygentransferasen, wahre Oxygenasen). Enzyme dieser Gruppe katalysieren den Einbau beider Atome des Sauerstoffmoleküls ins Substrat:

$$A + O_2 \rightarrow AO_2.$$

Häufig enthalten Enzyme dieser Art Eisen wie die **Homogentisatdioxygenase** oder die **3-Hydroxyanthranilatdioxygenase** der Leber (s. S. 336). Andere Dioxygenasen sind Hämenzyme. Ein Beispiel hierfür ist die **L-Tryptophandioxygenase** (Tryptophanpyrrolase) der Leber.

Monooxygenasen (mischfunktionelle Oxidasen, Hydroxylasen). Enzyme dieser Art katalysieren den Einbau nur eines Atoms des Sauerstoffmoleküls in das Substrat. Das 2. Sauerstoffatom wird zu Wasser reduziert, wofür ein zusätzlicher Elektronendonator notwendig ist:

$$A-H + O_2 + ZH_2 \rightarrow A-OH + H_2O + Z.$$

Hayaishi hat Monooxygenasen nach dem beteiligten Elektronendonator unterteilt. So benutzen viele der für die Steroidbiosynthese benötigten Monooxygenasen **NADPH** als Cosubstrat. Sie finden sich im wesentlichen im endoplasmatischen Reticulum der Leber sowie in den Mitochondrien und im endoplasmatischen Reticulum der Nebennierenrinde.

Auch die für den Stoffwechsel vieler Arzneimittel benötigten Hydroxylasen gehören zu

12. Biologische Oxidation

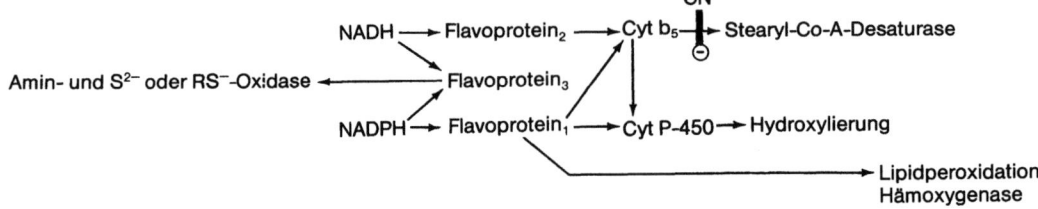

Abb. 12.8. Elektronentransportkette von Mikrosomen. Cyanid *(CN)* hemmt den angegebenen Schritt

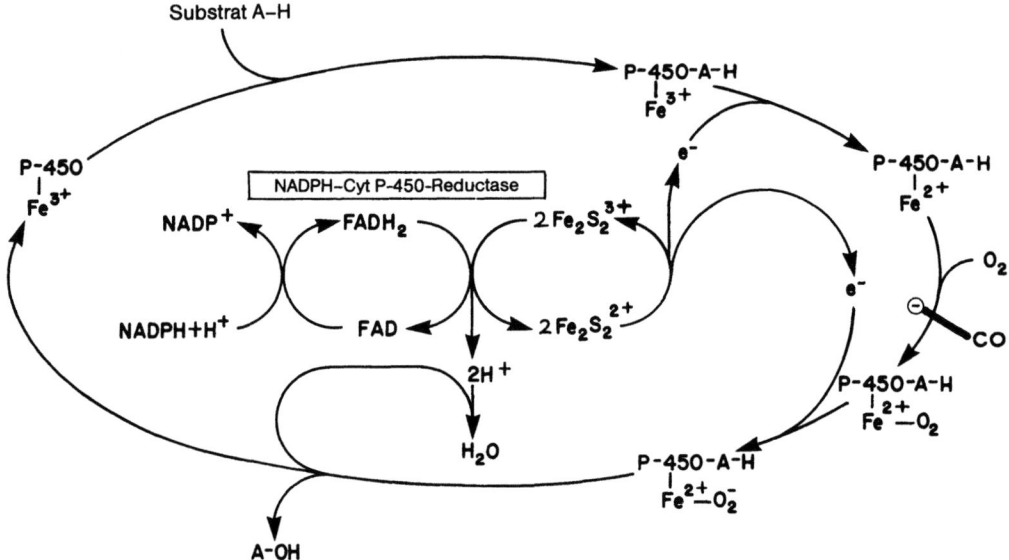

Abb. 12.9. Cyclus der Cytochrom-P-450-katalysierten Hydroxylasen in Mikrosomen. Das System zeigt die typische Steroidhydroxylase der Nebennierenrinde. Die Cytochrom-P-450-Hydroxylasen der Leber benötigen das Eisen-Schwefel-Protein Fe_2S_2 nicht. Kohlenmonoxid hemmt den angegebenen Schritt

dieser Gruppe. Sie finden sich in den Lebermikrosomen zusammen mit dem **Cytochrom P-450** sowie dem **Cytochrom b_5**. Sowohl NADH als auch NADPH liefern Reduktionsäquivalente für die Reduktion dieser Cytochrome (Abb. 12.8). Die letzteren werden dann im Zuge der Hydroxylierungsreaktion reoxidiert (Abb. 12.9). Formal läßt sich die Gleichung folgendermaßen darstellen:

$$\text{Arzneimittel} + O_2 + 2\,Fe^{2+}(P\text{-}450) + 2\,H^+$$
$$\xrightarrow{\text{Hydroxylase}} \text{hydroxyliertes Arzneimittel} +$$
$$H_2O + 2\,Fe^{3+}(P\text{-}450)$$

Viele der durch derartige Vorgänge metabolisierten Arzneimittel haben die Fähigkeit, die Biosynthese der mikrosomalen Hydroxylasen und des Cytochrom P-450 zu induzieren. Oxygenasen spielen nur eine untergeordnete Rolle bei energieliefernden Reaktionen. Sie sind jedoch an einer Reihe von Reaktionen beteiligt, die dem Abbau der verschiedensten Metaboliten dienen.

Superoxidstoffwechsel

Ursprünglich wurde die toxische Wirkung des Sauerstoffs der Tatsache zugeschrieben, daß aus ihm sehr leicht H_2O_2 entsteht. Nach neueren Erkenntnissen beruht allerdings die Toxizität eher darauf, daß er in den verschiedensten Geweben zum Superoxidanion (O_2^-) reduziert werden kann. Hierzu paßt auch gut, daß in aeroben Organismen, nicht jedoch in obligaten Anaerobiern das Enzym **Superoxiddismutase** in hohen Konzentrationen vorkommt (s. unten). Superoxid entsteht bei der Reoxidation reduzierter Flavine durch molekularen Sauerstoff.

Darüber hinaus kann es auch in der Atmungskette entstehen:

Enz $H_2 + O_2 \rightarrow$ Enz $H + O_2^- + H^+$.

Superoxid kann oxidiertes Cytochrom c (Cyt c) reduzieren:

$O_2^- +$ Cyt c $(Fe^{3+}) \rightarrow O_2 +$ Cyt c (Fe^{2+}).

Eine Alternative ist die Entfernung von Superoxid durch die spezifische Superoxiddismutase:

$O_2^- + O_2^- + 2 H^+ \xrightarrow{\text{Superoxiddismutase}} H_2O_2 + O_2$.

Es wird angenommen, daß als Zwischenprodukt bei der Aktivierung des Sauerstoffs für Hydroxylierungsreaktionen ein an Cytochrom P-450 gebundenes Superoxidanion auftritt (Abb. 12.9).

Die Aufgabe der Superoxiddismutase besteht offensichtlich im Schutz aerober Organismen vor der Schädigung durch Superoxid. Das cytosolische Enzym besteht aus 2 ähnlichen Untereinheiten, von denen jede ein Äquivalent Cu^{2+} und Zn^{2+} enthält. Im Gegensatz dazu enthält eine mitochondriale Superoxiddismutase Mn^{2+} und ähnelt dem in Bakterien gefundenen Enzym. Dieser Befund stützt die Hypothese, daß sich Mitochondrien im Verlauf der Evolution aus einem in Symbiose mit einem Protoeukaryoten lebenden Prokaryonten entwickelt haben. Superoxiddismutase kommt in allen aeroben Geweben vor. Setzt man Versuchstiere einer reinen Sauerstoffatmosphäre aus, so kommt es speziell in den Lungen zu einer adaptiven Aktivitätszunahme des Enzyms.

Atmungskette

Mit Recht werden Mitochondrien als die „Kraftwerke" der Zelle bezeichnet, da innerhalb der Mitochondrien der größte Teil der aus der Substratoxidation entstehenden Energie in Form von ATP konserviert wird. Die gesamte nutzbare Energie, die während der Oxidation der Fett- und Aminosäuren entsteht, sowie der größte Teil der bei der Kohlenhydratoxidation entstehenden Energie gelangt in Form von Reduktionsäquivalenten in die Mitochondrien. Mit Hilfe einer Reihe von als Atmungskette bezeichneten Katalysatoren werden innerhalb der Mitochondrien Reduktionsäquivalente zum letzten Elektronenacceptor, dem Sauerstoff, transportiert, so daß letztendlich Wasser entsteht. An die Redoxreaktanten der Atmungskette sind eng die Mechanismen gekoppelt, die die Fixierung von freiem Phosphat in Form einer Phosphorsäureanhydridbindung, also als energiereiche Bindung, ermöglichen. Mitochondrien enthalten darüber hinaus die enzymatischen Systeme, die für die Produktion des größten Teils der Reduktionsäquivalente benötigt werden. Es handelt sich um die Enzyme der β-Oxidation der Fettsäuren sowie des Citratcyclus. Der letztere ist der abschließende Stoffwechselweg für die Oxidation der Hauptnahrungsstoffe. Abbildung 12.10 stellt die Zusammenhänge dar.

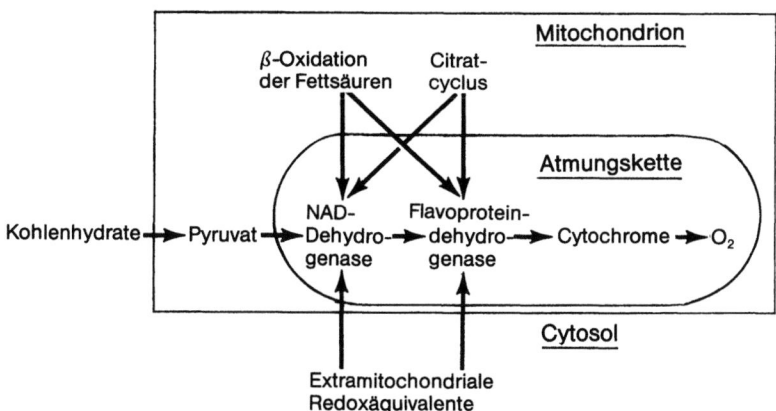

Abb. 12.10. Hauptquellen von Reduktionsäquivalenten und deren Beziehungen zur mitochondrialen Atmungskette. Die wichtigste extramitochondriale NADH-Quelle ist die Glykolyse

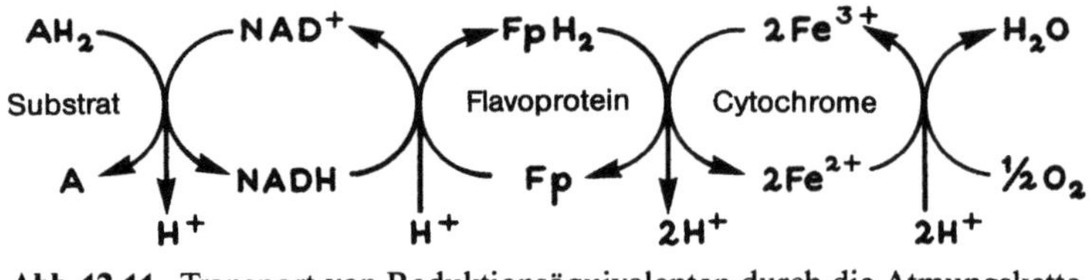

12. Biologische Oxidation

AH_2 ⇌ NAD^+ ⇌ FpH_2 ⇌ $2Fe^{3+}$ ⇌ H_2O
Substrat — Flavoprotein — Cytochrome
A ⇌ NADH ⇌ Fp ⇌ $2Fe^{2+}$ ⇌ $\frac{1}{2}O_2$
H^+ H^+ $2H^+$ $2H^+$

Abb. 12.11. Transport von Reduktionsäquivalenten durch die Atmungskette

Anordnung der Atmungskette in den Mitochondrien

Die wichtigsten Komponenten der Atmungskette (Abb. 12.11) sind sequentiell in Richtung des zunehmenden Redoxpotentials angeordnet (Tabelle 12.1). Elektronen bzw. Wasserstoff fließen schrittweise durch die Elektronentransportkette von den **elektronegativeren Komponenten zum elektropositiven Sauerstoff**. Aus diesem Grund kann bereits aus dem Redoxpotential eines Bestandteils der Atmungskette abgelesen werden, welche Position innerhalb der Kette die betreffende Verbindung einnehmen wird. [Dies ist durch eine Reihe von Experimenten bestätigt worden. So haben Chance und seine Mitarbeiter hoch differenzierte Techniken erarbeitet, um die Absorptionsspektren der einzelnen Bestandteile in intakten Mitochondrien zu bestimmen. Andere Forscher, beispielsweise Green, haben versucht, die verschiedenen Komponenten oder Komplexe der Atmungskette anzureichern und danach zu rekonstituieren. Slater und viele andere haben Inhibitoren für spezifische Reaktionen der Atmungskette zusammen mit künstlichen Elektronenacceptoren und -donatoren benutzt. Schließlich führten Chance und Williams das Crossover-Konzept zur Lokalisation der Wirkungsweise von Inhibitoren ein. Es basiert auf der Annahme, daß unter Einwirkung eines Inhibitors auf die sich im Gleichgewicht befindenden Redoxkomponenten die Reaktanten auf der elektronegativen Seite der gehemmten Reaktion in einen reduzierteren, diejenigen auf der elektropositiven Seite in einen oxidierteren Zustand übergehen.]

Die mitochondriale Atmungskette fängt mit den NAD-abhängigen Dehydrogenasen an und verläuft über Flavoproteine und Cytochrome zu molekularem Sauerstoff. Allerdings sind nicht alle Substrate über NAD-spezifische Dehydrogenasen mit der Atmungskette verknüpft. Aufgrund ihres positiveren Redoxpotentials sind eine Reihe von ihnen direkt mit Flavoproteindehydrogenasen und damit direkt mit den Cytochromen der Atmungskette verknüpft (z. B. Fumarat/Succinat, s. Tabelle 12.1, Abb. 12.12).

Um die Flavoproteine der Atmungskette mit dem Cytochrom b zu verknüpfen, ist ein zusätzlicher Elektronenüberträger notwendig, der in

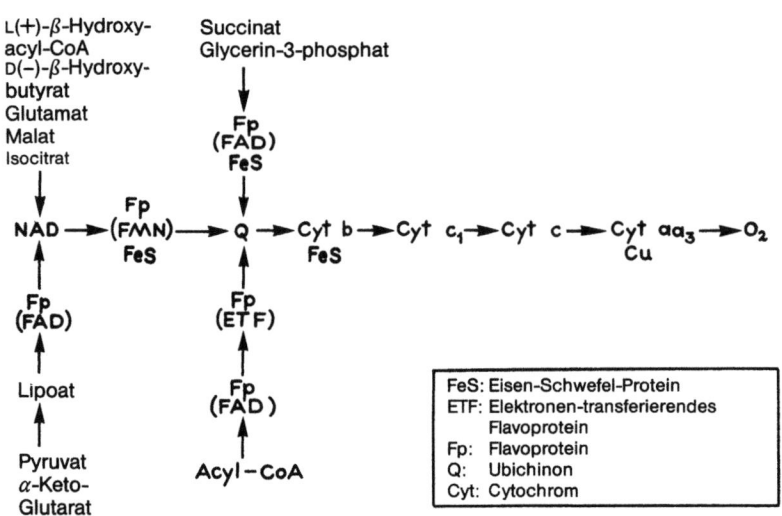

Abb. 12.12. Komponenten in der mitochondrialen Atmungskette

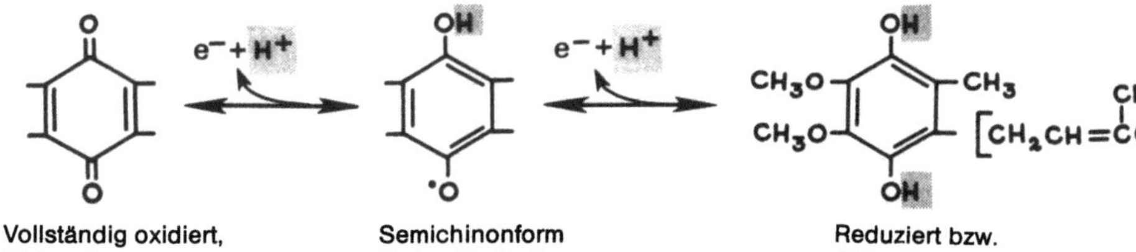

Atmungskette 153

| Vollständig oxidiert, Chinonform | Semichinonform (freies Radikal) | Reduziert bzw. Chinolform, Hydrochinon |

Abb. 12.13. Struktur des Ubichinons (Coenzym Q)

den letzten Jahren identifiziert werden konnte. Es handelt sich um das **Ubichinon** oder **Coenzym Q** (Abb. 12.13). Unter aeroben Bedingungen kommt es intramitochondrial bevorzugt in der oxidierten, unter anaeroben in der reduzierten Form vor. Aufgrund seiner apolaren Seitenkette ist Coenzym Q ein Bestandteil der mitochondrialen Lipide. Es ähnelt in seinem Aufbau den Vitaminen K und E (s. Kap. 11). In Pflanzen kommt eine analoge Verbindung, das Plastochinon, vor. Im Vergleich zu den anderen Gliedern der Atmungskette kommt Coenzym Q in den Mitochondrien in hohem stöchiometrischem Überschuß vor.

Als weiteres Bestandteil der Atmungskette finden sich in der mitochondrialen Innenmembran Eisen-Schwefel-Proteine (FeS, Nichthämeisen). Diese Eisen-Schwefel-Proteine kommen zusammen mit Flavoproteinen (Metalloflavoproteinen) und dem Cytochrom b vor (Abb. 12.14). Sie ähneln den bakteriellen Ferredoxinen und den Eisenproteinen in Pflanzen. Bei Denaturierung mit Säuren oder durch Erhitzen wird H_2S in stöchiometrischen Mengen zum Eisen freigesetzt. Einige Eisen-Schwefel-Proteine enthalten 2 Eisen- und 2 Schwefelatome (Fe_2S_2), andere 4 Eisen- und 4 Schwefelatome (Fe_4S_4). Beide Strukturen sind über 4 Cysteinylreste mit dem Protein verknüpft. Man nimmt an, daß Schwefel und Eisen zusammen am Redoxmechanismus teilnehmen.

Die wichtigsten Komponenten der Atmungskette sind in Abb. 12.12 dargestellt. Am elektronegativen Ende der Kette katalysieren Dehydrogenasen den Transfer von Substratelektronen auf das NAD der Atmungskette. Die hierfür verwendeten Mechanismen sind unterschiedlich. α-Ketosäuren wie Pyruvat und α-Ketoglutarat verfügen über komplexe Dehydrogenasesysteme, bei denen Lipoat und FAD vor die Übertragung der Elektronen auf das NAD der Atmungskette geschaltet sind. Andere Dehydrogenasen wie diejenigen für β-Hydroxyacyl-CoA, β-Hydroxybutyrat, Glutamat, Malat und Isocitrat scheinen direkt mit dem NAD der Atmungskette zu reagieren.

Das reduzierte NADH der Atmungskette wird durch ein als **NADH-Dehydrogenase** bezeichnetes Metalloflavoproteinenzym reoxidiert. Es enthält FeS und FMN und ist fest in die Atmungskette integriert. Im Coenzym Q sammeln sich die Reduktionsäquivalente der anderen Substrate, die über Flavoproteindehydrogenasen mit der Atmungskette in Beziehung stehen. Zu ihnen gehören Succinat, α-Glycerophosphat und Acyl-CoA (Abb. 12.12). Der Flavinrest der genannten Hydrogenasen ist FAD, die für Succinat und α-Glycerophosphat verantwortlichen Dehydrogenasen enthalten darüber hinaus FeS. Bei der Oxidation von Acyl-CoA wird ein elektronentransportierendes Flavoprotein (ETF, Abb. 12.12) zum Transport von Elektronen in die Atmungskette benötigt.

Vom Coenzym Q fließen Elektronen durch die in Abb. 12.12 dargestellte Sequenz von Cytochromen zum molekularen Sauerstoff. Auch

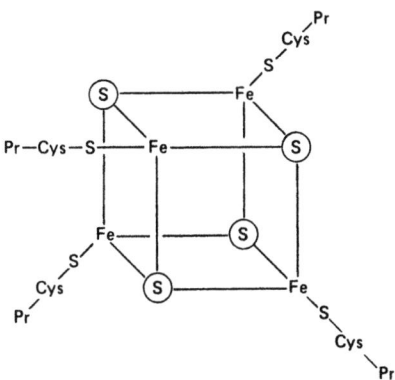

Abb. 12.14. Eisen-Schwefel-Proteinkomplex (Fe_4S_4). S säurelabiler Schwefel; Pr Apoprotein; Cys Cysteinrest

12. Biologische Oxidation

die Cytochrome sind entsprechend dem Anstieg ihres Redoxpotentials angeordnet. Das terminale Cytochrom a$_3$, die Cytochromoxidase, ist für die Reaktion der Reduktionsäquivalente mit molekularem Sauerstoff verantwortlich. Dieses Enzym als echte Oxidase enthält über seine Hämgruppen hinaus Kupfer als essentiellen Bestandteil (s. S.146). Die Cytochromoxidase hat eine außerordentlich hohe Affinität zum Sauerstoff. Dies erklärt das Phänomen, daß über einen sehr weiten Bereich von Sauerstoffkonzentrationen die Atmungskette immer mit maximaler Geschwindigkeit arbeiten kann. Der Sauerstoff wirkt erst dann limitierend, wenn seine Konzentration im Gewebe auf außerordentlich niedrige Werte abgesunken ist.

Die räumliche Anordnung der einzelnen Glieder der Atmungskette ist noch nicht genau bekannt. Von großer Bedeutung ist sicher die Tatsache, daß die einzelnen Bestandteile der Atmungskette in nahezu konstanten molaren Verhältnissen vorkommen. So beträgt das molare Verhältnis der einzelnen Cytochrome untereinander etwa 1:1. Aus vielen Untersuchungen geht hervor, daß die einzelnen Glieder der Atmungskette eine genau festgelegte räumliche Anordnung innerhalb der inneren Mitochondrienmembran zeigen.

Bedeutung der Atmungskette bei der Energiekonservierung

ADP ist das Molekül, das in Form einer energiereichen Phosphatbindung Energie konservieren kann. Diese entstammt der im Verlauf kataboler Vorgänge auftretenden Änderung der freien Energie und wird in Form von ATP auf energieverbrauchende Prozesse übertragen. Aus diesem Grund wird ATP auch als die „Energiewährung" der Zelle bezeichnet.

Wie aus Kap. 15 hervorgeht, können unter anaeroben Bedingungen während des glykolytischen Abbaus der Glucose 2 energiereiche Phosphate entsprechend etwa 74 kJ/mol Glucose konserviert werden. Bei vollständiger Verbrennung im Calorimeter gewinnt man jedoch aus 1 mol Glucose etwa 2870 kJ. Aus dieser Gegenüberstellung geht klar hervor, wie gering die Energieausbeute bei der anaeroben Glucosefermentierung ist. Bei den Reaktionen des Citratcyclus, dem abschließenden Stoffwechselweg für die vollständige Oxidation der Glucose, wird nur einmal durch Substratkettenphosphorylierung ATP gebildet, nämlich bei der Umwandlung von Succinyl-CoA zu Succinat. Untersucht man intakte Mitochondrien, so zeigt sich, daß bei der Oxidation von 1 mol NADH 3 mol anorganisches Phosphat in 3 mol ADP eingebaut werden, so daß 3 mol ATP pro 0,5 mol O$_2$ entstehen. Dieses auch als P/O-Quotient bezeichnete Verhältnis liegt also für das NADH bei 3. Werden Substrate über flavoproteinabhängige Dehydrogenasen oxidiert, werden lediglich 2 mol ATP gebildet, d.h. der P/O-Quotient beträgt 2. In beiden Fällen erfolgt die ATP-Bildung durch oxidative Phosphorylierung, die an die Atmungskette gekoppelt ist. Betrachtet man unter diesem Aspekt die Dehydrogenasereaktionen des Glucoseabbaus in Glykolyse und Citratcyclus zusammen mit den Substratkettenphosphorylierungen, so ergibt sich eine ATP-Bildung, die etwa 46% des Energiebetrags ausmacht, der bei der vollständigen Oxidation der Glucose zu CO$_2$ und Wasser auftritt. Die Energiekonservierung beim oxidativen Abbau der Glykolyse erfolgt also mit einem Wirkungsgrad von 46%. Nimmt man an, daß die ADP-Phosphorylierung direkt an bestimmte Reaktionen der Atmungskette gekoppelt ist – etwa analog zur Substratkettenphosphorylierung in der Glykolyse – so muß natürlich danach gefragt werden,

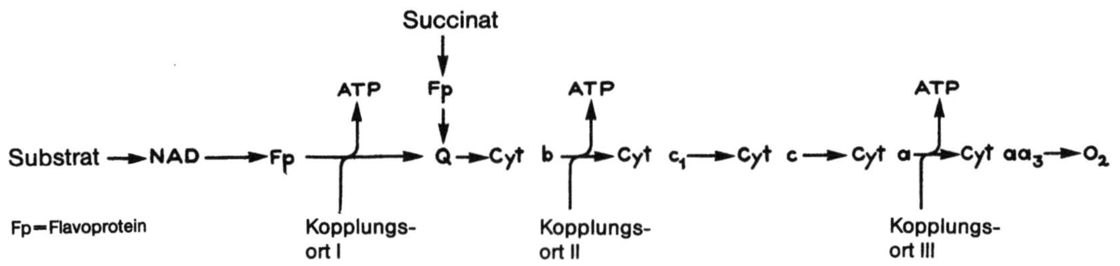

Substrat → NAD → Fp → Q → Cyt b → Cyt c$_1$ → Cyt c → Cyt a → Cyt aa$_3$ → O$_2$

ATP bei Kopplungsort I, ATP (Succinat, Fp) bei Kopplungsort II, ATP bei Kopplungsort III

Fp = Flavoprotein

Abb. 12.15. Phosphorylierungsstellen der Atmungskette

an welchem Elektronenübergang eine derartige Kopplung stattfinden kann. Da die bei einer Redoxreaktion auftretende Differenz des Redoxpotentials mit einer entsprechenden Änderung der freien Energie verknüpft ist, läßt sich leicht ausrechnen, daß für eine Änderung der freien Energie von 37 kJ, die zur ADP-Phosphorylierung benötigt würde, die Differenz im Redoxpotential bei einer Redoxreaktion etwa 0,2 V betragen muß. Abbildung 12.15 zeigt klar, daß aufgrund dieser Überlegung eine ATP-Bildung aus ADP und anorganischem Phosphat nur an 3 Stellen der Atmungskette stattfinden kann. Die Richtigkeit dieser Annahme ist durch ausgedehnte Untersuchungen mit Hilfe spezifischer Inhibitoren der einzelnen Redoxreaktionen bewiesen worden.

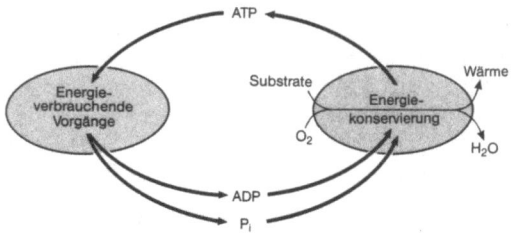

Abb. 12.16. Bedeutung von ADP in der Atmungskontrolle

Atmungskontrolle

Wie schon oben erwähnt, sind in Mitochondrien Substratoxidation und Phosphorylierung eng gekoppelt. Mit anderen Worten, in der Atmungskette findet ohne gleichzeitige ADP-Phosphorylierung keine Atmung statt. Chance und Williams haben 5 Zustände definiert, die die Atmungsgeschwindigkeit in Mitochondrien kontrollieren (Tabelle 12.2).

Im allgemeinen befinden sich die meisten Zellen in Ruhe im Zustand 4. Hier wird die Atmungsgeschwindigkeit durch die ADP-Konzentration kontrolliert. Beim Übergang von Ruhe zu Aktivität erfolgt ein gesteigerter Abbau von ATP zu ADP. Dies entspricht einem Übergang in den Zustand 3, bei dem ADP im Überschuß vorhanden ist und sich die Atmungsgeschwindigkeit beachtlich steigert, bis ADP wieder möglichst vollständig zu ATP rephosphoryliert worden ist (Abb. 12.16). Die Energiekonservierung bei der biologischen Oxidation erfolgt also schrittweise, kontrolliert und mit hoher Effizienz (40–50%). Die verbleibende freie Energie kann nicht konserviert werden und wird in Form von Wärme freigesetzt. Zumindest beim warmblütigen Organismus trägt sie beträchtlich zur Aufrechterhaltung der Körpertemperatur bei.

Inhibitoren der Atmungskette und der oxidativen Phosphorylierung

Die Verwendung spezifischer Inhibitoren und der Nachweis ihres Angriffspunkts hat außerordentlich viel zum Verständnis der strukturellen Anordnung der Atmungskette und der oxidativen Phosphorylierung beigetragen (Abb. 12.17). Es können Inhibitoren der Atmungskette, Inhibitoren der oxidativen

Tabelle 12.2. Zustände der Atmungskontrolle

	Limitierend für Atmung
Zustand 1	Verfügbarkeit von ADP und Substrat
Zustand 2	Verfügbarkeit von Substrat
Zustand 3	Katalytische Kapazität der Enzymkomplexe der Atmungskette
Zustand 4	Verfügbarkeit von ADP
Zustand 5	Verfügbarkeit von Sauerstoff

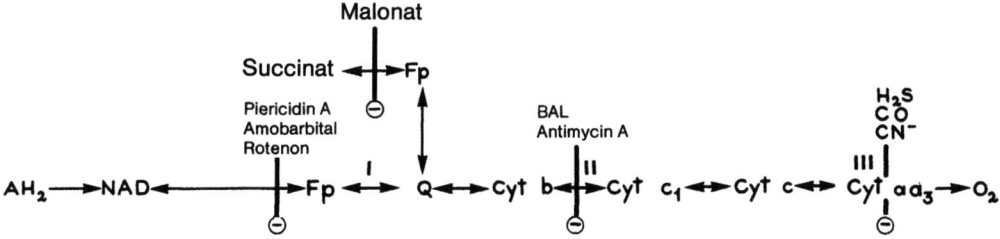

Abb. 12.17. Spezifische Hemmung (−) der Atmungskette durch Arzneimittel, Chemikalien und Antibiotica. Die Stellen der ADP-Phosphorylierung (*I, II* und *III*) sind angegeben. *BAL* Dimercaprol

Phosphorylierung und Entkoppler der oxidativen Phosphorylierung unterschieden werden.
Inhibitoren, die die Atmung hemmen, wirken bevorzugt an 3 Orten, die möglicherweise den Orten der Kopplung von Elektronentransport und ATP-Phosphorylierung entsprechen. **Barbiturate**, das Antibioticum **Piericidin A** und das Fischgift **Rotenon** hemmen den Elektronentransport zwischen NAD und Coenzym Q. Auch einige Steroide und quecksilberhaltige Verbindungen wirken an dieser Stelle. Die genannten Inhibitoren verhindern die Oxidation derjenigen Substrate, welche über NAD-abhängige Dehydrogenasen mit der Atmungskette verknüpft sind.

Beim Übergang zwischen Cytochrom b und Cytochrom c hemmen die Verbindungen **Dimercaprol** und **Antimycin A**. Inhibitoren der Cytochromoxidase sind H_2S, **CO** und **Cyanid**.

Das Antibioticum Oligomycin verhindert die Substratoxidation und ADP-Phosphorylierung in intakten Mitochondrien vollständig. In Anwesenheit eines Entkopplers, z.B. 2,4-Dinitrophenol, verschwindet jedoch die Hemmwirkung des Oligomycins. Dies ist ein Hinweis dafür, daß Oligomycin die Atmungskette nicht direkt hemmt, sondern eher einen der an der ADP-Phosphorylierung beteiligten Schritte (Abb. 12.18).

Ein weiterer Hemmstoff der oxidativen Phosphorylierung ist **Atractylosid**. Diese Verbindung hemmt den Transport von Adeninnucleotiden durch die innere Mitochondrienmembran. Aus diesem Grund ist eine Atractylosidwirkung auch nur an intakten Mitochondrien, nicht jedoch an mitochondrialen Partikeln ohne intakte Membran nachweisbar (Abb. 12.26).

Entkoppler heben die strikte Kopplung von Elektronentransport in der Atmungskette und ADP-Phosphorylierung auf. Dies führt zu einer unkontrollierten maximalen Atmung, da die ADP- bzw. Phosphatkonzentration nicht länger für die Atmungsgeschwindigkeit limitierend sind. Der am häufigsten benutzte Entkoppler ist das **2,4-Dinitrophenol**. Es gibt heute jedoch eine Vielzahl von Verbindungen mit ähnlichen Wirkungsspektren. Zu ihnen gehören Dinitrocresol, Pentachlorphenol und CCCP (mChlorocarbonyl-Cyanid-Phenylhydrazon). Letztere Verbindung ist im Vergleich zu Dinitrophenol etwa 100mal aktiver.

Umkehr des Elektronentransports

Mitochondrien sind imstande, den Elektronentransport durch die Atmungskette auch in umgekehrter Richtung zu katalysieren. Hierfür ist allerdings eine Energiequelle notwendig, die am besten durch ATP geliefert wird. Ob unter bestimmten physiologischen Bedingungen eine Umkehr der Atmungskette auftreten kann, ist derzeit nicht bekannt.

Energieabhängige Transhydrogenasen

In einer Reihe von Untersuchungen ist das Vorkommen energieabhängiger Transhydrogenasen beschrieben worden, die für die Wasserstoffübertragung von NADH auf NADP verantwortlich sind. Möglicherweise ist ein nichtphosphoryliertes Zwischenprodukt der Energiedonator für diese Transferreaktion.

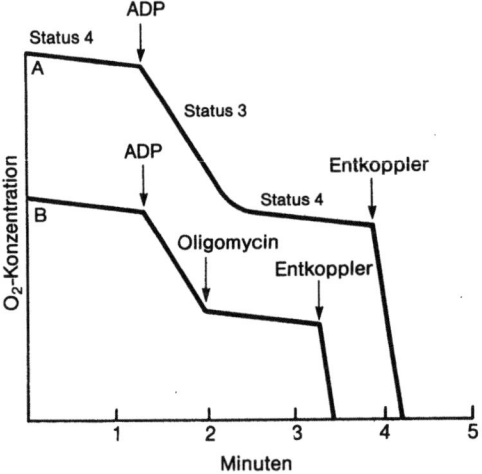

Abb. 12.18. Atmungskontrolle in Mitochondrien. Das Experiment *A* zeigt zunächst die Atmung in Zustand 4, die nach Zugabe von ADP deutlich schneller wird. Wenn exogen zugesetztes ADP zu ATP phosphoryliert ist, verlangsamt sich die Atmung wieder bis zum Zustand 4. Die Zugabe eines Entkopplers (z.B. 2,4 Dinitrophenol) trennt die Atmung von der Phosphorylierung. Im Experiment *B* hemmt die Zugabe von Oligomycin die Phosphorylierung von zugegebenem ADP und damit der Atmung. Zusatz von Entkoppler trennt wieder Phosphorylierung und Atmung

Mechanismus der oxidativen Phosphorylierung

Zur Erklärung der Kopplung von Oxidation und Phosphorylierung sind im wesentlichen 2 Hypothesen aufgestellt worden. Die **chemische Hypothese** postuliert eine direkte chemische Kopplung von Elektronentransport und ADP-Phosphorylierung. Sie fordert Reaktionen, die denjenigen der Substratkettenphosphorylierung der Glykolyse analog sind. Die **chemiosmotische Hypothese** beinhaltet dagegen, daß die oxidativen Prozesse in der Atmungskette Protonen erzeugen, die auf die Außenseite der auch als Koppelungsmembran bezeichneten inneren Mitochondrienmembran transportiert werden. Durch die dabei entstehende asymmetrische Protonenverteilung entsteht eine elektrochemische Potentialdifferenz, die die ATP-Bildung aus ADP und anorganischem Phosphat antreibt.

Nach anderen Hypothesen wird die bei den oxidativen Prozessen freiwerdende Energie in Konformationsänderungen von Molekülen konserviert, die letztendlich für die Bildung energiereicher Phosphorsäureanhydridbindungen genutzt werden können.

Die chemische Hypothese postuliert das Vorkommen energiereicher Zwischenprodukte (I-X), die die Oxidation mit der Phosphorylierung verknüpfen. Da es trotz erheblicher Bemühungen bis jetzt nicht gelungen ist, derartige Zwischenprodukte zu isolieren, ist die chemische Hypothese in letzter Zeit in den Hintergrund getreten und soll aus diesem Grund hier nicht mehr besprochen werden.

Chemiosmotische Hypothese

Die chemiosmotische Hypothese ist erstmals von Peter Mitchell formuliert worden. Danach ist für die Energiekonservierung in der oxidativen Phosphorylierung entscheidend, daß durch die Redoxreaktionen der Atmungskette Protonen auf die Außenseite einer Kopplungsmembran (d.h. der inneren Mitochondrienmem-

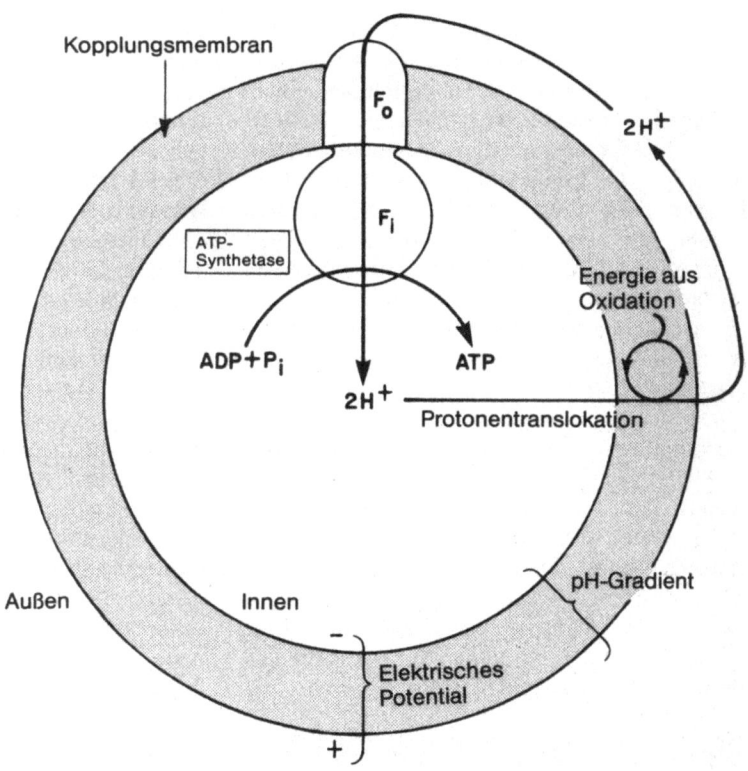

Abb. 12.19. Prinzip der chemiosmotischen Theorie der oxidativen Phosphorylierung. Der Hauptprotonenstrom entsteht durch die Kopplung der Oxidation mit der Protonentranslokation vom Inneren auf die Außenseite der Membran. F_i, F_o für die Phosphorylierung verantwortliche Proteinuntereinheiten

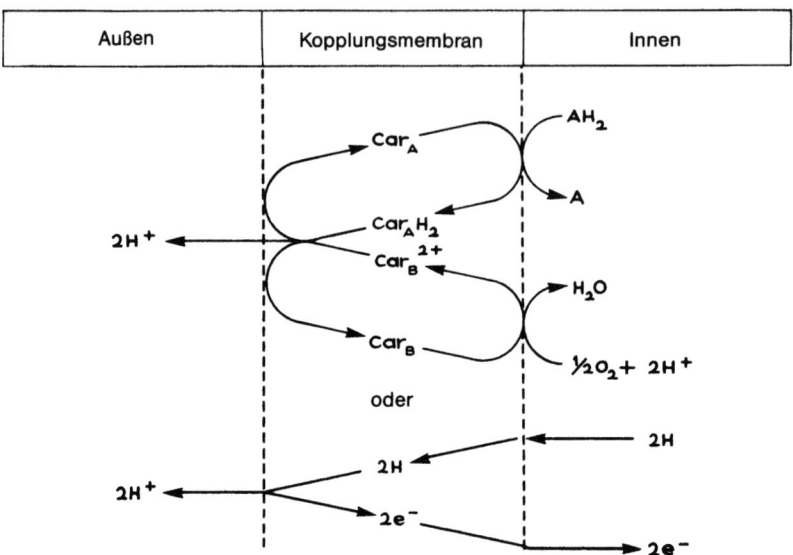

Abb. 12.20. Protonentranslozierende Redoxschleife (chemiosmotische Theorie). *car* Überträger von Reduktionsäquivalenten

bran) verlagert werden. Die chemiosmotische Hypothese postuliert darüber hinaus, daß die innere Mitochondrienmembran impermeabel für Ionen und speziell für Protonen ist, die auf ihrer Außenseite akkumuliert werden. Dies führt zu einer **elektrochemischen Potentialdifferenz** über der Membran. Sie besteht aus einem **chemischen Potential** (pH-Differenz) und einem **elektrischen Potential**. Die elektrochemische Potentialdifferenz treibt eine in der Membran lokalisierte ATP-Synthetase an, welche an Anwesenheit von anorganischem Phosphat und ADP ATP erzeugt (Abb. 12.19). Diese Anordnung macht es verständlich, daß kein energiereiches Zwischenprodukt gefunden werden kann, das Oxidation und Phosphorylierung verknüpft.

Nach der ursprünglichen Formulierung ist die Atmungskette in 3 Oxidations-Reduktions-Schleifen (O-R-Schleifen) gefaltet, wobei jede dieser Schleifen funktionell den Posphorylierungsorten I, II und III der Atmungskette entspricht. Abbildung 12.20 stellt eine idealisierte einzelne Schleife zwischen einem Wasserstoff- und einem Elektronenüberträger dar. Eine mögliche Konfiguration der Atmungskette in 3 funktionelle O-R-Schleifen ist in Abb. 12.21 dargestellt.

Nach diesem Schema führt jedes vom NADH zum Sauerstoff transportierte Elektronenpaar zur Translokation von 6 Protonen von der Innen- auf die Außenseite der mitochondrialen Innenmembran. Hierbei gibt NADH zunächst 1 Proton und 2 Elektronen ab, welche zusammen mit einem weiteren Proton aus dem Matrixraum FMN zu $FMNH_2$ reduzieren. FMN ist Teil eines großen Proteinkomplexes, welcher möglicherweise die ganze Membrandicke umfaßt und auf diese Weise imstande ist, 2 Protonen auf der Außenseite der Membran abzugeben und über FeS-Proteine 2 Elektronen auf die Innenseite der Membran zurückzutransportieren. Jeder reduzierte FeS-Komplex gibt ein Elektron auf ein Coenzym-Q-Molekül ab, welches unter Bildung von reduziertem Koenzym Q ein Proton von der Innenseite der Membran aufnimmt. Da Coenzym Q leicht lipidlöslich ist, kann es ohne weiteres zur Außenseite der Membran wandern, dort ein Protonenpaar ins Cytosol abgeben und 2 Elektronen auf die nächsten Carrier der Atmungskette, nämlich Cytochrom b abgeben. Auch vom Cytochrom b nimmt man an, daß es die ganze Breite der mitochondrialen Membran umfaßt, weswegen es seine Elektronen wiederum auf Coenzym Q überträgt, das 2 Protonen aus der mitochondrialen Innenseite aufnimmt und nach Passage der Membran 2 Protonen auf die Außenseite der mitochondrialen Innenmembran abgibt. Über die Cytochrome c_1, c, a und a_3 werden schließlich Elektronen zum Sauerstoff transportiert, der dann zusammen mit 2 Protonen aus dem Matrixraum Wasser bildet.

Mechanismus der oxidativen Phosphorylierung 159

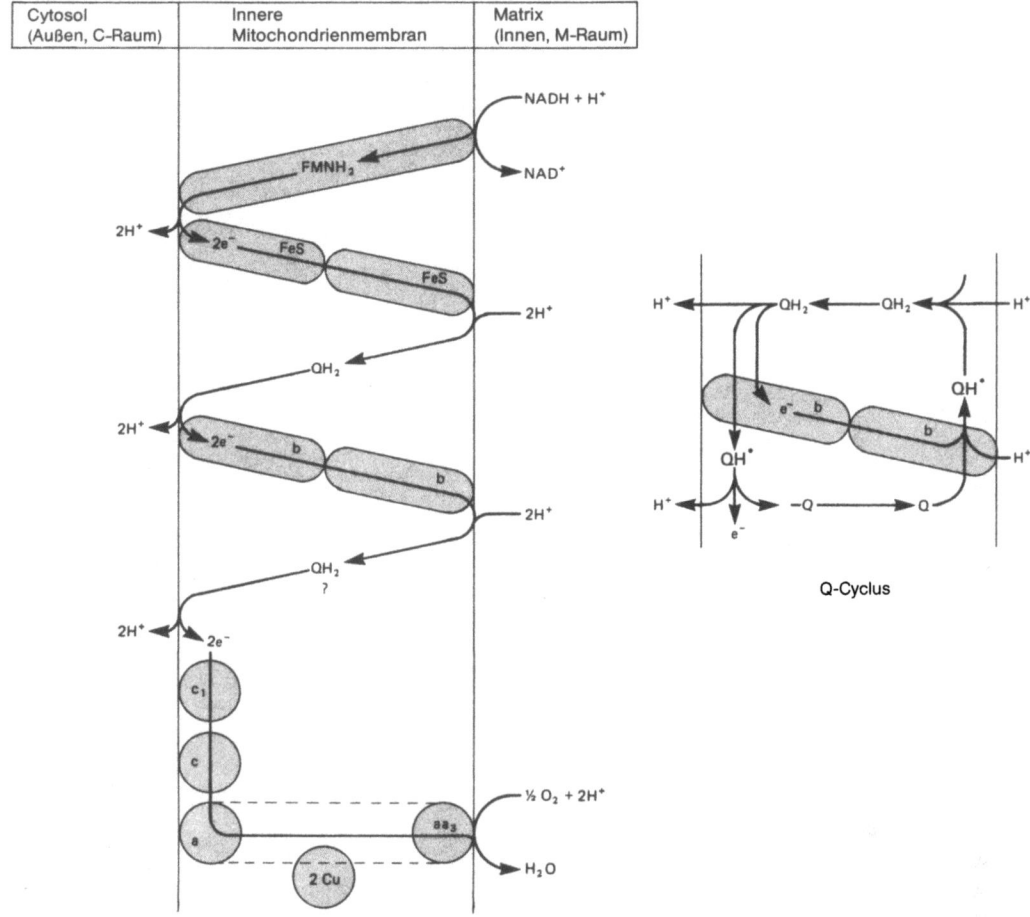

Abb. 12.21. Mögliche Konfiguration der Redoxschleifen der Atmungskette (chemiosmotische Theorie). Ein großer Teil dieses Schemas ist noch vorläufig, besonders was die Region Coenzym Q/Cytochrom b betrifft. Hier ist weder die Natur noch die relative Position der Zwischenprodukte bekannt. Es ist möglich, daß das Semichinon (QH^*) in einem „Q-Cyclus" wie *rechts* angegeben, beteiligt ist. Die Cytochrome werden mit b, c_1, c, a und aa_3 wiedergegeben

Die innere Mitochondrienmembran enthält die Enzyme der Atmungskette (s. Abb. 12.21). Über die Oberfläche der inneren Membran verteilt finden sich darüber hinaus die für die ATP-Produktion verantwortlichen phosphorylierenden Untereinheiten (Abb. 12.22). Sie bestehen aus verschiedenen Proteinen, welche zusammen als **F_i-Untereinheit** bezeichnet werden. Sie ragen in die Matrix hinein und enthalten die **ATP-Synthetase** (Abb. 12.19). Die Untereinheiten sind möglicherweise über einen Stiel mit einem Membranprotein verbunden, das als **F_0** bezeichnet wird und sehr wahrscheinlich durch die Membran hindurchreicht (Abb. 12.19). Pro Protonenpaar, welches durch den F_0-F_i-Komplex läuft, entsteht aus ADP und P_i ein ATP.

Interessanterweise finden sich ähnliche phosphorylierende Untereinheiten auf der Innenseite der bakteriellen Plasmamembran und auf der Außenseite der Thylakoidmembranen von Chloroplasten. Dabei ist von Bedeutung, daß in Mitochondrien und Bakterien der Protonengradient von außen nach innen, in Chloroplasten jedoch in umgekehrter Richtung verläuft.

Der Kopplungsmechanismus der Protonentranslokation an die anisotrope vektorielle ATP-Synthetase ist noch unklar. Eines der möglichen Modelle ist in Abb. 12.23 dargestellt. Ein Protonenpaar greift dabei einen Sauerstoff des P_i an, wobei H_2O und eine aktive Form von P_i entstehen, welche sofort unter ATP-Bildung

160 12. Biologische Oxidation

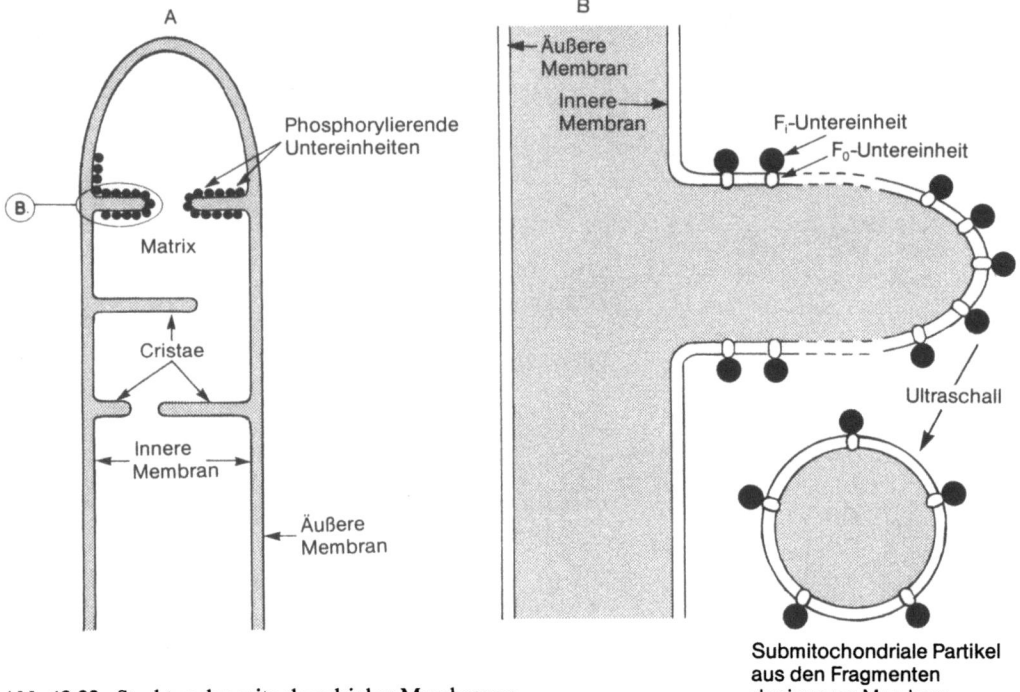

Abb. 12.22. Struktur der mitochondrialen Membranen

Submitochondriale Partikel aus den Fragmenten der inneren Membran

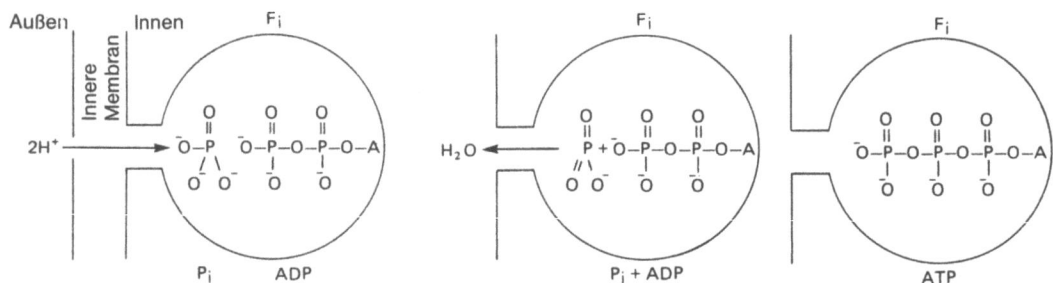

Abb. 12.23. Protonentranslozierende ATP-Synthetase (Mitchell)

mit ADP reagiert. Aus anderen Untersuchungen könnte abgeleitet werden, daß nicht die ATP-Synthese der energiebenötigende Schritt ist, sondern die Freisetzung von ATP aus einer Bindung an die ATP-Synthase. Hierfür könnten Konformationsänderungen der F_i-Untereinheit notwendig sein.

Das für die ATP-Synthese notwendige Membranpotential müßte eigentlich dazu führen, daß Ionen mit einer zur internen Phase entgegengesetzten Ladung durch die Kopplungsmembran fließen. Um Anschwellen und Lyse der Mitochondrien zu vermeiden, müßte diese Ionenpermeabilität durch entsprechende Ionentransporte gegen den elektrischen Gradienten verhindert werden. Aus diesem Grund ergab sich als Erweiterung der chemiosmotischen Hypothese die Forderung nach Austauschdiffusionssystemen, die den Austausch von Anionen gegen OH^--Ionen und von Kationen gegen H^+-Ionen katalysierten. Erst mit derartigen Systemen wäre die Möglichkeit gegeben, ionisierte Metabolite durch die Mitochondrienmembran aufzunehmen.

Die chemiosmotische Hypothese ist imstande, das Phänomen der Atmungskontrolle zu erklären. Hat nämlich die elektrochemische Potentialdifferenz über der Membran einen bestimmten Wert erreicht, würde ein weiterer Transport von Reduktionsäquivalenten durch die O-R-

Schleifen so lange behindert sein, bis die Potentialdifferenz durch Rücktransport von Protonen durch das vektorielle ATP-Synthetasesystem abgebaut wird, welches wiederum von der Verfügbarkeit von ADP und P_i abhängig ist.
Verschiedene Konsequenzen, die sich aus der chemiosmotischen Hypothese ergeben, konnten experimentell bewiesen werden.
1) Mitochondrien sind i. allg. für Protonen und Anionen impermeabel. Es gibt jedoch gesicherte Hinweise für die Existenz spezifischer Transportsysteme, die bestimmten Ionen die Penetration durch die innere Mitochondrienmembran möglich machen.
2) Entkoppler der oxidativen Phosphorylierung wie 2,4-Dinitrophenol erhöhen die Permeabilität der inneren Mitochondrienmembran für Protonen, führen so zu einer Reduktion des elektrochemischen Potentials und zu einem Kurzschluß der anisotropen ATP-Synthetase für die Erzeugung von ATP.
3) Wird durch Zusatz von Protonen zum externen Medium ein Protonengradient erzeugt, so beginnen die Mitochondrien ATP zu synthetisieren.
4) Der P/H^+ (Hinaustransport)-Quotient der ATP-Synthetase beträgt 0,5 und der H^+ (Hinaustransport)/O-Quotient für Succinat und β-Hydroxybutyrat 4 bzw. 6. Dies steht in Übereinstimmung mit dem experimentell beobachteten P/O-Quotienten von 2 und 3. Diese Verhältnisse lassen sich darüber hinaus ohne weiteres mit der Existenz von 3 O-R-Schleifen in der Atmungskette erklären.
5) In löslichen Systemen kann die vektorielle ATP-Synthetase nicht arbeiten. Hier findet sich auch keine oxidative Phosphorylierung. Um sie zu erhalten, müssen immer die Strukturelemente eines in sich geschlossenen Membransystems vorhanden sein.

Anatomie und Funktion der mitochondrialen Membranen

In Kap. 6 findet sich ein Überblick über die allgemeine Struktur der Mitochondrien. Sie verfügen über eine äußere Membran, die für die meisten Metaboliten permeabel ist. Die innere Membran zeigt dagegen sehr selektiv Permeabilitäten. Sie ist darüber hinaus unter Bildung der Cristae stark gefaltet. Innerhalb der inneren Mitochondrienmembran findet sich ein als Matrix bezeichneter Raum. Durch Behandlung mit Digitonin kann die äußere Mitochondrienmembran entfernt werden. Sie enthält Monoaminoxidase und einige andere Enzyme wie z.B. die Acyl-CoA-Synthetase, die Glycerophosphatacyltransferase, die Monoacylglycerophosphatacyltransferase und die Phospholipase A_2. Im Intermembranraum findet sich Adenylatkinase. Die innere Mitochondrienmembran enthält in einer hohen Konzentration das **Cardiolipin** (s. S. 221). Die Lipid-Protein-Beziehungen der inneren Mitochondrienmembran sind nicht genau bekannt. Jedenfalls führt eine Delipidierung der inneren Membran nicht zu ihrer morphologischen Zerstörung.
Unter Ultraschalleinwirkung bilden sich aus der inneren Mitochondrienmembran Vesikel (submitochondriale Partikel), die umgestülpt sind, so daß die phosphorylierenden Untereinheiten nach außen und nicht nach innen zeigen (Abb. 12.22). Untersuchungen an derartigen submitochondrialen Partikeln haben wertvolle Erkenntnisse über den Aufbau der inneren Oberfläche der inneren Mitochondrienmembran gebracht.
Die löslichen Enzyme des Citratcyclus und die Enzyme der β-Oxidation der Fettsäuren finden sich in der mitochondrialen Matrix. Dies führt dazu, daß Mechanismen für den Transport von Ionen, Fettsäuren und anderen organischen Säuren vorhanden sein müssen. Genauso müssen Nucleotide durch die innere Mitochondrienmembran transportiert werden können.
Die Succinatdehydrogenase findet sich auf der inneren Oberfläche der inneren Mitochondrienmembran und transportiert dort Reduktionsäquivalente in die Atmungskette, speziell auf das Ubichinon, wodurch die erste O-R-Schleife umgangen wird. Auch die β-Hydroxybutyratdehydrogenase ist über die innere Mitochondrienmembran an die mitochondriale Matrix fixiert.

Transport von Substanzen in und aus den Mitochondrien

Oxidation von extramitochondrialem NADH

NADH wird kontinuierlich im Cytosol beispielsweise durch die 3-Phosphoglycerinaldehyddehydrogenase als glykolytischem Enzym produziert (s. S. 189). Es kann die innere Mito-

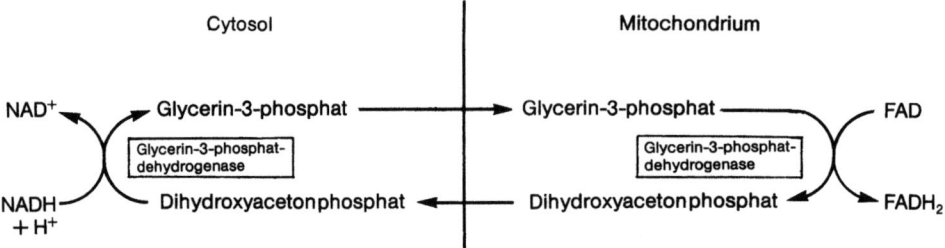

Abb. 12.24. Glycerophosphatcyclus für den Transfer von Reduktionsäquivalenten aus dem Cytosol in das Mitochondrium

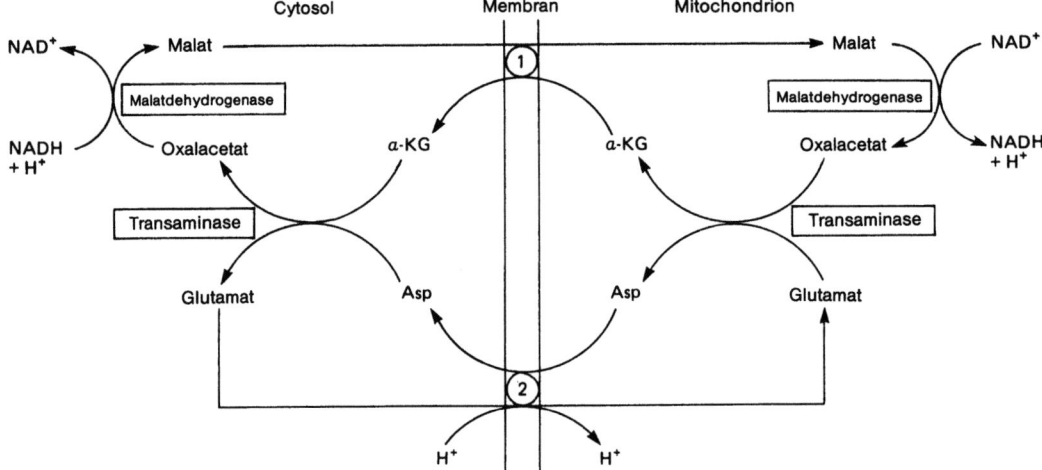

Abb. 12.25. Malatcyclus für den Transfer von Reduktionsäquivalenten aus dem Cytosol in das Mitochondrium. *1* Ketoglutarattransporter; *2* Glutamat-Aspartat-Transporter (man beachte den Protonensymport)

chondrienmembran nicht passieren, trotzdem häuft sich unter aeroben Bedingungen extramitochondriales NADH nicht an, sondern wird offensichtlich ständig unter Einschaltung der Atmungskette der Mitochondrien reoxidiert. Verschiedene mögliche Mechanismen erlauben diese Reoxidation. Sie beruhen alle auf dem Transfer von Reduktionsäquivalenten durch die mitochondriale Innenmembran über Substratpaare, die durch geeignete Dehydrogenasen verknüpft sind. Derartige Substratpaare sind Acetacetat/β-Hydroxybutyrat, Lactat/Pyruvat, Dihydroxyacetonphosphat/α-Glycerophosphat und Malat/Oxalacetat. Um einen Transport von Reduktionsäquivalenten zu ermöglichen, muß die entsprechende Dehydrogenase auf beiden Seiten der mitochondrialen Innenmembran vorhanden sein. Die β-Hydroxybutyratdehydrogenase findet sich nur innerhalb der Mitochondrien, die Lactatdehydrogenase nur im Cytosol, so daß diese beiden Substratpaare ausscheiden. Die α-Glycerophosphatdehydrogenase ist im Cytosol ein NAD-abhängiges Enzym, in der mitochondrialen Matrix ein Flavoprotein. Bei einigen Spezies nimmt die Aktivität des mitochondrialen Enzyms nach Entfernen der Schilddrüse ab und steigt mit Zufuhr von Thyroxin wieder an. Der Transfermechanismus von Reduktionsäquivalenten über dieses System ist in Abb. 12.24 dargestellt. Da das mitochondriale Enzym über ein Flavoprotein mit der Atmungskette verknüpft ist, werden pro Elektronenpaar nur 2 ATP gebildet. Wenn also cytosolische Reduktionsäquivalente über den Glycerophosphatkurzschluß in die Mitochondrien gebracht werden, so muß der Sauerstoffverbrauch ansteigen, damit die ATP-Synthese gewährleistet werden kann. Ganz sicher läßt sich über diesen Mechanismus ein Teil des gesteigerten Sauerstoffverbrauchs bei Schilddrüsenüberfunktion erklären. Der genannte Kurzschluß findet sich in hoher Aktivität im Insektenflugmuskel und möglicherweise in der tierischen Leber. In anderen Geweben, z. B. dem Herzmuskel, fehlt die mitochondriale α-Glycerophosphatdehydrogenase. Man nimmt daher an, daß hier ein Transportsystem, das auf dem Substratpaar Malat/Oxalacetat beruht, wirksam wird. Dieses Malatsystem ist in Abb. 12.25 dargestellt. Durch cytosolisches NADH kommt es zur Reduktion von Oxalacetat zu Malat. Malat kann die mitochondriale Innenmembran passieren und wird dort durch die intramitochondriale Malatdehydrogenase unter NADH-Bildung reoxidiert. Der Cyclus, dessen Funktionieren auch mit isolierten Mitochondrien nachgewiesen werden kann, arbeitet jedoch nur dann mit ausreichender Geschwindigkeit, wenn den isolierten Mitochondrien, Aspartat und Malat zusammen mit den Enzymen Glutamat, Oxalacetattransaminase und Malatdehydrogenase zugesetzt wird. Die Ursache hierfür liegt darin, daß die mitochondriale Membran für Oxalacetat impermeabel ist. Es muß infolgedessen über die genannten Enzyme mit Glutamat unter Bildung von Aspartat und α-Ketoglutarat umgesetzt werden, die beide über spezifische mitochondriale Transportsysteme verfügen.

Energieabhängiger Ionentransport in Mitochondrien

Aktiv atmende Mitochondrien mit oxidativer Phosphorylierung akkumulieren Kationen wie K^+, Na^+, Ca^{2+} und Mg^{2+}. Entkopplung der oxidativen Phosphorylierung mit 2,4-Dinitrophenol führt zu einem raschen Ionenverlust der Mitochondrien. Der Ionenaufnahme wird jedoch durch Oligomycin nicht gehemmt, was vermuten läßt, daß die für die Ionenakkumulierung benötigte Energie nicht durch ATP bereitgestellt werden muß. Die Anhänger der chemiosmotischen Hypothese postulieren eine Protonenpumpe, die einen Kationenaustausch antreibt.

Mitochondriale Transportsysteme

Die innere Mitochondrienmembran ist für Sauerstoff, Wasser, CO_2 und Monocarboxylationen wie β-Hydroxybutyrat, Acetacetat und Acetat frei permeabel. Langkettige Fettsäuren werden über das Carnitinsystem in die Mitochondrien transportiert (s. Abb. 17.2). Auch für Pyruvat gibt es ein spezielles Transportsystem. Dicarboxylat- und Tricarboxylatanionen und Aminosäuren benötigen ebenfalls spezifische Transportsysteme, die ihre Penetration durch die Mitochondrienmembran ermöglichen. Monocarboxylatanionen penetrieren dabei rascher, da sie schlechter dissoziiert sind. In der nichtdissoziierten und infolgedessen besser lipidlöslichen Form können geladene Verbindungen die mitochondriale Membran leicht penetrieren.

Der Transport von Di- und Tricarboxylatanionen hängt eng mit dem des anorganischen Phosphats zusammen. Dies wird im Austausch für OH^- als $H_2PO_4^-$ transportiert. Die Nettoaufnahme von Malat durch den Dicarboxylattransport benötigt im Austausch anorganisches Phosphat. Eine Nettoaufnahme von Citrat, Iso-

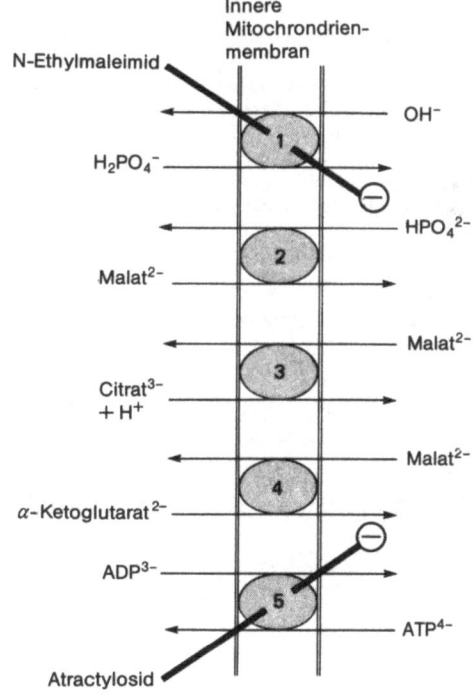

Abb. 12.26. Transportsysteme der Mitochondrienmembran. *1* Phosphattransport, *2* Dicarboxylattransport, *3* Tricarboxylattransport, *4* α-Ketoglutarattransport, *5* Adeninnucleotidtransport. N-Ethylmaleimid und Atractylosid hemmen (−) an den angegebenen Stellen. Darüber hinaus kommen Transportsysteme für Glutamat/Aspartat (Abb. 12.25), Pyruvat, Ornithin und Carnitin (Abb. 17.2) vor

164 12. Biologische Oxidation

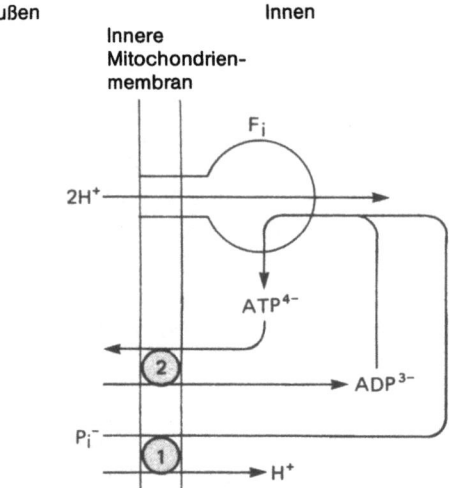

Abb. 12.27. Kombination des Phosphattransports (*1*) mit dem Adeninnucleotidtransport (*2*) bei der ATP-Synthese. Der H^+/P_i-Symport ist äquivalent zum P_i/OH^--Antiport von Abb. 12.26. Für jedes nach außen transportierte ATP werden 3 Protonen ins Mitochondrium aufgenommen. Allerdings reduziert sich dies auf 2 Protonen, wenn das ATP im Inneren der Mitochondrien verwertet wird. Dieses Modell beruht auf einer Stöchiometrie von 3 Protonen pro Elektronenpaar an jeder Kopplungsstelle (Cross). Mit der ursprünglichen Hypothese nach Mitchell (Abb. 12.21) (2 Protonen pro Elektronenpaar an jeder Kopplungsstelle) stimmt es nur dann überein, wenn für NADH-abhängige Oxidation ein P/O-Quotient von 2 sowie für $FADH_2$-abhängige Oxidationen ein P/O-Quotient von 1,3 angenommen wird (Hinkle)

citrat oder cis-Aconitat durch den Tricarboxylattransport benötigt im Austausch Malat (Abb. 12.26). Ebenso kann auch α-Ketoglutarat nur im Austausch gegen Malat transportiert werden. Die genannten Austauschtransporte gewährleisten den Ausgleich des osmotischen Druckes. Der Transport von Citrat durch die mitochondriale Membran hängt dabei sowohl vom Malat- als auch vom Phosphattransport ab. Die Adeninnucleotidtranslokation ermöglicht den Austausch von ATP und ADP (Abb. 12.27), jedoch nicht von AMP. Er wird durch das Gift Atractylosid gehemmt. Na^+ kann im Austausch gegen H^+ und damit durch den Protonengradienten transportiert werden. Man nimmt an, daß die aktive Aufnahme von Ca^{2+} durch Mitochondrien durch das Membranpotential und nicht durch den Austausch gegen ein Ion entgegengesetzter Ladung angetrieben wird.

Wirkung von Ionophoren

Ionophoren sind Substanzen, die spezifisch Kationen komplexieren können und auf diese Weise ihren Transport durch biologische Membranen erleichtern (s. Abb. 32.17). Sie können diese Funktion allerdings nur dann erfüllen, wenn sie infolge hydrophober Eigenschaften Lipoidmembranen wie beispielsweise die Mitochondrienmembran penetrieren können. Ein Beispiel für ein Ionophor ist das Antibioticum **Valinomycin**, welches den Durchtritt von K^+ durch die mitochondriale Membran ermöglicht und damit das Membranpotential zusammenbrechen läßt. Auch **Nigericin** wirkt als K^+-Ionophor. Allerdings erfolgt ein Kaliumtransport nur gegen einen Protonenaustausch. Aus diesem Grund hebt Nigericin den pH-Gradienten über der Membran auf. In Anwesenheit von Valinomycin und Nigericin verschwinden sowohl das Membranpotential als auch der pH-Gradient, was zum vollständigen Stillstand der Phosphorylierung führt. Auch die klassischen Entkoppler wie 2,4-Dinitrophenol sind Protonenionophore.

13 Kohlenhydrate

Peter A. Mayes

Kohlenhydrate sind sowohl in tierischen als auch in pflanzlichen Geweben weit verbreitet. In Pflanzen werden Kohlenhydrate durch Photosynthese synthetisiert und liefern sowohl die Cellulose als pflanzliche Gerüstsubstanz als auch die Stärke als Energiespeicher. In tierischen Zellen dienen Kohlenhydrate in Form von Glucose und Glykogen als wichtige Energiequellen zur Aufrechterhaltung cellulärer Funktionen. Daneben haben Kohlenhydrate hochspezifische Funktionen, z.B. als Bestandteile der Nucleinsäuren (Ribose, Desoxyribose), oder als Bestandteile verschiedener Lipide (z.B. Galaktose in Cerebrosiden).
Chemisch sind Kohlenhydrate Aldehyde oder Ketone mehrwertiger Alkohole.

Einteilung

1) Monosaccharide (auch einfache Zucker) sind Kohlenhydrate, die nicht durch Hydrolyse in einfachere Formen überführt werden können. Nach der Anzahl ihrer C-Atome können sie in **Triosen, Tetrosen, Pentosen, Hexosen oder Heptosen** eingeteilt werden. Sie sind je nachdem, ob sie über eine Aldehyd- oder Ketogruppe verfügen, **Aldosen** oder **Ketosen**. Als Beispiel seien genannt:

	Aldosen	Ketosen
Triosen $(C_3H_6O_3)$	Glycerinaldehyd (Glycerose)	Dihydroxyaceton
Tetrosen $(C_4H_8O_4)$	Erythrose	Erythrulose
Pentosen $(C_5H_{10}O_5)$	Ribose	Ribulose
Hexosen $(C_6H_{12}O_6)$	Glucose	Fructose

2) Disaccharide. Aus Disacchariden entstehen bei Hydrolyse 2 Moleküle Monosaccharide, die identisch oder unterschiedlich sein können. Beispiele für Disaccharide sind **Saccharose, Lactose** und **Maltose.**

3) Oligosaccharide sind ähnlich wie Disaccharide aufgebaut, enthalten jedoch 3-6 Monosaccharide. Ein Beispiel für ein Oligosaccharid ist die **Maltotriose.**

4) Polysaccharide. Aus Polysacchariden entstehen durch Hydrolyse mehr als 6 Moleküle Monosaccharide. Polysaccharide können linear oder verzweigt sein. Entsprechende Beispiele sind die Stärke und die Dextrane. In Abhängigkeit von der Art der bei Hydrolyse entstehenden Monosaccharide werden Polysaccharide auch als Hexosane, Pentosane oder Homo- bzw. Heteropolysaccharide bezeichnet.

Struktur der Glucose

Glucose ist der wichtigste im Blut vorkommende Zucker, der Hauptbrennstoff für die Gewebe. Einige Eigenschaften der Glucose lassen sich aus der klassischen offenkettigen Struktur (Abb. 13.1 A) erklären. Allerdings ist aus thermodynamischen Gründen die cyclische, halbacetalische Struktur bevorzugt. Für die meisten Zwecke kann sie als einfacher Ring nach Haworth dargestellt werden (Abb. 13.1 B). Aus physikalisch-chemischen Untersuchungen geht allerdings hervor, daß der 6gliedrige, einen Sauerstoff enthaltende Ring in Wirklichkeit eine Sesselform hat (Abb. 13.1 C).

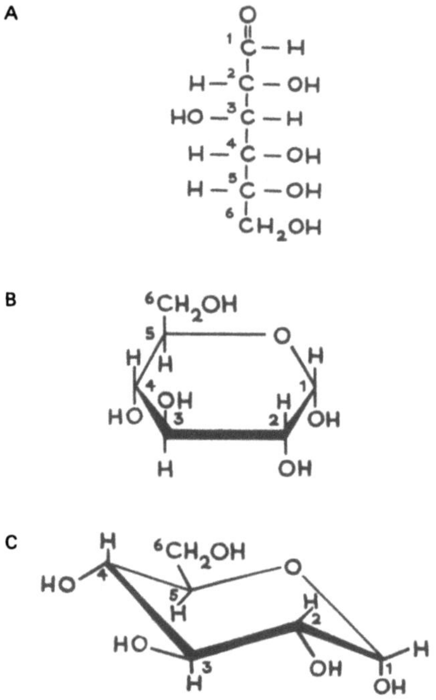

13. Kohlenhydrate

A

```
    O
    ‖
  ¹C—H
H—²C—OH
HO—³C—H
H—⁴C—OH
H—⁵C—OH
    |
   ⁶CH₂OH
```

B

(Haworth-Projektion der α-D-Glucose)

C

(Sesselform der α-D-Glucose)

Abb. 13.1. α-D-Glucose

L-Glycerose (L-Glycerinaldehyd)   D-Glycerose (D-Glycerinaldehyd)

L-Glucose   D-Glucose

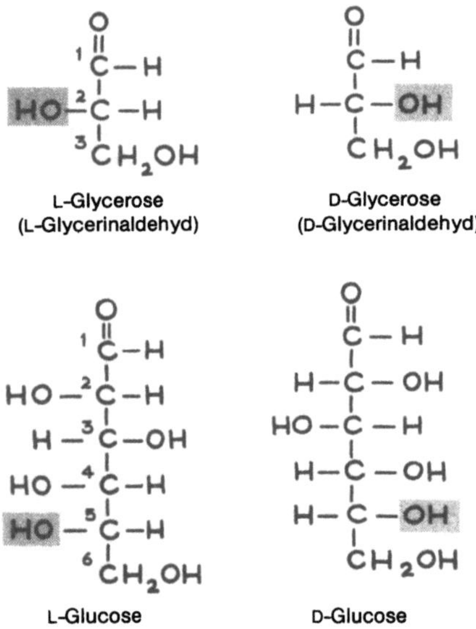

Abb. 13.2. D- und L-Isomerie von Glycerinaldehyd und Glucose

Isomerien

Verbindungen, die zwar die gleiche Strukturformel besitzen, sich aber in ihrer räumlichen Konfiguration unterscheiden, werden als **Stereoisomere** bezeichnet. Derartige Isomere können dann entstehen, wenn in einer Verbindung sog. asymmetrische C-Atome (C-Atome mit 4 verschiedenen Substituenten) vorkommen. Die Zahl der möglichen Isomere einer Verbindung hängt von der Zahl der asymmetrischen C-Atome (n) ab und entspricht dem Wert 2^n. Glucose mit 4 asymmetrischen C-Atomen hat infolgedessen 16 Isomere. Wichtigere Isomerieformen der Glucose sind:

1) D- und L-Formen der Glucose: Die Zuordnung eines Spiegelbildisomers zur D- bzw. L-Reihe erfolgt im Vergleich zu seiner räumlichen Verwandschaft mit dem aus 3 C-Atomen bestehenden Zucker Glycerinaldehyd. Die L- und D-Formen dieses Zuckers sind zusammen mit den entsprechenden Isomeren der Glucose in Abb. 13.2 dargestellt. Die Zugehörigkeit zur D- bzw. L-Reihe wird dabei durch die räumliche Orientierung der H- und OH-Gruppen an dem C-Atom bestimmt, das sich **unmittelbar** an das terminale C-Atom mit der primären Alkoholgruppe anschließt. Wenn sich in der üblichen Projektion die OH-Gruppe dieses C-Atoms auf der rechten Seite befindet, gehört der Zucker zur D-Serie, befindet er sich jedoch auf der linken Seite, bedeutet dies Zugehörigkeit zur L-Serie. Die meisten im Säugetierorganismus vorkommenden Monosaccharide haben eine D-Konfiguration.

Verbindungen mit asymmetrischen C-Atomen zeigen das Phänomen der **optischen Aktivität.** Dies bedeutet, daß sich die Ebene des polarisierten Lichts bei Durchtritt durch eine derartige Verbindung entweder nach rechts (+) oder nach links (−) dreht. Diese Drehung hat nichts mit der Zugehörigkeit zur D- bzw. L-Reihe zutun. Infolgedessen gibt es Verbindungen der D (−), D (+), L (−) oder L (+)-Reihe. Die in der Natur vorkommende Fructose gehört beispielsweise zur D (−)-Reihe.

Befinden sich gleiche Mengen der D- und der L-Isomere in einer Lösung, so findet sich keine optische Aktivität, da sich die unterschiedlichen Drehrichtungen gegenseitig aufheben. Eine derartige Mischung wird auch als **Racemat** bezeichnet. Durch chemische Synthesen hergestellte Produkte sind meist Racemate, da unter diesen Bedingungen die möglichen optischen Isomere mit gleicher Wahrscheinlichkeit entstehen.

2) Pyranoide und furanoide Ringstrukturen. Auf der Basis bekannter, in Glykosiden vorkom-

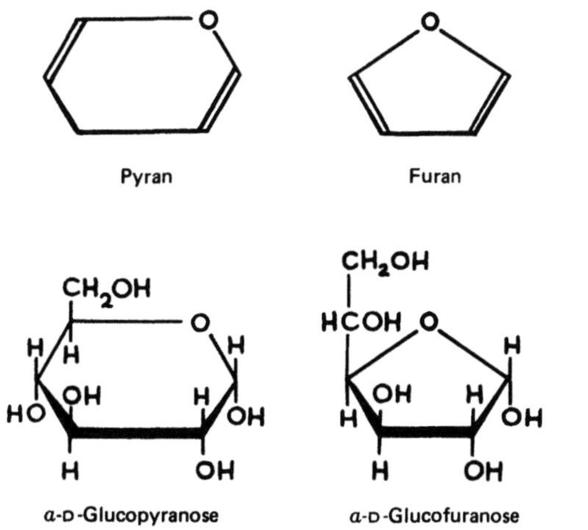

Isomerien 167

Abb. 13.3. Pyranoide und furanoide Formen der Glucose

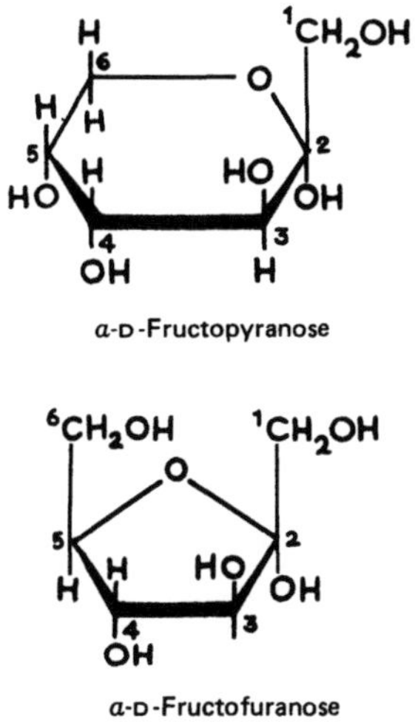

Abb. 13.4. Pyranoide und furanoide Formen der Fructose

mender Ringstrukturen (s. unten) postulierte Haworth ähnliche Strukturen auch für Zucker. Die von ihm vorgeschlagene Terminologie basiert auf der Tatsache, daß stabile Ringstrukturen von Monosacchariden Ähnlichkeiten zu den Ringstrukturen des Pyrans oder Furans haben (Abb. 13.3). Auch Ketosen zeigen das Phänomen der Ringbildung (z. B. Fructofuranose oder Fructopyranose, s. Abb. 13.4). Gelöste Glucose liegt zu mehr als 99% in der pyranoiden Form vor.

3) α- und β-Anomerie. Da die Ringstruktur einer Aldose durch Verknüpfung einer Aldehyd- und Alkoholgruppe entstanden ist, handelt es sich hierbei um ein Halbacetal (Abb. 13.5). In ähnlicher Weise ist die Ringstruktur einer Ketose ein Hemiketal. Durch die Ringschließung entsteht ein neues Asymmetriezentrum am C-Atom 1, wobei die α- bzw. β-Glucose entstehen. Diese Form der Isomerie wird auch als **Anomerie** bezeichnet. Löst man α- bzw. β-Glucose in Wasser, so stellt sich ein für die Glucose typisches Gleichgewicht zwischen beiden Formen ein. Die Einstellung des Gleichgewichts kann durch Beobachtung der optischen Rotation verfolgt werden und wird auch als **Mutarotation** bezeichnet. Während der Mutarotation öffnet sich der halbacetalische Ring und schließt sich danach wieder mit einer Änderung der sterischen Position der H- und OH-Gruppe am C-Atom 1.

4) Epimere. Isomere mit geänderter Konfiguration der OH- bzw. H-Gruppen an den C-Atomen 2, 3 und 4 der Glucose werden als Epimere bezeichnet. Die biologisch wichtigsten Epi-

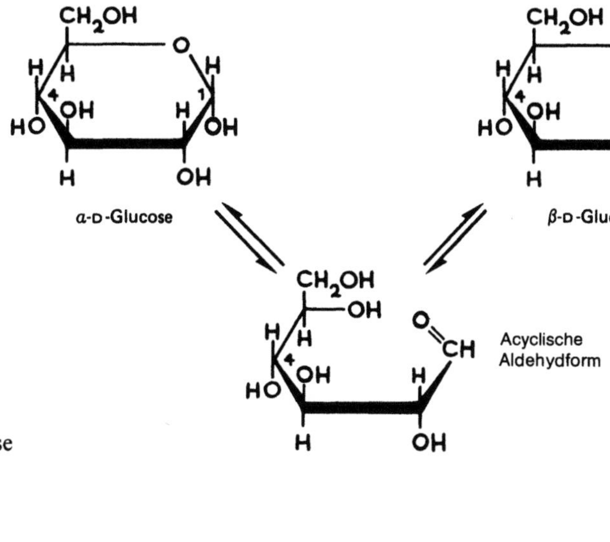

Abb. 13.5. Mutarotation der Glucose

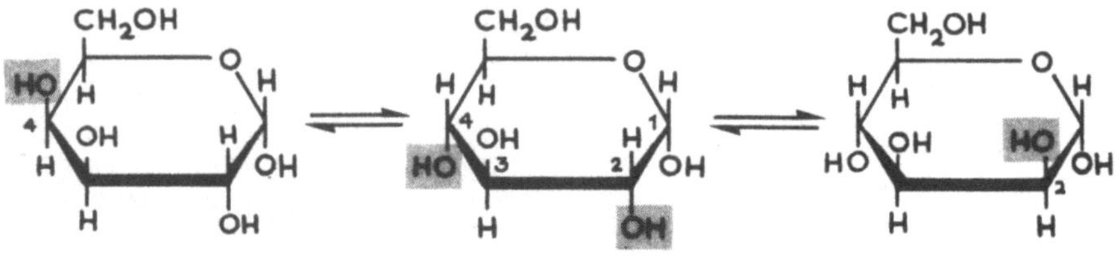

13. Kohlenhydrate

α-D-Galaktose   α-D-Glucose   α-D-Mannose

Abb. 13.6. Epimerisierungen der Glucose

mere der Glucose sind **Mannose** und **Galaktose**, die durch Epimerisierung der Glucose an den Kohlenstoffatomen 2 bzw. 4 entstehen (Abb. 13.6).

5) Aldose-Ketose-Isomerie. Fructose hat dasselbe Molekulargewicht wie Glucose, unterscheidet sich jedoch in der Strukturformel, da sie über eine Ketogruppe in Position 2 verfügt, während Glucose eine Aldehydgruppe in Position 1 trägt (Abb. 13.3 und 13.4).

Monosaccharide

Zu den Monosacchariden gehören Triosen, Tetrosen, Pentosen, Hexosen und Heptosen mit 3, 4, 5, 6 und 7 C-Atomen. Eine Reihe von Derivaten der Triosen entstehen während des Glucoseabbaus in der Glykolyse, Derivate von Triosen, Tetrosen, Pentosen und eines aus 7 C-Atomen bestehenden Zuckers, der Sedoheptulose, werden während des Glucoseabbaus im Hexosemonophosphatweg gebildet. Pentosezucker sind wichtige Bestandteile von Nucleotiden, Nucleinsäuren und von vielen Coenzymen (Tabelle 13.1). Die wichtigsten Hexosen sind **Glucose, Galaktose, Fructose** und **Mannose** (Tabelle 13.2). Abbildung 13.7 zeigt die Strukturen wichtiger Aldosen, Abb. 13.8 diejenigen wichtiger Ketosen.

Hexosen

Die größte physiologische Bedeutung haben die Hexosen (Tabelle 13.2). Zu ihnen gehören D-Glucose, D-Fructose, D-Galaktose und D-Mannose. Von ähnlicher Bedeutung sind auch

Tabelle 13.1. Wichtige Pentosen

Zucker	Vorkommen	Bedeutung
D-Ribose	Nucleinsäuren	Bauteil von Nucleinsäuren und Coenzymen (z. B. ATP, NAD$^+$, NADP$^+$, CoA-SH usw.)
D-Ribulose	Stoffwechselzwischenprodukt	Zwischenprodukt des Hexosemonophosphatwegs
D-Arabinose	Gummi arabicum	Werden von verschiedenen Mikroorganismen fermentiert und dienen deswegen der Identifizierung von Bakterien
D-Xylose	Proteoglykane, Glykosaminoglykane	
D-Lyxose	Herzmuskel	Bestandteil eines aus dem Herzmuskel isolierten Lyxoflavins

Tabelle 13.2. Physiologisch wichtige Hexosen

Zucker	Vorkommen	Bedeutung
D-Glucose	Fruchtsäfte; entsteht bei Hydrolyse von Stärke, Rohrzucker, Maltose und Lactose	Wichtigstes Monosaccharid des Organismus, Blutzucker, Brennstoff zur Deckung des Energiebedarfs der Gewebe
D-Fructose	Fruchtsäfte, Honig; entsteht bei Hydrolyse von Rohrzucker und Inulin	Wird im Intestinaltrakt und in der Leber in Glucose umgewandelt
D-Galaktose	Entsteht bei Hydrolyse von Lactose	Wird in der Leber in Glucose umgewandelt. Biosynthese u.a. in der laktierenden Brustdrüse zur Lactoseproduktion, Bestandteil von Glykolipiden und Glykoproteinen
D-Mannose	Entsteht bei Hydrolyse pflanzlicher Mannosane	Bestandteil von Glykoproteinen

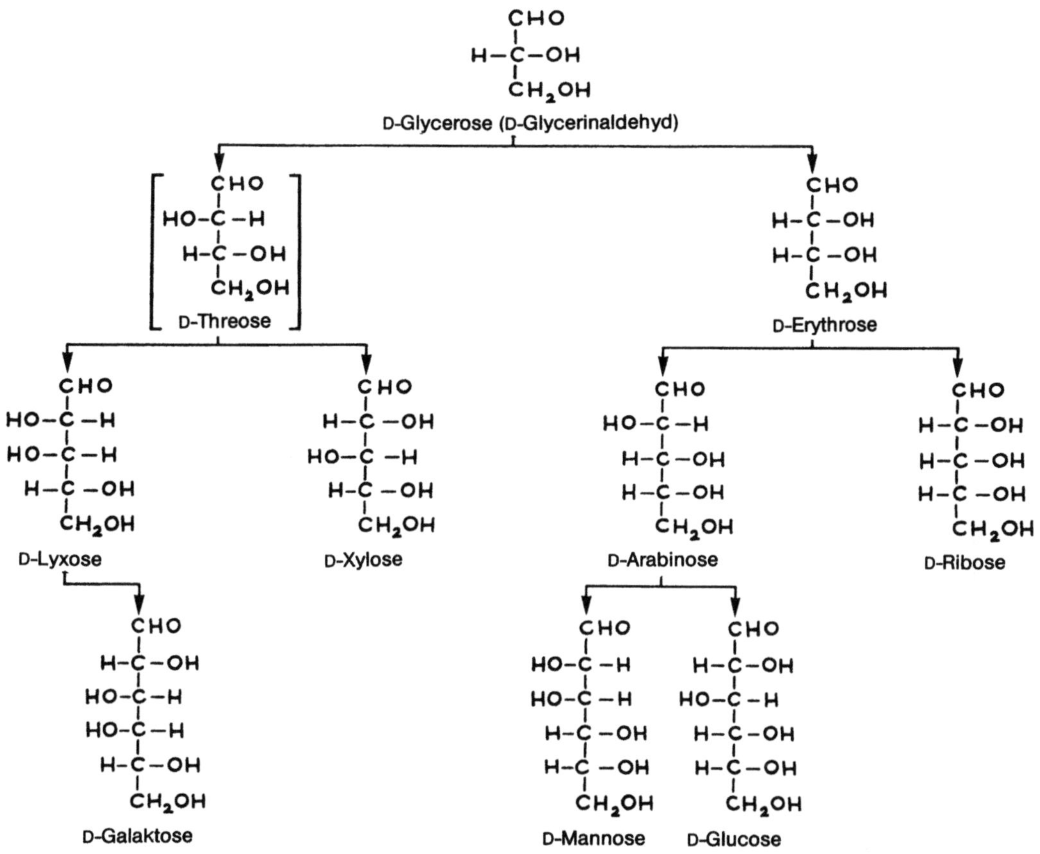

Abb. 13.7. Strukturbeziehungen der D-Aldosen. D-Threose ist physiologisch ohne Bedeutung

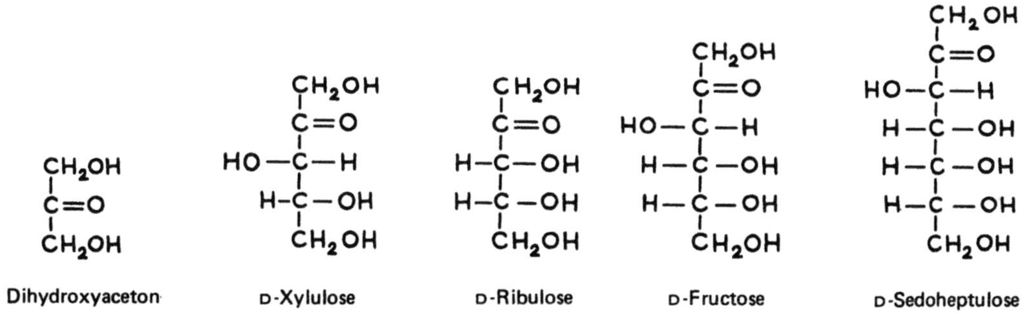

Abb. 13.8. Beispiele von wichtigen Ketosen

aus Glucose entstehende Carbonsäuren wie D-Glucuronsäure (s. S. 209) und ihr in Glykosaminoglykanen vorkommendes Derivat, die L-Iduronsäure. Eine weitere aus Glucose entstandene Carbonsäure ist die L-Gulonsäure (s. S. 210).

Glykoside

Glykoside sind Verbindungen, die durch Wasserabspaltung zwischen einem Monosaccharid und der Hydroxylgruppe einer zweiten Verbindung entstehen. Diese kann, muß aber nicht ein weiteres Monosaccharid sein. Die glykosidische Bindung ist eine acetalische Bindung, da sie aus der Reaktion zwischen einer halb-

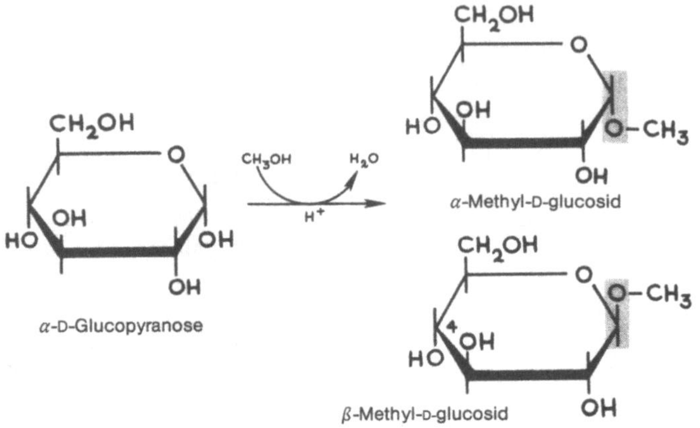

170   13. Kohlenhydrate

Abb. 13.9. Bildung von Methylglucosiden

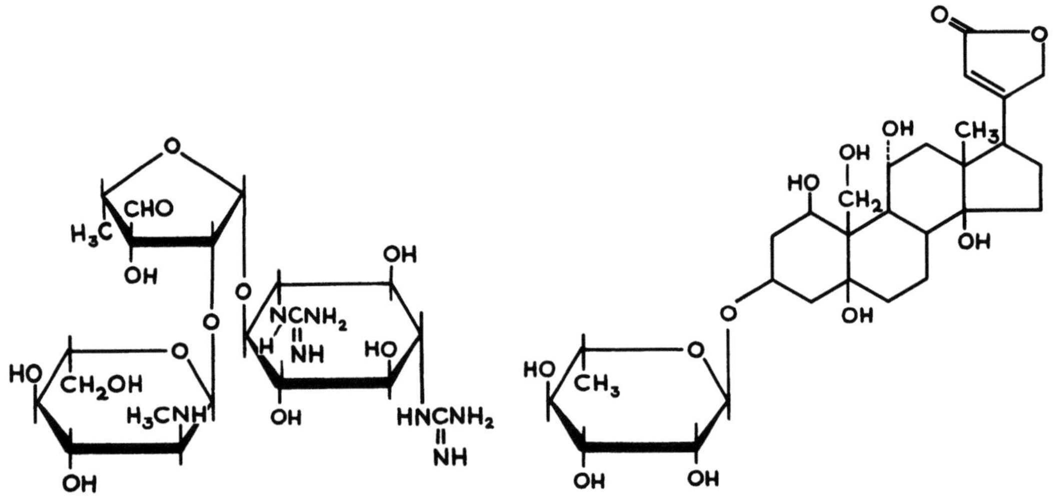

Abb. 13.10. Streptomycin *(links)* und Ouabain *(rechts)*

acetalischen Gruppe (aus der Reaktion eines Aldehyds und einer OH-Gruppe) und einer weiteren OH-Gruppe entstehen. Gehört die halbacetalische Gruppe zur Glucose, so wird das entstandene Produkt als **Glucosid** bezeichnet, gehört sie zur Galaktose, handelt es sich um ein **Galaktosid** usw.

Ein einfaches Beispiel für die Entstehung eines Glykosids ist das in Abb. 13.9 dargestellte Methylglucosid. Es entsteht durch Behandlung einer Glucoselösung mit kochendem Methanol unter Zusatz von 0,5% HCL als Katalysator. Bei der Reaktion entstehen in gleichen Teilen die anomeren Formen des α- bzw. β-Glucosides.

Glykoside sind außerordentlich häufig. Eine große Zahl von Arzneimitteln und viele Bestandteile tierischer Gewebe sind Glykoside.

Die Aglykone können Methanol, Glycerin, Steroide oder Phenole sein. Zu den medizinisch wichtigen Glykosiden gehören die sog. **Herzglykoside**, die alle Steroide als Aglykone enthalten, z. B. die Derivate des **Digitalis** und **Strophanthus** (Strophantin). Auch Antibiotica wie das **Streptomycin** gehören zu den Glykosiden (Abb. 13.10).

Desoxyzucker

Bei Desoxyzuckern ist eine Hydroxylgruppe der Ringstruktur durch ein H-Atom ersetzt worden. Ein sehr bekannter Desoxyzucker ist die in der DNS vorkommende **Desoxyribose** (Abb. 13.11). Als Bestandteil des Kohlenhydratanteils vieler Glykoproteine findet sich die

Abb. 13.11. 2-Desoxy-D-Ribofuranose (β-Form)

Abb. 13.12. Glucosamin (2-Amino-D-Glucopyranose, α-Form)

L-Fucose (s. S. 509). Ein wichtiger, für experimentelle Untersuchungen verwendeter Hemmstoff des Glucosestoffwechsels ist die 2-Desoxyglucose.

Aminozucker (Hexosamine)

Zucker, die eine Aminogruppe enthalten, werden als **Aminozucker** bezeichnet. Beispiele für Aminozucker sind **D-Glucosamin, D-Galaktosamin** und **D-Mannosamin,** die alle in der Natur vorkommen. Glucosamin (Abb. 13.12) ist beispielsweise ein Bestandteil der **Hyaluronsäure,** Galaktosamin ein Bestandteil des **Chondroitins** (s. Kap. 32). Verschiedene **Antibiotica** (Erythromycin, Carbomycin) enthalten Aminozucker. Im Erythromycin findet sich ein Dimethylaminozucker, Carbomycin enthält den ersten bekannten 3-Aminozucker, die 3-Amino-D-Ribose. Man nimmt an, daß die Aminozucker für die antibiotische Aktivität der genannten Verbindungen verantwortlich sind.

Disaccharide

Disaccharide sind Zucker, die aus 2 durch eine glykosidische Bindung verknüpften Monosacchariden bestehen (Abb. 13.13). Ihre chemische Bezeichnung erfolgt nach den Strukturen der in ihnen vorhandenen Monosaccharide. Die Suf-

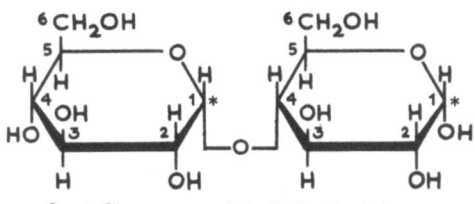

Maltose (α-Form)

O-β-D-Galaktopyranosyl-(1→4)-β-D-Glucopyranosid

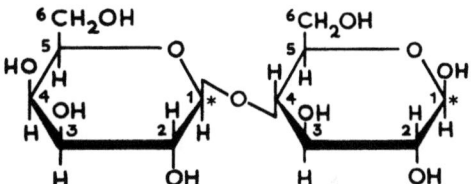

Saccharose

O-α-D-Glucopyranosyl-(1→2)-β-D-Fructofuranosid

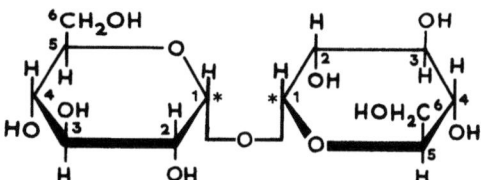

Lactose (β-Form)

O-α-D-Glucopyranosyl-(1→2)-β-D-Fructofuranosid

Trehalose (α-Form)

O-α-D-Glucopyranosyl-(1→1)-α-D-Glucopyranosid

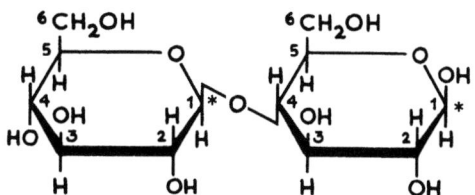

Cellobiose

O-β-D-Glucopyranosyl-(1→4)-β-D-Glucopyranosid

Abb. 13.13. Strukturen repräsentativer Disaccharide. Die α- und β-Bezeichnungen beziehen sich auf die Konfiguration am anomeren C-Atom (*)

13. Kohlenhydrate

Tabelle 13.3. Disaccharide

Zucker	Vorkommen	Zusammensetzung
Maltose	Entsteht beim Abbau von Stärke bzw. Glykogen im Intestinaltrakt	α-1,4-glykosidisch verknüpftes Disaccharid aus Glucose
Lactose	Milchzucker	β-1,4-glykosidisch verknüpftes Disaccharid aus Galaktose und Glucose
Saccharose	Viele Pflanzen (Rohrzucker)	1,2-glykosidisch verknüpftes Disaccharid aus Glucose und Fructose
Trehalose	Pilze, Hefen, Insekten	1,1-glykosidisch verknüpftes Disaccharid aus Glucose

fixe -furan oder -pyran beziehen sich auf die strukturelle Ähnlichkeit mit diesen Verbindungen. Physiologisch wichtige Disaccharide sind Maltose, Saccharose, Lactose und Trehalose (Tabelle 13.3).

Saccharose hat keine Carbonylgruppe, da die anomerischen C-Atome sowohl der Glucose als auch der Fructose durch eine acetalische Bindung miteinander verbunden sind. Infolgedessen findet sich in der Saccharose keine reduzierende Gruppe mehr. Bei Hydrolyse von Saccharose entsteht ein sog. Invertzucker, da die bei der Hydrolyse entstehende Fructose die Ebene des polarisierten Lichts im Gegensatz zur rechtsdrehenden Saccharose nach links dreht. Aus ähnlichen Gründen gehört auch Trehalose zu den nichtreduzierenden Zuckern.

Polysaccharide

Zu den Polysacchariden gehören die folgenden physiologisch wichtigen Verbindungen:

Stärke besteht aus einer 1,4-glykosidisch verknüpften Kette aus Glykosylresten. Eine derartige Verbindung liefert bei Hydrolyse nur Glucose und wird deswegen als **Glucosan** oder **Glucan** bezeichnet. Stärke ist wahrscheinlich die wichtigste Kohlenhydratquelle der Nahrung und findet sich in beträchtlichen Mengen in Getreideprodukten, Kartoffeln und anderen Gemüsesorten. Natürliche Stärke ist praktisch unlöslich in Wasser und gibt mit Jod eine blaue Lösung. Intracellulär wird Stärke in Form spezifischer Granula gelagert. Sie kommt in 2 Formen vor. **Amylose,** die 15–20% der Stärke ausmacht, besteht aus einer nicht verzweigten, linearen, helikal angeordneten Kette aus Glykosylresten. Sie gibt die typische blaue Färbung mit Jod (Abb. 13.14). 80–85% der pflanzlichen Stärke besteht aus **Amylopectin**. Dieses besteht aus verzweigten Ketten, die mit Jod nur eine Rotfärbung ergeben und keine helikale Struktur annehmen können. Jede Amylopectinkette besteht aus 24–30 Glucoseresten, die durch 1,4-glykosidischen Bindungen verknüpft sind. An den Verzweigungsstellen treten zusätzlich 1,6-glykosidische Bindungen auf.

Glykogen ist das Speicherpolysaccharid tierischer Organismen und wird deswegen häufig als tierische Stärke bezeichnet. Es ist sehr ähnlich aufgebaut wie Amylopectin, jedoch ist die Zahl der Verzweigungsstellen größer. Jede Ket-

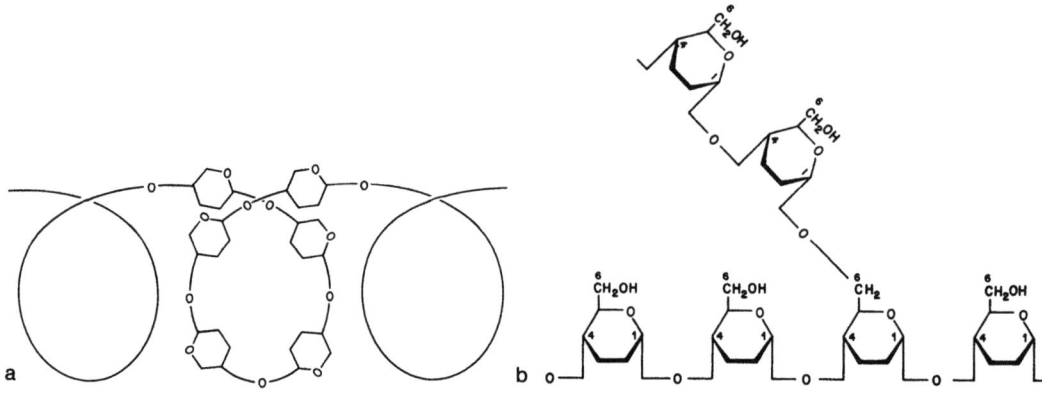

Abb. 13.14 a, b. Struktur der Stärke. **a** Amylose mit helikaler Struktur. **b** Amylopectin mit 1:6-glykosidischen Verzweigungen

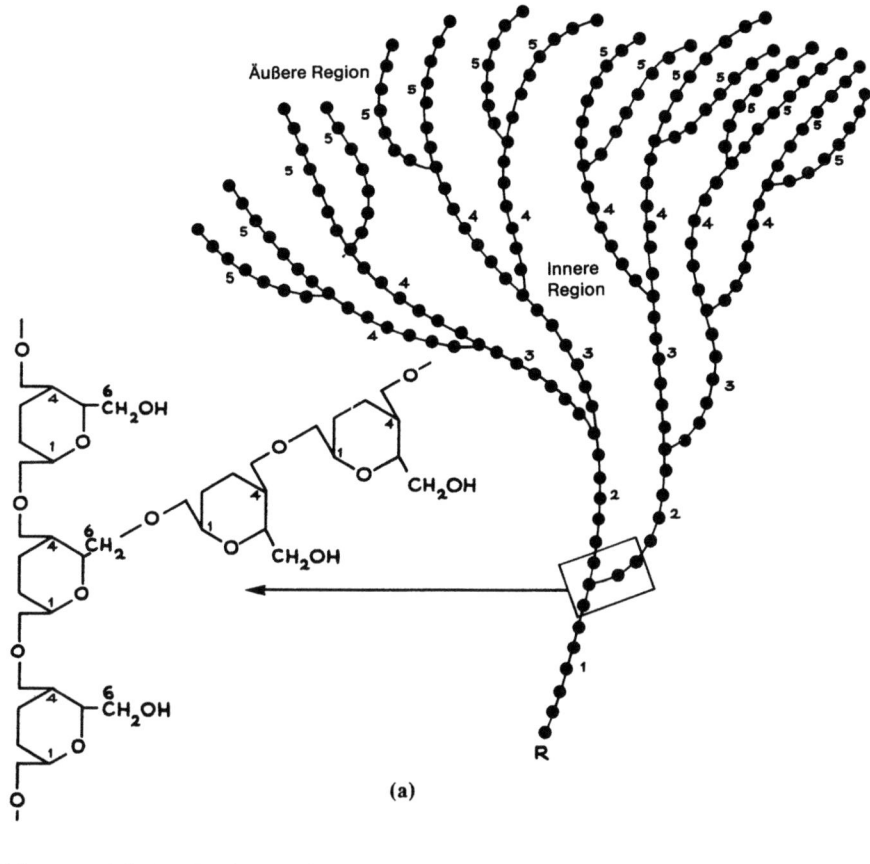

Abb. 13.15 a, b. Glykogenmolekül. **a** Struktur. Die Zahlen spiegeln äquivalente Stadien im Wachstum des Makromoleküls wider. *R* Primärer Glucoserest mit freier reduzierender CHO-Gruppe (C-Atom 1). Die Verzweigung ist variabler als dargestellt, wobei das Verhältnis der 1,4- zu 1,6-Bindungen zwischen 12 und 18 variiert. **b** Vergrößerung der Struktur an einem Verzweigungspunkt

te besteht aus 11–18 Glykosylresten, auch beim Glykogen werden Verzweigungsstellen über 1,6-glykosidische Bindungen eingeführt. Ähnlich wie Stärke gibt Glykogen mit Jod eine rote Farbe (Abb. 13.15).

Inulin ist ein in den Knollen und Wurzeln von Dahlien, Artischocken und Löwenzahn gefundenes Polysaccharid. Bei seiner Hydrolyse entsteht nur Fructose, weswegen es ein **Fructosan** ist. Inulin gibt mit Jod farblose Lösungen und läßt sich leicht in warmem Wasser lösen. Bei physiologischen Untersuchungen über die glomeruläre Filtrationsrate wird Inulin gern als Indikator benutzt.

Dextrine entstehen während des hydrolytischen Stärkeabbaus. Die partiell abgebauten Stärken sind amorphe Verbindungen. Zunächst entstehen sog. Grenzdextrine, welche mit Jod noch eine rote Farbe geben und infolgedessen auch als **Erythrodextrine** bezeichnet werden. Bei weiterem Abbau wird mit Jod keine Farbe mehr gebildet, so daß die jetzt entstehenden Verbindungen als **Achroodextrine** bezeichnet werden.

Cellulose ist der Hauptbestandteil des pflanzlichen Skelets. Sie gibt keine Jodfärbung und läßt sich in den üblichen Lösungsmitteln nicht lösen. Cellulose besteht aus langen unverzweigten Ketten von β-1,4-verknüpften Glucoseresten. Aus diesem Grund wird sie nicht durch die Verdauungsenzyme des menschlichen Organismus angegriffen.

Chitin ist ein wichtiges Strukturpolysaccharid vieler Invertebraten. Es findet sich beispiels-

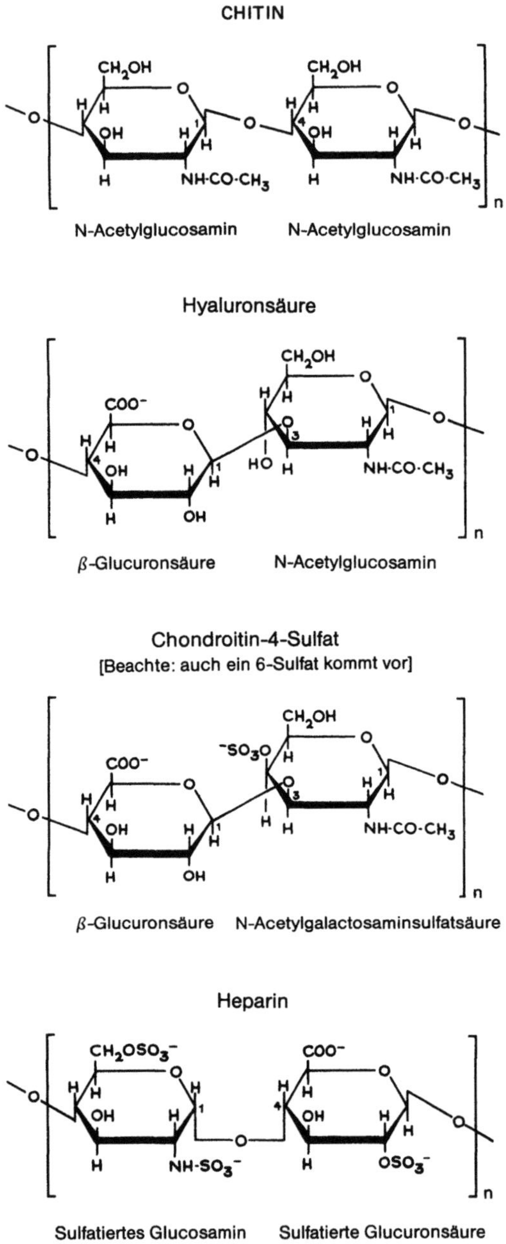

13. Kohlenhydrate

CHITIN

N-Acetylglucosamin   N-Acetylglucosamin

Hyaluronsäure

β-Glucuronsäure   N-Acetylglucosamin

Chondroitin-4-Sulfat
[Beachte: auch ein 6-Sulfat kommt vor]

β-Glucuronsäure   N-Acetylgalactosaminsulfatsäure

Heparin

Sulfatiertes Glucosamin   Sulfatierte Glucuronsäure

Abb. 13.16. Struktur einiger komplexer Polysaccharide (Glykosaminoglykane)

weise in den Schalen von Crustaceen und im Skelett der Insekten. Chitin besteht aus N-Acetyl-D-Glucosaminresten, die durch β (1,4)-glykosidische Bindungen verknüpft sind (Abb. 13.16).

Glykosaminoglykane oder **Mucopolysaccharide** bestehen aus charakteristischen Ketten komplexer Kohlenhydrate, die Aminozucker und Uronsäuren enthalten. Sind derartige Verbindungen mit einem Proteinmolekül verknüpft, werden sie als **Proteoglykan** bezeichnet. Proteoglykane sind die Grundsubstanz im Knochen und Knorpelgewebe und sind häufig mit extracellulären Strukturelementen wie Elastin und Kollagen verknüpft. Sie können große Mengen Wasser binden und ihre physikalisch chemischen Eigenschaften entsprechend ändern, so daß sie bei entsprechender Belastung Drücke oder Stöße auffangen können. Abbildung 13.16 stellen Proteoglykane dar, deren Aufbau und Funktion im einzelnen in Kap. 32 behandelt wird.

Glykoproteine (auch Mucoproteine) sind häufige Verbindungen und kommen in Körperflüssigkeiten und Geweben einschließlich der Zellmembranen vor (s. Kap. 31 und 32). Es handelt sich immer um Proteine, die Kohlenhydrate als kurze Ketten verzweigt oder unverzweigt enthalten. In Glykoproteinen vorkommende Kohlenhydrate sind:
Hexosen (Mannose), *Acetylhexosamine* (N-Acetylglucosamin), **Pentosen** (Arabinose), **Methylpentose** (L-Fucose), **Sialsäure** (N-Acylderivate der Neuraminsäure).
Außer im Kollagen kommt Glucose in Glykoproteinen nicht vor. Ihnen fehlen darüber hinaus die in Glykosaminoglykanen häufigen Uronsäuren.
Die **Sialsäuren** sind die N-Acylderivate der Neuraminsäure. Sialsäuren kommen in Geweben von Vertebraten sehr häufig vor und wurden darüber hinaus auch in einigen Bakterienstämmen entdeckt. Abbildung 13.17 stellt die Struktur der N-Acetylneuraminsäure als Beispiel einer Sialsäure dar.

Verknüpfung von Kohlenhydrat und Peptid in Glykoproteinen

Fucose (Abb. 13.18) und Sialsäure (Abb. 13.17) befinden sich immer an den distalen Teilen der Kohlenhydratkette von Glykoproteinen. Im Gegensatz dazu befinden sich Acetylglucosamin und Galaktose meist unmittelbar am Protein und bilden häufig den Verknüpfungspunkt zwischen Kohlenhydrat und Peptid. Aminosäuren von Glykoproteinen, die Verknüpfungspunkte mit Kohlenhydraten darstel-

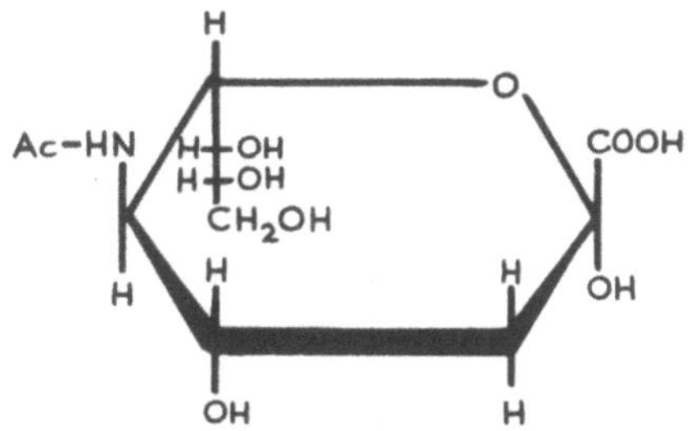

Abb. 13.17. Struktur der Sialinsäuren (*Ac* CH₃-CO im Fall der N-Acetylneuraminsäure)

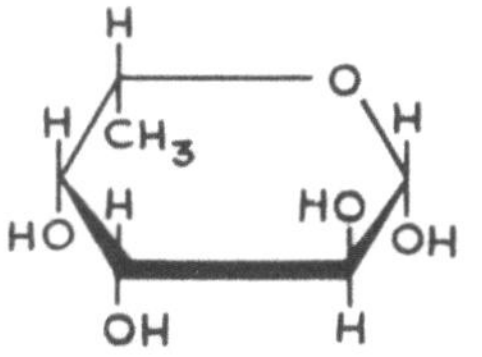

N-Acetylglucosamin — Asparagin

N-Acetylgalaktosamin — Threonin

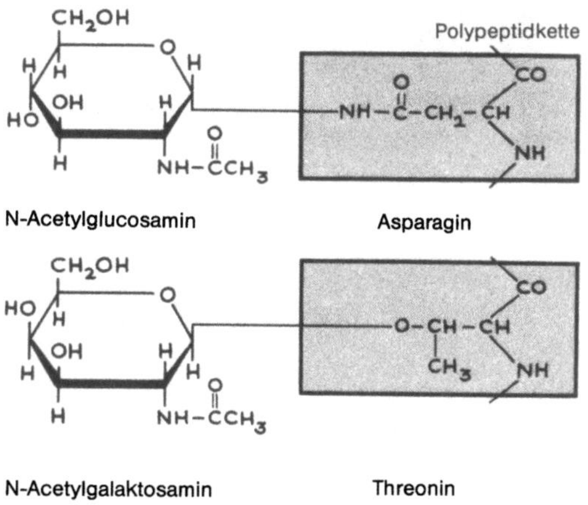

Abb. 13.19. In Glykoproteinen vorkommende typische glykosidische Bindungen zwischen Kohlenhydraten und Aminosäureresten

Abb. 13.18. β-L-Fucose (6-Desoxy-β-L-Galaktose)

len, sind Asparagin, Serin, Threonin, Hydroxylysin und Hydroxyprolin (s. Abb. 13.19).

Kohlenhydrate der Zellmembranen

Die am Aufbau der Zellmembranen beteiligten Lipide sowie ihre strukturelle Anordnung werden in Kap. 16 und 32 besprochen. Bei einer genauen Analyse der Membranbestandteile tierischer Zellen findet sich, daß etwa 5% des Materials aus Kohlenhydraten besteht, die in Form von Glykoproteinen und Glykolipiden vorliegen. Pflanzliche, als **Lectine** bezeichnete Proteine binden spezifisch bestimmte Glykosylreste. Mit Hilfe derartiger Lectine konnte gezeigt werden, daß die gefundenen Kohlenhydratreste sich bevorzugt auf der Außenseite der Plasmamembranen tierischer Zellen befinden.

Das Glykophorin ist ein integrales Membranglykoprotein menschlicher Erythrocyten. Es besteht aus 130 Aminosäureresten und erstreckt sich durch die gesamte Lipidmembran, so daß Teile sich sowohl auf der Außen- als auch auf der Innenseite der Erythrocytenmembran finden. Kohlenhydratketten finden sich ausschließlich in der Gegend des N-Terminus auf der Außenseite der Erythrocytenmembran. Sie sind über Asparagin-, Serin- und Threoninreste mit dem Peptid verknüpft (s. Kap. 32).

14 Citratcyclus und Abbau von Acetyl-CoA

Peter A. Mayes

Der Citratcyclus (Krebs-Cyclus, Tricarbonsäurecyclus) besteht aus einer Reihe mitochondrialer Reaktionen, die dem Abbau von Acetylresten dienen, wobei Reduktionsäquivalente entstehen, deren Oxidation den größten Teil der von den Zellen benötigten Energie bereitstellen. Acetylreste werden in den Citratcyclus in Form des Acetyl-CoA (CH_3-CO-S-CoA, aktivierte Essigsäure) eingebracht. Acetyl-CoA ist ein Thioester des Coenzym A und der Essigsäure (s. Kap. 10), der wie andere Thioester als energiereiche Verbindung vorliegt.

Überblick über den Acetyl-CoA-Stoffwechsel

Acetyl-CoA steht im Mittelpunkt der verschiedensten Stoffwechselwege (Abb. 14.1). Während des oxidativen Stoffwechsels entsteht aus nahezu allen Kohlenhydraten und Fetten Acetyl-CoA. Darüber hinaus werden viele der beim Proteinabbau entstehenden Aminosäuren zu Acetyl-CoA abgebaut. Bei den anabolen Vorgängen, die zur Biosynthese von langkettigen Fettsäuren, Cholesterin und anderen Steroiden sowie der Ketonkörper (Acetacetat, β-Hydroxybutyrat, Aceton) führen, dient Acetyl-CoA als Kohlenstofflieferant. Im vorliegenden Kapitel wird ausschließlich der Abbau von Acetyl-CoA im Citratcyclus besprochen.

Bedeutung des Citratcyclus

Im Citratcyclus reagiert zunächst ein Molekül Acetyl-CoA mit der aus 4 C-Atomen bestehenden Dicarbonsäure Oxalacetat, wobei die aus 6 C-Atomen bestehende **Tricarbonsäure Citrat** entsteht. Hieran schließt sich eine Serie von Reaktionen an, die zum Verlust von 2 Molekü-

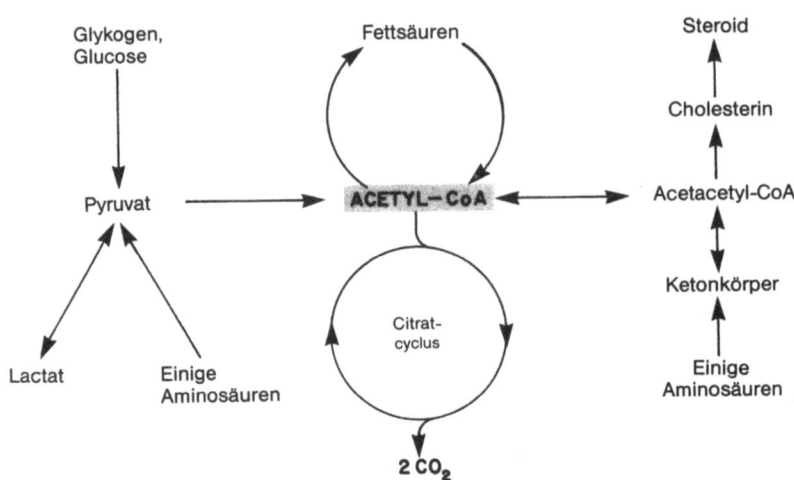

Abb. 14.1. Überblick über den Stoffwechsel des Acetyl-CoA

Bedeutung des Citratcyclus 177

Abb. 14.3. Der Citratcyclus als wichtigster Abbauweg aerober Organismen. Das Diagramm zeigt, daß Acetyl-CoA das Endprodukt des Abbaus von Kohlenhydraten, Proteinen und Lipiden ist. Acetyl-CoA wird mit H_2O in den Cyclus aufgenommen und dort zu CO_2 oxidiert, wobei Reduktionsäquivalente (2 H) frei werden. Die Oxidation von 2 H in der Atmungskette führt zur Phosphorylierung von ADP zu ATP. Pro Umlauf im Citratcyclus werden 11 energiereiche Phosphate durch oxidative Phosphorylierung und eines durch Substratkettenphosphorylierung (Umwandlung von Succinyl-CoA zu Succinat) erzeugt

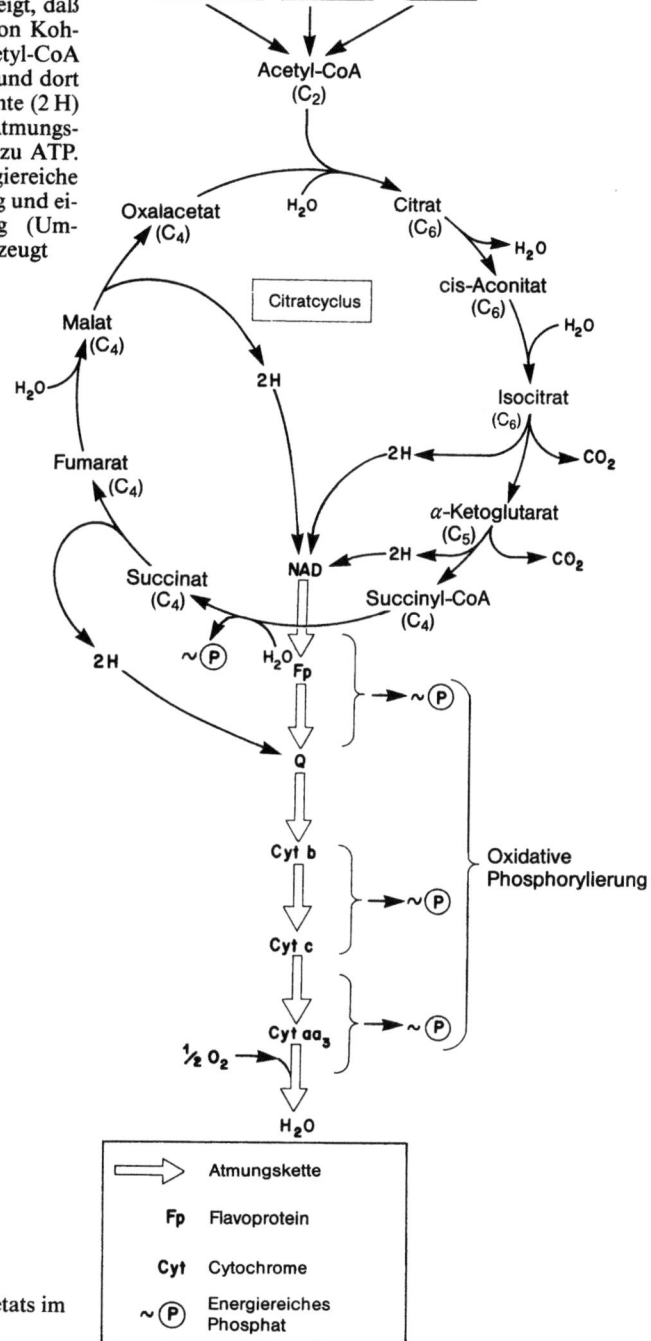

Abb. 14.2. Katalytische Funktion des Oxalacetats im Citratcyclus

len CO_2 und danach zur Regenerierung von Oxalacetat führen (Abb. 14.2). Da nur eine sehr geringe Menge Oxalacetat genügt, um große Mengen von Acetyleinheiten zu CO_2 abzubauen, kann Oxalacetat auch als der Katalysator des Citratcyclus bezeichnet werden.

Die wichtigste Funktion des Citratcyclus besteht darin, daß er als gemeinsamer Stoffwechselweg für die Oxidation von Kohlenhydraten, Lipiden und Proteinen dient. Der Grund hierfür ist, daß Glucose, Fettsäuren und viele Aminosäuren mit Hilfe spezifischer Stoffwechselwege zu Acetyl-CoA abgebaut werden (Abb. 14.1 und 14.3). Im Citratcyclus wird der größte Teil der bei der Oxidation von Kohlenhydraten, Fetten und Aminosäuren entstehenden freien Energie verfügbar gemacht. Während der Oxidation der Acetylreste im Citratcyclus werden Reduktionsäquivalente durch spezifische Dehydrogenasen gebildet. Diese gelangen in die Atmungskette, wo durch die oxidative Phosphorylierung große Mengen energiereicher Phosphate erzeugt werden (Abb. 14.3, s. auch Kap. 12).

Man beachte, daß die Enzyme des Citratcyclus in der **mitochondrialen Matrix** lokalisiert sind. Sie liegen hier z. T. in freier Form vor, z. T. sind sie an die innere Oberfläche der inneren Mitochondrienmembran assoziiert, wodurch der **Transfer von Reduktionsäquivalenten** auf die Enzymkomplexe der Atmungskette erleichtert wird.

Schließlich ist noch von Bedeutung, daß der Citratcyclus auch als **amphiboler** Stoffwechselweg aufgefaßt werden kann. Er stellt nämlich Moleküle für anabole Prozesse wie die Synthese von Fettsäuren, Aminosäuren und Kohlenhydraten zur Verfügung.

Historische Aspekte

Um 1935 wurde bekannt, daß eine Reihe von Dicarbon- und Tricarbonsäuren unter aeroben Bedingungen durch verschiedene Gewebe oxidiert werden können. Szent-Györgyi hatte gezeigt, daß Succinat über die Zwischenstufen Fumarat und Malat in Oxalacetat umgewandelt werden kann. Martius u. Knoop berichteten, daß Succinat aus Citrat über die Zwischenstufe α-Ketoglutarat gebildet werden kann. 1937 entwarf H. A. Krebs das Konzept, daß diese Reaktionen in einer cyclischen Sequenz vorliegen, die er den Citratcyclus nannte. Die experimentelle Grundlage für dieses Konzept war seine Beobachtung, daß die Oxidation von Pyruvat oder endogenen Kohlenhydraten durch Homogenate aus Taubenbrustmuskel mit geringen Mengen der genannten Di- bzw. Tricarbonsäuren katalytisch stimuliert wird. Setzte er Malonat als Inhibitor der Succinatdehydrogenase zu, konnte ein Anstieg des Succinatspiegels nach Zugabe von Pyruvat oder einem anderen Zwischenprodukt des Citratcyclus beobachtet werden. Der dabei auftretende Block der Pyruvatoxidation konnte nur dann aufgehoben werden, wenn Oxalacetat in stöchiometrischen Mengen zugesetzt wurde. Dies war der Beweis dafür, daß es an einer der initialen Reaktionen des Citratcyclus beteiligt ist.

Reaktionen des Citratcyclus
(s. Abb. 14.4)

Acetyl-CoA + Oxalacetat + H_2O → Citrat + CoA-SH

Das Enzym **Citratsynthase** katalysiert die Startreaktion des Citratcyclus, bei der Acetyl-CoA mit Oxalacetat unter Bildung von **Citrat** reagiert. Die Reaktion besteht in der Aufrichtung einer C-C-Bindung zwischen dem Methylkohlenstoff des Acetyl-CoA und der Carbonylgruppe des Oxalacetats. Nach der Kondensationsreaktion wird die Thioesterbindung mit Coenzym A hydrolysiert. Da die Reaktion exergon ist, wird auf diese Weise das Gleichgewicht der Gesamtreaktion auf die rechte Seite, d. h. in Richtung Citratbildung, verschoben.

Durch das Enzym **Aconitase** (Aconitathydratase) wird Citrat in **Isocitrat** umgewandelt. Das Enzym enthält 2wertiges Eisen. Die Umwandlung erfolgt im Verlauf einer zweistufigen Reaktion, bei der zunächst eine Dehydratation des Citrats zum cis-Aconitat erfolgt, wonach zum Isocitrat hydratisiert wird:

Citrat ⇌ cis-Aconitat ⇌ Isocitrat
         H_2O

Die Reaktion wird in vivo durch **Fluoroacetat** gehemmt. Dieses wird nämlich zu Fluoroacetyl-CoA aktiviert und kondensiert mit Oxalacetat unter Bindung von Fluorocitrat. Fluorocitrat ist ein Inhibitor der Aconitase.

Experimente mit ^{14}C-markierten Zwischenprodukten haben gezeigt, daß Citrat mit Aconitase asymmetrisch reagiert. Dies führt dazu, daß die Aconitase immer mit dem Teil des Citratmoleküls reagiert, das vom Oxalacetat abstammt. Ogston hat dieses Phänomen dadurch zu erklären versucht, daß er eine 3-Punkt-Haftung des Enzyms an das Substrat postulierte. Durch diese 3-Punkt-Haftung wäre gewährleistet, daß zwischen den beiden -CH_2COOH-Gruppen des Citrats unterschieden werden kann, womit ein Moment der Asymmetrie in das scheinbar symmetrische Citratmolekül käme. Spätere Untersuchungen haben allerdings gezeigt, daß

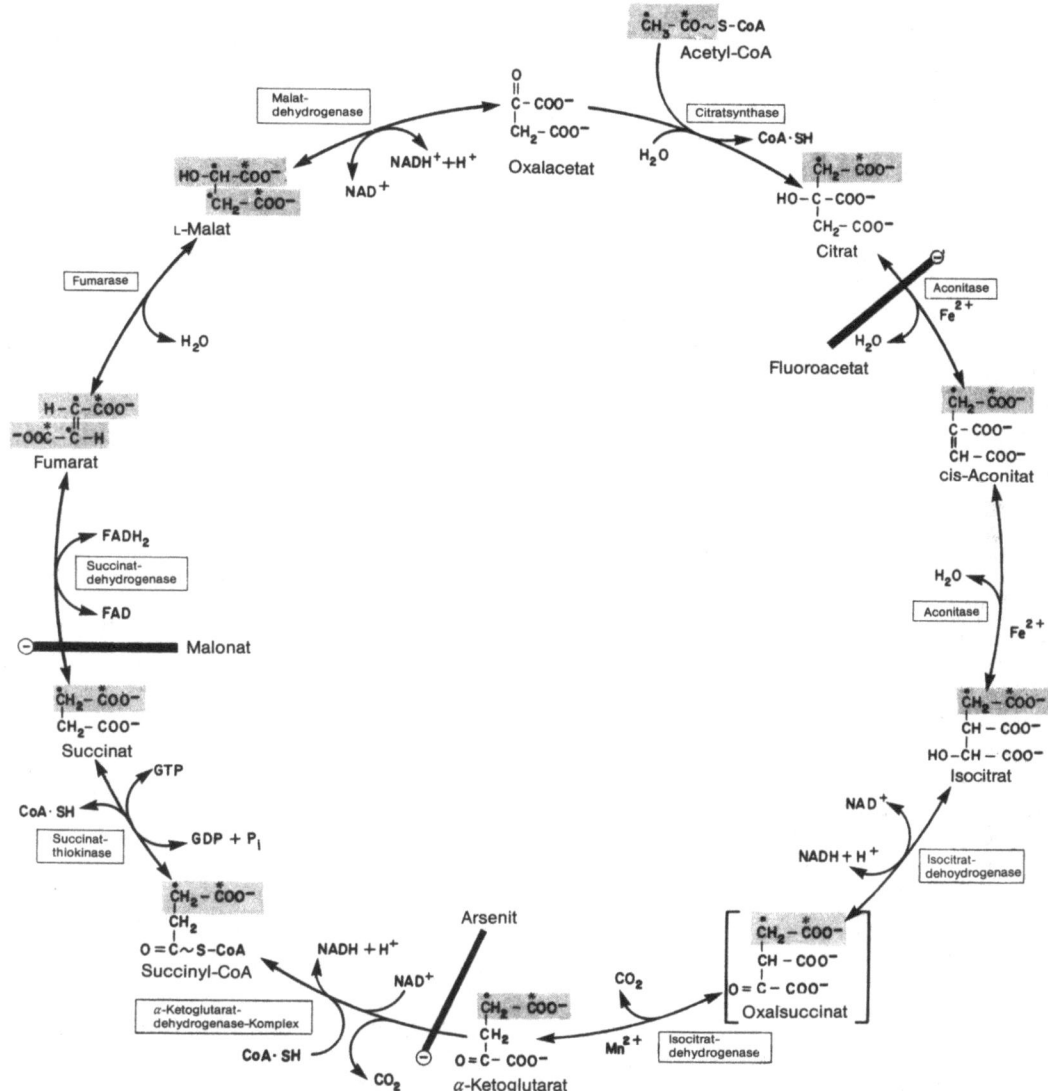

Abb. 14.4. Der Citratcyclus. Die Oxidation von NADH und FADH$_2$ in der Atmungskette führt zur Erzeugung von ATP durch oxidative Phosphorylierung. Um die Passage eines Acetyl-CoA durch den Citratcyclus verfolgen zu können, sind die beiden C-Atome des Acetylrests mit einem * am Carboxylkohlenstoff und einem ● am Methylkohlenstoff markiert. Zwar werden 2 C-Atome als CO$_2$ bei einem Durchgang durch den Cyclus abgegeben, jedoch handelt es sich nicht um die aus dem Acetyl-CoA stammenden C-Atome. Das CO$_2$ entstammt vielmehr demjenigen Teil des Citratmoleküls, welcher sich vom Oxalacetat ableitet. Allerdings ist nach einem Umlauf durch den Cyclus das regenerierte Oxalacetat markiert, so daß die aus dem Acetyl-Rest stammenden C-Atome beim nächsten Umlauf als CO$_2$ frei werden. Da Succinat eine symmetrische Verbindung ist und die Succinatdehydrogenase nicht zwischen den beiden Carboxylgruppen unterscheiden kann, erfolgt hier eine derartige Verteilung der Markierung, daß alle 4 C-Atome des Oxalacetats nach einem Durchlauf durch den Cyclus markiert sind. Während der Gluconeogenese wird ein Teil der Markierung im Oxalacetat in Glucose und Glykogen verlagert (s. S. 206). Dabei wird Oxalacetat an der der CH$_2$-Gruppe benachbarten Carboxylgruppe decarboxyliert. Durch Rekombination der dabei entstehenden 3-Kohlenstoff-Reste während der Umkehr der Glykolyse erfolgt eine charakteristische Verteilung der Acetatmarkierung in der Glucose. Wenn Oxalacetat den Citratcyclus nur einen Umlauf nach Eintritt des markierten Acetyl-CoA-Restes verläßt, findet sich die Markierung aus dem Carboxylkohlenstoff des Acetats in den Kohlenstoffatomen 3 und 4 der Glucose, die Markierung aus dem Methylkohlenstoff des Acetats in den Kohlenstoffatomen 1, 2, 5 und 6. Die Angriffspunkte der Hemmstoffe Fluoroacetat, Malonat und Arsenit sind durch ⊖ angegeben

14. Citratcyclus und Abbau von Acetyl-CoA

die Hypothese einer 3-Punkt-Haftung zur Erklärung der asymmetrischen Wirkung der Aconitase nicht notwendig ist. Man weiß, daß die beiden -CH$_2$COOH-Gruppen des Citrats in bezug auf ihre räumliche Anordnung zu den -OH und -COOH-Gruppen des Citrats nicht identisch sind. Die Folgen dieses asymmetrischen Angriffs der Aconitase für das radioaktiv markierte Acetyl-CoA im Citratcyclus können aus Abb. 14.4 entnommen werden.

Unter Katalyse der **Isocitratdehydrogenase** wird Isocitrat zu **Oxalsuccinat** oxidiert. Drei verschiedene Enzyme haben Isocitratdehydrogenaseaktivität. Eines, welches NAD-spezifisch ist, kommt nur in der mitochondrialen Matrix vor. Die beiden anderen Isocitratdehydrogenasen sind NADP-spezifisch und finden sich sowohl in den Mitochondrien als auch im Cytosol. Die im Verlauf des Citratcyclus notwendige Oxidation von Isocitrat erfolgt ausschließlich durch das NAD-abhängige Enzym:

$$\text{Isocitrat} + \text{NAD}^+ \rightleftharpoons \begin{bmatrix} \text{Oxalsuccinat} \\ \text{enzymgebunden} \end{bmatrix} \rightleftharpoons$$
$$\alpha\text{-Ketoglutarat} + CO_2 + \text{NADH} + H^+$$

Anschließend an die Oxidation des Isocitrats erfolgt die Decarboxylierung des enzymgebun-

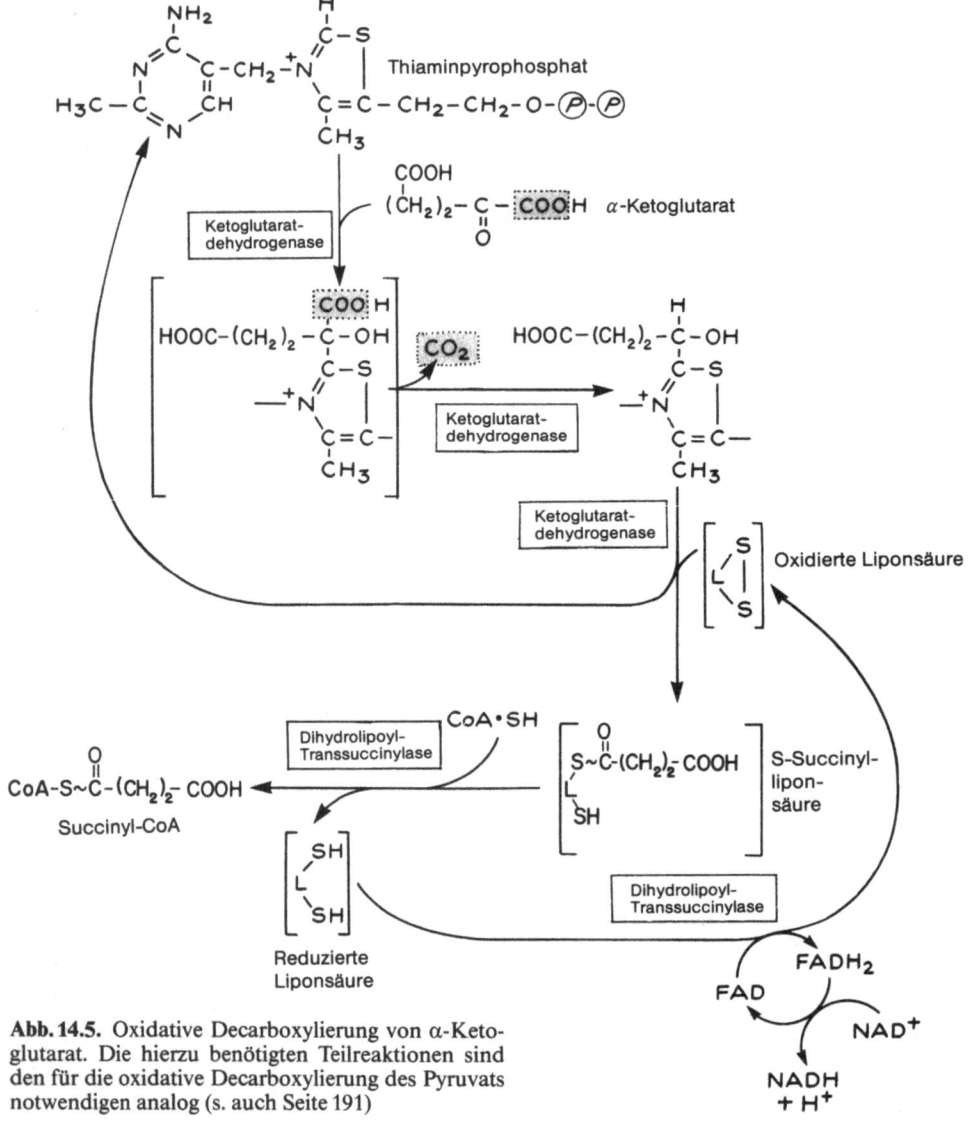

Abb. 14.5. Oxidative Decarboxylierung von α-Ketoglutarat. Die hierzu benötigten Teilreaktionen sind den für die oxidative Decarboxylierung des Pyruvats notwendigen analog (s. auch Seite 191)

denen Oxalsuccinats zu α-**Ketoglutarat**. Auch diese Reaktion wird durch die Isocitratdehydrogenase katalysiert, wobei Mn^{2+} ein essentieller Cofaktor ist.

In der nächsten Reaktion wird α-Ketoglutarat oxidativ zu **Succinyl-CoA** decarboxyliert. Der Reaktionsmechanismus entspricht dabei demjenigen bei einer oxidativen Decarboxylierung des Pyruvats (s. S. 191), da beide Verbindungen α-Ketosäuren sind (Abb. 14.5).

α-Ketoglutarat + NAD^+ + CoA-SH →
  Succinyl-CoA + CO_2 + NADH + H^+

Für die Reaktion verantwortlich ist ein als **α-Ketoglutaratdehydrogenase** bezeichneter Multienzymkomplex. Seine Cofaktoren entsprechen denjenigen der Pyruvatdehydrogenase, also Thiaminpyrophosphat, α-Lipoat, NAD^+, FAD und CoA-SH. Das dabei entstehende Succinyl-CoA ist als Thioester eine energiereiche Verbindung. Das Gleichgewicht der Reaktion liegt so weit auf der Seite des Succinyl-CoA, daß sie wenigstens unter physiologischen Bedingungen irreversibel ist. Wie bei der Pyruvatoxidation (s. S. 191) hemmt Arsenit die Reaktion, wobei α-Ketoglutarat sich anhäuft.

Im weiteren Verlauf des Citratcyclus wird Succinyl-CoA durch das Enzym **Succinatthiokinase** (Succinyl-CoA-Synthetase) in **Succinat** umgewandelt:

Succinyl-CoA + GDP + P_i ⇌ Succinat + GTP + CoA-SH

Die Reaktion benötigt GDP, welches in Anwesenheit von anorganischem Phosphat zu **GTP** phosphoryliert wird. An dieser Stelle entsteht also im Citratcyclus eine energiereiche Phosphatbindung durch **Substratkettenphosphorylierung**. Der Grund hierfür liegt darin, daß die oxidative Decarboxylierung des α-Ketoglutarats als stark exergone Reaktion sowohl die Bildung von NADH (dies entspricht 3 energiereichen Phosphatbindungen) als auch die Bildung einer vierten energiereichen Phosphatbindung in GTP ermöglicht. Durch eine Phosphokinase kann ATP aus GTP gebildet werden:

GTP + ADP ⇌ GDP + ATP

In extrahepatischen Geweben findet sich eine Alternativreaktion, die durch das Enzym Succinyl-CoA-Acetacetat-CoA-Transferase (Thiophorase) katalysiert wird. Sie besteht in der Umwandlung von Succinyl-CoA zu Succinat, wobei gleichzeitig aus Acetacetat Acetacetyl-CoA entsteht.

Im weiteren Verlauf des Citratcyclus wird Succinat oxidiert, hydratisiert und erneut oxidiert, wobei Oxalacetat entsteht.

Succinat + FAD ⇌ Fumarat + $FADH_2$

Die erste Oxidation wird durch die **Succinatdehydrogenase** katalysiert, welche an die innere Oberfläche der inneren Mitochondrienmembran gebunden ist. Es ist die einzige Oxidation des Citratcyclus, bei der ein direkter Wasserstofftransfer vom Substrat auf ein Flavoprotein ohne Einschaltung des NAD-Systems stattfindet. Das Enzym enthält FAD und ein FeS-Protein. Bei der Oxidation des Succinats entsteht **Fumarat**. Aus Untersuchungen mit Isotopen geht hervor, daß das Enzym stereospezifisch die in trans-Position befindlichen H-Atome der Methylengruppen des Succinats angreift. Durch Malonat oder Oxalacetat wird die Succinatdehydrogenase kompetitiv gehemmt, wobei es zu einer Succinatanhäufung kommt.

Unter dem Einfluß der **Fumarase** (Fumarathydratase) wird Fumarat zu **Malat** hydratisiert:

Fumarat + H_2O ⇌ L-Malat.

Dabei katalysiert die Fumarase die Addition von Wasser an die Doppelbindungen des Fumarats in trans-Konfiguration, wobei stereospezifisch L-Malat entsteht. Dieses wird durch die **Malatdehydrogenase** in einer NAD-abhängigen Reaktion zu **Oxalacetat** oxidiert:

L-Malat + NAD^+ ⇌ Oxalacetat + NADH + H^+.

Das Gleichgewicht der Reaktion liegt auf der Seite des Malats. Trotzdem verläuft bei intaktem Cyclus die Reaktion in Richtung auf die Oxalacetatproduktion, da sowohl Oxalacetat als auch NADH bei den anschließenden Reaktionen verbraucht werden.

Mit Ausnahme der α-Ketoglutaratdehydrogenase und der Succinatdehydrogenase finden sich alle Enzyme des Citratcyclus auch extramitochondrial. Sie katalysieren dort zwar die gleichen Reaktionen, es handelt sich jedoch nicht um die gleichen Enzymproteine.

14. Citratcyclus und Abbau von Acetyl-CoA

Tabelle 14.1. Erzeugung energiereicher Phosphatbindungen im Citratcyclus

Katalysiert durch	Erzeugung der energiereichen Bindung durch	Zahl der gebildeten energiereichen Phosphatbindungen
Isocitratdehydrogenase	Atmungskettenphosphorylierung	3
α-Ketoglutaratdehydrogenase	Atmungskettenphosphorylierung	3
Succinatthiokinase	Substratkettenphosphorylierung	1
Succinatdehydrogenase	Atmungskettenphosphorylierung	2
Malatdehydrogenase	Atmungskettenphosphorylierung	3
Gesamt		12

Energetik des Citratcyclus

Pro Molekül Acetyl-CoA werden bei einem Umlauf des Cyclus 3 Moleküle NADH und 1 Molekül $FADH_2$ produziert. Diese Reduktionsäquivalente werden in die Atmungskette der inneren Mitochondrienmembran eingebracht (Abb. 14.3). Während ihres Transports durch die Atmungskette erzeugen aus dem NADH stammende Reduktionsäquivalente 3 energiereiche Phosphatbindungen durch Phosphorylierung von ADP zu ATP (s. Kap. 12). Bei der Redoxidation von $FADH_2$ entstehen jedoch nur 2 energiereiche Phosphatbindungen. Der Grund hierfür liegt darin, daß $FADH_2$ seine Reduktionsäquivalente direkt auf Coenzym Q überträgt, wodurch die erste ADP-Phosphorylierungsstelle der Atmungskette umgangen wird (s. S. 154). Durch Substratkettenphosphorylierung wird im Cyclus eine energiereiche Phosphatbindung zusätzlich erzeugt. Sie entsteht bei der Umwandlung von Succinyl-CoA zu Succinat. Wie aus Tabelle 14.1 hervorgeht, werden also bei einem Umlauf im Citratcyclus 12 energiereiche Phosphatbindungen erzeugt.

Amphibole Natur des Citratcyclus

Eine Reihe von Stoffwechselwegen enden bei Zwischenprodukten des Citratcyclus, andere dagegen nehmen vom Citratcyclus ihren Ausgang. Es handelt sich um die Gluconeogenese, um die Fettsäurebiosynthese sowie um Transaminierungs- und Desaminierungsreaktionen. Obwohl die Einzelreaktionen in späteren Kapiteln im Detail besprochen werden, werden im folgenden ihre Beziehungen zum Citratcyclus erläutert.

Gluconeogenese, Transaminierungen und Desaminierungen

Alle Zwischenprodukte des Citratcyclus vom Citrat bis zum Oxalacetat sind potentiell **glucogen**, da sie den Ausgangspunkt für eine Nettobiosynthese von Glucose darstellen können. Diese findet im wesentlichen in der **Leber** und den **Nieren** als denjenigen Organen statt, die die vollständige enzymatische Ausstattung für die Gluconeogenese haben (s. S. 206).

Das Schlüsselenzym, das aus dem Citratcyclus in die Gluconeogenese führt, ist die **Phosphoenolpyruvat-Carboxykinase (PEPCK)**, welche die Decarboxylierung von Oxalacetat zu Phosphoenolpyruvat katalysiert, wobei GTP als Lieferant der energiereichen Phosphatbindung dient (Abb. 14.6):

Oxalacetat + GTP → Phosphoenolpyruvat + CO_2 + GDP.

Für den Nettotransfer von Kohlenstoff in den Cyclus (sog. **anaplerotische Reaktionen**) bestehen verschiedene Möglichkeiten. Die wichtigste ist die Bildung von Oxalacetat durch Carboxylierung von Pyruvat. Das hieran beteiligte Enzym ist die **Pyruvatcarboxylase**:

ATP + CO_2 + H_2O + Pyruvat → Oxalacetat + ATP + P_i.

Die besondere Bedeutung dieser Reaktion liegt darin, daß sie eine ausreichende Menge an Oxalacetat zur Aufrechterhaltung des Citratcyclus bereitstellt. Wenn die Konzentration von Acetyl-CoA zunimmt, wirkt es als allosterischer Aktivator der Pyruvatcarboxylase und erhöht damit die Oxalacetatkonzentration. Lactat, ein wichtiges Substrat für die Gluconeogenese, tritt nach Oxidation zu Pyruvat und Carboxylierung zu Oxalacetat in den Citratcyclus ein.

Durch **Transaminierungsreaktionen** entsteht Pyruvat aus Alanin, Oxalacetat aus Aspartat und α-Ketoglutarat aus Glutamat. Da diese Reaktionen reversibel sind, kann der Citratcyclus

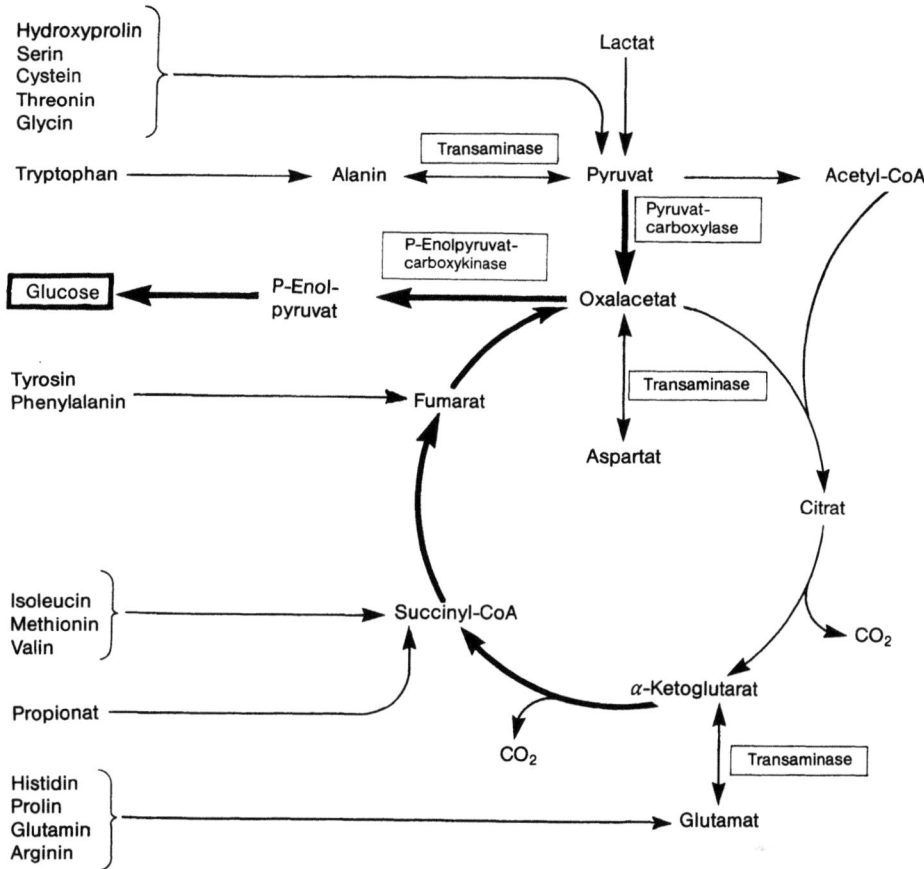

Abb. 14.6. Beteiligung des Citratcyclus am Aminosäurestoffwechsel und der Gluconeogenese. Die *fetten Pfeile* geben den Hauptweg der Gluconeogenese an

auch als Kohlenstoffquelle für die Biosynthese der nichtessentiellen Aminosäuren dienen:

Aspartat + Pyruvat ⇌ Oxalacetat + Alanin,
Glutamat + Pyruvat ⇌ α-Ketoglutarat + Alanin.

Andere Aminosäuren können zur Gluconeogenese beitragen, da ihr Kohlenstoffskelett ganz oder teilweise nach Desaminierung oder Transaminierung in den Citratcyclus eingespeist werden kann. **Pyruvat** entsteht z. B. aus Alanin, Cystein, Glycin, Serin, Hydroxyprolin, Threonin und Tryptophan. **α-Ketoglutarat** entsteht über Glutamat aus den Aminosäuren Arginin, Histidin, Glutamat und Prolin. Succinyl-CoA wird beim Abbau von Isoleucin, Methionin und Valin, Fumarat beim Abbau von Tyrosin und Phenylalanin gebildet (s. Abb. 14.6). Man beachte, daß alle Aminosäuren, die Pyruvat bilden, alternativ vollständig zu CO_2 oxidiert werden können, wenn sie durch die Pyruvatdehydrogenase zu Acetyl-CoA oxidiert werden.

Von besonderer Bedeutung für Wiederkäuer ist die Umwandlung von Propionsäure, einem durch Fermentation im Pansen gebildeten Substrat für die Gluconeogenese, zu Succinyl-CoA über Methylmalonyl-CoA.

Fettsäurebiosynthese (s. Abb. 14.7)

Bei Nichtwiederkäuern ist **Acetyl-CoA** das wichtigste Bauteil für die Fettsäurebiosynthese. Es entsteht zu einem beträchtlichen Teil durch oxidative Decarboxylierung von **Pyruvat** (bei Wiederkäuern wird Acetyl-CoA zum großen Teil direkt durch Aktivierung von Acetat gebildet). Da die Pyruvatdehydrogenase ein mitochondriales Enzym ist, die Enzyme für die Fettsäurebiosynthese jedoch im extramitochondrialen Raum vorkommen, ergibt sich für die

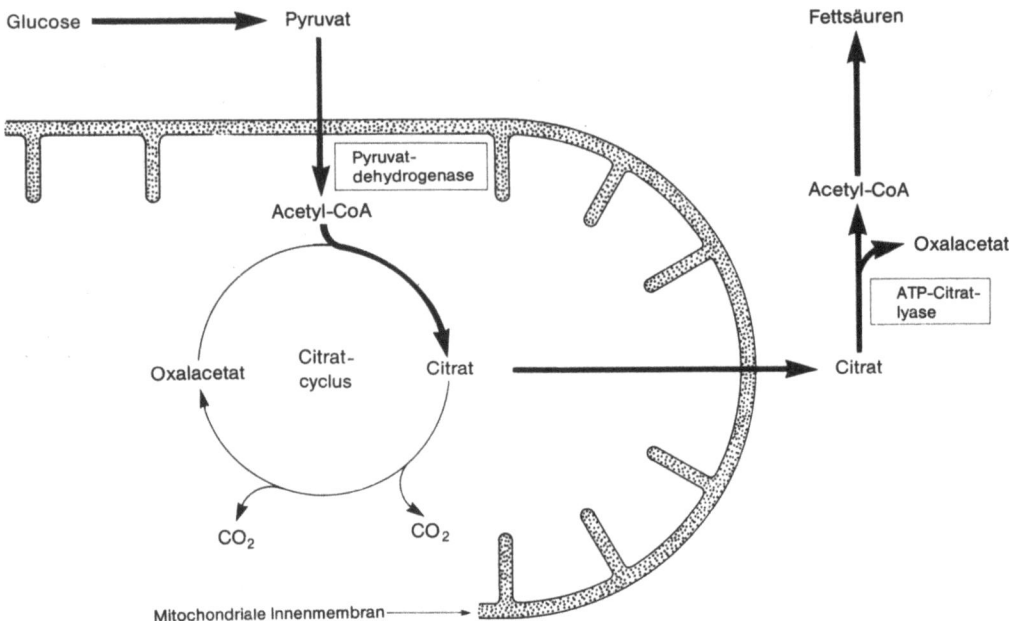

Abb. 14.7. Beteiligung des Citratcyclus an der Fettsäurebiosynthese aus Glucose (s. auch Abb. 17.9)

Zelle das Problem, Acetyl-CoA durch die mitochondriale Innenmembran ins Cytosol zu transportieren. Dies geschieht dadurch, daß aus Acetyl-CoA zunächst **Citrat** gebildet wird. Dieses Citrat kann über den Tricarboxylattransporter in den cytosolischen Raum transportiert werden. Hier erfolgt durch die ATP-Citratlyase eine Spaltung von Citrat in Acetyl-CoA und Oxalacetat:

Citrat + ATP + CoA-SH →
  Acetyl-CoA + Oxalacetat + ADP + P_i.

Regulation des Citratcyclus s. Kap. 19

15 Kohlenhydratstoffwechsel

Peter A. Mayes

Trotz ihrer Vielfalt besteht die menschliche Nahrung zu einem großen Teil aus Kohlenhydraten. Ein Teil der Nahrungskohlenhydrate wird allerdings in Fett umgewandelt und danach als Fett metabolisiert. Das Ausmaß dieses Vorgangs, der als Lipogenese bezeichnet wird, hängt davon ab, ob einige wenige oder viele Mahlzeiten pro Tag eingenommen werden. Es erscheint immerhin möglich, daß beim Menschen die Häufigkeit der Mahlzeiten und das Ausmaß der Umwandlung von Kohlenhydraten zu Fett einen Einfluß auf die Entwicklung einer Reihe von Erkrankungen wie Arteriosklerose, Fettsucht und Diabetes mellitus haben. Bei Wiederkäuern werden Kohlenhydrate durch Mikroorganismen zu kurzkettigen Fettsäuren fermentiert, bevor sie im Intestinaltrakt resorbiert werden.

Im Stoffwechsel dienen Kohlenhydrate zunächst als Brennstoffe zur Deckung des Energiebedarfs für andere Stoffwechselprozesse. Hierzu werden i. allg. die Nahrungskohlenhydrate zu Glucose umgewandelt. Die mengenmäßig wichtigsten Kohlenhydrate, die während der Resorption aufgenommen werden, sind **Glucose, Fructose** und **Galaktose**. Fructose kann eine beachtliche Stoffwechselbedeutung haben, wenn die Nahrung große Mengen an Saccharose enthält. Der Stoffwechsel der Galaktose wird nur dann wichtig, wenn Lactose das Hauptnahrungskohlenhydrat ist. Normalerweise trifft dies nur für die Säuglingsperiode zu. In der Leber werden sowohl Fructose als auch Galaktose rasch in Glucose umgewandelt.

Aus 5 C-Atomen bestehende Zucker wie Xylose, Arabinose und Ribose können zwar in der Nahrung vorkommen, ihr Schicksal nach der Resorption ist jedoch noch nicht geklärt. D-Ribose wird im Organismus für die Biosynthese von Nucleotiden in großem Umfang synthetisiert.

Intermediärstoffwechsel

Folgende Stoffwechselwege der Kohlenhydrate sind beim Säuger wichtig:
1) **Glykolyse.** Abbau von Glucose oder Glykogen zu Pyruvat und Lactat (Abb. 15.1).
2) **Glykogenese.** Biosynthese von Glykogen aus Glucose.
3) **Glykogenolyse.** Abbau von Glykogen. In der

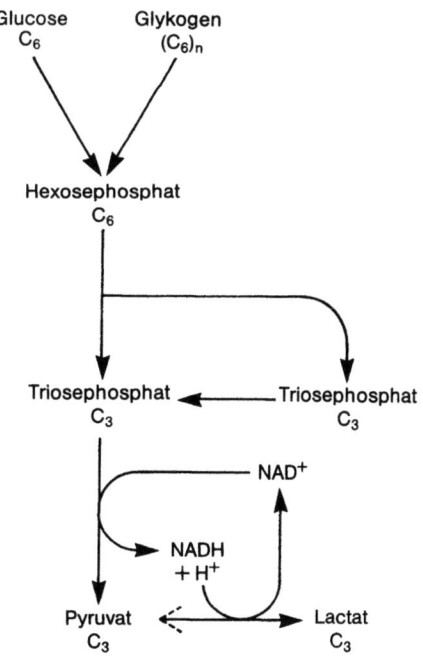

Abb. 15.1. Überblick über die Glykolyse

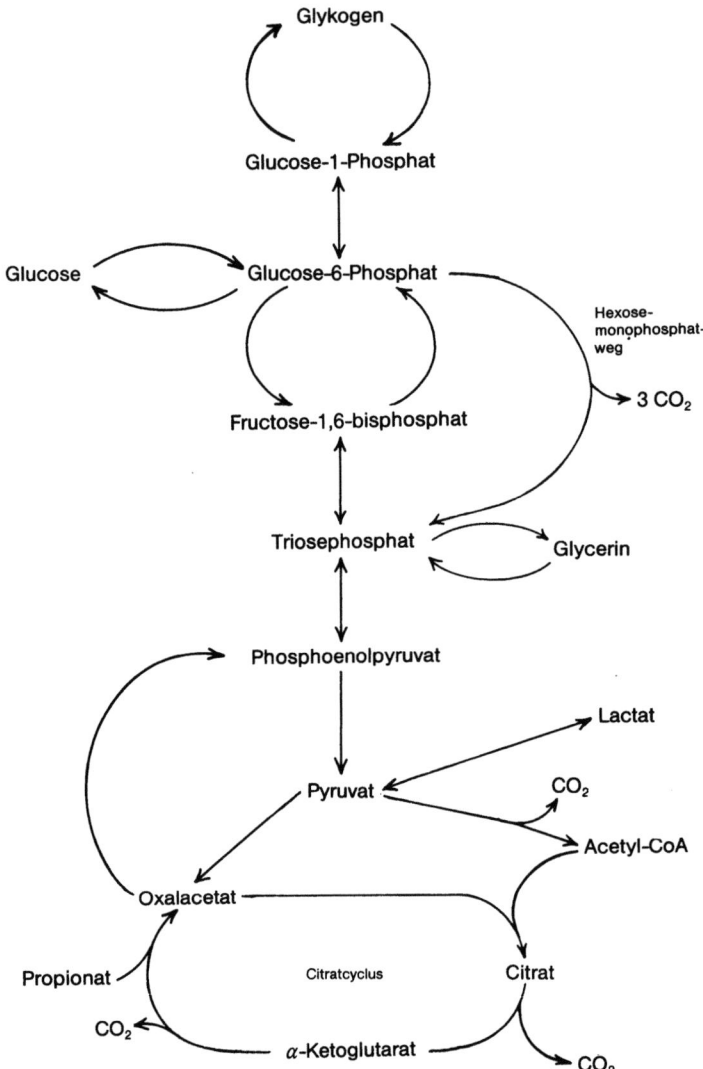

Abb. 15.2. Überblick über den Kohlenhydratstoffwechsel

Leber ist das Endprodukt der Glykogenolyse Glucose, im Muskel Pyruvat und Lactat.

4) Oxidation von Pyruvat zu Acetyl-CoA. Dieser Schritt ermöglicht den Übertritt der Glykolyseprodukte in den Citratcyclus, den gemeinsamen Stoffwechselweg für die Oxidation von Kohlenhydrat, Fett und Protein.

5) Hexosemonophosphatweg. Es handelt sich hier als Alternative zur Glykolyse um einen weiteren Stoffwechselweg zur Glucoseoxidation. Seine primäre Funktion besteht in der Biosynthese wichtiger Zwischenprodukte wie NADPH und Ribose.

6) Gluconeogenese. Hierunter versteht man die Biosynthese von Glucose oder Glykogen aus Nichtkohlenhydraten. An der Gluconeogenese sind im wesentlichen der Citratcyclus und die Reaktionen der Glykolyse beteiligt, die allerdings in umgekehrter Richtung beschritten werden. Die wichtigsten Substrate für die Gluconeogenese sind glukogene Aminosäuren, Lactat, Glycerin und beim Wiederkäuer Propionat (Abb. 15.2).

Glykolyse

Schon sehr früh wurde im Verlauf von Untersuchungen über den Kohlenhydratstoffwechsel klar, daß die Gärung der Hefe große Ähnlichkeit mit dem Glykogenabbau im Muskel hat. Heute weiß man, daß dieser als Glykolyse bezeichnete Prozeß in nahezu **allen Geweben** und Zelltypen vorkommt.

Die ersten Erkenntnisse über den Glucoseabbau im Muskel zeigten, daß bei Kontraktion eines Muskels unter anaeroben Bedingungen Glykogen verschwindet und Pyruvat und Lactat als Endprodukte auftreten. Bei Zufuhr von Sauerstoff während der Erholungsphase verschwinden Pyruvat und Lactat wieder, wobei gleichzeitig das Glykogen wieder aufgefüllt wird. Findet dagegen die Muskelkontraktion unter aeroben Bedingungen statt, kommt es nicht zur Lactatbildung, dagegen wird Pyruvat zu CO_2 und Wasser oxidiert. Diese Beobachtung führte zunächst zu einer Aufteilung des Kohlenhydratstoffwechsels in eine anaerobe und aerobe Phase. Diese Einteilung ist jedoch willkürlich, da die Reaktionen der Glykolyse sowohl in An- wie auch in Abwesenheit von Sauerstoff gleichartig ablaufen. Der einzige Unterschied liegt in der Art der Endprodukte. Besteht nämlich ein Sauerstoffmangel, so ist die Reoxidation des während der Glykolyse gebildeten NADH behindert. Unter diesen Umständen wird NADH dadurch reoxidiert, daß es als Reduktionsmittel für Pyruvat dient, wobei Lactat und NAD gebildet werden (Abb. 15.1). Nur dadurch kann die Glykolyse auch unter anaeroben Bedingungen stattfinden, allerdings unter beachtlich verminderter Energieausbeute. **Aus diesem Grund muß für eine bestimmte Energiemenge wesentlich mehr Glucose unter anaeroben Bedingungen durch die Glykolyse abgebaut werden als unter aeroben.**
Die Summengleichung der Glykolyse lautet:

Glucose + 2 ADP + 2 P_i → 2 L-Lactat + 2 ATP + 2 H_2O

Die einzelnen Glykolysereaktionen

Alle Enzyme der Glykolyse (Abb. 15.3) befinden sich im cytosolischen Raum der Zelle. Sie katalysieren die folgenden Reaktionen, die für die Umwandlung von Glucose zu Pyruvat und Lactat benötigt werden:
Glucose beginnt die Glykolyse durch Phosphorylierung zu Glucose-6-Phosphat. Das hierfür verantwortliche Enzym ist die **Hexokinase**. In der Leber kommt darüber hinaus die **Glucokinase** vor, deren Aktivität durch Nahrungsänderung moduliert werden kann. Die Reaktion verläuft unter beachtlichem Verlust an freier Energie und gilt daher unter physiologischen Bedingungen als irreversibel. ATP wird als Phosphatdonator benötigt und reagiert wie immer als Mg-ATP-Komplex. Dabei wird eine energiereiche Phosphatbindung des ATP unter ADP-Bildung gespalten. Hexokinase wird allosterisch durch ihr Endprodukt, Glucose-6-Phosphat, gehemmt.

α-D-Glucose + ATP $\xrightarrow{Mg^{2+}}$ α-D-Glucose-6-phosphat + ADP

Hexokinase hat eine niedrige Michaelis-Konstante für Glucose. Sie dient dazu, den Glucosebedarf der Gewebe auch in Anwesenheit sehr niedriger Blutglucosekonzentrationen zu gewährleisten. Das Enzym setzt sowohl das α- als auch das β-Anomere der Glucose um und katalysiert darüber hinaus die Phosphorylierung anderer Hexosen, allerdings mit wesentlich verminderter Geschwindigkeit. Die Glucokinase der Leber hat die Aufgabe, den Glucosestoffwechsel nach kohlenhydratreichen Mahlzeiten zu gewährleisten. Dieser Aufgabe entspricht eine im Vergleich zur Hexokinase wesentlich größere Michaelis-Konstante für Glucose, so daß das Enzym erst bei Glucosekonzentrationen über 5 mmol/l aktiv wird.
Wie aus Abb. 15.2 hervorgeht, befindet sich Glucose-6-Phosphat an einem wichtigen Schnittpunkt des Stoffwechsels. Von ihm gehen außer der Glykolyse auch der Hexosemonophosphatweg und die Glykogensynthese aus, zu ihm führen die Gluconeogenese und die Glykogenolyse. Im Verlauf der Glykolyse wird Glucose-6-Phosphat durch das Enzym **Phosphohexoseisomerase** zu Fructose-6-Phosphat umgewandelt. Die Reaktion entspricht einer Aldose-Ketose-Isomerisierung. Das Enzym setzt nur das α-Anomere des Glucose-6-Phosphats um:

α-D-Glucose-6-Phosphat ⇌ α-D-Fructose-6-Phosphat.

Anschließend erfolgt eine weitere Phosphorylierung mit Hilfe von ATP. Unter Katalyse des Enzyms **Phosphofructokinase** entsteht Fructose-1,6-Bisphosphat. Auch die Phosphofructokinase ist ein induzierbares Enzym. Darüber hinaus ist sie für den Umsatz in der Glykolyse geschwindigkeitsbestimmend. Wie die Hexoki-

15. Kohlenhydratstoffwechsel

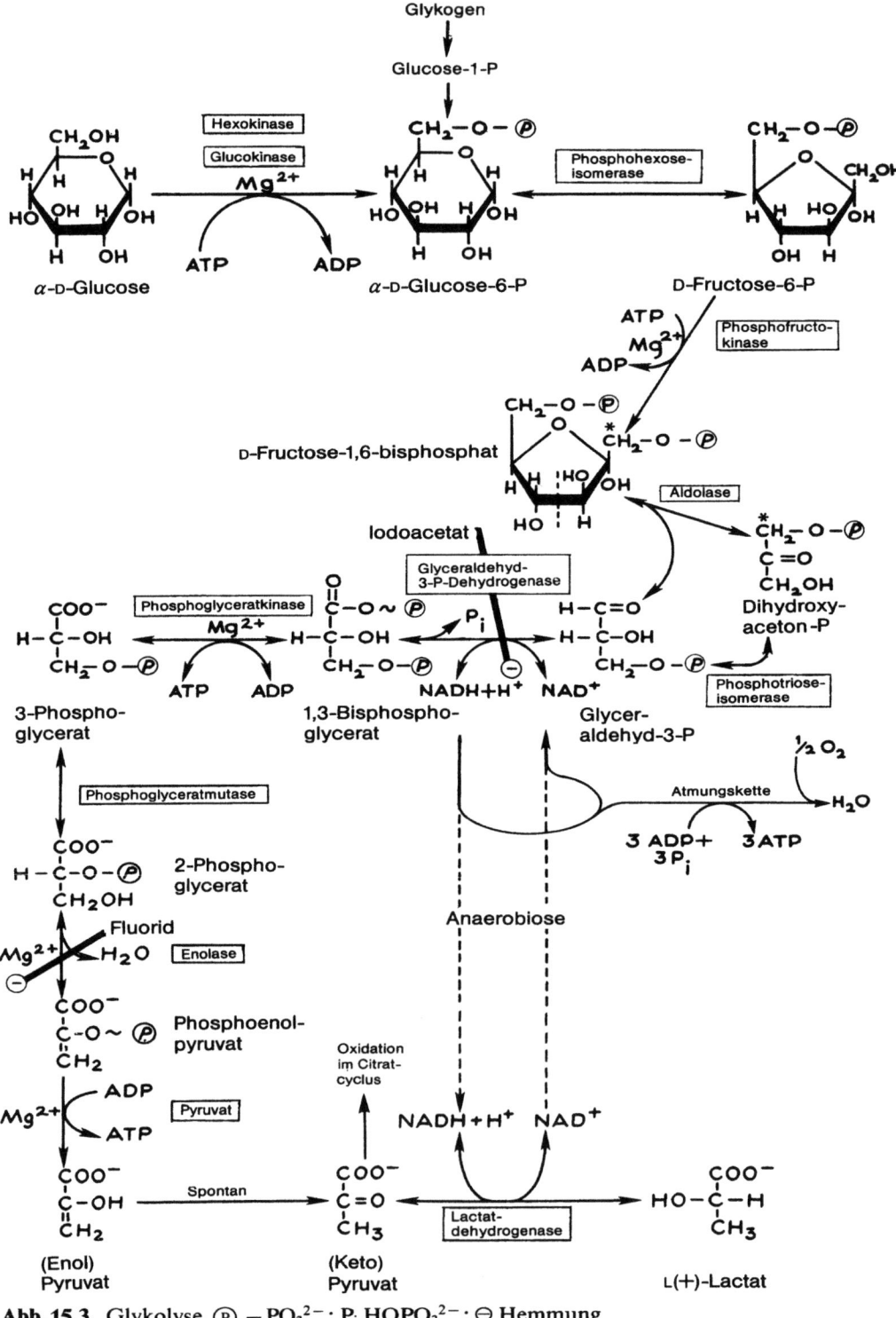

Abb. 15.3. Glykolyse. ⓟ $-PO_3^{2-}$; P_i $HOPO_3^{2-}$; ⊖ Hemmung

nase ist die Phosphofructokinase unter physiologischen Bedingungen praktisch irreversibel.

D-Fructose-6-Phosphat + ATP →
    D-Fructose-1,6-Bisphosphat + ADP

Durch die **Aldolase** (Fructose-1,6-Bisphosphataldolase) wird Fructose-1,6-Bisphosphat in die beiden Triosephosphate Glycerinaldehyd-3-Phosphat und Dihydroxyacetonphosphat gespalten:

D-Fructose-1,6-bisphosphat ⇌
    D-Glycerinaldehyd-3-Phosphat + Dihydroxyacetonphosphat

Bis heute sind eine ganze Reihe verschiedener Aldolasen beschrieben worden, die alle aus 4 Untereinheiten bestehen. Die Aldolase A kommt in den meisten Geweben vor, Aldolase B in Leber und Nieren. Obwohl die Fruktosephosphate intracellulär im wesentlichen in der furanoiden Form vorkommen, reagieren sie mit der Phosphohexoseisomerase, der Phosphofructokinase und der Aldolase in der offenen Konfiguration.

Glycerinaldehyd-3-Phosphat und Dihydroxyacetonphosphat können durch das Enzym **Triosephosphatisomerase** ineinander überführt werden:

D-Glycerinaldehyd-3-Phosphat ⇌
    Dihydroxyacetonphosphat

Das NAD-abhängige oxidierende Enzym der Glykolyse ist die **Glycerinaldehyd-3-Phosphatdehydrogenase**. Sie besteht aus 4 identischen Untereinheiten. Jede dieser Untereinheiten verfügt über 4 SH-Gruppen von entsprechenden Cysteinylresten der Peptidkette. Eine dieser SH-Gruppen befindet sich am aktiven Zentrum des Enzyms und nimmt an der Oxidation des Glycerinaldehyd-3-Phosphat teil. Zunächst lagert sich das Substrat unter Bildung eines **Thiohalbacetals** an diese SH-Gruppe an. Aus diesem Thiohalbacetal entstehen durch NAD-abhängige Oxidation ein **Thioester** und NADH. Durch Phosphorolyse wird dieser unter Bildung von 1,3-Biphosphoglycerat gespalten, wobei das Enzym mit einer freien SH-Gruppe wieder freigesetzt wird (Abb. 15.4). Die

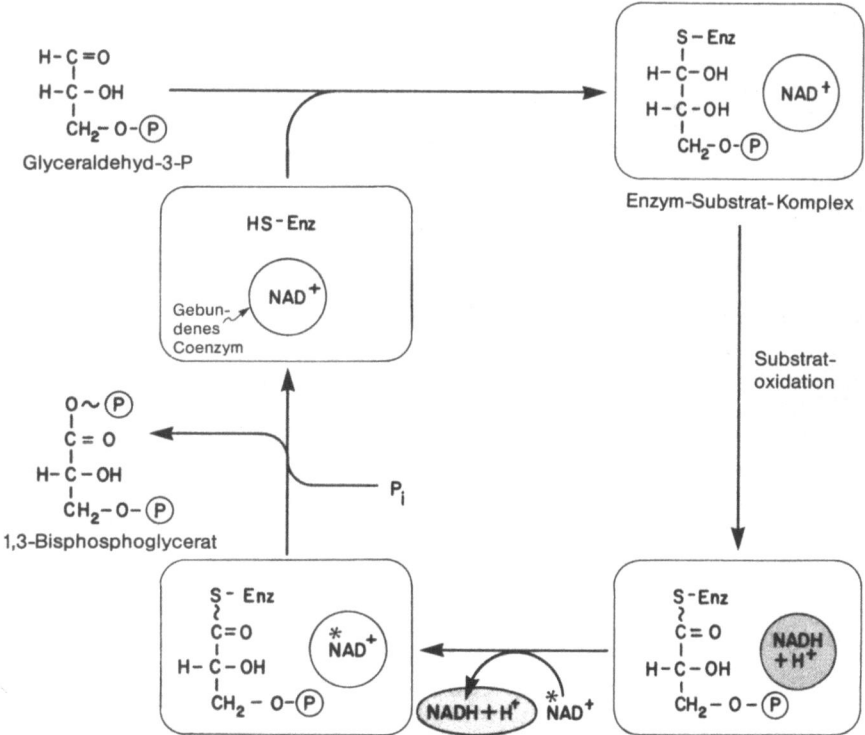

Abb. 15.4. Oxidation von Glycerinaldehyd-3-Phosphat (*Enz* Glycerinaldehyd-3-Phosphatdehydrogenase). Das Enzym wird durch das SH-Gift Jodacetat gehemmt, das deshalb ein Glykolysehemmstoff ist

während der Oxidation des Aldehyds zur Säure freiwerdende Energie wird also zunächst in Form eines energiereichen Thioesters, nach Phosphorolyse als gemischte Phosphoranhydridbindung in der Position 1 des 1,3-Bisphosphoglycerats konserviert. Bei der nächsten Reaktion, die durch die **Phosphoglyceratkinase** katalysiert wird, erfolgt dann die ATP-Bildung:

1,3-Bisphosphoglycerat + ADP ⇌
3-Phosphoglycerat + ATP

Da pro Molekül Glucose während der Glykolyse 2 Moleküle Triosephosphat gebildet werden, entstehen auch auf dieser Stufe pro Molekül Glucose 2 Moleküle ATP. Da die ATP-Bildung durch direkte Oxidation eines Substrats erfolgt, wird sie auch als **Substratkettenphosphorylierung** bezeichnet (Atmungskettenphosphorylierung s. S.154).

In Gegenwart von Arsenat statt Phosphat kommt es zur Bildung von 1-Arseno-3-Phosphoglycerat, welches im Gegensatz zum 1,3-Bisphosphoglycerat instabil ist und spontan zu Arsenat und 3-Phosphoglycerat zerfällt. Unter diesen Bedingungen wird kein ATP gebildet, deswegen die Arsenatwirkung auch als **Entkopplung** von Glykolyse und ADP-Phosphorylierung bezeichnet wird.

In der anschließenden Reaktion wird 3-Phosphoglycerat durch das Enzym **Phosphoglyceratmutase** in 2-Phosphoglycerat umgewandelt. Sehr wahrscheinlich tritt dabei 2,3-Bisphosphoglycerat als Zwischenprodukt auf:

3-Phosphoglycerat ⇌ 2-Phosphoglycerat

Der anschließende Schritt wird durch das Enzym **Enolase** katalysiert und führt zum Phosphoenolpyruvat. Es handelt sich um eine Dehydratation des 3-Phosphoglycerat, die dazu führt, daß das Phosphat in Position 2 als Enolphosphat, d.h. als energiereiches Phosphat vorliegt. Die Enolase wird durch Fluorid gehemmt. Diese Eigenschaft wird experimentell dazu genutzt, die Glykolyse zu hemmen. Für die katalytische Aktivität sind Mg^{2+} bzw. Mn^{2+} notwendig.

2-Phosphoglycerat ⇌ Phosphoenolpyruvat + H_2O

Das energiereiche Phosphat des Phosphoenolpyruvats wird nun auf ADP übertragen, das hierfür verantwortliche Enzym ist die **Pyruvatkinase**. Pro mol Glucose entstehen also bei dieser Reaktion wiederum 2 mol ATP. Das bei der Reaktion gebildete Enolpyruvat tautomerisiert spontan in die Ketoform des Pyruvats. Da diese Reaktion wiederum mit einem beträchtlichen Verlust von Energie einhergeht, verläuft sie unter physiologischen Bedingungen praktisch irreversibel.

Phosphoenolpyruvat + ADP → Pyruvat + ATP

Der weitere Ablauf der Glykolyse wird vom Redoxzustand des entsprechenden Gewebes bestimmt. Unter **anaeroben Bedingungen** ist die Reoxidation von NADH durch Übertragung der Reduktionsäquivalente über die Atmungskette zum Sauerstoff nicht möglich. Aus diesem Grunde muß Pyruvat mit NADH zu Lactat reduziert werden, das hierfür notwendige Enzym ist die **Lactatdehydrogenase**.

Pyruvat + NADH + H^+ ⇌ Lactat + NAD^+

Die verschiedenen Isoenzyme der Lactatdehydrogenase wurden in Kap.8 beschrieben. Durch die Reoxidation von NADH über die Lactatbildung kann die Glykolyse auch bei vollständiger Abwesenheit von Sauerstoff ablaufen. Die Lactatdehydrogenase ermöglicht nämlich die Regenerierung ausreichender Mengen von NAD^+, damit die oxidierende Reaktion der Glykolyse, die Glycerinaldehyd-3-Phosphatdehydrogenase ablaufen kann. Aus diesem Grund produzieren Gewebe, die unter hypoxischen Bedingungen existieren, Lactat (Abb.15.3). Ein Beispiel hierfür ist der Skelettmuskel. Bei ihm ist die maximale Arbeitskapazität nicht durch die maximale Sauerstoffaufnahme limitiert. Der durch sie vorgegebene Wert kann durch anaerobe Glykolyse und Lactatbildung überschritten werden. Das unter hypoxischen Bedingungen produzierte Lactat kann im Blut und gelegentlich im Urin nachgewiesen werden. In Erythrocyten führt die Glykolyse auch unter aeroben Bedingungen immer zum Lactat, da diese Zellen keine Mitochondrien enthalten, die für den Abbau von Pyruvat im Citratcyclus verantwortlich sind. Etwa 90% des Energiebedarfs des Erythrocyten wird durch Glykolyse gewonnen.

Die Erythrocyten einer Reihe von Säugetierspezies verfügen über einen Nebenweg des durch die Phosphoglyceratkinase katalysierten

Schritts. Sie haben ein besonderes Enzym, die **Bisphosphoglyceratmutase**. Es katalysiert die Umwandlung von 1,3-Bisphosphoglycerat zu 2,3-Bisphosphoglycerat. Letzteres kann durch eine **2,3-Bisphosphoglyceratphosphatase** in 3-Phosphoglycerat und anorganisches Phosphat gespalten werden. 2,3-Bisphosphoglycerat bindet an Hämoglobin, wodurch eine Abnahme der Sauerstoffaffinität und eine Verschiebung der Sauerstoffdissoziationskurve nach rechts hervorgerufen wird. 2,3-Bisphosphoglycerat ist also ein wichtiger Cofaktor für die Abgabe von Sauerstoff durch Hämoglobin (s. Kap. 5).

Die Reaktionen der Glykolyse sind reversibel. Eine Ausnahme von dieser Regel sind 3 stark exergone und daher unter physiologischen Bedingungen irreversible Reaktionen. Es handelt sich um die durch die Enzyme **Hexokinase (Glucokinase)**, **Phosphofructokinase** und **Pyruvatkinase** katalysierten Schritte. In Geweben, die zu einer Biosynthese von Glucose aus Nichtkohlenhydratvorstufen (Gluconeogenese) imstande sind, müssen die genannten Schritte durch eine spezifische enzymatische Ausstattung umgangen werden (s. Gluconeogenese).

Oxidation von Pyruvat zu Acetyl-CoA

Vor seinem Eintritt in den Citratcyclus muß Pyruvat von einem spezifischen Transportsystem durch die innere Mitochondrienmembran in die mitochondriale Matrix transportiert werden. Hier wird es oxidativ zu Acetyl-CoA decarboxyliert. Für diese Reaktion, die eine Reihe verschiedener Teilschritte beinhaltet, ist ein Multienzymkomplex verantwortlich, der als **Pyruvatdehydrogenasekomplex** bezeichnet wird und dem α-Ketoglutaratdehydrogenasekomplex des Citratcyclus entspricht (s. S. 180). In Anwesenheit von Thiaminpyrophosphat wird Pyruvat zu Hydroxyethylthiaminpyrophosphat decarboxyliert. Der Hydroxyethylrest wird anschließend mit Lipoat unter Bildung von S-Acetyl-Lipoat oxidiert. Die hierfür verantwortliche **Dihydrolipoyltransacetylase** katalysiert darüber hinaus die Übertragung des Acetylrests auf Coenzym A, wodurch Acetyl-CoA und reduziertes Lipoat entstehen. Der Reaktionscyclus wird von der Reoxidation des reduzierten Lipoats durch ein Flavoprotein abgeschlossen. Hierfür ist die **Dihydrolipoyldehydrogenaseuntereinheit** des Multienzymkomplexes verantwortlich. Das reduzierte Flavoprotein wird mit NAD reoxidiert, dessen Reduktionsäquivalente danach in die Atmungskette übertragen werden (Abb. 15.5).

Pyruvat + NAD$^+$ + CoA →
    Acetyl-CoA + CO$_2$ + NADH + H$^+$

Der Pyruvatdehydrogenasekomplex besteht aus etwa 29 mol Pyruvatdehydrogenase und 8 mol Dihydrolipoyldehydrogenase, die um 1 mol Transacetylase angeordnet sind. Die Beweglichkeit der einzelnen Enzyme scheint eingeschränkt zu sein, die bei der Reaktion auftretenden Zwischenprodukte dissoziieren nicht frei, sondern bleiben enzymgebunden.

Das Pyruvatdehydrogenasesystem ist in bezug auf die Atmungskette so elektronegativ, daß es sowohl ein reduziertes Coenzym (NADH) als auch eine energiereiche Thioesterbindung im Acetyl-CoA erzeugen kann.

Arsenit oder Quecksilberionen komplexieren die SH-Gruppen der Liponsäure und hemmen auf diese Weise die Pyruvatdehydrogenase. Auch ein Thiaminmangel führt zu verminderter Aktivität des Enzyms, weswegen sich dann Pyruvat anhäuft. Alkoholiker mit eingeschränkter Nahrungszufuhr sind besonders anfällig für einen derartigen Mangelzustand. Nach einer Glucosebelastung erfolgt bei ihnen ein rascher Anstieg der Pyruvat- und Lactatkonzentration im Blut, die lebensgefährliche Ausmaße annehmen kann.

Nahezu alle Enzyme des Kohlenhydratstoffwechsels können von Mutationen befallen werden und dadurch zu entsprechenden genetisch fixierten Krankheitsbildern führen (Blass 1979).

Energetik der Kohlenhydratoxidation

Wird 1 mol Glucose in einem Calorimeter zu CO$_2$ und Wasser verbrannt, werden etwa 2870 kJ in Form von Wärme freigesetzt. Findet die gleiche Oxidation in Geweben statt, wird ein Teil dieser Energie nicht unmittelbar als Wärme freigesetzt, sondern vielmehr in Form energiereicher Phosphatbindungen konserviert. Bei der Oxidation von Glucose zu CO$_2$ und Wasser entstehen 38 energiereiche Phos-

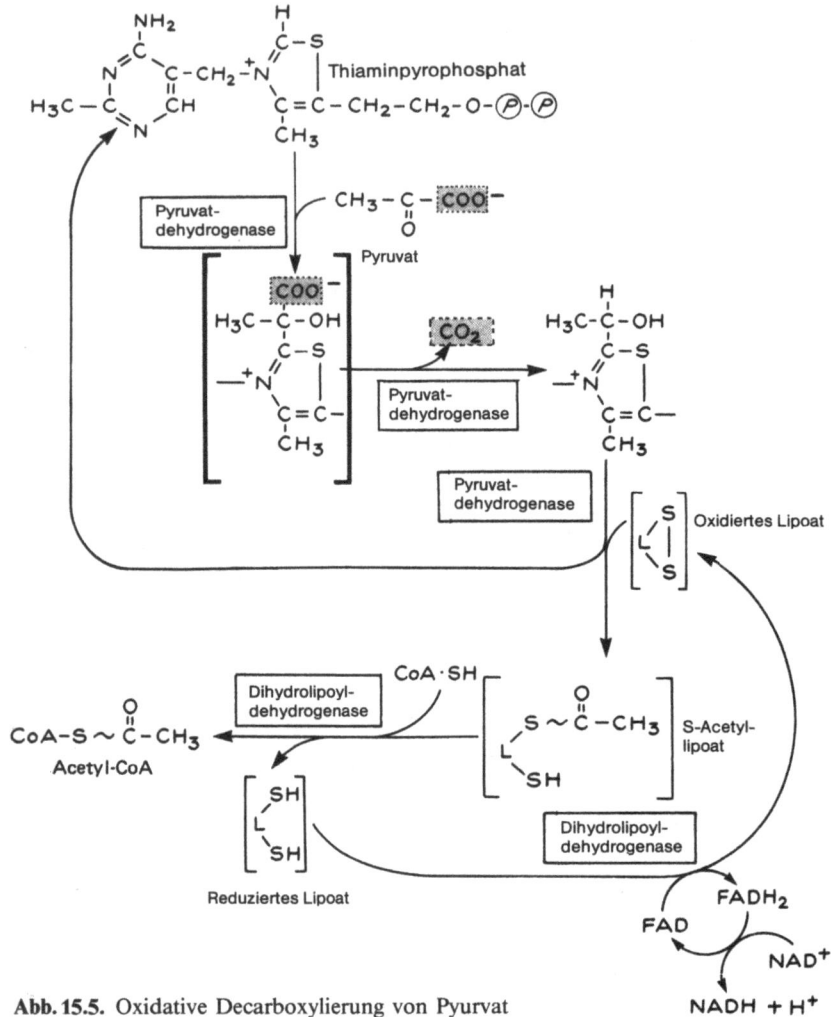

Abb. 15.5. Oxidative Decarboxylierung von Pyurvat

phatbindungen. Jede dieser Phosphatbindungen ist 36,8 kJ äquivalent, so daß die ganze in Form von ATP pro Mol Glucose konservierte Energiemenge 1398 kJ beträgt. Mit anderen Worten können 48,7% der bei der Glucoseverbrennung entstehenden Energie fixiert werden. Der größte Teil des ATP wird dabei durch oxidative Phosphorylierung infolge der Reoxidation reduzierter Coenzyme durch die Atmungskette gebildet, ein kleinerer Teil durch Phosphorylierung auf dem Substratspiegel (s. Kap. 12). Tabelle 15.1 gibt die Reaktionen wieder, die für die Erzeugung energiereicher Phosphate während der Glucoseoxidation unter aeroben und anaeroben Bedingungen verantwortlich sind.

Glykogenstoffwechsel

Für die Biosynthese (Glykogenese) und den Abbau des Glykogens (Glykogenolyse) sind unterschiedliche Enzyme verantwortlich, da jeder der beiden Prozesse mit Hilfe völlig unterschiedlicher Reaktionen erfolgt (Abb. 15.6). Die Biosynthese des Glykogens kommt nahezu in jedem Körpergewebe vor, spielt jedoch die größte Rolle in der Leber und im Muskelgewebe (Tabelle 15.2). Dabei kann die menschliche Leber bis zu maximal 6% ihres Feuchtgewichts als Glykogen enthalten. Dies findet sich allerdings nur nach sehr kohlenhydratreichen Mahlzeiten. Nach einer Hungerperiode von 12-18 h findet sich nahezu kein Leberglykogen

Tabelle 15.1. Erzeugung energiereicher Bindungen beim Glucoseabbau

Stoffwechselweg	Enzym	Art der Energiekonservierung	Zahl der energiereichen Phosphatbindungen/Mol Glucose
Glykolyse	Glycerinaldehyd-3-Phosphatdehydrogenase	Reoxidation von 2 NADH in der Atmungskette	6
	Phosphoglyceratkinase	Substratkettenphosphorylierung	2
	Pyruvatkinase	Substratkettenphosphorylierung	2
			10
	Abzüglich des ATP-Verbrauchs durch Hexokinase und Phosphofructokinase		− 2
		Zusammen	8
Citratcyclus	Pyruvatdehydrogenase	Reoxidation von 2 NADH in der Atmungskette	6
	Isocitratdehydrogenase	Reoxidation von 2 NADH in der Atmungskette	6
	α-Ketoglutaratdehydrogenase		6
	Succinatthiokinase	Substratkettenphosphorylierung	2
	Succinatdehydrogenase	Reoxidation von 2 FADH$_2$ in der Atmungskette	4
	Malatdehydrogenase	Reoxidation von 2 NADH in der Atmungskette	6
		Zusammen	30
	Insgesamt unter anaeroben Bedingungen		2
	Insgesamt unter aeroben Bedingungen		38[a]

[a] Unter der Annahme, daß das in der Glykolyse gebildete NADH über den Malatcyclus in die Mitochondrien gelangt (s. S. 162). Wird der Glycerophosphatweg benutzt, entstehen nur 2 energiereiche Phosphate pro Mol NADH, so daß die Gesamtproduktion von 38 auf 36 ATP sinkt

Tabelle 15.2. Speicherung von Kohlenhydraten beim normalen Mann (70 kg)

Leberglykogen	4 % =	72 g[a]
Muskelglykogen	0,7% =	245 g[b]
Extracelluläre Glucose	0,1% =	10 g[c]
Zusammen		327 g

[a] Lebergewicht 1800 g
[b] Muskelmasse 35 kg
[c] Gesamtvolumen 10 l

mehr. Das Muskelglykogen liegt nur selten über 1% und fällt signifikant nur nach langdauernden starken Arbeitsleistungen ab. Wird nach schwerer Arbeitsleistung eine besonders kohlenhydratreiche Kost gegeben, kommt es zu einem Anstieg des Muskelglykogens über den genannten Grenzwert.

Muskelglykogen wirkt als rasch verfügbarer Speicher für Hexosen, die innerhalb der Muskelzelle selbst durch Glykolyse abgebaut werden. Die Funktion des Leberglykogens besteht im wesentlichen darin, Glucose zur Aufrechterhaltung der Blutglucosekonzentration, besonders zwischen den Mahlzeiten, abzugeben.

Glykogenese

Für die Glykogenbiosynthese muß Glucose zunächst zu Glucose-6-Phosphat phosphoryliert werden, wobei diese Reaktion der ersten Reaktion der Glykolyse aus Glucose entspricht. Glucose-6-Phosphat wird danach zu Glucose-1-Phosphat umgewandelt. Das hierfür verantwortliche Enzym ist die **Phosphoglucomutase.** Während der Reaktion wird das Enzymprotein phosphoryliert, wobei die Phosphogruppe an einer reversiblen Reaktion mit Glucose-1,6-Bisphosphat teilnimmt.

Enz-P + Glucose-6-Phosphat

⇅

Enz + Glucose-1,6-Bisphosphat

⇅

Enz-P + Glucose-1-Phosphat

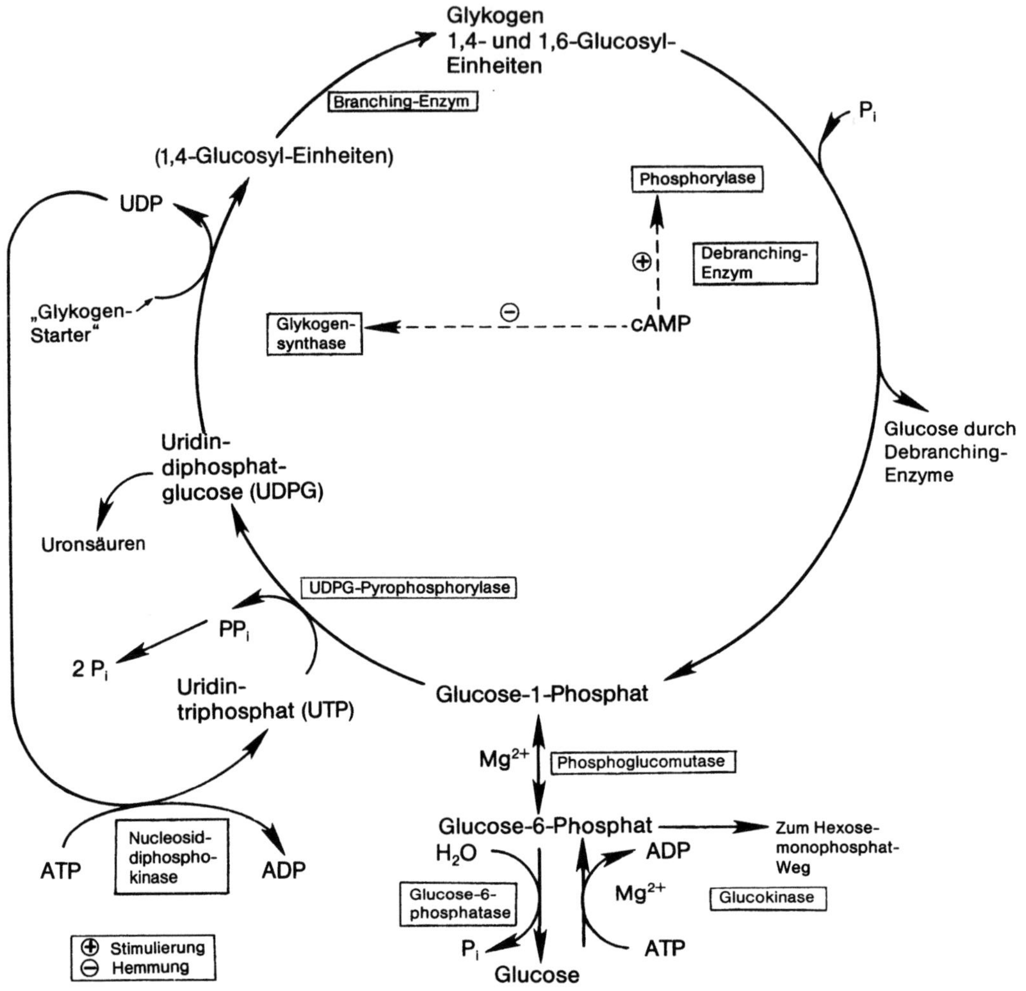

15. Kohlenhydratstoffwechsel

Abb. 15.6. Glykogenbiosynthese und Glykogenolyse der Leber. Für den Einbau von 1 mol Glucose in Glykogen werden 2 mol energiereiche Phosphatbindungen benötigt

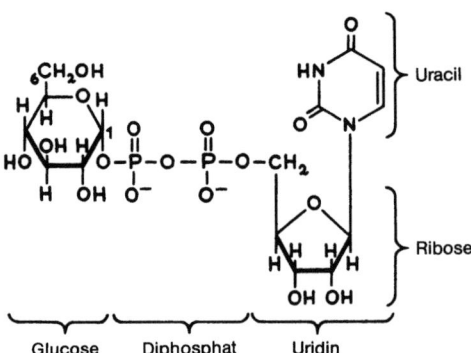

Abb. 15.7. Uridindiphosphatglucose (UDPG)

Im nächsten Schritt reagiert Glucose-1-Phosphat mit Uridintriphosphat (UTP) unter Bildung des aktiven Nucleotids **Uridindiphosphatglucose (UDPG)**[1] (Abb. 15.7).
Die Reaktion zwischen Glucose-1-Phosphat und Uridintriphosphat wird durch das Enzym **UDPG-Pyrophosphorylase** katalysiert:

UTP + Glucose-1-Phosphat → UDPG + PP_i

---

[1] Neben dem UDPG sind andere Nucleosiddiphosphat-Zuckerverbindungen bekannt, z.B. UDPGal. Zusätzlich kann der gleiche Zucker an verschiedene Nucleotide gehängt werden. So kann beispielsweise Glucose an Uridin geheftet werden (wie oben), daneben können auch Guanosin, Thymidin, oder Adenosin diese Funktion erfüllen

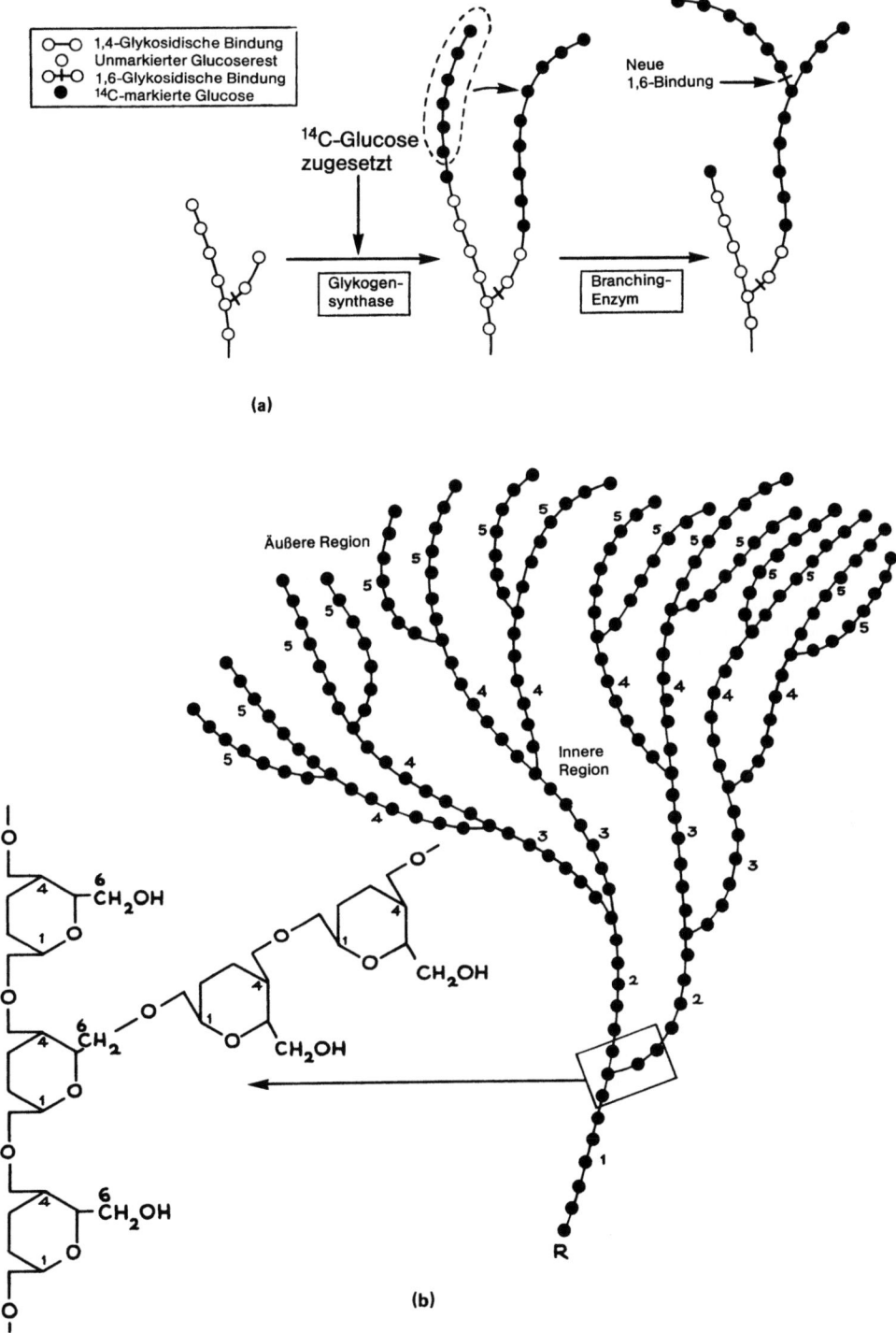

Abb. 15.8 a–c. Das Glykogenmolekül. **a** Synthese. Der Verzweigungsmechanismus kann durch Zugabe von ^{14}C-markierter Glucose nachgewiesen werden. **b** Struktur. Die Zahlen beziehen sich auf äquivalente Stufen im Wachstum des Makromoleküls. Die primäre Kette *1* verzweigt sich in die Ketten *2*, welche simultan vor der Verzweigung in die Ketten *3* synthetisiert wurden etc. (*R* primärer Glucoserest). Die Verzweigung ist in Wirklichkeit variabler als gezeigt, wobei das Verhältnis von 1,4- zu 1,6-Bindungen zwischen 12 und 18 variiert. **c** Ausschnittvergrößerung einer Verzweigungsstelle

Infolge der außerordentlich hohen Aktivität der anorganischen Pyrophosphatase in nahezu allen Zellen des Organismus wird das Pyrophosphat gespalten, was das Gleichgewicht der Reaktion auf die rechte Seite verschiebt.

Durch das Enzym **Glykogensynthetase (Glucosyltransferase)** wird die Knüpfung einer Bindung zwischen dem C-Atom 1 der aktivierten Glucose des UDPG mit dem C-Atom 4 eines terminalen Glucoserests des Glykogens katalysiert. Hierbei wird Uridindiphosphat (UDP) freigesetzt (Abb. 15.6). Die Reaktion erfordert also ein schon vorhandenes Glykogenmolekül oder „Starterglykogen". Dieses wird wahrscheinlich an einem Proteingerüst synthetisiert, ein Vorgang, der Ähnlichkeit mit der Biosynthese anderer Glykoproteine hat (s. Kap. 33).

UDPG + (Glucose)$_n$ → UDP + (Glucose)$_{n+1}$
(Glykogen)   (Glykogen)

Die Anlagerung des Glucoserests an das Starterglykogen erfolgt also am nichtreduzierenden äußeren Ende des Moleküls, so daß die „Zweige" des „Glykogenbaums" schrittweise verlängert werden (Abb. 15.8). Wenn die Kette eine Länge von 6–11 Glucosylresten erreicht hat, tritt ein weiteres Enzym, das sog. **Branchingenzyme** (Verzweigungsenzym, Amylo-1,4 → 1,6-Transglucosidase) in Aktion. Dieses Enzym überträgt einen Teil der 1,4-glykosidisch verknüpften Kette mit einer minimalen Länge von 6 Glucosylresten auf eine benachbarte Kette, wobei eine 1,6-glykosidische Bindung geknüpft wird. Auf diese Weise entstehen also die Verzweigungsstellen im Glykogenmolekül.

Die Richtigkeit des geschilderten Ablaufs konnte durch Fütterungsexperimente mit Hilfe von **^{14}C-markierter Glucose** bewiesen werden. Zunächst erscheint die radioaktive Markierung nur in den äußeren Teilen des Leberglykogens, was der Wirkung der Glykogensynthetase entspricht. Später erfolgt die Markierung auch im Inneren des Moleküls, wobei erstmalig 1,6-verknüpfte Bindungen auftreten.

Abbildung 15.8 zeigt die Struktur des Glykogens. Es handelt sich um ein verzweigtes Polysaccharid, das ausschließlich aus α-D-Glucoseeinheiten besteht. Diese sind untereinander durch glykosidische Bindungen zwischen den C-Atomen 1 und 4 verknüpft, an den Verzweigungsstellen entstehen darüber hinaus glykosidische Bindungen zwischen den C-Atomen 1 und 6. Das Molekulargewicht des Glykogens variiert zwischen 1 000 000 und 4 000 000 oder mehr. Bei der verzweigten Struktur der Abb. 15.8 könnte ein maximales Molekulargewicht von 10 bis $20 \cdot 10^6$ möglich sein, wobei eine weitere Verlängerung dadurch unmöglich gemacht wird, daß das Molekül in seiner Peripherie zu dicht wird.

Aktivierung und Inaktivierung der Glykogensynthetase

Im Muskel und der Leber kommt Glykogensynthetase in 2 interkonvertierbaren Formen vor, als Synthetase D und Synthetase I. Das Suffix D leitet sich aus dem Englischen „dependent" (abhängig) ab und soll zum Ausdruck bringen, daß diese Form des Enzyms nur in Anwesenheit von Glucose-6-Phosphat aktiv ist. Dementsprechend ist die Bezeichnung I vom Englischen „independent" (unabhängig) abgeleitet. Sie benötigt kein Glucose-6-Phosphat zur Entfaltung ihrer Aktivität (Abb. 15.9). Da für die Aktivierung der Synthetase D weit höhere als die physiologischen Konzentrationen von Glucose-6-Phosphat notwendig sind, darf angenommen werden, daß unter physiologischen Bedingungen die Synthetase D die inaktive, die Synthetase I die aktive Form der Glykogensynthetase ist. Synthetase D wird durch eine **Synthetasephosphatase** in Synthetase I umgewandelt. Bei dieser Reaktion erfolgt eine Dephosphorylierung eines Serylphosphatrests im Enzymprotein. Umgekehrt erfolgt die Umwandlung der Synthetase I zur Synthetase D durch eine enzymkatalysierte Phosphorylierung dieses Serylrests, wobei ATP als Phosphatdonator dient. Das hierfür verantwortliche Enzym ist die **cAMP-abhängige Proteinkinase.** Mit diesem Namen soll zum Ausdruck gebracht werden, daß das Enzym nur in Anwesenheit von 3′,5′-cyclo-Adenosinmonophosphat (cAMP) aktiv ist (Abb. 15.10).

cAMP ist die intracellulär vorkommende Verbindung, die als **Vermittler („second messenger", 2. Bote)** für viele Hormone wirkt. cAMP entsteht aus ATP unter Katalyse des Enzyms **Adenylatcyclase,** welches ein integrales Membranprotein ist. Die Adenylatcyclase wird durch Hormone wie **Adrenalin, Noradrenalin** oder **Glucagon** aktiviert, was in jedem Fall zu einer Zunahme der intracellulären cAMP-Konzentration führt. Der Abbau von cAMP erfolgt

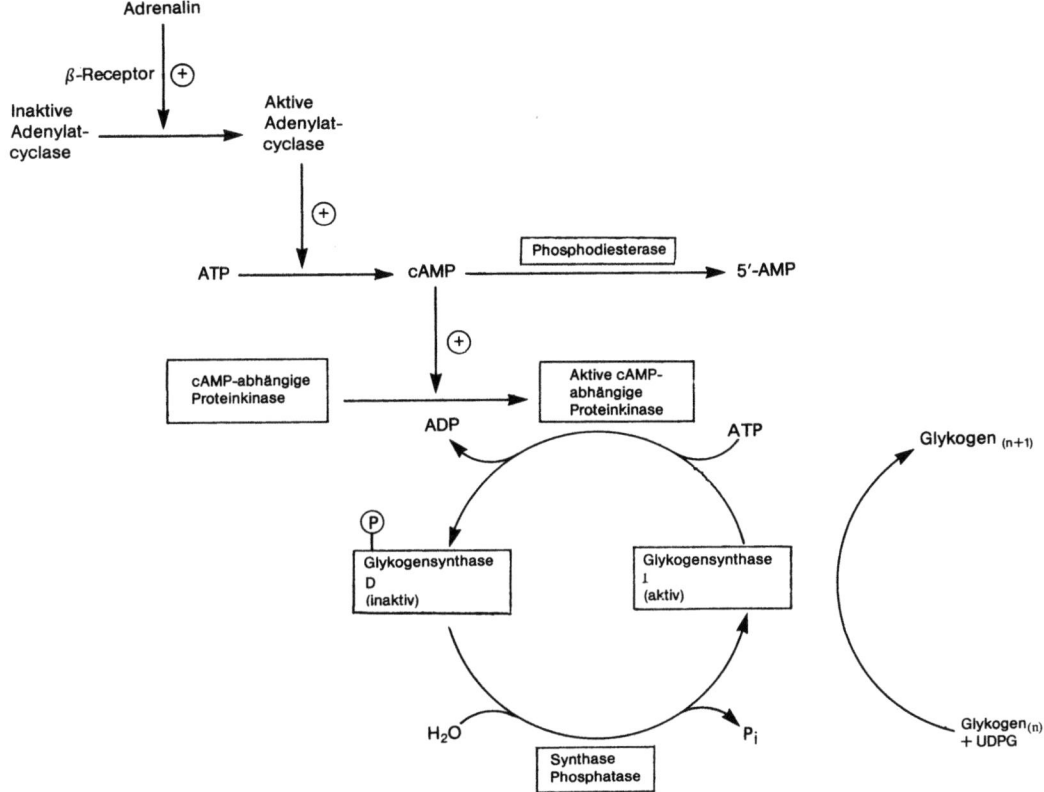

Abb. 15.9. Regulation der Glykogensynthese im Muskel (*n* Zahl der Glucosereste). Die Kaskadenanordnung ermöglicht die Signalverstärkung. Aus diesem Grund genügen Nanomolmengen des Hormons, um große Änderungen in der Glykogenkonzentration hervorzurufen

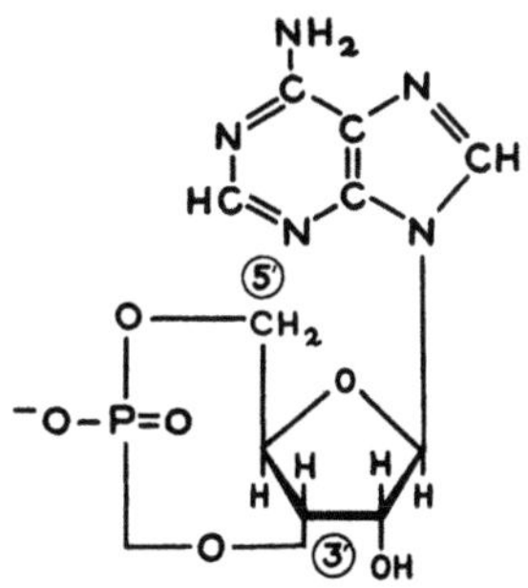

Abb. 15.10. 3′,5′-cyclo-Adenosinmonophosphat (cAMP)

durch eine **Phosphodiesterase** zu 5′-AMP. Durch die Aktivität dieses Enzyms ist gewährleistet, daß der cAMP-Spiegel normalerweise sehr niedrig ist. Interessanterweise scheint **Insulin** die Aktivität der Phosphodiesterase zu erhöhen (s. S. 591). Die Hormone der Schilddrüse erhöhen die Biosynthese der Adenylatcyclase, wodurch sie die Wirkung von Adrenalin auf die cAMP-Synthese verstärken.

Glykogenolyse

Der Glykogenabbau (Glykogenolyse) wird durch das Enzym **Phosphorylase** eingeleitet. Dieses spaltet spezifisch phosphorolytisch die 1,4-glykosidischen Bindungen des Glykogens, wobei Glucose-1-Phosphat entsteht (Abb. 15.6).

Regulation der Phosphorylase (Abb. 15.11)
In der Leber kommt die Phosphorylase in aktiver und inaktiver Form vor. Die **aktive Phosphorylase (Phosphorylase a** oder **Phosphophosphorylase)** trägt einen Phosphatrest, der über eine Esterbindung mit der OH-Gruppe eines Serylrests des Enzymproteins verbunden ist. Durch die Wirkung einer spezifischen **Phosphatase (Phosphorylasephosphatase)** wird das

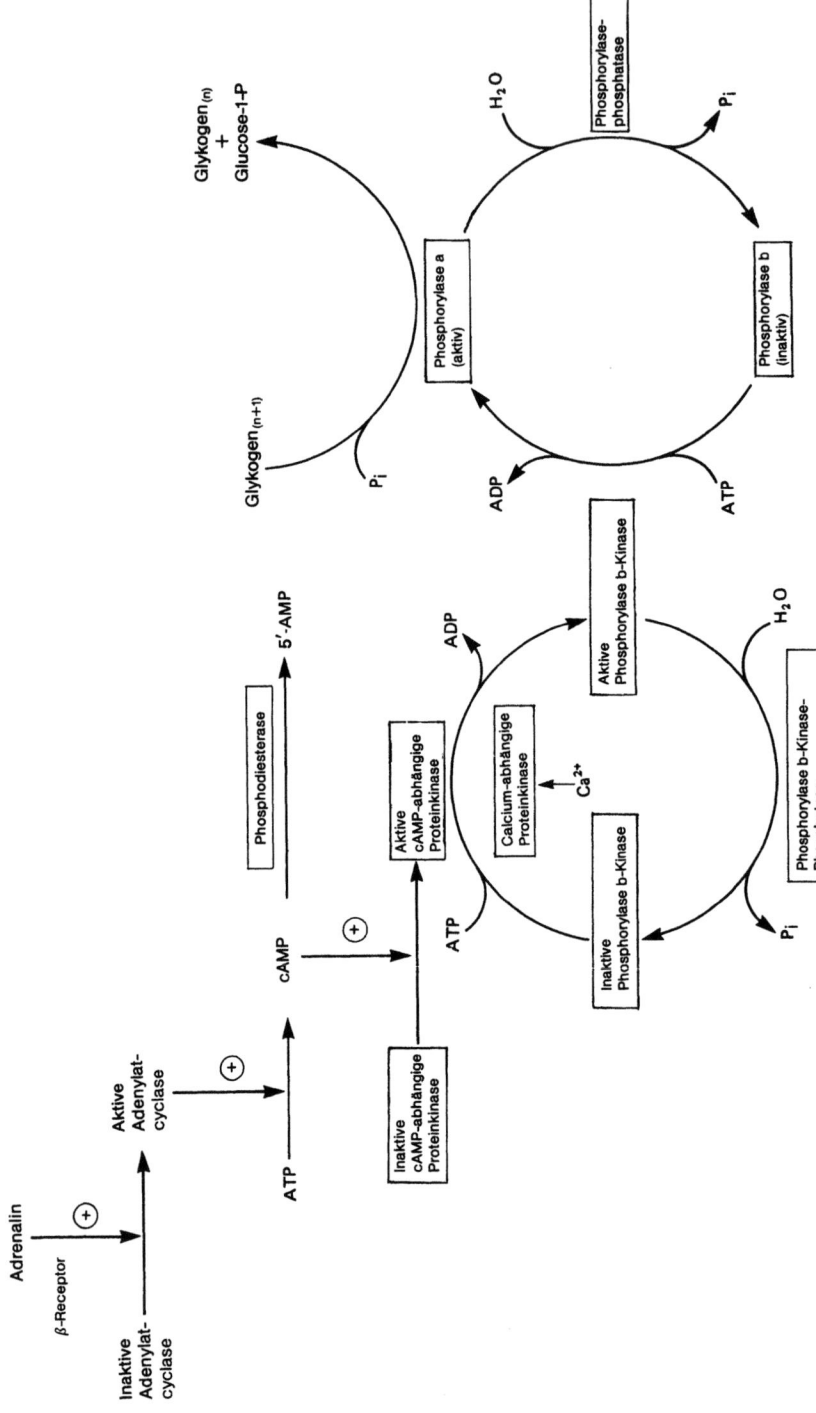

Abb. 15.11. Regulation der Muskelphosphorylase (n = Zahl der Glucosereste)

Enzym zur **Dephosphophosphorylase** oder **Phosphorylase b** inaktiviert. Bei der Reaktion erfolgt eine hydrolytische Abspaltung des Phosphats vom Serinrest. Die Reaktivierung erfordert eine Rephosphorylierung mit ATP und einem spezifischen Enzym, der **Phosphorylase-b-Kinase** oder **Dephosphophosphorylasekinase.**

Die Muskelphosphorylase unterscheidet sich immunologisch von derjenigen der Leber. Auch sie kommt in 2 Formen vor, einer Phosphorylase a, die in Abwesenheit von 5'-AMP aktiv ist und einer Phosphorylase b, die nur in Anwesenheit großer 5'-AMP-Konzentrationen katalytische Wirkung zeigt. Die Phosphorylase a ist die physiologisch aktive Form des Enzyms. Es ist ein Tetramer, das 4 mol Pyridoxalphosphat enthält. Durch die Phosphorylasephosphatase erfolgt eine Dephosphorylierung der Serinreste, die Umwandlung in ein Dimer mit 2 mol Pyridoxalphosphat sowie die Inaktivierung.

$$\text{Phosphorylase a} + 4\,H_2O \xrightarrow{\text{Phosphorylase-phosphatase}} 2\,\text{Phosphorylase b} + 4\,P_i$$
(aktives Tetramer) (inaktives Dimer)

Durch die Rückreaktion, d.h. die Umwandlung der Phosphorylase b in die Phosphorylase a wird der Prozeß der Glykogenolyse beschleunigt. Hierzu lagern sich 2 Dimere der Phosphorylase b unter Bildung des aktiven Phosphorylase-a-Tetramers zusammen. Allerdings erfolgt dies nur in Anwesenheit des Enzyms Phosphorylase-b-Kinase, das mit Hilfe von ATP die Serinreste der Untereinheiten rephosphoryliert:

$$2\,\text{Phosphorylase b} + 4\,\text{ATP} \xrightarrow[Mg^{2+}]{\text{Phosphorylase-b-Kinase}} \text{Phosphorylase a} + 4\,\text{ADP}$$

Wie aus Abb. 15.11 hervorgeht, wird die **Muskelphosphorylase** durch **Adrenalin** aktiviert. Dies ist allerdings kein direkter Effekt, sondern erfolgt durch die Wirkung des Adrenalins auf die **Adenylatcyclase,** wobei vermehrt cAMP gebildet wird. Durch die cAMP-abhängige Proteinkinase erfolgt nun eine Phosphorylierung der Phosphorylase-b-Kinase zum aktiven Enzym, welches nun die Phosphorylase durch Phosphorylierung aktiviert. Derselbe Metabolit, nämlich das cAMP ist also gleichzeitig für die **Hemmung der Glykogensynthese** und die **Aktivierung des Glykogenabbaus** verantwortlich. Auf der anderen Seite führt ein Absinken des cAMP-Spiegels in der Zelle zu einer Stimulierung der Glykogensynthese und einer Hemmung des Glykogenabbaus. Im Muskel ist darüber hinaus noch eine Aktivierung der **Phosphorylase-b-Kinase** durch Ca^{2+} möglich. Diese Reaktion spielt eine große Rolle bei der Muskelkontraktion, bei der es ja zu einer intracellulären Calciumfreisetzung kommt.

Die für die Inaktivierung der Muskelphosphorylase benötigten Reaktionen ähneln denjenigen des Leberenzyms. Allerdings findet keine Spaltung vom tetra- in den dimeren Zustand statt. Die Skelettmuskelphosphorylase kann nur durch Katecholamine aktiviert werden, die Herzmuskelphosphorylase ganz ähnlich wie das Enzym der Leber durch Katecholamine und Glucagon. Ein weiterer wichtiger Unterschied besteht darin, daß die **Lebersynthetasephosphatase** durch **aktive Phosphorylase** gehemmt wird.

Für die Glykogenolyse ist der durch die Phosphorylase katalysierte Schritt geschwindigkeitsbestimmend.

$$(\text{Glucose})_n + P_i \rightarrow (\text{Glucose})_{n-1} + \text{Glucose-1-Phosphat}$$
(Glykogen)   (Glykogen)

Das Enzym katalysiert die Entfernung von 1,4-Glucosylresten vom äußeren Ende der Ketten des Glykogenmoleküls an bis zu etwa 4 Glucoseresten oberhalb einer 1,6-Verzweigungsstelle (Abb. 15.12).

Danach katalysiert ein weiteres Enzym, die **α-1,4→α-1,4-Glucantransferase,** den Transfer einer Trisaccharideinheit auf die benachbarte Kette, so daß die 1,6-glykosidischen Verzweigungsstellen freigelegt werden. Diese werden durch eine spezifische Glucosidase, die **Amylo-1,6-Glucosidase,** abgespalten.[2]

---

[2] Da die 1,6-Bindung hydrolytisch gespalten wird, entsteht hier freie Glucose und nicht Glucose-1-Phosphat. Das ist der Grund, warum es während stimulierter Glykogenolyse auch bei Fehlen des Enzyms Glucose-6-Phosphatase zu einem geringfügigen Anstieg der Blutglucosekonzentration kommen kann. Ein derartiger Fall ist bei der Glykogenspeicherkrankheit Typ 1 (Gierke-Erkrankung) gegeben

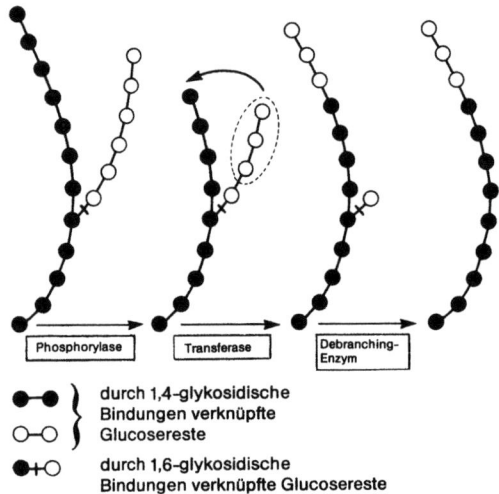

Abb. 15.12. Einzelschritte der Glykogenolyse

Nach Entfernung der Verzweigungsstelle kann die Kette durch die **Phosphorylase** weiter abgebaut werden. Durch die kombinierte Einwirkung von Phosphorylase und der genannten weiteren Enzyme wird Glykogen vollständig zu Glucose-1-Phosphat und Glucose umgewandelt. Da die Phosphoglucomutase eine frei reversible Reaktion katalysiert, kann aus Glucose-1-Phosphat Glucose-6-Phosphat entstehen. In der Leber und den Nieren, nicht jedoch im Muskel kommt als spezifisches Enzym die Glucose-6-Phosphatase vor. Sie dephosphoryliert Glucose-6-Phosphat, die dabei freiwerdende Glucose kann von der Zelle in den extracellulären Raum und damit in das Blut diffundieren. Auf diese Weise führt die Leber- und Nierenglykogenolyse zu einem Blutzuckeranstieg.
Zur Regulation des Glykogenstoffwechsels s. S. 196 f.

Glykogenspeicherkrankheiten
Unter Glykogenspeicherkrankheiten versteht man eine Gruppe von seltenen hereditären Erkrankungen, die sich durch die Ablagerung abnormaler Mengen und abnormal strukturierten Glykogens in den Geweben auszeichnen.
Bei der **Glykogenose Typ 1 (Gierke-Erkrankung)** sind die Zellen der Leber sowie der renalen Tubuli in charakteristischer Weise mit Glykogen überladen. Allerdings sind diese Glykogenspeicher offenbar metabolisch inaktiv, da die Patienten leicht hypoglykämisch werden und nach Gabe von Adrenalin oder Glucagon keine Glucosefreisetzung aus der Leber erfolgt.

Als weiteres Krankheitszeichen haben die Patienten eine Ketose und eine Hyperlipidämie, beides Symptome, die für einen Kohlenhydratmangel charakteristisch sind. In der Leber und den Nieren ist die Aktivität der **Glucose-6-Phosphatase** sehr niedrig, bei einem Teil der Patienten läßt sich das Enzym nicht nachweisen.
Weiter ist die **Glykogenspeicherkrankheit Typ II (Pompe-Erkrankung)** zu nennen. Sie ist durch einen Mangel an lysosomaler **α-1,4-Glucosidase** charakterisiert. Die Aufgabe dieses Enzyms ist der lysosomale Glykogenabbau. Die **Glykogenspeicherkrankheit Typ III** ist durch das Fehlen der **Amylo-1,6-Glucosidase** gekennzeichnet. Dies führt zu einer Anhäufung relativ kurzkettiger Glykogenketten. Das Fehlen des **Verzweigungsenzyms (Amylo-1,4 → 1,6-Transglucosidase)** ist schließlich die Ursache für das Auftreten der **Glykogenspeicherkrankheit Typ IV**. Auch hier findet sich ein strukturell fehlgebildetes Glykogen, bei dem nur sehr wenig Verzweigungsstellen nachweisbar sind.
Ein Fehlen der **Muskelphosphorylase** ist schließlich die Ursache der **Glykogenspeicherkrankheit Typ V (McArdle-Syndrom)**. Patienten mit diesem Enzymdefekt zeigen eine auffallend verminderte Arbeitstoleranz. In ihrer Skelettmuskulatur findet sich ein übernormal hoher Glykogengehalt (1,5–4,1 g/100 g), jedoch kommt es nach einer Belastung nicht zum Auftreten von Lactat im Blut. Nach Zufuhr von Glucagon oder Adrenalin erfolgt jedoch prompt ein Anstieg der Blutzuckerkonzentration, was auf eine normale Leberphosphorylaseaktivität schließen läßt. Bei einigen der bisher beobachteten Fälle trat darüber hinaus eine Myoglobinurie auf.
Weitere Glykogenspeicherkrankheiten sind die Glykogenspeicherkrankheit Typ VI, die auf einem **Phosphoglucomutasemangel** der Leber beruht, sowie die Glykogenspeicherkrankheit VII, die durch einen Mangel an **Phosphofructokinase** im Muskel ausgelöst wird.

Hexosemonophosphatweg oder Pentosephosphatcyclus

Die Hauptaufgabe des Hexosemonophosphatwegs besteht in der Bereitstellung von NADPH, welches für die außerhalb der Mitochondrien stattfindenden anabolischen Vorgänge benötigt wird. Zu diesen Vorgängen gehört die Biosynthese von Fettsäuren und Steroiden. Eine weitere Aufgabe des Hexosemonophosphatwegs besteht in der Biosynthese der für die Nucleotid- und Nucleinsäurebiosynthese benötigten Ribose.

Einzelreaktionen des Hexosemonophosphatwegs

Der Hexosemonophosphatweg ist ein Beispiel für die Glucoseoxidation und findet sich besonders in der Leber, der lactierenden Milchdrüse und dem Fettgewebe zusätzlich zum schon genannten glykolytischen Abbauweg der Glucose. Letzten Endes handelt es sich um einen multicyclischen Vorgang, bei welchem 3 Moleküle Glucose-6-Phosphat zu 3 CO_2 und 3 aus 5 C-Atomen bestehenden Resten gespalten werden. Die letzteren werden so umgelagert, daß 2 Glucose-6-Phosphat und 1 Glycerinaldehyd-3-Phosphat entstehen. Da 2 Moleküle Glycerinaldehyd-3-Phosphat durch Umkehr der Glykolyse zu Glykose-6-Phosphat umgelagert werden können, gewährleistet der Pentosephosphatweg eine vollständige Glucoseoxida-

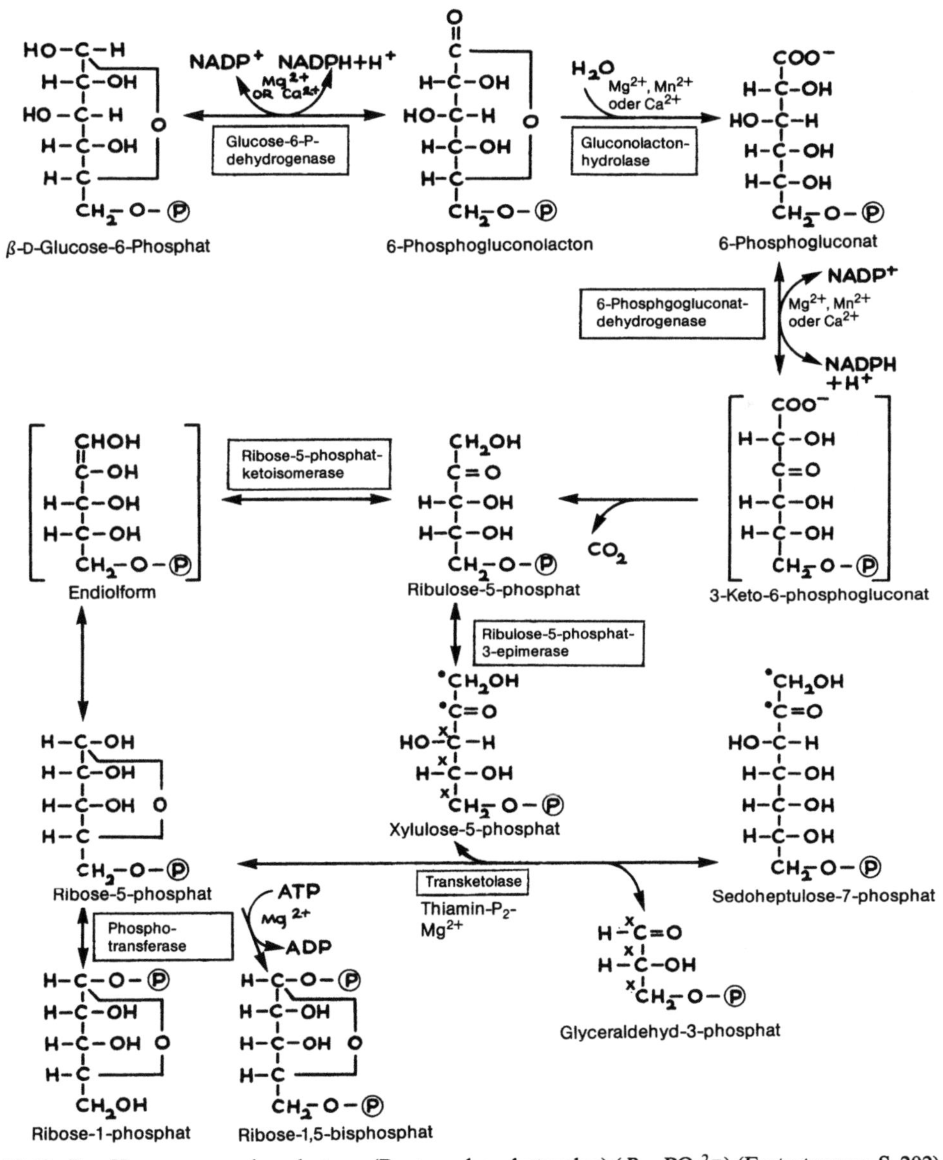

Abb. 15.13. Der Hexosemonophosphatweg (Pentosephosphatcyclus) ($P - PO_3^{2-}$) (Fortsetzung s. S. 202)

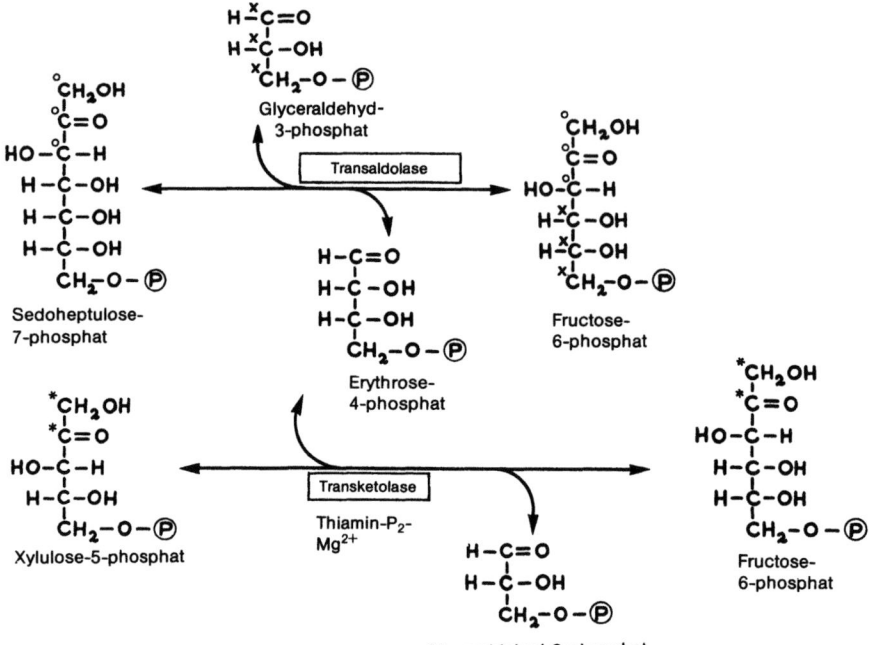

Abb. 15.13 (Fortsetzung)

tion. Wie bei der Glykolyse erfolgt die Oxidation durch Wasserstoffabspaltung, bei der NADP und nicht NAD als Wasserstoffacceptor benutzt wird. Die Enzyme des Hexosemonophosphatwegs finden sich ausschließlich **extramitochondrial**.

Die Summengleichung der Reaktionen des Hexosemonophosphatwegs ist

3 Glucose-6-Phosphat + 6 NADP$^+$ → 3 CO$_2$ + 2 Glucose-6-Phosphat + Glycerinaldehyd-3-Phosphat + 6 NADPH + 6 H$^+$.

Die Reaktionsfolge des Hexosemonophosphatwegs kann in 2 Phasen eingeteilt werden. In der 1. Phase wird Glucose-6-Phosphat oxidiert und decarboxyliert, wobei die Pentose Ribulose-5-Phosphat entsteht. In der 2. Phase wird Ribulose-5-Phosphat in Glucose-6-Phosphat zurückverwandelt, wobei im wesentlichen 2 Enzyme, die Transketolase und die Transaldolase, beteiligt sind (Abb. 15.13).

Die Oxidation von Glucose-6-Phosphat zu 6-Phosphogluconat verläuft über die Zwischenstufe des 6-Phosphogluconolacton unter Katalyse der **Glucose-6-Phosphatdehydrogenase**. Dieses Enzym ist NADP$^+$-abhängig. Für die Hydrolyse des 6-Phosphogluconolacton ist das Enzym Gluconolactonhydrolase verantwortlich. Die zweite Oxidation wird durch die **6-Phosphogluconatdehydrogenase** katalysiert, die ebenfalls NADP$^+$ als Wasserstoffacceptor benötigt. Gleichzeitig erfolgt dabei eine Decarboxylierung, so daß die Ketopentose Ribulose-5-Phosphat entsteht. Wahrscheinlich tritt als Zwischenprodukt das 3-Keto-6-Phosphogluconat auf.

Ribulose-5-Phosphat ist das Substrat für 2 verschiedene Enzyme. Die **Ribulose-5-Phosphatepimerase** ändert die Konfiguration am C-Atom 3, so daß das entsprechende Epimer, das Xylulose-5-Phosphat entsteht. Die **Ribose-5-Phosphat-Ketoisomerase** wandelt Ribulose-5-Phosphat in die entsprechende Aldopentose, Ribose-5-Phosphat, um. Diese Reaktion entspricht der Isomerisierung zwischen Fructose-6-Phosphat und Glucose-6-Phosphat in der Glykolyse.

Die **Transketolase** überträgt die aus den C-Atomen 1 und 2 einer Ketose bestehende 2-Kohlenstoff-Einheit auf den Aldehydkohlenstoff einer Aldose und führt infolgedessen zur Umwandlung eines Ketozuckers in eine um 2 C-Atome verkürzte Aldose, wobei gleichzeitig eine Aldose in eine um 2 C-Atome verlängerte Ketose umgewandelt wird. Als Coenzyme der Reaktion dienen **Thiaminpyrophosphat** und

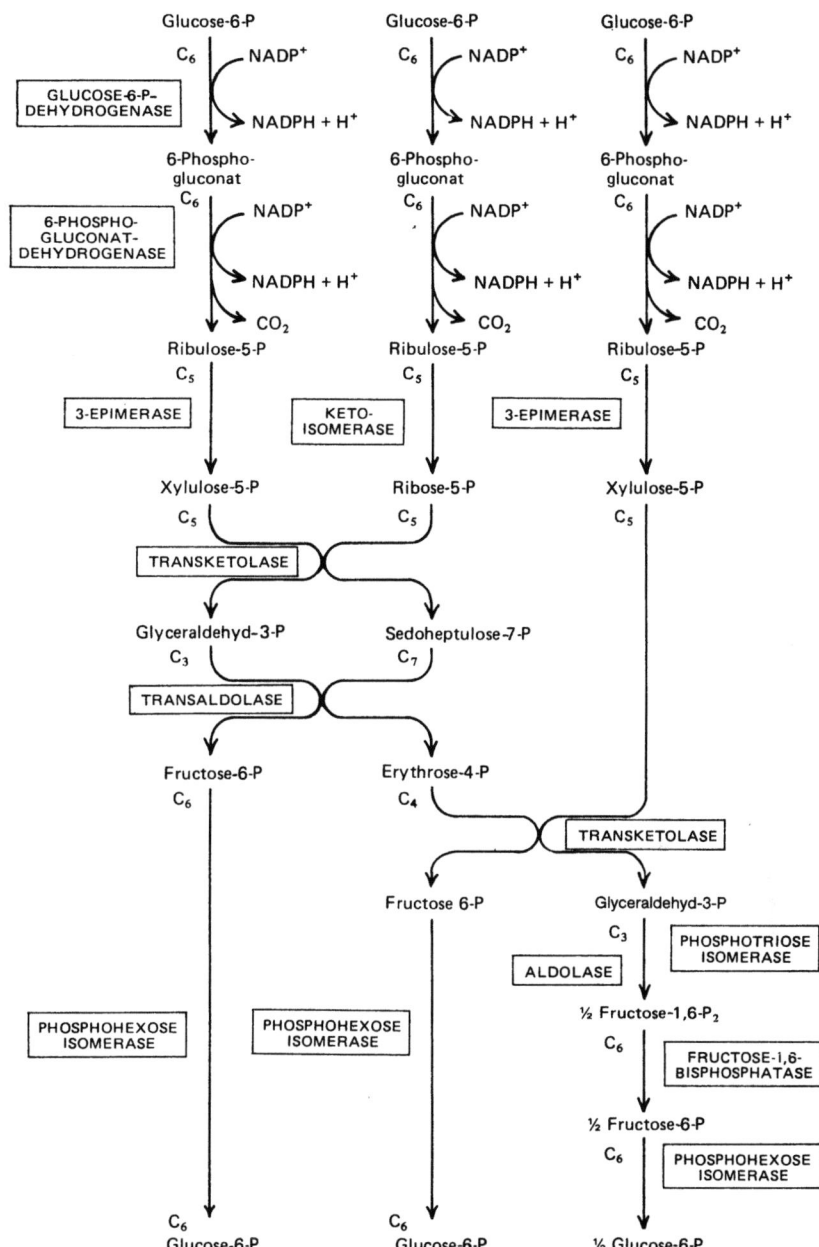

Abb. 15.14. Flußdiagramm des Hexosemonophosphatwegs (F-Typ) und seiner Verbindungen zur Glykolyse

Mg^{2+}-Ionen. Der übertragene 2-Kohlenstoff-Rest ist ein an Thiaminpyrophosphat gebundener Glykolaldehyd, der auch als **„aktiver Glykolaldehyd"** bezeichnet wird. Im Hexosemonophosphatweg katalysiert die Transketolase den Transfer einer 2-Kohlenstoff-Einheit von Xylulose-5-Phosphat auf Ribose-5-Phosphat, wobei der aus 7 C-Atomen bestehende Ketozucker Sedoheptulose-7-Phosphat und die Aldose Glycerinaldehyd-3-Phosphat entstehen. Beide Produkte werden durch die **Transaldolase** umgesetzt. Diese erlaubt den Transfer eines 3-Kohlenstoff-Rests, des „aktiven Dihydroxyacetons" von der Ketose Sedoheptulose-7-Phosphat auf die Aldose Glycerinaldehyd-3-Phosphat, so daß Fructose-6-Phosphat und

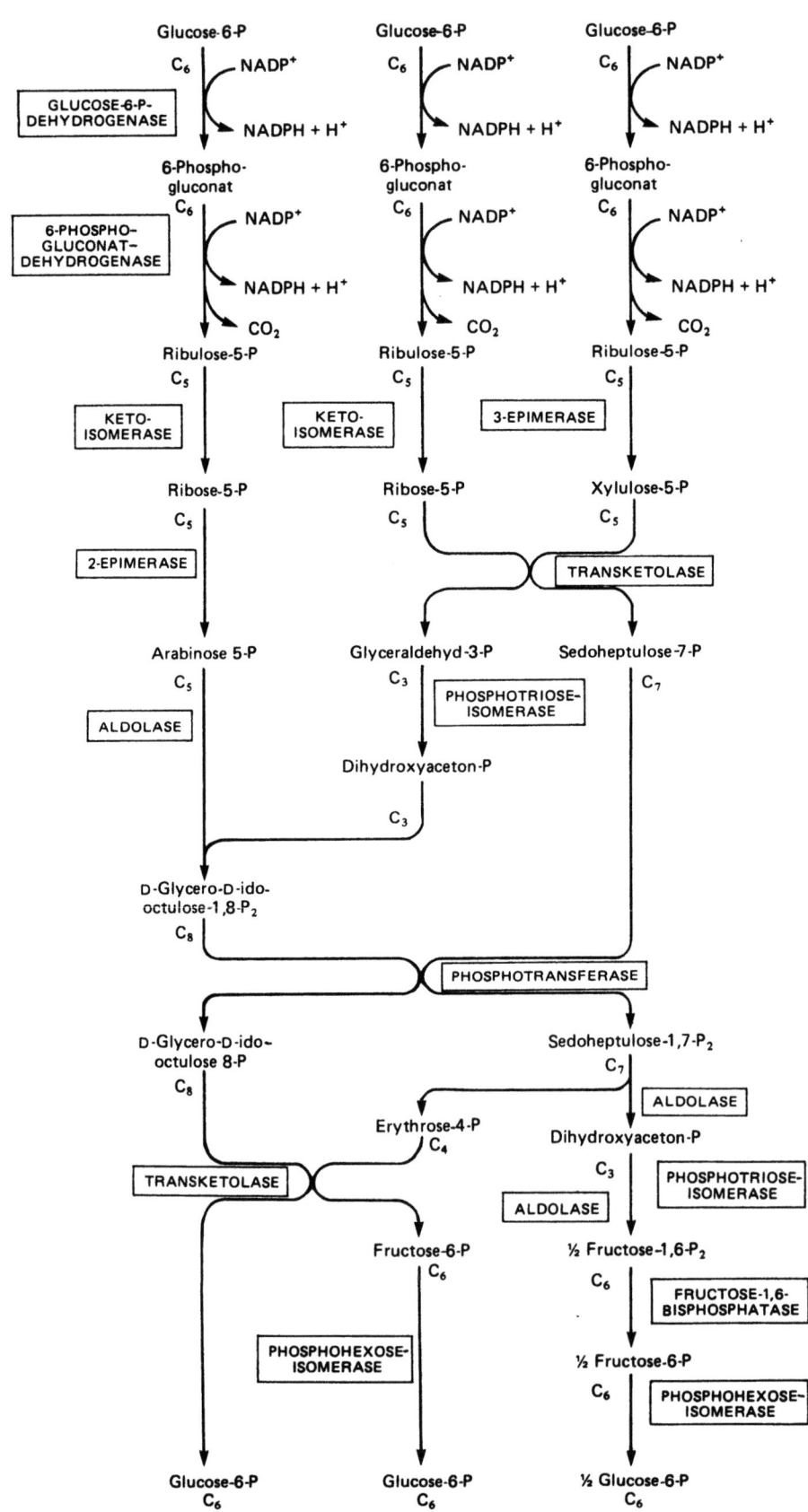

der aus 4 C-Atomen bestehende Aldosezucker Erythrose-4-Phosphat entstehen.
Im folgenden dient Xylulose-5-Phosphat erneut als Donator eines aktiven Glykolaldehyds. Die in diesem Fall wieder eingeschaltete **Transketolase** überträgt ihn auf Erythrose-4-Phosphat, wobei Fructose-6-Phosphat und Glycerinaldehyd-3-Phosphat entstehen.
Für die vollständige Oxidation von Glucose zu CO_2 über den Hexosemonophosphatweg müssen die für die Umwandlung von Glycerinaldehyd-3-Phosphat zu Glucose-6-Phosphat benötigten Enzyme vorhanden sein. Sie müssen hierzu in umgekehrter Richtung wie während der Glykolyse arbeiten. Zusätzlich wird Fructose-1,6-Bisphosphatase benötigt. Abbildung 15.14 stellt eine Zusammenfassung des direkten oxidativen Glucoseabbaus im Hexosemonophosphatweg dar. Die meisten Reaktionen sind reversibel, eine Ausnahme macht wohl die Gluconolactonhydrolase.

Hexosemonophosphatweg des F- und L-Typs

Aus neueren Untersuchungen (Williams, 1980) geht hervor, daß die oben beschriebene Reaktionsfolge des Hexosemonophosphatwegs sich nur im Fettgewebe findet (F-Typ). In der Leber und in anderen Geweben (L-Typ) ist die Reaktionsfolge anders. Hier entsteht aus Ribose-5-Phosphat Arabinose-5-Phosphat, welche in einer durch eine Aldolase katalysierten Reaktion mit Dihydroxyacetonphosphat unter Bildung des aus 8 C-Atomen bestehenden Zuckers D-Glycero-D-Idooctulose reagiert. Die Einzelheiten dieser Variante des Hexosemonophosphatwegs sind in Abb. 15.15 dargestellt.

Stoffwechselbedeutung des Hexosemonophosphatwegs

Der Hexosemonophosphatweg unterscheidet sich klar von der Glykolyse. Eine Oxidation findet bereits in den ersten beiden Reaktionen statt. Ein charakteristisches Produkt des Hexosemonophosphatwegs, welches während der Glykolyse nicht entsteht, ist CO_2.

Schätzungen der Aktivität des Hexosemonophosphatwegs in verschiedenen Geweben geben Aufschluß über seine Stoffwechselbedeutung. Besonders hohe Aktivität zeigt er in Leber, Fettgewebe, Nebennierenrinde, Schilddrüse, Erythrocyten, Testes sowie in der lactierenden Brustdrüse. In der nichtlactierenden Brustdrüse findet er sich gar nicht, seine Aktivität im Skelettmuskel ist außerordentlich gering. Die meisten Gewebe mit aktivem Hexosemonophosphatweg benutzen NADPH für die Biosynthese von Fettsäuren oder Steroiden sowie von Aminosäuren (über die NADP-abhängige Glutamatdehydrogenase). Möglicherweise stimulieren aktive Lipogenese oder andere NADPH-verbrauchende Systeme den Glucoseabbau über den Hexosemonophosphatweg. Dabei hängt sehr wahrscheinlich die Biosynthese der Glucose-6-Phosphatdehydrogenase und der 6-Phosphogluconatdehydrogenase von einer durch hohes Nahrungsangebot gekennzeichneten Stoffwechselsituation ab.
In Erythrocyten liefert der Hexosemonophosphatweg NADPH, welches für die Reduktion von oxidiertem Glutathion (GSSG) zu reduziertem Glutathion (2G-SH) benötigt wird. Die Reaktion wird durch das Enzym **Glutathionreduktase** katalysiert. Reduziertes Glutathion seinerseits ist für die Zerstörung von H_2O_2 verantwortlich, was mit Hilfe der **Glutathionperoxidase** katalysiert wird:

$$2\,GSH + H_2O_2 \rightarrow GSSG + 2\,H_2O.$$

Diese Reaktion ist von besonderer Bedeutung. Jede Anhäufung von H_2O_2 muß die Lebensdauer von Erythrocyten beträchtlich vermindern, da Hämoglobin dann zum Methämoglobin umgewandelt wird. Zwischen der Aktivität der Glucose-6-Phosphatdehydrogenase und der Anfälligkeit von Erythrocyten für die Hämolyse besteht eine umgekehrte Relation. Als genetische Erkrankung kommt eine verminderte Aktivität oder gar ein Fehlen dieses Enzyms vor. Die Erkrankung wird besonders dann manifest, wenn diese Personen der Einwirkung von Oxidationsmitteln ausgesetzt werden. Zu ihnen gehören das Malariamittel Primaquin, Aspirin oder Sulfonamide. Auf einem ähnlichen Mechanismus beruhen Hämolysen nach Genuß einer im Mittelmeerraum vorkommenden Bohnensorte, der Fava-Bohne (Favismus).

Abb. 15.15. Flußdiagramm des Hexosemonophosphatwegs (L-Typ) und seine Verbindungen zur Glykolyse

Der Hexosemonophosphatweg liefert Pentosen für die Biosynthese von Nucleotiden und Nucleinsäuren. Dabei entstehen Ribosen aus dem Ribose-5-Phosphat. Diese Verbindung wird zu Ribose-1-Phosphat isomerisiert. Eine weitere Möglichkeit besteht in der ATP-abhängigen Phosphorylierung zu Ribose-1,5-Bisphosphat. Die Muskulatur enthält sehr geringe Mengen von Glucose-6-Phosphatdehydrogenase und 6-Phosphogluconatdehydrogenase. Nichtsdestoweniger ist die Skelettmuskulatur zur Biosynthese von Ribose imstande. Wahrscheinlich erfolgt sie durch Umkehr des Hexosemonophosphatwegs vom Fructose-6-Phosphat und Glycerinaldehyd-3-Phosphat aus, wobei die Enzyme Transketolase und Transaldolase benötigt werden. Es ist offenbar nicht notwendig, über die gesamte enzymatische Ausstattung des Hexosemonophosphatwegs zu verfügen, um Ribose zu synthetisieren.

Gluconeogenese

Bedeutung

Durch die Gluconeogenese wird der Kohlenhydratbedarf des Organismus dann gedeckt, wenn Kohlenhydrate nicht in ausreichenden Mengen mit der Nahrung zugeführt werden können. Besonders für das Nervensystem und die Erythrocyten ist eine kontinuierliche Glucosezufuhr zur Deckung des Energiebedarfs notwendig. Glucose wird darüber hinaus vom Fettgewebe gebraucht, da nur von ihr der Glycerinanteil der Triacylglycerine geliefert werden kann. Wahrscheinlich wird sie darüber hinaus in vielen Geweben benötigt, um ausreichende Konzentrationen an Citratcycluszwischenprodukten aufrecht zu erhalten. Auch unter all den Bedingungen, wo der größte Teil des Calorienbedarfs durch Fettoxidation gedeckt werden kann, bleibt daher immer ein basaler Glucosebedarf bestehen. Glucose ist weiter der einzige Brennstoff, der vom Skelettmuskel unter anaeroben Bedingungen verwertet werden kann. Sie ist für die Lactosebiosynthese in der lactierenden Milchdrüse notwendig und wird aktiv vom Fetus aufgenommen. Es überrascht aufgrund dieser Überlegung nicht, daß höhere Organismen über die Möglichkeit verfügen, **Nichtkohlenhydrate in Glucose umzuwandeln,** was als **Glucoseneogenese** bezeichnet wird.

Durch Gluconeogenese können auch eine Reihe von Stoffwechselprodukten anderer Gewebe wieder utilisiert werden. Es handelt sich beispielsweise um das von Muskulatur und Erythrocyten gebildete Lactat sowie das aus dem Fettgewebe stammende Glycerin. Das während der Verdauung bei Wiederkäuern entstehende Propionat ist bei diesen Species eine der wichtigsten Quellen für die Gluconeogenese. Bei Säugern findet Gluconeogenese im wesentlichen in der **Leber** und den **Nieren** statt. Da die Gluconeogenese in weiten Teilen aus einer Umkehr der glykolytischen Reaktionen besteht, wird verständlich, daß die glykolytische Aktivität von Leber und Nieren während aktiver Gluconeogenese außerordentlich gering ist.

Für die Gluconeogenese benötigte Stoffwechselwege

Die für die Gluconeogenese benötigten Stoffwechselwege sind Modifikationen und Anpassungen der Glykolyse und des Citratcyclus (Abb. 15.16). Sie werden für die Umwandlung von glucogenen Aminosäuren, Lactat, Glycerin und Propionat (bei Wiederkäuern) zu Glucose oder Glykogen benötigt. Schon Krebs hat darauf hingewiesen, daß einige Energiebarrieren eine Gluconeogenese durch einfache Umkehr der Glykolyse verhindern. Diese befinden sich zwischen Pyruvat und Phosphoenolpyruvat, zwischen Fructose-1,6-Bisphosphat und Fructose-6-Phosphat, zwischen Glucose-6-Phosphat und Glucose und schließlich zwischen Glucose-1-Phosphat und Glykogen. Spezifische Reaktionen dienen der Umgebung dieser energetischen Barrieren.
In Mitochondrien findet sich das Enzym **Pyruvatcarboxylase**. Es wandelt in Anwesenheit von ATP, Biotin und CO_2 Pyruvat in Oxalacetat um. Biotin dient hierbei als Carboxylierungsmittel (s. Kap. 10). Im extramitochondrialen Raum findet sich ein weiteres Enzym, die **Phosphoenolpyruvatcarboxykinase.** Es katalysiert die Umwandlung von Oxalacetat in

---

Abb. 15.16. Die Gluconeogenese der Leber. ⊙ Einspeisung von glucogenen Aminosäuren nach Transaminierung (s. auch Abb. 14.6). ▭ Schlüsselenzyme der Gluconeogenese. Das für die Gluconeogenese benötigte ATP entstammt der Oxidation von Acetyl-CoA aus langkettigen Fettsäuren oder Lactat. Propionat ist nur bei Wiederkäuern von Bedeutung

Gluconeogenese

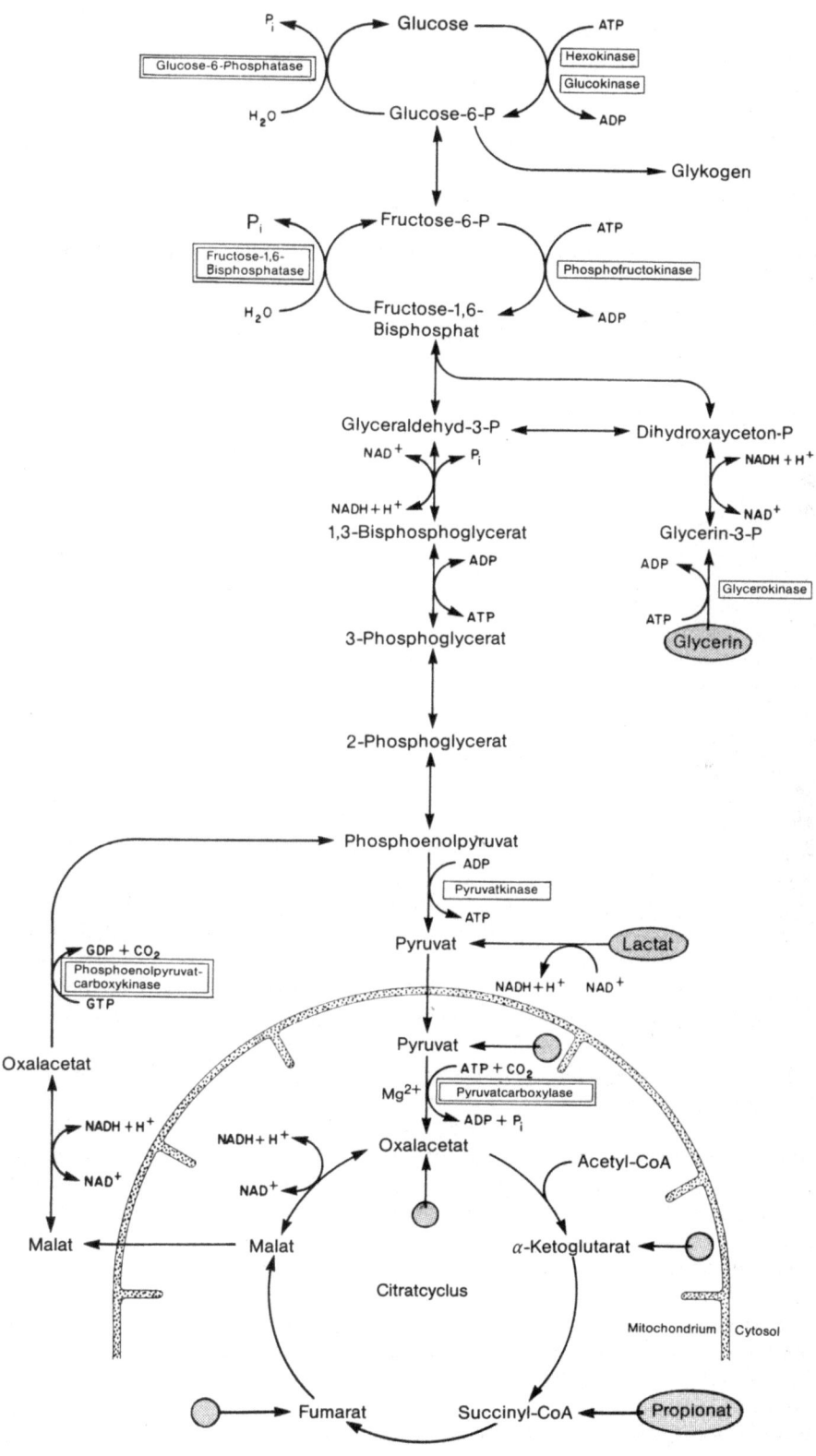

Phosphoenolpyruvat. Die Reaktion benötigt energiereiches Phosphat in Form von GTP oder ITP und erfolgt unter Decarboxylierung des Oxalacetats. Mit Hilfe der beiden genannten Enzyme und der Lactatdehydrogenase kann auf diese Weise Lactat in Phosphoenolpyruvat umgewandelt werden.

Eine gewisse Schwierigkeit besteht allerdings darin, daß Oxalacetat nicht durch die mitochondriale Innenmembran permeieren kann. Dieses Problem wird dadurch umgangen, daß Oxalacetat intramitochondrial in ein leicht diffusibles Produkt umgewandelt wird, welches nach dem Transport durch die Mitochondrienmembran im extramitochondrialen Raum wieder Oxalacetat entstehen läßt. Eine derartige Verbindung ist beispielsweise Malat, jedoch ist auch eine Umwandlung über Aspartat, α-Ketoglutarat, Glutamat und Citrat vorgeschlagen worden. Die Bildung dieser Metaboliten aus Oxalacetat innerhalb der Mitochondrien und ihre Rückwandlung zu Oxalacetat im extramitochondrialen Raum erfordert Reaktionen des Citratcyclus und Transaminierung. Bezüglich der Verteilung der Phosphoenolpyruvatcarboxykinase auf verschiedene Kompartimente gibt es Speciesunterschiede. Bei Nagern ist das Enzym streng extramitochondrial lokalisiert, beim Kaninchen und beim Huhn findet es sich nur mitochondrial, beim Meerschweinchen und Menschen kommt es sowohl mitochondrial als auch im Cytosol vor.

Die Umwandlung von Fructose-1,6-Bisphosphat in Fructose-6-Phosphat, welche für die Umkehr der Glykolyse notwendig ist, wird durch ein spezifisches Enzym, die **Fructose-1,6-Bisphosphatase** katalysiert. Es handelt sich hier um ein Schlüsselenzym der Gluconeogenese, da sein Vorhandensein darüber bestimmt, ob ein Gewebe zur Resynthese von Glucose oder Glykogen aus Pyruvat oder Triosephosphaten imstande ist. In hoher Aktivität findet sich das Enzym in der Leber und den Nieren, in geringer Aktivität im quergestreiften Muskel. Im Fettgewebe, der Herzmuskulatur und der glatten Muskulatur fehlt es offensichtlich.

Die Umwandlung von Glucose-6-Phosphat in Glucose wird durch eine weitere spezifische Phosphatase, die **Glucose-6-Phosphatase** katalysiert. Sie kommt im Intestinaltrakt, den Blutplättchen, der Leber und den Nieren vor, was diese Gewebe zur Glucoseabgabe ans Blut instand setzt. Das in der mikrosomalen Fraktion lokalisierte Enzym besitzt auch Pyrophosphataseaktivität. Es fehlt in Muskulatur und Fettgewebe.

Abbildung 15.16 zeigt die Beziehung zwischen Gluconeogenese und Glykolyse. Nach Transaminierung oder Desaminierung entstehen aus glucogenen Aminosäuren entweder Pyruvat oder Zwischenprodukte des Citratcyclus. Aus diesem Grund können die oben beschriebenen Reaktionen für die Glucosesynthese aus glucogenen Aminosäuren und Lactat benutzt werden. Lactat gelangt über Pyruvat in die Mitochondrien, wird dort zu Oxalacetat umgewandelt und schließlich für die Glucosesynthese benutzt. Propionat, eines der Hauptsubstrate für die Gluconeogenese bei Wiederkäuern, gelangt in die Gluconeogenese, nachdem es in das Citratcycluszwischenprodukt Succinyl-CoA umgewandelt wurde. Dabei wird Propionat wie andere Fettsäuren zunächst mit ATP und Coenzym A durch eine entsprechende Thiokinase umgewandelt. Das dabei entstehende Propionyl-CoA wird unter Bildung von D-Methylmalonyl-CoA carboxyliert. Das hierfür verantwortliche Enzym ist die **Propionyl-CoA-Carboxylase** (Abb. 15.17). Diese Reaktion ist analog der Carboxylierung von Acetyl-CoA zu Malonyl-CoA (s. Kap. 17). In beiden Reaktionen entsteht ein Malonylderivat, beide Reaktionen benötigen Biotin als Coenzym. D-Methylmalonyl-CoA wird weiter in sein Stereoisomer, das L-Methylmalonyl-CoA umgelagert **(Methylmalonyl-CoA-Racemase)**. Danach wird es durch die **Vitamin-B_{12}-abhängige Methylmalonyl-CoA-Isomerase** zu Succinyl-CoA umgelagert. Jeder Vitamin-B_{12}-Mangel führt sowohl bei Menschen wie auch bei Tieren zur Ausscheidung großer Mengen von Methylmalonsäure im Urin.

Diese Umwandlung zu Succinyl-CoA ist der Hauptstoffwechselweg des Propionats. Allerdings kann es auch als Startermolekül für die im Fettgewebe und den Milchdrüsen stattfindenden Fettsäurebiosynthese verwendet werden. In diesem Fall entstehen Fettsäuren mit einer ungeraden Zahl von C-Atomen. Besonders im Fettgewebe von Wiederkäuern kommen derartige Fettsäuren vor, die dort 15 bzw. 17 C-Atome haben.

Glycerin ist ein Stoffwechselprodukt des Fettgewebes. Es kann nur von denjenigen Geweben benutzt werden, die das für seine Aktivie-

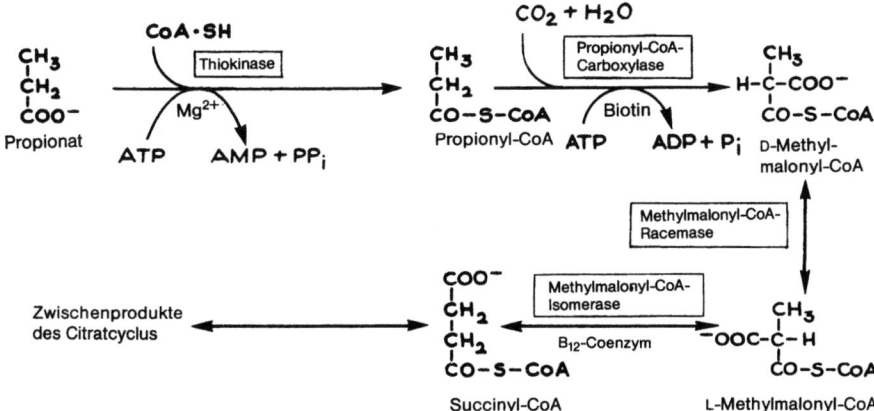

Abb. 15.17. Stoffwechsel des Propionats

rung benötigte Enzym, die **Glycerokinase**, besitzen. Dieses ATP-abhängige Enzym findet sich in besonders hoher Aktivität in Leber und Nieren. Es katalysiert die Umwandlung von Glycerin zu α-Glycerophosphat. α-Glycerophosphat steht direkt mit den Triosephosphaten der Glykolyse in Verbindung. Es kann durch die **α-Glycerophosphatdehydrogenase** in einer NAD-abhängigen Reaktion zu Dihydroxyacetonphosphat oxidiert werden. Das Gleichgewicht der Reaktion liegt allerdings auf der Seite der α-Glycerophosphatbildung. Leber und Nieren können aus diesem Grund Glycerin für die Biosynthese von Glucose benutzen (Abb. 15.16).

Aktivierung der Hexosen

Die für den Stoffwechsel wichtigen Hexosen, nämlich Glucose, Fructose und Galaktose können erst nach Phosphorylierung metabolisiert werden. Glucose wird dabei mit Hilfe von ATP in Anwesenheit des Enzyms Hexokinase phosphoryliert. In der Leber kommt darüber hinaus eine spezifischere Glucokinase vor. Es ist noch nicht sicher geklärt, ob in Hepatocyten sowohl die Gluco- als auch die Hexokinase vorkommen. Hexokinase unterscheidet sich von der Glucokinase dadurch, daß sie durch Glucose-6-Phosphat allosterisch gehemmt wird. Ihre Aktivität hängt nicht wie diejenige der Glucokinase vom Ernährungszustand des Tiers oder von Hormonen ab. Ihre Michaelis-Konstante für Glucose ist niedrig. Mit Glucose als Substrat ist das Reaktionsprodukt sowohl der Glucokinase als auch der Hexokinase Glucose-6-Phosphat.

Fructose und Galaktose werden nicht durch Glucokinase phosphoryliert, sie verfügen über spezifische Enzyme, die **Fructokinase** und die **Galaktokinase**. Diese in der Leber vorkommenden Enzyme katalysieren ATP-abhängig die Phosphorylierung beider Hexosen zum entsprechenden Hexose-1-Phosphat.

Uronsäurestoffwechsel

Glucose-6-Phosphat ist nicht nur das Ausgangsprodukt für die Glykogensynthese, die Glykolyse und den Hexosemonophosphatweg. Es kann auch in einem als Uronsäureweg bezeichneten Stoffwechselweg zu Glucuronsäure, Ascorbinsäure und Pentosen umgewandelt werden. In diesem Uronsäurestoffwechselweg wird Glucuronsäure aus Glucose durch die in Abb. 15.18 dargestellten Reaktionen gebildet. Glucose-6-Phosphat wird zunächst zu Glucose-1-Phosphat umgewandelt, welches mit UTP unter Bildung des aktiven Nucleotids Uridindiphosphatglucose (UDPG) reagiert. Letztere Reaktion wird durch das Enzym **UDPG-Pyrophosphorylase** katalysiert. Bis zu diesem Punkt entsprechen die Reaktionsschritte genau denjenigen der Glykogenbiosynthese. Uridindiphosphatglucose wird nun am C-Atom 6 in einer zweistufigen Reaktion zu UDPG-Glucuronat oxidiert. Das hierfür verantwortliche Enzym ist die **NAD-abhängige UDPG-Dehydrogenase**.

Galakturonat ist ein wichtiger Bestandteil vie-

210 15. Kohlenhydratstoffwechsel

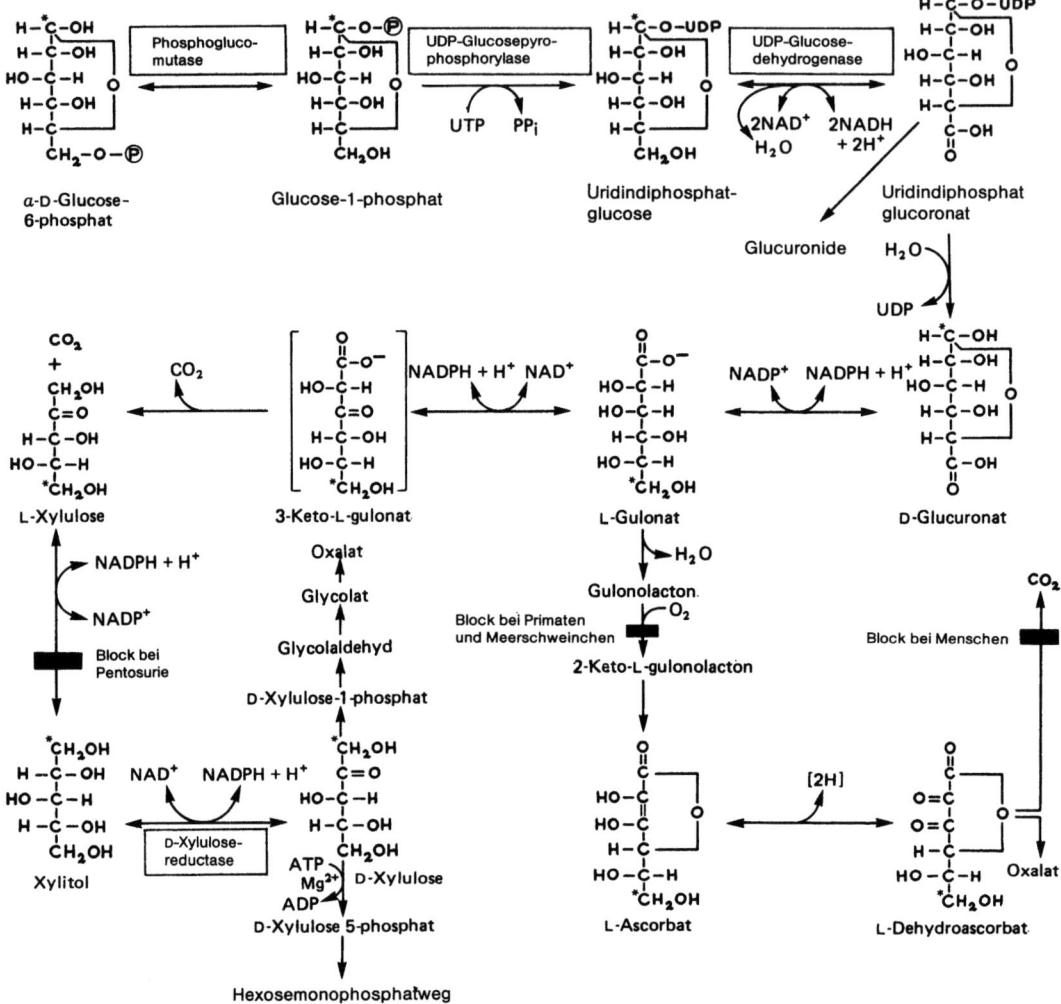

Abb. 15.18. Uronsäurestoffwechsel

ler Naturprodukte (z. B. Pectine). Es kann durch Inversion am C-Atom 4 aus UDP-Glucuronat entstehen. Die Reaktion ist analog der Umwandlung von UDP-Glucose zu UDP-Galaktose.

UDP-Glucuronat ist die „aktive Form" der Glucuronsäure und dient einer Reihe von Reaktionen. Hierzu gehören der Einbau von Glucuronsäure in **Chondroitinsulfat** oder Reaktionen, bei denen Glucuronat an Substrate wie **Steroidhormone, Arzneimittel** oder **Bilirubin** gekoppelt wird (s. S. 377).

Abbildung 15.18 zeigt den weiteren Stoffwechsel des Glucuronats. In einer NADPH-abhängigen Reaktion wird Glucuronat zu **L-Gulonat** reduziert. Es ist der direkte Vorläufer des **As-**

corbats, allerdings nur bei denjenigen Lebewesen, die dieses Vitamin synthetisieren können. Beim Menschen und anderen Primaten sowie beim Meerschweinchen kann Gulonat infolge eines entsprechenden Enzymdefekts nicht in Position 2 oxidiert werden. Durch Oxidation in Position 3 entsteht das 3-Keto-L-Gulonat, was anschließend unter Bildung der Pentose **L-Xylulose** decarboxyliert wird.

Xylulose ist ein Bestandteil des Hexosemonophosphatwegs. Allerdings entsteht durch die in Abb. 15.15 dargestellten Reaktionen das L-Isomer der Xylulose. Eine Verbindung des Uronsäurewegs mit dem Hexosemonophosphatweg ist nur möglich, nachdem L-Xylulose in das D-Isomer umgewandelt worden ist. Dies geschieht durch eine NADPH-abhängige Reduktion zu Xylitol, das danach NAD-abhängig zu D-Xylulose oxidiert wird. In einer ATP-abhängigen Reaktion wird es zu D-Xylulose-5-Phosphat umgewandelt und danach im Hexosemonophosphatweg weiter metabolisiert.

Bei der sehr seltenen **hereditären essentiellen Pentosurie** werden beträchtliche Mengen von L-Xylulose im Urin ausgeschieden. Dieser Defekt kommt dadurch zustande, daß bei den entsprechenden Patienten das für die Reduktion von L-Xylulose zu Xylitol notwendige Enzym fehlt.

Die Geschwindigkeit, mit der Glucose in den Uronsäureweg eintritt, kann durch eine Reihe von Arzneimitteln beeinflußt werden. So führt die Behandlung von Ratten mit Barbituraten beispielsweise zu einer beachtlichen Zunahme der Umwandlung von Glucose in Glucuronat, L-Gulonat und Ascorbat. Aufgrund der oben geschilderten Stoffwechselzusammenhänge wird es verständlich, daß derartige Arzneimittel auch die L-Xyluloseausscheidung bei Patienten mit Pentosurie steigern.

Fructosestoffwechsel

Fructose kann durch die **Hexokinase** unter Bildung von Fructose-6-Phosphat phosphoryliert werden (s. Abb. 15.19). Allerdings ist die Affinität der Hexokinase für Fructose im Vergleich zur Glucose außerordentlich niedrig. Es ist aus diesem Grund sehr unwahrscheinlich, daß diese Möglichkeit für den Fructosestoffwechsel eine große Rolle spielt.

In der Leber kommt ein weiteres Enzym, die **Fructokinase** vor. Sie katalysiert spezifisch die Übertragung eines Phosphatrests aus dem ATP auf Fructose, wobei Fructose-1-Phosphat entsteht. Fructokinase kommt außer in der Leber auch in den Nieren und im Intestinaltrakt vor. Das Enzym ist nicht zur Phosphorylierung von Glucose imstande, seine Aktivität wird nicht durch Hunger oder Insulin beeinflußt. Dies erklärt, warum Fructose bei diabetischen Patienten mit normaler Geschwindigkeit metabolisiert wird. Die Michaelis-Konstante des Enzyms gegen Fructose ist sehr niedrig; es ist sehr wahrscheinlich, daß der größte Teil des Fructosestoffwechsels über dieses Enzym gestartet wird.

Das dabei entstandene Fructose-1-Phosphat wird durch die in der Leber vorkommende **Aldolase B** in D-Glycerinaldehyd und Dihydroxyacetonphosphat gespalten. Das Enzym ist auch zur Spaltung von Fructose-1,6-Bisphosphat imstande. Sein Fehlen führt zur hereditären Fructoseintoleranz. D-Glycerinaldehyd kann auf 3 verschiedenen Wegen in die Glykolyse eingeschleust werden. Einmal kann es durch die **Alkoholdehydrogenase** unter Bildung von Glycerin reduziert werden, welches mit Glycerokinase in α-Glycerophosphat umgewandelt und danach zu Dihydroxyacetonphosphat oxidiert werden kann. Ein Alternativweg ist die Oxidation von D-Glycerinaldehyd zu D-Glycerat mit Hilfe der **Aldehyddehydrogenase**. Die D-Glyceratkinase katalysiert die Bildung von 2-Phosphoglycerat aus D-Glycerat. Das Enzym kommt allerdings nur in der Rattenleber, nicht jedoch in der menschlichen Leber vor. Das wichtigste Enzym für den Stoffwechsel des D-Glycerinaldehyds ist die **Triokinase**, welche die Phosphorylierung von D-Glycerinaldehyd zu Glycerinaldehyd-3-Phosphat katalysiert. Dieses Glykolysezwischenprodukt kann nun entweder zu Lactat abgebaut oder für die Glucosebiosynthese verwendet werden. In der Tat wird in der Leber Fructose in beträchtlichem Umfang in Glucose umgewandelt.

Bei der hereditären Fructoseintoleranz sowie bei einer weiteren hereditären Erkrankung, dem Fructose-1,6-Bisphosphatase-Mangel, finden sich gehäuft schwere Hypoglykämien, obwohl beachtliche Glykogenreserven vorliegen. Offensichtlich hemmen die Fructosephosphate (Fructose-1-Phosphat und Fructose-1,6-Bisphosphat) die Aktivität der Leberphosphorylase.

Beim eviszerierten Versuchstier (operative Entfernung von Leber und Intestinaltrakt) kann injizierte Fructose nicht in Glucose umgewandelt werden, weswegen schwere Hypoglykämien auftreten, die nur durch Glucoseinfusionen zu behandeln sind. Offensichtlich kann von den extrahepatischen Geweben Fructose nur nach Umwandlung in Glucose verwertet werden. Beim Menschen, nicht jedoch bei der Ratte kann eine beachtliche Fructosemenge bereits im Intestinaltrakt in Glucose umgewandelt werden. Die Leber kann Fructose wesentlich schneller glykolysieren als Glucose. Die Ursache hierfür liegt offensichtlich darin, daß

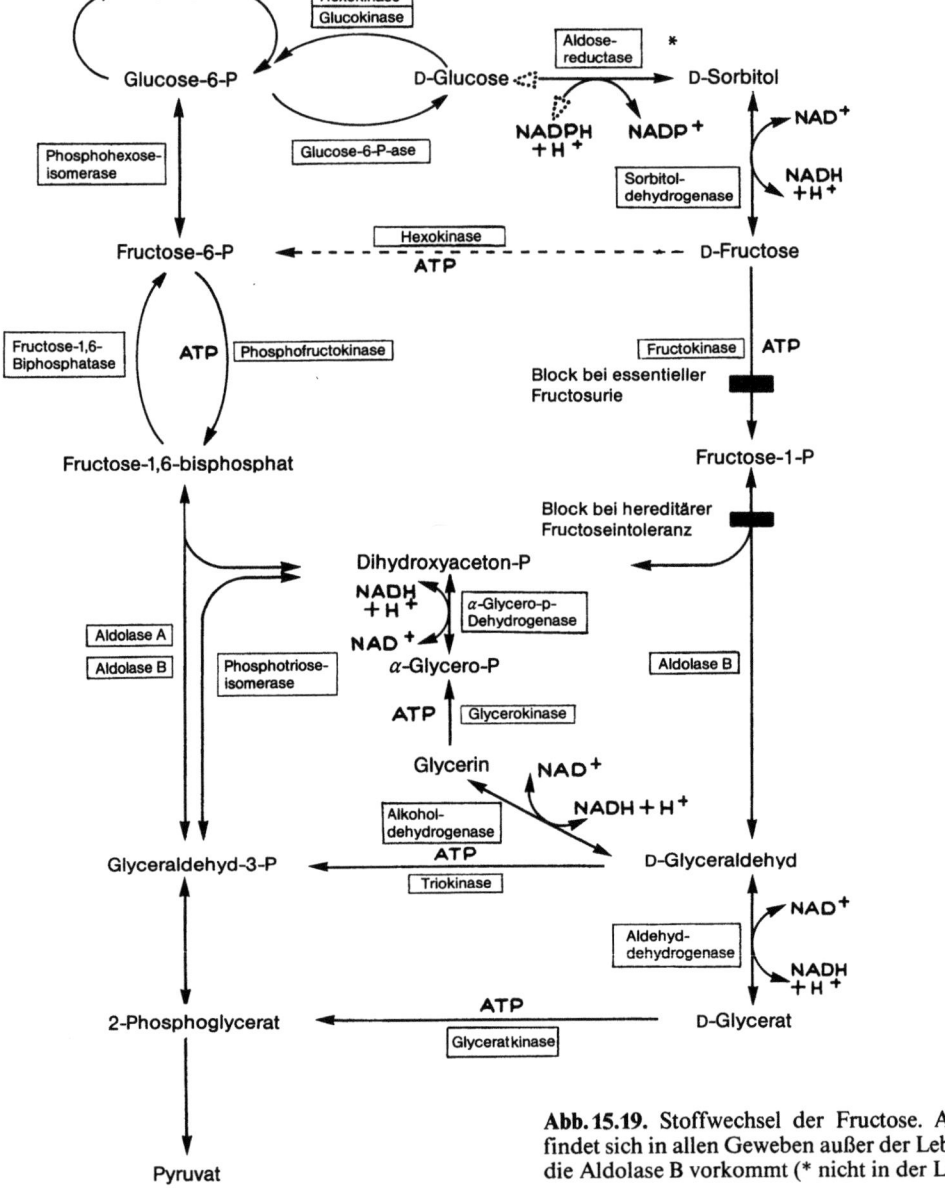

Abb. 15.19. Stoffwechsel der Fructose. Aldolase A findet sich in allen Geweben außer der Leber, wo nur die Aldolase B vorkommt (* nicht in der Leber)

beim Stoffwechsel der Fructose diejenigen Enzyme umgangen werden, deren Aktivität den Glucoseumsatz in der Glykolyse kontrolliert.

In der Spermaflüssigkeit kommt Fructose in verhältnismäßig hoher Konzentration vor. Sie entsteht hier aus Glucose. Dabei wird zunächst Glucose mit Hilfe des Enzyms **Aldosereductase** in einer NADPH-abhängigen Reaktion zu D-Sorbitol reduziert. Die Aldosereductase wird auch als **Polyoldehydrogenase** bezeichnet. Der nächste Schritt besteht in einer Oxidation des Sorbitols am C-Atom 2, so daß Fructose entsteht. Das Oxidationsmittel ist NAD, die Reaktion wird durch die **Sorbitoldehydrogenase** (Ketosereductase) katalysiert.

Galaktosestoffwechsel

Galaktose entsteht bei der intestinalen Spaltung des Disaccharids Lactose, welches den wesentlichen Kohlenhydratbestandteil der

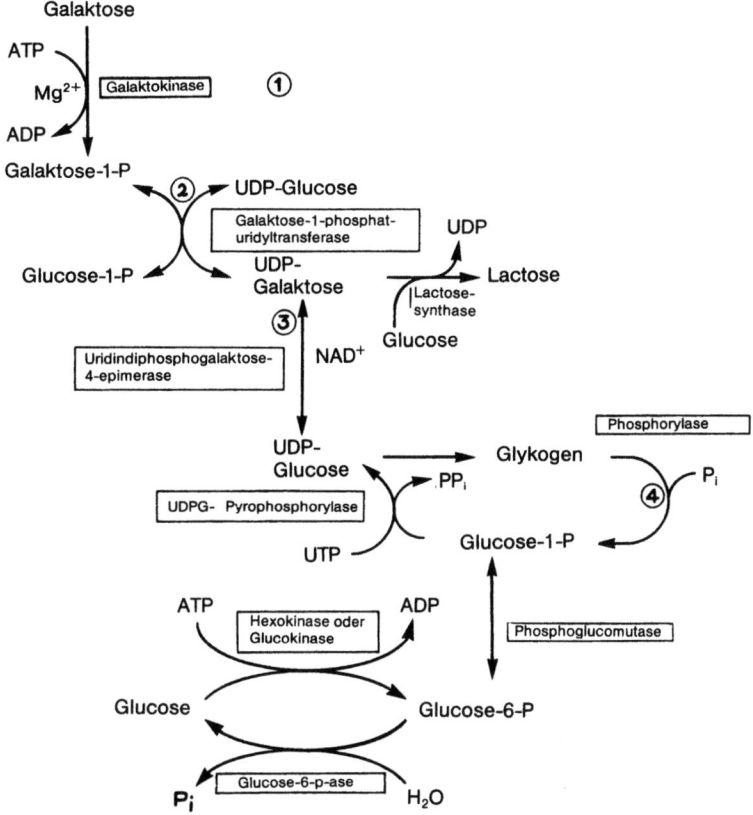

Abb. 15.20. Umwandlung von Galaktose zu Glucose und Synthese von Lactose

Milch ausmacht. In der Leber wird Galaktose schnell in Glucose umgewandelt. In Form des Galaktosetoleranztests kann diese Fähigkeit der Leber zur Untersuchung ihrer metabolischen Funktionsfähigkeit benutzt werden. Abbildung 15.20 zeigt die Einzelreaktionen des Galaktosestoffwechsels.

In der Reaktion 1 wird Galaktose mit Hilfe der **Galaktokinase** phosphoryliert, wobei ATP als Phosphatdonator dient. Das dabei entstehende Produkt, das Galaktose-1-Phosphat, reagiert mit Uridindiphosphatglucose unter Bildung von Uridindiphosphatgalaktose und Glucose-1-Phosphat. Bei dieser Reaktion (2), welche durch die **Galaktose-1-Phosphaturidyltransferase** katalysiert wird, findet also am Uridindiphosphat ein Austausch von Glucose gegen Galaktose statt. Reaktion 3 stellt die eigentliche Epimerisierung von Galaktose zu Glucose dar. Sie wird durch das Enzym **UDP-Galaktose-4-Epimerase** katalysiert, das Produkt ist Uridindiphosphatglucose. Möglicherweise findet während der Epimerisierung zunächst eine Oxidation und danach wieder eine Reduktion am C-Atom 4 statt, wobei NAD als Coenzym dient. Aus UDP-Glucose wird schließlich in Reaktion 4 Glucose freigesetzt. Sehr wahrscheinlich geschieht dies über den Umweg der Glykogenbiosynthese und Glykogenolyse.

Die Reaktion ist frei reversibel. Dies macht es möglich, daß Glucose ohne weiteres in Galaktose umgewandelt werden kann, weshalb letztere kein essentieller Nahrungsbestandteil ist. Galaktose wird im Organismus nicht nur für die Biosynthese der Lactose benötigt, sondern ist ebenfalls ein Bestandteil von Glykolipiden, Proteoglykanen und Glykoproteinen.

Die Galaktokinase ist ein adaptives Enzym. Ihre Aktivität steigt mit zunehmender Galaktosezufuhr in der Nahrung an. Bei der Lactosebiosynthese in der Milchdrüse wird zunächst Glucose durch die oben beschriebenen Enzyme in UDP-Galaktose umgewandelt. Durch das Enzym Lactosesynthetase erfolgt nun eine Kondensation von UDP-Galaktose mit Glucose, wobei Lactose entsteht.

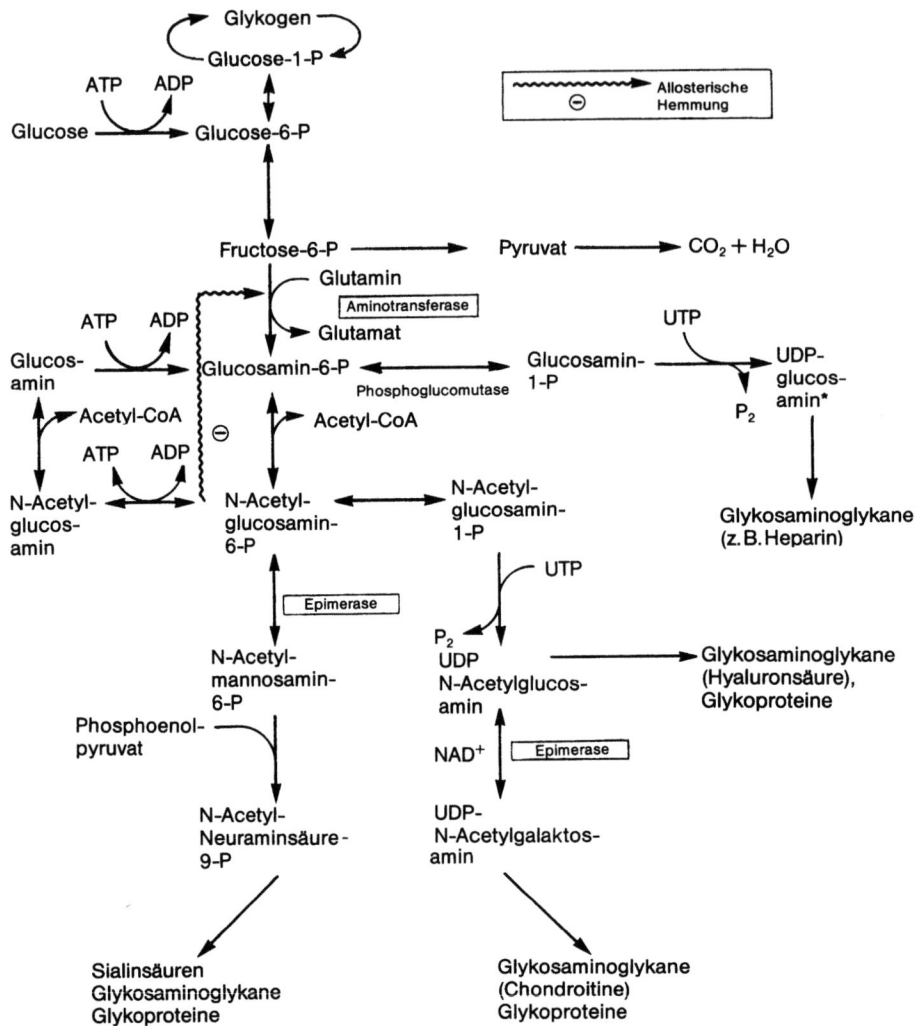

Abb. 15.21. Wechselbeziehungen zwischen Aminozuckern.* Analog der UDP-Glucose. Andere Purin- oder Pyrimidinnucleotide können in ähnlicher Weise an Zucker oder Aminozucker geknüpft werden. Beispiele sind Thymidindiphosphatglucosamin oder Thymidindiphosphat-N-Acetyl-Glucosamin

Eine hereditäre Unfähigkeit zur Galaktoseutilisierung führt zur **Galaktosämie.** Sie kann durch einen Defekt je eines der 3 Enzyme 1, 2 und 3 hervorgerufen werden (Abb. 15.20). Am bekanntesten ist der Defekt der Galaktose-1-Phosphaturidyltransferase. Die Erkrankung führt zunächst zu einer Zunahme der Galaktosekonzentration im Blut. Im Auge wird Galaktose durch die Aldosereduktion zum entsprechenden Polyol reduziert. Galaktitol häuft sich an und führt zur **Katarakt.** Beim Defekt der Uridyltransferase kommt es darüber hinaus zu einem Anstieg der Galaktose-1-Phosphat-Konzentration in den Geweben. Dies führt zu schweren hypoglykämischen Zuständen, zu Leberversagen und zu Funktionsstörungen des Zentralnervensystems.

Da die Epimerasereaktion bei diesen Patienten nicht betroffen ist, kann ohne weiteres UDP-Galaktose aus Glucose gebildet werden. Dies ist eine Erklärung dafür, daß die betroffenen Kinder sich unter einer galaktosefreien Diät völlig normal entwickeln.

Stoffwechsel der Aminozucker (Hexosamine)

Die wichtigsten Reaktionen des Aminozuckerstoffwechsels sind in Abb. 15.21 zusammengestellt. Aminozucker sind in Form der Glykosaminoglykane (s. Kap. 33) wichtige Bestandteile der Strukturkohlenhydrate des Organismus. Im Gegensatz zum Glykogen, bei dem jeder Bauteil des Polysaccharids eine Glykosyleinheit darstellt, bestehen Glykosaminoglykane aus Disaccharidbauteilen. Einer der beiden die Disaccharideinheit bildenden Zucker ist dabei immer ein Aminozucker.

16 Lipide

Peter A. Mayes

Die Lipide sind eine heterogene Gruppe von Verbindungen, die gewisse Beziehungen zu Fettsäuren aufweisen. Als gemeinsame Eigenschaft haben sie ihre schlechte Löslichkeit in Wasser sowie ihre gute Löslichkeit in apolaren Lösungsmitteln wie Äther, Chloroform oder Benzol. Zu den Lipiden gehören die Fette, die Öle, die Wachse und verwandte Verbindungen.

Lipide sind wichtige Nahrungsbestandteile, da sie einen außerordentlich hohen Brennwert haben. Darüber hinaus sind sie auch die Träger der fettlöslichen Vitamine und der essentiellen Fettsäuren. Im Organismus dient Fett als eine außerordentlich effiziente Energiequelle. Es kann außerdem in großen Mengen im Fettgewebe gespeichert werden. In Form des subcutanen Fettgewebes ist es ein Wärmeisolator, in myelinierten Nerven dienen nichtpolare Lipide als elektrische Isolation, die die rasche Weiterleitung von Depolarisierungswellen ermöglichen. Aus diesem Grund ist wohl der Fettgehalt des Nervengewebes besonders hoch. Aggregationen von Fett und Protein (Lipoproteine) sind wichtige Bauteile von cellulären Membranen und ermöglichen darüber hinaus den Transport von Lipiden im Blut.

Einteilung

Auf Bloor geht die folgende Einteilung der Lipide zurück:

Einfache Lipide
Es handelt sich um Ester von Fettsäuren mit verschiedenen Alkoholen.

1) Fette sind Ester von Fettsäuren mit Glycerin. Ein flüssiges Fett wird als Öl bezeichnet.

2) Wachse sind Ester von Fettsäuren mit langkettigen Alkoholen.

Zusammengesetzte Lipide
Zusammengesetzte Lipide enthalten außer den durch eine Esterbindung an einen Alkohol geknüpften Fettsäuren weitere Gruppen.

1) Phospholipide enthalten zusätzlich zu Fettsäuren und Alkohol einen Phosphorsäurerest. Darüber hinaus verfügen sie über stickstoffhaltige Basen und andere Bestandteile. Bei vielen Phospholipiden ist der zugrundeliegende Alkohol das Glycerin (Glycerophospholipide). Es kommen jedoch auch andere Alkohole, z.B. das Sphingosin (Sphingophospholipide), vor.

2) Glykolipide sind Verbindungen von Fettsäuren, Alkoholen und Kohlenhydraten. Sie können Stickstoff, jedoch kein Phosphat enthalten.

3) Andere zusammengesetzte Lipide Hierher gehören Sulfolipide und Aminolipide. Auch Lipoproteine könnten in diese Kategorie eingereiht werden.

Lipidderivate
Dazu gehören Verbindungen, die aus den oben genannten Lipiden durch Hydrolyse freigesetzt werden, wie Fettsäuren (gesättigt und ungesättigt), Glycerin, Steroide, Alkohole, Fettaldehyde und Ketonkörper (s. Ketose, S. 272).

Acylglycerine, Cholesterin und Cholesterinester werden auch als **Neutralfette** bezeichnet, da es sich um ungeladene Moleküle handelt.

Fettsäuren

Fettsäuren entstehen bei der Fetthydrolyse. Handelt es sich um natürliches Fett, so haben die Fettsäuren i. allg. eine **gerade Zahl** von C-Atomen. Der Grund hierfür liegt darin, daß sie aus Acetyleinheiten synthetisiert werden. Die Alkankette der Fettsäuren kann dabei **gesättigt** (ohne Doppelbindungen) oder **ungesättigt** (mit einer oder mehr Doppelbindungen) sein.

Nomenklatur

Die systematische Nomenklatur leitet die Bezeichnung der Fettsäure vom entsprechenden Kohlenwasserstoff ab. So wird die gesättigte Fettsäure mit 8 C-Atomen auch als **Octansäure** bezeichnet. Handelt es sich um eine ungesättigte Fettsäure, so erhält sie die Endung **en** (die Ölsäure mit 18 C-Atomen und einer Doppelbindung wird als Octadecensäure bezeichnet). Die C-Atome werden von dem als **C-Atom Nr. 1** bezeichneten **Carboxylkohlenstoff** an gezählt. Das C-Atom Nr. 2 wird auch als α-C-Atom, das C-Atom Nr. 3 als das β-C-Atom bezeichnet. Der Methylkohlenstoff am Ende der Alkankette trägt gelegentlich auch die Benennung ω-Kohlenstoff. Für die Bezeichnung der Zahl und Position der **Doppelbindung** gibt es ebenfalls verschiedene Konventionen. So bezeichnet beispielsweise Δ^9 eine Doppelbindung zwischen den C-Atomen 9 und 10 einer Fettsäure. In Abb. 16.1 und 16.2 sind weitere Konventionen zur Bezeichnung der Zahl der C-Atome, der Zahl der Doppelbindungen und der Position der Doppelbindungen dargestellt.

Untersucht man die Position der Doppelbindung in natürlichen Fettsäuren genauer, so zeigt sich, daß sie alle in fester Beziehung zum ω-Ende der Fettsäure stehen. Eine Serie von Fettsäuren zunehmender Kettenlänge und zunehmender Desaturierung leitet sich von der Ölsäure ab, sie werden auch als ω-9-Säuren bezeichnet. Daneben kommen ω-6-Säuren, die sich von der Linolsäure und ω-3-Säuren, die sich von der Linolensäure ableiten, vor. **Zusätzliche Doppelbindungen können in tierischen Organismen nur zwischen einer schon bestehenden Doppelbindung und dem Carboxylkohlenstoff eingeführt werden** (Abb. 16.1 und 16.2).

18:1; 9

$$CH_3(CH_2)_7 \overset{10}{C}H = \overset{9}{C}H(CH_2)_7 COOH$$

oder

ω-9, C18:1

$$\overset{\omega}{C}H_3 \overset{2}{C}H_2 \overset{3}{C}H_2 \overset{4}{C}H_2 \overset{5}{C}H_2 \overset{6}{C}H_2 \overset{7}{C}H_2 \overset{8}{C}H_2 \overset{9}{C}H = CH(CH_2)_7 COOH$$

Abb. 16.1. Ölsäure

18:2; 9, 12

$$CH_3(CH_2)_4 \overset{13}{C}H = \overset{12}{C}HCH_2 \overset{10}{C}H = \overset{9}{C}H(CH_2)_7 COOH$$

oder

ω-6, C18:2

$$\overset{\omega}{C}H_3 \overset{2}{C}H_2 \overset{3}{C}H_2 \overset{4}{C}H_2 \overset{5}{C}H_2 \overset{6}{C}H = CHCH_2 CH = CH(CH_2)_7 COOH$$

Abb. 16.2. Linolsäure

Gesättigte Fettsäuren

Gesättigte Fettsäuren sind Analoga der Essigsäure. Beispiele für derartige Fettsäuren zeigt Tabelle 16.1.
In Wachsen kommt eine Reihe sehr langkettiger Fettsäuren vor. Aus pflanzlichen und tierischen Geweben sind darüber hinaus in sehr geringen Mengen verzweigte Fettsäuren isoliert worden.

Ungesättigte Fettsäuren

Ungesättigte Fettsäuren können entsprechend der Zahl ihrer Doppelbindungen eingeteilt werden.

Einfach ungesättigte Fettsäuren
Beispiele: Ölsäure, Palmitoleinsäure. Vorkommen in nahezu allen Fetten.

Mehrfach ungesättigte Fettsäuren
1) 2 Doppelbindungen. Beispiel: Linolsäure[1] (18:2; 9,12). Vorkommen in vielen pflanzlichen Ölen.
2) 3 Doppelbindungen. Beispiel: Linolensäure (18:3; 9,12,15). Vorkommen häufig zusammen

---

[1] Linolsäure, Linolensäure und Arachidonsäure sind die sog. essentiellen Fettsäuren (s. S. 243). Arachidonsäure kann allerdings vom Menschen aus Linolsäure synthetisiert werden

16. Lipide

Tabelle 16.1. Gesättigte Fettsäuren

Essigsäure	CH_3COOH	Hauptendprodukt der Kohlenhydratfermentierung durch Mikroorganismen im Pansen
Propionsäure	C_2H_5COOH	Endprodukt der Kohlenhydratfermentierung durch Mikroorganismen im Pansen
Buttersäure	C_3H_7COOH	Vorkommen in geringen Konzentrationen in verschiedenen Fetten (speziell Butter). Endprodukt der Kohlenhydratfermentierung durch Mikroorganismen im Pansen
Capronsäure	$C_5H_{11}COOH$	
Caprylsäure	$C_7H_{15}COOH$	Vorkommen in geringen Mengen in vielen Fetten einschließlich der Butter. Häufig in Pflanzenfetten
Caprinsäure	$C_9H_{19}COOH$	
Laurinsäure	$C_{11}H_{23}COOH$	Walratt, Zimt, Kokosnußöl, Lorbeer
Myristinsäure	$C_{13}H_{27}COOH$	Palmfrüchte, Kokosnußöl, Myrten
Palmitinsäure	$C_{15}H_{31}COOH$	Vorkommen in allen tierischen und pflanzlichen Fetten
Stearinsäure	$C_{17}H_{35}COOH$	
Arachidinsäure	$C_{19}H_{39}COOH$	Erdnußöl
Behensäure	$C_{21}H_{43}COOH$	Samen
Lignocerinsäure	$C_{23}H_{47}COOH$	Cerebroside, Erdnußöl

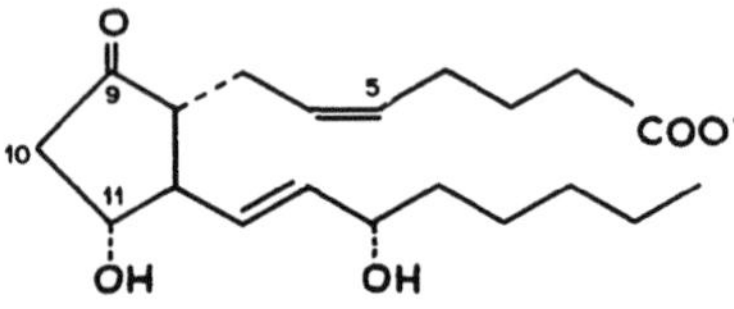

Abb. 16.3. Prostaglandin E_2 (PGE_2)

mit Linolsäure, jedoch in besonders hoher Konzentration in Leinsamenöl.
3) 4 Doppelbindungen. Beispiel: Arachidonsäure (20:4; 5,8,11,14). Vorkommen in geringen Mengen zusammen mit Linol und Linolensäure. Besonders hoher Gehalt in Erdnußöl (s. S.243).

Prostaglandine
Prostaglandine wurden ursprünglich in der Spermaflüssigkeit entdeckt. Man weiß jedoch heute, daß sie in jedem tierischen Gewebe vorkommen und wichtige physiologische und pharmakologische Aktivitäten besitzen. Sie werden in vivo durch Cyclisierung in der Mitte der Kohlenstoffkette der aus 20 C-Atomen bestehenden mehrfach ungesättigten Fettsäuren (z. B. Arachidonsäure) zu einem Cyclopentanring synthetisiert (Abb. 16.3). Eng verwandt sind die **Thromboxane**, die in den Blutplättchen vorkommen. Bei ihnen befindet sich im Cyclopentanring ein Sauerstoffatom (Oxanring). 3 verschiedene Fettsäuren mit 20 C-Atomen liefern 3 Prostaglandinserien, die durch die Zahl der Doppelbindungen in den Seitenketten charakterisiert sind. Es handelt sich um die Prostaglandinserien 1,2 und 3. Verschiedene Prostaglandintypen entstehen durch Variation der Substituenten an den Ringen, beispielsweise Prostaglandine und Thromboxane des Typs A, B usw. So hat etwa das Prostaglandin des Typs E (z. B. Prostaglandin E_2) eine Ketogruppe in Position 9, das Prostaglandin F trägt dagegen eine Hydroxylgruppe in dieser Position. Das Prostaglandin I_2 wird auch als **Prostacyclin** bezeichnet. Die Leukotriene leiten sich ebenfalls von den Prostaglandinen ab. Sie entstehen dabei unter Einschaltung des Enzyms Lipoxygenase (Abb. 17.15).

Weitere Fettsäuren
Verschiedene weitere Fettsäuren sind in biologischem Material entdeckt worden. So enthält beispielsweise Fischöl Fettsäuren aus 22 C-Atomen mit 5 oder 6 Doppelbindungen. Verschiedene andere Strukturen wie Hydroxygruppen oder cyclische Gruppen kommen in der Natur vor. Ein Beispiel für eine cyclische Fettsäure ist die bei der Therapie der Lepra eingesetzte Chaulmoogra-Säure (Abb. 16.4).

Isomerie bei ungesättigten Fettsäuren

Durch Variation des Ortes der Doppelbindung in einer Fettsäure entstehen große Zahlen von Isomeren. So könnte eine Fettsäure mit 18 C-

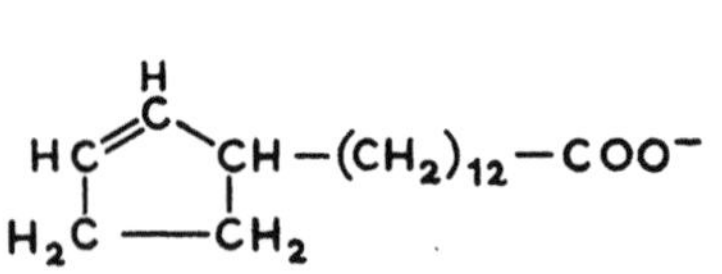

Abb. 16.4. Chaulmoogra-Säure

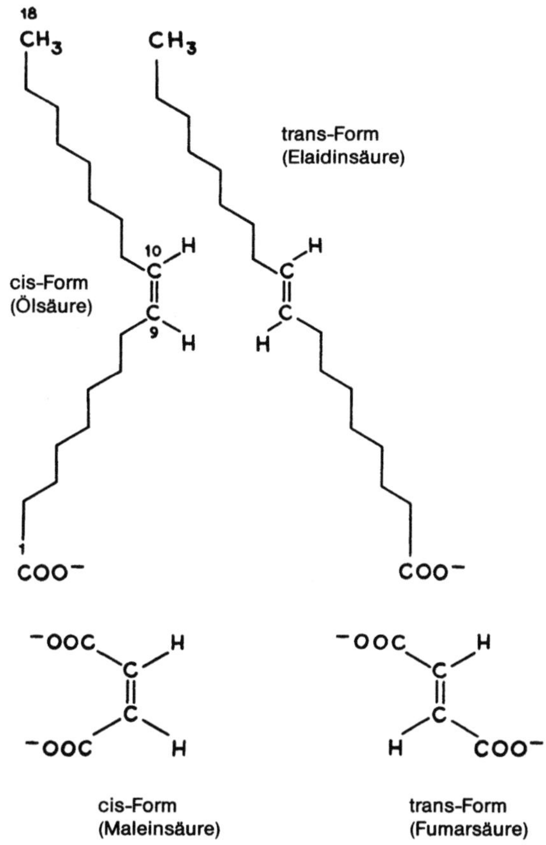

Abb. 16.5. Geometrische Isomerie von Ölsäure und Elaidinsäure sowie der Maleinsäure und Fumarsäure

Atomen und einer Doppelbindung (Ölsäure) in 15 isomeren Formen vorkommen.
Geometrische Isomerie hängt von der Orientierung der Atome oder Gruppen um die Achse der Doppelbindung ab. Einige Verbindungen unterscheiden sich nur durch diese Eigenschaft, was z. B. wichtig für das Verständnis der Chemie der Steroide ist. Reste, die sich auf der gleichen Seite der Doppelbindung befinden, werden mit **cis,** solche die sich gegenüber befinden mit **trans** bezeichnet. Ein Beispiel hierfür ist die Isomerie der **Ölsäure** und der **Elaidinsäure** oder die Isomerie der Fumar- bzw. Maleinsäure (Abb. 16.5).
Bei Fettsäuren mit einer größeren Zahl von Doppelbindungen kommen natürlich auch mehr geometrische Isomere vor. Allerdings zeigen **natürliche ungesättigte Fettsäuren** nahezu ausnahmslos die **cis-Konfiguration**, was den Molekülen eine Biegung am Ort der Doppelbindung verleiht. Arachidonsäure mit ihren 4 Doppelbindungen wird auf diese Weise U-förmig.

Alkohole

Die in Lipidmolekülen vorkommenden Alkohole sind **Glycerin, Sphingosin, Cholesterin** und einige höhere Alkohole (z. B. Cetylalkohol ($C_{16}H_{33}OH$), wobei die letzteren vor allen Dingen in Wachsen vorkommen.
Unter den ungesättigten Alkoholen in Fetten befinden sich einige wichtige Farbstoffe. Zu ihnen gehört das **Phytol** (Phytylalkohol) das ein Bestandteil des Chlorophylls ist. Das rote Pigment der Tomaten ist das **Lycophyll** ($C_{40}H_{56}O_2$).

Fettaldehyde

Fettsäuren können zu Fettaldehyden reduziert werden. Als solche finden sie sich in freier oder gebundener Form in den natürlichen Fetten.

Triacylglycerine (Triglyceride)

Die Triacylglycerine, die auch als Neutralfette bezeichnet werden, sind die Ester des Alkohols Glycerin mit Fettsäuren. In den in der Natur vorkommenden Fetten findet es sich außerordentlich selten, daß alle 3 Hydroxylgruppen des Glycerins mit der gleichen Fettsäure verestert sind. Im allgemeinen gibt es also nur **gemischte Acylglycerine**.
Das in Abb. 16.6 dargestellte Triacylglycerin würde als Tristearin bezeichnet werden, wenn alle 3 Reste die Summenformel $C_{17}H_{35}$ hätten. Dies würde dann bedeuten, daß alle 3 OH-Gruppen des Glycerins mit Stearinsäure verestert sind. In gemischten Acylglycerinen kom-

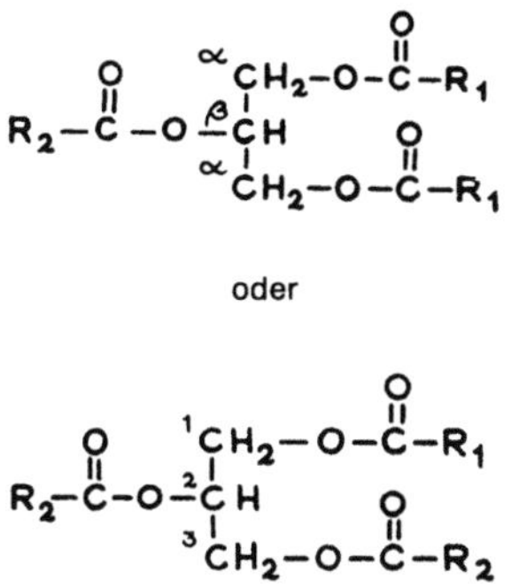

Abb. 16.6. Triacylglycerine

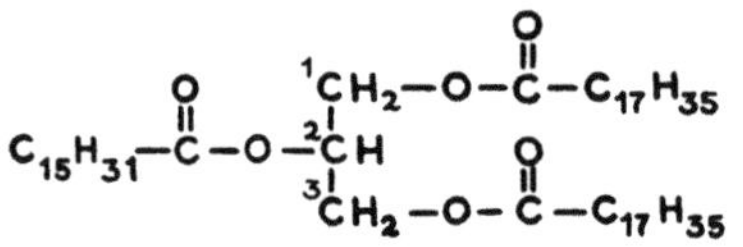

Abb. 16.7. 1,3-Distearoylpalmitin (oder α, α-Distearoylpalmitin)

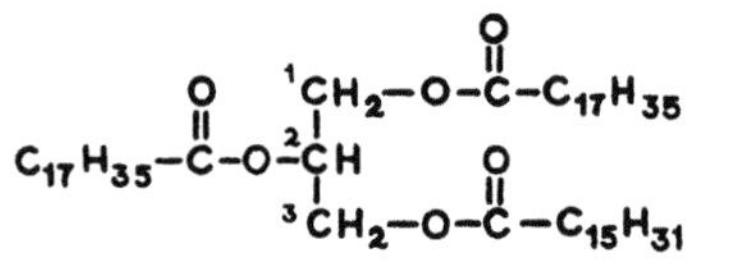

Abb. 16.8. 1,2-Distearoylpalmitin (oder α,β-Distearoylpalmitin)

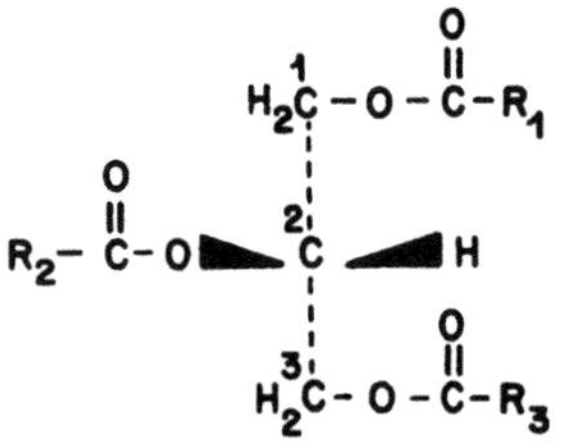

Abb. 16.9. Triacyl-sn-Glycerin

men jeweils verschiedene Fettsäuren vor (Abb. 16.7 und 16.8).

Nomenklatur

Das in Abb. 16.7 und 16.8 benutzte Numerierungssystem hat die ältere α-, β-Nomenklatur weitgehend abgelöst. Wenn es notwendig ist, die Numerierung der C-Atome unzweideutig zu gestalten, muß das -sn-System (stereochemische Numerierung) benutzt werden. So stellt die in Abb. 16.8 und in Abb. 16.9 in einer Projektionsformel dargestellte Verbindung das 1,2-Distearyl-3-Palmityl-sn-Glycerin dar.
In den Geweben kommen auch partielle Acylglycerine vor. Es handelt sich um Mono- bzw. Diacylglycerine, d. h. um Verbindungen, bei denen eine oder 2 OH-Gruppen des Glycerins mit Fettsäuren verestert sind.

Wachse

Sind Fettsäuren statt mit Glycerin mit einem einwertigen hochmolekularen Alkohol verestert, wird das entstehende Produkt als Wachs bezeichnet.

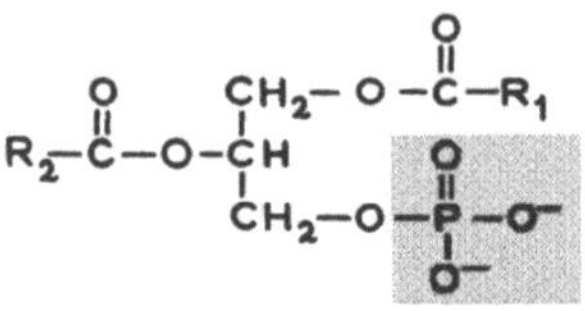

Abb. 16.10. Phosphatidsäure

Phospholipide

Zu den Phospholipiden gehören:
- Phosphatidsäuren und Phosphatidylglycerine,
- Phosphatidylcholin,
- Phosphatidylethanolamin,
- Phosphatidylinositol,
- Phosphatidylserin,
- Lysophospholipide,
- Plasmalogene,
- Sphingomyeline.

Phosphatidsäure und Phosphatidylglycerine

Phosphatidsäuren sind wichtige Zwischenprodukte bei der Biosynthese von Triacylglycerinen und Phospholipiden. Sie kommen nur in geringen Mengen in Geweben vor (Abb. 16.10).
Cardiolipin ist ein besonders in mitochondrialen Membranen vorkommendes Phospholipid. Es wird aus **Phosphatidylglycerin** gebildet (Abb. 16.11).

Phosphatidylcholin (Lecithin)

Lecithine enthalten nicht nur wie einfache Fette Glycerin und Fettsäuren, sondern auch Phosphorsäure und Cholin. Lecithine finden sich in allen Zellen des Organismus, haben metabolische Funktionen und dienen als Strukturelemente in Membranen. **Dipalmityllecithin** hat eine ausgeprägte Oberflächenwirkung und verhindert dank seiner Oberflächenspannung das Verkleben der Lungenbläschen. Die meisten Lecithine zeigen wie andere Phospholipide in der Position C_1 einen gesättigten, in der Position C_2 einen ungesättigten Acylrest (Abb. 16.12).

Phosphatidylethanolamin (Kephalin)

Kephaline unterscheiden sich von den Lecithinen lediglich durch den Austausch von Cholin durch Ethanolamin (Abb. 16.13).

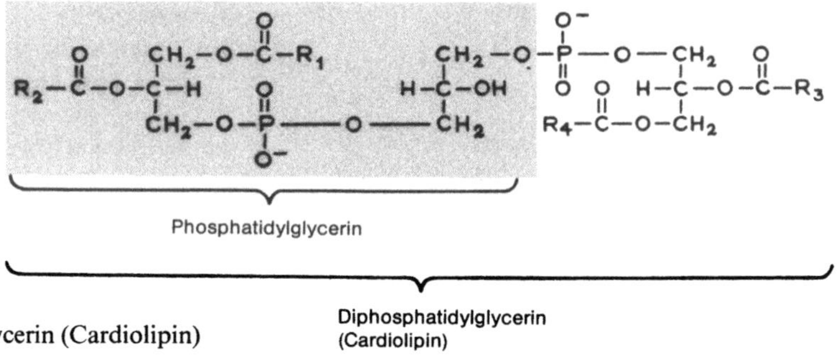

Phospholipide 221

[Structure of Diphosphatidylglycerin]

Phosphatidylglycerin

Abb. 16.11. Diphosphatidylglycerin (Cardiolipin) | Diphosphatidylglycerin (Cardiolipin)

[Structure: Cholin: HO–CH$_2$–CH$_2$–N$^+$(CH$_3$)$_3$]

[Structure of 3-Phosphatidylcholin with Cholin highlighted]

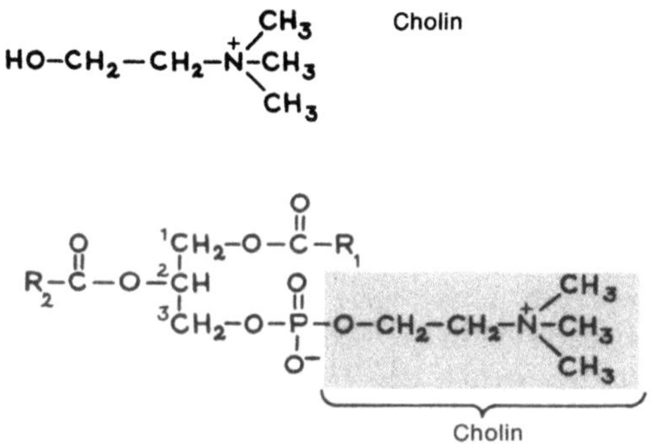

Abb. 16.12. 3-Phosphatidylcholin

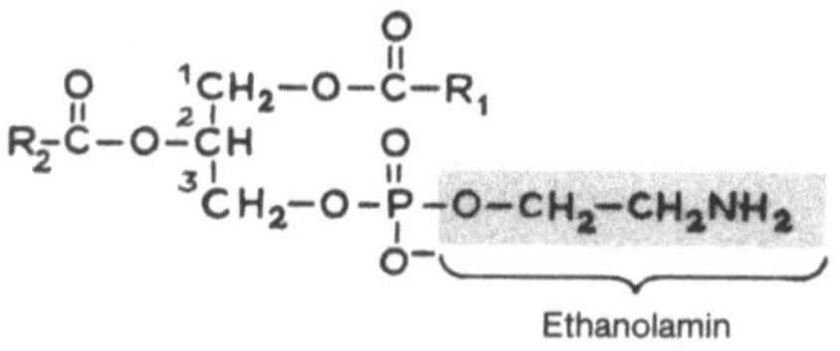

[Structure of 3-Phosphatidylethanolamin with Ethanolamin highlighted]

Abb. 16.13. 3-Phosphatidylethanolamin

[Structure of 3-Phosphatidylinositol with Myoinositol highlighted]

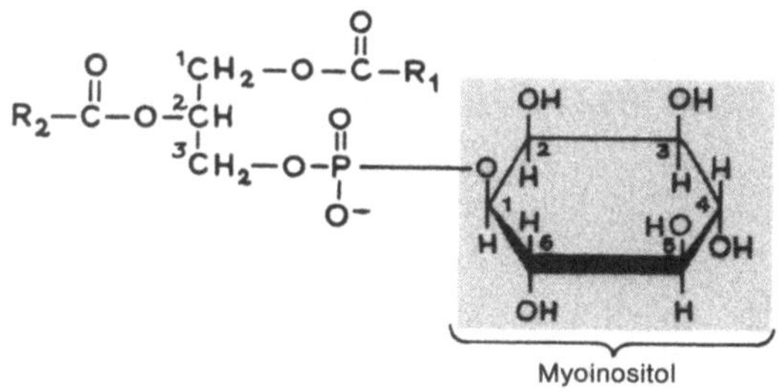

Abb. 16.14. 3-Phosphatidylinositol

[Structure of 3-Phosphatidylserin with Serin highlighted]

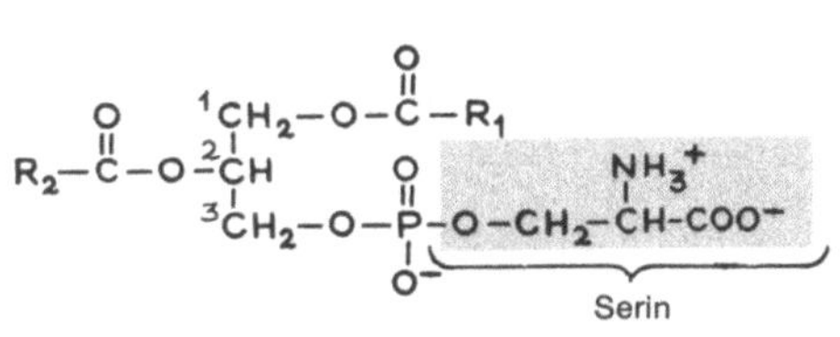

Abb. 16.15. 3-Phosphatidylserin

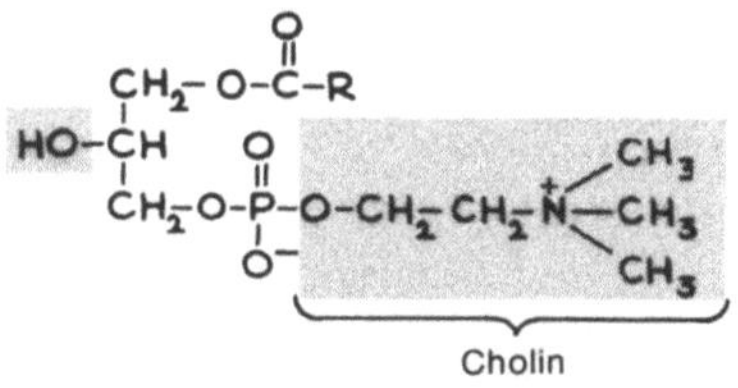

[Structure of Lysophosphatidylcholin with Cholin highlighted]

Abb. 16.16. Lysophosphatidylcholin (Lysolecithin)

Phosphatidylinositol

Daß Inositol ein Lipidbestandteil ist, wurde erstmalig bei der Untersuchung von säurefesten Bakterien entdeckt. Später konnte nachgewiesen werden, daß es in den Phospholipiden des Hirns und anderer tierischer Gewebe sowie in pflanzlichen Phospholipiden vorkommt. Das Inositol entspricht sterisch immer dem Myoinositol (Abb. 16.14).

Phosphatidylserin

Das in Abb. 16.15 dargestellte Phosphatidylserin trägt als N-haltigen Bauteil das Serin. In geringen Konzentrationen finden sich darüber hinaus Phospholipide, die Threonin enthalten.

Lysophospholipide

Phosphoacylglycerine mit nur einem Acylrest werden als Lysophospholipide bezeichnet (z. B. Lysolecithin, Abb. 16.16).

Plasmalogene

Etwa 10% der Phospholipide des Hirns und der Muskulatur bestehen aus Plasmalogenen. Diese ähneln strukturell den Lecithinen und Kephalinen. Sie unterscheiden sich von ihnen jedoch dadurch, daß sie am C-Atom 1 des Glycerins anstatt der normalen Esterbindung einer Ätherbindung haben. Der Alkylrest ist i. allg. ein ungesättigter Alkohol (s. Abb. 16.17).

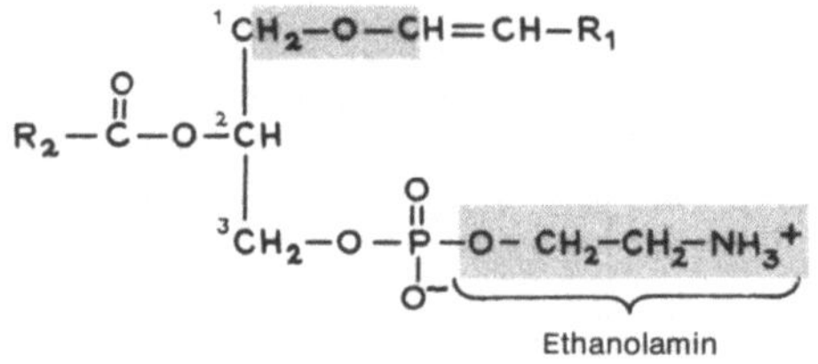

222   16. Lipide

$$CH_2-O-CH=CH-R_1$$
$$R_2-\overset{O}{\underset{\|}{C}}-O-\overset{2}{CH}$$
$$\overset{3}{CH_2}-O-\overset{O}{\underset{\underset{O^-}{\|}}{P}}-\underbrace{O-CH_2-CH_2-NH_3^+}_{Ethanolamin}$$

Abb. 16.17. Struktur eines Plasmalogens (Phosphatidalethanolamin)

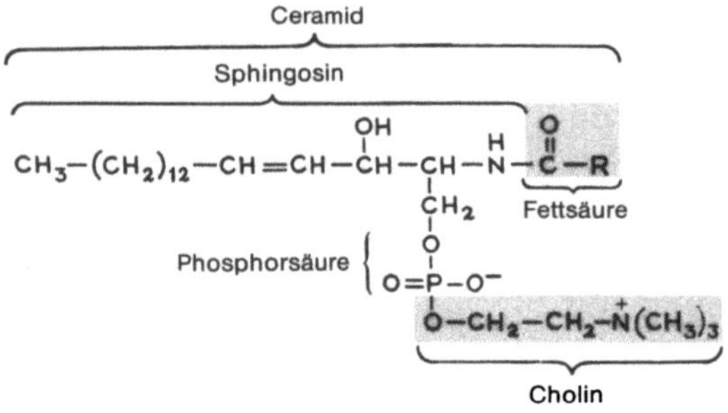

$$\underbrace{\underbrace{CH_3-(CH_2)_{12}-CH=CH-\overset{OH}{\underset{|}{CH}}-CH}_{Sphingosin}-\overset{H}{\underset{|}{N}}-\underbrace{\overset{O}{\underset{\|}{C}}-R}_{Fettsäure}}_{Ceramid}$$
$$\underbrace{O=\overset{|}{\underset{|}{P}}-O^-}_{Phosphorsäure}$$
$$\underbrace{O-CH_2-CH_2-\overset{+}{N}(CH_3)_3}_{Cholin}$$

Abb. 16.18. Struktur eines Sphingomyelins

$$CH_3-(CH_2)_{22}-COO^-$$
Lignocerat

$$CH_3-(CH_2)_{21}-CH(OH)-COO^-$$
Cerebronat

$$CH_3-(CH_2)_7-CH=CH-(CH_2)_{13}-COO^-$$
Nervonat

$$CH_3-(CH_2)_7-CH=CH-(CH_2)_{12}-CH(OH)-COO^-$$
Oxynervonat

Abb. 16.19. Für Cerebroside charakteristische Fettsäuren

Sphingomyeline

Sphingomyeline kommen in großen Mengen im Hirn und Nervengewebe vor (s. Kap. 17). Bei Hydrolyse zerfallen Sphingomyeline in eine Fettsäure, Phosphorsäure, Cholin und einen komplexen Aminoalkohol, das **Sphingosin** (Abb. 16.18). Glycerin kann nicht nachgewiesen werden. Die aus Sphingosin und einer Fettsäure bestehende Verbindung wird als **Ceramid** bezeichnet. Diese Struktur findet sich auch in den **Glykolipiden** (s. unten).

Glykolipide (Glykosphingolipide)

Glykolipide bestehen aus **Ceramid** und **Galaktose**. Sie können also zusammen mit den Sphingomyelinen auch in die Gruppe der **Sphingolipide** eingereiht werden. Einfache Glykolipide enthalten nur Galaktose, eine Fettsäure und Sphingosin und werden dann als **Cerebroside** bezeichnet. Die einzelnen Cerebroside unterscheiden sich in der Natur des Fettsäuremoleküls. So enthält das Cerebrosid Kerasin die Lignocerinsäure, das Cerebron die Hydroxylignocerinsäure (Cerebronsäure), das Nervon ein als Nervonsäure bezeichnetes ungesättigtes Homologon der Lignocerinsäure und das Oxinervon dessen Hydroxyderivat (Abb. 16.19).
In den Cerebrosiden des Rattenhirns kommt Stearinsäure als wichtigste Fettsäure vor. Cerebroside finden sich außer im Hirn und dem Myelin der Nervenfasern in vielen anderen Geweben.
Sulfatide sind Cerebroside, bei denen der Galaktoserest sulfatiert ist (Abb. 16.20).
Ganglioside (Abb. 16.21) sind wesentlich komplexer aufgebaute Glykolipide, die in hoher Konzentration im Hirn vorkommen. Sie enthalten **Sialinsäuren** z. B. N-Acetylneuraminsäu-

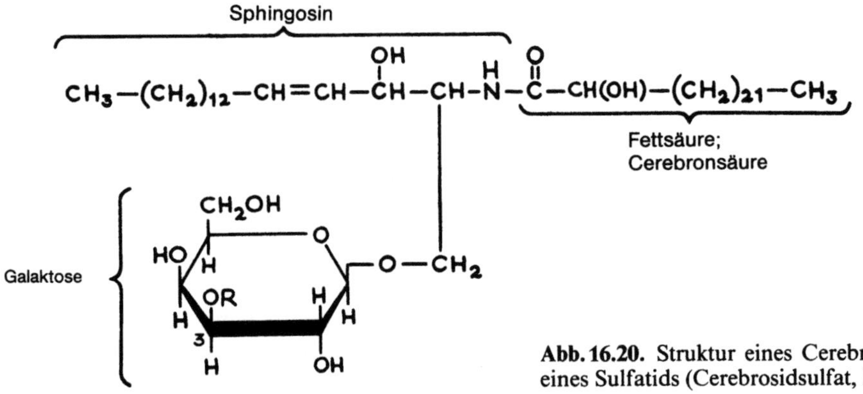

$$\underbrace{CH_3-(CH_2)_{12}-CH=CH-\overset{OH}{\underset{|}{CH}}-CH-\overset{H}{\underset{|}{N}}}_{Sphingosin}-\underbrace{\overset{O}{\underset{\|}{C}}-CH(OH)-(CH_2)_{21}-CH_3}_{Fettsäure; Cerebronsäure}$$

Galaktose {CH₂OH, HO, OR, OH ring structure with O-CH₂ linkage}

Abb. 16.20. Struktur eines Cerebrosids (R = H) und eines Sulfatids (Cerebrosidsulfat, R = SO₄²⁻)

Ceramid-Glucose-Galaktose-N-Acetylgalaktosamin-Galaktose
(Acyl-
sphingo- |
sin)   NANA
                       oder
         Cer—Glc—Gal—GalNAc—Gal
                       |
                     NANA

Abb. 16.21. Das Gangliosid G_{M1}, ein Monosialogangliosid

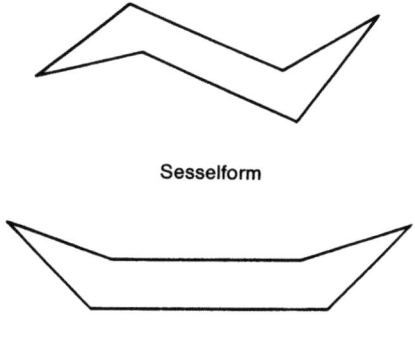

Sesselform

Wannenform

Abb. 16.23. Mögliche Konformationen der Stereoisomere

re (NANA, s. S. 214), **Ceramid** (dessen Fettsäuren zu 80–90% aus 18 C-Atomen bestehen) und **3 Moleküle Hexosen** (Glucose und Galaktose). Hexosamin kommt in nahezu allen natürlichen Gangliosiden vor. Der N-Acetylneuraminsäuregehalt der Ganglioside variiert zwischen 1 und 5 Molekülen pro Molekül Gangliosid, so daß man zwischen Mono-, Di-, Trisialogangliosiden etc. unterscheidet.

Steroide

Steroide finden sich häufig zusammen mit Neutralfetten.
Sie können von diesen nach Verseifung (s. S. 227) abgetrennt werden, da sie im nichtverseifbaren Rest vorkommen. Alle Steroide haben eine ähnliche cyclische Struktur, die einem Phenanthrenring (Ringe A, B und C) entspricht, an den ein Cyclopentanring (Ring D) geheftet ist. Allerdings sind die verschiedenen Ringe nicht einheitlich gesättigt, so daß die vollständig gesättigte Muttersubstanz der Steroide besser als Cyclopentanoperhydrophenanthren bezeichnet wird. Die Numerierung der einzelnen C-Atome des Steroidkerns ist in Abb. 16.22 dargestellt.
Es muß beachtet werden, daß in Strukturformeln von Steroiden ein einfacher hexagonaler Ring einen vollständig gesättigten, aus 6 C-Atomen bestehenden Ring und nicht etwa einen Benzolring darstellt. Alle Doppelbindungen werden als solche wiedergegeben. Methyl-

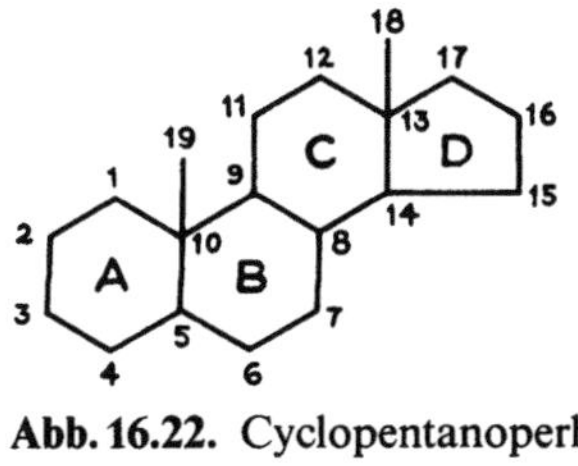

Abb. 16.22. Cyclopentanoperhydrophenanthren

gruppen als Seitenketten werden als einfache Striche dargestellt. Sie kommen typischerweise an den Positionen 10 und 13 des Steroidkerns vor und bilden die C-Atome 19 und 18. Wie beim Cholesterin findet sich häufig eine größere Seitenkette an Position 17. Verfügt das Steroid über eine oder mehrere Hydroxylgruppen und keine Carbonyl- oder Carboxylgruppen, wird es als **Sterol** bezeichnet. Sein Name endet dann mit der Endsilbe -ol.

Stereochemische Aspekte

Wegen ihrer Komplexizität und den verschiedenen Asymmetriezentren verfügen Steroide potentiell über viele Stereoisomere. Jeder der Sechserringe des Steroidkerns kann entweder in der „Sessel-" oder „Wannenform" vorkommen (Abb. 16.23).
Bei den natürlichen Steroiden kommen nahezu alle Ringe in der Sesselform als der thermodynamisch stabileren vor. In bezug aufeinander können die Ringe in cis- oder trans-Form vorliegen (Abb. 16.24).
Die Verbindung zwischen den Ringen A und B erfolgt bei natürlichen Steroiden entweder in der cis- oder in der trans-Konfiguration. Im Gegensatz dazu entspricht die Verbindung zwischen den Ringen B und C sowie C und D immer der trans-Konfiguration. Eine Ausnahme machen nur die Herzglykoside und Krötengifte. Liegen Substituenten oberhalb der Ringebene, werden sie mit durchgezogenen Linien bezeichnet, liegen sie unterhalb der Ringebene mit gestrichelten Linien. Der A-Ring der 5α-Steroide befindet sich immer in trans-Position zum B-Ring, bei 5β-Steroiden dagegen in cis-Position.

224 16. Lipide

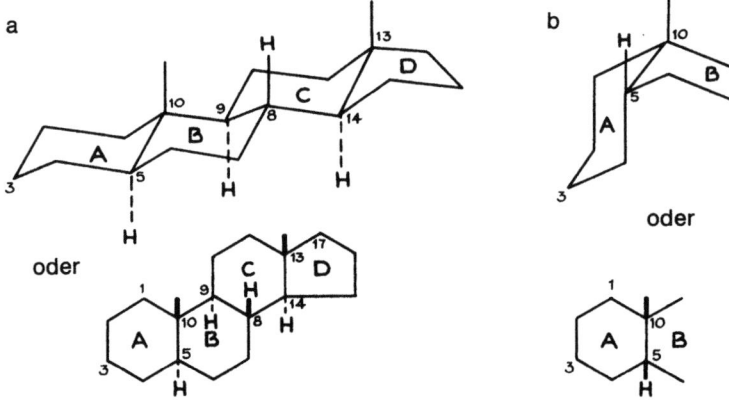

Abb. 16.24 a, b. Allgemeine Struktur eines Steroidkerns. **a** all-trans-Konfiguration zwischen benachbarten Ringen; **b** cis-Konfiguration zwischen den Ringen A und B

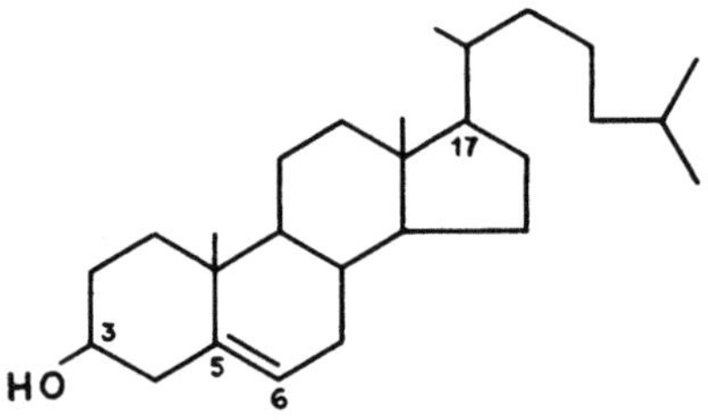

Abb. 16.25. Cholesterin

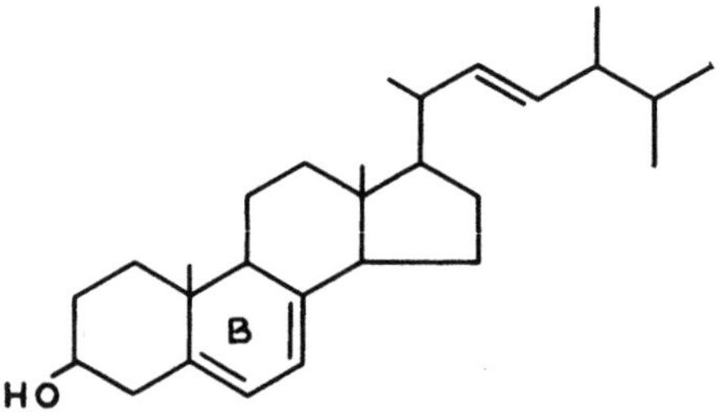

Abb. 16.26. Ergosterol

Cholesterin
Cholesterin (s. Abb. 16.25) kommt in allen Zellen des tierischen Organismus vor. Es ist die Ausgangsverbindung für alle im Organismus synthetisierten Steroide. Nicht zur Cholesterinbiosynthese imstande sind Pflanzen und Mikroorganismen. Der Stoffwechsel des Cholesterins, das chemisch als 3-Hydroxy-5,6-Cholesten bezeichnet wird, wird auf S. 276 besprochen.

Ergosterol
Ergosterol (s. Abb. 16.26) kommt in Pflanzen und Hefen vor und ist ein Vorläufer der D-Vitamine. Sie entstehen aus Ergosterol bei Bestrahlung mit ultraviolettem Licht, wobei der Ring B gespalten wird.

Coprosterol
Coprosterol (Coprostanol) kommt in den Faeces vor. Es entsteht dort aus Cholesterin durch Reduktion der Doppelbindung zwischen den C-Atomen 5 und 6 durch die intestinalen Bakterien. Dabei wird auch die räumliche Anordnung der Ringe A und B von der trans-Konfiguration des Cholesterins zur cis-Konfiguration geändert.

Weitere wichtige Sterole und Steroide
Zu ihnen gehören die Gallensäuren, die Hormone der Nebennierenrinde, die Sexualhormone, die D-Vitamine, die Herzglykoside, die Sitosterole der Pflanzen und einige Alkaloide.

Polyprene
Polyprene sind mit den Steroiden verwandt, da sie ähnlich wie Cholesterin (s. S. 276) aus Isopreneinheiten synthetisiert werden, die aus 5 C-Atomen bestehen (Abb. 16.27). Zu ihnen gehört das **Ubichinon** (s. S. 153), das ein Bestandteil der Redoxsysteme der mitochondrialen Atmungskette ist. Ein weiteres wichtiges Polypren ist der langkettige Alkohol **Dolichol** (Abb. 16.28), welcher bei der Glykoproteinbiosynthese eine wichtige Rolle spielt. Es überträgt Kohlenhydratreste auf die Asparaginreste der Glykoproteinpolypeptide. Zu pflanzlichen Polyprenen gehören Kautschuk, Kampfer, die fett-

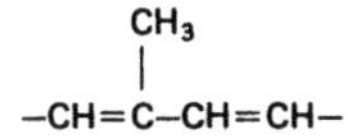

CH₃
|
—CH=C—CH=CH—

Abb. 16.27. Eine Isopreneinheit

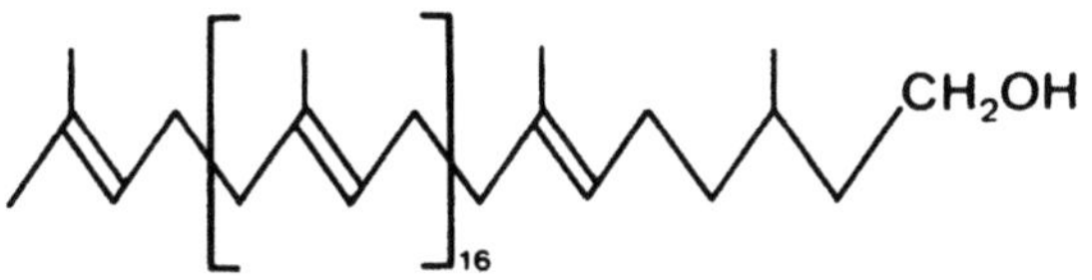

Abb. 16.28. Dolichol, ein C_{95}-Alkohol

löslichen Vitamine (s. Kap. 10) und das β-Carotin (Provitamin A).

Plasmalipide und Lipoproteine

Extrahiert man die Plasmalipide mit einem geeigneten organischen Lösungsmittel, so finden sich nach anschließender Auftrennung des Extrakts in die verschiedenen Lipidklassen Triacylglycerine, Phospholipide, Cholesterin und Cholesterinester und zusätzlich in wesentlich geringerer Menge nichtveresterte Fettsäuren. Sie machen weniger als 5% der gesamten Fettsäuren des Plasmas aus. Die **nichtveresterten Fettsäuren** sind metabolisch die aktivste Fraktion der Plasmalipide. Tabelle 16.2 gibt einen Überblick über die Konzentration der verschiedenen Plasmalipide des Bluts.

Angesichts der Stoffwechselaktivität der Lipide und ihrer Bedeutung als Substrat zur Deckung des Energiebedarfs des Organismus erhebt sich das Problem, große Mengen eines derart hydrophoben Materials in einem wäßrigen Medium, dem Blutplasma, zu transportieren. Es wird durch Bildung von hydrophilen Lipoproteinkomplexen gelöst. Sie entstehen durch Assoziation von apolaren und polareren Lipiden an spezifische Proteine, die **Apolipoproteine**. Auf diese Weise werden beispielsweise die bei der intestinalen Fettresorption aufgenommenen oder in der Leber synthetisierten Triacylglycerine im Blut als **Chylomikronen** bzw. **Lipoproteine sehr geringer Dichte** („very low density lipoproteins", **VLDL**) transportiert. Fett wird vom Fettgewebe in Form nichtveresterter Fettsäuren abgegeben und im Plasma als Komplex mit Albumin transportiert.

Da reines Fett eine geringere Dichte als Wasser besitzt, muß die Dichte der Lipoproteine bei

Tabelle 16.2. Lipide im menschlichen Blutplasma. Die Gesamtfettsäuren (als Stearinsäure) liegen in einem Bereich von 200-800 mg/100 ml vor; 45% in Triacylglycerinen, 35% in Phospholipiden, 15% in Cholesterinestern und weniger als 5% als nichtveresterte Fettsäuren

Lipid	Mittel (mg/100 ml)	Bereich (mg/100 ml)
Gesamtlipide	570	360-820
Triacylglycerine	142	80-180[a]
Gesamtphospholipide[b]	215	123-390
Phosphatidylcholin		50-200
Phosphatidylethanolamin		50-130
Phosphatidylserin		
Sphingomyeline		15-35
Gesamtcholesterin	200	107-320
Freies Cholesterin (nicht verestert)	55	26-106
Nicht veresterte Fettsäuren	12	6-16[a]

[a] Abhängigkeit vom Nahrungszustand
[b] Nachgewiesen als Lipidphosphor; der durchschnittliche Lipidphosphorgehalt beträgt 9,2 mg/100 ml (Bereich 6,1-14,5 mg/100 ml). Lipidphosphor × 25 = Phospholipid als Phosphatidylcholin (Phosphorgehalt 4%)

Zunahme des Verhältnisses Lipid zu Protein abnehmen. Diese Eigenschaft wird bei der Auftrennung der verschiedenen Lipoproteine im Plasma durch Ultrazentrifugation ausgenutzt. Die Flotationsgeschwindigkeit verschiedener Lipoproteine durch eine Kochsalzlösung der Dichte 1,063 kann in Svedberg-Einheiten (Sf-Einheiten) ausgedrückt werden. Eine Sf-Einheit entspricht 10^{-13} s bei 26 °C. Tabelle 16.3 zeigt die Zusammensetzung der verschiedenen durch Zentrifugation dargestellten Lipoproteinklassen. Die Dichte der Lipoproteine nimmt mit zunehmendem Proteingehalt zu. Je kleiner die Partikel sind, um so geringer ist ihr Lipidgehalt. Die verschiedenen chemischen Lipidklassen kommen in den Lipoproteinfraktionen in unterschiedlichen Verhältnissen vor. Da die einzelnen Lipoproteinfraktionen physiologischen Einheiten im Plasma entsprechen, liefert die reine chemische Analyse der Plasmalipide wenig Informationen über ihre Physiologie.

Zusätzlich zu ihrer Auftrennung entsprechend der Dichte können Lipoproteine entsprechend ihren elektrophoretischen Eigenschaften getrennt werden (Abb. 16.29). Ein besonders ge-

Tabelle 16.3. Zusammensetzung der menschlichen Plasmalipoproteine

Lipoprotein	Herkunft	Durch-messer [nm]	Dichte	Sf	Zusammensetzung		% der Lipide				
					Protein	Lipide	Triacyl-glycerin	Phospho-lipide	Chole-sterin-ester	Chole-sterin frei	Nicht veresterte Fettsäuren
Chylomi-kronen	Dünndarm	100 –1000	<0,96	>400	1– 2	98–99	88	8	3	1	–
VLDL	Leber und Dünndarm	30 – 80	0,96–1,006	20–400	7–10	90–93	56	20	15	8	1
LDL 1 oder IDL	VLDL Chylo-mikronen	25 – 30	1,006–1,019	12–20	11	89	29	26	34	9	1
LDL 2		20 – 25	1,019–1,063	2–12	21	79	13	28	48	10	1
HDL 1[a]	Leber Dünndarm?	20	1,063	0–2							
HDL 2		10 – 20	1,063–1,125		33	67	16	43	31	10	–
HDL 3		7,5– 10	1,125–1,21		57	43	13	46	29	6	6
Fettsäure-Albumin-Komplex	Fettge-webe		>1,281		99	1	0	0	0	0	100

[a] Quantitativ unbedeutend

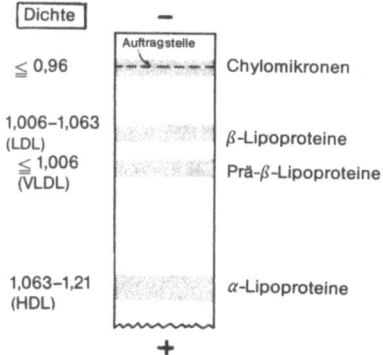

Abb. 16.29. Trennung der Plasmalipoproteine durch Elektrophorese

naues Verfahren stellt hierbei die Immunelektrophorese dar. Außer den nichtveresterten Fettsäuren lassen sich 4 Hauptgruppen von Lipoproteinen unterscheiden, die eine wichtige physiologische Rolle spielen und für die klinische Diagnostik benutzt werden können. Es handelt sich um die **Chylomikronen**, die **Lipoproteine sehr geringer Dichte** (VLDL, „very low density lipoproteins", Prä-β-Lipoproteine), **Lipoproteine niedriger Dichte** (LDL, „low density lipoproteins" oder β-Lipoproteine) sowie die **Lipoproteine hoher Dichte** (HDL, „high density lipoproteins" oder α-Lipoproteine). Das wichtigste Lipid in Chylomikronen und VLDL sind die **Triacylglycerine, Cholesterin** und **Phospholipide** kommen dagegen hauptsächlich in den LDL und HDL vor (Tabelle 16.3).

Der Proteinanteil der Lipoproteine wird als **Apolipoprotein** oder **Apoprotein** bezeichnet. Er macht bei den HDL etwa 60%, bei den Chylomikronen weniger als 1% der Gesamtmasse aus. Viele Lipoproteine enthalten mehrere verschiedene Apolipoproteinpolypeptide. Diese unterscheiden sich in ihrer Aminosäurezusammensetzung und können durch Polyacrylamidgelelektrophorese oder durch immunochemische Methoden identifiziert werden. Apolipoproteine können durch Delipidierung isolierter Lipoproteine präparativ dargestellt werden. Ihre Hochreinigung geschieht durch Gelchromatographie oder Ionenaustauschchromatographie.

Größere Lipoproteinpartikel wie Chylomikronen und VLDL bestehen aus einem Lipidkern nichtpolarer Triacylglycerine und Cholesterinester, welcher von den wesentlich polareren Phospholipiden, von Cholesterin und vor allem Dingen den Apoproteinen umgeben wird und auf diese Weise die Löslichkeit in der wäßrigen Phase gewährleistet.

Reaktionen und Eigenschaften von Lipiden

Hydrolyse

Die Hydrolyse eines Lipids, z. B. eines Triacylglycerins, kann enzymatisch mit Hilfe von Lipasen durchgeführt werden, wobei Fettsäuren und Glycerin entstehen. Die Pankreaslipase greift dabei bevorzugt die Esterbindungen der Positionen 1 und 3 an. Phospholipasen spalten Esterbindungen in Phospholipiden. Ihre Spezifität kann zur Analyse der Einzelkomponenten von Phospholipiden benutzt werden. Zu den einzelnen Phospholipasen s. S. 251.

Verseifung

Die Fetthydrolyse durch Alkali wird Verseifung genannt. Die dabei entstehenden Produkte sind Glycerin und die Alkalisalze von Fettsäuren, welche auch als Seifen bezeichnet werden. Bei der Säurehydrolyse von Fett entstehen freie Fettsäuren und Glycerin. Seifen sind Reinigungsmittel, da sie als Emulgatoren wirken.

Nicht verseifbares Material

Unter nichtverseifbarem Material versteht man die in natürlichen Fetten enthaltenen Substanzen, welche nicht mit Alkali verseift werden können, jedoch löslich in Äther oder Petroläther sind. Da Seifen nicht ätherlöslich sind, können sie durch Extraktion mit diesen Lösungsmitteln nach Fettverseifung abgetrennt werden. Ketone, Kohlenwasserstoffe, hochmolekulare Alkohole und Steroide gehören zum nichtverseifbaren Material in natürlichen Fetten.

Fetthärtung

Die Hydrogenierung nicht gesättigter Fettsäuren in Anwesenheit entsprechender Katalysatoren (Nickel) wird als Fetthärtung bezeichnet. Sie wird großtechnisch bei der Umwandlung flüssiger Fette, meist pflanzlichen Ursprungs, in feste Fette benutzt, die häufig als Margarinen in den Handel gebracht werden.

Ranzigwerden

Unter Ranzigwerden von Fetten versteht man eine chemische Veränderung, die Fetten einen unangenehmen Geruch und Geschmack verleiht. Man nimmt an, daß der Luftsauerstoff Doppelbindungen in Fettsäuren angreift, wobei Peroxide entstehen. Blei oder Kupfer sind Katalysatoren für das Ranzigwerden von Fetten, welches durch Ausschluß von Sauerstoff oder durch Antioxidantien verhindert werden kann. Während der Peroxidbildung entstehen freie Radikale, die gewebeschädigend wirken können. Gewebeschädigungen können durch Zugabe entsprechender Antioxidantien, z. B. der Tocopherole (Vitamin E) verhindert werden. Peroxidbildung wird in vivo durch Hämverbindungen katalysiert, eine ähnliche Wirkung hat das in Blutplättchen vorkommende Enzym Lipoxygenase.

Spontanoxidation

Öle mit hochungesättigten Fettsäuren (z. B. Leinsamenöl) werden durch Luftsauerstoff spontan bei Normaltemperatur oxidiert und bilden dann ein hartes wasserdichtes Material. Derartige Öle werden zu diesem Zweck Farben und Lacken zugesetzt.

Moderne Verfahren zur Trennung und Identifizierung von Lipiden in biologischem Material

Die älteren Verfahren der Auftrennung und Identifizierung von Lipiden, welche auf klassischen chemischen Methoden der Kristallisation, Destillation und Lösungsmittelextraktion beruhten, sind in den letzten Jahren durch chromatographische Verfahren ersetzt worden. Besonders nützlich für die Auftrennung verschiedener Lipidklassen ist die Dünnschichtchromatographie, für die Trennung einzelner Fettsäuren die Gaschromatographie (Abb. 16.30). Vor der Anwendung dieser Techniken auf Gewebslipide müssen diese durch ein geeignetes Lösungsmittelsystem extrahiert werden. Im allgemeinen wird hierfür eine Mi-

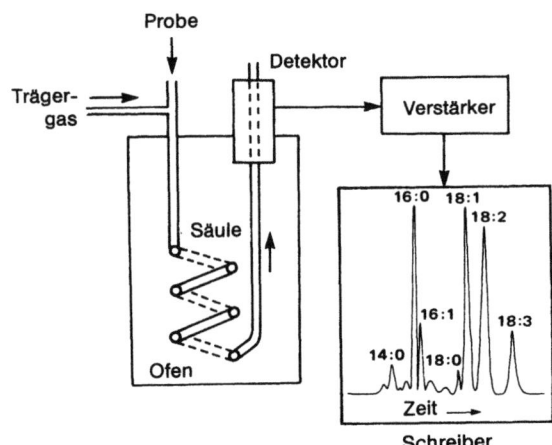

Abb. 16.30. Schematische Darstellung eines Gaschromatographen, an dem die Trennung langkettiger Fettsäuren als Methylester durchgeführt wird

schung aus Chloroform und Methanol im Verhältnis 2:1 benutzt.

Bei der Gaschromatographie wird die unterschiedliche Verteilung der Lipide bzw. ihrer methylierten Derivate im dampfförmigen Zustand zwischen einer mobilen Phase (Trägergas) und einem lipophilen Flüssigkeitsfilm benutzt. Hierzu wird ein Glas- oder Metallrohr mit der stationären Phase beschickt. Am einen Ende des Rohrs wird eine Mischung der zu untersuchenden Lipide, beispielsweise Methylester von Fettsäuren eingebracht. Bei einer Temperatur von 170-225 °C (Abb. 16.30) wird das Rohr mit der mobilen Phase (Argon oder Helium) durchspült. Wie bei anderen Chromatographieformen erfolgt die Auftrennung in Abhängigkeit von den verschiedenen Affinitäten der Einzelkomponenten der Mischung zur stationären Phase. Je größer diese Affinität ist, um so länger wird die Verweilzeit in der Chromatographiesäule sein. Am Ende der Chromatographiesäule erfolgt der Nachweis der aufgetrennten Komponenten des Gemisches mit Hilfe spezifischer Detektoren, deren Signal auf einen Schreiber übertragen wird (Abb. 16.30). Die Fläche unter den einzelnen Gipfeln ist dabei proportional zur Konzentration der Einzelkomponenten im Gemisch. Die Identität der einzelnen Komponenten muß durch Vergleich mit bekannten Standards ermittelt werden.

Zu den besonderen Vorteilen der Gaschromatographie gehört ihre extreme Empfindlichkeit, die den Nachweis und die Auftrennung sehr geringer Mengen von Lipiden erlaubt. Darüber

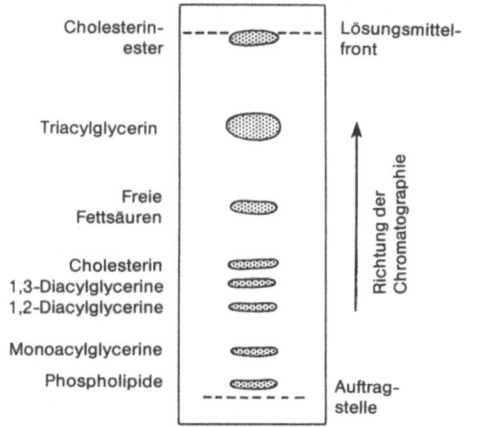

Abb. 16.31. Trennung der Hauptlipidklassen durch Dünnschichtchromatographie. Ein geeignetes Lösungsmittelsystem für die obige Trennung ist Hexan-Diethyläther-Ameisensäure (80:20:2)

hinaus können die Chromatographiesäulen immer wieder verwendet werden.

Bei der **Dünnschichtchromatographie** wird ein Trägermaterial (z. B. Silikagel) als dünne Schicht auf Glasplatten gepreßt. Nach Trocknung kann die Lipidmischung in einem geeigneten Lösungsmittel auf das Trägermaterial aufgebracht werden. Ähnlich wie bei der Papierchromatographie erfolgt nun die Auftrennung der einzelnen Komponenten durch Chromatographie mit einem geeigneten Lösungsmittelgemisch. Abhängig von der Verteilung der Einzelkomponenten des Gemisches zwischen stationärer und mobiler Phase wandern diese mit unterschiedlicher Geschwindigkeit über die Chromatographieplatte. Abbildung 16.31 zeigt ein typisches Dünnschichtchromatogramm zur Auftrennung verschiedener Lipidklassen. Neuere Übersichten über allgemeine analytische Methoden für Lipide finden sich bei Lowenstein (1969) u. Christie (1973).

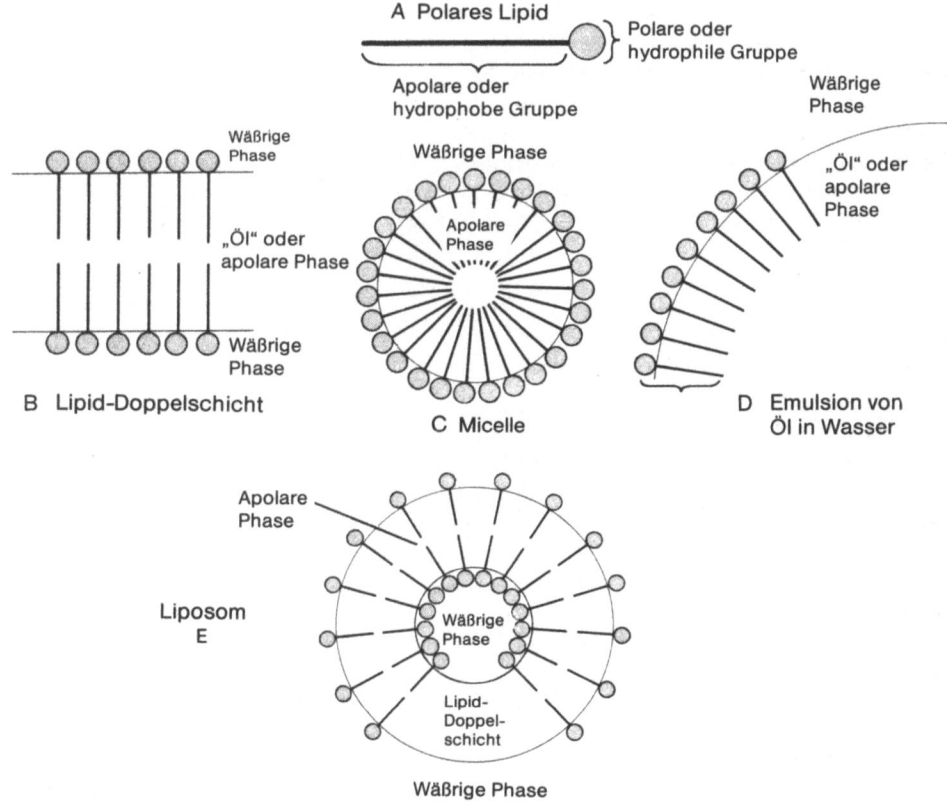

Abb. 16.32. Assoziation von polaren Lipiden zu Lipidmembranen, Micellen, Emulsionen und Liposomen

Membranen, Micellen, Liposomen und Emulsionen

Im allgemeinen sind Lipide unlöslich in Wasser, da bei ihnen apolare Wasserstoffketten überwiegen. Allerdings enthalten Fettsäuren, einige Phospholipide und Sphingolipide als sog. polare Lipide auch größere Anteile polarer Gruppen, weswegen sie z. T. in wäßrigen Medien, z. T. in nichtpolaren Lösungsmitteln löslich sind (Abb. 16.32). Aus diesem Grund orientieren sich derartige Moleküle an Öl-Wasser-Grenzflächen dergestalt, daß die **polare Gruppe in die wäßrige Phase,** die **apolare Gruppe dagegen in die Ölphase** ragt. Eine **Doppelschicht** derartiger polarer Lipide ist die Grundstruktur aller biologischen Membranen. Ihre Dicke beträgt 5–10 nm. Bei einer kritischen Konzentration polarer Lipide in wäßriger Umgebung entstehen **Micellen.** Die Assoziation von Gallensäuren zu Micellen und die Bildung gemischter Micellen mit den Produkten der Fettverdauung stellen eine wesentliche Voraussetzung für die Lipidresorption im Darmtrakt dar. **Liposomen** entstehen durch Behandlung von Lipiden in wäßrigen Medien mit Ultraschall. Sie bestehen aus Vesikeln aus Lipiddoppelschichten, die einen Teil des wäßrigen Mediums einschließen. **Emulsionen** bestehen aus wesentlich größeren Partikeln, die i. allg. durch apolare Lipide in wäßrigen Medien gebildet werden. Sie werden durch Emulgatoren stabilisiert, welche häufig polare Lipide sind. Sie bilden das Oberflächenmaterial, das das apolare Material von der wäßrigen Phase trennt (Abb. 16.32).

Zellmembran

Die Plasmamembranen lebender Zellen stellen eine Barriere dar, welche den Transfer von Wasser und einer Reihe von im Wasser gelösten Verbindungen zwischen dem extra- und intracellulären Raum kontrolliert (s. Kap. 32). Schon früh wurde erkannt, daß die Permeation einer Reihe von Verbindungen durch die Zellmembran proportional zu ihrer Lipidlöslichkeit erfolgt und viel weniger von der Molekülgröße abhängt. Aus einer Reihe von Experimenten konnte schließlich abgeleitet werden, daß die Membranlipide als Doppelschicht angeordnet sind, wobei die apolaren Alkanketten der Fettsäuren gegeneinander gerichtet sind, während die polaren Enden in die wäßrige Phase des Extra- bzw. Intracellulärraums ragen (Abb. 16.32).

Von Singer und Nicolson wurde schließlich das in Abb. 16.33 dargestellte Membranmodell vorgeschlagen. Dabei „schwimmen" in der **flüssigen Doppelschicht** der Plasmamembran die integralen Membranproteine, wobei manche Proteine durch die ganze Membran hindurchreichen, andere wiederum nur in ihr stekken.

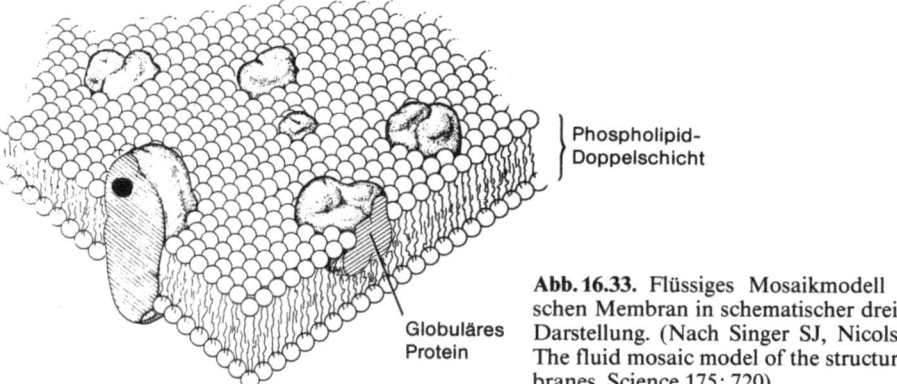

Abb. 16.33. Flüssiges Mosaikmodell einer biologischen Membran in schematischer dreidimensionaler Darstellung. (Nach Singer SJ, Nicolson GL (1972) The fluid mosaic model of the structure of cell membranes. Science 175: 720)

17 Lipidstoffwechsel

I. Fettsäuren

Peter A. Mayes

Die Lipide mit der größten Stoffwechselbedeutung im tierischen Organismus sind Triacylglycerine, Phospholipide und Steroide, zusammen mit den aus ihnen abgeleiteten Stoffwechselprodukten wie langkettigen Fettsäuren, Glycerin und Ketonkörpern. Einen Überblick über die bestehenden Stoffwechselbeziehungen, vor allen Dingen zum Kohlenhydratstoffwechsel, gibt Abb. 17.1.

Bis etwa zum Beginn des 2. Weltkriegs war man der Ansicht, daß Lipide stoffwechselmäßig inaktive Energiespeicher darstellen, die nur in Zeiten des Nahrungsmangels abgerufen werden. Schönheimer und Rittenberg zeigten allerdings in eleganten Experimenten, daß bei Verfütterung von deuteriummarkierten Fettsäuren an Mäuse im Stoffwechselgleichgewicht nach nur 4 Tagen bereits ein beachtlicher Teil des Depotfetts mit den aus dem Nahrungsfett stammenden Fettsäuren markiert war. Da bei Mäusen im Stoffwechselgleichgewicht die Gesamtmasse an Triacylglycerin konstant bleibt, konnte zwingend geschlossen werden, daß ein entsprechend großer Teil des Fettgewebes metabolisiert worden war. Diese Untersuchungen zeigten zum ersten Mal, daß das Körperfett sich in einem dynamischen Zustand befindet, eine Erkenntnis, welche als Konzept den heutigen Vorstellungen über den Lipidstoffwechsel zugrunde liegt.

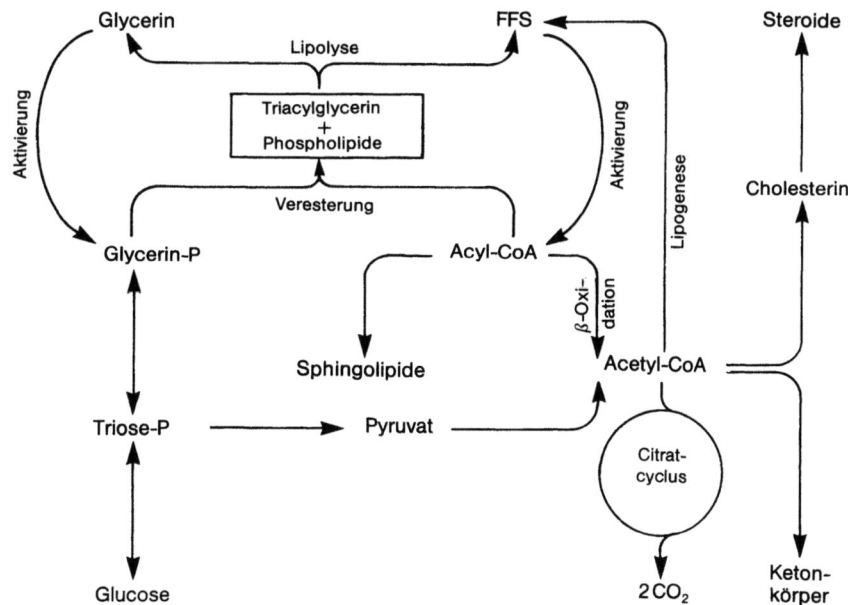

Abb. 17.1. Überblick über die wichtigsten Wege des Lipidstoffwechsels mit den Beziehungen zum Glucosestoffwechsel (*FFS* nicht veresterte langkettige Fettsäuren)

Eine wechselnde Menge von Nahrungskohlenhydraten wird vor dem Abbau zum Zweck der Energiegewinnung in Triacylglycerine umgewandelt. Aus diesem Grund können aus Triacylglycerinen stammende Fettsäuren für viele Gewebe die Hauptenergiequelle darstellen. Es gibt in der Tat experimentelle Hinweise dafür, daß in verschiedenen Organen Fettsäuren gegenüber Kohlenhydraten bevorzugt oxidiert werden.

Als die wichtigste Speicherform für Energie haben Triacylglycerine eine Reihe von Vorteilen gegenüber Kohlenhydraten oder Proteinen. Ihr Brennwert ist mehr als doppelt so groß (38,9 kJ/g), darüber hinaus erfolgt die Triacylglycerinspeicherung ohne Wasser. Triacylglycerine stellen aus diesem Grunde die konzentrierteste Speicherform potentieller Energie für den Organismus dar. Darüber hinaus liefern Fettsäuren bei ihrer Oxidation im Vergleich zu anderen Substraten wesentlich mehr Oxidationswasser. Dies ist ein Vorteil speziell für die in Trockengebieten lebenden Säuger.

Eine geringe Fettmenge ist ein essentieller Nahrungsbestandteil, damit der Bedarf an verschiedenen hochungesättigten Fettsäuren, den essentiellen Fettsäuren sowie fettlöslichen Vitaminen gedeckt werden kann. Nahrungsfett ist nicht nur ein Träger dieser essentiellen Verbindungen, sondern ist auch für ihre effektive Resorption im Gastrointestinaltrakt notwendig. Abgesehen von diesen Funktionen besteht keine Klarheit, ob Nahrungsfette essentielle Nahrungsbestandteile sind. Als Energiequelle kann Fett vollständig durch Kohlenhydrate oder Proteine ersetzt werden, obwohl möglicherweise dadurch die Effizienz der Substratoxidation beeinträchtigt wird.

Fettsäureoxidation

Aktivierung von Fettsäuren

Wie beim Glucosestoffwechsel müssen auch Fettsäuren zunächst in einer ATP-abhängigen Reaktion in ein stoffwechselaktives Zwischenprodukt überführt werden, bevor sie mit den Enzymen reagieren können, die für den weiteren Stoffwechsel verantwortlich sind. Diese Aktivierung ist der einzige Schritt beim vollständigen Fettsäureabbau, der Energie in Form von ATP benötigt. In Anwesenheit von ATP und Coenzym A katalysiert das Enzym **Thiokinase** (Acyl-CoA-Synthetase) die Umwandlung einer Fettsäure in eine „aktive" Fettsäure, die auch als Acyl-CoA bezeichnet wird. Diese Aktivierung erfolgt unter Verbrauch einer energiereichen Phosphatbindung:

Fettsäure + ATP + CoA → Acyl-CoA + PP_i + AMP.

Das dabei gebildete Pyrophosphat wird durch die in allen Geweben in hoher Aktivität vorkommende **anorganische Pyrophosphatase** gespalten, so daß das Gleichgewicht der Reaktion auf die rechte Seite gezogen wird:

$PP_i + H_2O \rightarrow 2\ P_i$.

Allerdings ergibt sich daraus, daß für die Aktivierung der Fettsäuren insgesamt 2 energiereiche Bindungen gebraucht werden.

Thiokinasen finden sich sowohl innerhalb als auch außerhalb der Mitochondrien. Für Fettsäuren verschiedener Kettenlängen sind unterschiedliche Thiokinasen beschrieben worden. Zusätzlich kommt eine GTP-spezifische mitochondriale Thiokinase vor, welche als Produkte außer Acyl-CoA GDP und P_i bildet.

Bedeutung des Carnitins für die Fettsäureoxidation

Carnitin (β-Hydroxy-γ-Trimethylamoniumbutyrat),
$(CH_3)_3N^+ - CH_2 - CH(OH) - CH_2 - COO^-$,
stimuliert die Fettsäureoxidation in Mitochondrien. Es ist in den verschiedenen Geweben weit verbreitet und kommt in höchster Konzentration in der Muskulatur vor. Die Aktivierung von langkettigen Fettsäuren zu Acyl-CoA erfolgt in Mikrosomen und auf der mitochondrialen Außenmembran. Die Aktivierung von kurzkettigen Fettsäuren erfolgt innerhalb der Mitochondrien und ist carnitinunabhängig. Ohne Carnitin kann langkettiges Acyl-CoA weder durch die mitochondriale Innenmembran penetrieren noch im Matrixraum oxidiert werden. Das Enzym **Carnitinacyltransferase I,** welches an die Außenseite der inneren Mitochondrienmembran gebunden ist, ermöglicht die Passage von langkettigen Acylgruppen als Acylcarnitin durch die mitochondriale Innenmembran und damit den Zugang zu den enzymatischen Systemen der β-Oxidation. Abbil-

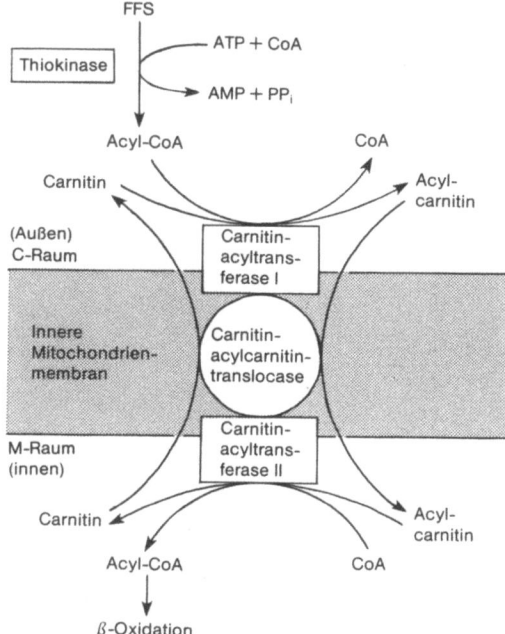

Abb. 17.2. Bedeutung von Carnitin für den Transport langkettiger Fettsäuren durch die innere Mitochondrienmembran. Langkettiges Acyl-CoA ist nicht permeabel durch die innere Mitochondrienmembran. Aus ihm kann jedoch Acylcarnitin entstehen, welches leicht permeabel ist. Die Carnitin-Acyl-Carnitin-Translocase wirkt als Austauschprotein in der inneren Mitochondrienmembran. Dabei wird Acyl-Carnitin von außen nach innen transportiert, wobei gleichzeitig ein Molekül Carnitin von innen nach außen gelangt. Acyl-Carnitin reagiert unter Katalyse der Carnitinacyltransferase II an der Innenseite der inneren Mitochondrienmembran mit Coenzym A, so daß Acyl-CoA unter gleichzeitiger Freisetzung von Carnitin entsteht. (Nach Pande u. Parvin 1980)

dung 17.2 zeigt einen möglichen Mechanismus, der die Wirkung des Carnitins als Cofaktor bei der Fettsäureoxidation in Mitochondrien erklären kann. In Mitochondrien kommt darüber hinaus ein weiteres Enzym, die **Carnitinacetyltransferase** vor. Sie katalysiert den Transfer von kurzkettigen Acylgruppen zwischen CoA und Carnitin.

Acetyl-CoA + Carnitin ⇌ Acetylcarnitin + CoA

Die Bedeutung dieses Enzyms ist unklar, möglicherweise erleichtert es den Transport von Acetylgruppen durch die mitochondriale Membran, wobei Acetylcarnitin im Austausch mit Carnitin transportiert wird. Dies würde eine Pufferung von während der Fettsäureoxidation entstehenden Acetylgruppen durch Carni-

tin ermöglichen. Dabei würde Coenzym A für weitere mitochondriale Reaktionen freigesetzt werden. Jeder Carnitinmangel führt zu einer Hemmung der Fettsäureoxidation und zur Anhäufung von Triacylglycerin.
Carnitin wird in Leber und Nieren aus Lysin synthetisiert.

β-Oxidation der Fettsäuren

Die verschiedenen, für die Oxidation der Fettsäuren benötigten Enzyme kommen in der mitochondrialen Matrix vor. Sie befinden sich dort in enger Nachbarschaft zu der in der inneren Mitochondrienmembran lokalisierten Atmungskette. Sie katalysieren die Oxidation von Acyl-CoA zu Acetyl-CoA, wobei eine Kopplung dieses Systems an die Phosphorylierung von ADP zu ATP besteht (Abb. 17.3). Nach der Aktivierung von Fettsäuren zu Acyl-CoA und dem Transport des Acylrests durch die mitochondriale Membran über das Carnitinsystem, wird zunächst das dort entstandene Acyl-CoA durch die **Acyl-CoA-Dehydrogenase** oxidiert. Dabei entsteht ein α,β-ungesättigtes Acyl-CoA, das auch als Enoyl-CoA bezeichnet wird. Das Coenzym der Dehydrogenase ist FAD, dessen Reoxidation der Atmungskette durch ein weiteres Flavoprotein vermittelt wird, welches auch als **elektronentransportierendes Flavoprotein (ETF)** bezeichnet wird (s. S. 152). Durch Hydratisierung wird die Doppelbindung gesättigt, wobei β-Hydroxyacyl-CoA entsteht. Das hierfür verantwortliche Enzym ist die **Enoyl-CoA-Hydratase (Crotonase)**. Das β-Hydroxyderivat wird am β-C-Atom durch die **β-Hydroxyacyl-CoA-Dehydrogenase** unter Bildung des entsprechenden β-Ketoacyl-CoA oxidiert. In diesem Fall wird als Coenzym NAD^+ benutzt. Im letzten Schritt der β-Oxidation wird β-Ketoacyl-CoA durch das Enzym **Thiolase** (β-Ketothiolase) in β-Position gespalten. Die Reaktion besteht in einer thiolytischen Spaltung mit Hilfe eines weiteren Moleküls CoA. Als Reaktionsprodukte entstehen Acetyl-CoA und ein um 2 C-Atome verkürztes Acyl-CoA. Dieses geht erneut in den oxidativen Abbau ein (Reaktion 2 in Abb. 17.3). Auf diese Weise können langkettige Fettsäuren vollständig zu aus 2 C-Atomen bestehenden Acetylresten oxidiert werden. Das dabei entstehende Acetyl-CoA kann im Citratcyclus zu CO_2 und Wasser oxi-

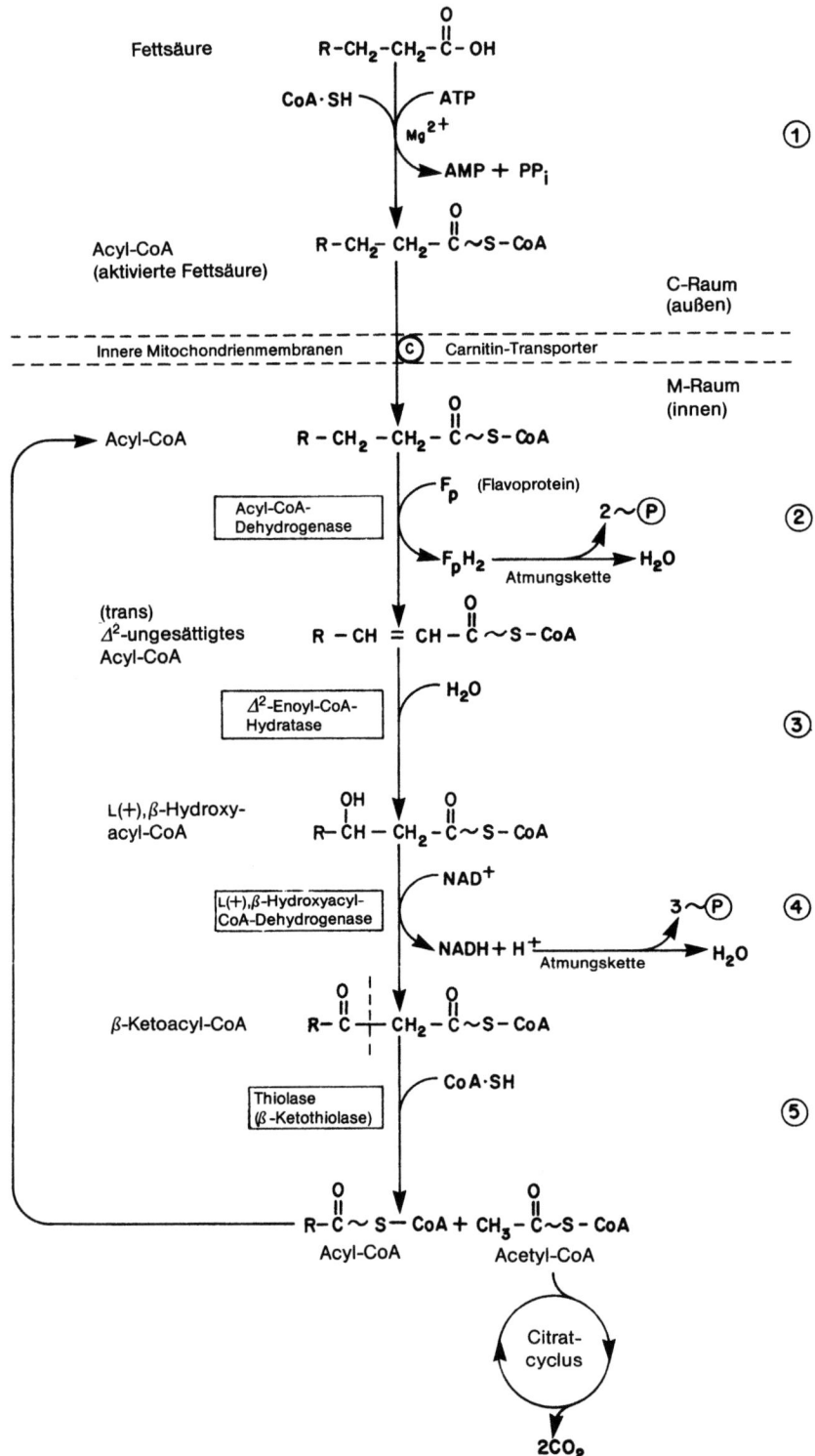

Abb. 17.3. β-Oxidation der Fettsäuren. Bei jedem Durchgang von langkettigem Acyl-CoA durch die Reaktionen *2-5* wird durch die Thiolase (Reaktion 5) ein Acetyl-CoA abgespalten. Wenn der Acylrest nur noch 4 Kohlenstoffatome lang ist, werden bei Reaktion 5 zwei Acetyl-CoA-Moleküle gebildet

diert werden, womit die vollständige β-Oxidation erreicht wird. Da auch der Citratcyclus intramitochondrial lokalisiert ist, treten hier keine Permeationsschwierigkeiten auf.
Fettsäuren mit einer ungeraden Zahl von C-Atomen werden ebenfalls durch β-Oxidation oxidiert. Dies geht so lange, bis ein aus 3 C-Atomen bestehender **Propionyl-CoA-Rest** übrigbleibt. Diese Verbindung wird in das Citratcycluszwischenprodukt Succinyl-CoA umgewandelt (s. auch S. 181).

Energetik der Fettsäureoxidation

Der Transport der aus reduziertem FAD und NAD^+ stammenden Elektronen in der Atmungskette führt zur Synthese von insgesamt 5 energiereichen Bindungen (s. Kap. 12); für die ersten 7 Acetyl-CoA-Moleküle, die bei der β-Oxidation von Palmitat entstehen also 35 (7×5). Insgesamt entstehen 8 mol Acetyl-CoA, von denen jedes bei der Oxidation im Citratcyclus 12 energiereiche Bindungen bildet, so daß insgesamt $8 \times 12 = 96$ energiereiche Bindungen entstehen. Da für die Aktivierung der Fettsäuren 2 energiereiche Bindungen abgezogen werden müssen, ist die Gesamtenergieausbeute bei der Palmitatoxidation 129 energiereiche Bindungen pro Mol. Dieser Betrag entspricht $129 \times 36{,}8 = 4747$ kJ. Die freie Energie bei der Oxidation von Palmitinsäure im Calorimeter entspricht 9791 kJ/mol. Die Energiekonservierung in Form energiereicher Phosphate bei der β-Oxidation der Fettsäuren entspricht damit etwa 48% der insgesamt freiwerdenden Energie.

Peroxisomale Fettsäureoxidation

In Peroxisomen findet sich eine modifizierte Form der β-Oxidation. Sie führt zur Bildung von Acetyl-CoA und H_2O_2 aus dem Flavoproteinabhängigen Dehydrogenaseschritt. Das System ist nicht direkt an die oxidative Phosphorylierung und die ATP-Erzeugung angekoppelt, unterstützt jedoch die Oxidation sehr langkettiger Fettsäuren (z. B. C_{20}, C_{22}). Fettreiche Nahrung und lipidsenkende Arzneimittel wie Clofibrat induzieren die peroxisomale Fettsäureoxidation.

α- und ω-Oxidation von Fettsäuren

Quantitativ ist die β-Oxidation der Fettsäuren der wichtigste Stoffwechselweg für die Fettsäureoxidation. Im Zentralnervensystem kommt allerdings auch die α-Oxidation vor, d. h. die Entfernung nur eines C-Atoms pro Umlauf vom Carboxylende des Moleküls an gerechnet. Sie benötigt keine CoA-Ester als Zwischenprodukte und führt nicht zur Erzeugung energiereicher Phosphate. Personen mit Refsum-Erkrankung zeigen einen hereditären Effekt der α-Oxidation, der sich darin äußert, daß sie die in pflanzlichen Nahrungsmitteln enthaltenen Phytole, aus denen Phytansäure entsteht, nicht oxidieren können. Phytansäure enthält eine -CH_3-Gruppe am β-C-Atom, die die β-Oxidation blockiert. Bei Normalpersonen wird dieser Block dadurch umgangen, daß im ersten Schritt eine α-Oxidation der Phytansäure durchgeführt wird.
Die ω-Oxidation erfolgt durch Katalyse von Hydroxylaseenzymen, die das Cytochrom P-450 enthalten und in den Mikrosomen lokalisiert sind (s. S. 150). Die CH_3-Gruppe wird dabei zunächst in eine CH_2OH-Gruppe umgewandelt und danach zu einer Carboxylgruppe oxidiert, so daß eine Dicarbonsäure entsteht.

Oxidation ungesättigter Fettsäuren

Die CoA-Ester dieser Säuren werden durch die normalen Enzyme der β-Oxidation abgebaut, bis entweder ein Δ^3-cis-Acyl-CoA oder ein Δ^2-cis-Acyl-CoA entstehen. Dies hängt von der jeweiligen Position der Doppelbindung ab (Abb. 17.4). Das Δ^3-cis-Acyl-CoA wird zu Δ^2-trans-Acyl-CoA isomerisiert, welches anschließend die Enoylhydratase zu β-Hydroxyacyl-CoA hydratisiert. Das Δ^2-cis-Acyl-CoA wird zunächst durch die Enoyl-CoA-Hydratase zum D-β-Hydroxyacyl-CoA-Derivat hydratisiert. Dieses muß durch eine Epimerase zum normalen L-β-Hydroxy-Acyl-CoA umgewandelt werden (Abb. 17.4).

Mikrosomale Peroxidation mehrfach ungesättigter Fettsäuren

In vivo führt Lipidperoxidation zur Zerstörung mehrfach ungesättigter Fettsäuren in Membranlipiden. Zunächst wird dabei ein Wasserstoffatom entfernt, wodurch ein freies Lipidra-

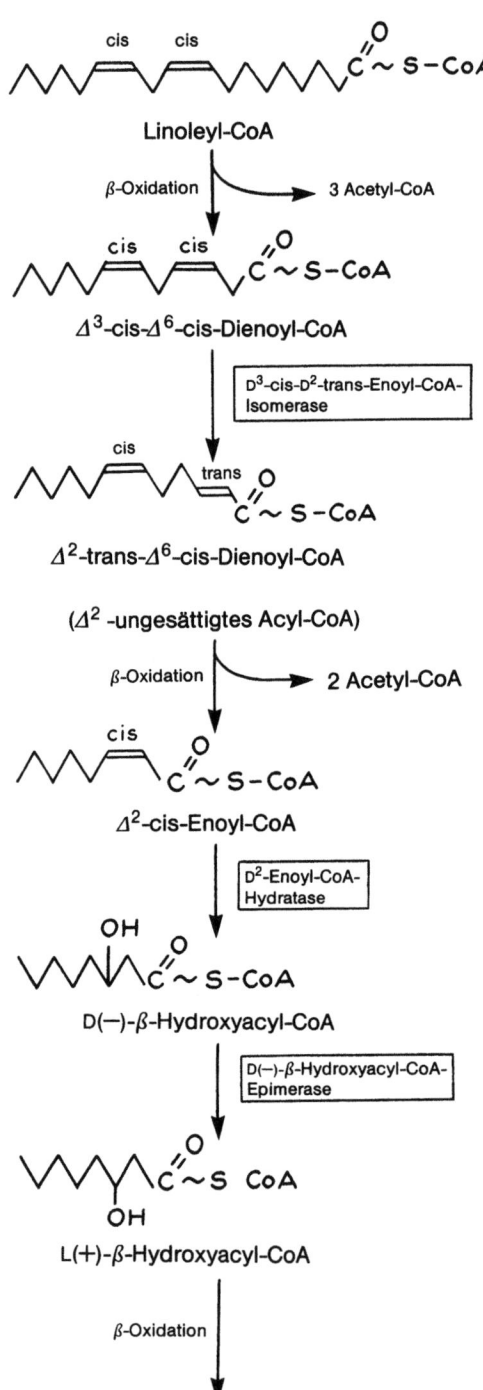

Abb. 17.4. Reaktionssequenz bei der Oxidation ungesättigter Fettsäuren (z. B. Linolsäure)

dikal entsteht. Nach Umordnung der Doppelbindungen wird molekularer Sauerstoff unter Bildung eines Lipidhydroperoxids oder Endoperoxids angelagert. Enthält die ursprüngliche Fettsäure wenigstens 3 Doppelbindungen, kann als Endprodukt Malondialdehyd nachgewiesen werden.

Mikrosomale Enzyme (s. S. 150) katalysieren die NADPH-abhängige Peroxidation ungesättigter Fettsäuren. Antioxidantien wie BHT (butyliertes Hydroxytuol) und α-Tocopherol (Vitamin E) hemmen die mikrosomale Lipidperoxidation.

Biosynthese von gesättigten Fettsäuren

Ähnlich wie bei Synthese und Abbau von vielen Produkten (z. B. Glykogenolyse und Glykogenbiosynthese) war ursprünglich angenommen worden, die Fettsäurebiosynthese verlaufe einfach als Umkehr der β-Oxidation. Man weiß jedoch heute, daß in den Mitochondrien zwar ein Fettsäurebiosynthesesystem vorkommt, das mit einigen Modifikationen auch Reaktionen der β-Oxidation benutzt, jedoch ausschließlich zur Kettenverlängerung von Fettsäuren dient. Ein **extramitochondriales** von der β-Oxidation vollkommen verschiedenes und außerordentlich aktives System katalysiert jedoch die vollständige Biosynthese von langkettigen Fettsäuren wie Palmitat aus Acetyl-CoA.

Das extramitochondriale System für die De-novo-Biosynthese von Fettsäuren

Systeme für die extramitochondriale cytosolische Fettsäurebiosynthese finden sich in vielen Geweben wie der Leber, den Nieren, dem Hirn, der Lunge, der Brustdrüse und dem Fettgewebe. Das extramitochondriale Biosynthesesystem benötigt als Cofaktoren NADPH, ATP, Mn^{2+} und HCO_3^- (als CO_2-Quelle). Acetyl-CoA ist das Substrat und freies Palmitat das Endprodukt. Diese Charakteristika zeigen deutliche Unterschiede zur β-Oxidation der Fettsäuren auf.

Hydrogencarbonat als CO_2-Quelle wird für die initiale Reaktion benötigt. Sie besteht in der Carboxylierung von Acetyl-CoA zu **Malonyl-CoA**, welche in Anwesenheit von ATP durch

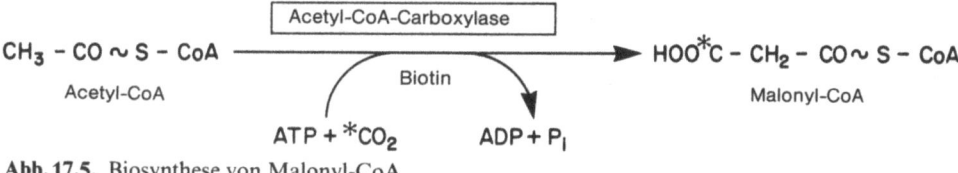

Abb. 17.5. Biosynthese von Malonyl-CoA

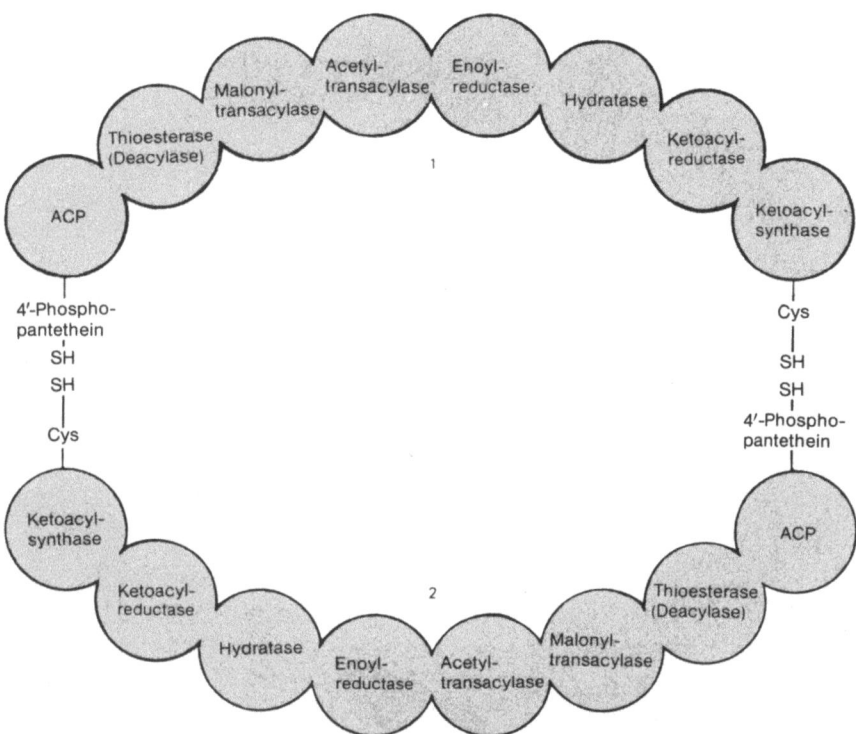

Abb. 17.6. Der Multienzymkomplex der tierischen Fettsäuresynthase. Der Komplex ist ein Dimer aus 2 identischen Polypeptiden, von denen jedes 7 unterschiedliche Enzymaktivitäten trägt, außerdem das Acylcarrier Protein (ACP). Cys-SH: Cysteinthiol. Die SH-Gruppe eines Phosphopantetheins der einen Kette befindet sich in enger Nachbarschaft zum Cysteinthiol der Ketoacylsynthase der anderen Kette. Einzelheiten der Anordnung der Enzymaktivitäten auf den Peptid-Ketten sind hypothetisch

die **Acetyl-CoA-Carboxylase** katalysiert wird. Die Acetyl-CoA-Carboxylase benötigt als Coenzym das Vitamin Biotin (Abb. 17.5). Die bei der Biosynthese auftretenden Acylreste bleiben kovalent als Acyl-S-Enzymkomplexe an die Fettsäuresynthetase gebunden. Dies erklärt die Tatsache, daß Acyl-CoA-Derivate keine geeigneten Substrate für die Fettsäurebiosynthese sind.

Im cytosolischen Raum der Zelle finden sich offenbar 2 Typen von Fettsäuresynthetasen. Bei Bakterien, Pflanzen und niederen Lebewesen wie der Euglena finden sich die einzelnen Enzyme, die für die Biosynthese benötigt werden, auch als einzelne Peptide. Die Acylreste werden an das sog. Acylcarrierprotein (ACP) gebunden.

Anders sind die Verhältnisse dagegen bei der Hefe, bei Säugetieren und Vögeln. Hier stellt die Fettsäuresynthetase einen Multienzymkomplex dar, der nicht ohne Aktivitätsverlust in seine Bauteile zerlegt werden kann. ACP ist ein Teil dieses Enzymkomplexes. Das ACP aus Bakterien sowie aus dem tierischen Multienzymkomplex enthält Pantothensäure in Form von 4'-Phosphopantethein (s. S. 125).

Die Fettsäuresynthetase der Hefe ist ein Dimer aus 2 unterschiedlichen Untereinheiten α und β

238   17. Lipidstoffwechsel: I. Fettsäuren

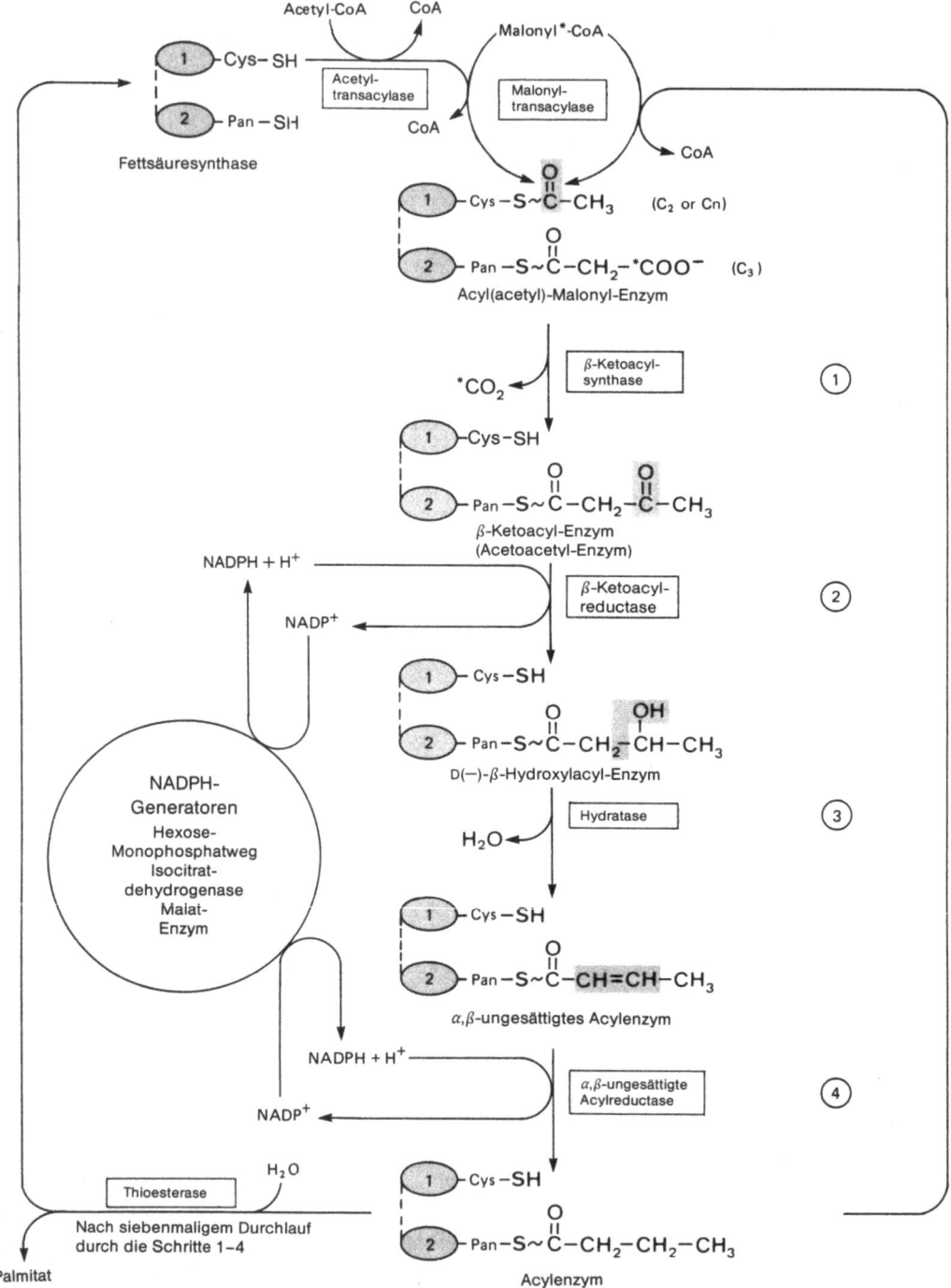

Abb. 17.7. Biosynthese langkettiger Fettsäuren. Dargestellt ist, wie durch Addition eines Malonylrests die Acylkette um 2 C-Atome wächst (*Pan* 4'-Phosphopantethein). Die Details des Fettsäuresynthasedimers sind Abb. 17.6 zu entnehmen. *1* und *2* stellen die individuellen Monomere der Fettsäuresynthase dar

mit je einem Molekulargewicht von etwa 180000.

Die α-Untereinheit enthält das Acylcarrierprotein (ACP), das kondensierende Enzym und die β-Ketoacylreductase. Auf der β-Untereinheit liegen die Aktivitäten der Acetyltransacylase, der Malonyltransacylase, der β-Hydroxyacyldehydratase und der Enoylreductase. Die in tierischen Zellen vorkommende Fettsäuresynthetase ist ein dimeres Protein aus 2 identischen Untereinheiten. Jede von ihnen trägt einen vollständigen Satz der für die Fettsäuresynthese benötigten Teilaktivitäten (Abb. 17.6).

Die Fettsäurebiosynthese beginnt mit der Anlagerung eines Acetylrests aus Acetyl-CoA an die SH-Gruppe des ACP. Durch eine Acetyltransferase wird der Acetylrest auf eine andere, die sog. periphere SH-Gruppe übertragen. Die nun wieder freie SH-Gruppe des ACP übernimmt nun einen Malonylrest vom Malonyl-CoA. Unter Einwirkung des kondensierenden Enzyms entsteht unter Abspaltung von CO_2 ein β-Ketoacylenzym (Acetoacetylenzym), wobei die vorher mit der Acetylgruppe belegte SH-Gruppe freigesetzt wird. Die Decarboxylierung des Malonyl-CoA treibt die Reaktion in Richtung β-Ketoacylsynthese. Die β-Ketoacylgruppe wird nun reduziert, dehydratisiert und erneut reduziert, wodurch das entsprechende, um 2 C-Atome verlängerte Acyl-S-Enzym entsteht. Die Einzelreaktionen sind denjenigen der β-Oxidation analog, nur entsteht das D-Isomer der β-Hydroxysäure anstatt des L-Isomers, und NADPH dient als Wasserstoffdonator für beide Reduktionen (Abb. 17.7). Nach 6maliger Wiederholung dieser Reaktionsfolge, wobei jedesmal mit der Anlagerung eines neuen Malonylrests an die freie SH-Gruppe des ACP begonnen wird, wird der aus 16 C-Atomen bestehende Acylrest durch Hydrolyse vom Enzymkomplex abgelöst. Diese Reaktion wird durch eine Deacylase katalysiert. Vor seiner weiteren Metabolisierung muß das freigesetzte Palmitat zum entsprechenden Acyl-CoA aktiviert werden. Der größte Teil der synthetisierten Fettsäuren wird mit α-Glycerophosphat verestert und als Triacylglycerin gespeichert (Abb. 17.8).

Die Zusammenfassung der Teilenzymaktivitäten eines gesamten Stoffwechselweges in einen Multienzymkomplex ist eine Gewähr für große katalytische Effizienz und geringe Störanfälligkeit. Auf diese Weise wird der bei anderen Stoffwechselprozessen durch Kompartimentierung erzielte Effekt erreicht, ohne daß Permeabilitätsbarrieren aufgerichtet werden müßten.

Die Gesamtgleichung für die Palmitatbiosynthese aus Acetyl-CoA und Malonyl-CoA lautet:

$$CH_3-CO-SCoA + 7 HOOC-CH_2-CO-SCoA + 14\, NADPH + 14\, H^+ \rightarrow$$
$$CH_3(CH_2)_{14}COOH + 7\, CO_2 + 6\, H_2O + 8\, CoA-SH + 14\, NADP^+$$

Das als Starter benutzte Acetyl-CoA bildet die C-Atome 15 und 16 des Palmitats. Alle folgenden C_2-Einheiten wurden als Malonyl-CoA angefügt. In der Säugetierleber und Brustdrüse kann statt Acetyl-CoA auch Butyryl-CoA als Startermolekül verwendet werden. Beginnt der Start mit Propionyl-CoA, so entstehen Fettsäuren mit einer ungeraden Zahl von C-Atomen. Diese finden sich hauptsächlich bei Wiederkäuern, wo Propionat in großen Mengen durch die Mikroorganismen im Pansen gebildet werden.

Herkunft der Reduktionsäquivalente und des Acetyl-CoA

NADPH dient sowohl für die Reduktion des β-Ketoacyl- als auch des α,β-ungesättigten Acylderivats. Die oxidativen Reaktionen des **Hexo-**

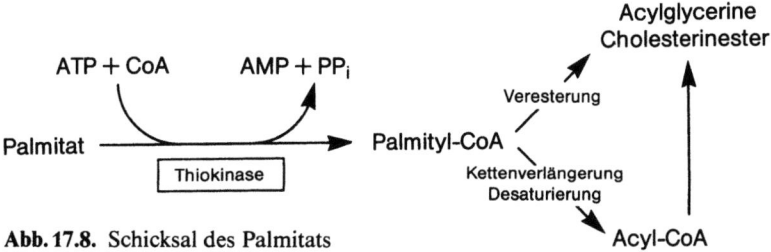

Abb. 17.8. Schicksal des Palmitats

17. Lipidstoffwechsel: I. Fettsäuren

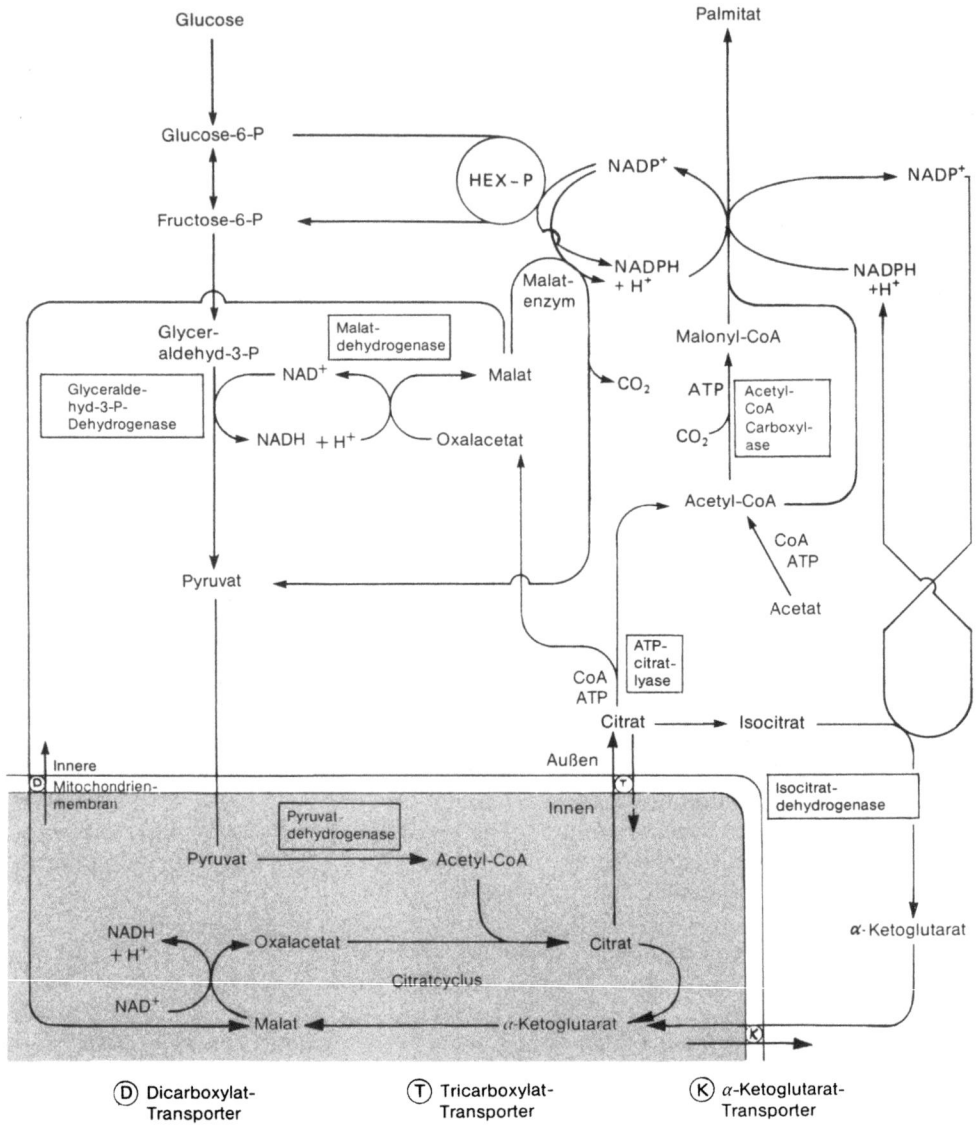

Abb. 17.9. Bereitstellung von Acetyl-CoA und NADPH für die Lipogenese (*Hex-P* Hexosemonophosphatweg)

semonophosphatwegs sind die Hauptquelle des für die reduktive Fettsäurebiosynthese benötigten NADPH. Es ist von großer Bedeutung, daß Gewebe mit einem aktiven Hexosemonophosphatweg auch besonders aktiv Lipogenese betreiben. Hierzu gehören die Leber, das Fettgewebe sowie die lactierende Brustdrüse. Da sich sowohl der Hexosemonophosphatweg als auch die Fettsäurebiosynthese im selben cellulären Kompartiment befinden, bestehen keine Permeabilitätsbarrieren zwischen den Orten der NADPH-Erzeugung und des Verbrauchs.

NADPH kann außerdem durch die extramitochondriale Isocitratdehydrogenase sowie durch das Malatenzym gebildet werden (Abb. 17.9).

Acetyl-CoA als Hauptbauteil für die Biosynthese von Fettsäuren entsteht über die Pyruvatoxidation innerhalb der Mitochondrien aus Kohlenhydraten. Allerdings kann es nicht ohne weiteres in das extramitochondriale Kompartiment diffundieren, wo ja die Fettsäurebiosynthese stattfindet. Diese Schwierigkeit wird dadurch umgangen, daß intramitochondrial durch die Pyruvatdehydrogenase entstandenes Acetyl-CoA mit Oxalacetat unter Bildung von Citrat reagiert. Citrat wird durch entsprechende Transportproteine in den extramitochondrialen Raum überführt. In Anwesenheit von CoA und ATP wird es dort durch die **ATP-Citratlyase** in Oxalacetat und Acetyl-CoA gespalten, welches für die Bildung von Malonyl-CoA und die Biosynthese von Palmitat verwendet werden kann (Abb.17.9). Es ist von Interesse, daß die Aktivität der extramitochondrialen ATP-Citratlyase ebenso wie diejenige des Malatenzyms bei Kohlenhydratfütterung deutlich ansteigt, was mit einer gesteigerten Fettsäurebiosynthese einhergeht.

Das durch die ATP-Citratlyase entstandene Oxalacetat kann über eine NADH-abhängige Malatdehydrogenase in Malat umgewandelt werden. Dieses kann unter Bildung von NADPH durch das Malatenzym zu Pyruvat oxidiert und decarboxyliert werden. Hierdurch werden Reduktionsäquivalente vom extramitochondrialen NADH auf NADP übertragen. Als Alternative kann Malat auch wieder in die Mitochondrien zurücktransportiert werden, wo erneut Oxalacetat aus ihnen entsteht. Es ist wichtig, daß das Tricarboxylattransportsystem der mitochondrialen Innenmembran im Austausch gegen Malat transportiert (s. S.163).

Wiederkäuer haben nur eine geringe ATP-Citratlyase- und Malatenzymaktivität. Möglicherweise ist der Grund hierfür, daß bei diesen Species aus dem Pansen stammendes Acetat die Hauptquelle des Acetyl-CoA ist. Da es extramitochondrial zu Acetyl-CoA aktiviert wird, besteht keine Notwendigkeit, ATP über Citrat aus den Mitochondrien hinauszutransportieren. Bei Wiederkäuern ist die NADPH-Erzeugung durch die extramitochondriale Isocitratdehydrogenase besonders wichtig.

Das mikrosomale System für die Kettenverlängerung

Sehr wahrscheinlich erfolgt die Kettenverlängerung langkettiger Fettsäuren hauptsächlich in den Mikrosomen. Die Verlängerung erfolgt dabei mit Malonyl-CoA als Acetyldonator und NADPH als Reduktionsmittel. Die Zwischenprodukte hierbei sind CoA-Thioester. Das Endprodukt ist jeweils das nächsthöhere Homologe des Acyl-CoA, von dem die Reaktion ausging. Acylgruppen, die für die Kettenver-

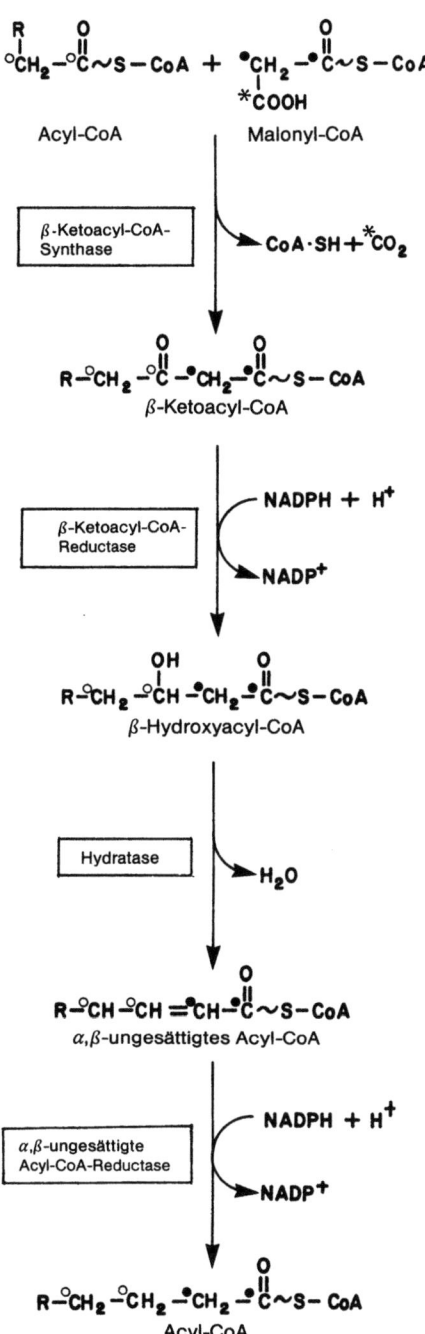

Abb.17.10. Mikrosomales System für die Kettenverlängerung

längerung geeignet sind, sind gesättigte Fettsäuren mit 10–16 C-Atomen, darüber hinaus einige ungesättigte C_{18}-Fettsäuren. Beim Fasten verschwindet die Fähigkeit zur Kettenverlängerung weitgehend. Während der Myelinisierung nimmt die Verlängerung von Stearoyl-

CoA im Nervengewebe rasch zu, damit die in den Sphingolipiden vorliegenden Fettsäuren mit 22 bzw. 24 C-Atomen in ausreichender Menge synthetisiert werden können (Abb. 17.10).

Das mitochondriale System zur Kettenverlängerung

Das mitochondriale System für die Kettenverlängerung von Fettsäuren verwendet wahrscheinlich auch die in der β-Oxidation beteiligten Enzyme. Eine Ausnahme macht die Umwandlung des α,β-ungesättigten Acyl-CoA in die entsprechende gesättigte Fettsäure. Das hierfür benötigte Enzym ist die **Enoyl-CoA-Reductase**, welche NADPH benötigt. Möglicherweise benötigt das Acetyl-CoA mit Acyl-CoA kondensierende Enzym Pyridoxalphosphat. Daraus kann geschlossen werden, daß für diese Reaktion die Thiolase evtl. nicht benötigt wird. Die physiologische Bedeutung der mitochondrialen Kettenverlängerung ist unklar, da sie nur in Anwesenheit hoher NADH/-NAD$^+$-Quotienten in den Mitochondrien stattfindet. Derartige Verhältnisse treten nur unter anaeroben Bedingungen auf, in der Leber allenfalls noch bei maximal gesteigerter Ethanoloxidation.

Stoffwechsel ungesättigter Fettsäuren

Langkettige ungesättigte Fettsäuren mit besonderer Stoffwechselbedeutung bei Säugetieren sind:

Nichtessentielle Fettsäuren

$CH_2(CH_2)_5CH=CH\,(CH_2)_7-COOH$ Palmitoleinsäure (16:1)
$CH_3(CH_2)_7CH=CH\,(CH_2)_7-COOH$ Ölsäure (18:1)

Essentielle Fettsäuren

$CH_3(CH_2)_4CH=CHCH_2CH=CH\,(CH_2)_7\,COOH$ Linolsäure (18:2)
$CH_3CH_2CH=CHCH_2CH=CHCH_2-CH=CH(CH_2)_7-COOH$ Linolensäure (18:3)
$CH_3(CH_2)_4(CH=CHCH_2)_4(CH_2)_2COOH$ Arachidonsäure (20:4)

Weitere Polyensäuren mit 20, 22 oder 24 C-Atomen können durch gaschromatographische Analyse nachgewiesen werden. Sie entstehen aus Linol- und Linolensäure durch Kettenverlängerung. Man beachte, daß alle Doppelbindungen in natürlichen ungesättigten Fettsäuren bei Säugern in der **cis-Konfiguration** vorkommen.

Palmitolein- und Ölsäure sind keine essentiellen Fettsäuren, da verschiedene Gewebe zur Einführung einer Doppelbindung in die entsprechende gesättigte Fettsäure imstande sind. In Experimenten mit radioaktiv markierter Palmitinsäure hat sich nachweisen lassen, daß diese häufig in Palmitoleinsäure und Ölsäure umgewandelt wird. Niemals entstehen jedoch aus Palmitat Linol-, Linolen- und Arachidonsäure. Die 3 letztgenannten sind die einzigen Fettsäuren, von denen man weiß, daß sie essentielle Nahrungsbestandteile bei vielen Species und beim Menschen sind. Hierbei ist zu beachten, daß Arachidonsäure im tierischen Organismus aus der essentiellen Fettsäure Linolsäure durch Kettenverlängerung entstehen kann.

Biosynthese einfach ungesättigter Fettsäuren

Die Biosynthese einfach ungesättigter Fettsäuren ist in Abb. 17.11 dargestellt. Es ist eine alte Erfahrung der Tierzucht, daß die Fettzusammensetzung in bezug auf den Sättigungsgrad der Fettsäuren durch diätetische Einflüsse geändert werden kann. Wenn beispielsweise ein Versuchstier mit Fett pflanzlichen Ursprungs, d.h. mit einem hohen Anteil ungesättigter Fettsäuren ernährt wird, wird ein besonders weicher Typ von Depotfett gespeichert. Die umgekehrte Situation findet sich bei Wiederkäuern, wo ein charakteristisches, hochgesättigtes Fett gespeichert wird. Der Grund hierfür sind die Mikroorganismen des Pansen, welche die ungesättigten Fettsäuren der Nahrung sättigen. Soweit es die nichtessentiellen einfach ungesättigten Fettsäuren betrifft, ist die Leber offensichtlich das wichtigste für ihre Biosynthese aus gesättigten Fettsäuren verantwortliche Organ. Das hierfür benötigte enzymatische System kommt in Lebermikrosomen (endoplasmatisches Reticulum) vor und katalysiert die Umwandlung von Stearyl-CoA zu Oleyl-CoA. Sauerstoff, NADPH oder NADH sind nötige

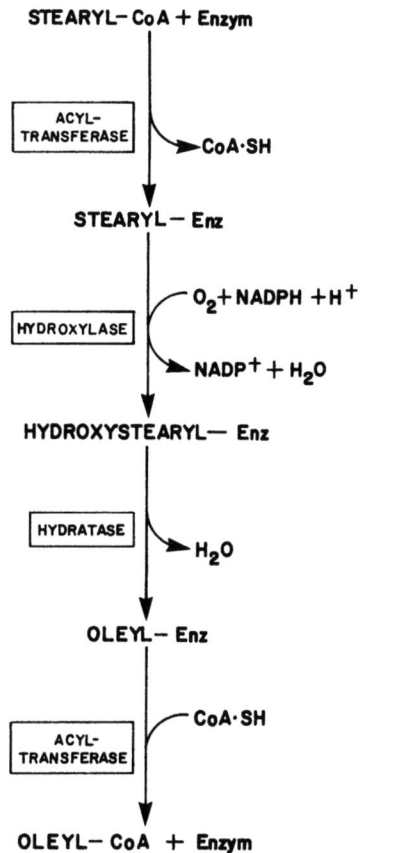

Abb. 17.11. Mikrosomales Δ^9-Desaturasesystem

Cofaktoren der Reaktion. Es handelt sich um ein typisches Monooxygenaseenzym, das Cytochrom b_5 benutzt. Es führt spezifisch eine Doppelbindung in Position Δ^9 von Palmitin- bzw. Stearinsäure ein.

Biosynthese von mehrfach ungesättigten Fettsäuren

Werden zusätzliche Doppelbindungen in vorgegebene einfach ungesättigte Fettsäuren eingeführt, sind diese immer durch eine Methylengruppe voneinander getrennt. Eine Ausnahme hiervon machen Bakterien. In tierischen Geweben werden die zusätzlichen Doppelbindungen **immer zwischen die bestehende Doppelbindung und die Carboxylgruppe eingebaut.** Bei Pflanzen können sie auch zwischen die bestehende Doppelbindung und den ω-Kohlenstoff eingeführt werden. Aus diesem Grund sind tierische Organismen zur vollständigen Synthese der ω-9(Ölsäure)-Serie von ungesättigten Fettsäuren durch eine Kombination von Kettenverlängerung und Desaturierung fähig. Sie sind jedoch nicht imstande, die ω-6-Serie mit Linol- und Arachidonsäure de novo zu synthetisieren. Noch weniger trifft dies für die ω-3-Serie, also die Linolensäure, zu. Aus diesem Grund sind wenigstens Linol- und Linolensäure essentielle Nahrungsbestandteile, von denen aus allerdings die anderen Mitglieder der ω-6- und ω-3-Serie mehrfach ungesättigter Fettsäuren synthetisiert werden können (Abb. 17.12). Linolsäure kann zu Arachidonsäure umgebaut werden (Abb. 17.13). Dazu erfolgt zunächst eine Oxidation des Linoleyl-CoA unter Bildung von γ-Linolensäure. Anschließend wird durch Malonyl-CoA ein 2-Kohlenstoff-Rest durch Kettenverlängerung übertragen, so daß Eikosatriensäure (Dihomo-γ-Linolenat) entsteht. Durch eine weitere Oxidation entsteht aus dieser Verbindung Arachidonsäure. Das hierfür benötigte Dehydrogenierungssystem entspricht dem für gesättigte Fettsäuren. Die Nahrungszufuhr von Arachidonsäure kann infolgedessen durch Zufuhr entsprechender Mengen Linolensäure ersetzt werden.

Beim Fasten und beim Insulinmangel wird die Aktivität des Desaturierungs- und Kettenverlängerungssystems stark vermindert.

Essentielle Fettsäuren

1928 beobachteten Evans u. Burr, daß bei Ratten, die mit einer vollständig fettfreien Diät, aber unter Zufuhr der Vitamine A und D ernährt wurden, eine verminderte Wachstumsrate sowie Sterilität auftraten. Bei späteren Untersuchungen zeigte sich, daß dieser Defekt durch Zufuhr von Linolsäure, Linolensäure und Arachidonsäure in der Nahrung beseitigt werden kann. Als weitere diagnostische Merkmale dieser Erkrankung treten Hautveränderungen, Nekrosen sowie Schädigungen der ableitenden Harnwege auf. Essentielle Fettsäuren finden sich in hohen Konzentrationen in verschiedenen pflanzlichen Ölen (s. S. 218 und Tabelle 18.2) sowie in geringen Mengen in tierischen Körpern.

Essentielle Fettsäuren haben die verschiedensten Funktionen, außerdem sind sie Ausgangspunkt für die Biosynthese von Prostaglandinen (s. unten). Essentielle Fettsäuren finden sich im Strukturlipid der Zelle, sind eng mit der Erhal-

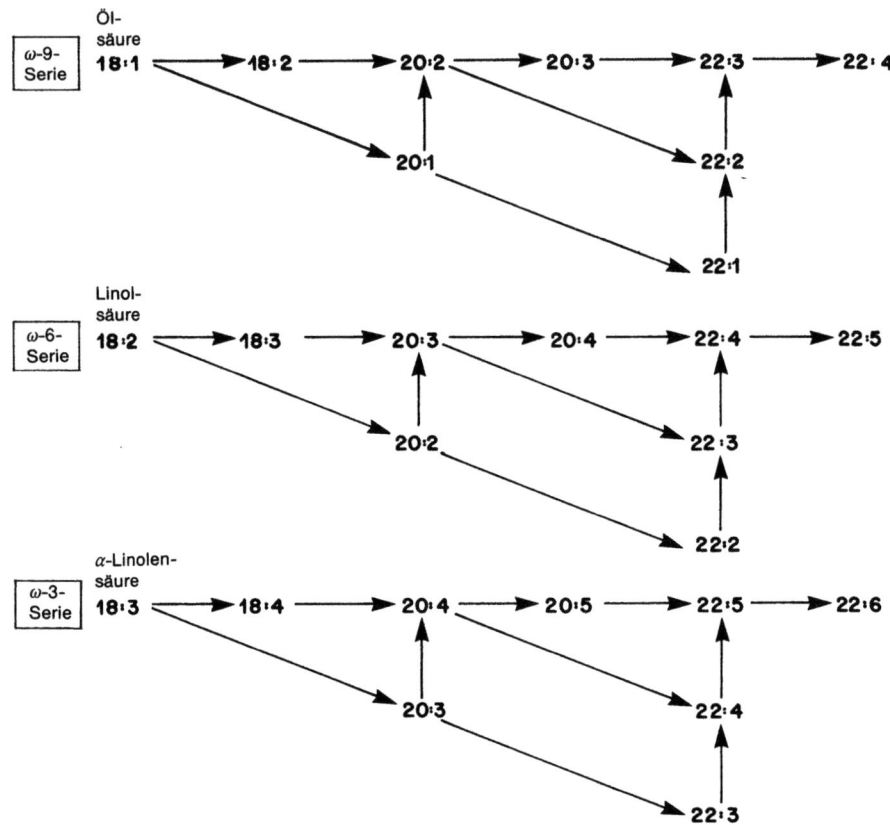

Abb. 17.12. Biosynthese der ω-9-, ω-6- und ω-3-Serie mehrfach ungesättigter Fettsäuren. Jeder Schritt wird durch das mikrosomale Kettenverlängerungs- oder Desaturasesystem katalysiert. ω-9- mehrfach ungesättigte Fettsäuren werden nur dann wichtig, wenn Linol- und α-Linolensäure in der Nahrung fehlen. Der Grund hierfür besteht darin, daß jede Serie mit der anderen um das gleiche Enzym konkurriert und die Affinitäten von den ω-3- zu den ω-9-Serien abnehmen

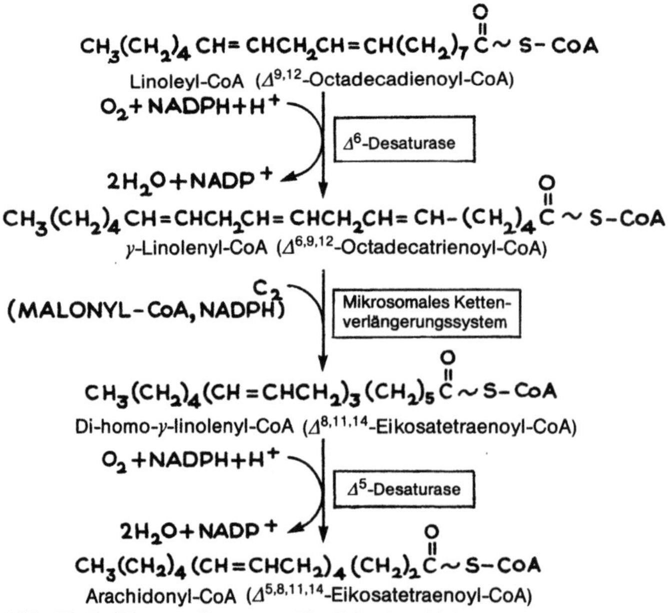

Abb. 17.13. Umwandlung von Linol- in Arachidonsäure

tung der strukturellen Integrität der mitochondrialen Membranen verbunden und kommen in höchster Konzentration in den für die Fortpflanzung benötigten Organen vor. Essentielle Fettsäuren finden sich in Phospholipiden, bevorzugt in Position 2. Die Bedeutung von essentiellen Fettsäuren bei der Entstehung einer Fettleber und der Cholesterinstoffwechsel werden später besprochen.

Mit speziellen Diätformen gelingt es sowohl beim Versuchstier als auch beim Menschen, einen Mangel an essentiellen Fettsäuren zu erzeugen. Beim Versuchstier gehören zu den Mangelerscheinungen langsames Körperwachstum, Dermatitis, verringerte Fortpflanzungsfähigkeit, herabgesetzte Streßresistenz und ein gestörter Fetttransport im Blut. Die Hautsymptome sowie der gestörte Fetttransport finden sich auch beim Menschen unter einer Diät ohne essentielle Fettsäuren. Bei Erwachsenen kommt es bei der üblichen Ernährung nie zur Ausbildung von Mangelsymptomen. Bei Säuglingen, die mit künstlicher Babynahrung ernährt werden, können jedoch dann Mangelerscheinungen auftreten, wenn die Nahrung zu wenig essentielle Fettsäuren enthält. Die dann entstehenden Hauterscheinungen können durch Linolsäure behoben werden. Mangelerscheinungen infolge des Fehlens ungesättigter Fettsäuren sind auch bei Patienten beobachtet worden, die während längerer Zeit ausschließlich parenteral ernährt wurden.

Mangelerscheinungen können beim Versuchstier oder beim Menschen dann verhindert werden, wenn etwa 1–2% der gesamten Calorienzufuhr in Form essentieller Fettsäuren erfolgt. Diese geringe Menge findet sich i. allg. in der üblichen Nahrung.

trans-Fettsäuren

In gehärteten Pflanzenölen (z. B. Margarine) kommen trans-ungesättigte Fettsäuren vor. Man weiß nicht, ob ihre Zufuhr Konsequenzen für die menschliche Gesundheit hat. Immerhin können bis zu 15% der gesamten Gewebsfettsäuren bei entsprechender Nahrungszusammensetzung in der trans-Konfiguration vorkommen. Trans-Fettsäuren werden ähnlich wie gesättigte Fettsäuren metabolisiert, was möglicherweise damit zusammenhängt, daß ihre Kettenkonfiguration Ähnlichkeit mit gesättigten Fettsäuren hat (s. Kap. 16). Mehrfach ungesättigte Fettsäuren in der trans-Konfiguration zeigen keine Aktivität als essentielle Fettsäuren.

Eikosanoide

Aus Isotopenexperimenten geht hervor, daß aus Arachidonat und einigen verwandten Fettsäuren mit 20 C-Atomen mit durch Methylengruppen unterbrochenen Doppelbindungen eine Gruppe von physiologisch und pharmakologisch außerordentlich aktiven Verbindungen entsteht. Diese werden als **Prostaglandine, Thromboxane** und **Leukotriene** bezeichnet (s. S. 218). Zur Zeit laufen weltweit intensive wissenschaftliche Untersuchungen zur Klärung ihrer physiologischen Bedeutung.

Die 3 Hauptserien von Prostaglandinen (PG) und Thromboxanen, PG_1, PG_2 und PG_3 werden im Organismus aus den essentiellen Fettsäuren Linolsäure, Arachidonsäure bzw. Linolensäure synthetisiert (Abb. 17.14).

Das aus den Phospholipiden der Plasmamembran abgespaltene Arachidonat ist das Substrat für die Biosynthese der Prostaglandine des Typs PG_2 sowie der Leukotriene. Diese beiden Möglichkeiten des Arachidonstoffwechsels unterscheiden sich, sodaß die Prostaglandinbiosynthese mit der Leukotriensynthese um Arachidonsäure konkurriert (Abb. 17.15).

Die Prostaglandinbiosynthese verläuft unter Verbrauch von 2 Molekülen O_2 durch die Prostaglandinendoperoxidsynthase, welche über 2 unterschiedliche Enzymaktivitäten verfügt, die Cyclooxygenase sowie die Peroxidase. Aspirin sowie das später entwickelte Indomethacin hemmen die Cyclooxygenase. Das Endprodukt des Cyclooxygenasewegs, ein als PGH bezeichnetes Endoperoxid, ist Ausgangsmaterial für die Biosynthese der Prostaglandine D, E und F, der Thromboxane (TXA_2) sowie des Prostacyclins (PGI_2). Thromboxane werden in Blutplättchen synthetisiert und verursachen nach ihrer Freisetzung eine Vasoconstriction und eine Plättchenaggregation. Prostacycline (PGI_2) werden dagegen in der Innenwand der Blutgefäße erzeugt und sind wirkungsvolle Hemmstoffe für die Plättchenaggregation. Auf diese Weise wirken Thromboxane und Prostacycline als Antagonisten. Die Tatsache, daß Grönland-Eskimos sehr selten an einer coronaren Herzerkrankung leiden, ihre Plättchenaggregation

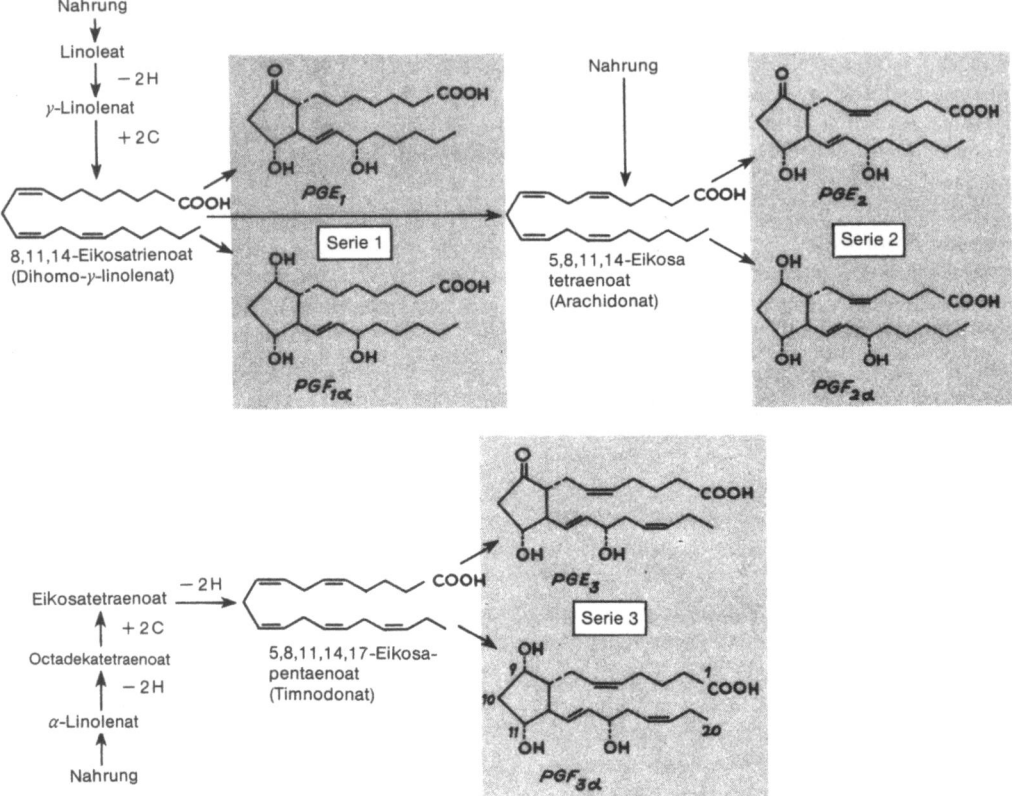

Abb. 17.14. Die 3 Prostaglandinserien und ihre Herkunft

vermindert und die Gerinnungszeit verlängert ist, wird mit dem hohen Nahrungsgehalt an Fischölen mit Eikosapentaensäure (dem Ausgang für die Biosynthese der Prostaglandine und Thromboxane des Typs 3), erklärt. Diese hemmen die Arachidonsäurefreisetzung aus Phospholipiden und die Bildung von Prostaglandinen und Thromboxanen des Typs 2.

Prostaglandine gehören zu den biologisch aktivsten Verbindungen, die bis jetzt gefunden wurden. So führen sie in einer Konzentration von nur 1 ng/ml zur Kontraktion glatter Gefäßmuskeln. Aufgrund ihrer biologischen Wirkung könnten sie zur Konzeptionsverhütung, zur Geburtseinleitung, zur Schwangerschaftsbeendigung, zur Heilung oder Besserung von Magengeschwüren, zur Behandlung von Entzündungen und Hypertonie sowie zur Asthmatherapie eingesetzt werden.

Prostaglandine führen zu einer Zunahme des cAMP-Spiegels in Thrombocyten, der Schilddrüse, dem Corpus luteum, dem fetalen Knochen, dem Hypophysenvorderlappen und der Lunge. Im Fettgewebe führen sie jedoch zu einer Erniedrigung des cAMP-Gehalts.

Prostaglandine werden zwar aus essentiellen Fettsäuren synthetisiert, können jedoch ihrerseits nicht die Symptomatik eines Mangels an essentiellen Fettsäuren beheben. Ein Grund dafür mag ihr außerordentlich rascher Stoffwechsel sein. Interessanterweise besteht jedoch ein deutlicher Zusammenhang zwischen der Aktivität einer Fettsäure als essentielle Fettsäure und ihrer Eignung für die Prostaglandinbiosynthese. Aus diesem Grund ist es immer noch eine offene Frage, ob essentielle Fettsäuren alle ihnen zugeschriebenen physiologischen Effekte über die Prostaglandinsynthese ausüben. Die Bedeutung essentieller Fettsäuren für die Architektur von Membranen hat jedoch offensichtlich nichts mit der Prostaglandinbildung zu tun.

Der Grund für den raschen Stoffwechsel der Prostaglandine liegt wahrscheinlich im Vorkommen des Enzyms 15-Hydroxyprostaglandin-Dehydrogenase in den meisten tierischen

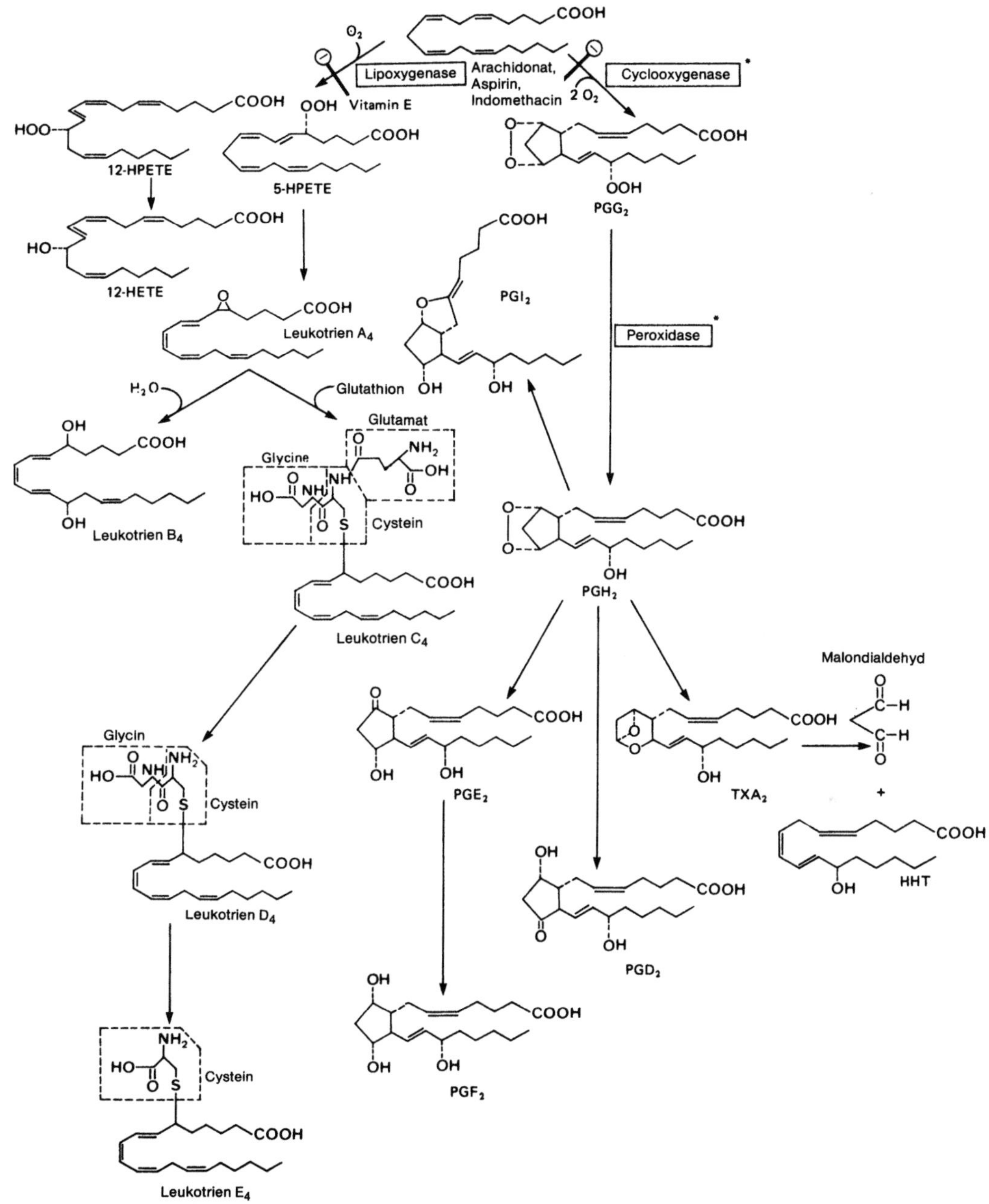

Abb. 17.15. Umwandlung von Arachidonsäure zu Prostaglandinen und Thromboxanen der Serie 2 sowie zu Leukotrienen. *HPETE* Hydroperoxyeikosatetraenoat; *HET* Hydroxyeikosatetraenoat; *HHT* Hydroxyheptadekatrienoat. Beide Aktivitäten gehören zu einem Enzym, der Prostaglandinendoperoxidsynthase. Ähnliche Umwandlungen finden auch in den Prostaglandinen und Thromboxanen der Serien 1 und 3 statt

Geweben. Durch Hemmung dieses Enzyms kann die Halbwertszeit der Prostaglandine im Organismus auf das 2- bis 10fache erhöht werden. Derartige Hemmstoffe sind Prostaglandinanaloga mit einer Methylgruppe am C-Atom 15.

Die **Leukotriene** sind eine neu entdeckte Familie konjugierter Triene, die in Leukocyten über den Lipoxygenaseweg aus Arachidonsäure entstehen. Das durch die Lipoxygenase entstehende 5-Hydroxyperoxyeikosatetraenoat (5-HPETE) wird zunächst zum Leukotrien A_4

umgewandelt, aus welchem entweder das Leukotrien B_4 oder das Leukotrien C_4 gebildet wird (Abb. 17.15). Das Leukotrien C_4 entsteht durch Addition des Peptids Glutathion über eine Thioätherbindung. Durch anschließende Entfernung von Glutamat und Glycin entstehen die Leukotriene D_4 und E_4. Die langsam reagierende Anaphylaxiesubstanz (SRS-A) ist eine Mischung aus den Leukotrienen C_4, D_4 und E_4. Diese Mischung ist 100- bis 1000mal wirksamer als Histamin oder die Prostaglandine, zumindesten was die Constriction der Bronchialmuskulatur betrifft.

Acylglycerinstoffwechsel

Abbau der Triacylglycerine

Triacylglycerine werden durch Lipasen in ihre Bauteile, Fettsäuren und Glycerin, gespalten. Diese Spaltung ist eine Voraussetzung für ihren weiteren Stoffwechsel. Im Fettgewebe ist dieser als Lipolyse bezeichnete Vorgang außerordentlich aktiv und führt zur Freisetzung von nichtveresterten Fettsäuren ins Blutplasma, wo diese als Komplexe mit Serumalbumin transportiert werden. Von dort werden die nichtveresterten Fettsäuren durch die verschiedensten Gewebe aufgenommen und anschließend oxidiert. Viele Gewebe (Leber, Herzmuskel, Nieren, Skelettmuskel, Lungen, Testes, Gehirn und Fettgewebe) können langkettige Fettsäuren oxidieren. Das Zentralnervensystem kann sie allerdings nicht aus dem Blut extrahieren. Die Verwertung von Glycerin hängt davon ab, ob ein Gewebe das notwendige aktivierende Enzym, die Glycerokinase (Abb. 17.16), besitzt. In größeren Mengen kommt das Enzym in der Leber, den Nieren, dem Intestinaltrakt, dem braunen Fettgewebe sowie in der lactierenden Milchdrüse vor.

Biosynthese von Acylglycerinen

Die im Prinzip mögliche Umkehr der hydrolytischen Spaltung von Triacylglycerin wird von der Natur nicht zur intracellulären Biosynthese dieser Verbindungsklasse benutzt. In der Tat müssen sowohl der Glycerin- als auch der Fettsäureanteil vor der eigentlichen Biosynthese von Acylglycerinen mit ATP aktiviert werden. Wenn es sich um Leber, Nieren, die lactierende Milchdrüse oder die intestinale Mucosa handelt, erfolgt die Glycerinphosphorylierung zu sn-Glycerin-3-Phosphat durch das Enzym **Glycerokinase**. In anderen Geweben, z. B. in der Muskel- bzw. Fettzelle, fehlt dieses Enzym. In diesem Fall entsteht Glycerin-3-Phosphat aus dem Glykolysezwischenprodukt Dihydroxyacetonphosphat. Das hierfür verantwortliche Enzym ist die NADH-abhängige **Glycerin-3-Phosphatdehydrogenase** (Abb. 17.16).

Triacylglycerine

Durch das Enzym **Thiokinase** werden Fettsäuren zu Acyl-CoA aktiviert. Außer Coenzym A benötigt diese Reaktion ATP. 2 Moleküle Acyl-CoA reagieren mit Glycerin-3-Phosphat, wobei ein 1,2-Diacylglycerophosphat (Phosphatidat) entsteht. Die Reaktion verläuft 2stufig. Zunächst katalysiert die **Glycerin-3-Phosphat-Acyltransferase** die Biosynthese von Lysophosphatidat; der zweite Acyltransfer benötigt die **1-Acylglycerin-3-Phosphat-Acyltransferase**. Durch eine entsprechende Phosphatase (**Phosphatidatphosphohydrolase**) wird Phosphatidat in ein 1,2-Diacylglycerin umgewandelt. Die intestinale Mucosa zeichnet sich dadurch aus, daß sie imstande ist, Monoacylglycerin direkt mit Hilfe einer **Monoacylglycerinacyltransferase** in ein 1,2-Diacylglycerin umzuwandeln. Unter Bildung eines Triacylglycerins wird ein weiteres Molekül Acyl-CoA mit der noch freien OH-Gruppe des Diacylglycerins verestert. Die für die Triacylglycerinbiosynthese benötigten Enzyme finden sich zum größten Teil in den Mikrosomen, sind also am endoplasmatischen Reticulum lokalisiert. Eine Ausnahme macht die Phosphatidatphosphohydrolase, die zum größten Teil im löslichen Raum der Zelle nachgewiesen werden kann. Es gibt Beobachtungen, daß auch Dihydroxyacetonphosphat acyliert und danach durch NADPH-abhängige Reduktion in Lysophosphatidat umgewandelt werden kann. Die quantitative Bedeutung dieser Stoffwechselmöglichkeit ist noch nicht klar. Offensichtlich erfolgt diese Biosynthesemöglichkeit bevorzugt in den Mitochondrien.

Phospholipide

Die Biosynthese von Phospholipiden geht entweder von Phosphatidat (z. B. Phosphatidylinositol) oder aber von 1,2-Diacylglycerin (z. B. Phosphatidylcholin oder Phosphatidyläthanolamin) aus. Bei der Phosphatidylinositolbio-

Acylglycerinstoffwechsel 249

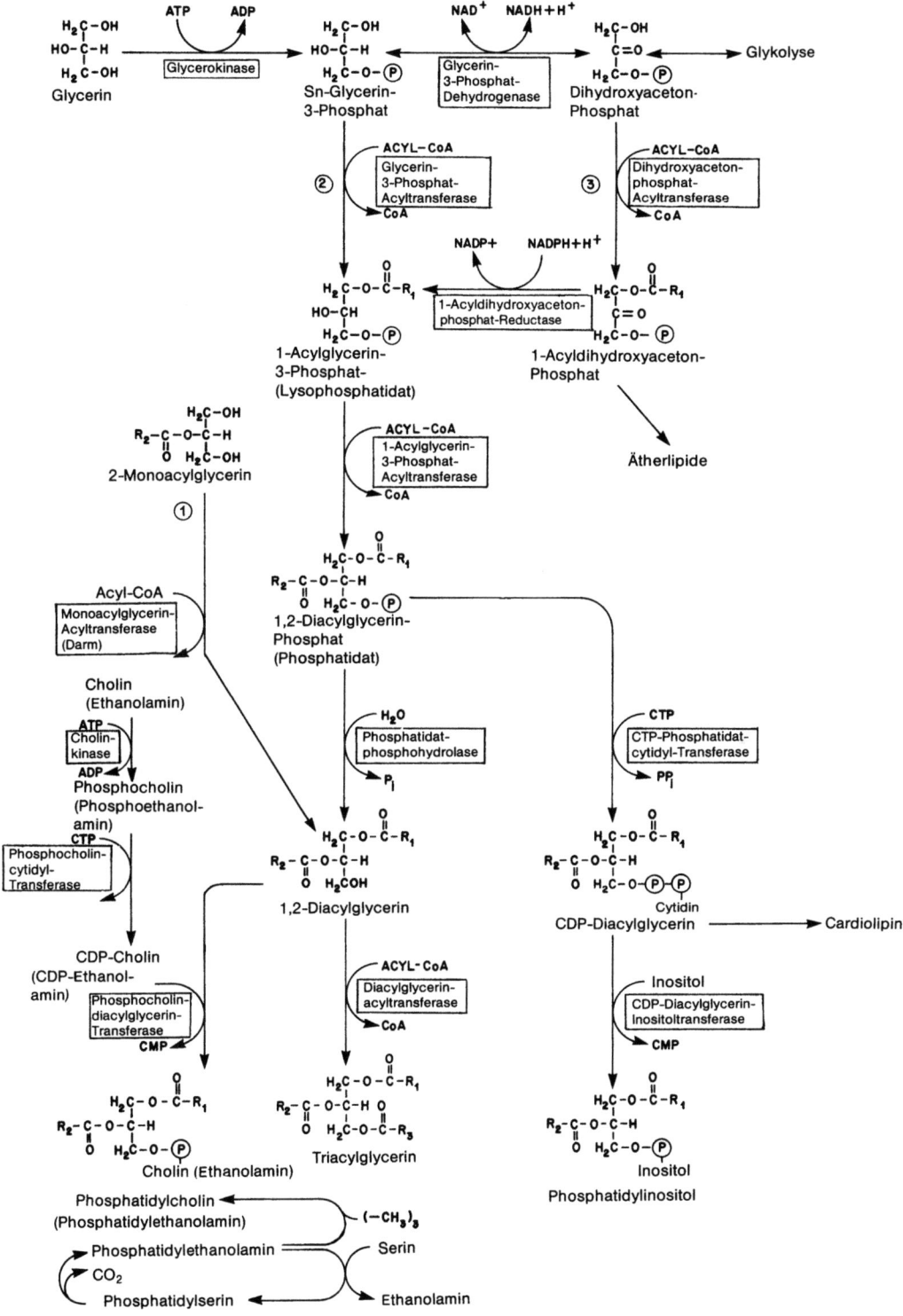

Abb. 17.16. Biosynthese von Triacylglycerinen und Phospholipiden. *1* Monoacylglycerinweg, *2* Glycerophosphatweg, *3* Dihydroxyacetonphosphatweg

synthese reagiert Cytidintriphosphat (CTP) mit Phosphatidat, wobei Cytidin-Diphosphat-Diacylglycerin (CDP-Diacylglycerin) entsteht. Dieses reagiert unter Bildung von Phosphatidylinositol mit Inositol, das hierfür verantwortliche Enzym ist die **CDP-Diacylglycerin-Inositoltransferase** (Abb. 17.16).

Im Verlauf der Biosynthese von Phosphatidylcholin bzw. Phosphatidylethanolamin (Abb. 17.16) müssen Cholin bzw. Ethanolamin zunächst aktiviert werden. Diese Aktivierung erfolgt in einem 2stufigen Prozeß. Zunächst entsteht durch ATP-abhängige Phosphorylierung das entsprechende Monophosphat. In einer zweiten Reaktion reagiert es mit CTP, wobei entweder Cytidindiphosphocholin (CDP-Cholin) oder Cytidindiphosphoethanolamin (CDP-Ethanolamin) entstehen. In dieser Form kann Cholin bzw. Ethanolamin mit 1,2-Diacylglycerin reagieren, wobei die phosphorylierte Base (entweder Phosphocholin oder Phosphoethanolamin) auf das Diacylglycerin übertragen wird, so daß entweder Phosphatidylcholin oder Phosphatidylethanolamin entstehen. Das für die Bildung von Phosphatidylethanolamin verantwortliche Enzym ist die **Phosphoethanolamin-Acylglycerintransferase**. Es findet sich nicht in der Leber. Phosphatidylserin entsteht durch direkte Reaktion von Phosphatidylethanolamin mit Serin. Phosphatidylserin selber kann decarboxyliert werden, wobei wiederum Phosphatidylethanolamin entsteht. Durch schrittweise Methylierung des Ethanolaminrests mit S-Adenosylmethionin als Methyldo-

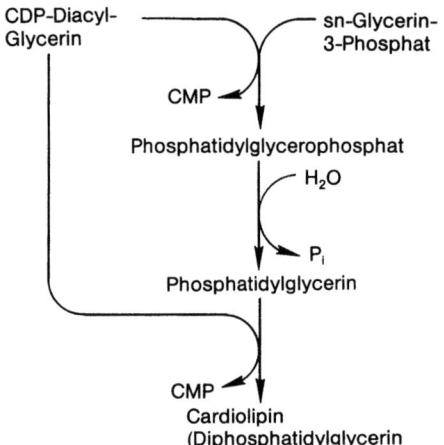

Abb. 17.17. Biosynthese von Cardiolipin

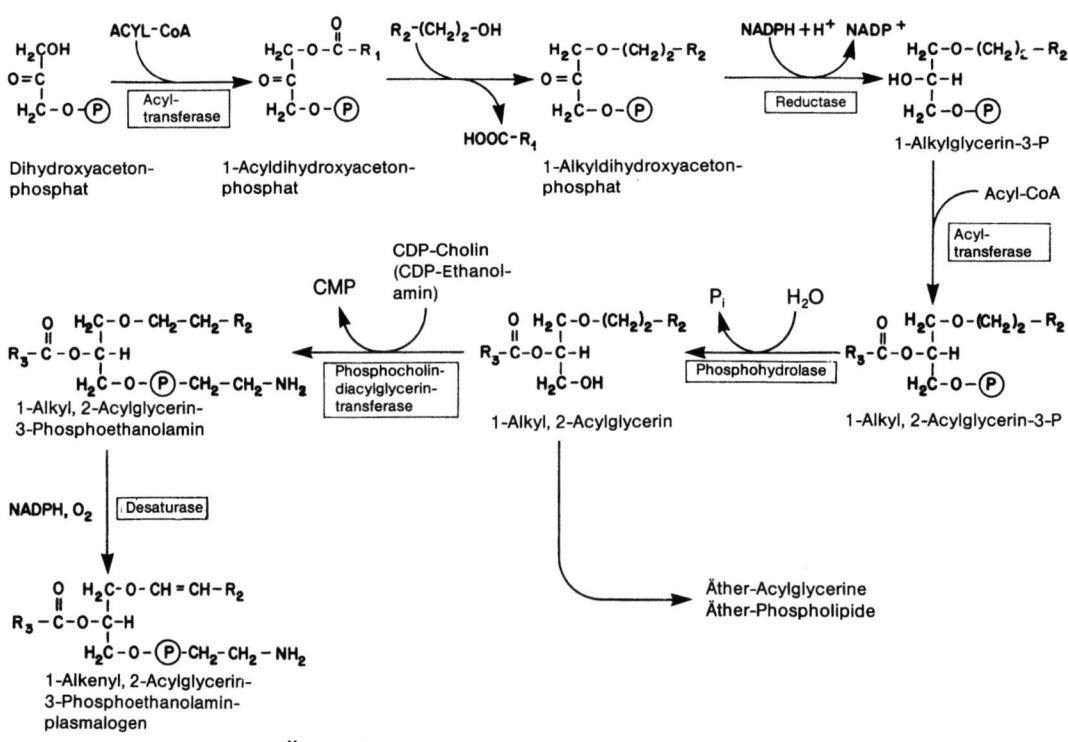

Abb. 17.18. Biosynthese von Ätherlipiden und Plasmalogenen

nator entsteht schließlich aus Phosphatidylethanolamin das Phosphatidylcholin.
Ein in Mitochondrien vorkommendes Phospholipid ist das Cardiolipin (Diphosphatidylglycerin). Es entsteht aus Phosphatidylglycerin, welches selber durch Reaktion von CDP-Diacylglycerin und Glycerin-3-Phosphat gebildet wird (s. auch Abb. 17.17).

Glycerinätherphospholipide und Plasmalogene
Ein plasmalogenes Diacylglycerin zeichnet sich dadurch aus, daß es in Position 1 (seltener 2) einen Alkenylrest trägt, der sich durch eine Vinyläthergruppierung auszeichnet (-CH$_2$-O-CH=CH-R'). Bei derartigen Lipiden ist der Vorläufer des Glycerinrests das Dihydroxyacetonphosphat (Abb. 17.18). Es reagiert mit Acyl-CoA, wobei ein 1-Acyl-Dihydroxyacetonphosphat entsteht. Anschließend findet eine Austauschreaktion zwischen der Acylgruppe und einem langkettigen Alkohol statt, so daß ein 1-Alkyl-Dihydroxyacetonphosphat mit der Ätherbrücke entsteht. Dieser wird mit NADPH zu 1-Alkyl-Glycerin-3-Phosphat umgewandelt. Nach einer Acylierung in Position 2 wird das entstandene 1-Alkyl,2-Acyl-Glycerin-3-Phosphat analog zum Phosphatidat (Abb. 17.16) durch Phosphatabspaltung zum freien Glycerinderivat hydrolysiert. Plasmalogene entstehen durch Desaturierung des entsprechenden Glycerinätherlipids (Abb. 17.18). Der größte Teil der mitochondrialen Phospholipide besteht aus Plasmalogenen.

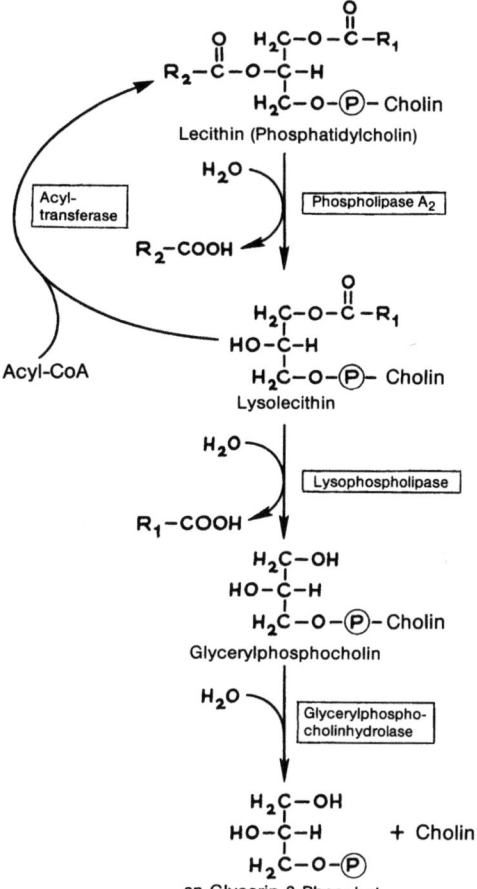

Abb. 17.19. Stoffwechsel des Lecithins (Phosphatidylcholin)

Abbau und Umsatz von Phospholipiden

Viele komplexe Moleküle, z. B. Proteine, werden in den Geweben vollständig abgebaut. Aus diesem Grund kann für derartige Moleküle eine Umsatzzeit bestimmt werden. Obwohl auch Phospholipide aktiv abgebaut werden, hat jeder Teil des Moleküls eine unterschiedliche Umsatzrate. So ist z. B. festgestellt worden, daß die Umsatzrate der Phosphatgruppe sich beträchtlich von derjenigen der 1-Acylgruppe unterscheidet. Der Grund hierfür liegt darin, daß eine Reihe von Enzymen einen partiellen Abbau von Phospholipiden katalysiert, wobei die entstehenden Produkte wieder der Resynthese zugeführt werden können (Abb. 17.20). Die **Phospholipase A$_2$** katalysiert die Hydrolyse der Esterbindung in Position 2 von Phosphoglyceriden, wobei eine freie Fettsäure und das entsprechende Lysophosphoglycerin entstehen. Dieses kann mit Hilfe von Acyl-CoA in Anwesenheit einer entsprechenden Acyltransferase reacyliert werden. Alternativ kann das entsprechende Lysophosphoglycerin (z. B. Lysolecithin) durch **Lysophospholipasen** angegriffen werden, wobei die verbliebene 1-Acylgruppe entfernt wird und die entsprechende Glyceryl-Phosphoryl-Base entsteht, welche dem Abbau durch entsprechende Hydrolasen anheim fällt (Abb. 17.19). Die **Phospholipase A$_1$** greift die Esterbindung in Position 1 von Phosphoglyceriden an, die **Phospholipase C** die Esterbindung in Position 3. Hierbei entstehen 1,2-Diacylglycerin und phosphorylierte Base. Die **Phospholipase D** ist ein hauptsächlich in Pflanzen vorkommendes Enzym, das die stickstoffhaltigen Basen aus Phosphoglycerinen abspaltet (Abb. 17.20).

Lysolecithin kann auch auf einem Alternativweg entstehen. Das hierfür benötigte Enzym ist die **Lecithin:Cholesterin-Acyltransferase (LCAT)**. Sie findet sich im Blutplasma und möglicherweise in der Leber und katalysiert den Transfer eines Fettsäurerests aus der Position 2 von Lecithin auf Cholesterin, so daß der entsprechende Cholesterinester und Lysolecithin entstehen. Man nimmt an, daß die LCAT für den größten Teil des Vorkommens von Cholesterinestern in Plasmalipoproteinen verantwortlich ist.

Langkettige gesättigte Fettsäuren finden sich bevorzugt in Position 1 von Phospholipiden, mehrfach ungesättigte Fettsäuren (z. B. die Vorläufer der Prostaglandine) dagegen in Position 2. Der Einbau von Fettsäuren in Lecithin erfolgt über die vollständige Biosynthese des Phospholipids, durch Transacylierung zwischen Cholesterinestern und Lysolecithin und durch direkte Acylierung von Lysolecithin mit Acyl-CoA. Auf diese Weise ist ein kontinuierlicher Austausch der Fettsäurereste in Phospholipiden möglich, was von besonderer Bedeutung für den Einbau essentieller Fettsäuren in Phospholipidmoleküle ist.

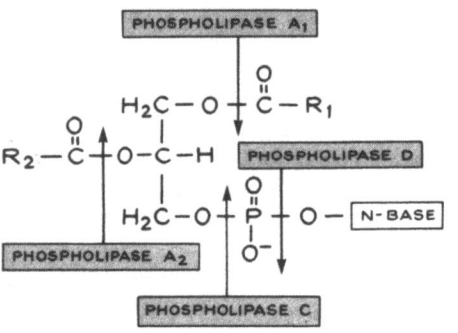

Abb. 17.20. Angriffspunkt von Phospholipasen auf Phospholipide

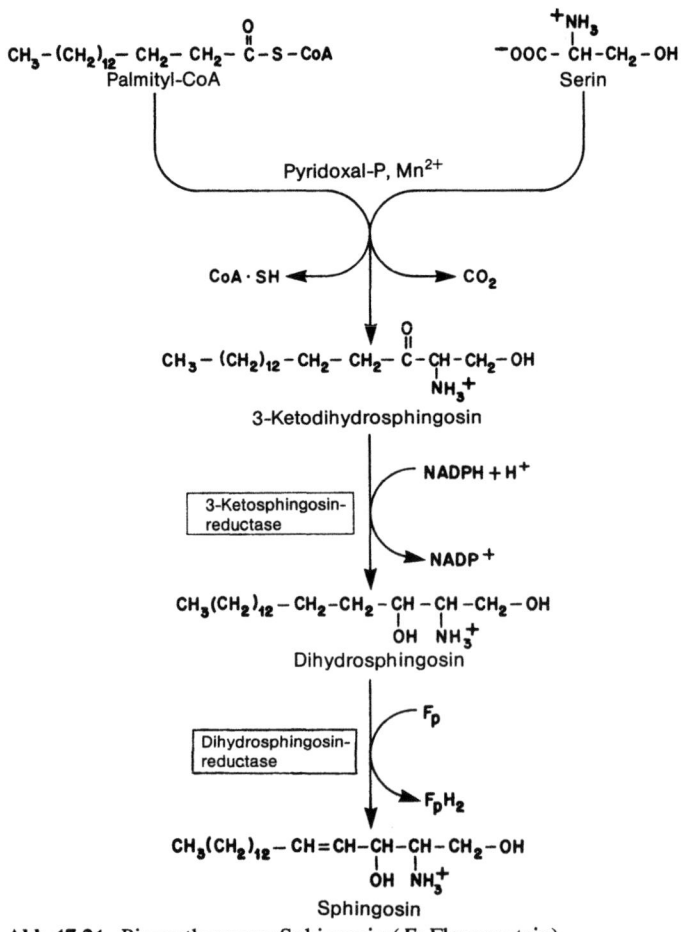

Abb. 17.21. Biosynthese von Sphingosin (*Fp* Flavoprotein)

Sphingolipidstoffwechsel

Die **Sphingomyeline** sind Phospholipide aus einer Fettsäure, Phosphorsäure, Cholin und dem komplexen Aminoalkohol Sphingosin. Sie enthalten kein Glycerin.
Die **Sphingosinbiosynthese** (Abb. 17.21) erfolgt in Mikrosomen. Pyridoxalphosphatabhängig reagiert Serin unter CO_2-Abspaltung mit Palmityl-CoA, wobei 3-Ketodihydrosphingosin entsteht. Im Verlauf von 2 Reduktionen erfolgt nun die Sphingosinbildung. Zunächst wird NADPH, danach ein reduziertes Flavoprotein als H-Donator benützt.
In vivo wird Sphingomyelin aus Sphingosinphosphorylcholin synthetisiert (Abb. 17.22). Es entsteht durch Reaktion von Sphingosin mit CDP-Cholin. Sphingosinphosphorylcholin wird an der Aminogruppe durch langkettiges Acyl-CoA unter Bildung von Sphingomyelin acyliert. Ein alternativer Weg besteht darin, daß aus Sphingosin zunächst durch N-Acylierung das Ceramid entsteht, welches nun mit CDP-Cholin unter Sphingomyelinbildung reagiert (Abb. 17.22).

Cerebroside, Sulfatide und Ganglioside

Cerebroside sind Glykolipide, die das auch bei den Sphingomyelinen vorkommende Ceramid enthalten. Anstatt eines Phosphorylcholins wie beim Sphingomyelin findet sich bei den Cerebrosiden allerdings ein **Galaktoserest**. Charakteristischerweise enthalten Cerebroside aus 24 C-Atomen entstehende Fettsäuren (Lignocerinsäure, Cerebronsäure und Nervonsäure). Lignocerinsäure kann vollständig aus Acetat synthetisiert werden, Cerebronsäure entsteht durch Hydroxylierung aus Lignocerinsäure, Nervonsäure durch Kettenverlängerung aus Ölsäure.
Die für die Cerebrosidbiosynthese (Abb. 17.23) benötigte Uridindiphosphatgalaktose entsteht durch Einwirkung einer entsprechenden Epimerase auf Uridindiphosphatglucose (s. S. 194).
Cerebroside kommen in hoher Konzentration in den Myelinscheiden von Nerven vor. Aus Cerebrosiden entstehen durch Reaktion mit 3'-Phosphoadenosin-5'-Phosphosulfat (aktives Sulfat) die **Sulfatide**.
Ceramid stellt schließlich den Ausgangspunkt für die **Gangliosidbiosynthese** dar. Hier erfolgt eine schrittweise Anlagerung aktivierter Zucker (z. B. UDP-Glucose, UDP-Galaktose) und von N-Acetyl-Neuraminsäure (Abb. 17.24). Eine große Zahl der verschiedensten Ganglioside ist inzwischen beschrieben worden.
Glykosphingolipide sind Bestandteil vieler Zellmembranen, dienen daneben jedoch auch als Determinanten bei immunologischen Reaktionen.

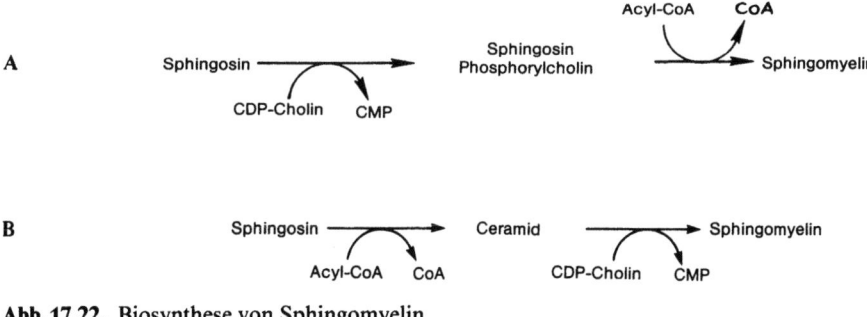

Abb. 17.22. Biosynthese von Sphingomyelin

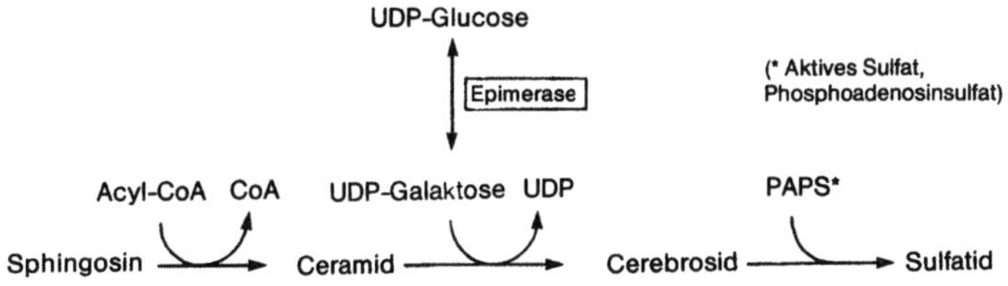

Abb. 17.23. Biosynthese von Cerebrosiden und Sulfatiden

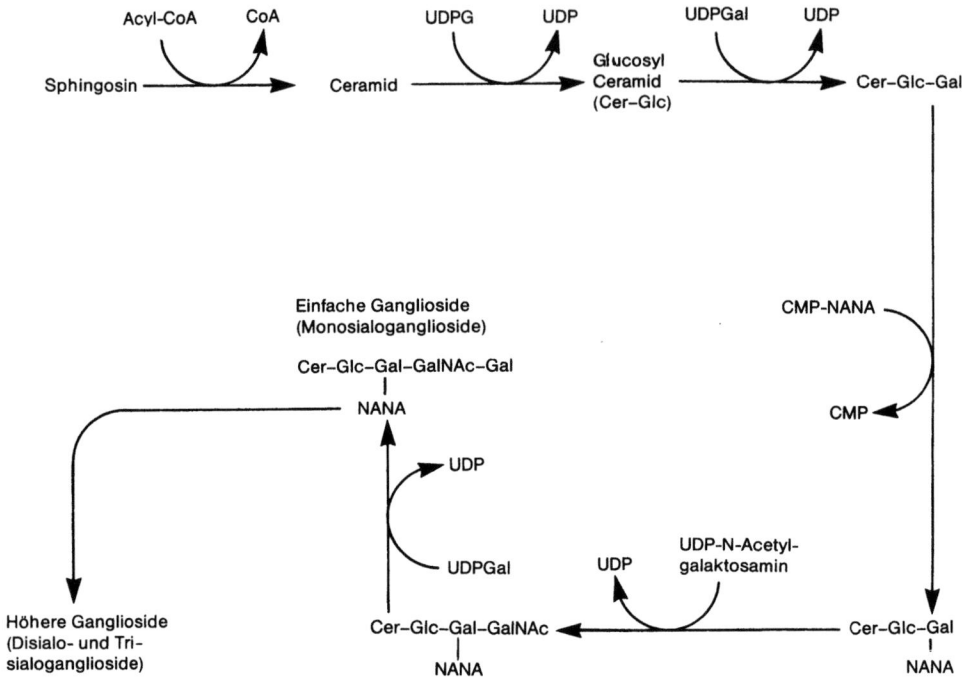

Abb. 17.24. Biosynthese von Gangliosiden

Erkrankungen des Phospholipid- und Sphingolipidstoffwechsels (Lipidosen)

Bei einer Reihe von Erkrankungen finden sich abnorme Mengen von Phospholipiden bzw. Sphingolipiden in den Geweben, häufig im Nervensystem. Sie können generell in 3 Gruppen eingeteilt werden:
- Echte Demyelinisierungen,
- Sphingolipidosen,
- Leukodystrophien.

Die **multiple Sklerose** ist ein Beispiel für eine Demyelinisierungserkrankung. Bei ihr findet sich ein Verlust sowohl von Phospholipiden (besonders Ethanolaminplasmalogen) und Sphingolipiden aus der weißen Masse, so daß diese in ihrer Zusammensetzung Ähnlichkeit mit der grauen Masse erhält. Obwohl unter normalen Bedingungen fehlend, lassen sich jetzt Cholesterinester nachweisen. Auch in der Cerebrospinalflüssigkeit findet sich ein erhöhter Phospholipidgehalt.

Sphingolipidosen sind eine Gruppe von hereditären Erkrankungen, die sich häufig bereits während der Kindheit manifestieren. Sie sind ein Teil der wesentlich größeren Gruppe lysosomaler Erkrankungen (Neufeld, 1975).

Bei Lipidspeicherkrankheiten finden sich einige konstante Befunde:
1) In verschiedensten Geweben häufen sich komplexe Lipide mit großen strukturellen Ähnlichkeiten an. Sie enthalten alle Ceramid (Abb. 17.22).
2) Die gespeicherten Lipide werden mit normaler Geschwindigkeit synthetisiert.
3) Die zugrundeliegende Störung ist ein Defekt jeweils eines der für den Lipidabbau benötigten spezifischen hydrolytischen Enzyme.
4) Die Aktivitätsverminderung des jeweils betroffenen Enzyms ist in den verschiedenen Geweben des betroffenen Individuums etwa gleich stark. Aufgrund dieser einheitlichen Befunde sind genaue diagnostische Verfahren zur Untersuchung von Patienten mit derartigen Störungen entwickelt worden. Hierzu gehört auch die Möglichkeit, heterozygote Träger der genetischen Abnormalität zu entdecken und mit Hilfe neuerer Verfahren bereits das intrauterine Vorliegen einer Sphingolipodystrophie nachzuweisen. Tabelle 17.1 gibt einen Überblick über die wichtigen Lipidosen. Es fällt auf, daß für jeden denkbaren Schritt im Abbau ei-

Tabelle 17.1. Die Sphingolipidosen (Nach Brady RO (1978) Sphingolipidoses. Annu Rev Biochem 47: 687)

Erkrankung	Enzymdefekt	Gespeichertes Lipid ■ Ort des Enzymdefekts	Klinische Symptomatik
Fucosidose	α-Fucosidase	Cer-Glc-Gal-GalNAc-Gal ■ Fucose; H-Isoantigen	Cerebrale Degeneration, Muskelspasmen, dicke Haut
Generalisierte Gangliosidose	G_{M1}-β-Galaktosidase	Cer-Glc-Gal (NANA)-GalNAc ■ Gal G_{M1}-Gangliosid	Geistige Verlangsamung, Vergrößerung der Leber, Skelettdeformierungen
Tay-Sachs-Erkrankung	Hexosaminidase A	Cer-Glc-Gal (NANA) ■ GalNAc G_{M2}-Gangliosid	Geistige Verlangsamung, Erblindung, Muskelschwäche
Tay-Sachs-Erkrankung (Variante)	Hexosaminidase A und B	Cer-Glc-Gal-Gal ■ GalNAc Globoside und G_{M2}-Gangliosid	Wie Tay-Sachs, aber raschere Progredienz
Fabry-Erkrankung	Ceramidtrihexosidase	Cer-Glc-Gal ■ Gal Ceramidtrihexosid	Nierenversagen, Hautablagerungen (volle Symptomatik nur bei Männern; Vererbung, X-chromosomal recessiv)
Ceramid-Lactosid-Lipidose	Ceramidlactosidase	Cer-Glc ■ Gal Ceramidlactosid	Progressiver Hirnschaden, Vergrößerung von Leber und Milz
Metachromatische Leukodystrophie	Sulfatidase	Cer-Gal ■ OSO_3 Sulfatid	Geistige Verlangsamung, psychische Störungen
Krabbe-Erkrankung	Galaktocerebrosidase	Cer ■ Gal Galaktocerebrosid	Geistige Verlangsamung, Fehlen von Myelin
Morbus Gaucher	Glucocerebrosidase	Cer ■ Glc Glucocerebrosid	Vergrößerung von Leber und Milz, Knochenschäden, geistige Verlangsamung im Kindesalter
Morbus Niemann-Pick	Sphingomyelinase	Cer ■ P-Cholin Sphingomyelin	Vergrößerung von Leber und Milz, geistige Verlangsamung; führt früh zum Tod
Morbus Farber	Ceramidase	Acyl ■ Sphingosin Ceramid	Heiserkeit, Dermatitis, Skelettdeformierungen, geistige Verlangsamung

NANA: N-acetyl-Neuraminsäure
Cer: Ceramid, Glc: Glucose, Gal: Galaktose

nes komplexen Sphingolipids auch ein entsprechender, genetisch fixierter Enzymdefekt auftreten kann. Heterozygote Träger des Tay-Sachs-Gens können durch einen spezifischen Test im Serum nachgewiesen werden. Kultivierte Hautfibroblasten sind ebenfalls zur Suche und zum Nachweis der betreffenden Enzymaktivitäten geeignet. Durch Amniocentese ist eine pränatale Diagnose vieler Sphingolipidosen möglich geworden.

Bei der **metachromatischen Leukodystrophie** kommt es zu einer allgemeinen Demyelinisierung mit Anhäufung von galaktosehaltigen Sulfatiden.

18 Lipidstoffwechsel

II. Beziehungen zwischen verschiedenen Geweben

Peter A. Mayes

Im vorangegangenen Kapitel wurde der Stoffwechsel der Fettsäuren vom chemischen Standpunkt aus beschrieben. Wichtige Stoffwechselwege wie beispielsweise die β-Oxidation finden sich in der Tat in sehr vielen Zellen. Daneben kommen speziell im Säugerorganismus hochspezialisierte Gewebe mit spezifischen Funktionen für den Transport und die Verwertung von Lipiden vor. Abbildung 18.1 zeigt die Hauptwege für die Fettverteilung zwischen dem Intestinaltrakt als dem Ort der Fettresorption und der Leber, dem Fettgewebe und anderen extrahepatischen Geweben. In VLDL oder Chylomikronen transportiertes Triacylglycerin

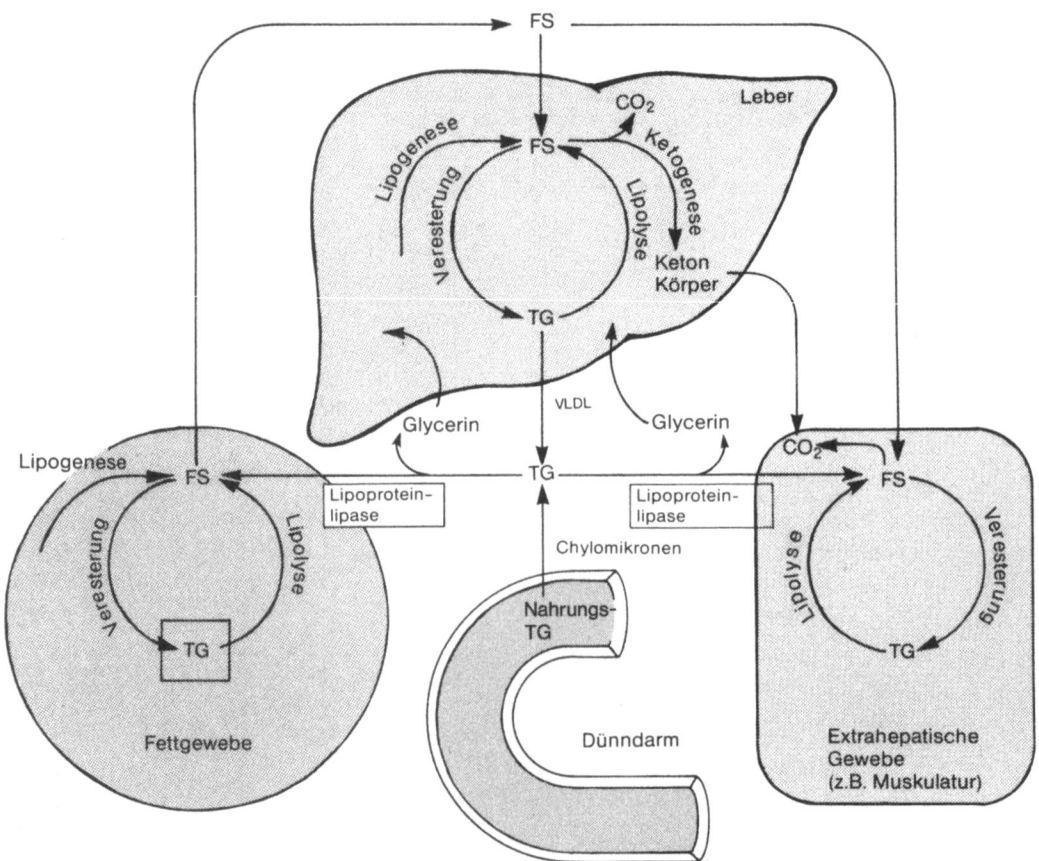

Abb. 18.1. Überblick über den Lipidstoffwechsel im intakten Tier (*FS* nichtveresterte Fettsäuren, *TG* Triacylglycerine)

muß vor der Aufnahme in intakte Gewebe durch die **Lipoproteinlipase** hydrolysiert werden. Dieses Enzym findet sich hauptsächlich im Capillarendothel extrahepatischer Gewebe. Die freigesetzten Fettsäuren werden durch diese Gewebe aufgenommen und intracellulär entweder unter Triacylglycerinbildung reverestert oder als Brennstoffe oxidiert. Das Fettgewebe ist zur Abgabe von freien Fettsäuren imstande, welche von der Leber und anderen Geweben aufgenommen und verestert bzw. oxidiert werden können. Eine Besonderheit der Leber besteht darin, aus aufgenommenen Fettsäuren Ketonkörper zu bilden (Ketogenese), welche danach über die Blutzirkulation in extrahepatische Gewebe transportiert und von diesen zu CO_2 oxidiert werden.

Wie aus Abb. 18.1 hervorgeht, gibt es 2 wichtige Eintrittsorte für Fettsäuren. Der eine besteht in der Resorption von Nahrungstriacylglycerinen, der andere in der De-novo-Biosynthese von Fettsäuren (Lipogenese), welche bevorzugt in Leber und Fettgewebe stattfindet.

Vor ihrem endgültigen Abbau zu CO_2 können Fettsäuren mehrfach durch die Zirkulation wandern. Sie befinden sich dabei entweder in der Form freier Fettsäuren oder sind als Lipoproteinacylglycerine verestert. Daraus geht ein Wechsel zwischen Lipolyse und Veresterung hervor. Beide Vorgänge können im gleichen Gewebe stattfinden: So bestimmt im Fettgewebe das Verhältnis zwischen Lipolyse und Reveresterung die Geschwindigkeit der Fettsäurefreisetzung.

Stoffwechsel des Fettgewebes und Fettmobilisierung

Die Triacylglycerine des Fettgewebes werden kontinuierlich hydrolysiert (Lipolyse) und reverestert (Abb. 18.2). Es handelt sich dabei jedoch nicht um eine reversible Hin- bzw. Rückreaktion. Vielmehr werden für Lipolyse bzw. Reveresterung vollständig verschiedene Stoffwechselwege mit unterschiedlichen Zwischenprodukten und Enzymen benutzt. Viele der Nahrungs- bzw. Stoffwechselfaktoren sowie der Hormone, die den Stoffwechsel des Fettgewebes regulieren, wirken entweder auf die Reveresterung oder auf die Lipolyse. Die Resultante beider Prozesse bestimmt die Menge der freien Fettsäuren im Fettgewebe, welche die einzige Quelle für die im Plasma zirkulierenden Fettsäuren darstellen. Die Plasmakonzentration freier Fettsäuren hat wesentliche Effekte auf den Stoffwechsel anderer Gewebe, speziell der Leber und der Skelettmuskulatur. Aus diesem Grund üben alle Faktoren, die den Stoffwechsel des Fettgewebes beeinflussen, einen wesentlich weitergehenden Effekt auf den Gesamtstoffwechsel eines Organismus aus.

Stoffwechsel des Fettgewebes

Die Biosynthese von Triacylglycerinen im Fettgewebe aus Acyl-CoA und α-Glycerophosphat erfolgt nach dem in Abb. 17.16 dargestellten Mechanismus. Da die **Glycerokinase** des Fettgewebes nur in sehr geringer Aktivität vorkommt, kann Glycerin selbst für die Fettsäureveresterung nur in geringstem Umfang verwendet werden. Das für diesen Prozeß benötigte α-Glycerophosphat entstammt im Fettgewebe im wesentlichen der Glykolyse und ist damit vom Glucoseangebot abhängig.

Die Triacylglycerinhydrolyse erfolgt durch eine **hormonempfindliche Lipase**, wobei als Endprodukte freie Fettsäuren und Glycerin entstehen. Wegen des oben geschilderten Mangels an Glycerokinase kann Glycerin nicht verwertet werden, sondern diffundiert in das Blutplasma und gelangt im wesentlichen zur Leber als dem Hauptorgan des Glycerinstoffwechsels. Die durch Lipolyse gebildeten freien Fettsäuren können durch eine **Thiokinase** zu Acyl-CoA aktiviert und zur Reveresterung mit α-Glycerophosphat verwendet werden, wobei wieder Triacylglycerin entsteht. Es besteht also ein cyclischer Prozeß zwischen Lipolyse und Reveresterung. Wenn allerdings die Lipolyserate über der Reveresterungsgeschwindigkeit liegt, kommt es zunächst zu einem Anstieg der intracellulären Fettsäurekonzentration und im Verlauf dieses Prozesses zu einer Fettsäureabgabe an das Blut.

Bei jeder Zunahme der Glucoseverwertung durch das Fettgewebe kommt es zu einer Verminderung der Fettsäureabgabe, wobei allerdings die Geschwindigkeit der Glycerinfreisetzung unverändert bleibt. Aus diesem Befund kann geschlossen werden, daß der Glucoseeffekt auf die Fettsäurefreisetzung nicht durch eine Verminderung der Lipolyserate hervorgerufen wird. Er scheint vielmehr mit einer erhöhten Verfügbarkeit von α-Glycerophosphat

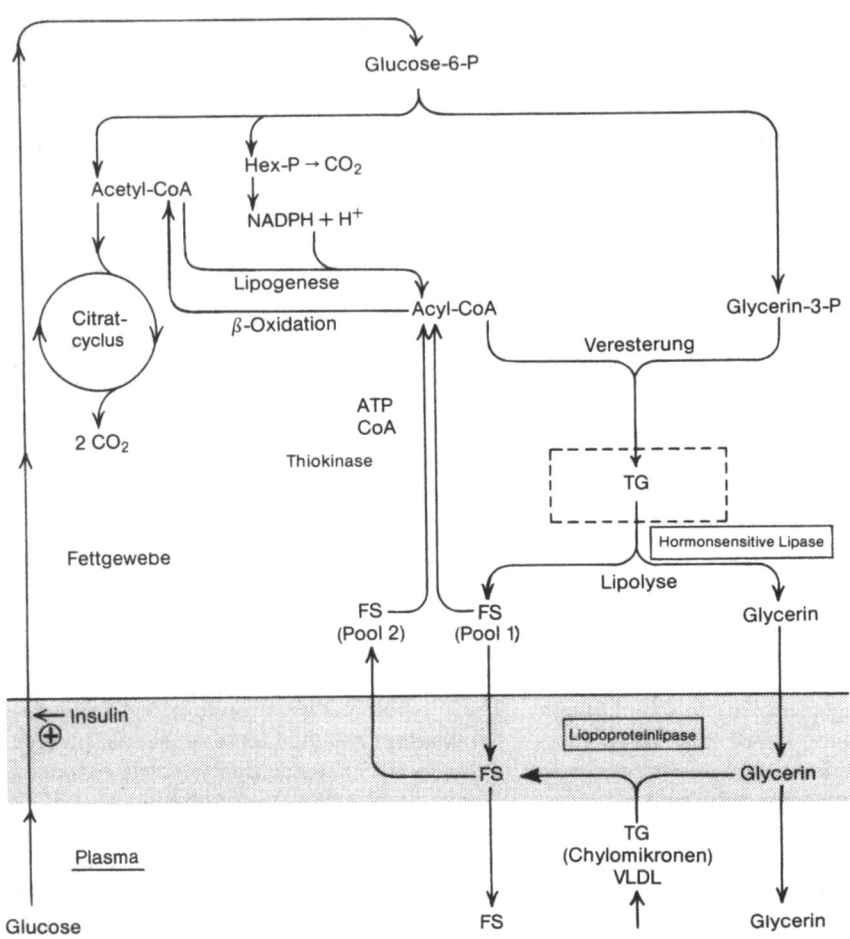

Abb. 18.2. Stoffwechsel des Fettgewebes. Die hormonsensitive Lipase wird bei der Ratte durch ACTH, TSH, Glucagon, Adrenalin, Noradrenalin und Vasopressin aktiviert und durch Insulin, Prostaglandin E_1 und Nicotinsäure gehemmt. Die Schraffur gibt den Ort der Lipoproteinlipase in der Capillarwand wieder. Die Einzelheiten der α-Glycerophosphatbildung aus Glykolysezwischenprodukten ist in Abb. 17.16 dargestellt (*Hex-P* Hexosemonophosphatweg; *TG* Triacylglycerin; *FS* nichtveresterte Fettsäuren; *VLDL* very low density lipoproteins)

zusammenzuhängen, welches damit die Reveresterungsgeschwindigkeit von Acyl-CoA erhöht.

Der Glucose stehen im Fettgewebe eine Reihe von Stoffwechselmöglichkeiten zur Verfügung. Sie kann über Glykolyse und Citratcyclus zu CO_2 oxidiert, im Pentosephosphatweg abgebaut oder zur Biosynthese langkettiger Fettsäuren sowie von Acylglycerin verwendet werden (Abb. 18.2). Je höher die Geschwindigkeit der Glucoseverwertung ist, um so größer ist der Anteil der aufgenommenen Glucose, der zu CO_2 oxidiert und zu Fettsäuren umgebaut wird. Bei jeder Abnahme der Glucoseverwertung kommt es jedoch zu einem bevorzugten Einbau der Glucose in das α-Glycerophosphat und damit in den Glycerinanteil der Acylglycerine. Dieser Mechanismus verringert die Abgabe von Fettsäuren.

Bei Kohlenhydratüberschuß neigt also das Fettgewebe zum oxidativen Abbau von Glucose und zur Lipogenese aus Kohlenhydraten. Nimmt das Kohlenhydratangebot dagegen ab, wird Glucose im wesentlichen als α-Glycerophosphat für die Fettsäurereveresterung benutzt; zur Deckung des Energiebedarfs des Fettgewebes dienen dann Fettsäuren.

Rolle von Hormonen bei der Fettmobilisierung

Insulin. Die Fettsäurefreisetzung aus dem Fettgewebe unterliegt einer hormonellen Kontrolle. Jede Gabe von Insulin ruft nicht nur einen Abfall der Blutglucosekonzentration, sondern auch der freien Fettsäuren im Plasma hervor. In vitro hemmt Insulin die Fettsäurefreisetzung von isoliertem Fettgewebe oder isolierten Fettzellen. Darüber hinaus stimuliert es die Fettsäure- und Triacylglycerinbiosynthese, gleichzeitig nimmt der Anteil des Hexosemonophosphatwegs am Glucoseumsatz zu. Die genannten Effekte hängen alle davon ab, daß Glucose im Inkubationsmedium vorhanden ist. Sie können im wesentlichen dadurch erklärt werden, daß Insulin die Glucoseaufnahme in die Fettzelle stimuliert.

Insulin führt darüber hinaus zu einer Aktivitätszunahme der Pyruvatdehydrogenase, der Acetyl-CoA-Carboxylase sowie der α-Glycerophosphat-Acyltransferase, was eine Erklärung für die unter dem Hormon erfolgende Zunahme der Fettsäure- und Triacylglycerinbiosynthese liefern könnte. Alle 3 genannten Enzyme werden durch kovalente Modifikation, d. h. durch Phosphorylierung/Dephosphorylierung reguliert. Eine weitere wichtige Insulinwirkung im Fettgewebe ist die Hemmung der hormonsensitiven Lipase, welche zu einer verminderten Fettsäure- und Glycerinfreisetzung führt. Das Fettgewebe ist wesentlich insulinempfindlicher als viele andere Gewebe. Dies läßt darauf schließen, daß es eines der Hauptzielorgane des Insulins ist. Im Fettgewebe diabetischer Versuchstiere kommt es zu einer Verminderung des Glucoseabbaus und der Lipogenese aus Glucose, die durch Behandlung der Tiere mit Insulin behoben werden kann.

Lipolytische Hormone. Eine Reihe von Hormonen führen zu einer Beschleunigung der Fettsäurefreisetzung aus dem Fettgewebe und damit zu einem Anstieg der Fettsäurekonzentration im Plasma. Ihr Wirkungsmechanismus besteht in einer Stimulierung des Triacylglycerinabbaus durch Lipolyse. Zu derartigen lipolytischen Hormonen gehören Adrenalin, Noradrenalin, Glucagon, adrenocorticotropes Hormon (ACTH), α- bzw. β-melanocytenstimulierendes Hormon (MSH), thyreoideastimulierendes Hormon (TSH), Wachstumshormon und Vasopressin. Die genannten Hormone führen zu einer Aktivierung der hormonempfindlichen Lipase. Glucocorticoide und Schilddrüsenhormone sind i. allg. notwendig, damit die lipolytisch wirksamen Hormone ihre spezifischen Effekte ausüben können (permissive Effekte).

Außer der hormonsensitiven Triacylglycerinlipase enthält das Fettgewebe eine Reihe weiterer Lipasen. Zu ihnen gehören eine Diacylglycerin- und Monoacylglycerinlipase, welche beide nicht hormonsensitiv sind. Ihre Aktivität liegt allerdings wesentlich über derjenigen der hormonsensitiven Triacylglycerinlipase, so daß diese den geschwindigkeitsbestimmenden Schritt für die Lipolyse darstellt (Abb. 18.3). Möglicherweise sind die genannten Hydrolasen Teile eines Multienzymkomplexes, zu dem auch eine hormonempfindliche Cholesterinesterase gehört. Hormone, die die Lipolyse rasch stimulieren, z. B. Catecholamine und Glucagon, stimulieren die Aktivität der membrangebundenen Adenylatcyclase, wobei aus ATP cAMP entsteht. Der zugrundeliegende Mechanismus entspricht demjenigen der hormonellen Stimulierung der Glykogenolyse (s. S. 197). cAMP aktiviert eine **cAMP-abhängige Proteinkinase,** welche die inaktive dephosphorylierte hormonempfindliche Triacylglycerinlipase durch Phosphorylierung in die aktive Form überführt. Das Ausmaß der Lipolyse wird in weitem Umfang durch cAMP-Konzentration in der Fettzelle kontrolliert. Daraus folgt, daß alle am Ab- bzw. Aufbau des cAMP beteiligten Prozesse eine Wirkung auf die Lipolyse haben. cAMP wird durch die **Cyclonucleotidphosphodiesterase** zu 5'-AMP abgebaut. Methylxanthine wie Koffein oder Theophyllin sind Inhibitoren dieses Enzyms. So führt beispielsweise die gleichzeitige Gabe von Adrenalin und Coffein an isolierten Fettzellen zu einer wesentlich stärkeren Erhöhung der cAMP-Konzentration als bei Behandlung mit Adrenalin allein. Zu dieser Beobachtung paßt, daß Kaffeegenuß oder Behandlung mit Coffein zu langanhaltender Erhöhung der Konzentration freier Fettsäuren im Blut führen kann.

Insulin hat sowohl in vivo als auch in vitro einen deutlichen antilipolytischen Effekt und wirkt als Antagonist der lipolytischen Hormone. Man weiß heute, daß die Lipolyse wesentlich empfindlicher auf Konzentrationsände-

18. Lipidstoffwechsel: II. Beziehungen zwischen verschiedenen Geweben

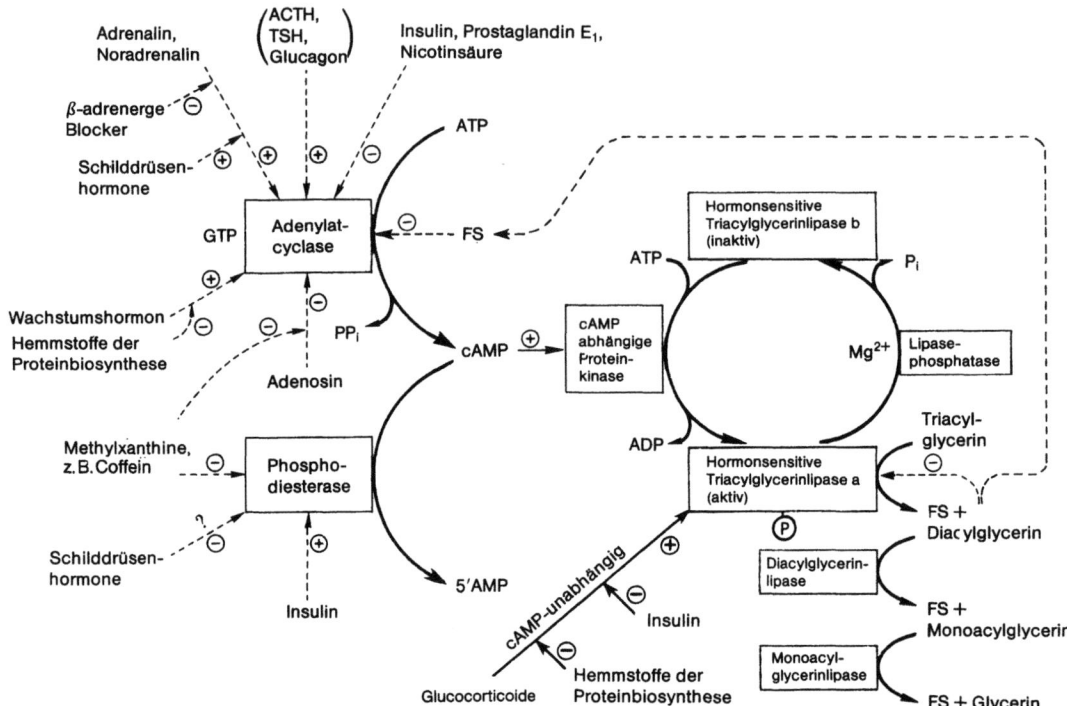

Abb. 18.3. Regulation der Lipolyse im Fettgewebe (*TSH* thyreoideastimulierendes Hormon; *FS* nichtveresterte Fettsäuren). Man beachte die kaskadenartige Reaktionssequenz, die bei jedem einzelnen Schritt eine Verstärkung hervorruft. Für das Abschalten des lipolytischen Stimulus sind verantwortlich die Lipasephosphatase, die Hemmung von Lipase und Adenylatcyclase durch hohe Konzentrationen an nichtveresterten Fettsäuren, die Hemmung der Adenylatcyclase durch Adenosin und die Zerstörung von cAMP durch die Phosphodiesterase. ACTH, TSH und Glucagon aktivieren die Adenylatcyclase in vivo möglicherweise nicht, da die Konzentration jedes Hormons für die In-vitro-Stimuierung wesentlich höher als die Konzentration im Blutkreislauf ist. Positive (+) und negative (−) regulatorische Effekte sind durch gestrichelte Linien dargestellt, Substratflüsse durch durchgezogene Linien

rungen des Insulins reagiert als die Glucoseverwertung oder Fettsäureveresterung. Die antilipolytischen Effekte von Insulin, Nicotinsäure und Prostaglandin E₁ lassen sich auf eine Hemmung der cAMP-Bildung zurückführen. Sehr wahrscheinlich greifen die genannten Effectoren an der Adenylatcyclase an. Insulin stimuliert darüber hinaus die Phosphodiesterase. Die Prostaglandinbiosynthese des Fettgewebes wird durch lipolytische Hormone stimuliert und ist bei einem Mangel an essentiellen Fettsäuren gehemmt. Prostaglandin E₁ führt in vivo bei Infusion mit niedriger Konzentration zu einer Catecholaminfreisetzung mit anschließender Steigerung der Fettsäuremobilisierung. Bei Infusion in hohen Konzentrationen ist es jedoch wie in vitro ein Hemmstoff der Lipolyse. Die Schilddrüsenhormone führen aufgrund eines noch unbekannten Mechanismus zu einem Anstieg des cAMP-Spiegels und hemmen die Aktivität der Phosphodiesterase. Wachstumshormon und Glucocorticoide haben nur einen langsamen Effekt auf die Lipolyse. Dieser hängt von einer gesteigerten Biosynthese der am cAMP-Stoffwechsel beteiligten Proteine ab.

Aus Hypophysen sind außer den schon bekannten Hormonen eine Reihe weiterer adipokinetischer Bestandteile isoliert worden. So läßt sich während längeren Fastens bei verschiedenen Species aus dem Urin eine fettmobilisierende Verbindung isolieren, allerdings nur bei intakter Hypophyse. Die Substanz ist sowohl in vivo als auch in vitro hoch aktiv.

Durch Freisetzung von Noradrenalin spielt das sympathische Nervensystem eine zentrale Rolle bei der Fettsäuremobilisierung. Es übt einen „tonischen Einfluß" auch in Abwesenheit gesteigerter nervöser Aktivität aus. Die durch viele der oben beschriebenen Faktoren hervorgerufene Steigerung der Lipolyse kann durch Denervierung von Fettgewebe verhindert oder wenigstens beträchtlich vermindert werden. Einen ähnlichen Effekt zeigt die Ganglienblockade mit Hexamethonium oder durch Entleerung der Noradrenalinspeicher mit Reserpin.

Bei älteren Ratten mit einem Körpergewicht über 350 g wird ein wesentlich größerer Anteil der metabolisierten Glucose in den Glycerinanteil der Acylglycerine und weniger in Fettsäuren eingebaut. Dies läßt darauf schließen, daß die De-novo-Lipogenese vom Fettgewebe in andere Gewebe wie beispielsweise die Leber verlagert wird. In diesem Zustand ist auch die Insulinempfindlichkeit des Fettgewebes herabgesetzt. Derartige Änderungen des Fettgewebsstoffwechsels bei älteren Ratten hängen eher mit der in diesem Alter vorhandenen Fettsucht als mit dem absoluten Alter zusammen. Dies geht jedenfalls aus der Beobachtung hervor, daß eine entsprechende Reduktion des Körpergewichts wieder zu einem der jungen Ratte ähnlichen Stoffwechselverhalten führt.

Möglicherweise ist auch das menschliche Fettgewebe kein wichtiger Ort für die Lipogenese. Dies kann aus der Beobachtung geschlossen werden, daß in isolierten menschlichen Fettzellen kein Einbau von Glucose oder Pyruvat in langkettige Fettsäuren erfolgt und daß schließlich das Schlüsselenzym der Lipogenese, die ATP-Citratlyase, im menschlichen Fettgewebe nur in geringsten Aktivitäten vorkommt. Andere Lipogeneseenzyme, so die Glucose-6-Phosphat-Dehydrogenase und das Malatenzym zeigen bei der Ratte rasche adaptive Veränderungen, die im Zusammenhang mit gesteigerter Lipogenese stehen. Beim Menschen läßt sich ein derartiges Verhalten nicht nachweisen.

Menschliches Fettgewebe ist unempfindlich gegenüber den meisten genannten lipolytischen Hormonen mit Ausnahme der Catecholamine. Beim Kaninchen, Meerschweinchen, Schwein und Hühnchen hat Adrenalin keinen lipolytischen Effekt, bei Vögeln ist Glucagon das wichtigste lipolytische Hormon, bei der Taube schließlich wird der Glycerinanteil der Acylglycerine nicht aus Glucose gebildet. Aus diesen Beispielen geht hervor, daß in verschiedenen Species ganz offensichtlich die verschiedensten Mechanismen zur Feinkontrolle des Fettgewebsstoffwechsels entwickelt wurden.

Die schwere Stoffwechselstörung beim Diabetes mellitus wird zu einem beträchtlichen Anteil durch eine gesteigerte Fettsäurefreisetzung aus dem Fettgewebe hervorgerufen. Aus der Tatsache, daß Insulin diese Störung rasch und wirkungsvoll beheben kann, muß geschlossen werden, **daß Insulin eine zentrale Bedeutung für die Regulation des Fettgewebsstoffwechsels hat.** Es ist wesentlich schwieriger, eine ähnlich wichtige Funktion auch den hypophysären Hormonen zuzuschreiben. Dies liegt daran, daß die Geschwindigkeit der Fettsäuremobilisierung beim fastenden hypophysektomierten Tier nur geringfügig vermindert ist. Diese Verminderung könnte darüber hinaus durch einen reduzierten permissiven Effekt der Schilddrüsen- und Glucocorticoidhormone hervorgerufen werden. Unter physiologischen Bedingungen ist ganz offensichtlich der wichtigste lipolytische Stimulus auf das Fettgewebe die Noradrenalinfreisetzung aufgrund der Aktivität des sympathischen Nervensystems.

Bedeutung des braunen Fettgewebes für die Thermogenese

Der Stoffwechsel des braunen Fettgewebes ist immer dann von Bedeutung, wenn für einen Organismus Wärmeerzeugung notwendig ist. So ist das braune Fettgewebe extrem aktiv beim Erwachen aus dem Winterschlaf, bei Kälteexposition sowie beim Neugeborenen. In der letzten Zeit konnte beobachtet werden, daß der normale Erwachsene über braunes Fettgewebe verfügt, nicht jedoch der Fettsüchtige.

Die Zellen des braunen Fettgewebes zeichnen sich durch einen besonders hohen Mitochondriengehalt sowie eine ausgezeichnete Blutversorgung aus. Von Bedeutung für den Stoffwechsel ist die Fähigkeit des braunen Fettgewebes sowohl zur Glucose- als auch zur Fettsäureoxidation.

Aus dem sympathischen Nervensystem freigesetztes Noradrenalin ist für die Stimulierung der Lipolyse im braunen Fettgewebe von besonderer Bedeutung. Untersucht man die Funktion isolierter Mitochondrien, so findet sich keine Entkopplung durch 2,4-Dinitrophenol, allerdings fehlt auch die normalerweise durch ATP ausgeübte Atmungskontrolle. Aus diesen Beobachtungen muß geschlossen werden, daß in Mitochondrien aus braunem Fettgewebe keine Kopplung zwischen Elektronentransport und oxidativer Phosphorylierung besteht. Die stattfindende Phosphorylierung erfolgt offensichtlich auf der Ebene der Substratkettenphosphorylierung. Auf diese Weise führt die Substratoxidation überwiegend zur Hitzebildung und nur in geringem Umfang zur Energiekonservierung in Form von ATP. Nach der **chemiosmotischen Hypothese** (s. S. 157) muß geschlossen werden, daß der normalerweise über der inneren Mitochondrienmembran aufgerichtete Protonengradient in Mitochondrien des braunen Fettgewebes kontinuierlich zerstört wird. Tatsächlich verfügen diese über ein entsprechendes protonentranslozierendes Protein, das ähnlich wie ein Entkoppler wirkt.

α-Glycerophosphat kann ohne Schwierigkeiten durch die mitochondriale FAD-abhängige Glycerophosphatdehydrogenase oxidiert werden. Bei dem Überwiegen der Substratkettenphosphorylierung im braunen Fettgewebe würde dieser Stoffwechselweg der Aufrechterhaltung der Glykolyse dienen. Er führt zu einem Transport von Reduktionsäquivalenten aus der Glykolyse in den Matrixraum der Mitochondrien und damit zur Atmungskette. Da braunes Fettgewebe über beträchtliche Aktivitäten der Glycerokinase verfügt, kann das durch Lipolyse freigesetzte Glycerin sofort zu α-Glycerophosphat phosphoryliert und danach direkt im braunen Fettgewebe oxidiert werden. Offensichtlich ist die Wärmeproduktion durch den Lipolyse-Reveresterungs-Cyclus der Triacylglycerine nur unerheblich.

Stoffwechsel der Plasmalipoproteine

Die Chemie und Zusammensetzung der Lipoproteine wurde bereits auf S. 225 besprochen. 5 Gruppen von Lipoproteinen spielen beim Transport und Stoffwechsel der im Plasma vorhandenen Lipide eine besondere Rolle:

1) **Chylomikronen,** die bei der Resorption von Triacylglycerinen im Intestinaltrakt entstehen.
2) **Lipoproteine sehr geringer Dichte** („very low density lipoproteins", **VLDL,** Prä-β-Lipoproteine). Sie entstehen in geringem Umfang im Intestinaltrakt, im wesentlichen jedoch in der Leber.
3) **Lipoproteine niedriger Dichte** („low density lipoproteins", **LDL,** β-Lipoproteine). Diese Form der Lipoproteine stellt das Abbauprodukt der VLDL und möglicherweise der Chylomikronen dar.
4) **Lipoproteine hoher Dichte** („high density lipoproteins", **HDL,** α-Lipoproteine). Diese Form der Lipoproteine spielt eine wichtige Rolle beim Stoffwechsel der VLDL und Chylomikronen sowie beim Cholesterinstoffwechsel.
5) **Nichtveresterte Fettsäuren.** Im allgemeinen wird diese Fraktion der Plasmalipide nicht zusammen mit den Lipoproteinen besprochen. Es handelt sich im langkettige Fettsäuren, die an Serumalbumin gebunden sind.

Nichtveresterte Fettsäuren

Nichtveresterte Fettsäuren (freie Fettsäuren) werden während der lipolytischen Spaltung von Triacylglycerinen im Fettgewebe in das Blutplasma abgegeben. Darüber hinaus entstehen sie während des Abbaus von Lipoproteintriacylglycerinen im Blutplasma durch die Lipoproteinlipase. Nichtveresterte Fettsäuren sind immer an Serumalbumin gebunden, ihre Konzentration beträgt zwischen 0,1 und 2 mmol/l Plasma. Im allgemeinen ähnelt ihre Zusammensetzung der Fettsäurezusammensetzung des Fettgewebes, d. h. Palmitin-, Stearin-, Öl-, Palmitolein-, Linolsäure und weitere mehrfach ungesättigte Fettsäuren stellen die Hauptmenge. Albumin verfügt über eine Reihe von Bindungsstellen verschiedener Affinität für Fettsäuren. Im gut ernährten Zustand liegt die Konzentration nichtveresterter Fettsäuren sehr niedrig, postabsorptiv steigt sie auf etwa 0,5 mmol/l und während vollständigen Nahrungsentzugs auf 0,7–0,8 mmol/l an. Beim entgleisten Diabetes finden sich Konzentrationen bis 2 mmol/l. Bei Lebewesen, die ihren Nahrungsbedarf durch eine oder wenige Mahlzeiten decken, fällt der Spiegel an nichtveresterten Fettsäuren unmittelbar nach der Mahlzeit und steigt dann langsam bis zur nächsten Nahrungsaufnahme an. Bei anderen Tieren mit einer mehr kontinuierlichen Nahrungszufuhr (z. B. Wiederkäuer), ist der Spiegel an nichtveresterten Fettsäuren relativ konstant, aber insgesamt niedrig.

Nichtveresterte Fettsäuren werden außerordentlich schnell aus dem Blut entfernt. Es wird geschätzt, daß während längeren Fastens etwa 25–50% des gesamten Energiebedarfs des Organismus durch die Oxidation nichtveresterter Fettsäuren gedeckt werden. Ein Teil der aufgenommenen Fettsäuren wird unter Bildung von Triacylglycerinen verestert. Diese können erneut gespalten werden, so daß sich ein Reveresterungscyclus ergibt, für dessen Existenz aufgrund von Untersuchungen mit radioaktiv markierten Fettsäuren in der Tat einiges spricht. Aus Messungen des respiratorischen Quotienten (RQ) während längeren Hungerns geht hervor, daß wesentlich mehr Fett oxidiert wird, als dem Umsatz nichtveresterter Fettsäuren entspricht. Eine Erklärung dieser Differenz liegt darin, daß unter diesen Bedingungen auch veresterte Fette aus der Zirkulation oder den Geweben oxidiert werden. Letzteres kommt wahrscheinlich in besonderem Umfang im Herz- und Skelettmuskel vor, wo in der Tat beachtliche Mengen an Lipiden intracellulär gespeichert werden. Der Umsatz nichtveresterter Fettsäuren ist direkt proportional zu ihrer Konzentration. Auf diese Weise kontrolliert die Geschwindigkeit der Fettsäurefreisetzung im Fettgewebe die Fettsäurekonzentration im Plasma und diese wiederum die Fettsäureaufnahme durch eine Vielzahl von Geweben. Ernährungsbedingungen haben offensichtlich nur einen geringfügigen Einfluß auf die Fettsäureaufnahme. Allerdings beeinflussen sie deutlich das weitere Schicksal der aufgenommenen Fettsäuren. Beim Hungern steigt der zu CO_2 und Wasser oxidierte Anteil der aufgenomme-

Tabelle 18.1. Apoproteine humaner Plasmalipoproteine

Apoprotein	Lipoprotein	terminale Aminosäure	Zahl der Aminosäurereste	Molekular-Gewicht	Zusätzliche Kohlenhydrat-Reste	Bemerkungen
A-I	HDL, Chylomikronen, intestinale VLDL	Glutamin	245	28 300	+	Aktivator der Lecithin:-Cholesterinacyl-transferase (LCAT)
A-II	HDL	Glutamin	77 × 2	17 000	–	2 identische durch eine Disulfidbrücke verknüpfte Monomere
B	LDL, VLDL, IDL, Chylomikronen	?	?	?	+	–
C-I	VLDL, HDL, Chylomikronen	Serin	57	6 631	–	Möglicher Aktivator der LCAT
C-II	VLDL, HDL, Chylomikronen	Glutaminsäure	?	8 837	–	Aktivator der extrahepatischen Lipoproteinlipase
C-III	VLDL, HDL, Chylomikronen	Alanin	79	8 764	+	Verschiedene polymorphe Formen in Abhängigkeit vom Sialinsäuregehalt
D	Unterfraktion der HDL	?	?	20 000	+	Möglicherweise mit dem Cholesterinester-Transferprotein identisch
E (Argininreich)	VLDL, HDL, Chylomikronen	Histidin	?	34 000	+	Kommt im Überschuß bei Patienten mit Hyperlipoproteinämie Typ III vor

nen Fettsäuren im Vergleich zum veresterten Teil deutlich an.

Es gibt Hinweise dafür, daß im Cytosol vieler wichtiger Gewebe ein **fettsäurebindendes Protein (Z-Protein)** vorkommt. Seine intracelluläre Aufgabe entspricht wahrscheinlich der des Albumins in der extracellulären Flüssigkeit, nämlich dem Transport langkettiger Fettsäuren.

Apolipoproteine

In Lipoproteinen kommt eine Reihe von Proteinen oder Polypeptiden vor, die als Apolipoproteine bezeichnet werden. Nach der ABC-Nomenklatur werden die beiden Hauptapolipoproteine der HDL als A I und A II bezeichnet. Das wichtigste Apolipoprotein der LDL ist das Apolipoprotein B, das außerdem in den VLDL und Chylomikronen vorkommt. Die Apolipoproteine C I, C II und C III sind kleinere Polypeptide, die in VLDL, HDL und Chylomikronen vorkommen (Tabelle 18.1). Das Apolipoprotein B enthält etwa 5% Kohlenhydrate, in denen sich Mannose-, Galaktose-, Fucose-, Glucose-, Glucosamin- und Sialinsäurereste finden. In der Tat sind die meisten Apolipoproteine Glykoproteine (Tabelle 18.1). C-Apolipoproteine können zwischen den VLDL und Chylomikronen auf der einen und den HDL auf der anderen Seite frei transferiert werden. Das Apolipoprotein C II ist ein wichtiger Aktivator der extrahepatischen Lipoproteinlipase, die für die Triacylglycerinaufnahme vieler Zellen aus der Blutzirkulation verantwortlich ist.

Außer den Apolipoproteinen der Gruppen A, B bzw. C finden sich in den Plasmalipoproteinen eine Reihe weiterer Apolipoproteine. Zu ihnen gehört das argininreiche Apolipoprotein E aus den VLDL. 10% seiner Aminosäuren bestehen aus Arginin, seine Menge macht 5–10% der gesamten in VLDL vorkommenden Apolipoproteine aus. Bei Patienten mit Hyperlipoproteinämie des Typs III (verbreiterte β-VLDL) steigt sein Anteil an den Apolipoproteinen beachtlich. Ähnliches findet sich bei Versuchstieren, die durch Cholesterinfütterung hypercholesterinämisch werden.

Bildung von Chylomikronen und Lipoproteinen sehr geringer Dichte (VLDL)

Chylomikronen werden von den Zellen der intestinalen Mucosa in das ihnen zugehörige

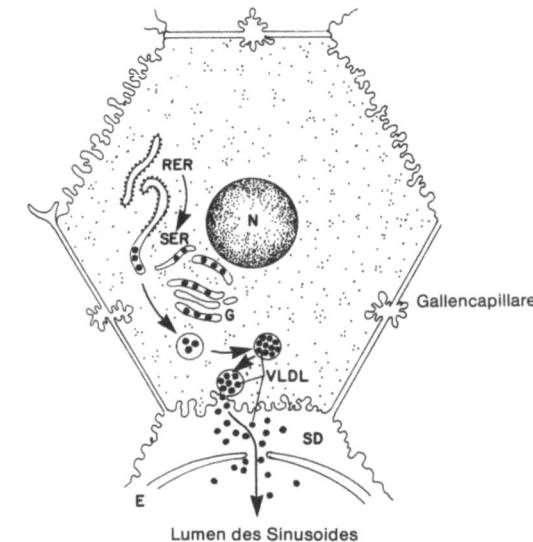

Abb. 18.4 a, b. Die Bildung und Sekretion von **a** Chylomikronen durch eine Darmzelle und **b** VLDL durch einen Hepatocyten (*RER* rauhes endoplasmatisches Reticulum; *SER* glattes endoplasmatisches Reticulum; *G* Golgi-Komplex; *N* Kern; *C* Chylomikronen; *VLDL* very low density lipoproteins; *E* Endothel; *SD* Dissescher Raum mit Blutplasma). Die Abbildung zeigt schematisch auf, was auf mikroskopischen Abbildungen gesehen werden kann

lymphatische System abgegeben. Darüber hinaus kommen etwas kleinere und dichtere Lipoproteinpartikel, welche Ähnlichkeiten mit den VLDL haben, in der intestinalen Lymphe vor. Die Chylomikronenbildung ändert sich mit der resorbierten Triacylglycerinmenge, dagegen werden wesentlich weniger VLDL gebildet, allerdings mit relativ konstanter Geschwindigkeit und weitgehend unabhängig von den Nahrungsbedingungen. Die größte Menge der **Plasma-VLDL** stammt aus der **Leber** und stellt die Transportform für Triacylglycerine dar, die in der Leber synthetisiert und von den extrahepatischen Geweben aufgenommen werden.

Die Chylomikronenbildung in den intestinalen Mucosazellen und die Biosynthese der VLDL in den Leberparenchymzellen verläuft sehr ähnlich (Abb. 18.4). Das Apolipoprotein B entsteht durch ribosomale Proteinbiosynthese an den Membranen des rauhen endoplasmatischen Reticulums. Die Assemblierung der Lipoproteine erfolgt im glatten endoplasmatischen Reticulum, wo auch die Biosynthese von Triacylglycerinen, Phospholipiden und Cholesterin erfolgt. Lipoproteine finden sich darüber hinaus in Golgi-Apparat, wo wahrscheinlich die Glykosylierung der Apolipoproteine erfolgt. Chylomikronen und VLDL werden von den intestinalen oder Leberzellen durch Exocytose abgegeben. Hierbei kommt es zu einer Fusion des Sekretgranulums mit der Zellmembran (umgekehrte Pinocytose).

Chylomikronen wandern durch den Intercellulärspalt zwischen den intestinalen Zellen und werden durch das lymphatische System des Gastrointestinaltrakts aufgenommen. Die VLDL werden durch die Leberparenchymzellen in den Dissé-Raum abgegeben und gelangen dann in die Sinusoide der Leber. Die Ähnlichkeit zwischen beiden Vorgängen und ihre anatomische Anordnung ist verblüffend. Der Intestinaltrakt und die Leber sind mit Ausnahme der lactierenden Brustdrüse die einzigen Gewebe, die zur Sekretion von Lipidpartikeln imstande sind. Die Tatsache, daß Lipoproteinpartikel die Endothelzellen der Capillaren

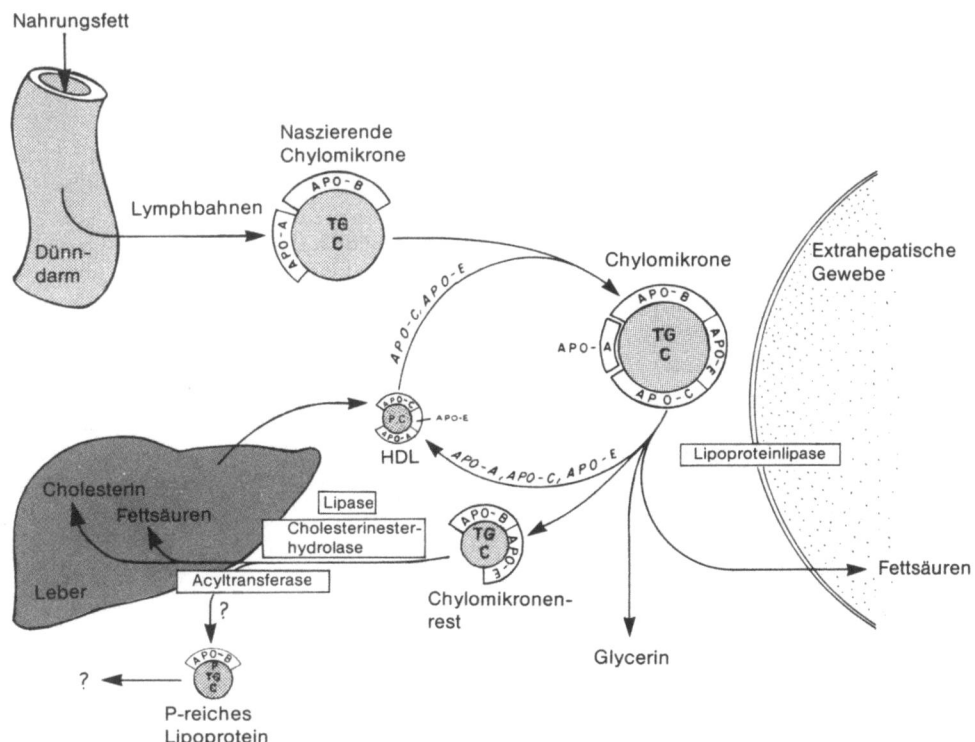

Abb. 18.5. Stoffwechselschicksal von Chylomikronen (*APO-A* Apolipoprotein A; *APO-B* Apolipoprotein B; *APO-C* Apolipoprotein C; *APO-E* Apolipoprotein E; *HDL* high density lipoprotein; *TG* Triacylglycerine; *C* Cholesterin und Cholesterinester; *P* Phospholipide). Nur die wichtigsten Lipide sind dargestellt

18. Lipidstoffwechsel: II. Beziehungen zwischen verschiedenen Geweben

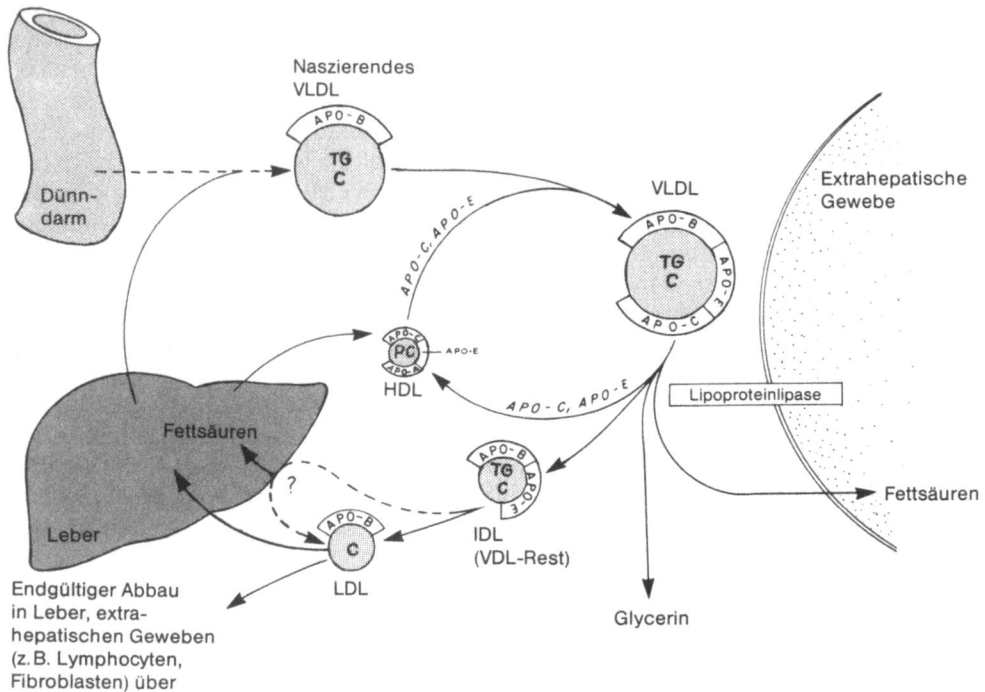

Abb. 18.6. Stoffwechselschicksal der VLDL (very low density lipoproteins) (*APO-A* Apolipoprotein A; *APO-B* Apolipoprotein B; *APO-C* Apolipoprotein C; *APO-E* Apolipoprotein E; *HDL* high density lipoprotein; *TG* Triacylglycerine; *IDL* Lipoproteine intermediärer Dichte; *LDL* low density lipoprotein; *C* Cholesterin und Cholesterinester; *P* Phospholipid). Nur die wichtigsten Lipide sind dargestellt

nicht passieren können, ist wahrscheinlich der Grund, warum Nahrungsfett über die Lymphgefäße und nicht über die Pfortader in die Zirkulation gelangt.

Die Bildung von Chylomikronen und VLDL erfolgt nur in Anwesenheit des Apolipoproteins B. Bei der sehr seltenen A-β-Lipoproteinämie wird das Apolipoprotein B nicht synthetisiert. Aus diesem Grund können alle Lipoproteine, die dieses Apolipoprotein enthalten, nicht gebildet werden, was zur tröpfchenförmigen Anhäufung von Lipid in Intestinaltrakt und Leber führt. Chylomikronen und VLDL enthalten das Apolipoprotein C, wenn sie aus dem zirkulierenden Blut isoliert werden, die frisch synthetisierten oder naszierenden Lipoproteine sind jedoch frei von diesem Apolipoprotein. Aus diesem Grund wird angenommen, daß die Peptide der Apolipoprotein-C-Gruppe im Blutplasma von den HDL auf die Chylomikronen und VLDL übertragen werden (Abb. 18.5 und 18.6). Eine genauere Schilderung der hepatischen VLDL-Sekretion findet sich auf S. 269.

Abbau von Chylomikronen und Lipoproteinen sehr geringer Dichte

Wie man aus Experimenten mit radioaktiver Markierung weiß, verschwinden Chylomikronen außerordentlich rasch aus dem Blut. Bei kleinen Versuchstieren wie Ratten beträgt ihre Halbwertszeit im Plasma einige Minuten, auch bei größeren Tieren und Menschen liegt sie immer noch unter einer Stunde. Die größeren Lipoproteinpartikel werden dabei rascher abgebaut als die kleineren. Bei Infusion von Chylomikronen mit radioaktiv markierten Triacylglycerinen finden sich etwa 80% der Markierung im Fettgewebe, Herz- und Skelettmuskel und etwa 20% in der Leber. Da aus Versuchen mit der perfundierten Leber hervorgeht, daß diese nicht zum Abbau nativer Chylomikronen und VLDL imstande ist, muß geschlossen werden, daß die Markierung in der Leber sekundär zum Chylomikronen- und VLDL-Stoffwechsel in extrahepatischen Geweben entstanden ist.

Bedeutung der Lipoproteinlipase

Zwischen der Fähigkeit eines Gewebes zur Aufnahme von Fettsäuren aus den Lipoproteintriacylglycerinen und der Aktivität der **Lipoproteinlipase** besteht eine direkte Beziehung. Das Enzym findet sich im Endothel von Blutcapillaren und ist darüber hinaus in Extrakten des Herzmuskels, des Fettgewebes, der Milz, der Lungen, des Nierenmarks, der Aorta, des Zwerchfells und der lactierenden Brustdrüse nachgewiesen worden. Normales Blut enthält keine Lipoproteinlipase, jedoch finden sich nach einer Heparininjektion im Blut beachtliche Mengen der Lipoproteinlipase, die von den Geweben freigesetzt werden und zum raschen Abbau der Lipoproteine führen. Auch die Leber gibt nach Gabe großer Mengen von Heparin eine Lipase ab, dieses Enzym unterscheidet sich jedoch von der Lipoproteinlipase und reagiert besonders langsam mit Chylomikronen.

Sowohl Phospholipide als auch das Apoprotein C II werden als Cofaktoren von der Lipoproteinlipase benötigt. Chylomikronen und VLDL liefern dem Enzym sowohl sein Substrat als auch die nötigen Cofaktoren. Die Hydrolyse der Triacylglycerine findet am Capillarendothel statt, an das die Lipoproteinlipase fest gebunden ist. Die Spaltung der Triacylglycerine erfolgt dabei schrittweise über die Stufe der Diacyl- bzw. Monoacylglycerine und führt zur vollständigen Spaltung in Fettsäuren und Glycerin. Der größte Teil der freigesetzten Fettsäuren wird von den Geweben aufgenommen (Abb. 18.5 und 18.6).

Durch die Einwirkung der Lipoproteinlipase gehen etwa 90% der Triacylglycerine von Chylomikronen verloren, darüber hinaus kehrt das Apoprotein C zu den HDL zurück. Das entstehende **Restpartikel** (Remnant) hat noch etwa den halben Durchmesser von Chylomikronen und ist wegen des Verlusts an Triacylglycerinen relativ reich an Cholesterin und Cholesterinestern.

Bedeutung der Leber

Restpartikel aus Chylomikronen werden durch die Leber aufgenommen. An der perfundierten Leber konnte gezeigt werden, daß es zu einer Hydrolyse der Cholesterinester und zu einer Metabolisierung der Triacylglycerinfettsäuren kommt (Gardner 1978). Letztere werden hauptsächlich in Phospholipide eingebaut, welche von der Leber als phospholipidreiche Lipoproteine einer Dichte von < 1,006 abgegeben werden. Das Stoffwechselschicksal dieses „Überbleibsels" wird z. Z. untersucht.

Bei Injektion von VLDL, deren Apolipoproteine mit ^{125}I markiert wurden, zeigte es sich, daß das Apolipoprotein C sich auf die VLDL und HDL verteilt (Eisenberg 1975). Radioaktiv markiertes Apolipoprotein B verschwindet aus den VLDL und erscheint in einem Lipoprotein mittlerer Dichte (1,006-1,019), das auch als Lipoprotein intermediärer Dichte („intermediate density lipoprotein", IDL) bezeichnet wird. Schließlich taucht radioaktiv markiertes Apolipoprotein B in den LDL auf. Ob die Leber in diesen Umwandlungsprozeß eingeschaltet ist, ist z. Z. noch nicht genau bekannt. Möglicherweise stellen die IDL das Endprodukt nach Abbau der VLDL durch die Lipoproteinlipase dar und entsprechen den Überbleibseln beim Chylomikronenabbau. Aus einem VLDL-Partikel entsteht jeweils nur ein IDL-Partikel (Abb. 18.6). Beim Menschen werden nahezu alle VLDL zu LDL umgewandelt, bei der Ratte dagegen erscheint der größte Teil des Apolipoproteins B aus den VLDL in der Leber und nur ein kleiner Teil in den LDL.

Stoffwechsel der LDL

Die LDL werden offenbar nicht direkt von der Leber oder den Intestinaltrakt sezerniert. Sie entstehen vielmehr als Abbauprodukt aus dem Stoffwechsel der VLDL und möglicherweise der Chylomikronen. Die Halbwertszeit der LDL im Plasma, errechnet aus der Rate des Verschwindens des Apolipoproteins B, beträgt etwa 2,5 Tage.

Durch die Untersuchungen der Gruppe von Goldstein (1977) konnte gezeigt werden, daß kultivierte menschliche Fibroblasten, Lymphocyten und glatte Muskelzellen der Arterien spezifische LDL-Receptoren enthalten. Bei Patienten mit familiärer Hypercholesterinämie fehlen diese Receptoren. Bei normalen Zellen führt die Bindung von LDL an diese Receptoren zur Internalisierung des LDL-Partikels, zum Abbau des Apolipoproteins in den Lysosomen, zur Veresterung des Cholesterins und zur Verminderung der Aktivität der HMG-CoA-Reductase (s. S. 278). Dies führt zu einer Hemmung der Cholesterinbiosynthese innerhalb der Zelle. Die Zahl der Receptoren für LDL auf der Zelloberfläche wird offensichtlich

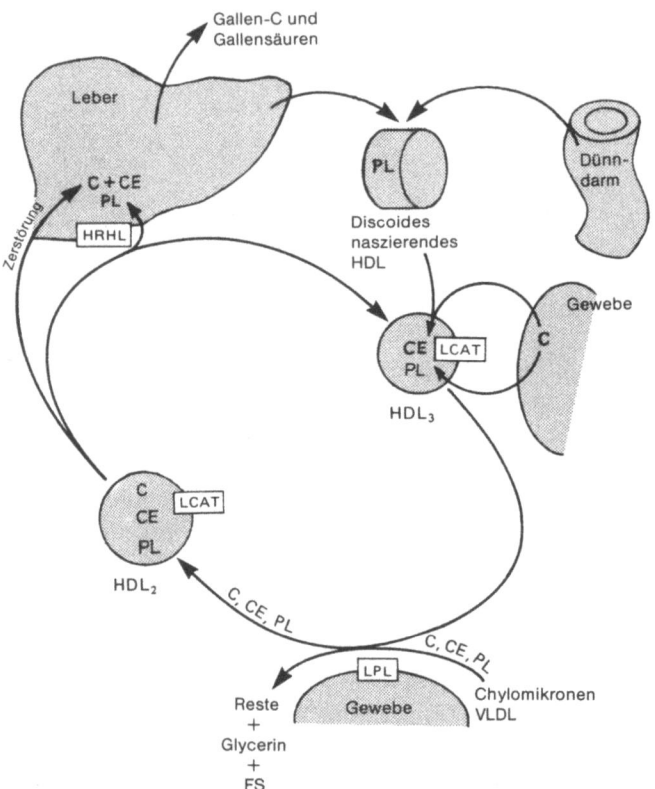

Abb. 18.7. Stoffwechsel der HDL (high density lipoprotein) (*HRHL* heparinfreisetzbare Leberlipase; *LCAT* Lecithin: Cholesterinacyltransferase; *LPL* Lipoproteinlipase; *C* Cholesterin; *CE* Cholesterinester; *PL* Phospholipide; *FS* nichtveresterte Fettsäuren

durch den Cholesterinbedarf der Zelle für die Membranbiosynthese und die eventuelle Bildung von Steroidhormonen reguliert.

Stoffwechsel der HDL (Abb. 18.7)

HDL werden sowohl von der Leber als auch vom Intestinaltrakt synthetisiert und sezerniert. Naszierendes HDL aus dem Intestinaltrakt enthält allerdings kein Apolipoprotein C, sondern nur das Apolipoprotein A. Offensichtlich wird das Apolipoprotein C nur in der Leber synthetisiert und auf die intestinalen HDL nach deren Eintritt in die Zirkulation übertragen. Das von der Leber gebildete HDL besteht aus discoiden Phospholipiddoppelschichten mit Apolipoproteinen und freiem Cholesterin (Hamilton, 1976). Diese Lipoproteine haben große Ähnlichkeit mit Partikeln, die sich im Plasma von Patienten mit einem Defekt der Lecithin:Cholesterinacyltransferase (LCAT) finden. Auch Patienten mit Gelbsucht aufgrund eines Gallengangverschlusses zeigen ähnliche Lipoproteinpartikel. Man nimmt an, daß die LCAT und wahrscheinlich das LCAT-Aktivatorprotein A I an diese discoiden Partikel binden. Unter LCAT-Katalyse reagieren Phospholipide und freies Cholesterin zu Cholesterinestern und Lysolecithin. Die nichtpolaren Cholesterinester gelangen in das stark hydrophobe Innere des Lipidkerns, Lysolecithin wird von Serumalbumin gebunden. Auf diese Weise entsteht ein apolarer Lipidkern unter Bildung eines sphärischen, pseudomicellaren HDL-Partikels, welches auf seiner Oberfläche polare Lipide und Apolipoproteine enthält. Bei einem Mangel an LCAT zeichnen sich alle Lipoproteine durch reduzierten Gehalt an Cholesterinestern und hohe Konzentration an freiem Cholesterin und Lecithin aus. Bei Normalpersonen ist offensichtlich eine Übertragung von verestertem Cholesterin von den HDL auf Lipoproteine geringerer Dichte, z.B. VLDL und LDL möglich. Das LCAT-System ist wahrscheinlich für die Entfernung überschüssigen nichtveresterten Cholesterins aus Lipoproteinen verantwortlich. Beim LCAT-Mangel entstehen große LDL-Partikel, die einen besonders hohen Gehalt an freiem Cholesterin haben. Die Leber und möglicherweise der Intestinaltrakt sind schließlich die Orte des HDL-Abbaus.

Bedeutung der Leber für den Fettstoffwechsel

Früher wurde angenommen, daß der größte Teil des Lipidstoffwechsels im tierischen Organismus über die Leber ablaufe. Die Entdeckung, daß die meisten Gewebe zur vollständigen Fettsäureoxidation imstande sind, und die Beobachtung der besonderen Stoffwechselaktivität des Fettgewebes haben gezeigt, daß diese frühere Ansicht falsch war. Nichtsdestoweniger ist die Leber für den Fettstoffwechsel von zentraler Bedeutung. Sie ermöglicht die Verdauung und Resorption von Nahrungslipiden durch die von ihr gebildete Gallenflüssigkeit, die Gallensäuren und Cholesterin enthält. Darüber hinaus verfügt die Leber über aktive enzymatische Systeme für die Fettsäurebiosynthese, die β-Oxidation der Fettsäuren, die Biosynthese von Triacylglycerinen, Phospholipiden, Cholesterin und Plasmalipoproteinen. Sie ist darüber hinaus als einziges Organ zur Umwandlung von Fettsäuren in Ketonkörper imstande. Einige der hieran beteiligten Reaktionen sind bereits besprochen worden.

Triacylglycerinbiosynthese und Bildung von VLDL

Vergleicht man hepatektomierte und intakte Versuchstiere, so zeigt sich, daß ein großer Teil der aus endogenen Quellen synthetisierten Plasmalipoproteine aus der Leber stammt. Hepatische Triacylglycerine sind dabei die unmittelbaren Vorstufen der in den VLDL enthaltenen Triacylglycerine. Die für die Biosynthese hepatischer Triacylglycerine benötigten Fettsäuren können aus zwei Quellen stammen:
1) aus lebereigenem Acetyl-CoA, das im wesentlichen durch den Kohlenhydratabbau entsteht,
2) aus Fettsäuren, die von der Leber aus der Zirkulation aufgenommen wurden.

Die erste Möglichkeit wird im wesentlichen bei ausreichendem Nahrungsangebot verwirklicht. Unter diesen Bedingungen ist die Geschwindigkeit der Fettsäurebiosynthese sehr hoch, die Konzentration der im Blut vorhandenen nichtveresterten Fettsäuren jedoch niedrig. Da unter diesen Bedingungen der Triacylglyceringehalt der Leber nicht ansteigt, muß geschlossen werden, daß Triacylglycerine von der Leber mit einer ihrer Biosynthese entsprechenden Geschwindigkeit abgegeben werden. Während längerdauernden Fastens, bei Zufuhr einer besonders fettreichen Nahrung oder beim Diabetes mellitus kommt es jedoch zu einem Anstieg der Serumkonzentration nichtveresterter Fettsäuren und einer Fettsäureaufnahme durch die Leber. Unter diesen Bedingungen stellen nichtveresterte Fettsäuren die Hauptquelle der Triacylglycerinbiosynthese in der Leber dar und finden sich auch in hoher Konzentration in den Plasmalipoproteinen, da dann die Lipogenese aus Acetyl-CoA gehemmt ist. Die für die Biosynthese von Triacylglycerinen und Phospholipiden benötigten enzymatischen Mechanismen sind auf S. 248 beschrieben worden. Faktoren, die sowohl die Biosynthese von Triacylglycerin als auch die Sekretion von VLDL durch die Leber stimulieren, sind kohlenhydratreiche Nahrung (besonders fructosereiche Nahrung), erhöhte Spiegel von nichtveresterten Fettsäuren im Plasma, Ethanolzufuhr sowie eine Erhöhung der Insulin- zusammen mit einer Erniedrigung der Glucagonkonzentration.

Fettleber und lipotrope Faktoren
(Abb. 18.8)

Eine Reihe von Ursachen führt zu einer Anhäufung von Triacylglycerinen in der Leber, die pathologische Ausmaße annehmen kann. Bei chronischer Fetteinlagerung in der Leber kann es zu fibrotischen Veränderungen im Leberparenchym kommen, die bis zu einer Lebercirrhose mit gestörter Leberfunktion führen kann. Fettlebern kann man in 2 Hauptgruppen einteilen. In der ersten Gruppe findet sich zusammen mit der Fettleber eine **Erhöhung des Spiegels nichtveresterter Fettsäuren im Plasma**. Dies ist das Resultat einer gesteigerten Fettmobilisierung im Fettgewebe oder einer vermehrten Hydrolyse von Lipoproteintriacylglycerinen durch die Lipoproteinlipase. Vermehrt im Plasma angebotene Fettsäuren werden durch die

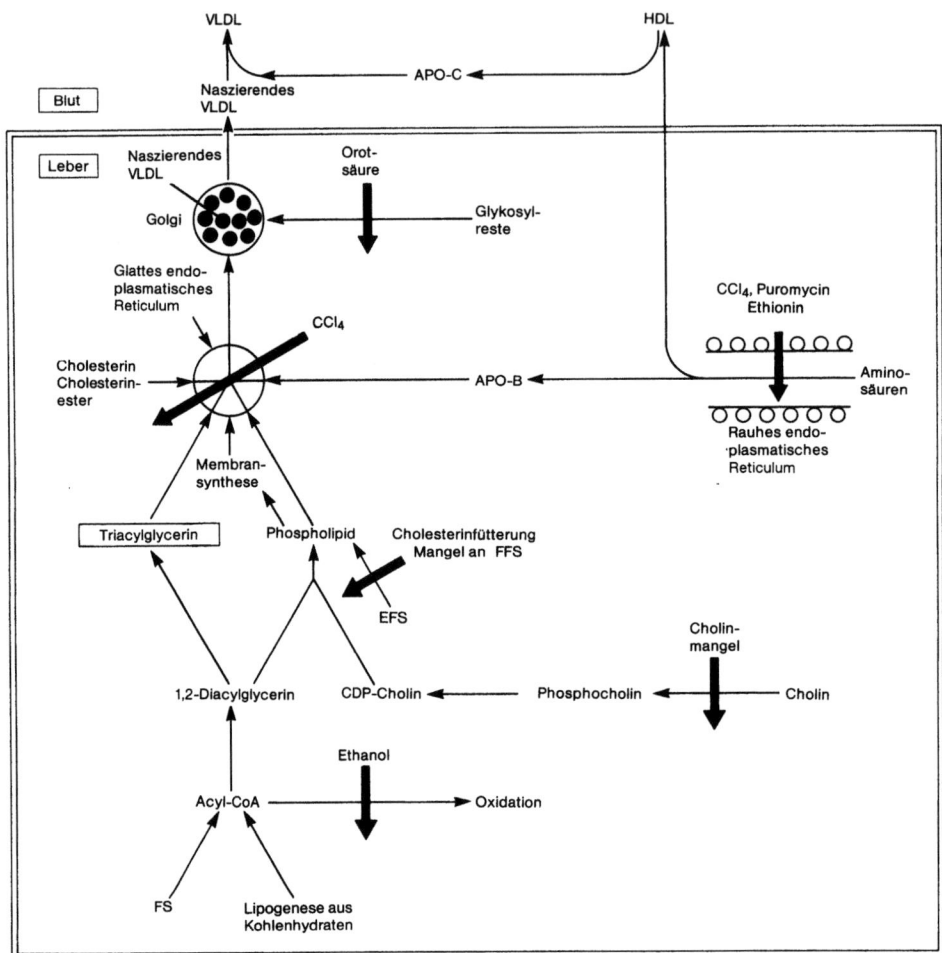

Abb. 18.8. Biosynthese der VLDL (very low density lipoproteins) und möglicher Wirkort von Faktoren, die eine Fettleber hervorrufen (*EFS* essentielle Fettsäuren; *FS* nichtveresterte Fettsäuren; *LDL* low density lipoproteins; *HDL* high density lipoproteins; *APO-B* Apolipoprotein B; *APO-C* Apolipoprotein C)

Leber aufgenommen und verestert. Wenn die Produktion und Abgabe von Plasmalipoproteinen mit dem Fettsäureinflux in den Hepatocyten nicht Schritt hält, kommt es zu einer Anhäufung von Triacylglycerinen und damit zur Fettleber. Die Triacylglycerinkonzentration in der Leber ist beispielsweise während verlängerten Fastens oder der Zufuhr einer fettreichen Diät signifikant erhöht. Bei einer Reihe von Zuständen ist darüber hinaus die Fähigkeit der Hepatocyten zur VLDL-Sekretion vermindert. Bei entgleistem Diabetes mellitus, während schwerer Ketose, aber auch während der Schwangerschaft nimmt die Fetteinlagerung in die Leber Ausmaße an, daß es zu einer makroskopisch sichtbaren Farbänderung des Organs sowie zu einer Lebervergrößerung kommt.

Der zweite Typ der Fettleber wird i. allg. durch eine Störung in der **Produktion von Plasmalipoproteinen** hervorgerufen. Theoretisch kann der Defekt dabei auf der Stufe der Apolipoproteinbiosynthese, der Assemblierung von Lipoproteinen, einer Störung der Phospholipidbiosynthese oder einem Defekt des Sekretionsmechanismus beruhen. Häufig geht eine Fettleber dieses Typs mit einem Mangel von Substanzen einher, die als sog. **lipotrope Faktoren** bezeichnet werden. Hierbei kommt es zur Triacylglycerinansammlung, auch wenn die Geschwindigkeit der Fettsäurebiosynthese oder der Fettsäureaufnahme völlig normal sind. Ein experimentell besonders gut studiertes Modell einer Fettleber ist die durch Cholinmangel hervorgerufene Fettleber. Cholin wird durch eine methioninabhängige Methylierung (Transmethylierung, s. Kap. 22 und 23) synthetisiert, so daß der Defekt i. allg. auf einen Mangel an Methylgruppen durch Fehlen von Methionin zurückgeführt werden kann. Aus diesem Grund dienen nicht nur das Cholin, sondern auch das Methionin und das Betain als sog. lipotrope Wirkstoffe. Sie sind imstande, die durch Cholinmangel hervorgerufene Fettleber zum Verschwinden zu bringen. Auf der anderen Seite führen natürlich Vorgänge, die mit dem Verbrauch von Methylgruppen einhergehen, eine protein- (methionin-)arme oder lecithin- (cholin-)arme Nahrung zur Fettleber.

Um die Bedeutung von Cholin als lipotropem Wirkstoff zu erklären, sind verschiedene Mechanismen angeführt worden. Beim Cholinmangel fehlen im Blut von Ratten die VLDL. Dies ist ein Hinweis dafür, daß der Defekt auf der Ebene der VLDL-Bildung aus Triacylglycerinen liegt. An der perfundierten Leber konnte gezeigt werden, daß beim Cholinmangel die Fettsäureaufnahme und die β-Oxidation nicht vermindert sind. Fettsäuren finden sich bevorzugt in Triacylglycerinen und denjenigen Phospholipiden, die kein Cholin enthalten. Demgegenüber ist der Einbau in cholinhaltige Phospholipide vermindert. Dieser Mangel an cholinhaltigen Phospholipiden könnte zu einer Hemmung der Biosynthese intracellulärer Membranen und damit zu einer Beeinträchtigung der Lipoproteinbiosynthese führen.

Das Antibioticum Puromycin, welches als Hemmstoff der Proteinbiosynthese verwendet wird, führt zu einer Fettleber und zu einer deutlichen Verminderung der Plasmatriacylglycerine. Andere Verbindungen, die die Bildung einer Fettleber auslösen können, sind Ethionin (α-Amino-γ-Ethylmercaptobuttersäure), Tetrachlorkohlenstoff, Chloroform, Phosphor, Blei und Arsen. Cholin hat zwar keine ausgesprochene Schutzwirkung gegenüber diesen Verbindungen, erleichtert jedoch die Erholung nach entsprechender Vergiftung. Die genannten Substanzen führen i. allg. zu einer Hemmung der hepatischen Proteinbiosynthese. Aus der Dauer bis zum Wirkungseintritt (Tetrachlorkohlenstoff wenige Minuten, Ethionin mehrere Stunden) kann geschlossen werden, daß die genannten Verbindungen über unterschiedliche Wirkungsmechanismen verfügen. Sehr wahrscheinlich beeinträchtigt beispielsweise Tetrachlorkohlenstoff den Sekretionsmechanismus der VLDL oder die Assoziation des Lipoproteinpartikels. Dabei wirkt Tetrachlorkohlenstoff nicht direkt, sondern erst nach entsprechender Biotransformation. Diese geht sehr wahrscheinlich mit der Bildung freier Radikale einher, die die Membranlipide des endoplasmatischen Reticulums durch die Bildung von Lipidperoxiden zerstören. Eine Schutzwirkung gegen diese durch Tetrachlorkohlenstoff ausgelöste Lipidperoxidation hat das Vitamin E. Im Gegensatz dazu gehört zum Wirkungsspektrum des Ethionins eine Verminderung des verfügbaren ATP. Diese kommt dadurch zustande, daß Ethionin als Strukturhomologes des Methionin unter ATP-Verbrauch S-adenosyliert wird. Dementsprechend kann der Ethionineffekt auch durch die Gabe von Adenin oder Adenosin verhindert werden. Auch Gabe von Orotsäure führt zur Fettleber. Da es hierbei zu einer Anhäufung von VLDL im Golgi-Apparat kommt, nimmt man an, daß Orotsäure die Glykosylierung der Apolipoproteine hemmt, was zu einer Störung des Sekretionsmechanismus mit anschließendem Abfall derjenigen Plasmalipoproteine führt, die das Apolipoprotein B enthalten.

Bei Vitamin-E-Mangel kommt es im Gefolge eines Cholinmangels rasch zur Lebernekrose. Vitamin E oder Selen (s. Kap. 10) schützen vor Lebernekrose. Außer einem Proteinmangel führt auch ein Mangel an essentiellen Fettsäuren oder bestimmten Vitaminen (Pyridoxin, Pantothensäure) zur Fettleber. Wahrscheinlich kommt es bei einem Mangel an essentiellen Fettsäuren zu einer Störung der Phospholipidsynthese.

Ethanolstoffwechsel

Bei Alkoholikern finden sich häufig eine Fettleber und eine Hyperlipidämie, im Finalstadium eine Lebercirrhose. Auf welche Weise Ethanol zu dieser Störung des Leberstoffwechsels führt, ist noch unbekannt. So weiß man nicht genau, ob die Mobilisierung nichtveresterter Fettsäuren an der Entstehung der Fettleber beteiligt ist. Bei der Ratte hat sich jedenfalls gezeigt, daß nach Ethanolmengen, die zu einer Intoxikation führten, die Plasmakonzentration nichtveresterter Fettsäuren ansteigt. Vieles spricht für eine durch Ethanol gesteigerte hepatische Triacylglycerinbiosynthese, eine Hemmung der β-Oxidation der Fettsäuren und einen verminderten Durchsatz durch den Citratcyclus. Der Grund hierfür liegt wahrscheinlich bei einem Anstieg des $NADH/NAD^+$-Verhältnisses durch die Ethanoloxidation:

$$CH_3-CH_2-OH + NAD^+ \xrightleftharpoons[]{\text{Alkoholdehydrogenase}} CH_3-CHO + NADH + H^+$$

Dies führt zu einer Verschiebung des Gleichgewichts Malat/Oxalacetat und damit zu einer Hemmung des Citratcyclus. Durch die Hemmung der Fettsäureoxidation ergibt sich eine gesteigerte Veresterung von Fettsäuren zu Triacylglycerinen, welche damit die Ursache der Fettleber werden. Bei der Ethanoloxidation entsteht Acetaldehyd, der durch die mitochondriale **Aldehyddehydrogenase** zu Acetat oxidiert wird. Andere Alkoholeffekte sind eine gesteigerte Lipogenese und Cholesterinbiosynthese aus Acetyl-CoA. Das erhöhte $NADH/NAD^+$-Verhältnis führt zu einem Anstieg des Lactat/Pyruvat-Verhältnisses und zur Hyperlactacidämie. Diese vermindert die Kapazität der Nieren zur Harnsäureausscheidung. Wahrscheinlich kommt es aus diesem Grund zu einer Auslösung von Gichtanfällen nach Alkoholgenuß. Ohne Zweifel ist die Hauptabbauroute für Ethanol die **Alkoholdehydrogenase.** Es gibt allerdings ein mikrosomales System der Ethanoloxidation, das NADPH und O_2 benötigt.

$$CH_3\text{-}CH_2\text{-}OH + NADPH + H^+ + O_2 \rightarrow CH_3\text{-}CHO + NADP^+ + 2H_2O$$

Speziell nach längerdauerndem Alkoholkonsum entstammen die in der Leber angehäuften Triacylglycerinfettsäuren mehr der Biosynthese in der Leber als dem Fettgewebe. Interessanterweise kommt es nach Ethanolzufuhr nicht zu einer Hemmung der hepatischen Proteinbiosynthese.

Ketose

Bei verschiedenen mit gesteigerter Fettsäureoxidation einhergehenden Stoffwechselzuständen produziert die Leber beachtliche Mengen von Acetacetat und D(-)-β-Hydroxybutyrat, welche durch Diffusion ins Blut gelangen. Acetacetat kann durch spontane Decarboxylierung in Aceton übergehen. Die 3 genannten Verbindungen werden insgesamt als sog. **Ketonkörper** bezeichnet (Abb.18.9). Acetacetat und β-Hydroxybutyrat stehen über die β-Hydroxybutyratdehydrogenase miteinander im Gleichgewicht. Das mitochondriale $NAD^+/NADH$-Verhältnis, d. h. der intramitochondriale Redoxstatus, kontrolliert die Einstellung dieses Gleichgewichts. Das Verhältnis β-Hydroxybutyrat/Acetacetat im Blut schwankt zwischen 1 und 10.

Im Blut gut ernährter Säugetiere steigt die Konzentration der Gesamtketonkörper i.allg. nicht über 1 mg/100 ml (als Acetonäquivalente). Bei Wiederkäuern finden sich gelegentlich etwas höhere Konzentrationen. Im Urin gehen pro 24 h beim Menschen i.allg. weniger als 1 mg Ketonkörper verloren. Finden sich über

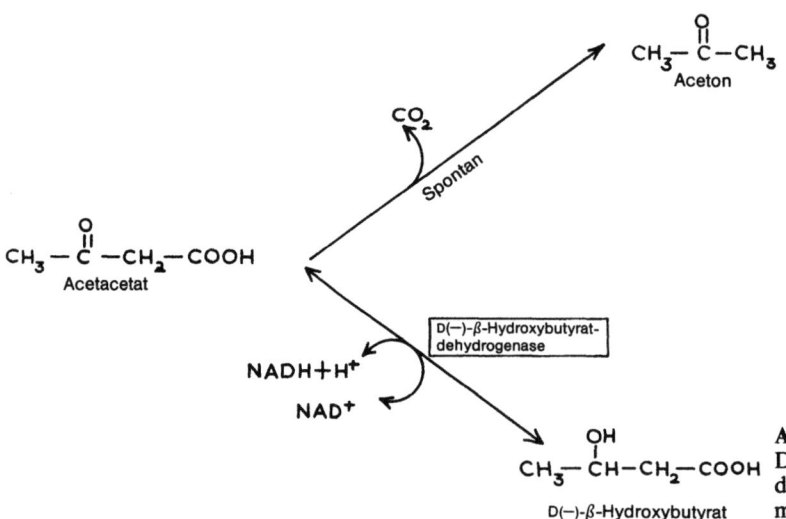

Abb. 18.9. Die Ketonkörper. Die D(-)-β-Hydroxybutyratdehydrogenase ist ein mitochondriales Enzym

diesen Grenzwert hinausgehende Mengen von Ketonkörpern im Blut oder im Urin, spricht man von einer **Ketonämie** (Hyperketonämie) oder **Ketonurie**. Ein derartiger Zustand wird auch als **Ketose** bezeichnet. Acetacetat und β-Hydroxybutyrat sind relativ schwache Säuren und müssen im Blut oder in den Geweben gepuffert werden. Ihre Ausscheidung im Urin führt immer zu einem Verlust von Pufferkationen (ungeachtet der Ammoniakproduktion in der Leber) und damit zum allmählichen Verlust der Alkalireserve. Bei länger dauernder Ketose entsteht infolgedessen eine **Ketoacidose**, die z. B. über das Schicksal eines entgleisten Diabetes entscheiden kann.

Die einfachste Form der Ketose findet sich beim Fasten und geht mit einer Entleerung der verfügbaren Kohlenhydratspeicher und Fettsäuremobilisierung einher. Dieses allgemeine Stoffwechselmuster findet sich bei allen anderen Zuständen mit Ketose, ist jedoch beim Diabetes mellitus oder der Wiederkäuerketose pathologisch verstärkt. Eine nichtpathologische Form der Ketose findet sich darüber hinaus bei fettreicher Nahrung und bei schwerer körperlicher Arbeit im postresorptiven Zustand.

Bei Nichtwiederkäuern ist in vivo die Leber das einzige Organ, das für die Ketonkörperproduktion verantwortlich ist. Extrahepatische Gewebe können dagegen Ketonkörper vollständig oxidieren. Bei Wiederkäuern entsteht im Pansen aus Buttersäure β-Hydroxybutyrat, welches im Blut aufgenommen wird. Möglicherweise produziert auch die Milchdrüse von Wiederkäuern Ketonkörper. Sehr wahrscheinlich ist jedoch die quantitative Bedeutung dieser beiden extrahepatischen Quellen für Ketonkörper vergleichsweise gering.

Abbildung 18.10 zeigt das Stoffwechselschicksal der Ketonkörper. Sie entstehen in der Leber, die eine sehr aktive enzymatische Ausstattung zur Ketonkörperbiosynthese, nicht jedoch zu deren Utilisierung hat. Diese findet dagegen in den extrahepatischen Geweben statt.

Ketogenese

Die für die Ketonkörperproduktion verantwortlichen Enzyme kommen in den Mitochondrien vor. Ursprünglich ging man davon aus, daß aus den letzten 4 C-Atomen einer Fettsäure während der β-Oxidation Acetacetat entsteht. Nachdem sich gezeigt hatte, daß bei Ketose mehr als 1 Acetacetat pro langkettige Fettsäure gebildet wird, und nachdem Ketonkörper auch aus Essigsäure entstehen, nahm man an, daß diese aus Acetylresten entstehen, wobei eine Umkehr der Thiolasereaktion zugrunde liegt. Acetacetyl-CoA, das Ausgangsmaterial für die Ketogenese, entsteht dabei entweder di-

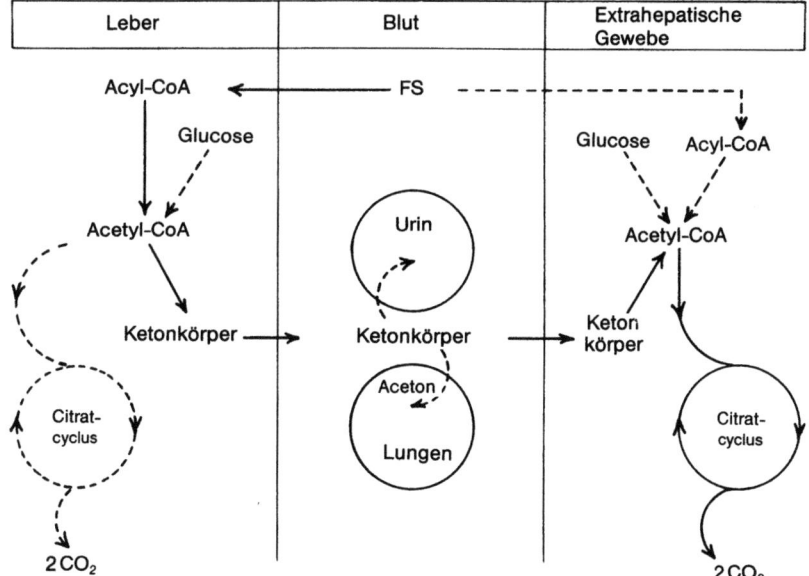

Abb. 18.10. Bildung, Verwertung und Ausscheidung von Ketonkörpern (die Hauptwege sind mit durchgezogenen Linien angegeben)

274 18. Lipidstoffwechsel: II. Beziehungen zwischen verschiedenen Geweben

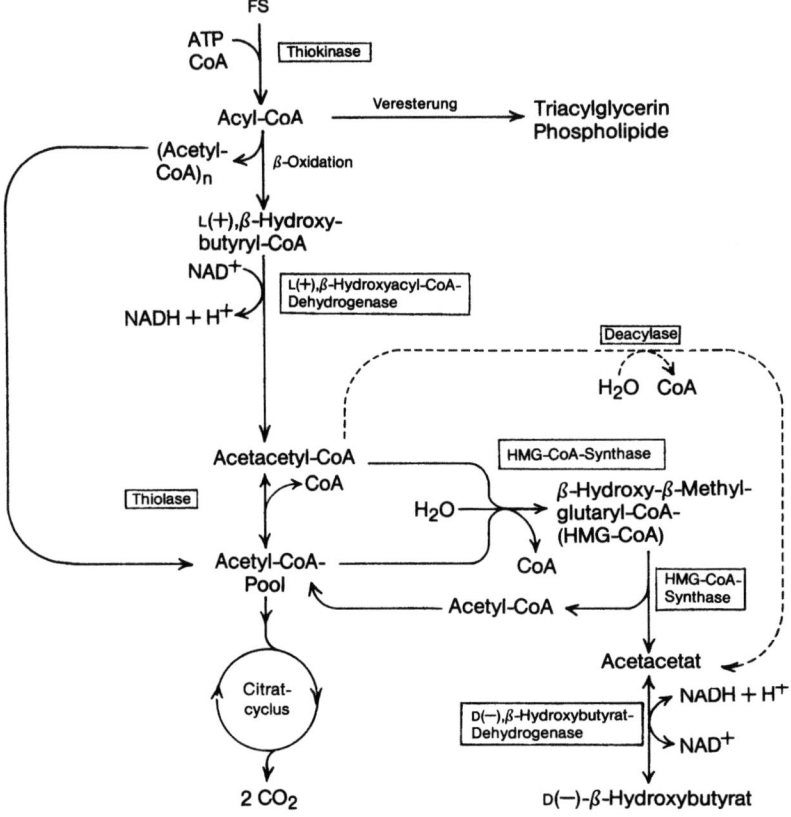

Abb. 18.11. Ketogenese in der Leber (*FS* nichtveresterte Fettsäuren; *HMG* β-Hydroxy-β-Methylglutaryl)

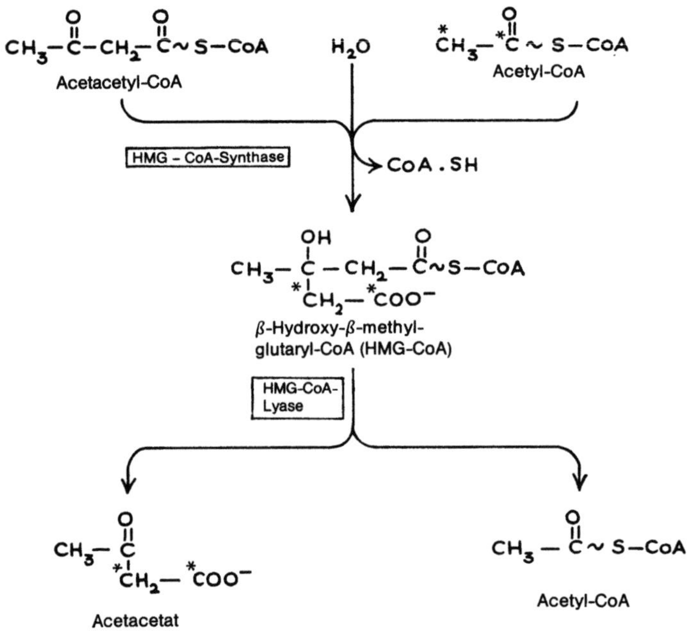

Abb. 18.12. Bildung von Acetacetat

rekt während der β-Oxidation der Fettsäure oder durch Umkehr der **Thiolase** aus Acetyl-CoA (Abb. 18.11). Offensichtlich erfolgt die Entstehung von Acetacetat aus Acetacetyl-CoA nicht durch eine Deacylase. Es kommt vielmehr zur Kondensation von Acetacetyl-CoA mit einem weiteren Molekül Acetyl-CoA, wobei **β-Hydroxy-β-Methylglutaryl-CoA** (HMG-CoA) entsteht (Abb. 18.12). Das hierfür verantwortliche Enzym ist die **β-Hydroxy-β-Methylglutaryl-CoA-Synthase**. Durch ein weiteres mitochondriales Enzym, die **β-Hydroxy-β-Methylglutaryl-CoA-Lyase** kommt es zur Abspaltung eines Acetyl-CoA aus dem HMG-CoA und damit zur Entstehung von freiem Acetacetat. Die als Acetyl-CoA abgespaltenen C-Atome stammen aus dem ursprünglichen Acetacetyl-CoA-Molekül (Abb. 18.12). Eine Ketogenese setzt die Anwesenheit beider Enzyme in den Mitochondrien voraus, eine Bedingung, die nur in der Leber sowie im Pansenepithel der Wiederkäuer erfüllt ist. Während längeren Fastens findet sich ein Anstieg der HMG-CoA-Lyaseaktivität, allerdings scheint das Enzym nicht geschwindigkeitsbestimmend für die Ketogenese zu sein.

Durch die **β-Hydroxybutyratdehydrogenase** wird Acetacetat in β-Hydroxybutyrat umgewandelt. Während der Ketose ist das β-Hydroxybutyrat der quantitativ wichtigste Ketonkörper in Blut und Urin.

Verwertung von Ketonkörpern

Die Leber verfügt zwar über eine aktive enzymatische Ausstattung zur Biosynthese von Ketonkörpern aus Acetacetyl-CoA, kann jedoch Acetacetat nicht verwerten, sondern gibt Ketonkörper in die Zirkulation ab.

Die unten dargestellten Reaktionen finden ausschließlich in den extrahepatischen Geweben statt. Sie haben die Aktivierung von Acetacetat zu Acetacetyl-CoA zum Ziel. Die hierfür verantwortlichen Enzyme finden sich nicht in der Leber. Der quantitativ bedeutendere Mechanismus beinhaltet eine Reaktion von Acetacetat mit Succinyl-CoA. Durch die Katalyse des Enzyms **Succinyl-CoA-Acetacetat-CoA-Transferase (Thiophorase)** erfolgt ein Transfer des CoA vom Succinyl-CoA auf Acetacetat, wobei Acetacetyl-CoA und Succinat entstehen. Von geringerer Bedeutung ist die Acetacetatthiokinasereaktion

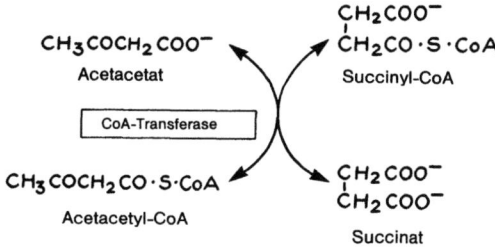

Auch das β-Hydroxybutyrat kann durch eine derartige Thiokinase in den extrahepatischen Geweben aktiviert werden. Allerdings ist die bei weitem wichtigere Route seine Oxidation mit NAD^+ unter Bildung von Acetacetat. Das im Verlauf dieser Reaktionen gebildete Acetacetyl-CoA wird durch die Thiolase zur Acetyl-CoA gespalten und danach im Citratcyclus oxidiert (s. Abb. 18.11).

Die Oxidation von Ketonkörpern in den extrahepatischen Geweben erfolgt proportional zu ihrer Konzentration im Blut. Sie werden bevorzugt vor Glucose und nichtveresterten Fettsäuren oxidiert. Mit ansteigender Blutkonzentration steigt die Ketonkörperoxidation an, ein Sättigungswert ist bei etwa 70 mg/100 ml erreicht. Jeder weitere Anstieg der Ketonkörperproduktion führt nur zu einem Anstieg der Konzentration und der Ausscheidung von Ketonkörpern im Urin. Unter derartigen Bedingungen kann ein beträchtlicher Teil des Sauerstoffverbrauchs eines Organismus auf das Konto der Ketonkörperoxidation gehen.

Es ist sehr wahrscheinlich, daß Ketonämien immer durch eine gesteigerte Ketonkörperproduktion in der Leber und nie durch einen Utilisierungsdefekt in extrahepatischen Geweben hervorgerufen wird. Aus Untersuchungen an pankreatektomierten Ratten kann allerdings geschlossen werden, daß im schweren Insulinmangelzustand auch eine verminderte Fähigkeit zur Ketonkörperverwertung besteht.

Bei milder Ketonämie macht die Ketonkörperausscheidung im Urin nur wenige Prozent der Gesamtketonkörperproduktion und Verwertung aus. Da es ein renales Ausscheidungsmaximum gibt, das zwischen Species, ja sogar zwischen verschiedenen Individuen der einzelnen Species außerordentlich stark schwankt, sollte zur Beurteilung des Schweregrads einer Ketose die Serumkonzentration von Ketonkörpern und nicht das Ausmaß der Ketonurie ermittelt werden.

Acetacetat und β-Hydroxybutyrat können in extrahepatischen Geweben rasch oxidiert werden, beim Aceton ergeben sich jedoch beachtliche Schwierigkeiten. Bei einer intravenösen Acetongabe beim Menschen steigt seine Konzentration rasch an und bleibt während mehrerer Stunden deutlich erhöht, was auf eine sehr geringe Verwertung schließen läßt.

Cholesterinstoffwechsel

Die tägliche de-novo-Cholesterinbiosynthese des Menschen liegt bei etwa 1 g, die Zufuhr mit der Nahrung liefert weitere 0,3 g. Cholesterin wird über 2 Stoffwechselwege ausgeschieden, einmal durch Umwandlung in Gallensäuren sowie zum anderen als neutrales Sterol. Beide Umwandlungsprodukte werden im wesentlichen in der Faeces ausgeschieden. Die Biosynthese von Steroidhormonen aus Cholesterin und die Ausscheidung ihrer Abbauprodukte spielen demgegenüber eine geringe quantitative Rolle. **Cholesterin ist ein typisches Produkt des tierischen Stoffwechsels** und kommt aus diesem Grund in hoher Konzentration in Nahrungsmitteln tierischen Ursprungs wie Fleisch, Leber, Hirn und Eigelb vor.

Biosynthese des Cholesterins und anderer Isoprenoide

Soweit man heute weiß, sind alle kernhaltigen Zellen zur Cholesterinbiosynthese imstande. Eine besonders hohe Synthesekapazität haben dabei die Leber, die Nebennierenrinde, die Haut, der Intestinaltrakt, die Testes und die Aorta. Die Cholesterinbiosynthese findet in der mikrosomalen und der cytosolischen Zellfraktion statt.
Alle Kohlenstoffatome des Cholesterins stammen aus dem Acetyl-CoA. Viele Untersucher haben zur Aufklärung der Biosynthese dieses komplexen Moleküls beigetragen (Abb. 18.13-18.15). Die Biosynthese erfolgt dabei über mehrere Stufen. Zunächst einmal wird das aus 6 C-Atomen bestehende Mevalonat aus Acetyl-CoA synthetisiert (Abb. 18.13).
Der nächste wichtige Schritt ist die Bildung von Isopreneinheiten aus Mevalonat durch Decarboxylierung (Abb. 18.14). Diese Isopreneinheiten sind die Bauteile des Steroidskeletts, darüber hinaus aber auch anderer Isoprenoide

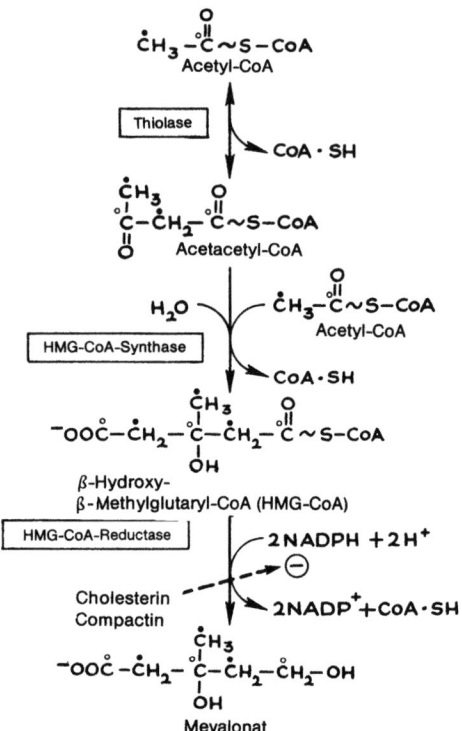

Abb. 18.13. Biosynthese von Mevalonat (*HMG* β-Hydroxy-β-Methylglutaryl), HMG-CoA-Reductase wird durch Cholesterin und kompetitiv zu HMG-CoA durch den Pilzmetaboliten Compactin gehemmt

wie beispielsweise des Dolichols (S. 515) und des Ubichinons (Abb. 12.13).
Das Steroidskelett des Cholesterins wird aus den Isoprenoideinheiten als Baublöcken synthetisiert. 6 derartige Isopreneinheiten kondensieren unter Ausbildung des Squalen, welches durch entsprechende Cyclisierung in Lanosterol umgewandelt werden kann, das die Muttersubstanz aller Steroide darstellt. Für die Biosynthese von Cholesterin aus Lanosterol werden verschiedene weitere Reaktionen benötigt, die beispielsweise zum Verlust von 3 Methylgruppen führen (Abb. 18.15).
Für die Mevalonsäurebiosynthese stehen prinzipiell 2 Stoffwechselwege zur Verfügung. Bei einem ist das β-Hydroxy-β-Methylglutaryl-CoA ein Zwischenprodukt, beim anderen ein β-Hydroxy-β-Methylglutaryl-S-Enzymkomplex. Die Variante, bei der β-Hydroxy-β-Methylglutaryl-CoA als Zwischenprodukt auftritt, ist von quantitativ wesentlich größerer Bedeutung. Interessanterweise werden dabei eine Reihe von

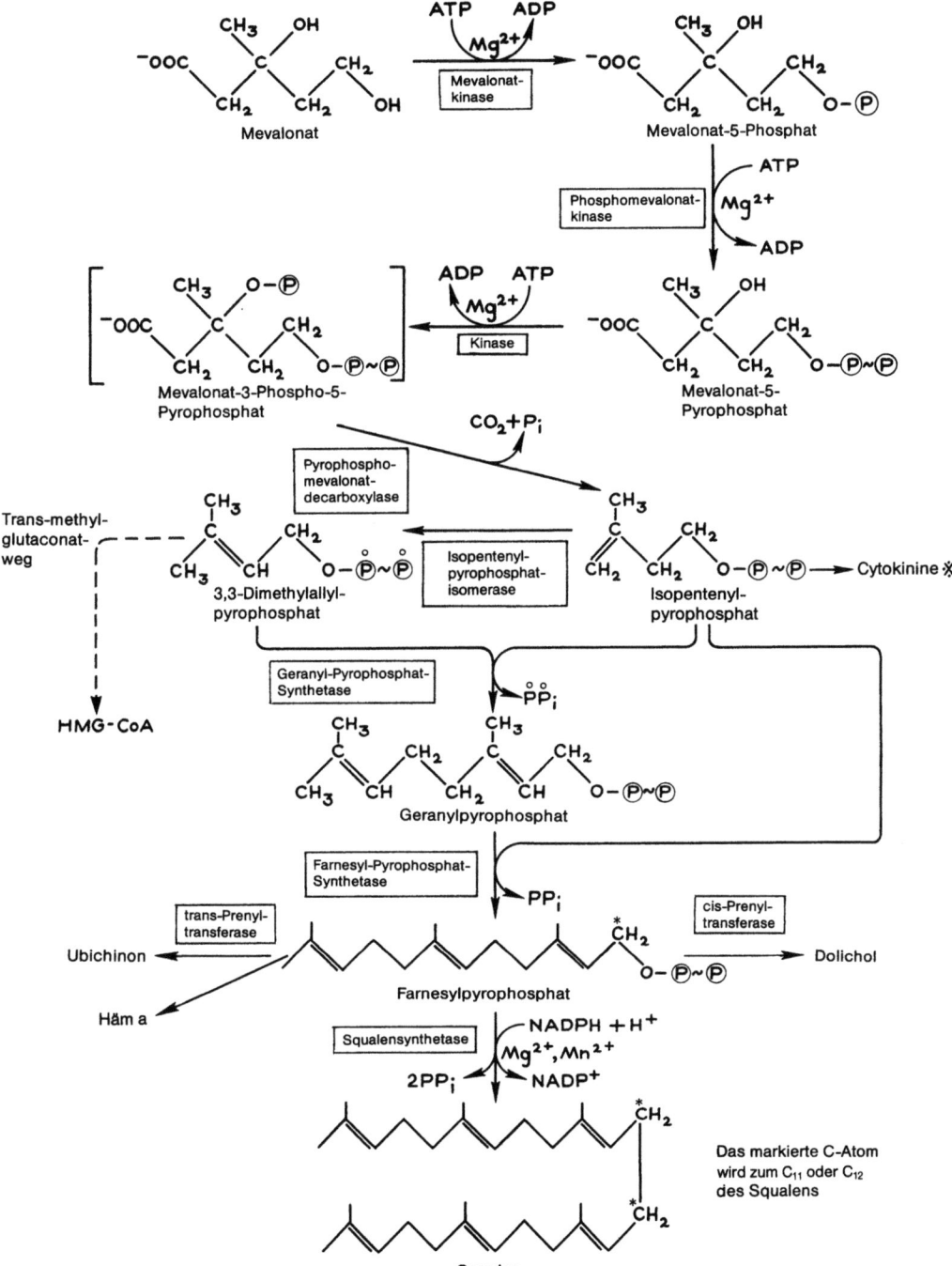

Abb. 18.14. Biosynthese von Squalen, Ubichinon und Dolichol (*HMG* β-Hydroxy-β-Methylglutaryl, +) Isopentenyladenin, eine Komponente der tRNA). Ein Farnesylrest findet sich im Häm A der Cytochromoxidase

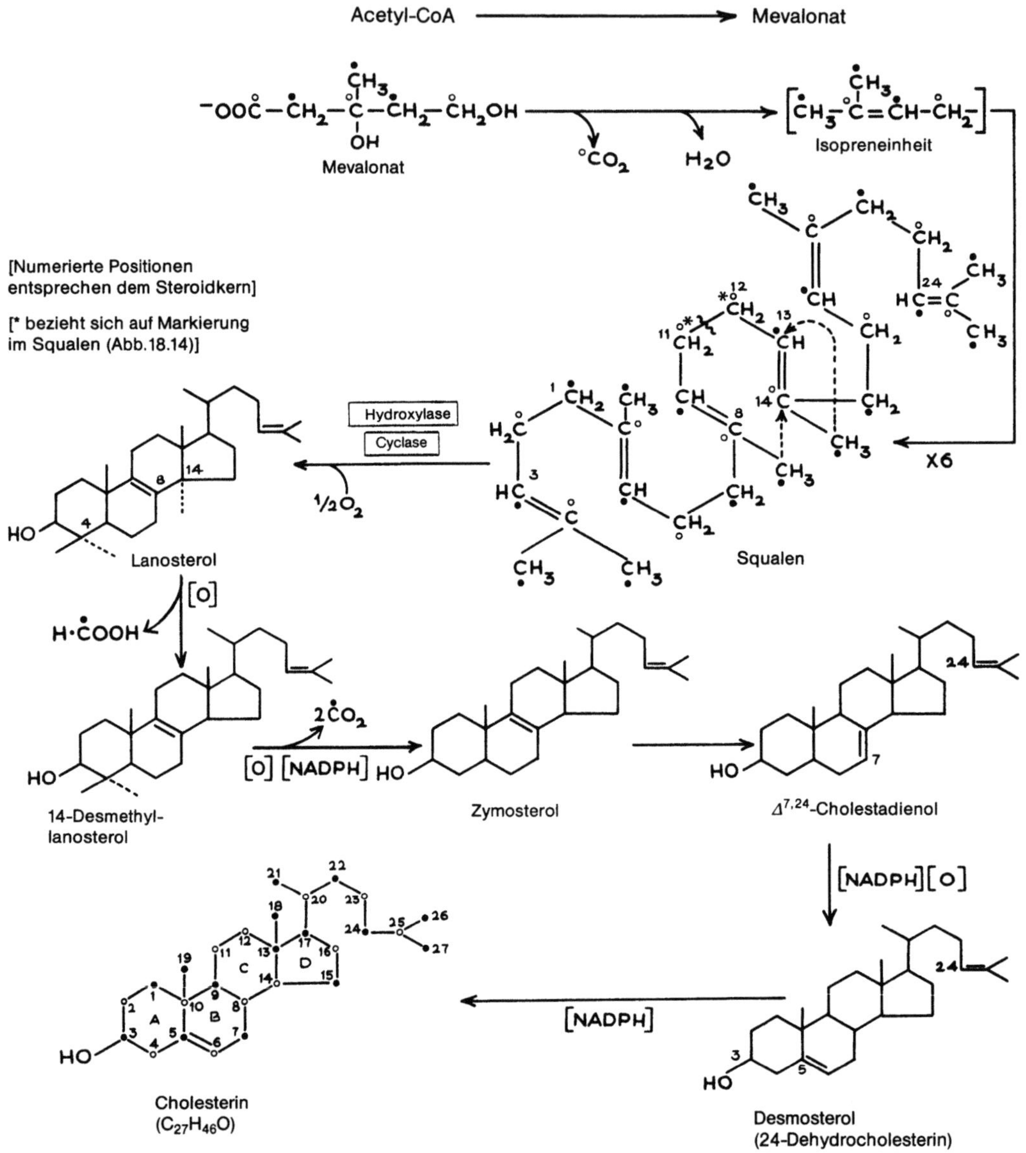

Abb. 18.15. Cholesterinbiosynthese

Reaktionsschritte durchlaufen, die innerhalb der mitochondrialen Membranen für die Ketonkörperbiosynthese benutzt werden.
In einer 2stufigen Reduktion durch NADPH unter Katalyse der **β-Hydroxy-β-Methylglutaryl-CoA-Reductase** wird β-Hydroxy-β-Methylglutaryl-CoA zu Mevalonat reduziert (Abb. 18.13). In der nächsten Reihe von Reaktionen kommt es zur Phosphorylierung des Mevalonats mit ATP, wobei verschiedene biologisch aktive phosphorylierte Zwischenprodukte auftreten. Durch Decarboxylierung entsteht aktives Isopren, das Isopentenylpyrophosphat. Danach erfolgt die Kondensation von 3 Isopreneinheiten unter Bildung von **Farnesylpyrophosphat**. Als Zwischenstufe tritt dabei das Geranylpyrophosphat auf, das durch Reaktion von Isopentenylpyrophosphat mit seinem Isomer, dem 3,3-Dimethylallylpyrophosphat entsteht. 2 Moleküle Farnesylpyrophosphat kondensieren an den Pyrophosphatenden in einer NADPH-abhängigen Reaktion, wobei die Pyrophosphatradikale eliminiert werden. Das dabei entstehende Produkt ist das **Squalen**. Aus

neuesten Untersuchungen geht hervor, daß zu dem Geschilderten eine alternative Reaktionssequenz kommt, die als „trans-Methylglutaconatkurzschluß" bezeichnet wird. Über diesen Stoffwechselweg werden bedeutende Teile (20%) des Dimethylalylpyrophosphats entfernt und über trans-3-Metylglutaconyl-CoA in β-Hydroxy-β-Methylglutaryl-CoA umgewandelt. Dieser Stoffwechselweg könnte ein regulatorisches Potential in bezug auf die Geschwindigkeit der Cholesterinbiosynthese haben.

In Squalen findet sich bereits eine Struktur, die derjenigen der Steroide sehr ähnlich ist (Abb. 18.15). Durch Ringschluß wird es in **Lanosterol** umgewandelt. Hierzu ist der vorherige Transfer der Methylgruppe auf dem Kohlenstoffatom C_{14} auf C_{13} notwendig, die Methylgruppen an den C-Atomen 8, 14 und 3 werden hydroxyliert. Für die letztere Reaktion ist molekularer Sauerstoff notwendig, als Enzym dient ein mikrosomales Hydroxylasesystem.

Auf der letzten Stufe der Biosynthese (Abb. 18.15) wird aus Lanosterol Cholesterin gebildet. Hierzu erfolgen Änderungen am Steroidkern und an der Seitenkette. Die Methylgruppe am C-Atom 14 wird zu CO_2 oxidiert, wobei 14-Desmethyllanosterin entsteht. 2 weitere Methylgruppen am C-Atom 4 werden unter Bildung von Zymosterol entfernt. $\Delta^{7,24}$-Cholestadienol entsteht aus Zymosterol durch die Einführung einer Doppelbindung zwischen den C-Atomen 8 und 9, die später auf die Position zwischen den C-Atomen 8 und 7 verschoben wird. Eine weitere Verschiebung der Doppelbindung in den Ring B in die Position zwischen den C-Atomen 5 und 6 führt zum Desmosterol. Nach Reduktion der Doppelbindung in der Seitenkette ist schließlich die Cholesterinbiosynthese abgeschlossen. Man weiß nicht mit Sicherheit, in welcher Reihenfolge die einzelnen beschriebenen Schritte stattfinden. Einige Untersucher sind der Ansicht, daß die Doppelbindung am C-Atom 24 sehr früh reduziert wird und daß aus diesem Grunde Desmosterol nicht der unmittelbare Vorläufer des Cholesterins ist. Es besteht natürlich darüber hinaus die Möglichkeit, daß für die ganze Biosynthese mehr als eine Möglichkeit vorhanden ist.

Möglicherweise finden sich die Zwischenprodukte vom Squalen zum Cholesterin an ein spezielles Trägerprotein gebunden, das als Squalen- und Sterolträgerprotein bezeichnet wird. Es bindet Steroide und andere unlösliche Lipide und ermöglicht ihnen auf diese Weise die Reaktion in der wäßrigen Phase der Zelle. Zusätzlich ist es wahrscheinlich, daß die Umwandlung von Cholesterin in Steroidhormone und Gallensäuren sowie sein Einbau in Membranen und Lipoproteine seine Bindung an das Cholesterin-Steroidcarrierprotein voraussetzt. Möglicherweise ist auch dieses Cholesterin-Steroidcarrierprotein an der Regulation der β-Hydroxy-β-Methylglutaryl-CoA-Reductase (HMG-CoA-Reductase) beteiligt (s. unten).

Der Kontrollpunkt für die Regulation der Cholesterinbiosynthese liegt an ihrem Beginn. Bei hungernden Ratten fällt die Aktivität der β-Hydroxy-β-Methylglutaryl-CoA-Reductase deutlich ab, was eine Erklärung für die reduzierte Cholesterinbiosynthese während des Fastens liefern könnte. In Lebern diabetischer Ratten erfolgt dagegen keine Verminderung der Aktivität dieses Enzyms, was gut mit dem Befund einer beim Diabetes nicht verminderten Cholesterinbiosynthese übereinstimmt. Siperstein hat einen Rückkopplungsmechanismus vorgeschlagen, bei dem Cholesterin die Aktivität der β-Hydroxy-β-Methylglutaryl-CoA-Reductase der Leber hemmt. Allerdings kann eine direkte Hemmung des Enzyms durch Cholesterin nicht nachgewiesen werden. Cholesterin wirkt möglicherweise durch Repression der Biosynthese der Reductase oder durch Induktion von Enzymen, die für den Abbau der Reductase verantwortlich sind. Sowohl die Cholesterinbiosynthese als auch die Aktivität der HMG-CoA-Reductase zeigen einen ausgesprochenen Tagesrhythmus. Es gibt allerdings Arbeiten, die darauf hindeuten, daß Cholesterin wesentlich rascher auf die Aktivität der Reductase wirkt, als ausschließlich durch Änderung der Proteinbiosynthese erklärt werden könnte. Nach Gabe von Insulin oder Schilddrüsenhormonen nimmt die Aktivität der HMG-CoA-Reductase zu. Glucagon oder Glucocorticoide senken sie ab. Nordstrom (1977) hat gezeigt, daß das Enzym in einer aktiven und in einer inaktiven Form vorkommt, die einem phosphorylierten bzw. dephosphorylierten Zustand entsprechen (s. auch Phosphorylase und hormonsensitive Lipase, S. 197 und 260).

Gibt man ^{14}C-markiertes Acetat, so kann die Markierung nach kurzer Zeit im Plasmacholesterin nachgewiesen werden. Die Biosynthese findet hauptsächlich in der Leber statt, synthetisiertes Cholesterin wird zunächst in die

VLDL und später in die LDL eingebaut. Nahrungscholesterin beeinflußt die endogene Cholesterinproduktion. Enthielt die Nahrung bei Ratten nur 0,05% Cholesterin, wurden 70-80% des in Leber, Dünndarm und Nebennieren gefundenen Cholesterins aus endogener Biosynthese bereitgestellt. Mit zunehmendem Cholesteringehalt der Nahrung (bis 2%) fiel die endogene Produktion auf 10-30%. Interessanterweise kann jedoch die endogene Cholesterinproduktion durch Erhöhung der Cholesterinzufuhr mit der Nahrung nicht vollständig unterdrückt werden. Aus Ergebnissen mit der perfundierten Leber geht hervor, daß cholesterinreiche Überbleibsel des Chylomikronenabbaus (s. S. 265) die Cholesterinbiosynthese hemmen.

Die Bedeutung der Leber als Organ der endogenen Cholesterinbiosynthese ist von Species zu Species unterschiedlich. Beim Menschen ist die hauptsächlich im Intestinaltrakt erfolgende, extrahepatische Biosynthese besonders wichtig. Bei Hunden und Ratten wird der größte Teil des Cholesterins in der Leber synthetisiert. Gallensäuren hemmen die Cholesterinbiosynthese im Intestinaltrakt stärker als Cholesterin. Man nimmt an, daß auch hier das regulierende Enzym die HMG-CoA-Reductase ist. Nach neuesten Untersuchungen wird die Cholesterinbiosynthese durch cAMP gehemmt, was darauf hindeutet, daß eine oder mehrere der Biosynthesereaktionen durch eine cAMP-abhängige Proteinkinase kontrolliert werden.

Die Plasmacholesterinkonzentration kann beim Menschen durch Verminderung des Cholesterinangebots in der Nahrung wirkungsvoll erniedrigt werden. Je 100 mg Nahrungscholesterin führt zu einem Anstieg der Cholesterinkonzentration im Serum um 5 mg/100 ml.

Transport

In der Nahrung enthaltenes Cholesterin wird im Intestinaltrakt resorbiert und zusammen mit anderen Lipiden und dem im Intestinaltrakt synthetisierten Cholesterin in Chylomikronen und VLDL eingebaut. 80-90% des resorbierten Cholesterins finden sich in der Lymphe als Ester mit langkettigen Fettsäuren. Die Veresterung findet in den Zellen der intestinalen Mucosa statt. Pflanzensteroide (Sitosterole) werden schlecht resorbiert. Bei der Reaktion von Chylomikronenüberbleibseln mit der Leber wird der größte Teil der Cholesterinester hydrolysiert und das dabei entstehende freie Cholesterin in der Leber aufgenommen. In der Leber gebildete VLDL transportieren Cholesterin im Plasma.

Beim Menschen liegt der Gesamtcholesteringehalt des Blutplasmas bei etwa 200 mg/100 ml mit einer erheblichen Variationsbreite. Mit zunehmendem Alter nimmt die Cholesterinkonzentration des Plasmas zu. Der größte Teil des Plasmacholesterins liegt verestert vor. Der Transport erfolgt in Form von Lipoproteinen, wobei in den LDL, welche aus VLDL entstehen, der höchste relative Cholesterinanteil gefunden wird. Mit zunehmendem VLDL-Gehalt des Plasmas wird natürlich ein zunehmender Cholesterinanteil in diesem Lipoprotein transportiert. Beim Abbau der LDL in extrahepatischen Geweben wird das Cholesterin von ihnen aufgenommen.

Mit der Nahrung aufgenommenes Cholesterin benötigt mehrere Tage, bis es im Gleichgewicht mit dem Plasmacholesterin und mehrere Wochen, bis es im Gleichgewicht mit dem Gewebscholesterin steht. Der Umsatz des Lebercholesterins ist im Vergleich zur Halbwertzeit des Körpercholesterins (mehrere Wochen) relativ schnell. Freies Cholesterin in Plasma und Leber gelangt innerhalb einiger Stunden ins Gleichgewicht.

Beim Menschen benötigt der Austausch von Cholesterinestern mit freiem Cholesterin im Plasma mehrere Tage. Während freies Plasmacholesterin sich rasch mit Gewebscholesterin austauscht, trifft dies für Cholesterinester nicht zu. Ein Teil der Cholesterinester entsteht in den HDL durch einen Estertransfer zwischen Cholesterin und den Fettsäuren in Position 2 des Phosphatidylcholins. Das hierfür verantwortliche Enzym ist die Lecithin:Cholesterin-Acyltransferase (LCAT, s. S. 268). Ein hereditärer Mangel dieses Enzyms ist inzwischen beschrieben worden. Die betroffenen Patienten zeigen stark erniedrigte Plasmakonzentrationen von Cholesterinestern und Lysolecithin, wogegen die Konzentrationen von Cholesterin und Lecithin erhöht sind. Das Plasma ist häufig trüb. Darüber hinaus finden sich abnorme Lipoproteine. Eine der HDL-Fraktionen enthält scheibchenförmige Strukturen, die LDL sind größer und haben eine Lipidzusammensetzung, die in etwa derjenigen der VLDL entspricht. Darüber hinaus findet sich als normale LDL-Subfraktion ein Lipoprotein X, das sich sonst nur bei Patienten mit Cholestase nachweisen läßt. Auch die VLDL haben eine anomale Zusammensetzung und wandern bei der Elektrophorese wie β-Lipoproteine. Patienten mit einer Leberparenchymerkrankung zeigen häufig eine Abnahme der Aktivität der Lecithin:Cholesterin-Acyltransferase und ähnliche Störungen der Serumlipide und Lipoproteine. Daraus kann geschlossen werden, daß die Lecithin:Cholesterin-Acyltransferase für den normalen Stoffwechsel der Plasmalipoproteine notwendig ist.

HDL ist sehr wahrscheinlich zusammen mit der LCAT für den Transport von Cholesterin als Ester von extrahepatischen Geweben zur Leber notwendig (Abb. 18.7). Ein Teil des HDL-Cholesterins kann auf VLDL übertragen werden und auf diese Weise recyclisieren. Für die Ausscheidung bestimmtes Cholesterin muß jedoch von der Leber aufgenommen und seiner Ausscheidung in der Gallenflüssigkeit zugeführt werden, die entweder als Cholesterin oder als Gallensäure erfolgen kann.

Ausscheidung

Etwa die Hälfte des im Organismus ausgeschiedenen Cholesterinkohlenstoffs erscheint in den Faeces als Gallensäuren, der Rest als neutrales Steroid. Ein großer Teil des in die Gallenflüssigkeit ausgeschiedenen Cholesterins wird reabsorbiert; man nimmt an, daß die in den Faeces erscheinenden Sterole aus Cholesterin gebildet werden, das in der intestinalen Mucosa synthetisiert wird. Das wichtigste fäkale Sterol ist das Coprostanol. Es entsteht in den unteren Darmabschnitten durch die bakterielle Flora. Ein großer Teil der Gallensäuren wird in die Pfortader resorbiert, durch die Leber aufgenommen und wieder in die Gallenflüssigkeit ausgeschieden. Dieser Vorgang wird als **enterohepatischer Kreislauf der Gallensäuren** bezeichnet. Nichtresorbierte Gallensäuren oder ihre Derivate werden in den Faeces ausgeschieden. Auch Gallensäuren werden durch die Intestinalbakterien verändert. Durch Infusion von Gallensäuren kann die Umwandlung von Cholesterin zu Gallensäuren in der Leber gehemmt werden. Dies deutet auf die Produkthemmung einer regulierten Reaktion hin.

Cholesterin, koronare Herzerkrankung und Arteriosklerose

Von vielen Untersuchern ist eine Korrelation zwischen dem Anstieg der Serumlipide und dem Auftreten von coronarer Herzerkrankung und Arteriosklerose gezeigt worden. Häufig wird dabei das Cholesterin als das wichtigste für diesen Zusammenhang verantwortliche Lipid bezeichnet. Allerdings lassen sich ähnliche Korrelationen auch mit anderen Parametern erzielen. Solche sind das Verhältnis von Cholesterin und Phospholipiden, die Konzentration der VLDL, die Konzentration der Triacylglycerine im Serum usw. Patienten mit Arteriosklerose zeigen häufig eine oder mehrere der folgenden Störungen:
1) Erhöhte VLDL-Konzentration (hauptsächlich Triacylglycerine) bei normalen LDL-Konzentrationen (hauptsächlich Cholesterin);
2) erhöhte LDL- (hauptsächlich Cholesterin) bei normalen VLDL-Konzentrationen (hauptsächlich Triacylglycerine);
3) erhöhte Konzentrationen beider Lipoproteine (Cholesterin und Triacylglycerine).

Darüber hinaus besteht eine inverse Beziehung zwischen der HDL-Konzentration und der coronaren Herzerkrankung. Einige Untersucher gehen davon aus, daß der schärfste Indikator für eine coronare Herzerkrankung oder Arteriosklerose das Verhältnis von LDL und HDL-Cholesterin ist. Dieses Verhältnis läßt sich unter Berücksichtigung der Tatsache verstehen, daß LDL Cholesterin von der Leber zu extrahepatischen Geweben transportiert, während die HDL überschüssiges Cholesterin sammeln und zum Ausscheidungsort zurückbringen.

Die Arteriosklerose ist durch die Ablagerung von Cholesterinestern und anderen Lipiden im Bindegewebe der Arterienwände gekennzeichnet. Häufig sind Erkrankungen, bei denen über längere Zeit Erhöhungen der VLDL und LDL auftreten (z. B. Diabetes mellitus, nephrotisches Syndrom, Hypothyreose, andere Lipidämien), von einer verfrüht auftretenden oder besonders schwer verlaufenden Arteriosklerose gekennzeichnet.

Die experimentelle Erzeugung einer Arteriosklerose bei verschiedenen Säugetieren zeigt eine große Variationsbreite. Durch Cholesterinfütterung kann beim Kaninchen, Schwein und Affen wie beim Menschen eine Arteriosklerose

Tabelle 18.2. Typische Fettsäurezusammensetzung von tierischen und pflanzlichen Fetten (alle Werte in Gewichtsprozent der Gesamtfettsäuren). Nach NRC Publication No.575: *The Role of Dietary Fat in Human Health: A Report*. Food and Nutrition Board, National Academy of Sciences)

	Gesättigt			Ungesättigt		
	C 16 [%]	C 18 [%]	Andere [%]	C 16 [%]	C 18 [%]	Andere [%]
Tierische Fette						
Schwein	29,8	12,7	1,0	47,8	3,1	5,6
Huhn	25,6	7,0	0,3	39,4	21,8	5,9
Butter	25,2	9,2	25,6	29,5	3,6	7,2
Rind	29,2	21,0	3,4	41,1	1,8	3,5
Pflanzliche Öle						
Mais	8,1	2,5	0,1	30,1	56,3	2,9
Erdnuß	6,3	4,9	5,9	61,1	21,8	...
Baumwollsamen	23,4	1,1	2,7	22,9	47,8	2,1
Sojabohnen	9,8	2,4	1,2	28,9	50,7	7,0[a]
Oliven	10,0	3,3	0,6	77,5	8,6	...
Kokosnuß	10,5	2,3	78,4	7,5	Spuren	1,3

[a] Meist Linolensäure

ausgelöst werden. Ratte, Hund und Katze sind jedoch unempfindlich gegenüber dieser Prozedur. Nach Entfernung der Schilddrüse oder Behandlung mit sog. Thyreostatica kann dagegen bei Hund und Ratte eine Arteriosklerose ausgelöst werden. Charakteristisch für eine Hyperthyreose ist ein niedriger Cholesterinspiegel im Plasma. Allerdings findet sich bei der Hyperthyreose eine gesteigerte Cholesterinbiosynthese. Daß die Plasmacholesterinkonzentration trotzdem abfällt, erklärt sich dadurch, daß der Cholesterinumsatz und die Cholesterinausscheidung noch stärker erhöht sind. Zu den Faktoren, die zu einer Erniedrigung der Blutcholesterinkonzentration führen, gehört die Zufuhr mehrfach ungesättigter Fettsäuren anstatt gesättigter Fettsäuren. Nahrungsöle, die zu einer Erniedrigung des Plasmacholesterins führen können, sind die meisten pflanzlichen Öle, wogegen Kokosnuß- und Butterfett zu einem Anstieg der Cholesterinkonzentration führen. Wie den Daten in Tabelle 18.2 entnommen werden kann, ist die erste Gruppe von Ölen besonders reich an Linolsäure, welches im Kokosnuß- bzw. Butterfett nahezu fehlt. Saccharose und Fructose führen zu einer stärkeren Erhöhung der Blutlipidkonzentration als andere Kohlenhydrate. Aus diesem Grund ist ein Zusammenhang zwischen Saccharoseverbrauch und Arteriosklerose angenommen worden.

Warum mehrfach ungesättigte Fettsäuren zu einer Erniedrigung der Cholesterinkonzentration im Plasma führen, ist noch nicht klar. Als Hypothese ist ihre stimulierende Wirkung auf die Cholesterinausscheidung in den Intestinaltrakt sowie auf die Oxidation von Cholesterin zu Gallensäuren genannt worden. Möglicherweise werden Cholesterinester mit mehrfach ungesättigten Fettsäuren rascher in der Leber und anderen Geweben metabolisiert, was zu einer Erhöhung ihrer Umsatzrate und Ausscheidung führen könnte. Nach anderen Untersuchungen besteht allerdings der cholesterinsenkende Effekt mehrfach ungesättigter Fettsäuren lediglich darin, daß sie die Cholesterinaufnahme in verschiedenen Geweben erhöhen. Gesättigte Fettsäuren führen zur Bildung kleiner VLDL-Partikel mit relativ erhöhtem Cholesteringehalt, welche von den extrahepatischen Geweben langsamer als große VLDL-Partikel abgebaut werden. Auch dies könnte zu einer Arteriosklerose führen.

Andere Faktoren die für die Entstehung einer Arteriosklerose von Bedeutung sind, sind erhöhter Blutdruck, Rauchen und fehlende körperliche Aktivität. Jede Erhöhung der Konzentration nichtveresterter Fettsäuren im Plasma führt zu einer erhöhten VLDL-Sekretion durch die Leber und damit zu einer vermehrten Abgabe nicht nur von Triacylglycerinen, sondern auch von Cholesterin in die Zirkulation. Faktoren, die zu erhöhten oder stark wechselnden Konzentrationen von veresterten Fettsäuren im Plasma führen, sind Streß, Rauchen, Kaffee sowie Zufuhr von einigen wenigen umfangreichen anstatt vieler leichter Mahlzeiten. Interessanterweise erscheinen Frauen vor der Menopause vor der Arteriosklerose gefeit, möglicherweise aufgrund der bei ihnen im Vergleich zu Männern höheren HDL-Konzentrationen.

Lipidsenkende Arzneimittel

Wenn eine Reduktion der Serumlipide durch entsprechende Diät nicht gelingt, können sog. lipidsenkende Arzneimittel angewandt werden. Verschiedene Wirkstoffe hemmen die Cholesterinbiosynthese auf unterschiedlichen Stufen. Allerdings zeichnen sich die meisten dieser Arzneimittel durch störende Nebeneffekte aus, so daß man heute i. allg. von einer direkten Hemmung der Biosynthese absieht. Sitosterol ist ein Wirkstoff, der die Cholesterinresorption im Gastrointestinaltrakt hemmt. Arzneimittel, die die Ausscheidung von Cholesterin und Gallensäuren in den Faeces erhöhen, sind Dextrothyroxin, Neomycin und möglicherweise Clofibrat. Colestyramin verhindert die Resorption von Gallensäuren, da es diese bindet und der Ausscheidung in den Faeces zuführt. Wenigstens ein Teil der Clofibratwirkung kann dadurch erklärt werden, daß es von der Leber aufgenommene Fettsäuren eher der Oxidation als der Reveresterung zuführt, wodurch die Sekretion von VLDL mit Triacylglycerinen und Cholesterin gehemmt wird. Andere Arzneimittel, die zu einer Senkung des Cholesterinspiegels führen können, sind Nicotinsäure und Östrogene.

Störungen

Hereditäre Defekte des Lipoproteinstoffwechsels, welche zu primären Hypo- bzw. Hyperlipoproteinämien führen, sind relativ selten. Häufig finden sich dagegen bei Erkrankungen wie Diabetes mellitus, Hypothyreose oder Arteriosklerose abnorme Lipoproteinmuster, die große Ähnlichkeiten mit den primären genetisch fixierten Störungen haben. Alle Hypo- bzw. Hyperlipoproteinämien zeichnen sich durch eine Störung entweder der Lipoproteinbildung, des Lipoproteintransports oder des Lipoproteinabbaus aus (Abb. 18.5–18.7).

Hypolipoproteinämien
1) A-β-Lipoproteinämie. Es handelt sich um eine seltene erbliche Erkrankung, bei der die LDL (β-Lipoproteine) im Plasma fehlen. Blutlipide sind in niedrigen Konzentrationen vorhanden, was speziell für Acylglycerine zutrifft, da praktisch keine Chylomikronen oder VLDL gebildet werden können. Sowohl im Intestinaltrakt wie auch in der Leber kommt es zur Acylglycerinablagerung. Der Defekt beruht wahrscheinlich auf einer fehlerhaften Apolipoprotein-B-Biosynthese.

2) Familiäre Hypo-β-Lipoproteinämie. Bei der Hypo-β-Lipoproteinämie beträgt die LDL-Konzentration etwa 10–50% der Norm, dagegen können Chylomikronen gebildet werden. Die Krankheit verläuft ohne klinische Symptomatik.

3) Familiärer α-Lipoproteinmangel (Tangierkrankheit). In der homozygoten Form finden sich keine Plasma-HDL, so daß sich Cholesterinester in den Geweben anhäufen. Eine Störung der Chylomikronenbildung oder der endogenen Triacylglycerinsekretion der Leber läßt sich nicht nachweisen. Bei einer Lipidelektrophorese läßt sich allerdings kein Prä-β-Lipoprotein nachweisen, endogene Triacylglycerine finden sich in einer abnorm breiten β-Bande. Aus diesem Befund kann geschlossen werden, daß normale Prä-β-Lipoproteine andere Apoproteine als diejenigen der HDL enthalten. Die Patienten zeigten häufig eine Erhöhung der Triacylglycerinkonzentration im Plasma, was wahrscheinlich auf ein Fehlen des Apolipoproteins C II zurückzuführen ist, welches die Lipoproteinlipase aktiviert.

Hyperlipoproteinämien
1) Familiärer Lipoproteinlipasemangel (Hyperlipoproteinämie Typ I). Die Erkrankung ist dadurch gekennzeichnet, daß Chylomikronen außerordentlich langsam aus dem Blut verschwinden. Es kommt infolgedessen zu hohen Chylomikronenkonzentrationen. Die Prä-β-Lipoproteine sind erhöht, dagegen zeigen die α- und β-Lipoproteine eine Erniedrigung. Es handelt sich also um eine fettinduzierte Hyperlipoproteinämie. Durch Fettreduktion in der Nahrung ergibt sich zwar eine leichte Besserung des Krankheitsbildes, allerdings führt die dann kohlenhydratreiche Ernährung zu einer gesteigerten Umwandlung von Kohlenhydrate in Fette in der Leber und damit zu einer kohlenhydratinduzierten Hyperlipoproteinämie. Eine Variante der Erkrankung wird durch einen Mangel des Apolipoproteins C-II hervorgeru-

fen, das als Cofaktor der Lipoproteinlipase dient.

2) Familiäre Hypercholesterinämie (Hyperlipoproteinämie Typ II). Die Erkrankung ist durch eine Hyper-β-Lipoproteinämie gekennzeichnet. Infolge der hohen LDL-Konzentration kommt es zu einem Anstieg der Plasmacholesterinkonzentration. Bei Subtyp II b zeigt sich darüber hinaus ein Anstieg der VLDL-Fraktion. Obwohl unter diesen Bedingungen Patienten leicht erhöhte Triacylglycerinspiegel entwickeln, bleibt das Plasma anders als bei anderen Hyperlipoproteinämietypen klar. Häufig findet sich eine Lipidablagerung in den verschiedensten Geweben, meist in Form von Xanthomen und Atheromen. Eine Hyperlipoproteinämie des Typs II kann auch sekundär im Gefolge einer Hypothyreose entstehen.

Die Ursache der Erkrankung beruht auf einer verminderten Aufnahme von LDL durch die Zellen, welche durch einen Defekt der LDL-Receptoren hervorgerufen wird. Die Krankheit geht immer mit einer erhöhten Arterioskleroseneigung einher. Zur Therapie gehört eine Verminderung des Nahrungscholesterins sowie der Lipide mit gesättigten Fettsäuren.

Eine ebenfalls mit einer Hypercholesterinämie einhergehende Erkrankung ganz anderer Ursache ist die Wolman-Krankheit (Cholesterinesterspeicherkrankheit). Sie entsteht im Gefolge eines Cholesterinesterasedefekts in einer Reihe von Zellen, beispielsweise in Fibroblasten.

3) Familiäre Hyperlipoproteinämie Typ III. Bei dieser Erkrankung kommt es zu einer Konzentrationszunahme sowohl der β- als auch der Prä-β-Lipoproteine, wobei die letzteren als Überbleibsel beim Abbau von Chylomikronen und VLDL aufgefaßt werden. Sie führen zur Hypercholesterinämie und Hypertriacylglycerinämie. Die Patienten leiden unter Xanthomen und einer Arteriosklerose sowohl der peripheren als auch der Coronararterien. Bei der Behandlung der Erkrankung wird Gewichtsreduktion, kohlenhydratarme Nahrung mit viel ungesättigten Fetten und wenig Cholesterin empfohlen. Sehr wahrscheinlich wird die Erkrankung durch einen Defekt im Bereich des Leberstoffwechsels ausgelöst.

4) Familiäre Hypertriacylglycerinämie (Hyperlipoproteinämie Typ IV). Die Erkrankung geht mit einer Hyperprä-β-Lipoproteinämie und erhöhten Konzentrationen von endogen produziertem Triacylglycerin (VLDL) einher. Proportional zum Konzentrationsanstieg der Triacylglycerine kommt es auch zu einer Zunahme der Cholesterinkonzentration im Blut. Häufig ist die Glucosetoleranz gestört. Sowohl die α- als auch die β-Lipoproteine kommen in verminderten Konzentrationen vor. Dieses Lipoproteinmuster findet sich häufig als Sekundärfolge einer coronaren Herzerkrankung, eines Altersdiabetes, oder einer Fettsucht, darüber hinaus bei anderen Zuständen wie Alkoholismus oder bei Behandlung mit Gestagenen. Zur Behandlung der primären Hyperlipoproteinämie Typ IV gehören Gewichtsreduktion, verminderte Kohlenhydratzufuhr sowie eine Zunahme der Zufuhr ungesättigter Fettsäuren.

5) Familiäre Hyperlipoproteinämie Typ V. Das bei dieser Erkrankung gefundene Lipoproteinmuster ist außerordentlich komplex, da sowohl die Konzentration der Chylomikronen als auch diejenige der Prä-β-Lipoproteine erhöht sind. Die Konzentrationen von α- und β-Lipoproteinen sind niedrig. Häufig kommt es zu Xanthomen, allerdings viel seltener zur Arteriosklerose. Die Glucosetoleranz ist gestört, häufig finden sich Fettsucht und Diabetes mellitus. Der Auslöser dieses familiären Erkrankung ist nicht bekannt. Zur Behandlung gehört eine Gewichtsreduktion sowie eine relativ kohlenhydrat- bzw. fettarme Diät.

19 Regulation des Kohlenhydrat- und Lipidstoffwechsels

Peter A. Mayes

Die mitochondriale Atmungskontrolle stellt letztendlich den Mechanismus dar, der die Geschwindigkeit der Substratoxidation den Bedürfnissen jeder einzelnen Zelle anpaßt. Durch die ADP-Abhängigkeit der oxidativen Phosphorylierung wird verhindert, daß Substrate unkontrolliert verbrannt werden. Vielmehr wird die Geschwindigkeit oxidativer Vorgänge sehr genau an den Energiebedarf der Zelle in Form energiereicher Phosphate angepaßt.

Damit ein derartiger Mechanismus wirkungsvoll arbeitet, muß die ständige Verfügbarkeit von Substraten (Brennstoffen) gewährleistet sein. Die Regulation der Stoffwechselwege, die die entsprechenden Substrate bereitstellen, ist dann von größter Bedeutung, wenn die Versorgung mit Brennstoff unter den verschiedensten Bedingungen aufrechterhalten werden muß. Hierzu gehören Änderungen der Nahrungszufuhr, der Stoffwechselsituation und auch pathologische Bedingungen. Dieser Typ der Stoffwechselregulation wird auch als **calorische Homöostase** bezeichnet. Zu ihm gehört die Bereitstellung spezifischer Brennstoffe für die Bedürfnisse der einzelnen Gewebe, wobei auch alternative Substrate bereitgestellt werden müssen. Darüber hinaus gehört zu ihm der Transport der verschiedenen Substrate innerhalb des Organismus sowie die Mechanismen, die die Substratkonzentrationen im Blut regulieren.

Allgemeine Prinzipien der Stoffwechselregulation

Die Regulation des Durchsatzes entlang eines Stoffwechselwegs erfolgt i. allg. durch Kontrolle meist nur einer oder möglicherweise zweier Schlüsselreaktionen. Die hierfür verantwortlichen Enzyme werden auch als regulatorische Enzyme bezeichnet. Die physikochemischen Faktoren, welche die Geschwindigkeit einer enzymkatalysierten Reaktion kontrollieren (z. B. Substratkonzentration, s. Kap. 8) sind dabei von besonderer Bedeutung für die Kontrolle der Durchsatzrate eines Stoffwechselwegs. Andere Faktoren, wie Temperatur und pH, werden beim warmblütigen Wirbeltier sehr konstantgehalten und haben infolgedessen nur eine geringe regulatorische Bedeutung.

Reversible und nichtreversible Reaktionen

Wenn eine Reaktion ihr Gleichgewicht erreicht hat, finden Vor- und Rückreaktionen mit gleicher Geschwindigkeit statt. Infolgedessen findet sich dann kein Nettoflux in eine der beiden Richtungen. Viele der Reaktionen in Stoffwechselwegen gehören zu diesem Typ von Reaktion, d. h. es handelt sich um Reaktionen im Gleichgewicht:

$$A \rightleftharpoons B \rightleftharpoons C \rightleftharpoons D$$

Unter den in vivo herrschenden Gleichgewichtsbedingungen ist die Wahrscheinlichkeit eines Nettoflusses von links nach rechts sehr groß, wenn A ständig angeboten und D aus dem Gleichgewicht entfernt wird. Ein derartiger Stoffwechselweg würde zwar prinzipiell möglich sein, allerdings sind die Möglichkeiten, ihn auch zu regulieren, gering. Jede Zunahme der Aktivität eines Enzyms würde schließlich nur die Geschwindigkeit der Gleichgewichtseinstellung beschleunigen.

In der Natur finden sich in jedem Stoffwechselweg eine oder mehrere Reaktionen, die sich nicht im Gleichgewicht befinden. Ihre Reaktanten liegen in Konzentrationen vor, die sich deutlich von den Gleichgewichtskonzentrationen unterscheiden. Derartige Reaktionen laufen i. allg. unter großen Verlusten von freier Energie als Wärme ab, so daß sie praktisch nicht reversibel sind:

$$A \rightleftharpoons B \xrightarrow{\text{Wärme}} C \rightleftharpoons D$$

Ein derartiger Stoffwechselweg läuft gerichtet und tendiert zum vollständigen Verbrauch von A, wenn keine regulierten Schritte vorkommen. Im allgemeinen sind diejenigen Enzyme, welche die nicht im Gleichgewicht befindlichen Reaktionen katalysieren, in geringer Konzentration vorhanden und werden durch definierte Kontrollmechanismen reguliert. Die Regulation ähnelt dabei der Öffnung bzw. Schließung eines Einwegventils, wodurch der Nettofluß kontrolliert wird.

Stoffwechselkontrolle einer enzymkatalysierten Reaktion

Abb. 19.1 zeigt einen hypothetischen Stoffwechselweg über die Zwischenprodukte A, B, C, D. Die Reaktionen $A \rightleftharpoons B$ und $C \rightleftharpoons D$ sind Gleichgewichtsreaktionen, $B \rightleftharpoons C$ dagegen eine Nichtgleichgewichtsreaktion. Einmal kann der Fluß durch einen derartigen Stoffwechselweg durch das Angebot des Substrats A reguliert werden. A könnte in einem tierischen Organismus beispielsweise vom Antransport aus dem Blut bzw. seiner Fähigkeit zur Permeation durch die Zellmembran abhängen. Ebenso

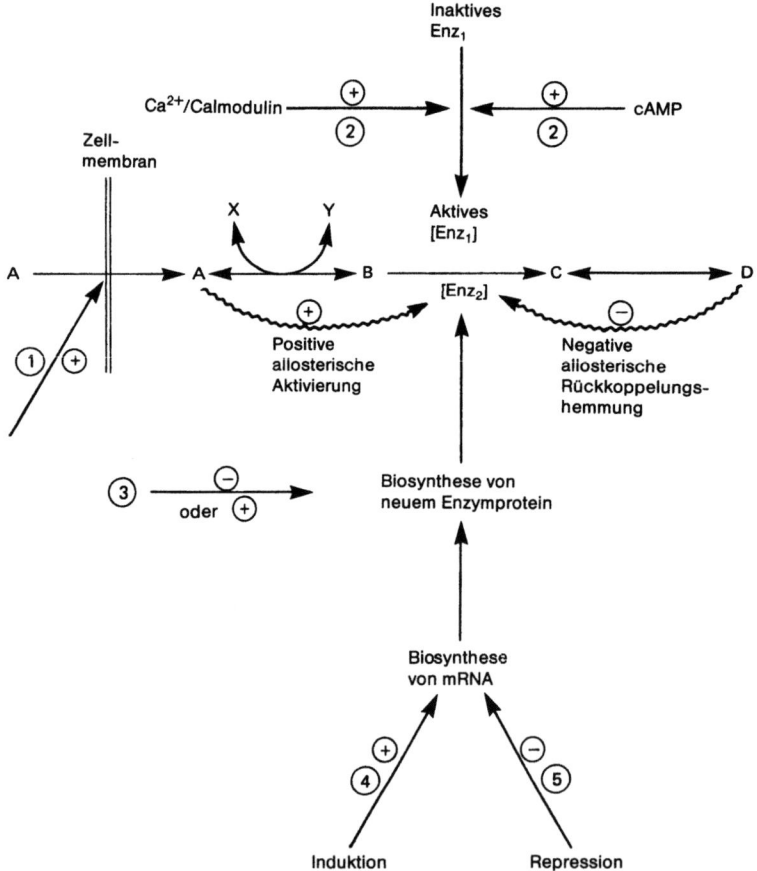

Abb. 19.1. Regulationsmöglichkeiten einer enzymkatalysierten Reaktion. Die eingekreisten Zahlen weisen auf mögliche Angriffsorte von Hormonen hin. ① Änderung der Membranpermeabilität, ② Umwandlung eines inaktiven in ein aktives Enzym, ③ Änderung der Translation von mRNA an den Ribosomen, ④ Bildung neuer mRNA, ⑤ Repression der mRNA-Bildung

kann der Fluß durch die Geschwindigkeit des Abtransports von D bestimmt werden, darüber hinaus mögen Cosubstrate oder Cofaktoren, die in der Abbildung als X bzw. Y bezeichnet werden, eine Rolle spielen.
Enzyme, die Nichtgleichgewichtsreaktionen katalysieren, sind oft allosterische Proteine, die durch allosterische Effectoren in ihrer Aktivität modifiziert werden (s. Kap. 8). Weitere Kontrollmechanismen hängen von der molekularen Wirkung von Hormonen ab. Ihnen stehen verschiedene Reaktionsmechanismen zur Verfügung (s. Kap. 35). Einer besteht in der kovalenten Modifikation des jeweiligen Enzyms durch Phosphorylierung bzw. Dephosphorylierung. Derartige Modifikationen können außerordentlich rasch erfolgen und hängen häufig von der Konzentration an 3′, 5′-cyclo-AMP ab. cAMP aktiviert eine cAMP-abhängige Proteinkinase, die für die Enzymphosphorylierung verantwortlich ist. Die aktive Form des Enzyms kann dabei die phosphorylierte Species (z. B. Phosphorylase a) oder das dephosphorylierte Enzym (z. B. Glykogensynthetase I) sein. Eine Reihe regulatorischer Enzyme wird ohne Vermittlung von cAMP und die cAMP-abhängige Proteinkinase phosphoryliert. Derartige Enzyme reagieren auf andere Stoffwechselsignale, wie beispielsweise das [ATP]/[ADP]-Verhältnis [z. B. Pyruvatdehydrogenase (Abb. 19.2)]. Man kennt heute bereits eine Vielzahl von Enzymen, die durch Phosphorylierung-Dephosphorylierung reguliert werden.

Auch die Biosynthese geschwindigkeitsbestimmender Enzyme kann durch Hormone beeinflußt werden. Da hierbei eine De-novo-Proteinbiosynthese eingeschaltet ist, erfolgt diese Art der Regulation eher langsam und stellt sich häufig als Antwort auf einen geänderten Ernährungszustand ein. Hormone können die mRNS-Bildung induzieren oder reprimieren, können aber auch die Translationsgeschwindigkeit durch Beeinflussung der ribosomalen Proteinbiosynthese steuern (s. Kap. 31 und 35).

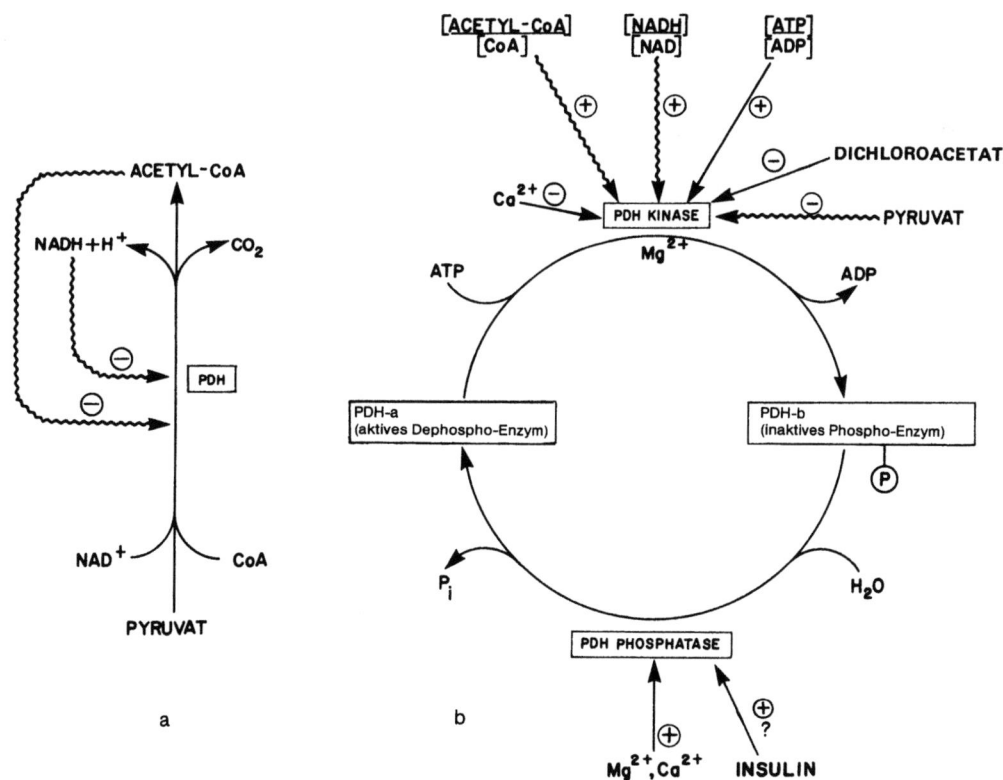

Abb. 19.2a, b. Regulation der Pyruvatdehydrogenase *(PDH)*. Wellenförmige Pfeile geben allosterische Effekte wieder. **a** Regulation durch Endprodukthemmung. **b** Regulation durch Interkonvertierung

Regulation des Kohlenhydratstoffwechsels

Im allgemeinen wird die Regulation des Kohlenhydratstoffwechsels in zwei Teile eingeteilt:
1) die Regulation des Kohlenhydratstoffwechsels auf cellulärer und enzymatischer Ebene und
2) Faktoren, die die Blutglucosekonzentration beeinflussen.

Diese Einteilung ist allerdings eher willkürlich, da wesentliche Überschneidungen zwischen beiden Punkten bestehen.

Regulation des Kohlenhydratstoffwechsels auf cellulärer und enzymatischer Ebene

Häufig werden Konzentrationsänderungen von Blutsubstraten als Indikatoren für einen geänderten Stoffwechsel angesehen. Derartige Stoffwechseländerungen stellen sich im Gefolge veränderter Nahrungsbedingungen bzw. eines geänderten hormonellen Gleichgewichts ein. Durch verschiedene Untersuchungstechniken (z. B. Katheterisierung wichtiger Blutgefäße) ist es möglich geworden, die Stoffwechselleistung einzelner Organe durch Bestimmung der arteriovenösen Serumkonzentration abzuschätzen. Änderungen des Stoffwechselgleichgewichts eines intakten Organismus sind häufig die Resultante aus Stoffwechselmustern in einzelnen Geweben und hängen damit mit Änderungen der Verfügbarkeit bestimmter Metabolite oder mit Änderungen der Aktivität von Schlüsselenzymen zusammen.

Direkt oder indirekt sind Änderungen der Substratverfügbarkeit für Stoffwechseländerungen verantwortlich. Die Konzentrationen von Glucose, Fettsäuren und Aminosäuren im Blut beeinflussen sowohl die Geschwindigkeit als auch das Muster ihres Stoffwechsels in vielen Geweben. Änderungen ihrer Blutkonzentration im Gefolge geänderten Nahrungsangebots führen häufig zu einer unterschiedlichen Sekretion derjenigen Hormone, die für die Regulation ihres Stoffwechsels verantwortlich sind. Häufig geschieht dies durch Beeinflussung der Aktivität eines Schlüsselenzyms und hat die Kompensation eines geänderten Substratangebots zum Ziel. Verantwortlich für die Regulation der Aktivität von Kohlenhydratstoffwechselenzymen sind drei Mechanismen:

1) Änderungen der Geschwindigkeit der Enzymbiosynthese,
2) Umwandlung einer inaktiven in eine aktive Form des Enzyms und
3) allosterische Effectoren.

Die Regulation von Glykolyse, Gluconeogenese und Hexose-Monophosphatweg (Abb. 19.3)

Tabelle 19.1 enthält eine Zusammenstellung derjenigen Aktivitätsänderungen von Enzymen, die sich durch die dort dargestellten Änderungen der Stoffwechselbedingungen einstellen. Im wesentlichen gelten die zusammengestellten Daten für die Leber. Die beteiligten Enzyme katalysieren Nichtgleichgewichtsreaktionen, die vom physiologischen Standpunkt her auch als Einbahnstraßen angesehen werden können. Häufig kommt es zu einer Verstärkung eines Effekts dadurch, daß die Aktivität des die Rückreaktion katalysierenden Enzyms reziprok reguliert wird. Glucokinase katalysiert beispielsweise die Umwandlung von Glucose in Glucose-6-Phosphat. Im gleichen cellulären Kompartiment, nämlich dem extramitochondrialen Raum, findet sich die Glucose-6-Phosphatase, das Enzym, das die gleiche Reaktion, jedoch in der Rückrichtung katalysiert. Bei hohem Kohlenhydratangebot ist die Glucokinaseaktivität hoch, diejenige der Glucose-6-Phosphatase jedoch erniedrigt. Beim Hungern fällt die Glucokinaseaktivität im Verhältnis zur Glucose-6-Phosphatase. Auf diese Weise werden sog. „Substratcyclen" oder „sinnlose Cyclen (futile cycles)" vermindert, deren einzige Aktivität in einer ATP-Hydrolyse bestünde. Allerdings ist offensichtlich, daß immer im Glucokinase/Glucose-6-Phosphatase-Bereich eine gewisse Recyclisierung stattfindet. Sie hat möglicherweise den physiologischen Vorteil, daß große Änderungen im Metabolitfluß in jeder Richtung nur durch die entsprechenden Substratkonzentrationen herbeigeführt werden können. Darüber hinaus ist es von Bedeutung, daß Schlüsselenzyme eines Stoffwechselwegs in koordinierter Weise aktiviert oder reprimiert werden. So werden alle an der Glucoseverwertung beteiligten Enzyme bei hohem Glucoseangebot aktiviert, während unter den selben Bedingungen die für die Glucoseproduktion verantwortlichen Gluconeogeneseenzyme niedrige Aktivitäten zeigen. Das Pankreashor-

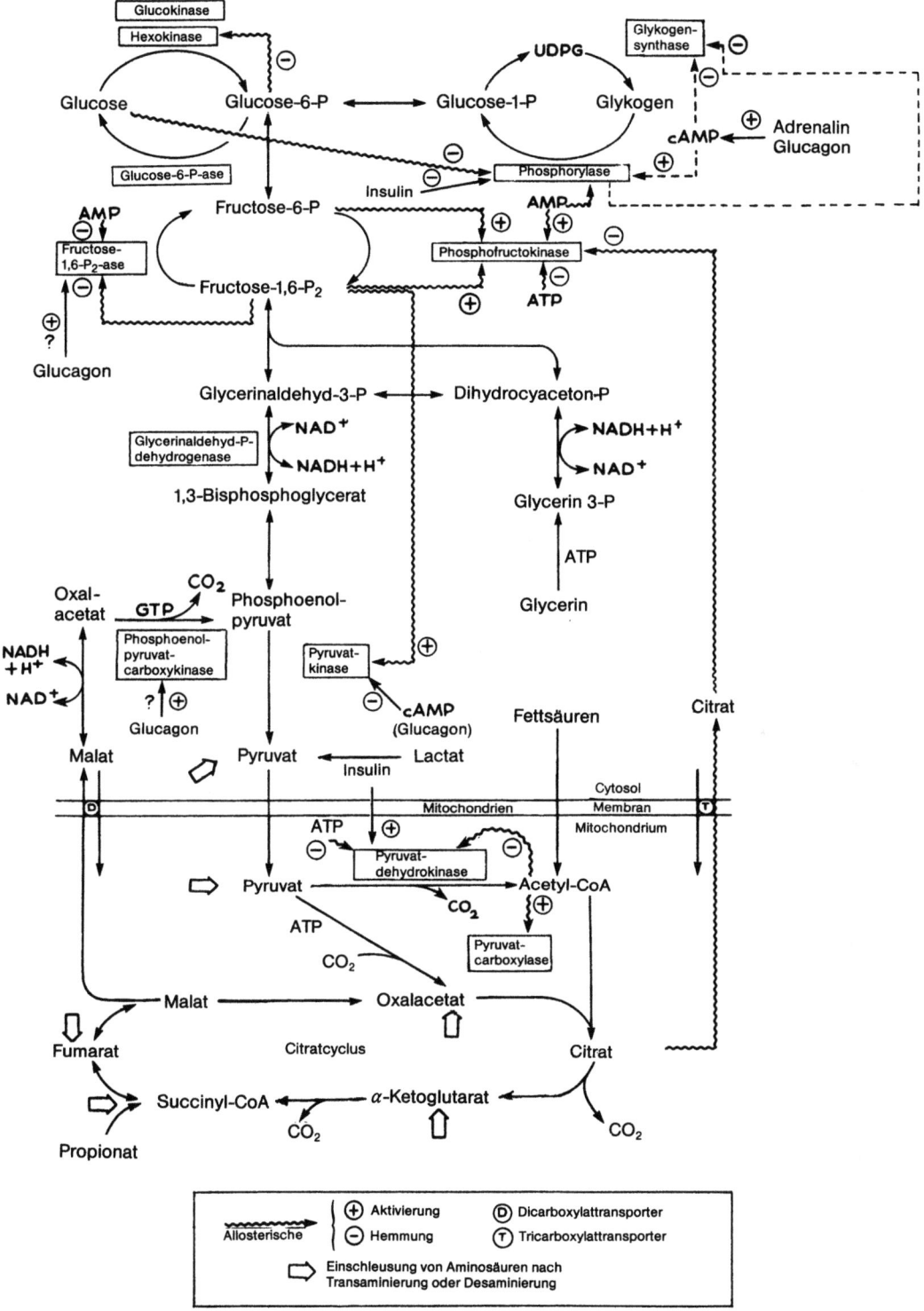

Abb. 19.3. Schlüsselenzyme für Glykolyse, Gluconeogenese und Glykogenstoffwechsel in der Leber. Hinweise auf Hormonwirkungen beinhalten nicht immer einen direkten Effekt auf das jeweilige Enzym

19. Regulation des Kohlenhydrat- und Lipidstoffwechsels

Tabelle 19.1. Regulatorische und adaptive Enzyme der Ratte (meist Leber)

	Aktivität bei		Induktor	Repressor	Aktivator	Inhibitor
	Kohlenhydrat Fütterung	Hunger, Diabetes				
Enzyme der Glykolyse und Gluconeogenese						
Hexokinase						Glucose-6-Phosphat[a]
Glucokinase	↑	↓	Insulin			
Glykogensynthase-System	↑	↓	Insulin		Insulin	Glucagon (cAMP), Phosphorylase, Glykogen
Phosphofructokinase	↑	↓	Insulin		cAMP, AMP[a], Fructose 6-P[a], P$_i$[a], Fructose-1,6-Bisphosphat[a]	Citrat (Fettsäuren, Ketonkörper), ATP[a]
Pyruvatkinase	↑	↓	Insulin, Fructose		Fructose-1,6-Bisphosphat[a]	ATP Alanin, Glucagon (cAMP), Adrenalin
Pyruvatdehydrogenase	↑	↓			CoA, NAD, Insulin, ADP, Pyruvat	Acetyl-CoA, NADH, ATP (Fettsäuren, Ketonkörper)
Enzyme der Gluconeogenese						
Pyruvatcarboxylase	↓	↑	Glucocorticoide, Glucagon, Adrenalin	Insulin	Acetyl-CoA[a]	ADP[a]
Phosphoenolpyruvat-Carboxykinase	↓	↑	Glucocorticoide	Insulin	Glucagon?	
Fructose-1,6-Bisphosphatase	↓	↑	Glucocorticoide, Glucagon, Adrenalin	Insulin	Glucagon?	Fructose-1,6-Bisphosphat, AMP[a]
Glucose-6-Phosphatase	↓	↑	Glucocorticoide, Glucagon, Adrenalin	Insulin		
Enzyme des Hexosemonophosphatweges, der Lipogenese, der Cholesterinsynthese						
Glucose-6-Phosphatdehydrogenase	↑	↓	Insulin			
6-Phosphogluconatdehydrogenase	↑	↓	Insulin			
„Malatenzym"	↑	↓	Insulin			
ATP-Citratlyase	↑	↓	Insulin			
Acetyl-CoA-Carboxylase	↑	↓	Insulin?		Citrat[a], Insulin	ADP langkettiges Acyl-CoA, cAMP, Glucagon
Fettsäuresynthase	↑	↓	Insulin?			
HMG-CoA-Reductase		↓↑[b]			Insulin	Cholesterin

[a] Allosterisch. [b] Bei Diabetes gesteigert.

mon Insulin, welches für die Homöostase der Blutglucosekonzentration eine bedeutende Rolle spielt, kontrolliert die Aktivität der für die Glykolyse bzw. Gluconeogenese verantwortlichen Enzyme. Derartige Effekte, die durch die De-novo-Synthese von Enzymprotein hervorgerufen werden, werden durch Hemmstoffe der Proteinbiosynthese, wie beispielsweise Puromycin bzw. Ethionin, blokkiert.

Beide Dehydrogenasen des Hexosemonophosphatwegs werden als adaptive Enzyme

klassifiziert, da ihre Aktivität beim gut gefütterten Versuchstier sowie beim insulinbehandelten diabetischen Versuchstier zunimmt. Sie ist dagegen niedrig während längeren Hungerns oder beim unbehandelten Diabetes mellitus. Das Malatenzym und die ATP-Citratlyase zeigen ein ähnliches Verhalten, woraus geschlossen werden kann, daß beide Enzyme eher für die Lipogenese als für die Gluconeogenese von Bedeutung sind.
Pyruvatdehydrogenase kann durch eine ATP-abhängige, von einer spezifischen Kinase katalysierten Phosphorylierung reguliert werden, welche zu einer Aktivitätsabnahme führt. Durch Dephosphorylierung mit Hilfe einer Phosphatase wird das Enzym wieder reaktiviert. Die Kinase wird durch einen Anstieg der Verhältnisse [Acetyl-CoA]/[CoA], [NADH]/[NAD$^+$] bzw. [ATP]/[ADP] reguliert. Daraus folgt, daß die Pyruvatdehydrogenase und deswegen auch die Glykolyse bei gesteigerter Fettsäureoxidation gehemmt wird (Abb. 19.2). Bei Zufuhr von Insulin ergibt sich eine Zunahme des aktiven Enzyms, beim Hunger dagegen eine Abnahme.
Im Bereich des Kohlenhydratstoffwechsels befinden sich verschiedene Enzyme, die allosterisch reguliert werden. So benötigt beispielsweise die Pyruvatcarboxylase Acetyl-CoA als allosterischen Aktivator. Dieses Enzym katalysiert die Oxalacetatbildung aus Pyruvat und Hydrogencarbonat und gehört somit zu den frühen Enzymen der Gluconeogenese. Die Acetyl-CoA-Wirkung beruht auf einer Änderung der Tertiärstruktur des Proteins, die eine Erniedrigung der K_m für Hydrogencarbonat zur Folge hat. Dieser Effekt hat wesentliche Auswirkungen auf die Regulation des Intermediärstoffwechsels. In dem Maße nämlich, in dem Acetyl-CoA aus Pyruvat entsteht, gewährleistet es automatisch die Bildung von Oxalacetat und damit die Möglichkeit seiner weiteren Oxidation im Citratcyclus. Die Aktivierung der Pyruvatcarboxylase, zusammen mit der Hemmung der Pyruvatdehydrogenase durch Acetyl-CoA, welches beispielsweise bei der Fettsäureoxidation entsteht, erklärt die Hemmung der Pyruvatoxidation und die Steigerung der Gluconeogenese in der Leber während gesteigerter β-Oxidation (Abb. 19.3). Die Fettsäureoxidation liefert darüber hinaus das ATP, welches für die Pyruvatcarboxylase und die Phosphoenolpyruvatcarboxykinase-Reaktionen benötigt

wird und führt so zu einer weiteren Stimulierung der Gluconeogenese. Glucagon, welches einen der stärksten Stimulatoren der Gluconeogenese darstellt, führt in der Leberzelle zu einer Erhöhung der cAMP-Konzentrationen. Dies steigert den Substratfluß durch die Phosphoenolpyruvatcarboxykinase-Reaktion und hemmt gleichzeitig die Pyruvatkinase. Darüber hinaus wirkt Glucagon auf der Stufe der Fructose-1,6-Bisphosphatase, da es auch die Umwandlung von Glycerin zu Glucose stimuliert.
Ein weiteres allosterisch reguliertes Enzym ist die Phosphofructokinase.
Ihr kommt eine Schlüsselposition bei der Regulation der Glykolyse zu. Phosphofructokinase wird durch Citrat und ATP gehemmt, durch AMP aktiviert. Die in vielen Geweben vorkommende Adenylatkinase gewährleistet die rasche Gleichgewichtseinstellung der Reaktion:

ATP + AMP $\rightleftharpoons$ 2 ADP

Wenn also ATP bei energieverbrauchenden Prozessen unter Bildung von ADP abgebaut wird, steigt zwangsläufig die Konzentration von AMP. Im Gleichgewicht ist die ATP-Konzentration etwa 50mal größer als die des AMP. Aus diesem Grund wird nur ein kleiner Abfall der ATP-Konzentration einen mehrfachen Anstieg der AMP-Konzentration zur Folge haben. Diese Tatsache macht AMP besonders geeignet zur Verstärkung von Stoffwechselsignalen, die mit einem nur geringfügigen Abfall der ATP-Konzentration einhergehen. Aus diesem Grund ist die Phosphofructokinaseaktivität außerordentlich empfindlich gegenüber auch nur geringfügigen Veränderungen des energetischen Zustands der Zelle, was sie besonders für die Kontrolle des Kohlenhydratdurchsatzes durch die Glykolyse geeignet macht. Ein Anstieg der AMP-Konzentration erklärt auch die Beschleunigung der Glykolyse bei einem durch Anoxie hervorgerufenen ATP-Abfall. Gleichzeitig aktiviert AMP die Phosphorylase, wodurch die Glykogenolyse stimuliert wird. Die Hemmung der Phosphofructokinase durch Citrat und ATP erklärt die Hemmung des Glucoseabbaus bei gesteigerter Fettsäureoxidation. Darüber hinaus ist sie die Grundlage zum Verständnis des Pasteur-Effekts. Er beschreibt das Phänomen, daß aerober Glucoseabbau über den Citratcyclus die anaerobe Glykolyse hemmt. Als Konsequenz der Hemmung der Phosphofructokinase erfolgt eine Konzentrationszunahme des Glucose-6-Phosphats, welches als allosterischer Inhibitor der Hexokinase die weitere Glucoseaufnahme hemmt. Sowohl in der Leber wie auch in den Nieren kommt eine reziproke Beziehung zwischen der Aktivität von Pyruvatdehydrogenase bzw. Pyruvatcarboxylase vor. Sie reguliert das Stoffwechselschicksal des Pyruvats, wenn in den genannten Geweben der Kohlenhydratstoffwechsel von Glykolyse auf Gluconeogenese geschaltet wird.

Regulation des Glykogenstoffwechsels

Die Regulation des Glykogenstoffwechsels erfolgt durch gezielte Regulation der Enzyme von Glykogenbiosynthese und -abbau. Sie sind nicht nur allosterisch reguliert, sondern stehen auch unter hormoneller Kontrolle. Die Phosphorylase wird durch einen Konzentrationsanstieg des cAMP aktiviert, gleichzeitig wird die Glykogensynthetase in die inaktive Form umgewandelt (s. Kap. 15). Die cAMP-abhängige Proteinkinase aktiviert die Phosphorylase-b-Kinase und inaktiviert die Glykogensynthetase (Abb. 15.8 und 15.9). Dies hat eine gesteigerte Glykogensynthese bei gehemmter Glykogenolyse und eine gehemmte Glykogensynthese bei gesteigerter Glykogenolyse zur Folge. Cohen hat gezeigt, daß sowohl die Phosphorylase-b-Kinase wie auch die Glykogensynthetase reversibel phosphoryliert bzw. dephosphoryliert werden können. Häufig werden mehr als 1 Mol Phosphat pro Mol Enzymprotein eingebaut, wobei gesonderte Kinasen und Phosphatasen eingeschaltet werden. Derartige sekundäre Phosphorylierungen modifizieren die Empfindlichkeit der primären Phosphorylierungsorte für Phosphorylierung und Dephosphorylierung. Dieses Phänomen der multiplen Phosphorylierung findet sich auch bei der Pyruvatdehydrogenase.

Nach G. Hers ist der wichtigste Faktor, der über den Glykogenstoffwechsel der Leber entscheidet, die Konzentration an **Phosphorylase a**. Dieses Enzym kontrolliert den geschwindigkeitsbestimmenden Schritt der Glykogenolyse. Darüber hinaus hemmt es die Aktivität der Glykogensynthetasephosphatase und damit die Glykogenbiosynthese (Abb. 19.3). Die Phosphorylase wird durch Glucose inaktiviert und durch 5'-AMP aktiviert. Verschiedene Beobachtungen legen nahe, daß Katecholamine die Glykogenolyse auch durch einen weiteren Mechanismus stimulieren können, der nicht cAMP-abhängig verläuft. Er wird allerdings durch α-adrenerge Receptoren vermittelt. Wahrscheinlich gehört in den Bereich dieses Mechanismus die direkte Stimulierung der Phosphorylasekinase durch Ca^{2+}. Eine cAMP-unabhängige Glykogenolyse wird darüber hinaus durch Vasopressin, Oxytocin und Angiotensin II verursacht. Nach Zufuhr von Insulin stellt sich sofort eine Inaktivierung der Phosphorylase und eine Aktivierung der Glykogensynthetase ein. Dieser Insulineffekt ist von der Bereitstellung ausreichender Glucosemengen abhängig.

Regulation des Citratcyclus (Abb. 14.4)

Die Identifizierung regulierter Enzyme des Citratcyclus ist relativ schwierig. Der Grund hierfür liegt darin, daß eine Vielzahl von Stoffwechselwegen mit dem Cyclus in Wechselwirkung treten und darüber hinaus die Bestimmung von Enzymaktivitäten und von Substratkonzentrationen in den Mitochondrien relativ ungenau ist. In den meisten Geweben besteht die Hauptaufgabe des Citratcyclus in der Energiebereitstellung. Es ist sicher, daß die bei der oxidativen Phosphorylierung ausgeübte Atmungskontrolle letzten Endes auch für die Geschwindigkeit des Substratdurchsatzes durch den Citratcyclus verantwortlich ist. Sie hängt nämlich unmittelbar von der Verfügbarkeit oxidierter wasserstoffübertragender Coenzyme (z. B. NAD^+) ab. Diese wiederum können nur in Abhängigkeit von der ADP-Verfügbarkeit und damit letzten Endes von der Geschwindigkeit des ATP-Verbrauchs bereitgestellt werden. Zusätzlich zu dieser Grobkontrolle legen Untersuchungen an einer Reihe von Enzymen nahe, daß eine Feinkontrolle auch auf der Ebene des Citratcyclus selbst erfolgt. In einem hauptsächlich auf Kohlenhydratstoffwechsel eingestellten Gewebe – wie dem Nervensystem – erfolgt sehr wahrscheinlich die Kontrolle des Kohlenhydratstoffwechsels auf der Ebene der Pyruvatdehydrogenase. Im Cyclus selbst erfolgt eine Kontrolle durch allosterische Hemmung der Citratsynthase durch ATP oder langkettiges Acyl-CoA. Die allosterische Aktivierung der mitochondrialen NAD-abhängigen

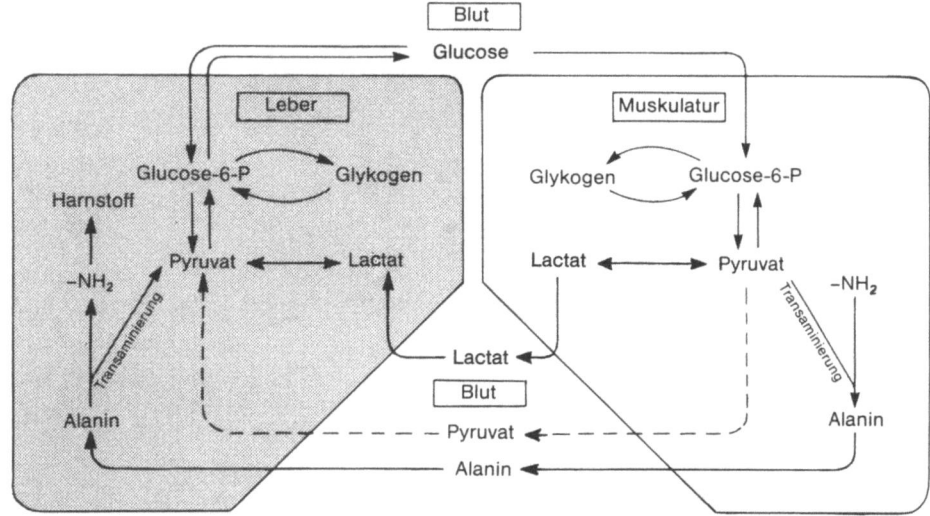

Abb. 19.4. Der Milchsäurecyclus (Cori-Cyclus) und der Glucose-Alanin-Cyclus

Isocitratdehydrogenase durch ADP wird durch ATP und NADH wieder aufgehoben. Die Succinatdehydrogenase wird durch Oxalacetat gehemmt, das Oxalacetatangebot hängt vom Verhältnis [NADH]/[NAD$^+$] ab und wird durch die Malatdehydrogenase vermittelt. Neben diesem Mechanismus erfolgt im Herzmuskel darüber hinaus möglicherweise eine Hemmung der Citratsynthase durch Succinyl-CoA. Jede Zunahme des ATP/ADP-Verhältnisses steigert auch das Verhältnis GTP/GDP am Succinatthiokinaseschritt, wodurch die Konzentration von Succinyl-CoA zunimmt. Ob die genannten Mechanismen auch in vivo aktiv sind, ist noch nicht genau bekannt.

Blutglucose

Herkunft der Blutglucose

Nahrungskohlenhydrate. Aus den meisten Nahrungskohlenhydraten entsteht während der Verdauung Glucose, Galaktose oder Fructose. Alle drei Zucker werden über die Pfortader resorbiert. In der Leber erfolgt eine rasche Umwandlung von Galaktose und Fructose zu Glucose (Abb. 15.17 und 15.18).

Gluconeogenesesubstrate. Gluconeogenesesubstrate können in zwei Gruppen eingeteilt werden. In der ersten Gruppe finden sich Verbindungen, die aus Nichtkohlenhydratvorstufen entstehen und in Glucose umgewandelt werden. Zu ihnen gehören einige Aminosäuren und Propionat. In der zweiten Gruppe finden sich die Produkte eines nur teilweisen Glucoseabbaus in verschiedenen Geweben, welche über den Blutweg zur Leber und den Nieren gelangen und dort wieder zu Glucose umgewandelt werden. Lactat, welches beispielsweise beim Glucoseabbau im Skelettmuskel und den Erythrocyten entsteht, wird zur Leber und den Nieren transportiert und in die Gluconeogenese eingeschleust. Die dabei entstehende Glucose kann in die Blutbahn abgegeben werden und dient damit dem Glucoseverbrauch extrahepatischer Gewebe. Der genannte Vorgang wird auch als Cori-Cyclus oder Milchsäurecyclus bezeichnet (Abb. 19.4). Das für die Triacylglycerinbiosynthese im Fettgewebe benötigte Glycerin entstammt ebenfalls der Blutglucose, da Fettzellen freies Glycerin nicht für die Triacylglycerinbiosynthese verwenden können. Die Acylglycerine des Fettgewebes werden kontinuierlich unter Bildung von freiem Glycerin abgebaut, welches ständig aus dem Fettgewebe ins Blut abgegeben wird. In Leber und Nieren wird es durch Gluconeogenese wieder in Glucose zurückverwandelt. Im Organismus besteht also ein kontinuierlicher Cyclus, bei dem Glucose aus Leber und Nieren zum Fettgewebe transportiert wird, aus welchem das für Gluconeogenese in Leber und Nieren benötigte Glycerin stammt.

Unter den aus der Skelettmuskulatur zur Leber

transportieren Aminosäuren überwiegt das Alanin. Diese Beobachtung hat zur Formulierung eines Glucose-Alanin-Cyclus geführt, der in Abb. 19.4 dargestellt ist. Er besteht in einem Glucosetransport von der Leber zur Muskulatur und einem Rücktransport von Alanin von der Muskulatur zur Leber, womit ein Nettotransport von Aminostickstoff von der Muskulatur zur Leber und von freier Energie von der Leber zur Muskulatur verbunden ist. Die in der Leber benötigte Energie für die Biosynthese von Glucose aus Pyruvat entstammt dabei der Fettsäureoxidation.

Glykogenolyse (s. S. 197).

Konzentration der Blutglucose

Im postabsorptiven Zustand (nach 12- bis 16stündigem Nahrungsentzug) liegt die Glucosekonzentration im menschlichen Blut zwischen 80 und 100 mg/100 ml. Nach kohlenhydratreichen Mahlzeiten steigt sie auf maximal 120–130 mg/100 ml. Beim Fasten fällt sie dagegen auf 60–70 mg/100 ml. Unter normalen Umständen werden die genannten Grenzwerte nicht über- bzw. unterschritten. Bei Wiederkäuern ist die Glucosekonzentration im Blut wesentlich niedriger (etwa 40 mg/100 ml bei Schafen und 60 mg/100 ml beim Rind). Diese relativ niedrigen Glucosekonzentrationen hängen mit der Tatsache zusammen, daß Wiederkäuer nahezu das gesamte Nahrungskohlenhydrat im Pansen zu kurzkettigen Fettsäuren fermentieren, welche als Hauptbrennstoffe dienen.

Regulation der Blutglucosekonzentration

Von allen bekannten Homöostasemechanismen ist derjenige der Glucosehomöostase im Blut der am feinsten regulierte. An den zugrundeliegenden Regulationsmechanismen nehmen die Leber, extrahepatische Gewebe und eine Reihe von Hormonen teil. Leberzellen sind offensichtlich für Glucose permeabel, die Zellen der extrahepatischen Gewebe jedoch relativ impermeabel. Bei ihnen ist der Transport durch die Zellmembran geschwindigkeitsbestimmender Schritt der Glucoseaufnahme. Intrazellulär wird die aufgenommene Glucose rasch durch Hexokinase phosphoryliert. In der Leber kontrolliert dagegen die Aktivität verschiedener Enzyme und die Konzentration von

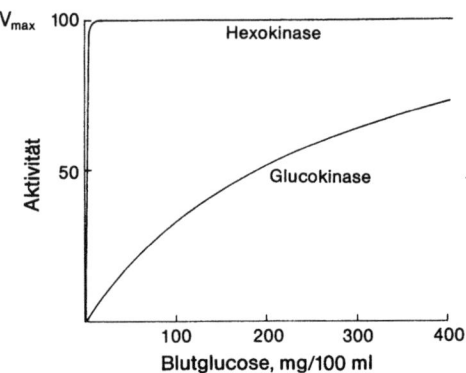

Abb. 19.5. Änderung der jeweiligen Aktivität der Hexokinase und Glucokinase in Abhängigkeit der Blutglucosekonzentration. Die K_m für Glucose beträgt im Fall der Hexokinase 0,05 mmol/l und der Glucokinase 10 mmol/l

wichtigen Intermediaten den Glucosestoffwechsel. Dies ist hier besonders wichtig, da die Leber sowohl zur Glucoseaufnahme als auch zur -abgabe imstande ist. Natürlich bestimmt auch die Glucosekonzentration im Blut sowohl in der Leber als auch in extrahepatischen Geweben die Geschwindigkeit der Glucoseaufnahme. Dabei ist zu beachten, daß Hexokinase durch Glucose-6-Phosphat gehemmt wird, so daß damit wenigstens in extrahepatischen Geweben eine gewisse Kontrolle der Glucoseaufnahme erfolgen kann. In der Leber liegen insoweit andere Verhältnisse vor, als die Glucokinase nicht durch Glucose-6-Phosphat beeinflußt werden kann. Im Vergleich zur Hexokinase zeichnet sich die Glucokinase durch eine wesentlich höhere K_M für Glucose aus. Aus diesem Grund zeigt sie einen Aktivitätsanstieg bei Glucosekonzentrationen, die im physiologischen Bereich liegen (Abb. 19.5). Damit kommt ihr offenbar eine spezifische Bedeutung für die hepatische Glucoseaufnahme zu, die ja bei den wesentlich höheren in der Pfortader vorkommenden Glucosekonzentrationen erfolgen muß. Bei Wiederkäuern fehlt die Glucokinase, was jedoch angesichts der bei ihnen vorliegenden niedrigen portalen Glucosekonzentrationen weiter nicht ins Gewicht fällt.

Bei der normalen Blutglucosekonzentration von 80–100 mg/100 ml produziert die Leber immer noch Glucose. Erst wenn die Blutglucosekonzentration weiter ansteigt, kommt es zu einer Abnahme der Glucoseabgabe durch die Leber. Bei der Ratte ist die Geschwindigkeit der hepatischen Glucoseaufnahme bzw. -abgabe bei einer Glucosekonzentration in der V. portae von etwa 150 mg/100 ml gleich. Bei Hunden hängt die Glucosekonzentration, bei der die Leber mit der Glucoseaufnahme beginnt, vom Ernährungszustand ab. Infundiert man Hunden, die mit einer proteinreichen Diät ernährt wurden, Glucose, so kommt es zu einem deutlichen Anstieg der Glucosekonzentrationen, wobei die Glucoseproduktion in der Leber erst bei stark hyperglykämischen Werten zum Erliegen kommt. Bei kohlenhydratgefütterten Hunden zeigt sich jedoch eine nur geringe Zunahme der Blutglucosekonzentration nach Glucoseinfusion, wobei die Glucoseproduktion in der Leber sehr schnell zum Erliegen kommt. Die Erklärung für diese Unterschiede liegt offenbar in unterschiedlichen Enzymaktivitäten der Glykolyse und Gluconeogenese in Abhängigkeit vom Ernährungszustand.

Zusätzlich zu direkten Effekten der Blutglucose auf die Glucoseaufnahme in Leber und peripheren Geweben spielt das Hormon **Insulin** eine zentrale Rolle für die Regulation der Blutglucosekonzentration. Es wird in den β-Zellen der Langerhans-Inseln des Pankreas synthetisiert und bei jeder Zunahme der Blutglucosekonzentration in das Blut abgegeben. Seine Blutkonzentration läuft in etwa der Konzentration der Blutglucose parallel; injiziert man es einem Versuchstier, so stellt sich rasch eine Hypoglykämie ein. Verbindungen, die eine Insulinsekretion hervorrufen, sind außer Glucose Aminosäuren, nichtveresterte Fettsäuren, Ketonkörper, Glucagon, Sekretin und Sulfonylharnstoffe. Adrenalin und Noradrenalin hemmen dagegen die Insulinfreisetzung. Insulin stimuliert außerordentlich rasch die Geschwindigkeit der Glucoseaufnahme in extrahepatischen Geweben, vor allem dem Fettgewebe und der Muskulatur. Diesem Effekt liegt eine Steigerung des Glucosetransports durch die Zellmembran insulinabhängiger Gewebe zugrunde. In der Leber läßt sich dagegen ein derartig rascher Insulineffekt auf die Glucoseaufnahme nicht nachweisen. Dieser Befund paßt zu der Annahme, daß Hepatocyten frei permeabel für Glucose sind. Eine Reihe von Befunden spricht jedoch dafür, daß Insulin einige direkte Effekte auf den Glucosestoffwechsel der Leber hat. So vermindert es beispielsweise an der isoliert perfundierten Leber die Geschwindigkeit der Glucoseproduktion aus Lactat.

Der Hypophysenvorderlappen sezerniert Hormone, welche zu einer Erhöhung der Blutglucosekonzentration führen und in diesem Sinne als Insulinantagonisten aufgefaßt werden. Es handelt sich um das **Wachstumshormon,** das **adrenocorticotrope Hormon (ACTH)** und wahrscheinlich eine Reihe weiterer „diabetogener Faktoren". Bei Hypoglykämie kommt es zu einer Stimulierung der Wachstumshormonsekretion. Wachstumshormon führt zu einer Abnahme der Glucoseaufnahme in einer Reihe von Geweben, z. B. der Muskulatur oder dem Fettgewebe. Inwieweit es sich hier um direkte Effekte handelt, ist noch nicht klar. Bei Hunden führt chronische Zufuhr von Wachstumshormon zum Diabetes, Patienten mit erhöhter Wachstumshormonkonzentration im Blut (Akromegalie, s. S. 604) entwickeln in einem hohen Prozentsatz einen Diabetes mellitus. Das ACTH hat demgegenüber wohl eher einen indirekten Effekt auf die Glucoseverwertung. Es führt zur Freisetzung der sog. Glucocorticoide durch die Nebennierenrinde.

Die Zufuhr von **Glucocorticoidhormonen** führt zu einer Steigerung der Gluconeogenese der Leber. Sie ist die Resultante aus einem gesteigerten Proteinabbau in extrahepatischen Geweben, einer Zunahme der Aminosäureaufnahme durch die Leber, einer gesteigerten Transaminaseaktivität und schließlich einer Aktivitätszunahme der an der Gluconeogenese beteiligten Enzyme. Darüber hinaus führen Glucocorticoide zu einer Hemmung der Glucoseverwertung in den extrahepatischen Geweben. Insgesamt haben Glucocorticoide eine eindeutig insulinantagonistische Wirkung.

Das aus dem Nebennierenmark stammende **Adrenalin** stimuliert den Glykogenabbau in der Muskulatur. Darüber hinaus führt das Hormon zu einer gesteigerten Glucoseabgabe durch die Leber, die allerdings nur dann zu beobachten ist, wenn die Leber Glykogen enthält. Die Ursache für diesen Effekt liegt in einer cAMP-abhängigen Stimulierung der Glykogenolyse. In der Skelettmuskulatur führt infolge des Fehlens der Glucose-6-Phosphatase jede gesteigerte Glykogenolyse zur Lactatbildung. Dieses wird über den Blutweg zur Leber transportiert und dort der Gluconeogenese zugeführt (Cori-Cyclus). Jede Hypoglykämie führt zu einer zerebralen Symptomatik, welche die Adrenalinsekretion und damit die Glykogenolyse stimuliert. Der Zweck dieses Regulationsmechanismus besteht in einer Erhöhung der Blutglucosekonzentration.

Glucagon ist ein in den α-Zellen der Langerhans-Inseln des Pankreas produziertes Hormon. Der wichtigste Auslöser für seine Sekretion ist eine Hypoglykämie. An der Leber verursacht Glucagon eine Glykogenolyse, die auf einer Phosphorylaseaktivierung beruht, welche nach dem schon beim Adrenalin geschilderten Mechanismus erfolgt. Der größte Teil des sezernierten Glucagons wird in der Leber zurückgehalten. Anders als Adrenalin zeigt Glucagon keine Wirkung auf die Muskelphosphorylase, es stimuliert dagegen in der Leber die Gluconeogenese auch aus Aminosäuren und Lactat.

Auch **Schilddrüsenhormone** können die Blutglucosekonzentration beeinflussen. Einige experimentelle Befunde sprechen für die diabetogene Wirkung des Thyroxins. Nach Thyreoidektomie kommt es verhältnismäßig selten zum Auftreten eines Diabetes mellitus. Bei hyperthyreoten Patienten ist die Glucosekonzentration im postabsorptiven Zustand erhöht, bei Patienten mit Hypothyreose dagegen erniedrigt. Hyperthyreote Patienten verwerten Glucose offensichtlich mit normaler oder sogar gesteigerter Geschwindigkeit, hypothyreote Patienten dagegen mit verminderter. Zusätzlich sind hypothyreote Patienten weniger insulinempfindlich als Normale oder Hyperthyreote. Die genannten Befunde erschweren die Deutung der Schilddrüsenhormonwirkungen auf den Kohlenhydratstoffwechsel.

Nierenschwelle für Glucose

Bei jedem Anstieg der Blutglucosekonzentration über einen Grenzwert setzt ein zusätzlicher renaler Regulationseffekt ein. Glucose wird kontinuierlich glomerulär filtriert, unter normalen Bedingungen jedoch vollständig tubulär in das Blut reabsorbiert. Die Glucosereabsorption erfolgt ATP-abhängig und ist auf eine Reabsorptionsgeschwindigkeit von etwa 350 mg/min limitiert. Bei Erhöhung der Blutglucosekonzentration kann glomerulär mehr Glucose filtriert werden als der Reabsorptionskapazität entspricht. Der Überschuß an Glucose tritt dann in den Urin über, wo er als Glucosurie gemessen wird. Beim gesunden Menschen kommt es zur Glucosurie, wenn die venöse Blutglucosekonzentration 170–180 mg/100 ml überschreitet. Diese Glucosekonzentration wird auch als die Nierenschwelle für Glucose bezeichnet.

Experimentell kann eine Glucosurie mit Phlorhizin erzeugt werden. Diese Substanz hemmt die tubuläre Glucosereabsorption, so daß eine renale Glucosurie entsteht. Beim Menschen kann eine renale Glucosurie die Folge von Stoffwechseldefekten der Niere oder von erworbenen Krankheiten sein.

Glucosetoleranz

Die Fähigkeit des Körpers zur Kohlenhydratverwertung kann durch Bestimmung der sog. Glucosetoleranz (Kohlenhydrattoleranz) abgeschätzt werden. Sie kann den Änderungen der Blutglucosekonzentration nach einer Belastung mit Glucose entnommen werden. Der Diabetes mellitus zeichnet sich dabei durch eine erniedrigte Glucosetoleranz aus, die durch eine verminderte Insulinsekretion hervorgerufen wird. Sie zeigt sich in einer Erhöhung der Blutglucosekonzentration mit begleitender Glucosurie und geht i. allg. auch mit Änderungen des Fettstoffwechsels einher. Die Glucosetoleranz nimmt nicht nur beim Diabetes mellitus, sondern auch bei Leberschäden, einigen Infektionserkrankungen, bei der Fettsucht und gelegentlich auch bei der Arteriosklerose ab. Ebenso finden sich i. allg. erniedrigte Glucosetoleranzen bei einer gesteigerten Aktivität der Hypophyse oder der Nebennierenrinde, da die von diesen Organen gebildeten Hormone insulinantagonistische Wirkungen haben.

Insulin führt dagegen zu einer Steigerung der Glucosetoleranz. Eine Insulininjektion erniedrigt die Glucosekonzentration im Blut und steigert die Glucoseverwertung sowie die Speicherung der Glucose in Leber und Muskulatur als Glykogen. Ein Überschuß von Insulin kann zu einer so schwerwiegenden Abnahme der Blutglucosekonzentration führen, daß ein mit cerebralen Krämpfen einhergehendes und in Extremfällen bis zum Tod führendes Krankheitsbild entsteht, welches nur durch rasche Glucosezufuhr behoben werden kann. Beim Menschen kommt es bei einer Abnahme der Blutglucosekonzentration auf Werte von etwa 20 mg/100 ml zu hypoglykämischen Krämpfen. Eine gesteigerte Glucosetoleranz findet sich bei Hypophysen- bzw. Nebennierenrindeninsuffizienz. Sie ist auf die verminderte Produktion insulinantagonistischer Hormone zurückzuführen.

Regulation des Lipidstoffwechsels

Die Regulation der Fettsäuremobilisierung aus dem Fettgewebe wurde bereits beschrieben (s. S. 259).

Regulation der Fettsäurebiosynthese (Lipogenese)

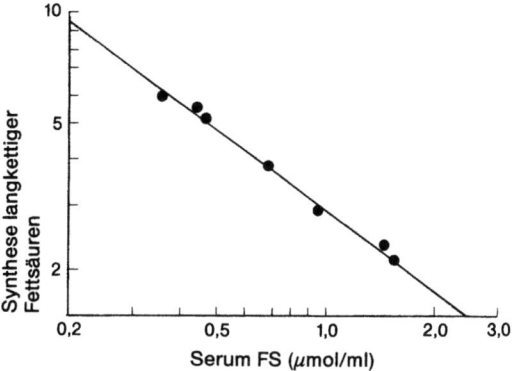

Abb. 19.6. Direkte Hemmung der Lipogenese der Leber durch freie Fettsäuren (die Lipogenese wurde durch Bestimmung des Einbaus von ^3H_2O in langkettige Fettsäuren in der perfundierten Rattenleber bestimmt. *FS* freie Fettsäuren)

Viele Tiere und der Mensch decken ihren Energiebedarf durch einige wenige Mahlzeiten. Sie sind deswegen darauf angewiesen, einen großen Teil der zugeführten Energie zu speichern. Durch die Lipogenese werden Glucose sowie eine Reihe von Stoffwechselzwischenprodukten wie Pyruvat, Lactat und Acetyl-CoA in Fett umgewandelt. Der wichtigste Faktor für die Kontrolle der Lipogenesegeschwindigkeit stellt der Ernährungszustand des Organismus und seiner Gewebe dar. Beim gut und kohlenhydratreich ernährten Versuchstier finden sich die höchsten Lipogeneseraten. Bei verminderter Calorienzufuhr, bei fettreicher Nahrung oder während eines Insulinmangels kommt es dagegen zu einer Verminderung der Lipogenese. Sie findet sich immer, wenn die Konzentration der Plasmafettsäuren erhöht ist. Offensichtlich besteht eine inverse Beziehung zwischen der hepatischen Lipogenese und der Konzentration nichtveresterter Fettsäuren im Serum (Abb. 19.6). Die größte Lipogenesehemmung findet sich dabei in dem Konzentrationsbereich nichtveresterter Fettsäuren, der beim Übergang vom gefütterten Zustand zum Hungerzustand auftritt (0,3–0,8 μmol/ml Plasma). Auch Nahrungsfett führt zu einer Hemmung der Leberlipogenese. Enthält die Nahrung mehr als 10% Fett, läßt sich eine Umwandlung von Kohlenhydrat zu Fett kaum noch nachweisen. Bei Ratten, die alle 2 h eine Mahlzeit einnehmen, kommt es zu einer relativ hohen Lipogeneserate. Mit zunehmender Saccharosekonzentration in der Nahrung steigt auch die Leberlipogenese an. Das geschwindigkeitsbestimmende Enzym für die Lipogenese ist die Acetyl-CoA-Carboxylase (Abb. 17.9). Langkettiges Acyl-CoA ist ein wirksamer Hemmstoff der Carboxylase, die dagegen durch Citrat aktiviert wird. Wenn Acyl-CoA sich anhäuft, da es nicht rasch genug verestert werden kann, reduziert es also automatisch die Neusynthese von Fettsäuren. Das gleiche tritt auch bei gesteigerter Lipolyse oder bei gesteigerter Fettsäureaufnahme in ein Gewebe auf: Vermehrt gebildetes Acyl-CoA hemmt die Fettsäurebiosynthese.

Ein weiterer Stoffwechseleffekt des Acyl-CoA besteht offensichtlich darin, daß es den mitochondrialen Tricarboxylattransport hemmt. Auf diese Weise wird eine Citratabgabe aus den Mitochondrien verhindert, welche eine Voraussetzung für die cytosolische Bildung von Acetyl-CoA für die Fettsäurebiosynthese darstellt. Zusätzlich besteht eine inverse Beziehung zwischen der Konzentration nichtveresterter Fettsäuren im Blut und dem Verhältnis von aktiver zu inaktiver Pyruvatdehydrogenase. Das letztere Enzym reguliert ja die Geschwindigkeit der Acetyl-CoA-Bildung in den Mitochondrien. Der molekulare Mechanismus dieses Acyl-CoA-Effekts könnte auf einer Hemmung des mitochondrialen Adeninnucleotidtransportsystems beruhen. Sie würde zu einem Anstieg des intramitochondrialen ATP/ADP-Verhältnisses führen und damit direkt das Gleichgewicht der Pyruvatdehydrogenase-Interkonvertierung in Richtung der inaktiven Form verschieben (Abb. 19.2). Darüber hinaus führt die als Folge einer gesteigerten Fettsäurekonzentration im Blut auftretende Fettsäureoxidation zu einer Zunahme des Verhältnisses Acetyl-CoA/CoA und NADH/NAD innerhalb der Mitochondrien. Beide Vorgänge führen zu einer Verschiebung der Pyruvatdehydrogenase-Interkonvertierung in Richtung auf die inaktive Form und zusätzlich zu einer allosterischen Hemmung der aktiven Pyruvatdehydrogenase. Die Konsequenz dieser Vorgänge ist eine verminderte Acetyl-CoA-Produktion aus Pyruvat und damit aus Kohlenhydraten.

Insulin stimuliert die Lipogenese über verschiedene Mechanismen. Es steigert den Glucosetransport durch die Zellmembran (z. B. im Fettgewebe), was zu einem vermehrten Substratangebot für die Fettsäure- und Triacylglycerinbiosynthese führt. Insulin wandelt die inaktive Form der Pyruvatdehydrogenase in die aktive um, das gleiche gilt für die Acetyl-CoA-Carboxylase. Darüber hinaus führt Insulin zu einer Verminderung der intracellulären cAMP-Konzentration, was eine Lipolysehemmung verursacht, welche eine Abnahme der Konzentration von langkettigem Acyl-CoA als Inhibitor der Lipogenese zur Folge hat.

Aus verschiedenen Untersuchungen geht hervor, daß sowohl die Fettsäuresynthetase als auch die Acetyl-CoA-Carboxylase an den Ernährungszustand angepaßt werden. Ihre Gesamtmenge nimmt im gut ernährten Zustand zu, während Hungern, Fettfütterung und Diabetes mellitus eine Abnahme verursachen. Allerdings dauert es einige Tage, bis sich diese Effekte, die die Wirkungen nichtveresterter Fettsäuren verstärken (Abb. 19.6), manifestieren.

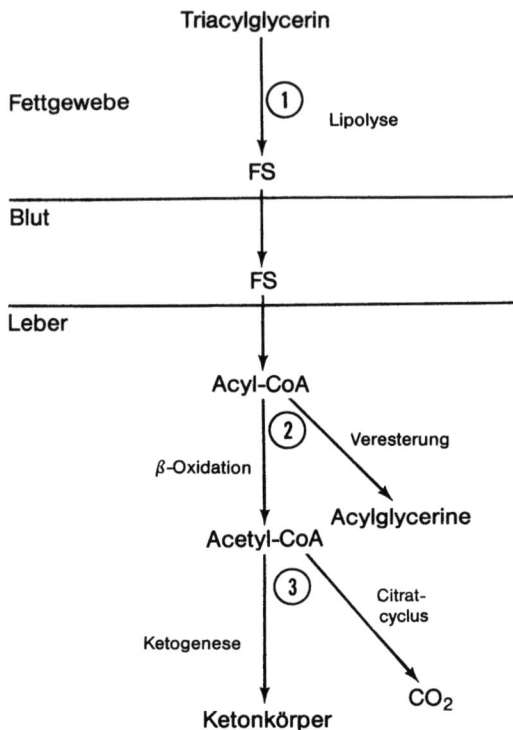

Abb. 19.7. Regulation der Ketogenese. ①-③ drei wesentliche Schritte im Fettsäurestoffwechsel, welche das Ausmaß der Ketogenese bestimmen

Regulation der Ketogenese
(s. Abb. 18.11)

In vivo tritt eine Ketose nur dann auf, wenn die Konzentration nichtveresterter Fettsäuren im Blut erhöht ist. Dies trifft auch für Zustände sehr schwerer Ketose zu. Hier findet sich eine besonders stark erhöhte Konzentration nichtveresterter Fettsäuren im Plasma, welche die Folge einer gesteigerten Lipolyse des Fettgewebes sind. Aus einer Vielzahl von Experimenten geht hervor, daß Fettsäuren die Vorläufer der Ketonkörper sind. Sowohl im ernährten Zustand als auch während des Fastens ist die Leber imstande, unabhängig von der Fettsäurekonzentration bis zu 30% der ihr angebotenen Fettsäuren zu extrahieren. Nach ihrer Aktivierung zu Acyl-CoA stehen Fettsäuren grundsätzlich 2 Stoffwechselmöglichkeiten zur Verfügung: sie können verestert und im wesentlichen in Triacylglycerine und Phospholipide eingebaut werden oder sie unterliegen der β-Oxidation, wobei Acetyl-CoA entsteht. Acetyl-CoA kann seinerseits entweder im Citratcyclus oxidiert oder zur Bildung von Ketonkörpern verwendet werden (Abb. 19.7). Experimente mit hungernden Ratten haben gezeigt, daß das Ausmaß der Ketonkörperkonzentration im Blut in einer Beziehung zur Menge der in den Fettdepots gespeicherten Triacylglycerine steht und weniger von der Triacylglycerinmenge der Leber abhängt. Dies ist ein Hinweis darauf, daß die aus den Fettdepots stammenden nichtveresterten Fettsäuren des Plasmas eine wesentlich wichtigere Quelle für die Ketogenese darstellen als die aus der Lipolyse lebereigener Triacylglycerine entstehenden Fettsäuren. Unter anderem hängt die Kapazität der Fettsäureveresterung als antiketogenes Prinzip von der Verfügbarkeit von α-Glycerophosphat in der Leber ab. Bei hungernden Ratten findet sich eine Erniedrigung der α-Glycerophosphatkonzentration der Leber. Allerdings hat sich an isoliert perfundierten Lebern hungernder Ratten gezeigt, daß die Verfügbarkeit von α-Glycerophosphat die Fettsäureveresterung nicht limitiert. Unabhängig von der aufgenommenen Fettsäuremenge wird immer ein bestimmter Prozentsatz verestert. In vivo hat sich gezeigt, daß die antiketogenen Effekte von Glycerin und Dihydroxyaceton nicht mit dem α-Glycerophosphatgehalt der Leber korrelieren. Aufgrund der angeführten Beobachtungen erscheint es zweifelhaft, ob die Verfügbarkeit von α-Glycerophosphat in der Leber je für die Fettsäureveresterung geschwindigkeitsbestimmend werden kann. In der Leber scheint der geschwindigkeitsbestimmende Schritt der Fettsäureveresterung die Phosphatidatphosphohydrolase zu sein (Abb. 17.16). Jedenfalls nimmt die Aktivität dieses Enzyms dann zu, wenn in der Leber Triacylglycerine mit besonders hoher Geschwindigkeit synthetisiert werden. An der isoliert perfundierten Leber ist nachgewiesen worden, daß Insulin die Aktivität der Glycerophosphatacyltransferase steigert, des Enzyms, welches den ersten Schritt der Fettsäureveresterung katalysiert.

Im System der isoliert perfundierten Leber ist darüber hinaus gezeigt worden, daß Lebern von gefütterten Ratten wesentlich mehr nichtveresterte Fettsäuren der Veresterung zuführen als Lebern gefasteter Ratten. Die nicht der Veresterung zugeführten aufgenommenen Fettsäuren werden entweder zu CO_2 oxidiert oder in Ketonkörper umgewandelt. Eine Erklärung für diese Befunde könnte in der Tatsache liegen, daß die in der inneren Mitochondrienmembran lokalisierte Carnitintransferase I vor Eintritt in die β-Oxidation den Transport langkettiger Acylgruppen in die mitochondriale Matrix reguliert (Abb. 17.2). Die Aktivität dieses Enzyms ist bei gefütterten Tieren außerordentlich niedrig, gleichzeitig ist die Fettsäureoxidation vermindert. Während Fastens kommt es zu einer Zunahme der Geschwindigkeit der β-Oxidation, und es findet sich eine Aktivitätszunahme des Enzyms. McGarry et al. haben 1980 gezeigt, daß Malonyl-CoA die Carnitinacyltransferase I hemmt. Malonyl-CoA als primäres Intermediat der Fettsäurebiosynthese (Abb. 17.7) liegt in gefüttertem Zustand in wesentlich höherer Konzentration als während des Fastens vor. Im gefütterten Zustand findet sich also eine aktive Lipogenese mit einer hohen Malonyl-CoA-Konzentration, welches die Carnitinacetyltransferase I hemmt (Abb. 19.8). Geringe Mengen von nichtveresterten Fettsäuren, die von der Leber aufgenommen werden, werden nahezu vollständig zu Acylglycerinen verestert und in Form von VLDL durch die Leber abgegeben. Mit zunehmender Konzentration nichtveresterter Fettsäuren zu Beginn einer Hungerperiode kommt es zu einer Hemmung der Acetyl-CoA-Carboxylase und zu einer Konzentrationsabnahme von Malonyl-CoA, wodurch die Hemmung der Carnitinacyltransferase aufgehoben wird. Dies führt zu einer Zunahme der Acyl-CoA-Oxidation. Eine Verstärkung dieser durch Hungern hervorgerufenen Effekte ergibt sich durch die Abnahme des Insulin/Glucagon-Verhältnisses. Sie führt zu einer Steigerung der Lipolyse des Fettgewebes mit gesteigerter Fettsäurefreisetzung, darüber hinaus zu einer Hemmung der Pyruvatkinase und Acetyl-CoA-Carboxylase der Leber.

Jeder Anstieg der Konzentration nichtveresterter Fettsäuren im Serum führt zu einem proportionalen Anstieg der Umwandlung von Fettsäuren zu Ketonkörpern und zu einer Abnahme der Fettsäureoxidation zu CO_2 über den Zitratzyklus. Die Aufteilung von Acetyl-CoA zwischen Ketogenese und Oxidation zu CO_2 wird so reguliert, daß die gesamte in Form von ATP konservierte freie Energie aus der Fettsäureoxidation konstant bleibt. Die vollständige Oxidation von 1 mol Palmitat führt zu einer Nettoproduktion von 129 mol ATP über β-Oxidation und CO_2-Produktion im Citratcyclus (s. S. 182). Ist Acetacetat jedoch das Endprodukt der β-Oxidation, werden nur 31 mol ATP produziert. Ketogenese kann also als ein Mechanismus aufgefaßt werden, der die Leber dazu befähigt, große Mengen Fettsäuren bei einigermaßen strikt gekoppelter oxidativer Phosphorylierung zu oxidieren, wobei sich keine Änderung des Energieumsatzes einstellt.

Zur Erklärung der Umschaltung von Fettsäureoxidation unter Bildung von CO_2 auf Ketogenese sind eine Reihe weiterer Möglichkeiten angegeben worden. Theoretisch könnte jede Abnahme der Oxalacetatkonzentration innerhalb der Mitochondrien zur Hemmung des Citratcyclus und damit zur Hemmung des Acetyl-CoA-Abbaus führen. Daß dies auch in vivo vorkommt, ist aus einer Zunahme des $NADH/NAD^+$-Verhältnisses geschlossen worden. Krebs hat angenommen, daß ein gesteigerter Oxalacetatverbrauch durch Gluconeogenese aus Oxalacetat die Ursache für die schwere Ketose bei Diabetes mellitus sowie für die Rinder-

19. Regulation des Kohlenhydrat- und Lipidstoffwechsels

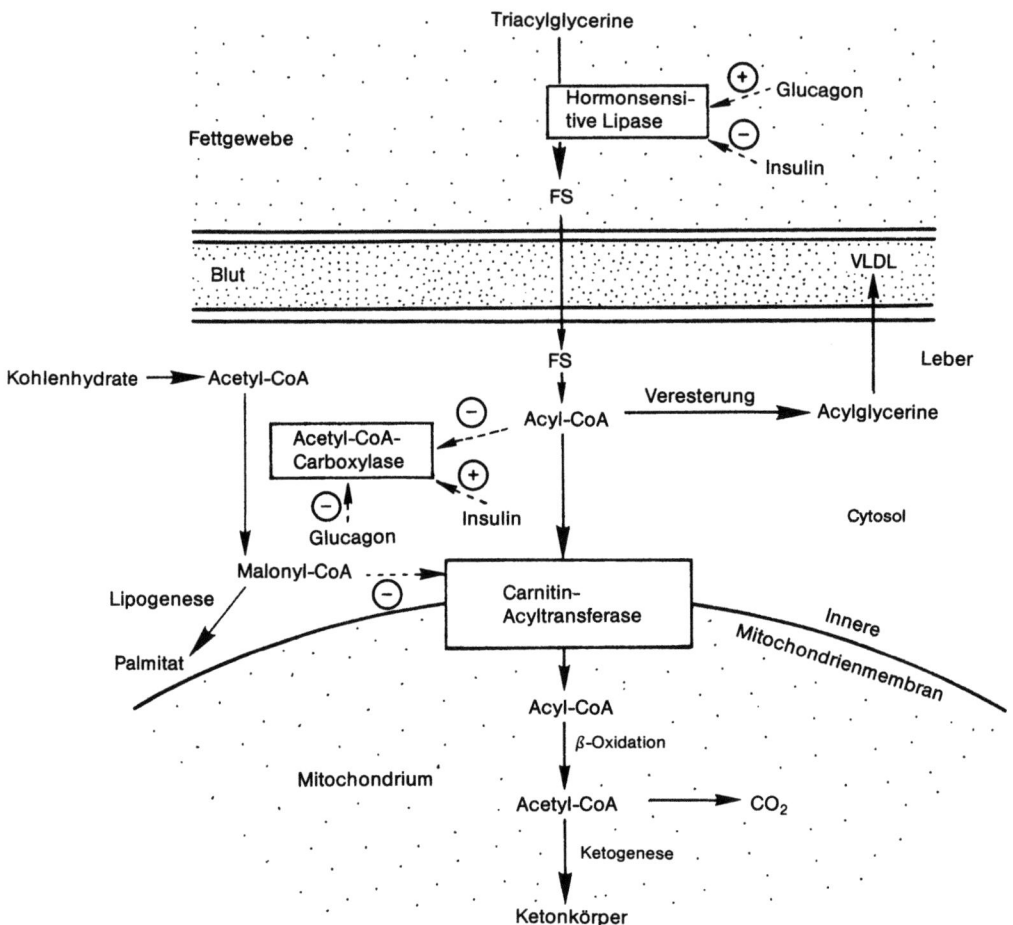

Abb. 19.8. Regulation der Oxidation langkettiger Fettsäuren in der Leber (*FS* nichtveresterte Fettsäuren; *VLDL* very low density Lipoprotein). Positive (+) und negative (−) regulatorische Effekte sind durch unterbrochene Linien, Substratflüsse durch ausgezogene Linien dargestellt

ketose sein könnte. Eine weitere Alternative besteht in der Annahme einer Hemmung der Citratsynthase entweder durch langkettiges Acyl-CoA oder durch hohe ATP-Konzentrationen. Utter u. Keech haben gezeigt, daß die Pyruvatcarboxylase, das für die Umwandlung von Pyruvat zu Oxalacetat verantwortliche Enzym, durch Acetyl-CoA aktiviert wird. Als Konsequenz ergibt sich daraus, daß dann genügend Oxalacetat für die Startreaktion des Citratcyclus vorhanden sein müßte, wenn erhöhte Acetyl-CoA-Spiegel vorliegen.

Zusammenfassend entsteht jede Ketose als Folge eines Kohlenhydratmangels. Zu diesem Effekt kommt es folgendermaßen (Abb. 19.7 und 19.8):

1. Kohlenhydratmangel führt zu einer Störung des Gleichgewichts zwischen Fettsäureveresterung und Lipolyse im Fettgewebe. Als Folge ergibt sich eine gesteigerte Abgabe von nichtveresterten Fettsäuren in die Zirkulation. Diese sind die wichtigsten Substrate für die Ketonkörpersynthese der Leber. Aus diesem Grund beeinflussen alle Faktoren, welche die Freisetzung von Fettsäuren aus dem Fettgewebe steuern, die Ketogenese.

2. Bei der Aufnahme von nichtveresterten Fettsäuren in die Leber entscheidet die Carnitinacyltransferase I darüber, ob Veresterung bzw. Oxidation von Fettsäuren überwiegt. Indirekt spielen hierbei die Fettsäurekonzentration der Leber sowie der hormonelle Status eine wichtige Rolle.

3. Jede Zunahme der Fettsäureoxidation führt zu einer gesteigerten Ketonkörperbiosynthese und zu einer verminderten CO_2-Abgabe, so

Regulation der Ketogenese

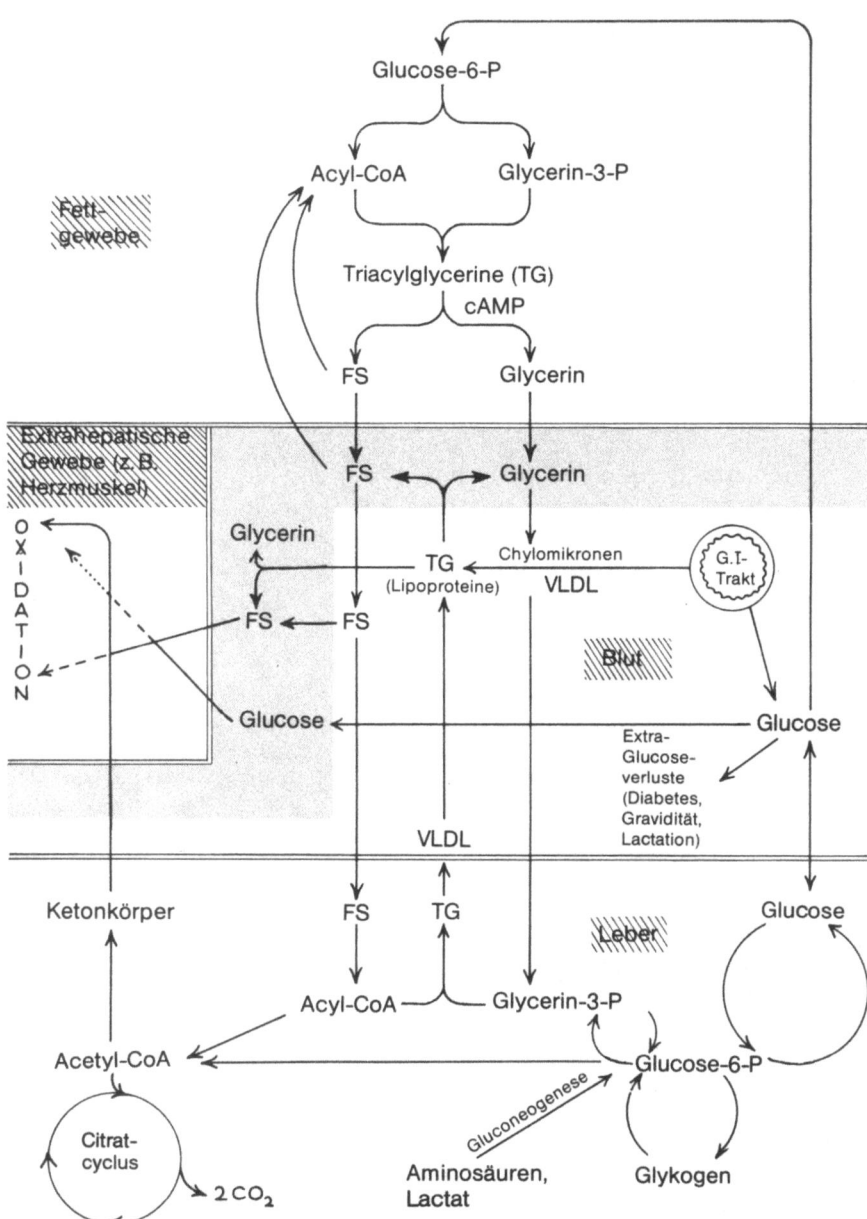

Abb. 19.9. Stoffwechselbeziehungen zwischen Fettgewebe, Leber und extrahepatischen Geweben (die gerasterte Zone entspricht dem Ort der Lipoproteinlipase in der Capillarwand; *cAMP* cyclo-AMP; *FS* nichtveresterte Fettsäuren; *VLDL* very low density lipoproteins)

daß die ATP-Produktion aus ADP und anorganischem Phosphat konstant bleibt. Die Leber ist nicht zur Ketonkörperoxidation in signifikantem Ausmaß imstande. Sie gibt Ketonkörper vielmehr in die Zirkulation ab, wo sie durch die extrahepatischen Gewebe bevorzugt vor den anderen im Blut vorkommenden Substraten aufgenommen werden.

Ketose in vivo

Die während des Hungerns und bei Fettfütterung auftretende Ketose ist relativ mild, jedenfalls wenn man sie mit den bei schlecht kontrolliertem Diabetes mellitus, bei Schwangerschaftstoxikosen, bei Wiederkäuerketose oder beim Phlorhizindiabetes vorkommenden Bedingungen vergleicht. Die Hauptursache hierfür ist offensichtlich, daß bei den genannten schwer pathologischen Zuständen die Verfügbarkeit von Kohlenhydraten noch wesentlich geringer ist als bei Hungern oder Fettfütterung. Bei leichteren Formen des Diabetes mellitus, bei Fettfütterung und bei längerdauerndem Hunger findet sich in unterschiedlichen Mengen immer noch Glykogen in der Leber, die Konzentration der nichtveresterten Fettsäuren im Blut ist relativ niedriger, was eine Erklärung für die wesentlich geringere Ketose unter diesen Bedingungen liefern könnte.

Bei der Wiederkäuerketose oder bei Phlorhizinvergiftung wird Blutglucose in exzessiven Mengen für den Fetus oder die Milchproduktion verwendet bzw. durch die Nieren ausgeschieden (Abb. 19.9). Daraus resultiert ein sehr starkes Absinken des Blutglucosespiegels sowie des Glykogengehalts der Leber. Unter diesen Bedingungen stellt sich eine schwere Ketose ein. Je tiefer die Hypoglykämie wird, um so mehr ist die Insulinresektion gehemmt, was nicht nur zu einer Verminderung des Glucoseverbrauchs, sondern auch zu einer Steigerung der Lipolyse des Fettgewebes führt.

Beim Diabetes mellitus führt das relative oder absolute Fehlen von Insulin am Fettgewebe zu einer besonders drastischen Stoffwechseländerung, da dieses Gewebe sich durch eine besondere Insulinempfindlichkeit auszeichnet. Daraus folgt eine ausgeprägte Steigerung der Fettsäurefreisetzung mit anschließendem Anstieg der Plasmakonzentration nichtveresterter Fettsäuren. Im allgemeinen liegen die dabei erreichten Spiegel um mehr als das 2fache über der bei längerem Hungern erreichten Konzentration. Darüber hinaus ändern sich auch die Aktivitäten einer Reihe von Leberenzymen, so daß es zu einer Zunahme der Gluconeogenesegeschwindigkeit und Abgabe von Glucose an das Blut kommt, obwohl dort bereits hohe Glucosekonzentrationen vorliegen.

Wechselbeziehungen zwischen den Hauptnahrungsbestandteilen
(s. Abb. 19.10)

Die Tatsache, daß Tiere mit einer im wesentlichen aus Kohlenhydraten bestehenden Nahrung gemästet werden können, zeigt, wie leicht die Umwandlung von Kohlenhydraten in Fett erfolgt. Die hierfür wichtigste Reaktion ist die Umwandlung von Pyruvat zu Acetyl-CoA, da Acetyl-CoA das Ausgangsmaterial für die Biosynthese langkettiger Fettsäuren darstellt. Die Pyruvatdehydrogenasereaktion ist allerdings irreversibel, was die Reaktion von aus der β-Oxidation stammendem Acetyl-CoA zu Pyruvat ausschließt. Acetyl-CoA kann auch nicht über den Citratcyclus in Oxalacetat umgewandelt werden, da ja ein Molekül Oxalacetat für die Kondensationsreaktion mit Acetyl-CoA benötigt und nur 1 Molekül Oxalacetat regeneriert wird. Infolgedessen können Fettsäuren mit einer geraden Zahl von C-Atomen nicht in Glucose oder Glykogen umgewandelt werden.

Nur die 3 letzten C-Atome einer Fettsäure mit einer ungeraden Anzahl von C-Atomen sind für die Glucoseneusynthese zu gebrauchen, da sie bei der β-Oxidation schließlich Propionat liefern. Nichtsdestoweniger können markierte C-Atome einer Fettsäure sich schließlich nach Durchgang durch den Citratcyclus im Glykogen wiederfinden. Die Ursache hierfür ist die Tatsache, daß Oxalacetat ein Zwischenprodukt sowohl des Citratcyclus als auch der Gluconeogenese ist. Die Kohlenstoffskelette der nichtessentiellen Aminosäuren können über Citratcyclus und durch Transaminierung aus Kohlenhydraten gebildet werden. Durch Umkehr dieses Vorgangs liefern glucogene Aminosäuren Zwischenprodukte des Citratcyclus oder wenigstens ihre Vorläufer. Sie werden aus diesem Grund rasch durch Gluconeogenese in Glucose bzw. Glykogen umgewandelt. Aus ketogenen Aminosäuren entsteht Acetacetat, welches unter Bildung von Acetyl-CoA in extrahepatischen Geweben metabolisiert wird (s. Kap. 18).

Eine Umwandlung von Fettsäuren in glucogene Aminosäuren ist aus den gleichen Gründen unmöglich, die die Umwandlung von Fettsäuren zu Glucose verbieten. Auch eine Umkehr des Abbaus ketogener Aminosäuren ist nicht möglich, da diese alle in die Kategorie essentieller Aminosäuren fallen. Dagegen können aus den Kohlenstoffskeletten glucogener Aminosäuren Fettsäuren synthetisiert werden. Hierbei entstehen entweder Pyruvat bzw. Acetyl-CoA oder aber die nichtmitochondrial lokalisierten Reaktionen des Citratcyclus von α-Ketoglutarat zu Citrat werden durchlaufen, wobei als letzte Reaktion Acetyl-CoA durch die ATP-

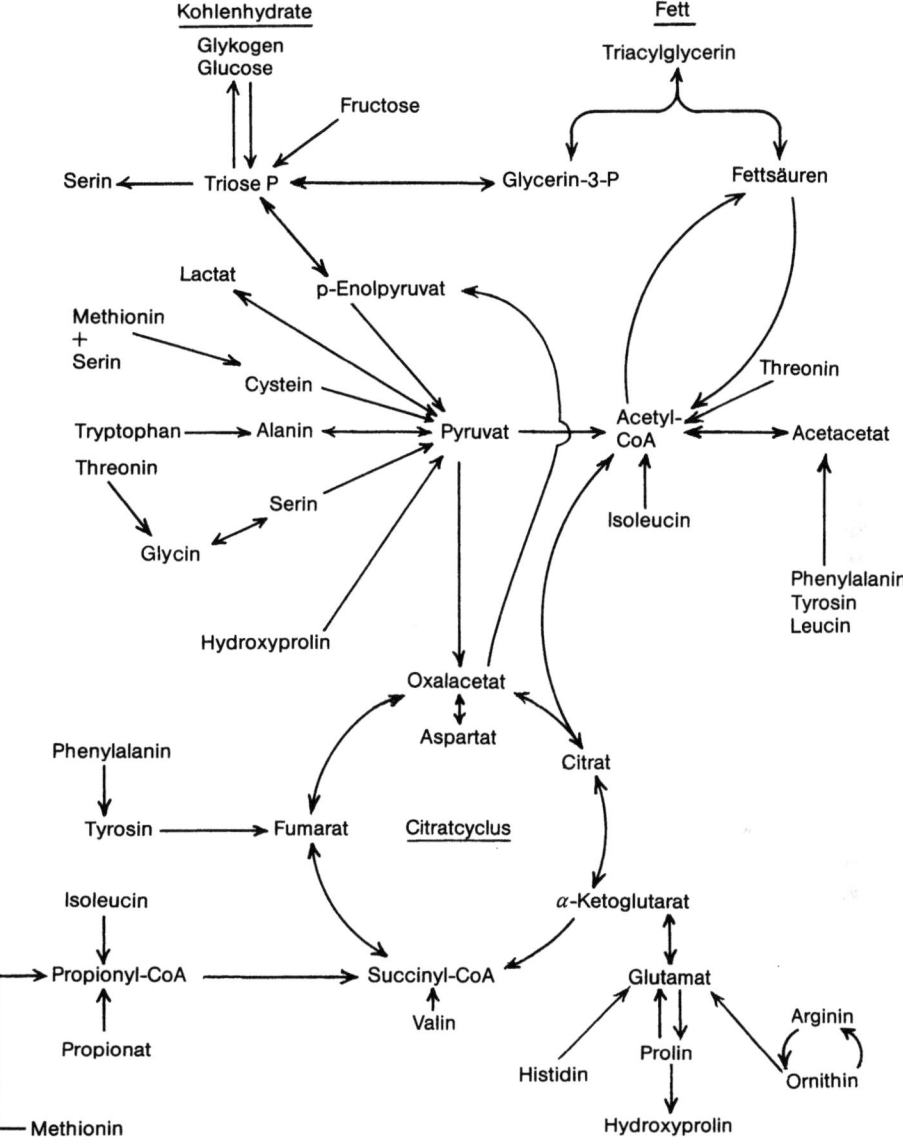

Abb. 19.10. Interkonversion der wichtigsten Nahrungsstoffe

Citratlyase gebildet wird (s. Kap. 18). Im allgemeinen erfolgt jedoch unter den „physiologischen" Bedingungen, z. B. beim Hungern, ein mit einem gleichzeitigen Fettabbau einhergehender Abbau von Protein und Aminosäuren. Die Umwandlung von Aminosäuren zu Fett ist infolgedessen, außer unter extrem proteinreicher Ernährung, kein mengenmäßig ins Gewicht fallender Vorgang.

Kohlenhydrat- und Fettstoffwechsel im intakten Organismus

Die meisten Einzelheiten der Wechselbeziehung zwischen Kohlenhydrat- und Fettstoffwechsel in verschiedenen Geweben sind bereits beschrieben worden. Die Umwandlung von Glucose in Fett findet i. allg. nur bei optimaler Calorienzufuhr statt. Mit Ausnahme des Glycerinrestes kann aus Triacylglycerinen keine Nettoglucoseproduktion erfolgen, da die oxidative Decarboxylierung von Pyruvat zu Acetyl-CoA ein irreversibler Vorgang ist (s. S. 192). Verschiedene Gewebe, darunter auch das Zentralnervensystem und die Erythrocyten, hängen besonders von einer kontinuierlichen Glucosezufuhr ab. Darüber hinaus ist ein wenigstens geringes Glucoseangebot in extrahepatischen Geweben zur Aufrechterhaltung des Citratcyclus notwendig. Gewebe ohne Glycerokinase bilden das von ihnen benötigte α-Glycerophosphat im wesentlichen aus Glucose. Sie zeigen eine geringe, aber essentielle Geschwindigkeit des Glucoseverbrauchs. Für die fetale Ernährung und die Milchsynthese werden große Mengen von Glucose benötigt. Zusätzlich zur Gluconeogenese gewährleisten eine Reihe von Mechanismen die Glucosesynthese auch bei fehlender Glucosezufuhr mit der Nahrung.

Randle et al. haben gezeigt, daß Ketonkörper und nichtveresterte Fettsäuren im Muskel die Glucoseoxidation hemmen. Sie beeinträchtigen die Glucoseaufnahme, die Glucosephosphorylierung zu Glucose-6-Phosphat, die Phosphofructokinase und die oxidative Decarboxylierung von Pyruvat. Fettsäureoxidation und Ketonkörper führen zu einem Konzentrationsanstieg von Citrat, welches ein allosterischer Inhibitor der Phosphofructokinase ist. Diese Beobachtungen sowie der von Olson publizierte Befund, daß im Herzmuskel Acetacetat bevorzugt vor Fettsäuren oxidiert wird, führen zu dem Schluß, daß die bei Kohlenhydratmangel vorhandenen Brennstoffe in folgender Reihenfolge oxidiert werden:
1) Ketonkörper und wahrscheinlich andere kurzkettige Fettsäuren wie Acetat,
2) nichtveresterte Fettsäuren und
3) Glucose.

Natürlich bedeutet dies nicht, daß jeweils nur ein einziger Brennstoff verwendet wird (Abb. 19.9). Die geschilderten Mechanismen sind besonders wichtig für diejenigen Gewebe, die eine hohe Kapazität für die aerobe Oxidation von Fettsäuren haben. Zu ihnen gehören der rote Muskel und der Herzmuskel, weniger der weiße Muskel.

Aufgrund der oben geschilderten Tatsachen können die Experimente verschiedener Untersucher erklärt werden, die in vivo gezeigt haben, daß unter bestimmten Bedingungen die Fettmobilisierung nach Zufuhr verschiedener Nichtkohlenhydrate gehemmt werden kann. Zu ihnen gehören beispielsweise das Nahrungsfett oder experimentell Acetat. Bei ausschließlich mit Fett ernährten Ratten läßt sich eine wesentliche Reduktion der Fettmobilisierung und Ketogenese erreichen, wenn die Menge der Fettzufuhr genau dem Calorienbedarf des Tiers entspricht. Wenn Substrate, wie nichtveresterte Fettsäuren und Ketonkörper, die Glucoseoxidation in der Muskulatur einschränken, bedeutet dies, daß mehr Glucose für die Hemmung der Fettsäurefreisetzung aus dem Fettgewebe zur Verfügung steht, was eine Verminderung der Konzentration nichtveresterter Fettsäuren im Plasma zur Folge hat. Die durch Fettsäuren verursachte Hemmung der Glucoseverwertung im Skelett- und Herzmuskel sowie die daraus resultierende Hemmung der Fettsäuremobilisierung des Fettgewebes durch die eingesparte Glucose wird auch als Glucose-Fettsäure-Cyclus bezeichnet.

Stoffwechsel bei Nahrungsmangel

Bei kohlenhydratreicher Diät kommt es zu einer Hemmung der Fettsäureoxidation. Beim Übergang vom gefütterten Zustand zum Fasten vermindert sich die Verfügbarkeit von Glucose, weswegen zunächst das Leberglykogen zur Aufrechterhaltung einer konstanten Blutglucosekonzentration abgebaut wird. Die Insulinkonzentration im Blut nimmt ab, diejenige von Glucagon zu. In dem Maße, in dem die Glucoseverwertung im Fettgewebe abnimmt und die hemmende Wirkung des Insulins auf die Lipolyse verschwindet, wird Fett in Form von veresterten Fettsäuren und Glycerin mobilisiert. Nichtveresterte Fettsäuren werden zu den übrigen Geweben des Organismus transportiert und dort entweder oxidiert oder verestert. Nach Aktivierung zu α-Glycerophosphat, hauptsächlich in der Leber und den Nieren, wird Glycerin in den Kohlenhydratstoffwechsel eingeschleust. Während dieser Übergangsphase vom ausreichenden Ernährungsangebot zu vollständigem Fasten hält die endogene Glucoseproduktion aus Aminosäuren und Glycerin nicht Schritt mit der Glucoseverwertung und Oxidation, da das Leberglykogen abgebaut wird und die Blutglucosekonzentration eher absinkt. Fett wird mit ständig zunehmender Geschwindigkeit mobilisiert, allerdings stellt sich nach einigen Stunden eine stabile Plasmakonzentration von nichtveresterten Fettsäuren und Glucose ein (0,7–0,8 μmol/ml und 60–70 mg/100 ml). Zu diesem Zeitpunkt muß angenommen werden, daß im intakten Organismus die Glucosebildung genau dem Glucoseverbrauch entspricht. Dies wird durch eine gesteigerte Fettsäure- und Ketonkörperoxidation erreicht, was Glucose für die obligaten Glucoseverwerter einspart. Dieses fein ausbalancierte Wechselspiel zwischen Kohlenhydrat- und Fettstoffwechsel wird dann gestört, wenn der Glucosebedarf sich vergrößert oder die Glucoseverwertung gehemmt ist. Beide Bedingungen führen zu einer weiteren Fettmobilisierung. Der der Gluconeogenese dienenden Glycerinfreisetzung des Fettgewebes kommt eine große Bedeutung zu, da außer ihr nur noch die aus dem Protein stammenden gluconeogenen Aminosäuren den fastenden Organismus mit Substrat für die Gluconeogenese versorgen. Bei lange dauernden Hungerperioden vermindert sich die Geschwindigkeit der Gluconeogenese aus Protein, da die Aminosäurefreisetzung durch die Muskulatur abnimmt. Dieser Rückgang der Gluconeogenese fällt mit der Adaptierung des Zentralnervensystems an die Ketonkörperoxidation zeitlich zusammen.

Ein Rückkopplungsmechanismus für die Regulation der Fettsäurefreisetzung aus dem Fettgewebe während des Fastens liegt möglicherweise darin, daß Ketonkörper und nichtveresterte Fettsäuren den Pankreas direkt zur Insulinfreisetzung stimulieren. Unter den meisten Bedingungen werden Fettsäuren in überschüssigen Mengen mobilisiert, da auch während des Hungers ein großer Teil von ihnen der Reveresterung zugeführt werden. Da die Leber einen beträchtlichen Teil der durch das Fettgewebe angelieferten Fettsäuren aufnimmt und verestert, kommt ihr eine wichtige regulatorische Bedeutung bei der Entfernung überschüssigerweise freigesetzter Fettsäuren aus der Zirkulation zu. Bei ausreichenden Kohlenhydratspeichern wird der größte Teil der von der Leber aufgenommenen Fettsäuren verestert und damit letztendlich in Form von VLDL an die extrahepatischen Gewebe abgegeben. Angesichts einer gesteigerten Fettsäureaufnahme steht der Leber jedoch als Alternativweg die Ketogenese zur Verfügung. Die Bedeutung der Leber liegt hier in der Tatsache, daß sie nichtveresterte Fettsäuren in eine leicht wasserlösliche, gut im Blut transportierbare Form überführt, die von den allermeisten Geweben des Organismus leicht verwertet werden kann.

Abb. 19.9 stellt den größten Teil der oben dargelegten Zusammenhänge dar. Dabei wird das Vorhandensein eines Kohlenhydratcyclus klar, der sich aus der Glycerinfreisetzung durch das Fettgewebe und seiner Umwandlung zu Glucose in der Leber zusammensetzt. Die herbei entstehende Glucose wird über den Blutweg wieder zum Fettgewebe zurücktransportiert. Ein weiterer sog. Lipidcyclus besteht aus der Freisetzung nichtveresterter Fettsäuren durch das Fettgewebe, ihrem Transport zur Leber, wo sie verestert und in Form von VLDL zum Fettgewebe zurücktransportiert werden. Störungen im Kohlenhydrat- oder Fettstoffwechsel betreffen häufig diese beiden miteinander verknüpften Cyclen.

20 Biosynthese von Aminosäuren

Victor W. Rodwell

Aminosäurestoffwechsel

Der Aminosäurestoffwechsel ist von großer medizinischer Bedeutung, so z. B. durch Proteinbiosynthese und Abbau, Umwandlung des C-Skeletts von Aminosäuren zu amphibolen Zwischenprodukten, Harnstoffsynthese und die Bildung einer Vielzahl physiologisch aktiver Verbindungen, wie beispielsweise neurogener Amine aus Aminosäuren (Abb. 20.1).

Zunächst sollen Stoffwechselwege und enzymatische Reaktionen besprochen werden, die der Biosynthese von Aminosäure dienen.

Global gesehen ist die Versorgung der Menschen mit Nahrungsstoffen viel mehr durch die Verfügbarkeit von reduziertem (fixiertem) Stickstoff in Form von Ammoniak oder seinen Derivaten limitiert als durch das Vorkommen irgend eines anderen Nahrungsstoffs. In den industrialisierten Ländern werden riesige Energiebeträge für die chemische Reduktion von N_2 zu NH_3, also für die Herstellung von Kunstdünger, verwendet. In den USA entspricht die hierfür eingesetzte Energiemenge etwa 8 Milliarden Liter Öl (1970). Für das Leben auf unserem Planeten hängt das Stickstoffgleichgewicht im wesentlichen von der Fähigkeit der Bodenbakterien ab, N_2 in eine für Menschen und Tiere brauchbare Form zu bringen.

In natürlichen Proteinen kommen 20 Aminosäuren vor. Wenn während der Proteinbiosynthese nur eine einzige dieser Aminosäuren fehlt, kommt es zum Stillstand der Proteinbiosynthese. Da kontinuierliche Synthese und Abbau von Proteinen (Proteinumsatz) charakteristisch für alle Lebensformen sind, spiegelt sich

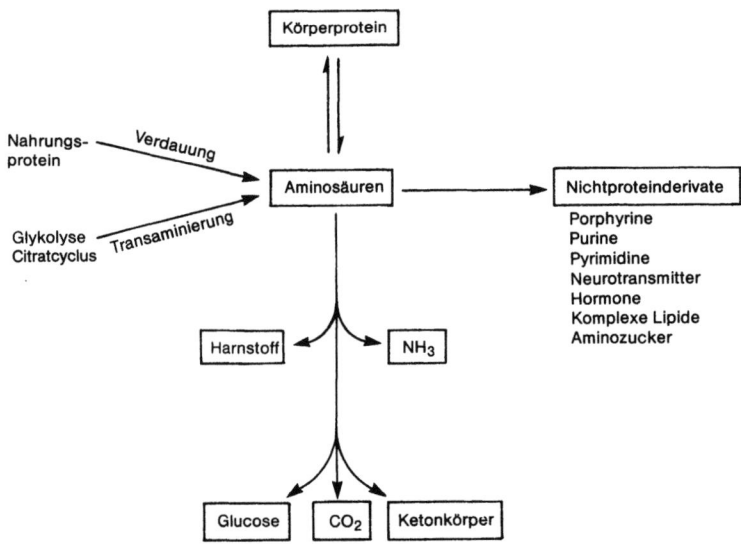

Abb. 20.1. Herkunft und Verwertung von Aminosäuren

die Verfügbarkeit von α-Aminosäuren beispielsweise beim Menschen in ihrer Verteilung in menschlichen Proteinen wieder. Wenn dies nicht so ist, wird die Proteinbiosynthese durch das Nahrungsangebot reguliert.

Essentielle und nichtessentielle Aminosäuren

Einige Lebewesen (Pflanzen, viele Bakterien) sind imstande, alle 20 Aminosäuren aus amphibolen Zwischenprodukten zu synthetisieren. Andere Lebensformen, z. B. Menschen und viele tierische Organismen, können nur einen Teil der benötigten Aminosäuren selber produzieren. Der Rest muß mit der Nahrung bereitgestellt werden und wird auch als **essentielle Aminosäuren** bezeichnet (Tabelle 20.1). Im Gegensatz dazu sind die Aminosäuren, zu deren Biosynthese ein Organismus selbst imstande ist, die **nichtessentiellen Aminosäuren**. Verschiedene Spezies zeigen beträchtliche Unterschiede in ihrer Kapazität zur Aminosäurebiosynthese.

Aus der Tatsache, daß bestimmte Nahrungsbestandteile essentiell sind, d. h. vom Organismus nicht synthetisiert werden können, muß eigentlich geschlossen werden, daß diese Abhängigkeit von exogener Zufuhr für einen Organismus einen Überlebensvorteil darstellt. Wenn nämlich ein Organismus die gesamte Maschinerie für die Biosynthese einer Verbindung, die er ohne Schwierigkeiten mit der Nahrung erhält, ausbildet und die entsprechende genetische Information auf zukünftige Generationen überträgt, dann ist dies deswegen von negati-

Tabelle 20.1. Aminosäurebedarf des Menschen

Essentiell	Nicht essentiell
Arginin[a]	Alanin
Histidin[a]	Asparagin
Isoleucin	Aspartat
Leucin	Cystein
Lysin	Glutamat
Methionin	Glutamin
Phenylalanin	Glycin
Threonin	Hydroxyprolin[b]
Tryptophan	Prolin
Valin	Serin
	Tyrosin

[a] Semiessentiell: Synthesekapazität reicht nicht aus, um das Wachstum von Kindern zu gewährleisten
[b] Wird nicht für Proteinbiosynthese benötigt, sondern entsteht posttranslational im Kollagen

Tabelle 20.2. Für die Aminosäurebiosynthese benötigte Enzyme

Zahl der Enzyme für die Biosynthese:

Essentiell		Nicht essentiell	
Arg[a]	7	Ala	1
His	6	Asp	1
Thr	6	Asn[b]	1
Met	5 (4 gemeinsam)	Glu	1
Lys	8	Gln[a]	1
Ile	8 (6 gemeinsam)	Pro[a]	3
Val	1 (7 gemeinsam)	Ser	3
Leu	3 (7 gemeinsam)	Gly[c]	1
Tyr	10	Cys[d]	2
Phe	1 (9 gemeinsam)		14
Trp	5 (8 gemeinsam)		
	60		

[a] aus Glu [b] aus Asp [c] aus Ser [d] aus Ser und S^{2-}

vem Wert, weil ATP und Nahrungsstoffe dazu benutzt werden, nicht benötigte DNS und nicht benötigte Proteine zu synthetisieren. Die von prokaryoten Zellen für die Synthese essentieller Aminosäuren benötigte Zahl von Enzymen ist wesentlich größer als die Zahl der für die Synthese nichtessentieller Aminosäuren benötigten Enzyme (Tabelle 20.2). Allein diese Tatsache spricht dafür, daß es einen Überlebensvorteil darstellen muß, nur die relativ wenigen Enzyme für die Biosynthese der nichtessentiellen Aminosäuren zu behalten, und essentielle Aminosäuren mit der Nahrung aufzunehmen.

Nichtessentielle Aminosäuren

Die nichtessentiellen Aminosäuren werden entweder aus amphibolen Zwischenprodukten (z. B. Pyruvat, Acetyl-CoA, Citratcycluszwischenprodukte) oder aus anderen Aminosäuren gebildet. Bei den Aminosäuren Cystein, Tyrosin und Hydroxylysin ist der entsprechende Vorläufer eine essentielle Aminosäure.

Nichtessentielle Aminosäuren, die aus amphibolen Zwischenprodukten gebildet werden

Alanin

Alanin entsteht durch Transaminierung aus Pyruvat (Abb. 20.2). Die molekularen Mechanismen bei der Transaminierung werden in Kap. 9 und 21 geschildert.

Glutamat

Glutamat entsteht im Gefolge der durch die L-Glutamatdehydrogenase katalysierten Reaktionen (Abb. 20.3). Hefen und Pilze enthalten 2 Glutamatdehydrogenasen mit Spezifität für NAD^+ oder $NADP^+$. Bakterien verfügen nur über ein NAD^+-abhängiges Enzym und können darüber hinaus Glutamat durch andere Reaktionen synthetisieren. Die Glutamatdehydrogenase tierischer Organismen hat eine doppelte Spezifität sowohl für NAD^+ als auch für $NADP^+$. Pflanzen und Bakterien synthetisieren Aminosäuren aus Glucose und Ammoniak. Füttert man Rinder mit einer kohlenhydratreichen und mit Harnstoff substituierten Diät, bauen die Bakterien des Pansen Harnstoff zu Ammoniak ab und benützen danach Glutamatdehydrogenasereaktion zur Versorgung des Rindes mit Glutamat und anderen Aminosäuren.

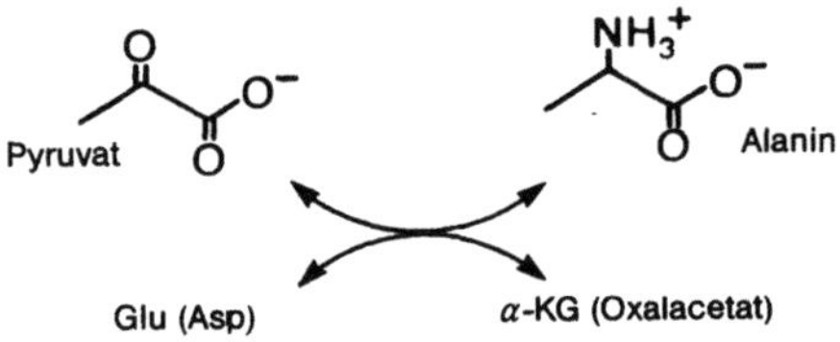

Aspartat

Aspartat wird durch Transaminierung aus Oxalacetat gebildet (Abb. 20.2).

Glutamin

L-Glutamin und L-Glutamat sind von fundamentaler Bedeutung für die Aminosäurebiosynthese aller Lebensformen. Bei Pflanzen, Tieren und Bakterien wird die Glutaminbiosynthese durch das Enzym Glutaminsynthase katalysiert. Bei dieser Reaktion aminiert NH_4^+ Glutamat in einer ATP-abhängigen Reaktion (Abb. 20.4).

Asparagin

Die Asparaginbiosynthese wird durch die Asparaginsynthase katalysiert (Abb. 20.5).
Die Reaktion ähnelt in vielem der Glutaminsynthasereaktion (Abb. 20.4). In beiden Fällen benötigt die Synthese der Amidbindung die freie Säure (Aspartat oder Glutamat), einen Aminodonor und MgATP. Bei der Glutaminsynthasereaktion wird ATP zu ADP und P_i umgewandelt, bei der Asparaginsynthase ATP

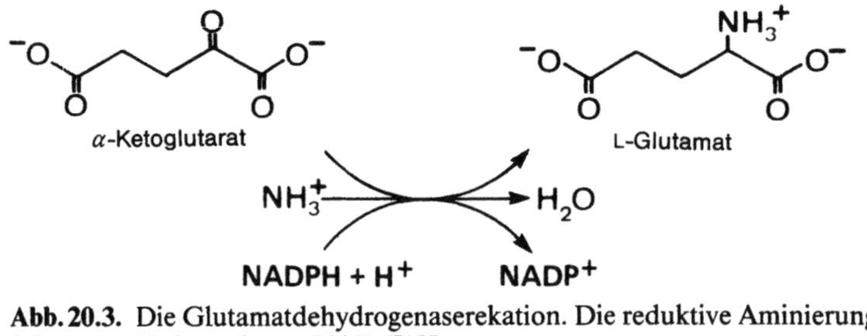

Abb. 20.2. Bildung von Alanin durch Transaminierung von Pyruvat. Der Donor der Aminogruppe kann Glutamat oder Aspartat sein. Das zweite Substrat ist dann α-Ketoglutarat oder Oxalacetat

Abb. 20.3. Die Glutamatdehydrogenaserekation. Die reduktive Aminierung von α-Ketoglutarat mit NH_3^+ erfolgt unter Verbrauch von NAD(P)H

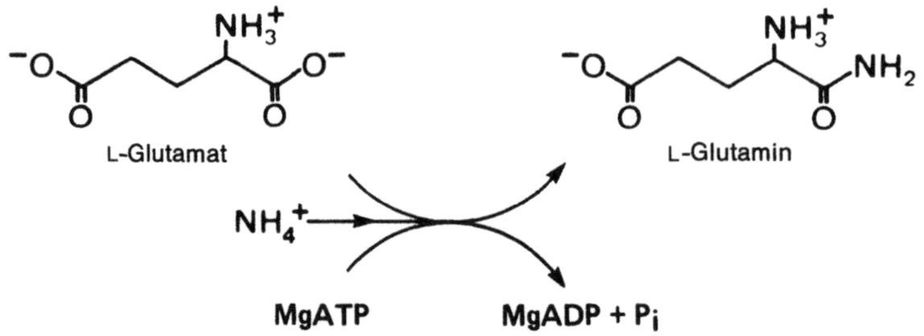

Abb. 20.4. Die Glutaminsynthasereaktion

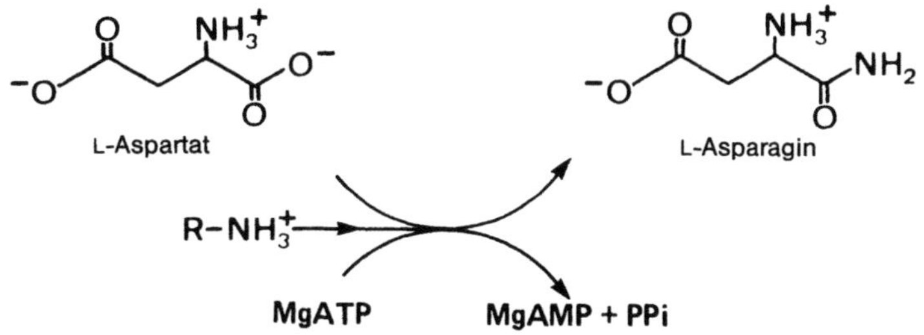

Abb. 20.5. Die Asparaginsynthasereaktion. Man beachte Ähnlichkeiten und Unterschiede im Vergleich zur Glutaminsynthasereaktion (s. Abb. 20.4). Die verschiedenen Lebensformen unterscheiden sich bezüglich der Natur des Aminodonors (R-NH$_3^+$)

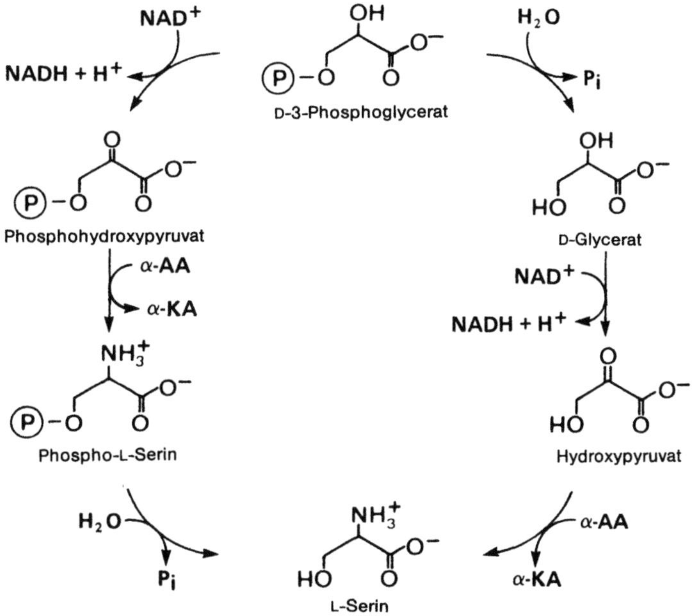

Abb. 20.6. Serinbiosynthese über phosphorylierte bzw. nichtphosphorylierte Zwischenprodukte (α-AS, α-Aminosäuren; α-KS, α-Ketosäuren)

zu AMP + PP$_i$. Bei Säugern ist der Donor der Aminogruppe sehr wahrscheinlich Glutamin, bei Bakterien Ammoniak, bei Pflanzen die Cyanogruppe des β-Cyanoalanin. Da die überall in hoher Aktivität vorkommenden Pyrophosphatasen die Hydrolyse von PP$_i$ zu 2 P$_i$ katalysieren, schreibt sich die Gesamtgleichung

Asp + R-NH$_3^+$ + ATP $\xrightarrow{Mg^{2+}}$ Asn + R + AMP + 2 P$_i$

Dies verschiebt das Gleichgewicht weit auf die Seite der Asparaginbiosynthese.

Serin

In tierischen Geweben kommen 2 Stoffwechselwege für die Serinbiosynthese vor. In beiden Fällen wird das Kohlenstoffskelett durch D-3-Phosphoglycerat gestellt, das aus der Glykolyse stammt (s. Kap. 14). Ein Stoffwechselweg benutzt nichtphosphorylierte Zwischenprodukte, der andere phosphorylierte (Abb. 20.6). Bei der Biosynthese über phosphorylierte Zwischenprodukte wird 3-Phosphoglycerat zu Phosphohydroxypyruvat oxidiert, danach zu Phosphoserin transaminiert und die Reaktion mit der hydrolytischen Abspaltung des Phosphats abgeschlossen. Für die Biosynthese nichtphosphorylierter Zwischenprodukte wird

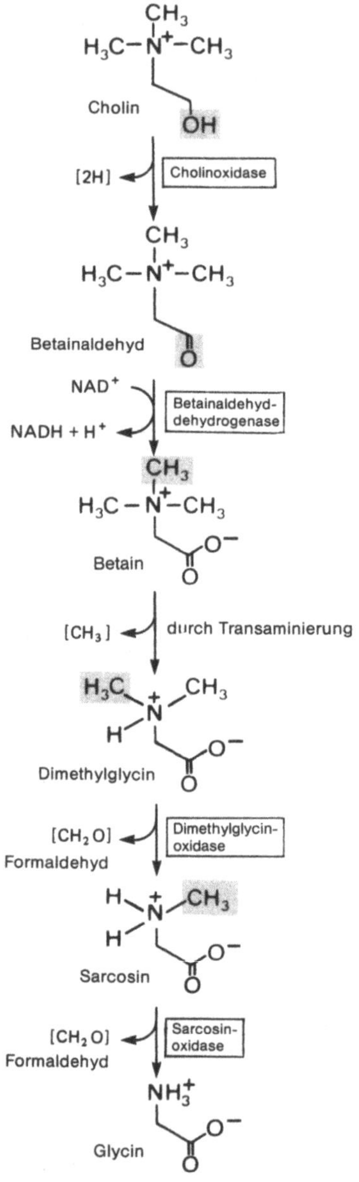

Phosphoglycerat dephosphoryliert, wobei Glycerat entsteht. Dieses wird zu Hydroxypyruvat oxidiert und danach unter Bildung von L-Serin transaminiert. Der größte Teil der Serinbiosynthese in tierischen Geweben, Pflanzen und Bakterien erfolgt sehr wahrscheinlich mit phosphorylierten Zwischenprodukten.

Glycin

Für die Glycinbiosynthese in tierischen Geweben stehen verschiedene Möglichkeiten zur Verfügung. Das Cytosol der Leber enthält Glycintransaminasen, die die Synthese von Glycin aus Glyoxylat und Glutamat oder Alanin katalysieren. Im Gegensatz zu anderen Transaminasereaktionen liegt das Gleichgewicht ganz auf der Seite der Glycinbiosynthese.

Weitere Möglichkeiten der Glycinbildung gehen vom Cholin (Abb. 20.7) oder vom Serin über die Serinhydroxymethyltransferasereaktion (Abb. 20.8) aus.

Nichtessentielle Aminosäuren, die aus anderen nichtessentiellen Aminosäuren entstehen

Prolin

In tierischen Geweben wird Prolin durch Umkehr der Reaktionen des Prolinabbaus synthetisiert (Abb. 20.9).

Hydroxyprolin

Prolin und Hydroxyprolin gehören zur Glutamatfamilie der Aminosäuren. Hydroxyprolin entsteht aus Prolin. In tierischen Geweben findet sich sowohl das 3- als auch das 4-Hydroxyprolin, allerdings ist wenig über die Stoffwechselbedeutung des 3-Hydroxyprolins bekannt, das vor allem in den Sehnen des Rattenschwanzes sowie im Antibioticum Telomycin vorkommt. Im folgenden wird nur auf das 4-Hydroxyprolin eingegangen.

Hydroxyprolin kommt ähnlich wie Hydroxylysin nahezu ausschließlich im Kollagen vor, dem häufigsten Protein der tierischen Gewebe. Kollagen enthält etwa ⅓ Glycin und ⅔ Prolin und Hydroxyprolin. Hydroxyprolin, das etwa die Hälfte der Aminosäurereste des Kollagenmoleküls ausmacht, stabilisiert die Tripelhelix

Abb. 20.7. Entstehung von Glycin aus Cholin

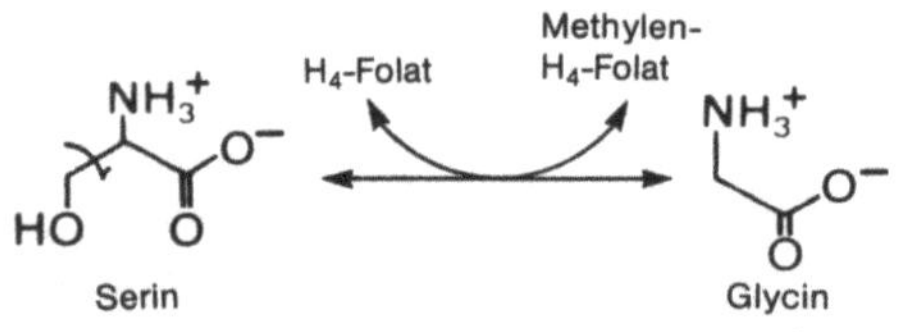

Abb. 20.8. Die Serin-Hydroxymethyltransferase. Die Reaktion ist frei reversibel (H_4-Folat = Tetrahydrofolat)

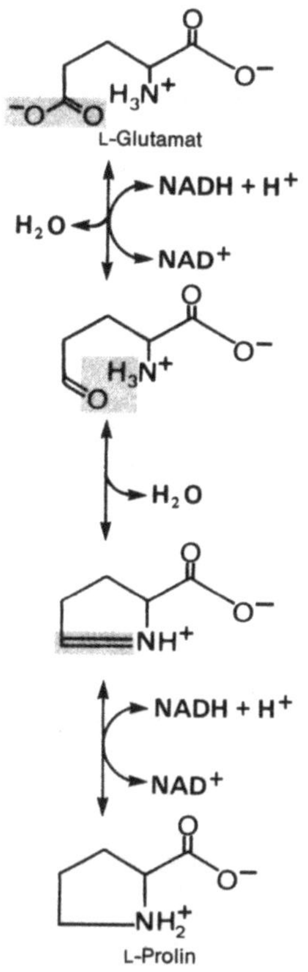

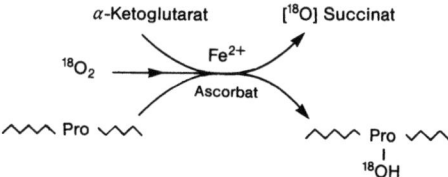

Abb. 20.10. Die Prolinhydroxylase. Substrat ist ein prolinreiches Peptid. (Während der Reaktion wird molekularer Sauerstoff sowohl in Succinat als auch in Prolin eingebaut, was aus Untersuchungen mit dem Sauerstoffisotop $^{18}O_2$ hervorgeht)

Abb. 20.9. Biosynthese von Prolin aus Glutamat durch Umkehr der Reaktionen des Prolinabbaus

des Kollagens gegenüber proteolytischem Angriff. Anders als die Hydroxylgruppen von Hydroxylysin, welche als Bindungsorte für Galaktosyl- und Glucosylreste dienen, bleiben die Hydroxylgruppen des Hydroxyprolins im Kollagen unsubstituiert.
Hydroxyprolin und Hydroxylysin, welche mit der Nahrung zugeführt werden, werden nicht in Kollagen eingebaut. Es ist keine tRNS-Spezies bekannt, die Hydroxyprolin oder Hydroxylysin bindet und sie in eine Polypeptidkette einbaut. Dagegen ist mit der Nahrung zugeführtes Prolin ein Vorläufer des Hydroxyprolins im Kollagen, ähnlich wie mit der Nahrung zugeführtes Lysin ein Vorläufer von Hydroxylysin ist. Die Hydroxylierung von Prolin oder Lysin wird durch eine entsprechende Prolyl- bzw. Lysylhydroxylase katalysiert. Beide Enzyme kommen in der mikrosomalen Fraktion vieler Gewebe vor (Haut, Leber, Lunge, Herzmuskel, Skelettmuskel, Granulationsgewebe). Diese Enzyme sind Peptidylhydroxylasen, da die Hydroxylierung nur nach Einbau von Prolin oder Lysin in Peptidketten erfolgen kann (s. Kap. 34).

Beide Hydroxylasen sind mischfunktionelle Oxigenasen, die zusätzlich zu ihrem Substrat molekularen Sauerstoff, Ascorbat, Fe^{2+} und α-Ketoglutarat benötigen. Die Prolylhydroxylase ist sehr genau untersucht worden; nach den bisher vorliegenden Befunden scheint die Lysylhydroxylase ein vollkommen analog aufgebautes Enzym zu sein. Pro mol hydroxyliertem Prolin wird 1 mol α-Ketoglutarat zu Succinat decarboxyliert. Während dieses Vorgangs wird 1 Atom von molekularem O_2 in Prolin eingebaut, ein weiteres in Succinat (Abb. 20.10).

Nichtessentielle Aminosäuren, die aus essentiellen Aminosäuren entstehen

Cystein

Cystein ist kein essentieller Nahrungsbestandteil, entsteht jedoch entweder aus der essentiellen Aminosäure Methionin oder der nichtessentiellen Aminosäure Serin. Methionin wird dabei zunächst über S-Adenosylmethionin und S-Adenosylhomocystein in Homocystein umgewandelt (s. Kap. 22). Die Umwandlung von Homocystein und Serin in Cystein und Homoserin ist in Abb. 20.11 dargestellt.

Tyrosin

Tyrosin entsteht aus Phenylalanin durch die durch das Enzym Phenylalaninhydroxylase katalysierte Reaktion (Abb. 20.12). Tyrosin ist also so lange keine essentielle Aminosäure, als die Zufuhr der essentiellen Aminosäure Phenylala-

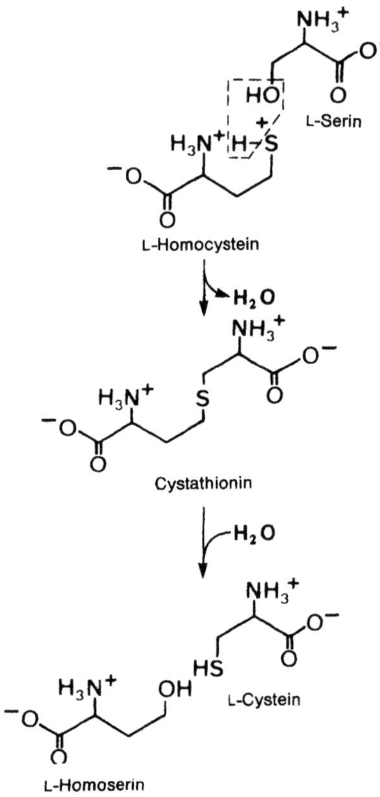

20. Biosynthese von Aminosäuren

Abb. 20.11. Umwandlung von Homocystein und Serin zu Homoserin und Cystein. Man beachte, daß der Schwefel des Cysteins durch Transsulfurierung aus dem Methionin stammt, das C-Skelett jedoch aus dem Serin

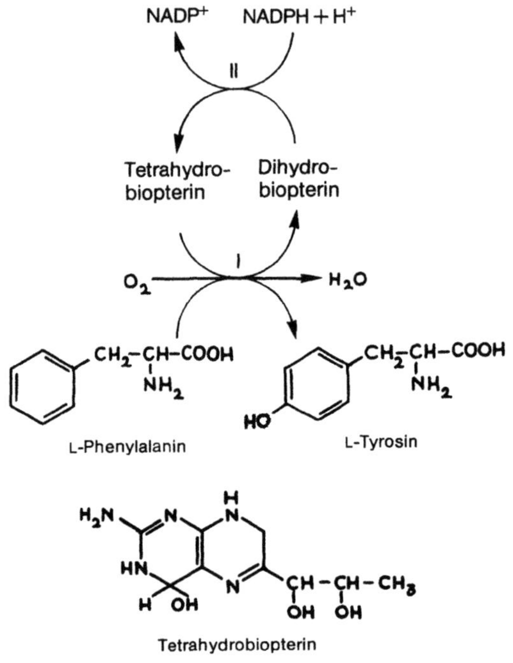

Abb. 20.12. Die Phenylalaninhydroxylase. Zwei unterschiedliche Enzymaktivitäten sind beteiligt. Aktivität II katalysiert die Reduktion von Dihydrobiopterin durch NADPH, die Aktivität I die Reduktion von O_2 zu H_2O und von Phenylalanin zu Tyrosin

nin den Tyrosinbedarf decken kann. Die Phenylalaninhydroxylasereaktion ist irreversibel, so daß der Phenylalaninbedarf nicht aus Tyrosin gedeckt werden kann. Der Phenylalaninhydroxylasekomplex ist eine mischfunktionelle Oxigenase, die hauptsächlich in tierischer Leber vorkommt, in anderen Geweben jedoch fehlt. Auch diese Reaktion beinhaltet den Einbau eines Atoms molekularen Sauerstoffs in die Paraposition von Phenylalanin, während das zweite Atom unter Wasserbildung reduziert wird (Abb. 20.12). Die Reduktionsäquivalente stammen letztendlich aus NADPH und werden über Tetrahydrobiopterin übertragen. Es handelt sich hier um ein Pteridinderivat, das in seinem Aufbau der Folsäure ähnelt.

Hydroxylysin

5-Hydroxylysin (α, ε-Diamino-δ-Hydroxycaproat) kommt im Kollagen, nicht aber in den meisten anderen tierischen Proteinen vor. Es entsteht aus dem mit der Nahrung zugeführten Lysin, nicht aus Hydroxylysin. Vor der Hydroxylierung von Lysin muß dieses in ein Peptid eingebaut werden. Die Hydroxylierung des Lysylpeptids wird dann durch die Lysylhydroxylase katalysiert, einer mischfunktionellen Oxidase analog der Prolylhydroxylase.

Biosynthese essentieller Aminosäuren

Im folgenden wird die Biosynthese essentieller Aminosäuren durch Bakterien besprochen. Sie erfolgt ausgehend von Glutamat, Aspartat oder anderen amphibolen Zwischenprodukten. Die beschriebenen Reaktionen können in tierischen Geweben nicht durchgeführt werden.

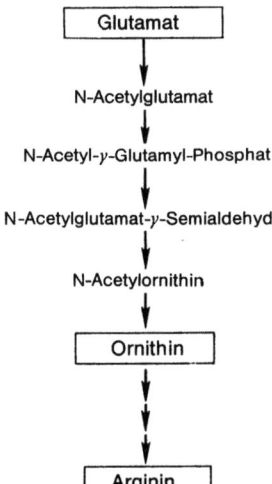

Abb. 20.13. Biosynthese von L-Arginin aus L-Glutamat über acylierte Zwischenprodukte (in Bakterien). Die Reaktionsfolge von Glutamat zum Ornithin kommt in Säugetiergeweben nicht vor. Dagegen sind die Reaktionen vom Ornithin zum Arginin mit entsprechenden Reaktionen des Harnstoffcyclus (s. Kap. 21) identisch und kommen sowohl bei Bakterien als auch bei Säugetieren vor

Biosynthese essentieller Aminosäuren aus Glutamat

Arginin (Bakterien)

Arginin ist für Menschen nur in der Wachstumsphase sowie während der Schwangerschaft eine essentielle Aminosäure. Auch Ratten können nicht genügend Arginin synthetisieren, um kontinuierliches Wachstum zu ermöglichen. Mikroorganismen synthetisieren Arginin aus Glutamat, wobei N-acetylierte Zwischenprodukte vorkommen (Abb. 20.13). Eines der Zwischenprodukte, der N-Acetylglutamat-γ-Semialdehyd, dient bei Bakterien auch als Vorläufer des Prolins. Beim Menschen und tierischen Organismen entsteht jedoch Prolin aus Glutamat.

Biosynthese essentieller Aminosäuren aus Aspartat

Aspartat ist der Vorläufer einer Aminosäurefamilie, die aus Glycin, Methionin, Threonin und Isoleucin besteht (Abb. 9.7). Die regulatorischen Probleme bei der Biosynthese dieser Aminosäure durch Bakterien wurden in Kap. 9 besprochen.

Methionin und Threonin

Nach Umwandlung von Aspartat-β-Semialdehyd zu Homoserin trennen sich die Wege für die Methionin- und Threoninbiosynthese. In Kap. 22 wird die Umwandlung von Methionin zu Homoserin und umgekehrt besprochen.

Lysin

Bakterien bilden Lysin durch Kondensation von Aspartat-β-Semialdehyd mit Pyruvat. Die dabei gebildete Dihydropicolinsäure spielt darüber hinaus eine Rolle bei der Sporenbildung von verschiedenen sporenbildenden Bakterien, Diaminopimelinsäure wird zur bakteriellen Zellwandbiosynthese benötigt.

Isoleucin

Isoleucin wird weiter unten mit anderen verzweigtkettigen Aminosäuren behandelt.

Biosynthese essentieller Aminosäuren aus amphibolen Zwischenprodukten

Lysin

Die Lysinbiosynthese in Hefe beginnt von α-Ketoglutarat und Acetyl-CoA und benützt eine Serie von Reaktionen, die denjenigen des Citratcyclus analog sind, jedoch durch Enzyme mit unterschiedlichen Substratspezifitäten katalysiert wird.

Leucin, Valin und Isoleucin

Für Menschen und höhere tierische Organismen sind Leucin, Valin und Isoleucin essentielle Aminosäuren. Allerdings enthalten tierische Gewebe Transaminasen, die in reversiblen Reaktionen die Umwandlung aller 3 Aminosäuren zu ihren entsprechenden α-Ketosäuren und umgekehrt katalysieren (s. Kap. 22). Aus diesem Grund können die entsprechenden α-Ketosäuren die zugehörigen Aminosäuren in der Nahrung ersetzen.

Histidin

Ähnlich wie Arginin ist auch Histidin nur semiessentiell. Erwachsene Menschen und Ratten können auch in Abwesenheit von Nahrungshistidin über relativ kurze Zeitperioden im Stickstoffgleichgewicht gehalten werden. Während der Wachstumsphase sowie der Schwangerschaft und Lactationsperiode wird Histidin in der Nahrung benötigt.

Die Histidinbiosynthese beginnt mit 5-Phosphoribosyl-1-Pyrophosphat (PribPP). Dieses kondensiert mit ATP, wobei N'-(5-Phosphoribosyl)-ATP entsteht. Diese Reaktion ähnelt der Startreaktion der Purinbiosynthese.

21 Abbau der Aminogruppe von Aminosäuren

Victor W. Rodwell

Im folgenden wird die Abspaltung von Stickstoff aus Aminosäuren sowie dessen Umwandlung zu Harnstoff besprochen. Hierhin gehören auch die medizinischen Probleme, die bei Defekten dieser Reaktionen auftreten.

Überblick

Beim Stoffwechsel gesunder erwachsener Menschen liegt der tägliche Proteinumsatz bei 1-2% des Gesamtkörperproteins. Der Proteinumsatz ist dabei das Resultat von proteolytischen Prozessen, vor allem in der Muskulatur. Etwa 75-80% der dabei freigesetzten Aminosäuren werden erneut in die Proteinbiosynthese eingeschleust, der Rest zu stickstoffhaltigen Produkten, Glucose, Ketonkörpern und CO_2 abgebaut (Abb. 21.1). Der tägliche Proteinverlust liegt infolgedessen bei etwa 30-40 g. Im Durchschnitt sind etwa 16% der Proteinmasse Stickstoff. Daraus folgt, daß etwa 5-7 g Stickstoff pro Tag verloren werden. Um im Stoffwechselgleichgewicht zu bleiben, benötigt der stoffwechselgesunde Erwachsene 30-60 g Protein oder dessen Äquivalent in Aminosäuren pro Tag. Allerdings kommt es sehr auf die Qualität des Proteins an. Mit dem Ausdruck Proteinqualität ist hier die Konzentration essentieller Aminosäuren in einem Nahrungsmittel im Verhältnis zur Konzentration der essentiellen Aminosäuren in körpereigenen Proteinmolekülen gemeint. Unabhängig von ihrer Herkunft werden nicht sofort in neues Protein eingebaute Aminosäuren rasch abgebaut, da es keine Speicherform für im Überschuß zugeführte Aminosäuren gibt. Aus diesem Grund ist eine Nahrung, die Protein im Überschuß enthält, verschwenderisch, da dieser Überschuß einfach unter Energiegewinn abgebaut wird, was jedoch zu wesentlich geringeren Produktionskosten auch durch Oxidation von Kohlenhydraten und Lipiden geschehen kann. Dieser Kostenunterschied wird im wesentlichen durch den hohen Energiebedarf bei der Stickstoffixierung hervorgerufen.

Eine zwar calorisch ausreichende, qualitativ oder quantitativ jedoch unzureichend Protein enthaltende Diät führt zu einem als Kwashiorkor bezeichneten Krankheitsbild. Ist die Nahrung jedoch sowohl vom Calorien- als auch vom Proteingehalt her unzureichend, so entsteht der sog. Marasmus.

Aminosäureabbau

Die nicht für die Proteinbiosynthese benötigten Aminosäuren können nicht gespeichert werden, sie werden jedoch auch nicht als solche ausgeschieden. Im allgemeinen werden ihre Aminogruppen durch oxidative Desaminierung entfernt, ihr Kohlenstoffskelett zu Acetyl-

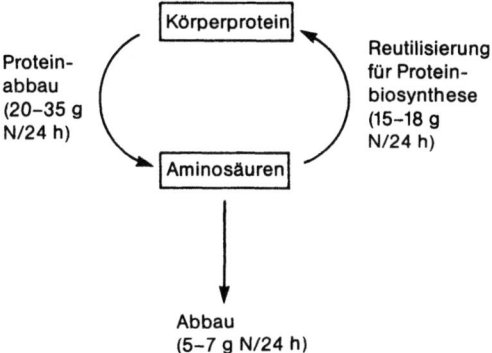

Abb. 21.1. Quantitative Beziehungen zwischen dem Umsatz von Protein und Aminosäuren

CoA, Acetacetyl-CoA, Pyruvat oder eines der Zwischenprodukte des Citratcyclus umgewandelt. Einige Organismen (Fische) scheiden freien Ammoniak aus und werden infolgedessen als **ammonotelisch** bezeichnet. Vögel und Amphibien scheiden als Endprodukt des Stickstoffstoffwechsels Harnsäure aus und werden infolgedessen als **uricotelisch** bezeichnet. Säuger scheiden Harnstoff aus und sind deshalb **ureotelisch**.
Ammoniak wirkt toxisch auf das Zentralnervensystem, wobei die zugrundeliegenden Mechanismen nicht genau bekannt sind. Eine der Ursachen dieser Giftigkeit liegt sicher darin, daß es durch hohe Ammoniakkonzentrationen zur Umkehr der Glutamatdehydrogenasereaktion (s. unten) kommt und sich konsequenterweise ein Mangel von α-Ketoglutarat einstellt, das ein notwendiges Citratcycluszwischenprodukt ist. **Harnsäure** und ihre Salze sind sehr schlecht löslich und fallen in Geweben und Körperflüssigkeiten aus, wenn ihre Konzentration einige Milligramm/100 ml überschreitet. Aus diesem Grund wird keines dieser Endprodukte des Stickstoffstoffwechsels von höheren Organismen gut toleriert. Beim Menschen und anderen höheren Tieren wird überschüssiger Stickstoff in Form von Harnstoff fixiert und ausgeschieden, der sehr gut wasserlöslich und weitgehend untoxisch ist.

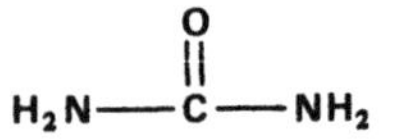

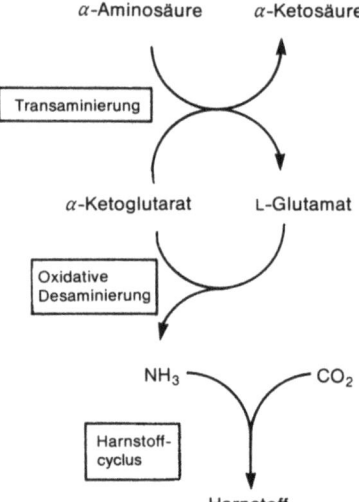

Abb. 21.2. Schicksal des Stickstoffs beim Aminosäureabbau. Obwohl es sich i. allg. um reversible Reaktionen handelt, sind diese unidirektional dargestellt, um ihre Beziehung zum Aminosäureabbau deutlich zu machen

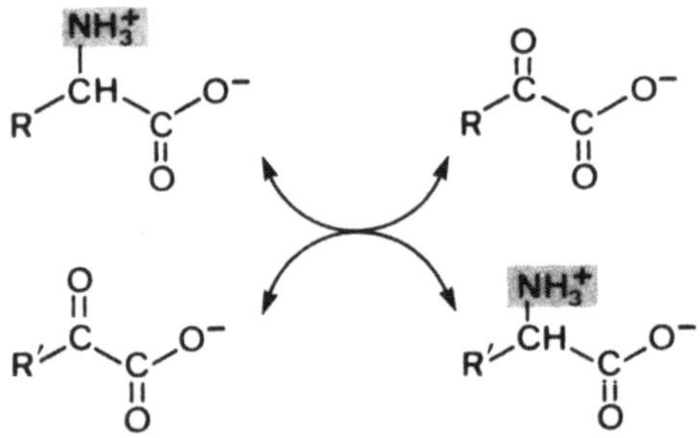

H₂N—C(=O)—NH₂
Harnstoff

Die Biosynthese von Harnstoff kann in 4 Teile eingeteilt werden:
1) Transaminierung,
2) oxidative Desaminierung,
3) Ammoniaktransport,
4) die Reaktionen des Harnstoffcyclus.
Abb. 21.2 gibt einen Überblick über das Zusammenspiel dieser katabolen Reaktionen. Grundsätzlich können die genannten Reaktionen auch für die Aminosäurebiosynthese (s. Kap. 20) verwendet werden. Im folgenden werden sie jedoch unter dem Gesichtspunkt des Aminosäureabbaus besprochen. Außer der Harnstoffbiosynthese verfügen alle Vertebraten über dieselben Reaktionsmöglichkeiten.

Abb. 21.3. Transaminierung. Die Reaktion für 2 α-Amino- und 2 α-Ketosäuren ist dargestellt. Gelegentlich nehmen auch nicht α-Amino- oder Carbonylgruppen an Transaminierungen teil. Allerdings ist dies ein seltener Fall. Die Reaktion ist frei reversibel mit einer Gleichgewichtskonstante von etwa 1

Transaminierung

Transaminierungsreaktionen werden durch Transaminasen, bzw. Aminotransferasen, katalysiert. Hierbei wird ein Paar von Aminosäuren und ein Paar von Ketosäuren ineinander umgewandelt. Im allgemeinen handelt es sich um α-Amino- und α-Ketosäuren (Abb. 21.3). Pyridoxalphosphat ist das essentielle Coenzym für Transaminasen und wird darüber hinaus für eine Reihe weiterer Reaktionen mit Aminosäuren benötigt. Bei allen pyridoxalphosphatabhängigen Reaktionen von Aminosäuren ist der initiale Schritt die Ausbildung einer enzymgebundenen Schiffschen Base (Abb. 10.16). Dieses Zwischenprodukt wird stabilisiert durch Wechselwirkungen mit einer kationischen Region des aktiven Zentrums von Transaminasen. Es kann so umgelagert werden, daß eine α-Ketosäure unter Bildung eines enzymgebundenen Pyridoxaminphosphats freigesetzt wird. Die gebundene Aminoform des Coenzyms kann dann in analoger Weise ein Schiff-Basen-Zwischenprodukt mit einer zweiten α-Ketosäure bilden. Während einer Transaminierung dient infolgedessen das gebundene Coenzym als Träger von Aminogruppen (Abb. 10.17 und 10.18).

Zwei Transaminasen, die **Alaninpyruvattransaminase (Alanintransaminase)** und die **Glutamat-α-Ketoglutarattransaminase (Glutamattransaminase)** kommen in den meisten tierischen Geweben vor und katalysieren den Transfer von Aminogruppen von den meisten Aminosäuren unter Bildung von Alanin (aus Pyruvat) oder Glutamat (aus α-Ketoglutarat) (Abb. 21.4).

Da die Gleichgewichtskonstante für die meisten Transaminierungsreaktionen nahe an 1 liegt, ist die Transaminierung ein frei reversibler Vorgang. Aus diesem Grund dienen Transaminasen sowohl dem Abbau von Aminosäuren als auch ihrer Biosynthese.

Jede Transaminase ist spezifisch für das jeweils angegebene Paar von Amino- und Ketosäuren als ein Substratpaar. Die Spezifität für das zweite Paar ist jedoch nicht sehr hoch, es kann sich um einen Vertreter der großen Gruppe von Aminosäuren und dessen entsprechendem α-Ketoderivat handeln. Da Alanin auch ein Substrat für die Glutamattransaminase ist, kann der gesamte Aminogruppenstickstoff im Glutamat konzentriert werden. Dies ist deswegen von besonderer Bedeutung, da Glutamat die einzige Aminosäure in tierischen Geweben ist, die oxidativ desaminiert werden kann. Die Bildung von Ammoniak aus α-Aminogruppen geschieht infolgedessen ganz wesentlich über die Umwandlung des α-Aminostickstoffs von L-Glutamat.

Die meisten, aber nicht alle Aminosäuren sind Substrate für Transaminierungen. Ausnahmen sind Lysin, Threonin und die cyclischen Iminosäuren Prolin und Hydroxyprolin. Transaminierungen sind nicht auf die α-Aminogruppen

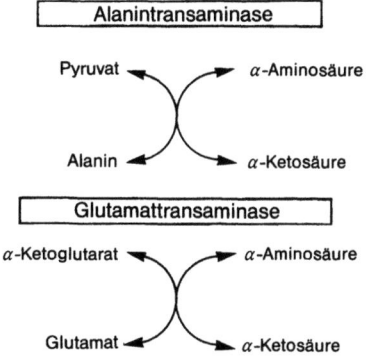

Abb. 21.4. Alanin und Glutamattransaminasen

beschränkt. Auch die δ-Aminogruppe des Ornithins, nicht aber die ε-Aminogruppe des Lysins wird leicht transaminiert, wobei Glutamat-γ-Semialdehyd entsteht (Abb. 22.3). Bei einigen pathologischen Zuständen sind die Serumkonzentrationen der Transaminasen erhöht (s. Kap. 8).

Oxidative Desaminierung

Bei Säugetieren sind die Leber und die Nieren zur oxidativen Umwandlung vieler Aminosäuren in die entsprechenden α-Ketosäuren imstande. Die hierbei eingeschaltete Reaktionsfolge basiert auf dem Zusammenspiel zwischen Transaminasen und der **L-Glutamatdehydrogenase**. Darüber hinaus finden sich in Leber und Nieren hohe Aktivitäten der **L- und D-Aminosäureoxidase**. Beide Enzymaktivitäten sind im Tierreich und bei Mikroorganismen weit verbreitet. Allerdings ist über die physiologische Bedeutung der L- und D-Aminosäureoxidasen in den Geweben von Säugetieren nichts bekannt.

Aminosäureoxidasen sind autoxidable Flavoproteine. Reduziertes FMN oder FAD wird hierbei direkt durch molekularen Sauerstoff reoxidiert, wobei H_2O_2 ohne Teilnahme von Cytochromen oder anderen Elektronenüberträgern entsteht (Abb. 21.5). Durch das Enzym **Katalase** wird das toxische H_2O_2 zu O_2 und H_2O gespalten. Katalase ist im tierischen Organismus weit verbreitet, zeigt jedoch die höchste Aktivität in der Leber. Im Prinzip ist die durch die Aminosäureoxidase katalysierte Reaktion reversibel. In Abwesenheit von Katalase wird allerdings die entstehende α-Ketosäure nicht-

21. Abbau der Aminogruppe von Aminosäuren

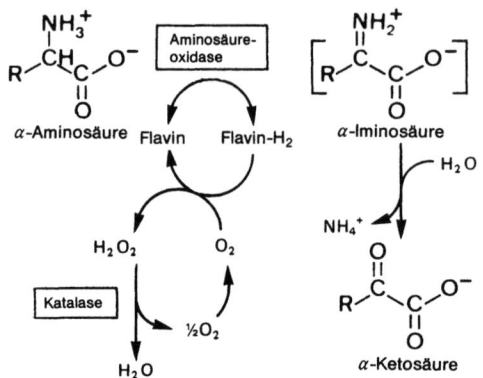

Abb. 21.5. Oxidative Desaminierung durch die L-Aminosäureoxidase. Die in Klammern dargestellte α-Iminosäure ist ein instabiles Zwischenprodukt

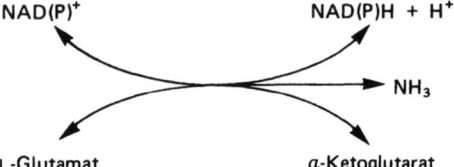

Abb. 21.6. Die L-Glutamatdehydrogenase. Die Bezeichnung NAD (P)$^+$ bedeutet, daß entweder NAD$^+$ oder NADP$^+$ als Cosubstrat dienen. Die Reaktion ist reversibel, die Gleichgewichtskonstante begünstigt jedoch die Glutamatbildung

enzymatisch durch H_2O_2 decarboxyliert, wobei eine um 1 C-Atom verkürzte Carbonsäure entsteht. Es wird jedoch bezweifelt, ob diese Decarboxylierung beim Menschen in nennenswertem Umfang stattfindet.

Bei der Aminosäureoxidase (Abb. 21.5), wird die Aminosäure zunächst durch das Flavoprotein der Oxidase oxidiert, wobei eine α-Iminosäure entsteht. Diese addiert spontan Wasser und zerfällt danach zur entsprechenden α-Ketosäure, wobei der α-Iminostickstoff als Ammoniumion abgespalten wird.

Die L-Aminosäureoxidase der Säuger ist ein FMN-abhängiges Flavoprotein und kommt ausschließlich in Nieren und Leber vor. Es hat eine relativ niedrige Aktivität, wobei Glycin, Monoaminodicarbonsäuren oder β-Hydroxy-α-Aminosäuren nicht gespalten werden können. Man nimmt an, daß das Enzym keine bedeutende Rolle beim Aminosäurestoffwechsel der Säuger spielt.

Die D-Aminosäureoxidase von Säugern ist ein FAD-abhängiges Enzym mit breiter Substratspezifität. Es kommt in der Leber und den Nieren der meisten Säuger vor. Asparagin und Glutamin werden nicht oxidiert, Glycin sowie die D-Isomere der sauren und basischen Aminosäuren sind schlechte Substrate. Auch hier ist die physiologische Bedeutung des Enzyms nicht bekannt.

L-Glutamatdehydrogenase

Die Aminogruppen der meisten Aminosäuren werden letztendlich unter L-Glutamatbildung durch Transaminierung auf α-Ketoglutarat übertragen (Abb. 21.2). Die Abspaltung dieses Stickstoffs als Ammoniak wird durch das Enzym **L-Glutamatdehydrogenase** katalysiert. Das Enzym kommt in den meisten tierischen Geweben vor (Abb. 21.6). Die Glutamatdehydrogenase der Leber ist ein reguliertes Enzym, dessen Aktivität durch eine Reihe allosterischer Effectoren kontrolliert wird. So hemmen ATP, GTP und NADH das Enzym, während ADP es aktiviert. Darüber hinaus scheinen verschiedene Hormone die Glutamatdehydrogenaseaktivität in vitro zu beeinflussen.

Die Glutamatdehydrogenase benutzt entweder NAD$^+$ oder NADP$^+$ als Kosubstrat. Die von ihr katalysierte Reaktion ist reversibel und spielt deswegen nicht nur beim Aminosäureabbau, sondern auch bei der Aminosäurebiosynthese eine Rolle (s. Kap. 20).

Bildung von Ammoniak[1]

Zusätzlich zu dem durch den Gewebsstoffwechsel entstehenden Ammoniak wird eine beträchtliche Menge dieser Verbindung aus Nahrungsprotein sowie dem in den Flüssigkeiten des Gastrointestinaltrakts vorhandenen Harnstoff durch die Tätigkeit von intestinalen Bakterien gebildet. Dieser Ammoniak wird im Intestinaltrakt resorbiert und gelangt in die Pfortader, deren Blut aus diesem Grund wesentlich höhere Ammoniakkonzentrationen aufweist als das systemische Blut. Unter normalen Umständen fixiert die Leber den über die Pfortader antransportierte Ammoniak, so daß das lebervenöse Blut und damit ein großer Teil des peripheren Bluts praktisch ammoniakfrei ist. Diese Tatsache ist von großer Bedeutung, da

---
[1] Bei physiologischem pH liegt Ammoniak nahezu vollständig als Ammoniumion (NH_4^+) vor

auch geringste Mengen von Ammoniak für das Zentralnervensystem toxisch sind. Die Symptome der Ammoniakvergiftung bestehen aus Tremor, verwaschener Sprache, Sehstörungen und in schweren Fällen Koma und Tod. Die Symptome ähneln damit denjenigen des Coma hepaticum, einer Erkrankung, bei der ebenfalls die Ammoniakkonzentrationen im Blut und besonders im Gehirn erhöht sind. Eine chronische Ammoniakvergiftung ist sehr wahrscheinlich ein wesentlicher Faktor bei der Entstehung des Coma hepaticum. Aus diesem Grund ist der Versuch einer Reduktion der Blutammoniakkonzentration eine wichtige Maßnahme bei der Therapie dieser Erkrankung.

Bei schwer gestörter Leberfunktion mit Erhöhung des intrahepatischen Drucks entstehen Collateralen zwischen der Pfortader und systemischen Venen, durch die das Pfortaderblut an der Leber vorbeiströmt. Unter diesen Umständen kann es dazu kommen, daß die Blutammoniakkonzentration toxische Spiegel erreicht. Ähnliches trifft zu, wenn zur Behandlung von Pfortaderblutungen sog. portocavale Anastomosen angelegt werden.

Der Ammoniakgehalt im Nierenvenenblut liegt höher als der der Nierenarterie, was darauf hinweist, daß die Nieren sowohl Ammoniak produzieren als es auch ans Blut abgeben können.

Allerdings ist die Ausscheidung des durch die Tubulusepithelien der Niere produzierten Ammoniaks in den Urin ein wesentlich bedeutenderer Aspekt des Ammoniakstoffwechsels der Nieren. Als wichtiger renaltubulärer Mechanismus für die Regulation des Säurebasenstoffwechsels und die Einsparung von Kationen ist die Ammoniakproduktion deutlich gesteigert bei metabolischer Acidose und vermindert bei Alkalose. Das hierfür verwendete Ammoniak entsteht allerdings nicht aus Harnstoff, sondern aus intracellulären Aminosäuren, speziell dem Glutamin. Die Ammoniakfreisetzung wird durch die renale Glutaminase katalysiert (Abb. 21.7).

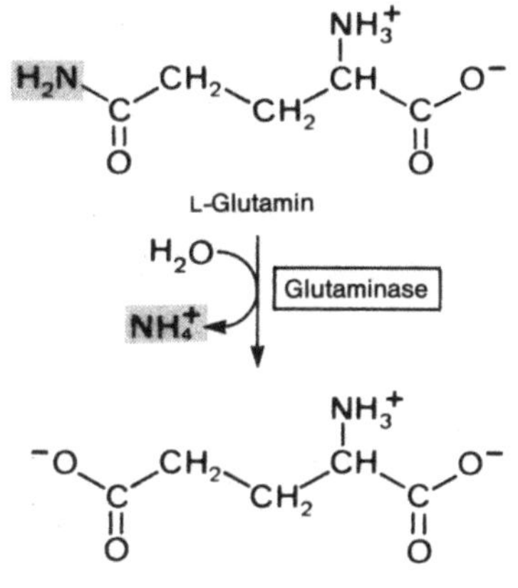

Transport von Ammoniak

Ammoniak kann in Form seiner Ammoniumsalze speziell bei metabolischer Acidose ausgeschieden werden. Der größte Teil des entstehenden bzw. aufgenommenen Ammoniaks wird jedoch als Harnstoff ausgeschieden. Es ist die wichtigste stickstoffhaltige Verbindung im Urin. Ammoniak wird mit etwa konstanter Geschwindigkeit in den Geweben gebildet, findet sich jedoch nur in Spuren im peripheren Blut

Abb. 21.7. Die Glutaminasereaktion verläuft irreversibel in Richtung auf Glutamat und NH_4^+-Bindung

Tabelle 21.1. Mittlere Aminosäurekonzentration im Plasma von Neugeborenen und Erwachsenen (mg/100 ml). [Modifiziert nach Dickinson JC, Rosenblum H, Hamilton PB (1965) Ion exchange chromatography of the free amino acids in the plasma of the newborn infant. Pediatrics 36: 2]

Aminosäure	Neugeborenes	Erwachsener
Alanin	2,9	3,1
α-Amino-n-butyrat	0,15	0,17
Arginin	0,94	1,4
Asparagin	0,6	0,6
Aspartat	0,11	0,22
Citrullin	0,28	0,53
Cystin	1,5	1,8
Glutamat	0,76	0,86
Glutamin	11,2	8,3
Glycin	2,6	1,7
Histidin	1,2	1,2
Hydroxyprolin	0,42	...
Isoleucin	0,52	0,71
Leucin	0,95	1,32
Lysin	2,9	2,5
Methionin	0,44	0,32
Ornithin	1,2	0,92
Phenylalanin	1,3	0,95
Prolin	2,1	2,7
Serin	1,7	1,2
Taurin	1,8	0,83
Threonin	2,6	1,9
Tryptophan	0,65	0,98
Tyrosin	1,3	0,91
Valin	1,6	2,0

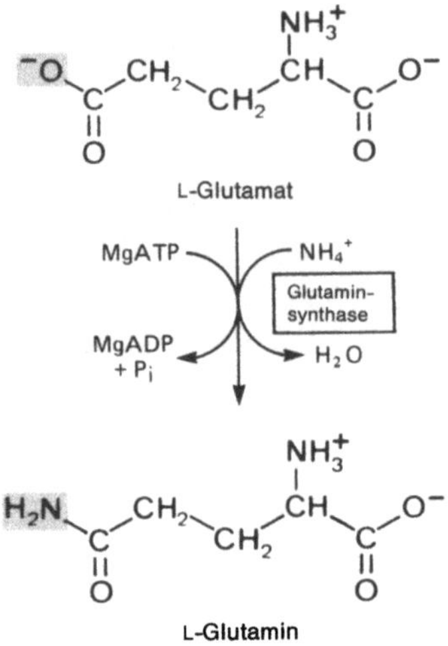

21. Abbau der Aminogruppe von Aminosäuren

[Strukturformel L-Glutamat]

L-Glutamat

MgATP, NH₄⁺ → Glutaminsynthase → MgADP + P$_i$, H$_2$O

[Strukturformel L-Glutamin]

L-Glutamin

Abb. 21.8. Die Glutaminsynthase. Die Reaktion verläuft ausschließlich in Richtung auf Glutaminsynthese

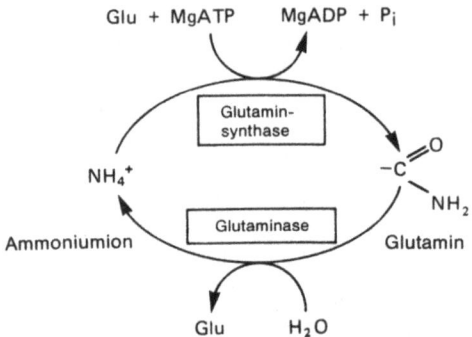

Abb. 21.9. Beziehungen zwischen Ammoniak und Glutamin, welche durch die Glutaminsynthase und die Glutaminase vermittelt werden. Beide Reaktionen verlaufen nur in den durch die Pfeile angezeigten Richtungen. Die Glutaminase dient deswegen ausschließlich der Glutamindesaminierung und die Glutaminsynthetase ausschließlich der Synthese von Glutamin aus Glutamat (*Glu* Glutamat)

(10–20 µg/100 ml). Durch die Leber wird er rasch aus der Zirkulation aufgenommen und zu Glutamat, Glutamin oder Harnstoff umgewandelt. Im Gegensatz zu dem nur in geringsten Mengen vorkommenden Ammoniak finden sich im Serum beachtliche Mengen von freien Aminosäuren, besonders von Glutamin (Tabelle 21.1).

Daß Ammoniak über die **Glutamatdehydrogenasereaktion** entfernt werden kann, wurde bereits erwähnt. Die durch die **Glutaminsynthase** (Abb. 21.8) katalysierte Bildung von Glutamin hat darüber hinaus große Bedeutung. Die Glutaminsynthase ist ein mitochondrial lokalisiertes Enzym, das in höchster Aktivität in den Nieren vorkommt. Die Synthese der Amidbindung im Glutamin erfolgt unter Hydrolyse eines ATP-Äquivalents zu ADP und P$_i$. Auf diese Weise wird das Gleichgewicht der Reaktion stark in Richtung der Glutaminsynthese verschoben (s. auch Kap. 20).

Die Freisetzung des Amidstickstoffs des Glutamins als Ammoniak erfolgt nicht durch Umkehr der Glutaminsynthasereaktion, sondern durch hydrolytische Entfernung von Ammoniak durch die Glutaminase (Abb. 21.7). Anders als die Glutaminsynthasereaktion benötigt die Glutaminase nicht Adeninnucleotide, das Gleichgewicht liegt deutlich auf der Seite der Glutamatbildung, eine Umkehr der Reaktion in Richtung der Glutaminsynthese findet nicht statt. Glutaminsynthase und Glutaminase (Abb. 21.9) katalysieren also die Umwandlung von freien Ammoniumionen und Glutamin in einer ähnlichen Weise wie die Umwandlung von Glucose und Glucose-6-Phosphat durch Glucokinase und Glucose-6-Phosphatase katalysiert wird (s. Kap. 14). Eine der Glutaminase ähnliche Reaktion wird durch die Asparaginase katalysiert, die in tierischen und pflanzlichen Geweben sowie in Mikroorganismen vorkommt. Asparaginase und Glutaminase sind beide experimentell als Antitumormittel untersucht worden, da einige Tumoren einen besonders hohen Glutamin- und Asparaginbedarf zeigen.

Im Gehirn ist der wichtigste Mechanismus für die Ammoniakentfernung die Glutaminbildung, in der Leber jedoch die Harnstoffbildung. Auch das Nervensystem ist prinzipiell zur Harnstoffbildung imstande, allerdings spielt diese keine bedeutende Rolle beim Ammoniakstoffwechsel. Der Glutaminsynthese im Gehirn muß die Synthese von Glutamat vorausgehen, damit dessen Zufuhr bei hohen Ammoniakspiegeln im Blut ausreicht. Der unmittelbare Vorläufer von Glutamat ist α-Ketoglutarat. Auf diese Weise würde allerdings die Glutaminbildung aus Ammoniak zu einer Entleerung von Citratcyclus an Zwischenprodukten führen, wenn diese nicht durch CO$_2$-Fixierung und Umwandlung von Pyruvat in Oxalacetat behoben werden können (s. Kap. 14). Im Hirn findet in der Tat eine wesentliche CO$_2$-Fixierung in Aminosäuren statt, wobei sehr wahrscheinlich der Citratcyclus eine wichtige Rolle spielt. Nach Ammoniakinfusion wird mehr Oxalacetat für die Glutaminsynthese abgezweigt, wobei das Ausgangsmaterial α-Ketoglutarat darstellt.

Organstoffwechsel des Ammoniaks im postabsorptiven Zustand

Die Aufrechterhaltung von Gleichgewichtskonzentrationen zirkulierender Plasmaaminosäuren auch in den Zeitperioden zwischen den Mahlzeiten hängt von dem Verhältnis des Abbaus endogener Proteinspeicher zur Aminosäureverwertung verschiedener Gewebe ab. Die Muskulatur trägt zu mehr als 50% zur Gesamtmenge freier Aminosäuren im Organismus bei, die Leber ist dagegen für die Harnstoffbiosynthese und damit die Entfernung von überschüssigem Ammoniak verantwortlich. Aus diesem Grund spielen Muskulatur und Leber eine wesentliche Rolle für die Plasmakonzentrationen zirkulierender Aminosäuren und ihren Umsatz.

Muskulatur

Mehr als 50% der von der Muskulatur freigesetzten Aminosäuren sind Alanin und Glutamin.

Leber und Intestinaltrakt

Leber und Intestinaltrakt, die häufig zusammen als splanchnische Gewebe bezeichnet werden, nehmen dauernd aus dem Plasma große Mengen von Alanin und Glutamin auf, die wichtigsten von der Muskulatur freigesetzten Aminosäuren. Die Leber ist dabei der wichtigste Ort für die Alaninaufnahme, der Intestinaltrakt für die Verwertung von Glutamin. Dabei wird der größte Teil der Aminogruppen des Glutamins vom Intestinaltrakt als Alanin oder als freies Ammoniak abgegeben.

Nieren

Die Nieren geben in größeren Mengen Serin ab, daneben in kleineren Mengen auch Alanin. Glutamin, Prolin und Glycin werden dagegen aus der Zirkulation aufgenommen.

Hirn

Das Gehirn nimmt in größtem Umfang die Aminosäure Valin auf. So ist beispielsweise die Kapazität des Rattenhirns zur Oxidation der verzweigtkettigen Aminosäuren (Leucin, Isoleucin und Valin) wenigstens 4mal größer als diejenige der Muskulatur und der Leber. Im postabsorptiven Zustand werden große Mengen dieser verzweigtkettigen Aminosäuren von der Muskulatur abgegeben und sehr wahrscheinlich nicht von der Leber, sondern vom Gehirn verwertet.

Abb. 21.10 faßt die Aminosäureaustausche zwischen den verschiedenen Organen im postabsorptiven Zustand noch einmal zusammen. Freie Aminosäuren, besonders Alanin und Glutamin, werden von der Muskulatur an die Zirkulation abgegeben. Dabei scheint besonders Alanin für den Stickstofftransport im Plas-

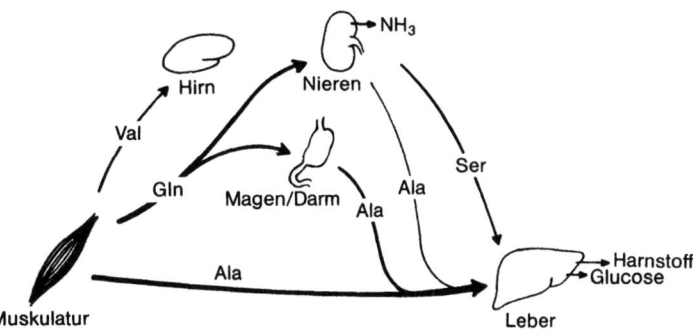

Abb. 21.10. Aminosäureaustausch zwischen einzelnen Organen im postabsorptiven Zustand. Dargestellt ist die Schlüsselrolle des Alanins bei der Aminosäureabgabe von der Muskulatur und vom Intestinaltrakt sowie die Aminosäureaufnahme durch die Leber. [Nach Felig P (1975) Amino acid metabolism in man. Ann Rev Biochem 44: 937]

322 21. Abbau der Aminogruppe von Aminosäuren

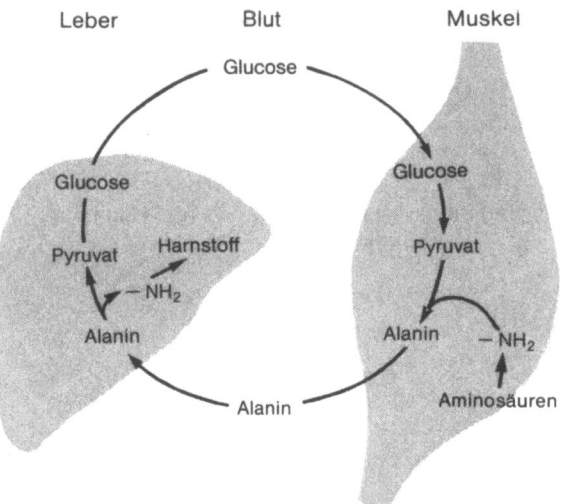

Abb. 21.11. Der Glucose-Alanin-Cyclus. Alanin entsteht in der Muskulatur durch Transaminierung von aus der Glykolyse entnommenem Pyruvat. Es wird in die Zirkulation abgegeben und von der Leber aufgenommen. In der Leber wird das C-Skelett des Alanins für die Gluconeogenese verwendet, wobei die entstehende Glucose wieder in die Zirkulation abgegeben und zur Deckung des Energiebedarfs der Muskulatur bereitgestellt wird. [Nach Felig P (1975) Amino acid metabolism in man. Ann Rev Biochem 44: 1938]

ma eine große Rolle zu spielen. Es wird in großem Umfang durch die Leber aus dem Plasma extrahiert. Für die Extraktion von Glutamin sind dagegen der Intestinaltrakt und die Nieren verantwortlich, beide Organe wandeln große Teile des Glutamins in Alanin um. Glutamin dient darüber hinaus als Ausgangsmaterial für die Ammoniakausscheidung durch die Nieren. Die Nieren liefern wesentliche Mengen des von peripheren Geweben, besonders der Leber und der Muskulatur aufgenommenen Serins. Verzweigtkettige Aminosäuren, besonders Valin, werden durch die Muskulatur abgegeben und vor allem im Gehirn wieder aufgenommen. Der wichtigste aus Proteinen stammende Glucosevorläufer ist die glucogene Aminosäure Alanin (Abb. 21.11). In der Leber ist die Geschwindigkeit der Glucosebiosynthese aus Alanin und Serin wesentlich höher als die durch andere Aminosäuren ausgelöste. Die Kapazität der Leber für die Gluconeogenese aus Alanin ist außerordentlich groß und erreicht einen Sättigungswert erst bei Alaninkonzentrationen von etwa 9 mmol/l, was etwa dem 20- bis 30fachen der physiologischen Konzentration dieser Aminosäure entspricht. Daß überwiegend Alanin von der Muskulatur abgegeben wird, ist nicht die Folge eines besonders hohen Alaningehalts des Muskelproteins. Obwohl wenigstens 30% der Aminosäureabgabe der Muskulatur aus Alanin bestehen, enthält das Muskelprotein nicht mehr als 7–10% dieser Aminosäure. Das von der Muskulatur freigesetzte Alanin wird offensichtlich durch Transaminierung von Pyruvat synthetisiert, wobei das letztere natürlich aus Glucose stammt.

Aminosäureaustausch zwischen den Organen im absorptiven Zustand

Nach einer proteinreichen Mahlzeit geben die splanchnischen Gewebe große Mengen von Aminosäuren, besonders die verzweigtkettigen, ab (Abb. 21.12). Valin, Isoleucin und Leucin zusammen machen nahezu 60% der Aminosäuren aus, die in die systemische Zirkulation abgegeben werden. Dies obwohl sie nur etwa 20% der gesamten Aminosäuren einer mageren, proteinreichen Mahlzeit ausmachen. Gleichzeitig extrahiert die Muskulatur große Mengen von Aminosäuren, vor allem die verzweigtkettigen. Die Aminosäureaufnahme in der Muskulatur in der ersten Stunde nach einer proteinreichen Mahlzeit betrifft zu mehr als 50% verzweigtkettige Aminosäuren. 2–3 h nach der Mahlzeit sind 90–100% der aufgenommenen Aminosäuren verzweigtkettig. Die verzweigtkettigen Aminosäuren, welche nach Mahlzeiten auch in der Muskulatur oxidiert werden, dienen möglicherweise als die wichtigsten Lieferanten von Aminogruppen für die Transaminierung von Pyruvat zu Alanin.

Diese Befunde weisen auf die besondere Bedeutung verzweigtkettiger Aminosäuren für den Stickstoffstoffwechsel hin. Dies trifft sowohl für den postabsorptiven als auch für den absorptiven Zustand zu. Im ersteren Fall versorgen sie das Gehirn mit Energie, im letzteren werden sie vor allem durch die Muskulatur aufgenommen, wo sie sowohl als Energiedonatoren als auch als Stickstoffquelle dienen.

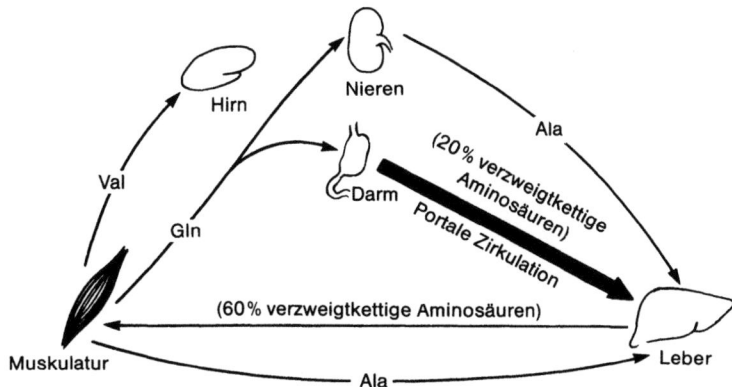

Abb. 21.12. Aminosäureaustausch zwischen verschiedenen Geweben unmittelbar nach Nahrungsaufnahme

Harnstoffbiosynthese

Überblick

Bei mäßiger körperlicher Arbeit verbraucht ein Mann etwa 300 g Kohlenhydrate, etwa 100 g Fett und 100 g Protein pro Tag. Unter diesen Umständen beträgt die Stickstoffausscheidung etwa 16,5 g, von denen 95% durch die Nieren und der Rest in den Faeces ausgeschieden werden. Der wichtigste Stoffwechselweg zur Stickstoffausscheidung beim Menschen besteht in der Biosynthese von Harnstoff in der Leber, dessen Abgabe an das Blut und Ausscheidung durch die Nieren. Bei ausgewogener Ernährung macht Harnstoff 80-90% des ausgeschiedenen Stickstoffs aus.

Reaktionen des Harnstoffcyclus

Abb. 21.13 zeigt die Einzelreaktionen und Zwischenprodukte bei der Biosynthese von Harnstoff aus Ammoniak, CO_2 und dem α-Aminostickstoff des Aspartats. Pro mol Harnstoff werden für die Synthese 3 mol ATP verbraucht, von denen 2 zu ADP und P_i und eines zu $AMP + PP_i$ gespalten werden. Am Cyclus nehmen 5 Enzyme teil, die die numerierten Reaktionen der Abb. 21.13 katalysieren. Von den 6 bei der Harnstoffbiosynthese beteiligten Aminosäuren wirkt eine, das N-Acetylglutamat, als Enzymaktivator. Die verbleibenden 5, nämlich Aspartat, Arginin, Ornithin, Citrullin und Argininosuccinat dienen alle als Träger von Atomen, welche schließlich zu Harnstoff werden. 2 der Aminosäuren, nämlich Aspartat und Arginin kommen auch in Proteinen vor, die verbleibenden 3, nämlich Ornithin, Citrullin und Argininosuccinat sind nicht proteinogen. Die Hauptrolle der letzteren 3 Aminosäuren in tierischen Geweben kommt ihrer Teilnahme am Harnstoffcyclus zu. Zum Teil ist die Harnstoffbiosynthese ein cyclischer Vorgang. Das in Reaktion 2 benötigte Ornithin wird in Reaktion 5 regeneriert. Aus diesem Grund kommt es nicht zu einem Verlust oder Gewinn von Ornithin, Citrullin, Argininosuccinat oder Arginin, dagegen werden Ammoniumionen, CO_2, ATP und Aspartat verbraucht.

Reaktion 1: Synthese von Carbamylphosphat

Durch Kondensation von Ammoniak, CO_2 und aus dem ATP stammenden Phosphat entsteht Carbamylphosphat. Das hierfür notwendige Enzym ist die **Carbamylphosphatsynthase**, ein in den Lebermitochondrien aller ureotelischen Organismen in hoher Konzentration vorkommendes Enzym. Pro mol werden bei der Reaktion 2 mol ATP hydrolysiert, die das Gleichgewicht auf die Seite der Synthese der 2 kovalenten Bindungen verschieben. Es handelt sich um die Amidbindung sowie die gemischte Carbonsäure-Phosphorsäure-Anhydridbindung. Außer Mg^{2+} wird eine Dicarbonsäure, meist N-Acetylglutamat benötigt. Die genaue Funktion des N-Acetylglutamats ist nicht bekannt. In seiner Anwesenheit macht die Carbamylphosphatsynthase eine Konformationsänderung durch, wodurch eine Reihe von Sulfhydrylgruppen zugänglich werden, andere verschwinden und die Affinität des Enzyms für ATP geändert wird.

21. Abbau der Aminogruppe von Aminosäuren

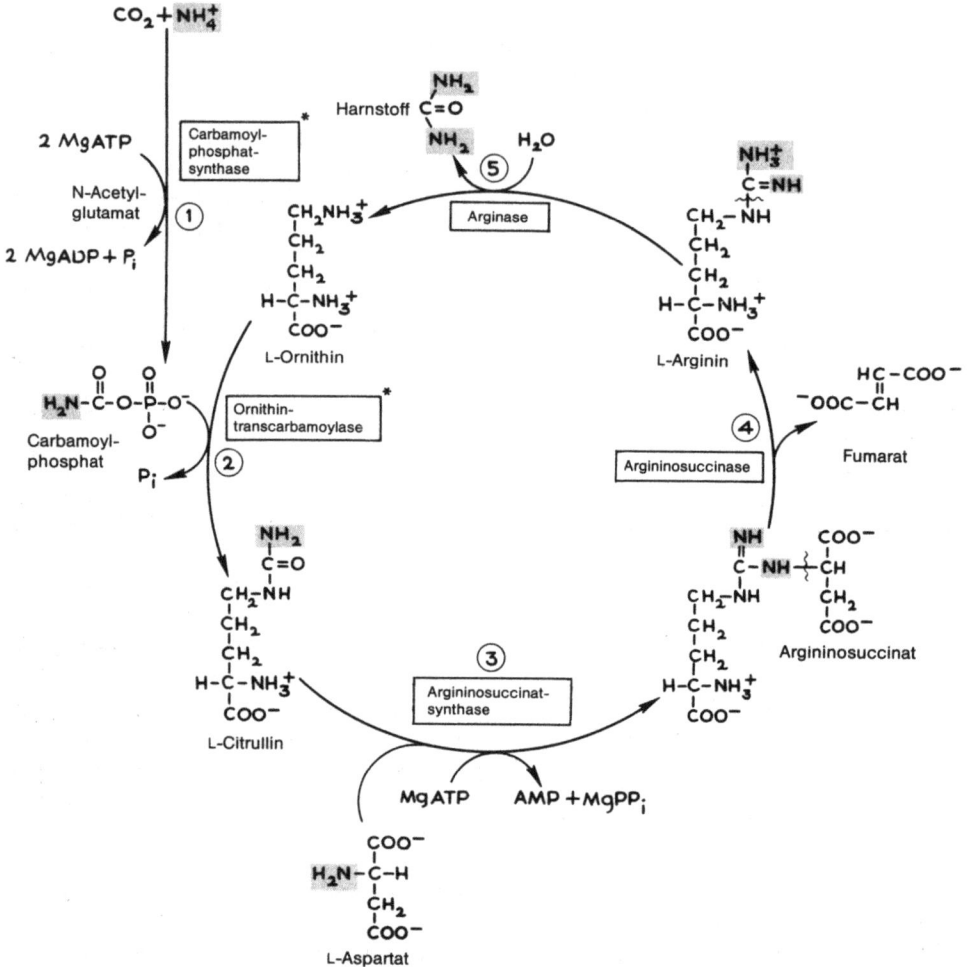

Abb. 21.13. Die Einzelreaktionen der Harnstoffbiosynthese. Der in den Harnstoff eingebaute Stickstoff ist schraffiert dargestellt (⁺mitochondriale Enzyme)

Reaktion 2: Synthese von Citrullin
Die Übertragung des Carbamylrestes aus Carbamylphosphat auf Ornithin unter Bildung von Citrullin + P_i wird durch die **L-Ornithintranscarbamylase** der Lebermitochondrien katalysiert. Die Reaktion ist sehr spezifisch für Ornithin, das Gleichgewicht liegt ganz auf der Seite der Citrullinsynthese.

Reaktion 3: Synthese von Argininosuccinat
Bei der **Argininosuccinatsynthasereaktion** werden Aspartat und Citrullin über die Aminogruppe des Aspartats verknüpft. Die Reaktion läuft unter ATP-Verbrauch ab, das Gleichgewicht liegt ganz auf der Seite der Argininosuccinatsynthese.

Reaktion 4: Spaltung von Argininosuccinat zu Arginin und Fumarat
Die reversible Spaltung von Argininosuccinat zu Arginin und Fumarat wird durch die **Argininosuccinase** katalysiert. Das Enzym kommt in Leber und Nieren von Säugetieren vor. Der Mechanismus der Reaktion beruht auf einer Trans-Eliminierung. Das dabei gebildete Fumarat kann über die Fumarase- und Malatdehydrogenasereaktionen zu Oxalacetat umgewandelt werden. Durch Transaminierung wird Aspartat regeneriert.

Reaktion 5: Spaltung von Arginin zu Ornithin und Harnstoff
Diese Reaktion vervollständigt den Harnstoffcyclus, wobei Ornithin, das Substrat für die Re-

aktion 2, regeneriert wird. Die hydrolytische Spaltung der Guanidinogruppe des Arginins wird durch die **Arginase** katalysiert, die in der Leber aller ureotelischen Organismen vorkommt. Kleine Mengen Arginase lassen sich darüber hinaus in den Nieren, dem Gehirn, der Brustdrüse, den Testes und der Haut nachweisen. Die tierische Arginase der Leber wird durch Co^{2+} bzw. Mn^{2+} aktiviert. Ornithin und Lysin sind wirkungsvolle kompetitive Inhibitoren (Kompetition mit Arginin).

Regulation der Harnstoffbiosynthese

Funktionelle Beziehung zwischen der Glutamatdehydrogenase und der Carbamylphosphatsynthase

Das Zusammenspiel von Carbamylphosphatsynthase und mitochondrialer Glutamatdehydrogenase bewirkt eine Übertragung von Glutamatstickstoff (und damit der Aminogruppen aller Aminosäuren; s. Abb. 21.2) in Carbamylphosphat und damit in Harnstoff. Die Gleichgewichtskonstante der Glutamatdehydrogenasereaktion erleichtert eher die Glutamat- als die Ammoniakbildung. Durch die Ammoniakentfernung über die Carbamylphosphatsynthase und die Oxidation von α-Ketoglutarat durch die Enzyme des Citratcyclus wird jedoch der Glutamatabbau erleichtert. Dieser Effekt wird durch ATP verstärkt, welches nicht nur ein Substrat der Carbamylphosphatsynthase ist, sondern auch die Glutamatdehydrogenase unidirektional in Richtung auf Ammoniakbildung stimuliert.

Stoffwechseldefekte des Harnstoffcyclus

Bis heute sind eine Reihe von Stoffwechseldefekten im Bereich der Harnstoffbiosynthese bekannt, die jedes der 5 Enzyme betreffen können (Abb. 21.13). Geschwindigkeitsbestimmende Reaktionen des Harnstoffcyclus sind offensichtlich die Carbamylphosphatsynthase (Reaktion 1) die Ornithintranscarbamylase (Reaktion 2) und die Arginase (Reaktion 5). Da im Harnstoffcyclus Ammoniak zum nichttoxischen Harnstoff umgewandelt wird, verursachen alle Stoffwechseldefekte der Harnstoffbiosynthese eine Ammoniakintoxikation. Diese Intoxikation verläuft schwerer, wenn der Defekt bei den Reaktionen 1 oder 2 liegt. Der Grund hierfür liegt möglicherweise darin, daß bei späteren Defekten eine Ammoniakfixierung an Cycluszwischenprodukte möglich ist. Die klinischen Symptome aller Defekte des Harnstoffcyclus bestehen aus häufigem Erbrechen, Abneigung gegen proteinreiche Nahrung, immer wieder auftauchende Ataxie, Reizbarkeit, Lethargie und geistiger Verlangsamung.

Das klinische Erscheinungsbild und die Behandlung aller 5 bis heute bekannter Störungen sind sehr ähnlich. Eine deutliche Besserung des Zustandsbilds wird bei proteinarmer Nahrung beobachtet, die vor allem die Verzögerung der Hirnentwicklung verhindert. Darüber hinaus sollten häufige kleine Mahlzeiten eingenommen werden, damit nicht plötzliche Anstiege der Blutammoniakkonzentrationen auftreten.

Hyperammonämie Typ 1

Ein Fall eines Mangels an **Carbamylphosphatsynthase** ist beschrieben worden, wobei es sich wahrscheinlich um einen familiär auftretenden Defekt handelt.

Hyperammonämie Typ 2

Bei einer Reihe von Patienten ist ein Mangel der **Ornithintranscarbamylase** nachgewiesen worden. Die Erkrankung ist X-chromosomal lokalisiert. Auch die Mütter zeigten eine Hyperammonämie und eine Abneigung gegen proteinreiche Mahlzeiten. Der einzige immer auftretende klinische Befund ist eine Erhöhung der Glutaminkonzentration im Blut, der cerebrospinalen Flüssigkeit und im Urin. Wahrscheinlich spiegelt dies eine gesteigerte Glutaminsynthese durch die Glutaminsynthase wider, die in Anbetracht der erhöhten Ammoniakkonzentration im Gewebe erfolgt.

Citrullinämie

Diese seltene Erkrankung (bisher wurden 3 Patienten beschrieben) ist sehr wahrscheinlich recessiv vererbt. Große Mengen (1-2 g/Tag) Citrullin werden im Urin ausgeschieden, sowohl im Blutplasma als auch in der cerebrospinalen Flüssigkeit sind die Citrullinspiegel stark erhöht. Bei einem Patienten wurde das vollständige Fehlen der **Argininosuccinatsynthase** beschrieben. Bei einem weiteren Patienten wurde eine weniger schwerwiegende Störung des Enzyms beobachtet. Die K_M für Citrullin der Synthase kultivierter Fibroblasten dieses Patienten war um das 25fache erhöht.

Citrullin und Argininosuccinat (s. unten) können als Träger von überflüssigem Stickstoff dienen, da sie ja Stickstoff für die Harnstoffbiosynthese enthalten. Argininzusatz zur Nahrung führt bei diesen Patienten zu einem Anstieg der Citrullinausscheidung. Nach Zufuhr von Benzoesäure erfolgt eine gesteigerte Ammoniakfixierung in Hippursäure über Glycin (Abb. 23.2).

Argininosuccinaturie

Diese seltene recessiv vererbte Erkrankung (22 Fälle) wird durch erhöhte Argininosuccinatkonzentrationen im Blut, der cerebrospinalen Flüssigkeit und im Urin charakterisiert. Häufig findet sich bei diesen Patienten brüchiges Haar (Trichorrhexis nodosa). Die Krankheit tritt immer während der ersten 2 Lebensjahre auf und führt i. allg. sehr rasch zum Tod.

Die Ursache der Erkrankung ist ein Defekt der **Argininosuccinase**. Kultivierte Hautfibroblasten normaler Patienten enthalten dieses Enzym, Fibroblasten der Patienten nicht. Argininosuccinase fehlt darüber hinaus im Gehirn, der Leber, den Nieren und den Erythrocyten der Träger dieser Erkrankung. Die Diagnose läßt sich sehr leicht durch zweidimensionale Papierchromatographie des Urins stellen, wobei ein normalerweise nicht nachweisbarer Fleck auftritt, der ein cyclisches Anhydrid des Argininosuccinats darstellt. Die Diagnose wird bewiesen durch die Bestimmung der Argininosuccinatkonzentration in Erythrocyten.

Auch bei diesen Patienten fördert der Zusatz von Arginin oder Benzoesäure zur Nahrung die Stickstoffausscheidung.

Hyperargininämie

Dieser Defekt der Harnstoffbiosynthese (2 Fälle!) wird durch erhöhte Konzentration von Arginin im Blut und der cerebrospinalen Flüssigkeit charakterisiert. In den Erythrocyten finden sich sehr niedrige Aktivitäten der **Arginase**. Das Ausscheidungsmuster von Aminosäuren im Urin ähnelt dem der Lysincystinurie. Möglicherweise spiegelt dieses Muster eine Konkurrenz von Arginin mit Lysin und Cystein für die Resorption in den Tubulusepithelien wider. Eine Verbesserung der Symptome bei Patienten ergibt sich nach proteinarmer Diät.

22 Abbau des Kohlenstoffskeletts der Aminosäuren

Victor W. Rodwell

Umwandlung der Kohlenstoffskelette der einfachen L-α-Aminosäuren zu amphibolen Zwischenprodukten

Daß die Kohlenstoffskelette der einfachen Aminosäuren in amphibole Zwischenprodukte umgewandelt werden können, ging schon aus Ernährungsstudien hervor, die in den Jahren 1920-1940 durchgeführt wurden. Sie wurden in den Jahren 1940-1950 bestätigt, wobei mit verschiedenen Isotopen markierte Aminosäuren eingesetzt wurden. Die dabei gewonnenen Daten bestätigten das Konzept der Austauschbarkeit von Fetten, Kohlenhydraten und Proteinen und zeigten klar, daß jede Aminosäure entweder in Kohlenhydrate (13 Aminosäuren), Fett (1 Aminosäure) oder beide (5 Aminosäuren) umgewandelt werden kann (Tabelle 22.1). Abb. 22.1 zeigt die wesentlichen beim Abbau der einfachen Aminosäuren entstehenden Zwischenprodukte und ihre Beziehung zum Citratcyclus. Aus dieser Abbildung läßt sich auch ein

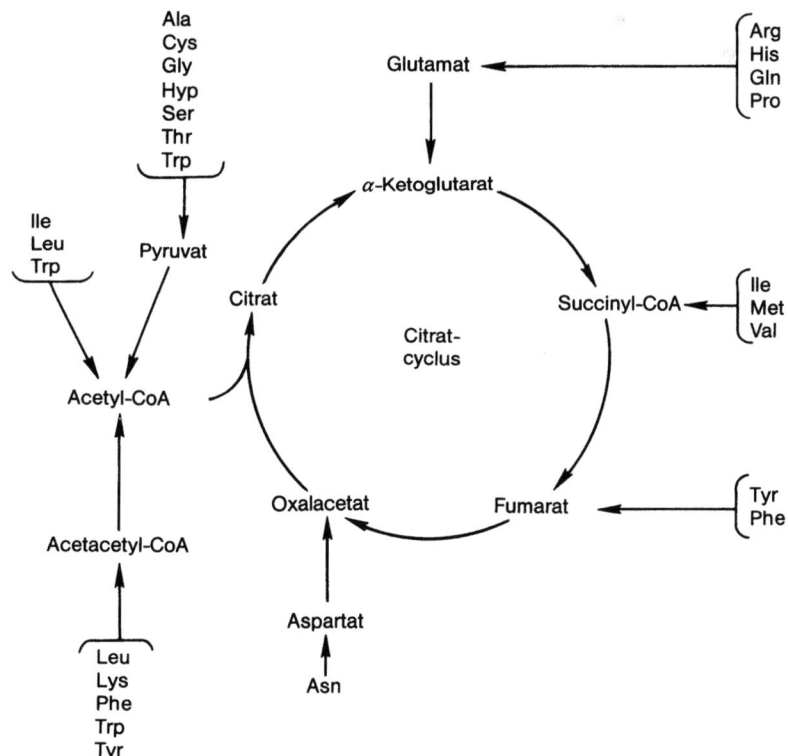

Abb. 22.1. Amphibole Zwischenprodukte aus dem C-Skelett von Aminosäuren

22. Abbau des Kohlenstoffskeletts der Aminosäuren

Tabelle 22.1. Schicksal der C-Skelette häufiger α-Aminosäuren

Amphibole Zwischenprodukte bilden		
Glykogen ("Glucogene Aminosäuren")	Fett ("Ketogene Aminosäuren")	Glykogen u. Fett ("glucogen und ketogen")
Ala	Hyp	Leu	Ile
Arg	Met		Lys
Asp	Pro		Phe
Cys	Ser		Trp
Glu	Thr		Tyr
Gly	Val		
His			

Einteilungsprinzip der Aminosäuren nach dem jeweiligen Endprodukt ihres Abbaus ableiten.

Im allgemeinen wird in einem sehr frühen Schritt - häufig in der ersten Reaktion des Aminosäureabbaus - die α-Aminogruppe entfernt. Normalerweise (nicht immer, siehe z. B. Prolin, Hydroxyprolin, Lysin) erfolgt dies durch Transaminierung. Nach ihrer Abspaltung stehen der Aminogruppe die in Kap. 21 geschilderten Möglichkeiten offen. Sie kann also für anabole Vorgänge reutilisiert werden (z. B. Proteinbiosynthese); liegt sie dagegen im Überschuß vor, ist ihre Umwandlung in Harnstoff und damit die Ausscheidung möglich. Das stickstofffreie Kohlenstoffskelett, das nach der Transaminierung übrig bleibt, ist i. allg. nur ein oxidierter Kohlenwasserstoff und kann nicht länger spezifisch als ein Aminosäurederivat bezeichnet werden. Es wird durch Reaktionen zu amphibolen Zwischenprodukten abgebaut, die im Prinzip den für den Abbau anderer Kohlenwasserstoffe benötigten Reaktionen gleichen (z. B. verzweigte und nichtverzweigte Fettsäuren). Die Analogien des Aminosäurestoffwechsels zum Fettstoffwechsel (s. Kap. 17) sind in der Tat verblüffend. So werden z. B. die Kohlenstoffskelette der verzweigtkettigen Aminosäuren Leucin, Isoleucin und Valin durch Reaktionen abgebaut, die genau dem Abbau verzweigtkettiger Fettsäuren entsprechen.

Aminosäuren, deren Abbau Oxalacetat bildet

Asparagin und Aspartat

Alle 4 C-Atome des Asparagins und des Aspartats werden durch die Enzyme Asparaginase und eine Transaminase in Oxalacetat umgewandelt (Abb. 22.2, oben).

Aminosäuren, deren Abbau α-Ketoglutarat liefert

Glutamin und Glutamat

Der Abbau von Glutamin und Glutamat ähnelt prinzipiell demjenigen von Asparagin und Aspartat, wobei allerdings α-Ketoglutarat, das Methylenhomologe des Oxalacetats, entsteht (Abb. 22.2, unten). Dieselbe Transaminase kann Glutamat und Aspartat umsetzen, allerdings unterscheiden sich die für die Desami-

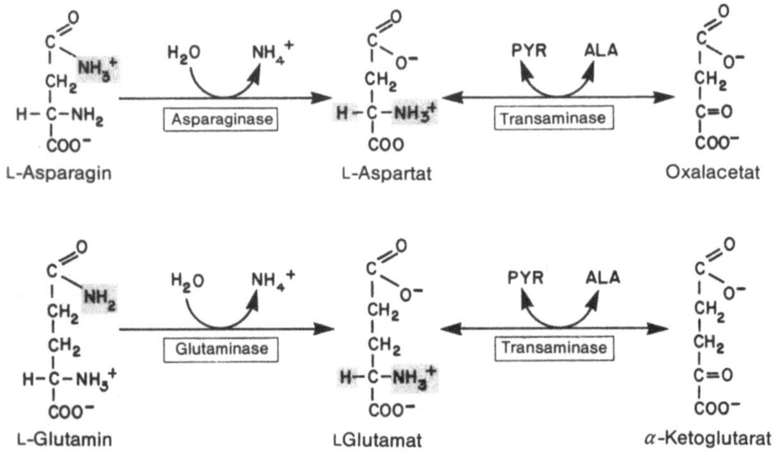

Abb. 22.2. Abbau von L-Asparagin *(oben)* und von L-Glutamin *(unten)* zu amphibolen Zwischenprodukten (*PYR* Pyruvat, *ALA* L-Alanin). In dieser und den folgenden Abbildungen weist eine Schattierung von funktionellen Gruppen auf chemische Veränderungen hin

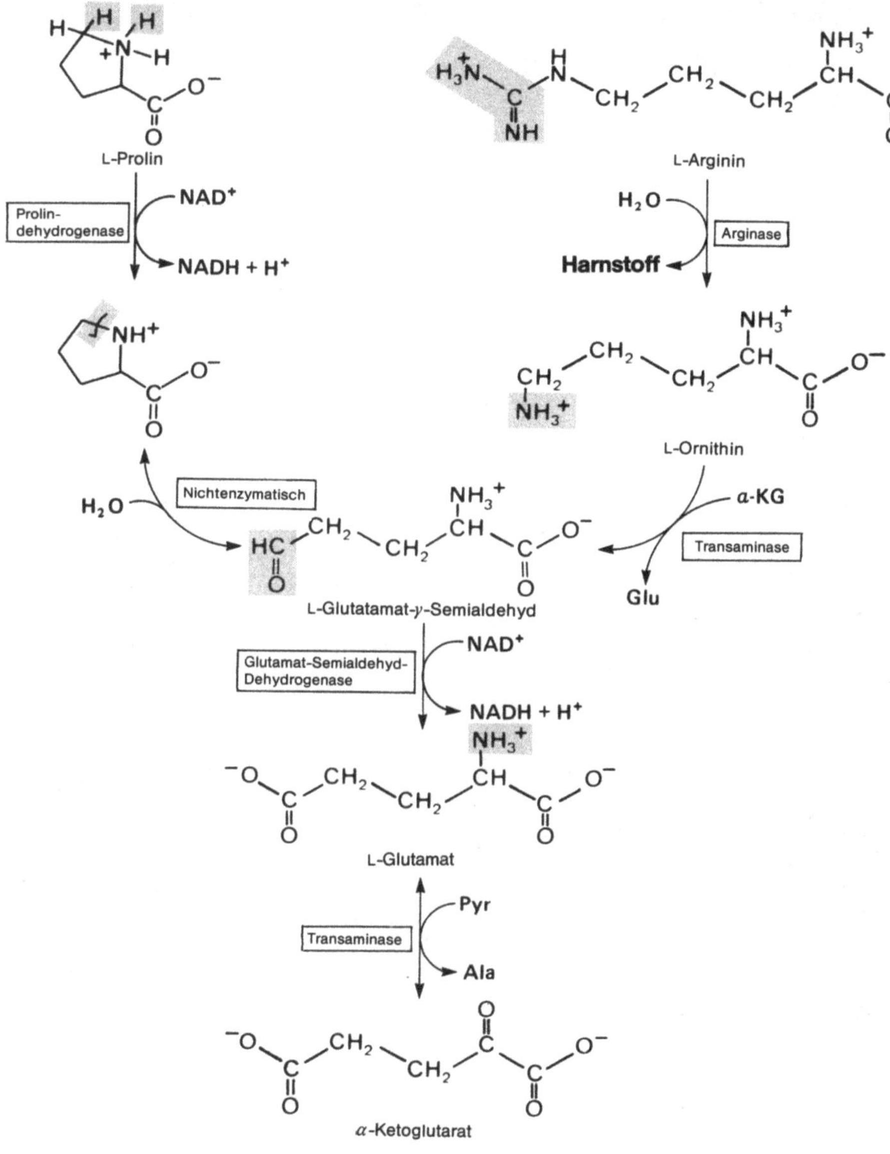

Abb. 22.3. Abbau von L-Prolin *(links)* und von L-Arginin *(rechts)* zu α-Ketoglutarat

dierung von Asparagin und Glutamin benötigten Enzyme. Nur einige Bakterien verfügen über eine Desamidase, die sowohl Glutamin als auch Asparagin umsetzen kann.

Prolin

Alle 5 C-Atome des Prolins bilden α-Ketoglutarat (Abb. 22.3, links). Dabei wird zunächst Prolin zu Dehydroprolin oxidiert, welches Wasser addiert und damit Glutamat-γ-Semialdehyd bildet. Dieses wird zu Glutamat oxidiert und danach unter Bildung von α-Ketoglutarat transaminiert.

Arginin

Auch aus Arginin und Histidin entsteht α-Ketoglutarat, allerdings müssen im Fall des Histidins ein C-Atom und 2 Stickstoffe, im Fall des Arginins ein C-Atom und 3 Stickstoffe entfernt werden. Im Fall von Arginin verläuft die Reaktion in einem einzelnen Schritt, der hydrolytischen Abspaltung der Guanidinogruppe durch

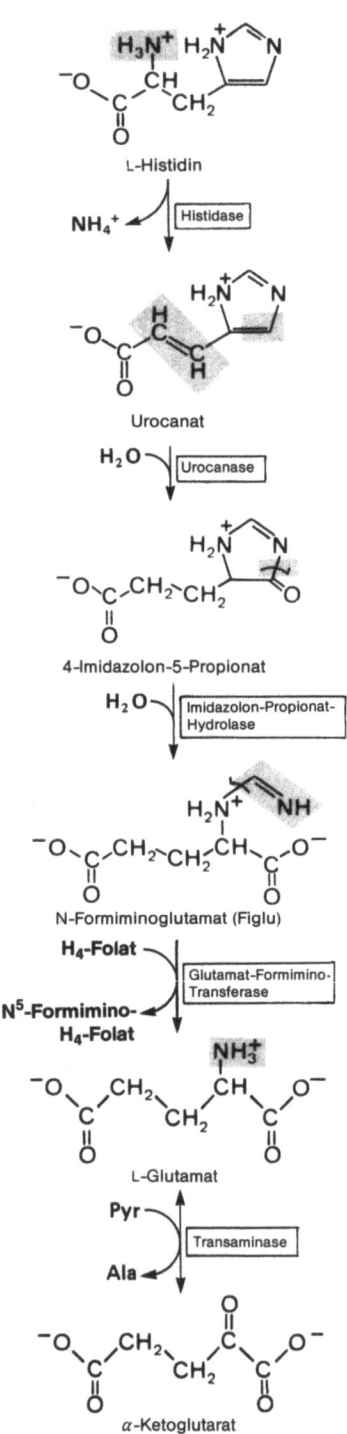

Abb. 22.4. Abbau von L-Histidin zu α-Ketoglutarat (H₄-Folat, Tetrahydrofolat)

die Arginase. Das dabei entstehende Produkt Ornithin wird an der δ-Aminogruppe transaminiert, wobei Glutamat-γ-Semialdehyd entsteht, welches wie schon oben beschrieben, zu α-Ketoglutarat abgebaut werden kann (Abb. 22.3).

Histidin

Wie aus Abb. 22.4 zu entnehmen ist, sind 4 Reaktionen für die Entfernung eines C-Atoms und der N-Atome notwendig. Durch Desaminierung von Histidin entsteht Urocanat. Durch die Urocanase kann dieses in 4-Imidazolon-5-Propionat umgewandelt werden. Die Reaktion benötigt die Addition von H₂O und eine interne Redoxreaktion. Im nächsten Schritt erfolgt die Bildung von N-Formiminoglutamat (FIGLU). Nach Übertragung der Formiminogruppe auf Tetrahydrofolat entsteht schließlich Glutamat. Bei Patienten mit einem Folsäuremangel wird diese Reaktion teilweise oder vollständig gehemmt, so daß es zur Ausscheidung von FIGLU im Urin kommt. Dieser Befund bildet die Basis eines Tests auf Folsäuremangel, bei dem nach Zufuhr einer großen Dosis Histidin die Ausscheidung von FIGLU im Urin gemessen wird.

Aminosäuren, bei deren Abbau Pyruvat entsteht

Die Umwandlung der C-Skelette von Alanin, Cystein, Cystin, Glycin, Threonin und Serin zu Pyruvat ist im unten stehenden Diagramm dargestellt. Beide C-Atome des Glycins und alle 3 C-Atome des Alanins, Cysteins und Serins, jedoch nur 2 der C-Atome des Threonins bilden Pyruvat, dieses kann danach zu Acetyl-CoA abgebaut werden.

```
        L-Threonin
            ↓
          Glycin
            ↓
         L-Serin         L-Cystin
            ↓               ↓
L-Alanin → Pyruvat ← L-Cystein
            ↓
        Acetyl-CoA
```

Glycin

Die aus Glycin entstehenden amphibolen Zwischenprodukte sind Pyruvat, CO₂ und

5,10-Methylentetrahydrofolat. Die Entstehung von Pyruvat aus Glycin erfolgt durch Umwandlung zu Serin mit Hilfe des Enzyms Serin-Hydroxymethyltransferase (Abb. 22.5); der weitere Abbau entspricht dann dem Serinabbau.

Der wichtigste Stoffwechselweg für den Glycinabbau in Wirbeltieren besteht allerdings in seiner Umwandlung zu CO_2, NH_4^+ und 5,10-Methylentetrahydrofolat. Die Reaktion wird durch den Glycinsynthasekomplex katalysiert (Abb. 22.6). Im Prinzip entspricht die Reaktionsfolge der Umwandlung von Pyruvat zu Acetyl-CoA durch die Enzyme des Pyruvatdehydrogenasekomplexes. Beide Komplexe bilden makromolekulare Aggregate in Lebermitochondrien. Die Reaktionen der Glycinspaltung lassen sich in den Lebern der meisten Wirbeltiere einschließlich der Menschen nachweisen.

Sehr wahrscheinlich erfolgt auch ein großer Teil des Serinabbaus (s. unten) über die Reaktionen der Glycinspaltung.

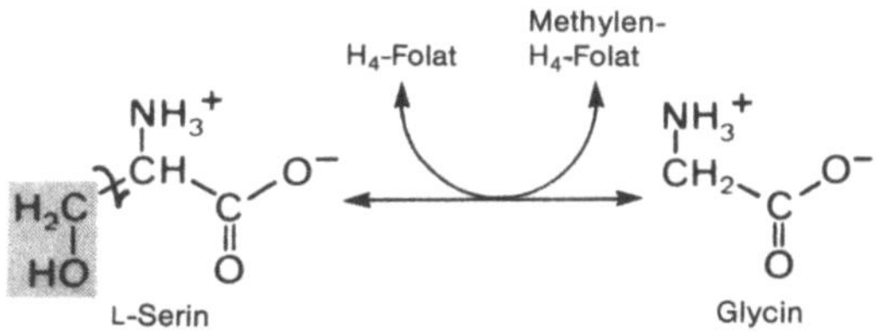

Abb. 22.5. Die frei reversible Serinhydroxymethyltransferase (H_4-Folat, Tetrahydrofolat)

Alanin

Durch Transaminierung von L-Alanin entsteht Pyruvat, welches wiederum zu Acetyl-CoA abgebaut werden kann (Abb. 22.7).

Serin

Für die Umwandlung von Serin zu Pyruvat wird die Serindehydratase benötigt. Es handelt sich um ein pyridoxalphosphatabhängiges Enzym, das die Wassereliminierung und anschließend die hydrolytische Abspaltung von Ammoniak von der als Zwischenprodukt gebildeten Iminosäure katalysiert (Abb. 22.7). Ratten- und Meerschweinchenlebern sind besonders reich an Serindehydratase. In diesen Species ist die Umwandlung von Serin zu Pyruvat durch die Serindehydratase von besonderer physiologischer Bedeutung. Beim Menschen und anderen Vertebraten wird Serin hauptsächlich zu Glycin und 5,10-Methylentetrahydrofolat abgebaut. Die erste Reaktion wird dabei durch die Serinhydroxymethyltransferase (Abb. 22.5) katalysiert. Der weitere Abbau des Serins entspricht danach dem Glycinabbau (Abb. 22.6).

Cystein und Cystin

Cystin wird zunächst durch eine NADH-abhängige Oxidoreduktase zu Cystein reduziert (Abb. 22.8). Für die Umwandlung von Cystein

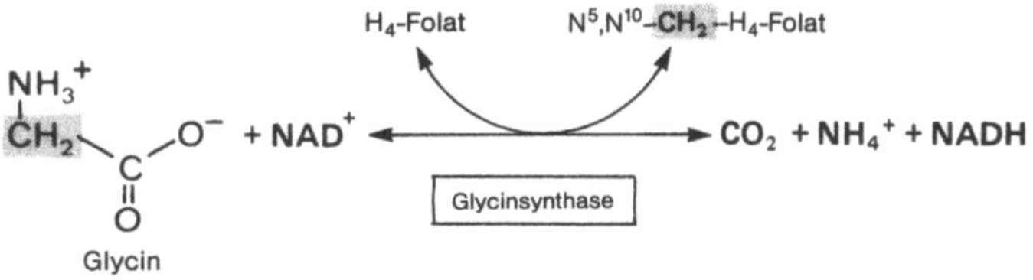

Abb. 22.6. Die reversible Spaltung von Glycin durch den mitochondrialen Glycinsynthasekomplex

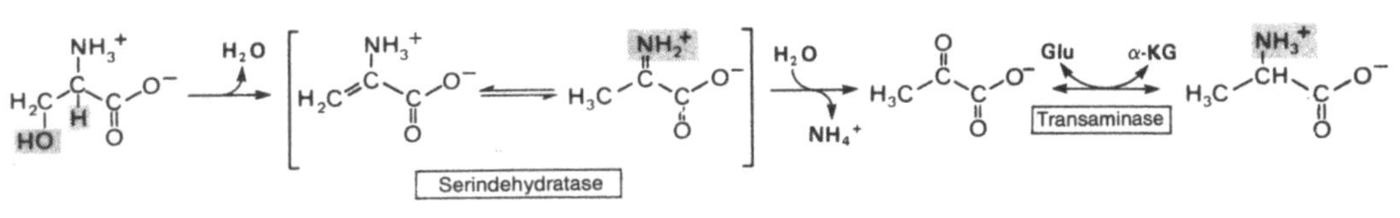

Abb. 22.7. Umwandlung von Alanin und Serin zu Pyruvat. Sowohl die Alanintransaminase als auch die Serindehydratase benötigen als Coenzym Pyridoxalphosphat. Die Serindehydratase katalysiert eine H_2O-Eliminierung aus Serin, wobei eine ungesättigte Aminosäure entsteht. Diese lagert sich zu einer α-Iminosäure um, welche spontan zu Pyruvat und Ammoniak hydrolysiert. Aus diesem Grund erfolgt kein Wasserumsatz während der Serindehydratase (*GLU* Glutamat, *α-KG* α-Ketoglutarat)

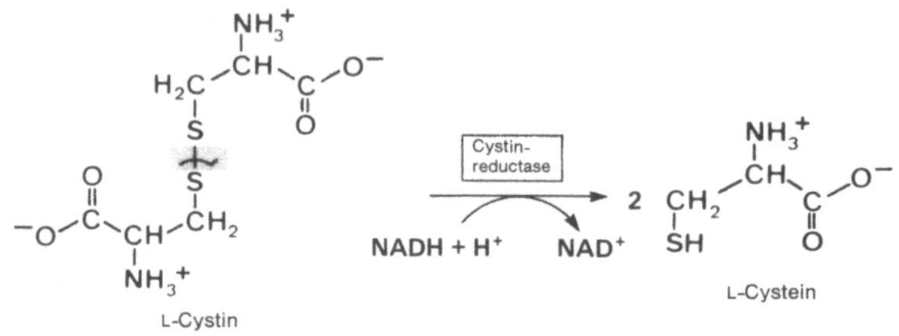

22. Abbau des Kohlenstoffskeletts der Aminosäuren

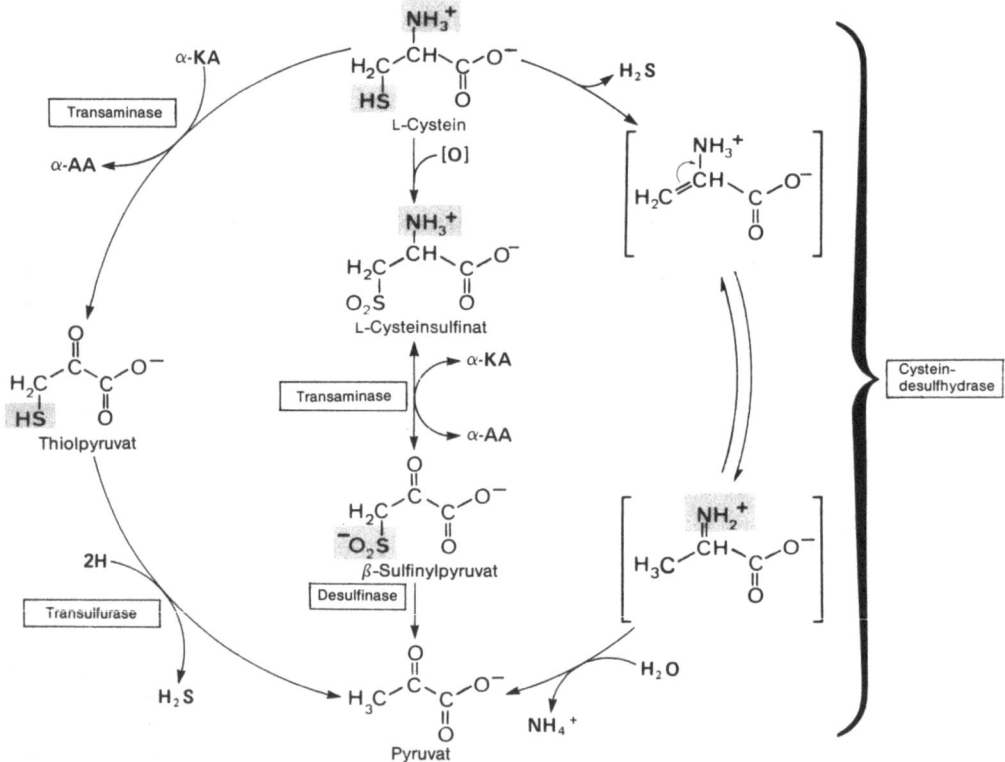

Abb. 22.8. Die Cystinreductase

Abb. 22.9. Umwandlung von Cystein zu Pyruvat. Die Cysteindesulfhydrase verläuft analog zur Serindehydratase (s. Abb. 22.7). (α-AS, α-Aminosäure, α-KS α-Ketosäure)

zu Pyruvat stehen prinzipiell 3 Möglichkeiten zur Verfügung (Abb. 22.9):
1) über die Cysteindesulfhydrase. Es handelt sich um ein pyridoxalphosphatabhängiges Enzym, die Reaktion entspricht der Serindehydratasereaktion (Abb. 22.7);
2) durch Transaminierung und Abspaltung von H_2S;
3) durch Oxidation der SH-Gruppe, wobei Cysteinsulfinsäure entsteht. Pyruvat wird von ihr durch Transaminierung und Abspaltung des Schwefelatoms gebildet.

Threonin

Threonin wird durch die Threoninaldolase zu Acetaldehyd und Glycin gespalten. Aus Acetaldehyd entsteht Acetyl-CoA (Abb. 22.10), der Glycinstoffwechsel wurde bereits oben besprochen.

Hydroxyprolin

3 der 5 C-Atome des 4-Hydroxyprolins werden zu Pyruvat umgewandelt (Abb. 22.11). Aus den

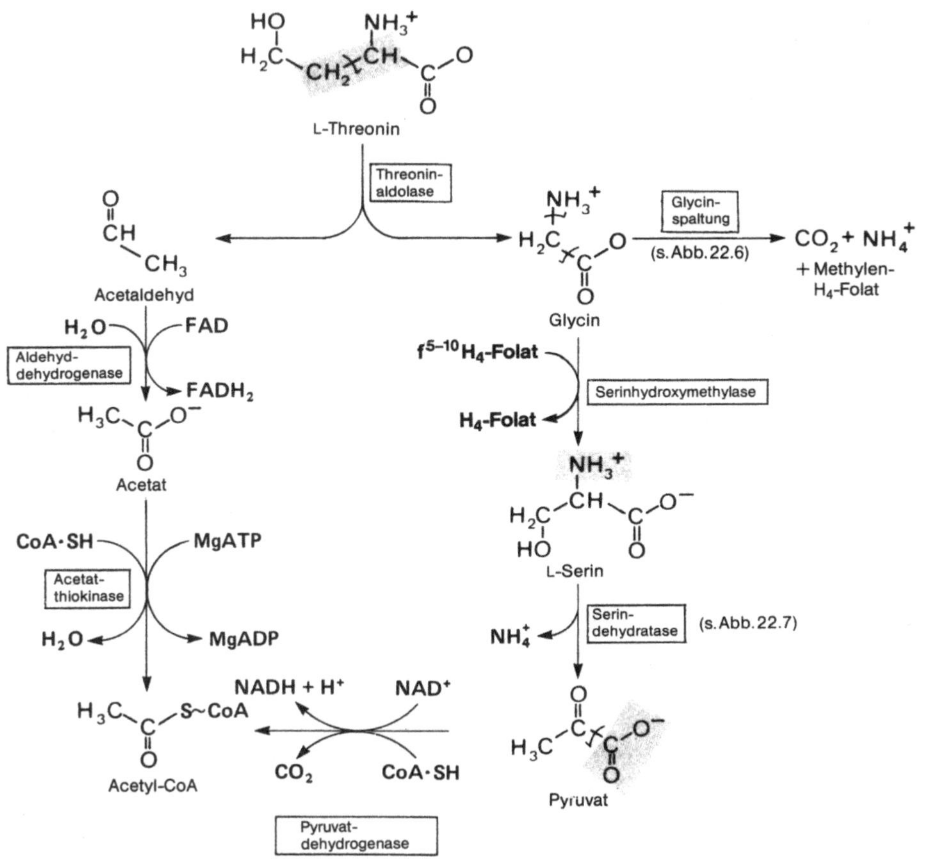

Abb. 22.10. Umwandlung von Threonin und Glycin zu Serin, Pyruvat und Acetyl-CoA ($f^{5-10}H_4$-Folat, Formyl (5-10) Tetrahydrofolsäure)

verbleibenden 2 entsteht Glyoxylat. Eine mitochondriale Dehydrogenase katalysiert die Umwandlung von Hydroxyprolin zu L-Δ^1-Pyrrolin-3-Hydroxy-5-Carboxylat. Dieses steht in einer nichtenzymatischen Reaktion im Gleichgewicht mit γ-Hydroxy-L-Glutamat-γ-Semialdehyd, das durch Wasseraddition entsteht. Der Semialdehyd wird zur entsprechenden Carbonsäure oxidiert, dem Erythro-γ-Hydroxyglutamat, und danach zu α-Keto-γ-Hydroxyglutarat transaminiert. Durch eine Aldolspaltung entstehen danach Glyoxylat und Pyruvat.

Aminosäuren, bei deren Abbau Acetyl-CoA entsteht

Alle Aminosäuren, bei deren Abbau Pyruvat entsteht (Alanin, Cystein, Cystin, Glycin, Serin und Threonin) können prinzipiell zu Acetyl-CoA abgebaut werden. Zusätzlich bilden 5 Aminosäuren Acetyl-CoA, ohne daß die Stufe des Pyruvats beschritten wird. Es handelt sich um die aromatischen Aminosäuren Phenylalanin, Tyrosin und Tryptophan, die basische Aminosäure Lysin und schließlich die neutrale verzweigtkettige Aminosäure Leucin.

Tyrosin

Überblick. 5 hintereinandergeschaltete enzymatische Reaktionen wandeln Tyrosin zu Fumarat und Acetacetat um (Abb. 22.12):
1) Transaminierung zu p-Hydroxyphenylpyruvat;
2) gleichzeitige Oxidation und Wanderung der aus 3 C-Atomen bestehenden Seitenkette, anschließende Decarboxylierung, Bildung von Homogentisat;
3) Oxidation von Homogentisat zu Maleylacetacetat;

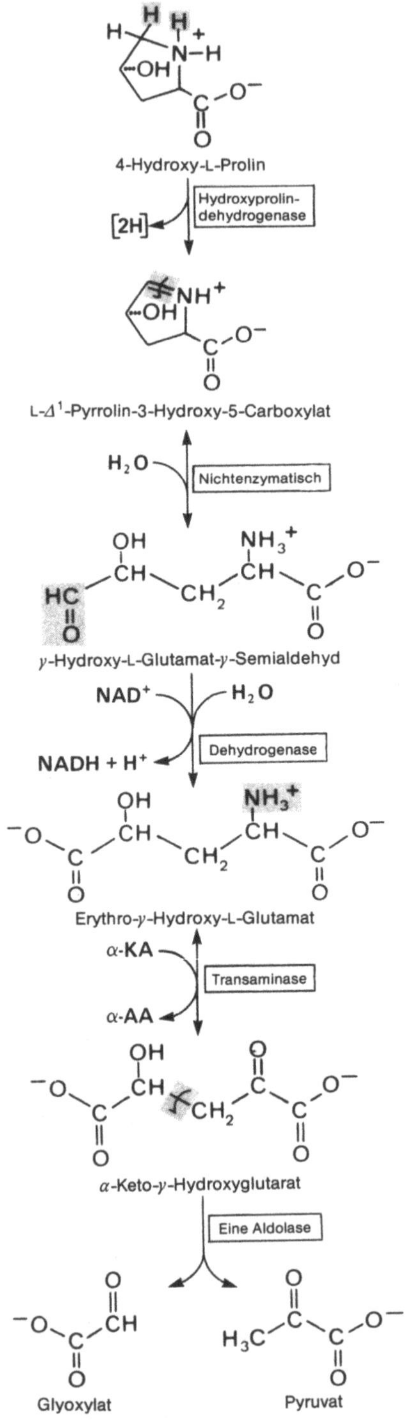

4) Isomerisierung von Maleylacetoacetat zu Fumarylacetacetat;
5) Hydrolyse von Fumarylacetacetat zu Fumarat und Acetacetat.

Transaminierung von Tyrosin. Die Transaminierung von Tyrosin zu p-Hydroxyphenylpyruvat wird durch die Tyrosin-α-Ketoglutarattransaminase katalysiert. Das Enzym kommt in hoher Konzentration in der tierischen Leber vor und ist induzierbar.

Oxidation von p-Hydroxyphenylpyruvat zu Homogentisat. Die in Abb. 22.12 dargestellte Reaktion erfolgt unter Hydroxylierung im Ring sowie einer Wanderung der Seitenkette. Beide Vorgänge finden gleichzeitig statt. Die p-Hydroxyphenylpyruvathydroxylase ist ein Kupfermetalloprotein, das Ähnlichkeit mit der Tyrosinase hat. In vitro können eine Zahl verschiedenster Reduktionsmittel Ascorbat als Cofaktor dieser Reaktion ersetzen. Patienten mit Skorbut scheiden allerdings unvollständig oxidierte Produkte des Tyrosinstoffwechsels aus.

Umwandlung von Homogentisat zu Fumarat und Acetacetat. Durch die Homogentisatoxidase kommt es zur Ringspaltung, wobei Maleylacetacetat entsteht. Das Enzym ist ein Eisenmetalloprotein, das in hoher Aktivität in der tierischen Leber vorkommt. α, α'-Dipyridyl ist ein Chelatbildner mit Eisen und hemmt die Homogentisatoxidase. Behandlung von Versuchstieren mit α, α'-Dipyridyl führt zur Alkaptonurie.
Die Umwandlung von Maleylacetacetat zu Fumarylacetacetat ist eine Cis-Transisomerisierung. Das hierfür verantwortliche Enzym ist die Maleylacetacetat-Cis, Trans-Isomerase, ein SH-Enzym der tierischen Leber. Durch Hydrolyse von Fumarylacetacetat durch die Fumarylacetacetathydrolase entsteht schließlich Fumarat und Acetacetat.

Abb. 22.11. Zwischenprodukte beim Abbau von L-Hydroxyprolin in Säugetiergeweben (α-KS α-Ketosäure, α-AS α-Aminosäure)

Phenylalanin

Phenylalanin wird zunächst zu Tyrosin umgewandelt, das hierfür verantwortliche Enzym ist die Phenylalaninhydroxylase. Der weitere Abbau entspricht dem Tyrosinabbau (Abb. 22.12; 20.13).

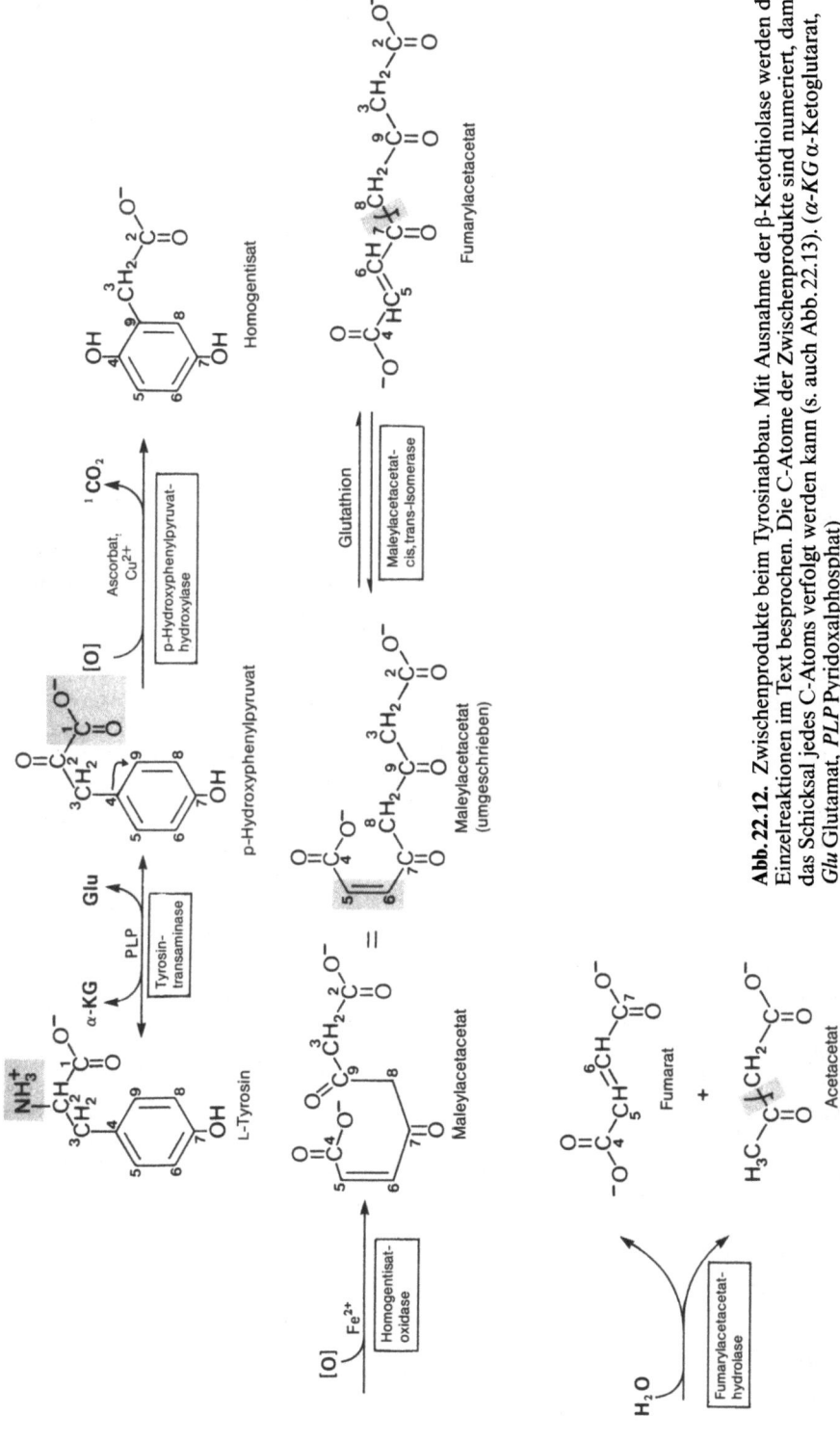

Abb. 22.12. Zwischenprodukte beim Tyrosinabbau. Mit Ausnahme der β-Ketothiolase werden die Einzelreaktionen im Text besprochen. Die C-Atome der Zwischenprodukte sind numeriert, damit das Schicksal jedes C-Atoms verfolgt werden kann (s. auch Abb. 22.13). (*α-KG* α-Ketoglutarat, *Glu* Glutamat, *PLP* Pyridoxalphosphat)

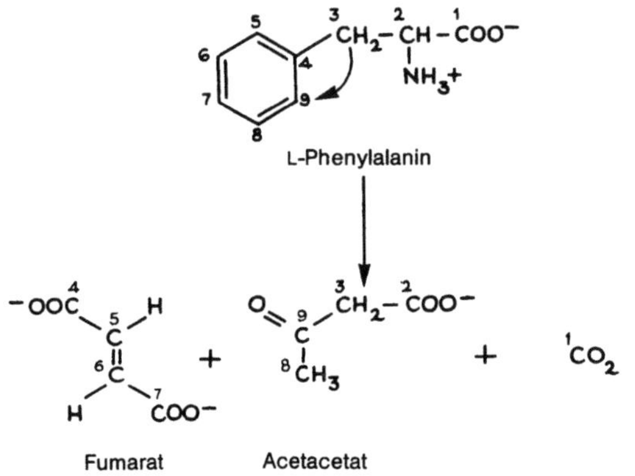

Abb. 22.13. Schicksal jedes C-Atoms beim Abbau des Phenylalanins

Lysin

Lysin stellt eine Ausnahme von der Regel dar, daß der erste Schritt beim Abbau einer Aminosäure in der Entfernung der α-Aminogruppe durch Transaminierung besteht. In tierischen Geweben werden weder die α, noch die ε-N-Atome des Lysins durch Transaminierung abgespalten. Säuger wandeln das intakte C-Skelett des Lysins zu α-Aminoadipat und α-Ketoadipat um (Abb. 22.14). Ein wichtiges Zwischenprodukt bei dem Abbau von L-Lysin ist das Saccharopin (Abb. 22.15), das interessanterweise auch als Zwischenprodukt bei der Lysinbiosynthese von Pilzen auftritt.

Zunächst kondensiert L-Lysin unter Wasserabspaltung mit α-Ketoglutarat, so daß eine entsprechende Schiffsche Base entsteht. Diese wird durch eine Dehydrogenase zu Saccharopin reduziert und danach oxidiert. Durch Addition von Wasser entsteht L-Glutamat und L-α-Aminoadipat-δ-Semialdehyd. Der Nettoeffekt dieser Reaktionssequenz entspricht der Entfernung der ε-Aminogruppe des Lysins durch Transaminierung. Je 1 mol von Lysin und α-Ketoglutarat werden zu α-Aminoadipat-δ-Semialdehyd und Glutamat umgewandelt.

Allerdings werden NAD^+ und NADH als Cofaktoren benötigt.

Der weitere Abbau des α-Aminoadipats besteht in der Transaminierung zu α-Ketoadipat, wonach wahrscheinlich eine oxidative Decarboxylierung zu Glutaryl-CoA folgt. Aus Stoffwechseluntersuchungen ist bekannt, daß Lysin sowohl glykogen als auch ketogen ist, allerdings sind die genauen Kataboliten des Glutaryl-CoA beim Tier noch nicht bekannt.

Tryptophan

Tryptophan war eine der ersten Aminosäuren, von denen am tierischen Organismus gezeigt werden konnte, daß sie essentiell ist.

Füttert man einem Versuchstier eine große Menge von ^{14}C-Tryptophan, so wird natürlich der größte Teil der Aminosäure in das Protein eingebaut. Allerdings läßt sich auch im Urin in Form verschiedener Abbauprodukte ein beachtlicher Teil des zugeführten Tryptophans nachweisen. Die C-Atome sowohl der Seitenkette als auch des aromatischen Rings können vollständig zu amphibolen Zwischenprodukten über den Kynurenin-Anthranilatweg abgebaut werden (Abb. 22.16). Dieser Stoffwechselweg ist sowohl für den Tryptophanabbau als auch für die Umwandlung von Tryptophan zu Nicotinsäure wichtig (Abb. 10.11).

Die Tryptophanoxigenase (Tryptophanpyrrolase) katalysiert die Spaltung des Indolrings, wobei beide Atome eines Moleküls Sauerstoff eingebaut werden. Das Reaktionsprodukt ist das N-Formylkynurenin. Die Tryptophanoxigenase ist ein Eisenporphyrinmetalloprotein, das in hoher Aktivität in der tierischen Leber vorkommt. Tryptophan und Steroidhormone der Nebennierenrinde induzieren die Biosynthese des Enzyms in der Leber. Ganz offensichtlich entsteht bei der Biosynthese zunächst eine biologisch inaktive Vorläuferform, die aktiviert werden muß. Tryptophan stabilisiert die Oxigenase gegenüber proteolytischem Angriff.

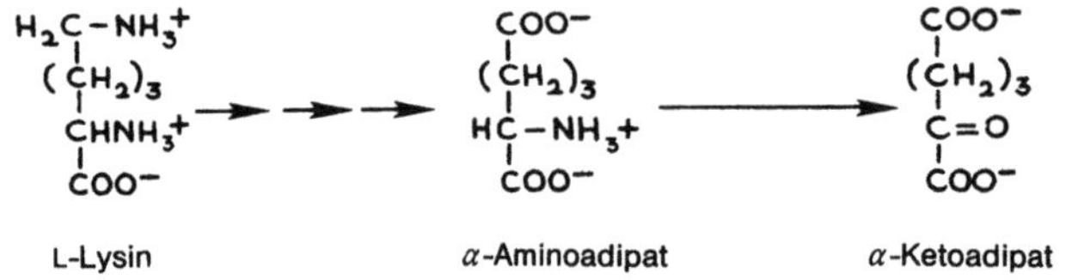

Abb. 22.14. Umwandlung von L-Lysin zu α-Aminoadipat und α-Ketoadipat

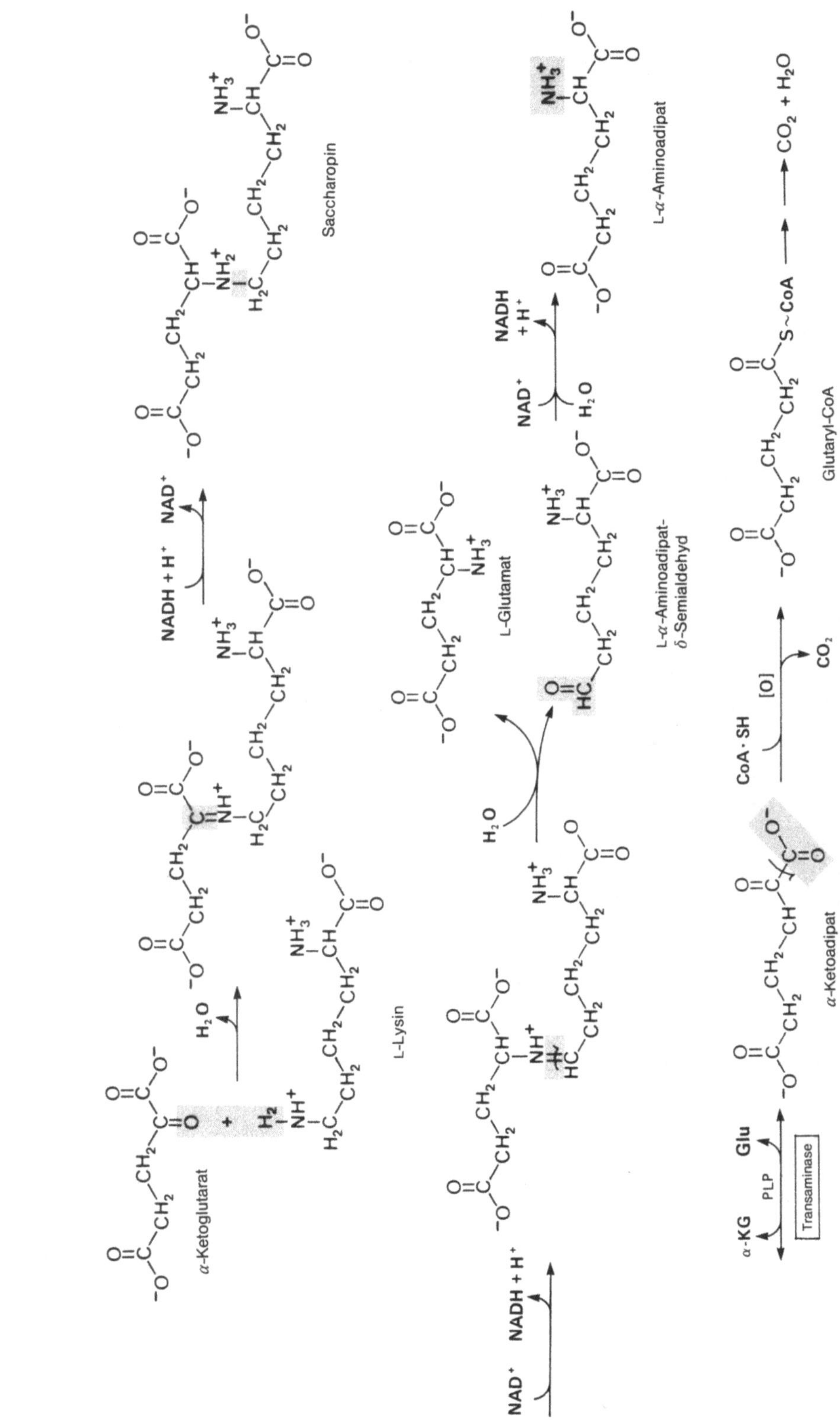

Abb. 22.15. Abbau von L-Lysin (*α-KG* α-Ketoglutarat, *Glu* Glutamat, *PLP* Pyridoxalphosphat)

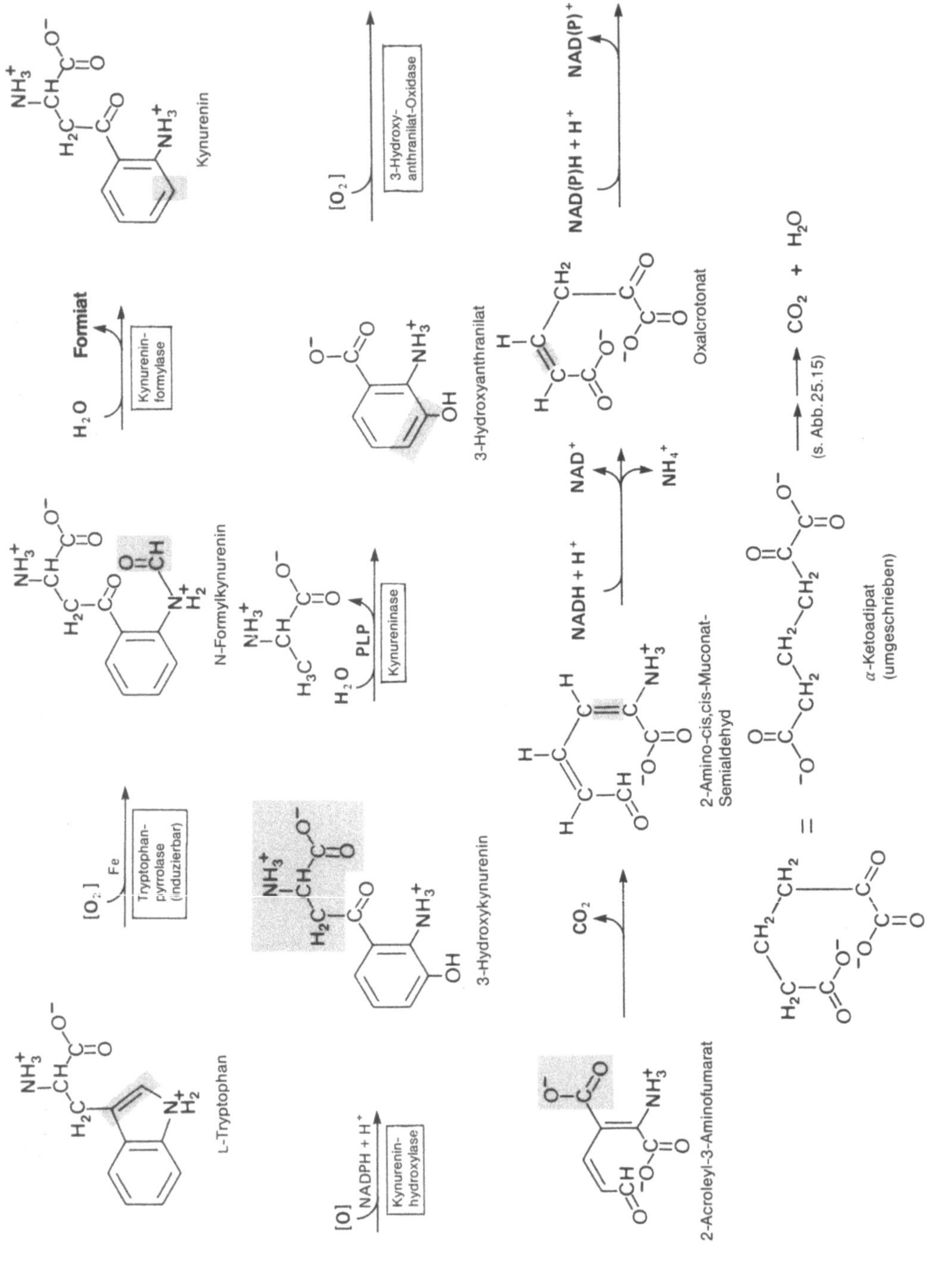

Abb. 22.16. Abbau von L-Tryptophan (*PLP* Pyridoxalphosphat)

Nicotinsäurederivate, einschließlich NADPH, hemmen die Tryptophanoxigenase.
Die Kynureninformylase katalysiert die hydrolytische Abspaltung der Formylgruppe des N-Formylkynurenins. Das Enzym ist verhältnismäßig wenig spezifisch und katalysiert ähnliche Reaktionen mit den verschiedensten Arylformylaminen.
Bei der Kynureninformylasereaktion entsteht Kynurenin (Abb. 22.16). Dieses kann durch Transaminierung der Aminogruppe der Seitenkette desaminiert werden. Das dabei entstehen-

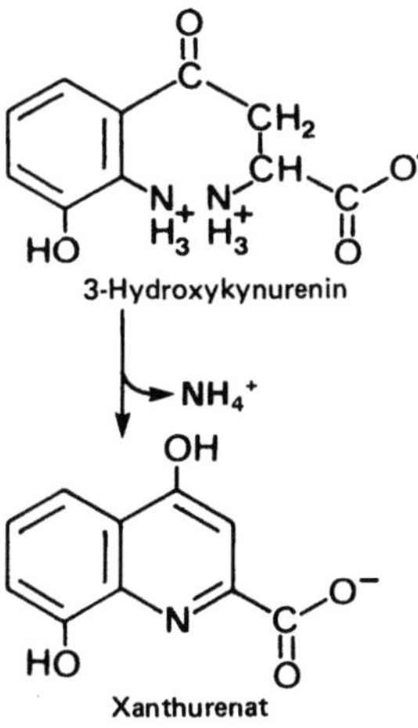

Abb. 22.17. Bildung von Xanthurensäure beim Vitamin-B_6-Mangel. Die Umwandlung des Tryptophanmetaboliten 3-Hydroxykynurenin zu 3-Hydroxyanthranilat ist gehemmt (s. Abb. 22.16). Aus diesem Grund wird der Ausweg der Xanthurensäurebildung beschritten

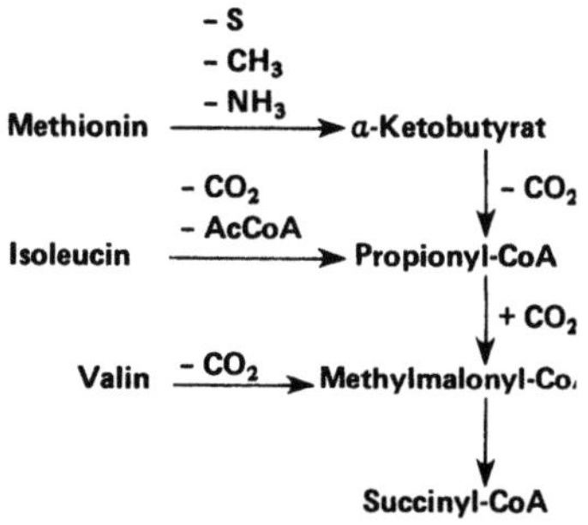

Abb. 22.18. Abbau von Methionin, Isoleucin und Valin zu Succinyl-CoA

de Ketoderivat, das 2-Amino-3-Hydroxybenzoylpyruvat verliert unter Ringschluß Wasser, so daß Kynurensäure entsteht. Der Hauptanteil des Tryptophanstoffwechsels nimmt allerdings einen anderen Weg (Abb. 22.16). Kynurenin wird dabei zu Hydroxykynurenin umgewandelt, aus welchem das 3-Hydroxyanthranilat entsteht. Für die Hydroxylierung wird molekularer Sauerstoff und NADPH benötigt, der Mechanismus entspricht demjenigen für die Hydroxylierung des Phenylalanins (s. Kap. 20). Durch die Kynureninase werden Kynurenin und Hydroxykynurenin in Hydroxyanthranilat umgewandelt. Da es sich hierbei um ein pyridoxalphosphatabhängiges Enzym handelt, führt jeder Pyridoxinmangel dazu, daß diese Kynureninderivate nicht mehr mit ausreichender Geschwindigkeit abgebaut werden können. Sie gelangen in die extrahepatischen Gewebe, wo sie zu Xanthurensäure abgebaut werden (Abb. 22.17). Dieser normalerweise nicht vorkommende Metabolit erscheint im Urin von Menschen, Affen und Ratten, wenn durch Fehlernährung ein Vitamin-B_6-Mangel entsteht. Auch diese Tatsache kann zum Nachweis eines Vitamin-B_6-Mangels im Rahmen eines Tryptophanbelastungstests ausgenutzt werden.
Bei vielen Tieren besteht die Möglichkeit, Tryptophan in Nicotinsäure umzuwandeln, so

daß die Zufuhr dieses Vitamins mit der Nahrung nicht mehr notwendig ist (s. Kap. 10). Bei der Ratte, dem Kaninchen, dem Hund und dem Schwein kann Tryptophan vollständig das Vitamin Nicotinsäure in der Nahrung ersetzen. Beim Menschen und anderen Säugern steigt die Ausscheidung von Nicotinderivaten im Urin nach Tryptophangaben an. Beim Vitamin-B_6-Mangel kann auch die Synthese von NAD^+ und $NADP^+$ beeinträchtigt sein, was durch eine nicht ausreichende Umwandlung von Tryptophan zu Nicotinsäure erklärt werden kann.

Aminosäuren, bei deren Abbau Succinyl-CoA entsteht

Überblick

Im Succinyl-CoA als amphibolem Endprodukt des Abbaus von Methionin, Isoleucin, Valin finden sich allerdings nur Teile des Kohlenstoffs dieser Aminosäuren (Abb. 22.18). Vier Fünftel des Kohlenstoffs von Valin, drei Fünftel des Kohlenstoffs von Methionin und die Hälfte des Kohlenstoffs von Isoleucin bilden Succinyl-CoA. Aus den Carboxylgruppen aller 3 Aminosäuren entsteht CO_2. Aus den terminalen 2 C-Atomen des Isoleucins entsteht Acetyl-CoA, die S-Methylgruppe des Methionins wird als solche entfernt.
Im folgenden wird lediglich die Umwandlung von Methionin und Isoleucin zu Propionyl-CoA und diejenige von Valin zu Methylmalonyl-CoA besprochen. Die Reaktionen von Propionyl-CoA über Methylmalonyl-CoA zu Succinyl-CoA werden in den Kap. 10 und 17 im Zusammenhang mit dem Abbau von Propionat und ungeradzahligen Fettsäuren besprochen.

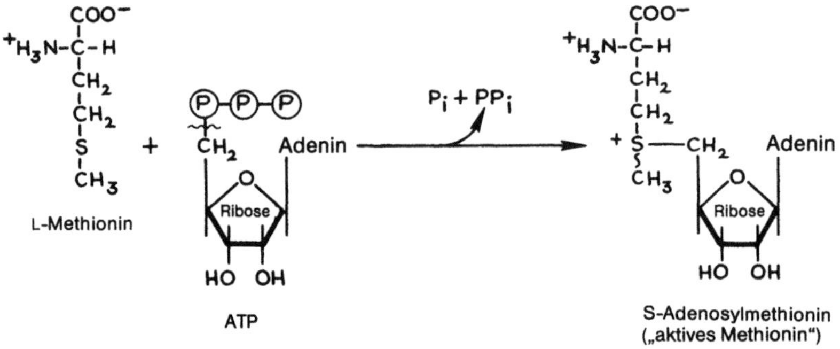

Abb. 22.19. Bildung von S-Adenosylmethionin. Das ~CH_3 stellt das hohe Übertragungspotential der Methylgruppe des aktiven Methionins dar

Methionin

Methionin reagiert mit ATP unter Bildung von S-Adenosylmethionin oder „aktivem Methionin" (Abb. 22.19). Die aktivierte S-Methylgruppe kann auf die verschiedensten Verbindungen übertragen werden[1]. Durch Entfernung der Methylgruppe entsteht S-Adenosylhomocystein. Die S-C-Bindung kann hydrolysiert werden, so daß Homocystein und Adenosin entstehen. Homocystein kondensiert danach mit Serin, wobei Cystathionin entsteht. Durch hydrolytische Spaltung des Cystathionins entstehen Homoserin und Cystein, so daß der Nettoeffekt in einer Umwandlung von Homocystein zu Homoserin und von Serin zu Cystein besteht (Abb. 22.20). Die beiden Reaktionen sind infolgedessen auch an der Biosynthese von Cystein aus Serin beteiligt (s. Kap. 20). Homoserin wird durch die Homoserindesaminase (Abb. 22.21) zu α-Ketobutyrat umgewandelt. Dieses wird durch oxidative Decarboxylierung in Propionyl-CoA umgewandelt.

Leucin, Valin und Isoleucin

Wie schon aus ihrer strukturellen Ähnlichkeit entnommen werden kann, erfolgen die Abbaureaktionen für Leucin, Valin und Isoleucin sehr ähnlich. Allerdings entstehen sehr unterschiedliche amphibole Zwischenprodukte (Abb. 22.22 und 22.23). Die Art dieser amphibolen Zwischenprodukte (β-Hydroxy-β-Methylglutaryl-CoA, Succinyl-CoA und Acetyl-CoA) bestimmt darüber, ob eine Aminosäure glucogen (Valin), ketogen (Leucin) oder beides (Isoleucin) ist. Sehr viele der beim Abbau der verzweigtkettigen Aminosäuren auftretenden Reaktionen entsprechen gleichartigen Reaktionen beim Abbau verzweigtkettiger und geradkettiger Fettsäuren. Wegen der in der Abb. 22.23 zum Ausdruck kommenden Ähnlichkeiten empfiehlt es sich, die ersten Reaktionen beim Abbau aller 3 Aminosäuren zusammen zu besprechen. Die im folgenden genannten Zahlen beziehen sich auf Reaktionen in den Abb. 22.23–22.26.

Transaminierung. Für die reversible Transaminierung (Reaktion 1) aller 3 verzweigtkettigen Aminosäuren genügt in tierischen Geweben mit hoher Wahrscheinlichkeit eine einzige Transaminase. Die Transaminierung verläuft frei reversibel, so daß die entsprechenden α-Ketosäuren die α-Aminosäuren in der Nahrung ersetzen können.

Oxidative Decarboxylierung zu Acyl-CoA-Thioestern. Diese Reaktion (Reaktion 2) entspricht der Oxidation von Pyruvat zu CO_2 und Acetyl-CoA sowie von α-Ketoglutarat zu CO_2 und Succinyl-CoA. Aus indirekten Befunden kann geschlossen werden, daß wenigstens 2 oxidative Decarboxylasen in Säugergeweben vorkommen, die Spezifität für nur eine oder 2 der α-Ketosäuren tragen. Eine im Säuger vorkommende Decarboxylase katalysiert die oxidative Decarboxylierung von α-Ketoisocaproat (aus Leucin) und von α-Keto-β-Methylvalerat (aus Isoleucin), nicht jedoch die oxidative

---
[1] Verbindungen, deren Methylgruppen aus S-Adenosylmethionin entstammen, sind Betaine, Cholin, Kreatin, Adrenalin, Melatonin, Sarcosin, N-methylierte Aminosäuren, Nucleotide und viele Pflanzenalkaloide

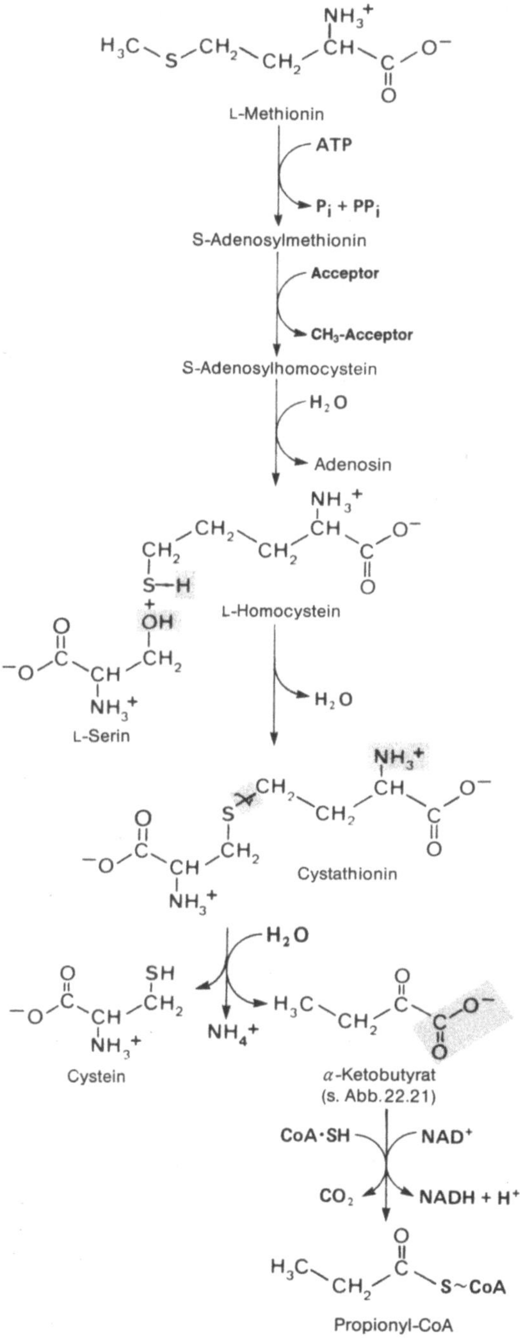

Aminosäuren, bei deren Abbau Succinyl-CoA entsteht   341

Abb. 22.20. Umwandlung von Methionin zu Propionyl-CoA

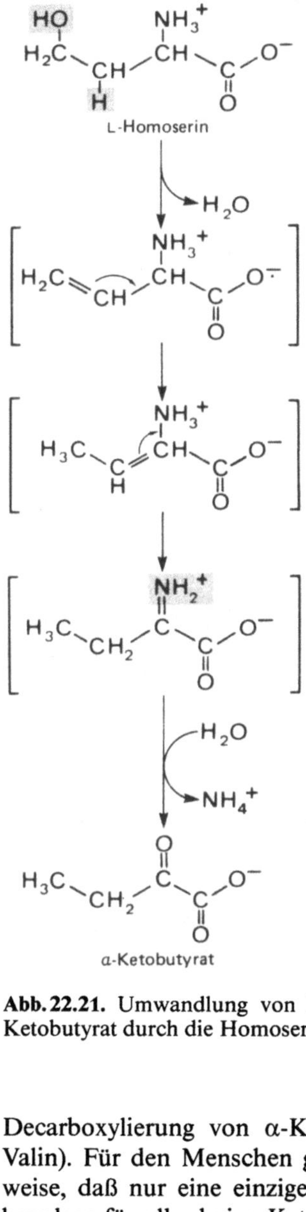

Abb. 22.21. Umwandlung von L-Homoserin zu α-Ketobutyrat durch die Homoserindesaminase

Decarboxylierung von α-Ketoisovalerat (aus Valin). Für den Menschen gibt es sogar Hinweise, daß nur eine einzige oxidative Decarboxylase für alle drei α-Ketosäuren ausreicht. Bei der **Ahornsirupkrankheit**, einem seltenen genetischen Defekt bei Kindern, besteht ein Enzymdefekt der oxidativen Decarboxylase, welcher den weiteren Abbau aller 3 α-Ketosäuren verhindert (Abb. 22.22). Diese erreichen hohe Konzentrationen im Blut und Urin und verleihen dem Urin seinen charakteristischen Geruch, der auch der Krankheit den Namen gegeben hat. Daß alle 3 α-Ketosäuren in ihrer Konzentration zunehmen, ist als Hinweis dafür zu nehmen, daß in der Tat nur eine einzige oxidative Decarboxylase vorkommt. Die Ahorn-

22. Abbau des Kohlenstoffskeletts der Aminosäuren

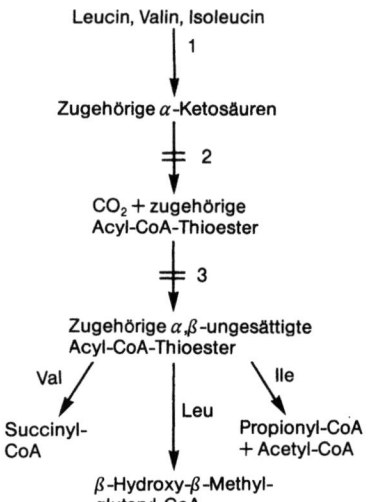

Abb. 22.22. Abbau der verzweigtkettigen Aminosäuren in tierischen Organismen. Die Reaktionen 1–3 sind allen drei Aminosäuren gemeinsam, danach verläuft der Abbau unterschiedlich. Unterbrechungen markieren Blockaden bei 2 seltenen Erkrankungen: bei *2* handelt es sich um die Ahornsirupkrankheit, bei *3* um die Isovalerianacidämie, einen Defekt des Leucinabbaus

siruperkrankung geht mit einer schweren Funktionsstörung des Zentralnervensystems einher.

Oxidation zu α,β-ungesättigten Acyl-CoA-Thioestern. Diese Reaktion (Reaktion 3) entspricht der Oxidation von geradzahligen Acyl-CoA-Thioestern im Verlauf der β-Oxidation der Fettsäuren. Es ist nicht bekannt, ob für die Oxidation aller 3 verzweigtkettigen Acyl-CoA-Thioestern ein einzelnes Enzym ausreicht. Aus indirekten Befunden kann geschlossen werden, daß wenigstens 2 Enzyme benötigt werden. Bei der Isovalerianacidämie kommt es zu einem Anstieg des Isovaleriansäurespiegels im Blut nach einer proteinreichen Mahlzeit. Die anderen verzweigtkettigen α-Ketosäuren zeigen dagegen keine Änderung ihrer Konzentration. Isovaleriansäure entsteht durch Deacylierung von Isovaleryl-CoA, dem Substrat für die oben genannte Dehydrogenase. Sein Entstehen läßt vermuten, daß die Konzentration von Isovaleryl-CoA erhöht ist, wahrscheinlich als Folge einer defekten Isovaleryl-CoA-Dehydrogenase.

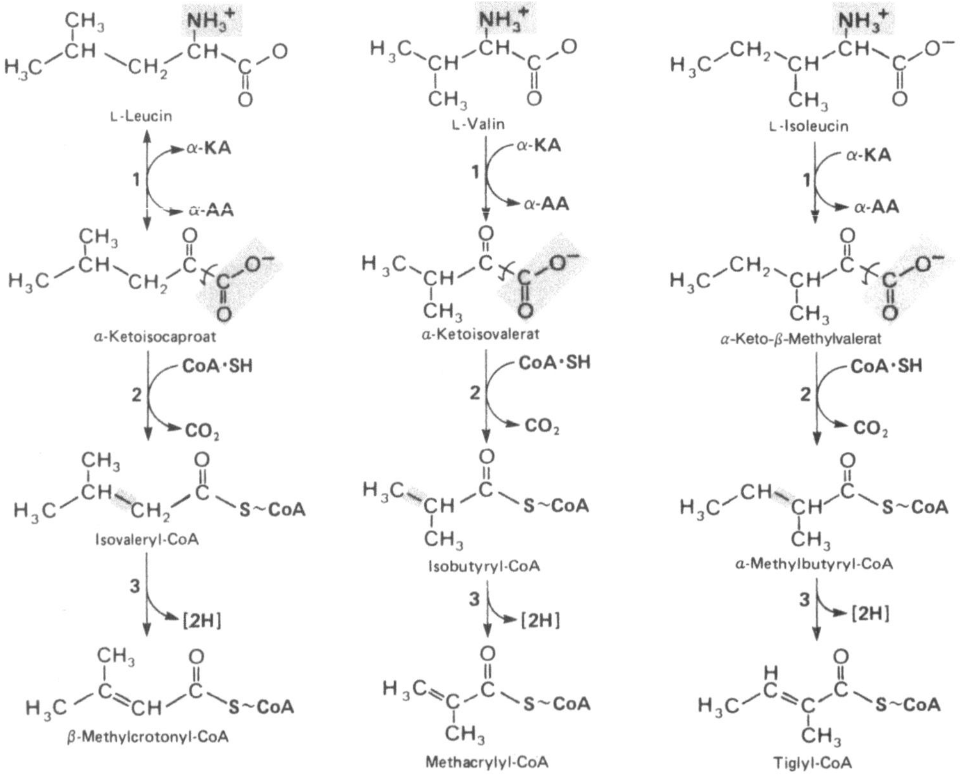

Abb. 22.23. Die analogen Reaktionen im Abbau von Leucin, Valin und Isoleucin. Man beachte darüber hinaus die Analogie der Reaktionen 2 und 3 mit dem Fettsäureabbau

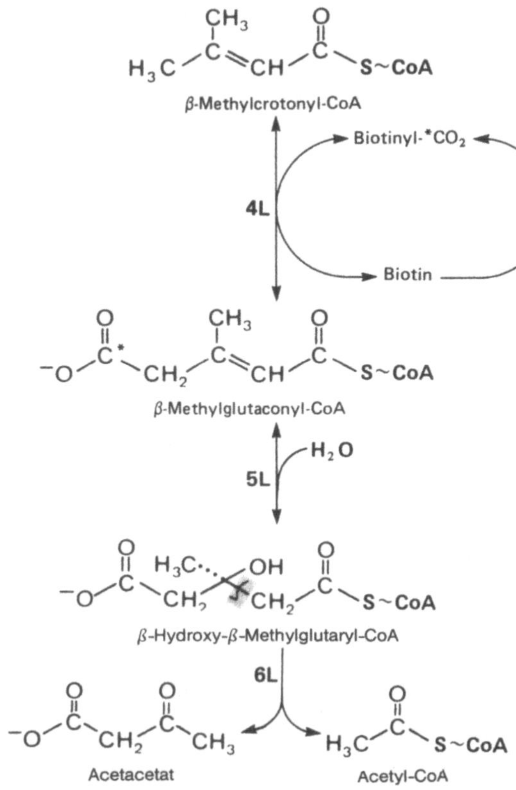

Aminosäuren, bei deren Abbau Succinyl-CoA entsteht   343

Abb. 22.24. Abbau des β-Methylcrotonyl-CoA (s. Abb. 22.23) (⁺C-Atome aus CO_2)

Wenn eine einzige Dehydrogenase für alle 3 verzweigtkettigen Acyl-CoA-Thioester ausreichen würde, müßte auch eine Anhäufung von Isobutyrat aus Valin und α-Methylbutyrat aus Isoleucin nach einer proteinreichen Mahlzeit erwartet werden.

Für den Leucinabbau spezifische Reaktionen (Abb. 22.24)

Reaktion 4 L: Carboxylierung von β-Methylcrotonyl-CoA. Die für die Erklärung der ketogenen Wirkung von Leucin entscheidende Beobachtung war, daß ein Mol CO_2 kovalent pro Mol in Acetacetat eingebauter Isopropylgruppe des Leucins gebunden wurde. Diese CO_2-Fixierung (Reaktion 4 L, Abb. 22.24) erfolgt in einer biotinabhängigen Reaktion und verläuft unter ATP-Verbrauch. Als Zwischenprodukt entsteht β-Methylglutaconyl-CoA.

Reaktion 5 L: Hydratisierung von β-Methylglutaconyl-CoA. Das Reaktionsprodukt, β-Hydroxy-β-Methylglutaryl-CoA ist nicht nur ein

Vorläufer der Ketonkörper (Reaktion 6 L, Abb. 22.24), sondern auch von Mevalonsäure und damit von Cholesterin und anderen Polyisoprenoiden (s. Kap. 15).

Reaktion 6 L: Spaltung von β-Hydroxy-β-Methylglutaryl-CoA. In den Mitochondrien der tierischen Leber, der Nieren und des Herzmuskels erfolgt die Spaltung von β-Hydroxy-β-Methylglutaryl-CoA zu Acetyl-CoA und Acetacetat. Diese Tatsache erklärt den stark ketogenen Effekt des Leucins, da nicht nur ein mol Acetacetat pro mol Leucin entsteht, sondern das dabei gebildete Acetyl-CoA einem weiteren halben mol Ketonkörper entspricht.

Für den Valinstoffwechsel spezifische Reaktionen

Reaktion 4 V: Hydratisierung von Methylacrylyl-CoA. Diese auch nichtenzymatisch mit relativ großer Geschwindigkeit erfolgende Reaktion wird durch die Crotonase katalysiert. Dieses Enzym ist eine Hydratase relativ breiter

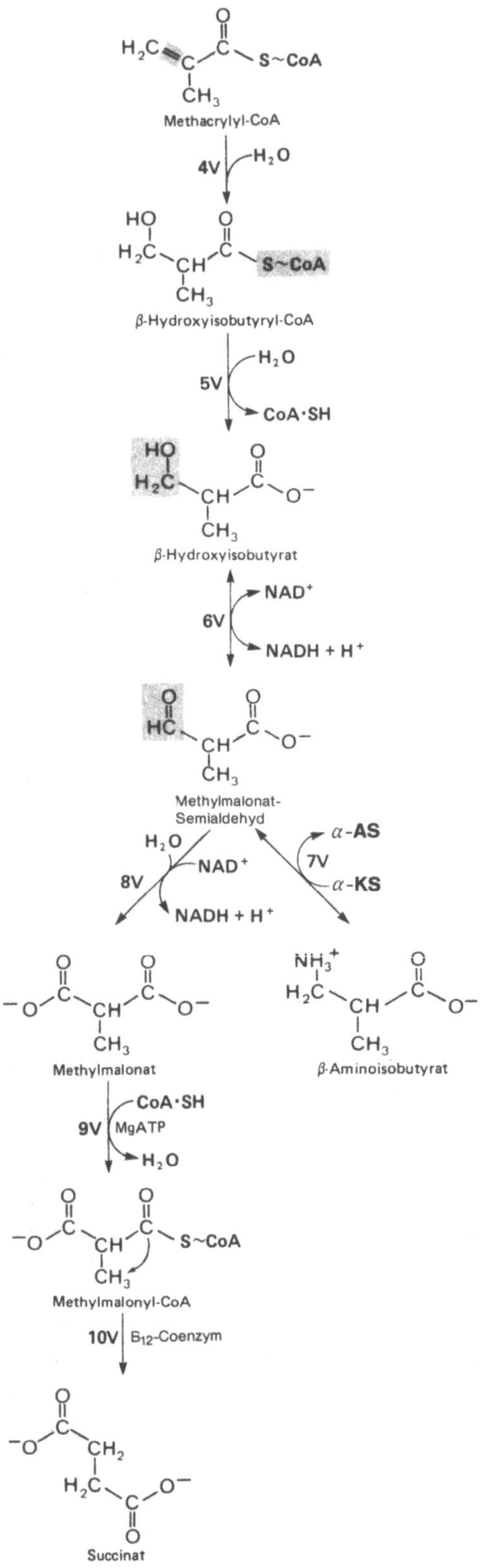

Spezifität für β-Hydroxyacyl-CoA-Thioester mit 4–9 C-Atomen.

Reaktion 5 V: Deacylierung von β-Hydroxyisobutyryl-CoA. Da der CoA-Thioester für die folgende Reaktion nicht als Substrat verwendet werden kann (Reaktion 6 V, Abb. 22.25), muß er zunächst zu β-Hydroxyisobutyrat deacyliert werden (Reaktion 5 V, Abb. 22.25). Für diese Reaktion ist eine Deacylase verantwortlich, die in vielen tierischen Geweben vorkommt und deren einziges weiteres Substrat β-Hydroxypropionyl-CoA ist.

Reaktion 6 V: Oxidation von β-Hydroxyisobutyrat. Die Reaktion besteht in der NAD^+-abhängigen Oxidation der primären Alkoholgruppe des β-Hydroxyisobutyrats zu einem Aldehyd (Reaktion 6 V, Abb. 22.25). Dabei entsteht Methylmalonatsemialdehyd. Die Reaktion ist gut reversibel.

Reaktion 7 V: Schicksal des Methylmalonatsemialdehyds. Zwei Reaktionen sind für Methylmalonatsemialdehyd möglich: Transaminierung zu β-Aminoisobutyrat (Reaktion 7 V, Abb. 22.25) und Umwandlung zu Succinyl-CoA (Reaktionen 8 V–10 V, Abb. 22.25). Die Transaminierung zu α-Aminoisobutyrat, einer normalerweise im Urin ausgeschiedenen Aminosäure, findet in verschiedenen tierischen Geweben einschließlich der Nieren statt. Die zweite Möglichkeit besteht in der Oxidation zu Methylmalonat, der Acylierung unter Bildung von Methylmalonyl-CoA sowie der anschließenden Isomerisierung zu Succinyl-CoA (Reaktionen 8 V–10 V, Abb. 22.25). Für die Isomerisierung (Reaktion 10 V, Abb. 22.25) wird Adenosylcobalamin als Coenzym benötigt, das entsprechende Enzym ist die Methylmalonyl-CoA-Mutase. Diese Reaktion ist nicht nur für den Valinstoffwechsel wichtig, sondern auch für den des Propionyl-CoA, das ja u. a. ein Abbauprodukt des Isoleucins darstellt (Abb. 22.26). Bei Cobalamin (Vitamin-B_{12}-Mangel) ist die Mutaseaktivität vermindert. Dies hat einen „nahrungsbedingten Stoffwechseldefekt" zur Folge, der sich vor allem bei Wiederkäuern zeigt, die Propionsäure als Energiequelle

Abb. 22.25. Abbau des aus L-Valin entstehenden Methacrylyl-CoA (s. Abb. 22.23). (α-KS α-Ketosäure, α-AS α-Aminosäure)

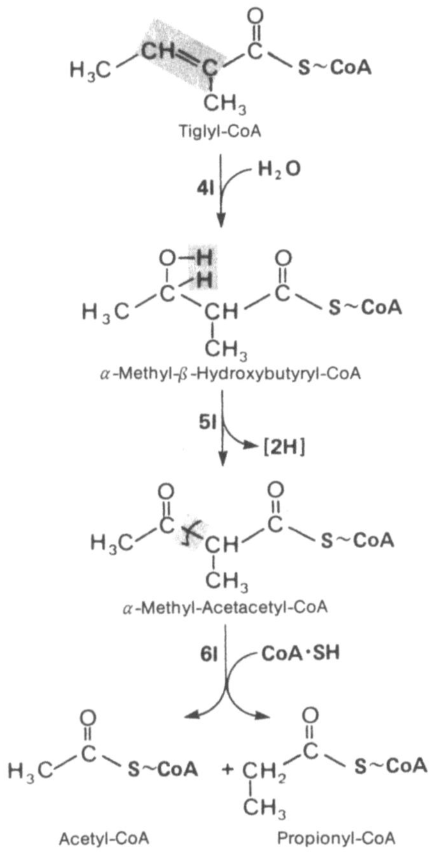

Reaktion 4 I: Hydratisierung von Tiglyl-CoA. Auch diese Reaktion wird ähnlich wie die entsprechende Reaktion des Valinstoffwechsels durch die Crotonase katalysiert (Reaktion 4 V, Abb. 22.25).

Reaktion 5 I: Oxidation von α-Methyl-β-Hydroxybutyryl-CoA. Diese Reaktion entspricht der Reaktion 5 V des Valinabbaus (Abb. 22.25). Allerdings muß beim Valinabbau der hydroxylierte Acyl-CoA-Thioester zunächst deacyliert werden.

Reaktion 6 I: Thiolyse von α-Methylacetoacetyl-CoA. Die thiolytische Spaltung der kovalenten Bindung zwischen den C-Atomen 2 und 3 des α-Methylacetoacetyl-CoA ähnelt der Thiolyse von Acetacetyl-CoA zu 2 mol Acetyl-CoA, die durch die β-Ketothiolase katalysiert wird. Die dabei entstehenden Produkte, nämlich das ketogene Acetyl-CoA und das glucogene Propionyl-CoA sind dafür verantwortlich, daß Isoleucin sowohl ketogen als auch glucogen ist.

Abb. 22.26. Abbau des aus L-Isoleucin entstehenden Tiglyl-CoA (s. Abb. 22.23)

benutzen. Die aus Schafleber gereinigte Mutase enthält 2 mol Desoxyadenosylcobalamin pro mol. Die Umlagerung zu Succinyl-CoA findet über eine intramolekulare Verlagerung der das Coenzym A tragenden Carboxylgruppe statt. Die Reaktion hat insgesamt Ähnlichkeit mit der Isomerisierung von Threo-β-Methylaspartat zu Glutamat, allerdings können die Einzelheiten des Mechanismus unterschiedlich sein.

Für den Isoleucinabbau spezifische Reaktionen

Ähnlich wie der Stoffwechsel von Valin und Leucin wurde auch derjenige von Isoleucin zunächst durch die Verwendung von spezifisch markiertem Isoleucin in Ernährungsstudien aufgeklärt. Dabei zeigte es sich, daß als Abbauprodukt des Isoleucins Acetyl-CoA und Propionyl-CoA entstehen (Abb. 22.26).

Defekte des Aminosäurestoffwechsels

Einführung

Im folgenden Abschnitt werden einige Störungen des Aminosäurestoffwechsels besprochen, die beim Menschen auftreten. Historisch gesehen haben diese Störungen eine ganz wesentliche Rolle bei der Aufklärung der Einzelreaktionen des Aminosäurestoffwechsels beim normalen Menschen gespielt. Die meisten der geschilderten Erkrankungen sind selten, in einigen Fällen sind nur weniger als 10 Patienten beschrieben worden. Aus diesem Grund ist es sehr unwahrscheinlich, daß praktizierende Ärzte je auf sie stoßen werden. Allerdings spiegelt diese offensichtliche Seltenheit möglicherweise nur die Tatsache wider, daß bis vor sehr kurzer Zeit automatisierte Techniken für die Identifizierung und Quantifizierung verschiedener Aminosäuren in Blut, Urin und der Cerebrospinalflüssigkeit fehlten. Mit den erst in jüngster Zeit entwickelten Techniken für die Reihenuntersuchung auch großer Populationen besteht durchaus die Möglichkeit, daß in Blut oder Urin abnormale Aminosäuren oder pathologische Konzentrationen normaler Aminosäuren öfters gefunden werden. Darüber hinaus sind Techniken entwickelt worden, die die am Aminosäurestoffwechsel beteiligten Enzyme in Blutzellen oder in Zellkulturen von Hautfibroblasten zu bestimmen erlauben. Möglicherweise werden auch bis jetzt noch unbekannte Techniken unsere Untersuchungsmöglichkeiten erweitern. Aus diesem Grund ist ohne weiteres die Vorhersage möglich, daß sowohl die Zahl als auch die scheinbare Häufigkeit von Störungen im Bereich des Aminosäurestoffwechsels beim Menschen ansteigen werden.

Obwohl es sich um seltene Erkrankungen handelt, stellen sie eine beachtliche Herausforderung an Psychiater, Kinderärzte, Genetiker und Biochemiker dar. Meist werden sie in der frühen Kindheit entdeckt, häufig führen sie in den ersten Lebensjahren zum Tod. Nahezu immer stellt sich eine irreversible Entwicklungsstörung des Gehirns ein. Wenn eine entsprechende Behandlung zur Verfügung steht, muß diese nach Möglichkeit unmittelbar nach der Geburt einsetzen. Verschiedene der betroffenen Enzyme können in Zellkulturen aus der Amnionflüssigkeit nachgewiesen werden, so daß auch eine pränatale Diagnostik dieser Erkrankungen durch Amniocentese möglich ist. Zur Zeit besteht die Behandlung i. allg. darin, spezielle Nahrungszubereitungen zu geben, die eine besonders niedrige Konzentration derjenigen Aminosäuren aufweisen, deren Stoffwechsel gestört ist. Möglicherweise werden in Zukunft effektivere Behandlungsformen zur Verfügung stehen. So könnte man sich z. B. vorstellen, das Blut des Patienten über eine Säule laufen zu lassen, die das fehlende Enzym kovalent an die Säulenmatrix gebunden enthält, wodurch der Defekt behoben werden könnte.

Die hereditären Stoffwechselerkrankungen im Bereich des Aminosäurestoffwechsels werden durch Mutationen ausgelöst, die zur Synthese von Proteinen mit geänderter Primärstruktur führen (s. Kap. 4 und 30). Abhängig von der jeweiligen Art der Änderung können weitere Strukturbereiche des jeweiligen Proteins betroffen werden. Einige Änderungen der Primärstruktur von Enzymen haben – wenn überhaupt – nur sehr geringe Effekte, andere ändern vollständig die dreidimensionale Struktur von katalytischen oder regulatorischen Zentren (s. Kap. 5 und 6). Das modifizierte bzw. mutierte Enzym kann eine geänderte katalytische Effizienz aufweisen (niedrige V_{max} oder hohe K_M); die Änderung kann jedoch auch zur Folge haben, daß ein allosterischer Regulator mit geänderter Kinetik gebunden wird. Da die meisten Proteine mehr als 100 Aminosäurereste enthalten, kann man sich eine große Zahl möglicher Änderungen der Primärstruktur nur eines einzelnen Enzyms vorstellen, wobei jedoch im Auge behalten werden muß, daß eine große Zahl von Enzymen am Aminosäurestoffwechsel beteiligt ist. Deshalb kann vorausgesagt werden, daß die Zahl von häufig nur geringfügigen Störungen des Aminosäureabbaus potentiell extrem hoch ist. Im Prinzip kann eine große Zahl von Mutationen immer zu Ausprägungen der gleichen klinischen Symptomatik führen. So kann z. B. jede Mutation, die zu einem deutlichen Verlust der katalytischen Aktivität der Argininosuccinase führt (Abb. 21.13) eine Stoffwechselstörung auslösen, die als Argininosuccinatämie bezeichnet wird. Es ist jedoch außerordentlich unwahrscheinlich, daß alle bekannten Fälle von Argininosuccinatämie durch dieselbe Störung der Primärstruktur der Argininosuccinase ausgelöst werden.

Im folgenden sollen einige der besser bekannten Störungen des Aminosäurestoffwechsels besprochen werden.

Glycin

Glycinurie. Die Glycinurie ist eine seltene Störung des Glycinstoffwechsels und bis heute nur in einer Familie nachgewiesen worden. Die Erkrankung ist durch eine überschüssige Ausscheidung von Glycin im Urin charakterisiert, gleichzeitig zeigen die Patienten eine Neigung zur Ausbildung von Nierensteinen (Oxalatsteinen), obwohl die im Urin ausgeschiedene Oxalatmenge normal ist. Die Glycinurie wird wahrscheinlich x-chromosomal dominant vererbt. Die Plasmakonzentration von Glycin ist in allen bisher untersuchten glycinurischen Patienten normal, die Glycinausscheidung im Urin beträgt etwa 600–1000 mg/Tag. Die Glycinurie beruht also auf einem Defekt des renal tubulären Glycintransportsystems, weswegen die tubuläre Reabsorption von Glycin eingeschränkt und die Glycinausscheidung mit dem Urin erhöht ist.

Primäre Hyperoxalurie. Die primäre Hyperoxalurie ist eine Stoffwechselerkrankung, bei der sich eine kontinuierlich erhöhte Oxalatausscheidung im Urin nachweisen läßt, die keine Beziehung zum Oxalatangebot der Nahrung zeigt. Zur Symptomatik der Erkrankungen gehören die progressive Bildung bilateraler Calciumoxalatsteine, eine Nephrocalcinose und chronische Harnwegsinfekte. Noch in der Kindheit oder spätestens im Alter zwischen 20 und 30 Jahren kommt es zum Tod infolge Nierenversagens oder Hypertonie. Das überschüssige Oxalat wird offensichtlich endogen produziert, wobei hauptsächlich das Glycin in Frage kommt, das unter Bildung des Oxalatvorläufers Glyoxylat desaminiert werden kann. Der Stoffwechseldefekt liegt offenbar auf der Ebene des Glyoxylatstoffwechsels, wobei die Umwandlung von Glyoxylat zu Formiat oder Glycin durch Transaminierung betroffen ist. Als Folge wird das im Überschuß gebildete Glyoxylat zu Oxalat oxidiert. Ein Defekt der Glycintransaminase zusammen mit einer Behinderung der Oxidation von Glyoxylat zu Formiat ist wohl die biochemische Erklärung für die Hyperoxalurie.

Wie erwartet scheiden Versuchstiere mit Vitamin-B_6-Mangel beachtliche Mengen von Oxalat aus, da die Glutamat- oder Alanin-Glyoxylattransaminase wie andere Transaminasen Vitamin-B_6-abhängig ist. Bei B_6-Mangel wird darüber hinaus die Oxalatausscheidung weiter gesteigert, wenn Glycin- oder Vitamin-B_6-Antagonisten gegeben werden. Bei Fällen primärer endogener Hyperoxalurie hat allerdings eine Behandlung mit hohen Konzentrationen Vitamin-B_6 keine Besserung gebracht.

Phenylalanin

Die **Phenylketonurie** ist eine hereditäre Störung des Phenylalaninstoffwechsels mit einer Häufigkeit von 1:10000 Normalgeburten. Biochemisch läßt sich die Störung auf das Fehlen der Komponente I der Phenylalaninhydroxylase

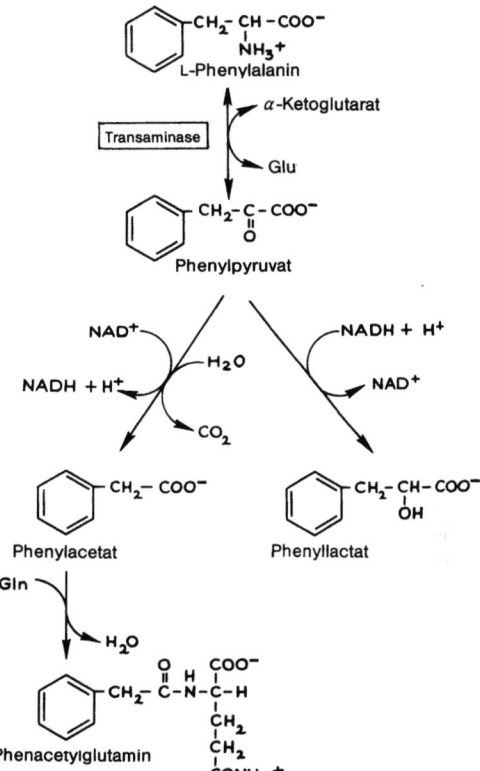

Abb. 22.27. Alternative Abbauwege des Phenylalanins, die bei der Phenylketonurie beschritten werden. Die dargestellten Reaktionen kommen auch unter Normalbedingungen in der Leber vor, sind jedoch dann von geringer Bedeutung, wenn eine funktionell intakte Phenylalaninhydroxylase vorliegt (*Glu* Glutamat, *Gln* Glutamin)

(s. Kap. 20) zurückführen. Aus diesem Grunde sind Patienten mit dieser Erkrankung unfähig Phenylalanin zu Tyrosin umzuwandeln. Dies führt dazu, daß alternative, sonst nicht auftretende Abbauprodukte des Phenylalanins produziert werden (Abb. 22.27). Zu ihnen gehört das Desaminierungsprodukt des Phenylalanins, **Phenylpyruvat** sowie **Phenyllactat** als Reduktionsprodukt des Phenylpyruvats. Schließ-

Tabelle 22.2. Phenylalaninmetaboliten in Plasma bzw. Urin von Patienten mit Phenylketonurie

Metabolit	Plasma (mg/dl)		Urin (mg/dl)	
	Normal	Phenylketonurisch	Normal	Phenylketonurisch
Phenylalanin	1–2	15–63	30	300–1000
Phenylpyruvat		0,3– 1.8		300–2000
Phenyllactat				290– 550
Phenylacetat				Gesteigert
Phenylacetylglutamin			200–300	2400

lich finden sich noch die **Phenylessigsäure**, die durch Decarboxylierung und Oxidation von Phenylpyruvat entstanden ist. Ein großer Teil des gebildeten Phenylacetats wird in der Leber mit Glutamin konjugiert und im Urin als das entsprechende Konjugat, das **Phenylacetylglutamin** ausgeschieden. Tabelle 22.2 gibt eine Übersicht über die im Blut und Urin eines phenylketonurischen Patienten auftretenden Phenylalaninmetaboliten. Das Auftreten der Ketosäure Phenylpyruvat im Urin hat der Erkrankung ihren Namen – Phenylketonurie – gegeben.

Säuglinge und Kinder mit diesem Stoffwechseldefekt zeigen eine erheblich verlangsamte geistige Entwicklung, deren Ursache jedoch nicht bekannt ist. Da der normale Abbauweg des Phenylalanins defekt ist, spielen verschiedene Reaktionen, die normalerweise von untergeordneter Bedeutung sind, jetzt eine große Rolle. Bei Patienten mit Phenylketonurie werden Phenylpyruvat, Phenyllactat, Phenylacetat und sein Glutaminkonjugat gebildet und treten im Blut und Urin auf (Abb. 22.27). Das im Urin der meisten Patienten mit Phenylketonurie auftretende Phenylpyruvat kann mit einem sehr einfachen biochemischen Nachweisverfahren festgestellt werden. Die endgültige Diagnose beruht allerdings immer auf der Bestimmung erhöhter Phenylalaninspiegel im Plasma.

Die Störung der geistigen Leistungsfähigkeit phenylketonurischer Kinder kann dadurch verhindert werden, daß sie mit einer sehr phenylalaninarmen Diät ernährt werden. Dies führt zu einer Normalisierung der Blutphenylalaninspiegel und einer Verminderung der Ausscheidung der genannten Kataboliten. Es ist außerordentlich wichtig, die Erkrankung in der Säuglingsperiode so früh wie möglich nachzuweisen, um das Auftreten der erwähnten geistigen Störung zu verhindern. Im allgemeinen muß die phenylalaninarme Diät nur bis zum 6. Lebensjahr eingehalten werden, danach sind auch hohe Konzentrationen von Phenylalanin und seinen Abbauprodukten nicht mehr toxisch für das Gehirn.

Durch eine automatisierte Mikromethode, die nur 20 µl Blut benötigt, kann die Plasmaphenylalaninkonzentration heute bestimmt werden. Man muß allerdings dabei beachten, daß pathologisch erhöhte Phenylalaninkonzentrationen bei phenylketonurischen Kindern erst am 3. oder 4. Tag nach der Geburt nachgewiesen werden können. Darüber hinaus können bei Frühgeborenen falsch-positive Tests auftreten, da bei ihnen gelegentlich die für den Phenylalaninabbau benötigten Enzyme noch nicht in ausreichender Konzentration vorhanden sind.

Bei phenylketonurischen Patienten sollte eine Belastung mit Phenylalanin zu einer prolongierten Konzentrationszunahme dieser Aminosäure im Blut führen. Eine derartige verminderte Phenylalanintoleranz findet sich jedoch auch bei Eltern von phenylketonurischen Kindern. Offensichtlich kann das für die Phenylketonurie verantwortliche Gen in recessiver Form mit entsprechenden biochemischen Belastungstests auch bei den phänotypisch normalen Eltern nachgewiesen werden.

Tyrosin

Eine Reihe von Störungen des Tyrosinabbaus zeichnen sich durch die Ausscheidung von Tyrosin und Tyrosinkataboliten im Urin aus. Die bis heute nur bei einem Patienten nachgewiesene Tyrosinose ist nur von beschränktem klinischen Interesse. Ihre Bedeutung liegt in der Information, die diese Erkrankung über den normalen Stoffwechsel des Tyrosins in der menschlichen Leber geliefert hat. Eine Reihe von familiären Störungen des Tyrosinstoffwechsels, welche mit Lebercirrhose und einer gestörten renaltubulären Reabsorption von Tyrosin einhergehen, werden als hereditäre Tyrosinämie, atypische Tyrosinose, genuine Tyrosylurie oder Tyrosinämie bezeichnet. Es handelt sich ganz offensichtlich um familiär auftretende Störungen, ihre Beziehungen untereinander sind allerdings noch nicht aufgeklärt. Es gibt Zweifel daran, ob es sich bei den genannten Erkrankungen immer um Defekte des Tyrosinabbaus handelt.

Tyrosinose. Der zugrundeliegende Defekt besteht wahrscheinlich im Fehlen der hepatischen p-Hydroxyphenylpyruvathydroxylase oder der Tyrosintransaminase (Abb. 22.12). Der einzige Patient mit Tyrosinose schied große Mengen (1,5–3 g/Tag) Tyrosin im Urin aus. Nach einer besonders tyrosinreichen Diät wurden darüber hinaus weitere p-Hydroxyphenylsäuren ausgeschieden, so z.B. 3,4-Dihydroxyphenylalanin (Dopa) (s. Kap. 20) und p-Hydroxyphenyllactat.

Tyrosinämie. Bis heute sind mehr als 100 Fälle beschrieben worden, bei denen die Plasmatyrosinkonzentration weit über den Normalspiegel erhöht war. Möglicherweise liegen den Erkrankungen verschiedene Stoffwechseldefekte zugrunde, klinisch zeichnen sie sich jedoch alle durch eine Hepatosplenomegalie, eine knotige Lebercirrhose, Störungen des Tyrosin- und Methioninstoffwechsels, Ausscheidung von p-Hydroxyphenyllactat im Urin, multiple Defekte der renal tubulären Reabsorption, Rachitis, Hyperphosphaturie und Proteinurie sowie eine Aminoacidurie aus. Offensichtlich handelt es sich um hereditäre Enzymdefekte, deren genaue Natur jedoch noch unbekannt ist. Behandlung mit einer tyrosin- und phenylalaninarmen Diät führt zu einer Verbesserung der renalen Funktion und Verzögerung der degenerativen Lebererkrankung.

Alkaptonurie. Diese hereditäre Stoffwechselerkrankung erschien in der medizinischen Literatur bereits im 16. Jahrhundert. Ihre Symptomatik wurde im Jahre 1959 genauer beschrieben. Die Erkrankung ist deswegen von beachtlicher historischer Bedeutung, da auf ihrer Beobachtung durch Garrod das Konzept der hereditären Stoffwechselstörungen entwickelt wurde. Ihr wichtigstes klinisches Symptom ist das Phänomen, daß sich der Urin von Patienten mit Alkaptonurie dunkel verfärbt, wenn er mit Luft in Kontakt kommt. Im späteren Verlauf der Erkrankungen kommt es zu einer generalisierten Pigmentierung des Bindegewebes (Ochronose) und zu schwerer Arthritis. Dem Stoffwechseldefekt liegt ein Fehlen der Homogentisatoxidase zugrunde (Abb. 22.12). Das Substrat des Enzyms, die Homogentisinsäure, wird im Urin ausgeschieden, wo sie an der Luft zu einem braunen Pigment oxidiert wird. Bis heute sind mehr als 600 Fälle beschrieben worden, man schätzt die Häufigkeit des Auftretens der Alkaptonurie mit 2–5 pro Million Lebendgeburten.

Histidin

Histidinämie. Die Histidinämie ist eine hereditäre Störung des Histidinstoffwechsels. Zusätzlich zu erhöhten Histidinspiegeln im Blut und Urin kommt es zu einer gesteigerten Ausscheidung von Imidazolpyruvat. Häufig zeigen die betroffenen Patienten eine Störung ihrer Sprachentwicklung. Der Stoffwechseldefekt einer Histidinämie beruht wahrscheinlich auf einer verminderten Aktivität der Leberhistidase, so daß es zu einer verminderten Umwandlung von Histidin zu Urocanat kommt. Der Alternativweg des Histidinstoffwechsels, nämlich Transaminierung zu Imidazolpyruvat, wird damit in verstärktem Umfang beschritten, wobei überschüssiges Imidazolpyruvat im Urin ausgeschieden wird. Imidazolessigsäure und Imidazollactat, die Reduktions- bzw. Oxidationsprodukte des Imidazolpyruvats, lassen sich ebenfalls im Urin histidinämischer Patienten nachweisen.

Schon im normalen Urin wird relativ viel Histidin ausgeschieden, weswegen diese Aminosäure besonders leicht im Urin nachgewiesen werden kann. Eine darüber hinausgehende Zunahme der Histidinausscheidung findet sich charakteristischerweise bei normaler Schwangerschaft, nicht jedoch bei Schwangerschaftstoxikosen. Ganz offensichtlich ist die in der Schwangerschaft erhöhte Histidinausscheidung nicht durch eine Störung des Histidinstoffwechsels verursacht. Möglicherweise kann dieses Phänomen im wesentlichen als Folge der vielfältigen Änderungen der Nierenfunktion bei normaler Schwangerschaft gedeutet werden. Hierfür spricht, daß Änderungen der Aminosäureausscheidung während der Schwangerschaft nicht auf Histidin beschränkt sind.

Imidazol-Aminoacidurie. 3 Familien mit insgesamt 5 Patienten wurden bis heute gefunden, die eine generalisierte Imidazol-Aminoacidurie haben. Bei allen betroffenen Patienten fanden sich darüber hinaus Degenerationsherde im Zentralnervensystem. Die Patienten zeigten eine erhöhte Ausscheidung von Carnosin, Anserin, Histidin und 1-Methylhistidin. Normalerweise werden pro Tag 2–3 mg Carnosin sowie 5–7 mg Anserin ausgeschieden. Bei den genannten Patienten werden von jeder Verbindung 20–100 mg/Tag über den Urin abgegeben. Die Betroffenen zeigten darüber hinaus im Urin eine deutlich erhöhte Konzentration von Histidin und 1-Methylhistidin. Eltern und nichtbetroffene Geschwister zeigten ähnliche Abnormalitäten in der Zusammensetzung des Urins, waren jedoch ohne neurologische Symptomatik. Die Imidazolurie wird offensichtlich genetisch dominant weitergegeben, die cerebrale Degeneration recessiv. Aus der Tatsache, daß beide Störungen in 3 miteinander nicht verwandten Familien gefunden wurden, kann geschlossen werden, daß die Störung auf demselben Gen lokalisiert ist. Biochemisch ähnelt die Erkrankung den Befunden bei der Hartnup-Erkrankung, einer Störung des Tryptophanstoffwechsels (s. unten). In der einen Krankheit findet sich ein Transportdefekt für Imidazole, bei der anderen ein solcher für Indole.

Prolin und Hydroxyprolin

Störungen im Prolin- und Hydroxyprolinabbau sind außerordentlich selten (bis jetzt nur 2 bzw. 3 Patienten). Alle Patienten zeigten eine schwere geistige Retardierung. Es ist nicht sicher, ob eine Diät mit sehr geringem Gehalt an Prolin bzw. Hydroxyprolin die Erkrankung günstig beeinflußt.

Prolinämie. Bei dieser hereditären Erkrankung finden sich erhöhte Plasmaprolinspiegel, im Urin werden große Mengen von Prolin, Hydroxyprolin und Serin ausgeschieden. Man kann offensichtlich 2 Typen der Erkrankung unterscheiden: beim Typ 1 findet sich ein Defekt der Prolinhydroxylase; der Typ 2 zeichnet sich durch ein Fehlen eines Enzyms aus, das am Stoffwechsel des Pyrrolin-5-Carboxylats beteiligt ist.

Hydroxyprolinämie. Die Ursache dieser seltenen hereditären Erkrankung ist sehr wahrscheinlich ein Fehlen des Enzyms, das die Umwandlung von 4-Hydroxy-L-Prolin zu L-Pyrrolin-3-Hydroxy-5-Carboxylat katalysiert (Abb. 22.11). Der Enzymdefekt ist also analog dem Defekt bei der Prolinämie Typ 1. Zu den klinischen Befunden gehören eine schwerwiegende geistige Retardierung, erhöhte Plasmahydroxyprolinspiegel, die Ausscheidung anomaler Mengen von Hydroxyprolin und Hydroxyprolylpeptiden im Urin.

Lysin

Zwei seltene Stoffwechselstörungen des Lysinabbaus sind bekannt:

Hyperlysinämie mit Hyperammonämie. Von dieser Erkrankung ist bis jetzt nur ein einziger Fall beschrieben worden. Der genaue Stoffwechseldefekt ist nicht bekannt. Mit Sicherheit ist die Hyperammonämie nicht auf einen Defekt eines der Enzyme der Harnstoffbiosynthese zurückzuführen.

Persistierende Hyperlysinämie. Bei dieser seltenen Erkrankung (bis jetzt 7 Fälle beschrieben) sind die Plasmalysinspiegel deutlich, aber nicht überschießend erhöht. Zur Hyperammonämie kommt es nicht, auch nicht nach einer Lysinbelastung. Bei 1 Fall fanden sich darüber hinaus erhöhte Plasmakonzentrationen des Lysinabbauprodukts Saccharopin (Abb. 22.15). Die Krankheit geht ohne Störung der geistigen Entwicklung einher.

Schwefelhaltige Aminosäuren

Cystinurie (Cystin-Lysinurie). Bei diesem hereditären Stoffwechseldefekt ist die Ausscheidung von Cystin im Urin um das 20- bis 30fache gegenüber der Norm erhöht. Darüber hinaus findet sich eine Zunahme der Ausscheidung von Lysin, Arginin und Ornithin. Sehr wahrscheinlich ist die Cystinurie auf einen renalen Transportdefekt zurückzuführen. Die deutlich erhöhte Ausscheidung von Lysin, Arginin und Ornithin wie auch von Cystin im Urin cystinurischer Patienten läßt auf einen Defekt im Reabsorptionsmechanismus für diese 4 Aminosäuren schließen. Möglicherweise ist nur ein Transportsystem betroffen. Aus diesem Grund kann die Cystinurie nicht als einfacher Defekt nur des Cystinstoffwechsels aufgefaßt werden, die Krankheit sollte besser als Cystin-Lysinurie bezeichnet werden.

Da Cystin relativ unlöslich ist, kommt es bei cystinurischen Patienten zur Ausbildung von Cystinsteinen in den Nierentubuli. Ohne diese ernsthafte Komplikation würde es sich bei Cystinurie um eine vollständige gutartige Anomalie handeln, die in den seltensten Fällen diagnostiziert würde.

Neben Cystin als der mengenmäßig bedeutendsten schwefelhaltigen Aminosäure im Urin cystinurischer Patienten läßt sich das in Abb. 22.28 dargestellte gemischte Disulfid von Cystein und Homocystein gut nachweisen. Dieses Produkt ist etwas besser löslich als Cystin. In dem Maße wie es unter Cystinverbrauch gebildet ist, reduziert es die Gefahr der Ausbildung von Cystinkristallen und Cystin-

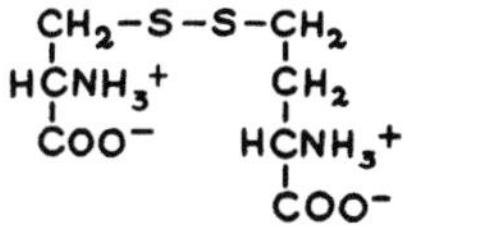

```
CH₂-S-S-CH₂
 |           |
HCNH₃⁺      CH₂
 |           |
COO⁻        HCNH₃⁺
             |
             COO⁻
(Cystein)  (Homocystein)
```

Abb. 22.28. Gemischtes Disulfid aus Cystein und Homocystein

steinen in den ableitenden Harnwegen. Möglicherweise besteht auch ein intestinaler Transportdefekt für die genannten Aminosäuren. So wurde eine erniedrigte Cystin- und Lysinkonzentration in Biopsieproben aus der Jejunumschleimhaut cystinurischer Patienten nachgewiesen.

Cystinose (Cystinspeicherkrankheit). Die Cystinose unterscheidet sich deutlich von der oben beschriebenen Cystinurie. Bei ihr kommt es zur Ablagerung von Cystinkristallen in vielen Geweben und Organen des Organismus, besonders im reticuloendithelialen System. Im allgemeinen geht die Erkrankung mit einer generalisierten Aminoacidurie einher, bei der die Konzentration aller Aminosäuren im Urin erhöht ist. Zusätzlich sind eine Reihe weiterer Nierenfunktionen schwer gestört; die Patienten sterben häufig relativ frühzeitig mit der Symptomatik eines allgemeinen Nierenversagens.

Homocystinurie. Die Häufigkeit dieses hereditären Defekts des Methioninstoffwechsels beträgt etwa 1 auf 160 000 Normalgeburten. Bis zu 300 mg/Tag Homocystin, bei einigen Fällen zusammen mit S-Adenosylmethionin, werden im Urin ausgeschieden, die Plasmakonzentrationen an Methionin sind deutlich erhöht. Zu den klinischen Befunden gehören: häufige Thrombosen, Osteoporose, Linsenluxationen der Augen und oft eine geistige Verlangsamung. Die Erkrankung kommt in 2 Formen vor, einer Vitamin-B$_6$-abhängigen und einer Vitamin-B$_6$-unabhängigen Form. Die pathologischen Veränderungen können wirkungsvoll durch eine möglichst früh im Leben einsetzende methioninarme Diät verhindert werden. Die Ursache der Erkrankung ist eine verminderte Aktivität der Cystathioninsynthase (Abb. 22.20), eines pyridoxalphosphatabhängigen Enzyms.

Verzweigtkettige Aminosäuren (Leucin, Valin, Isoleucin)

4 Defekte im Stoffwechsel der verzweigtkettigen Aminosäuren sind bekannt. Von ihnen ist die **Ahornsiruperkrankung** am genauesten untersucht worden, von der über 50 Fälle beschrieben wurden. Die Häufigkeit dieser Erkrankung wird auf 5-10 pro Million Lebendgeburten geschätzt. Die Hypervalinämie, die intermittierende Verzweigtkettenketonurie sowie die Isovalerianatämie sind bisher nur bei 1,3 bzw. 4 Kindern beschrieben worden.

Hypervalinämie. Diese Stoffwechselerkrankung ist durch erhöhte Plasmakonzentrationen von Valin, nicht jedoch von Leucin oder Isoleucin gekennzeichnet. Zugrunde liegt die Unfähigkeit zur Transaminierung von Valin zu α-Ketoisovalerat (Reaktion 1, Abb. 22.23). Die Transaminierung von Leucin und Isoleucin (Reaktion 1, Abb. 22.23) ist jedoch nicht beeinträchtigt (Tabelle 22.3). Bei dem einen bis heute beschriebenen Fall führte eine valinarme Diät zu einer Besserung der die Krankheit begleitenden klinischen Symptome.

Ahornsirupkrankheit. Wie der Name nahelegt, ist das deutlichste Merkmal dieser hereditären Erkrankung der charakteristische Geruch des Urins, der demjenigen von Ahornsirup oder Caramel ähnelt. Bei den Betroffenen sind die Plasma- und Urinkonzentrationen der verzweigtkettigen Aminosäuren Leucin, Isoleucin und Valin sowie ihrer zugehörigen α-Ketosäuren deutlich erhöht. Aus diesem Grund wird die Krankheit auch als Verzweigtkettenketonurie bezeichnet. Die durch Reduktion der α-Ketosäuren entstandenen verzweigtkettigen

Tabelle 22.3. Transaminierung verzweigtkettiger Aminosäuren durch Leukocyten eines Patienten mit Hypervalinämie im Vergleich zu Kontrollen. [Nach Dancis J et al. (1967) Hypervalinemia: A defect in valine transamination. Pediatrics 39: 813]

Aminosäure	Relative Transaminierungsgeschwindigkeit	
	Hypervalinämie	Kontrolle (Bereich)
Valin	0	70-135
Isoleucin	346	220-270
Leucin	387	140-185

Tabelle 22.4. Verzweigtkettige Aminosäuren im Plasma von Normalpersonen und Patienten mit Ahornsirup-Krankheit

Amino-säure	Konzentration (mg/dl)			
	Normal (Bereich)	Patient mit Ahornsirupkrankheit		
		A	B	C
Leucin	1,5–3,0	52	14	21
Valin	2,0–3,0	24	13	14
Isoleucin	0,8–1,5	18	2,2	8,5

α-Hydroxysäuren finden sich in geringeren Konzentrationen ebenfalls im Urin.
Im neugeborenen Zustand erscheinen die Patienten zunächst normal, charakteristische Anzeichen der Erkrankung finden sich am Ende der ersten extrauterinen Lebenswoche. Zusätzlich zu den oben beschriebenen biochemischen Störungen zeigen die Kinder Inappetenz und Erbrechen. Manche Patienten fallen auch in lethargische Zustände. Eine Frühdiagnose unmittelbar nach der Geburt läßt sich nur durch den Nachweis des Fehlens der betreffenden Enzymaktivität führen. Kinder, die die ersten Lebenswochen überleben, zeigen i. allg. schwere cerebrale Störungen, ohne Behandlung führt die Erkrankung etwa am Ende des 1. Lebensjahres zum Tod.
Der biochemische Defekt der Erkrankung liegt im Fehlen oder in der sehr deutlichen Aktivitätsverminderung der α-Ketosäuredecarboxylase, welche die Umwandlung der 3 verzweigtkettigen α-Ketosäuren zu CO_2 und dem jeweiligen Acyl-CoA-Thioester katalysiert (Reaktion 2, Abb. 22.23). Fehlen dieses Enzyms kann in Leukocyten oder kultivierten Hautfibroblasten der betroffenen Patienten nachgewiesen werden. Der Mechanismus der Toxizität der sich anhäufenden pathologischen Stoffwechselprodukte ist nicht bekannt. Möglicherweise führt die Konzentrationserhöhung der verzweigtkettigen Aminosäuren zu einer Störung des Transports anderer Aminosäuren, zu geänderten Poolgrößen von Aminosäuren und auf diese Weise möglicherweise zu einer gestörten Proteinbiosynthese. Alle 3 verzweigtkettigen α-Ketosäuren sind kompetitive Inhibitoren der Glutamatdehydrogenase (Abb. 21.6).
Eine möglichst frühzeitige Diagnose ist wichtig, so daß die Patienten eine leucin-, isoleucin- und valinfreie Diät erhalten können. Wenn die Plasmakonzentration dieser Aminosäuren zum Normalbereich hin fallen, werden sie in kleinen Mengen der Nahrung zugesetzt, so daß gerade das vom Organismus benötigte Minimum dieser essentiellen Aminosäuren zugeführt wird. Sehr wahrscheinlich muß diese Diät während des ganzen Lebens eingenommen werden; bei den bis jetzt mit ihr behandelten Fällen konnten die Konsequenzen der Erkrankung weitgehend verhindert werden.

Intermittierende Verzweigtkettenketonurie. Diese Erkrankung ist eine Variante der Ahornsirupkrankheit. Sehr wahrscheinlich liegt ihr eine weniger schwerwiegende Störung der α-Ketosäuredecarboxylase zugrunde. Die Decarboxylaseaktivität von Leukocyten und Fibroblasten ist zwar deutlich niedriger als die von Normalpersonen, liegt aber oberhalb der Aktivitäten, die sich bei klassischer Ahornsiruperkrankung zeigen. Die Betroffenen verfügen also über eine zwar eingeschränkte aber immerhin noch vorhandene Kapazität für den Abbau von Leucin, Valin und Isoleucin. Es ist aus diesem Grund verständlich, daß die typischen Symptome der Ahornsiruperkrankung zu einem späteren Zeitpunkt nur intermittierend auftauchen. Die Prognose der Betroffenen ist günstiger, besonders wenn eine entsprechende Diät eingenommen wird.
Die Ahornsirupkrankheit und die intermittierende Verzweigtkettenketonurie sind ein gutes Beispiel für die zu Anfang dieses Kapitels geschilderte Situation. Mutationen verursachen unterschiedliche Änderungen der Primärstruktur eines Enzyms. Sehr wahrscheinlich können diese die Aktivität unverändert lassen, zu intermittierenden Manifestationen einer Erkrankung oder zum vollen Krankheitsbild führen.

Isovalerianatämie. Für diese Krankheit relevante Befunde sind ein dauernder käsiger Geruch der Atemluft und der Körperflüssigkeiten, Erbrechen, Acidose nach proteinreichen Mahlzeiten, komatöse Zustände, häufig auch Infektionskrankheiten. Die 3 bekannten Fälle zeigten darüber hinaus eine mittelschwere geistige Retardierung. Das betroffene Enzym ist die Isovaleryl-CoA-Dehydrogenase (Reaktion 3, Abb. 22.23). Aus diesem Grund kommt es zur Anhäufung von Isovaleryl-CoA, welches zu Isovaleriansäure hydrolysiert und im Urin und Schweiß ausgeschieden wird.

Tryptophan

Die **Hartnup-Erkrankung** ist eine hereditäre Störung des Tryptophanstoffwechsels. Zu ihrer Symptomatik gehört eine pellagraähnliche Dermatitis, intermittierende cerebellare Ataxien und Debilität. Der Urin von Patienten mit Hartnup-Krankheit enthält deutlich erhöhte Mengen von Indolessigsäure (α-N(Indol-3-Acetyl)Glutamin) und Tryptophan.

Störungen des Stoffwechsels von Propionat, Methylmalonat und Vitamin B$_{12}$

Propionyl-CoA (Abb. 22.18) entsteht aus Isoleucin (Abb. 22.23) und Methionin (Abb. 22.20), darüber hinaus aus der Seitenkette von Cholesterin und von ungeradzahligen Fettsäuren. Die Umwandlung von Propionyl-CoA zu amphibolen Zwischenprodukten benötigt die biotinabhängige Carboxylierung zu Methylmalonyl-CoA. Methylmalonyl-CoA wird direkt, ohne die Stufe des Propionyl-CoA zu beschreiten, aus Valin gebildet (Abb. 22.18 und 22.25, Reaktion 9 V). Eine cobalaminabhängige Isomerisierung wandelt Methylmalonyl-CoA zum Citratcycluszwischenprodukt Succinyl-CoA um, welches zu CO_2 und Wasser oxidiert werden kann.

Kurz nach der Entdeckung, daß 5'-Desoxyadenosylcobalamin der Cofaktor für die Isomerisierung von Methylmalonyl-CoA zu Succinyl-CoA ist, wurde gefunden, daß Patienten mit erworbenem Vitamin-B$_{12}$-Mangel große Mengen von Methylmalonsäure im Urin ausscheiden. Diese Ausscheidung verschwand nach entsprechender Therapie mit Vitamin-B$_{12}$. Inzwischen wurde eine ähnliche Methylmalonsäureausscheidung bei einer Reihe von schwerkranken Kindern festgestellt, bei denen sich schließlich ein Defekt im Propionsäure- bzw. Methylmalonyl-CoA-Stoffwechsel als Ursache herausstellte.

Propionämie. Der Krankheit liegt ein Mangel der Propionyl-CoA-Carboxylase zugrunde, weswegen es zu einer hohen Konzentration von Propionat im Serum kommt. Leukocyten sind nicht imstande, Propionat zu metabolisieren. Zur Behandlung gehört eine proteinarme Diät und Maßnahmen zur Behandlung und Verhinderung von metabolischer Acidose.

Methylmalonurie. Zwei Formen der Methylmalonurie sind bekannt. Eine spricht auf die parenterale Behandlung mit physiologischen Mengen von Vitamin B$_{12}$ an, die andere nicht. Ein Patient mit der letzteren Form der Erkrankung reagierte allerdings deutlich auf die Zufuhr pharmakologischer Dosen von Vitamin B$_{12}$ (1 g/Tag). Kultivierte Fibroblasten dieses Patienten oxidierten ^{14}C-Propionat in einem Medium mit 25 pg/ml Vitamin B$_{12}$ nur schlecht. Sie enthielten nur etwa 10% des in Kontrollzellen nachweisbaren 5'-Desoxyadenosylcobalamins. Bei Erhöhung der Vitamin-B$_{12}$-Konzentration des Mediums um das 10000fache normalisierten sich die Geschwindigkeit der Propionatoxidation sowie die intracelluläre 5'-Desoxyadenosylcobalaminkonzentration.

Ein Defekt der Bindung des Coenzyms an die Mutase ließ sich nicht nachweisen. Aus diesem Grund liegt die Ursache des Defekts sehr wahrscheinlich auf der Unfähigkeit der Patienten entsprechende Mengen 5'-Desoxyadenosylcobalamin bei normaler Vitaminkonzentration zu bilden.

Die hier gebrachte Zusammenstellung hereditärer Störungen des Aminosäurestoffwechsels hat sich bewußt nur auf die besser beschriebenen Erkrankungen beschränkt. Eine wesentlich umfassendere neuere Übersicht findet sich bei Wellner u. Meister (1981).

23 Umwandlung von Aminosäuren zu Verbindungen mit speziellen Funktionen

Victor W. Rodwell

Aminosäuren sind die primäre Stickstoffquelle für tierische Organismen. Sie dienen infolgedessen als Vorläufer für eine Vielzahl stickstoffhaltiger Verbindungen. Zu diesen Verbindungen gehören das Häm, die Purine und Pyrimidine, eine große Zahl von Hormonen und Neurotransmittern und natürlich auch biologisch aktive Peptide. Zusätzlich enthalten viele Proteine für spezifische Funktionen modifizierte Aminosäuren, z. B. zur Calciumbindung, zur Quervernetzung usw. Die jeweiligen Aminosäuren derartiger Proteine dienen als Präkursoren für die entsprechend modifizierten Reste. Schließlich gibt es eine Reihe von Kleinpeptiden oder peptidähnlichen Molekülen, die nicht durch ribosomale Proteinbiosynthese synthetisiert werden und spezifische Funktionen erfüllen. Gewisse Reduktionsmittel und Polykationen im intra- bzw. extracellulären Raum gehören hierher.

Glycin

Hämsynthese

Das α-C-Atom und das N-Atom des Glycins werden für die Synthese des Porphyrinrestes von Hämoglobin benutzt (s. Kap. 24). Der Pyrrolstickstoff entsteht aus dem Glycinstickstoff, ein benachbartes C-Atom aus dem α-C-Atom des Glycins. Darüber hinaus ist das α-C-Atom der Träger der Methylenbrücken, welche die Pyrrolringe verknüpfen.
Im **Succinat-Glycin-Cyclus** (Abb. 23.1) kondensiert Succinyl-CoA unter Bildung von α-Amino-β-Ketoadipat mit dem α-C-Atom des Glycins. Auf diese Weise wird der Glycinstoffwechsel mit dem Citratcyclus verknüpft, welcher das Succinyl-CoA bereitstellt. α-Amino-β-Ketoadipat wird unter Bildung von δ-Aminolävulinat decarboxyliert. Es ist der Präkursor für die Porphyrinsynthese, kann jedoch auch zu Succinat umgewandelt werden.

Purinbiosynthese

Das Glycinmolekül wird vollständig zur Bildung der Atome 4, 5 und 7 des Purinskeletts benötigt (s. Kap. 26).

Glutathionbiosynthese

Glycin ist ein Vorläufer des Tripeptids Glutathion (Abb. 3.12).

Konjugation

Glycin bildet ein Konjugat mit Cholsäure, wobei Glykocholsäure entsteht (Kap. 41). Mit Benzoat bildet es die Hippursäure (Abb. 23.2). Früher wurde die Fähigkeit der Leber eine definierte Benzoatmenge zu Hippursäure zu wandeln, als Test für die Ermittlungen der Leberfunktion benutzt.

Biosynthese von Kreatin

Der N-Methylglycinanteil des Kreatins entstammt aus Glycin und S-Adenosylmethionin.

Alanin

Sowohl D- als auch L-Alanin werden, wenn auch in unterschiedlicher Geschwindigkeit, von den verschiedensten Geweben verwertet. Alanin, speziell das D-Isomere, ist ein wichtiger Bestandteil bakterieller Zellwände.

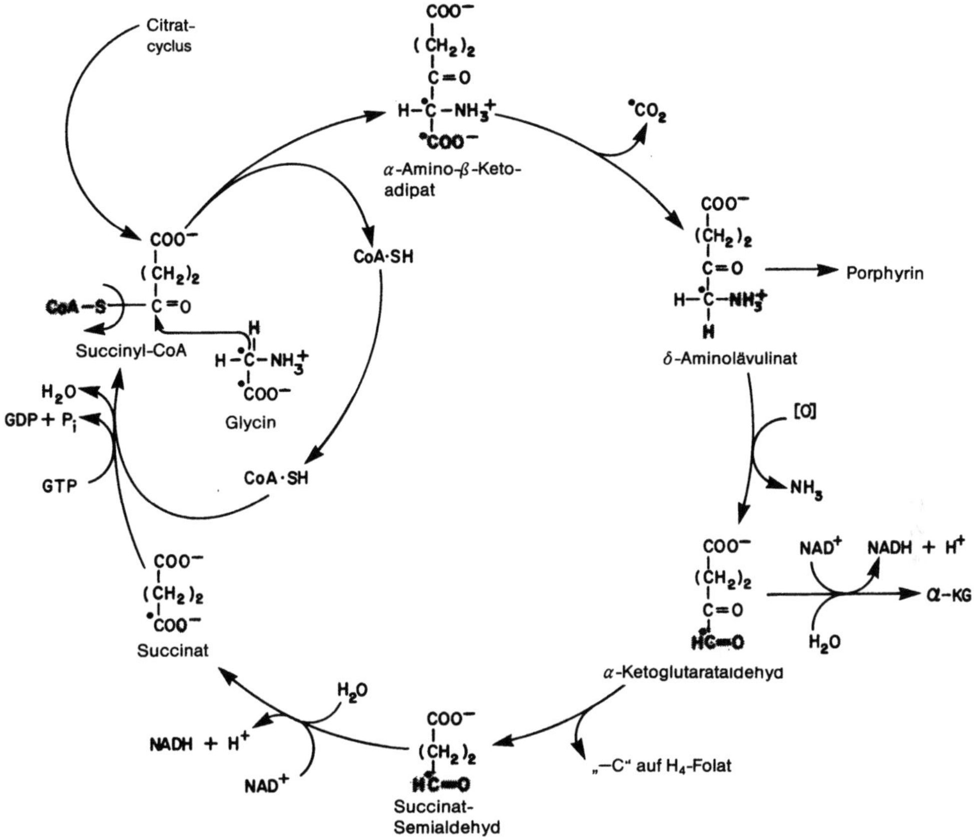

Abb. 23.1. Der Succinat-Glycincyclus

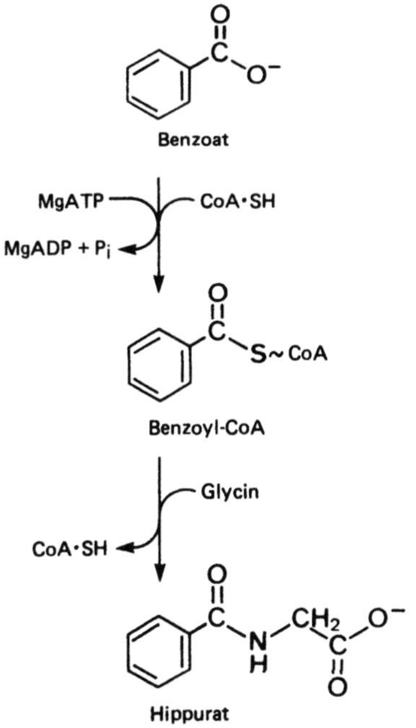

Abb. 23.2. Die Biosynthese von Hippursäure

Das β-Alanin ist ein Bestandteil der Pantothensäure (s. Kap. 10) und darüber hinaus das Endprodukt der Pyrimidine Cytosin und Uracil (s. Kap. 26). Bei Ratten kann β-Alanin zu Acetat abgebaut werden.

Serin

Bei Phosphoproteinen liegt ein Teil der Serinreste als O-Phosphoserin vor. Serin ist darüber hinaus bei der Biosynthese von Sphingosin beteiligt (s. Kap. 17). Es nimmt an der Purin- und Pyrimidinbiosynthese teil. Sein β-C-Atom liefert die Methylgruppen des Thymins und Cholins sowie die Atome 2 und 8 des Purinkerns (s. Kap. 10 und 26).

Threonin

Da Threonin nicht transaminiert werden kann, wird die zugehörige α-Ketosäure in tierischen

Geweben nicht verwertet. In einer Reihe von Proteinen findet sich als modifiziertes Threonin das O-Phosphothreonin.

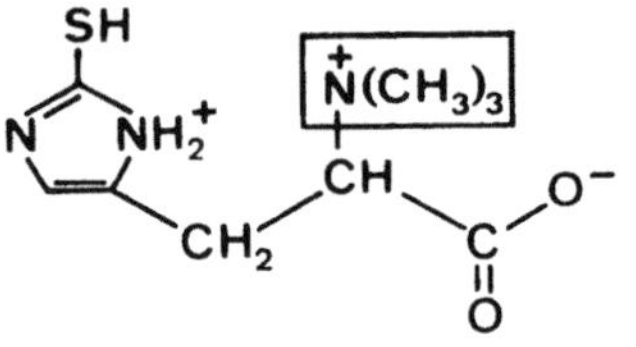

Methionin

Die Funktion des Methionins als Methylgruppendonor wird in Kap. 22 besprochen. Als S-Adenosylmethionin liefert es den größten Teil der Methylgruppen des Organismus. Die Methylgruppe kann nicht nur direkt verwertet, sondern auch oxidiert werden. Zur Biosynthese von Serin aus Glycin dient der Methylkohlenstoff des Methionins als Lieferant des hierfür benötigten 1-Kohlenstoffrestes.

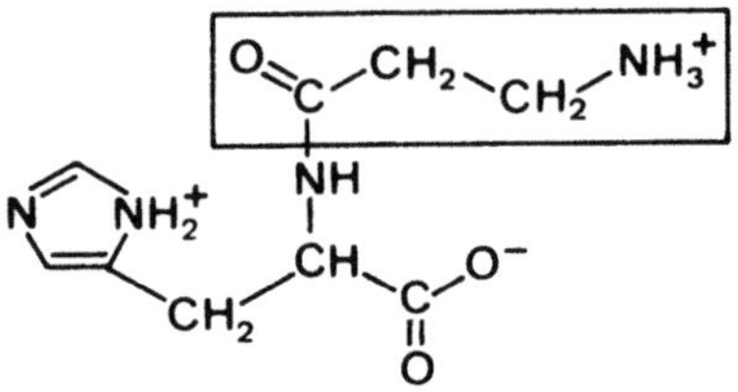

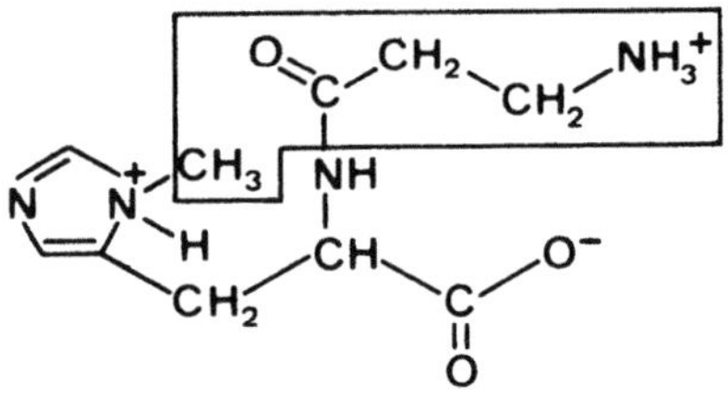

Methionin kann oxidativ desaminiert werden, wobei die entsprechende α-Ketosäure entsteht. Es handelt sich um eine reversible Reaktion, durch welche die Umwandlung des D- in das L-Isomere möglich ist.

Als S-Adenosylmethionin dient Methionin als Vorläufer des 1,3-Diaminopropans der Polyamine Spermin und Spermidin (s. Ornithin, unten und Abb. 23.6).

Abb. 23.3. Struktur von Verbindungen, die sich vom Histidin ableiten. Die aus dieser Aminosäure stammenden Bauteile sind mit den Kästen markiert

Cystein

D-Cystein wird von tierischen Organismen nicht verwertet, es kann jedoch oxidiert werden und erscheint dann als Urinsulfat. Der größte Teil des Urinsulfats stammt jedoch von der Oxidation des L-Cysteins. Der Schwefel von Methionin wird als Homocystein auf Serin übertragen und trägt auf diese Weise indirekt zum Urinsulfat bei (über Cystein).

L-Cystein wird für die Biosynthese von Coenzym A benötigt (s. Kap. 10), wo es als Präkursor der Thioethanolamingruppierung dient. Darüber hinaus ist Cystein ein Vorläufer des Taurins, das mit Gallensäuren ein Konjugat, die Taurocholsäure, bildet (s. Kap. 41).

Histidin

Durch Decarboxylierung von Histidin entsteht das Histamin, die entsprechende Reaktion wird in tierischen Geweben durch die aromatische L-Aminosäure-Decarboxylase katalysiert. Dieses Enzym katalysiert darüber hinaus die Decarboxylierung von Dopa, 5-Hydroxytryptophan, Phenylalanin, Tyrosin und Tryptophan (s. unten). Die Decarboxylase wird durch α-Methylaminosäuren in vitro und in vivo gehemmt, welche aus diesem Grund als antihypertensive Wirkstoffe klinische Verwendung gefunden haben. Zusätzlich zu der aromatischen Aminosäuredecarboxylase katalysiert ein vollständig unterschiedliches Enzym, die Histidindecarboxylase in vielen Zellen die Histidindecarboxylierung.

Zu den aus Histidin gebildeten Bestandteilen des Organismus gehört das **Ergothionein** der Erythrocyten und der Leber. **Carnosin** ist ein Dipeptid aus Histidin und β-Alanin, das **Anserin** ist das 1-Methylcarnosin. Die beiden letzteren Verbindungen kommen in der Muskulatur vor (Abb. 23.3).

Injiziertes Carnosin wirkt ähnlich wie Histamin blutdrucksenkend, allerdings schwächer.

Bei Vitamin-E-Mangel scheiden Kaninchen 1-Methylhistidin im Urin aus; gelegentlich wird dieses Produkt zur Hauptaminosäure im Urin. Das im menschlichen Urin nachweisbare 1-Methylhistidin entstammt wahrscheinlich dem Anserin. Auch das 3-Methylhistidin kommt im menschlichen Urin in einer Konzentration von etwa 50 mg/100 ml vor, bei Patienten mit Wilson-Erkrankung ist seine Konzentration i. allg. vermindert.

Arginin

Arginin dient als Donor eines Formamidinrestes, welche für die Kreatinbiosynthese bei Primaten benötigt wird (Abb. 23.7). Auch für die Streptomycinbiosynthese in Streptomyces wird dieser Formamidinrest benötigt. Arginin kann über Ornithin zu Putrescin, Spermin und Spermidin umgewandelt werden, bei Invertebraten dient das Ausgangsprodukt für die Biosynthese von Argininphosphat, welches funktionell analog dem Kreatinphosphat bei Vertebraten ist (Abb. 23.4).

Ornithin

Ornithin ist nicht nur ein Zwischenprodukt des Harnstoffcyclus (s. Kap. 21). Zusammen mit

Abb. 23.4. Stoffwechsel von Arginin, Ornithin und Prolin. Die mit durchgezogenen Pfeilen dargestellten Reaktionen kommen in tierischen Geweben vor. Argininphosphat findet sich im Invertebratenmuskel, wo es eine ähnliche Funktion wie Creatinphosphat in Säugetiergeweben hat

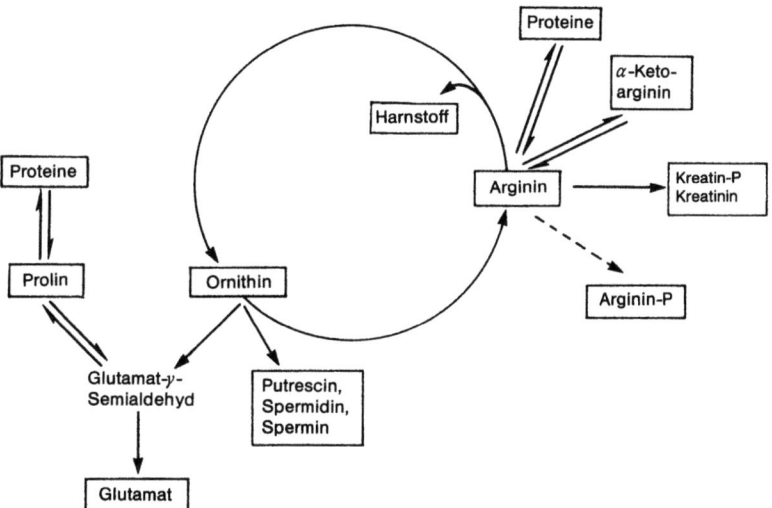

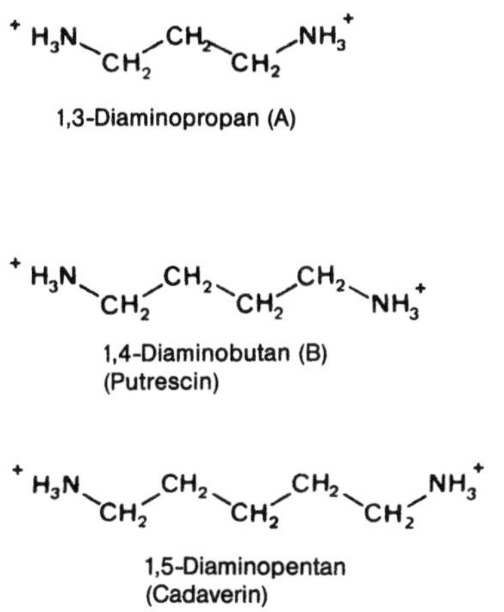

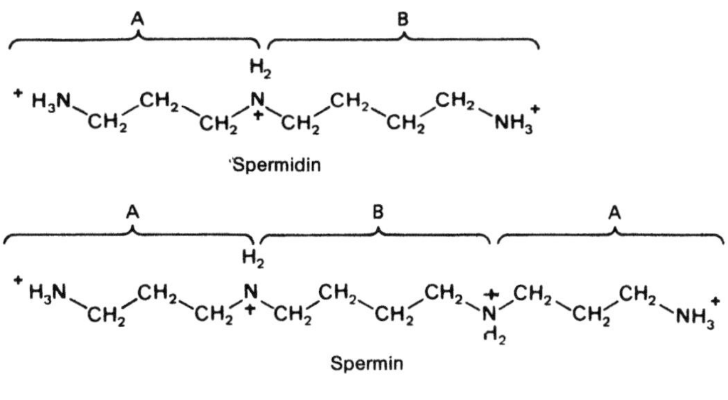

Abb. 23.5. Aufbau natürlicher Polyamine. Man beachte, daß Spermidin und Spermin Polymere des Diaminopropans *(A)* und Diaminobutans *(B)* sind. In Säugetiergeweben findet sich darüber hinaus das Diaminopentan (Cadaverin)

358   23. Umwandlung von Aminosäuren zu Verbindungen mit speziellen Funktionen

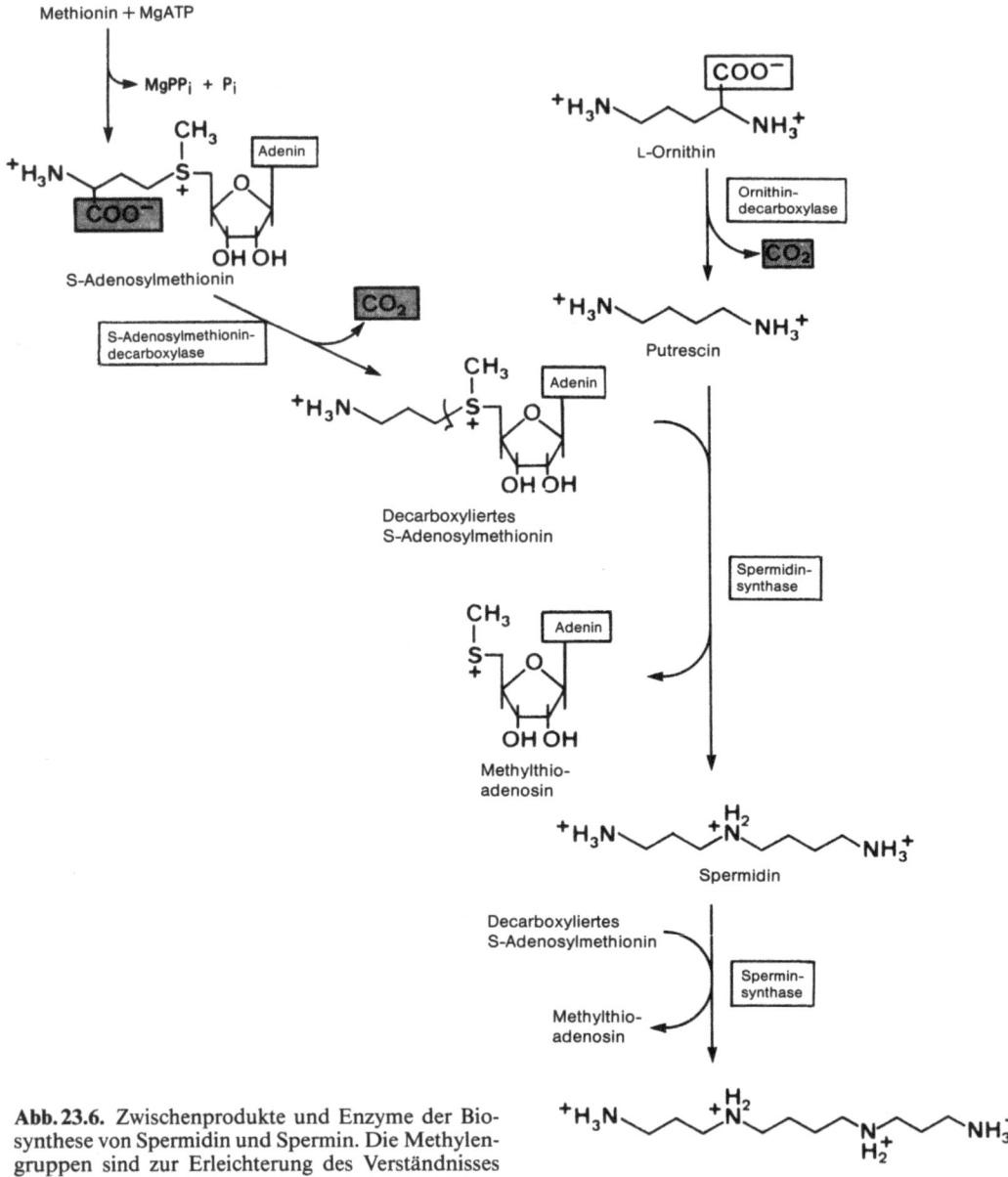

Abb. 23.6. Zwischenprodukte und Enzyme der Biosynthese von Spermidin und Spermin. Die Methylengruppen sind zur Erleichterung des Verständnisses abgekürzt

Methionin dient es vielmehr als Vorläufer der in vielen tierischen, aber auch in bakteriellen Zellen vorkommenden Polyamine Spermidin und Spermin (Abb. 23.5). Die Polyamine Spermidin und Spermin sollen in eine große Zahl physiologischer Vorgänge verwickelt sein, die zumeist mit dem Vorgang der Zellproliferation verknüpft sind. Die Polyamine dienen sowohl bei Bakterien als auch bei kultivierten tierischen Zellen als Wachstumsfaktoren und sollen die gesamte Zelle, subcelluläre Organellen und Membranen stabilisieren. Wegen ihrer Vielzahl an positiven Ladungen assoziieren sie schnell mit Polyanionen wie RNS und DNS. Aus diesem Grund sollen sie bei so fundamentalen Prozessen wie der DNS-Stabilisierung, der DNS-Verpackung in Bacteriophagen, der Stimulierung der DNS- und RNS-Synthese etc. beteiligt sein. Polyamine zeigen darüber hinaus verschiedene Effekte auf die Proteinbiosynthese und dienen als Inhibitoren einer Vielzahl von Enzymen, einschließlich verschiedener Kinasen. Pharmakologische Mengen von Polyaminen haben eine hypotherme und sedierende Wirkung.

Biosynthese der Polyamine

Abb. 23.6 gibt einen Überblick über die Polyaminbiosynthese in tierischen Zellen. Man beachte dabei, daß der Putrescinteil von Spermidin und Spermin vom L-Ornithin abstammt, der Diaminopropanteil vom L-Methionin und seinem Abkömmling S-Adenosylmethionin. Sowohl die Ornithindecarboxylase als auch die S-Adenosylmethionindecarboxylase sind beide induzierbare Enzyme mit kurzen Halbwertszeiten. Spermin und Spermidinsynthase sind dagegen weder induzierbar noch besonders labil.

Abbau der Polyamine

Der Abbau der Polyamine in tierischen Geweben ist in Abb. 23.7 dargestellt. Das Enzym Polyaminoxidase, welches vor allen Dingen in den Leberperoxisomen vorkommt, oxidiert Spermin zu Spermidin und Spermidin zu Putrescin. Beide Diaminopropanreste werden zu β-Aminopropionaldehyd umgewandelt. Anschließend wird Putrescin zu NH_4^+ und CO_2 oxidiert, wobei die genauen Mechanismen noch nicht bekannt sind. Möglicherweise spielt die Bildung von Acetylputrescin und dessen folgende Oxidation durch die Monoaminoxidase eine Rolle. Große Mengen an Putrescin und Spermidin werden im Urin als Konjugate, meist als Acetylderivate, ausgeschieden.

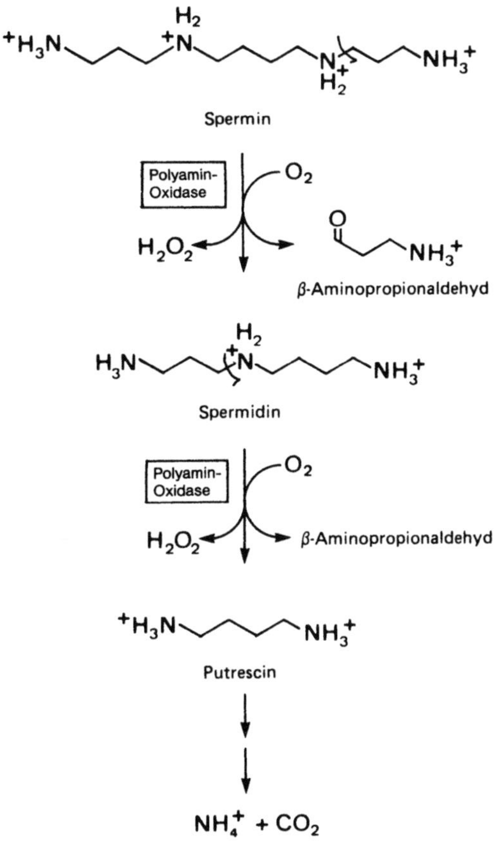

Abb. 23.7. Abbau von Polyaminen

Tryptophan

Serotonin

Ein weiterer Weg des Tryptophanstoffwechsels besteht in der Hydroxylierung zu 5-Hydroxytryptophan. Diese Oxidation verläuft analog der Umwandlung von Phenylalanin zu Tyrosin (Abb. 20.12). Die Leberphenylalaninhydroxylase katalysiert auch die Hydroxylierung von Tryptophan. Durch Decarboxylierung von 5-Hydroxytryptophan entsteht das 5-Hydroxytryptamin oder Serotonin (Reaktion 1, Abb. 23.8). Es handelt sich um eine Verbindung mit außerordentlich starker vasoconstrictorischer Wirkung, die außerdem die glatte Muskulatur zur Kontraktion bringt.

Die 5-Hydroxytryptophandecarboxylase, die Serotonin aus 5-Hydroxytryptophan bildet, kommt in den Nieren, der Leber und dem Magen vor. Darüber hinaus ist auch die weitverbreitete aromatische L-Aminosäuredecarboxylase zur Decarboxylierung von 5-Hydroxytryptophan imstande.

Der größte Teil des Serotonins wird durch oxidative Desaminierung unter Bildung von 5-Hydroxyindolessigsäure metabolisiert. Das diese Reaktion katalysierende Enzym ist die Monoaminoxidase (Reaktion 2, Abb. 23.8). Zu den Inhibitoren dieses Enzyms gehört auch das Iproniazid. Man nimmt an, daß die psychische Stimulierung nach Gabe dieses Arzneimittels darauf zurückzuführen ist, daß es die Serotoninwirkung auf das Zentralnervensystem durch Hemmung der Monoaminoxidase verlängert. Von einer Normalperson werden 2–8 mg 5-Hy-

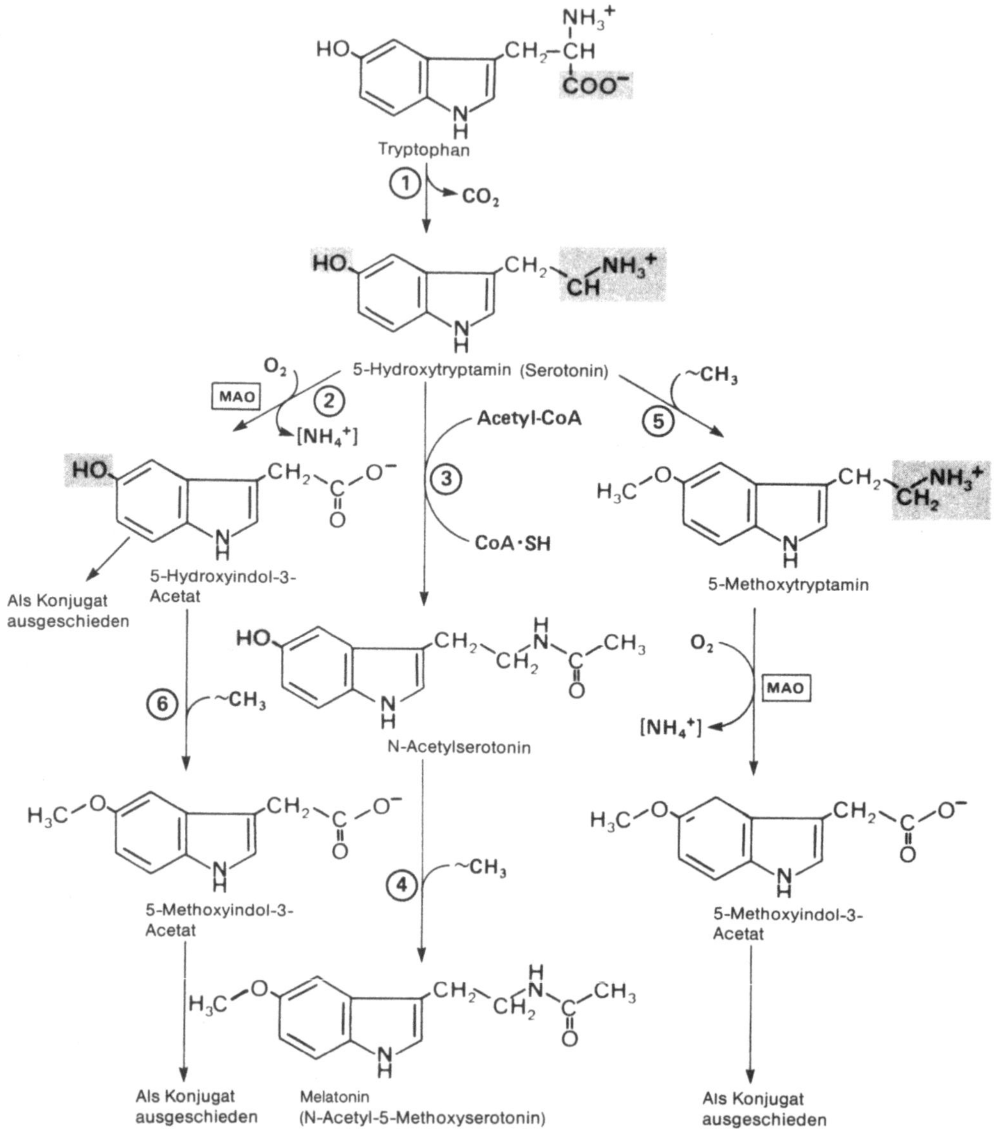

Abb. 23.8. Biosynthese und Stoffwechsel von Melatonin ((NH_4^+), durch Transaminierung; *MAO* Monoaminoxidase). Numerierte Reaktionen beziehen sich auf entsprechende Stellen im Text

droxyindolessigsäure pro Tag im Urin ausgeschieden.

Beim malignen Carcinoid kommt es zu einer enormen Steigerung der Serotoninproduktion. Zur Erkrankung gehört das Auftreten serotoninproduzierender Tumorzellen in den argentaffinen Geweben des Abdomens. Das Carcinoid kann als Störung des Tryptophanstoffwechsels angesehen werden, bei der eine im Vergleich zur Norm wesentlich größere Tryptophanmenge unter Bildung von Hydroxyindol metabolisiert wird. Normalerweise wird nur 1% des Tryptophans in Serotonin umgewandelt, beim Carcinoidsyndrom bis zu 60%. Durch diese Änderung des Stoffwechsels wird die Nicotinsäuresynthese aus Tryptophan deutlich reduziert. Als Folge kann eine Pellagra sowie auch eine negative Stickstoffbilanz auftreten. Weitere im Urin von Patienten mit Carcinoidsyndrom identifizierte Serotoninmetaboliten sind das 5-Hydroxyindolaceturat (das Glycinkonjugat des 5-Hydroxyindolacetats) sowie das N-Acetylserotonin, welches mit Glucuronsäure konjugiert ist.

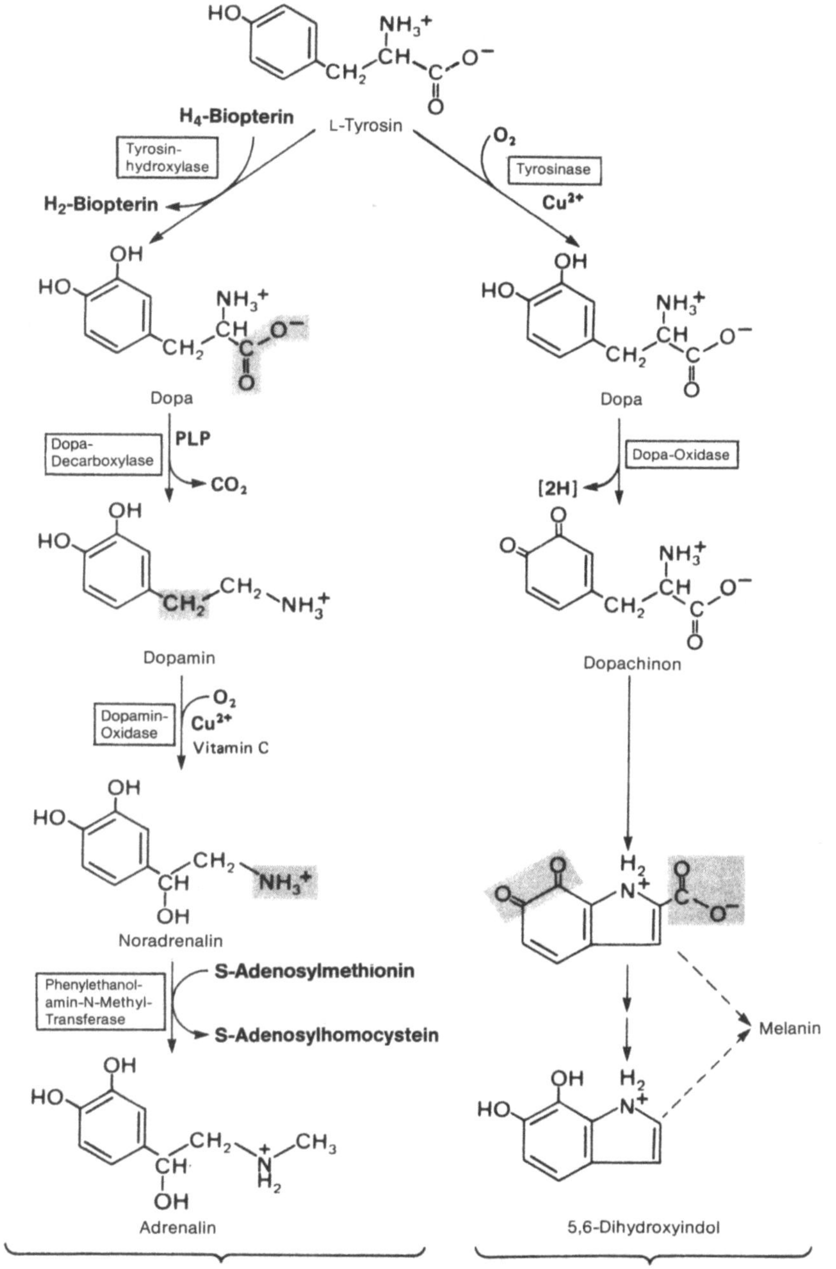

Abb. 23.9. Umwandlung von Tyrosin zu Adrenalin und Noradrenalin in neuronalen Zellen und dem Nebennierenmark. Darüber hinaus ist die Melaninsynthese in den Melanocyten dargestellt

Melatonin

Melatonin entsteht aus Serotonin durch N-Acetylierung (Reaktion 3, Abb. 23.8), an die sich eine Methylierung der 5-Hydroxygruppierung anschließt (Reaktion 4, Abb. 23.8). Diese Methylierung findet bei Säugern ausschließlich in der Epiphyse statt, weswegen sie als einziger Bildungsort für das Hormon Melatonin angesehen werden muß, über dessen Funktion im tierischen Organismus allerdings nichts bekannt ist. Außer der Methylierung von N-Ace-

362   23. Umwandlung von Aminosäuren zu Verbindungen mit speziellen Funktionen

tylserotonin kann auch Serotonin (Reaktion 5, Abb. 23.8) und 5-Hydroxyindolacetat (Reaktion 6, Abb. 23.8) direkt methyliert werden.
Serotonin und 5-Methoxytryptamin werden durch die Monoaminoxidase in die entsprechenden Säuren umgewandelt. Zirkulierendes Melatonin wird von allen Geweben einschließlich des Zentralnervensystems aufgenommen, jedoch dort schnell durch Hydroxylierung in Position 6 metabolisiert und anschließend mit Sulfat (70%) bzw. Glucuronsäure (6%) konjugiert. Ein weiterer Teil wird schließlich zu Verbindungen umgewandelt, die keine Indolreaktion zeigen.

Indolderivate im Urin

Wie aus Abb. 23.8 hervorgeht, kann Tryptophan in die verschiedensten Indolderivate umgewandelt werden. Die Endprodukte dieser Reaktionen, welche im Urin erscheinen, sind im wesentlichen das 5-Hydroxyindolacetat als Hauptendprodukt des Hydroxytryptophan-Serotoninstoffwechselwegs, daneben das Indol-3-Acetat, welches nach Decarboxylierung und Oxidation von Indolpyruvat, der Ketosäure des Tryptophans, entsteht.
Die Nieren und Leber sowie Darmbakterien sind imstande, Tryptophan zu Tryptamin zu decarboxylieren, welches dann zu Indol-3-Acetat oxidiert werden kann. Patienten mit Phenylketonurie scheiden verstärkt Indolacetat und Indollactat aus.

Phenylalanin und Tyrosin

Melanin, das Pigment der Haut und der Haare, leitet sich vom Tyrosin über Dihydroxyphenylalanin und dessen Oxidationsprodukt, dem 3,4-Dioxyphenylalanin (Dopachinon) ab (Abb. 23.9). Die Hydroxylierung von Tyrosin zu Dopa, welche in Melanocyten oder anderen pigmentbildenden Zellen stattfindet, wird durch das kupferabhängige Enzym Tyrosinase katalysiert. Das aus Dopa durch die Katalyse der Dopaoxidase gebildete Dopachinon cyclisiert unter Bildung von Dihydroxyindol. Dieses und weitere Indolsäurederivate polymerisieren unter Bildung des Pigments Melanin. Die spezifischen hierfür benötigten Reaktionen finden nur in den Melanocyten statt, die sich vom Neuralrohr ableiten.

Tyrosin ist darüber hinaus der Vorläufer für Adrenalin und Noradrenalin, welche ebenfalls in Zellen neuralen Ursprungs synthetisiert werden. Dopa ist ein Zwischenprodukt sowohl bei der Bildung von Melanin in den Melanocyten und Noradrenalin in neuronalen Zellen. Die zu seiner Bildung benötigte Tyrosinhydroxylierung wird durch jeweils verschiedene Enzyme in den verschiedenen Zelltypen katalysiert. Die Tyrosinhydroxylase ist ein nichtkupferhaltiges Enzym, das wie die Phenylalaninhydroxylase Tetrahydrobiopterin benötigt. Sie bildet Dopa in den neuronalen und adrenalen Zellen und liefert so das Substrat für die Produktion von Noradrenalin und Adrenalin (Abb. 23.9). Die Dopadecarboxylase, ein pyridoxalphosphatabhängiges Enzym, bildet Dopamin. Das letztere wird durch die Dopamin-β-Oxidase, ein weiteres kupferhaltiges Enzym, das darüber hinaus Vitamin C benötigt, weiter hydroxyliert, so daß Noradrenalin entsteht. Im Nebennierenmark kommt darüber hinaus die Phenylethanolamin-N-Methyltransferase vor, welche mit S-Adenosylmethionin das primäre Amin Noradrenalin unter Bildung von Adrenalin methyliert (Abb. 23.9).
Wie in Kap. 36 besprochen wird, dient Tyrosin darüber hinaus als Vorläufer für die Schilddrüsenhormone Trijodthyronin und Thyroxin. Tyrosin wird im Urin sowohl als freie Aminosäure als auch als Sulfat ausgeschieden.

Stoffwechsel von Kreatinin und Kreatin

Kreatin läßt sich in der Muskulatur, im Gehirn sowie im Blut nachweisen. Es kommt sowohl als Phosphokreatin als auch als freies Kreatin vor. Im Urin finden sich unter normalen Umständen nur Spuren von Kreatin. Kreatinin, das Anhydrid des Kreatins wird im wesentlichen in der Muskulatur durch irreversible nichtenzymatische Dehydratisierung des Kreatinphosphats gebildet (Abb. 23.10).
Die 24-h-Ausscheidung des Kreatinins im Urin ist von Tag zu Tag außerordentlich konstant und verhält sich proportional zur Muskelmasse.
Für die Biosynthese von Kreatin werden 3 Aminosäuren, das Glycin, das Arginin und das Methionin benötigt. In der ersten Reaktion erfolgt eine Transamidierung von Arginin auf

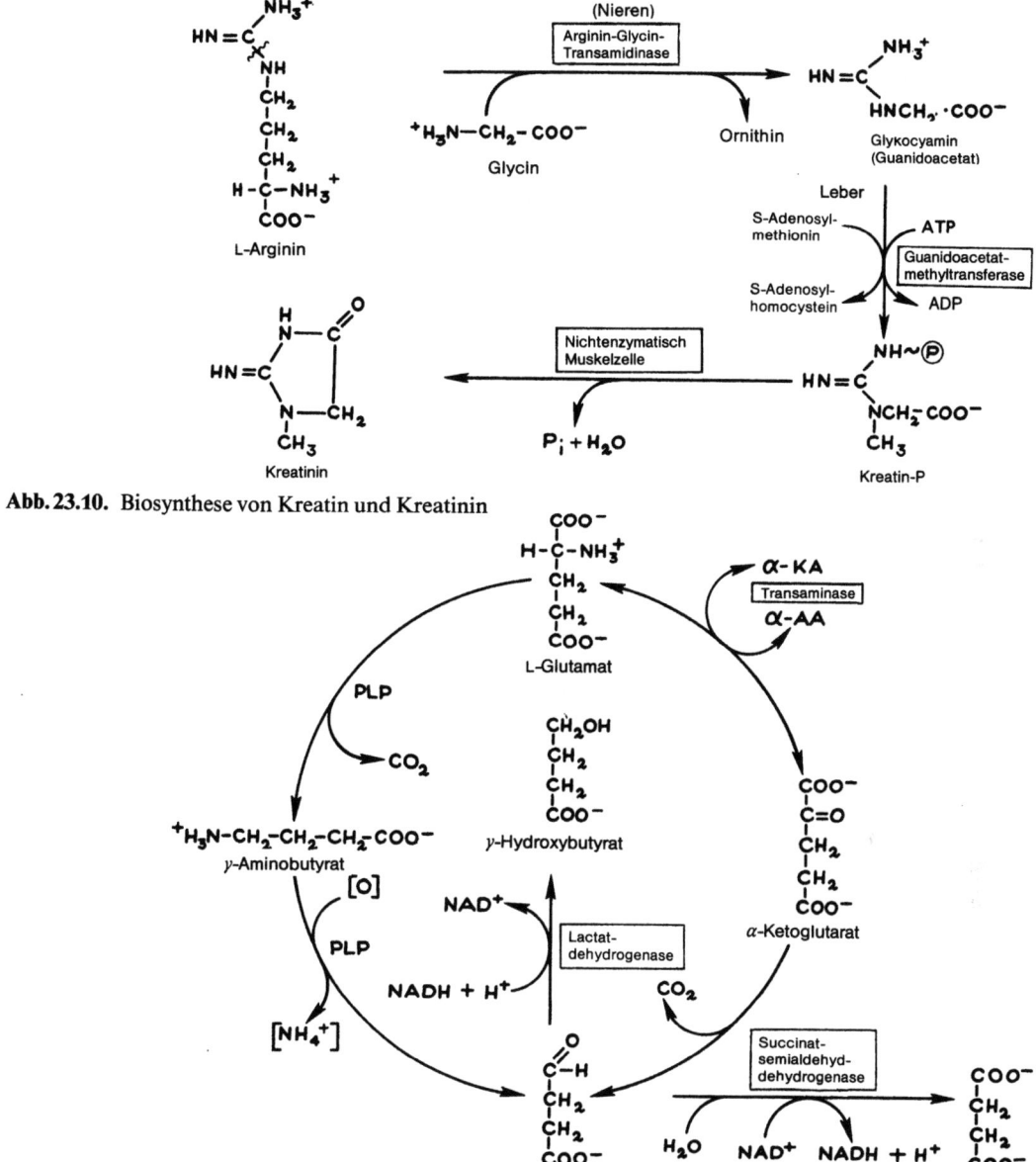

Abb. 23.10. Biosynthese von Kreatin und Kreatinin

Abb. 23.11. Stoffwechsel von γ-Aminobutyrat (α-KS α-Ketosäure, α-AS α-Aminosäure, PLP Pyridoxalphosphat)

Glycin, so daß Guanidoacetat (Glykocyamin) entsteht. Die Reaktion findet in den Nieren, nicht jedoch in der Leber oder im Herzmuskel statt. Die Kreatinbiosynthese wird durch Methylierung von Glykocyamin mit S-Adenosylmethionin abgeschlossen, die entsprechende Reaktion findet nur in der Leber statt.

Stoffwechsel von γ-Aminobutyrat

Durch Decarboxylierung von Glutamat entsteht γ-Aminobutyrat (Abb. 23.11). Vor allen Dingen im grauen Bereich des Zentralnervensystems findet sich das für die Reaktion verantwortliche Enzym in hoher Aktivität. γ-Aminobutyrat wird durch Desaminierung unter Bildung von Succinatsemialdehyd verstoffwechselt. Succinatsemialdehyd kann zu Succinat oxidiert oder zu γ-Hydroxybutyrat reduziert werden.

24 Porphyrine und Gallenpigmente

David W. Martin

Porphyrine sind cyclische Verbindungen, die aus 4 durch Methenylbrücken verknüpften Pyrrolringen bestehen (Abb. 24.1). Eine charakteristische Eigenschaft der Porphyrine ist, daß sie mit Metallionen Komplexe über ihre N-Atome bilden können. Dies trifft für die Eisenporphyrine wie beispielsweise das **Häm** des Hämoglobins oder das magnesiumenthaltende Porphyrin **Chlorophyll**, das Photosynthesepigment der Pflanzen, zu.

In der Natur sind die Metalloporphyrine mit Proteinen verknüpft, wobei viele Verbindungen entstehen, die für biologische Prozesse wichtig sind. Die wichtigsten Porphyrine sind:

Hämoglobine. Hämoglobine sind Eisenporphyrine, die an das Protein Globin geknüpft sind. Sie besitzen die Fähigkeit, Sauerstoff reversibel zu binden und dienen als Trägermoleküle für den Sauerstofftransport im Blut (s. Kap. 5).

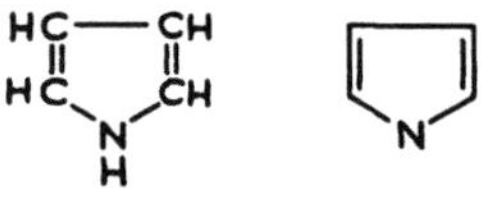

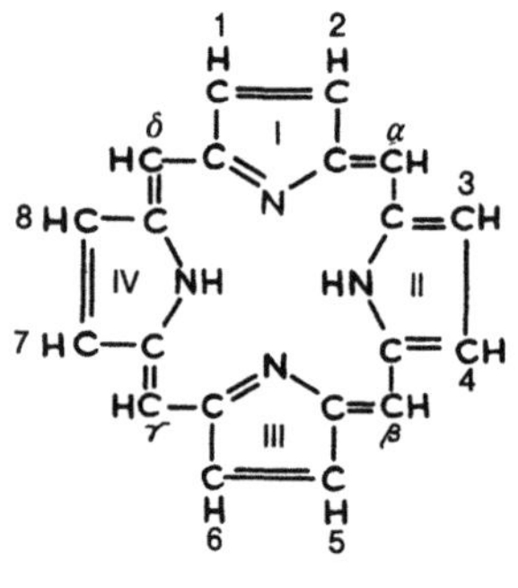

Erythrocruorine. Erythrocruorine sind eisenhaltige Porphyrinoproteine, die im Blut und den Gewebsflüssigkeiten einiger Invertebraten vorkommen und in ihrer Funktion dem Hämoglobin entsprechen.

Myoglobine. Myoglobine sind ähnlich wie das Hämoglobin Transportproteine für Sauerstoff. Sie kommen in den Muskelzellen von Vertebraten und Invertebraten vor. Am besten untersucht ist das Myoglobin des Pferdeherzmuskels, das schon 1934 durch Theorell kristallisiert werden konnte. Ein Myoglobinmolekül ist ähnlich aufgebaut wie eine Hämoglobinuntereinheit.

Cytochrome. Ein besonders gut untersuchtes Cytochrom ist das Cytochrom c, welches ein Molekulargewicht von etwa 13 000 hat und das pro Mol 1 g Atom Eisen enthält.

Katalasen. Katalasen enthalten als prosthetische Gruppen ein eisenenthaltendes Porphyrin. Katalasen konnten bis jetzt aus verschiedenen Geweben kristallisiert werden. Sie haben i. allg. ein Molekulargewicht von etwa 225 000 und enthalten 4 g Atome Eisen pro Mol. Bei Pflanzen, deren Katalaseaktivität sehr gering ist, übernimmt das Eisenporphyrinenzym Peroxidase eine ähnliche Funktion. Die kristallisierte Meerrettich-Peroxidase hat ein Molekulargewicht von 44 000 und enthält 1 g Atom Eisen pro Mol.

Abb. 24.1. Das Porphinmolekül. Die Ringe sind mit römischen Zahlen von I-IV numeriert, Substituenten an den Ringen mit den arabischen Zahlen 1-8. Die Methenylbrücken werden als α, β, γ, δ bezeichnet

Tryptophan-Pyrrolase. Die Tryptophan-Pyrrolase katalysiert die Oxidation von Tryptophan zu Formyl-Kynurenin. Sie ist ebenfalls ein Eisenporphyrin-Protein.

Porphyrine

Die in der Natur vorkommenden Porphyrine stellen eine Gruppe von Verbindungen dar, bei denen die 8 Wasserstoffatome des Porphinkerns durch verschiedene Seitenketten substituiert sind. In einer von Fischer vorgeschlagenen Kurzschreibweise (Abb. 24.2) werden die Methenylbrücken weggelassen, wobei jeder Pyrrolring als Balken eines Kreuzes dargestellt wird. Die 8 Positionen, an denen Substituenten sitzen können, werden wie in Abb. 24.2 numeriert. Die Abbildung zeigt das Uroporphyrin, dessen genaue Struktur in Abb. 24.7 dargestellt ist. A bedeutet $-CH_2COOH$; P bedeutet $-CH_2CH_2COOH$; M bedeutet $-CH_3$.

Wie der Abb. 24.2 entnommen werden kann, ist die Anordnung der Substituenten A und P im Uroporphyrin asymmetrisch, da im Ring 4 die erwartete Position der Acetat- und Propionatsubstituenten umgekehrt ist. Ein Porphyrin mit dieser asymmetrischen Substitution wird als Porphyrin des Typs III bezeichnet. Im Gegensatz dazu handelt es sich bei einem Porphyrin des Typs I um ein vollständig symmetrisch angeordnetes Porphyrin. In der Natur kommen nur die Porphyrine der Typen I und III vor, wobei Porphyrine des Typs III wesentlich häufiger sind (Abb. 24.3).

Die in Abb. 24.4 dargestellten Porphyrine gehören alle zum Typ III, allerdings enthalten sie asymmetrisch verteilte Methyl-, Propyl- und Vinylgruppen. Gelegentlich werden sie allerdings auch als Typ IX bezeichnet, da sie die neunten in einer Serie von Isomeren sind, die von Hans Fischer, dem Pionier auf dem Gebiet der Porphyrinchemie, gefordert wurden.

Biosynthese der Porphyrine

Die im Tier- und Pflanzenreich vorkommenden Porphyrine werden durch einen gleichartigen Syntheseweg gebildet. Die Synthese geht dabei von Succinyl-CoA und Glycin aus. Die erstere Verbindung ist ein Zwischenprodukt des Citratcyclus der Mitochondrien (s. S. 176), die letztere eine Aminosäure. In der ersten Reaktion der Porphyrinbiosynthese kondensieren Succinyl-CoA und Glycin, wobei α-Amino-β-Ketoadipinsäure entsteht. Für die Reaktion wird Pyridoxalphosphat als Coenzym benötigt. Es bildet mit Glycin eine Schiffsche Base, wobei nun das α-C-Atom des Glycins mit dem Carbonylkohlenstoff des Succinats reagieren

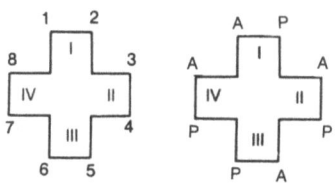

Abb. 24.2. Uroporphyrin III

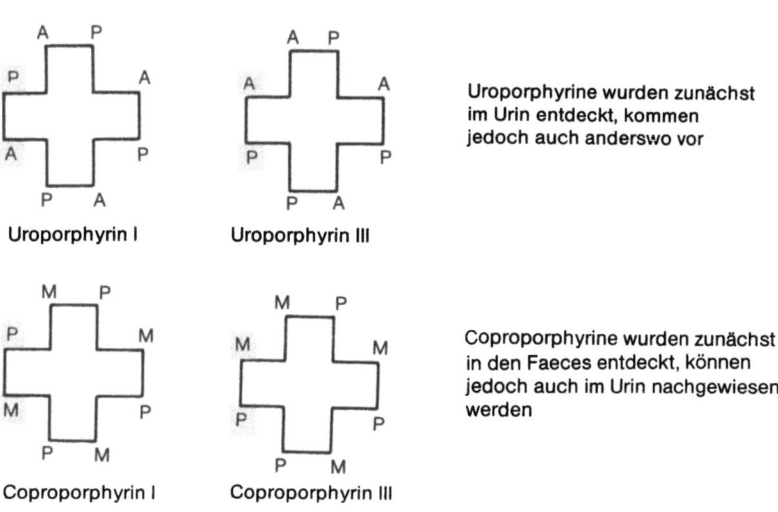

Abb. 24.3. Uroporphyrine und Coproporphyrine

24. Porphyrine und Gallenpigmente

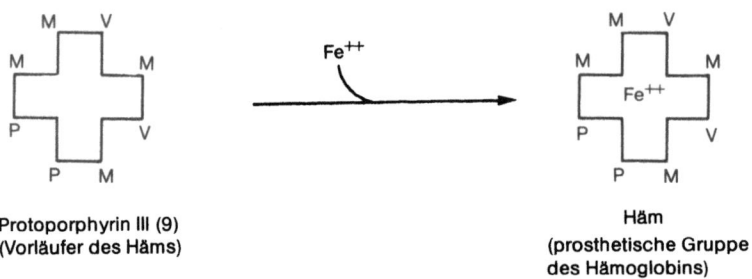

Protoporphyrin III (9)
(Vorläufer des Häms)

Häm
(prosthetische Gruppe des Hämoglobins)

Abb. 24.4. Bildung von Häm durch Addition von Eisen an Protoporphyrin

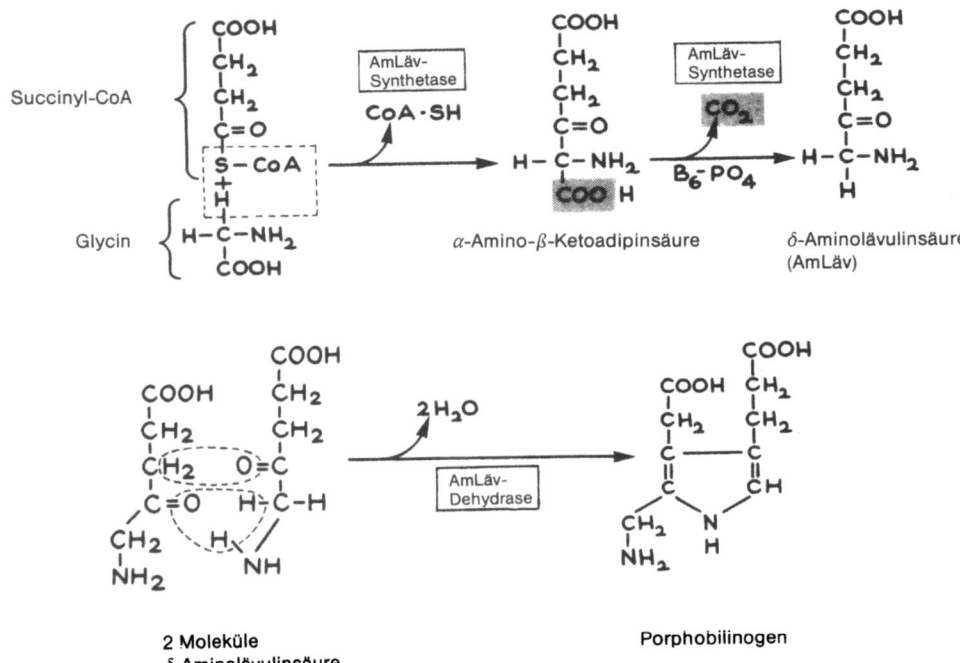

2 Moleküle
δ-Aminolävulinsäure

Porphobilinogen

Abb. 24.5. Biosynthese von Porphobilinogen. Die Aminolävulinsäure-Synthetase kommt in den Mitochondrien vor, die Aminolävulinsäure-Dehydrase dagegen im Cytosol

kann (Abb. 24.5). Die Reaktion wird durch das Enzym **Aminolävulinsäuresynthetase** katalysiert, das die α-Amino-β-Ketoadipinsäure zu δ-Aminolävulinsäure decarboxyliert.

Bei der in den Mitochondrien ablaufenden Porphyrinsynthese der Leber ist die Aminolävulinsäuresynthetase das geschwindigkeitsbestimmende Enzym.

Durch Wasserabspaltung entsteht unter Katalyse des Enzyms Aminolävulinsäuredehydratase aus zwei Molekülen δ-Amionalävulinsäure das Pyrrolderivat Porphobilinogen. Ein Tetrapyrrol (d.h. ein Porphyrin), entsteht danach durch Kondensation 4 derartiger Monopyrrole (Abb. 24.5 und 24.6). Jedesmal wird der Aminokohlenstoff, der ursprünglich das α-C-Atom des Glycins war, zum Methylenkohlenstoff, der für die Verbindung jedes einzelnen Pyrrolrings in der Tetrapyrrolstruktur verantwortlich ist. Die für die Umwandlung von δ-Aminolävulinsäure zu Porphyrinogenen verantwortlichen Enzyme kommen im Cytosol vor. Die Umwandlung von Porphobilinogen zu einem Porphyrin kann auch durch einfaches Erhitzen ohne Katalysator erzwungen werden, intracellulär wird die Reaktion jedoch durch spezifische Enzyme beschleunigt.

In der Natur kommen nur die Porphyrine der Typen I und III vor, wobei die Porphyrine Typ III wesentlich häufiger sind, da von ihnen so wichtige Porphyrine wie das Häm und die Cytochrome abgeleitet sind.

Die genauen Schritte bei der Bildung von Uroporphyrinen durch Kondensation von Porphobilinogen sind noch unbekannt. Man weiß, daß für die Biosynthese von Uroporphyrinogen III aus Porphobilinogen 2 Enzyme benötigt werden. Die **Uroporphyrinogen-I-Synthetase** katalysiert in vitro (Abb. 24.6) die Biosynthese von Uroporphyrinogen I aus Porphobilinogen. In Anwesenheit eines weiteren Enzyms, der **Uroporphyrinogen-III-Cosynthetase**, kommt es jedoch zur Ausbildung des asymmetrischen Uroporphyrinogens III. Normalerweise wird nahezu ausschließlich Uroporphyrinogen III synthetisiert, jedoch kommt es bei verschiedenen Porphyrien (s. unten) zur überschüssigen Bildung von Porphyrinogenen des Typs I.

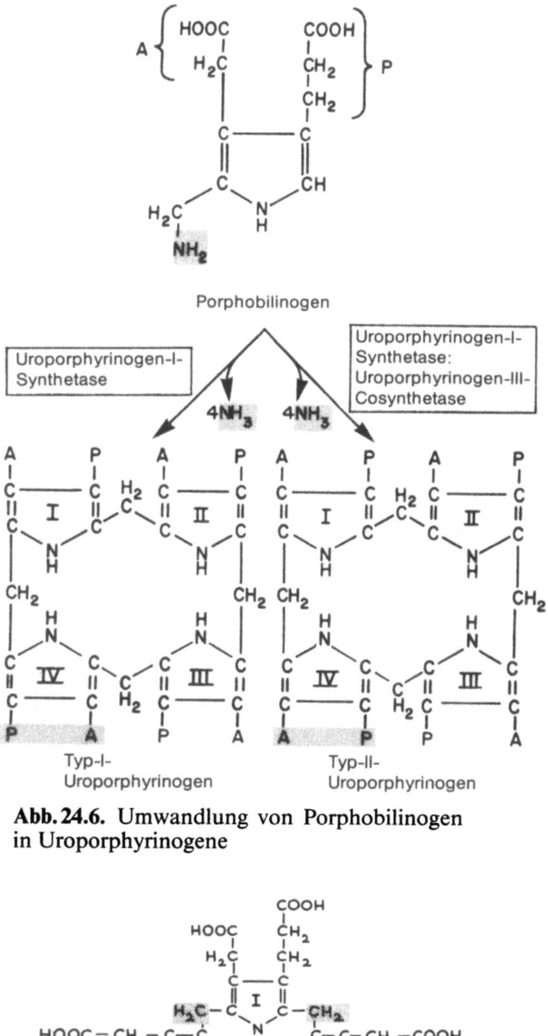

Bei allen Uroporphyrinogenen sind die Pyrrolringe durch **Methylenbrücken** verknüpft, so daß kein konjugiertes System entsteht. Aus diesem Grund sind alle Porphyrinogene farblose Verbindungen. Sie unterliegen jedoch rasch der Autooxidation, wobei die entsprechenden Porphyrine gebildet werden. Die Autooxidation wird durch Licht katalysiert und durch die gebildeten Reaktionsprodukte aktiviert. Abb. 24.7 zeigt die Bildung des Uroporphyrins III aus Uroporphyrinogen III.

Uroporphyrinogen III kann durch Decarboxylierung aller Acetatgruppen zu Methyl-(M)Substituenten zu Coproporphyrinogen III umgewandelt werden. Die Reaktion wird durch die **Uroporphyrinogen-Decarboxylase** katalysiert, die keine große Stereospezifität zeigt, da sie auch Uroporphyrinogen I zu **Coproporphyrinogen** umwandelt (Abb. 24.8). Coproporphyrinogen III wird von den Mitochondrien aufgenommen, und dort über **Protoporphyrinogen III** zu **Protoporphyrin III** umgewandelt, wobei verschiedene Zwischenstufen beschritten werden müssen (Abb. 24.9). Die **Coproporphy-**

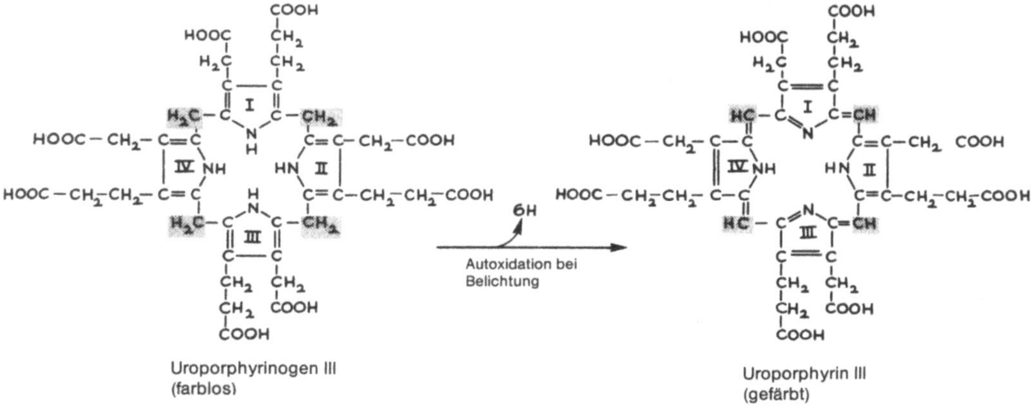

Abb. 24.6. Umwandlung von Porphobilinogen in Uroporphyrinogene

Abb. 24.7. Oxidation von Uroporphyrinogen zu Uroporphyrin. Die Methylenbrücken zwischen den Pyrrolringen werden zu Methenylbrücken oxidiert

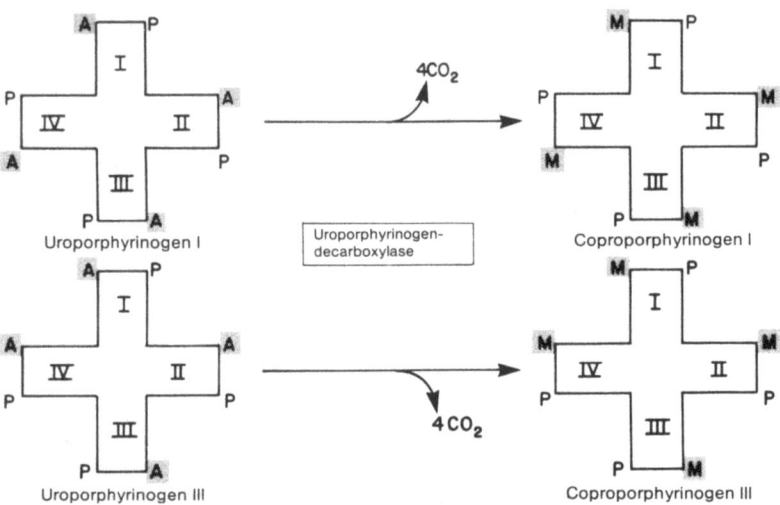

Abb. 24.8. Cytosolische Decarboxylierung von Uroporphyrinogenen zu Coproporphyrinogenen. *A* Acetyl, *M* Methyl, *P* Propyl

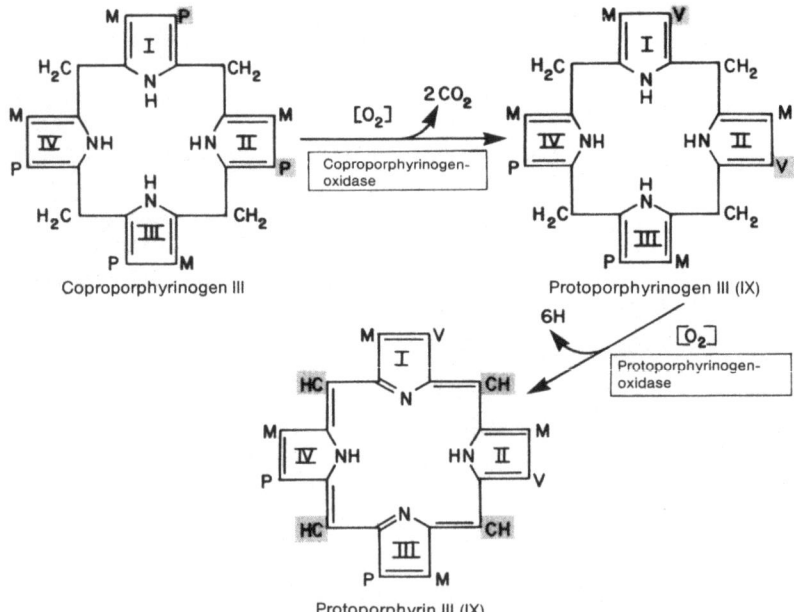

Abb. 24.9. Mitochondriale Umwandlung von Coproporphyrinogen zu Protoporphyrin. *M* Methyl, *P* Propyl, *V* Vinyl

rinogen-Oxidase katalysiert die Decarboxylierung und Oxidation der zwei Propionsäureseitenketten, wobei die für das Protoporphyrinogen typischen Vinylgruppen entstehen. Das Enzym ist spezifisch für Coproporphyrinogen III. Die Oxidation von Protoporphyrinogen III zu Protoporphyrin III erfolgt unter Katalyse der **Protoporphyrinogen-Oxidase**, die (wenigstens in der tierischen Leber) molekularen Sauerstoff benötigt.

Bildung von Häm

Der letzte Schritt der Hämbiosynthese besteht im Einbau von Eisen in das Protoporphyrin. Diese Reaktion wird durch das Enzym **Häm-**

Porphyrine 369

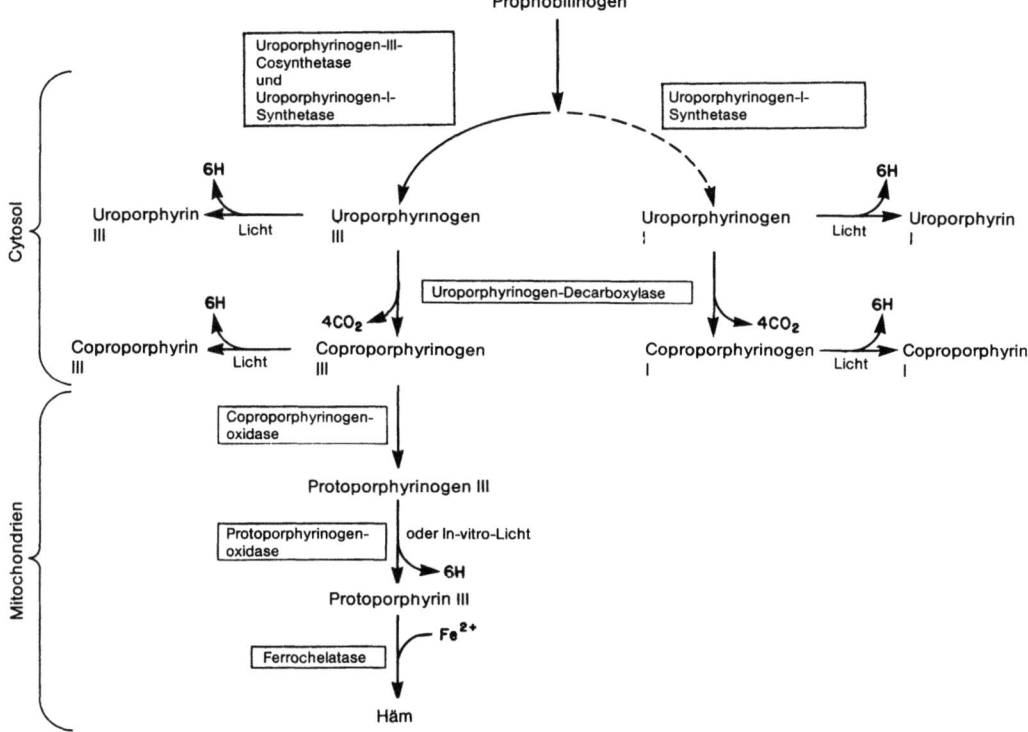

Abb. 24.10. Die einzelnen Schritte der Biosynthese von Porphyrinderivaten aus Porphobilinogen

synthetase oder **Ferrochelatase** katalysiert (Abb. 24.4). Der Eiseneinbau kann prinzipiell auch in einer nichtenzymatischen Reaktion erfolgen.

Abb. 24.10 faßt die Einzelschritte bei der Biosynthese der Porphyrine zusammen. Zur Hämbiosynthese sind die meisten Säugetiergewebe mit Ausnahme des reifen Erythrocyten imstande. Die oben beschriebenen Porphyrinogene sind farblos und enthalten 6 Wasserstoffatome mehr als die entsprechend gefärbten Porphyrine. Es ist jetzt gesichert, daß diese reduzierten Porphyrine (die Porphyrinogene) und nicht die entsprechenden Porphyrine die wirklichen Zwischenprodukte bei der Biosynthese von Protoporphyrin und Häm sind.

Regulation der Hämbiosynthese

Die geschwindigkeitsbestimmende Reaktion für die Hämbiosynthese ist die Kondensation von Succinyl-CoA und Glycin unter Bildung von δ-Aminolävulinsäure (Abb. 24.5). Die Reaktion wird durch das Enzym Aminolävulinsäuresynthetase katalysiert. Die Aktivität der Aminolävulinsäuresynthetase ist in normalen Geweben, die zur Hämbiosynthese fähig sind, niedriger als diejenige aller anderer Enzyme des Syntheseswegs. Die Aminolävulinsäuresynthetase ist ein reguliertes Enzym. Häm wirkt vermutlich über ein Aporepressormolekül als negativer Regulator auf die Synthese der Aminolävulinsäuresynthetase. Abb. 24.11 zeigt den Mechanismus der Repression und Derepression. Möglicherweise findet sich an dem durch das Enzym katalysierten Schritt auch noch eine negative Rückkoppelungshemmung. Die Hauptregulation erfolgt jedoch durch Beeinflussung der Biosyntheserate des Enzyms. Fehlt nämlich Häm, so wird die Biosynthese der Aminolävulinsäuresynthetase gesteigert, in Anwesenheit von Häm jedoch vermindert. Unter normalen Umständen ist der Umsatz der Aminolävulinsäuresynthetase mit einer Halbwertszeit von nur 1 h sehr rasch, was allerdings für ein eine geschwindigkeitsbestimmende Reaktion regulierendes Enzym nicht überraschend ist. Viele Verbindungen unterschiedlicher Struktur, zu denen beispielsweise die derzeit gebräuchlichen Insecticide sowie Carcino-

24. Porphyrine und Gallenpigmente

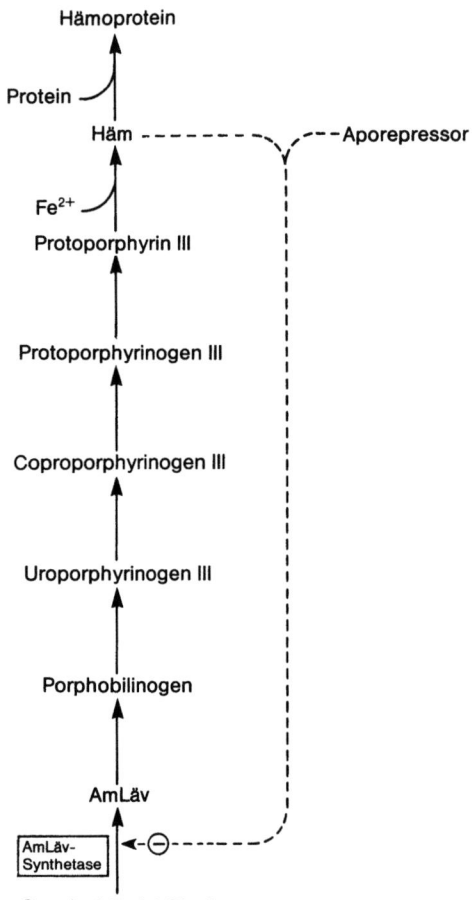

Abb. 24.11. Regulation der Hämsynthese auf der Ebene der Aminolävulinsäure-Synthetase. Es handelt sich um einen Repressions-Derepressions-Mechanismus, welcher durch Häm und einen hypothetischen Aporepressor vermittelt wird. Die gepunkteten Linien symbolisieren die negative Regulation durch Repression

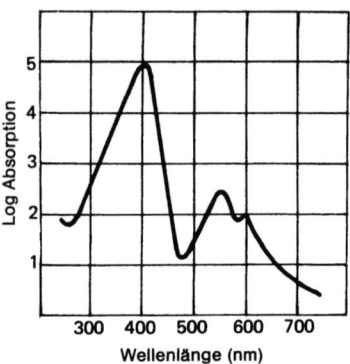

Abb. 24.12. Absorptionsspektrum des Hämatoporphyrins (0,01%ige Lösung in 5%iger HCl)

gene und verschiedene Pharmaka gehören, führen auch beim Menschen zu einem beachtlichen Anstieg des Aminolävulinsäure-Synthetasegehalts der Leber. Die meisten dieser Verbindungen werden unter Einschaltung des Cytochroms P-450 metabolisiert, dessen Umsatz dabei enorm zunimmt, was zu einer Verminderung der intracellulären Hämkonzentration führt. Dies führt zu einer Derepression der Aminolävulinsäuresynthetase mit entsprechender Zunahme der Hämbiosynthese.

Darüber hinaus beeinflussen weitere Faktoren die Induktion der Aminolävulinsäuresynthetase der Leber. So verhindert beispielsweise Glucose die Induktion des Enzyms. Eisen in chelierter Form übt dagegen einen synergistischen Effekt auf die Synthetaseinduktion aus. Steroide spielen eine permissive Rolle bei der durch Pharmaka vermittelten Derepression der Aminolävulinsäuresynthetase. Zufuhr von Hämatin kann den Effekt von Pharmaka auf die Derepression des Enzyms verhindern. In den erythropoetischen Geweben nimmt die Aktivität der Aminolävulinsäuresynthetase bei Hypoxie zu, wohingegen die Aktivität des Enzyms in der Leber unverändert bleibt.

Die Bedeutung dieser regulatorischen Faktoren wird im Abschnitt Porphyrien besprochen.

Chemie der Porphyrine

Wegen der tertiären Stickstoffe in zwei der Pyrrolringe wirken Porphyrine als schwache Basen. Wenn sie darüber hinaus eine oder mehrere Carboxylgruppen an ihren Seitenketten tragen, haben sie damit auch Säurefunktionen. Ihre isoelektrischen Punkte liegen zwischen 3,0 und 4,5. Innerhalb dieses Bereichs können Porphyrine leicht aus wäßriger Lösung ausgefällt werden.

Die verschiedenen Porphyrinogene sind farblos, während alle Porphyrine gefärbt sind. Bei Untersuchungen von Porphyrinen oder Porphyrinderivaten sind die charakteristischen Absorptionsspektren sowohl im sichtbaren wie im ultravioletten Bereich von großer Bedeutung. Als Beispiel zeigt die Abb. 24.12 das Absorptionsspektrum von Porphyrin in 5%iger Salzsäure. Von besonderer Bedeutung ist dabei die scharfe Absorptionsbande bei 400 nm. Diese zeichnet den Porphyrinring aus und ist charakteristisch für alle Porphyrine, unabhängig von ihren Seitenketten. Nach ihrem Entdecker wird diese Absorptionsbande auch als **Soret-Bande** bezeichnet. Das Hämatoporphyrin in saurer Lösung zeigt zusätzlich zur Soret-Bande zwei schwächere Absorptionsbanden mit Maxima bei 550 und 592 nm.

Werden Porphyrine in starken Mineralsäuren oder organischen Lösungsmitteln gelöst und mit ultraviolettem Licht bestrahlt, entwickeln sie eine deutliche Rotfluorescenz. Diese ist so charakteristisch, daß sie häufig zum Nachweis kleiner Mengen Porphyrine benutzt wird. Verantwortlich für die charakteristischen Absorptions- und Fluorescenzeigenschaften der Porphyrine sind die Doppelbindungen. Werden diese reduziert, so entstehen farblose Verbindungen, die **Porphyrinogene**.

Bei Anlagerung eines Metalls an ein Porphyrin ändert sich die Absorption im sichtbaren Bereich. So zeigt beispielsweise das Protoporphyrin, der eisenfreie Vorläufer des Häms, in alkalischer Lösung verschiedene scharfe Absorptionsbanden (bei 645, 591 und 540 nm), wohingegen Häm eine einzige breite Absorptionsbande mit einem Plateau zwischen 540 und 580 nm besitzt.

Nachweisreaktionen für Porphyrine

Der Nachweis von Coproporphyrinen und von Uroporphyrinen ist von klinischer Bedeutung, da beide Verbindungen in gesteigertem Umfang bei Porphyrien ausgeschieden werden. Die Coproporphyrine I und III sind in Eisessig-Äthermischungen löslich, aus denen sie mit Salzsäure extrahiert werden können. Uroporphyrine sind dagegen in Eisessig-Äthermischungen unlöslich, lösen sich jedoch in Ethylacetat, aus dem sie ebenfalls mit Salzsäure extrahiert werden können. In der salzsauren Lösung ergibt die Beleuchtung mit ultraviolettem Licht eine charakteristische Rotfluorescenz. Anhand des Spektrums können danach die Porphyrine identifiziert werden.

Tabelle 24.1 zeigt die oberen Grenzwerte der normalen Ausscheidung von Porphyrinen und Porphyrinvorläufern. Beim Gesunden beträgt die gesamte Coproporphyrinausscheidung im Urin etwa 67 µg/24 h; von dieser Menge entfallen auf den Typ I etwa 14 µg und auf den Typ III 53 µg/24 h. Jede Änderung dieses normalen Verhältnisses in der Ausscheidung der Coproporphyrintypen I und III kann bei verschiedenen Lebererkrankungen von Bedeutung sein.

Während der Synthese von Häm aus Aminolävulinsäure nimmt die Hydrophobizität der verschiedenen Zwischenprodukte zu. Die Acetylgruppen der Uroporphyrinogene werden bei der Umwandlung zu Coproporphyrinogen decarboxyliert, dasselbe gilt für die 2 Propylgruppen bei der Umwandlung von Coproporphyrinogen zu Protoporphyrinogen. Die relative Verteilung der Zwischenprodukte der Hämbiosynthese in Urin und Faeces spiegelt diese Zunahme der Hydrophobizität wider. So erscheinen die polareren Uroporphyrinogene in größerem Ausmaß im Urin, während die apolareren Coproporphyrinogene und Protoporphyrinogene im wesentlichen in der Galle und damit in den Faeces auftauchen.

Porphyrien

Die Porphyrien stellen eine heterogene Gruppe von Erkrankungen dar, die sich alle durch eine gesteigerte Ausscheidung von Porphyrinen oder Porphyrinpräkursoren auszeichnen. Einige Formen der Porphyrien sind hereditäre Erkrankungen, andere erworben. Im allgemeinen werden die hereditären Porphyrien in drei Gruppen eingeteilt, die erythropoetischen Porphyrien, die hepatischen Porphyrien und Porphyrien mit erythropoetischen und hepatischen Abnormalitäten (Tabelle 24.2). Bei den meisten Typen der hereditären Porphyrien ist der Defekt in allen Geweben nachzuweisen. Aus Gründen, die noch nicht bekannt sind, äußert sich jedoch die Stoffwechselstörung präfe-

Tabelle 24.1. Obere Normwerte der Ausscheidung sowie der Konzentrationen von Porphyrinen und Porphyrinpräkursoren [Nach Meyer UA, Schmid R (1978) The porphyrias. In: Stanbury JB, Fredrickson DS (eds) The metabolic basis of interited disease, 4th edn. McGraw-Hill, New York]

	Urin (µg/24 h)	Faeces (µg/g Trockengewicht)	Erythrocyten (µg/100 ml Zellen)
Aminolävulinsäure	4000	–	–
Porphobilinogen	1500	–	–
Uroporphyrin	50	5	Spuren
Coproporphyrin	300	50	3
Protoporphyrin	–	120	80

Tabelle 24.2. Einteilung der menschlichen Porphyrien. [Nach Meyer UA, Schmid R (1978) The porphyrias. In: Stanbury JB, Fredrickson DS (eds) The metabolic basis of interited disease, 4th edn. McGraw-Hill, New York]

Bezeichnung	Vererbung	Nachgewiesener oder vermuteter Enzymdefekt	Überwiegendes Auftreten in
Congenitale erythropoietische Porphyrie	Autosomal recessiv	Uroporphyrinogen I Synthetase und/oder Uroporphyrinogen III Cosynthetase	Erythroide Zellen
Hepatische Porphyrien			
Intermittierende akute Porphyrie	Autosomal dominant	Uroporphyrinogen-I-Synthetase	Leber
Hereditäre Coproporphyrie	Autosomal dominant	Coproporphyrinogen-Oxidase	Leber
Porphyria variegata	Autosomal dominant	Protoporphyrinogen-Oxidase	Leber
Porphyria cutanea tarda	Autosomal dominant (?)	Uroporphyrinogen-Decarboxylase	Leber
Toxische Porphyrie	erworben	Verschieden	Leber
Protoporphyrie	Autosomal dominant	Ferrochelatase	Erythroide Zellen und Leber (?)

rentiell in spezifischen Geweben. Im folgenden werden die biochemischen Störungen, die für die verschiedenen Porphyrien charakteristisch sind, kurz beschrieben.

Untersuchungen der für die verschiedenen Porphyrien charakteristischen, biochemischen und metabolischen Störungen haben nicht nur wertvolle Informationen über die Pathogenese dieser Erkrankungen und ihrer Behandlung ergeben. Sie haben darüber hinaus zum Verständnis des normalen Biosynthesewegs für Porphyrine und dessen Regulation geführt.

Für jeden Typ der Porphyrien gibt es ein charakteristisches Ausscheidungsspektrum für Porphyrin und Porphyrinpräkursoren. Diese Ausscheidungsmuster und ihre Beziehungen zum Biosyntheseweg des Häms sind in Abb. 24.13 dargestellt.

Bei der zu den hepatischen Porphyrien gehörenden **intermittierenden akuten Porphyrie** handelt es sich um eine autosomale, dominant vererbte Erkrankung, die i. allg. erst nach der Pubertät auftritt. Sie kommt durch einen hereditären partiellen Mangel der **Uroporphyrinogen-I-Synthetase** zustande. Personen mit dieser Erkrankung sind heterozygot für ein defektes Strukturgen der Uroporphyrinogen-I-Synthetase. Dies führt dazu, daß in ihren Zellen nur 50% der normalen spezifischen katalytischen Aktivität des Enzyms vorhanden ist. Patienten mit intermittierender akuter Porphyrie scheiden große Mengen von **Porphobilinogen** und **Aminolävulinsäure** im Urin aus. Beide Verbindungen sind farblos, jedoch polymerisiert Porphobilinogen bei Belichtung langsam und spontan, wobei zwei gefärbte Produkte, das Porphobilin und das Porphyrin entstehen. Diese verursachen eine Dunkelverfärbung des Urins bei Belichtung.

Im Blut und der Cerebrospinalflüssigkeit von Patienten mit dieser Erkrankung sind sowohl Porphobilinogen wie auch Aminolävulinsäure nachzuweisen, besonders während akuter Schübe. Arzneimittel und Steroidhormone, die unter Vermittlung von hämhaltigen Proteinen wie beispielsweise dem Cytochrom P 450 metabolisiert werden, lösen derartige akute Schübe aus. Offensichtlich kommt es infolge des vermehrten Verbrauchs von Hämproteinen beim Stoffwechsel dieser Verbindungen zu einer Derepression der Aminolävulinsäuresynthetase. Die gesteigerte Aktivität der Enzyme führt zusammen mit dem partiellen Block der Uroporphyrinogen-I-Synthetase zu einer massiven Akkumulierung von Aminolävulinsäure und Porphobilinogen. Mit ihr gehen die akuten Schübe mit Abdominalschmerzen, Erbrechen, Verstopfung, kardiovasculären Störungen sowie neurologischen und psychopathologischen Zeichen einher.

Patienten mit intermittierender akuter Porphyrie sind nicht so lichtempfindlich wie Patienten mit anderen Typen der hepatischen Porphyrien. Dies ist verständlich, da bei ihnen wegen

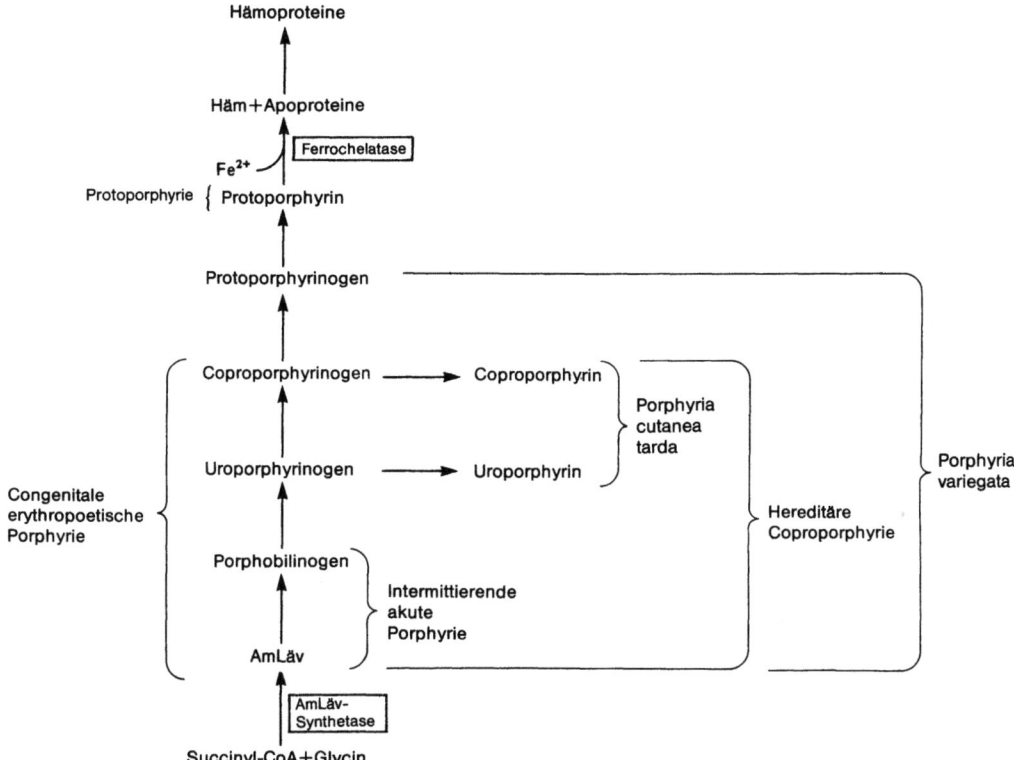

Abb. 24.13. Beziehung der bei Porphyrien auftretenden Ausscheidungsmuster von Porphyrinen und Porphyrinvorstufen im Urin zu den einzelnen Stufen der Porphyrinbiosynthese. Die während akuter Phasen jeder Porphyrie im Überschuß ausgeschiedenen Zwischenprodukte des Biosynthesewegs sind mit den entsprechenden Klammern hervorgehoben. AM LÄV = δ-Aminolävulinsäure. [Nach Kaufmann K, Marver H (1970) Biochemical defects in two types of human hepatic porphyria. Biochemical defects in two types of human hepatic porphyria. N Engl J Med 283: 954]

der Lokalisation des Stoffwechseldefekts vor der Porphyrinogenbildung keine Porphyrine und Porphyrinogene akkumulieren.

Wie schon oben erwähnt, kommt der für die Erkrankung typische Stoffwechseldefekt außer in Hepatocyten auch in anderen Zellen, beispielsweise in Erythrocyten und Fibroblasten vor und sollte damit auch in Zellen der Amnionflüssigkeit nachweisbar sein. Obwohl also der Enzymdefekt ubiquitär ist, ist die gesteigerte Aminolävulinsäure-Synthetase-Aktivität, die für die Überproduktion von Aminolävulinsäure und Porphobilinogen verantwortlich ist, im wesentlichen ein hepatisches Phänomen. Der Grund hierfür liegt darin, daß die Leber das Organ ist, in dem die Krankheit auslösenden Stoffe (Pharmaka, Steroidhormone usw.) metabolisiert werden. Die intermittierende akute Porphyrie ist ein seltenes Beispiel dafür, daß in einem Heterozygoten mit einem nur 50%igen Enzymdefekt phänotypisch das Vollbild der Erkrankung erscheint.

Wie aus dem Entstehungsmechanismus der Erkrankung vorhergesagt werden kann, führt die Infusion von Hämatin bei Patienten mit intermittierender akuter Porphyrie zu einer Repression der Aminolävulinsäuresynthetase und damit zu einer Besserung der klinischen Zeichen und Symptome.

Die congenitale erythropoetische Porphyrie ist eine noch seltenere angeborene Erkrankung mit autosomal-rezessivem Vererbungsmuster. Ihr molekularer Defekt ist nicht genau bekannt, sie zeichnet sich jedoch durch eine Störung des Gleichgewichts zwischen den relativen Aktivitäten der Uroporphyrinogen-III-Cosynthetase und der Uroporphyrinogen-I-Synthetase aus. Damit kommt es zu einem Überwiegen der Uroporphyrinogen-I-Bildung über die Synthese des normalen Uroporphyrinogens III. Obwohl auch hier wieder der genetische Defekt in allen Zellen des Organismus nachzuweisen ist, kommt er aus unbekannten Gründen bevorzugt im erythropoetischen Gewebe zum Ausdruck. Patienten mit congenitaler erythropoetischer Porphyrie scheiden große Mengen von **Uroporphyrinogen** und **Coproporphyrinogen des Typs I** aus, die im Urin spontan zu den roten Farbstoffen Uroporphyrin I und Coproporphyrin I oxidiert werden. Obwohl es auch zu einer kleinen Zunahme des Uroporphyrins III kommt, kann das Verhältnis der Porphyrinisomere des Typs I zu dem des Typs III einen Wert von 100:1 erreichen. Auch die zirkulierenden Erythrocyten enthalten hohe Konzentrationen von Uroporphyrin I, die höchste Konzentration des Porphyrins findet sich im Knochenmark, nicht dagegen in den Hepatocyten.

Infolge der verminderten Bildung des Hämpräkursors Uroporphyrinogen III und dem damit verbundenen relativen Hämmangel, kommt es zur Induktion der Aminolävulinsäuresynthetase in den erythropoetischen Geweben von Patienten mit congenitaler erythropoetischer Porphyrie. Diese Enzyminduktion führt zu einer verstärkten Überproduktion der Porphyrinogene des Typs I. Die Zunahme des Aminolävulinsäure-Synthetase-Gehalts und die Überproduktion von Porphyrinogen des Typs I geht mit einer vermehrten Produktion und Ausscheidung von Porphobilinogen und Aminolävulinsäure einher. Aus den biochemischen Abnormalitäten können infolgedessen klinische Symptome ähnlich der einer intermittierenden akuten Porphyrie vorhergesagt werden. Hinzu kommt allerdings eine Lichtempfindlichkeit der Haut, da sich in ihr die photosensiblen Porphyrinverbindungen ablagern.

Die hereditäre Coproporphyrie ist eine autosomal dominant vererbte Erkrankung, die auf einem teilweisen Mangel der **Coproporphyrinogenoxidase** beruht. Dieses mitochondriale Enzym ist für die Umwandlung von Coproporphyrinogen III zu Protoporphyrinogen III verantwortlich (Abb. 24.9). Es kommt infolgedessen zur massiven Ausscheidung von Coproporphyrinogen III in den Faeces und, da diese Verbindung noch einigermaßen wasserlöslich ist, auch im Urin. Ähnlich wie Uroporphyrinogen wird Coproporphyrinogen in Anwesenheit von Luftsauerstoff und Licht rasch zu dem roten Farbstoff Coproporphyrin oxidiert.

Die durch den Enzymdefekt limitierte Kapazität der Hämproduktion führt zur Derepression der Aminolävulinsäuresynthetase. Damit kommt es zur Überproduktion von Aminolävulinsäure, Porphobilinogen und den anderen Zwischenprodukten des Synthesewegs bis zum Enzymblock. Infolgedessen haben Patienten mit hereditärer Coproporphyrie eine Symptomatik, die infolge der überschüssigen Bildung von Aminolävulinsäure und Porphobilinogen der intermittierenden akuten Porphyrie ähnelt. Allerdings kommt auch bei ihnen die gesteigerte Lichtempfindlichkeit hinzu, da Coproporphyrinogene und Uroporphyrinogene im Überschuß gebildet werden. Durch Hämatininfusionen kann die Aminolävulinsäuresynthetase wenigstens teilweise reprimiert werden, was zu einer Verbesserung der klinischen Symptomatik führt.

Die autosomal vererbte **Porphyria variegata** oder Protocoproporphyrie zeichnet sich durch einen partiellen Block der enzymatischen Umwandlung von Protoporphyrinogen zu Häm aus. Zwei Enzyme, die Protoporphyrinogenoxidase und die Ferrochelatase, die beide in den **Mitochondrien** lokalisiert sind, sind offensichtlich an der Erkrankung beteiligt, wobei jedoch die genaue Lokalisierung des hereditären Defekts noch nicht gelungen ist. Auch bei dieser Erkrankung kommt es – besonders nach entsprechenden Belastungen – zu einem Hämmangel, wodurch die hepatische Aminolävulinsäuresynthetase dereprimiert wird. Daraus ergibt sich, wie bei den anderen Porphyrien, eine Überproduktion aller Zwischenprodukte der Hämsynthese bis zur Stelle des Syntheseblocks. Infolgedessen scheiden Patienten mit Porphyria variegata große Mengen von Aminolävulinsäure, Porphobilinogen, Uroporphyrin und Coproporphyrin im Urin sowie Uroporphyrin, Coproporphyrin und Protoporphyrin in den Faeces aus. Ihr Urin ist rot gefärbt, darüber hinaus zeigen sie eine gesteigerte Photosensibilität der Haut, die von derjenigen bei der Porphyria cutanea tarda (s. unten) nicht unterschieden werden kann.

Wie bei den anderen Porphyriesyndromen kommt es häufig erst nach Belastung durch entsprechende Chemikalien oder Pharmaka oder auch allgemein bei Streßsituationen zur Dereprimierung der Aminolävulinsäuresynthetase mit entsprechender Akkumulierung der für die Porphyrie typischen Zwischenprodukte.

Die Erkrankung betrifft speziell die Leber, nicht jedoch das erythropoetische Gewebe. Das Plasma der Patienten zeigt häufig eine bemerkenswerte Rotfluorescenz, die offenbar von der hohen Coproporphyrinogenkonzentration herrührt.
Die Porphyria cutanea tarda ist wohl die häufigste Porphyrieform. Die Natur des ihr zugrundeliegenden metabolischen Defekts ist nicht genau bekannt, läßt sich jedoch wahrscheinlich auf einen partiellen Mangel der **Uroporphyrinogen-Decarboxylase** zurückführen. Wahrscheinlich wird der Defekt autosomal dominant vererbt, jedoch ist seine Penetranz unterschiedlich und hängt in den meisten Fällen von der zusätzlichen Existenz eines Leberschadens, beispielsweise durch Alkohol, ab. Der Urin enthält große Mengen von Uroporphyrinen sowohl des Typs I wie auch des Typs III, jedoch sind die übermäßige Ausscheidung von Aminolävulinsäure und Porphobilinogen selten. Beim Ansäuern entwickelt er nach Anregung mit ultraviolettem Licht eine rote Fluorescenz. Die Leber enthält große Mengen von Porphyrinen, so daß sie intensiv fluoresciert, was nicht für Erythrocyten und die Zellen des Knochenmarks zutrifft. Bei der Porphyria cutanea tarda ist das wichtigste klinische Symptom die **Photosensitivität der Haut**. Die für die intermittierende akute Porphyrie typische Symptomatik durch hohe Porphobilinogen- und Aminolävulinsäurespiegel fehlt bei der Porphyria cutanea tarda.
Die **Protoporphyrie** oder erythropoetische Protoporphyrie ist eine dominant vererbte Erkrankung, der ein partieller Mangel der **Ferrochelatase-Aktivität** in allen Geweben zugrundeliegt. Klinisch zeichnen sich die Patienten durch das Auftreten einer akuten Urticaria nach Belichtung aus. Die Erythrocyten, das Plasma und die Faeces enthalten hohe Mengen von Protoporphyrin III. Reticulocyten und durch Biopsie gewonnene Hautproben zeigen eine intensive Rotfluorescenz nach UV-Bestrahlung. Wahrscheinlich trägt auch die Leber zur Überproduktion von Protoporphyrin III bei, es kommt nicht zu einer gesteigerten Ausscheidung von Porphyrinpräkursoren oder Porphyrinen im Urin.
Erworbene Porphyrien können nach Kontakt mit giftigen Verbindungen wie Hexachlorbenzol, Blei oder anderen Schwermetallsalzen auftreten. Daneben können auch verschiedene Arzneimittel zu Porphyrien führen (Griseofulvin und Apronalid). Schwermetalle hemmen verschiedene Enzyme der Hämbiosynthese, beispielsweise die Aminolävulinsäuredehydratase, die Uroporphyrinogensynthetase und die Ferrochelatase.

Abbau des Häms: Bildung der Gallenpigmente

Unter physiologischen Bedingungen werden beim Erwachsenen $1-2 \times 10^8$ Erythrocyten pro Stunde zerstört. Dies entspricht einem täglichen Umsatz von 6 g Hämoglobin bei einem Körpergewicht von 70 kg. Beim Hämoglobinabbau kann der Proteinanteil des Hämoglobins reutilisiert werden, meist nach Abbau auf die Stufe der einzelnen Aminosäuren. Das Eisen des Häms wird vom Eisenpool des Organismus aufgenommen und steht damit ebenfalls der Reutilisierung zur Verfügung. Der eisenfreie Porphyrinanteil des Häms wird jedoch abgebaut, vor allem in den reticuloendothelialen Zellen der Leber, der Milz und des Knochenmarks.
Dem Hämabbau geht zunächst eine Oxidation des Hämeisens in die 3wertige Form voraus, wobei Hämin entsteht, das locker an Albumin gebunden ist (Methämalbumin). Der eigentliche Hämabbau geschieht in den Mikrosomen der reticuloendothelialen Zellen durch ein komplexes Enzymsystem, das als **Hämoxygenase** bezeichnet wird. Die Hämoxygenase wird durch ihr Substrat induziert. Sie befindet sich in enger Nachbarschaft zum mikrosomalen Elektronentransportsystem (s. S. 149). Wie aus Abb. 24.14 hervorgeht, wird zunächst **Hämin** mit NADPH reduziert, wonach unter Verbrauch eines weiteren NADPH Sauerstoff an die α-Methenylbrücke zwischen den Pyrrolringen I und II des Porphyrins addiert wird. Das 2wertige Eisen geht dabei wieder in die 3wertige Form über. In einer weiteren sauerstoffverbrauchenden Reaktion wird das Eisen abgespalten, und unter Produktion von Kohlenmonoxid (!) entsteht das Biliverdin IX-α durch Spaltung des Tetrapyrrolrings. Häm dient bei dieser Reaktion als Katalysator.
Bei Vögeln und Amphibien wird das grüne Biliverdin IX-α ausgeschieden. Säugetiere verfügen über das Enzym **Biliverdin-Reductase**, das die Methenylbrücke zwischen den Pyrrolen III

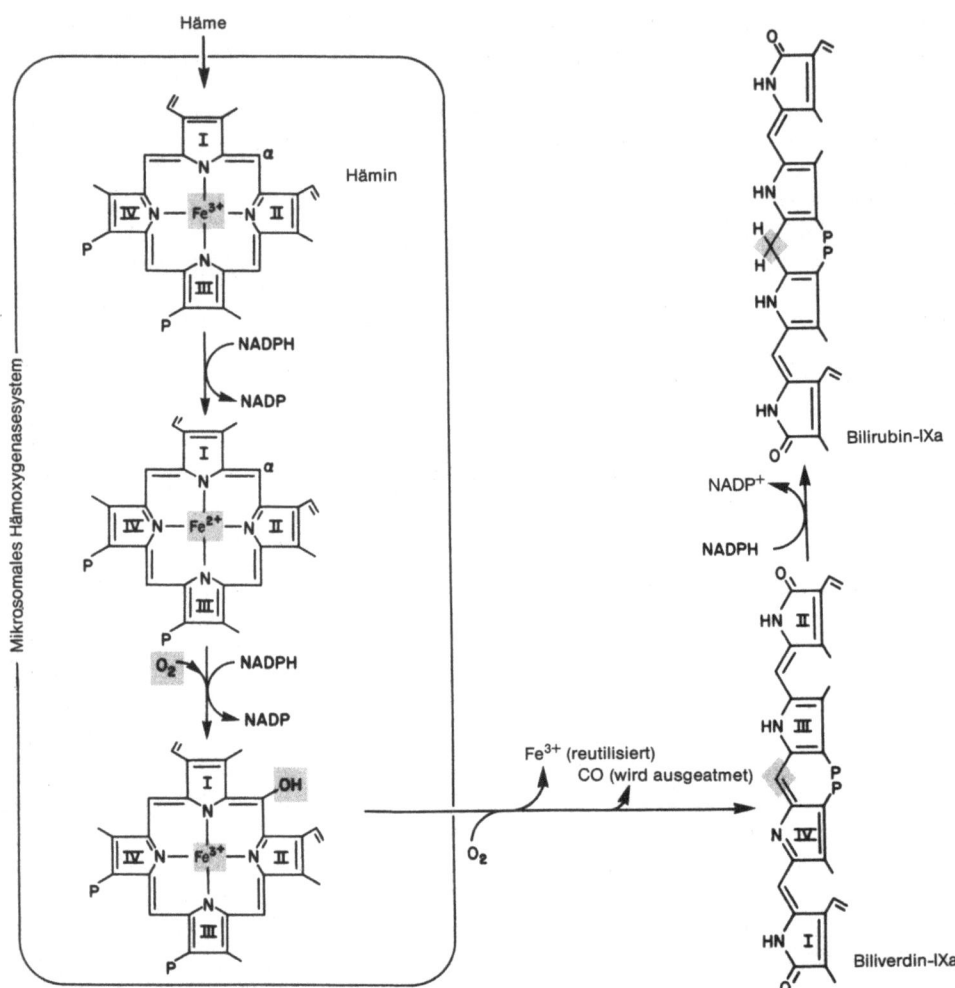

Abb. 24.14. Schematische Darstellung des mikrosomalen Hämoxygenasesystems. [Nach Schmid R, McDonough AF (1978) Formation and metabolism of bile pigments in vivo. In: Dolphin D (ed) The Porphyrins. Academic Press, London New York]

und IV zu einer Methylengruppe reduziert, wobei **Bilirubin IX-α**, ein gelber Farbstoff, entsteht.

Da aus 1 g Hämoglobin etwa 35 mg Bilirubin entstehen, beträgt die tägliche Bilirubinbildung des Menschen etwa 250–350 mg.

Die chemische Umwandlung von Häm zu Bilirubin durch die reticuloendothelialen Zellen kann leicht in vivo beobachtet werden, wenn die tiefrote Farbe des Häms in einem Hämatom langsam in die typische gelbe Farbe des Bilirubins umgewandelt wird.

Der weitere Stoffwechsel des Bilirubins findet im wesentlichen in der Leber statt. Er kann in 3 Teile unterteilt werden: die Aufnahme des Bilirubins durch die Parenchymzellen der Leber, die Konjugation des Bilirubins im glatten endoplasmatischen Reticulum und die Sekretion des konjugierten Bilirubins in die Galle.

Aufnahme von Bilirubin durch die Leber

Bilirubin ist nur schlecht in Plasma und Wasser löslich, kann jedoch im Plasma an Proteine, besonders an Albumin gebunden und so transportiert werden. Jedes Albuminmolekül hat je eine Bindungsstelle mit hoher und eine mit niedriger Affinität für Bilirubin. In 100 ml Plasma können etwa 25 mg Bilirubin fest an die hochaffine Bindungsstelle gebunden werden.

Darüber hinausgehendes Bilirubin wird nur locker gebunden und kann infolgedessen leicht abgespalten werden, wonach es in die Gewebe diffundiert. Eine Reihe von Verbindungen, wie beispielsweise Antibiotica und andere Arzneimittel, konkurrieren mit Bilirubin um die hochaffine Bindungsstelle am Albumin. Sie können Bilirubin vom Albumin verdrängen, was klinisch Folgen haben kann.

Die Hepatocyten nehmen Bilirubin nach Abtrennung vom Albumin durch ein carriervermitteltes, saturierbares System auf, das an der dem Sinusoid zugewandten Oberfläche der Leberzellen lokalisiert ist. Dieses Transportsystem hat eine außerordentlich große Kapazität, so daß es auch unter pathologischen Bedingungen nicht zum geschwindigkeitsbestimmenden Schritt des Bilirubinstoffwechsels wird.

Da es sich bei dem Aufnahmesystem für das Bilirubin um einen erleichterten Transport (s. S. 503) handelt, wird sich lediglich ein Gleichgewicht der Bilirubin-Konzentrationen zwischen dem intra- und extracellulären Raum einstellen. Die Nettoaufnahme von Bilirubin durch den Hepatocyten hängt damit vom Bilirubin-Abtransport in den folgenden Stoffwechselschritten ab.

Konjugation von Bilirubin

Durch Addition polarer Gruppen wandelt die Leber Bilirubin in eine wasserlösliche Form um, die danach durch die Galle ausgeschieden werden kann. Diese **Zunahme der Wasserlöslichkeit** oder der Polarität des Bilirubins wird durch Konjugation erreicht. Es handelt sich um einen in den Membranen des glatten endoplasmatischen Reticulums lokalisierten enzymkatalysierten Prozeß. Bei Säugetieren wird der größte Teil des Bilirubins in die Galle in Form eines **Bilirubin-Diglucuronids** ausgeschieden (Abb. 24.15). Das für die Bildung der Bilirubin-Glucuronide verantwortliche Enzym ist die **Uridindiphosphat-Glucuronatglucuronyl-Transferase** (UDP-Glucuronyl-Transferase). Das Enzym setzt sich wahrscheinlich aus mehreren Proteinen zusammen. Die Einzelreaktionen, die für die Bilirubinkonjugation notwendig sind, sind in Abb. 24.16 angegeben. Der Hauptort der Konjugation ist die Leber, daneben

Abb. 24.15. Struktur des Bilirubindiglucuronids (konjugiertes, direkt reagierendes Bilirubin). Unter Bildung eines Acylglucuronids wird Glucuronsäure mit den beiden Propionsäuregruppen verknüpft

Abb. 24.16. Konjugation von Bilirubin mit Glucuronsäure. Der Donor der Glucuronatgruppe, die UDP-Glucuronsäure, wird aus UDP-Glucose gebildet

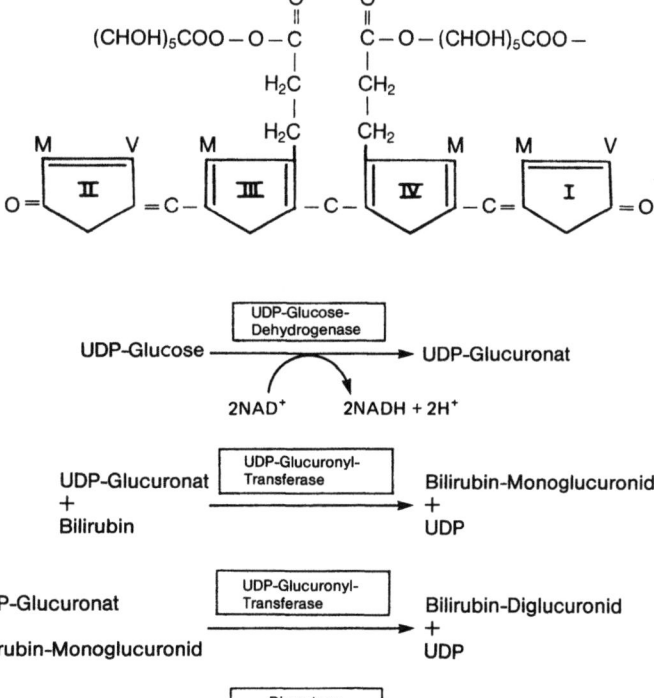

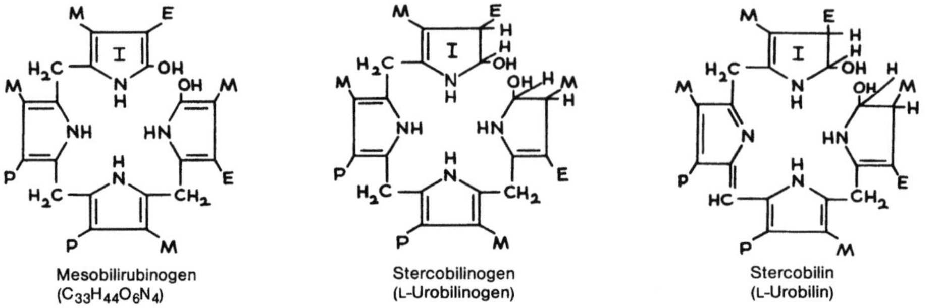

378 24. Porphyrine und Gallenpigmente

Mesobilirubinogen
($C_{33}H_{44}O_6N_4$)

Stercobilinogen
(L-Urobilinogen)

Stercobilin
(L-Urobilin)

Abb. 24.17. Struktur einiger Gallenfarbstoffe

kann sie jedoch noch in den Nieren und der intestinalen Mucosa erfolgen. Weiteres über das Konjugationssystem findet sich bei der Besprechung der hereditären Erkrankungen des Bilirubinstoffwechsels.

Die UDP-Glucuronyl-Transferase-Aktivität kann durch eine Anzahl klinisch verwendeter Arzneimittel induziert werden, wozu beispielsweise Barbitursäurederivate gehören. Möglicherweise wird für die Einführung des zweiten Glucuronsäurerestes ein anderes Enzym benötigt wie für die Einführung des ersten.

Ausscheidung von Bilirubin in die Galle

Die Ausscheidung von konjugiertem Bilirubin in die Gallenflüssigkeit muß gegen einen großen Konzentrationsgradienten erfolgen. Sie benötigt einen aktiven Transportmechanismus, der wahrscheinlich für den gesamten hepatischen Bilirubinstoffwechsel geschwindigkeitslimitierend ist. Das aktive Transportsystem ist offensichtlich durch dieselben Arzneimittel induzierbar, die auch die Konjugation von Bilirubin induzieren. Offensichtlich stellen das Konjugations- und das Exkretionssystem des Bilirubins eine koordinierte funktionelle Einheit dar.
Unter physiologischen Bedingungen wird nur konjugiertes Bilirubin in die Galle abgegeben. Nur nach Phototherapie finden sich nachweisbare Mengen von unkonjugiertem Bilirubin in der Galle.
In der Leber finden sich eine Vielzahl von Systemen, die für die Sekretion von physiologischerweise vorkommenden Verbindungen sowie von Arzneimitteln in die Galle verantwortlich sind. Einige dieser Transportsysteme werden von Bilirubin-Diglucuroniden benutzt, andere dagegen nicht.

Stoffwechsel des Bilirubins im Darm

Wenn das konjugierte Bilirubin das terminale Ileum und den Dickdarm erreichen, werden die Glucuronidreste durch spezifische bakterielle Enzyme abgespalten, wonach Bilirubin durch die Bakterienflora des Darms zu einer Gruppe farbloser Tetrapyrrolverbindungen reduziert wird, die als Urobilinogene bezeichnet werden (Abb. 24.17). In denselben Darmabschnitten wird ein kleiner Teil des Urobilinogens resorbiert und danach wieder durch die Leber in die Galle abgegeben, womit sich ein enterohepatischer Cyclus des Urobilinogens ergibt. Unter pathologischen Bedingungen, besonders wenn große Mengen des Gallenfarbstoffs gebildet werden, oder bei Lebererkrankungen, kommt es zu Störungen dieses enterohepatischen Cyclus, wobei Urobilinogen auch im Urin erscheint. Der größere Teil der farblosen Urobilinogene wird im Colon durch die dort ansässige Flora oxidiert, wobei die Urobiline entstehen, die in den Faeces ausgeschieden werden (Abb. 24.17).

Hyperbilirubinämien

Wenn die Bilirubinkonzentration im Blut über einen Grenzwert von 1 mg/dl (17,1 µmol/l) ansteigt, spricht man von einer Hyperbilirubinämie. Da Bilirubin unter diesen Bedingungen in den Geweben abgelagert wird, färben sich diese gelb. Dieser Zustand wird als **Gelbsucht** oder **Ikterus** bezeichnet. Hyperbilirubinämien können dadurch verursacht werden, daß mehr Bilirubin entsteht, als eine normale Leber ausscheiden kann. Eine weitere Möglichkeit besteht darin, daß durch einen Leberschaden das in normalen Mengen gebildete Bilirubin nicht ausgeschieden werden kann. Die dritte Möglichkeit für die Hyperbilirubinämieentstehung ist schließlich, daß durch Verlegung der ableitenden Gallenwege (Gallensteine) Bilirubin nicht ausgeschieden werden kann.

Allen 3 Situationen ist gemeinsam, daß Bilirubin sich im Blut anhäuft und bei Überschreiten der oben genannten Grenzkonzentration in den Geweben abgelagert wird. Häufig sind für das Entstehen der Hyperbilirubinämie nicht einer, sondern eine Kombination der genannten auslösenden Faktoren verantwortlich.

Bei der klinischen Untersuchung von Patienten mit Gelbsucht ist die Bestimmung des Bilirubinspiegels im Serum notwendig. Van den Bergh entwickelte als erster eine quantitative Bestimmungsmethode für den Bilirubingehalt des Serums. Sie basiert auf der Koppelung von diazotierter Sulfanilsäure (Ehrlichs Diazoreagens) mit Bilirubin, wobei ein purpurfarbener Azofarbstoff entsteht. In der Originalmitteilung wurde Methanol als Lösungsmittel sowohl für Bilirubin wie auch für das Diazoreagens verwendet. Van den Bergh unterließ zufällig die Methanolzugabe bei einer Versuchsreihe, in der der Bilirubingehalt der menschlichen Galle untersucht wurde. Zu seiner Überraschung fand sich eine völlig normale, „direkte" Farbreaktion. Diese Art des Bilirubins, die auch ohne Zusatz von Methanol mit Sulfanilsäure reagierte, wurde in der folgenden Zeit als das „direkt reagierende" Bilirubin bezeichnet. Es zeigte sich, daß diese direkte Reaktion des Bilirubins auch im Serum dann auftritt, wenn eine Gelbsucht infolge eines Verschlusses der ableitenden Gallenwege besteht. Der Bilirubinspiegel im normalen Serum oder bei Gelbsucht infolge von gesteigerter Hämolyse ist jedoch im Gegensatz dazu nur dann meßbar, wenn Methanol zugesetzt wird. Es handelt sich infolgedessen um „indirekt reagierendes" Bilirubin. Heute weiß man, daß es sich bei dem indirekt reagierenden Bilirubin um freies, nichtkonjugiertes Bilirubin handelt, das auf dem Weg vom reticuloendothelialen System als dem Abbauort der Erythrocyten zur Leber ist. Da nichtkonjugiertes Bilirubin nicht wasserlöslich ist, wird Methanol benötigt, um die Reaktion mit dem Diazoreagens zu starten. In der Leber wird freies Bilirubin mit Glucuronsäure konjugiert, das konjugierte Bilirubinglucuronid wird in die Galle ausgeschieden. Konjugiertes Bilirubin, das gut wasserlöslich ist, reagiert direkt mit dem Diazoreagens. Das direkt reagierende Bilirubin von van den Bergh ist in Wirklichkeit das Bilirubinglucuronid.

Je nach dem Typ des Bilirubins, das im Plasma auftritt, werden konjugierte und nichtkonjugierte Hyperbilirubinämien unterschieden.

Nur das nichtkonjugierte Bilirubin kann die Bluthirnschranke passieren und damit in das Zentralnervensystem eintreten. Aus diesem Grund findet sich eine durch Hyperbilirubinämie ausgelöste Encephalopathie, ein sog. Kernikterus, nur in Verbindung mit einer nichtkonjugierten Hyperbilirubinämie.

Im Urin kann nur das konjugierte Bilirubin auftreten. Infolgedessen findet sich eine **cholurische Gelbsucht** nur bei konjugierter Hyperbilirubinämie, während eine **acholurische Gelbsucht** auf eine nichtkonjugierte Hyperbilirubinämie schließen läßt.

Nichtkonjugierte Hyperbilirubinämien

Auch bei starker Hämolyse finden sich nur leicht erhöhte Spiegel von nichtkonjugiertem Bilirubin im Blut (weniger als 4 mg/dl; weniger wie 48,4 µmol/l). Die Ursache hierfür ist die große Kapazität der Leber zur Konjugation von Bilirubin. Wenn allerdings aufgrund eines erworbenen oder vererbten Defekts die Konjugationsreaktion selbst gestört ist, kann die Konzentration von nichtkonjugiertem Bilirubin im Blut auf außerordentlich hohe Werte ansteigen.

Die häufigste Ursache einer nicht-konjugierten Hyperbilirubinämie ist die vorübergehende „physiologische" Gelbsucht der Neugeborenen. Die Ursache dieser Hyperbilirubinämie ist eine beschleunigte Hämolyse, zusammen mit einem noch nicht ausgereiften Bilirubinstoffwechsel der Leber, dessen Unreife sowohl die Aufnahme, die Konjugation wie auch die Sekretion des Bilirubins betrifft. So finden sich nicht nur relativ niedrige Spiegel der UDP-Glucuronyltransferase, sondern auch eine zu geringe Konzentration des Substrats dieses Enzyms, der UDP-Glucuronsäure. Da nichtkonjugiertes Bilirubin akkumuliert, besteht die Möglichkeit einer Penetration der Bluthirnschranke, wenn die Plasmakonzentrationen über 20-25 mg/dl betragen, was jedoch nur unter pathologischen Bedingungen vorkommt. Dann allerdings können eine toxische hyperbilirubinämische Encephalopathie oder ein Kernikterus auftreten. Bei schweren Fällen von

Neugeborenenikterus kann man versuchen, die mikrosomalen enzymatischen Systeme des Bilirubinstoffwechsels durch Phenobarbital zu induzieren.

Eine weitere Möglichkeit besteht darin, die Patienten mit Licht im sichtbaren Bereich zu bestrahlen. Auf einem noch nicht geklärten Mechanismus wird dadurch die Ausscheidung von unkonjugiertem Bilirubin durch die Leber erhöht, wahrscheinlich weil ein Teil des Bilirubins in andere Derivate wie Maleimidfragmente und geometrische Isomere umgewandelt wird, die leicht über die Galle ausgeschieden werden können.

Crigler-Najjar-Syndrom, Typ I; congenitale nichthämolytische Gelbsucht

Das Crigler-Najjar-Syndrom des Typs I ist eine seltene, autosomal-recessiv vererbte Erkrankung, die auf einem primären Stoffwechseldefekt der Bilirubinkonjugation beruht. Sie ist gekennzeichnet durch eine schwere congenitale Gelbsucht, da die Bilirubin-UDP-Glucuronyltransferase in der Leber fehlt. Im allgemeinen sterben die Betroffenen innerhalb der ersten 15 Lebensmonate, es wurden jedoch einige Fälle beschrieben, die immerhin das Pubertätsalter erreichten. Diese Kinder wurden mit Phototherapie (s. oben) behandelt. Phenobarbital und andere Arzneimittel, die die für den Bilirubinstoffwechsel verantwortlichen Enzyme induzieren können, haben bei Patienten mit Crigler-Najjar-Syndrom keine Wirkung. Ihr Serumbilirubinspiegel liegt normalerweise über 20 mg/dl.

Crigler-Najjar-Syndrom, Typ II

Diese seltene, vererbte Erkrankung ist ein leichterer Defekt des Bilirubinkonjugationssystems und nimmt infolgedessen einen gutartigen Verlauf. Die Serumbilirubinkonzentration der Betroffenen liegt normalerweise nicht über 20 mg/dl, jedoch akkumuliert lediglich nichtkonjugiertes Bilirubin. Überraschenderweise enthält die Galle dieser Patienten das Bilirubin-Monoglucuronid, weswegen angenommen wird, daß der genetische Defekt diejenige hepatische UDP-Glucuronyltransferase betrifft, die den zweiten Glucuronylrest an Bilirubinmonoglucuronid heftet.

Patienten mit dem Crigler-Najjar-Syndrom Typ II können mit großen Mengen von Phenobarbital behandelt werden. Die darauf erfolgende Verminderung des Bilirubinspiegels im Blut ist das Ergebnis einer Induktion des gesamten bilirubinverstoffwechselnden Systems und nicht nur der Bilirubinkonjugation.

Heterozygote Träger des Crigler-Najjar-Syndroms Typ II zeigen gelegentlich eine leichte, nichtkonjugierte Hyperbilirubinämie, die nicht von derjenigen bei Trägern des Gilbert-Syndroms unterschieden werden kann. Möglicherweise ist das autosomal-recessiv vererbte Crigler-Najjar-Syndrom des Typs II der homozygote Zustand des Defekts, dessen Heterozygote die leichte chronische Hyperbilirubinämie des Gilbert-Syndroms haben.

Gilbert-Syndrom

Unter dem Begriff Gilbert-Syndrom wird eine heterogene Gruppe von Erkrankungen zusammengefaßt, die sich durch eine kompensierte Hämolyse mit einer nichtkonjugierten Hyperbilirubinämie auszeichnet. Hinzu kommt ein hepatischer Defekt des Bilirubinstoffwechsels. Wahrscheinlich handelt es sich um einen Defekt des Aufnahmesystems. Hinzu kommt, daß die Bilirubin-UDP-Glucuronyltransferase-Aktivität in den Lebern der Patienten mit Gilbert-Syndrom im Vergleich zur Kontrolle erniedrigt ist.

Im allgemeinen werden die als Gilbert-Erkrankung bezeichneten gutartigen Störungen autosomal dominant vererbt.

Toxische Hyperbilirubinämie

Eine nichtkonjugierte Hyperbilirubinämie kann auch auf dem Boden eines toxischen Leberschadens, z. B. nach Zufuhr von Chloroform, Tetrachlorkohlenstoff, bei der Virushepatitis, der Lebercirrhose und nach Pilzvergiftung auftreten. Obwohl der Defekt in erster Linie die Parenchymzellen der Leber betrifft, findet sich häufig zusätzlich eine Verlegung des Gallengangsystems, was zur Folge hat, daß auch konjugiertes Bilirubin im Serum auftritt.

Konjugierte Hyperbilirubinämien

Da konjugiertes Bilirubin wasserlöslich ist, kann es im Urin der meisten Patienten mit konjugierter Hyperbilirubinämie nachgewiesen werden (cholurische Gelbsucht).

Chronische idiopathische Gelbsucht (Dubin-Johnson-Syndrom)

Die chronische idiopathische Gelbsucht ist eine autosomal recessiv vererbte Erkrankung, die sich durch eine konjugierte Hyperbilirubinämie auszeichnet. Die Ursache dieser Erkrankung liegt in einem Defekt des Sekretionsmechanismus für konjugiertes Bilirubin des Hepatocyten. Der Defekt erstreckt sich nicht nur auf konjugiertes Bilirubin, sondern auch auf konjugierte Östrogene und andere ausscheidungspflichtige Verbindungen. So ist auch die Ausscheidung exogen zugeführter Verbindungen gestört. Interessanterweise ist die Ausscheidung von Verbindungen, die nicht konjugiert werden müssen, nicht gestört. Patienten mit Dubin-Johnson-Syndrom zeichnen sich darüber hinaus durch eine anormale Verteilung von Coproporphyrin I und III im Urin aus. 80-90% des Coproporphyrins gehören dem Typ I an. Allerdings sind keine Störungen der Porphyrinsynthese bei dieser Erkrankung nachgewiesen worden.

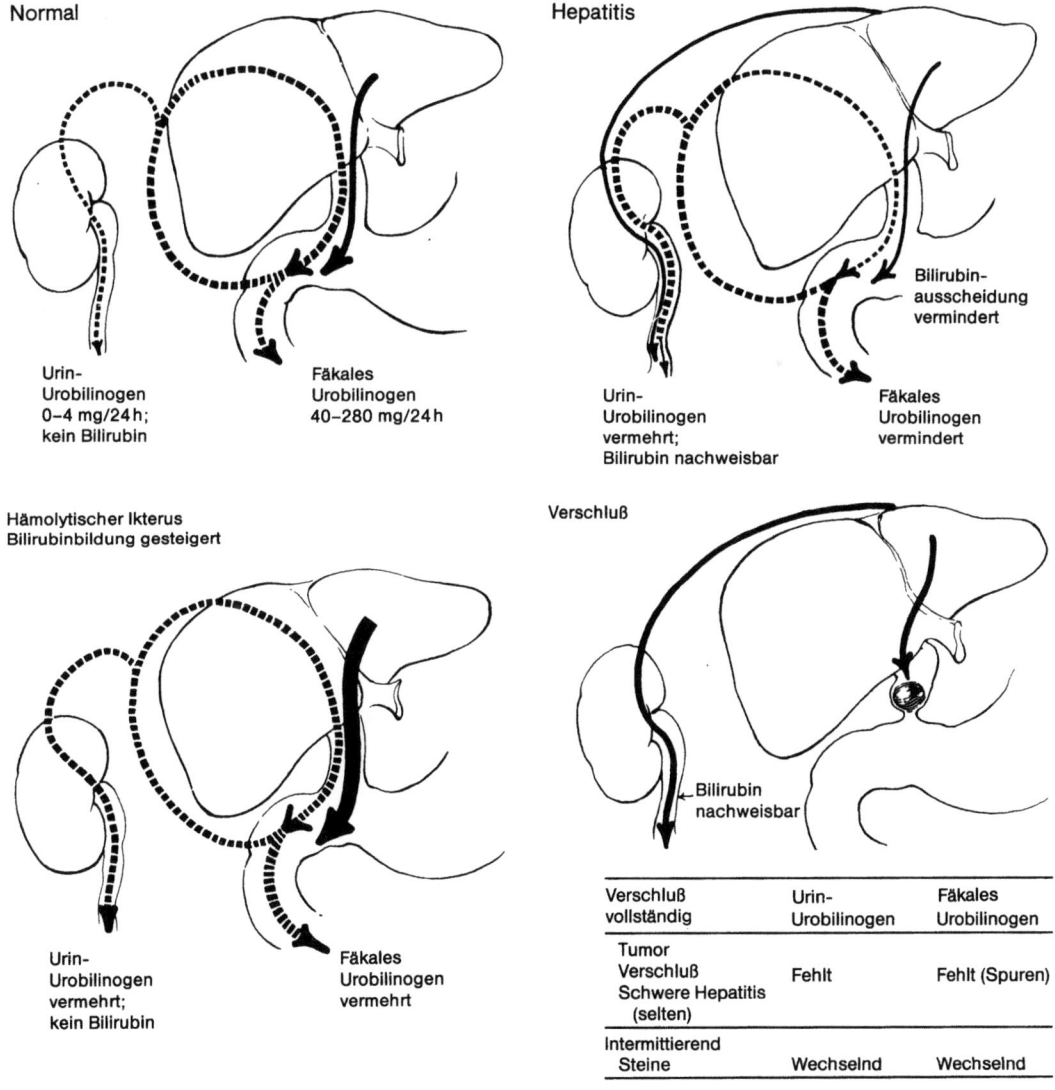

Abb. 24.18. Der Bilirubin-Urobilinogen-Cyclus (durchgezogene Pfeile: Bilirubin-Glucuronid; gepunktete Pfeile: Urobilinogen). [Nach Krupp MA et al. (1979) Physician's handbook, 20th edn. Lange]

Gallengangsverschluß

Eine konjugierte Hyperbilirubinämie entsteht häufig auf dem Boden eines Verschlusses der hepatischen oder extrahepatischen Gallenwege. Da das von der Leber in normaler Konzentration gebildete konjugierte Bilirubin nicht in die Galle ausgeschieden werden kann, kommt es zu einem Reflux mit anschließendem Übertritt der konjugierten Gallenfarbstoffe in die Lebervenen und die Lymphgefäße der Leber. Die auf dem Boden einer Verlegung der Gallenwege entstandenen Hyperbilirubinämien werden auch mit der Bezeichnung cholestatischer Ikterus zusammengefaßt und von den durch konjugierte Hyperbilirubinämie gekennzeichneten Formen des hepatischen Ikterus abgegrenzt.

Urobilinogen im Urin

Normalerweise finden sich nur Spuren von Urobilinogen im Urin (durchschnittlich 0,64 mg, maximal 4 mg/24 h). Bei komplettem Verschluß der Gallenwege findet sich kein Urobilinogen im Urin, da Bilirubin nicht in die tieferen Darmabschnitte gelangt, wo aus ihm Urobilinogen entsteht. Findet sich im Urin Bilirubin, jedoch kein Urobilinogen, so spricht dies für einen hepatischen oder extrahepatischen **Verschlußikterus**.

Beim **hämolytischen Ikterus** führt die gesteigerte Bilirubinproduktion zu einem Anstieg der Urobilinogensynthese im Darm. Da diese rückresorbiert werden kann, erscheint es in diesem Fall in großen Mengen im Urin. Da beim hämolytischen Ikterus Bilirubin nicht im Urin erscheint, spricht die Kombination einer erhöhten Urobilinogenkonzentration bei fehlendem Bilirubinnachweis im Urin für einen hämolytischen Ikterus. Jede Infektion der ableitenden Gallenwege kann zu einem Anstieg der Urobilinogenausscheidung ohne gleichzeitigen Leberschaden führen, da die infizierenden Bakterien Bilirubin vermehrt reduzieren können.

Auch bei Leberparenchymschäden kann die Urobilinogenausscheidung im Urin erhöht sein. Die Ursache hierfür liegt in einer verminderten Fähigkeit der Leber, das im Zug der Rückresorption anfallende Bilinogen wieder in den Darm auszuscheiden.

Die Diagramme der Abb. 24.18 fassen den Stoffwechsel von Bilirubin und Urobilinogen in Leber, Darm und Nieren unter normalen und pathologischen Bedingungen zusammen.

25 Nucleotide

David W. Martin

Nucleotide sind wichtige intracelluläre Moleküle mit einem Molekulargewicht unter 1000, die an einer Vielzahl biochemischer Vorgänge teilnehmen. In erster Linie dienen **Purin-** bzw. **Pyrimidinnucleotide** als monomere Präkursoren der RNS und DNS. Darüber hinaus werden **Purinribonucleotide** in biologischen Systemen als Energiequelle (ATP), als regulatorische Signale (Cyclo-AMP, Cyclo-GMP) sowie als Bestandteile von Coenzymen (FAD, NAD, NADP sowie S-Adenosylmethionin) verwendet.

Die **Pyrimidinnucleotide** dienen ebenfalls als Bauteile energiereicher Zwischenprodukte, so z.B. als UDP-Glucose und UDP-Galaktose im Kohlenhydratstoffwechsel sowie als CDP-Acylglycerin bei der Lipidbiosynthese.

Die verschiedenen Purin- und Pyrimidinbasen, welche in Nucleotiden vorkommen, kann man sich chemisch durch entsprechende Substitution an den Ringstrukturen von Purin oder Pyrimidin vorstellen. Abb. 25.1 zeigt den Aufbau dieser stickstoffhaltigen Basen. Die einzelnen Atome der Ringe werden entsprechend einem international festgelegten System numeriert. Man beachte dabei, daß die Richtung der Numerierung im Purinring sich von dem im Pyrimidinring unterscheidet, daß jedoch das C-Atom 5 bei beiden Heterocyclen dieselbe Position hat. Wegen ihrer π-Elektronenwolken sind sowohl Purin- als auch Pyrimidinbasen planare Moleküle, eine Eigenschaft, deren Bedeutung in Kap. 27 diskutiert wird.

Die 3 wichtigsten in Nucleotiden sowohl von Pro- als auch von Eukaryoten vorkommenden **Pyrimidinbasen** sind das **Cytosin**, das **Thymin** und das **Uracil** (Abb. 25.2). Die **Purinbasen Adenin** und **Guanin** sind die beiden wichtigsten Purine, welche in lebenden Organismen nach-

Abb. 25.1. Strukturen von Purin und Pyrimidin mit der Numerierung der Atome nach dem internationalen System

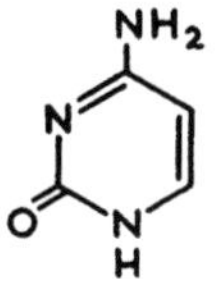

Cytosin
(2-Oxy-4-Aminopyrimidin)

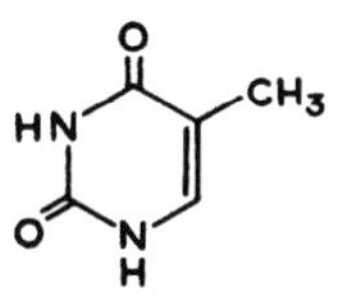

Thymin
(2,4-Dioxy-5-Methylpyrimidin)

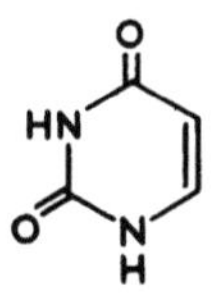

Uracil
(2,4-Dioxypyrimidin)

Abb. 25.2. Die drei wichtigsten in Nucleotiden vorkommenden Pyrimidinbasen

gewiesen werden können. Zwei weitere Purinbasen, das **Hypoxanthin** und das **Xanthin** treten als Zwischenprodukte im Stoffwechsel von Adenin und Guanin auf (Abb. 25.3). Beim Menschen entsteht als Endprodukt des Purinabbaus eine vollständig oxidierte Purinbase, die **Harnsäure**, deren biologische Bedeutung genauer im Kap. 26 beschrieben wird.

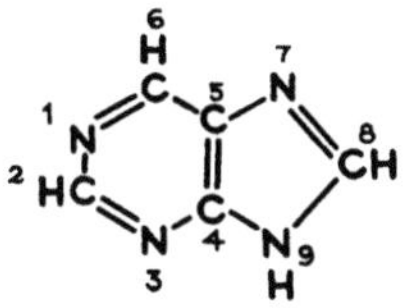

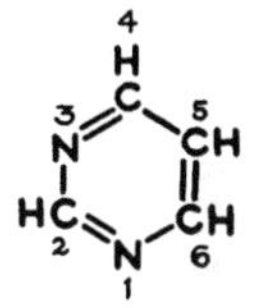

Adenin
(6-Aminopurin)

Guanin
(2-Amino-6-Oxypurin)

Hypoxanthin
(6-Oxypurin)

Xanthin
(2,6-Dioxypurin)

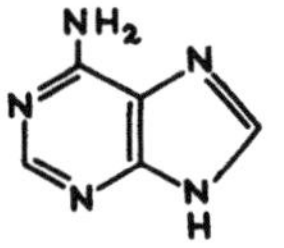

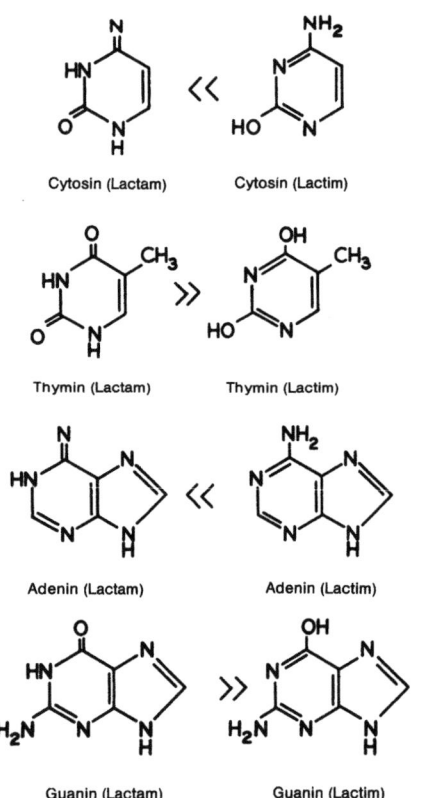

Abb. 25.3. Die wichtigsten in Nucleotiden vorkommenden Purinbasen

Cytosin (Lactam) Cytosin (Lactim)

Thymin (Lactam) Thymin (Lactim)

Adenin (Lactam) Adenin (Lactim)

Guanin (Lactam) Guanin (Lactim)

Abb. 25.4. Tautomere Formen von Cytosin, Thymin, Adenin und Guanin. Welche Form unter physiologischen Bedingungen überwiegt, ist jeweils angezeigt

Wegen der Keto-Enoltautomerie können sowohl Purin- als auch Pyrimidinbasen sowohl in **Lactim-** als auch in **Lactamform** vorkommen (Abb. 25.4). Dabei ist die letztere das bei weitem überwiegende Tautomere von Guanin und Thymin, wenigstens unter physiologischen Be-

Coffein
(1,3,7-Trimethylxanthin)

Theophyllin
(1,3-Dimethylxanthin)

Theobromin
(3,7-Dimethylxanthin)

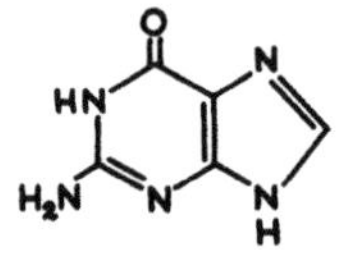

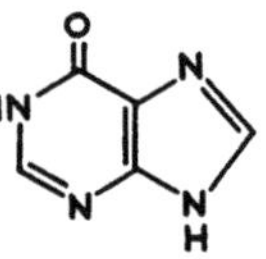

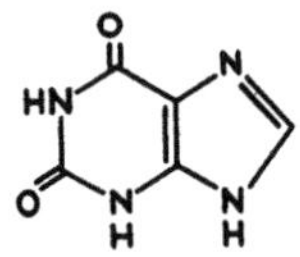

Abb. 25.5. In der Natur vorkommende Methylxanthine

dingungen (über die Bedeutung der Ketoenoltautomerie für Basenpaarung und Mutagenese s. Kap. 28 und 30).

Bei Pflanzen kommen eine Reihe methylierter Purinbasen vor (Abb. 25.5), von denen viele pharmakologische Eigenschaften haben. Beispiele sind Kaffee, welcher **Coffein** (1,3,7-Trimethylxanthin) enthält, Tee mit **Theophyllin** (1,3-Dimethylxanthin) sowie Kakao mit **Theobromin** (3,7-Dimethylxanthin). Die biologischen Eigenschaften dieser Verbindungen werden in Kap. 26 beschrieben.

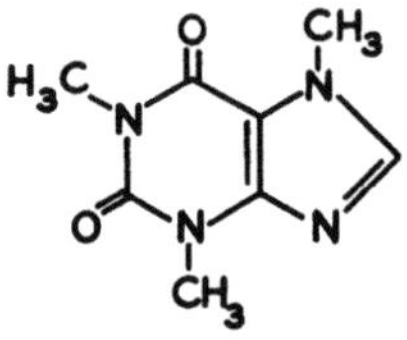

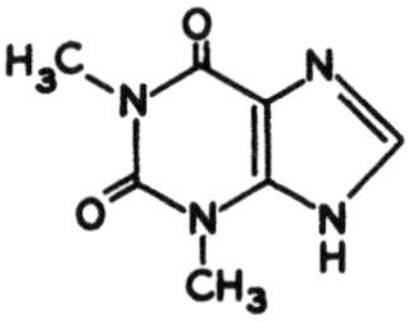

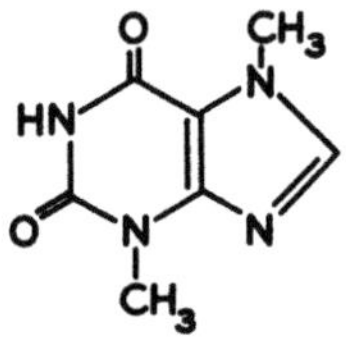

In aus Zellen isolierten Nucleinsäuren kommen zusätzlich zu den 5 wichtigsten Basen, dem Adenin, Guanin, Cytosin, Thymin und Uracil weitere Basen vor. Einige dieser ungewöhnlich substituierten Basen finden sich nur in den Nucleinsäuren von Bakterien und Viren, andere darüber hinaus auch in der DNS und der Transfer-RNS sowohl von Prokaryoten als auch von Eukaryoten. Sowohl bakterielle wie auch menschliche DNS enthält beispielsweise deutlich nachweisbare Mengen von **5-Methylcytosin**; Bacteriophagen enthalten **5-Hydroxymethylcytosin** (Abb. 25.6). In Messenger-RNS-Molekülen tierischer Zellen sind weitere ungewöhnliche Basen entdeckt worden, so das **N^6-Methyladenin, N^6-Dimethyladenin** sowie **N^7-Methylguanin** (Abb. 25.7). Ein an der N_3-Position durch Anhängen einer α-Amino, α-Carboxyl-Propylgruppe modifiziertes Uracil konnte in Bakterien nachgewiesen

werden. Über die Bedeutung dieser substituierten Purin- bzw. Pyrimidinbasen ist noch nichts Sicheres bekannt.
Bei neutralem pH ist Guanin von allen Basen am schlechtesten löslich, gefolgt von Xanthin. Bei neutralem pH ist Harnsäure relativ gut löslich: ihr pK-Wert liegt bei 5,75. Aus diesem Grund wird sie in einer Lösung mit niedrigerem pH hochgradig unlöslich und fällt beispielsweise bei angesäuertem Urin aus. Guanin ist kein normaler Bestandteil des menschlichen Urins, Xanthin und Harnsäure kommen jedoch in beachtlichen Mengen vor. Angesichts ihrer schlechten Löslichkeit ist es nicht überraschend, daß diese beiden Purine sich häufig als Bestandteile von Steinen in den ableitenden Harnwegen finden.

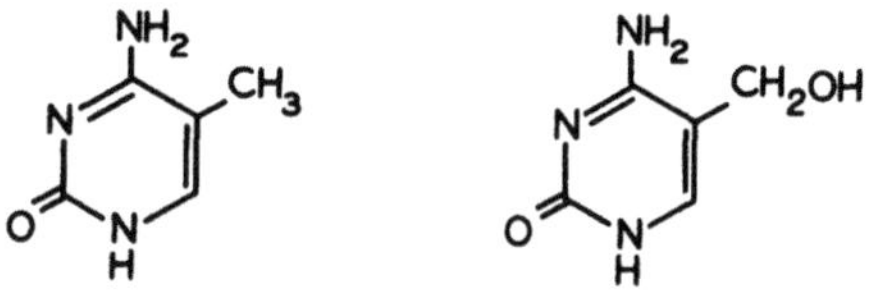

5-Methylcytosin 5-Hydroxymethylcytosin

Abb. 25.6. Strukturen zweier seltener Pyrimidinbasen

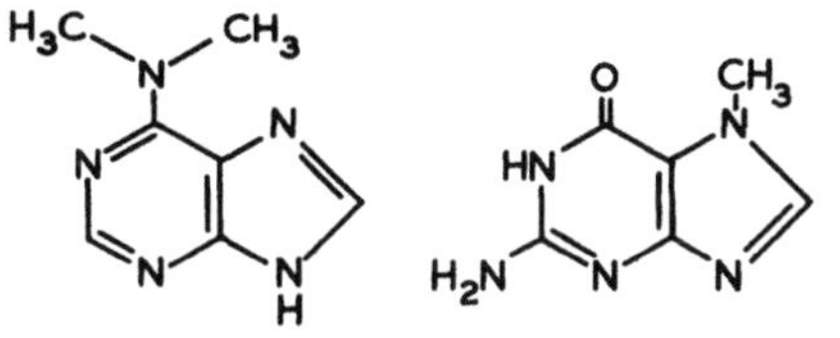

N⁶,N⁶-Dimethyladenin 7-Methylguanin

Abb. 25.7. Struktur zweier seltener Purinbasen

Nucleoside und Nucleotide

In der Natur kommen Purine und Pyrimidine viel weniger als freie Basen, sondern vielmehr in Form ihrer Nucleoside und Nucleotide vor. Ein Nucleosid (Abb. 25.8) besteht aus einer Purin- oder Pyrimidinbase, an die ein Zucker (üblicherweise entweder D-Ribose oder 2-Desoxyribose) über eine β-N-glykosidische Bindung geknüpft ist. Die Bindung erfolgt dabei entweder über das N-Atom 9 der Purine bzw. das N-Atom 1 der Pyrimidine. Auf diese Weise entsteht Adenosin aus Adenin und D-Ribose, Guanosin aus Guanin mit D-Ribose, Cytidin aus Cytosin und Ribose sowie Uridin aus Uracil und Ribose.
Die 2′-Desoxyribonucleoside entstehen aus Purin- bzw. Pyrimidinbasen, die an denselben Positionen wie oben beschrieben, an 2-Desoxyribose gebunden sind. Die N-glykosidische Bindung von Purin- bzw. Pyrimidinnucleosiden ist relativ säurelabil. Es handelt sich theoretisch um eine frei bewegliche Bindung, allerdings ist eine freie Rotation zwischen beiden Resten aufgrund sterischer Behinderung nicht möglich. In den in der Natur vorkommenden Nucleosiden überwiegt bei weitem die Antikonformation über die Syn-Konformation (Abb. 25.9). Die Antiform wird dabei für die richtige

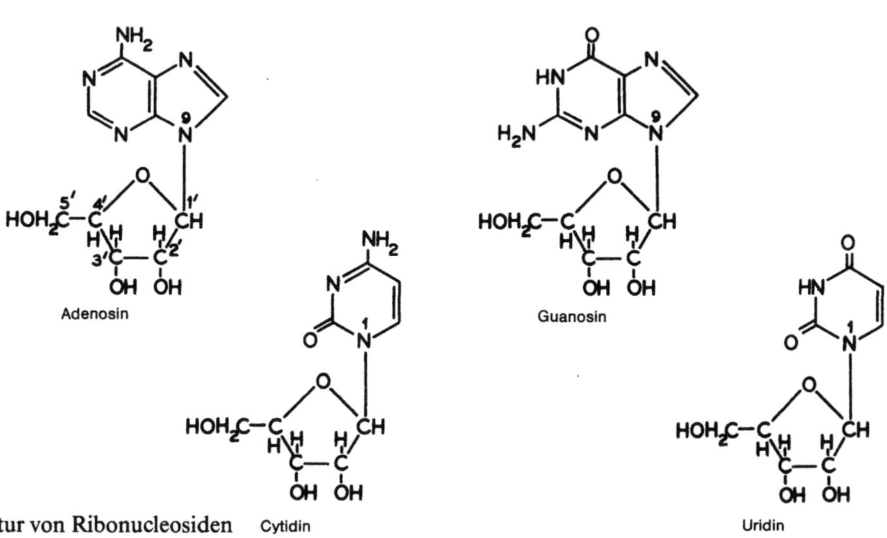

Abb. 25.8. Struktur von Ribonucleosiden

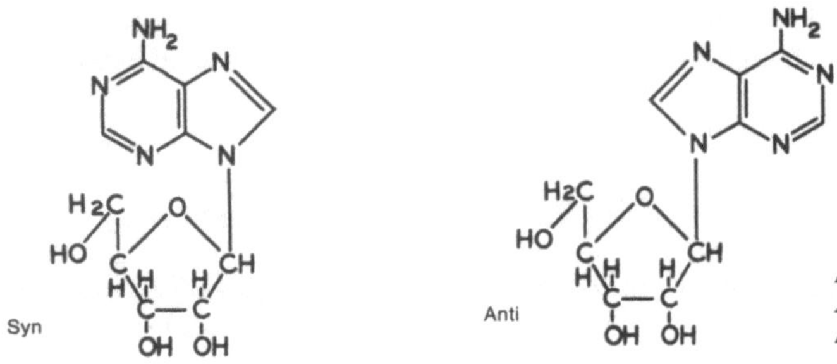

Abb. 25.9. Strukturen der *Syn-* und *Anti-*Konfigurationen des Adenosins

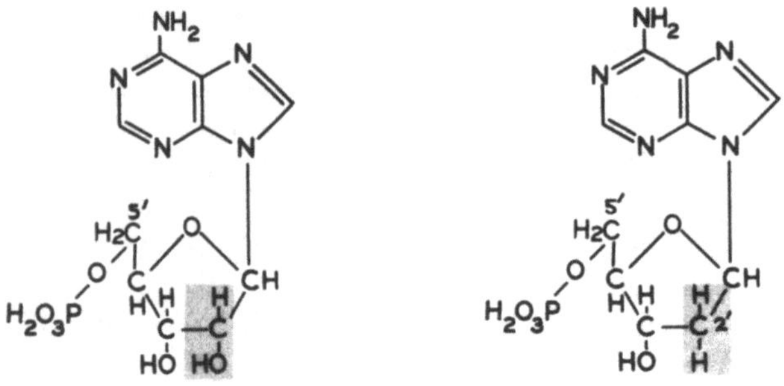

Abb. 25.10. Struktur von Adenylsäure (AMP) *(links)* und 2'-Desoxyadenylsäure (dAMP) *(rechts)*

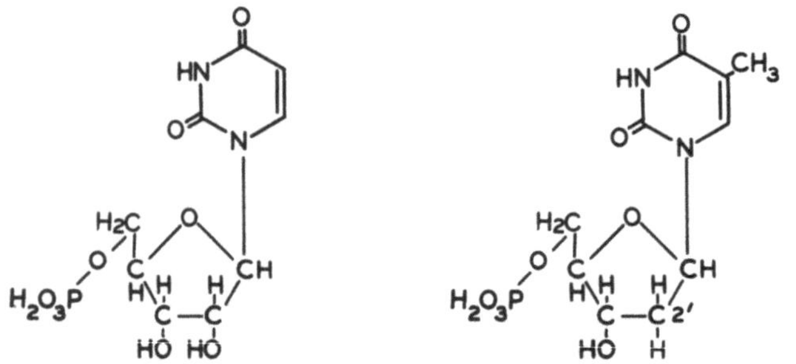

Abb. 25.11. Struktur von Uridylsäure (UMP) *(links)* und Thymidylsäure (TMP) *(rechts)*

Positionierung der komplimentären Purin- bzw. Pyrinbasen im DNS-Doppelstrang benötigt (Kap. 27). Wegen der üblichen Darstellung der D-Ribose werden in den meisten Abbildungen dieses und der weiteren Kapitel die Purin- bzw. Pyrimidinnucleoside und Nucleotide in der weniger häufig auftretenden Syn-Konformation dargestellt.

Nucleotide sind Nucleoside, die an einem oder mehreren der Hydroxylgruppen des jeweiligen Zuckers (Ribose oder Desoxyribose) phosphoryliert sind (Abb. 25.10). Adenosinmonophosphat (AMP oder Adenylat) besteht also aus Adenin, Ribose und Phosphat. 2'-Desoxyadenosinmonophosphat (dAMP oder Desoxyadenylat) besteht dementsprechend aus Adenin, 2-Desoxyribose und Phosphat. Uridin trägt als Zucker immer nur Ribose, Thymin dagegen 2-Desoxyribose. Aus diesem Grund bezeichnet Thymidylat (TMP) immer ein Nucleotid aus Thymin, 2-Desoxyribose und Phosphat, Uridylat (UMP) dagegen ein Nucleotid aus Uracil, Ribose und Phosphat (Abb. 25.11). DNS ist ein Polymer aus Thymidylat, 2'-Desoxycytidylat, 2'-Desoxyadenylat und 2'-Desoxyguanylat. RNS enthält als Polymer Uridylat, Cytidylat, Adenylat und Guanylat.

Selbstverständlich gibt es einige Ausnahmen von den geschilderten strukturellen Regeln. So kann beispielsweise bei der tRNS ein Riboserest an das C-Atom 5 des Uracils geknüpft werden, so daß statt der üblichen Stickstoff-Kohlenstoff-Bindung eine Kohlenstoff-Kohlenstoff-Bindung entsteht. Diese ungewöhnliche Verbindung wird Pseudouridin (ψ) genannt. tRNS-Moleküle enthalten darüber hinaus als weiteres unübliches Nucleotid Thymin an Ribosemonophosphat. Diese Verbindung entsteht anschließend an die Synthese der tRNS durch Methylierung von UMP-Resten mit S-Adenosylmethionin (s. unten). Auch das Pseudouridin entsteht erst nach der Synthese des tRNS-Moleküls aus Uridylat.

Nomenklatur von Nucleosiden und Nucleotiden

Die Phosphatposition in einem Nucleotid wird durch eine Zahl angegeben. So würde beispielsweise ein Adenosin mit einem Phosphat am C-Atom 3 des Riboserestes als Adenosin 3'-Phosphat bezeichnet werden. Das Apostroph nach der Zahl wird benötigt, um die Positionsnummer auf dem Zuckerrest von der identischen Zahl auf der Purin- oder Pyrimidinbase zu unterscheiden. Ein Nucleotid des 2'-Desoxyadenosins, bei dem der Phosphatrest an das C-Atom 5 des Zuckers geknüpft ist, würde dementsprechend als 2'-Desoxyadenosin 5'-Phosphat bezeichnet werden (Abb. 25.12).
Die Abkürzungen A, G, C, T und U werden zur Benennung eines Nucleosids nach der jeweiligen Purin- bzw. Pyrimidinbase Adenin, Guanin, Cytosin, Thymin oder Uracil benützt. Das Präfix d wird zugesetzt, wenn es sich beim Zukker des Nucleosids um 2'-Desoxyribose handelt. Kommt das Nucleosid in freier Form als Mononucleotid, d. h. nicht als Bestandteil einer Nucleinsäure vor, so wird die Abkürzung MP (Monophosphat) an die Abkürzung des Nucleosids gehängt. So wird beispielsweise ein Guanosin mit 2'-Desoxyribose als dG, das entsprechende Monophosphat mit dem Phosphatrest am C-Atom 3 der Desoxyribose als dG-

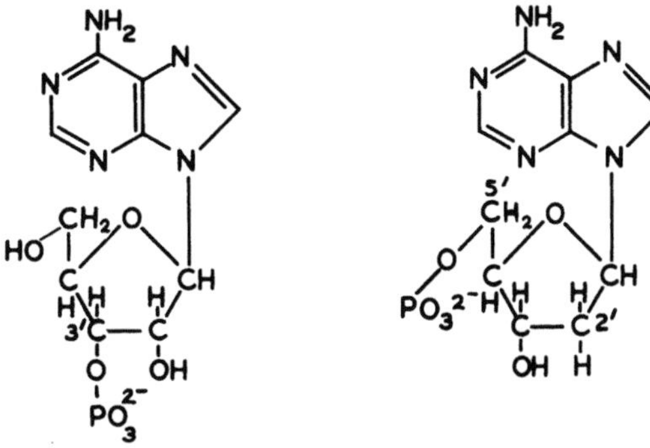

Abb. 25.12. Die Strukturen von Adenosin-3'-Monophosphat *(links)* und 2'-Desoxyadenosin-5'-Monophosphat *(rechts)*

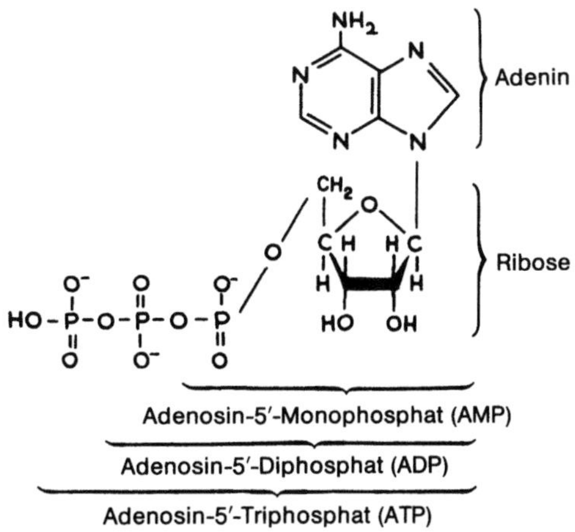

Abb. 25.13. Die Struktur von ATP und der zugehörigen Di- und Monophosphate

3'-MP bezeichnet. Ist der Phosphatrest über das C-Atom 5 der Ribose oder Desoxyribose verestert, kann das Präfix 5' weggelassen werden. So würde beispielsweise Guanosin-5'-Monophosphat mit GMP abgekürzt werden, das 5'-Desoxyribonucleotid des Guanins als dGMP. Sind 2 oder 3 Phosphatreste in Anhydridbindungen an den Zucker geknüpft, werden die Abkürzungen DP (Diphosphat) und TP (Triphosphat) der Abkürzung des entsprechenden Purin- bzw. Pyrimidinnucleosids angehängt. Adenosintriphosphat, welches 3 Phosphatreste am 5'-C Atom des Adenosins trägt, würde demnach als ATP abgekürzt werden.
Abb. 25.13 zeigt die Struktur des ATP zusammen mit den zugehörigen Diphosphat- und Monophosphatformen. Da die Phosphate in Anhydridformen vorliegen, werden sie auch als energiereiche Phosphate oder Phosphate mit hohem Gruppenübertragungspotential bezeichnet. Die Hydrolyse eines Mols ATP zu ADP führt zur Freisetzung von etwa 7 kcal potentieller Energie.

Natürliche Nucleotide

In Geweben kommen eine Reihe freier Nucleotide vor, die nicht Bestandteile von Nucleinsäuren sind. Viele von ihnen haben wichtige biologische Funktionen und werden deswegen im folgenden beschrieben.

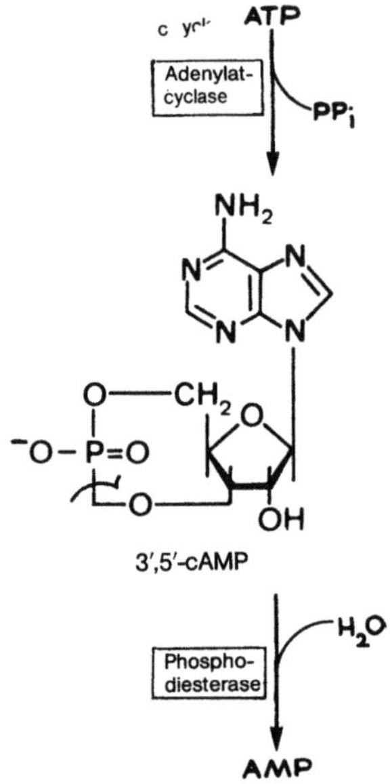

Abb. 25.14. Bildung von cAMP aus ATP und Spaltung von cAMP durch die Phosphodiesterase

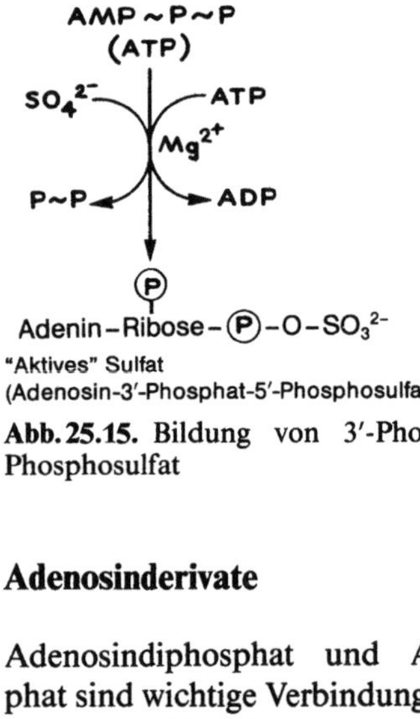

Abb. 25.15. Bildung von 3'-Phospho-Adenosin-5'-Phosphosulfat

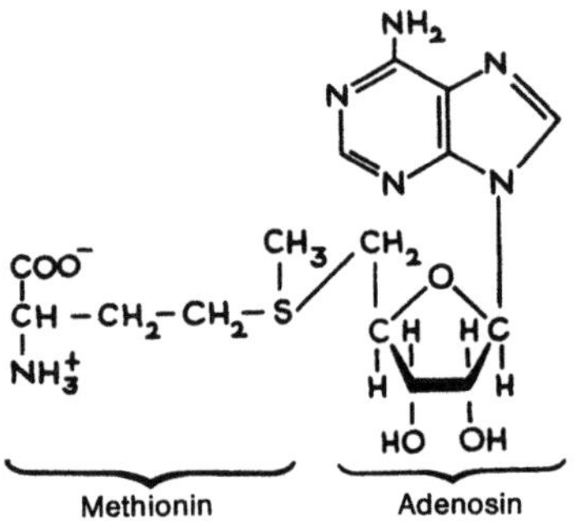

Abb. 25.16. Struktur des S-Adenosylmethionins

Adenosinderivate

Adenosindiphosphat und Adenosintriphosphat sind wichtige Verbindungen, da sie an der oxidativen Phosphorylierung teilnehmen und in Form des ATP das energiereiche Phosphat für nahezu jede energieverbrauchende Reaktion in der Zelle liefern. Die ATP-Konzentration in der tierischen Zelle liegt zwischen 1 und 5 mmol/l. ATP ist mengenmäßig das wichtigste intracelluläre freie Nucleotid. **Cyclo-AMP** (3',5'-Adenosinmonophosphat; cAMP) ist ein wichtiges Adenosinderivat, das in vielen tierischen Zellen vorkommt. cAMP vermittelt eine Reihe verschiedener extracellulärer Signale, die für das Funktionieren des Gesamtorganismus wichtig sind. Es entsteht aus ATP (Abb. 25.14). Die Reaktion wird durch das Enzym Adenylatcyclase katalysiert. Seine Aktivität wird durch eine Reihe von Hormonreceptoren reguliert (s. Kap. 35). Die Zerstörung des cAMP erfolgt intracellulär durch Umwandlung zu AMP, das hierfür verantwortliche Enzym ist die **cAMP-Phosphodiesterase**. Der intracelluläre cAMP-Gehalt liegt i. allg. in der Gegend von 1 µmol/l.

Die Einführung eines Sulfatesters in Verbindung wie sulfatierte Proteoglykane (s. Kap. 32) bedarf der vorherigen Aktivierung des Sulfatmoleküls. Sulfat wird durch Reaktion mit ATP aktiviert, wobei **Adenosin-3'-Phosphat-5'-Phosphosulfat (PAPS)** nach dem in Abb. 25.15 gezeigten Reaktionsschema entsteht. Das aktivierte Sulfat wird darüber hinaus als Substrat für Konjugationsreaktionen mit Sulfat benötigt.

Ein weiteres wichtiges Adenosinderivat ist das **S-Adenosylmethionin** (Abb. 25.16), welches auch als „aktives Methionin" bezeichnet wird. S-Adenosylmethionin dient als Methyldonator in einer Vielzahl verschiedener Methylierungsreaktionen, darüber hinaus als Quelle des für die Polyaminbiosynthese benötigten Propylamins.

Guanosinderivate

Guanosinnucleotide, besonders Guanosindiphosphat und Guanosintriphosphat dienen als energiereiche Verbindungen bei einer Reihe von energieabhängigen Reaktionen. Sie entsprechen in ihrer Funktion dabei dem ADP und ATP. So erfolgt die Oxidation von α-Ketoglutarat zu Succinyl-CoA im Citratcyclus unter Substratkettenphosphorylierung. Hierbei wird unter GTP-Bildung ein Phosphat auf GDP übertragen. Die Reaktion entspricht ähnlich verlaufenden ATP-abhängigen Substratkettenphosphorylierungen. GTP dient darüber hinaus als Cofaktor für die Aktivierung der Adenylatcyclase durch eine Reihe von Hormonen und darüber hinaus als allosterischer Regulator sowie als Energiequelle für die Proteinbiosynthese an Polysomen (s. S. 548).

Cyclo-GMP oder cyclo-3',5'-Guanosinmonophosphat (cGMP) (Abb. 25.17) ist ein wichtiges intracelluläres Signal für eine Reihe von extracellulären Vorgängen. Gelegentlich wirkt cGMP antagonistisch zu cAMP. cGMP entsteht unter Katalyse des Enzyms **Guanylatcyclase** aus GTP, die Reaktion hat große Ähnlichkeit mit der Adenylatcyclase. Ähnlich wie die Adenylatcyclase wird auch die Guanylatcyclase durch eine Reihe von Effectoren, darunter auch einige Hormonen, reguliert. Für den Abbau des cGMP steht eine spezifische Phosphodiesterase zur Verfügung, die das Nucleotid zu GMP hydrolysiert.

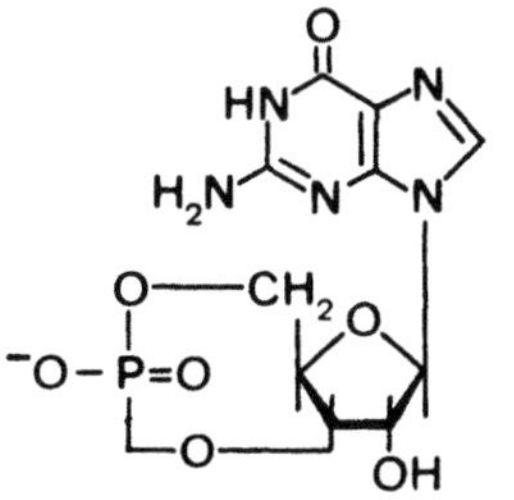

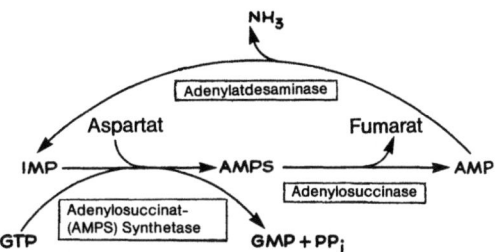

Abb. 25.17. Struktur von 3',5'-Cyclo-Guanosinmonophosphat (cyclo-GMP)

Abb. 25.18. Der Purinnucleotidcyclus

Hypoxanthinderivate

Hypoxanthinribonucleotid wird als Inosinsäure (IMP) bezeichnet. IMP ist ein Vorläufer aller de novo synthetisierten Purinribonucleotide. Es entsteht darüber hinaus durch Desaminierung von AMP, eine Reaktion, die besonders in der Muskulatur als Teil des Purinnucleotidcyclus stattfindet (Abb. 25.18). Aus AMP unter Ammoniakabspaltung entstehendes IMP reagiert unter Adenylosuccinatbildung mit Aspartat. Adenylosuccinat wird unter Fumaratabspaltung erneut zu AMP. Die Bilanz der Reaktion besteht also in der Ammoniakabspaltung aus Aspartat. Durch Entfernung der Phosphatgruppierung des IMP entsteht das Nucleosid Inosin (Hypoxanthinribosid), welches ein Zwischenprodukt im Purinreutilisierungscyclus ist (s. Kap. 26).

Inosinanaloge des ADP und ATP nehmen gelegentlich an Phosphorylierungsreaktionen teil. Es handelt sich um Inosindiphosphat (IDP) und Inosintriphosphat (ITP).

Uracilderivate

Uridinnucleotidderivate sind wichtige Coenzyme im Kohlenhydratstoffwechsel. Sie nehmen an der Umlagerung von Hexosen, der Polymerisierung von Zuckern zu Stärke bzw. der Glykoprotein- und Proteoglykanbiosynthese teil (s. Kap. 33). Bei diesen Reaktionen sind die Substrate Uridindiphosphat- und Zucker. Uridindiphosphatglucose ist beispielsweise der Vorläufer des Glykogens. Ein weiteres Uridinnucleotid, die Uridindiphosphatglucuronsäure (UDPGlcUA) dient als „aktives Glucuronid" für Konjugationsreaktionen, wie beispielsweise die Bildung von Bilirubinglucuronid (s. Kap. 24).

Auch aus Uracil entstehen energiereiche Phosphate, die dem ATP, GTP oder ITP analog sind. UTP wird beispielsweise bei der Umwandlung von Galaktose zu Glucose benötigt und ist der Vorläufer für den Einbau von Uridinnucleotiden in die RNS.

Cytosinderivate

Aus Cytidin können die energiereichen Phosphate Cytidindiphosphat (CDP) und Cytidintriphosphat (CTP) entstehen. CTP wird für den Einbau von CMP in Nucleinsäuren benötigt. Es ist darüber hinaus das für die Biosynthese einiger Phosphoglyceride benötigte Nucleotid. Aus Ceramid und CDP-Cholin entstehen Sphingomyelin und andere substituierte Sphingosine. Auch vom Cytidin soll es cyclische Nucleotide, entsprechend dem cAMP und cGMP, geben.

Vitaminnucleotide

Die funktionellen Formen vieler Vitamine sind Nukleotide mit Strukturen, die denjenigen von Purin bzw. Pyrimidinnucleotiden entsprechen. Das Riboflavin (Vitamin B$_2$, s. Kap. 10) ist der Vorläufer des FAD. Dieses besteht aus einem Ribitol-5'-Phosphat welches über eine Pyrophosphatbrücke an AMP geknüpft ist. Nicotinsäure ist Bestandteil von 2 Coenzymen, dem Nicotinamid- Adenindinucleotid (NAD) und dem Nicotinamid Adenindinucleotidphosphat (NADP). In beiden Fällen wird eine Verbindung aus Nicotinamid, Ribose und Phosphat über eine Pyrophosphatbrücke an Adenosinmonophosphat geknüpft. Im Coenzym A findet sich Pantethein, welches über eine Pyrophosphatbrücke an Adenosin-3'-Phosphat geknüpft ist. Eine der biologisch aktiven Formen des Cobalamins (Vitamin B$_{12}$) benötigt die Bindung eines 5'-Desoxyadenosylrestes über das 5'-C-Atom an das Kobalt.

Synthetische Derivate

Synthetische Analoge von Nucleobasen, Nucleosiden und Nucleotiden werden in der medizinischen Forschung sowie der klinischen Medizin in weitem Umfang verwendet. Die Wirkung derartiger Verbindungen beruht i. allg. auf der Bedeutung von Nucleotiden als Bestandteil von Nucleinsäuren. Damit eine Zelle sich teilen kann, müssen ihre Nucleinsäuren durch Replikation verdoppelt werden. Dies

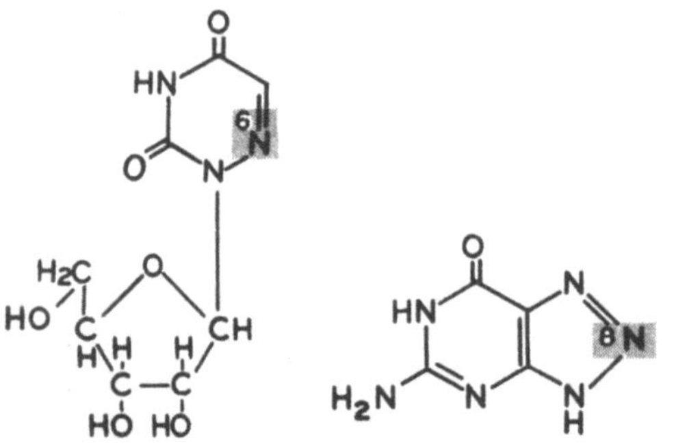

Abb. 25.19. Struktur zweier synthetischer Pyrimidinanaloger *(oben)* und zweier synthetischer Purinanaloger *(unten)*

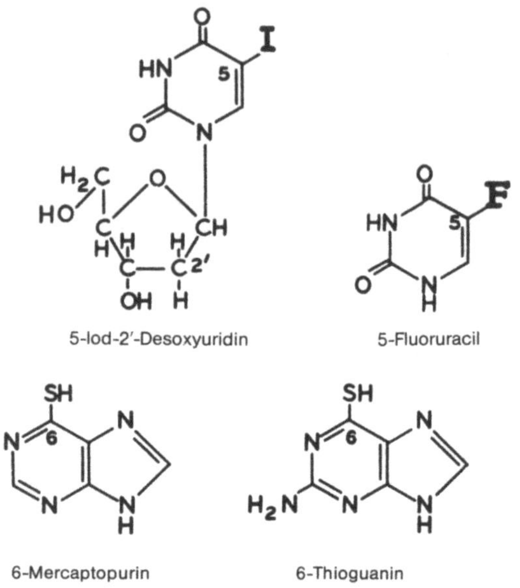

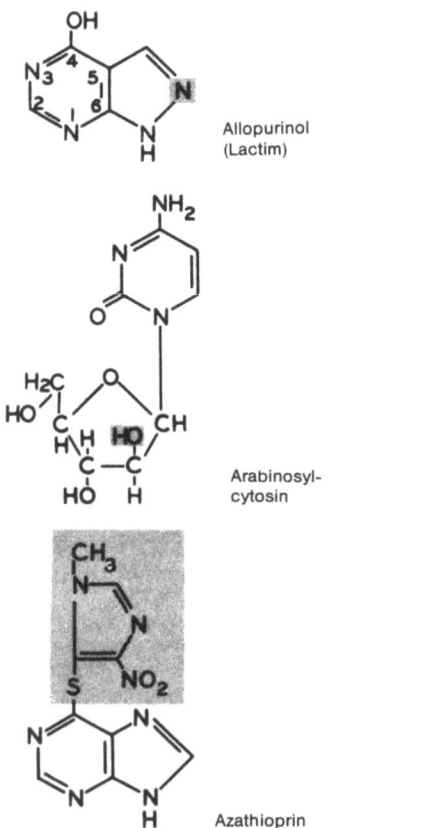

Abb. 25.20. Die Strukturen von 6-Azauridin *(links)* und 8-Azaguanin *(rechts)*

Abb. 25.21. Struktur von 4-Hydroxypyrazolopyrimidin (Allopurinol), Arabinosylcytosin (Cytarabin) und Azathioprin

setzt voraus, daß Vorläufer der Nucleinsäuren, die normalen Purin- und Pyrimidindesoxyribonucleotide zur Verfügung stehen. Ein wichtiges Werkzeug für den Onkologen stellen die synthetischen Analoge von Purin- und Pyrimidinnucleobasen und Nucleosiden dar.
Sie sind Analoge, in denen entweder die Struktur des heterocyclischen Rings oder des Zuckerrestes so geändert wurde, daß toxische Effekte auftreten, wenn das Analoge in die verschiedenen cellulären Bauteile eingebaut wird. Häufig beruhen diese Effekte darauf, daß das synthetische Derivat spezifische Enzyme hemmt, die für die Nucleinsäuresynthese notwendig sind. Gelegentlich wird auch das synthetische Derivat in Nucleinsäuren eingebaut, ändert die Basensequenz und damit die Replikation.
Die am meisten verwendeten Analogen von Purin- bzw. Pyrimidinbasen haben Substituenten, die in der Natur nicht auftreten und die die Basenpaarung oder die Wechselwirkung von Nucleotiden mit spezifischen Enzymen beeinträchtigen (Abb. 25.19). Beispiele hierfür sind die 5-Fluoro- bzw. 5-Jododerivate des Uracils oder Desoxyuridins, die als Thymin- bzw. Thymidinanaloge dienen. Sowohl das 6-Thioguanin als auch das 6-Mercaptopurin werden klinisch häufig verwendet. Bei beiden Purinen sind die natürlicherweise vorkommenden Hydroxylgruppen durch Thiolgruppen ersetzt. Durch Einführung von weiteren N-Atomen in Purin- oder Pyrimidinringe entstehen Bindungen, wie das 5- bzw. 6-Azauridin, Azacytidin und 8-Azaguanin (Abb. 25.20).
Das Purinanaloge 4-Hydroxypyrazolpyrimidin (Allopurinol) wird als Inhibitor der Purinbiosynthese und der Xanthinoxidase verwendet. Sein Haupteinsatzgebiet besteht in der Behandlung der Hyperurikämie und der Gicht.
Nucleotide, die Arabinose anstatt Ribose als Zuckerreste enthalten, werden für die Chemotherapie bei Carcinomen sowie verschiedener Virusinfektionen benutzt. Es handelt sich um das Arabinosylcytosin (AraC) sowie das Arabinosyladenin (AraA) (Abb. 25.21).
Azathioprin wird unter Bildung von 6-Mercaptopurin abgebaut. Es dient als immunsupressives Medikament und wird häufig bei Organtransplantationen verwendet. Ein bei der Behandlung der Viruskeratitis verwendetes Nucleosidanalog ist das 5-Jododesoxyuridin.

26 Stoffwechsel von Purin- und Pyrimidinnucleotiden

David W. Martin

Die Chemie und wenigstens teilweise die allgemeine biologische Bedeutung von Purinen und Pyrimidinen sind bereits in Kap. 25 dargelegt worden. Die Chemie der Nucleinsäuren wird im Kap. 27 folgen. Dieses Kapitel enthält eine Übersicht über den Stoffwechsel von Purinen und Pyrimidinen, die in Tabelle 26.1 zusammengestellt sind.

Verdauung

Wirbeltiere sind prototroph für Purine und Pyrimidine. Dies bedeutet, daß sie zur De-novo-Biosynthese von Purin- und Pyrimidinnucleotiden imstande sind und nicht von exogener Zufuhr dieser wichtigen Verbindungen abhängen. Säugetiere führen zwar beachtliche Mengen von Nucleinsäuren und Nucleotiden mit der Nahrung zu, ihr Überleben hängt jedoch nicht von der Resorption dieser Verbindungen im Intestinaltrakt ab. Die meisten Nahrungsnucleinsäuren gelangen in Form von Nucleoproteinen in den Intestinaltrakt. Hier werden sie durch proteolytische Enzyme freigesetzt. Der Pankreassaft enthält Enzyme (Nucleasen), die Nucleinsäuren zu Nucleotiden abbauen. Diese Nucleasen zeigen Spezifität für die beiden Haupttypen von Nucleinsäuren, die RNS und DNS und werden infolgedessen als Ribonucleasen (RNasen) und Desoxyribonucleasen (DNasen) bezeichnet. Weitere intestinale Enzyme, die Polynucleotidasen oder Phosphoesterasen, ergänzen die Wirkung der pankreatischen Nucleasen und führen zur Bildung von Mononucleotiden aus Nucleinsäuren. Diese Mononucleotide werden anschließend durch verschiedene Nucleotidasen und Phos-

Tabelle 26.1. Natürliche Purin- und Pyrimidinbasen sowie die von ihnen abgeleiteten Nucleoside und Nucleotide

Basen	Nucleosid (Base + Zucker)	Nucleotid (Base + Zucker + Phosphorsäure)
Purine		
Adenin (6-Aminopurin)	Adenosin	Adenylsäure
	Desoxyadenosin	Desoxyadenylsäure
Guanin (6-Amino-2-Oxypurin)	Guanosin	Guanylsäure
	Desoxyguanosin	Desoxyguanylsäure
Hypoxanthin	Inosin (Hypoxanthinribosid)	Inosinsäure (Hypoxanthinribotid)
	Desoxyinosin (Hypoxanthindesoxyribosid)	Desoxyinosinsäure (Hypoxanthindesoxyribotid)
Xanthin	Xanthosin	Xanthinylsäure
Pyrimidine		
Cytosin (2-Oxy-4-Aminopyrimidin)	Cytidin	Cytidylsäure
	Desoxycytidin	Desoxycytidylsäure
Thymin (2,4-Dioxy-5-Methylpyrimidin)	Thymidin	Thymidylsäure
Uracil (2,4-Dioxypyrimidin)	Uridin	Uridylsäure
Uracil	Pseudouridin	Pseudouridylsäure

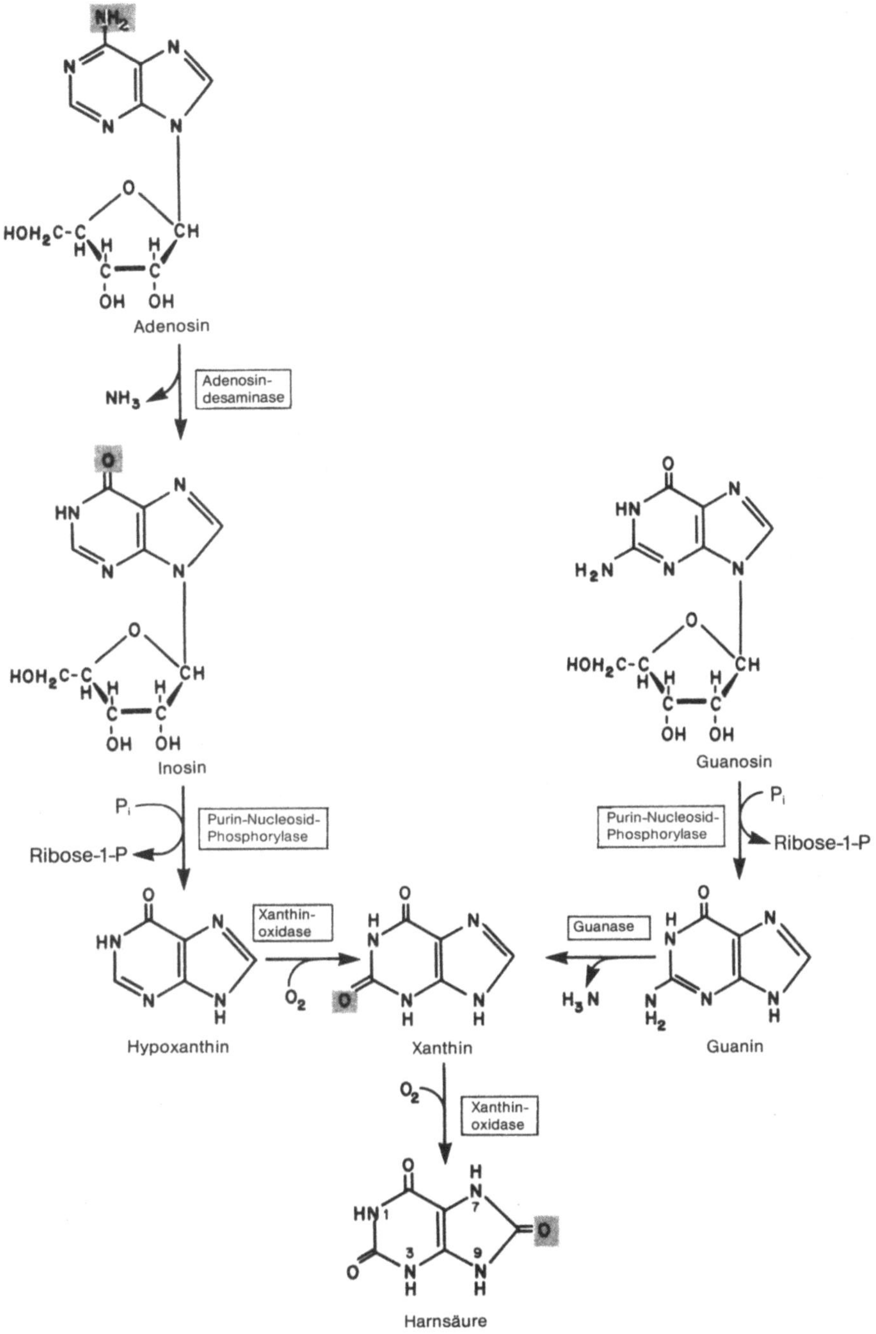

Abb. 26.1. Entstehung von Harnsäure aus Purinnucleosiden über die Purinbasen Hypoxanthin, Xanthin und Guanin. Die Purindesoxyribonucleoside werden über dieselben Reaktionen und mit denselben Enzymen abgebaut

phatasen zu Nucleosiden hydrolysiert. Die Resorption von Nucleosiden erfolgt entweder direkt oder nach weiterem Abbau durch eine intestinale Phosphorylase zu freien Purin- bzw. Pyrimidinbasen. Purinbasen können unter entsprechenden Bedingungen zu Xanthin, Hypoxanthin und schließlich **Harnsäure** abgebaut werden (Abb. 26.1). Auch Harnsäure kann durch die intestinale Mucosa resorbiert werden, ihre Ausscheidung erfolgt dann als Urinharnsäure. Beim Menschen wird offenbar der Großteil der mit der Nahrung zugeführten Purine direkt zu Harnsäure umgewandelt, ohne vorher in die Nucleinsäuren eingebaut worden zu sein. Oral zugeführtes freies Pyrimidin wird ebenfalls abgebaut und ausgeschieden, ohne je in Nucleinsäuren eingebaut worden zu sein. Offensichtlich wird, wenn überhaupt, nur ein sehr kleiner Teil der Nahrungspurine oder -pyrimidine für den Aufbau der Nucleinsäuren des Gewebes genutzt.

Eine etwas andere Situation stellt sich dar, wenn Purine oder Pyrimidine als Nucleoside oder Nucleotide parenteral zugeführt werden. Injiziertes Thymidin wird ohne Veränderung in die DNS eingebaut. Dieses Phänomen stellt die Grundlage für eine wertvolle Technik zur Markierung neu synthetisierter DNS dar und wird sowohl in vivo als auch in vitro benutzt. Meist wird hierzu das tritiumenthaltende ^{3}H-Thymidin verwendet.

Purine

Biosynthese von Purinnucleotiden

Beim Menschen und bei Säugetieren werden die für die Nucleotide und Nucleinsäuren benötigten Purinnucleotide synthetisiert. Bei Vögeln, Amphibien und Reptilien hat die Purinnucleotidbiosynthese eine zusätzliche Funktion. Harnsäure dient bei diesen Species als chemisches Vehikel zur Ausscheidung von überschüssigem Stickstoff. Derartige Organismen werden dementsprechend auch als **uricotelische** Organismen bezeichnet, im Gegensatz zu den Organismen, die überschüssigen Stickstoff in Form von Harnstoff ausscheiden, also wie beispielsweise der Mensch **ureotelisch** sind. Da uricotelische Organismen überschüssigen Stickstoff in Form von Harnsäure ausscheiden

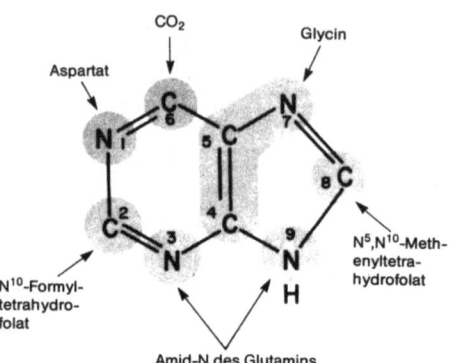

Abb. 26.2. Herkunft der N- und C-Atome des Purinrings

müssen, synthetisieren sie Purinnucleotide mit relativ großer Geschwindigkeit. Die Einzelreaktionen der De-novo-Purinnucleotidbiosynthese bei ureotelischen und urikotelischen Organismen sind jedoch identisch. Abb. 26.2 zeigt die Herkunft der verschiedenen Atome des Purinskeletts.

Die einzelnen Biosyntheseschritte für Purinnucleotide sind in Abb. 26.3 dargestellt. Interessanterweise besteht der erste Schritt der Biosynthesekette (Reaktion 1, Abb. 26.3) in der Bildung von 1-Pyrophosphorylribosyl-5-Phosphat (PRPP). Diese Reaktion wird zwar nicht nur für die Biosynthese von Purinnucleotiden benötigt, sie ist jedoch für das Verständnis der Regulation dieses Vorgangs von außerordentlich großer Bedeutung. PRPP wird nicht nur für die Purin-, sondern auch für die Pyrimidinnucleotidbiosynthese benötigt und dient darüber hinaus als Bauteil bei der Biosynthese von NAD und NADP (s. Kap. 10).

In der nächsten Reaktion reagiert PRPP (Reaktion 2, Abb. 26.3) mit Glutamin. Die Reaktion wird durch das Enzym **Phosphoribosylpyrophosphatamidotransferase** katalysiert und liefert 5-Phosphoribosylamin. Sie besteht also im Ersatz des Pyrophosphatrestes durch eine Aminogruppe. 5-Phosphoribosylamin reagiert mit Glycin, so daß Glycinamidribosylphosphat entsteht (Reaktion 3, Abb. 26.3). Die Amidogruppe des Glutamins bildet also das N Atom 9 des zu bildenden Purinrings, das Glycin die C-Atome 4 und 5 sowie das N-Atom 7. Das für diese Reaktion verantwortliche Enzym wird als **Glycinamid-Kinosynthetase** bezeichnet, da die Reaktion ATP-abhängig ist und unter Bildung von ADP und Phosphat abläuft.

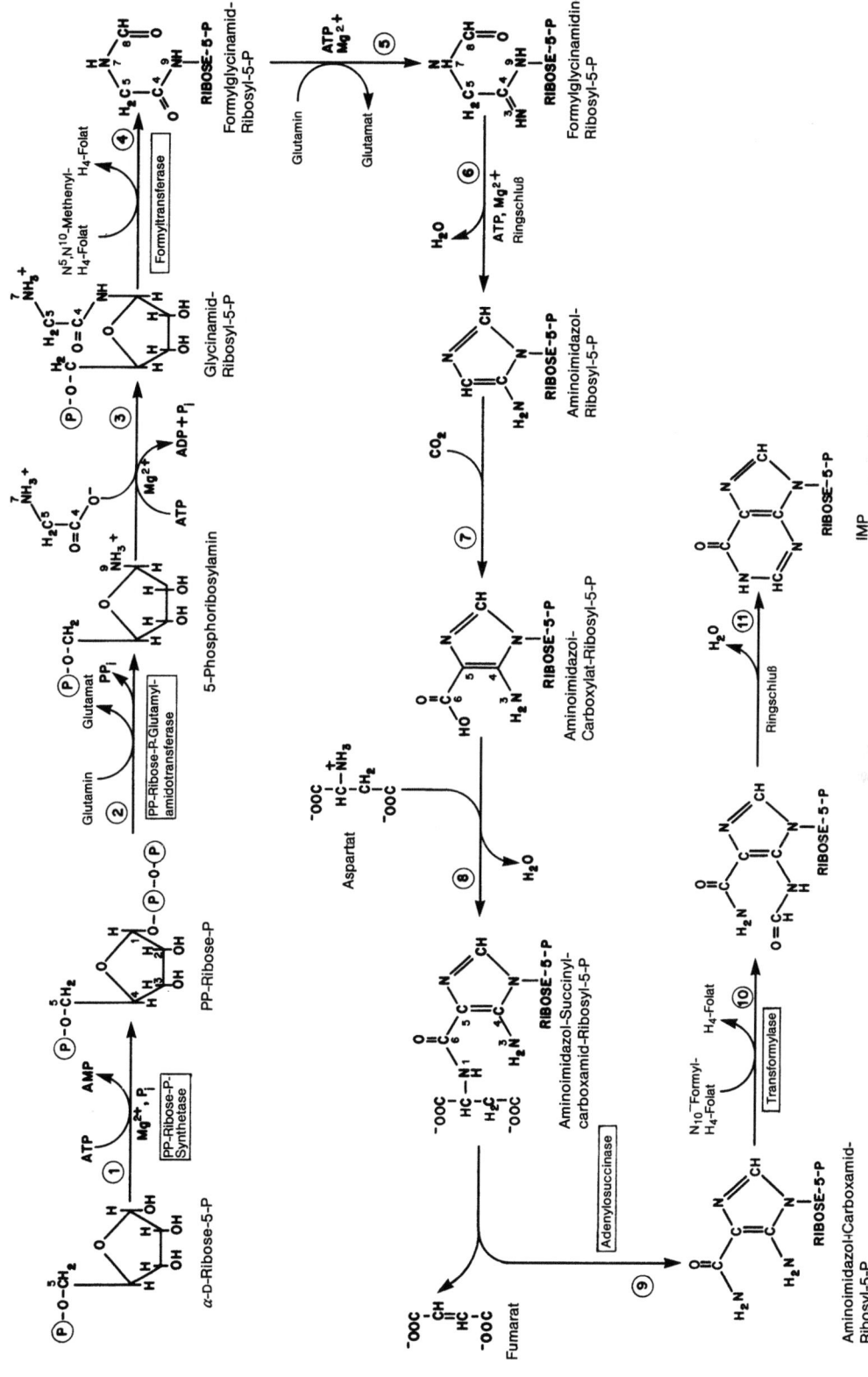

Abb. 26.3. Die De-Novo-Purinbiosynthese, ausgehend von Ribose-5-Phosphat und ATP (Einzelheiten s. Text)

26. Stoffwechsel von Purin- und Pyrimidinnucleotiden

Anschließend wird das N-Atom 7 des Glycinamidribosylphosphats formyliert (Reaktion 4, Abb. 26.3). Die Reaktion benötigt N^5,N^{10}-Methenyltetrahydrofolat (s. Kap. 10) und wird durch das Enzym **Glycinamidribosylphosphatformyltransferase** katalysiert, die für die Bildung des C-Atoms 8 der Purinbase verantwortlich ist. In der Reaktion 5 tritt wiederum Glutamin als Amidgruppendonor an, die Amidierung findet am C-Atom 4 des Formylglycinamidribosylphosphats statt. Das verantwortliche Enzym ist die **Formylglycinamidinribosylphosphatsynthetase**, welche ATP benötigt. Die Amidgruppe des Glutamins wird zum N-Atom 3 des Purinkerns.

Der Schluß des Imidazolrings wird durch das Enzym **Aminoimidazolribosylphosphatsynthetase** katalysiert, welches unter ATP-Verbrauch Aminoimidazolribosylphosphat bildet. Anschließend (Reaktion 7) wird unter Anlagerung eines freien CO_2 Aminoimidazolcarboxylatribosylphosphat gebildet. Die α-Aminogruppe des Aspartats liefert das N-Atom 1 (Reaktion 8); der Reaktionsmechanismus entspricht dem der Argininosuccinatbildung im Harnstoffcyclus (s. S. 323). Als Zwischenprodukt bei der Purinbiosynthese entsteht Aminoimidazol-Succinyl-Carboxamid-Ribosylphosphat (SAICAR). In der anschließenden Reaktion 9 wird die Succinylgruppe des SAICAR als Fumarat abgespalten. Das dabei entstehende Aminoimidazolcarboxamidribosylphosphat wird in der Reaktion 10 mit N^{10}-Formyltetrahydrofolat formyliert, wobei Amidoimidazolcarboxamidribosylphosphat entsteht. In der anschließenden Reaktion 11 erfolgt nun der Ringschluß. Das verantwortliche Enzym ist die **IMP-Cyclohydrolase**, das Reaktionsprodukt das Purinnucleotid Inosinsäure oder Inosinmonophosphat (IMP).

Die Bedeutung des Folsäurestoffwechsels (s. Kap. 10) für die De-novo-Synthese von Purinnucleotiden ist evident. Zwei 1-Kohlenstoffreste bilden die C-Atome 8 und 2 des Purinrings und werden über N^5-N^{10}-Methenyltetrahydrofolat bzw. N^{10}-Formyltetrahydrofolat eingebaut. Der Vorläufer beider Folsäurederivate ist das N^5, N^{10}-Methylentetrahydrofolat. Dieses liefert 1-Kohlenstoffreste für eine Vielzahl von Reaktionen. Ist jedoch aus ihm N^5, N^{10}-Methenyltetrahydrofolat entstanden, kann die gebundene 1-Kohlenstoffgruppierung nur noch in Purine eingebaut werden, entweder direkt oder nach Umwandlung zu N^{10}-Formyltetrahydro-

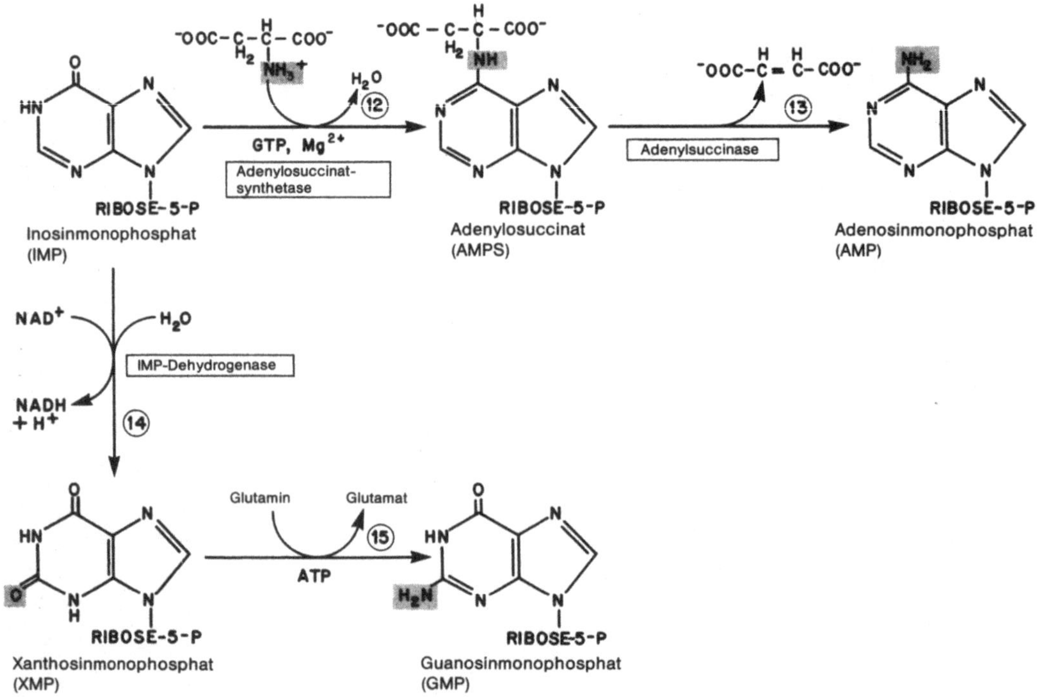

Abb. 26.4. Vom IMP zum AMP und GMP (Einzelheiten s. Text)

folat. Jede Hemmung der Bildung dieser Tetrahydrofolsäurederivate wird also die De-novo-Synthese von Purinen schwer beeinträchtigen.
Wie aus dem in Abb. 26.4 dargestellten Schema hervorgeht, werden Adeninnucleotide (Reaktionen 12 und 13) bzw. Guaninnucleotide (Reaktionen 14 und 15) aus IMP durch Aminierung bzw. Oxidation und Aminierung gebildet. Die Aminierung von IMP wird in einer ebenfalls wieder der Argininosuccinatbildung des Harnstoffcyclus analogen Reaktionsfolge durchgeführt. Aspartat reagiert mit IMP unter Bildung von Adenylosuccinat. Das hierfür verantwortliche Enzym ist die **Adenylosuccinatsynthetase,** welche GTP benötigt, was einen wichtigen Regulationspunkt darstellen könnte. Unter Abspaltung von Fumarat entsteht aus Adenylosuccinat AMP. Das für diese Reaktion verantwortliche Enzym ist die **Adenylosuccinase,** welche daneben auch die Spaltung des Aminoimidazolsuccinylcarboxamidribosylphosphats katalysiert (Reaktion 9 der Purinbiosynthese).
Auch die Bildung von GMP aus IMP verläuft in zwei Reaktionsschritten. In der ersten Reaktion (Reaktion 14) wird IMP mit NAD unter Bildung von Xanthosinmonophosphat (XMP) oxidiert. Mit der Amidogruppe des Glutamins wird dieses in einer ATP-abhängigen Reaktion aminiert. Interessanterweise ist die AMP-Bildung GTP-abhängig, die GMP-Bildung ATP-abhängig.
Verschiedene Glutaminanaloge sind sehr effektive Inhibitoren der verschiedenen Schritte der Purinbiosynthese und werden deshalb auch zu den Antimetaboliten gezählt. Das **Azaserin** (O-Diazoacetyl-L-Serin) dient speziell für die Reaktion 5 der Purinbiosynthese als Glutaminantagonist. Das **Diazonorleucin** (6-Diazo-5-Oxo-L-Norleucin) blockiert die Reaktion 2 der Purinbiosynthese, schließlich hemmt das **6-Mercaptopurin** u.a. auch die Reaktionen 13 und 14 bei der Biosynthese von AMP bzw. GMP.
Wie aus Abbildung 26.5 hervorgeht, verläuft die Umwandlung von AMP bzw. GMP zu den entsprechenden Nucleosiddi- und triphosphaten über 2 aufeinanderfolgende Schritte. Die **Nucleosidmonophosphatkinase** katalysiert den Transfer eines energiereichen Phosphats von ATP auf die beiden Nucleosidmonophosphate, durch die **Nucleosiddiphosphatkinase** werden

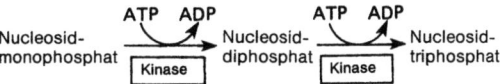

Abb. 26.5. Die für die Umwandlung von Nucleosidmonophosphaten zu Nucleosiddi- und -triphosphaten notwendigen Reaktionen

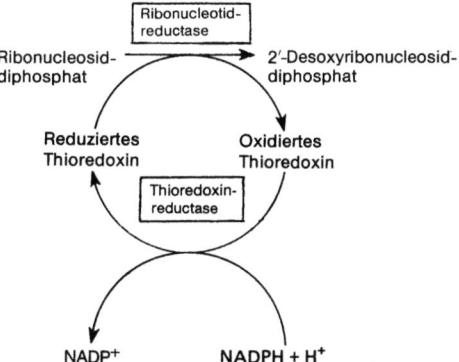

Abb. 26.6. Für die Reduktion von Ribonucleosiddiphosphaten zu 2'-Desoxyribonucleosiddiphosphaten nötige Reaktionen

schließlich die entsprechenden Nucleosidtriphosphate gebildet.
Die Biosynthese der Purin- und Pyrimidindesoxyribonucleotide erfolgt durch direkte Reduktion am C-Atom 2' des Riborests des entsprechenden Nucleotids (s. unten). Eine Voraussetzung hierfür ist, daß sowohl die Purinals auch die Pyrimidinnucleotide in die entsprechenden Nucleosiddiphosphate umgewandelt werden. Bei einigen Bakterien wird Cobalamin (Vitamin B_{12}) für die Reduktion benötigt, bei Säugern ist dies jedoch nicht der Fall. Hier erfolgt die Reduktion der Ribonucleosiddiphosphate zu Desoxyribonucleosiddiphosphaten in einer komplexen Reaktion (Abb. 26.6). Das hierfür benötigte Enzym ist die **Ribonucleotidreductase,** die als Cofaktor das Protein **Thioredoxin** benötigt. Weitere Cofaktoren sind die **Thioredoxinreductase** sowie **NADPH.** Elektronen des NADPH werden zunächst auf Thioredoxin übertragen und danach zur Nucleotidreduktion benutzt. Beide für die Reaktion benötigten Enzyme werden in den Zellen nur dann synthetisiert, wenn diese aktiv DNS synthetisieren und sich teilen.
Nicht alle Gewebe des menschlichen Organismus sind zur De-novo-Biosynthese von Purinnucleotiden fähig. Erythrocyten und poly-

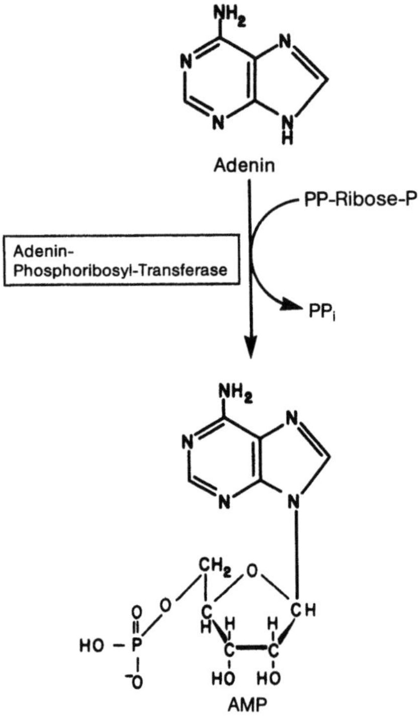

Abb. 26.7. Phosphoribosylierung von Adenin durch die Adeninphosphoribosyltransferase

morphkernige Leucocyten sind nicht imstande, 5'-Phosphoribosylamin zu synthetisieren. Sie können infolgedessen ihren Purinbedarf nur durch Zufuhr exogener Purine befriedigen. Periphere Lymphocyten verfügen immerhin über eine gewisse Synthesekapazität für Purine. Das Gehirn von Säugern hat offenbar eine verminderte PRPP-Amidotransferaseaktivität, so daß man annimmt, daß das menschliche Gehirn wenigstens in gewissem Umfang von der Zufuhr exogener Purine zur Bildung von Purinnucleotiden abhängt. Im Gegensatz dazu hat die Leber von Säugetieren eine große Synthesekapazität für Purine, die sie offensichtlich als freie Basen oder Nucleoside abgibt, so daß sie von den Geweben mit geringerer oder fehlender Synthesekapazität aufgenommen und verwertet werden können.

Stoffwechselwege zur Purinwiederverwertung

Für die Wiederverwertung von Purinen stehen zwei Mechanismen zur Verfügung. Quantitativ wichtiger ist die Phosphoribosylierung freier Purinbasen mit Hilfe spezifischer Enzyme, die PRPP als Ribosephosphatdonor benötigen. Eine weitere Möglichkeit besteht in der Phosphorylierung von Purinnucleosiden an den 5'-Hydroxylgruppen.

In menschlichen Geweben können 2 Enzyme unterschieden werden, die Purinbasen phosphoribosylieren. Eines von ihnen (Abb. 26.7) kann Adenin mit PRPP phosphoribosylieren, so daß AMP entsteht. Es handelt sich um die **Adeninphosphoribosyltransferase.** Das zweite Enzym ist die **Hypoxanthin-Guaninphosphoribosyltransferase** (Abb. 26.8). Sie wandelt Hypoxanthin und Guanin mit PRPP in IMP bzw. GMP um. Die Wiederverwertung von Hypoxanthin und Guanin erfolgt mit größerer Geschwindigkeit als diejenige von Adenin (s. unten).

Für die Wiederverwertung von Purinnucleosiden zu Purinribonucleotiden steht beim Menschen nur die Adenosinkinase zur Verfügung (Abb. 26.9). Dieses Enzym ist nicht imstande, Guanosin, Inosin oder die entsprechenden 2'-Desoxyderivate zu phosphorylieren. Die Desoxycytidinkinase kann allerdings außer Desoxycytidin auch das 2'-Desoxyadenosin und das 2'-Desoxyguanosin zu dAMP bzw. dGMP phosphorylieren.

Beim Menschen ist das Vorkommen des in Abb. 26.10 dargestellten Cyclus nachgewiesen worden. IMP und GMP sowie die entsprechenden Desoxyribonucleotide werden zunächst zu Nucleosiden (Inosin, Desoxyinosin, Guanosin und Desoxyguanosin) gespalten, wofür eine Purin-5'-Nucleotidase benötigt wird. Im nächsten Schritt erfolgt die Umwandlung der Purinribonucleoside bzw. 2'-Desoxyribonucleoside zu Hypoxanthin oder Guanin durch die Purinnucleosidphosphorylase. Es entsteht Ribose-1-Phosphat oder 2'-Desoxyribose-1-Phosphat. Durch die Wiederverwertungsenzyme können Hypoxanthin und Guanin mit PRPP phosphoribosyliert werden, womit der Cyclus geschlossen ist. Seine Funktion ist nicht bekannt. Man weiß jedoch, daß im menschlichen Organismus wesentlich mehr PRPP für diesen Cyclus als für die De-novo-Synthese von Purinnucleotiden benötigt wird.

In einem Nebenweg des Cyclus erfolgt die Umwandlung von IMP zu AMP (Reaktionen 12 und 13, Abb. 26.4), wobei das letztere anschließend zu Adenosin umgewandelt wird. Es wird dann entweder mit Hilfe der Adenosinkinase direkt in AMP umgewandelt oder aber durch

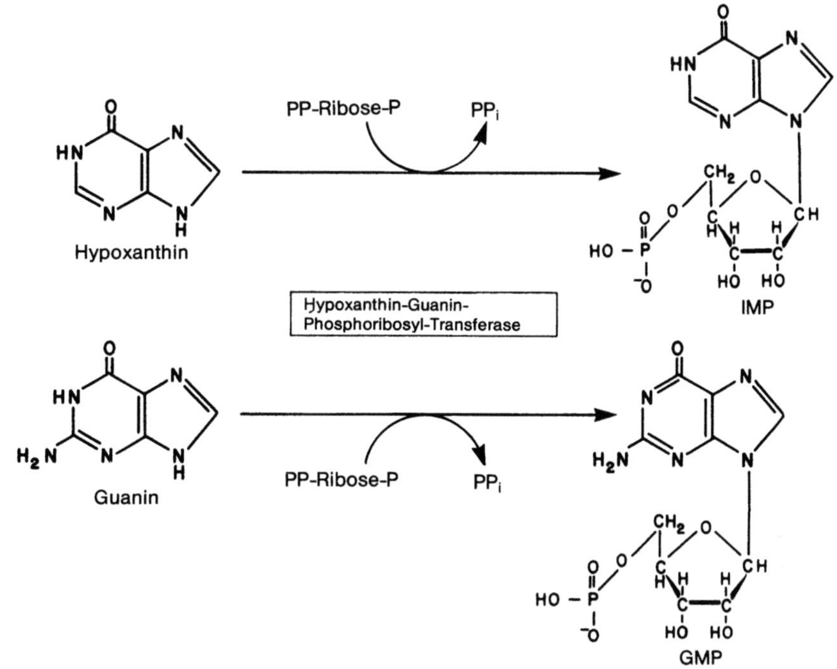

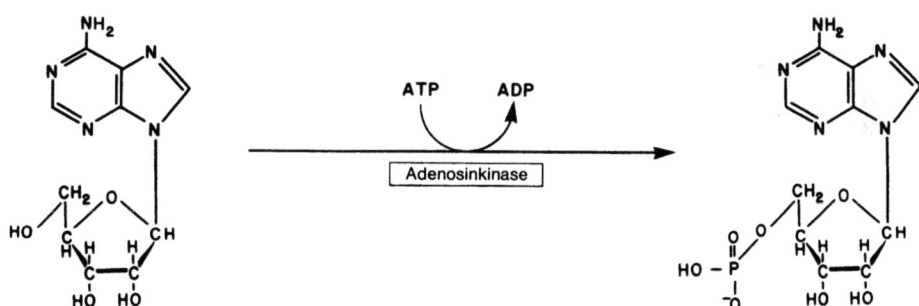

Abb. 26.8. Phosphoribosylierung von Hypoxanthin und Guanin unter Bildung von IMP und GMP. Für beide Reaktionen ist das Enzym Hypoxanthin-Guaninphosphoribosyl-Transferase verantwortlich

Abb. 26.9. Phosphorylierung von Adenosin zu AMP durch die Adenosinkinase

das Enzym Adenosindesaminase unter Inosinbildung desaminiert. Quantitativ ist die Bedeutung dieser Schleife weniger wichtig. Allerdings ist die Adenosindesaminase speziell für das Immunsystem wichtig (s. hereditäre Störungen des Purinstoffwechsels).
Die Wiederverwertung von freiem Adenin durch die Adeninphosphoribosyltransferase verhindert offenbar die durch die Xanthinoxidase vermittelte Oxidation von Adenin zu 2,8-Dihydroxyadenin. Dihydroxyadenin ist außerordentlich schlecht löslich und kommt bei Patienten mit einem hereditären Fehlen der Adeninphosphoribosyltransferase in Nierensteinen vor. Woher das freie Adenin für die Wiederverwertung kommt, ist nicht mit Sicherheit bekannt. Eine wichtige Quelle ist sehr wahrscheinlich die Hydrolyse von 5'-Methylthioadenosin, einem Nebenprodukt der Polyaminbiosynthese aus S-Adenosylmethionin.

Regulation der Purinbiosynthese

Die De-novo-Biosynthese von IMP benötigt 6 energiereiche Phosphatbindungen sowie als Präkursoren Glycin, Glutamin, Methenyltetrahydrofolat und Aspartat. Es folgt daraus, daß es für die Zelle außerordentlich ökono-

400   26. Stoffwechsel von Purin- und Pyrimidinnucleotiden

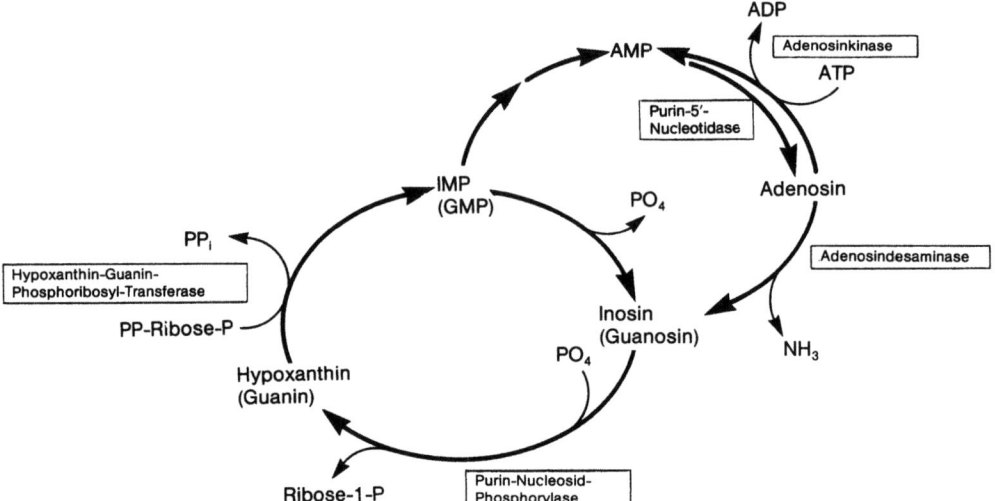

Abb. 26.10. Wiederverwertungscyclen für Purine. Sie beinhalten die Umwandlung von AMP, IMP und in geringerem Umfang von GMP zum entsprechenden Ribonucleosid mit Rückbildung zur Purinribonucleotiden. Desoxyadenosin, Desoxyinosin und Desoxyguanosin nehmen an denselben Stoffwechselwegen teil, können aber direkt zu Desoxy-AMP und Desoxy-GMP phosphoryliert werden

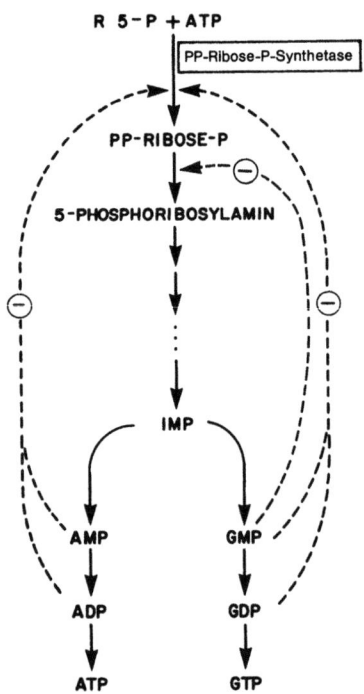

Abb. 26.11. Regulatorisches Schema für die Kontrolle der De-Novo-Purinbiosynthese. Ausgezogene Linien stellen chemische Reaktionen dar, gepunktete Linien Rückkopplungshemmungen durch Endprodukte

misch sein muß, den Biosynthesevorgang sehr genau zu regulieren. Der wichtigste regulatorische Faktor ist ohne Zweifel die Konzentration des PRPP. Diese hängt wie bei anderen cellulären Verbindungen vom Verhältnis der Biosynthesegeschwindigkeit zur Verbrauchsgeschwindigkeit ab. Die Biosynthesegeschwindigkeit des PRPP hängt ab
1. von der Verfügbarkeit der für die Synthese benötigten Substrate, besonders dem Ribose-5-Phosphat sowie
2. der katalytischen Aktivität der PRPP-Synthetase, welche sowohl von der intracellulären Phosphatkonzentration als auch von der Konzentration der Purin- und Pyrimidinribonucleotide abhängt, die als allosterische Regulatoren wirken (Abb. 26.11).

Die Verwertung von PRPP wird im weitesten Umfang durch den PRPP-Verbrauch im Wiederverwertungscyclus bestimmt, besonders durch die Phosphoribosylierungen von Hypoxanthin und Guanin zu den entsprechenden Ribonucleotiden. Die De-novo-Purinbiosynthese spielt demgegenüber eine geringere Rolle. Dieser Schluß basiert auf der Beobachtung, daß bei Patienten mit hereditärem Mangel an Hypoxanthin-Guanin-Phosphoribosyltransferase die PRPP-Konzentration in Erythrocyten und kultivierten Fibroblasten um ein Mehrfaches erhöht sind.

Das erste für die De-novo-Purinbiosynthese

benötigte Enzym, die PRPP-Amidotransferase wird im Sinne einer Rückkopplungshemmung durch Purinnucleotide, besonders AMP und GMP gehemmt. Die Hemmung erfolgt dabei kompetitiv zu PRPP, was die wichtige Rolle des PRPP bei der Regulation der De-novo-Purinbiosynthese demonstriert. Aus einer Vielzahl von Experimenten geht hervor, daß die Regulation der De-novo-Purinbiosynthese über die Amidotransferase physiologischerweise eine geringere Bedeutung als die Regulation der PRPP-Synthetase hat.

Für die Umwandlung von IMP zu GMP oder AMP stehen 2 Regulationsmechanismen zur Verfügung (Abb. 26.12). AMP hemmt seine eigene Biosynthese auf der Ebene der Adenylosuccinatsynthetase, GMP hemmt seine Biosynthese durch Hemmung der IMP-Dehydrogenase. Darüber hinaus benötigt die Umwandlung von IMP zu Adenylosuccinat und damit zu AMP die Anwesenheit von GTP. Die Umwandlung von XMP zu GMP ist ATP-abhängig. Dies läßt auf eine wichtige Kreuzregulation zwischen den beiden vom IMP abgehenden Stoffwechselwegen schließen. Sie verhindert die Biosynthese eines Purinnucleotids, solange ein Mangel am anderen besteht. Die Hypoxanthinguaninphosphoribosyltransferase wird in ähnlicher Weise durch ihre Endprodukte gehemmt. Für die Reduktion von Ribonucleosiddiphosphat zu Desoxyribonucleosiddiphosphaten steht ein außerordentlich komplexes regulatorisches Netzwerk zur Verfügung (Abb. 26.13). Es dient der genau austarierten Lieferung von Desoxyribonucleotiden für die DNS-Synthese.

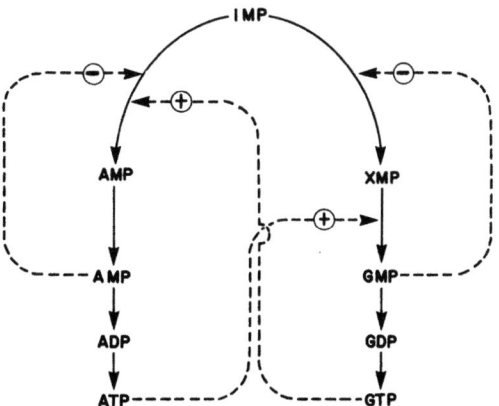

Abb. 26.12. Regulation der Umwandlung von IMP zu Adenin- bzw. Guaninnucleotiden. Ausgezogene Linien stellen chemische Reaktionen dar, gepunktete Linien positive (+) und negative (−) Rückkopplungsregulationen

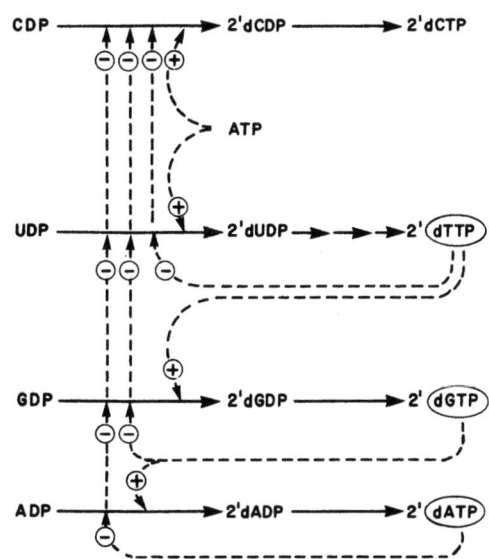

Abb. 26.13. Regulation der Reduktion von Purin- bzw. Pyrimidinribonucleotiden zu den entsprechenden 2'-Desoxyribonucleotiden. Durchgezogene Linien stellen chemische Reaktionen dar, gepunktete Linien negative (−) oder positive (+) Rückkopplungsregulationen

Abbau der Purine

Das Endprodukt des Purinabbaus beim Menschen ist die **Harnsäure**. Aufgrund von Beobachtungen an Patienten mit hereditären Enzymdefekten ist es offensichtlich, daß mehr als 99% der ausgeschiedenen Harnsäure aus Substraten der Purinnucleosidphosphorylase stammt, die ja ein Bestandteil des oben beschriebenen Purinverwertungscyclus ist. Die Purinprodukte der Purinnucleosidphosphorylase, das Guanin und Hypoxanthin, werden über Xanthin als Zwischenprodukte durch die Enzyme Guanase und Xanthinoxidase zu Harnsäure abgebaut (Abb. 26.1). Die Xanthinoxidase zeigt eine besonders hohe Aktivität in der Leber, dem Dünndarm und den Nieren. Geringe Mengen Harnsäure können auch aus mit der Nahrung zugeführten Nucleinsäuren durch die Bakterienflora des Intestinaltrakts gebildet, resorbiert und über die Nieren ausgeschieden werden. Allerdings stammt aus dieser Quelle nur ein sehr kleiner Teil der täglichen Harnsäureausscheidung.

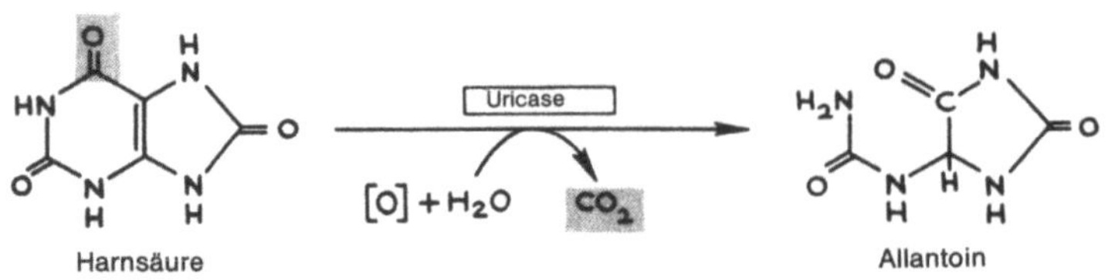

Abb. 26.14. Umwandlung von Harnsäure zu Allantoin

Die Xanthinoxidase ist ein wichtiges Ziel für die pharmakologische Behandlung von Hyperuricämie und Gicht (s. unten). Bei den niederen Primaten und allen anderen Säugern erfolgt eine Hydrolyse von Harnsäure zu Allantoin mit Hilfe des Enzyms Uricase (Abb. 26.14). Im Gegensatz zur Harnsäure ist Allantoin außerordentlich gut wasserlöslich. Amphibien, Vögel und Reptilien haben keine Uricase. Diese Tiere scheiden Harnsäure und Guanin als Endprodukte sowohl des Purin- als auch des Protein- (Stickstoff-)Stoffwechsels aus [die Bezeichnung Guanin leitet sich von Guano (Huanu = Dung) ab, den durch Seevögel in Massen auf manchen Meeresfelsen abgesetzten Kot].

Organismen, die als Endprodukt des Stickstoffstoffwechsels Harnsäure synthetisieren, werden auch als uricotelisch bezeichnet. Vögel, Amphibien und Reptilien haben ein uricotelisches System entwickelt, was den Vorteil bringt, das Hydratationswasser der Harnsäure nach ihrem Ausfallen wieder zu gewinnen. Sie sind damit imstande, mit geringsten Wassermengen auszukommen. Würden sie Harnstoff als Endprodukt des Stickstoffstoffwechsels benützen, könnte kein Lösungswasser gewonnen werden, da Harnstoff bis zu Konzentrationen von 10 mol/l gut wasserlöslich ist. Derartige Konzentrationen können niemals von den Nieren erreicht werden.

Mit Hilfe von isotopenmarkierter Harnsäure sowie ihren Vorstufen Glycin und Formiat ist der Harnsäurestoffwechsel beim Menschen genau untersucht worden. Auf diese Weise konnte die Harnsäuremenge bestimmt werden, die mit dem Körperwasser im Gleichgewicht steht. Sie wird auch als der Uratpool bezeichnet. Beim normalen Mann liegt der Uratpool zwischen 800 und 1500 mg, bei der Frau zwischen 500 und 700 mg. Bei Patienten mit Gicht steigt die Größe des Uratpools dramatisch an. Bei Patienten mit Gicht ohne Tophi (Ablagerung von Natriumurat in Geweben) liegt er zwischen 2000 und 4000 mg, bei schweren Gichtfällen mit Tophi bis zu 30000 mg. Der Umsatz von Harnsäure im Uratpool liegt bei Normalpersonen etwa bei 600 mg/Tag. 18–20% der Harnsäure erscheinen nicht im Urin, sondern werden entweder zu CO_2 und Ammoniak abgebaut oder über die Faeces ausgeschieden.

Viele Untersuchungen haben sich mit dem Schicksal des Natriumurats in den Nieren beschäftigt. Offensichtlich wird es im Glomerulum frei filtriert, danach resorbiert und partiell im proximalen Tubulus sezerniert. Ein weiterer Ort der Harnsäuresekretion ist die Henle-Schleife, möglicherweise erfolgt eine erneute Reabsorption im distalen Konvolut. Insgesamt werden beim normalen Menschen etwa 400–600 mg Harnsäure/Tag ausgeschieden. Eine Reihe von Naturprodukten und Pharmaka beeinflussen die renale Harnsäureabsorption und -sekretion. So hemmt beispielsweise Aspirin in hoher Dosierung die Harnsäureausscheidung wie auch die Harnsäurereabsorption.

Pyrimidine

Biosynthese der Pyrimidine

Pyrimidinnucleotide zeigen eine heterocyclische Ringstruktur, wie sie auch im Purinmolekül vorkommt. Dem entspricht die Tatsache, daß ihre chemischen und physiologischen Eigenschaften denjenigen der Purine ähneln. Purine und Pyrimidine haben zwei gemeinsame Präkursoren, das **PRPP** und **Glutamin**. CO_2 und **Aspartat** werden für die Biosynthese sowohl der Pyrimidin- als auch der Purinnucleotide benötigt. Für Thymidinnucleotide und alle Purinnucleotide werden **Tetrahydrofolatderivate** benötigt. Allerdings gibt es einen auffallenden Unterschied zwischen der Biosynthese von Pyrimidinnucleotiden und derjenigen von Purinnucleotiden. Die Biosynthese der Purinnucleotide geht vom Ribosephosphat als einem integralen Bestandteil des ersten Präkursormo-

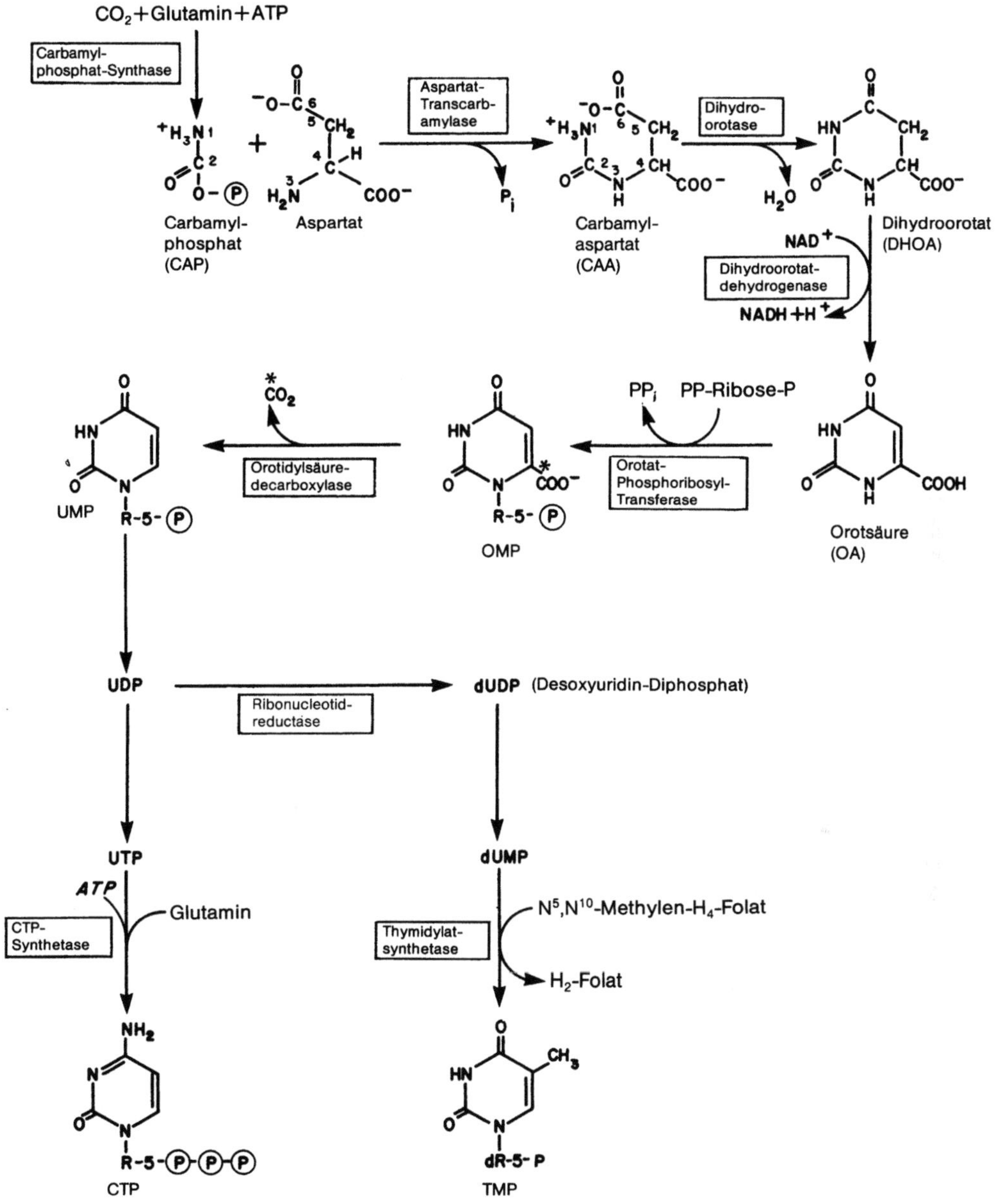

Abb. 26.15. Biosynthese der Pyrimidinnucleotide

leküls aus, Pyrimidinbasen werden zunächst als solche synthetisiert und erst anschließend der Ribosephosphatrest angeheftet.

Die Biosynthese des Pyrimidinrings beginnt mit der Bildung von Carbamylphosphat aus Glutamin, ATP und CO_2. Die Reaktion wird durch die **cytosolische Carbamylphosphatsynthase** katalysiert (Abb. 26.15). Sie unterscheidet sich von der mitochondrialen Carbamylphosphatsynthase, die für die erste Reaktion der Harnstoffbiosynthese benötigt wird. Durch Kondensation von Carbamylphosphat mit Aspartat entsteht das erste spezifische Zwischenprodukt der Pyrimidinbiosynthese, das **Carbamylaspartat**. Aus ihm wird durch das Enzym **Dihydroorotase** Wasser abgespalten, was unter Ringschluß zur **Dihydroorotsäure** führt. Diese wird durch eine Dihydroorotatdehydrogenase mit NAD als Cofaktor oxidiert, so daß **Orotsäure** entsteht. Im nächsten Schritt wird ein Phosphoribosylrest aus PRPP unter Bildung von Orotidinmonophosphat (OMP) angeknüpft. Die für die Reaktion verantwortliche **Orotatphosphoribosyltransferase** hat Ähnlichkeit mit der Hypoxanthin-Guaninphosphoribosyltransferase bzw. der Adeninphosphoribosyltransferase. Durch Decarboxylierung von OMP entsteht Uridinmonophosphat (UMP).

Die Dihydroorotatdehydrogenase ist im Gegensatz zu allen anderen im Cytosol vorkommenden Enzymen der Pyrimidinbiosynthese mitochondrial lokalisiert. Analog den Prozessen bei den Purinnucleotiden werden die Pyrimidinnucleosidmonophosphate zu den entsprechenden Di- und Triphosphaten umgewandelt. CTP entsteht durch Aminierung von UTP, wobei Glutamin seine Amidogruppe in einer ATP-abhängigen Reaktion zur Verfügung stellt. Die Reduktion der Pyrimidinnucleosiddiphosphat zu den entsprechenden 2'-Desoxynucleosiddiphosphaten erfolgt analog dem für Purinnucleotide geschilderten Mechanismus (Abb. 26.6 und 26.13).

Die Bildung von Thymidinmonophosphat (TMP) ist die einzige Reaktion der Pyrimidinnucleotidbiosynthese, die Tetrahydrofolat als Donor einer 1-Kohlenstoffgruppierung benötigt. 2'-Desoxy-UMP wird mit Hilfe der Thymidylatsynthetase methyliert. Als Methyldonor dient N^5,N^{10}-Methylentetrahydrofolat. Die Methylengruppierung des N^5,N^{10}-Methylentetrahydrofolat muß während der Übertragung auf Desoxy-UMP auf die Stufe einer Methylgruppe reduziert werden. Dabei wird Tetrahydrofolat zu Dihydrofolat oxidiert, so daß sich keine Änderung des Gesamtredoxstatus der Reaktion ergibt. Insgesamt entspricht die Methylierung von Desoxy-UMP zu TMP einer Reduktion der Hydroxymethylgruppe eines Serins zur Methylgruppe bei gleichzeitiger Oxidation von Tetrahydrofolat zu Dihydrofolat. Um das Folatmolekül wieder benutzen zu können, muß es von der Zelle wieder reduziert werden. Für diese Reaktion ist das Enzym Dihydrofolatreductase verantwortlich. Aus diesem Grunde sind sich teilende Zellen mit einem hohen TMP-Bedarf besonders empfindlich gegenüber Inhibitoren der Dihydrofolatreductase. Ein Beispiel für einen derartigen Inhibitor ist das bei der Krebstherapie eingesetzte Methotrexat (Amethopterin).

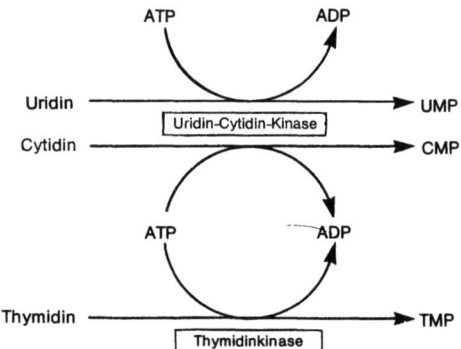

Abb. 26.16. Die Pyrimidinnucleosidkinasereaktionen sind für die Bildung der entsprechenden Pyrimidinnucleosidmonophosphate verantwortlich

Pyrimidinwiederverwertung

Tierische Zellen sind offensichtlich nicht imstande, freie Pyrimidinbasen unter Bildung der entsprechenden Pyrimidinnucleotide wieder zu verwerten. Sie besitzen jedoch die enzymatische Ausstattung für die Umwandlung der **Pyrimidinnucleoside** Uridin, Cytidin und Thymidin in die entsprechenden Nucleotide (Abb. 26.16). Die für die De-novo-Pyrimidinbiosynthese benötigte Orotatphosphoribosyltransferase kann zwar Oratat zu OMP umwandeln, reagiert jedoch nicht mit den normalen Pyrimidinbasen. Sie kann allerdings Allopurinol (s. unten) (4-Hydroxypyrazolopyrimidin) in ein Nucleotid umbauen, bei welchem Ribosylphosphat an das N-Atom 1 des Pyrimidinrings geknüpft ist. 5-Fluorouracil wird ebenfalls durch die **Oratatphosphoribosyltransferase** phosphorylysiert. 2'-Desoxycytidin wird durch ein als Desoxycytidinkinase bezeichnetes Enzym phosphoryliert, das auch Desoxyguanosin und Desoxyadenosin als Substrate umsetzt.

Abbau der Pyrimidine

Der Abbau der Pyrimidine findet im wesentlichen in der Leber statt und führt im Gegensatz zum Purinabbau zu gut löslichen Endprodukten. Der wahrscheinliche Abbauweg der Pyrimidinbasen ist in Abb. 26.17 dargestellt. CO_2, NH_3 sowie β-Aminoisobutyrat sind wesentliche Endprodukte.

Sowohl beim Versuchstier als auch beim Menschen ist Thymin der Vorläufer des β-Amino-

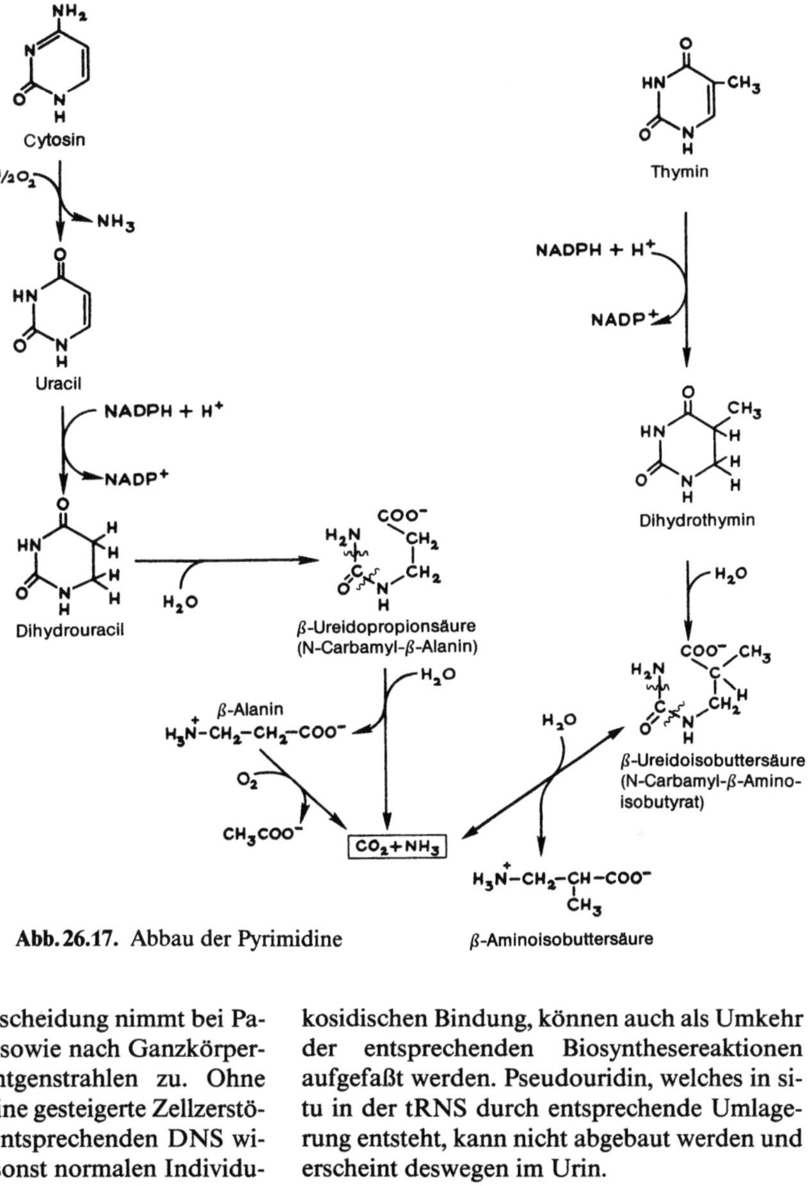

Abb. 26.17. Abbau der Pyrimidine

isobutyrats. Seine Ausscheidung nimmt bei Patienten mit Leukämie sowie nach Ganzkörperbestrahlung mit Röntgenstrahlen zu. Ohne Zweifel spiegelt dies eine gesteigerte Zellzerstörung mit Abbau der entsprechenden DNS wider. Familiär tritt bei sonst normalen Individuen eine abnorm hohe β-Aminoisobutyratausscheidung auf. Offensichtlich handelt es sich um ein recessiv exprimiertes Gen, wobei eine hohe Ausscheidungsrate nur bei Homozygoten vorkommt. 25% der Personen mit besonders hoher β-Aminoisobutyratausscheidung hatten chinesische oder japanische Vorfahren. Normalerweise wird β-Aminoisobutyrat sehr wahrscheinlich zu Methylmalonsäuresemialdehyd transaminiert, das danach zu Succinat umgewandelt wird.

Die ersten Reaktionen des Pyrimidinnucleotidabbaus, einschließlich der Entfernung des Zuckerphosphatrestes durch Hydrolyse der N-glykosidischen Bindung, können auch als Umkehr der entsprechenden Biosynthesereaktionen aufgefaßt werden. Pseudouridin, welches in situ in der tRNS durch entsprechende Umlagerung entsteht, kann nicht abgebaut werden und erscheint deswegen im Urin.

Regulation der Pyrimidinbiosynthese

Eine Regulation der Pyrimidinnucleotidbiosynthese erfolgt über 2 Mechanismen. Die ersten beiden Enzyme der Biosynthese unterliegen einer allosterischen Regulation. Darüber hinaus können die für die Biosynthese benötigten Enzyme durch koordinierte Repression bzw. Derepression reguliert werden. Die Carbamylphosphatsynthase wird durch UTP und Purinnucleotide gehemmt, durch PRPP jedoch aktiviert (Abb. 26.18). Die Aspartattranscarbamylase ist besonders empfindlich gegenüber

26. Stoffwechsel von Purin- und Pyrimidinnucleotiden

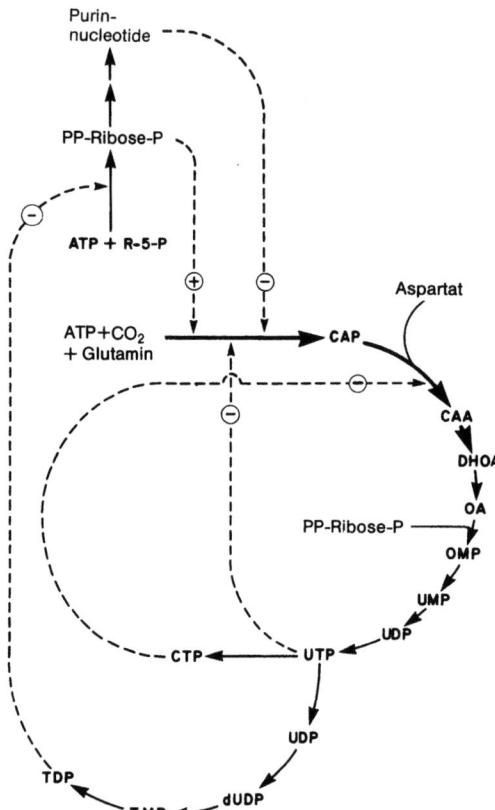

Abb. 26.18. Regulation der Pyrimidinnucleotidbiosynthese. Durchgezogene Linien stellen chemische Reaktionen dar, gepunktete Linien positive und negative Rückkopplungsregulationen. Die verwendeten Abkürzungen sind der Abb. 26.15 zu entnehmen

der Hemmung durch CTP. Die allosterischen Eigenschaften der Aspartattranscarbamylase von Mikroorganismen sind in heute klassischen Untersuchungen über das Phänomen der Allosterie beschrieben worden.

Aus Isotopeneinbaustudien kann berechnet werden, daß auf molarer Basis die Geschwindigkeit der Pyrimidinbiosynthese derjenigen der Purinbiosynthese entspricht. Dies läßt auf eine koordinierte Kontrolle von Purin- und Pyrimidinnucleotidbiosynthese schließen. Hierzu gehört sicherlich, daß die PRPP-Synthetase, die ja den notwendigen Präkursor sowohl für die Purinnucleotid- als auch die Pyrimidinnucleotidsynthese bildet, durch Purin und Pyrimidinnucleotide im Sinne einer Rückkopplungshemmung blockiert wird. Auch die Carbamylphosphatsynthase wird sowohl von Purin- als auch Pyrimidinnucleotiden gehemmt, durch PRPP jedoch aktiviert.

Klinische Störungen des Purinstoffwechsels (s. Tabelle 26.2)

Hyperuricämie und Gicht

Die Dissoziation der Harnsäure hängt vom pH-Wert ihres Lösungsmittels (z. B. Blut, Urin, cerebrospinale Flüssigkeit) ab. Der pK-Wert der NH-Gruppe in Position 9 liegt bei 5,75, derjenige der NH-Gruppe an Position 1 bei 10,3. Unter physiologischen Bedingungen finden sich also nur Harnsäure und ihr Mononatriumsalz. Sinkt der pH-Wert unter 5,75, findet sich überwiegend Harnsäure, bei pH = 5,75 entspricht die Konzentration von Natriumurat derjenigen von Harnsäure; bei größeren pH-Werten überwiegt Natriumurat.

Die Größe des Uratpools im Organismus entspricht der Natriumuratkonzentration im Serum. Übersteigt die Uratkonzentration im Serum die Uratlöslichkeit, tritt also eine Hyperuricämie auf, wird das Serum mit Harnsäure übersättigt, so daß Natriumuratkristalle ausfallen können. Die Löslichkeit des Natriumurats im Serum beträgt bei 37 °C 7 mg/100 ml. Es gibt keine überzeugende Hinweise dafür, daß Natriumurat unter physiologischen Bedingungen durch Serumproteine gebunden werden kann. Natriumuratkristalle, die aus der Lösung ausfallen, werden bevorzugt im Bindegewebe im oder an Gelenken abgelagert. Derartige Uratablagerungen werden auch als **Tophi** bezeichnet. Die Ablagerung der Uratkristalle zusammen mit ihrer Phagocytose durch polymorphkernige Leukocyten kann zu einer akuten Entzündungsreaktion der Gelenke führen, die auch als akute **Gichtarthritis** bezeichnet wird. Entsprechende chronisch-entzündliche Vorgänge führen zur **chronischen Gichtarthritis** mit weitgehender Zerstörung der Gelenke.

In wäßriger Lösung beträgt die Löslichkeit der Harnsäure als protonierter Form des Urats nur $1/17$ derjenigen des Natriumurats. Bei pH 5 tritt eine Sättigung des Urins mit Uraten bei einer Konzentration von 15 mg/dl ein. Da der pH-Wert des Urins von Normalpersonen i. allg. unter dem pK der Harnsäure (5,75) liegt, kommt Urat im Urin bevorzugt als Harnsäure, also in der hochunlöslichen Form vor. Wird der Urin auf einen pH-Wert von etwa 7 alkalisiert, können 150–200 mg Urate/100 ml noch toleriert werden.

Tabelle 26.2. Hereditäre Störungen des Purinstoffwechsels sowie die Veränderungen der zugehörigen Enzyme

Klinische Störung	Defektes Enzym	Art des Defekts	Symptomatik der klin. Störung	Vererbungsmuster
Gicht	PPriboseP Synthetase	Überaktiv (gesteigertes V_{max})	Purinüberproduktion u. gesteigerte Ausscheidung	X-chromosomal recessiv
Gicht	PPriboseP Synthetase	Unempfindlich gegenüber Rückkopplungshemmung	Purinüberproduktion u. Ausscheidung	X-chromosomal recessiv
Gicht	PPriboseP Synthetase	Niedriges K_M für Ribose-5-Phosphat	Purinüberproduktion u. Ausscheidung	Wahrscheinlich X-chromosomal recessiv
Gicht	HGPRTase[a]	Partieller Mangel	Purinüberproduktion u. Ausscheidung	X-chromosomal recessiv
Lesch-Nyhan-Syndrom	HGPRTase[a]	Vollständiges Fehlen	Purinüberproduktion u. Ausscheidung; cerebrale Störungen u. Neigung zu Selbstverstümmelung	X-chromosomal recessiv
Immundefekt	Adenosindesaminase	Schwerer Mangel	Kombinierter Immunmangel (T-Zellen u. B-Zellen), Desoxyadenosinurie	Autosomal recessiv
Immundefekt	Purinnucleosidphosphorylase	Schwerer Mangel	Fehlen von T-Zellen, Inosinurie, Desoxyinosinurie, Guanosinurie, Desoxyguanosinurie, Hypouricämie	Autosomal recessiv
Nephrolithiasis	Adeninphosphoribosyltransferase	Vollständiges Fehlen	Nephrolithiasis mit hohem 2,8-Dihydroxyadeningehalt der Steine	Autosomal recessiv
Xanthinurie	Xanthinoxidase	Vollständiges Fehlen	Nephrolithiasis mit Xanthinsteinen, Hypouricämie	Autosomal recessiv

[a] HGPRTase = Hypoxanthin-Guaninphosphoribosyltransferase

Bei der Ansäurung des Urins auf pH-Werte unter 5,75 überwiegt die voll protonierte Harnsäure. Diese Ansäuerung findet im distalen Tubulus sowie im Sammelrohr der Niere statt. Finden sich Kristalle dieses Produkts des Purinstoffwechsels in den Harnwegen, so wird es sich proximal des Orts, an dem der Urin angesäuert wird, um Natriumurat handeln, distal dieser Stelle um Harnsäure. Die meisten Steine im Sammelrohrsystem sind aus diesem Grunde Harnsäuresteine. Ihre Bildung kann nach dem oben Gesagten durch Alkalisierung des Urins weitgehend verhindert werden.

Die nadelförmigen Natriumuratkristalle sind optisch anisotrop. Bei Betrachtung durch ein Polarisationsmikroskop können sie infolgedessen von anderen Kristalltypen unterschieden werden. Dies trifft auch zu, wenn in der Synovial- oder Gelenkflüssigkeit von Patienten polymorphkernige Leukocyten mit entsprechenden Kristallen auftreten. Der Nachweis der Anisotropie führt dann zur Diagnose Gicht.

Störungen des Purinstoffwechsels lassen sich in hyperuricämische und hypouricämische Formen einteilen. Zu ihnen kommen noch Immundeffizienzerkrankungen. Wie aus Tabelle 26.3 hervorgeht, können Patienten mit Hyperuricämie prinzipiell in zwei Gruppen eingeteilt werden. Bei einer Gruppe zeigt sich eine normale Uratausscheidung, bei der anderen eine erhöhte.

Der größte Teil der Patienten mit Hyperuricämie ohne Begleitkrankheit scheidet Urate mit normaler Geschwindigkeit aus, so daß als Ursache für die Erkrankung eine Störung der Nieren angenommen werden muß. Sie entspricht

Tabelle 26.3. Einteilung von Patienten mit Hyperuricämie

I. Normale Ausscheidung von Urat; für die Erhöhung der Serumuratkonzentration ist eine renale Störung verantwortlich
II. Überausscheidung von Urat aufgrund einer Überproduktion
   A. Sekundäre Folge anderer Erkrankungen (z. B. maligne Erkrankungen, Psoriasis)
   B. Bekannte für die Überproduktion verantwortliche Enzymdefekte:
      1. PPriboseP-Synthetase-Störungen
      2. Hypoxanthin-Guaninphosphoribosyl-Transferasemangel
      3. Glucose-6-Phosphatasemangel
   C. Unbekannte Defekte

in etwa einer erhöhten Nierenschwelle, so daß es bei normaler Ausscheidungsrate zu erhöhten Serumuratspiegeln kommt.

Lesch-Nyhan-Syndrom und von-Gierke-Erkrankung

Ein Teil der Patienten mit gesteigerter Uratausscheidung (mehr als 600 mg Harnsäure/Tag) zeigt eine sekundäre Hyperuricämie. Sie kann auf andere krankhafte Prozesse, z. B. Malignome oder Psoriasis mit erhöhter Gewebszerstörung, zurückgeführt werden.

Schließlich kommen Patienten mit einer Reihe von Enzymdefekten vor, zu denen Störungen der **PRPP-Synthase**, der **Hypoxanthin-Guaninphosphoribosyltransferase** (Lesch-Nyhan-Syndrom) sowie der **Glucose-6-Phosphatase** (von-Gierke-Erkrankung) gehören. Außerdem findet sich bei einer Gruppe von Patienten eine sog. idiopathische Überproduktionshyperuricämie, deren Ursache noch nicht bekannt ist.

Das Lesch-Nyhan-Syndrom (vollständiger Mangel der Hypoxanthinguaninphosphoribosyltransferase) ist eine hereditäre X-chromosomal recessive Erkrankung. Sie ist durch eine cerebrale Symptomatik mit Choreoathetose und Spastik sowie schwerer Überproduktionshyperuricämie gekennzeichnet. Auffallend ist die Neigung der häufig debilen Patienten zur Selbstverstümmelung. Meist kommt es darüber hinaus zu massiver Ablagerung von Harnsäuresteinen im Urin. Auch bei heterozygoten Müttern der Kinder mit Lesch-Nyhan-Syndrom ist häufig eine Überproduktionshyperuricämie, jedoch keine neurologischen Manifestationen festzustellen. Gelegentlich finden sich auch männliche Patienten mit partiellem Mangel der Hypoxanthinguaninphosphoribosyltransferase, die sich wohl auf eine unterschiedliche Mutation desselben Gens zurückführen läßt. Bei den Betroffenen zeigt sich eine schwere Überproduktionshyperuricämie, jedoch i. allg. keine neurologischen Zeichen.

Die Purinüberproduktion bei Patienten mit einem Mangel der Hypoxanthin-Guaninphosphoribosyltransferase hängt mit der erhöhten intracellulären PRPP-Konzentration zusammen. Diese sind die Folge der verminderten Wiederverwertungskapazität. Die biochemische Ursache der neurologischen Störung beim Lesch-Nyhan-Syndrom sind unbekannt.

Die Purinüberproduktion und Hyperuricämie bei der von-Gierke-Erkrankung ist eine sekundäre Folge der erhöhten Aktivität des Hexosemonophosphatwegs und der damit verbundenen Erzeugung von Ribose-5-Phosphat, dem Vorläufer der PRPP. Patienten mit einem Glucose-6-Phosphatasemangel haben eine chronische Lactacidose und aus diesem Grund eine erhöhte Nierenschwelle für Urat.

Mit Ausnahme des in dieser Hinsicht noch nicht untersuchten Glucose-6-Phosphatasemangels sind alle bekannten Enzymdefekte mit erhöhten intracellulären PRPP-Konzentrationen verknüpft. Für den Glucose-6-Phosphatasemangel ist die theoretische Basis zur Erklärung der Purinüberproduktion sehr ähnlich. Sehr wahrscheinlich sind gesteigerte PRPP-Konzentrationen für viele Störungen mit Überproduktionshyperuricämie verantwortlich.

Weitere Störungen des Purinstoffwechsels

Hypouricämien werden entweder durch eine erhöhte Ausscheidung oder eine verminderte Produktion von Urat und Harnsäure verursacht. Dalmatiner-Hunde haben zwar wie alle Hunde eine Uricaseaktivität, können jedoch die filtrierte Harnsäure renal nicht vollständig reabsorbieren. Aus diesem Grund scheiden sie Urat und Harnsäure in Mengen aus, die im Vergleich zu der Serumuratkonzentration sehr hoch sind. Ein ähnlicher Defekt fand sich auch bei einem Patienten mit Hypouricämie.

Jeder Defekt der **Xanthinoxidase,** entweder als Folge eines hereditären genetischen Defekts oder einer schweren Leberschädigung, führt zur Hypouricämie und gesteigerter Ausscheidung der Oxipurine Hypoxanthin und Xanthin. Bei schwerem Xanthinoxidasemangel zeigen die Patienten häufig eine Xanthinurie und Xanthinsteine in ableitenden Harnwegen.

Auch ein Defekt der Purinnucleosidphosphorylase führt zur Hypouricämie, da die betroffenen Patienten nicht Hypoxanthin und Guanin aus Inosin und Guanosin bilden können. Als Folge kommt es zu einer exzessiven Ausscheidung von Purinnucleosiden im Urin. Auch hier kann es infolge deren beschränkter Löslichkeit zu Nierensteinen kommen.

Zwei Erkrankungen mit Immundefekten zeigen darüber hinaus Störungen der Enzyme des Purinstoffwechsels. So gehört zum Mangel an Adenosindesaminase eine schwerer kombinierter Immundefekt, bei dem sowohl die T-Lym-

Tabelle 26.4. Hereditäre Störungen des Pyrimidinstoffwechsels mit den zugehörigen Enzymstörungen

Klin. Störung	Defektes Enzym	Art des Defekts	Typische Symptome	Vererbungsmuster
β-Aminoisobutyraturie	Transaminase	Mangel	Keine Symptome, bei Orientalen häufig	Autosomal recessiv
Orotacidurie, Typ I	Orotatphosphoribosyltransferase, Orotidylatdecarboxylase	Mangel	Orotsäurekristalle im Urin, Wachstumsstörungen, megaloblastische Anämie, Immundefekt. Remission durch orale Behandlung mit Uridin	Autosomal recessiv
Orotacidurie, Typ II	Orotidylatdecarboxylase	Mangel	Ausscheidung von Orotidin und Orotsäure im Urin, megaloblastische Anämie, Remission durch orale Therapie mit Uridin	Autosomal recessiv
Orotacidurie	Ornithintranscarbamylase	Mangel	Proteinintoleranz, hepatische Encephalopathie, milde Orotacidurie	X-chromosomal recessiv

phocyten als auch die B-Lymphocyten funktionsgestört sind. Der Purinnucleosidphosphorylasemangel geht mit einem schwerwiegenden Mangel an T-Lymphocyten bei offensichtlich normaler B-Lymphocytenfunktion einher. Beide Immundefekterkrankungen werden autosomal recessiv vererbt. Die molekulare Ursache des Immundefekts liegt möglicherweise in der intracellulären Anhäufung der Substrate der defekten Enzyme, nämlich der Desoxyguanosin- und Desoxyadenosintriphosphate. Sie können allosterisch die Ribonucleotidreductase hemmen und führen so zu einer Verarmung von sich rasch teilenden Zellen wie dem T-Lymphocyten an Präkursoren der DNS-Biosynthese, besonders des Desoxy-CTP. Beim Menschen kommt es selten zum Mangel an Purinen. Meist liegt primär ein Folsäure- und möglicherweise ein Vitamin-B_{12}-Mangel vor (s. Kap. 10).

Klinische Störungen des Pyrimidinstoffwechsels (s. Tabelle 26.4)

Die Endprodukte des Pyrimidinstoffwechsels sind anders als beim Purinstoffwechsel gut wasserlösliche Verbindungen wie CO_2, Ammoniak, β-Alanin und Propionsäure (s. oben). Aus diesem Grund wird es selten zu klinisch auffälligen Störungen kommen, wenn eine Pyrimidinüberproduktion stattfindet. Bei allen Hyperuricämiefällen mit schwerer PRPP-Überproduktion findet gleichzeitig eine Überproduktion von Pyrimidinnucleotiden mit gesteigerter Ausscheidung von Verbindungen wie beispielsweise β-Alanin statt. Da für die TMP-Synthese N^5,N^{10}-Methylentetrahydrofolat benötigt wird, führen Störungen des Folsäure- und Vitamin-B_{12}-Stoffwechsels zum TMP-Mangel (im Fall eines Vitamin-B_{12}-Mangels liegt ein indirekter Mechanismus vor (s. S. 131).

Eine gesteigerte Ausscheidung von β-Aminoisobutyrat im Urin ist eine autosomal recessiv vererbte Störung, die speziell bei orientalischen Rassen vorkommt. Sie führt nicht zu pathologischen Veränderungen (s. oben).

Pseudouridin kann nicht abgebaut werden und erscheint deshalb auch im normalen Urin. Bei gesteigertem Nucleinsäureumsatz (z. B. Patienten mit Leukämien oder Lymphomen) kommt es zu einer deutlichen Steigerung der Pseudouridinausscheidung im Urin. Pseudouridin ist gut löslich und führt als solches nicht zu pathologischen Veränderungen.

Die **hereditäre Orotacidurie** kommt in zwei Typen vor. Beim häufigeren Typ 1 fehlen sowohl die Orotatphosphoribosyltransferase als auch die OMP-Decarboxylase (Abb. 26.19). Die betroffenen Patienten werden infolgedessen auxotroph für Pyrimidine. Ihre Behandlung gelingt leicht durch entsprechende Zufuhr von Uridin. Als Kinder zeigen die Patienten Störungen ihres Wachstums, darüber hinaus eine megaloblastische Anämie und als Symptom das Auftreten von orangefarbenen Kristallen (Orotsäure) im Urin. Unbehandelt erfolgt meist innerhalb kurzer Zeit der Tod an intercurrenten Infekten. Bei der Orotacidurie des Typs 2 liegt nur ein Defekt der OMP-Decarboxylase vor (Abb. 26.19). Es kommt zur Ausscheidung von Orotidin, darüber hinaus werden geringe Mengen Orotsäure ausgeschieden.

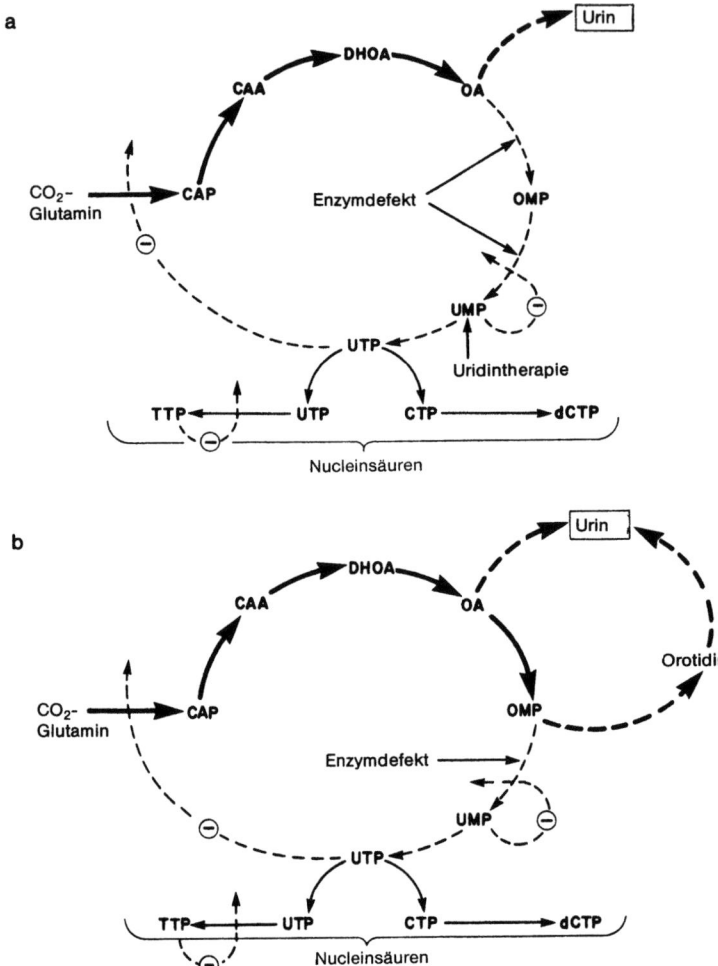

Abb. 26.19. a Bei der Orotacidurie Typ I fehlen sowohl die Orotatphosphoribosyltransferase als auch die Orotidylatdecarboxylase. Es ergeben sich die angegebenen Konsequenzen. **b** Bei der Orotacidurie Typ II fehlt die Orotidylatdecarboxylase, was zu den angegebenen Konsequenzen führt. Mit einem negativen Zeichen versehene gepunktete Linien stellen eine Rückkopplungshemmung dar, die auch unter Normalbedingungen vorkommt. Bei der Orotacidurie Typ I wird Orotsäure im Urin ausgeschieden, beim Typ II erscheinen dagegen sowohl Orotsäure als auch Orotidin im Urin. Die Abkürzungen sind der Abb. 26.15 zu entnehmen [Nach Smith LH jr. (1973) Pyrimidine metabolism in man. N Engl J Med 288:764]

In den Erythrocyten von Patienten mit Orotacidurie sind die spezifischen Aktivitäten der Aspartattranscarbamylase und der Dihydroorotase deutlich erhöht. Sie normalisieren sich jedoch nach Behandlung mit Uridin. Aus dieser Beobachtung muß geschlossen werden, daß ein oder mehrere Endprodukte der Biosynthese unter normalen Umständen für die Regulation der betreffenden Enzymaktivitäten verantwortlich sind. Bei der Orotacidurie kommt es zum Absinken der Konzentration von Pyrimidinnucleotiden und damit zu einer wahrscheinlich koordinierten Derepression der beiden genannten Enzyme. Eine gesteigerte Orotsäure-, Uracil- und Uridinausscheidung findet sich auch bei Patienten mit einem hereditären Ornitintranscarbamylasemangel. Dieses mitochondriale Leberenzym ist für die initialen Schritte der Harnstoff- und Argininbiosynthese verantwortlich. Offenbar kommt es bei den Patienten zu einer Konzentrationszunahme mitochondrialen Carbamylphosphats, welches infolgedessen ins Cytosol diffundiert und dort als Substrat für die De-novo-Pyrimidinnucleotidsynthese dient. Die überschüssige Produktion von Orotsäure führt zu einer milden Form der Orotacidurie, die i. allg. ohne Ablagerung von Orotsäurekristallen verläuft, jedoch nach Zufuhr von Nahrungsstoffen mit hohem Stickstoffgehalt zunimmt.

Zwei Arzneimittel, von denen eines klinisch weite Anwendung gefunden hat, können zur Orotacidurie führen. **Allopurinol** ist ein Purinanaloges, das direkt die Xanthinoxidase hemmt. Es kann durch die **Orotatphosphoribosyltransferase** phosphoribosyliert werden und hemmt auf diese Weise kompetitiv die Phosphoribosylierung von Orotsäure. Das dabei entstehende Nucleotid hemmt die Orotidylatdecarboxylase, was zur Orotacidurie und Orotidinurie führt. Im allgemeinen paßt sich jedoch der Organismus an diese Störung der Pyrimidinbiosynthese an, so daß ein Mangel an Pyridinnucleotiden nur vorübergehend auftritt.

Das als Cytostaticum verwendete 6-Azauridin ist nach Umwandlung zu 6-Azauridylat ein kompetitiver Inhibitor der OMP-Decarboxylase und führt zu einer hohen Orotsäureausscheidung im Urin.

Bei spezifischen Störungen der Lebermitochondrien (z. B. Reye-Syndrom) findet sich eine sekundäre Orotacidurie. Sie läßt sich sehr wahrscheinlich auf die Unfähigkeit der Mitochondrien zur Carbamylphosphatverwertung zurückführen, was ähnlich wie beim hereditären Defekt der Ornitintranscarbamylase zur Überproduktion von Orotsäure und damit zur Orotacidurie führt.

27 Struktur und Funktion von Nucleinsäuren

David W. Martin

Desoxyribonucleinsäure

Jede Beurteilung der wichtigsten wissenschaftlichen Entdeckungen des 20. Jahrhunderts wird zu der Feststellung kommen müssen, daß die Aufdeckung des Codes für die genetische Information zu den größten Innovationen zählt. Die genetische Information ist auf einem aus nur 4 Typen monomerer Einheiten bestehenden einsträngigen polymeren Molekül niedergelegt. Diese DNS ist das chemische Äquivalent der Vererbung. Der Nachweis, daß DNS die genetische Information enthält, wurde erstmalig 1944 in einer Serie eleganter Arbeiten von Avery, MacLeod und McCarty geführt. Sie zeigten, daß die genetische Determinierung des Kapseltyps eines spezifischen Pneumococcus von einem Typ auf den anderen durch gereinigte DNS übertragen werden kann. Die Autoren bezeichneten dieses DNS-Stück als Transformationsfaktor. Inzwischen ist diese Art der genetischen Manipulation für Bakteriologen und Genetiker ein Routineverfahren geworden. In neuester Zeit konnte sogar gezeigt werden, daß prinzipiell ähnliche Techniken mit Säugetierzellen möglich sind.

Chemische Natur der DNS

Die chemische Natur der monomeren DNS-Einheiten, nämlich Desoxyadenylat, Desoxyguanylat, Desoxycytidylat und Thmidylat sind

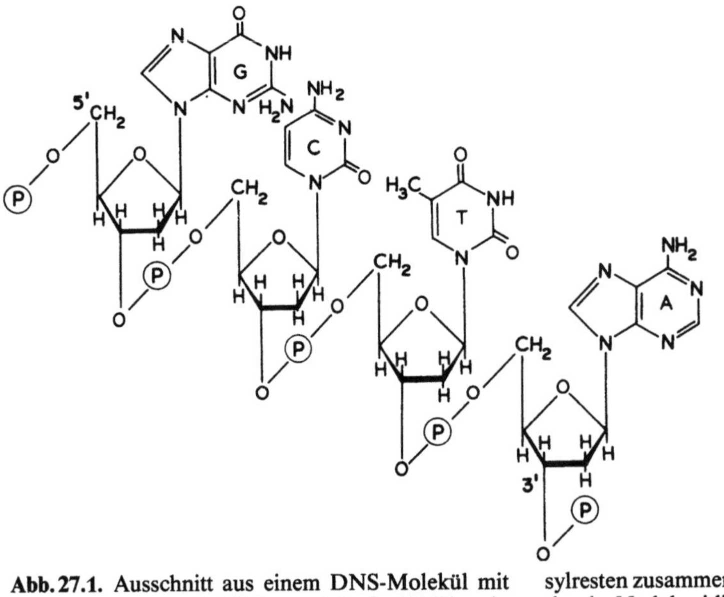

Abb. 27.1. Ausschnitt aus einem DNS-Molekül mit den Purin- bzw. Pyrimidinbasen Adenin *(A)*, Thymin *(T)*, Cytosin *(C)* und Guanin *(G)*. Diese werden durch ein Phosphodiesterrückgrat zwischen 2'-Desoxyribosylresten zusammengehalten, an die die Nucleobasen durch N-glykosidische Bindungen geknüpft sind. Man beachte, daß das Rückgrat über Polarität, d. h. Richtung, verfügt

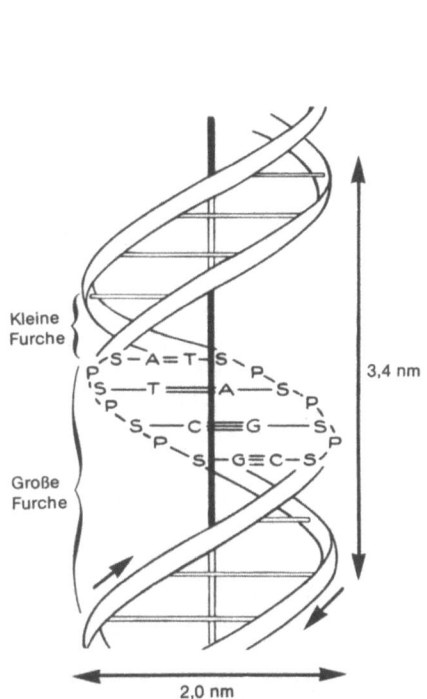

Abb. 27.2. Doppelhelikale Struktur der DNS nach Watson u. Crick. *Links:* Schematische Darstellung der Struktur (vereinfacht) [*A,* Adenin, *C* Cytosin, *G* Guanin, *T* Thymin, *P* Phosphat, *S* Zucker (Desoxyribose)]. *Rechts:* Raummodell der DNS-Struktur.

(Nach einer Fotographie von James D. Watson, Molecular Biology of the Gene, 3rd ed. Copyright 1976, 1970, 1965, by W. A. Benjamin Inc., Menlo Park, Calif.)

bereits im Kap. 25 beschrieben worden. Die Polymerisierung in der DNS erfolgt durch 3′,5′-Phosphodiesterbrücken, so daß der in Abb. 27.1 dargestellte Einzelstrang entsteht. Der Informationsgehalt der DNS liegt in der Sequenz, in der die Monomeren, also die Purin- und Pyrimidindesoxyribonucleotide angeordnet sind. DNS ist ein Molekül mit Polarität: ein Ende hat eine 5′-Hydroxyl- bzw. Phosphatgruppierung, das andere eine 3′-Phosphat- oder Hydroxylgruppierung. Die Bedeutung dieser Polarität ist evident. Da die genetische Information in der Folge der monomeren Einheiten innerhalb des Polymers liegt, muß ein Mechanismus für die Reproduktion oder Replikation dieser spezifischen Information vorhanden sein, der ein hohes Maß an Genauigkeit aufweist. Auf der Suche nach diesem Replikationsmechanismus konnten Watson, Crick und Wilkins in den frühen 50er Jahren das Modell der doppelsträngigen DNS vorschlagen. Sie gingen dabei von Röntgenbeugungsdaten aus sowie von der Beobachtung von Chargaff, daß im DNS-Molekül die Konzentrationen von Desoxyadenosin (A)-Nucleotiden denjenigen von Thymidin (T)-Nucleotiden entspricht (A=T), sowie in gleichartiger Weise diejenige von Desoxyguanosinnucleotiden mit derjenigen von Desoxycytidinnucleotiden (C=G) übereinstimmt. Abb. 27.2 zeigt ein Modell der B-Form der DNS. Die beiden Stränge dieser rechtsgängigen Doppelschraube werden durch Wasserstoffbrückenbindungen zwischen den Purin- und Pyrimidinbasen der entsprechenden linearen Moleküle zusammengehalten. Die **Paarungen** zwischen den **Purin-** und **Pyrimidinnucleotiden** der gegenüberliegenden Stränge sind sehr spezifisch und hängen von der Ausbildung von **Wasserstoffbrückenbindungen** von **A mit T** sowie von **G mit C** ab (Abb. 27.3).

Im Doppelstrang existieren keine anderen Paa-

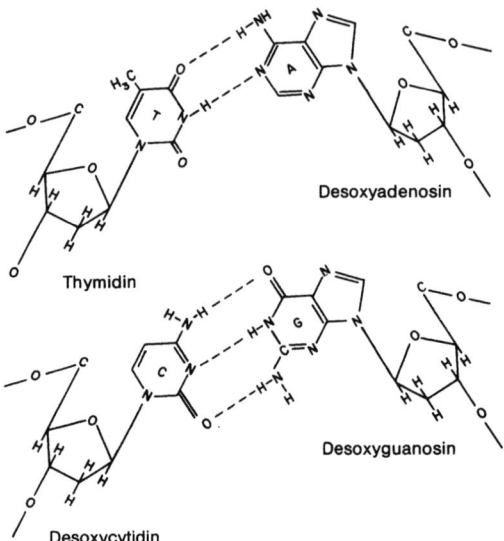

Abb. 27.3. Basenpaarung zwischen Desoxyadenosin und Thymidin und zwischen Desoxycytidin und Desoxyguanosin nach dem Vorschlag von Watson u. Crick. Die gestrichelten Linien stellen die Wasserstoffbrückenbindungen dar (die Phosphodiesterbrücken sind nicht dargestellt)

rungsmöglichkeiten als die in Abb. 27.3 dargestellten, aufgrund der behinderten Rotation um die Phosphodiesterbindung, der favorisierten Antikonfiguration der glykosidischen Bindung und aufgrund der überwiegenden Tautomeren (Abb. 25.4 und 25.9). Die genannten Basenpaarungsregeln klären auch die frühe Beobachtung, daß in einem doppelsträngigen DNS-Molekül der Gehalt von A demjenigen von T sowie der Gehalt von G demjenigen von C entspricht. Die beiden Einzelstränge der Doppelhelix verlaufen antiparallel, d. h. der eine Strang in Richtung des 5'- zum 3'-Ende, der andere vom 3'- zum 5'-Ende. Eine Analogie hierfür sind zwei parallel verlaufende, den Verkehr jedoch in umgekehrter Richtung führende Einbahnstraßen.

Wie aus Abb. 27.3 hervorgeht, wird das G-C-Paar durch 3 Wasserstoffbrückenbindungen, das A-T-Paar jedoch nur durch 2 zusammengehalten. Aus diesem Grunde ist die G-C-Bindung etwa 50% stabiler.

Struktur der DNS

Die B-Form ist die bei weitem überwiegende DNS-Form, jedenfalls unter physiologischen Bedingungen. Sie hat eine Ganghöhe von 3,4 nm (Abb. 27.2). Innerhalb einer Bindung sind 10 Basenpaare untergebracht, so als wären 2 Stapel von Münzen umeinandergewunden. Die beiden Stapel werden dabei durch Wasserstoffbrückenbindungen zwischen jeweils 2 nebeneinanderliegenden Münzen zusammengehalten.

Diese Doppelstrangstruktur kann in Lösung durch Temperaturerhöhung oder Verminderung der Salzkonzentration „geschmolzen" werden. Dabei trennen sich nicht nur die 2 Stränge, es kommt darüber hinaus zu einer Auflockerung der Stapelbildung von Basen innerhalb eines Stranges, wobei allerdings immer noch die Struktur des Polymeren mit den Phosphodiesterbindungen erhalten bleibt. Zusammen mit dieser „Denaturierung" des DNS-Moleküls findet sich eine Zunahme der optischen Absorption der Purin- und Pyrimidinbasen, ein Phänomen, das als **Hyperchromizität** bezeichnet wird. Wegen der Basenstapelung und der Wasserstoffbrückenbindungen zwischen den beiden Strängen verhält sich die doppelsträngige DNS wie eine Faser und zeigt in Lösung eine hohe Viscosität, die bei Denaturierung verlorengeht.

Bei genauer Betrachtung des in Abb. 27.2 dargestellten Modells zeigt sich eine große und eine kleine Furche, die sich parallel zu den Phosphodiesterbindungen um das Molekül herumwinden. In diesen Furchen können Proteine spezifisch mit den exponierten Atomen von Nucleotiden in Wechselwirkung treten, an spezifische Nucleotidsequenzen binden, wobei jedoch nie eine Störung der Basenpaarung oder der Doppelhelixstruktur auftritt. Wie in den Kap. 29 und 31 diskutiert werden wird, können regulatorische Proteine die Expression spezifischer Gene über derartige Wechselwirkungen regulieren.

1980 wurde eine weitere Form der doppelsträngigen DNS durch röntgenkristallographische Untersuchung eines synthetischen DNS-Moleküls entdeckt, das nur C- und G-Desoxyribonucleotide alternierend enthielt. Diese neue Form der DNS ist eine linkswendige Doppelhelix, in der das Phosphodiesterrückgrat zickzackförmig über das Molekül verläuft (Abb. 27.4); aus diesem Grunde wurde es von seinen Entdeckern, Alexander Rich et al., als Z-DNS bezeichnet. Z-DNS ist die am stärksten verdrehte (12 Basen pro Umdrehung) DNS-Form. Das Vorkommen von Z-DNS hängt

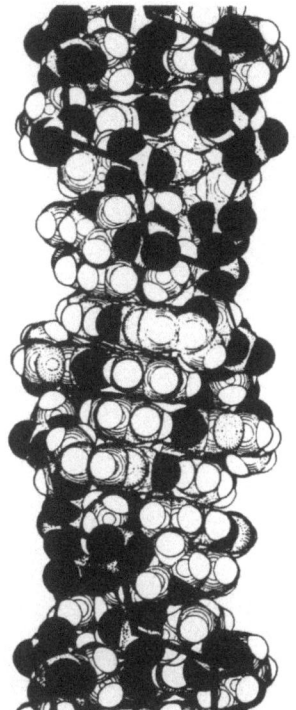

Abb. 27.4. Darstellung der Z-DNS. Die schwarze Zickzacklinie verbindet die Phosphatgruppen der Polynucleotidkette. Man vergleiche hiermit die Abb. 27.2. [(Nach Wang AHJ et al (1981) Left-handed double helical DNA: Variations in the backbone conformation. Science 211:171]

nicht nur vom alternierenden Wechsel von Purin- und Pyrimidinnucleotiden ab, sondern bedarf auch mindestens eines oder mehrerer stabilisierender Faktoren. Zu ihnen gehört 1. hohe Salzkonzentration oder wenigstens spezifische Kationen wie Spermin oder Spermidin, 2. negatives „Supercoiling" der DNS (s. Kap. 28), 3. Bindung Z-DNS-spezifischer Proteine und 4. Methylierung des C-Atoms 5 einiger Desoxycytidinnucleotide in der alternierenden Sequenz. Die letztere Voraussetzung ist von besonderem Interesse, da man annimmt, daß hier ein Angriffspunkt der Regulation der Genexpression liegt (s. unten und Kap. 31).

Menschliche DNS enthält über das Genom verstreut Regionen, die aufgrund ihrer Basenzusammensetzung potentiell zur Bildung von Z-DNS führen könnten. In Chromosomen von Drosophila melanogaster sind mit Hilfe von Antikörpern, die Z-DNS erkennen und spezifisch binden, in der Tat Zonen mit Z-DNS gefunden worden. Z-DNS kommt in Form kurzer

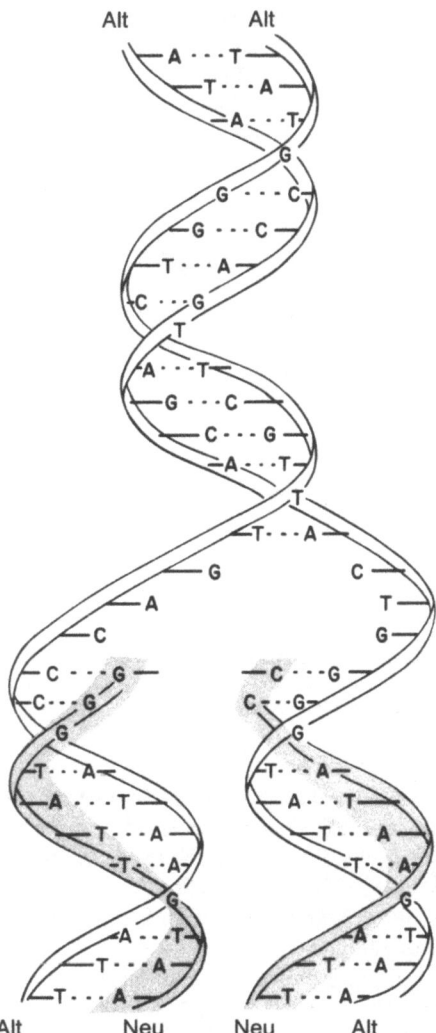

Abb. 27.5. Die Doppelstrangstruktur der DNS und die Matrizenfunktion jedes alten Strangs, an dem ein komplementärer neuer Strang *(schattiert)* synthetisiert wird. (Nach James D. Watson, Molecular Biology of the Gene, 3rd ed. Copyright 1976, 1970, 1965, by W. A. Benjamin Inc., Menlo Park Calif.)

Abschnitte in längeren B-DNS-Arealen vor, die Übergangsregion erstreckt sich dabei etwa über 5 Basenpaare. Über die Funktion der Z-DNS ist nichts bekannt. Man nimmt jedoch an, daß sie regulatorische Effekte auf Areale direkt ober- bzw. unterhalb ihres Orts ausüben könnte. So ist es sehr wahrscheinlich Proteinen, die an der großen bzw. kleinen Furche der B-DNS binden, nicht möglich, mit Z-DNS in Wechselwirkung zu treten. Zusätzlich könnte die Umwandlung einer Z-Form in eine B-Form der

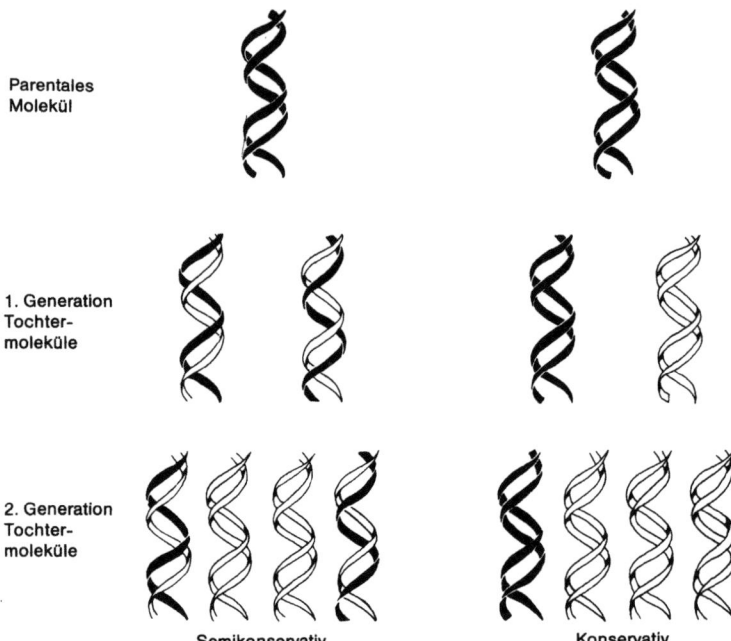

Abb. 27.6. Zu erwartende Verteilung parentaler DNS-Stränge während einer semikonservativen bzw. einer konservativen Replikation. Die parentalen Stränge sind dunkel, die neu synthetisierten hell dargestellt. [Nach Lehninger AL (1975) Biochemistry, 2nd edn. Worth, New York]

DNS, evtl. als Folge einer Demethylierung von 5-Methyldesoxycytidinnucleotiden, zu einer Änderung der DNS-Verdrehung distal des Z-DNS-Areals führen. Man nimmt an, daß die Stärke dieser Verdrehung einen Einfluß auf die Genaktivität hat (s. unten).

Bei einigen Organismen wie Bakterien, Bacteriophagen und tierischen DNS-Viren sind die beiden Enden des DNS-Moleküls unter Bildung einer ringförmigen DNS verknüpft. Dies führt selbstverständlich nicht zu einer Zerstörung der Polarität des DNS-Moleküls, sondern eliminiert nur alle freien 3'- und 5'-Hydroxyl- und Phosphorylgruppen.

Funktion der DNS

Die in der Nucleotidsequenz der DNS gespeicherte genetische Information dient zwei Zwecken: einmal stellt sie die Information für die Biosynthese aller Proteinmoleküle einer Zelle und eines Organismus dar, darüber hinaus die Information für die durch Zellteilung entstehenden Tochterzellen. In beiden Funktionen dient das DNS-Molekül als Matrize, im ersten Fall für die Transkription der Information in ein RNS-Molekül, im zweiten Fall für die Replikation der DNS für die DNS der Tochterzelle.

Die Komplementarität des DNS-Doppelstrangs läßt als Replikation einen semikonservativen Mechanismus erwarten. Wenn es während der Replikation zu einer Auftrennung des doppelsträngigen DNS-Moleküls kommt, kann jeder Einzelstrang als Matrize dienen, an dem ein neuer komplementärer Strang synthetisiert wird (Abb. 27.5). Die beiden neu gebildeten doppelsträngigen DNS-Moleküle enthalten jeweils einen parentalen sowie einen neuen Strang. Jede Tochterzelle enthält dann DNS-Moleküle mit einem Informationsgehalt identisch zur jeweiligen parentalen Zelle. Trotzdem hat in jeder Tochterzelle nur eine semikonservative Weitergabe der parentalen Zelle stattgefunden.

Die Richtigkeit des semikonservativen Mechanismus bei der DNS-Replikation wurde im Bacterium Escherichia coli eindeutig in einem klassischen Experiment durch Meselson u. Stahl nachgewiesen. Sie benutzten das schwere Stickstoffisotop N^{15} sowie Zentrifugationstechniken. Das zugrundeliegende Experiment ist in Abb. 27.6 und 27.7 dargestellt. Chemisch unterscheidet sich die DNS von E. coli nicht von der

Ribonucleinsäure

Chemische Natur der RNS

Ribonucleinsäure ist ein Polymer von Purin- und Pyrimidinribonucleotiden, die über 3′,5′-Phosphodiesterbrücken ähnlich wie in der DNS miteinander verknüpft sind (Abb. 27.8). Es bestehen große Ähnlichkeiten zwischen DNS und RNS, allerdings auch folgende Unterschiede:
1. Wie schon aus dem Namen hervorgeht, ist der Zuckerrest der RNS, an den Phosphate und Purin- bzw. Pyrimidinbase geknüpft sind, Ribose und nicht die 2′-Desoxyribose der DNS.
2. RNS enthält wie DNS die Basen Adenin, Guanin und Cytosin, jedoch kommt in ihr mit Ausnahme der seltenen unten erwähnten Fälle kein Thymin vor. Anstatt dessen enthält RNS das Ribonucleotid Uracil. Damit unterscheiden sich also die Pyrimidinbestandteile von RNS und DNS.
3. RNS kommt als einsträngiges Molekül vor und nicht in Form der für die DNS typischen Doppelstränge. Allerdings kommen, wenn entsprechende Areale komplementärer Basen vorkommen, die in Abb. 27.9 dargestellten haarnadelähnlichen Sekundärstrukturen vor, die für sich Charakteristika eines Doppelstrangs aufweisen können.
4. Da das RNS-Molekül ein Einzelstrang ist, der nur einem der beiden DNS-Stränge eines Gens komplementär ist, wird sein Guaningehalt nicht notwendigerweise seinem Cytosingehalt bzw. sein Adeningehalt nicht notwendigerweise seinem Uracilgehalt entsprechen.
5. Durch Alkali kann RNS zu 2′,3′-cyclischen Diestern des Mononucleotids hydrolysiert werden. Ein notwendiges Zwischenprodukt bei der Hydrolyse ist der 2′,3′,5′-Triester, ein Zwischenprodukt, das in alkalibehandelter DNS wegen des Fehlens der 2′-Hydroxylgruppe nicht gebildet werden kann. Die Alkalilabilität der RNS ist eine für die Analytik wichtige Eigenschaft.

Information innerhalb einer einzelsträngigen RNS findet sich ebenfalls in der Sequenz („Primärstruktur") von Purin und Pyrimidinnucleotiden innerhalb des Polymers. Diese Sequenz ist komplementär zum „Matrizenstrang" des Gens, von dem sie transkribiert wurde. Wegen dieser Komplementarität können RNS-Mole-

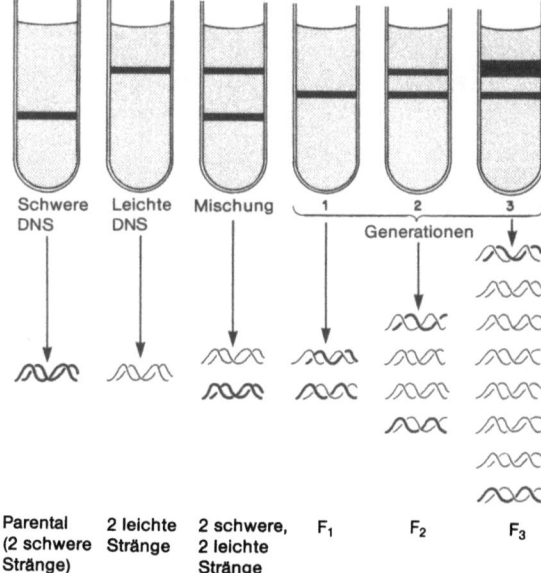

Abb. 27.7. Schematische Darstellung des Experiments von Meselson u. Stahl zum Nachweis der semikonservativen Replikation bakterieller DNS. Oben sind die Röhrchen dargestellt, die die DNS-Banden nach der Gleichgewichtszentrifugation mit den entsprechenden Dichten enthalten. Im unteren Teil der Abbildung finden sich die parentalen DNS-Stränge, welche das schwere Stickstoffisotop (^{15}N) enthalten, neben den aus den Tochterzellen isolierten Strängen, welche das natürliche leichte Stickstoffisotop (^{14}N) enthalten. Das Erscheinen einer DNS-Bande mit mittlerer Dichte und deren Persistenz durch drei Generationen mit anschließendem Erscheinen an einer vollständig leichten DNS bestätigt die semikonservative Natur der DNS-Replikation [Nach Lehninger AL (1975) Biochemistry, 2nd edn. Worth New York]

des Menschen, obwohl natürlich die Nucleotidsequenz unterschiedlich ist und eine menschliche Zelle etwa 1000mal mehr DNS pro Zelle enthält als E. coli. Die Chemie der DNS-Replikation in Prokaryoten wie E. coli ist offensichtlich identisch mit derjenigen bei Eukaryoten und damit auch beim Menschen. Natürlich sind die für die Reaktionen der DNS-Synthese und Replikation benutzten Enzyme unterschiedlich. Ganz offensichtlich gilt die im Experiment von Meselson u. Stahl gemachte Aussage für alle Zellarten einschließlich von Säugerzellen.

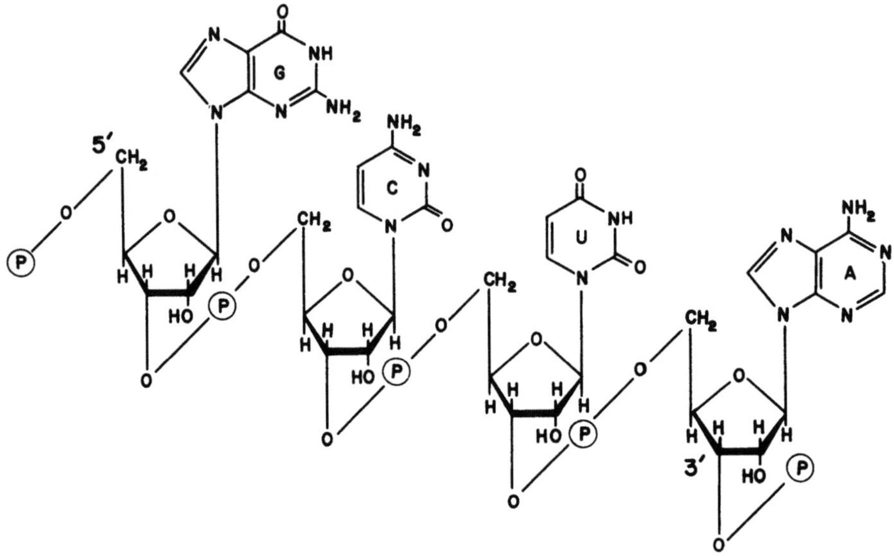

Abb. 27.8. Segment einer Ribonucleinsäure (RNS) mit den Purin- bzw. Pyrimidinbasen Adenin *(A)*, Uracil *(U)*, Cytosin *(C)* und Guanin *(G)*. Die Basen werden durch Phosphodiesterbindungen zwischen Ribosylresten zusammengehalten, an die die Nucleobasen über N-glykosidische Bindungen geknüpft sind. Man beachte, daß das Polymer eine Polarität besitzt, was schon aus der Tatsache der an 3'- bzw. 5'-geknüpften Phosphate hervorgeht

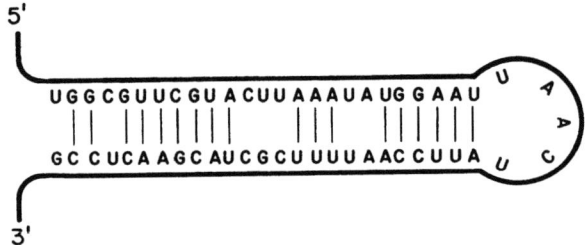

Abb. 27.9. Schematische Darstellung einer Sekundärstruktur eines RNS-Moleküls, bei der aufgrund einer intramolekularen Basenpaarung eine haarnadelförmige Struktur entstanden ist

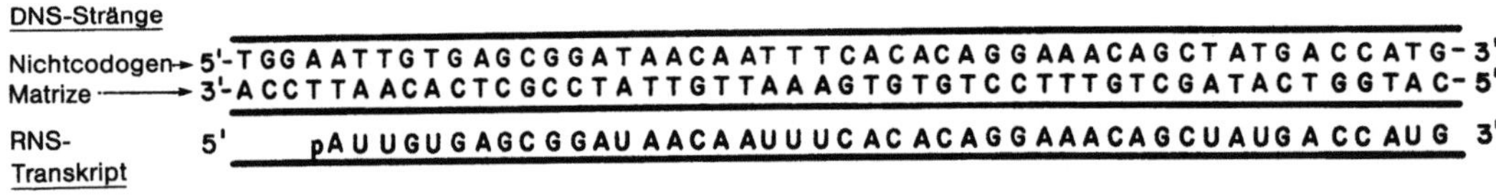

Abb. 27.10. Beziehungen zwischen der Nucleotidsequenz eines RNS-Transkripts und seinem Gen, dessen codogener bzw. nichtcodogener Strang mit den entsprechenden Polaritäten dargestellt ist. Das RNS-Transkript mit der 5'- zu 3'-Polarität ist komplementär zum Matrizenstrang mit einer 3'- zu 5'-Polarität. Man beachte, daß die Sequenz des RNS-Transkripts und dessen Polarität dem nichtcodogenen Strang entspricht. Die einzige Ausnahme ist der Austausch von U im Transkript gegen T im Gen

küle spezifisch über die Basenpaarungsregeln an den entsprechenden DNS-Strang binden. Eine derartige Hybridisierung wird nicht mit dem antiparallel zur Matrize verlaufenden Strang der DNS erfolgen (Abb. 27.10).

Biologische Funktion der RNS

Alle in der Natur vorkommenden RNS-Moleküle enthalten innerhalb ihrer Sequenzen Information, allerdings wird die in manchen RNS-Molekülen enthaltene Information nie in die spezifische Aminosäuresequenz eines Proteinmoleküls übersetzt. Die cytoplasmatischen

RNS-Moleküle, die als Matrize für die Proteinbiosynthese dienen, werden als mRNS (Messenger RNS, Boten-RNS) bezeichnet. Andere im Cytoplasma vorkommende RNS-Moleküle tragen zur Struktur der für die Proteinbiosynthese notwendigen Ribosomen bei (rRNS, ribosomale RNS) oder dienen als Adaptermoleküle der Übersetzung der in der RNS niedergelegten Information in die spezifische Aminosäuresequenz eines Proteins (tRNS, Transfer-RNS). Der größte Teil der in eukaryoten Zellen synthetisierten RNS wird bereits innerhalb des Kerns wieder abgebaut und dient niemals als Strukturbaustein oder als Informationseinheit im Cytoplasma. Allerdings nimmt man an, daß auch die rasch abgebauten RNS-Moleküle eine regulatorische Bedeutung haben können (s. Kap. 29).

Einige Tier- und Pflanzenviren enthalten als genetisches Material RNS statt DNS. Ein kleiner Teil dieser RNS-Viren ist nicht darauf angewiesen, eine Transkription in ein DNS-Molekül durchzuführen. Der größte Teil der RNS-Viren, besonders die tierspezifischen RNS-Viren, transkribieren jedoch ihr RNS-Genom mit Hilfe einer RNS-abhängigen DNS-Polymerase, so daß schließlich ein DNS-Doppelstrang als Kopie entsteht (Retroviren). Häufig wird dieses doppelsträngige DNS-Transkript in das Genom des Wirts eingebaut und dient danach als Matrize für die Genexpression neuer viraler Genome.

Struktur der RNS

Bei allen prokaryoten und eukaryoten Organismen können 3 Hauptklassen von RNS-Molekülen unterschieden werden:

Messenger-RNS (mRNS, Boten-RNS), Transfer-RNS (tRNS) und ribosomale RNS (rRNS)

Jede dieser RNS-Klassen unterscheidet sich von der anderen durch Größe, Funktion und allgemeine Stabilität.

Die Messenger-RNS zeigt bezüglich Größe und Stabilität die größte Heterogenität. Alle Mitglieder dieser Klasse dienen als „Boten", die die Information eines Gens in die Maschinerie der Proteinbiosynthese überführen, dort als Matrizen dienen, an denen eine spezifische Aminosäuresequenz unter Bildung eines spezifischen Moleküls, des eigentlichen Genprodukts, synthetisiert wird (Abb. 27.11).

Messenger-RNS-Moleküle sind Einzelstrangmoleküle, die komplementär zum jeweiligen codogenen Strang des Strukturgens transkribiert werden. Speziell bei Eukaryoten zeigen RNS-Moleküle einige charakteristische Strukturen. Ihr 5'-Terminus trägt eine Kopfgruppe aus einem 7-Methylguanosintriphosphat, welches über die 3 Phosphatreste mit der 5'-Hydroxylgruppe eines folgenden 2'-O-Methylribonucleosids verknüpft ist (Abb. 27.12). Häufig enthalten mRNS-Moleküle 6-Methyladenylate und andere Nucleotide, die in Position 2' der Ribose O-methyliert sind. Sehr wahrscheinlich besteht die Funktion der Kopfgruppe darin, daß sie die Erkennung der mRNS durch die Ribosomen ermöglicht. Jedenfalls beginnt die Proteinbiosynthese, d.h. die Translation der mRNS in der Gegend der Kopfgruppe. Der 3'-OH-Terminus der meisten mRNS-Moleküle enthält Polyadenylatsequenzen einer Länge von 20–250 Nucleotiden. Die spezifische Funktion dieses Poly-(A)Schwanzes am 3'-Hydroxylende ist nicht bekannt. Möglicherweise

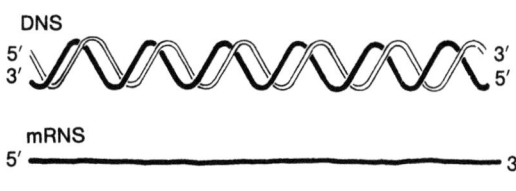

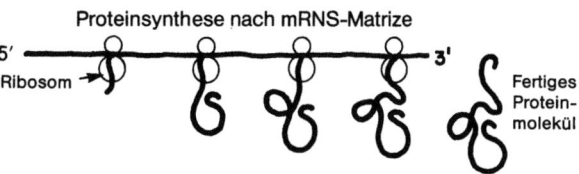

Abb. 27.11. Expression der genetischen Information der DNS in Form eines mRNS-Transkriptes. Dieses wird anschließend durch Ribosomen in die Aminosäuresequenz eines spezifischen Proteinmoleküls übersetzt (Translation)

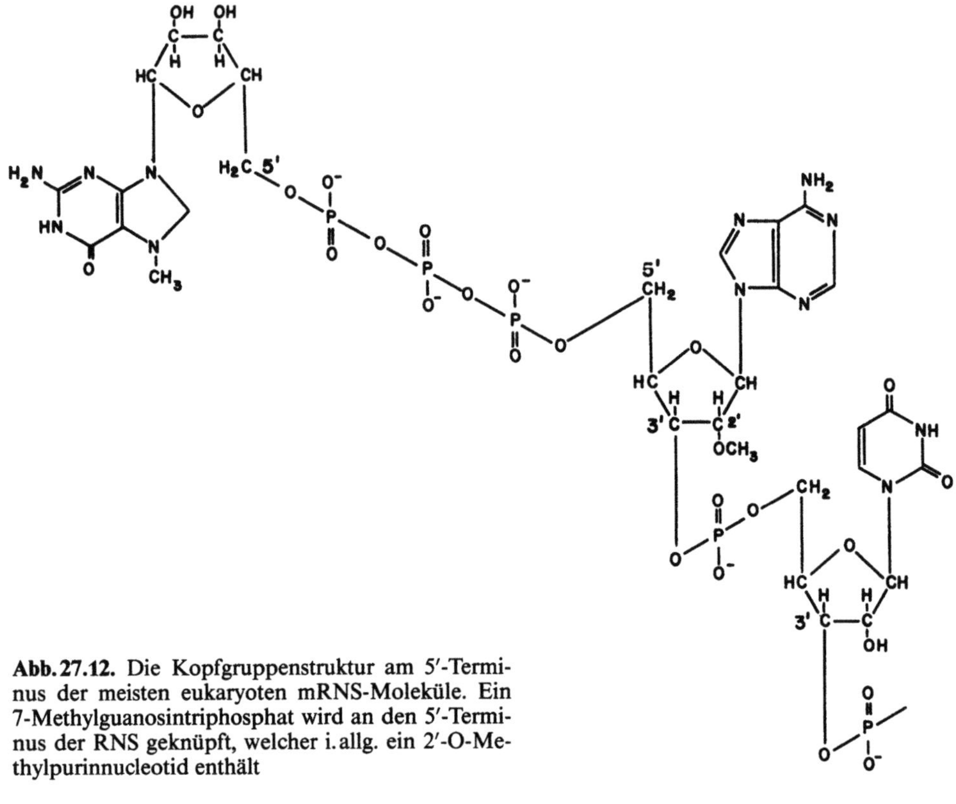

Abb. 27.12. Die Kopfgruppenstruktur am 5'-Terminus der meisten eukaryoten mRNS-Moleküle. Ein 7-Methylguanosintriphosphat wird an den 5'-Terminus der RNS geknüpft, welcher i. allg. ein 2'-O-Methylpurinnucleotid enthält

ist er zur Aufrechterhaltung der intracellulären Stabilität der mRNS notwendig. Einige mRNS-Species, darunter diejenige für die Histone, enthalten kein Poly-(A).

Bei tierischen Zellen sind die im Cytocol vorkommenden mRNS-Moleküle in keiner Weise identisch mit den durch Transkription von der DNS-Matrize im Kern gebildeten RNS-Species. Sie stellen vielmehr Prozessierungsprodukte dar, die noch im Kern entstehen. In tierischen Zellkernen stellen die unmittelbaren Transkriptionsprodukte eine vierte Klasse der RNS-Moleküle dar. Diese Kern-RNS-Moleküle sind außerordentlich heterogen in ihrer Größe.

Sie werden als heterogene nucleäre RNS (hnRNS) bezeichnet, wobei Molekulargewichte bis 10^7 erreicht werden, wohingegen die mRNS-Moleküle im Cytosol i. allg. kein höheres Molekulargewicht als $2 \cdot 10^6$ zeigen. Die Umformung der hnRNS-Moleküle unter Bildung der mRNS-Moleküle wird in Kap. 29 besprochen.

Die Transfer-RNS (tRNS)-Moleküle bestehen i. allg. etwa aus 75 Nucleotiden und haben Molekulargewichte von etwa 25000. Auch sie werden im Kern durch entsprechende Bearbeitung eines Vorläufermoleküls (s. Kap. 29) hergestellt. tRNS-Moleküle dienen als Adaptoren für die Übersetzung (Translation) der in Form einer Nucleotidsequenz in der mRNS niedergelegten Information in eine spezifische Sequenz von Aminosäuren. Entsprechend dem Vorkommen von 20 proteinogenen Aminosäuren gibt es mindestens 20 unterschiedliche tRNS-Spezies. Trotz eines im Detail unterschiedlichen Aufbaus der einzelnen spezifischen tRNS-Moleküle zeigen sie doch eine Reihe von Gemeinsamkeiten. Die Primärstruktur (d. h. die Nucleotidsequenz) aller tRNS-Moleküle erlaubt eine sehr starke Faltung, so daß aufgrund der innerhalb des Strangs vorliegenden Komplementarität eine kleeblattähnliche Sekundärstruktur auftritt (Abb. 27.13). Aufgrund von Röntgenbeugungsstudien konnte das in Abb. 27.14 dargestellte Diagramm der Faltung der Phenylalanin-tRNS ermittelt werden.

Allen tRNS-Molekülen ist eine ACC-Sequenz am 3'-Ende gemeinsam. Über eine Esterbin-

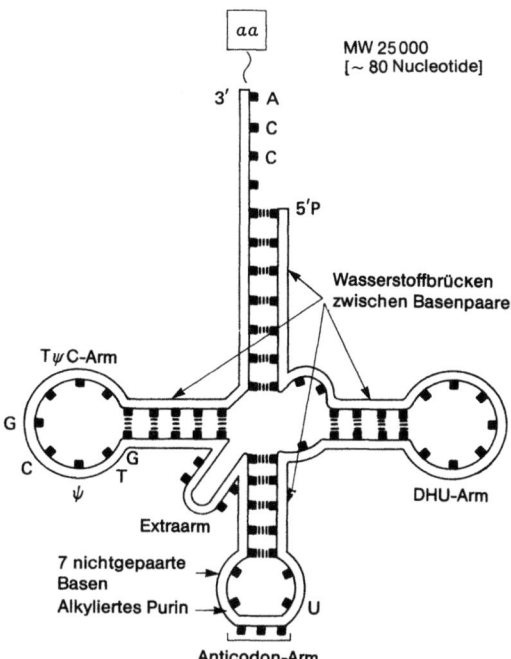

Abb. 27.13. Eine typische Aminoacyl-tRNS, bei der die Aminosäure (αα) an den 3'-ACC-Terminus geknüpft ist. Das Anticodon sowie die TΨC und die DHU-Arme sind dargestellt, daneben finden sich auch die Positionen der intramolekularen Wasserstoffbrückenbindungen zwischen den Basenpaaren. [Nach James D. Watson, Molecular Biology of the Gene, 3rd. ed. Copyright 1976, 1970, 1965, by W. A. Benjamin, Inc. Menlo Park, Calif.]

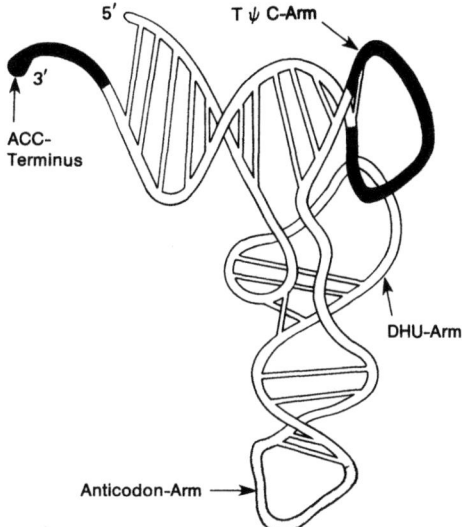

Abb. 27.14. Dreidimensionale Struktur eines tRNS-Moleküls nach Röntgenstrukturanalyse. Die zugehörige Aminosäure wird am ACC 3'-Terminus angehängt. Daneben sind der TΨC-Arm, der DHU-Arm und der Anticodonarm dargestellt. [Nach Stryer L (1975) Biochemistry, Freeman San Francisco (nach einer Zeichnung von Dr. Sung-Han Kom)]

dung ist die Carboxylgruppe von Aminosäuren an die 3'-Hydroxylgruppe des Adenosylrestes geknüpft. Die Anticodonschleife enthält ein Basentriplett, das durch Basenpaarung das entsprechende Codon auf der Matrizen-mRNS erkennen kann (s. Kap. 30). Bei nahezu allen tRNS-Molekülen findet sich darüber hinaus eine Schleife, die die Nucleotide des Ribothymins und Pseudouridin enthält, eine weitere Schleife trägt häufig die Base Dihydrouracil. Bei Prokaryoten sind tRNS-Moleküle stabiler als bei Eukaryoten. Im Gegensatz dazu ist die mRNS von Prokaryoten mit einer Halbwertszeit von wenigen Minuten außerordentlich unstabil, bei eukaryoten Organismen jedoch sehr stabil.

Ribosomale RNS

Ribosomen sind im Cytoplasma vorkommende Organellen, die sich aus Nucleinsäuren und Proteinen zusammensetzen und an denen die Proteinbiosynthese durch Translation der in der mRNA vorgelegten Information stattfindet. Ribosomale Partikel sind außerordentlich komplex und enthalten wenigstens 4 verschiedene RNA-Moleküle und nahezu 100 spezifische Proteine (Tabelle 27.1).

Das Ribosom eukaryoter Organismen enthält zwei Nucleoproteinuntereinheiten, eine größere mit einer Sedimentationskonstante von 60 S und einem Molekulargewicht von 2,7 Mio. sowie einer kleineren Untereinheit mit einer Sedimentationskonstante von 40 S und einem Mo-

Tabelle 27.1. RNS-Komponenten tierischer Ribosomen

Größe der Untereinheiten (Svedberg-Einheiten)	Molekulargewicht der Untereinheit	RNS-Größe (Svedberg-Einheiten)	Molekulargewicht der RNS
60S (>50) Polypeptide	$2,7 \times 10^6$	5S	25 000
		5,8S	45 000
		28S	$1,5 \times 10^6$
40S (>30) Polypeptide	$1,3 \times 10^6$	18S	750 000

Tabelle 27.2. Häufige Species kleiner stabiler RNS in tierischen Zellen[a]

Species	Nucleotide	Zahl	Vorkommen	snRNA
7-3	300	2×10^5	Nucleus	
7-2, 1	290	1×10^5	Nucleus und Cytoplasma	
7S	280	5×10^5	Nucleus und Cytoplasma	
U3	216	3×10^5	Nucleolus	×
U2	188/189	5×10^5	Nucleoplasma	×
U1	165	1×10^6	Nucleoplasma/hnRNP	×
U4	139	1×10^5	Nucleoplasma	×
U5	118	2×10^5	Nucleoplasma	×
U6	106	3×10^5	Perichromatin-Granula	×
4.5S	91–95	3×10^5	Nucleus und Cytoplasma	

[a] Nach Zieve GW: Two groups of small stable RNAs. Cell 1981; 25: 295. Copyright © 1981 by the Massachusetts Institute of Technology

lekulargewicht von 1,3 Mio. Die 60-S-Untereinheit enthält eine 5-S-ribosomale RNS, eine 5,8-S-rRNS sowie eine 28-S-rRNA. Darüber hinaus kommen in ihr sehr wahrscheinlich mehr als 50 spezifische Polypeptide vor. Die kleinere 40-S-Untereinheit enthält eine einzelne 18-S-rRNS und etwa 30 Peptidketten. Alle ribosomalen RNS-Moleküle, mit Ausnahme der 5-S-rRNS, werden aus einem einzelnen 45-S-Präkursor-RNS-Molekül im Nucleolus hergestellt (s. Kap. 30). Die 5-S-rRNS verfügt offensichtlich über einen eigenen Präkursor, der unabhängig transkribiert wird. Die dichtgepackte methylierte ribosomale RNS wird bereits im Nucleolus mit den spezifischen ribosomalen Proteinen assembliert. Im Cytoplasma sind die Ribosomen verhältnismäßig stabil und können viele Translationsvorgänge durchführen. Die Aufgaben der ribosomalen RNS-Moleküle im Ribosom sind nicht genau bekannt, sie sind jedoch wichtig für die Assemblierung fertiger Ribosomen und spielen offenbar eine wichtige Rolle bei der Bindung von mRNS an Ribosomen sowie bei der Translation.

Kleine, stabile RNS

Eine große Zahl sehr stabiler kleiner RNS-Spezies finden sich in eukaryoten Zellen. Auffallend ist, daß nur sehr geringfügige Unterschiede in ihrer Zusammensetzung innerhalb verschiedener Species bestehen. Der größte Teil dieser kleinen Moleküle kommt als Ribonucleoproteine, d.h. als Assoziate von RNS und Proteinmolekülen vor und findet sich im Zellkern (snRNS; small nuclear RNS) sowie im Cytoplasma (scRNS; small cytoplasmic RNS). Die Größe der kleinen stabilen RNS umfaßt einen Bereich von 90–300 Nucleotiden, pro Zelle kommen 100 000 bis 1 000 000 Kopien vor. Möglicherweise ist diese RNS-Klasse bei der Prozessierung der heterogenen Kern-RNS in reife mRNS beteiligt (s. Kap. 29). Tabelle 27.2 faßt einige Charakteristika der kleinen stabilen RNS zusammen.

28 DNS-Aufbau und Replikation

David W. Martin

Chromatin

Unter Chromatin versteht man aus den Zellkernen eukaryoter Organismen extrahierbares chromosomales Material[1]. Chromatin besteht aus sehr langen doppelsträngigen **DNS-Molekülen** und einer nahezu gleichartigen Menge eher kleiner basischer Proteine, die als **Histone** bezeichnet werden. Darüber hinaus kommt eine geringere Menge sog. **Nichthistonproteine** vor, die häufig saurer als Histone sind. Schließlich läßt sich im Chromatin eine geringe Menge RNS nachweisen. Elektronenmikroskopische Untersuchungen des Chromatins haben gezeigt, daß in ihm dichte sphärische Partikel vorkommen, die als **Nucleosomen** bezeichnet werden. Sie haben einen Durchmesser von etwa 10 nm und sind durch DNS-Filamente verbunden (Abb. 28.1). Nach Entfernung des Histons H1 aus dem Chromatin erscheinen die Nucleosomen nicht so dicht gepackt. Aus dieser Tatsache kann geschlossen werden, daß das Histon H1 bei der dichten Packung der Nucleosomen im Zellkern beteiligt ist.

Histone und Nucleosomen

Die H1-Histone sind heterogen und bestehen aus einer Anzahl eng verwandter basischer Proteine. Unter den Histonen sind die H1-Histone am wenigsten fest an Chromatin gebunden und können infolgedessen sehr leicht mit einer Salzlösung, in der das Chromatin löslich ist, entfernt werden. Die eigentlichen Nucleosomen enthalten 4 Klassen von Histonen, die Histone **H2 A, H2 B, H3** und **H4**. Die Struktur der lysinreichen Histone H2 A und H2 B sowie der argininreichen Histone H3 und 4 ist innerhalb der verschiedenen Species sehr ähnlich, was darauf schließen läßt, daß schon kleine Änderungen der Aminosäuresequenz zu schwerwiegenden Funktionsstörungen der Histone führen muß. Die hochgradige Konservierung der Histone legt nahe, daß ihre Funktion bei allen Eukaryoten identisch ist. Die C-terminalen ⅔ der Histonmoleküle zeichnen sich durch eine übliche Aminosäurezusammensetzung aus, das N-terminale Drittel enthält den größten Teil der basischen Aminosäurereste. Die 4 Kernhistone können auf 5 verschiedene Arten kovalent modifiziert werden: durch Acetylierung, Methylierung, Phosphorylierung, ADP-Ribosylierung und kovalente Verknüpfung an das Kernprotein Ubiquitin (nur das Histon H2 A). Sehr wahrscheinlich spielen die genannten kovalenten Modifikationen eine wichtige Rolle bei der Funktion des Chromatins und seiner Struktur, jedoch sind bis heute hierüber keine genaueren Einzelheiten bekannt geworden.

Nach Extraktion aus dem Chromatin treten die Histone untereinander in sehr spezifische Wechselwirkungen ein. Die Histone H3 und H4 aggregieren unter Bildung eines **Tetramers** ($H3_2$-$H4_2$). Dagegen bilden die Histone H2 A und H2 B Dimere sowie höhere oligomere Komplexe. Das tetramere H3-H4-Molekül assoziiert sich nicht an ein H2 A-H2 B-Dimer oder Oligomer, das Histon H1 zeigt nicht die

---
[1] Soweit als möglich beziehen sich die Kap. 28, 29, 30 und 31 auf Säugetiere und damit allgemeiner auf höhere Eukaryote. Gelegentlich wird es notwendig sein, Beobachtungen zu schildern, die an prokaryoten Organismen wie Bakterien und Viren gemacht wurden. Auf diese Tatsache wird jeweils gesondert hingewiesen, was den Leser darauf aufmerksam machen soll, daß die dort gefundenen Befunde auf höhere Organismen extrapoliert werden müssen

424   28. DNS-Aufbau und Replikation

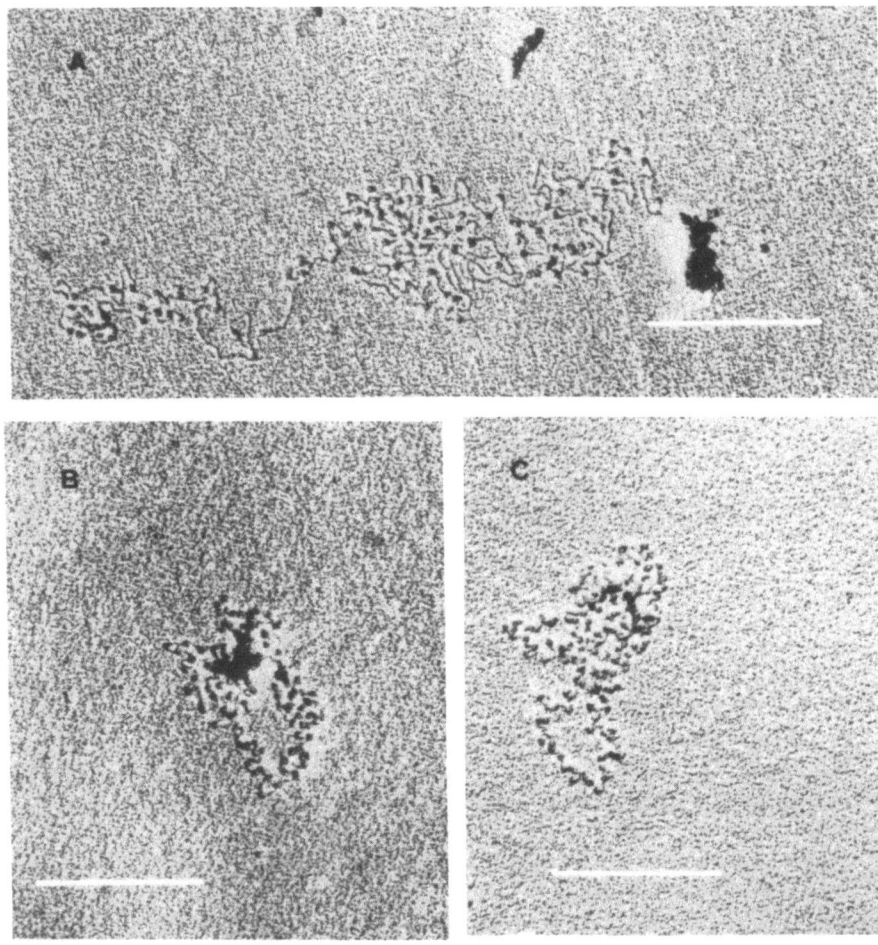

Abb. 28.1. Elektronenmikroskopische Darstellungen von Nucleosomen, die durch Stränge von Nucleinsäuren verbunden sind (der weiße Strich entspricht 2,5 μm). [Nach Oudet P, Gross-Bellard M, Chambon P (1975) Electron microscopic and biochemical evidence that chromatin structure is a repeating unit. Cell 4:281]

Tendenz zur Abdissoziation von den anderen Histonen.
Wenn jedoch das ($H3_2$-$H4_2$) Tetramere und H2 A-H2 B-Dimere mit gereinigter doppelsträngiger DNS gemischt werden, entsteht dasselbe Röntgenbeugungsbild wie dasjenige von frisch isoliertem Chromatin. Elektronenmikroskopische Studien haben bestätigt, daß unter diesen Bedingungen **Nucleosomen** sich rekonstituieren. Diese Rekonstitution von Nucleosomen mit DNS und den Histonen H2 A, H2 B, H3 und H4 ist unabhängig von der Herkunft der einzelnen Komponenten aus verschiedenen Zellen oder gar verschiedenen Organismen. Das Histon H1 und die Nichthistonproteine sind dabei für die Rekonstitution des nucleosomen Kerns nicht notwendig.

Im Nucleosom ist die DNS in einer linkswendigen Helix über die Oberfläche des scheibchenförmigen Histonoctamers aus einem H3-H4-Tetrameren und zwei H2 A – H2-B-Dimeren gewunden (Abb. 28.2). Das $H3_2$-$H4_2$ kann bereits alleine der DNS nucleosomenähnliche Eigenschaften aufzwingen und spielt wohl die bedeutendste Rolle bei der Nucleosomenbildung. $H3_2$-$H4_2$ kann etwa 80 Basenpaare der DNS vor dem Abbau durch Nucleasen schützen. Die Zugabe von zwei H2 A – H2-B-Dimeren stabilisiert das primäre Nucleosomenpartikel und liefert Material zur Bindung von zwei weiteren Halbwindungen des noch locker an das $H3_2$-$H4_2$ Tetramere gebundenen DNS-Strangs. 1,75-DNS-Windungen sind als Superhelix um die Oberfläche des Histonocta-

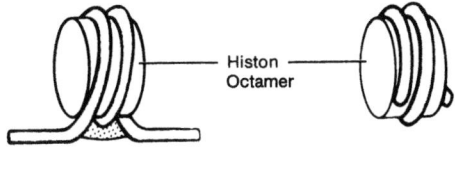

+H1 | −H1

166 Basenpaare geschützt (2 Windungen der Superhelix) mit nichtgeschützter Verbindungs-DNS | 146 Basenpaare geschützt (1,75 Windungen der Superhelix)

Abb. 28.2. Modell für die Struktur von Nucleosomen *(links)* und dem Nucleosomenkern *(rechts)*, in welchem die DNS um die Oberfläche eines flachen Proteinzylinders gewunden ist, welcher aus je 2 Histonen H2A, H2B, H3 und H4 besteht. [Nach Laskey RA, Earnshaw WC (1980) Nucleosome assembly. Nature 286:763]

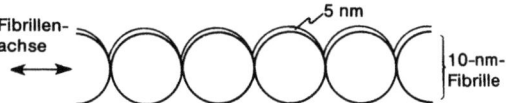

Abb. 28.3. Mögliche Struktur der 10-nm-Fibrille des Chromatins aus scheibenförmigen Nucleosomen. Die Position des Histons H1 ist nicht definiert

mers gewunden, was einer Länge von 146 Basenpaaren der DNS entspricht und als **Nucleosomenkern (Nucleosomencore)** bezeichnet wird (Abb. 28.2). Bei der Umwickelung des Histonoctameren kommt die DNS in folgender Reihenfolge in Kontakt mit den Histonen:

H2A – H2B – H4 – H3 – H3 – H4 – H2B – H2A.

Histon H1 bindet dort an die DNS, wo sie sich an das Nucleosom anlagert bzw. von ihm entfernt. Auf diese Weise sichert sie die Struktur eines Nucleosomenpartikels, das eine DNS-Superhelix aus 166 Basenpaaren enthält und 2mal um die Nucleosomenoberfläche gewunden ist.

Für die Nucleosomenassemblierung ist sehr wahrscheinlich das anionische Kernprotein **Nucleoplasmin** notwendig. Die stark kationischen Histone binden unspezifisch an die stark anionische DNS, da sie zur Salzbrückenbildung imstande sind. Selbstverständlich wird eine derartig unspezifische Wechselwirkung zwischen Histonen und DNS die Nucleosomenbildung schwer stören und damit die Chromatinfunktion beeinträchtigen. Nucleoplasmin ist ein anionisches pentameres Protein, das weder an DNS noch an Chromatin bindet, jedoch reversibel und stöchiometrisch mit je einem Histonoctamer in Wechselwirkung treten kann, so daß die Histone länger unspezifisch an negativ geladene Oberflächen wie DNS binden. Es scheint, daß Nucleoplasmin im Kern ein ionisches Milieu schafft, das die spezifischen Wechselwirkungen von Histonen und DNS erhält und außerdem die Information für die Nucleosomenassemblierung liefert. Nach dieser Assemblierung muß Nucleoplasmin von den Histonen abgegeben werden. Möglicherweise spielt auch die **DNS-Topoisomerase I** (s. unten) eine Rolle bei der Nucleosomenassemblierung. Nucleosomen bevorzugen offensichtlich auf spezifischen DNS-Molekülen bestimmte Regionen. Der Grund dieser ungleichmäßigen Verteilung ist jedoch unbekannt.

Die Nucleosomenverpackung im Zellkern hängt offensichtlich von den Wechselwirkungen des Histons H1 mit der doppelsträngigen DNS ab, die die einzelnen Nucleosomen verbindet. Allerdings ist die Topologie dieser Wechselwirkungen nicht gut bekannt.

Durch elektronenmikroskopische Untersuchungen des Chromatins lassen sich 2 weitere höhere Ordnungen der Struktur definieren: Die **10-nm-Fibrille** und die **25–30-nm-Chromatinfiber**. Das scheibchenförmige Nucleosom hat einen Durchmesser von 10 nm und eine Höhe von 5 nm. Die 10-nm-Fibrille besteht offensichtlich aus Nucleosomen, deren Kanten sich berühren und deren flache Oberfläche parallel zur Achse der Fibrille verläuft (Abb. 28.3). Die 10-nm-Fibrille ist sehr wahrscheinlich zur 30-nm-Chromatinfiber verdrillt, wobei 6–7 Nucleosomen pro Windung auftreten (Abb. 28.4). Jeder Gang dieser Superhelix ist relativ flach, die Oberfläche der Nucleosomen der aufeinanderfolgenden Windungen würden nahezu parallel zueinander liegen. Das Histon H1 stabilisiert offensichtlich die 30 nm Fiber, jedoch ist die genaue Position des Histons H1 und die Länge des DNS-Stücks zwischen den Nucleosomen nicht genau bekannt. Sehr wahrscheinlich können Nucleosomen in einer Vielzahl verpackter Strukturen vorkommen. Um ein Mitosechromosom zu bilden, muß die 30-nm-Fiber etwa um das 100fache verdichtet werden (s. unten).

Beim Interphasechromosom sind Chromatinfi-

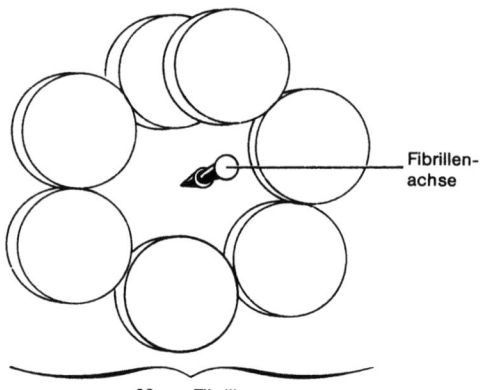

Abb. 28.4. Mögliche Struktur der 30-nm-Chromatinfiber aus Superhelices von 10-nm-Nucleosomenfibrillen. Die Achse der 30-nm-Fiber steht senkrecht auf der Papierebene

bern in Schleifen oder Domänen aus 30000–100000 Basenpaaren organisiert, die innerhalb des Kerns verankert sind. Innerhalb dieser Domänen sind DNS-Sequenzen nicht willkürlich verteilt. Repetitive DNS (s. unten) reichert sich in der Nähe der Verankerungsregionen der Schleifen an. Jede Chromatindomäne entspricht möglicherweise einer eigenen genetischen Funktion und enthält sowohl die codierenden wie die nichtcodierenden Regionen des Gens.

Aktives Chromatin

Im allgemeinen enthält jede Zelle eines vielzelligen Organismus die gesamte genetische Information in Form gleichartiger DNS-Sequenzen. Die Unterschiede zwischen verschiedenen Zelltypen innerhalb eines Organismus müssen aus diesem Grunde dadurch erklärt werden, daß die allen Zellen gemeinsame genetische Information unterschiedlich exprimiert wird. **Chromatin mit aktiven Genen** (d.h. aktiv transkribierendes Chromatin) unterscheidet sich auf verschiedene Weise von nichtaktiven Chromatinregionen. Die Nucleosomenstruktur des aktiven Chromatins ist geändert oder fehlt möglicherweise bei hochaktiven Chromatinregionen vollständig. Die DNS in aktivem Chromatin enthält große Areale (etwa 100000 Basen), die mit Nucleasen, wie beispielsweise der DNase I, verdaut werden können. Die DNase-I-Empfindlichkeit von aktiv transkribierenden Chromatinregionen zeigt lediglich die Möglichkeit einer Transkription und weniger Transkription selber an. Bei verschiedenen Organismen kann die Nucleaseempfindlichkeit mit dem relativen Fehlen von 5-Methyldesoxycytidin in der DNS korreliert werden. Die geänderte Chromatinstruktur läßt sich auf die Anwesenheit der **Nichthistonproteine HMG (high mobility group (14 und 17))** zurückführen, welche das Histon H1 aus den zwischen den Nucleosomen gelegenen Regionen verdrängen. Die Anwesenheit von HMG 14 und 17 kann Gene reversibel gegenüber der DNase I empfindlich machen. HMG 14 und 17 sind hochkonservierte Proteine, die bei allen Wirbeltieren gefunden werden und immer im aktiven Chromatin auftreten.

Innerhalb großer Areale aktiven Chromatins kommen kürzere Abschnitte aus 100–300 Nucleotiden vor, die eine noch größere (10fach) Empfindlichkeit gegenüber DNase I zeigen. Diese **hypersensitiven Areale** entsprechen wahrscheinlich einsträngigen DNS-Regionen unmittelbar oberhalb des aktiven Gens (s. Kap. 29 und 31). Offensichtlich müssen häufig Gene, bevor sie transkribiert werden, ein DNase-hypersensitives Areal oberhalb des Transkriptionsortes tragen. Es wird diskutiert, daß hypersensitive Regionen den für die Transkription notwendigen Proteinen Zutritt zum codogenen Strang verschaffen.

Nach dem elektronenmikroskopischen Aspekt ist **nichttranskribierendes Chromatin** (inaktives Chromatin) wesentlich dichter gepackt und wird infolgedessen als **Heterochromatin** bezeichnet. Aktives Chromatin, welches transkribiert wird, wird weniger dicht gefärbt und als **Euchromatin** bezeichnet. Im allgemeinen wird während des Zellcyclus Euchromatin früher als Heterochromatin repliziert.

Heterochromatin kann wiederum in sog. **konstitutives** und **fakultatives Heterochromatin** eingeteilt werden. Konstitutives Heterochromatin ist immer kondensiert und inaktiv. Es findet sich in der Nähe des **chromosomalen Centromers** und an den Enden von Chromosomen, den **Telomeren**. Fakultatives Heterochromatin ist gelegentlich kondensiert, wird jedoch aktiv transkribiert, ist dann nicht kondensiert und zeigt das Erscheinungsbild von Euchromatin. Weibliche Säugetiere haben 2 X-Chromosomen. Eines von ihnen ist nahezu vollständig inaktiv und erscheint als Heterochromatin. Während der Gametogenese wird jedoch das heterochromatische X-Chromosom transkriptions-

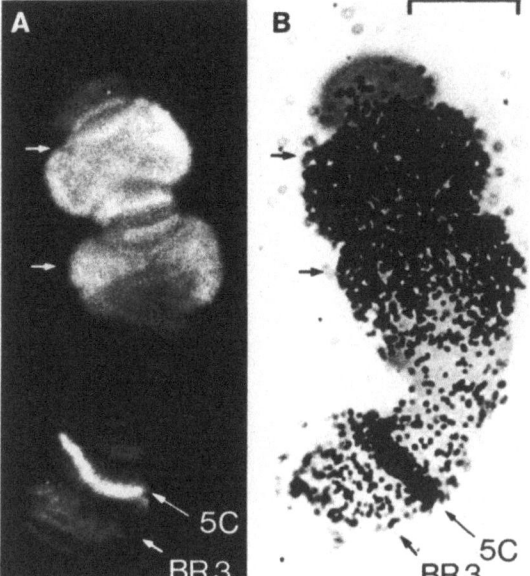

Abb. 28.5. *A.* Verteilung der RNS-Polymerase im isolierten Chromosom IV der Speicheldrüse von Chironomus-tentans-Larven nach einem Hitzeschock (39 °C, 30 min). Die RNS-Polymerase wurde durch Immunfluorescenz nachgewiesen. 5C und BR3 sind spezifische Banden auf dem Chromosom IV. *B.* Autoradiogramm eines Chromosoms IV, welches mit ^{3}H-Uridin während 5 min unmittelbar nach dem Hitzeschock markiert wurde. Entwicklungszeit 14 Tage, der Balken entspricht 7 μm. [Nach Sass H (1982) RNA polymerase B in polytene chromosomes. Cell 28:274]

aktiv und erscheint weniger dicht. Aus diesem Grunde wird es als fakultatives Heterochromatin bezeichnet.

Zellen verschiedener Insekten, z. B. des Chironomus, enthalten sog. Riesenchromosomen. Sie sind mindestens 10mal repliziert worden, wobei jedoch die Abtrennung von der Tochterchromatide unterblieben ist. Diese DNS-Kopien liegen in sehr genauer Anordnung Seite an Seite und erscheinen als gebändertes Chromosom mit Regionen von kondensiertem und weniger kondensiertem Chromatin. Transkriptionsaktive Regionen dieser **polytaenen Chromosomen** ordnen sich in sog. „Puffs" an, welche die für die Transkription und damit für die RNS-Biosynthese verantwortlichen Enzyme enthalten (Abb. 28.5).

Chromosomen

Während der Metaphase zeigen tierische Chromosomen eine 2fache Symmetrie mit identischen Schwesterchromatiden. Sie sind über ein sog. Centromer miteinander verbunden, dessen relative Position charakteristisch für jedes Chromosom ist (Abb. 28.6). Sehr wahrscheinlich enthält jede Schwesterchromatide ein doppelsträngiges DNS-Molekül. Während der Interphase ist die DNS-Packung weniger dicht als in den kondensierten Metaphasechromosomen, die nicht transkribiert werden.

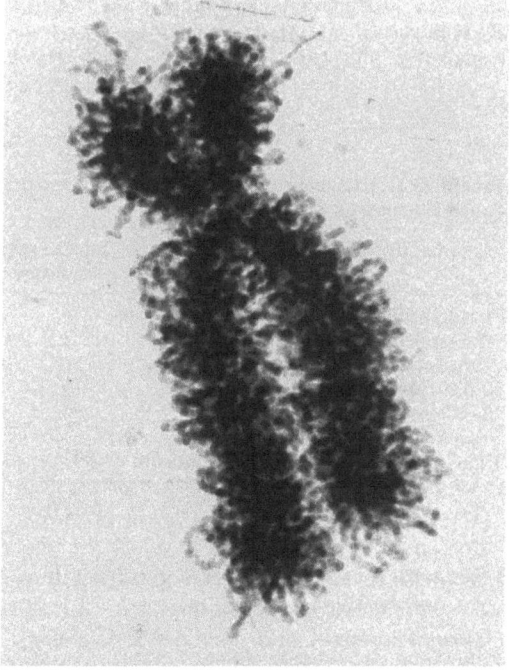

Abb. 28.6. Die 2 Schwesterchromatiden des menschlichen Chromosoms 12 (Vergrößerung 27850:1). [Nach DuPraw EJ (1970) DNA und Chromosomen. Holt, Rinehart & Winston]

28. DNS-Aufbau und Replikation

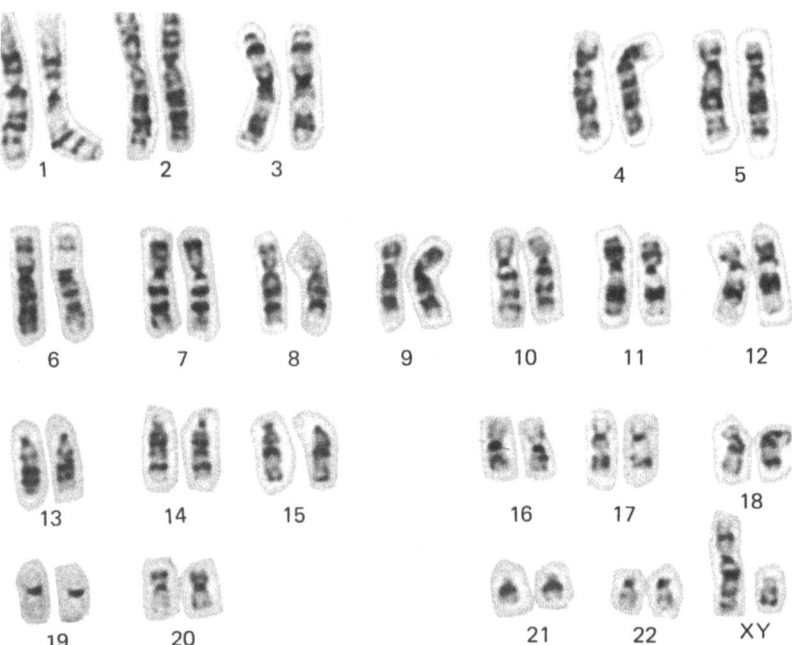

Abb. 28.7. Karyotyp eines Mannes mit einer normalen 46-XY-Konstitution. Die Chromosomen wurden mit Hilfe der Giemsa-Methode gefärbt und nach der Konvention von Paris angeordnet. (Nach Helen Lawce and Dr. Felix Conte, Department of Pediatrics, University of California School of Medicine, San Francisco)

Tabelle 28.1. Packungsverhältnisse auf den verschiedenen Ebenen der DNS-Struktur

Chromatinform	Packungsverhältnis
Doppelhelikale DNS	1
~2 Doppelwindungen der DNS im Nucleosom	2,5
10-nm-Fibrille von Nucleosomen	5
25–30 nm-Chromatinfiber superhelikaler Nucleosomen	30
Kondensiertes Metaphasenchromosom	8000

Das menschliche haploide Genom besteht aus $3,5 \cdot 10^9$ Basenpaaren, die über $1,7 \cdot 10^7$ Nucleosomen verteilt sind. Jede der 23 Chromatide im haploiden menschlichen Genom enthält aus diesem Grund etwa $1,5 \cdot 10^8$ Nucleotide in einem doppelsträngigen DNS-Molekül. Jedes DNS-Molekül muß in seiner Länge etwa 8000fach komprimiert werden, um die Struktur eines kondensierten Metaphasechromosoms anzunehmen. In ihm sind die 25–30 nm Chromatinfibern in Serien schleifenförmiger Domänen aufgefaltet, deren proximale Teile in einem Nichthistonproteinanker befestigt sind. Die Packungsverhältnisse in jeder der Ebenen der DNS-Struktur sind in Tabelle 28.1 zusammengefaßt.

Die Nucleoproteinpackung innerhalb der Chromatiden ist nicht statistisch, wie aus den charakteristischen Färbemustern bei Anfärbung von Chromosomen mit Farbstoffen wie Quinacrin oder nach Giemsa deutlich wird (Abb. 28.7).

Innerhalb einer Species ist das Färbungsmuster jedes einzelnen Chromosoms hoch reproduzierbar. Nichtsdestoweniger zeigen sich außerordentlich deutliche Unterschiede dieses Bandenmusters auch innerhalb sehr nahe verwandten Species. Daraus muß geschlossen werden, daß die Packung der Nucleoproteine in den Chromosomen höherer Eukaryoten von speciesspezifischen Charakteristika der DNS-Moleküle abhängt.

Genetische Organisation des Säugetiergenoms

Das diploide Genom jeder menschlichen Zelle besteht aus $7 \cdot 10^9$ Basenpaaren, welche auf 23 Chromosomenpaare aufgeteilt sind. Damit enthält es genügend DNS, um für nahezu 3 Mio. Genpaare zu kodieren. Aus Untersuchungen der Häufigkeit von Mutationen und der Komplexizität der Genome höherer Organismen muß jedoch geschlossen werden, daß Menschen nur über etwa 30000-100000 essentielle Proteine verfügen. Aus dieser Tatsache geht hervor, daß der größte Teil der DNS nicht für Proteine codiert, d.h. daß ihre Information nie in die Aminosäuresequenz eines Proteinmoleküls übersetzt wird. Natürlich dient ein Teil der überschüssigen DNS zur Regulation der Genexpression während Entwicklung, Differenzierung und Anpassung an die Umgebung. Ein Teil des Überschusses wird auch für die Überbrückung der codierenden Regionen verschiedener Gene benötigt. Der größte Teil des Überschusses scheint jedoch aus zahlreichen Gruppen repetitiver Sequenzen zu bestehen, für die bis jetzt noch keinerlei Funktion gefunden werden konnte.

Intervenierende Sequenzen in codierenden Regionen

Die codierenden DNS-Regionen, deren Transkripte letztendlich als mRNS-Moleküle im Cytosol erscheinen, werden durch große intervenierende Sequenzen nichtcodierender DNS unterbrochen. Dementsprechend enthalten die primären Transkripte der DNS, die hnRNS, nichtcodierende intervenierende RNS-Sequenzen, die während der Entstehung der reifen mRNS entfernt werden müssen. Der größte Teil der codierenden Sequenzen für eine einzelne mRNS ist im Genom und damit im primären Transkript wenigstens durch eine, häufig jedoch durch mehrere (bis zu 20) nichtcodierende intervenierende Sequenzen unterbrochen. Diese werden auch als **Introns** bezeichnet. Meistens sind die Introns wesentlich länger als die auch als **Exons** bezeichneten **codierenden Regionen**. Über die Bedeutung der Introns ist nichts bekannt. Möglicherweise separieren sie funktionelle Domänen (Exons) codierender Information derart, daß durch Rekombination rasch eine genetische Umordnung erreicht werden kann. Eine derartige Steigerung der Geschwindigkeit genetischer Rearrangements könnte eine schnelle Evolution biologischer Funktionen gewährleisten.

Repetitive Sequenzen in der DNS

Die DNS von Eukaryoten enthält verschiedene Klassen von Sequenzen, die grob als **singulär, leicht repetitiv** oder **hoch repetitiv** bezeichnet werden können. Die meisten DNS-Sequenzen, die für Proteine codieren, sind singuläre Sequenzen. Etwa 20-30% des menschlichen Genoms besteht jedoch aus repetitiven Sequenzen.

Die **hochrepetitiven Sequenzen** sind etwa 5-500 Basenpaare lang und finden sich **gehäuft** an den Centromeren und Telomeren der Chromosome, pro haploidem Genom etwa 1-10 Mio. Kopien. Sie sind transkriptionsinaktiv und spielen möglicherweise eine Rolle für die **Chromosomenstruktur.**

Die **mäßig repetitiven Sequenzen**, von denen weniger als 10^6 Kopien pro haploidem Genom vorkommen, sind statistisch über die singulären Sequenzen verteilt und werden in **lange** und **kurze, mäßig repetitive Sequenzen** eingeteilt. Die **langen** mäßig repetitiven Sequenzen haben eine Länge von 5000-7000 Basenpaaren, pro haploidem Genom finden sich 1000-100000 Kopien. Diese Kopien werden auf jeder Seite durch Areale aus 300-600 Basenpaaren flankiert, die Ähnlichkeit mit den terminalen repetitiven Sequenzen an den Enden integrierter Retroviren zeigt (Abb. 28.8). Häufig werden diese mäßig repetitiven Sequenzen durch die RNS-Polymerase II transkribiert und danach mit Kopfgruppen versehen, die identisch mit denjenigen der mRNS sind.

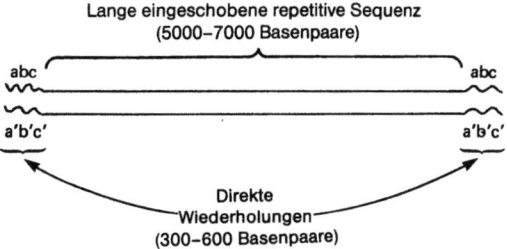

Abb. 28.8. Darstellung einer langen, eingeschobenen, repetitiven Sequenz mit kurzen direkten Wiederholungen *(abc)* und komplementären Sequenzen *(a'b'c')* an den Termini

5' AAAAGAAACTTGGAAAGGAGGCTGGAGAGATGGCTCGAGGTTAAGAGCACCAACTGCTGTTCCAGAGGTCCTGAGTTC

AATTCCCAGCAACCACATGGTGGCTCATAACAATCTATAATGAGATCTGGTGCCCTCTTCTGGTGTGCAGATATATATGG

AAGCAGAATGTTGTATACĀTAATAAATAAATAAATCTTAAAAAAAAAAAGGAAACTTGGAAAGGA 3'

Abb. 28.9. Sequenz eines kurzen, eingeschobenen, repetitiven DNS-Elements, welches einen Teil der Alu-Sequenz des chinesischen Hamsters enthält. An der 3'-Seite des Restes 107 findet sich eine weitere Sequenz von 96 Resten, welche in keiner Beziehung zur Alu-Sequenz stehen. An der 3'-Seite des Pfeils befindet sich eine A-reiche Region der Struktur TA$_2$TA$_3$TA$_3$TA$_4$TCTTA$_7$. Die gesamte Struktur wird auf jeder Seite durch eine repetitive Sequenz aus 20 Resten flankiert, welches durch Unterstreichung hervorgehoben ist. [Nach Haynes SR et al. (1981) The Chinese hamster Alu-equivalent sequence: A conserved, highly repetitious, interspersed deoxyribonucleic acid sequence in mammals has a structure suggestive of a transposable element. Mol Cell Biol 1:573]

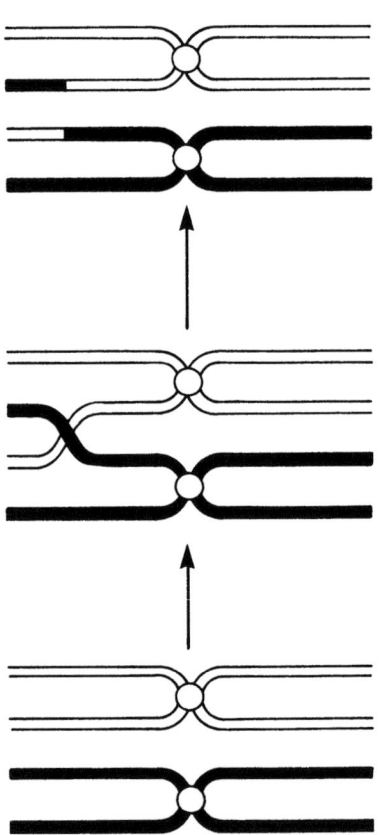

Abb. 28.10. Überkreuzung zwischen homologen Chromosomen, wodurch rekombinierte Chromosomen entstehen

Kurze, mäßig repetitive Sequenzen sind Familien verwandter, aber im einzelnen unterschiedlicher Moleküle, welche aus einigen wenigen bis einigen 100 Basenpaaren bestehen. Sie werden entweder als integrale Bestandteile von Introns oder durch die DNS-abhängige RNS-Polymerase III (s. Kap. 29) als diskrete Elemente transkribiert. Im menschlichen Genom kommt eine derartige kurze repetitive Sequenz als sog. Alu-Familie in etwa 500000 Kopien pro haploidem Genom vor. Insgesamt macht sie 3-6% des menschlichen Genoms aus. Die einzelnen Mitglieder der menschlichen Alu-Familie und ihre engverwandten Analoga bei anderen Säugetieren werden als integrale Komponenten der hnRNS oder als einzelne RNS-Moleküle transkribiert. Hierzu gehört auch die gut untersuchte 4,5-S-RNS und die 7-S-RNS. Derartige Familien sind innerhalb einzelner Species außerordentlich gut konserviert (Abb. 28.9). Die kurzen, mäßig repetitiven Sequenzen, einschließlich der Mitglieder der Alu-Familie, ähneln der **langen, terminalen Wiederholungssequenz** (long terminal repeat, LTR) von Retroviren. Wahrscheinlich handelt es sich um mobile Elemente, die an verschiedene Orte des Genoms springen können (s. unten).

Veränderung und Umordnung des genetischen Materials

Eine Änderung in der Sequenz von Purin- und Pyrimidinbasen in einem Gen kann durch Austausch, Entfernung oder Insertion einer oder mehrerer Basen entstehen. In vielen Fällen führt sie zu einem geänderten Genprodukt, im allgemeinen einem Protein. Derartige Veränderungen des genetischen Materials werden auch als **Mutation** bezeichnet (die Folgen von Mutationen s. Kap. 30).

Prokaryote und eukaryote Organismen können Information zwischen ähnlichen oder homologen Chromosomen austauschen. Dieser Austausch, der auch als **Rekombination** bezeichnet wird, findet bei tierischen Zellen hauptsächlich während der Meiose statt und bedarf der Verknüpfung homologer Chromosomen. Diese

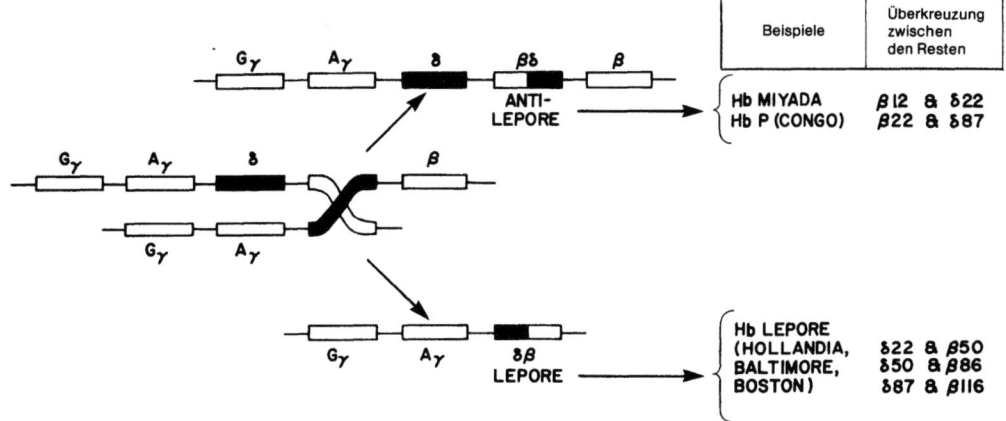

Abb. 28.11. Ungleiche Chromosomenüberkreuzung in der Gegend des Säugetiergenoms, das die Strukturgene für Hämoglobin enthält. Hierdurch entstehen die ungleichen Rekombinationsprodukte Hämoglobin Δ-β-Lepore und β-Δ-Antilepore. Die dargestellten Beispiele zeigen die Überkreuzungsregionen zwischen Aminosäureresten. [Nach Clegg JB, Weatherall DJ (1974) β° Thalassemia: Time for a reappraisal? Lancet 2:133]

Verknüpfung geschieht i. allg. außerordentlich genau. Abb. 28.10 zeigt den Vorgang des „crossing over". Er führt i. allg. zu einem ungleichen und reziproken Austausch von genetischer Information zwischen homologen Chromosomen. Wenn die homologen Chromosomen unterschiedliche Allele desselben Gens besitzen, kann durch „cross over" hereditäre genetische Veränderung entstehen. In seltenen Fällen, wo die Verknüpfung homologer Chromosomen nicht genau stattfindet, kann es durch „crossing over" bzw. Rekombination zu einem ungleichen Informationsaustausch kommen. Ein Chromosom enthält möglicherweise weniger genetisches Material (eine Deletion), das andere dafür entsprechend mehr (Insertion oder Duplikation) (Abb. 28.10). Wie man aus der Existenz der als Lepore und Antilepore bezeichneten Hämoglobinvarianten weiß, kommt ungleiches „crossing over" auch beim Menschen vor. Ein ungleicher „cross over" betrifft sog. „Tandemareale" repetitiver DNS, wie in Abb. 28.11 am Beispiel verwandter Globingene dargestellt ist. Einige Bakterienviren, sog. Bacteriophagen, können mit der DNS ihres Wirts so rekombinieren, daß die genetische Information des Bacteriophagen linear in die DNS des Wirts eingebaut wird. Diese **Integration** oder **Transposition** (eine Form der Rekombination) erfolgt nach dem in vereinfachter Form in Abb. 28.12 dargestellten Mechanismus. Das Rückgrat des zirkulären Bacteriophagengenoms wird wie das DNS-Molekül des Wirts aufgeschnitten. Die entsprechenden Enden werden mit richtiger Polarität wieder eingefügt. Die Bacteriophagen-DNS wird bildlich „gestreckt oder linearisiert", während sie in das bakterielle DNS-Molekül integriert wird, welches häufig auch ein ringförmiges Molekül ist. Der Integrationsort im Bakteriengenom kann über zwei verschiedene Mechanismen gefun-

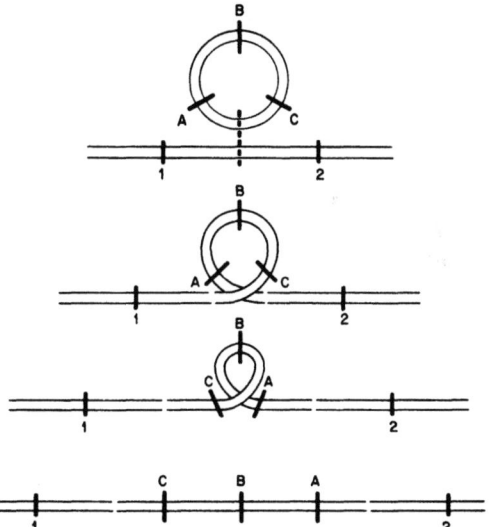

Abb. 28.12. Integration eines zirkulären Genoms mit den Genen *A, B* und *C* in das DNS-Molekül eines Wirts mit den Genen *1* und *2*. Man beachte die sich daraus ergebende Ordnung der Gene

den werden. Enthält der Bacteriophage eine DNS-Sequenz, die einer Sequenz des DNS-Moleküls des Wirts homolog ist, kann es zu einer **Rekombination** analog derjenigen zwischen homologen Chromosomen kommen. Einige Bacteriophagen synthetisieren jedoch Proteine, welche spezifische Areale des bakteriellen Chromosoms mit nichthomologen Arealen des bacteriophagen DNS-Moleküls verknüpfen. Die **Integration** erfolgt an dieser Stelle und wird als **ortsspezifisch** bezeichnet. Viele animale Viren, besonders die onkogenen Viren, werden in Chromosomen tierischer Zellen incorporiert. Diese Incorporierung erfolgt entweder direkt oder im Fall der RNS-Viren in Form des DNS-Transkripts. Der Mechanismus der Integration ist ortsspezifisch. In eukaryoten Zellen kommen DNS-Elemente vor, die nicht zu den Viren gehören, sich selbst jedoch im Genom transponieren können, wodurch die Funktion der benachbarten DNS-Sequenzen geändert wird. Diese mobilen Elemente tragen gelegentlich flankierende DNS-Regionen und beeinflussen auf diese Weise die Evolution. Wie schon oben erwähnt, ähnelt die mäßig repetitive DNS-Sequenz der Alu-Familie ähnlichen Sequenzen auf Retroviren, von denen man annimmt, daß auf ihrer Existenz die Fähigkeit zum Eintritt bzw. Austritt in das bzw. aus dem tierischen Genom beruht.

Die sog. „**prozessierten Gene**" für Immunglobulinmoleküle und α-Globine haben direkte Hinweise dafür gegeben, daß kleine DNS-Elemente im menschlichen Genom **transponiert** werden können. Diese prozessierten Gene bestehen aus Desoxynucleotidsequenzen, die sehr ähnlich wenn nicht identisch mit denjenigen der Messenger-RNA des entsprechenden Genprodukts sind. Sie zeigen die nichttranskribierte Region am 5'-Ende, die codierende Region ohne Introns sowie den am 3'-Ende befindlichen Poly (A)-Schwanz. Eine derartige spezifische DNS-Anordnung kann nur das Ergebnis einer **reversen Transkription** einer bereits prozeßierten mRNS sein. Dem Molekül fehlen die Introns, dafür ist der Poly (A)-Schwanz angehängt worden. Der einzig bekannte Mechanismus für die Integration dieses reversen Transkripts in das Genom könnte ein **Transpositionsereignis** sein. In der Tat haben derartige prozessierte Gene an jedem Ende kurze terminale Wiederholungen, die denen bekannter transponierter Sequenzen entsprechen. Durch

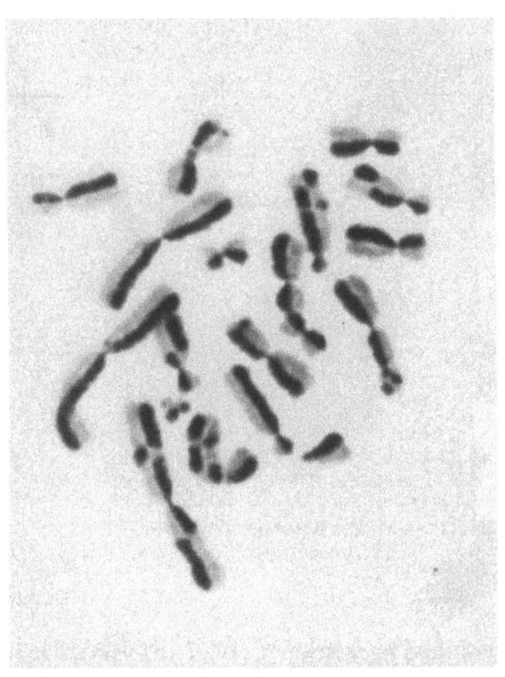

Abb. 28.13. Austausch zwischen Schwesterchromatiden menschlicher Chromosomen. Sie sind durch Giemsa-Färbung der Chromosomen von Zellen nachweisbar, die in Anwesenheit von Bromdesoxyuridin während 2 Cyclen replizierten. (Nach Sheldon Wolff and Judy Bodycote, Laboratory of Radiobiology and Department of Anatomy, University of California School of Medicine, San Francisco)

Evolution sind einige dieser prozessierten Gene so geändert worden, daß sie heute sinnlose Codons enthalten, die nicht exprimiert werden (s. Kap. 30). Aus diesem Grunde werden sie auch als „**Pseudogene**" bezeichnet.

Außer ungleichem „cross over" und Transposition kann ein dritter Mechanismus zu raschen Änderungen des genetischen Materials führen. Ähnliche Sequenzen auf homologen oder nichthomologen Chromosomen können gelegentlich paaren und auf diese Weise zur Eliminierung nichtpassender Sequenzen führen. Dies kann zur Fixierung einer Variante in einer Familie repetitiver Sequenzen führen. Der Vorgang wird auch als **Genkonversion** bezeichnet werden.

In diploiden Eukaryoten, wie Menschen, enthalten Zellen nach Durchlaufen der S-Phase einen tetraploiden DNS-Gehalt in Form der Schwesterchromatiden von Chromosomenpaaren. Jede dieser Schwesterchromatiden enthält identische genetische Information, da sie ein

Produkt der semikonservativen Replikation des ursprünglichen parentalen DNS-Moleküls des Chromosoms ist. Innerhalb dieser genetisch identischen Schwesterchromatiden kommt es zum „crossing over". Derartige Austausche zwischen Schwesterchromatiden (Abb. 28.13) haben natürlich so lange keine genetischen Konsequenzen, wie der „cross over" symmetrisch erfolgt.

Bei Säugetierzellen kommt es zu interessanten Genumordnungen, welche normalerweise während der Differenzierung auftreten. So sind beispielsweise bei Mäusen in der Keimlinien-DNS die V_L- und C_L-Gene für Immunglobulinmoleküle (s. Kap. 31 und 42) weit voneinander getrennt. In der DNS einer differenzierten immunglobulinbildenden Plasmazelle sind die gleichen V_L- und C_L-Gene wesentlich enger aneinandergerückt. Allerdings kommt es auch nach dieser Umordnung nicht zu einer fugenlosen Verknüpfung der beiden Gene in der DNS. Statt dessen enthält sie eine etwa 1200 basenpaarlange Unterbrechungssequenz. Diese wird zusammen mit den V_L- und C_L-Genen in RNS transkribiert und während des Prozessierungsvorgangs aus der RNS geschnitten (s. Kap. 29 und 31).

DNS-Biosynthese und Replikation

Die primäre Funktion der DNS-Replikation ist darin zu sehen, daß die Nachkommenschaft mit der elterlichen genetischen Information versehen werden muß. Aus diesem Grund muß die DNS-Replikation vollständig sein und innerhalb eines Organismus und einer Species mit hoher Genauigkeit erfolgen, damit eine entsprechende genetische Stabilität erhalten bleibt. Der Vorgang der DNS-Replikation ist außerordentlich komplex. An ihm sind eine große Zahl verschiedener cellulärer Funktionen beteiligt, was speziell für die Mechanismen zutrifft, die die Genauigkeit der Replikation überprüfen. Die ersten an der DNS-Replikation beteiligten Enzyme wurden in E. coli von Artur Kornberg beschrieben. Er reinigte das heute als DNS-Polymerase I bezeichnete Protein. Das Enzym hat eine Vielzahl katalytischer Aktivitäten, eine außerordentlich komplexe Struktur und benötigt die Triphosphate der 4 Desoxyribonucleoside des Adenins, Guanins, Cytosins und Thymins. Die durch die DNS-Polymerase I von E. coli katalysierte Polymerisationsreaktion ist der Prototyp aller DNS-Polymerasen, sowohl von Prokaryoten als auch von Eukaryoten. Allerdings weiß man heute, daß die Hauptrolle der DNS-Polymerase I eher bei der Durchführung von DNS-Reparaturen als bei der Replikation liegt.

Die in Abb. 28.14 dargestellte Initiation der DNS-Biosynthese ist außerordentlich komplex und benötigt als Starter ein kurzes etwa 10 Nucleotide langes RNS-Stück. Die 3'-Hydroxylgruppe des RNS-Startstücks greift nucleophil am α-Phosphat des Desoxynucleosidtriphosphat an, wobei Pyrophosphat abgespalten wird. Die 3'-Hydroxylgruppe des neu eingeführten Desoxyribonucleosidmonophosphats ist danach frei, um einen gleichartigen nucleophilen Angriff am nächsten Desoxyribonucleosidtriphosphat wiederum am α-Phosphat durchzuführen. Die Auswahl der richtigen Desoxyribonucleotidtriphosphate, deren α-Phosphat angegriffen wird, erfolgt nach den Basenpaarungsregeln entsprechend der Basensequenz des parentalen DNS-Strangs (Abb. 28.15). Enthält er beispielsweise ein Adenin, wird am neu synthetisierten Strang ein Thymin erscheinen. Durch diesen schrittweisen Vorgang gibt die Matrize an, welche Desoxyribonucleosidtriphosphate in den neu gebildeten Strang eingefügt werden. Auf diese Weise entstehen DNS-Bruchstücke, die an einem RNS-Startstück hängen. Sie werden nach ihrem Entdecker Okazaki auch als Okazaki-Stücke bezeichnet (Abb. 28.16). Bei Säugern werden nach der Erzeugung einer großen Zahl von Okazaki-Stücken die RNS-Startstücke entfernt, die dabei entstehenden Lücken entsprechend den Basenpaarungsregeln mit den richtigen Desoxyribonucleotiden aufgefüllt und schließlich mit Hilfe von DNS-Ligasen miteinander verknüpft.

Wie schon früher festgestellt wurde, sind DNS-Moleküle doppelsträngig, wobei die beiden Stränge antiparallel, d. h. in entgegengesetzte Richtung verlaufen. Die DNS-Replikation erfolgt sowohl bei Pro- als auch bei Eukaryoten gleichzeitig an beiden Strängen. Allerdings gibt es keinen Organismus der über ein Enzym verfügt, das DNS in der 3'-5'-Richtung synthetisieren kann. Daraus folgt, daß die beiden neu replizierten DNS-Stränge nicht gleichzeitig in die selbe Richtung wachsen können. Nichtsdestoweniger ist je ein identisches Enzym für die

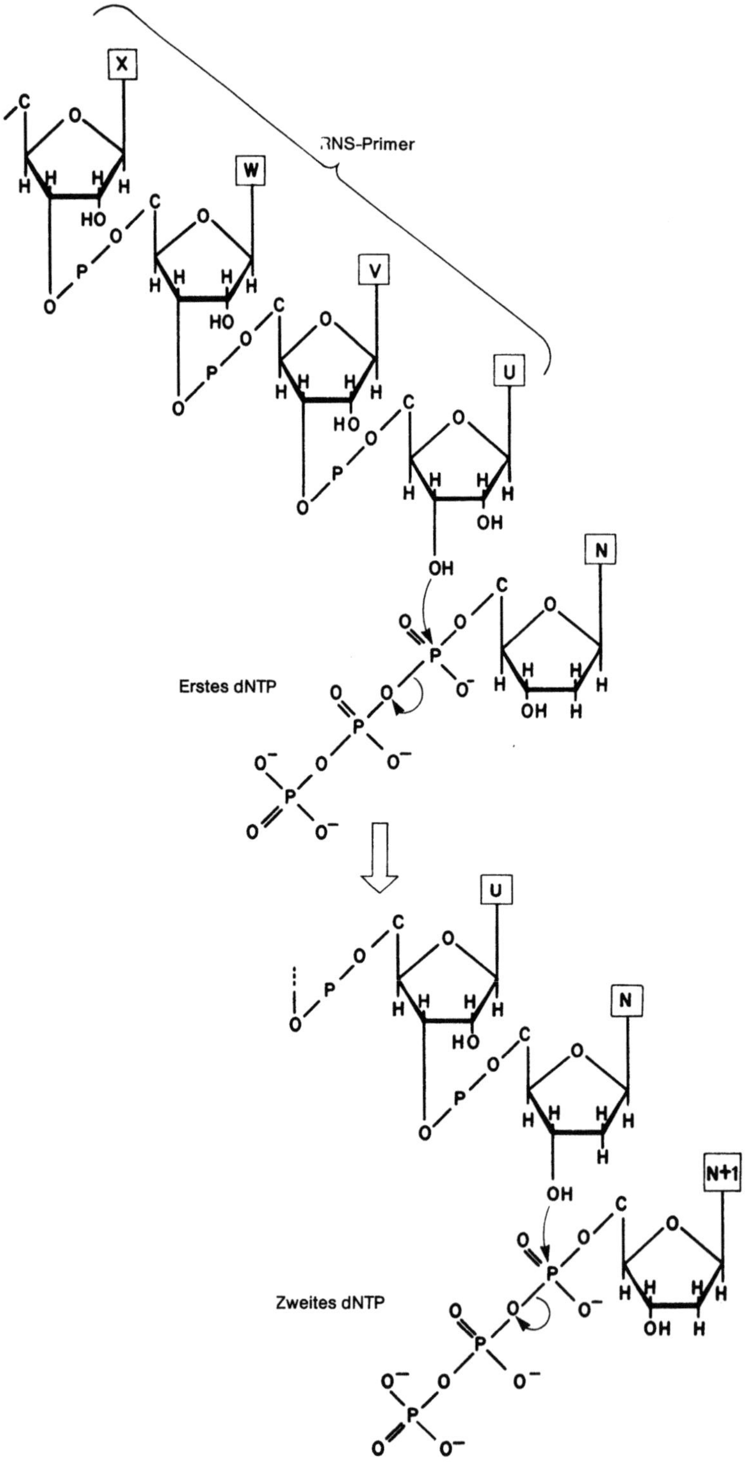

28. DNS-Aufbau und Replikation

RNS-Primer

Erstes dNTP

Zweites dNTP

Abb. 28.14. Initiation der DNS-Biosynthese auf einem RNS-Primer und anschließende Anheftung des zweiten Desoxyribonucleosidtriphosphats

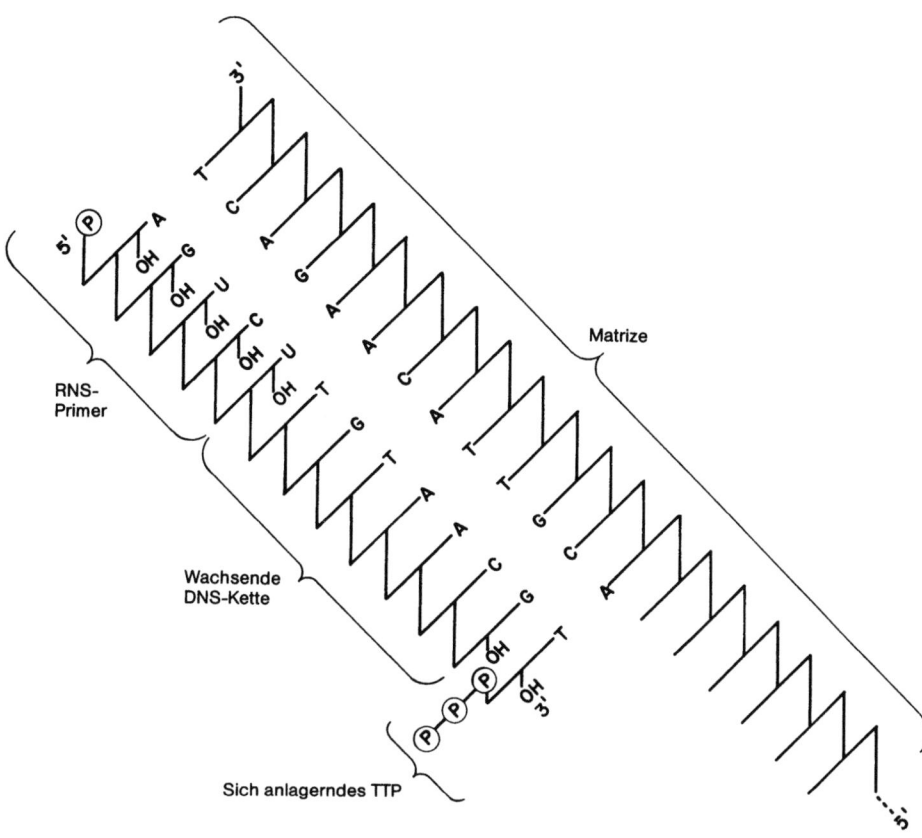

Abb. 28.15. DNS-Biosynthese auf einem RNS-Primer mit dem Nachweis der Matrizenfunktion des komplementären parentalen DNS-Strangs

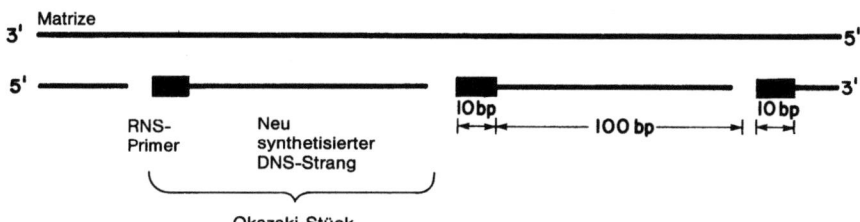

Abb. 28.16. Diskontinuierliche Polymerisierung von Desoxyribonucleotiden und Entstehung von Okazaki-Stücken. *bp* Basenpaare

gleichzeitig erfolgte Replikation an beiden Strängen verantwortlich. Ein Enzym führt die Replikation am sog. Führungsstrang kontinuierlich in der 5'-3'-Richtung durch, ein weiteres repliziert den zweiten Strang diskontinuierlich, d.h. in kurzen Stücken von 150–250 Nucleotiden und „springt" zum nächsten RNS-Starter zurück. Abb. 28.17 zeigt schematisch das Prinzip dieser halbdiskontinuierlichen DNS-Biosynthese.

Bei der Replikation des tierischen Genoms werden alle RNS-Starter im Verlauf des Replikationsvorgangs entfernt. Im Gegensatz dazu bleibt bei der Replikation des mitochondrialen Genoms ein kleines RNS-Stück als integraler Teil der ringförmigen DNS-Struktur erhalten.

In tierischen Zellen ist eine Klasse von DNS-Polymerasen nachgewiesen worden, die auch als große Polymerase oder Polymerase α bezeichnet werden. Sie kommt im Zellkern vor und ist dort für die Replikation von Chromoso-

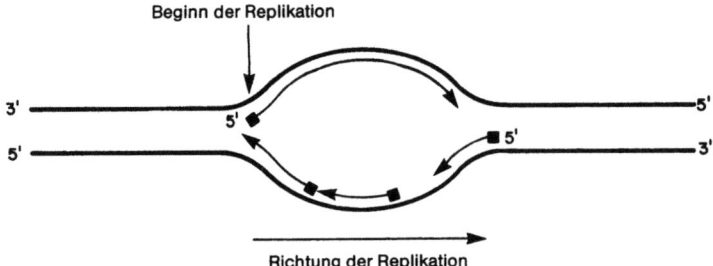

Abb. 28.17. Semidiskontinuierliche simultane Replikation beider Stränge einer doppelsträngigen DNS

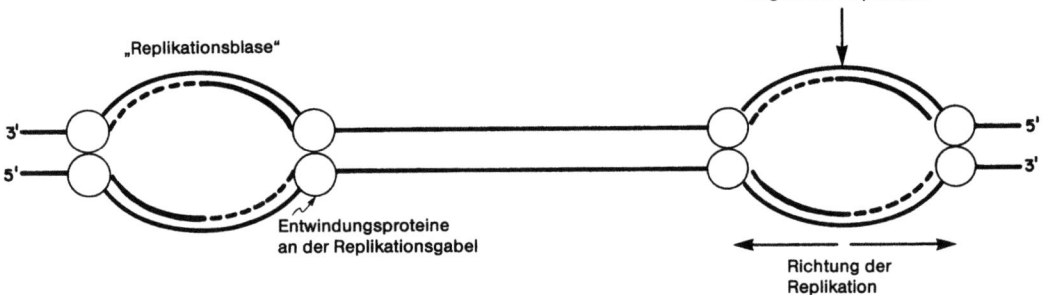

Abb. 28.18. Entstehung von Replikationsblasen während der DNS-Biosynthese. Die bidirektionale Replikation und die vorgeschlagenen Positionen der Entwindungsproteine an der Replikationsgabel sind dargestellt

men verantwortlich. Ein Polymerase-α-Molekül ist zur Polymerisierung von etwa 100 Nucleotiden pro Sekunde imstande. Diese Geschwindigkeit liegt ein Zehntel niedriger als die Polymerisationsgeschwindigkeit bakterieller DNS-Polymerasen. Sehr wahrscheinlich ist die Ursache für dieses Phänomen in Schwierigkeiten zu sehen, die bei der Replikation durch die Existenz der Nucleosomen auftreten, welche möglicherweise am Führungsstrang haften bleiben. Neu assemblierte Corehistone in octamerer Form könnten dann mit fortschreitender Replikation an den anderen Strang binden.
In tierischen Zellkernen findet sich darüber hinaus eine weitere DNS-Polymerase mit geringerem Molekulargewicht. Sie wird auch als Polymerase β bezeichnet, nimmt jedoch an der DNS-Replikation nicht teil. Sehr wahrscheinlich spielt sie jedoch bei der DNS-Reparatur eine wichtige Rolle (s. unten). Für die Replikation des mitochondrialen Genoms ist die mitochondriale DNS-Polymerase oder Polymerase γ verantwortlich.
Eine replizierende Zelle braucht für die Bildung eines tetraploiden Genoms aus einem diploiden Genom etwa 9 h. Dies ist nur möglich, wenn auf den Chromosomen mehrfach DNS-

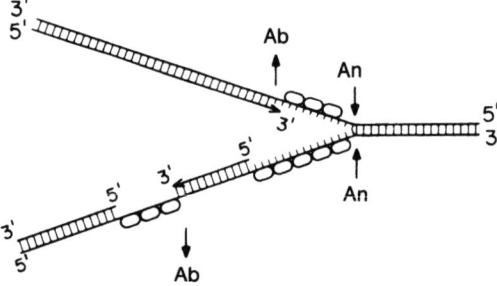

Abb. 28.19. Hypothetisches Schema für die Wirkung eines Bindungsproteins für einen Einzelstrang an der Replikationsgabel. Nach Bindung an Einzelstrangregionen der Matrize und Erleichterung der Replikation wird das Protein recyclisiert. (Nach Professor B. Alberts, Department of Biochemistry, University of California School of Medicine, San Francisco)

Replikationseinheiten vorkommen. Dabei erfolgt Replikation in beiden Richtungen auf dem Chromosom sowie gleichzeitig auf beiden Strängen. Durch diesen Replikationsvorgang entstehen **Replikationsblasen** (Abb. 28.18).
Bei Eukaryoten sind die Initiationsstellen für die DNS-Replikation nicht genau bekannt. Es ist jedoch klar, daß diese Initiation sowohl räumlich wie auch zeitlich reguliert sein muß,

da benachbarte Initiationsorte **synchron** mit der Replikation beginnen. Man nimmt an, daß funktionelle Domänen des Chromatins als intakte Einheiten repliziert werden, was allerdings voraussetzt, daß die Startorte der Replikation entsprechend den Transkriptionseinheiten spezifisch auf dem Chromosom lokalisiert sind.

Während der Replikation einer doppelsträngigen DNS-Helix muß es zur Auftrennung der beiden Stränge kommen, da jeder als Matrize für die semikonservative Synthese eines neuen Strangs dient. Für diese Strangtrennung sind spezifische Proteine verantwortlich, die die Einzelstrangstruktur an den **Replikationsgabeln** stabilisieren. Sie binden stöchiometrisch an den Einzelstrang, wobei jedoch die Fähigkeit der Nucleobasen, als Matrizen für die Neusynthese eines Einzelstrangs zu dienen, nicht beeinträchtigt wird (Abb. 28.19). Zusätzlich zur Trennung der beiden Einzelstränge der Doppelhelix muß ihre Entwindung (einmal pro 10 Nucleotidpaare) erfolgen, damit die neusynthetisierten DNS-Replicas ihre richtige Raumstruktur einnehmen können. Angesichts der Zeit, bei der die DNS-Replikation bei Prokaryoten erfolgt, kann errechnet werden, daß das DNS-Molekül sich mit etwa 400000 Umdrehungen pro Sekunde entwinden müßte, was natürlich nicht möglich ist. Es muß also eine Vielzahl von „**Drehpunkten**" in den DNS-Molekülen aller Organismen geben. Diese Drehpunkte werden durch spezifische Enzyme erzeugt, die einen Bruch in einem Strang der Doppelhelix erzeugen und damit die Entwindung möglich machen. Diese Strangbrüche werden ohne Aufwendung zusätzlicher Energie wieder geschlossen, da eine energiereiche covalente Bindung zwischen dem gespaltenen Phosphodiesterrückgrat und dem spezifischen

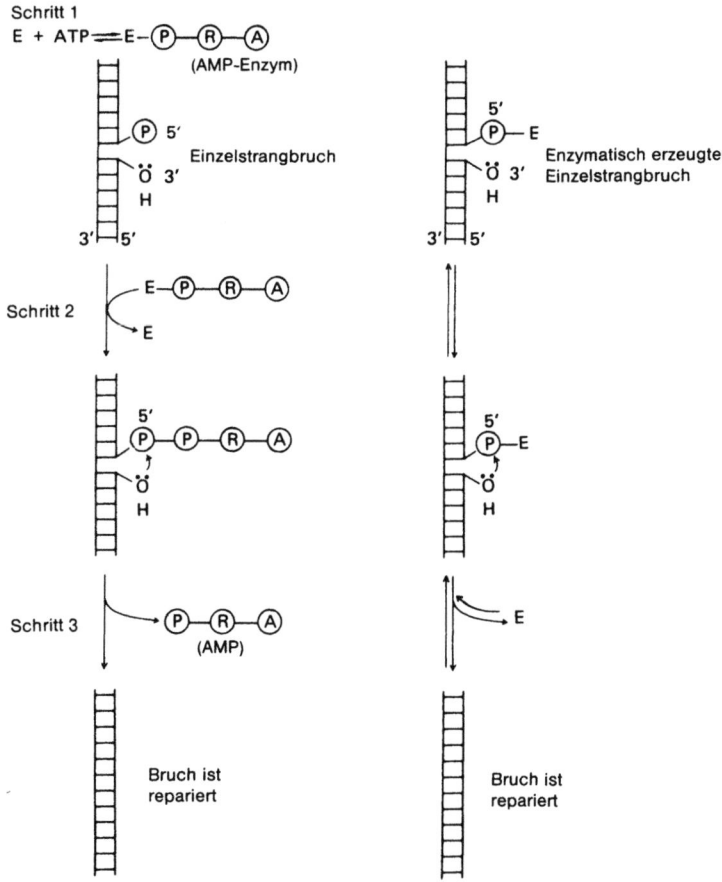

Abb. 28.20. Vergleich zweier Arten von Strangbruchreparatur der DNS. Links erfolgt die Reaktion durch die DNS-Ligase, rechts durch die DNS-Topoisomerase I. [Nach Lehninger AL (1975) Biochemistry, 2nd ed. Worth, New York]

28. DNS-Aufbau und Replikation

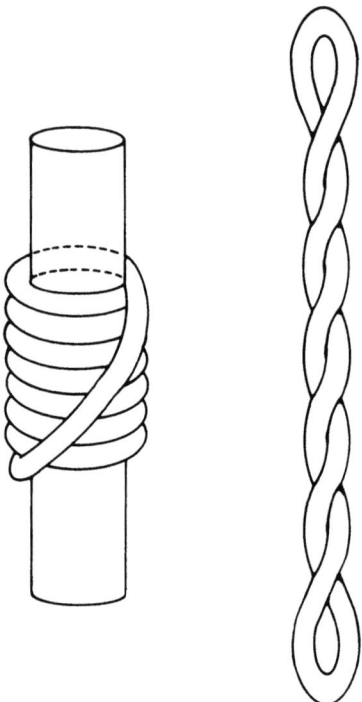

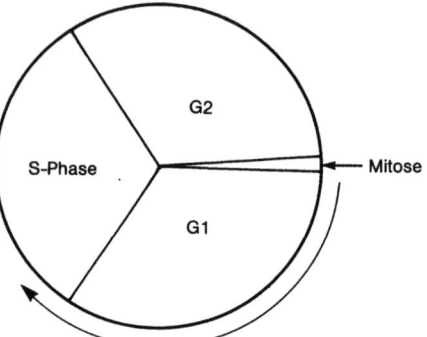

Abb. 28.22. Der Zellcyclus tierischer Zellen. Die Phase der DNS-Synthese (S-Phase) wird von der Mitosephase durch zwei Pausen, die G_1- und G_2-Phase, getrennt (der Pfeil stellt die Zeitachse dar)

Abb. 28.21. Formen der DNS-Superhelix. Eine linksgängige ringförmige Superhelix *(links)* wandelt sich in eine rechtsgängige verschlungene Superhelix *(rechts)* um, wenn der zylindrische Kern entfernt wird. Ein analoger Übergang erfolgt, wenn Nucleosomen durch Extraktion der Histone mit hohen Salzkonzentrationen zerstört werden

Entwindungsenzym gebildet wird. Schematisch ist der Vorgang in Abb. 28.20 im Vergleich zur ATP-abhängigen Reparatur von Strangbrücken durch DNS-Ligasen dargestellt. Die Entwindungsenzyme werden auch **DNS-Topoisomerasen** genannt und können auch DNS-Superhelices entwinden. Die Struktur derartiger DNS-Superhelices ist in Abb. 28.21 dargestellt.

In den tierpathogenen **Retroviren** kommt eine Klasse von Enzymen vor, die an einer einsträngigen RNS als Matrize ein doppelsträngiges DNS-Molekül synthetisieren können. Es handelt sich um **RNS-abhängige DNS-Polymerasen** oder **reverse Transkriptasen**. Sie synthetisieren zunächst ein **DNS-RNS-Hybridmolekül**, wobei das RNS-Stück als Matrize dient. Ein spezifisches Enzym, die RNase H, baut den RNS-Strang ab, der überbleibende DNS-Strang dient nun als Matrize zur Bildung eines doppelsträngigen DNS-Moleküls. Es enthält die ursprünglich im RNS-Genom des animalen Virus enthaltende genetische Information.

Regulation der DNS-Biosynthese

In allen tierischen Zellen erfolgt die Replikation des DNS-Genoms nur während eines genau festgelegten Zeitintervalls während der Lebenszeit der Zelle. Diese Periode wird auch als synthetische Phase oder S-Phase bezeichnet. Meistens ist die S-Phase von der mitotischen Phase durch Perioden abgetrennt, in denen keine DNS-Synthese erfolgt (G_1- und G_2-Phase) (Abb. 28.22). Die DNS-Synthese wird damit grob dadurch reguliert, daß sie nur zu einem spezifischen Zeitpunkt und darüber hinaus nur in Zellen vor der Mitose erfolgen kann. Für den Eintritt einer Zelle in die S-Phase sind cyclische Purinnucleotide und möglicherweise die Substrate für die DNS-Synthese notwendig, jedoch sind die genauen Mechanismen noch unbekannt. Viele der krebsverursachenden Viren (Onkoviren) stören den normalerweise in tierischen Zellen vorkommenden Block zwischen der G_1- und der S-Phase. Über den genauen Mechanismus dieses Vorgangs ist allerdings nichts bekannt.

Während der S-Phase enthalten tierische Zellen wesentlich größere Mengen der **Polymerase α** als während der Zellcyclusphasen, in denen keine DNS synthetisiert wird. Auch Enzyme, welche die Substrate für die DNS-Biosynthese, d.h. die entsprechenden Desoxyribonucleosidtriphosphate, bilden, nehmen in ihrer Aktivität zu. Nach Abschluß der S-Phase verschwinden sie weitgehend wieder. Während der S-Phase

wird die Kern-DNS ein einziges Mal repliziert. Es scheint, daß nach der Replikation des Chromatins eine weitere Replikation vor der Mitose nicht möglich ist. Möglicherweise spielt die Methylierung der DNS hierbei eine wichtige Rolle.
Im allgemeinen wird ein Chromosomenpaar simultan und während einer genau festgelegten Zeit der S-Phase repliziert.

Abbau und Reparatur der DNS

Die Erhaltung der Integrität des Informationsgehalts seiner DNS ist von größter Wichtigkeit für das Überleben eines einzelnen Organismus, aber auch der Species. Es ist infolgedessen nicht überraschend, daß im Verlauf der Evolution Mechanismen entwickelt wurden, die durch falsche DNS-Replikation, aber auch durch Umwelteinflüsse entstandene DNS-Schädigungen reparieren können. Man kann abschätzen, daß in der menschlichen Keimlinie während DNS-Replikation sowie durch Umwelteinflüsse etwa 6 Nucleotidänderungen pro Jahr stattfinden. Wenigstens die gleiche Zahl von Nucleotidveränderungen muß natürlich pro Jahr auch in somatischen Zellen stattfinden.
Wie bereits in Kap. 27 dargelegt wurde, ist für die Genauigkeit der Replikation die spezifische Basenpaarung von größter Bedeutung. Die Genauigkeit dieser Paarung hängt davon ab, daß auch die favorisierten Tautomere der Purin- und Pyrimidinnucleotide vorliegen (s. Abb. 25.4); allerdings ist im Gleichgewicht das Verhältnis von nichtstabilerem zu stabilerem Tautomer nur in der Größenordnung von $1:10^4$ oder $1:10^5$. Dies ist natürlich nicht genug, um die benötigte Genauigkeit zu gewährleisten; eine wesentliche Verbesserung könnte allerdings dadurch eingeführt werden, daß die Genauigkeit der Basenpaarung 2mal überprüft wird. Sowohl in bakteriellen wie auch in tierischen Systemen scheint in der Tat eine doppelte Kontrolle stattzufinden: einmal bei der Insertion der Desoxyribonucleosidtriphosphate und später durch einen energieverbrauchenden Mechanismus, der die Entfernung aller nicht korrekt eingebauten Basen im neusynthetisierten Strang zum Ziel hat. Durch diese Doppelprüfung wird die Fehlerhäufigkeit auf 1 zu 10^8-10^{10} Basenpaare verringert. Bei Mikroorganismen wie E. coli ist das für die Doppelprü-

Tabelle 28.2. Arten von DNS-Schäden

I. Änderungen einzelner Basen
  A. Depurinierung
  B. Desaminierung von Cytosin zu Uracil
  C. Desaminierung von Adenin zu Hypoxanthin
  D. Alkylierung einer Base
  E. Insertion oder Deletion eines Nucleotids
  F. Einbau eines Basenanalogen
II. Änderungen zweier Basen
  A. UV-Licht-induzierte Thymin-Thymin-Dimerisierung
  B. Quervernetzung durch bifunktionelle Alkylierungsagentia
III. Kettenbrüche
  A. Ionisierende Strahlung
  B. Radioaktive Desintegration eines Elements des Rückgrats
IV. Quervernetzung
  A. Zwischen Basen desselben oder des gegenüberliegenden Stranges
  B. Zwischen DNS und Proteinmolekülen (Histonen)

fung verantwortliche Enzym die 3'-5'-Exonucleaseaktivität der DNS-Polymerase. Im Gegensatz dazu können die DNS-Polymerasen von Säugetieren derartige Funktionen nicht ausüben.
DNS-Schädigungen durch Umweltbedingungen sowie physikalische und chemische Wirkstoffe können in 4 Typen eingeteilt werden (Tabelle 28.2). Die geschädigten DNS-Regionen können repariert, durch Rekombination ersetzt oder erhalten werden, wobei im letzteren Fall Mutationen und möglicherweise Zelltod auftritt. Die ersteren Vorgänge nützen die Informationsredundanz in der doppelhelikalen DNS-Struktur aus. Die defekte Region eines Strangs kann so lange korrigiert werden, wie die komplementäre korrekte Information im nichtbetroffenen Strang zur Verfügung steht.
Der Schlüssel für alle Reparatur- oder Ersatzprozesse ist die initiale Erkennung des Defekts und die anschließende Reparatur oder wenigstens die Markierung des Defekts zur leichteren Auffindung während einer späteren Reparatur. So kommt es beispielsweise spontan mit einer Geschwindigkeit von 5000-10000/Zelle/Tag zur Abspaltung von Purinresten aus der DNS. Der Grund hierfür ist die thermische Labilität der N-glykosidischen Bindung mit Purinen. Spezifische Enzyme erkennen eine depurinierte Region und fügen das entsprechende Pu-

28. DNS-Aufbau und Replikation

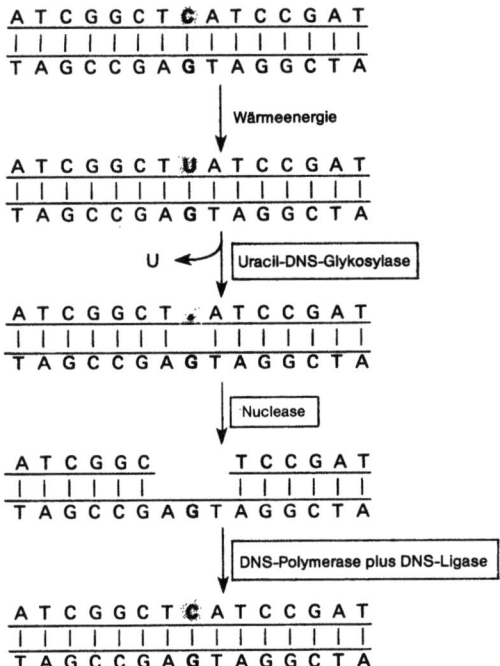

Abb. 28.23. Das Enzym Uracil-DNS-Glykosylase entfernt das durch spontane Desaminierung von Cytosin in der DNS entstandene Uracil. (Nach Prof. B. Alberts, Department of Biochemistry, University of California School of Medicine, San Francisco)

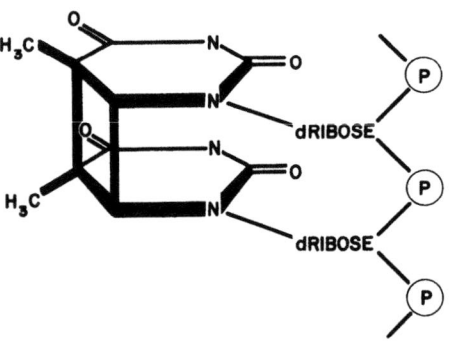

Abb. 28.24. Über einen Cyclobutanrest kann sich ein Thymin-Thymin-Dimer zwischen benachbarten Thyminresten der DNS ausbilden

rin direkt ohne Unterbrechung des Phosphodiesterrückgrats ein.

Sowohl Cytosin- als auch Adeninbasen der DNS desaminieren spontan unter Bildung von Uracil und Hypoxanthin. Spezifische **N-Glykosylasen** erkennen diese normalerweise in der DNS nicht vorkommenden Basen und entfernen sie. Durch die Entfernung wird der Ort des Defekts markiert, was einer spezifischen **Endonuclease** ermöglicht, den Defekt „auszuschneiden". Anschließend kommt es zur Reparatur der DNS durch die konzertierte Aktion einer DNS-Polymerase sowie einer DNS-Ligase (Abb. 28.23). Durch ähnliche Mechanismen werden alkylierte Basen sowie Basenanaloge aus der DNS entfernt und der entstandene Defekt repariert.

Die Reparatur von Insertionen oder Deletionen von Nucleotiden (s. unten) erfolgt i. allg. durch **Rekombination** mit oder ohne **Replikation**.

Ultraviolettes Licht induziert die Bildung von Pyrimidin-Pyrimidindimeren, wobei hauptsächlich zwei nebeneinanderliegende Thymine im gleichen Strang dimerisieren (Abb. 28.24). Für die Entfernung dieser Thymin-Thymindimeren stehen offensichtlich 2 Mechanismen zur Verfügung. Einer erfolgt analog zu dem oben geschilderten Reparaturverfahren. Der andere benötigt die Photoaktivierung (mit sichtbarem Licht) eines spezifischen Enzyms, das in situ zur Aufspaltung der Dimeren führt.

Einzelstrangbrüche, welche durch ionisierende Strahlung erzeugt wurden, werden durch direkte Reparatur oder Rekombination behoben. Über die Mechanismen, die die Reparatur von Quervernetzungen zwischen Basen auf gegenüberliegenden Strängen oder zwischen der DNS und Proteinen vermitteln, ist wenig bekannt.

Im allgemeinen werden die durch ionisierende Strahlung oder durch Basenalkylierung hervorgerufenen Schädigungen innerhalb kleiner Regionen der DNS repariert. Im Gegensatz dazu werden bei Schädigungen durch ultraviolettes Licht oder Quervernetzungen große DNS-Regionen entfernt und resynthetisiert. Bei tierischen Zellen kann die mit der Reparatur einhergehende Replikation daran erkannt werden, daß es zum Einbau von DNS-Präkursoren (z. B. radioaktivem Thymidin) auch dann kommt, wenn eine Zelle sich nicht in der S-Phase befindet. Zusätzlich zu den für die genannten Reparaturmechanismen benötigten Enzymen enthalten tierische Zellen eine hohe Aktivität des Enzyms **Poly (ADP-Ribose)-Polymerase**. Dieses Enzym benützt das Coenzym NAD^+ um Chromatinproteine zu ADP-ribosylieren, d. h. ADP-Riboserreste einzufügen. Es ist nicht genau bekannt, welche Funktion die Poly (ADP-Ribose)-Polymerase bei der DNS-Reparatur hat. Allerdings findet sich ein zeitlicher Zusammenhang zwischen gesteigerter Reparaturaktivität und gesteigerter Poly-(ADP-Ribose)-Polymeraseaktivität. Die Hemmung des Enzyms mit Hilfe spezifischer Inhibitoren stört die DNS-Reparatur. Die gesteigerte Aktivität der Poly (ADP-Ribose)-Polymerase scheint eine Antwort auf eine gesteigerte DNS-Fragmentierung im Zellkern zu sein. Diese gesteigerte Fragmentierung kann primär durch physikalische Einwirkungen, wie Röntgenstrahlen, ausgelöst werden oder sekundär durch die Einschnittmechanismen, die Schädigungen der DNS durch ultraviolettes Licht oder alkylierende Wirkstoffe markieren. Die Aktivität der Poly (ADP-Ribose)-Polymerase reicht aus, um nach einer experimentell ausgelösten DNS-Schädigung das intracelluläre NAD^+ weitgehend aufzubrauchen.

Das **Xeroderma pigmentosum** ist eine autosomal recessiv vererbte Erkrankung. Klinisch zeichnet sie sich durch eine bemerkenswerte Empfindlichkeit gegenüber Sonnenlicht aus, im Verlauf ihres Lebens entwickeln die Patienten multiple Herde von Hautcarcinomen, an denen sie schließlich zugrunde gehen. Der Erkrankung liegt offensichtlich eine Störung des Reparaturmechanismus zugrunde. Zellkulturen von Patienten mit Xeroderma pigmentosum zeigen eine besonders niedrige Aktivität

Tabelle 28.3. Substratspezifitäten einiger Restriktionsendonucleasen des Typs II[a]

Enzym	Sequenz	Zahl der Spaltstellen			Mikroorganismus
		λ	Ad2	SV40	
Hap II	↓CCGG	>50	>50	1	Haemophilus aphrophilus
Bsu I	G↓GCC	>50	>50	18	Bacillus subtilis strain X5
Alu I	AG↓CT	>50	>50	32	Arthrobacter luteus
Eco RII	↓CCTGG	>35	>35	16	Escherichia coli R245
Eco RII	↓CCAGG	>35	>35	16	Escherichia coli R245
Hind III	A↓AGCTT	6	11	6	Haemophilus influenzae R_d
Hinc II	GTPy↓PuAC	34	>20	7	Haemophilus influenzae R_c
Hpa I	GTT↓AAC	11	6	5	Haemophilus parainfluenzae
Eco RI	G↓AATTC	5	5	1	Escherichia coli RY13
Bam HI	G↓GATTC	5	3	1	Bacillus amyloliquefaciens H
Bal I	CGG↓CCG	15	17	0	Brevibacterium albidum
Hae II	PuGCGC↓Py	>30	>30	1	Haemophilus aegyptius
Hha I	GC↓GC	>50	>50	2	Haemophilus haemolyticus
Mbo I	↓GATC	>50	>50	6	Moraxella bovis
Sma I	CCC↓GGG	3	12	0	Serratia marcescens Sb_b
Bgl II	A↓GATCT	5	10	0	Bacillus globiggi
Hinf I	G↓ANTC	>50	>50	10	Haemophilus influenzae R_f
Taq I	T↓CGA	?	?	?	Thermus aquaticus YTI

[a] Die Pfeile geben den Spaltungsort und die Sequenzspezifität der Endonucleasen an. Die Zahl der Spaltungsstellen bezieht sich auf die Genome des Bacteriophagen Lambda, des Adenovirus 2 (Ad 2) und des Virus SV 40

442 28. DNS-Aufbau und Replikation

des photoaktivierten Enzymsystems für die Reparatur von Thymindimeren. Allerdings ist dies offensichtlich eine sehr komplexe Störung, da wenigstens 7 genetische Komplementierungsgruppen betroffen sind.
In Zellen aus den meisten – wenn nicht allen – Komplementierungsgruppen zeigt sich eine abnorme Reaktion des Poly (ADP-Ribose)-Polymerasesystems auf Bestrahlungen mit ultraviolettem Licht. Bei Patienten mit **Ataxie-Teleangiektasie** findet sich eine cerebellare Ataxie und lymphoreticuläre Neoplasmen. Mit der Krankheit geht offensichtlich eine gesteigerte Empfindlichkeit gegenüber Schädigungen mit Röntgenstrahlen einher. Bei der Fanconi-Anämie, einer autosomal recessiv vererbten Anämie, kommt es besonderrs häufig zu Carcinomen und chromosomaler Instabilität. Wahrscheinlich findet sich hier ein Defekt, der die Reparatur von Quervernetzungen betrifft.

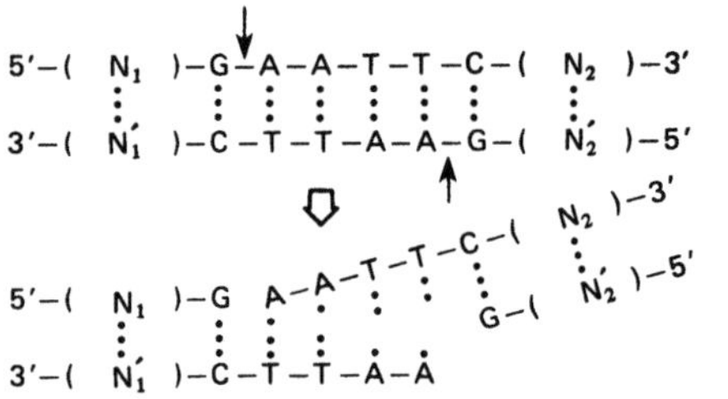

Abb. 28.25. Sequenzspezifische symmetrische Spaltung einer doppelsträngigen DNS durch die Restriktionsendonuclease EcoR I. Die Wasserstoffbrückenbindungen zwischen den Strängen sind gepunktet dargestellt, weitere Nucleotide durch N und N'. Die symmetrische, gestaffelte Spaltung erzeugt cohäsive Enden („sticky ends")

Gentechnologie

Aufgrund der Entwicklungen der DNS-Chemie und Enzymologie ist es möglich geworden, spezifische Gene in vitro zu synthetisieren. Einige dieser synthetischen Gene exprimieren ihre Information in vivo als Genprodukt, d.h. als spezifisches Proteinmolekül mit normaler Funktion. Bei einigen synthetisierten Genen diente als Ausgangsprodukt gereinigte natürli-

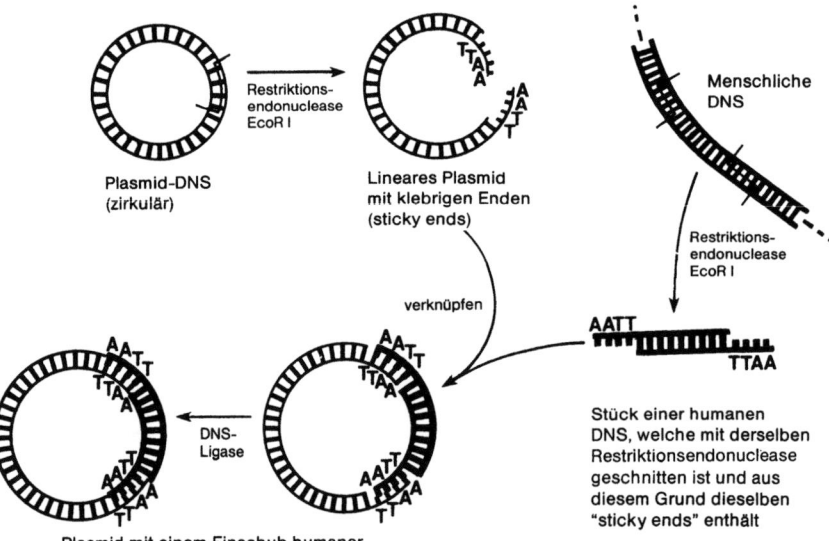

Abb. 28.26. Verwendung von Restriktionsendonucleasen zur Herstellung rekombinanter DNS-Moleküle. Nach Einbringung in eine Bakterienzelle repliziert die Plasmid-DNS nicht nur sich selbst, sondern auch den künstlich eingefügten Einschub. Durch Rekombination der „sticky ends" wird dieselbe DNS-Sequenz erzeugt, die vom ursprünglichen Restriktionsenzym erkannt wurde (Abb. 28.25). Aus diesem Grund kann der klonierte DNS-Einschub ohne weiteres mit Hilfe dieser Nuclease aus dem rekombinierten Plasmid geschnitten werden. Würde man alle DNS-Stücke, welche durch Behandlung der gesamten humanen DNS mit einer einzigen Restriktionsendonuclease entstehen, für ein derartiges Experiment benützen, würden etwa 1 Million rekombinanter DNS-Moleküle erhalten werden, welche jeweils in reiner Form in einem bakteriellen Clon vermehrt werden könnten. [Nach Cohen SN (1975) The manipulation of genes. Sci Am 233:24]

Gentechnologie

Schritt 1

Man isoliere die gesamte Population identischer DNS-Moleküle (etwa 10^{12}) (identische Moleküle haben natürlich identische Termini, eine identische Nucleotidsequenz und eine identische Länge). Derartige DNS-Moleküle können am leichtesten durch Klonierung von DNS und Behandlung mit Restriktionsendonuclease hergestellt werden

Schritt 2

Man markiere die 5'- (oder 3'-) Enden jedes Strangs mit Radioaktivität (⁺)

Schritt 3

Physikalische Trennung und Isolierung der Stränge

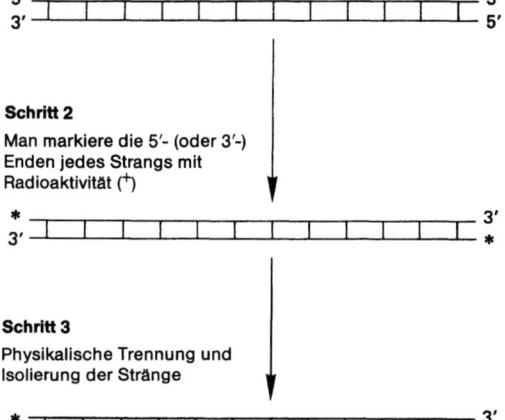

Schritt 4

Verteilung in 4 Teströhrchen. Zu jedem Teströhrchen wird zusätzlich ein chemisches Reagens zugesetzt, welches spezifisch eine oder zwei der vier Nucleobasen (A, T, C, G) am Ort ihres Vorkommens im DNS-Strang zerstört und infolgedessen den Strang an dieser Stelle bricht. Die Zerstörung muß so kontrolliert werden, daß sie unvollständig verläuft und nur ein Teil der Stränge am Ort des Vorkommens einer gegebenen Base zerstört wird

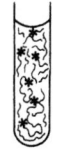 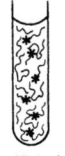 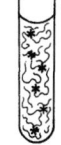 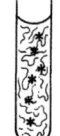

Zerstört einen Teil der Gs | Zerstört einen Teil der As und Gs | Zerstört einen Teil der Ts und Cs | Zerstört einen Teil der Cs

Hierdurch entsteht in jedem Teströhrchen eine Mischung radioaktiv markierter Strangfragmente (und eine Vielzahl nichtmarkierter Fragmente) verschiedener Länge. Die Länge eines markierten Fragments hängt von der Zahl der Nucleotide zwischen dem markierten Ende (⁺) und der spezifischen zerstörten Nucleobase ab

Schritt 5

Die Komponenten jeder Mischung von Strangfragmenten werden nach ihrer Größe (Länge) durch Polyacrylamidgelelektrophorese getrennt. Die kürzeren Fragmente laufen rascher, die längeren langsamer durch das Gel. Durch Autoradiographie können die markierten Strangfragmente als Banden auf einem Röntgenfilm sichtbar gemacht werden

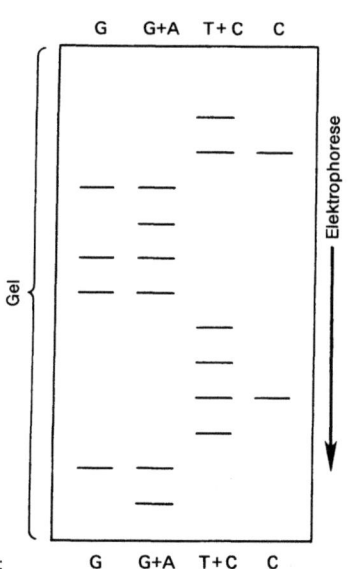

Sequenz des ursprünglichen Stranges

✱ –A–G–T–C–T–T–G–G–A–G–C–T–3'

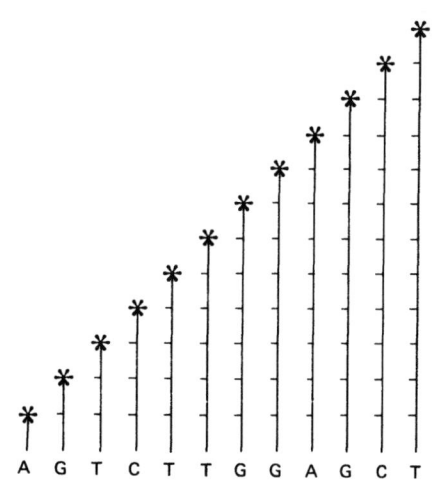

Die leiterähnlichen Areale stellen vom unteren zum oberen Ende des Gels die schrittweise längerwerdenden Fragmente des ursprünglichen DNS-Strangs dar. Wenn man weiß, welche Nucleobasen spezifisch chemisch zerstört wurden, kann die Sequenz der Nucleotide vom Gel abgelesen werden. Die Basenpaarungsregeln von Watson u. Crick (A–T, G–C) bestimmen dann die Sequenz des komplementären Strangs

Abb. 28.27. DNS-Sequenzierung nach der Methode von Maxam u. Gilbert

che spezifische mRNS und RNS-abhängige DNS-Polymerase (reverse Transkriptase). Damit war es möglich, komplementär zum mRNS-Molekül ein doppelsträngiges DNS-Gen (dDNS) herzustellen. Andere synthetische Gene wurden aufgrund der Nucleotidsequenz des natürlichen Gens chemisch synthetisiert.

Ein außerordentlich wichtiges Werkzeug der Gentechnologie ist eine Gruppe von Enzymen, die spezifische Nucleotidsequenzen eines DNS-Moleküls erkennen kann und die Spaltung des Phosphodiesterrückgrats der DNS an spezifischen Orten innerhalb der spezifischen Sequenzen katalysieren (Abb. 28.25). Diese Enzyme werden als **Restriktionsendonucleasen** bezeichnet. Sie stammen aus Bakterien, wo sie eine wichtige Rolle bei der Zerstörung fremder DNS spielen. Die Restriktionsendonucleasen des Typs II (Tabelle 28.3) sind ein Werkzeug für die Isolierung, Reinigung und Verknüpfung von DNS-Molekülen verschiedener Herkunft, so daß neue genetische Sequenzen entstehen.

Einige Bakterien beherbergen zirkuläre DNS-Moleküle, die autonom im bakteriellen Protoplasma repliziert werden. Sie werden auch als Plasmide bezeichnet. Auf Plasmiden liegt beispielsweise die genetische Information für die Resistenz gegenüber Antibiotica. Durch die Gentechnologie kann ein spezifisches Segment fremder DNS in vitro auf ein Plasmid übertragen werden (Abb. 28.26). Dadurch kann eine Bakterienkultur für die autonome Replikation dieses fremden (tierischen) Gens benützt werden. Diese Technologie wird bereits heute großtechnisch zur Synthese tierischer Proteine oder Peptide ausgenutzt. So ist ein gentechnologisch hergestelltes Insulin bereits weltweit im Handel.

DNS-Sequenzierung

Die durch Gentechnologie erhaltenen spezifischen DNS-Moleküle oder Gene können und müssen sequenziert werden. Abb. 28.27 zeigt die von den Nobelpreisträgern Maxam u. Gilbert entwickelte Methodik. Sie benützt chemische Methoden zur DNS-Spaltung an spezifischen Nucleobasen. Ein zweites von Sanger entwickeltes Verfahren benutzt spezifische Nucleotidanaloge, die die DNS-Strangsynthese während der Replikation an einer gereinigten Matritze an spezifischen Nucleobasen beendet.

29 RNS-Biosynthese und Prozessierung

David W. Martin

RNS-Synthese

Die RNS-Biosynthese an DNS-Matrizen ist am besten bei Prokaryoten untersucht worden. Obwohl in tierischen Zellen die Regulation der RNS-Biosynthese und die Prozessierung des primären RNS-Transkripts sich von entsprechenden Vorgängen bei Prokaryoten unterscheiden, ist der eigentliche Vorgang der RNS-Biosynthese bei beiden Gruppen von Organismen gleich. Aus diesem Grund können Erkenntnisse über die RNS-Biosynthese bei Prokaryoten auf Eukaryote übertragen werden, auch wenn die beteiligten Enzyme und die regulatorischen Signale sich unterscheiden. Die **Ribonucleotidsequenz** eines RNS-Moleküls ist der **Desoxyribonucleotidsequenz** eines Strangs der DNS-Doppelhelix **komplementär** (Abb. 29.1). Der in Form eines RNS-Moleküls transkribierte Strang wird auch als **codogener Strang** bezeichnet, der andere Strang dementsprechend als **nichtcodogener Strang**. Bei doppelsträngigen DNS-Molekülen mit vielen Genen müssen codogene Bereiche nicht immer auf demselben Strang liegen (Abb. 29.2). Die Nucleotidsequenz des RNS-Transkripts entspricht mit der Ausnahme des Austauschs von U gegen T derjenigen des nichtcodogenen Strangs.
Eine **DNS-abhängige RNS-Polymerase** ist für die Ribonucleotidpolymerisierung der dem codogenen DNS-Strang komplementären RNS verantwortlich (Abb. 29.3). Das Enzym bindet zunächst an eine spezifische Stelle, die als **Promotor** bezeichnet wird. Der Bindungsort liegt am 3'-Ende des zu transkribierenden Gens. Die **DNS-abhängige RNS-Polymerase** des Bacterium E. coli besteht aus 4 Untereinheiten der Zusammensetzung α_2, β, β'. Zur genauen Bindung an den Promotor benötigt die RNS-Polymerase zusätzlich einen spezifischen Proteinfaktor, der als Sigmafaktor bezeichnet wird (Abb. 29.4). Bakterien enthalten viele Sigmafaktoren, von denen jeder als regulatorisches Protein wirkt, welches die Promotorerkennungsspezifität der RNS-Polymerase reguliert.
Zu dem in Abb. 29.5 dargestellten Vorgang der RNS-Biosynthese gehört zunächst die Bindung der RNS-Holopolymerase an die Promotorstelle des codogenen Strangs. Die Synthese des RNS-Moleküls beginnt an seinem 5'-Ende und schreitet unter Freisetzung des Sigmafaktors antiparallel zur Matrize vom 5'- zum 3'-Ende fort. Das Enzym polymerisiert die Ribonucleotide in der spezifischen Sequenz, die durch die Basensequenz des codogenen Strangs gegeben und dank der Basenpaarungsregeln eingehalten wird. Bei jedem Polymerisationsschritt wird Pyrophosphat freigesetzt. Sowohl bei Pro- als auch bei Eukaryoten ist immer die **erste Base** eines RNS-Moleküls ein **Purinnucleotid**.
Während der Elongationskomplex mit der

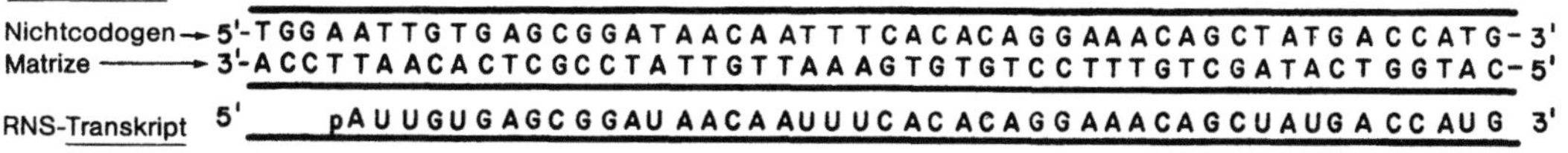

DNS-Stränge
Nichtcodogen → 5'-TGG AATTGTG AGCGGATAACA AT TTCACACAGG AAACAG CT ATG ACCATG-3'
Matrize ⟶ 3'-ACCTTAACACTCGCCTATTGTTAAAGTGTGTCCTTTGTCGATACTGGTAC-5'
RNS-Transkript 5'⎯⎯pAUUGUGAGCGGAU AACA AUUUC AC ACAGG AAACAG CUAUG ACC AUG 3'

Abb. 29.1. Beziehungen zwischen Matrizenstrang und nichtcodogenem Strang des DNS-Moleküls sowie dem komplementären RNS-Molekül

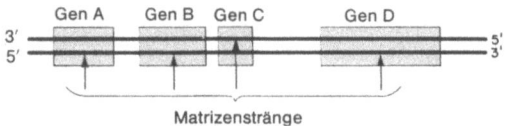

Abb. 29.2. Matrizenstränge verknüpfter Gene. Man beachte, daß diese nicht unbedingt auf dem gleichen Strang der DNS-Doppelhelix liegen müssen

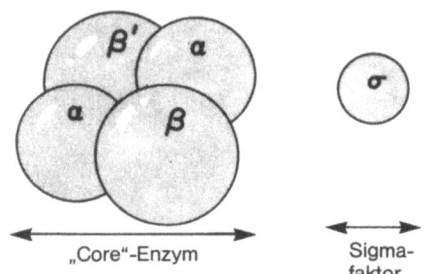

Abb. 29.4. Schematische Darstellung der Quartärstruktur der DNS-abhängigen RNS-Polymerase und des Sigmafaktors. (Nach James D Watson, Molecular Biology of the Gene, 3rd ed Copyright 1976, 1970, 1965, by W A Benjamin Inc, Menlo Park, Calif)

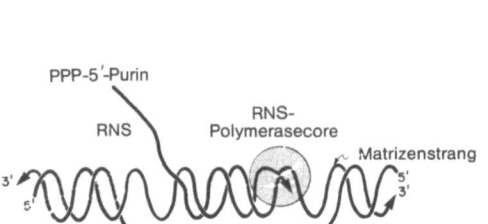

Abb. 29.3. Die durch die RNS-Polymerase katalysierte Polymerisierung von Ribonucleotiden zu einer RNS-Sequenz, welche dem Matrizenstrang des Gens komplementär ist. (Nach James D Watson, Molecular Biology of the Gene, 3rd ed. Copyright 1976, 1970, 1965 by W A Benjamin Inc, Menlo Park, Calif)

RNS-Polymerase entlang dem DNS-Molekül wandert, muß die DNS entwunden werden, damit die entsprechenden Basen am codogenen Strang freigelegt werden. Während der gesamten Transkription ist das Ausmaß dieser DNS-Entwindung konstant, wobei pro Polymerasemolekül etwa 17 Basenpaare entwunden werden. Offensichtlich wird die Größe der entwundenen DNS durch das Polymerasemo-

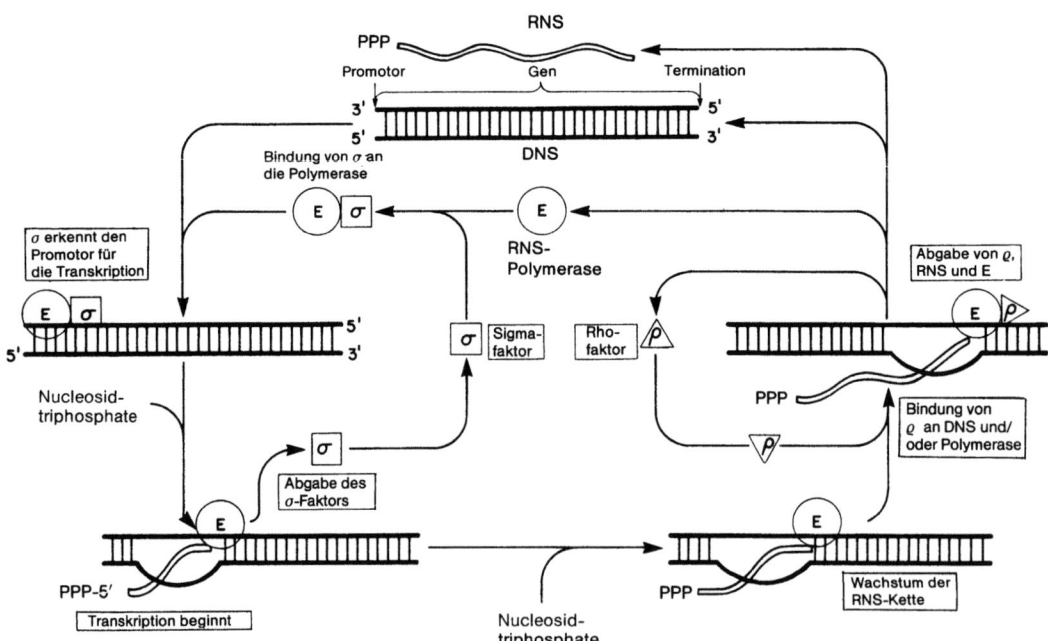

Abb. 29.5. Die einzelnen Schritte der RNS-Biosynthese. Diese beginnt mit der Bindung des Sigmafaktors an die Polymerase, so daß ein den Promotor erkennender Komplex gebildet wird (links oben). Durch die Ablösung der RNS-Transkriptase vom Gen wird die RNS-Biosynthese abgeschlossen. Dann sind die katalytischen Komponenten für einen neuen Umlauf bereit. (Nach James D Watson, Molecular Biology of the Gene, 3rd ed Copyright 1976, 1970, 1965 by W A Benjamin Inc, Menlo Park, Calif)

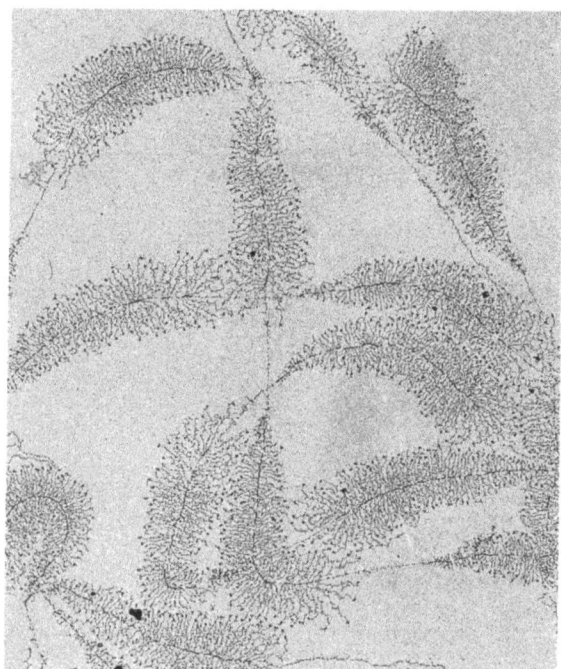

Abb. 29.6. Aus diesem elektronenmikroskopischen Bild kann entnommen werden, wie viele Kopien ribosomaler RNS-Gene in einer Amphibienzelle transkribiert werden (Vergr. 6000:1). Man beachte, daß die Länge der Transkripte zunimmt, wenn die Moleküle der RNS-Polymerase entlang den individuellen ribosomalen RNS-Genen fortlaufen. Das proximale Ende des transkribierten Gens zeigt kurze Transkripte, das distale Ende wesentlich längere. [Nach Miller OL jr, Beatty BR (1969) Portrait of a gene. J Cell Physiol 75 (Suppl 1): 225]

Tabelle 29.1. Nomenklatur und Lokalisation tierischer DNS-abhängiger RNS-Polymerasen

Enzym-klasse	Empfindlichkeit gegen α-Amanitin	Produkte	Lokalisation
I (A)	Unempfindlich	rRNS	Nucleolus
II (B)	Empfindlich gegen niedrige Konzentrationen (10^{-8}–10^{-9} mol/l)	hnRNS (mRNS)	Nucleoplasma
III (C)	Empfindlich gegen hohe Konzentrationen	tRNS 5S-RNS	Nucleoplasma

lekül selbst sehr genau kontrolliert und ist auf jeden Fall unabhängig von der DNS-Sequenz im Elongationskomplex. Die Freisetzung des RNS-Transkripts vom codogenen Strang ist offensichtlich mit der Rückbildung der DNS-Doppelhelix verknüpft, ein Vorgang, der möglicherweise auch durch die RNS-Polymerase kontrolliert wird.

Die **Beendigung** der RNS-Biosynthese wird durch eine spezifische Basensequenz im codogenen Strang ausgelöst. Für diese Erkennung ist ein **Terminationsprotein**, der sog. **Rho-Faktor** notwendig. Nach der Beendigung der RNS-Biosynthese fällt die RNS-Polymerase vom DNS-Strang ab. Mit Hilfe eines weiteren Sigmafaktors kann erneut ein Promotor erkannt und damit die Biosynthese eines neuen RNS-Moleküls gestartet werden. Derselbe Matrizenstrang kann von mehreren RNS-Polymerasen simultan transkribiert werden, allerdings erfolgt dies in Phasen, so daß zu jedem gegebenen Zeitpunkt ein unterschiedlicher Teil der DNS-Sequenz transkribiert wird. Wie aus Abb. 29.6 zu erkennen ist, kann die RNS-Biosynthese auch elektronenmikroskopisch nachgewiesen werden.

Zellen von Säugetieren verfügen über verschiedene **DNS-abhängige RNS-Polymerasen**, deren Eigenschaften in Tabelle 29.1 aufgeführt sind. Jede dieser Polymerasen ist offensichtlich für die Transkription verschiedener Gengruppen verantwortlich. Man kennt die Untereinheitenstruktur der Säugetierpolymerasen, allerdings ist Genaues über die Bedeutung dieser Untereinheiten noch nicht bekannt. Viele haben mit Sicherheit regulatorische Funktionen, die der Erkennung der Promotor- oder Terminationssequenzen dienen.

Eine Giftkomponente des Knollenblätterpilzes, das **α-Amanitin**, ist ein spezifischer Inhibitor der nucleoplasmatischen DNS-abhängigen RNS-Polymerase (RNS-Polymerase II).

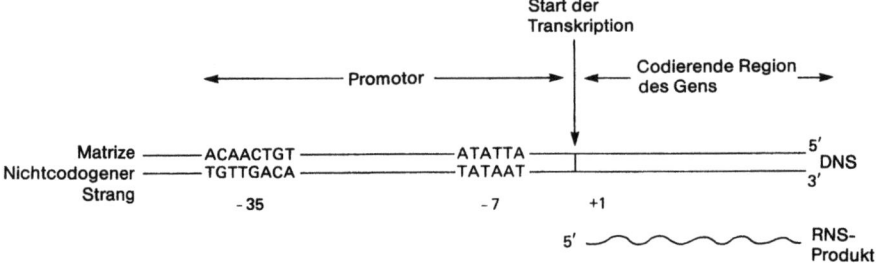

Abb. 29.7. Bakterielle Promotoren verfügen über 2 Regionen hochkonservierter Nucleotidsequenzen, welche 35 bzw. 7 Basenpaare proximal des Transkriptionsstarts (+1) liegen.

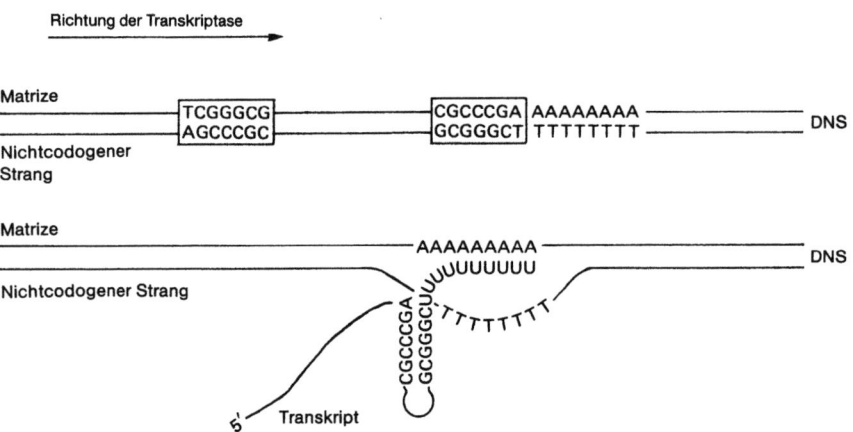

Abb. 29.8. Das Terminationssignal bakterieller Gene enthält eine inverse Sequenz, auf die eine Reihe von T:A-Basenpaare *(oben)* folgt. Bei ihrer Transkription entsteht die Sekundärstruktur des RNS-Transkripts *(unten)*

Signale für die Transkription

Die durch die Gentechnologie erhaltenen Informationen über die DNS-Sequenz spezifischer Gene hat zur Erkennung einer Reihe von Signalsequenzen geführt, die eine große Bedeutung bei der Gentranskription haben. So haben bakterielle Promotoren eine Länge von etwa 40 Nucleotidpaaren (4 Windungen der DNS-Doppelhelix). Diese Region kann durch die RNS-Holopolymerase aus E. coli abgedeckt werden. In dieser Promotorregion finden sich zwei kurze gut konservierte Sequenzen. Etwa 35 Basenpaare oberhalb der Startstelle der Transkription liegt die in Abb. 29.7 dargestellte Sequenz von 8 Nucleotidpaaren. 7 Nucleotide oberhalb der Startstelle findet sich eine besonders AT-reiche aus 6 Nucleotidpaaren bestehende Sequenz. Wegen des Mangels an GC-Nucleotidpaaren hat diese Sequenz einen niedrigen Schmelzpunkt. Man nimmt an, daß diese sog. TATA oder **Pribnow-Sequenz (TATA-Box)** die Dissoziation von codogenem und nichtcodogenem Strang erleichtert, so daß die an die Promotorregion gebundene RNS-Polymerase besser Zutritt zum Startpunkt der transkribierten Region erhält.

Wie aus Abb. 29.8 hervorgeht, haben Terminationssignale in E. coli eine völlig andere Sequenz. Auch hier beträgt die Länge etwa 40 Nucleotidpaare, allerdings enthält sie eine unterbrochene komplementäre Sequenz. Das RNS-Transkript dieser Sequenz bildet die in Abb. 29.8 dargestellte Haarnadelstruktur. Danach folgt eine AT-Region, an der mit Hilfe des Terminationsfaktors Rho die RNS-Polymerase anhält, von der Matrizen-DNS abfällt und das primäre Transkript freisetzt. In tierischen Zellen sind Transkriptionssignale natürlich wesentlich komplexer. Eine sehr genaue Analyse der bei Eukaryoten vorkommenden Transkriptionssignale ist mit Hilfe der Gentechnologie

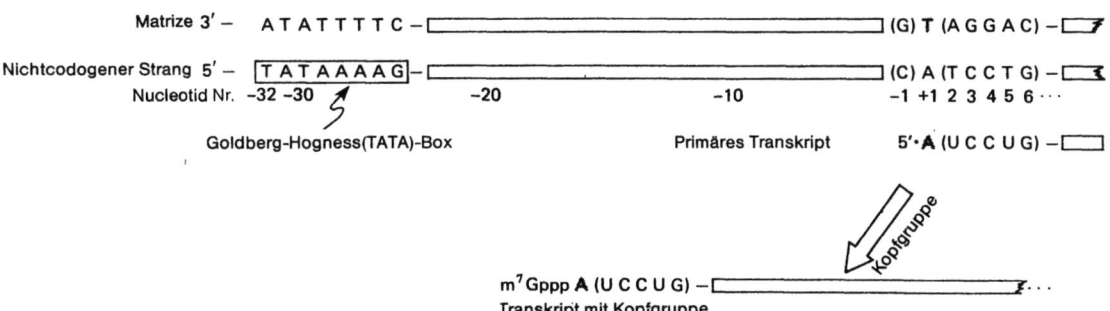

Abb. 29.9. Die DNS-abhängige RNS-Polymerase II bindet an das Komplement zur TATA-Box und beginnt die Transkription auf dem Matrizenstrang etwa 32 Nucleotide unterhalb an einem T, welches von Purinen umgeben ist. Das primäre Transkript wird sofort am ersten Nucleotid, einem 5'-Purin, mit einer Kopfgruppe versehen

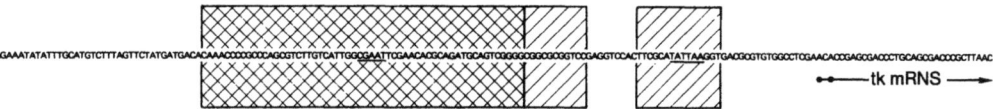

Abb. 29.10. Schematische Darstellung der Grenzen der Kontrollregionen für die Transkription in Nachbarschaft des HSV-Thymidinkinasegens. Die Nucleotidsequenz des nichtcodogenen Strangs des tk-Gens ist dargestellt. Unterstreichungen heben in der Evolution konservierte Segmente hervor. Die doppeltschraffierte Box gibt die Region der quantitativen Kontrolle („wie oft") wieder, die einfach schraffierten Boxen die Regionen, welche für die richtige („wo") Transkription notwendig sind. [Nach McKnight SL et al. (1981) Analysis of transcriptional regulatory signals of the HSV thymidine kinase gene: Identification of an upstream control region. Cell 25: 385]

und des Strukturgens, welches für die Thymidinkinase des Herpes simplex-Virus codiert, durchgeführt worden. Der Herpes-Virus benützt nämlich die Transkriptionssysteme seiner Säugetierwirtszelle für die Genexpression. Die von McKnight und seinen Kollegen durchgeführten Untersuchungen zeigten, daß 2 Typen von Signalen in der DNS die Transkription kontrollieren. Ein Typ bestimmt **wo** die Transkription entlang der DNS stattfinden soll, der zweite Typ bestimmt **wie häufig** die Transkription erfolgen soll. Im Thymidinkinasegen befindet sich eine Startstelle für die Transkription, wobei der genaue Start der Transkription ab dieser Stelle von einer etwa 32–16 Nucleotide oberhalb der Startstelle gelegenen Nucleotidsequenz abhängt. Diese Region, die häufig auch als Goldberg-Hogness-Box bezeichnet wird, hat die Sequenz TATAAAAG und zeigt eine bemerkenswerte Homologie zur funktionell verwandten Pribnow-Box, welche sich etwa 7 Basenpaare oberhalb des Startpunkts für die prokaryote mRNS befindet. Offensichtlich bindet die RNS-Polymerase II in der Gegend der TATA-Box an die DNS und beginnt mit der Transkription des codogenen Strangs etwa 32 Nucleotide unterhalb bei einem von Purinen umgebenen T (Abb. 29.9). Offensichtlich ist die Goldberg-Hogness- oder TATA-Box das Signal, das den Start der Transkription bezeichnet.

2 Nucleotidsequenzen weiter oberhalb der Startposition bestimmen wie oft die Transkription stattfinden soll. Ein guaninreiches Segment 61–47 Nucleotide oberhalb des Startpunkts, d.h. zwischen den Nucleotiden −61 und −47, und ein cytosinreiches Segment zwischen den Basen −105 und −80 haben eine markante Wirkung auf die Transkriptionseffizienz. Mutationen in einer dieser Regionen reduzieren die Frequenz von Transkriptionsstarts um den Faktor 10–20 (Abb. 29.10).

Die 5'-Termini des primären RNS-Transkripts und der reifen cytoplasmatischen mRNS sind identisch. Aus diesem Grund entspricht der Startpunkt der Transkription dem 5'-Nucleotid der mRNS. Die durch die RNS-Polymerase II erzeugten primären Transkripte werden sehr schnell mit 7-Methylguanosintriphosphat-Kopfgruppen verschlossen (s. Abb. 27.11), welche sich gelegentlich auch auf der reifen cytoplasmatischen mRNS finden.

Die Terminationssignale für die Transkription durch eukaryote RNS-Polymerase II ähneln den durch die DNS-abhängige RNS-Polymerase von E. coli benutzten Signalen. Allerdings befindet sich das Terminationssignal, welches sehr wahrscheinlich eine unvollständige inverse repetitive Sequenz ist, weit unterhalb der codogenen Sequenz eukaryoter Gene. Beispielsweise liegt das Terminationssignal für die Transkription des β-Globins der Maus 1400 Basen unterhalb der Stelle, an die das Poly (A)-Ende angefügt wird. Über die Terminationsfaktoren für RNS-Polymerase II eukaryoter Zellen ist nichts bekannt. Die Bildung des 3'-Endes der mRNA benötigt sehr wahrscheinlich drei Schritte. Zunächst beendet die RNS-Polymerase die Transkription jenseits eines Signals, sehr wahrscheinlich einer inversen repetitiven Sequenz von ungefähr 20 Basen Länge. Anschließend hydrolysiert eine RNS-Endonuclease dieses primäre Transkript, wobei das Ende bis auf etwa 15 Basen in Richtung des 3'-Endes einer Sequenz AAUAAA abgetrennt wird. Diese Sequenz läßt sich in allen eukaryoten mRNS-Molekülen nachweisen, an welche anschließend eine Poly (A)-Sequenz angeheftet wird. Abschließend wird im Nucleoplasma das neugebildete 3'-Ende polyadenyliert.

Die DNS-abhängige RNS-Polymerase III, welche für die Transkription der tRNS-Gene und der kleinen stabilen RNS-Gene (ssRNS, s. Kap. 27) verantwortlich ist, erkennt einen **Promotor**, welcher nicht oberhalb, sondern **innerhalb** des transkribierten Gens lokalisiert ist. Im Fall der eukaryoten tRNS-Gene kommen 2 getrennte Blocks (A und B) von Sequenzen vor, welche als **intragenische Promotoren** wirken. Diese Sequenzen kommen auch im reifen rRNS-Molekül vor, vor allem in den Regionen, die sehr gut konserviert sind und an der Ausbildung der DHU-Schleifen und der T-ψ-C-Schleifen teilnehmen (s. Abb. 27.13). Durch entsprechende Manipulation der Genstruktur der tRNS konnte nachgewiesen werden, daß der optimale Zwischenraum zwischen den A- und B-Blocks 30-40 Basenpaare beträgt, wobei die Transkription zwischen 10 und 16 Basenpaaren proximal des A-Blocks beginnt. Für das 5sRNS-Gen, welches ebenfalls durch die RNS-Polymerase III transkribiert wird, kommt ein spezifisches Protein als Transkriptionsfaktor vor, welches nach Bindung an den intragenischen Promotor sehr wahrscheinlich mit einem Molekül RNS-Polymerase II in Wechselwirkung tritt, wodurch sein katalytisches Zentrum genau auf den Startpunkt der Transkription auf der DNS ausgerichtet wird.

Prozessierung von RNS-Molekülen

Bei prokaryoten Organismen werden RNS-Moleküle bereits während ihrer Transkription an einem codogenen Strang als Matrizen für die Translation benutzt. Eine Voraussetzung hierfür ist natürlich, daß sie nur in geringstem Umfang modifiziert bzw. prozessiert werden. Eine Ausnahme bilden tRNS-Moleküle, welche als wesentlich größere Einheiten transkribiert werden. Viele dieser Einheiten enthalten mehr als ein tRNS-Molekül. Bei Prokaryoten müssen diese tRNS-Präkursormoleküle zur Erzeugung funktionsfähiger spezifischer tRNS weiter modifiziert werden.

Nahezu alle **primären RNS-Transkripte** eukaryoter Zellen werden einer intensiven **Prozessierung** unterzogen, bis sie in ihre endgültige funktionsfähige Form gebracht sind. Dies gilt sowohl für die mRNS als auch für die tRNS. Häufig findet diese Weiterbehandlung innerhalb des Kerns statt, gelegentlich aber auch erst im Cytoplasma. Zu dieser Prozessierung gehört die **Anbringung der Kopfgruppe,** die **Entfernung nichtbenötigter Sequenzen,** die **terminale Anheftung von Nucleotiden** sowie **Basenmodifikationen.** Bei tierischen Zellen werden 50-75% der Kern-RNS einschließlich derjenigen mit Kopfgruppen am 5'-Ende nicht in die cytoplasmatische mRNS eingebaut. Der Abbau dieser Kern-RNS ist wesentlich größer als der Entfernung eingeschobener Sequenzen entspricht (s. unten). Die Bedeutung dieser überschüssigen, nichtverwendeten Transkripte im Kern von Säugetierzellen ist unbekannt.

Mit Hilfe entsprechender Sequenzierungstechniken wurde herausgefunden, daß innerhalb der für Aminosäuresequenzen codierenden RNS-Sequenzen, der sog. **Exons,** in vielen Genen lange Desoxynucleotidsequenzen eingeschoben sind, die nicht in die Aminosäuresequenz eines Proteins übersetzt werden (s. Kap. 28). Diese eingeschobenen Sequenzen oder **Introns** kommen in den meisten – jedoch nicht in allen – Genen höherer Eukaryoter vor (Abb. 29.11). Die primären RNS-Transkripte der Strukturgene enthalten auch die Transkripte dieser eingeschobenen Sequenzen. Die In-

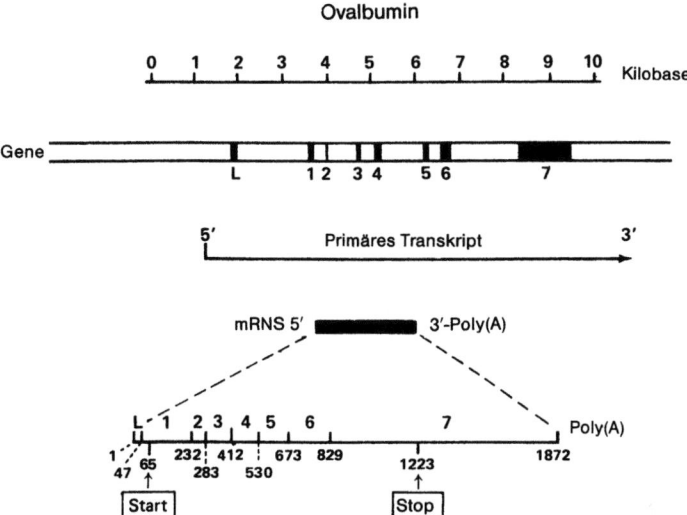

Abb. 29.11. Anordnung nichtcodierender intervenierender Sequenzen im Eialbumingen des Hühnchens. Die eine Information enthaltenden Segmente, welche in der reifen mRNS erscheinen, sind numeriert und schwarz hervorgehoben. Das primäre Transkript beginnt oberhalb des nichtexprimierten L-Exons und verläuft bis unterhalb der nichtexprimierten Region des Exons 7. Die vergrößerte Abbildung der reifen mRNS enthält die entsprechenden Numerierungen der Exons *(oben)* und die Zahlen der Nucleotide *(unten)*. Darüber hinaus finden sich die Positionen der Start- und Stopcodons

trons werden jedoch aus den Transkripten herausgeschnitten und die Exons anschließend im Kern verknüpft, so daß danach das fertige mRNS-Molekül für die Translation ins Cytoplasma abgegeben werden kann (Abb. 29.11).
Der genaue Mechanismus für die Entfernung der Introns aus dem primären Transkript, die Verknüpfung der Exons unter Bildung des mRNS-Moleküls und des Transports des mRNS-Moleküls ins Cytoplasma sind nicht bekannt. Allerdings gibt es einige Anhaltspunkte für die zugrundeliegenden Mechanismen. Die Nucleotidsequenzen in den Introns der verschiedenen Transkripte und auch innerhalb eines einzelnen Transkripts sind sehr heterogen. Allerdings finden sich an den Verbindungen von Exon und Intron typische Sequenzen (Abb. 29.12). Leider sind diese Sequenzen nicht so einheitlich, daß spezifische Nucleasen für die Spaltung an der Verbindung von Exon zu Intron verantwortlich gemacht werden können. Offensichtlich sind weitere Erkennungsprozesse hierfür beteiligt. Interessanterweise findet sich auf der häufigen kleinen Kern-RNS U1-RNS eine Ribonucleotidsequenz, die komplementär zu den genannten Sequenzen an den Spaltungsorten ist (Abb. 29.13). Von Prokaryoten weiß man, daß gewisse Ribonuclease-enzyme RNS-Moleküle enthalten, welche für ihre spezifische Wirkung notwendig sind. Die U1-RNA-Moleküle finden sich in Assoziation mit spezifischen Proteinen eukaryoter Kerne. Möglicherweise wirken sie in Verbindung mit entsprechenden Nucleasen und Ligasen und erlangen auf diese Weise die notwendigen Erkennungsfunktion für die spezifische Prozessierung der primären RNS-Transkripte.
Möglicherweise ist das Rätsel der Beziehung zwischen hnRNS und der entsprechenden reifen mRNS eukaryoter Zellen gelöst: Die hnRNS-Moleküle entsprechen den primären Transkripten zusammen mit frühzeitig prozessierten Produkten, welche nach Anfügung der Kopfgruppen und der Poly (A)-Schwänze sowie dem Entfernen der Introns als reife RNS-Moleküle ins Cytoplasma transportiert werden.
Die Prozessierung der hnRNS-Moleküle ist möglicherweise auch für die Regulation der Genexpression wichtig. So konnte nachgewiesen werden, daß entwicklungsgeschichtlich alternative Muster der RNS-Prozessierung auftreten. Die cytoplasmatischen mRNS-Moleküle für die α-Amylase der Speicheldrüse der Ratte sowie der Rattenleber unterscheiden sich in ihrer 5'-Nucleotidsequenz, wohingegen der Rest der mRNS mit der codierenden Region

Gene	5' Exon	Intron	Exon 3'
Ratteninsulin	CAGGUAUGU	...	CUAUCUUCCAGG
Ratteninsulin	AAGGUAAGC	...	CUCCCUGGCAGU
Ratteninsulin	CAGGUAUGU	...	CUAUCUUCCAGG
γ1-Kette (neugeborene Maus)		...	UUUUCUUGUAGC
γ1-Kette (neugeborene Maus)	UUGGUGAGA	...	UCUCUCCACAGU
γ1-Kette (neugeborene Maus)	CAGGUAAGU	...	UUCAUCCUUAGU
γ1-Kette (neugeborene Maus)	AAGGUGAGA	...	CCCACCCACAGG
γ1-Kette (Myelom, Maus)		...	UUUUCUUGUAGC
γ1-Kette (Myelom, Maus)	UUGAGAGGA	...	UCUCUCCACAGU
	CAGGUAAGU	...	UUCAUCCUUAGU
γ2-Kette (Myelom, Maus)	AAGGUGAGA	...	CUCACUCACAGG
γ1-Kette (Myelom, Maus)	CAGGUCAGC	...	CCUGUUUGCAGG
	CAGGUCAGC	...	UCUGUUUGCAGG
γ1-Kette (Myelom, Maus)	UAGGUGAGU	...	UCAUCCUGCGGC
	AACGUAAGU	...	UCCUUCCUCAGG
γ2-Kette	AACGUAAGU	...	UCCUUCCUCAGG
λ1-Kette	AACCUAAGU	...	UCCUUCCUCAGG
ϰ-Kette	AACGUAAGU	...	UCCUUCCUCAGG
ϰ-Kette	AACGUAAGU	...	UCCUUCCUCAGG
ϰ-Kette	AAGGUUAAA	...	UCCACCCUUCAGG
ϰ-Kette	CAGGUUGGU	...	UCCCUUUUUAGG
ϰ-Kette	AGGGUGAGU	...	UAUUCCCACAGC
ϰ-Kette	CAGGUUGGU	...	CAUUUCUCAGG
Maus β-Globin	AGGGUGAGU	...	UUUUCCUACAGC
Kaninchen β-Globin		...	UCCUCCCACAGC
Kaninchen β-Globin		...	CUUCUCCGCAGG
Mensch β-Globin	AAGGUAGGC	...	GUUUGCUCUAGA
Mensch δ-Globin	AAGGUGAGC	...	UUCAAUUACAGG
Eialbumin Hühnchen	CAGGUACAG	...	UUUCUAUUCAGU
Eialbumin Hühnchen	CCAGUAAGU	...	UUGCUUUACAGG
Eialbumin Hühnchen	AUGGUAAGG	...	CAUUCUUAAAGG
Eialbumin Hühnchen	GAGGUAUAU	...	UGGUUCUCCAGC
Eialbumin Hühnchen	CAGGUAAGU	...	UUUCCUUGCAGC
Eialbumin Hühnchen	AAGGUACCU	...	UUUUAUUCAGG
Späte mRNS SV40	AAGGUUCGU	...	UUUUAUUUCAGG
Späte mRNS SV40	CUGGUAAGU	...	UUUUAUUUCAGG
Späte mRNS SV40	CUGGUAAGU	...	UUUACUUCUAGG
Frühe mRNS SV40	AAGGUAAAU	...	GUGUAUUUAGA
Frühe mRNS SV40	GAGGUAUUU	...	GUGUAUUUAGA
Späte mRNS Polyoma	CAAGUAAGU	...	UAUUCCCUAGG
Späte mRNS Polyoma	CAAGUAAGU	...	UUUAAUUCAGG
Späte mRNS Polyoma	CAAGUAAGU	...	UCUAUUUAAGA
Seidenfibroin	CAGGUGAGU	...	UUUUGUUUCAGU
Consensus	^A_CAGGUAAGU		UYUYYYU CAGG

Abb. 29.12. Basensequenzen an Spliceverbindungen. Die 36 „Donor" (5'-Ende) Sequenzen und die 37 „Acceptor" (3'-Ende)-Sequenzen geben 43 mögliche Splicevorgänge wieder (jeder Vorgang ist auf einer separaten Linie abgebildet). Unterstrichene Sequenzen sind redundant (entweder weil sie mit einer homologen Region identisch sind oder weil sie einen alternativen Splice in derselben Region darstellen) und infolgedessen nicht dargestellt. [Leicht modifiziert nach Lerner MR et al. (1980) Are snRNPs involved in splicing? Nature 283: 220]

und dem Anheftungsort für Poly (A) identisch sind. Obwohl die primären Transkripte sehr umfangreich und überlappend sind, werden offensichtlich zwei unterschiedliche Schnittstellen benutzt um zwei unterschiedliche Kopfgruppen und Anfangssequenzen an dieselbe Rest-mRNS zu knüpfen. Die schwere Kette von Immunglobulinen kommt in membrangebundener und sezernierter Form vor. Die beiden hierfür notwendigen unterschiedlichen mRNS entstehen durch alternativen „Zuschnitt" des entsprechenden primären RNS-Transkripts. Die β-Thalassämie ist eine Erkrankung, bei der die β-Kette des Hämoglobins nicht oder nur in geringstem Umfang gebildet wird. Eine Form dieser Erkrankung ist die Folge eines Nucleotidaustauschs an einer Exon-Intron-Verbindungsstelle. Hierdurch wird offenbar die Entfernung des Introns verhindert und so die Synthese der β-Kette gestoppt. Auch aus anderen Untersuchungen geht eindeutig hervor, daß die primären Transkripte von Genen ohne Introns nie als reife mRNS-Moleküle im Cytosol erscheinen.

In der Hefe enthält das mitochondriale Gen für Cytochrom b Introns, welche für einen Teil ei-

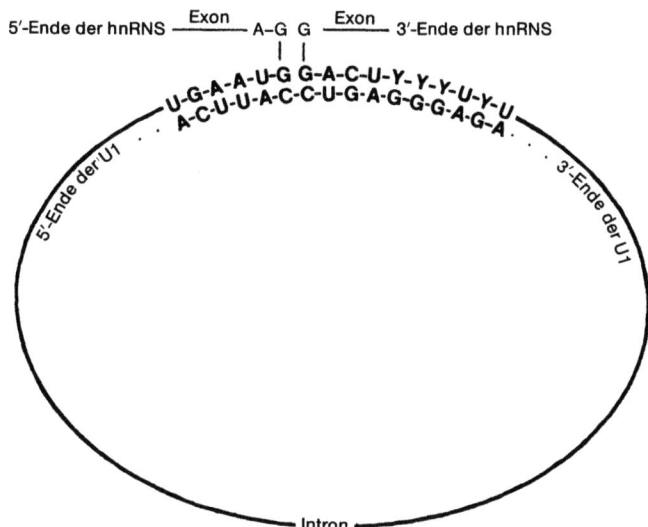

Abb. 29.13. Vorgeschlagener Mechanismus für die Darstellung eines Spliceortes zur Entfernung eines Introns aus der hnRNS. Das U1 RNS-Molekül ist komplementär zu dem gegenüber dem Spliceort gelegenen Teil des Introns

nes Proteinmoleküls codieren, das auch als Maturase bezeichnet wird. Die Maturase ist für die Entfernung eines Introns aus dem primären Transkript verantwortlich, wodurch die mRNS im Cytochrom b entsteht. Das primäre Transkript dient als Matrize für die Proteinbiosynthese, wobei durch die Exon-Intron-Verbindung und in das Intron gelesen wird, so daß die Maturase entsteht. Diese benutzt anschließend ihre eigene Matrize als Substrat, um eine entsprechend geschnittene mRNS für Cytochrom b zu erzeugen.

Messenger-RNS (mRNS)

Wie bereits oben erwähnt, enthalten die meisten, aber nicht alle tierischen mRNS-Moleküle eine Kopfgruppe am 5'-Phosphatende und einen Poly (A)-Schwanz am 3'-Ende. Die Kopfgruppen werden noch im Kern vor dem Transport des mRNS-Moleküls ins Cytoplasma angeheftet. Die Poly (A)-Enden, welche nicht immer vorkommen, werden entweder im Kern oder im Cytoplasma angefügt. Sekundäre Methylierungen von mRNS-Molekülen, vor allem an 2'-Hydroxygruppen und am N_6 von Adenylatresten erfolgen erst im Cytoplasma. Sehr wahrscheinlich werden die Kopfgruppen für die richtige Erkennung derjenigen Region der mRNS benötigt, an der die Proteinbiosynthese zu starten hat.
Die Aufgabe des Poly (A-)-Endes ist unbekannt. Auf jeden Fall bestimmt das Vorhandensein oder Fehlen einer Poly (A)-Gruppierung nicht darüber, ob ein RNS-Molekül in das Cytoplasma transportiert wird.
Der Umsatz von Poly (A)-haltiger mRNS während der Kultur tierischer Zellen erfolgt mit einer Geschwindigkeit erster Ordnung, wobei die Halbwertszeit in etwa der Verdoppelungszeit der Zellkultur entspricht. Die Abbaukinetik von Histon-mRNS, welches kein Poly (A) enthält, erfolgt mit einer Geschwindigkeit nullter Ordnung. Sie zerfällt nach einer Lebenszeit von etwa 6 h. Man weiß allerdings nicht, ob dieser Unterschied mit der An- oder Abwesenheit von Poly (A) in Zusammenhang gebracht werden kann.
Die Größe cytoplasmatischer mRNS-Moleküle ist auch nach Entfernung des Poly (A)-Endes größer als für die Codierung eines spezifischen Proteins benötigt. In Tabelle 29.2 findet sich eine Gegenüberstellung der benötigten und beobachteten Größen verschiedener mRNS-Moleküle. Überschüssige Nucleotide kommen vor allem in den nichtübersetzten Regionen ober- und unterhalb der codierenden Region vor.

Transfer-RNS-Moleküle (tRNS)

Wie schon in den Kap. 27 und 30 ausgeführt, dienen tRNS-Moleküle als Adapter für die Übersetzung der Information auf der mRNS in eine Proteinsequenz. tRNS-Moleküle enthalten viele seltene Basen. Zum einen handelt es sich um methylierte Derivate, andere verfügen über geänderte glykosidische Bindungen. tRNS-Moleküle werden sowohl bei Pro- als

Tabelle 29.2. Längen isolierter mRNS *†

Zelle	Protein	Codierende Länge	mRNS Länge	Poly(A) Länge
Erythrocyten, Kaninchen	Globin	430	550	40
			610	
			650	
Erythrocyten, Maus	Globin			40, 60, 100
Erythrocyten, Ente	Globin			100
Myelom, Maus	Leichtes Ig	660	1200	
			1250	
			1300	200
Myelom, Maus	Schweres Ig	1350	1800	150–200
Oviduct, Hühnchen	Ovalbumin	1164	1670	Unbekannt
			2640	
Linse, Kalb	α A2-Crystallin	520	1460	200
Linse, Kalb	δ-Crystallin	1260	2000	Unbekannt
Bombyx mori (Seidendrüse)	Fibroin	14,000	16,000	100
Lytechinus pictus (Seeigel)	Histon f2al	310	370–400	Keine
HeLa‡	Moleküle			
	50%	<1000	<1400	150–200
	25%	1000–2000	1400–3000	150–200
	25%	>2000	>3000	150–200
	Masse			
	50%	<2100	<2200	150–200
	50%	>2100	>2200	150–200

* Nach Lewin B (1975) Units of transcription and translation: Sequence components of heterogeneous nuclear RNS and messenger RNS. Cell 4: 480

† Mit dem Begriff codierender Länge ist die Zahl der Nucleotide gemeint, die für die Aminosäuresequenz eines Proteins notwendig ist. Die Länge der mRNS-Moleküle wurde experimentell bestimmt. Ist mehr als 1 Wert angegeben, handelt es sich um unabhängige Bestimmungen. Die Länge der Poly (A)-Sequenz auf einem mRNS ist nicht konstant, sondern nimmt mit dem Alter ab. Die angegebene Länge hängt infolgedessen davon ab, ob sie im Gleichgewicht oder nach Pulsmarkierung bestimmt wurde. Unbekannt bedeutet, daß Poly(A) zwar vorhanden ist, daß jedoch dessen Länge bis jetzt nicht bestimmt wurde

‡ Die Größenverteilung von HeLa-Protein und mRNS kann nur ungefähr angegeben werden. Eine Abschätzung der Zahl der Moleküle in jeder Größenklasse ergibt eine mittlere Codierungslänge der mRNS von etwa 1200 Nucleotiden (1400 weniger Poly(A)). Eine Abschätzung der Protein oder mRNS-Masse in jeder Größenklasse läßt auf ein durchschnittliches Molekulargewicht der für die codierende Länge von etwa 2000 (2200 weniger Poly(A)-Gehalt) schließen

auch bei Eukaryoten als große Vorläufermoleküle transkribiert, wobei sich häufig die Sequenz mehr als einer tRNS findet. Durch spezifische Nucleasen werden die Vorläufer prozessiert und auf die richtige Größe gebracht. Zusätzlich enthalten die Gene einiger tRNS-Moleküle in großer Nähe zu der der Anticodonschleife entsprechenden Sequenz einen aus etwa 18 Nucleotiden bestehendes Intron. Wie erwartet werden diese Introns der tRNS-Gene auch transkribiert. Aus diesem Grund muß die Prozessierung der Vorläufertranskripte vieler tRNS-Moleküle auch die Entfernung des aus 18 Ribonucleotiden bestehenden Introns einschließen. Selbstverständlich gehört hierzu auch die richtige Verknüpfung an der Schnittstelle, so daß ein für die Proteinbiosynthese auch brauchbares Adaptermolekül entsteht. Die entsprechende Prozessierung von tRNS-Präkursoren wird nicht durch die Nucleotidsequenz, sondern durch Erkennung der dreidimensionalen Struktur ermöglicht. Aus diesem Grund werden nur die Moleküle prozessiert, die zur Faltung in funktionell kompetente Produkte imstande sind.

Zu weiteren Modifikationen der tRNS-Moleküle gehört die Alkylierung von Nucleotiden sowie die Anheftung der charakteristischen CCA-Sequenz am 3′-Ende des Moleküls. Diese CCA-Sequenz ist die Anheftungsstelle für die

RNS-Synthese 455

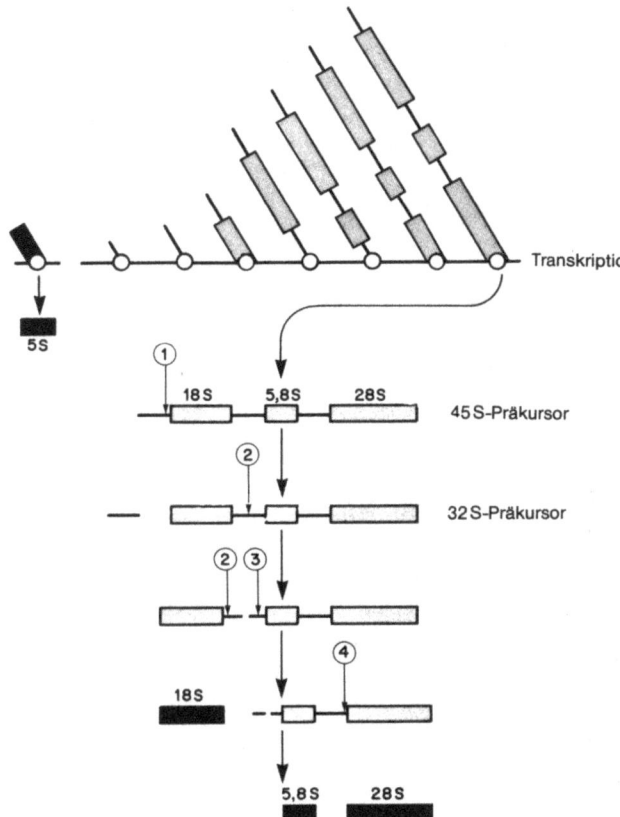

Abb. 29.14. Schematische Darstellung der Prozessierung der ribosomalen RNS aus Vorläufermolekülen. Die Endprodukte sind schwarz hervorgehoben. [Nach Perry RP (1976) Processing of RNA: Ann Rev Biochem 45: 605]

spezifischen Aminosäuren, die in die wachsende Peptidkette polymerisiert werden sollen. Beim Säuger erfolgt die Methylierung der tRNS wahrscheinlich im Kern, wohingegen Spaltung und Anheftung der CCA-Sequenz cytoplasmatische Funktionen sind. Im Cytosol finden sich spezifische Enzyme, die die Anheftung der zu einer tRNS zugehörigen Aminosäure katalysieren (s. S. 460). In ruhenden Zellen sind die tRNS-Moleküle wesentlich labiler als während der Wachstumsphase. Hier beträgt ihre Halbwertszeit etwa 60 h.

Ribosomale RNS (rRNS)

In tierischen Zellen werden die beiden Haupt-rRNS-Moleküle sowie ein kleineres rRNS-Molekül von einem einzigen großen Präkursormolekül transkribiert (Abb. 29.14). Dieser Präkursor wird anschließend im Nucleolus unter Bildung der ribosomalen Untereinheiten prozessiert. rRNS-Gene sind in den Nucleoli tierischer Zellen lokalisiert. Tausende von Kopien befinden sich in jeder Zelle. Die rRNS-Gene werden als Einheit transkribiert, wobei jede vom 5'- zum 3'-Ende eine 18 S-, eine 5,8 S- und eine 28 S-ribosomale RNS enthält. Das primäre Transkript ist ein 45 S-Molekül, welches im Nucleolus stark methyliert wird. Im 45 S-Präkursormolekül enthält das 28 S-Segment 65 Ribosemethyl- und 5 Basenmethylgruppen. Nur diejenigen Teile des Präkursors, aus denen später rRNS-Moleküle werden, sind methyliert. Der 45 S-Präkursor wird nucleolytisch prozessiert, jedoch unterscheiden sich die die Prozessierung steuernden Signale deutlich von denjenigen in der hnRNS. Dies läßt auf einen grundsätzlich unterschiedlichen Mechanismus für beide Vorgänge schließen.

Nahezu die Hälfte des ursprünglichen Transkripts wird als Degradationsprodukt verworfen (Abb. 29.14). Während der Prozessierung der rRNS erfolgt eine weitere Methylierung, gleichzeitig erfolgt noch im Nucleolus die Assemblierung der 28 S-Ketten mit den im Cytoplasma synthetisierten ribosomalen Proteinen,

so daß die große 60S-Untereinheit entsteht. Die kleinere 40S-ribsomale Untereinheit entsteht nicht im Nucleolus. Ihre Bildung erfolgt zusammen mit ribosomalen Proteinen, der 18S-rRNS sowie der 5,8S-rRNS im Cytosol.
In wachsenden Zellen sind sowohl die 18S- als auch die 28S-rRNS stabil, werden jedoch in ruhenden Zellen rasch abgebaut.

Nucleasen

Von der Existenz nucleinsäureabbauender Enzyme weiß man schon seit vielen Jahren. Diese können nach verschiedenen Gesichtspunkten klassifiziert werden. Enzyme, welche spezifisch Desoxyribonucleinsäuren angreifen, werden als Desoxyribonucleasen, die spezifisch Ribonucleinsäuren hydrolysierenden dementsprechend als Ribonucleasen bezeichnet. Innerhalb beider Klassen kommen Enzyme vor, die interne Phosphodiesterbindungen mit einem 3'-Hydroxyl und einem 5'-Phosphoryl- bzw. einem 5'-Hydroxyl- und einem 3'-Phosphorylterminus spalten. Derartige Enzyme werden auch als **Endonucleasen** bezeichnet. Andere sind imstande, beide Stränge eines doppelsträngigen Moleküls zu hydrolysieren, wieder andere dagegen nur einzelsträngige Nucleinsäuren. Eine Gruppe von Endonucleasen ist imstande, spezifische Sequenzen auf der DNS zu erkennen. Zum größten Teil handelt es sich um sog. **Restriktionsendonucleasen**, welche in den letzten Jahren ein wichtiges Werkzeug der molekularen Genetik und auch der Medizin geworden sind.

Eine Liste der gegenwärtig bekannten Restriktionsendonucleasen findet sich in Tabelle 28.3.

Einige Nucleasen können ein Nucleotid nur dann hydrolysieren, wenn es sich am Ende eines Moleküls befindet. Unter diesen Umständen spricht man von **Exonucleasen**. Exonucleasen können nur entweder in Richtung 3'-5' oder umgekehrt angreifen. Bei Bakterien ist eine 3'-5'-Exonuclease ein integraler Bestandteil der Maschinerie zur DNS-Replikation. Sie dient der Entfernung des zuletzt angehefteten Desoxynucleotids, wenn sich Fehler in der Basenpaarung eingeschlichen haben.

30 Proteinbiosynthese und der genetische Code

David W. Martin

Wie schon früher beschrieben, wird die innerhalb der Nucleotidsequenz der DNS enthaltene genetische Information noch im Kern in die spezifische Nucleotidsequenz eines RNS-Moleküls transkribiert. Die Nucleotidsequenz des RNS-Transkripts ist dabei komplementär der Nucleotidsequenz des codogenen Strangs des Gens, wobei die Komplementarität durch die Basenpaarungsregeln bestimmt wird. Bei höheren eukaryoten Zellen wird das Transkript, die heterogene Kern-RNS (hnRNS) noch im Kern prozessiert, die entsprechend verknüpften Teile erscheinen anschließend als Messenger-RNS (mRNS) im Cytoplasma.

In einer Serie eleganter Experimente, welche von Charles Yanofsky durchgeführt wurden, konnte gezeigt werden, daß bei Prokaryonten eine lineare Entsprechung zwischen Gen und Genprodukt, also Polypeptid oder Protein besteht. Mit Hilfe der Genkartierung und Proteinsequenzierung konnte Yanofsky nachweisen, daß die Reihenfolge der Mutanten auf dem Gen der E. coli-Tryptophansynthase genau den Änderungen der Aminosäuresequenz des Enzyms entspricht (Abb. 30.1).

Die Zelle benötigt die für die Übersetzung der Nucleotidsequenz einer mRNS in die Aminosäuresequenz des entsprechenden spezifischen Proteins notwendige Maschinerie. Bis vor einigen Jahren herrschte völlige Unklarheit über den molekularen Mechanismus dieses Prozesses. Inzwischen ist durch die Entzifferung des genetischen Codes, ohne Zweifel eine der wesentlichen Entdeckungen der modernen Biologie, etwas Klarheit in die zugrundeliegenden Prozesse gekommen. mRNS-Moleküle selbst zeigen keinerlei Affinität für Aminosäuren, woraus geschlossen werden kann, daß die Übersetzung der Information des mRNS-Moleküls in eine Aminosäuresequenz als Zwischenprodukte Adaptermoleküle benötigt. Diese Adaptermoleküle müssen imstande sein, sowohl eine spezifische Nucleotidsequenz als auch spezifische Aminosäuren zu erkennen.

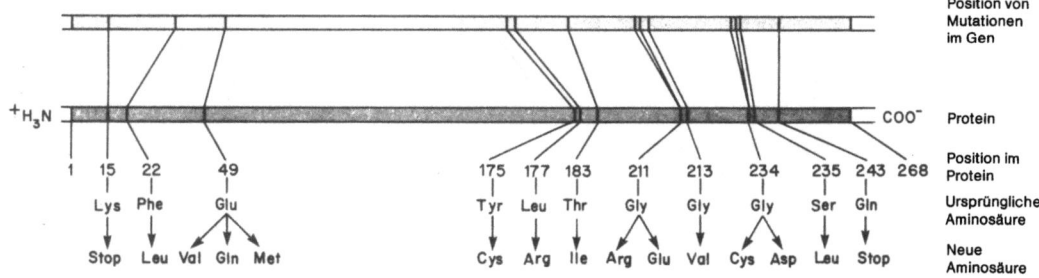

Abb. 30.1. Schematische Darstellung der Colinearität des Gens (TrpA) für das Tryptophansynthase A-Protein mit dem Proteinmolekül selbst. Die Positionen von Mutationen im TrpA-Gen sind im oberen Balken angegeben, die Positionen der entsprechend geänderten Aminosäuren im unteren Balken. Die Zahlen geben die Anzahl geänderter Aminosäuren vom Aminoterminus des Proteinmoleküls an gerechnet wieder. Unter die Zahlen der geänderten Aminosäurereste sind die im Wildtyp vorkommenden richtigen Aminosäuren angegeben. Darunter finden sich die als Resultat der Mutation des Gens neu auftretenden falschen Aminosäuren. [Nach Stryer L (1975) Biochemistry, Freeman, San Francisco]

30. Proteinbiosynthese und der genetische Code

Mit derartigen Adaptermolekülen kann die Zelle eine spezifische Aminosäure in die entsprechende sequenzielle Position eines Proteins einbauen, die der Nucleotidsequenz der spezifischen mRNS entspricht. In der Tat kommen die funktionellen Gruppen der Aminosäuren selbst nicht in Kontakt mit der mRNS-Matrize.

In der Nucleotidsequenz des mRNS-Moleküls müssen Codeworte für jede Aminosäure vorkommen. Die Adaptermoleküle, die die Codeworte in die Aminosäuresequenz eines Proteins übersetzen, sind die **Transfer-RNS-Moleküle (tRNS)**. Das **Ribosom** ist der celluläre Bestandteil, auf dem diese verschiedenen funktionellen Einheiten zur Assemblierung eines Proteinmoleküls zusammenwirken. Viele dieser subcellulären Einheiten (Ribosomen) können zur gleichzeitigen Übersetzung eines mRNS-Moleküls aggregieren und bilden so ein **Polyribosom** oder **Polysom**. Das **rauhe endoplasmatische Reticulum** ist ein Kompartiment, welches Polyribosomen in Bindung an Membranstrukturen enthält. Hier werden **integrale Membranproteine** und **Exportproteine** synthetisiert. Polysomen kommen auch in freier Form im Cytoplasma vor, wo die in der Zelle verbleibenden Proteine synthetisiert werden.

Für die Biosynthese von Proteinen werden **20 verschiedene Aminosäuren** benötigt. Aus diesem Grund müssen wenigstens 20 unterschiedliche Codeworte existieren, die den genetischen Code ausmachen. Da auf der mRNS nur 4 verschiedene Nucleotide vorkommen, muß jedes Codewort aus mehr als einem Purin- oder Pyrimidinnucleotid bestehen. Codeworte aus 2 Nucleotiden könnten nur 16 (4×4) spezifische Worte bilden, Codeworte mit 3 Nucleotiden dagegen 64 (4×4×4).

Aufbauend auf frühen Untersuchungen von Matthaei u. Nirenberg weiß man heute, daß jedes Codewort, das auch als **Codon** bezeichnet wird, aus einer **Sequenz von 3 Nucleotiden** besteht. Es handelt sich also um einen **Tripletcode**. Die Entschlüsselung des genetischen Codes (Tabelle 30.1) wurde zum großen Teil im Laboratorium von Marshall Nirenberg durchgeführt. Sie hing ganz wesentlich von der Möglichkeit zur chemischen Synthese von Nucleotidpolymeren ab, die durch Khorana eingeführt wurde.

3 Codons kodieren nicht für spezifische Aminosäuren und wurden infolgedessen auch als

Tabelle 30.1. Der genetische Code (Codons in der Messenger-RNA)*

1. Nucleotid	2. Nucleotid				3. Nucleotid
	U	C	A	G	
U	Phe	Ser	Tyr	Cys	U
	Phe	Ser	Tyr	Cys	C
	Leu	Ser	CT	CT†	A
	Leu	Ser	CT	Trp	G
C	Leu	Pro	His	Arg	U
	Leu	Pro	His	Arg	C
	Leu	Pro	Gln	Arg	A
	Leu	Pro	Gln	Arg	G
A	Ile	Thr	Asn	Ser	U
	Ile	Thr	Asn	Ser	C
	Ile†	Thr	Lys	Arg†	A
	Met (CI)	Thr	Lys	Arg†	G
G	Val	Ala	Asp	Gly	U
	Val	Ala	Asp	Gly	C
	Val	Ala	Glu	Gly	A
	Val	Ala	Glu	Gly	G

* Die Bezeichnungen erstes, zweites und drittes Nucleotid beziehen sich auf die individuellen Nucleotide eines Tripletcodons. *U* Uridinnucleotid, *C* Cytosinnucleotid, *A* Adeninnucleotid; *G* Guaninnucleotid, *CI*Ketteninitiationscodon; *CT* Kettenterminationscodon (die Abkürzungen für Aminosäuren sind in Kap. 3 dargestellt).
† In Säugetiermitochondrien codiert AUA für Methionin, UGA für Trp, AGA und AGG der Kettentermination.

Unsinncodon (Nonsensecodons) bezeichnet. Wenigstens 2 dieser sog. Nonsensecodons werden immerhin in der Zelle als Signal zur **Beendigung der Polymerisation** von Aminosäuren benützt, wenn ein Proteinmolekül abgeschlossen ist.

Die verbleibenden 61 Codons kodieren für 20 Aminosäuren. Aus diesem Grunde wird der Code auch als **degeneriert** bezeichnet. Wie aus Tabelle 30.1 hervorgeht, können die 64 möglichen Codons in 16 Familien angeordnet werden, wobei zu einer Familie immer die Codons gehören, die die ersten 2 Basen gemeinsam haben. In Tabelle 30.1 besitzt jede Familie eine einzige Spalte zwischen den horizontalen Linien. So definieren beispielsweise die Codons CCN, wobei N ein U, C, A oder G sein kann, eine in Tabelle 30.1 in der 2. Spalte der 2. Reihe von oben lokalisierte Familie. Bei einigen Familien kodieren alle 4 Codons für dieselbe Aminosäure. Dies trifft beispielsweise zu für die Mitglieder der CC-Familie, welche oben beschrieben wurde. Man spricht in diesem Fall

auch von ungemischten Familien. 8 der 16 Codonfamilien sind ungemischt (Tabelle 30.1). Die Familie, deren Codons für mehr als eine Aminosäure codieren, werden auch als gemischte Familien bezeichnet. Bei 6 der gemischten Familien codieren Codons mit Pyrimidinen (U oder C) in der 3. Position für eine Aminosäure, wohingegen Familienmitglieder mit Purinen (A oder G) in der 3. Position für eine andere Aminosäure codieren oder Terminationssignale abgeben (Tabelle 30.1). Die beiden verbleibenden Familien, die UG-Familie und die AU-Familie gehören zu keinem der genannten Muster und kommen nur einmal vor. Im allgemeinen ist also das 3. Nucleotid in einem Codon weniger wichtig als die beiden anderen für die Bestimmung der jeweils spezifischen Aminosäure. Diese Tatsache vermittelt ganz wesentlich die Degeneriertheit des Codes. Für jedes spezifische Codon gibt es jedoch nur eine einzige Aminosäure: **Der genetische Code ist also eindeutig.**
Der eindeutige, jedoch degenerierte Code kann molekular beschrieben werden. Die Erkennung spezifischer Codons der mRNS durch die tRNS-Adaptermoleküle hängt von deren Anticodonregion und den Basenpaarungsregeln ab. Jedes tRNS-Molekül enthält eine spezifische Sequenz, die einem Codon komplementär ist und als Anticodon bezeichnet wird. Für ein gegebenes Codon der mRNA besitzt nur eine einzige Species von tRNS-Molekülen das richtige Anticodon. Da jedes tRNS-Molekül nur mit einer spezifischen Aminosäure beladen werden kann, spezifiziert jedes Codon infolgedessen nur eine Aminosäure. Allerdings können einige tRNS-Moleküle das Anticodon zur Erkennung mehr als eines Codons benutzen. Wie aus dem Beispiel der nichtgemischten Familien hervorgeht, ist das Nucleotid des Anticodons, welches die 3. Base des Codons erkennt, weniger diskriminierend oder überhaupt nicht diskriminierend (ungemischte Familien) und trotzdem notwendig, um die richtige Aminosäure einzuführen. Diese reduzierte Genauigkeit zwischen der 3. Base des Codons und dem komplementären Nucleotid im Anticodon wird auch als wackelnd („wobbel") bezeichnet. Dies bedeutet, daß für ein spezifisches Codon nur eine spezifische Aminosäure eingebaut werden wird, obwohl für eine spezifische Aminosäure mehrere Codons zur Verfügung stehen.

Das Ablesen des genetischen Codes während der Proteinbiosynthese geschieht ohne jede Überlappung von Codons. Darüber hinaus kommen keine Interpunktionszeichen zwischen den Codons vor, die mRNS wird in einer kontinuierlichen Sequenz von Nucleotidtriplets so lange abgelesen, bis ein Nonsense codon (Stoppcodon) erreicht wird.

Bis vor kurzem wurde angenommen, daß der genetische Code universell ist. In der Zwischenzeit konnte gezeigt werden, daß der Satz von tRNS-Molekülen in Mitochondrien niedriger und höherer Eukaryoten einschließlich der Menschen 4 Codons anders als die tRNS-Mo-

Tabelle 30.2. Verwendung von Codons in den mRNS von α- und β-Globin, Immunglobulin und Insulin[a]

1\\2		U					C					A					G					2/3
			α	β	Im	Ins			α	β	Im	Ins			α	β	Im	Ins		α	β	Im	Ins	
U	Phe	UUU	0	3	1	1	Ser	UCU	3	3	1	0	Tyr	UAU	2	1	2	0	Cys	UGU	0	1	1	2	U
		UUC	8	5	7	2		UCC	4	3	6	2		UAC	1	2	5	3		UGC	1	0	1	4	C
	Leu	UUA	0	0	0	0		UCA	0	0	4	0	Term	UAA	1	0	0	0	Term	UGA	0	1	0	1	A
		UUG	1	0	2	1		UCG	0	0	0	0		UAG	0	0	0	0	Trp	UGG	1	2	1	1	G
C	Leu	CUU	0	0	0	2	Pro	CCU	1	3	1	2	His	CAU	1	4	1	0	Arg	CGU	1	0	0	4	U
		CUC	2	2	1	3		CCC	5	0	4	2		CAC	10	5	2	2		CGC	0	0	0	0	C
		CUA	0	0	1	0		CCA	0	1	5	1	Gln	CAA	0	0	2	3		CGA	0	1	0	0	A
		CUG	14	16	0	8		CCG	1	0	0	2		CAG	1	4	2	5		CGG	1	0	2	1	G
A	Ile	AUU	0	1	2	1	Thr	ACU	2	2	5	0	Asn	AAU	1	4	3	0	Ser	AGU	1	4	1	0	U
	Met	AUC	3	0	2	1		ACC	10	2	10	2		AAC	3	4	8	3		AGC	0	5	1	0	C
		AUA	0	0	1	0		ACA	0	0	3	1	Lys	AAA	2	3	6	1	Arg	AGA	0	0	0	0	A
		AUG	1	1	1	0		ACG	0	0	2	0		AAG	10	9	10	2		AGG	1	3	1	0	G
G	Val	GUU	0	4	0	1	Ala	GCU	1	7	2	3	Asp	GAU	0	1	3	2	Gly	GGU	1	4	1	3	U
		GUC	0	2	3	2		GCC	10	6	3	3		GAC	7	3	2	1		GGC	8	6	2	2	C
		GUA	0	0	2	0		GCA	0	1	2	1	Glu	GAA	3	4	1	2		GGA	0	1	1	0	A
		GUG	10	12	2	5		GCG	2	1	0	0		GAG	4	6	1	7		GGG	0	1	0	2	G

[a] Nach Heindell HC et al. (1978) The primary sequence of rabbit α-globin mRNA. Cell 15: 43

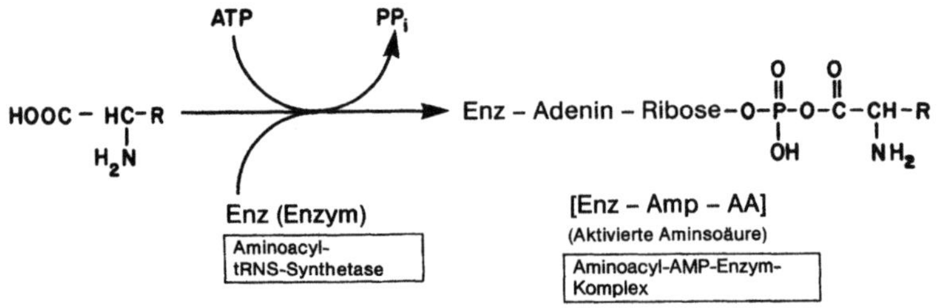

30. Proteinbiosynthese und der genetische Code

[Abb. 30.2 Reaktionsschema: HOOC-HC(NH₂)-R + ATP → Enz-Adenin-Ribose-O-P(O)(OH)-O-C(O)-CH(NH₂)-R + PPᵢ, katalysiert durch Enz (Aminoacyl-tRNS-Synthetase), Produkt [Enz-AMP-AA] (Aktivierte Aminosäure, Aminoacyl-AMP-Enzym-Komplex)]

Abb. 30.2. Aktivierung von Aminosäuren durch Bildung eines Enzym-AMP-Aminosäurekomplexes. Die Bildung des Komplexes wird durch die spezifische Aminoacyl-tRNS-Synthetase selbst katalysiert

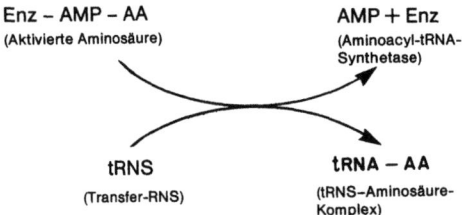

Abb. 30.3. Bildung der Aminoacyl-tRNS aus der aktivierten Aminosäure und der entsprechenden tRNS. Während der Bildung des Aminoacyl-tRNS-Komplexes werden AMP und das Aminoacyl-tRNS-Synthetaseenzym freigesetzt

leküle im Cytoplasma derselben Zellen ablesen. In Säugetiermitochondrien wird das Codon AUA als Met gelesen, das Codon UGA als Trp. Beide Codons sitzen in den einmaligen Codonfamilien: die UG-Familie und die AU-Familie. Offensichtlich ist es Mitochondrien gelungen, die UG-Familie und die AU-Familie zu einfachen gemischten Familien umzuwandeln, was den Vorteil bringt, die für die Translation notwendige Zahl von tRNS-Molekülen zu vermindern. Zusätzlich werden die Codons AGA und AGG als Stopcodons und nicht als Codons für Arg gelesen. Aus diesem Grund benötigen Mitochondrien nur 22 tRNS-Moleküle für das Lesen des genetischen Codes, wohingegen das cytoplasmatische Translationssystems insgesamt 31 tRNS-Species benötigt. Außer diesen Ausnahmen ist jedoch der genetische Code in der Tat universell. Tabelle 30.2 gibt Angaben über die Häufigkeit des Vorkommens jedes Aminosäurecodons in 4 verschiedenen Säugetierproteinen.

Funktion der Transfer-RNS

Für jede der 20 Aminosäuren kommt wenigstens eine Species von tRNS vor. Alle tRNS-Moleküle haben außerordentlich ähnliche Funktionen und sehr ähnliche dreidimensionale Strukturen. Die Adapterfunktion der tRNS-Moleküle setzt voraus, daß jede spezifische tRNS mit einer spezifischen Aminosäure beladen werden kann. Da keine besondere Affinität von Nucleinsäuren für spezifische funktionelle Gruppen auf Aminosäuren bekannt ist, muß der Erkennungsvorgang durch ein Proteinmolekül durchgeführt werden, welches sowohl ein spezifisches tRNS-Molekül als auch eine spezifische Aminosäure erkennen kann. Wenigstens 20 spezifische Enzyme werden für derartige spezifische Erkennungsfunktionen benötigt und gewährleisten die richtige Anheftung der 20 Aminosäuren an spezifische tRNS-Moleküle. Der Vorgang der Erkennung und der Beladung wird in jeweils 2 Schritten durch ein Enzym für jede der 20 Aminosäuren durchgeführt. Derartige Enzyme werden als **Aminoacyl-tRNS-Synthetasen** bezeichnet. Sie bilden zunächst ein aktiviertes Zwischenprodukt in Form eines Aminoacyl-AMP-Enzymkomplexes (s. Abb. 30.2). Dieser spezifische Komplex erkennt die jeweils spezifische tRNS, an die anschließend der Aminoacylrest am 3'-Hydroxyl des Adenosinterminus geknüpft wird (Abb. 30.3). Die Aminosäure bleibt in einer Esterbindung an die tRNS geknüpft, bis sie in eine jeweils festgelegte Position des Polypeptidpräkursors eines Proteinmoleküls einkondensiert wird.

In schematischer Form sind die allen tRNS-Molekülen gemeinsamen Merkmale in Abb. 30.4 dargestellt. Der 3'-Hydroxyterminus besitzt eine ACC-Sequenz. Am 3'-Hydroxylrest des Adenosylterminus wird die spezifische Aminosäure über eine Esterbindung angeknüpft. Die Thymidin-Pseudouridin-Cytidin-Schleife ist an der Bindung der Aminoacyl-tRNS an die Ribosomenoberfläche beteiligt. Der sog. Extraarm zeigt die größte Variation in-

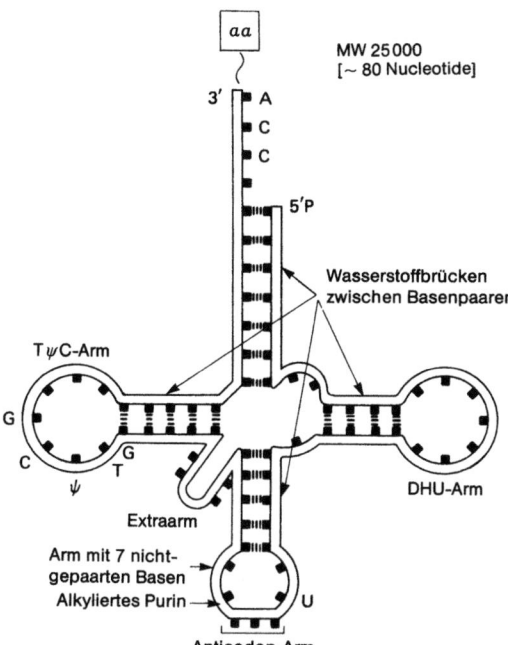

Abb. 30.4. Darstellung einer typischen Aminoacyl-tRNS mit der am 3'-Ende angehefteten Aminosäure. Das Anticodon, die TψC- und DHU-Arme sind angegeben, genauso die Positionen der intramolekularen Wasserstoffbrückenbindungen zwischen Basenpaaren. (Nach James D. Watson: Molecular Biology of the Gene, 3rd ed. Copyright 1976, 1970, 1965 by W. A. Benjamin Inc., Menlo Park, Calif.)

nerhalb der verschiedenen tRNS-Molekülspezies. Die DHU-Schleife ist für die richtige Erkennung einer gegebenen tRNS-Species durch die Aminoacyl-tRNS-Synthetase maßgebend.

Die Anticodonschleife der tRNS befindet sich etwa gegenüber dem Teil des Moleküls, an dem der Aminoacylrest angeheftet wird. Sie besteht aus etwa 7 Nucleotiden. Wenn die Sequenz in Richtung 3' nach 5' gelesen wird, lautet die Anticodonschleife: variable Base-modifizierte Purinbase-X-Y-Z-Pyrimidin-Pyrimidin. Man beachte, daß hier das Anticodon in Richtung 3' nach 5' gelesen wird, wohingegen der genetische Code (Tabelle 30.1) in Richtung 5' nach 3' abgelesen wird. Der Grund hierfür liegt darin, daß das Codon der mRNS und die Anticodonschleife der tRNS **antiparalell** verlaufen.

Abb. 27.12 zeigt ein schematisches Diagramm der dreidimensionalen Struktur der Phenylalanin-tRNS der Hefe, das aufgrund von röntgenkristallographischen Studien ermittelt wurde.

Die Degeneriertheit des genetischen Codes zeigt sich im wesentlichen im letzten Nucleotid des Codontripletts. Dies läßt vermuten, daß die Basenpaarung zwischen diesem letzten Nucleotid und dem entsprechenden Nucleotid der Anticodonschleife nicht sehr genau sein muß. Das Phänomen wird auch als Wackeln („wobble") bezeichnet. Die Paarung des Codons und des Anticodons an dieser spezifischen Nucleotid-Nucleotid-Paarungsstelle kann also wackeln. So können beispielsweise die beiden Anticodons für Arginin, AGA und AGG an dasselbe Codon binden, welches Uracil am 5'-Ende trägt. Ähnlich können sich die 3 Codons für Glycin, GGU, GGC und GGA mit nur einem Anticodon paaren, nämlich dem CCI. I bedeutet hier ein Inosinnucleotid, welches zu den speziell in tRNS vorkommenden Basen gehört.

Die Erkennung eines Codons durch ein tRNS-Molekül hängt nicht von der Aminosäure ab, die am 3'-Hydroxylende angeheftet ist. Dies konnte in eleganten Experimenten durch Beladung einer cysteinspezifischen tRNS mit radioaktiv markiertem Cystein nachgewiesen werden. Durch chemische Verfahren konnte danach der Cysteinylrest zu Alanin umgewandelt werden. Diese chemische Änderung des Aminosäurerestes einer Aminoacyl-tRNS führte natürlich nicht zu einer entsprechenden Änderung ihres Anticodonteils. Wurde dieser entsprechend modifizierte Alanyl-tRNS$_{cys}$ für die Translation einer Hämoglobin mRNA eingesetzt, wurde Alanin an der Stelle des Hämoglobinmoleküls eingebaut, wo sich normalerweise ein Cysteinylrest befindet. Das Experiment zeigt klar, daß das Aminoacylderivat einer Aminoacyl-tRNS keine Rolle bei der Codonerkennung spielt. Dies ist auch deswegen gut verständlich, da ja der Aminoacylrest nie in Kontakt mit den Codons der mRNS-Matrize tritt.

Mutationen

Als Mutation wird eine Änderung in der Nucleotidsequenz eines Gens bezeichnet. Die ursprüngliche Veränderung muß nicht unbedingt im codogenen Strang der doppelsträngigen DNS lokalisiert sein, nach der Replikation müssen sie sich jedoch in einem der Tochterstränge befinden und erscheinen infolgedessen im Organismus. Änderungen einzelner Basen können Transitionen oder Transversionen sein. Bei den ersteren erfolgt der Austausch eines Pyrimidins gegen ein anderes bzw. eines Purins gegen ein anderes. Transversionen sind Mutationen, bei dem ein Purin in eines der beiden Pyrimidine oder ein Pyrimidin in eines der beiden Purine umgewandelt wird (Abb. 30.5). Wird die Nucleotidsequenz eines mutierten Gens in ein RNS-Molekül transkribiert, wird das RNS-Molekül über eine Basensequenz verfügen, die komplementär der an dieser Stelle mutierten DNS-Sequenz ist. Derartige Einzelbasenveränderungen (Punktmutationen) auf mRNS-Molekülen können zu einem der im folgenden dargestellten Effekte führen:

1. Ein Effekt im Protein wird sich nicht zeigen, da der Code degeneriert ist. Dieses Ereignis wird wahrscheinlicher, wenn die veränderte Base des mRNS-Moleküls auf dem dritten Nucleotid eines Codons liegt. Die Translation eines Codons ist gegenüber Änderungen in der dritten Position am wenigsten empfänglich.

2. Ein Fehler entsteht dann, wenn eine unterschiedliche Aminosäure in der entsprechenden Stelle des Proteinmoleküls eingebaut wird. Diese fehlerhafte Aminosäure kann mit der Funktion des Proteins vereinbar, partiell vereinbar oder nicht vereinbar sein. Eine sorgfältige Untersuchung des genetischen Codes führt zu dem Schluß, daß die meisten Veränderungen an einzelnen Basen zum Austausch einer Aminosäure mit einer anderen führt, die über ziemlich ähnliche funktionelle Gruppen verfügt. Dieser Mechanismus verhindert sehr effektiv drastische Änderungen der physikalischen Eigenschaften eines Proteinmoleküls. Entsteht ein annehmbarer Fehler, kann u.U. funktionell das entstehende Protein von der Normalform nicht unterschieden werden. Ein partiell annehmbarer Fehler führt zu einem Proteinmolekül mit einer nur partiell gestörten Funktion. Kommt es zu einem nicht annehmbaren Fehler, wird sich dies in einer schweren Störung der Funktion des entsprechenden Moleküls äußern.

3. Von einer Unsinnsmutation spricht man dann, wenn das geänderte Codon zu einer vorzeitigen Termination des Aminosäureeinbaus in eine Peptidkette und damit nur zur Produktion eines Fragments des gewünschten Proteins führt. Die Wahrscheinlichkeit, daß dieses vorzeitig abgebrochene Protein keine ausreichende Funktion zeigt, ist sehr groß.

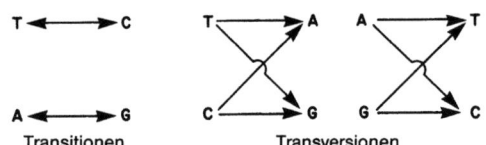

Abb. 30.5. Schematische Darstellung einer Transition und einer Transversion

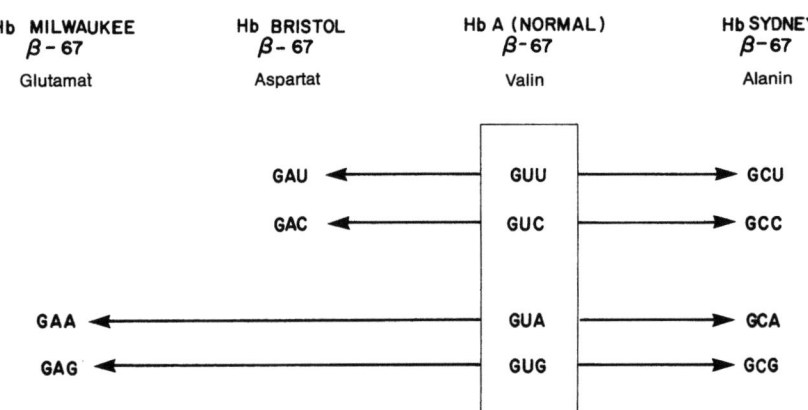

Abb. 30.6. Eines der 4 im Kasten dargestellten Codons kann für das normale Valin in der Position 67 der β-Kette von Hämoglobin A kodieren. Beim pathologischen Hämoglobin Milwaukee befindet sich in der Position 67 der β-Kette Glutamat. Für dieses codieren die Triplets GAA oder GAG. Beide können durch eine Einschritt-Transversion der Valincodons GUA oder GUG entstanden sein. In ähnlicher Weise könnte das Alanin in der Position 67 der β-Kette des Hämoglobins Sidney aus einer Einschritt-Transition aus einem der 4 Valincodons entstanden sein. Der Aspartatrest in der Position 67 des Hämoglobins Bristol kann jedoch nur durch eine Einschritt-Transversion der Valincodons GUU oder GUC entstanden sein

Sehr viel Information über die Bedeutung und Konsequenz von Mutationen ist durch die genaue Untersuchung der verschiedenen Varianten des Hämoglobinmoleküls gewonnen worden (s. Kap. 5). Die fehlende Auswirkung eines Einzelbasenaustauschs läßt sich nur durch Nucleotidsequenzierung des mRNS-Moleküls oder gar des Strukturgens für Hämoglobin nachweisen. Notwendig hierfür ist die Untersuchung einer großen Zahl von Menschen mit normalen Hämoglobinmolekülen. Man kann jedoch ableiten, daß das Codon für Valin in Position 67 der β-Kette von Hämoglobin nicht bei allen Personen mit normaler β-Kette identisch sein muß. Das Hämoglobin Milwaukee trägt in der Position 67 ein Glutamat, das Hämoglobin Bristol an dieser Position ein Aspartat. Um diese Änderungen der Aminosäure in Position 67 durch nur eine Änderung eines Nucleotidrests im Codon für die Aminosäure 67 zu erklären, muß der noch normale Vorläufer des Hämoglobins Bristol eine Sequenz GUU oder GUC besessen haben, die später zu GAU oder GAC, den Codons für Aspartat geändert wurde (Abb. 30.6). Der Präkursor des Hämoglobins Milwaukee muß dagegen in der Position 67 das Codon GUA oder GUG besessen haben, da nur aus ihm das Codon für Glutamat GAA oder GAG entstehen kann. Das Hämoglobin Sidney enthält Alanin in Position 67. Dieses könnte als Ursache eines Einzelbasenaustauschs an jedem der 4 Codons für Valin entstanden sein (Valin: GUU, GUC, GUA, GUG; Alanin GCU, GCC, GCA, GCG).

Ein Beispiel einer noch akzeptablen Mutation im Strukturgen für die β-Kette des Hämoglobins konnte dadurch nachgewiesen werden, daß in den Erythrocyten eines sonst normal erscheinenden Patienten ein Hämoglobin mit einer andersartigen elektrophoretischen Wanderungsgeschwindigkeit auftrat (Abb. 30.7 oben). Es handelt sich um das Hämoglobin Hikari, das in 2 japanischen Familien gefunden wurde. Hier tritt ein Asparagin anstelle des sonst in Position 61 der β-Kette befindlichen Lysins auf. Die entsprechende Transversion besteht in einer Änderung von AAA bzw. AAG zu AAU bzw. AAC. Offensichtlich ändert der Aus-

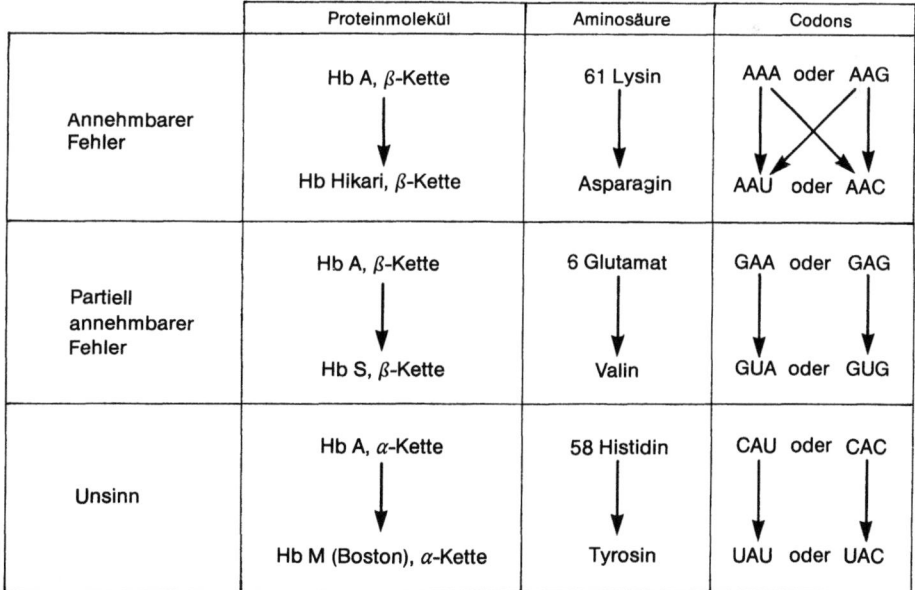

Abb. 30.7. Beispiele für 3 Typen von Mutationen, welche zu abnormen Hämoglobinketten führen. Die Änderungen der Aminosäuren und mögliche Änderungen in den entsprechenden Codons sind angegeben. Die Mutation in der β-Kette des Hämoglobins Hikari hat offenbar normale physiologische Eigenschaften, führt jedoch zu einer geänderten elektrophoretischen Beweglichkeit. Das Hämoglobin S hat eine Mutation der β-Kette und eine partiell gestörte Funktion; Hämoglobin S bindet Sauerstoff, fällt jedoch im desoxygenierten Zustand aus. Das Hämoglobin M Boston hat eine Mutation der α-Kette, welche die Oxidation des 2wertigen Eisens zum 3wertigen Eisen ermöglicht und damit jede Sauerstoffbindung verhindert

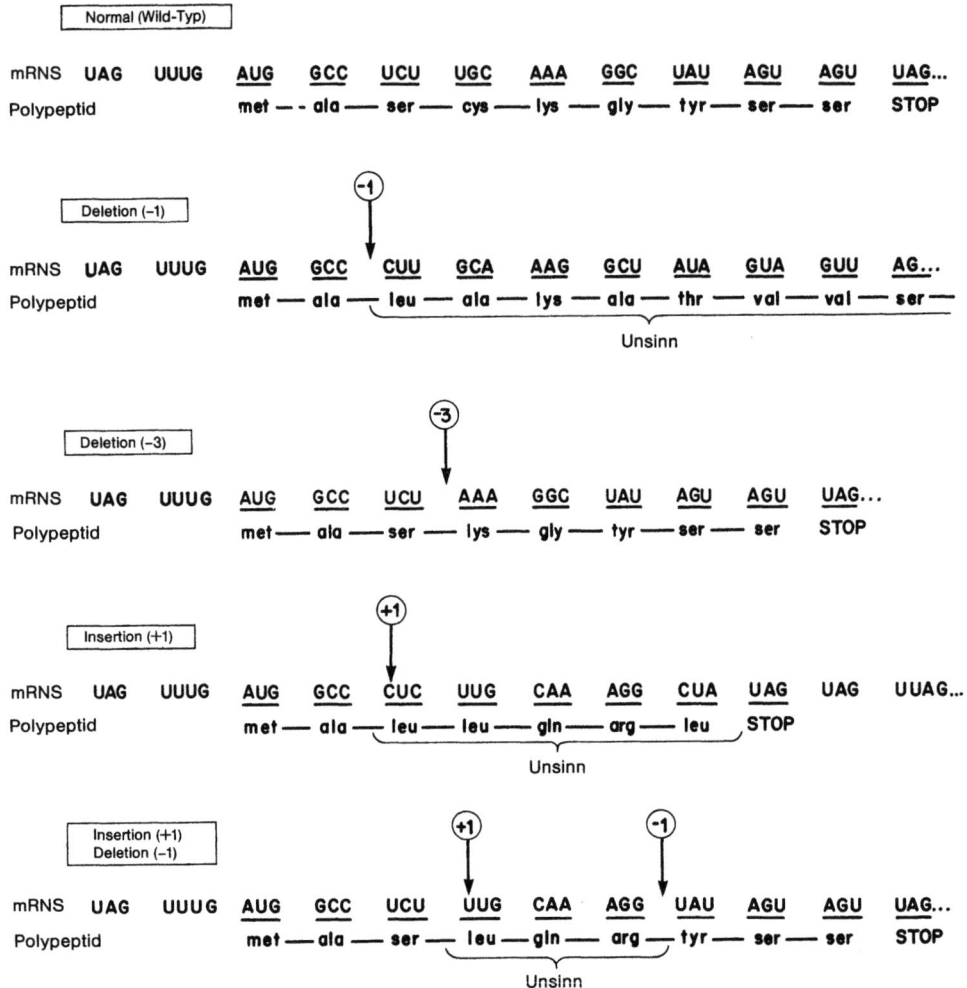

Abb. 30.8. Nachweis der Effekte von Deletionen und Insertionen in ein Gen oder die Sequenz eines mRNS-Transkripts sowie die davon abgeleitete Polypeptidkette. Die Pfeile weisen auf die Orte der Deletionen oder Insertionen hin, die Zahlen in den Kreisen auf die Zahl der deletierten oder inserierten Nucleotidreste

tausch eines spezifischen Lysins mit einem Asparagin die normale Funktion der β-Kette nicht.

Eine nur partiell tolerierbare Mutation zeigt das Sichelzellhämoglobin, Hämoglobin S, bei dem die normalerweise in Position 6 der β-Kette vorkommende Glutaminsäure durch ein Valin ausgetauscht wurde (Abb. 30.7, Mitte). Der Einzelbasenaustausch im Codon ist GAA bzw. GAG (Glutamat) zu GUA oder GUG (Valin). Diese Mutation führt nur dann zu einer Störung der normalen Hämoglobinfunktion und damit zur Sichelzellanämie, wenn das mutierte Gen homozygot vorliegt. Partiell tolerabel ist der Defekt, weil der Austausch von Glutamat mit Valin zu einer zwar gestörten aber noch vorhandenen Fähigkeit der reversiblen Sauerstoffbindung des Hämoglobins führt.

Unsinnsmutationen führen zu nichtfunktionierenden Hämoglobinmolekülen (Abb. 30.7, unten). So erzeugen die Hämoglobin-M-Mutationen Moleküle, die die Oxidation des Fe^{2+} im Häm zu Fe^{3+} erleichtern, wodurch Methämoglobin entsteht, welches nicht zum Sauerstofftransport imstande ist (s. Kap. 5).

Mutationen des Leserahmens entstehen durch Deletion oder Insertion von Nucleotiden in ein Gen. Sie führen immer zu geänderten Nucleotidsequenzen von mRNS-Molekülen. So führt die Deletion eines einzelnen Nucleotids im co-

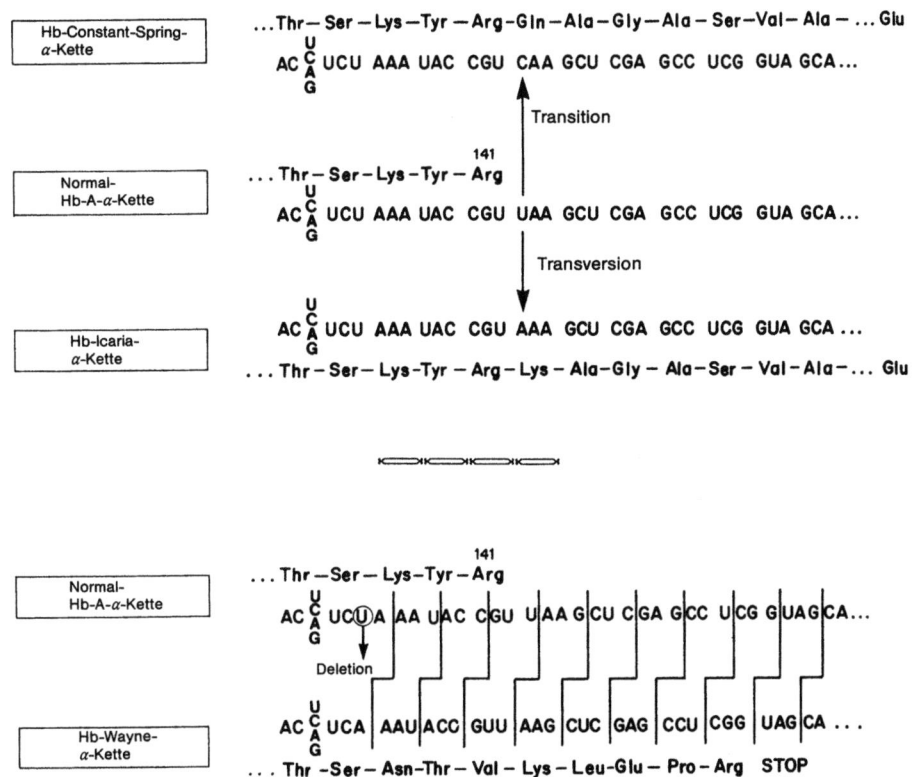

Abb. 30.9. Nachweis der Wirkung von Transitionen oder einer Deletion im Ende des Gens für die Hämoglobin-α-Kette. 3 abnorme Hämoglobinmoleküle können dabei entstehen. Vertikale Linien im unteren Teil weisen auf den geänderten Leserahmen in der mRNS des Hämoglobins Wayne hin

dogenen Strang eines Gens zu einem geänderten Leserahmen der mRNS. Bei der Translation dieser mRNS während der Proteinbiosynthese wird der Defekt nicht erkannt, da die Sequenz der Codons ohne Interpunktionszeichen angeordnet ist. Es kommt infolgedessen immer zu einer schwerwiegenden Änderung der Aminosäuresequenz (Abb. 30.8). Distal des Mutationsortes sind alle Codons für Aminosäuren betroffen, darüber hinaus besteht die Gefahr des Auftretens eines Unsinncodons und damit des Kettenabbruchs. Kommt es zur Deletion von 3 oder einem Vielfachen von 3 Nucleotiden, so entsteht eine mRNS, der eine entsprechende Zahl von Aminosäuren fehlen. Da der Leserahmen jeweils Aminosäuretripletts enthält, kommt es dann nicht zu einer Störung des Leserasters. Bei Deletion von einem oder 2 Nucleotiden kurz vor oder innerhalb des normalen Terminationscodons wird dieses gestört, so daß derartige Deletionen häufig zum Überlesen des Stopsignals bis zum Auftreten eines neuen Unsinncodons führen. Auch hierfür gibt es ausgezeichnete Beispiele im Rahmen der Hämoglobinopathien.

Insertionen von einem oder 2 Basen in ein Gen führen ebenfalls zu Störungen des Leserahmens bei Translationen. Hierzu gehören gestörte Aminosäuresequenzen distal der Insertion und die Entstehung von Unsinncodons, gelegentlich auch das Überlesen von Stopsignalen. Im Anschluß an eine Deletion kann der richtige Leserahmen nur durch eine Insertion wieder hergestellt werden oder umgekehrt. Nach Translation der entsprechenden mRNS ergibt sich ein Protein, dessen Aminosäuresequenz nur zwischen Insertion und Deletion gestört ist. Derartige Vorkommnisse sind beispielsweise am Bacteriophagen T4 nachgewiesen worden.

Gute Beispiele für die Effekte von Mutationen des Leserahmens finden sich im Bereich der Hämoglobinopathien. Im allgemeinen werden die abnormalen Proteine nach vorzeitigem Kettenabbruch oder von Proteinen mit völlig gestörter Aminosäuresequenz rasch in der Zelle abgebaut. So sind bis heute keine Beispiele bekannt, die Hämoglobine mit gestörter Aminosäuresequenz distal von Deletionen oder Insertionen zeigen. Zwei Formen der β-Thalassämie sind jedoch als Folge einer Mutation entstanden, die Unsinncodons in der β-Kette erzeugten.

Das Hämoglobin Wayne ist das Resultat einer Leserahmenmutation in Position 138 des Strukturgens für die α-Kette des Hämoglobins. Wie aus Abb. 30.9 hervorgeht, ist es hier zur Deletion eines Adenins gekommen, so daß das Codon für die Aminosäure 139 von AAA nach AAU geändert wurde. Die distal des Mutationsortes auftretenden Änderungen des Leserahmens führen zum Überlesen des normalen Terminationssignals UAA. Erst 5 Aminosäurereste später führt die Mutation zum Auftreten eines neuen Terminationsignals UAG.

Zwei weitere Mutationen im Gen der α-Kette des Hämoglobins führen zu einem geänderten Terminationssignal (Abb. 30.9). Beim Hämoglobin Icaria ist das normale Terminationssignal UAA durch eine Einzelbasenmutation zu AAA in der mRNS geworden, was zum Durchlesen des normalen Terminationssignals führt. In ähnlicher Weise ist das erste Nucleotid des normalen Terminationssignals UAA beim Hämoglobin Constant Spring zu C geändert worden. Dies führt zur Anheftung eines abnormalen Peptids am Carboxylterminus der α-Kette des Hämoglobinmoleküls.

Abb. 30.10 faßt die Kettenterminationsmutanten zusammen, die alle das Codon UAA in Position 142 der α-Kette des Hämoglobinmoleküls betreffen. Außer zweien sind alle theoretisch vorhersagbaren Mutationen inzwischen auch beobachtet worden. Allerdings können infolge der Degeneriertheit des Codes 2 Nucleotidaustausche (nach UGA oder UAG) durch Untersuchungen des Hämoglobinmoleküls nicht gefunden werden.

Außer den Strukturgenen können auch andere Gene von Mutationen betroffen werden. So finden sich bei Prokaryoten und niederen Eukaryoten gestört funktionierende tRNS-Moleküle, welche Ergebnisse von Mutationen sind. Gelegentlich sind sie imstande, die Effekte von Mutationen der Strukturgene zu unterdrücken. Derartige Supressor-tRNS-Moleküle können infolge Änderungen ihrer Anticodonregionen Mutationen supprimieren. Da sie allerdings nicht zwischen einem normalen Codon und

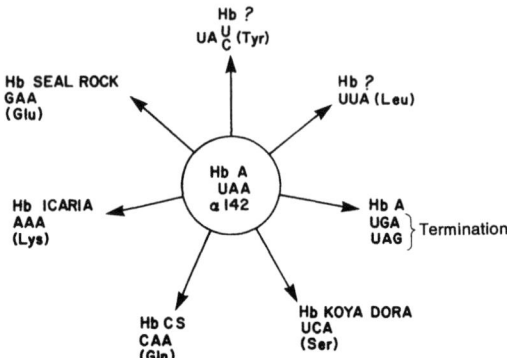

Abb. 30.10. Ergebnis aller möglichen Änderungen des normalen Terminationssignals (UAA) in der Position 142 der mRNS für die α-Kette des Hämoglobins A. Hämoglobin CS steht für Hämoglobin Constant Spring, die Hämoglobine mit den Tyrosyl- bzw. Leucylresten in der Position 142 müssen noch gefunden werden. [Nach Weatherall DJ (1976) Molecular pathology of the thalassemia disorders. West J Med 124: 388]

dem durch eine Genmutation geänderten unterscheiden können, vermindert ihre Anwesenheit in einer Zelle i. allg. deren Lebensfähigkeit.

Proteinsynthese

Die Charakteristika der Struktur von Ribosomen sowie ihrer Assemblierung wurden bereits in Kap. 29 behandelt. Diese Partikel dienen als die Maschinerie, mit welcher die Nucleotidsequenz der mRNS in eine Aminosäuresequenz übersetzt wird. Die Übersetzung **(Translation)** der mRNA beginnt in der Nähe ihres 5'-Terminus mit der Bildung des entsprechenden **Aminoterminus des Proteinmoleküls**. Die Sequenz wird dann in Richtung auf den 3'-Terminus gelesen und hört mit der Bildung des Carboxylendes des Proteins auf. Wie bereits in Kap. 29 beschrieben wurde, entsteht bei der Transkription eines Gens in die entsprechende mRNS bzw. deren Vorläufer zunächst der 5'-Terminus des RNS-Moleküls. Dies erlaubt, daß bei Prokaryoten die Translation der mRNS schon vor dem Abschluß der Transkription des Gens beginnt. Bei Eukaryoten erfolgt die Transkription im Zellkern, die Translation der mRNS jedoch im Cytoplasma. Dies schließt eine gleichzeitige Transkription und Translation in eukaryoten Zellen aus und ermöglicht die notwendige Prozessierung, damit aus dem primären Transkript, der hnRNS, die reife mRNS entstehen kann.

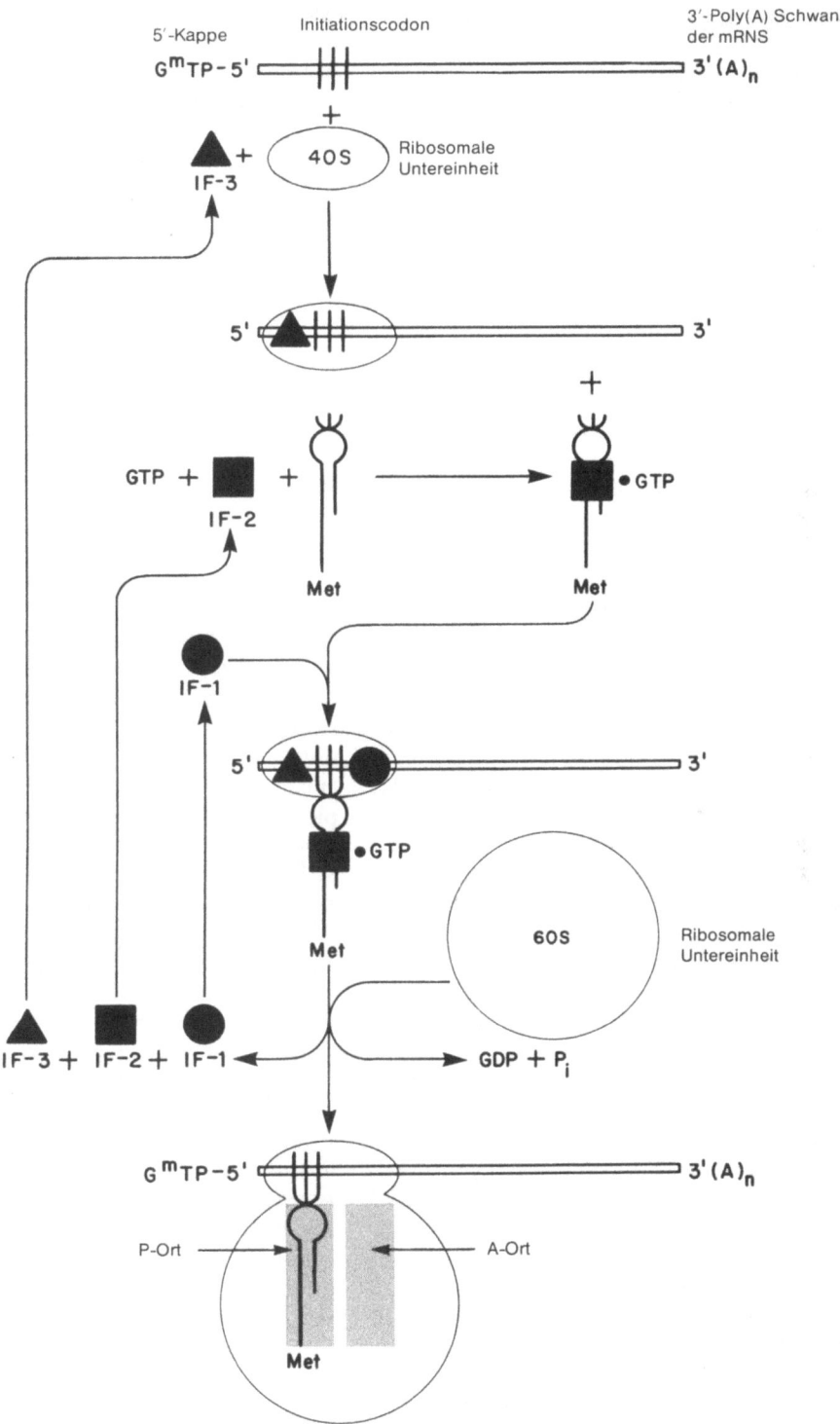

Abb. 30.11. Schematische Darstellung der Initiation der Proteinbiosynthese an einer mRNS-Matrize mit einer 5′-Kopfgruppe und einem 3′-Poly(A)-Terminus. IF-1, IF-2 und IF-3 stellen die Initiationsfaktoren 1, 2 und 3 dar. Die haarnadelähnliche Struktur mit Met an einem Ende gibt die Methionyl-tRNS wieder. Der P-Ort und der A-Ort stehen für die Bindungsstellen für Peptidyl-tRNS und Aminoacyl-tRNS auf dem Ribosom

Vorgang der Proteinbiosynthese

Der Vorgang der Proteinbiosynthese kann wie derjenige der Transkription in 3 Phasen eingeteilt werden, die Initiation, die Elongation und die Termination.

Initiation der Proteinbiosynthese
(s. Abb. 30.11)

Die 5'-Enden der meisten mRNS-Moleküle von Eukaryoten enthalten die in Kap. 29 beschriebenen **Kopfgruppen**. Die hier verwendete Methyl-Guanosyl-Triphosphat-Gruppierung ist offensichtlich für die Bindung vieler mRNS-Moleküle an die 40S-ribosomale Untereinheit notwendig. Das erste übersetzte Codon ist i. allg. **AUG**. Die 18S-ribosomale RNS der 40S-ribosomalen Untereinheit bindet an eine oberhalb des ersten übersetzten Codons gelegene Region der mRNS. Für diese Bindung ist die Anwesenheit eines Proteinfaktors, des **Initiationsfaktors 3 (IF-3)**, notwendig.

Die für das erste Codon spezifische Aminoacyl-tRNS bildet mit **GTP** und dem **Initiationsfaktor 2 (IF-2)** einen Komplex. In Anwesenheit des **Initiationsfaktors 1 (IF-1)** heftet sich das Anticodon der tRNS an das erste Codon der mRNS, unter Bildung eines Initiationskomplexes mit der 40S-ribosomalen Untereinheit. Unter Freisetzung der Initiationsfaktoren IF-1, IF-2 und IF-3 bindet sich unter GTP-Hydrolyse die 60S-ribosomale Untereinheit an den Initiationskomplex, womit die Bildung des **80S-Ribosoms** abgeschlossen ist.

Das vollständige Ribosom enthält 2 Bindungsstellen für tRNS-Moleküle. An der Peptidylstelle (P-Stelle) befindet sich die Peptidyl-tRNS, welche über ihr Anticodon mit dem Codon auf der mRNS verknüpft ist. Die Aminoacylstelle (A-Stelle) bindet die Aminoacyl-tRNS ebenfalls über das Codon auf der mRNS. Während der Bildung des Initiationskomplexes mit dem 1. Codon bindet die Aminoacyl-tRNS an die spätere P-Stelle und läßt die A-Stelle frei. Damit ist durch die Bindung der tRNS an das erste zu übersetzende Codon der mRNS der Leserahmen definiert. Die Erkennung dieses spezifischen Initiationscodons hängt offensichtlich von der Sekundärstruktur der mRNS-Moleküle ab. Zusätzlich ist bei Prokaryoten und sehr wahrscheinlich auch bei Eukaryoten eine spezifische Nucleotidsequenz komplementär zu einem Teil der 16S (18S)-ribosomalen RNS notwendig.

Bei Prokaryoten wird für die Initiation eine spezifische Aminoacyl-tRNS benötigt. **N-Formylmethionyl-tRNS** ist immer die erste Aminosäure eines Proteins. Auch bei Eukaryoten ist Methionin die N-terminale Aminosäure vieler Proteine, allerdings erfolgt hier keine Formylierung der Methionyl-tRNS. Bei Prokaryoten täuscht die N-Formylierung der Methionyl-tRNS der P-Stelle des Ribosoms eine Peptidbindung vor. Bei Prokaryoten existiert darüber hinaus ein Enzym, welches N-terminale Formylreste oder N-terminale Methionylreste von Proteinen abspaltet, häufig sogar noch vor dem Abschluß der vollständigen Synthese dieses Proteins.

Elongation

Während der im Verlauf der Initiation erfolgenden Bildung des 80S-Ribosoms bleibt die A-Stelle frei. Die Bindung der richtigen Aminoacyl-tRNS an der A-Stelle erfordert eine richtige Erkennung des Codons. Der Elongationsfaktor 1 (EF-1) bildet mit GTP und der entsprechenden Aminoacyl-tRNS einen Komplex (Abb. 30.12). Dieser Komplex ermöglicht der Aminoacyl-tRNS die Bindung an die A-Stelle, wobei ein Komplex aus EF-1 und GDP sowie Phosphat freigesetzt wird. Wie aus Abb. 30.12 hervorgeht, wird aus EF-1·GDP mit Hilfe löslicher Proteinfaktoren und GTP EF-1·GTP regeneriert.

Die α-Aminogruppe der neuen Aminoacyl-tRNS in der A-Stelle greift die veresterte Carboxylgruppe der Peptidyl-tRNS an der P-Stelle **nucleophil** an. Diese Reaktion wird durch eine Proteinkomponente der 60S-ribosomalen Untereinheit katalysiert, welche auch als **Peptidyltransferase** bezeichnet wird. Da die Aminosäure der Aminoacyl-tRNS bereits in „aktivierter" Form vorliegt, wird für die Knüpfung der Peptidbindung keine weitere Energiequelle benötigt. Als Ergebnis der Reaktion befindet sich die wachsende Peptidkette nun auf der A-Stelle der tRNS.

Nach Übertragung des Peptidylrests von der tRNS der P-Stelle auf die A-Stelle macht die nun entladene tRNS die P-Stelle rasch frei. Elongationsfaktor 2 (EF-2) und GTP sind nun für die Translokation der neugebildeten Peptidyl-tRNS von der A-Stelle auf die freie P-Stelle

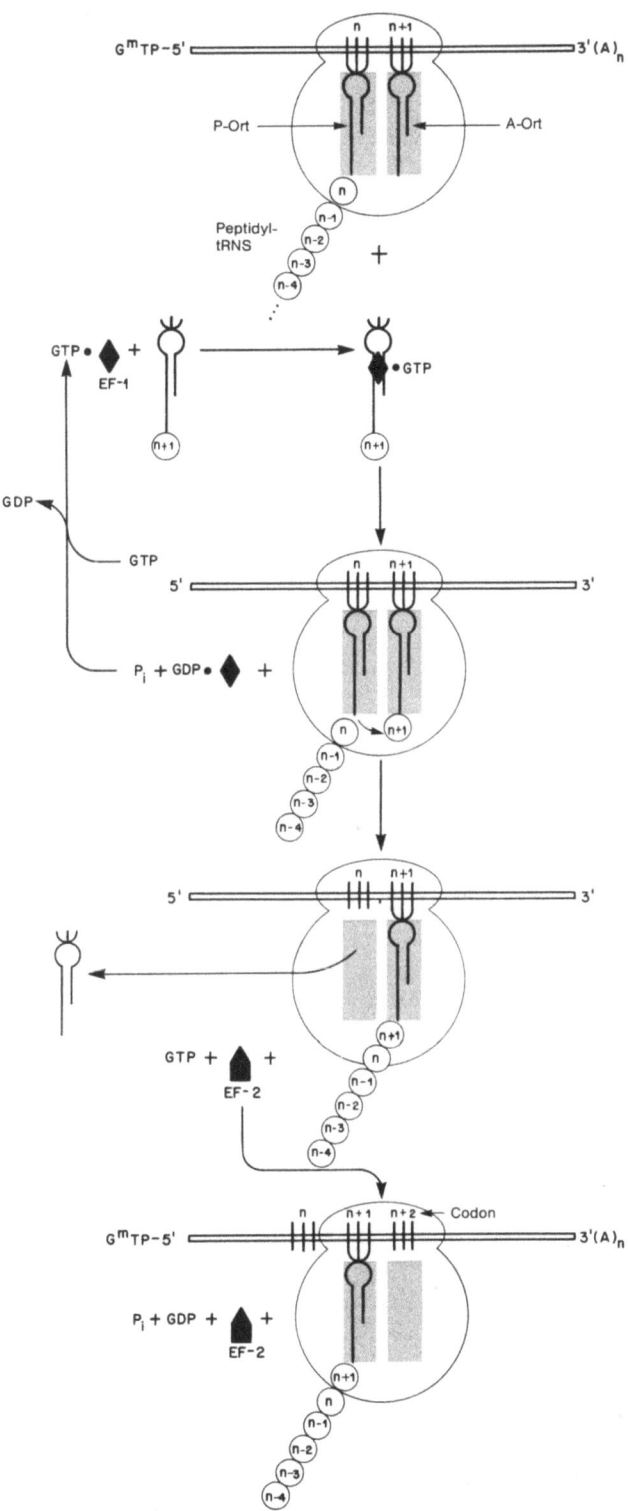

Abb. 30.12. Schematische Darstellung der Elongation eines Peptids während der Proteinbiosynthese. Die kleinen mit n−1, n, n+1 markierten Kreise stellen die Aminosäurereste des neugebildeten Proteinmoleküls dar. EF-1 und EF-2 stehen für die Elongationsfaktoren 1 und 2. Die Peptidyl-tRNS und die Aminoacyl-tRNS-Orte auf dem Ribosom werden durch P-Ort und A-Ort wiedergegeben

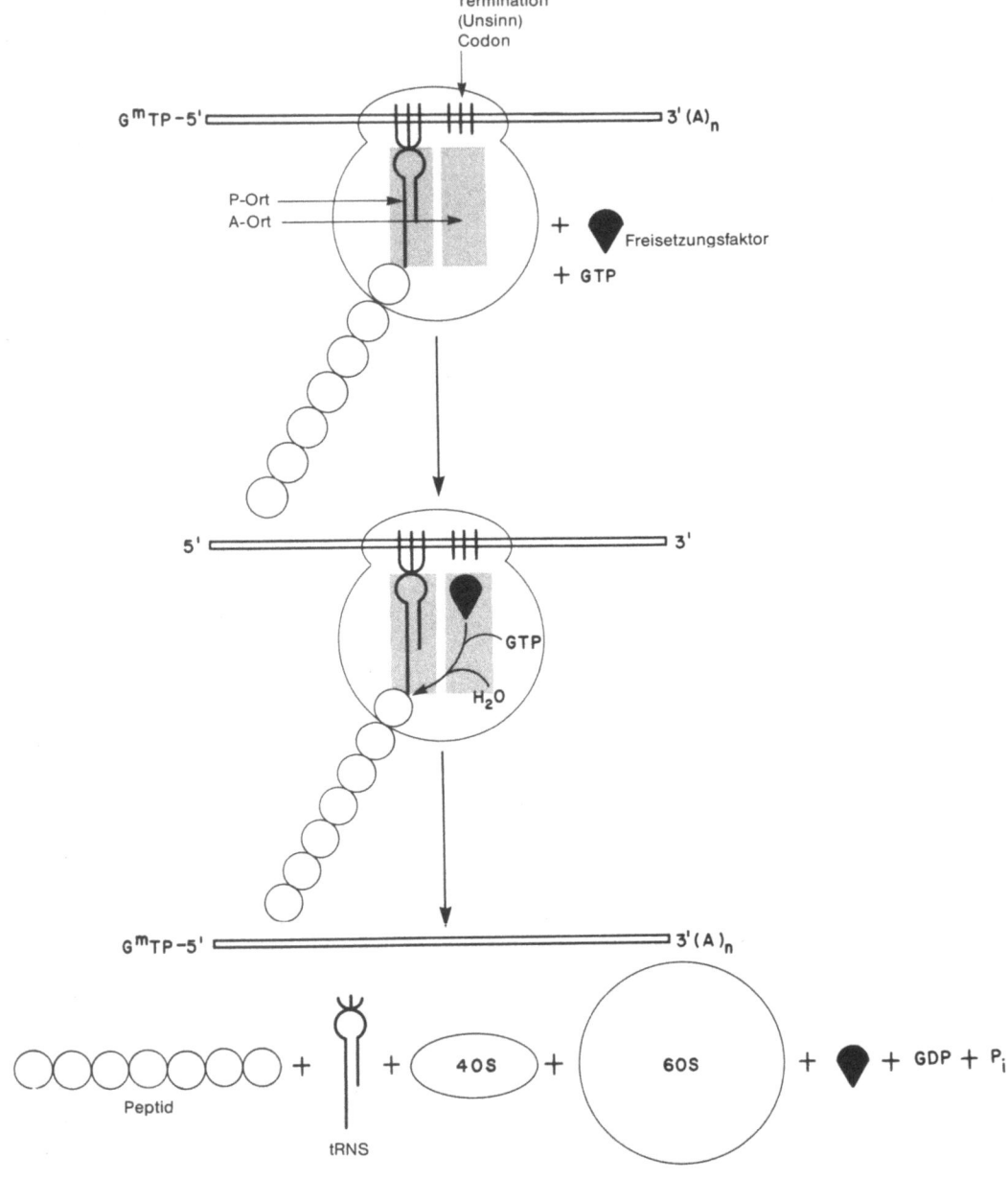

Abb. 30.13. Schematische Darstellung der Termination der Proteinbiosynthese. Die Peptidyl-tRNS und die Aminoacyl-tRNS-Orte werden als P-Ort und als A-Ort wiedergegeben. Die Hydrolyse des Peptidyl-tRNS-Komplexes ist ebenfalls dargestellt (Teilnahme von H_2O an der Reaktion)

verantwortlich. Das an EF-2 gebundene GTP wird dabei zu GDP und Phosphat hydrolysiert. Durch diese Translokation, die nicht nur die neugebildete Peptidyl-tRNS, sondern auch das entsprechende Codon der mRNS betrifft, wird die A-Stelle für einen weiteren Cyclus der Aminoacyl-tRNS-Erkennung und -Elongation freigemacht.

Die Beladung eines tRNS-Moleküls mit dem Aminoacylrest erfordert die Hydrolyse eines ATP zu AMP, was der Hydrolyse von 2 ATP zu 2 ADP und Phosphat entspricht. Die Bindung der Aminoacyl-tRNS an der A-Stelle erfordert die Hydrolyse eines GTP zu GDP; die Translokation der neugebildeten Peptidyl-tRNS der A-Stelle zur P-Stelle verläuft ebenfalls unter Spaltung von GTP zu GDP. **Der Energiebedarf für die Bildung einer Peptidbindung entspricht also der Hydrolyse von 2 ATP zu ADP und 2 GTP zu GDP.**

Termination

Nachdem die entsprechende Menge von Elongationscyclen abgeschlossen ist, erscheint das Terminationscodon der mRNS auf der A-Stelle. Ein tRNS-Molekül mit einem entsprechenden komplementären Anticodon ist nicht vorhanden. Anstatt dessen erkennen sog. **Freisetzungsfaktoren** das Vorhandensein eines Terminationssignals auf der A-Stelle (Abb. 30.13). Dieser Freisetzungsfaktor katalysiert zusammen mit GTP und der **Peptidyltransferase** die Hydrolyse der Bindung zwischen dem Peptid und der auf der P-Stelle befindlichen tRNS. Dabei werden sowohl das Protein als auch die tRNS von der P-Stelle abgelöst. Danach kommt es zur Dissoziation des 80S-Ribosoms in die beiden Untereinheiten, die danach für die Bildung eines neuen Initiationskomplexes zur Verfügung stehen.

Die Freisetzungsfaktoren sind Proteine, die die Bindung zwischen Peptidrest und tRNS der Peptidyl-tRNS dann hydrolysieren, wenn an der A-Stelle ein Terminationscodon erscheint.

Dieselbe mRNS kann gleichzeitig von vielen Ribosomen übersetzt werden. Wegen ihrer Größe beträgt der Abstand der Ribosomen auf einer mRNS mehr als 80 Nucleotide. Viele Ribosomen auf der gleichen mRNS bilden ein sog. Polyribisom oder **„Polysom"**. Während maximaler Syntheseleistung korreliert die Zahl der an eine mRNS gebundenen Ribosomen und damit die Größe des Polysoms positiv mit der Länge des mRNS-Moleküls. Natürlich ist dabei die Masse eines einzelnen mRNS-Moleküls im Vergleich zu derjenigen nur eines Ribosoms verhältnismäßig klein.

Ein Ribosom aus einem tierischen Organismus kann in 2 min etwa 200 Codons in eine Aminosäuresequenz übersetzen, wobei ein Protein mit einem Molekulargewicht von etwa 20000 entsteht. Aktiv Protein synthetisierende Ribosomen können sowohl als freie Partikel im Cytoplasma der Zelle vorkommen oder aber an das endoplasmatische Reticulum gebunden sein. Diese Bindung von Ribosomen oder Polysomen verleiht dem endoplasmatischen Reticulum seinen aus elektronenmikroskopischen Untersuchungen abgeleiteten „rauhen" Charakter. Die durch die Ribosomen des rauhen endoplasmatischen Reticulums synthetisierten Proteine werden in die Zisternen des rauhen endoplasmatischen Reticulums gebracht und von dort verteilt. Ein Teil dieser Proteine wird im Golgi-Apparat in Zymogenpartikel verpackt und zur Sekretion bereitgestellt (s. auch Kap. 32). Im Gegensatz dazu sind die Polysomen im Cytosol für die Biosynthese von Proteinen verantwortlich, die für die Aufrechterhaltung intracellulärer Funktionen benötigt werden.

Prozessierung von Proteinen

Einige animale Viren, besonders der Poliovirus (ein RNS-Virus), synthetisieren lange polycistronische Proteine mit einem mRNS-Molekül als Matrize. Diese Proteinmoleküle werden nach ihrer Synthese an spezifischen Stellen gespalten, so daß die verschiedenen spezifischen Proteine entstehen, die für die Funktion des Viruspartikels notwendig sind. Bei tierischen Zellen werden viele Proteine nach ihrer Synthese posttranslational modifiziert. So wird beispielsweise Insulin, ein aus 2 Peptidketten bestehendes Proteohormon mit entsprechenden Disulfidbrücken, als Präproinsulin synthetisiert. Das Polypeptid Proinsulin faltet sich so, daß die richtigen Disulfidbrücken entstehen, wonach durch eine spezifische Protease ein Segment des Moleküls unter Bildung des fertigen Insulins herausgeschnitten wird (s. Abb. 38.1).

Viele andere Peptidhormone werden als Prohormone synthetisiert, welche modifiziert werden müssen, um volle biologische Aktivität zu erreichen. Zu derartigen posttranslationalen Modifikationen gehört die Entfernung der N-terminalen Aminosäurereste durch spezifische Aminopeptidasen. Kollagen, ein im extracellulären Raum häufiges Protein höherer Eukaryoter wird als Prokollagen synthetisiert. 3 Prokollagenmoleküle, die häufig unterschiedliche Sequenz zeigen, lagern sich aneinander, wobei dieser Vorgang vom Vorhandensein besonderer aminoterminaler Peptide abhängt. Spezifische Enzyme führen danach Hydroxylierungs- und Oxidationsreaktionen an entsprechenden Aminosäureresten aus, so daß das Prokollagenmolekül größere Stabilität durch Quervernetzung erhält. Die aminoterminalen Peptide

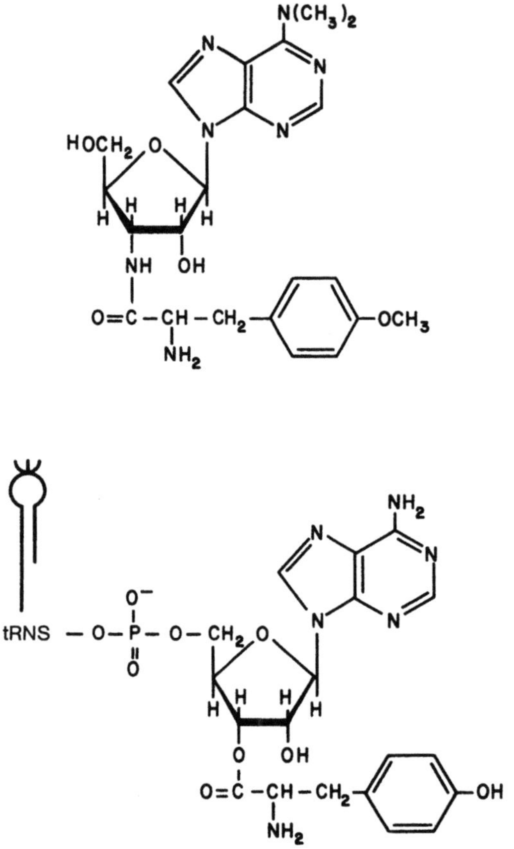

472   30. Proteinbiosynthese und der genetische Code

Tabelle 30.3. Antibiotica als Inhibitoren der Translation

	Eukaryote (Cytoplasma)	Eukaryote (Mitochondrien)	Prokaryote
Initiation			
Aurintricarbonsäure	−	−	+
Elongation			
Amicetin	?	?	+
Anisomycin	−	?	+
Chloramphenicol	−	+	+
Cycloheximid	+	−	−
Fusidinsäure	?	?	+
Lincocin	−	?	+
Puromycin	+	+	+
Sparsomycin	+	+	+
Tetracycline	−	+	+
Termination			
Anisomycin	?	?	*
Amicetin	?	?	+
Chloramphenicol	−	+	+
Erythromycin	−	+	+
Lincocin	?	?	+
Sparsomycin	+	+	+
Streptomycin	+	±	+

+ = Hemmung; − = keine Hemmung; * = Stimulierung; ? = unbekannt

Abb. 30.14. Strukturen des Antibioticums Puromycin und des 3'-terminalen Teils der Tyrosyl-tRNS

werden anschließend abgespalten, wobei das Endprodukt, das unlösliche Kollagenmolekül, entsteht (s. Kap. 34).

Inhibitoren der Proteinbiosynthese

Viele klinisch wirkungsvolle Antibiotica hemmen spezifisch die Proteinbiosynthese von Prokaryoten. Im allgemeinen erfolgt die Hemmung durch spezifische Wechselwirkung mit den Proteinen prokaryoter Ribosomen. Eine ganze Reihe dieser Antibiotica beeinflußt die ribosomalen Partikel von Eukaryoten nicht, weswegen sie für eukaryote Organismen nicht toxisch sind.

Puromycin (Abb. 30.14) ist ein Strukturanaloges der Tyrosinyl-tRNS. Es bindet über die A-Stelle der Ribosomen an das carboxyterminale Ende der wachsenden Peptidkette und verursacht dadurch die vorzeitige Ablösung des Peptids. Aus diesem Grund ist Puromycin ein effektiver Hemmstoff der Proteinbiosynthese sowohl bei Pro- als auch bei Eukaryoten.

Das Diphtherietoxin ist ein Exotoxin von Corynebacterium diphtheriae, welches mit einem spezifischen lysogenen Phagen infiziert ist. Es katalysiert die ADP-Ribosylierung von EF-2 von Säugetierzellen. Durch diese Modifikation wird EF-2 inaktiviert und die Proteinbiosynthese von Säugetierzellen gehemmt. Viele Organismen, wie beispielsweise Mäuse, sind gegenüber dem Diphtherietoxin resistent. Diese Resistenz ist allerdings darauf zurückzuführen, daß das Diphtherietoxin die Zellmembranen nicht passieren kann.

In Tabelle 30.3 ist die Wirkung wichtiger Antibiotica auf die Proteinbiosynthese zusammengestellt.

31 Regulation der Genexpression

David W. Martin

Jede somatische Zelle eines vielzelligen Organismus enthält die gleiche genetische Information. Ausnahmen bilden die wenigen Zellen, die amplifizierte oder neu arrangierte Gene bilden, um spezialisierte Funktionen ausüben zu können. Die Verwirklichung der genetischen Information muß während der Ontogenese und Differenzierung eines Organismus und seiner cellulären Bestandteile sehr genau reguliert werden. Darüber hinaus muß die Exprimierung der genetischen Information auch durch exogene Einflüsse beeinflußt werden können, damit ein Organismus sich an seine Umgebung anpassen und Energie und Nahrungsstoffe einsparen kann. Während der Evolution der Organismen sind eine Reihe regulatorischer Mechanismen entstanden, die die Zellen dazu befähigen, sich in einer sehr komplexen Umgebung zu behaupten. Säugetiere besitzen im Vergleich zum Bacterium E. coli etwa das 1000fache der genetischen Information. Sehr wahrscheinlich wird jedoch ein großer Teil dieser Zusatzinformation für die Regulation der Genexpression benutzt.

Einfach ausgedrückt finden sich nur 2 Typen der **Genregulation**, eine **positive** und eine **negative** (Tabelle 31.1). Wird die Exprimierung der genetischen Information quantitativ durch ein bestimmtes regulatorisches Element gesteigert, spricht man von **positiver Regulation**, im umgekehrten Fall von **negativer**. Das die negative Regulation vermittelnde Element oder Molekül ist ein **negativer Regulator**, im umgekehrten Fall handelt es sich um einen **positiven Regulator**. Man beachte dabei jedoch auch, daß doppelt negative Regulatoren auftreten können, so daß sich ein positiver Effekt einstellt. So wird beispielsweise ein Effector, der die Funktion eines negativen Regulators hemmt, insgesamt zu einer positiven Regulation führen. Auf den ersten Blick scheinen viele regulierte Systeme induziert zu sein, bei genauerer Betrachtung stellt sich jedoch heraus, daß es sich um eine Dereprimierung handelt (s. auch Kap. 9). Bezüglich der zeitlichen Zusammenhänge können 3 verschiedene Antworten auf ein regulatorisches Signal vorkommen. Sie sind schematisch in Abb. 31.1 dargestellt.

Eine **Antwort des Typs A** ist dadurch charakterisiert, daß eine gesteigerte Genexpression von der dauernden Anwesenheit des induzierenden Signals abhängt. Wird es entfernt, vermindert sich die Genexpression auf den basalen Spiegel, steigt jedoch sofort wieder an, wenn das spezifische Signal erneut auftritt. Eine Antwort dieses Typs findet sich bei vielen höheren Organismen unter der Einwirkung von **Induktoren**, wie beispielsweise **Steroidhormonen** (s. Kap. 33).

Eine **Antwort des Typs B** tritt dann auf, wenn die Steigerung der Genexpression auch bei andauernder Anwesenheit des regulatorischen Signals nur vorübergehend auftritt. Nach Verschwinden dieses Signals und einer entsprechenden Erholungsphase der Zelle kann bei erneutem Auftreten des Regulators wiederum die

Tabelle 31.1. Wirkungen positiver und negativer Regulation auf die Genexpression

	Geschwindigkeit der Genexpression	
	Negative Regulation	Positive Regulation
Regulator vorhanden	Vermindert	Gesteigert
Regulator fehlend	Gesteigert	Vermindert

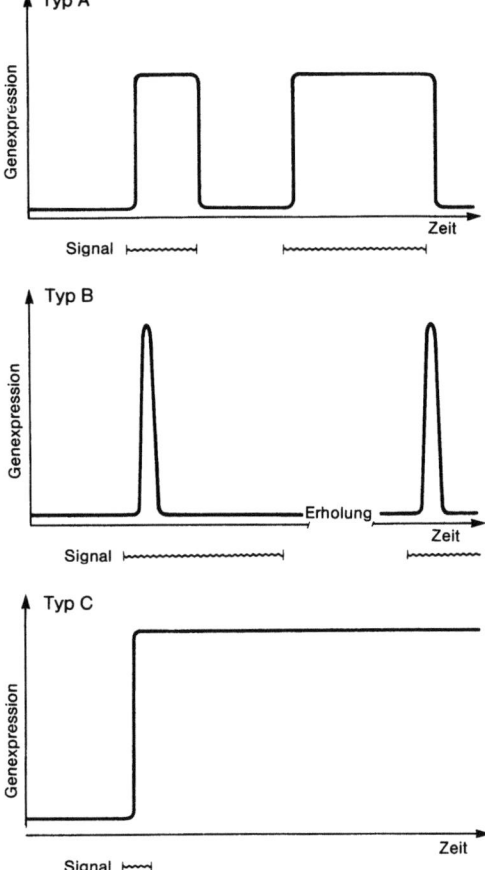

Abb. 31.1. Schematische Darstellung der Möglichkeiten, wie sich die Genexpression aufgrund eines spezifischen regulatorischen Signals, z. B. eines Hormons, ändern kann

vorübergehende Steigerung der Genexpression beobachtet werden. Dieser Typ der Regulation findet sich häufig während der Entwicklung eines Organismus, wenn während bestimmter Phasen der Differenzierung trotz dauernder Anwesenheit spezifischer Regulatoren nur vorübergehend spezifische Genprodukte benötigt werden.

Bei einer **Antwort des Typs C** steigt als Antwort auf das regulatorische Signal die Genexpression an und bleibt auch nach Entfernung des Signalmoleküls bestehen. In diesem Fall wirkt das Signal als Auslöser. Antworten dieses Typs finden sich häufig bei Differenzierungsvorgängen. Ist die Genexpression in einer Zelle einmal in Gang gesetzt, wird sie auch in den Tochterzellen nicht beendet, sie ist irreversibel und erblich.

Modelle für das Studium der Regulation der Genexpression

Aufbauend auf dem besseren Verständnis für den Informationsfluß vom Gen über spezifische mRNS bis zum Protein konnte sehr viel Information darüber gewonnen werden, wie in Prokaryoten die Genexpression reguliert wird. Erst in den letzten Jahren wurden nennenswerte Erkenntnisse über die Genregulation auch bei höheren Organismen gewonnen. Zunächst wird in diesem Kapitel die Genregulation prokaryoter Systeme besprochen werden. Dabei werden weniger die eindrucksvollen genetischen Untersuchungen als vielmehr die physiologischen Erkenntnisse und Schlußfolgerungen behandelt. Zuvor sollen jedoch einige Begriffe geklärt werden.

Ein **Cistron** ist die kleinste Einheit der genetischen Expression. Wie bereits in Kap. 9 beschrieben, sind einige Enzyme und andere Proteinmoleküle aus 2 oder mehr nichtidentischen Untereinheiten zusammengesetzt. Auf sie trifft das „1 Gen – 1 Enzym"-Konzept nicht zu. Das Cistron ist die genetische Einheit, die für die Struktur einer Untereinheit eines Proteinmoleküls codiert und damit die kleinste Einheit der Genexpression. Man sollte infolgedessen besser formulieren 1 Cistron – 1 Untereinheit.

Um ein **induzierbares Gen** handelt es sich, wenn als Antwort auf einen Induktor als spezifisches regulatorisches Signal eine gesteigerte Bildung des Genprodukts auftritt.

Einige Gene werden als **konstitutiv** bezeichnet. Sie werden mit einigermaßen konstanter Geschwindigkeit exprimiert und unterliegen offensichtlich keinerlei Regulation. Als Folge einer Mutation werden induzierbare Genprodukte konstitutiv. Eine derartige Mutation wird infolgedessen auch als **konstitutive Mutation** bezeichnet.

Regulation der Genexpression bei Prokaryoten

Lac-Operon

Francois Jacob und Jacques Monod beschrieben in einer heute klassischen Publikation 1961 das **Operon-Modell**. Ihre Hypothese basierte im wesentlichen auf Beobachtungen über die Regulation des Laktosestoffwechsels in E. coli.

Regulation der Genexpression bei Prokaryoten

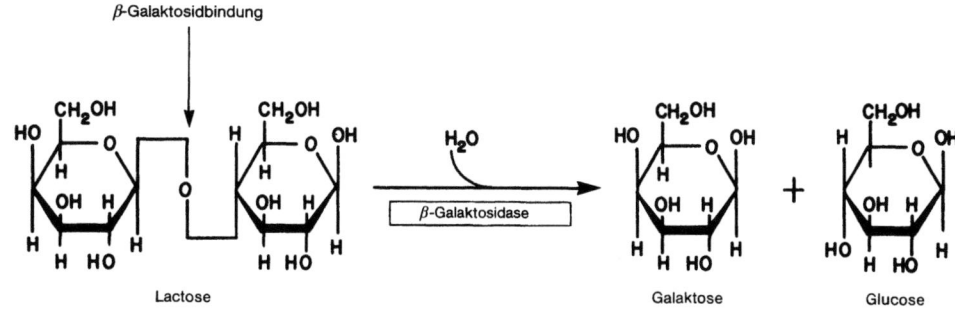

Abb. 31.2. Die Hydrolyse von Laktose zu Galaktose und Glucose durch das Enzym β-Galaktosidase

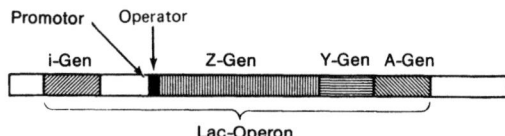

Abb. 31.3. Räumliche Beziehungen zwischen den regulatorischen Genen und den Strukturgenen des Lac-Operons

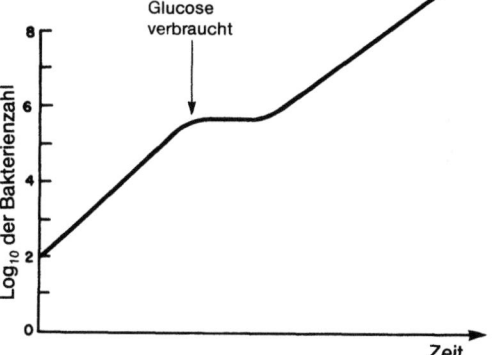

Abb. 31.4. Diauxische Wachstumskurve, wenn E. coli auf einer Mischung von Glucose und Lactose wächst

Die hierfür verantwortlichen Mechanismen sind wahrscheinlich bei keinem anderen Organismus so genau untersucht worden. **β-Galaktosidase** hydrolysiert das β-Galaktosid Lactose zu Galaktose und Glucose (Abb. 31.2). Das Struktur (Z)-Gen für die β-Galaktosidase ist mit den für die Galaktosepermeation in die Zelle (Y) und für die Galaktosidacetylase (A) verantwortlichen Genen verknüpft. Die Strukturgene für alle 3 Enzyme bilden damit einen Teil des in Abb. 31.3 dargestellten Lac-Operons. Es enthält in einer genau definierten genetischen Anordnung die Strukturgene sowie die regulatorischen Gene und ermöglicht damit die koordinierte Exprimierung der 3 für den Lactosestoffwechsel benötigten Enzyme.

Werden dem Nährmedium von E. coli Lactose oder spezifische Lactoseanaloge zugesetzt, steigen die Aktivitäten der β-Galaktosidase, der Galaktosidpermease und der Galaktosidacetylase um das 10- bis 100fache an. Es handelt sich um eine Antwort des Typs A (s. Abb. 31.1). Nach Entfernung des Signals oder Induktors nimmt die Synthesegeschwindigkeit aller 3 Enzyme ab. Da bei Bakterien kein proteolytischer Abbau von Enzymen vorkommt, bleibt daher der Aktivitätsspiegel der β-Galaktosidase und der anderen genannten Enzyme unverändert und wird nur durch Zellteilung „verdünnt".

Versetzt man E. coli sowohl mit Lactose als auch mit Glucose als Kohlenstoffquelle, kommt es zunächst zur Glucoseverstoffwechslung. Anschließend findet ein kurzfristiger Wachstumsstop statt, bis die Gene des Lac-Operons induziert sind und damit die Lactoseverstoffwechslung möglich geworden ist. Ein derartiger Wachstumstyp in Anwesenheit von zwei Kohlenstoffquellen wird auch als **Diauxie** bezeichnet (Abb. 31.4).

Obwohl Lactose schon zu Beginn der Wachstumsphase vorhanden war, kommt es zur Induktion der notwendigen Enzyme erst nach dem Verbrauch der Glucose. Man glaubte ursprünglich, daß dieses Phänomen dadurch zustande kommt, daß ein Glucosekatabolit das Lactoseoperon reprimiert. Infolgedessen wurde es auch als **Katabolitrepression** bezeichnet. Man weiß heute, daß die Katabolitrepression in Wirklichkeit durch ein **Katabolitgen-Aktivatorprotein (CAP)** und **cAMP** vermittelt wird. Eine Reihe induzierbarer Enzymsysteme oder Operons bei E. coli und anderen Prokaryoten unterliegt der Katabolitrepression (s. unten).

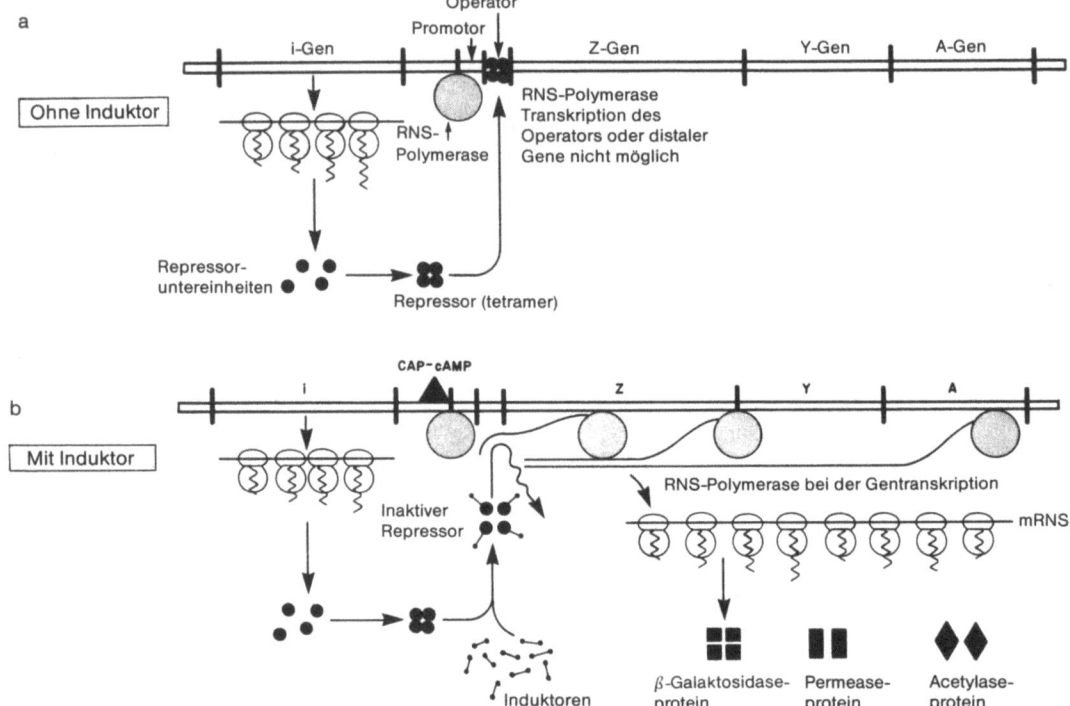

Abb. 31.5. Der Mechanismus der Repression und Derepression des Lac-Operons. In Abwesenheit von Induktor *(A)* bilden die konstitutiv synthetisierten Produkte des i-Gens ein Repressormolekül, welches an den Operator bindet, so daß die RNS-Polymerase nicht an den Promotor binden kann. Auf diese Weise wird die Transkription der Strukturgene Z, Y und A verhindert. In Anwesenheit eines Induktors *(B)*, bildet das konstitutiv exprimierte i-Gen Repressormoleküle, die durch den Induktor inaktiviert werden und deswegen nicht mit dem Operator in Wechselwirkung treten können. In Anwesenheit von cAMP und dessen Bindungsprotein (CAP), kann die RNS-Polymerase die Strukturgene Z, Y und A transkribieren. Das dabei entstehende polycistronische mRNS-Molekül kann danach in die entsprechenden Proteinmoleküle β-Galaktosidase, Permease und Acetylase umgeschrieben werden, womit der Lactoseabbau gestartet werden kann

Abb. 31.5 faßt die molekularen Vorgänge bei der Induktion des Lac-Operons zusammen.
Die Expression des normalen i-Gens des Lac-Operons ist **konstitutiv**, erfolgt also mit konstanter Geschwindigkeit. Als Resultat bilden sich die Untereinheiten des **Lac-Repressors**. Vier identische Untereinheiten mit einem Molekulargewicht von 38 000 assemblieren zu einem vollständigen Repressormolekül. Dieses hat eine hohe Affinität für den **Operator** (K_d etwa 10^{-12} mol/l). Der Operator besteht aus einer etwa 27 Basenpaare langen doppelsträngigen DNS-Region mit einer 2fachen Rotationssymmetrie (unterstrichene Regionen in bezug auf die gepunktete Achse):

5'-AATTGTGAGC G GAT AACAATT

3'-TTAACACTCG C CTA TTGTTAA

Die minimale für die Bindung des Lac-Repressors benötigte Größe des Operators beträgt 17 Basenpaare. Dabei binden immer nur 2 Untereinheiten des Repressors an den Operator. Innerhalb der 17 Basenpaarregion ist wenigstens eine Base jedes Paares an der Erkennung und Bindung des Lac-Repressors beteiligt. Die Bindung findet dabei im wesentlichen innerhalb der großen Furche des DNS-Doppelstrangs statt, eine Veränderung der helikalen Struktur ist also nicht erforderlich. Die Aminosäurereste 1–52 der Repressoruntereinheiten erkennen DNS unspezifisch, die Aminosäurereste 53–58 binden dagegen spezifisch an die aus 17 Basenpaaren bestehende Region des Operators. Ihre Länge beträgt etwa 6–7 nm. Die Aminosäurereste der Positionen 74 und 75 binden spezifisch den Induktor an das Repressormolekül. Der Operator liegt zwischen dem

Promotor als der Bindungsstelle der DNS-abhängigen RNS-Polymerase und dem Start des Z-Gens, also dem Strukturgen für die β-Galaktosidase (Abb. 31.3). Nach Bindung an den Operator verhindert das Repressormolekül die Transkription sowohl des Operators als auch der Strukturgene Z, Y und A. Das Repressormolekül ist also ein negativer Regulator. Pro Zelle finden sich normalerweise 20–40 Repressormoleküle und 1–2 Operatoren.

Eine Induktion des Lac-Operons kann durch Lactose oder ein nichtmetabolisierbares Lactoseanaloges erfolgen.

Nach Zusatz derartiger Induktoren erfolgt rasch die Induktion der β-Galaktosidase, der Permease und der Acetylase. Geringe Mengen des Induktors penetrieren auch in Abwesenheit der Permease in die Bakterienzelle. Sowohl die freien als auch die an den Operator gebundenen Repressormoleküle haben eine hohe Affinität für den Induktor. Seine Bindung an ein Repressormolekül führt zur Lösung der Bindung zwischen Repressor und Operator. Sowie eine DNS-abhängige RNS-Polymerase am Promotor gebunden hat, wird die Transkription beginnen. Dabei entsteht eine polycistronische mRNS, deren 5'-Terminus komplementär zum codogenen Strang des Operators ist. Auf diese Weise führt ein Induktor zur Dereprimierung des Lac-Operons und damit zur Transkription der Strukturgene für die Galaktosidase, Galaktosidpermease und Galaktosidacetylase. Die Translation der polycistronischen mRNS findet dabei bereits vor Beendigung der Transkription statt. Die Derepression des Lac-Operons ermöglicht der Zelle, die für den Lactoseabbau benötigten Enzyme zu synthetisieren und damit aus dem Lactosestoffwechsel Energie zu gewinnen. Damit die RNS-Polymerase an den Promotor binden kann, wird das Katabolitgen-Aktivierungsprotein (CAP) benötigt, an das cAMP gebunden ist.

Über unabhängige Mechanismen ist gewährleistet, daß das Bacterium cAMP nur dann bildet, wenn ihm eine entsprechende Kohlenstoffquelle fehlt. Ist sie vorhanden (z. B. Glucose oder Glycerin in Konzentrationen, die das Wachstum aufrechterhalten können), ist zu wenig cAMP für die Bindung an CAP vorhanden. Es fehlt also cAMP-gesättigtes CAP, was zur Folge hat, daß die DNS-abhängige RNS-Polymerase die Transkription des Lac-Operons nicht beginnen kann. In Anwesenheit des CAP-cAMP-Komplexes am Promotor beginnt jedoch die Transkription. Der CAP-cAMP-Regulator wirkt also als positiver Regulator, da seine Anwesenheit für die Genexpression benötigt wird. Das Lac-Operon unterliegt also sowohl einer positiven als auch einer negativen Regulation. Dieses Phänomen führt zum Phänomen der Diauxie, wenn E. coli sowohl auf Glucose als auch auf Lactose wächst.

Die Expression des Lac-Operons wird dann konstitutiv, wenn durch eine Mutation des i-Gens sein Genprodukt, der Lac-Repressor nicht mehr an den Operator binden kann. Verhindert die Mutation des i-Gens jedoch die Bindung eines Induktors an der Repressor, bleibt das Lac-Operon auch in Anwesenheit eines Induktors reprimiert.

Bacteriophage Lambda (λ)

Einige Bakterien beherbergen Viren, die sich entweder in einer Art Ruhezustand innerhalb des bakteriellen Chromosoms aufhalten oder aber innerhalb des Bacteriums replizieren und dann zur Lyse und zum Untergang des Wirts führen. Einige Typen von E. coli können als derartigen „temperenten" Virus den Bacteriophagen Lambda (λ) beherbergen. Bei Infektion einer empfindlichen E.-coli-Zelle mit dem λ-Phagen kommt es zunächst zur Injektion dessen linearen DNS-Moleküls in die Zelle. Es besteht aus etwa 45000 Basenpaaren (Abb. 31.6). In Abhängigkeit vom Ernährungszustand der Bakterienzelle kommt es entweder zur **Integration** der λ-DNS in das **Wirtsgenom (lysogener Weg)** oder aber zur Replikation, bis etwa 100 Kopien des kompletten mit einer Proteinhülle verpackten Virus entstanden sind, die zur **Lyse** des Wirts führen **(lytischer Weg)**. Beim lysogenen Weg bleibt das λ-Genom bis zu einer späteren Aktivierung im Ruhezustand.

Dieser Ruhezustand wird erst dann aufgehoben, wenn die Wirtszelle mit Verbindungen in Kontakt kommt, die zu einer Störung der DNS führen. Dies führt zur sofortigen Induktion des ruhenden Bacteriophagen, zur Transkription und anschließenden Translation der zum Phagen gehörigen Gene, die dann für die Exzision aus dem Wirtschromosom, für die DNS-Replikation und die Synthese der Hüllproteine verantwortlich sind. Die DNS-Schädigung wirkt wie ein Genexpressionssignal des Typs C (Abb. 31.1). Nachdem die Induktion des λ-Pha-

478 31. Regulation der Genexpression

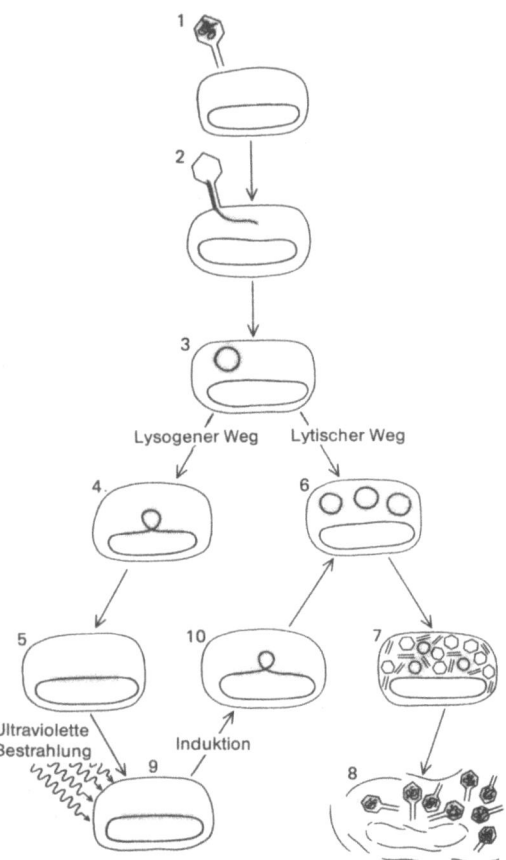

Abb. 31.6. Die Infektion des Bacteriums E. coli mit dem Lambda-Virus beginnt, wenn ein Viruspartikel sich an die Bakterienzelle anlagert *(1)* und seine DNS *(schraffiert)* in die Zelle injiziert *(2, 3)*. Je nachdem, welche der beiden Sätze von viralen Genen angeworfen wird, kann die Infektion über 2 Möglichkeiten ablaufen. Beim lysogenen Weg wird die Virus-DNS in das Bakterienchromosom integriert *(4, 5)*. Hier wird es passiv mit jeder Teilung der Bakterienzelle repliziert. Das „schlafende" Virus wird auch als Prophage bezeichnet, die Wirtszelle als Lysogen. Beim lytischen Infektionsmodus repliziert die virale DNS sich selbst *(6)* und leitet die Biosynthese viraler Proteine ein *(7)*. Auf diese Weise entstehen etwa 100 neue Viruspartikel. Die proliferierenden Viren lysieren oder sprengen die Zelle *(8)*. Ein Prophage kann beispielsweise durch ultraviolette Bestrahlung „induziert" werden *(9)*. Diese „Induktion" betätigt einen „Schalter", so daß jeweils unterschiedliche Sätze von Genen angeschaltet werden. Die virale DNS bildet eine Schleife auf dem Chromosom *(10)* und repliziert; das Virus entwickelt sich über den lytischen Weg. [Nach Ptashne M, Johnson AD, Pabo CO (1982) A genetic switch in a bacterial virus. Sci Am 247: 128]

gen eingeleitet wurde, erfolgt zwangsläufig der Eintritt in den lytischen Weg mit der daraus resultierenden Freisetzung der neugebildeten Bacteriophagen. Das Umschalten vom Ruhezustand (Prophage) zum Zustand der lytischen Infektion ist sowohl genetisch als auch molekular gut untersucht und wird im folgenden beschrieben.

Das Umschalten des λ-Phagen nimmt seinen Ausgang von einer etwa 80 Basenpaare langen Region seiner doppelsträngigen DNS, die auch als **rechter Operator (O_R)** (Abb. 31.7A) bezeichnet wird. Auf der linken Seite von O_R liegt das Strukturgen für den λ-Repressor, auf der rechten Seite das Strukturgen eines weiteren **regulatorischen Proteins**, das als **cro** bezeichnet wird. Solange sich der λ-Phage im Zustand des Prophagen befindet, d. h. in das Wirtsgenom integriert ist, wird nur das Repressorgen des λ-Phagens exprimiert. Beim Übergang in das lytische Wachstum stoppt die Expression des Repressorgens, dagegen wird das cro-Gen und eine Reihe weiterer Gene des λ-Phagen exprimiert. Offensichtlich ist das cro-Gen so lange abgeschaltet, wie das Repressorgen exprimiert wird und umgekehrt. Diese Beobachtung hat zu der Vermutung geführt, daß beide Gene wechselseitig die Exprimierung des jeweils anderen regulieren.

Die Region des Operators kann in 3 aus jeweils 17 Basenpaaren ähnlicher, jedoch nicht identischer DNS-Sequenz bestehende Orte, eingeteilt werden (Abb. 31.7B). Jede dieser 3 Subregionen, O_R1, O_R2 und O_R3 kann entweder Repressor oder cro-Proteine in der großen Furche der DNS-Doppelhelix binden. Die DNS-Region zwischen den cro- und Repressorgenen enthält darüber hinaus 2 Promotoren, die die Bindung der RNS-Polymerase in jeweils spezifischer Orientierung ermöglichen. Der eine Promotor ermöglicht eine Bindung der RNS-Polymerase in der Art, daß die Transkription nach rechts erfolgt, wobei die cro- und weitere distale Gene transkribiert werden. Der andere Promotor bindet die RNS-Polymerase so, daß nur eine Transkription nach links und damit die Transkription des Repressorgens möglich ist (Abb. 31.7B).

Das Produkt des Repressorgens ist das aus 236 Aminosäuren bestehende **Repressorprotein.** Es läßt sich in 2 Domänen einteilen. Die aminoterminale Domäne bindet an die Operator-DNS, die carboxyterminale Domäne ist für die

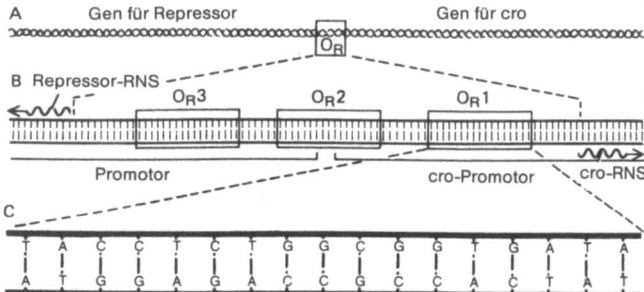

Abb. 31.7. Der rechte Operator (O_R) wird in zunehmenden Vergrößerungen in dieser Abbildung dargestellt. Der Operator besteht aus einer etwa 80 Basenpaaren langen Region der Virus-DNS *(A)*. Links liegen die Gene, welche den Lambda-Repressor codieren, rechts die Gene (cro) für das Regulatorprotein cro. Bei Vergrößerung der Operatorregion *(B)* können 3 Subregionen O_R1, O_R2 und O_R3 unterschieden werden, die jeweils 17 Basenpaare lang sind. Sie sind Erkennungsorte, an welche der Repressor und cro binden können. Die Erkennungsorte überlappen 2 Promotoren, Basensequenzen, an welche das Enzym RNS-Polymerase zur Gentranskription bindet *(Wellenlinie)*. Bei Vergrößerung von O_R1 *(C)* läßt sich dessen Basensequenz erkennen. [Nach Ptashne M, Johnson AD, Pabo CO (1982) A genetic switch in a bacterial virus. Sci Am 247: 128]

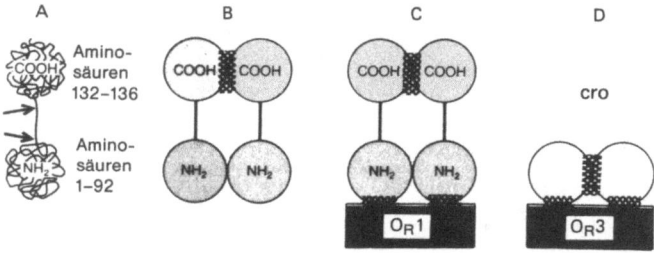

Abb. 31.8. Das Lambda-Repressorprotein besteht aus 236 Aminosäuren. Die Kette faltet sich zu einem hantelförmigen Gebilde mit 2 Substrukturen, einer aminoterminalen (NH_2)-Domäne und einer carboxyterminalen (COOH)-Domäne. Die beiden Domänen sind durch einen proteaseempfindlichen Strang verknüpft *(A)*. Einzelne Repressormoleküle (Monomere) haben die Tendenz zur Dimerisierung *(B)*; ein derartiges Dimer kann unter Bildung von Monomeren wieder dissoziieren. Das Dimer wird im wesentlichen durch Kontakte zwischen den carboxyterminalen Domänen zusammengehalten *(Schraffur)*. Repressordimere binden (und dissoziieren) an die Erkennungsstelle der Operatorregion; dabei zeigen sie die größte Affinität für den Ort O_R1 *(C)*. Die aminoterminale Domäne des Repressormoleküls vermittelt dabei den Kontakt mit der DNS *(Schraffur)*. cro *(D)* hat nur eine einzige Domäne, die dimerisiert und dadurch eine Bindung der Dimeren an den Operator vermittelt, bevorzugt an O_R3. [Nach Ptashne M, Johnson AD, Pabo CO (1982) A genetic switch in a bacterial virus. Sci Am 247: 128]

Bindung eines weiteren Repressorproteins unter Bildung eines Dimeren verantwortlich. Ein Dimeres aus Repressormolekülen bindet sehr viel fester an die Operator-DNS als das Monomere (Abb. 31.8 A–C).

Das Produkt des cro-Gens, das aus 66 Aminosäuren bestehende **cro-Protein**, besteht nur aus einer einzelnen Domäne, bindet jedoch an die Operator-DNS wesentlich fester als Dimeres (Abb. 31.8D). Offensichtlich ist die einzelne Domäne des cro-Proteins sowohl für die Bindung an den Operator wie auch für die Dimerisierung verantwortlich.

In einem lysogenen Bacterium, d.h. einem Bacterium mit dem λ-Prophagen, bindet das Dimere des λ-Repressors bevorzugt an O_R1. Dadurch wird im Sinne einer kooperativen Interaktion (s. Kap. 5) die Bindung eines weiteren Repressordimeren an O_R2 erleichtert (Abb. 31.9). Die Affinität von O_R3 für den Repressor ist die geringste der 3 Operatorsubregionen. Die Bindung des Repressors an O_R1 hat 2 Wirkungen. Sie verhindert einmal die Bindung der RNS-Polymerase an den nach rechts gerichteten Promotor und verhindert dadurch die Expression des cro-Gens. Darüber

480 31. Regulation der Genexpression

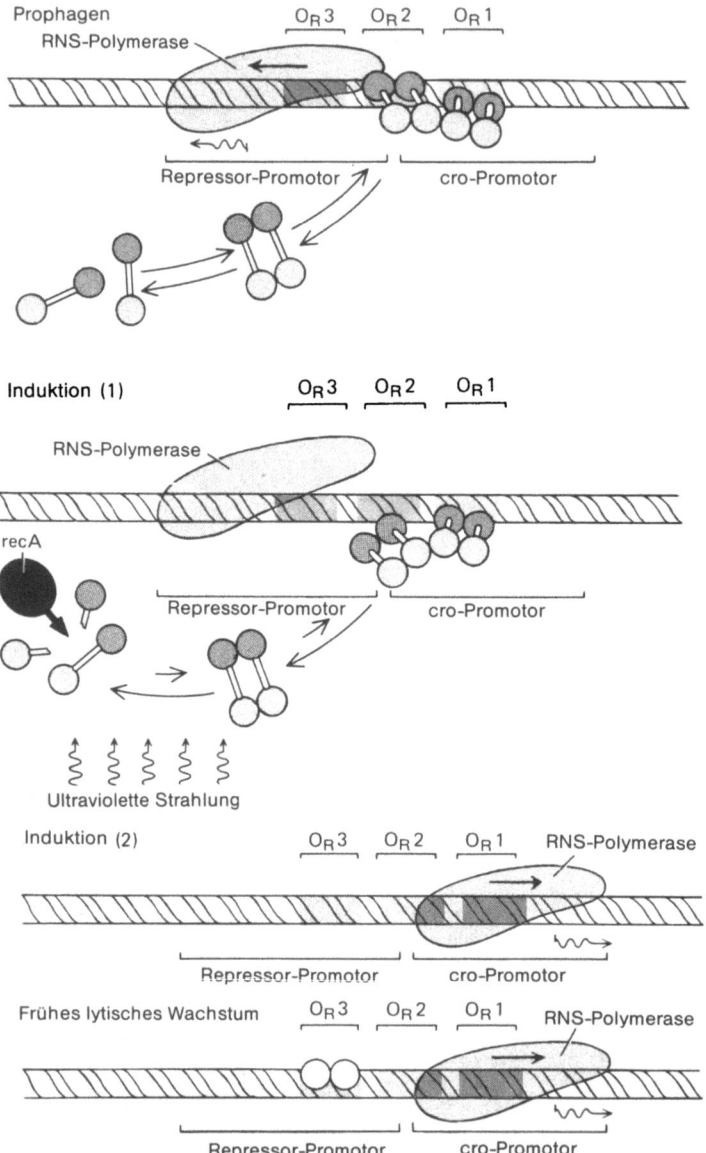

Abb. 31.9. Die jeweilige Konfiguration des Schalters während 4 Stadien des Lebenscyclus des Lambda-Viren ist dargestellt. Der lysogene Weg (der Virus bleibt als Prophage ins Genom integriert) wird dann ausgewählt, wenn ein Repressordimeres an O_R1 bindet, was es sehr wahrscheinlich macht, daß O_R2 ebenfalls mit einem weiteren Dimeren belegt wird. Beim Prophagen *(oben)* verhindern die Repressordimeren an O_R1 und O_R2 eine Bindung der RNS-Polymerase an den rechtsgelegenen Promotor und blockieren die Biosynthese von cro (negative Kontrolle). Die Repressoren verstärken darüber hinaus die Bindung der Polymerase an den linken Promotor (positive Kontrolle), was zur Transkribierung des Repressorgens in RNS *(Wellenlinie)* führt. Damit wird mehr Repressor synthetisiert, was den lysogenen Zustand aufrechterhält. Zur Induktion des Prophagen kommt es, wenn durch ultraviolette Bestrahlung die Protease recA aktiviert wird und damit Repressormonomere gespalten werden. Das Gleichgewicht freier Monomere, freier Dimere und gebundener Dimere wird damit verschoben, Dimere verlassen den Operator. Die Polymerase wird nicht länger veranlaßt, nur an den linken Promotor zu binden, so daß der Repressor nicht länger synthetisiert wird. Mit dem Fortlaufen der Induktion werden die Bindungsstellen für den Operator frei, so daß die Polymerase auch an den rechten Promotor binden kann und cro synthetisiert wird. In einer frühen Phase während des lytischen Wachstums bindet ein einzelnes cro-Dimeres an O_R3, also an den Ort, für den es die höchste Affinität hat. Jetzt kann die Polymerase nicht an den linken Promotor binden, der rechte Promotor bleibt jedoch zugänglich. Die Polymerase bindet hier und transkribiert cro und andere lytische Gene, womit das lytische Wachstum fortgesetzt wird. [Nach Ptashne M, Johnson AD, Pabo CO (1982) A genetic switch in a bacterial virus. Sci Am 247: 128]

hinaus wird die Bindung eines weiteren Repressordimers an O_R2 erleichtert (s. oben). Diese Bindung an O_R2 führt als wichtiger Effekt zu einer Erleichterung der Bindung der RNS-Polymerase an den linksgerichteten Promotor. Dieser erleichtert damit die Transkription und Expression des Repressorgens. Der λ-Repressor ist also ein negativer Regulator, da er die Transkription des cro-Gens verhindert und ein positiver Regulator, da er die Transkription seines eigenen Gens, des Repressorgens erleichtert. Dieser doppelte Effekt des Repressors ist für die Stabilität des Prophagen verantwortlich. Der Repressor verhindert nicht nur die Expression der für die Lyse verantwortlichen Gene, sondern beschleunigt seine eigene Expression, um diesen Zustand der Differenzierung zu stabilisieren. Wenn die Konzentration des Repressorproteins sehr hoch wird, bindet überschüssiger Repressor an O_R3 und vermindert auf diese Weise die Transkription des Repressorgens über den linken Promotor bis die Repressorproteinkonzentration so weit gesunken ist, daß der Repressor von O_R3 abdissoziiert.

Bei jeder Schädigung der DNS des Wirts (z. B. durch ultraviolettes Licht) werden Fragmente einzelsträngiger DNS erzeugt, welche eine durch das bakterielle Genom codierte spezifische Protease aktivieren, die auch als rec A bezeichnet wird (Abb. 31.9). Diese aktivierte rec A-Protease hydrolisiert den Teil des Repressorproteins, der die aminoterminalen und carboxyterminalen Domänen verbindet. Dies verursacht eine Dissoziation der Repressordimeren und damit eine Dissoziation der Repressormoleküle von O_R2 und auch von O_R1. Die Konsequenzen beider Vorgänge können leicht vorhergesagt werden. Die RNS-Polymerase findet sofort Zugang zum nach rechts gerichteten Promotor und beginnt mit der Transkription des cro-Gens, die Verstärkung der nach links gerichteten Transkription – durch das Vorhandensein von Repressor auf O_R2 – geht verloren (Abb. 31.9).

Das cro-Protein bindet als Dimer an die Operatorregion, jedoch wird eine andere Sequenz der Bindung verwirklicht. Die festeste Bindung erfolgt an O_R3, allerdings findet sich kein kooperativer Effekt auf die Bindung des cro-Proteins an O_R2. Sie erfolgt ebenso wie diejenige an O_R1 nur bei sehr hohen Konzentrationen von cro-Protein.

Die Bindung von cro-Protein an O_R3 schaltet sehr rasch die Transkription über den nach links gerichteten Promotor ab und verhindert damit jede weitere Exprimierung des Repressorgens. Dieser Vorgang ist irreversibel und mit der Exprimierung weiterer Gene des λ-Phagens als Teil des lytischen Cyclus verbunden. Wird die Konzentration des cro-Repressorproteins sehr hoch, kommt es zur Besetzung von O_R1, was die cro-Genexpression hemmt. Dieser Vorgang ist in der Tat für die letzten Stufen des lytischen Cyclus notwendig.

Durch Röntgenkristallographie sind dreidimensionale Strukturen des cro-Proteins und des λ-Repressorproteins bestimmt worden. Die für ihre Wirkung verantwortlichen Modellvorstellungen sind durch Matthews et al. sowie Ptashne et al. entwickelt worden.

Abschwächung des Tryptophanoperons

Für die Biosynthese von Aminosäuren verantwortliche Operons von Bakterien verfügen häufig über eine Modulation ihrer Expression durch **Termination der Transkription**. Dieser Vorgang wird auch als **Abschwächung** (Attenuierung) bezeichnet und ist unabhängig von der Regulation über Promotor-Operator. Den Auslöser für diesen Typ der Modulation stellen verschiedene Faktoren dar, speziell die Aminosäuren, für deren Biosynthese das betreffende Operon verantwortlich ist. Regulation durch Abschwächung findet auf der Ebene der Translation durch **Ruhigstellung von Ribosomen** mittels Veränderungen der RNS-Sekundärstruktur statt. Bei E. coli und anderen Bakterien werden die für die Biosynthese von Tryptophan, Phenylalanin, Histidin, Threonin, Leucin, Isoleucin und Valin benötigten Operons durch Abschwächung moduliert.

Janofsky et al. haben das Abschwächungssystem des Tryptophanoperons von E. coli intensiv untersucht. Abb. 31.10 zeigt die Topologie des **Tryptophanoperons (Trp-Operon)**. Die Regulation über ein Promotor-Operator-System erfolgt analog zu dem für das Lac-Operon beschriebenen Mechanismus. Die Repression des Trp-Operons vermindert die Transkription etwa um das 70fache. Mutanten, denen ein funktionsfähiges Repressorsystem fehlt, können jedoch immer noch auf Tryptophanmangel reagieren, indem sie die Synthese der Trp-mRNS um das 8- bis 10fache steigern. Durch genaue genetische Analytik verschiedener E.-coli-Mutanten zeigt es sich, daß die Abschwächung weniger über die Bestimmung der freien Tryptophankonzentration in der Zelle erfolgt, sondern vielmehr auf der Translation von Tryptophancodons beruht. Es zeigte sich, daß innerhalb der Trp-L-Region (Abb. 31.10) eine Termination der Transkription erfolgen kann, bevor noch die distalen Trp-Gene des Operons (Trp EDCBA) transkribiert sind. Diese transkriptionelle Termination tritt nur dann auf, wenn Tryptophancodons innerhalb der Trp-L-Region mit normaler Geschwindigkeit der Translation unterliegen. Diese vorzeitige Beendigung der Transkription oder Abschwächung führt zu einem etwa 140 Nucleotide langen Transkript und nicht zum Transkript des gesamten polycistronischen Operons, das zur Erzeugung der Enzyme für die Tryptophanbiosynthese notwendig ist. Die Abschwächung deckt also einen Tryptophanmangel auf, wobei die terminale Translation von Tryptophancodons als Signal dient, welches der transkribierenden RNS-Polymerase vermittelt wird, so daß diese die Strukturgene des Trp-Operons transkribiert.

p
TrpL TrpE TrpD TrpC TrpB TrpA
o a
Promotor
TrpL
Attenuator
TrpEDCBA
Operator
Transkription Start
Transkription Pause
Transkription Termination

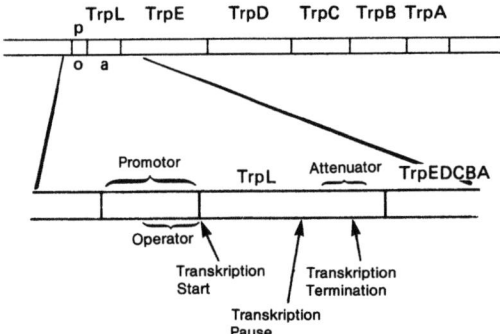

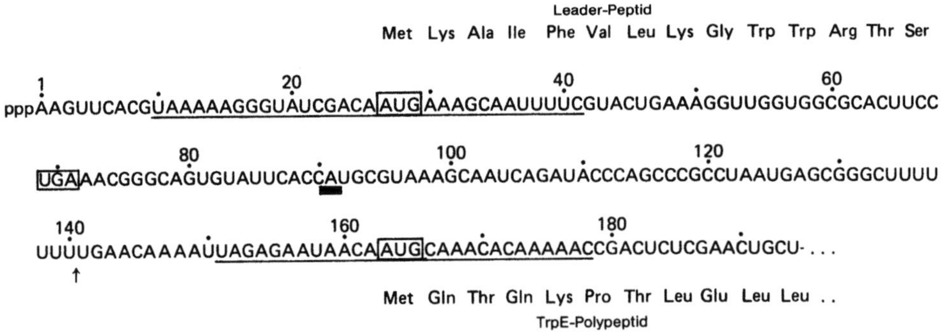

Abb. 31.10. Regulatorische Gene und Strukturgene des Trp-Operons von E. coli. Die Initiation der Transkription wird an einem Promotor-Operator kontrolliert. Die Termination der Transkription wird durch einen Attenuator in der transkribierten Leader-Region (162 Basenpaare) reguliert (TrpL). Alle RNS-Polymerasemoleküle, welche das Operon transkribieren, pausieren am Ort der Transkriptionspause, bevor die weitere Transkription wieder aufgenommen wird. [Nach Yanofsky C (1981) Attenuation in the control of expression of bacterial operons. Nature 289: 751]

Die Kontrolle des Trp-Promotors durch den Trp-Repressor ist nicht 100%ig, so daß immer wieder RNS-Polymerasemoleküle die Transkription des Operons beginnen und dabei in die Trp-L-Region gelangen, deren Sequenz in Abb. 31.11 dargestellt ist. Am Nucleotid Nr. 90 hält die RNS-Polymerase an. Während dieser Pause bindet ein Ribosom am AUG-Startcodon (Nucleotide 27–29) und beginnt die Translation eines aus 14 Aminosäuren bestehenden Führungspeptids. Nach dem Nucleotid 54 dieses Transkripts erscheinen 2 hintereinandergelagerte Trp-Codons, welche natürlich tryptophangeladene $tRNA^{Trp}$ für den Fall benötigen, daß das Ribosom über diese 2 Codons hinweggelangt. Tryptophan ist eine seltene Aminosäure, und das Vorkommen 2 hintereinandergeschalteter Tryptophanreste innerhalb eines Peptids ist ein extrem seltener Vorgang. Die

Leader-Peptid
Met Lys Ala Ile Phe Val Leu Lys Gly Trp Trp Arg Thr Ser
1 20 40 60
pppAAGUUCACGUAAAAAGGGUAUCGACAAUGAAAGCAAUUUUCGUACUGAAAGGUUGGUGGCGCACUUCC
80 100 120
UGAAACGGGCAGUGUAUUCACCAUGCGUAAAGCAAUCAGAUACCCAGCCCGCCUAAUGAGCGGGCUUUU
140 160 180
UUUUGAACAAAAUUAGAGAAUAACAAUGCAAACACAAAAACCGACUCUCGAACUGCU- . . .
Met Gln Thr Gln Lys Pro Thr Leu Glu Leu Leu . .
TrpE-Polypeptid

Abb. 31.11. Die Nucleotidsequenz am 5'-Ende der Trp mRNS. Dargestellt ist das nichtterminierte Transkript. Wird die Transkription am Attenuator beendet, entsteht ein Transkript aus 140 Nucleotiden, dessen 3'-Terminus durch einen Pfeil markiert ist. Der 3'-Terminus des „Pausen-Transkripts" ist beim Nucleotid 90 durch einen Balken hervorgehoben. Die beiden für die Ribosomenbindung verantwortlichen Stellen in diesem Segment des Transkripts sind unterstrichen. Sie verfügen im Zentrum über eine AUG-Sequenz. An diesen AUG-Sequenzen beginnt die Translation und stoppt an dem eingerahmten UGA. Die aus der Nucleotidsequenz abgeleitete Aminosäuresequenz des Trp-leader-Peptides und der Anfang des Trp-E-Proteins sind dargestellt. [Nach Yanofsky C (1981) Attenuation in the control of expression of bacterial operons. Nature 289: 751]

Translation dieses Führungspeptides gibt aus diesem Grund die Möglichkeit, die Verfügbarkeit beladener Tryptophan-tRNS^Trp-Moleküle abzuschätzen. Wenn die RNS-Polymerase nach der Pause beim Nucleotid 90 die Transkription fortsetzt, ist das Ribosom, welches das Führungspeptid synthetisiert, zum Stopcodon beim Nucleotid 70 angelangt. Dies wird allerdings nur dann der Fall sein, wenn ausreichende Mengen Trp-tRNS^Trp vorhanden sind. Andernfalls bleibt das Ribosom wesentlich früher, nämlich am Ort der beiden Trp-Codons stehen. Die Position des Ribosoms auf dem Transkript für das Führungspeptid bestimmt, welche von 2 alternativen RNS-Sekundärstrukturen im durch die RNS-Polymerase gebildeten Transkript entstehen.
Aufgrund der Basenpaarungsregeln können nämlich Haarnadelschleifen zwischen den als Regionen 1 und 2 sowie 3 und 4 bezeichneten Orten des Transkripts entstehen (Abb. 31.12). Die Haarnadelschleife zwischen den Regionen 3 und 4 erzeugt ein Terminationssignal für die Transkription, so daß die RNS-Polymerase jenseits des Nucleotids 140 den Transkriptionsvorgang beendet und dementsprechend ein verfrüht beendigtes aus 140 Nucleotiden bestehendes Transkript freisetzt.
Darüber hinaus kann allerdings auch eine Haarnadelschleife zwischen den Regionen 2 und 3 und damit eine völlig andere Sekundärstruktur entstehen. Ihre Besonderheit liegt darin, daß unter diesen Bedingungen das Terminationssignal nicht gebildet wird. Bleibt das Ribosom an den beiden Trp-Codons stecken (Abb. 31.12 B), ist die Region 1 des Transkripts blockiert, so daß die Regionen 2 und 3 die Haarnadelschleife bilden können, die die Ausbildung des Terminationssignals verhindert. Damit kann die RNS-Polymerase über das Nucleotid 140 hinübertranskribieren und die polycistronische Messenger-RNS für die Biosynthese der Enzyme der Tryptophansynthese erzeugen.
Ist dagegen ausreichend Trp-tRNS^Trp vorhanden, kann das Ribosom über die Trp-Codons bis zum Stopsignal für die Translation in der Region 2 wandern. In diesem Fall sind sowohl die Region 1 als auch die Region 2 vom Ribosom belegt, weswegen die Regionen 3 und 4, die zur Erzeugung des Terminationssignals notwendige Haarnadelkonfiguration annehmen können. Dies führt zur Bildung eines vorzeitig

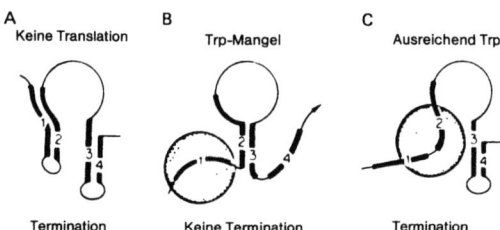

Abb. 31.12. Modell für die Abschwächung (Attenuierung) des E.-coli-Trp-Operons. Ist Tryptophan im Überschuß vorhanden, kann das Ribosom *(gepunkteter Kreis)* die frisch transkribierte Leader-RNS unter Bildung des vollständigen Leader-Peptids übersetzen. Dabei maskiert das Ribosom die Regionen 1 und 2 der RNS und verhindert damit die Bildung einer Schleife 1:2 oder 2:3. Im Gegensatz dazu ist die Schleife 3:4 frei, was das RNS-Polymerasemolekül in die Lage versetzt, die Leader-Region bis zur Terminierung der Transkription zu transkribieren. Fehlt dagegen Tryptophan, wird geladene tRNS^Trp limitierend, das Ribosom bleibt an den Trp-Codons der codierenden Region für das Leader-Peptid stehen. Da nur die Region 1 maskiert ist, kann eine Schleife 2:3 gebildet werden, was die Bildung der Schleife 3:4 verhindert, die für die Termination benötigt wird. Die RNS-Polymerase wird aus diesem Grund die Transkription in die Strukturgene fortsetzen. Wird das Leader-Peptid nicht gebildet, kann die Schleife 1:2 gebildet werden, wenn die Regionen 1 und 2 synthetisiert werden. Die Bildung von 1:2 verhindert die Bildung von 2:3 und erlaubt damit die Bildung der Schleife 3:4, was zur Termination der Transkription führt. [Nach Oxender D, Zurawski G, Yanofsky C (1979) Attenuation in the Escherichia coli tryptophan operon: Role of RNA secondary structure involving the tryptophan codon region. Proc Nat Acad Sci USA 76: 5524]

Phe, His, Leu, Thr und Ilv Leader-Peptid

PheA: Met-Lys-His-Ile-Pro-*PHE-PHE-PHE*-Ala-*PHE-PHE-PHE*-Thr-*PHE*-Pro

His: Met-Thr-Arg-Val-Gln-Phe-Lys-*HIS-HIS-HIS-HIS-HIS-HIS-HIS*-Pro-Asp

Leu: Met-Ser-His-Ile-Val-Arg-Phe-Thr-Gly-*LEU-LEU-LEU-LEU*-Asn-Ala-Phe-Ile-Val-Arg-Gly-Arg-Pro-Val-Gly-Gly-Ile-Gln-His

Thr: Met-Lys-Arg-*ILE*-Ser-*THR-THR-ILE-THR-THR-THR-ILE-THR-ILE-THR-THR*-Gly-Asn-Gly-Ala-Gly

Ilv: Met-Thr-Ala-*LEU-LEU*-Arg-*VAL-ILE*-Ser-*LEU-VAL-VAL-ILE*-Ser-*VAL-VAL-VAL-ILE-ILE-ILE*-Pro-Pro-Cys-Gly-Ala-Ala-Leu-Gly-Arg-Gly-Lys-Ala

Abb. 31.13. Aminosäuresequenzen der Leader-Peptide der PheA-, His-, Leu-, Thr-, und Ilv-(Isoleucin, Leucin, Valin) Operons von E. coli oder S. typhimurium. Aminosäuren, welche die entsprechenden Operons regulieren, sind kursiv gedruckt und unterstrichen. [Nach Yanofsky C (1981) Attenuation in the control of expression of bacterial operons. Nature 289: 751]

terminierten, aus 140 Nucleotiden bestehenden Transkripts.
Die Aminosäuresequenzen der Führungspeptide anderer Operons von E. coli oder Salmonelle typhimurium sind in Abb. 31.13 abgebildet. Ihr auffallendstes Merkmal ist die Häufigkeit von Codons derjenigen Aminosäuren, die das Endprodukt der durch die verschiedenen Operons codierten Syntheseketten darstellen.

Regulation der Genexpression bei Eukaryoten

Die Kernmembran aller eukaryoten Zellen trennt den Vorgang der Gentranskription vom Vorgang der Gentranslation, da Ribosomen nur im Cytoplasma vorkommen. Aus diesem Grund können Vorgänge wie die vorhin beschriebene Abschwächung in eukaryote Zellen nicht vorkommen, da sie von der direkten Kopplung von Transkription und Translation abhängen. Zusätzlich gibt es eine Reihe weiterer Schritte speziell bei der RNS-Prozessierung, welche bei der Expression eukaryoter Gene beteiligt sind, jedoch bei Prokaryoten nicht vorkommen.
Derartige Prozessierungsschritte der RNS bei Eukaryoten beinhalten die Anheftung von Kopfgruppen an das 5'-Ende des primären Transkripts, die Anheftung eines Poly-A-Restes am 3'-Ende der Transkripte, die Entfernung von Introns und die Verknüpfung der Exons im fertigen mRNS-Molekül. Nach den bis heute vorliegenden Daten kann eine Regulation der Genexpression bei Eukaryoten auf der Ebene der Transkription, der Prozessierung der Kern-RNS und der mRNS-Stabilität erfolgen. Zusätzlich kommen Genvervielfältigung und Umordnung von Genen vor, Vorgänge, die natürlich einen großen Einfluß auf die Genexpression haben können.
Mit der in den letzten Jahren erfolgten Entwicklung der Genrekombinationstechnik ist unser Verständnis für die Regulation der Genexpression bei Eukaryoten wesentlich besser geworden. Da jedoch die meisten eukaryoten Organismen sehr viel mehr genetische Information als Prokaryote enthalten und die Manipulation ihrer Gene wesentlich schwieriger ist, sind wir noch weit von einem Verständnis der molekularen Aspekte eukaryoter Genregulation entfernt. Im folgenden wird diese Problematik anhand einiger ausgewählter Beispiele beschrieben.

Genamplifizierung während der Entwicklung

Während der frühen Entwicklungsphasen vielzelliger Organismen kommt es innerhalb kurzer Zeit zu einem gewaltig gesteigerten Bedarf spezifischer Moleküle, wie beispielsweise der ribosomalen RNS und der mRNS. Eine Möglichkeit, die Bildungsgeschwindigkeit derartiger Moleküle zu steigern besteht darin, die Zahl der für die Transkription derartiger Moleküle verfügbaren Gene zu erhöhen. Unter den repetitiven DNS-Sequenzen (s. Kap. 28) kommen beispielsweise Tausende von Kopien ribosomaler RNS-Gene und tRNS-Gene vor. Sie finden sich als repetitive Sequenzen bereits im Genom der Gameten und werden infolgedessen in einer großen Zahl von Kopien von Generation zu Generation weitergegeben. Bei einigen Organismen, wie beispielsweise der Fruchtfliege (Drosophila), kommt es jedoch während der Oogenese zur Amplifizierung weniger bereits vorhandener Gene, beispielsweise derjenigen für die Chorion (Eihüllen)-Proteine s36 und s38. Diese amplifizierten Gene, die sehr wahrscheinlich durch wiederholte Initiationen während der DNS-Biosynthese entstehen, stehen damit in großer Zahl für die Gentranskription zur Verfügung (Abb. 28.17 und 31.14).
In der letzten Zeit sind Techniken entwickelt worden, die die Amplifizierung spezifischer genetischer Regionen in kultivierten Säugerzellen ermöglichen. Dabei ist es gelegentlich zu einer mehr als 1000fachen Zunahme der Zahl der Kopien spezifischer Gene gekommen. Beson-

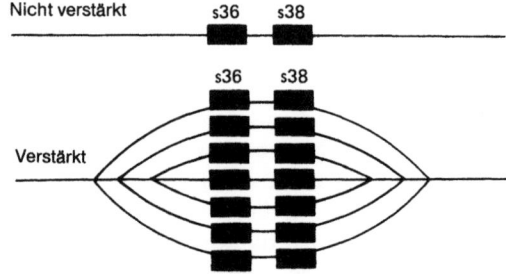

Abb. 31.14. Amplifizierung der Chorionproteingene s36 und s38. [Nach Chisholm R (1982) Gene amplification during development. Trends Biochem Sci 7: 161]

ders eindrucksvoll konnte dies bei Patienten gezeigt werden, die zur Therapie bösartiger Erkrankungen Methotrexat (s. Kap. 10) erhielten. Die bei ihnen gelegentlich zu beobachtende Resistenz gegen das Arzneimittel kommt dadurch zustande, daß die Gene für die Dihydrofolatreduktase als Zielort der Methotrexatwirkung amplifiziert werden. Es ist noch nicht bekannt, ob eine derartige Genamplifizierung auch spontan in vivo vorkommt.

Anordnung der Immunglobulingene

Der Mechanismus, mit dem tierische Organismen auf eine Vielzahl exogener Reize mit der Biosynthese spezifischer Antikörper reagieren, ist eine der faszinierendsten Fragen der modernen Biologie. Wie bereits in Kap. 29 beschrieben wurde, sind die codierenden Segmente für die Erzeugung spezifischer Proteinmoleküle häufig nicht in jeweils einer kontinuierlichen Sequenz im Genom enthalten. Am Beispiel der codierenden Segmente für die variablen und konstanten Domänen der leichten Kette von Antikörpern ist dies erstmalig erkannt worden. Wie genauer in Kap. 42 dargelegt wird, bestehen Immunglobulinmoleküle aus 2 Typen von Polypeptidketten, einer leichten (L-) und einer schweren (H-) Kette (s. Abb. 42.4). Die L- und H-Ketten können jeweils in eine N-terminale variable (V-) und carboxyterminale Konstante (C-)-Region eingeteilt werden. Die V-Regionen sind dabei für die Erkennung von Antigenen (fremden exogenen Molekülen) verantwortlich, die konstanten Regionen für effectorische Funktionen, die darüber bestimmen, wie das Antikörpermolekül mit dem Antigen verfährt.

Drei miteinander nicht verknüpfte Genfamilien sind für die Struktur der Immunglobulinmoleküle verantwortlich. Dabei sind 2 Familien für die leichte Kette (λ- und κ-Ketten) zuständig, eine Familie für die schweren Ketten.

Jede leichte Kette wird durch 3 unterschiedliche Segmente codiert, die variablen (V_L), die Verknüpfungs- (J_L) und die konstanten (C_L) Elemente. Das haploide Genom von Säugetieren enthält über 500 V_L-Segmente, 5 oder 6 J_L-Segmente und etwa 10 oder 20 C_L-Segmente. Während der Differenzierung einer lymphoiden B-Zelle wird ein V_L-Segment von einer entfernteren Stelle auf dem Chromosom näher an die Region gebracht, die die J_L- und D_L-Segmente enthält. Diese Umordnung der DNS ermöglicht schließlich, daß V_L-, J_L- und C_L-Segmente als einzelner mRNS-Präkursor transkribiert und anschließend prozessiert werden, so daß die mRNS für die leichte Kette eines spezifischen Antikörpers entsteht. Durch entsprechende Umordnung der verschiedenen V_L-, J_L- und C_L-Segmente eines Genoms kann das Immunsystem eine Unzahl antigenspezifischer Immunglobulinmoleküle herstellen.

Diese Umordnung der DNS wird auch als **V-J-Verknüpfung** der leichten Kette bezeichnet.

Die H-Kette wird durch 4 Gensegmente codiert, die V_H, die D (diversity genes, Vielfältigkeitssegmente)-Segmente, die J_H-Segmente und schließlich die C_H-Segmente. Die variable Region einer schweren Kette wird durch Verknüpfung eines V_H- mit einem D- und einem J_H-Segment erzeugt. Die dabei entstehende V_H-D-J_H-DNS-Region wird anschließend an ein C_H-Gen geknüpft, von denen insgesamt 8 vorkommen. Derartige C_H-Gene (Cμ, Cδ, Cγ3, Cγ1, Cγ2b, Cγ2a, Cα und Cε) bestimmen die Immunglobulinklasse oder Unterklasse (IgM, IgG, IgA usw.) des Immunglobulinmoleküls (s. Kap. 42).

Während ihrer Differenzierung gibt eine B-Zelle als Antwort auf ein spezifisches Antigen Antikörper verschiedener Klassen ab, die alle zwar dieselbe Antigenspezifität haben, jedoch verschiedene biologische Rollen spielen. Die unterschiedlichen Klassen von Immunglobulinen enthalten gleichartige leichte Ketten und V_H-Regionen, jedoch unterschiedliche C_H-Regionen. Eine einzelne B-Zelle und vor allen Dingen ihre klonierten Nachkommen können also eine Umschaltung der Antikörperklasse vornehmen. Dieses Umschalten ist das Resultat eines weiteren Typs von DNS-Neuordnung während der Differenzierung des Immunsystems. Zeitlich gesehen erfolgt die V-J-Verknüpfung für die Expression der leichten Kette und die V-D-J-Verknüpfung für die Expression der schweren Kette vor der DNS-Neuordnung, die für die Umschaltung der Antikörperklassen verantwortlich ist.

V-J-Verknüpfung

In undifferenzierten Zellen (z. B. den Keimbahnzellen) liegt das κJ-Gen ($J_κ$) sehr nahe am $C_κ$-Gen, das Gensegment für die variable Re-

486   31. Regulation der Genexpression

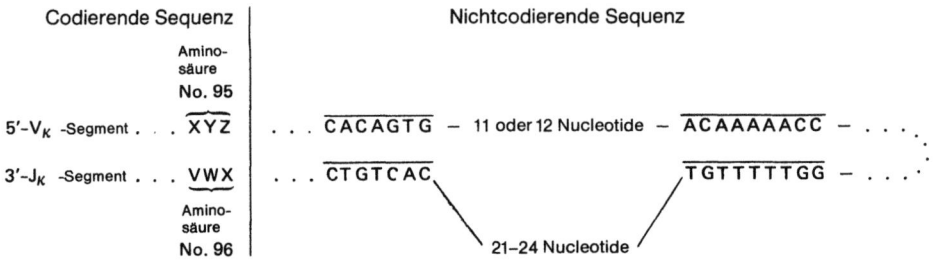

Abb. 31.15. Mögliche Anordnung der konservierten Heptamere und Nonamere in den nichtcodierenden flankierenden Regionen der V_κ- und J_κ-Segmente. Eine derartige Anordnung ermöglicht, daß die codierenden Regionen der Gene einander gegenübergestellt werden können, so daß die DNS-Umordnung stattfinden kann, welche zur Erzeugung der Gene für die V_L-Region der L-Kette notwendig ist

gion von κ (V_κ) liegt jedoch zwar auf dem gleichen Chromosom, jedoch ziemlich weit entfernt. In einer lymphoiden Zelle, die zur Antikörperbildung bereit ist, wird eine der 100 oder mehr V_κ-Gensegmente (sie codieren für die Aminosäuren 1-95 der L-Kette) an eines der 4 J_κ-Gensegmente (sie codieren für die Aminosäuren 96-107) geknüpft. Bei diesem Vorgang wird offensichtlich die DNS, die ursprünglich die V_κ- und J_κ-Gene trennte, zerstört. Als Resultat entsteht eine V_κ-Genregion, die alle 107 Aminosäure in ununterbrochener Reihenfolge codiert. Das J_κ-Gensegment liegt ausreichend nahe am C_κ-Gen, so daß die intervenierende Sequenz erst aus dem primären Transkript während der Prozessierung der Kern-RNS eliminiert werden muß (s. Kap. 29).

Für die Umgruppierung sowohl der V_κ-J_κ- als auch der ähnlichen V_λ-J_λ-Gene sind offensichtlich zwei kurze hochkonservierte Sequenzen notwendig, die mit ihrem 3'-Ende an das V-Segment und mit ihrem 5'-Ende an das J-Segment anschließen, also sehr nahe am Rekombinationspunkt. Die beiden konservierten Sequenzen in 3'-Richtung zum V-Segment sind das Heptamere CACAGTG und das Nonamere ACAAAAACC. Beide konservierten Sequenzen in 3'-Richtung der V-Segmente werden bei V_κ durch 11 oder 12 nichtkonservierte Basen, bei den V_λ-Segmenten durch 22 oder 23 Basen separiert.

Die beiden konservierten Sequenzen in 5'-Richtung der J_L-Segmente sind das Heptamere CACTGTG und das Nonamere GGTTTTGT. Bei den J_κ-Segmenten werden beide konservierten Sequenzen durch 21-24 Basen, bei den V_κ-Segmenten durch 12 Basen getrennt. Es bietet sich an, die geschilderten Sequenzen so anzuordnen, wie in Abb. 31.15 dargestellt. Dann nämlich kommt es zum Gegenüberliegen der beiden Gensegmente, die in einer differenzierten B-Zelle rekombiniert werden müssen. Interessanterweise entsprechen die Abstände zwischen den konservierten Sequenzen einer bzw. zwei vollständigen Windungen einer DNS-Doppelhelix. Man nimmt an, daß 2 unterschiedliche, jedoch sehr nahe verwandte Verknüpfungsproteine die durch eine bzw. 2 Helixwindungen getrennten Sequenzen erkennen, mit ihnen einen Komplex bilden, der die Rekombination der DNS und damit die Zusammenstellung einer variablen Region ermöglichen.

Die variable Region der schweren Ketten enthält 3 DNS-Segmente V_H, D und J_H. Sie müssen verknüpft werden, wozu 2 DNS-Umlagerungen notwendig sind, da alle 3 Segmente voneinander getrennt sind. Die J_H-Segmente finden sich im Genom der Keimlinie in der Nähe des C_μ-Gens. Interessanterweise finden sich die gleichen konservierten heptameren und nonameren Sequenzen wie bei den nichtcodierenden Regionen der leichten Ketten in den nichtcodierenden Regionen in Richtung 3' zum V_H-Segment und 5' zum J_H-Segment. In beiden Positionen werden die konservierte heptamere und nonamere Sequenz durch 22-23 Nucleotide unterbrochen. Das D-Segment, welches sich zwischen den V_H- und J_H-Segmenten in den umgeordneten Genen findet, wird an seinem 5'- und 3'-Ende ebenfalls durch die heptamere und nonamere Sequenz flankiert. Allerdings ist zwischen sie beide eine Sequenz von 12 Nucleotiden eingeschaltet. Wie aus Abb. 31.16 hervorgeht, erlaubt dies eine Anordnung der V_H-, D- und J_H-Segmente in Analogie zu der Anordnung der V_H- und J_H-Segmente (Abb. 31.15). Also könnte das gleiche

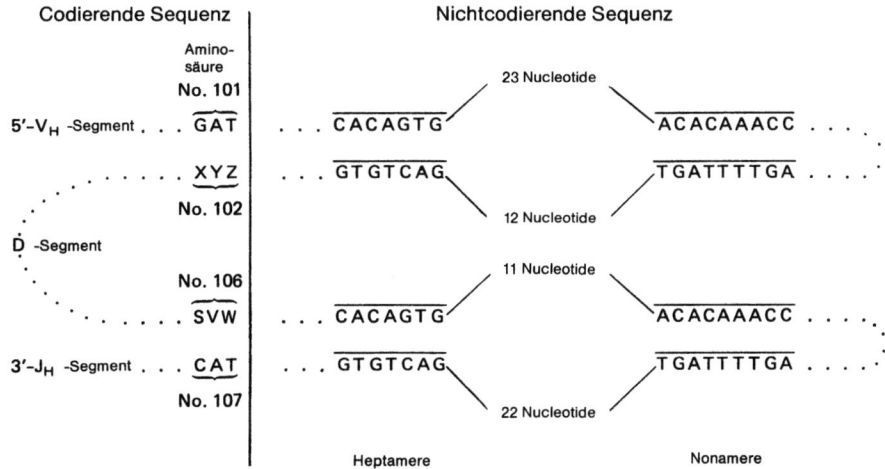

Abb. 31.16. Mögliche Anordnung der konservierten Heptamere und Nonamere der nichtcodierenden, flankierenden Regionen der V_H-, D- und J_H-Segmente. Eine derartige Anordnung ermöglicht, daß die codierenden Regionen der Gene gegenübergestellt werden, so daß eine DNS-Umordnung stattfinden kann, die notwendig ist, um das Gen für den V_H-Teil der H-Kette zu erzeugen. Man beachte die Ähnlichkeit mit der Abb. 31.15

Verknüpfungsprotein auch hier für die entsprechende Rekombination verantwortlich sein.

Umschaltung innerhalb der Immunglobulinklassen

Während der Ontogenese einer immunglobulinsezernierenden B-Zelle und deren Klon – einschließlich der terminal differenzierten Plasmazellen – beginnt die Immunglobulinproduktion und Sekretion mit IgM und wird anschließend auf IgA oder IgG usw. umgeschaltet. Im Keimliniengenom liegen die J_H-Segmente in der Nähe der C_μ-Gene. Dies hat zur Folge, daß nach der korrekten Anordnung der V_H-D-J_H-Gene keine weitere DNS-Umgruppierung notwendig ist, damit ein mRNS-Präkursor für eine µ-Kette transkribiert werden kann. Allerdings ist die Umgruppierung im Verlauf der weiteren Differenzierung notwendig. Damit die Immunglobulinproduktion von IgM auf IgA umgeschaltet werden kann, muß die V-D-J-Region der entsprechenden B-Zelle mit einem C_α-Gen verknüpft werden. Nur dann kann der entsprechende mRNS-Präkursor für eine α-Kette mit identischer Antigenspezifität synthetisiert werden.

Die räumliche Reihenfolge der 8 eng verwandten C_H-Gene lautet C_μ, C_δ, $C_{\gamma 3}$, $C_{\gamma 1}$, $C_{\gamma 2b}$, $C_{\gamma 2a}$, C_α und C_ε. Die zeitliche Reihenfolge der Umschaltung von einer Klasse auf die andere kann immer nur in der angegebenen Reihenfolge und hier von links nach rechts erfolgen. In aller Regel geht die Umgruppierung der C_H-Gene mit einer Deletion derjenigen C_H-Gene einher, die links von dem neu anzuknüpfenden C_H-Gen liegt.

Abb. 31.17 zeigt als Beispiel die Rekombinationen, die notwendig sind, um ein vollständiges γ2b-Gen zu erzeugen. Zunächst erfolgt die Umgruppierung der V-D-J-Segmente und danach die entsprechende Deletion oder Umgruppierung der C_H-Gene. Die Gensequenz der C-Region fällt mit den Domänen der Scharnierregion des Immunglobulins zusammen (s. Kap. 42). Die transkribierten im primären Transkript vorkommenden Introns werden durch die in Kap. 29 geschilderten Vorgänge der RNS-Prozessierung entfernt.

Die im Genom enthaltene Information kann durch diese kombinatorische Verknüpfung von Gensegmenten außerordentlich gut ausgenutzt werden. Derartige Mechanismen führen nicht nur zu einer Erhöhung der Diversität der variablen Region, sondern ermöglichen darüber hinaus, daß nützliche umgruppierte Gene erhalten bleiben und in einer Zellinie während deren Differenzierung und Vermehrung multipliziert werden.

Eine einfache Regulationsmöglichkeit bietet sich durch Induktion bzw. Repression der spezifischen Verknüpfungsproteine an, welche die

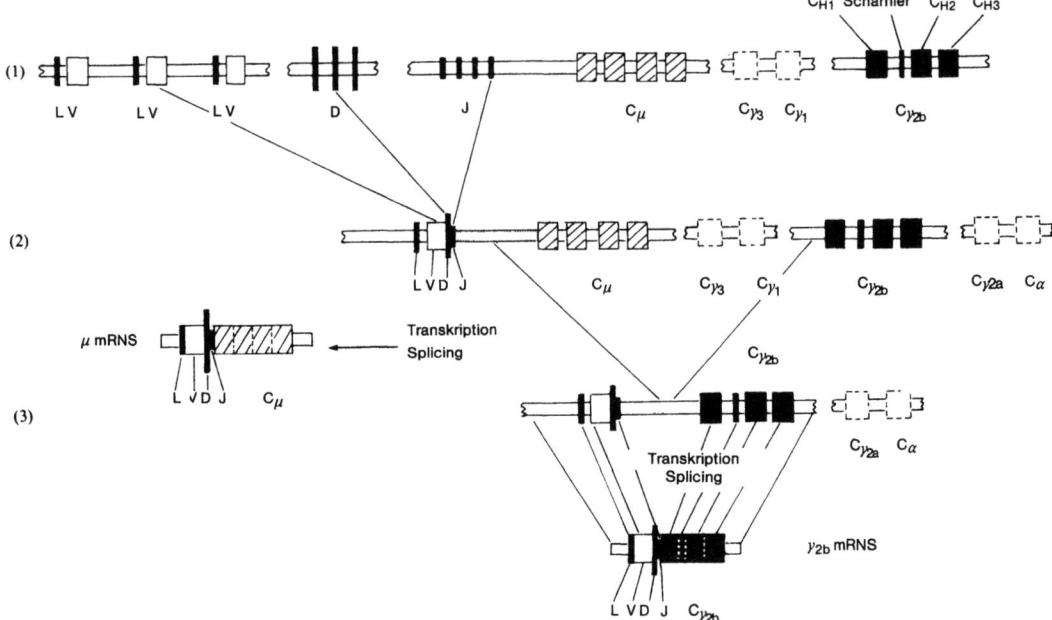

Abb. 31.17. Rekombinationsereignisse, welche zu einem vollständigen γ2b-Gen führen. *(1)* Die Keimlinien-DNS vor der Umordnung. Eine Ansammlung von wenigstens 50 Genen, von denen jedes über eine kurze Leader-Sequenz *(L)* verfügt, codieren für einen Teil der variablen *(V)* Region. Eine weitere Ansammlung von D-Gensegmenten codiert für den größten Teil der dritten hypervariablen Region; in einiger Entfernung finden sich 4 J-Segmente, die die codierende Sequenz für die V-Region vervollständigen. Die J-Segmente liegen etwa 8000 Basen vom C_μ-Gen entfernt, das am Beginn einer Ansammlung aller Gene für die C-Region liegt. Die Gensequenzen der C-Region sind durch nichtcodierende Sequenzen unterbrochen, so daß eine Reihe von Exons entsteht, die mit den einzelnen Domänen und der Scharnierregion übereinstimmen. *(2)* Bei der ersten Translokation rekombinieren je 1 V-, D- und J-Segment, so daß eine vollständige Transkriptionseinheit für die μ-Kette entsteht. Das entsprechende Transkript stellt eine Kopie des Gens dar, wobei durch entsprechendes Splicing die nichtcodierenden Sequenzen (Introns) entfernt wurden. *(3)* Durch eine zweite Translokation, die Umschaltung der schweren Kette, werden die C_μ-, $C_\gamma 3$- und $C_\gamma 1$-Gene entfernt und das VDJ-Segment sowie ein Teil des J-C_μ-Introns in die Nähe des C_γb-Gens gerückt. Nach entsprechender Transkription werden die Introns durch Splicing entfernt, so daß eine vollständige mRNS entsteht. [Nach Molgaard HV (1980) Assembly of immunoglobulin heavy chain genes. Nature 286: 659]

kochkonservierten flankierenden Sequenzen umgeben.

Transkriptionskontrolle

In Kap. 29 ist als Promotor diejenige Region eines Gens definiert worden, an die die RNS-Polymerase bindet und von der die Transkription eines Gens ausgeht. Im allgemeinen geben Promotoren genau an, wo die RNS-Polymerase die Transkription zu starten hat. Was dagegen darüber bestimmt, wann und wie oft die Transkription beginnen soll, ist noch nicht so genau bekannt. Beträgt als Extremfall die Geschwindigkeit der Transkription 0, werden die Wo- und Wann-Entscheidungen irrelevant, da überhaupt keine Transkription stattfindet. Das „Wo"-Signal ist offensichtlich ein potentielles Signal und bedeutungslos, wenn das wichtigere „Wann"-Signal nicht auf „jetzt" steht. Wie aus Kap. 28 hervorgeht, gibt es offensichtlich große Chromatinregionen, die entweder konstitutiv oder aber fakultativ nicht transkribiert werden. Andere Teile des Chromatins sind dagegen potentiell aktives Chromatin. Es gibt Hinweise dafür, daß die Methylierung von Desoxycytidinresten in der DNS zu Änderungen des Chromatins führt, so daß es nicht mehr aktiv transkribiert werden kann. So werden beispielsweise in der Mäuseleber nur die nichtmethylierten ribosomalen Gene exprimiert, es gibt darüber hinaus Hinweise dafür, daß viele animale Viren dann nicht transkribiert werden, wenn ihre DNS sich im methylierten Zustand befindet.

Allerdings schließt eine Methylierung der DNS ihre Transkription nicht vollständig aus. Mit anderen Worten: Es kann nicht verallgemeinert werden, daß inaktives Chromatin immer methyliert oder aktives Chromatin nichtmethyliert ist.

Über diese groben Änderungen des Chromatins hinaus kommen vermutlich auf der DNS Signale vor, welche die Transkriptionsaktivität von Genen in kleineren Regionen beeinflussen. Der Abstand zwischen den Signalsequenzen und den eigentlichen Genen kann dabei Tausende von Nucleotiden betragen. Beim SV40-Virus kommt beispielsweise oberhalb des Promotors für die frühen Gene eine aus 72 Basenpaaren bestehende Sequenz vor, die in vivo die Expression von Genen deutlich verstärkt. Derartige sog. Verstärkersequenzen (engl. enhancer sequences) üben ihren positiven Einfluß auf die Transkription auch dann noch aus, wenn sie Tausende von Basenpaaren von einem Promotor entfernt sind. Darüber hinaus können sie sich sowohl ober- als auch unterhalb des Promotors befinden. So kann die Verstärkersequenz des SV40-Virus die Transkription der β-Kette des Hämoglobins um den Faktor 200 verstärken, wenn der Verstärker und das β-Globingen auf demselben Plasmid in eine Zelle eingebracht werden. Die Verstärkungssequenz ist dabei offensichtlich nicht für ein Transkript verantwortlich, das auf den Promotor wirkt, da sie nur dann aktiv ist, wenn sie im gleichen DNS-Molekül vorkommt. Eine Vielzahl anderer Viren enthalten Äquivalente dieser Verstärkersequenzen. Möglicherweise ist ihr Vorkommen in den Retroviren mit deren Fähigkeit zur Krebserzeugung verknüpft. Wenn nämlich Retroviren in das Genom einer Wirtszelle integriert werden, können deren Verstärkersequenzen zu einer deutlich gesteigerten Transkriptionsrate der unterhalb gelegenen Gene führen und damit Produkte bilden, die die Transformierung einer vorher normalen Zelle in eine maligne verursachen.

Daß Regionen oberhalb von Promotoren die Genexpression deutlich beeinflussen, ist auch an einer Vielzahl eukaryoter Zellen gezeigt worden. Ein Beispiel hierfür ist das Schwermetall bindende Protein Metallothionein, das viele Cysteinreste enthält und in den meisten Organen von Säugetieren vorkommt. Werden ein Organismus oder kultivierte Zellen Metallionen wie Zink oder Cadmium ausgesetzt, erfolgt eine Steigerung der Transkriptionsrate des Metallothioneingens und anschließend daran eine Konzentrationszunahme von Metallothionein, so daß potentiell toxische Schwermetalle gebunden werden können. Inzwischen ist es gelungen, die DNS-Region einige Hundert Basenpaare oberhalb des Transkriptionsstarts des Metallothioneingens zu isolieren. Ein weiteres Strukturgen, beispielsweise für die Thymidinkinase, kann anschließend an die Metallothioneinpromotorregion geknüpft werden. Wird dieses synthetische Gen in kultivierte Zellen eingebracht und in deren Genom integriert, antworten sie auf Schwermetalle mit der Induktion der Thymidinkinase. Ein ähnliches Experiment ist mit dem an die Metallothioneinpromotorregion geknüpften Gen für Wachstumshormon durchgeführt worden.

Glucocorticoide sind Steroidhormone, die die Genexpression regulieren (s. Kap. 37). Nach Aufnahme von Glucocorticoiden in Säugetierzellen erfolgt deren Bindung an ein spezifisches Receptormolekül. Dies macht noch im Cytoplasma eine Konformationsänderung durch und tritt in den Kern ein. Der Glucocorticoidreceptorkomplex im Kern bindet offensichtlich an eine spezifische Receptorerkennungsstelle auf der DNS, die sich einige Hundert Basenpaare oberhalb des Transkriptionsstarts für steroidempfindliche Gene befindet. Diese Bindung beeinflußt die Häufigkeit des Transkriptionsstarts durch die RNS-Polymerase und damit die Expression des entsprechenden Gens.

Aus einer Vielzahl von Messungen geht eindeutig hervor, daß sich im Zellkern wesentlich mehr primäre Transkripte in Form der Kern-RNS befinden, als der Abgabe von mRNS in das Cytoplasma entspricht. Offensichtlich kann darüber entschieden werden, ob ein primäres Transkript unter Bildung einer mRNS prozessiert oder aber abgebaut wird. Ob derartige Entscheidungen einer Regulation unterliegen und wie diese erfolgen könnte, ist z. Zt. völlig unklar.

Unterschiedliche RNS-Prozessierung

Die erste von differenzierenden B-Zellen synthetisierte Immunglobulinspecies ist IgM. Allerdings wird dieses zunächst nicht sezerniert. Die C-terminale Region der µ-Kette bleibt als integrales Protein in der Plasmamembran der

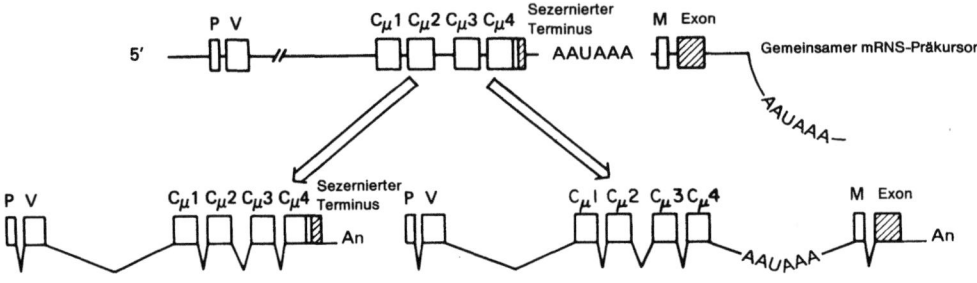

Abb. 31.18. Splicing-Muster für μ_m- und μ_s-mRNS. Die μ_m- und μ_s-mRNS-Species sind identisch in der 5'-Richtung von $C_\mu 4$. Exons sind durch die Vierecke wiedergegeben. In Richtung 3'-gelegene nichtübersetzte Sequenzen sind schraffiert. *P* bezieht sich auf das Exon des Signalpeptids, *V* auf das neugeordnete V_H-Exon. Gezackte Linien weisen auf RNS-Splicing zwischen Exons hin. Die Signale für die alternative Anheftung einer Poly(A)-Sequenz oder der Sequenz (AAUAAA) sind in den Transkripten angegeben. [Nach Early P et al (1980) Two mRNAs can be produced from a single immunoglobulin μ gene by alternative RNA processing pathways. Cell 20: 313]

B-Zelle stecken (s. Kap. 32). Die μ-Kette von sezerniertem IgM wird als μ_s, die μ-Kette membrangebundenen IgM dagegen als μ_m bezeichnet. Die μ_s- und μ_m-Ketten derselben B-Zelle bzw. deren Abkömmlinge enthalten identische Aminosäuresequenzen bis zur C-terminalen Region der $C_\mu 4$-Domäne (s. Abb. 42.4). Die μ_s-Kette hat nach der $C_\mu 4$-Domäne ein aus 20 hydrophilen Aminosäuren bestehendes C-terminales Segment; die μ_m-Kette enthält C-terminal 38 hydrophobe Aminosäuren, an die sich die Sequenz -Lys-Val-Lys anschließt. Bis auf den geladenen Lysinrest löst sich diese hydrophobe Sequenz in der Lipiddoppelschicht der Membran (s. Kap. 32). Aus den genannten Unterschieden folgt, daß μ_s und μ_m mit verschiedenen mRNS-Molekülen synthetisiert werden. Inzwischen ist es gelungen, diese unterschiedlichen mRNS-Moleküle zu isolieren und ihre Nucleotidsequenz zu bestimmen. Die RNS der μ_m-Kette besteht aus 2700 Basen, diejenige der μ_s-Kette aus 2400 Basen. Interessanterweise entstehen beide RNS-Species aus einem gemeinsamen Vorläufermolekül, das auf jeweils unterschiedliche Weise prozessiert wird. Abb. 31.18 zeigt die unterschiedliche Verarbeitung eines RNS-Vorläufermoleküls, aus dem entweder μ_m oder μ_s entstehen.
Der beiden Ketten gemeinsame mRNS-Vorläufer enthält 2 Stellen, an denen eine Poly-A-Sequenz angeheftet werden kann. Eine liegt zwischen dem $C_\mu 4$-Exon und den M-Exons, der andere unterhalb des M-Exons. Je nachdem, welche der beiden potentiellen Poly-A-Anheftungsstellen endonucleolytisch gespalten wird, können 2 mRNS-Moleküle mit unterschiedlichen 3'-Sequenzen gebildet werden. Eine von ihnen codiert für die μ_m-Kette, die andere für die μ_s-Kette.

Stabilität der mRNS

Selbstverständlich kann die Stabilität der mRNS-Moleküle im Cytoplasma die Geschwindigkeit der Genexpression beeinflussen. Offensichtlich beeinflußt das posttranskriptional angeheftete Poly-A-Ende eines mRNS-Moleküls seine Stabilität. Über weitere Faktoren, die die Halbwertszeit von mRNS-Molekülen beeinflussen, ist wenig bekannt.

Unterschiedliche mRNS-Translation

Es gibt eine Reihe von Hinweisen dafür, daß noch unbekannte Regulationsmechanismen darüber entscheiden, wie effizient ein reifes mRNS-Molekül für die Translation benutzt wird.

32 Membranen

David W. Martin

Membranen sind zweidimensional orientierte visköse Lösungen, die alle lebenden Zellen umgeben. Sie bilden geschlossene Kompartimente um das celluläre Protoplasma und trennen auf diese Weise eine Zelle von der anderen, womit celluläre Individualität und Differenzierung ermöglicht werden. Durch die Trennung einer Zelle von ihrer Umgebung ermöglichen Zellmembranen die Unterscheidung zwischen innen und außen. Sie wirken als **Barrieren** mit **selektiven Permeabilitäten** gegenüber den verschiedensten Verbindungen und Informationen. Selektive Permeabilitäten werden durch Poren und Pumpen sowie durch spezifische Receptoren für Enzyme, Substrate und Signale, wie Hormone, ermöglicht. Innerhalb der Zellen bilden Membranen die Vielzahl der morphologisch unterscheidbaren Strukturen (Organellen) wie Mitochondrien, endoplasmatisches und sarkoplasmatisches Reticulum, Golgi-Komplexe, sekretorische Granula, Lysosomen sowie die Kernmembran. Membranen stellen die Orte der Energieumwandlung und -konservierung dar und sind dabei Träger so wichtiger Prozesse wie der Photosynthese und der oxidativen Phosphorylierung.

Die meisten Membranen setzen sich hauptsächlich aus **Lipiden** und **Proteinen** zusammen, enthalten jedoch darüber hinaus in geringeren Mengen auch **Kohlenhydrate**. Verschiedene Membranen unterscheiden sich durch ihr Verhältnis von Protein zu Lipid (Abb. 32.1).

Sie sind asymmetrische flache Strukturen mit einer Innen- und Außenseite. Ihre Zusammensetzung erfolgt durch nichtkovalente Assemblierung, die thermodynamisch stabil, jedoch metabolisch aktiv ist. In Membranen sind spezifische Proteinmoleküle verankert, welche für viele Funktionen von Organellen, Zellen und Organismen verantwortlich sind.

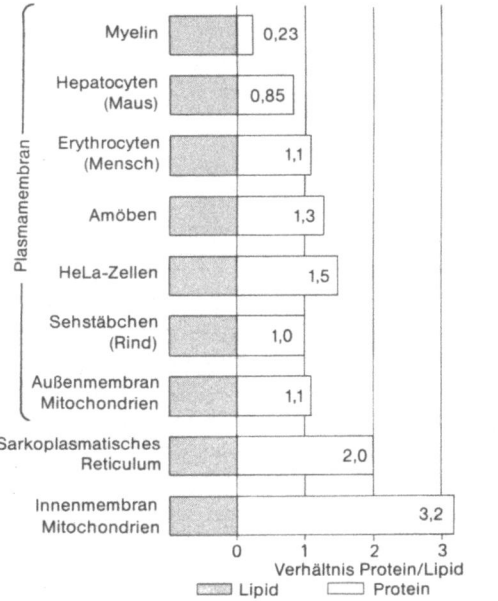

Abb. 32.1. In nahezu allen Membranen übersteigt die Proteinmenge die Lipidmenge. Eine Ausnahme von dieser Regel ist das Myelin, welches als Isolator des Neurons dient. Eine derartige Funktion würde mit einem hohen Anteil aktiver Proteinmoleküle nicht kompatibel sein. [Nach Singer SJ (1975) Architecture and topography of biologic membranes. In: Weissmann G, Claiborne R (eds) Cell Membranes: Biochemistry, Cell Biology & Pathology, Chapter 4, HP Publishing Co.]

Lipidzusammensetzung von Membranen

Die Lipidkomponenten von Membranen sind **Phospholipide**, **Glykolipide** und **Steroide** (in Säugetiermembranen Cholesterin).

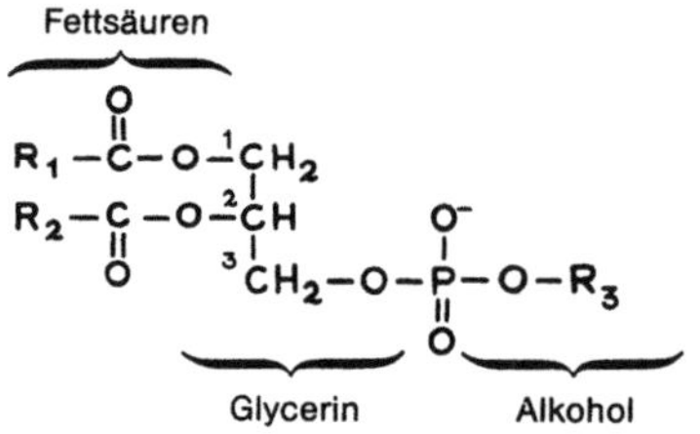

Phospholipide

Von den beiden in Membranen vorkommenden Phospholipidgruppen sind die **Phosphoglyceride** mengenmäßig überwiegend. Sie bestehen aus einem Glycerin, bei dem in Esterbindung zwei Hydroxylgruppen mit je einer Fettsäure sowie die dritte mit einem phosphorylierten Alkohol verknüpft ist (Abb. 32.2). Im allgemeinen handelt es sich bei den Fettsäuren um gradzahlige Fettsäuren, im allgemeinen aus 14-18 C-Atomen. Sie sind unverzweigt und können gesättigt oder ungesättigt sein. Ungesättigte Fettsäuren befinden sich nahezu ausschließlich in der cis-Konfiguration (Abb. 32.3). Das einfachste Phosphoglycerid ist die **Phosphatidsäure** oder **Diacylglycerin-3-Phosphat**. Sie stellt ein wichtiges Zwischenprodukt bei der Synthese aller anderen Phospholipide dar (s. Kap. 17). Bei den anderen Phospholipiden ist das 3-Phosphat mit einem Alkohol wie **Ethanolamin, Cholin, Serin, Glycerin** oder **Inositol** verestert (Abb. 32.4).

Die zweite Phospholipidklasse wird durch die **Sphingomyeline** gebildet. Sie enthalten als Gerüst den Alkohol **Sphingosin**. Eine Fettsäure wird über eine Amidbindung an die Aminogruppe des Sphingosins geknüpft. Seine primäre Hydroxylgruppe ist mit Phosphorylcholin verestert (Abb. 32.5).

Glykolipide

Wie ihr Name sagt, sind Glykolipide zuckerhaltige Lipide. Zu ihnen gehören die ebenfalls vom Sphingosin abgeleiteten **Cerebroside** und **Ganglioside**. Cerebroside und Ganglioside unterscheiden sich vom Sphingomyelin durch den Substituenten der primären Hydroxylgruppe. Beim Sphingomyelin handelt es sich um ein Phosphorylcholin, beim Cerebrosid um eine **einfache Hexose** (Glucose oder Galaktose, Abb. 32.5). Im Gegensatz dazu sind Ganglioside an dieser Stelle mit **Oligosacchariden** aus bis zu 7 Zuckerresten verknüpft.

Steroide

Das häufigste Membransteroid ist das **Cholesterin**. Es kommt nahezu ausschließlich in der Plasmamembran tierischer Zellen vor, wogegen seine Konzentration in den Membranen der Mitochondrien, des Golgi-Komplexes und des

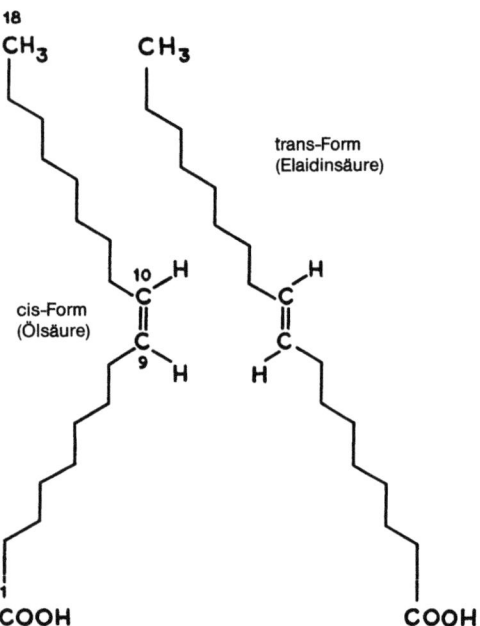

Abb. 32.2. Ein Phosphoglycerid mit den beiden Fettsäuren (R_1 und R_2), Glycerin und einer phosphorylierten alkoholischen Komponente. Im Fall der Phosphatidsäuren ist R_3 Wasserstoff

Abb. 32.3. Geometrische Isomerie der Ölsäure *(links)* und der Elaidinsäure *(rechts)*

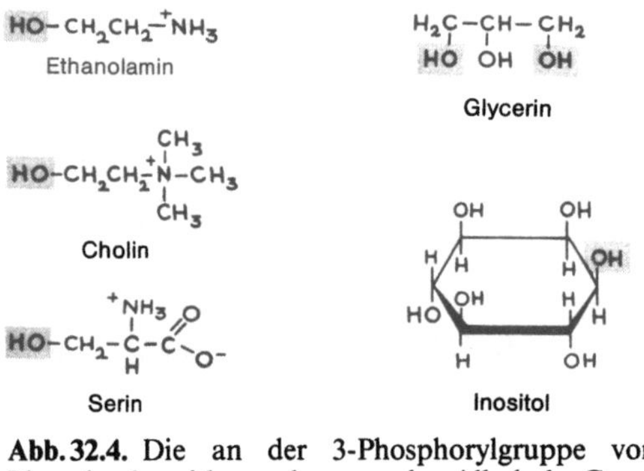

Abb. 32.4. Die an der 3-Phosphorylgruppe von Phosphoglyceriden vorkommenden Alkohole. Gruppierungen, die die Phosphodiesterbindung eingehen, sind schraffiert

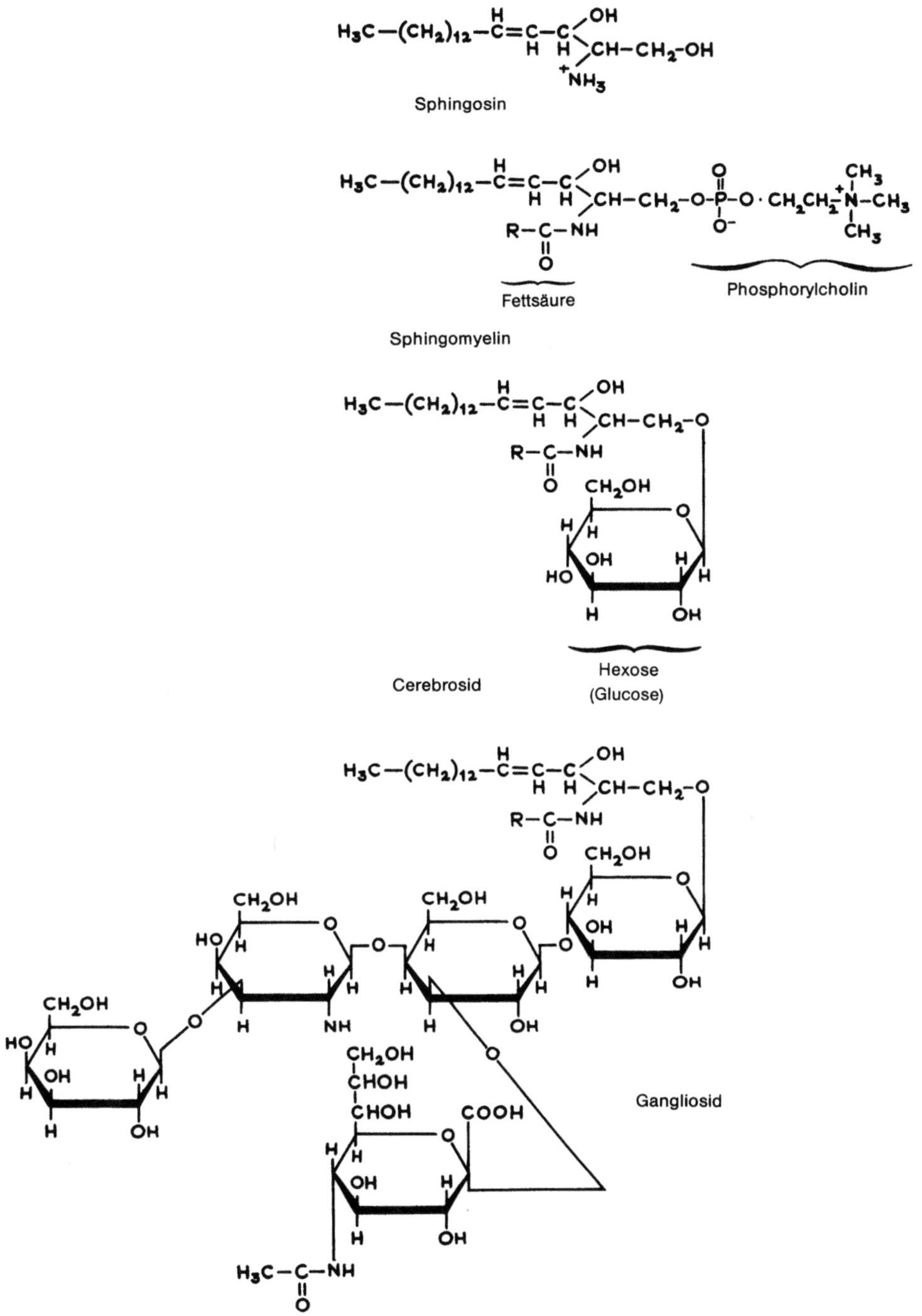

Abb. 32.5. Strukturen von Sphingosin, einem Sphingomyelin, eines Cerebrosids und eines Gangliosids

Zellkerns wesentlich geringer ist. Alle mengenmäßig ins Gewicht fallenden Membranlipide sind **amphipathische Moleküle**. Wie aus den in Abb. 32.6 dargestellten Kalottenmodellen hervorgeht, zeigen sie untereinander große Ähnlichkeit. Ein amphipathisches Molekül zeichnet sich dadurch aus, daß es sowohl hydrophobe als auch hydrophile Teile enthält. Amphipathische Membranlipide verfügen über eine polare Kopfgruppe und die nichtpolaren Alkanketten der Fettsäuren, weswegen sie schematisch wie in Abb. 32.7 dargestellt werden kön-

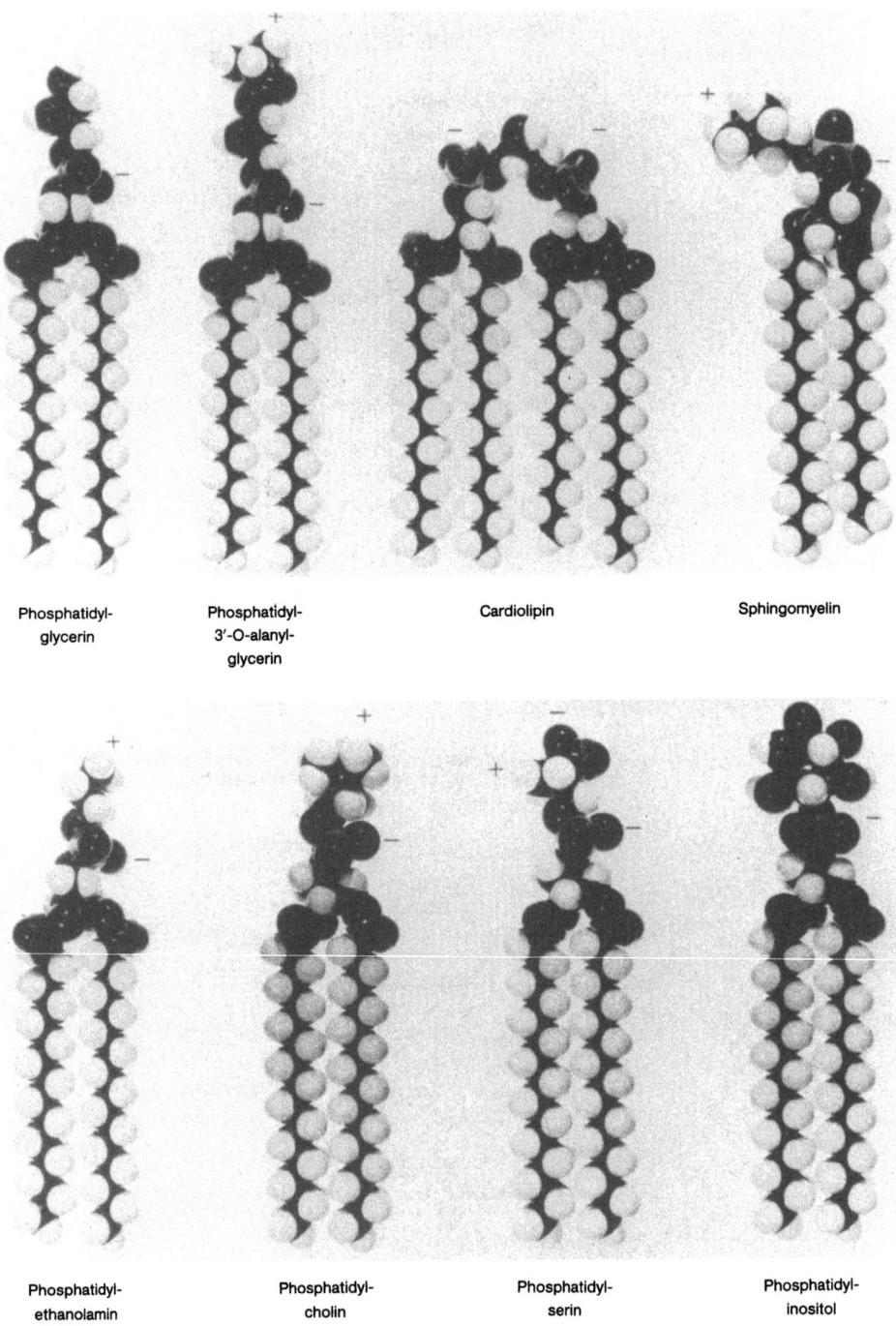

Abb. 32.6. Raummodelle der wichtigsten Phosphoglyceride. Zur Vereinfachung sind alle Fettsäurekomponenten als Palmitinsäure dargestellt. Zum Vergleich ist auch das Sphingomyelin dargestellt, obwohl es nicht zu den Phosphoglyceriden gehört. Die elektrischen Ladungen beziehen sich auf einen pH-Wert von 7. [Nach Lehninger AL (1970) Biochemistry, 1st ed. Worth New York]

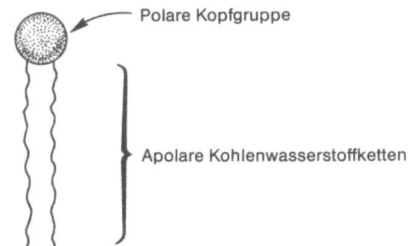

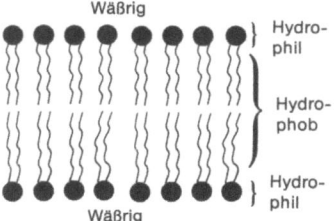

Abb. 32.7. Schematische Darstellung eines Phospholipids oder eines anderen Membranlipids. Die polare Kopfgruppe ist hydrophil, die Kohlenwasserstoffketten hydrophob (lipophil)

Abb. 32.9. Querschnitt durch eine Phospholipiddoppelschicht. [Nach Stryer L (1981) Biochemistry, 2nd ed. Freeman, San Francisco]

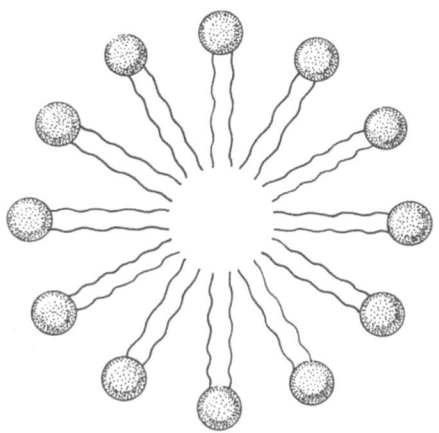

Abb. 32.8. Querschnitt durch eine Micelle. Die polaren Kopfgruppen orientieren sich zur wäßrigen Phase hin, die hydrophoben Kohlenwasserstoffe schirmen sich dagegen gegenseitig vom Wasser ab. Micellen sind sphärische Strukturen

nen. Auch Detergentien sind amphipathische Moleküle mit Strukturen, die denjenigen von Phospholipiden durchaus ähneln können.

Durch Membranlipide gebildete Strukturen

Der amphipathische Charakter von Phospholipiden bringt es mit sich, daß die Löslichkeiten der beiden unterschiedlichen Regionen dieser Moleküle nicht kompatibel sind. In Lösungsmitteln, wie beispielsweise Wasser, bilden Phospholipide Strukturen, die den thermodynamischen Bedürfnissen sowohl des hydrophoben als auch des hydrophilen Molekülteils Rechnung tragen. Bevorzugt ist die in Abb. 32.8 dargestellte **Micellenstruktur**. Hier sind die hydrophoben Teile vom Wasser abgeschirmt, während die polaren Kopfgruppen mit ihm ohne Schwierigkeiten in Wechselwirkung treten können. Die Stabilität dieser Struktur beruht auf der Tatsache, daß eine beachtliche Menge freier Energie benötigt wird, ein apolares Molekül aus einem apolaren Medium ins Wasser zu transferieren. So werden beispielsweise 2,6 kcal freier Energie für die Übertragung eines Mols Methan aus einem apolaren Medium in ein wäßriges benötigt. Ebenso wird eine große Energiemenge für die Übertragung eines polaren Rests aus einem wäßrigen Milieu in ein nichtpolares Medium benötigt. Für den Transfer von Glycin aus Wasser in Aceton müssen 6 kcal freie Energie aufgewandt werden. Die Micelle gewährleistet die thermodynamisch **energieärmste** und damit **stabilste** Struktur. Im Vergleich mit diesen wichtigen hydrophoben und hydrophilen Wechselwirkungen sind Wasserstoffbrückenbindungen sowie Salz- oder elektrostatische Bindungen zur Erhaltung der Micellenstruktur nur von sekundärer Bedeutung.

Wie schon vor 55 Jahren von Gorter u. Grendel erkannt wurde, kann auch eine **bimolekulare Schicht** oder **Doppelschicht** die thermodynamischen Bedürfnisse amphipathischer Moleküle in wäßriger Umgebung erfüllen. Auch eine Doppelschicht zeichnet sich dadurch aus, daß die hydrophoben Teile der Phospholipide von der wäßrigen Umgebung abgeschirmt sind, während hydrophile Regionen mit ihm wechselwirken (Abb. 32.9). Nur die Ecken der Doppelschicht würden ungünstigen Mediumbedingungen ausgesetzt werden. Dies kann jedoch durch Bildung **geschlossener Vesikel** verhindert werden. Das aus einer **geschlossenen Doppelschicht** bestehende **Vesikel** gewährleistet bereits **essentielle Membranfunktionen**. Es ist für die

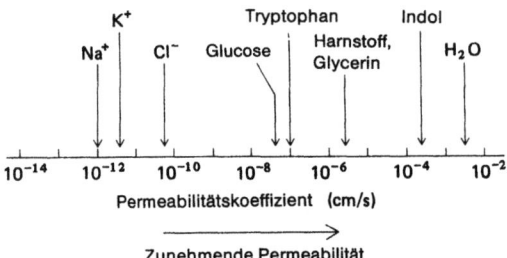

Abb. 32.10. Permeabilitätskoeffizienten einiger Ionen und Moleküle in Lipiddoppelschichtmembranen. [Nach Stryer L (1981) Biochemistry, 2nd ed. Freeman, San Francisco]

meisten wasserlöslichen Moleküle impermeabel, da diese in dem durch die Alkanketten der Fettsäuren gebildeten hydrophoben Inneren der Membran nicht löslich sind. Gase, wie Sauerstoff, CO_2 und Stickstoff können dagegen wegen ihrer Kleinheit und ihrer geringen Wechselwirkung mit Lösungsmitteln rasch durch die hydrophoben Regionen von Membranen diffundieren. Organische Nichtelektrolytmoleküle zeigen Diffusionsraten, die von den Verteilungskoeffizienten in Öl-Wasser-Gemischen abhängen (Abb. 32.10). Je größer die Lipidlöslichkeit des Moleküls ist, um so größer wird auch seine Diffusionsrate durch Membranen sein. Die bimolekulare Struktur ermöglicht darüber hinaus die Wechselwirkung amphipathischer Proteine mit der Membran.

In biologischen Membranen gibt es eine asymmetrische Verteilung von Phospholipiden auf der Innen- und Außenseite. Cholinhaltige Phospholipide befinden sich hauptsächlich in der äußeren, Aminophospholipide dagegen in der inneren Schicht. Sphingomyelin und Cholesterin sind i. allg. in größeren Mengen in der Außenseite verteilt. Damit diese Asymmetrie erhalten bleibt, muß die transversale Mobilität der Membranphospholipide beschränkt sein. In der Tat beträgt die Halbwertszeit der Asymmetrie Tage bis Wochen. Interessanterweise kann sie allerdings durch die Anwesenheit gewisser integraler Membranproteine bis um das 100fache verkürzt werden.

Membranproteine

Die Membranphospholipide dienen als **Lösungsmittel** für Membranproteine, deren für die Funktion wichtige Umgebung damit gebildet wird. Von den 20 in Proteinen vorkommenden Aminosäuren haben 6 stark hydrophobe Seitenketten, einige wenige schwach hydrophobe, während der Rest hydrophile Seitenketten trägt. Die α-helikale Struktur von Proteinen vermindert den hydrophilen Charakter der Peptidbindungen (s. Kap. 4). Proteine können aus diesem Grund amphipathisch sein und dann integrale Membranbestandteile werden, wenn hydrophile Regionen an die Außen- bzw. Innenseite der Membran gelagert sind, während eine hydrophobe Proteinregion durch die Membran hindurchreicht. Bei den bisher untersuchten Membranproteinen hat sich in der Tat gezeigt, daß die in die Membran eingebetteten Teile von Proteinen beträchtliche Anteile hydrophober Aminosäure sowie viele α-Helices enthalten.

Durch die verschiedenen Membranproteine können eine Vielzahl von Membranfunktionen wahrgenommen werden.

Die Membranasymmetrie läßt sich z. T. auf die **asymmetrische Verteilung** von Proteinen innerhalb der Membran zurückführen. Eine Asymmetrie zwischen der Innen- bzw. der Außenseite wird darüber hinaus dadurch gewährleistet, daß die an Membranproteine häufig geknüpften Kohlenhydratseitenketten ausschließlich auf der Außenseite liegen. Eine Reihe spezifischer Enzyme kommt nur entweder an der Außen- oder an der Innenseite von Membranen vor, Beispiele hierfür sind Enzyme der Mitochondrien sowie der Plasmamembranen.

Membranen zeigen auch regionale Asymmetrien. Beispiele hierfür sind die Mikrovilli von Mucosazellen, die schon nahezu makroskopisch sichtbar sind. Andere derartige Asymmetrien sind die Synapsen, die Desmosomen, die „tight junctions" bzw. die „gap junctions".

Integrale und periphere Membranproteine

Die meisten Membranproteine stellen integrale Bestandteile von Membranen dar. Die bis heute genau untersuchten durchlaufen vollständig die 5–10 nm dicke Doppelschicht. Solche integrale Proteine sind i. allg. von globulärer Form und zeigen natürlich amphipathische Eigenschaften. Sie bestehen aus 2 hydrophilen Enden, die durch eine hydrophobe Region verknüpft sind, die in den hydrophoben Teil der Lipiddoppelschicht eingelagert ist. Gefrierätzungstechniken haben die Existenz derartiger

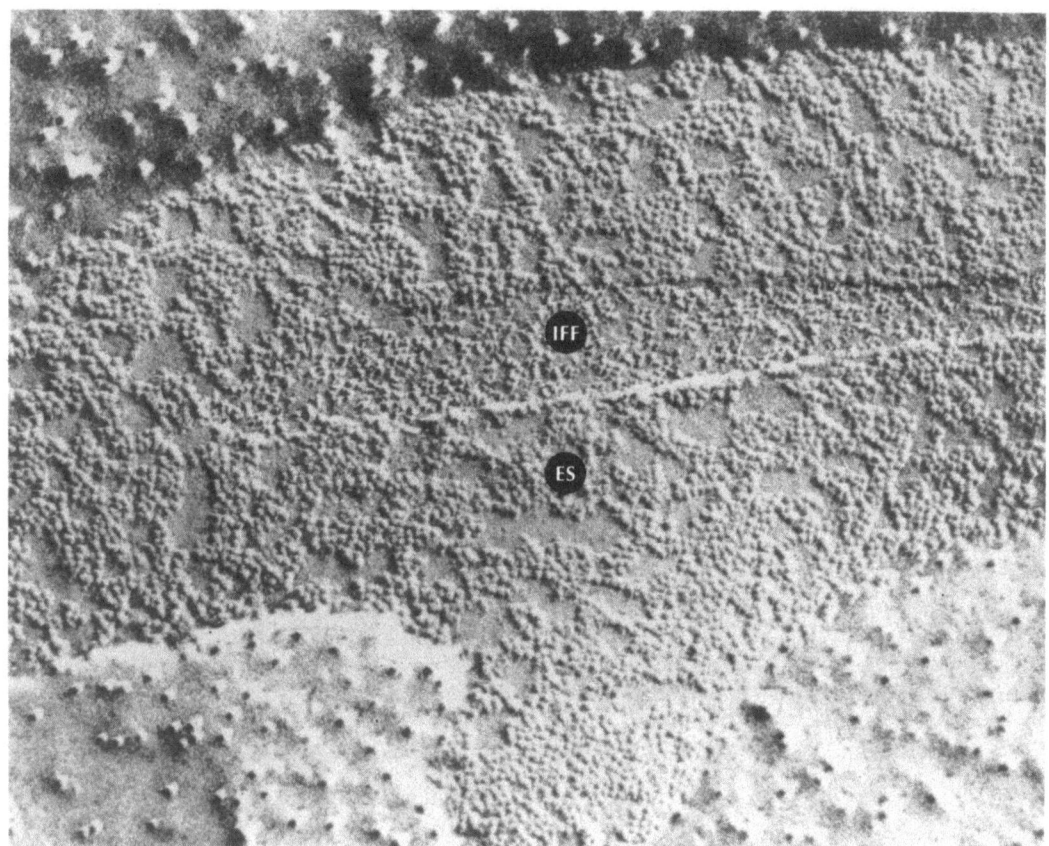

Abb. 32.11. Elektronenmikroskopische Darstellung einer gefriergeätzten Erythrocytenmembran. Sowohl an der äußeren Oberfläche *(ES)* als auch an der inneren Oberfläche *(IFF)* finden sich „Beulen". Diese sind Abbildungen globulärer Membranproteine. Bei genauer Betrachtung ergibt sich, daß die Verteilung dieser „Beulen" sich kontinuierlich über beide Regionen erstreckt. Hieraus kann geschlossen werden, daß es sich um jeweils nur ein Protein handelt. [Nach Marchesi VT (1965) The structure and orientation of a membrane protein. In: Weissman G, Claiborne R (eds) Cell Membranes: Biochemistry, Cell Biology & Pathology, Chapter 5. HP Publishing Co.]

durch die Membran reichender Proteine morphologisch sichtbar gemacht (Abb. 32.11).
Nichtionische Detergentien lösen oder binden integrale Proteine i. allg. ohne Verlust ihrer biologischen Funktion. Der Grund hierfür liegt wahrscheinlich darin, daß die hydrophilen Enden der Proteine durch das Detergens nicht gebunden werden. Anders ist es bei der Verwendung ionischer Detergentien. Sie interagieren sowohl mit den hydrophilen Enden als auch dem hydrophoben Teil integraler Proteine und führen aus diesem Grunde häufig zur Inaktivierung.
Integrale Membranproteine sind asymmetrisch über die Membrandoppelschicht verteilt (Abb. 32.12). Wird eine Membran mit einem asymmetrisch verteilten integralen Membranprotein in einem Detergens aufgelöst und dieses danach langsam entfernt, kommt es zu einer Selbstassemblierung der Phospholipide und integralen Proteine. Die letzteren verlieren hierbei jedoch ihre spezifische Orientierung innerhalb der Membran. Daraus kann geschlossen werden, daß in vivo während der Insertion von Proteinen in die Lipiddoppelschicht ihre spezifische asymmetrische Orientierung vorgegeben sein muß. Die hydrophile äußere Region eines amphipathischen Proteins, welche natürlich intracellulär synthetisiert wurde, muß das hydrophobe Areal der Membrandoppelschicht durchqueren, bevor es auf die Außenseite der Membran gelangt und hier fixiert wird. Welche

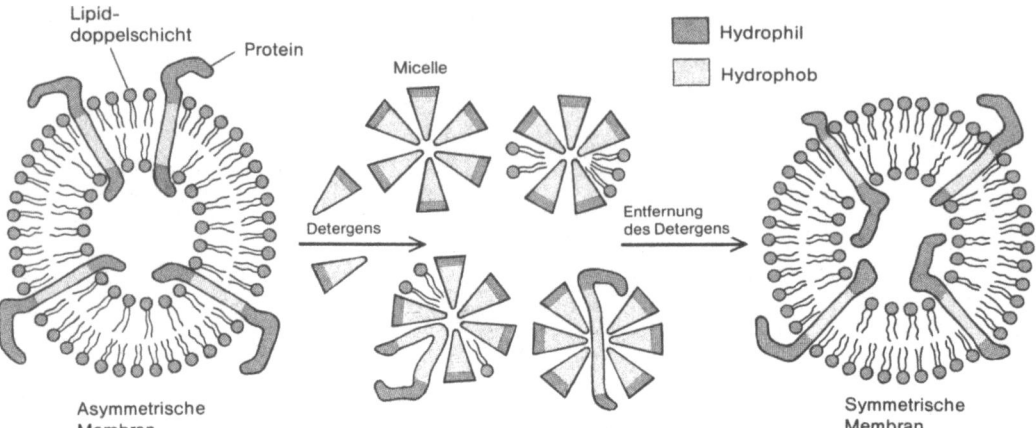

Abb. 32.12. Die Selbstassemblierung von Membranen erhält zwar die zugrundeliegenden Strukturen, jedoch nicht die Asymmetrie. Durch hohe Detergenskonzentrationen kann eine Membran zerstört werden. Detergentien sind amphipathische Moleküle, die kleine Micellen bilden. Sie lösen die Membrankomponenten auf und umhüllen die hydrophoben Anteile sowohl der Membranlipide als auch der Membranproteine. Nach Entfernung der Detergentien bilden die Membranlipide spontan eine neue Doppelschicht und inkorporieren integrale Proteine. Diese nehmen jedoch eine statistische Orientierung an. Aus derartigen Experimenten geht hervor, daß celluläre Membranen nicht durch Selbstassemblierung entstehen können. Man muß vielmehr annehmen, daß wenigstens ein Teil der integralen Proteine mit vorgegebener Orientierung in eine schon bestehende Lipiddoppelschicht integriert wird. [Nach Lodish HG, Rothman JE (1979) The assembly of cell membranes. Sci Am 240:43]

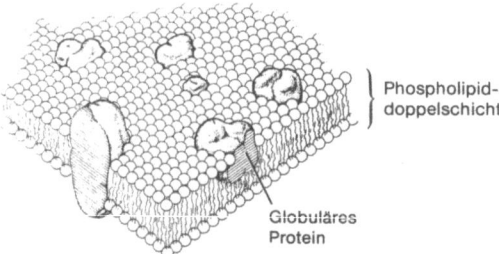

Abb. 32.13. Schematische Darstellung eines Membranausschnitts nach dem flüssigen Mosaikmodell. [Nach Singer SJ, Nicolson GL (1972) The fluid mosaic model of the structure of cell membranes. Science 175:720]

molekularen Mechanismen hierbei einer Rolle spielen könnten, wird weiter unten geschildert.

Periphere Proteine treten nicht in direkte Wechselwirkung mit den Doppelschichtphospholipiden. Sie sind vielmehr schwach an hydrophile Regionen spezifischer Regionen integraler Membranproteine gebunden. So wird z.B. das periphere Protein „Ankyrin" an das integrale Membranprotein Band III der Erythrocytenmembran gebunden. Spektrin, eine Cytoskelettstruktur des Erythrocyten, ist wiederum an Ankyrin gebunden und spielt aus diesem Grund eine wichtige Rolle bei der Aufrechterhaltung der bikonkaven Form von Erythrocyten. Auch die auf der Plasmamembran von Lymphocyten lokalisierten Immunglobulinmoleküle gehören zu den integralen Membranproteinen und können durch Auflösung der Membran in kleine Bruchstücke freigesetzt werden. Viele Hormonreceptormoleküle sind integrale Membranproteine, wobei die spezifischen für die Hormonbindung verantwortlichen Polypeptide auch als periphere Proteine aufgefaßt werden könnten. Periphere Proteine könnten über die Verteilung integraler Proteine innerhalb der Ebene der Doppelschicht entscheiden.

Modell der „flüssigen Membran"

Funktionierende Membranen sind **zweidimensionale Lösungen integraler globulärer Proteine in einer flüssigen Phospholipidmatrix**. Dieses Modell einer flüssigen Membran wurde im Jahre 1972 durch Singer u. Nicolson vorgeschlagen (Abb. 32.13). Der klarste Hinweis für die Richtigkeit dieses Modells war zu der damaligen Zeit die Tatsache einer raschen Verteilung species-spezifischer integraler Membranproteine in künstlichen Zellen, die durch Hybridisierung (Fusionierung zweier unterschied-

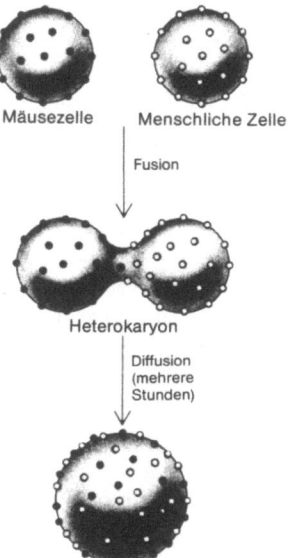

Abb. 32.14. Fusionierung einer Mäusezelle und einer menschlichen Zelle. Anschließend erfolgt die Diffusion der unterschiedlichen Membrankomponenten in der Ebene der Plasmamembran. Offene und geschlossene Kreise sind nach einigen Stunden vollständig vermischt. [Nach Stryer L (1981) Biochemistry, 2nd ed. Freeman, San Francisco]

licher Zellen) entstanden (Abb. 32.14). Später konnte nachgewiesen werden, daß auch Phospholipide sich rasch in der Membranebene verteilen. Diese Verteilung wird auch als **translationale Diffusion** bezeichnet. Sie erfolgt relativ rasch mit einer Geschwindigkeit eines Phospholipidmoleküls von einigen Mikrometern pro Sekunde.

Phasenänderungen und damit Änderungen der Fluidität von Membranen hängen in hohem Maße von der Lipidzusammensetzung einer Membran ab. In der Lipiddoppelschicht einer Membran können die hydrophoben Alkanketten der Fettsäuren hochgeordnet unter Bildung einer eher starren Struktur vorliegen. Mit zunehmender Temperatur gehen die hydrophoben Seitenketten jedoch von einem geordneten Zustand zu einem ungeordneten über, womit die Membran eher den Charakter einer Flüssigkeit erhält. Die Temperatur, bei der ein derartiger Übergang stattfindet, wird auch als **Übergangstemperatur** bezeichnet. Je länger und gesättigter die Alkanketten der Fettsäuren der Membranlipide sind, um so höher liegen auch die Übergangstemperaturen und damit die Temperaturen, die zur Änderung der Fluidität einer Membran benötigt werden. Ungesättigte Fettsäuren in der cis-Konfiguration erhöhen die Fluidität einer Lipiddoppelschicht dadurch, daß sie die Packungsdichte ohne Änderung der Hydrophobizität vermindern. Aus diesem Grund enthalten die cellulären Membranphospholipide wenigstens eine ungesättigte Fettsäure mit wenigstens einer Doppelbindung.

Auch **Cholesterin** als Bestandteil vieler Membranen führt zu einem mittleren Fluiditätszustand. Liegen die Fettsäureseitenketten in ungeordneter Phase vor, führt Cholesterin zu einer Verdichtung, sind sie jedoch geordnet oder in kristalliner Phase, führt das Cholesterinmolekül zu einer Störung. Ist das Verhältnis von Cholesterin zu Phospholipiden sehr hoch, verschwindet das Phänomen des Phasenübergangs ganz.

Die Fluidität von Membranen beeinflußt die Membranfunktion deutlich. Mit zunehmender Membranfluidität nimmt auch die Permeabilität gegenüber Wasser und anderen kleinen hydrophoben Molekülen zu. Die laterale Mobilität integraler Membranproteine steigt mit der Membranfluidität. Liegt das aktive Zentrum eines integralen Membranproteins in seiner hydrophilen Region, so werden Änderungen der Lipidfluidität einer Membran keinen oder sehr wenig Einfluß auf die biologische Aktivität des Proteins haben. Ganz anders ist es jedoch bei Proteinen, die beispielsweise Transportfunktionen erfüllen und sich über die ganze Membran erstrecken. Hier kommt es häufig zu deutlichen Änderungen der Transportgeschwindigkeit, wenn sich die Membranfluidität ändert.

Ein bestimmter Fluiditätszustand und damit ein Zustand translationaler Mobilität einer Membran kann auf bestimmte Regionen beschränkt sein. So können beispielsweise Protein-Protein-Wechselwirkungen innerhalb der Membranebene dazu führen, daß die integralen Proteine eine rigide Matrix bilden, während i. allg. die Lipide diese Funktion erfüllen. Derartige Regionen einer rigiden Proteinmatrix können Seite an Seite mit der üblichen Lipidmatrix in derselben Membran vorkommen. Die „gab junctions", „tight junctions" sowie die das Bacteriorhodopsin enthaltenden Regionen der Purpurmembran von Halobakterien sind Beispiele für derartige nebeneinander vorkommende Membranbezirke.

Einige der Protein-Protein-Wechselwirkungen

innerhalb der Membranebene können durch verbindende periphere Proteine vermittelt werden. Hierzu gehören **quervernetzende Antikörper** oder **Lectine**, die in „Flecken" oder „Kappen" auf Membranoberflächen angeordnet sind.

Assemblierung von Membranen

Die für die Biosynthese von Phospholipiden verantwortlichen Enzyme finden sich an der cytoplasmatischen Seite der Vesikel des endoplasmatischen Reticulums. Während ihrer Synthese kommt es wahrscheinlich zur Selbstassemblierung von Phospholipiden, so daß die thermodynamisch stabilen bimolekularen Schichten gebildet werden. Dies führt zur Vergrößerung der Vesikeloberfläche. Ursprünglich zum endoplasmatischen Reticulum gehörende Lipidvesikel wandern offensichtlich zum Golgi-Apparat und fusionieren danach mit der Plasmamembran. Sowohl die Vesikel des Golgi-Komplexes als auch des endoplasmatischen Reticulums zeigen eine transversale Asymmetrie in bezug auf Lipide und Proteine. Diese Asymmetrie wird während der Fusion mit der Plasmamembran beibehalten. Das Vesikelinnere wird nach der Fusionierung mit der Plasmamembran deren Außenseite, die cytoplasmatische Seite der Vesikel bleibt die cytoplasmatische Seite der Plasmamembran (Abb. 32.15). Da die transversale Membranasymmetrie schon in den Vesikeln des endoplasmatischen Reticulums lange vor der Fusionierung mit der Plasmamembran nachzuweisen ist, ergibt sich als Hauptproblem der Membranassemblierung die Frage, wie integrale Membranproteine asymmetrisch in die Lipiddoppelschicht des endoplasmatischen Reticulums eingebaut werden.

Integrale und für die Sekretion bestimmte Proteine werden meist mit einer N-terminalen Zusatzsequenz von 15–30 meist hydrophoben Aminosäuren synthetisiert (Signalsequenz). Sehr selten findet sich diese hydrophobe Sequenz auch innerhalb eines Proteins. Im allgemeinen wird die N-terminale Signalsequenz während oder nach der Integration eines Proteins in die Membran entfernt, wobei das reife zur Sekretion oder für den Membraneinbau bestimmte Protein entsteht (s. Kap. 33).

Es gibt sehr klare Hinweise, daß diese Signalsequenz am Vorgang der Proteininsertion in die Membran beteiligt ist. Mutierte Proteine mit geänderter Signalsequenz, bei der hydrophobe Aminosäuren durch hydrophile ersetzt wurden, werden nicht in Membranen eingebaut. Nichtmembranproteine, an die durch Gentechnologie eine Signalsequenz angeheftet wurde, finden sich danach als Bestandteile von Membranen wieder oder werden sogar sezerniert.

Für die Erklärung der Integration von Proteinen in Membranen sind 2 Modelle vorgeschlagen worden: die **Signalhypothese** und die **Membranhypothese**. Die Signalhypothese beinhaltet,

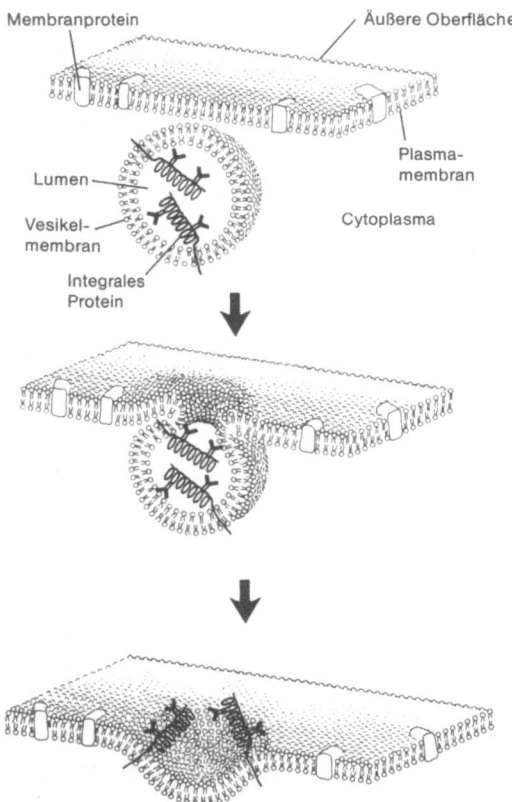

Abb. 32.15. Die Fusionierung eines Vesikels mit der Plasmamembran erhält die Orientierung aller in der Vesikeldoppelschicht eingebauten integralen Proteine. Ursprünglich ist der N-Terminus eines Proteins zum Lumen oder der inneren Höhle eines derartigen Vesikels orientiert. Nach der Fusionierung befindet sich der N-Terminus auf der äußeren Oberfläche der Plasmamembran. Daß die Orientierung des Proteins nicht umgekehrt wurde, kann daraus entnommen werden, daß das andere Ende des Moleküls, der C-Terminus, immer zum Cytoplasma hin orientiert ist. Das Lumen des Vesikels und die Außenseite der Zelle sind topologisch äquivalent. [Nach Lodish HF, Rothman JE (1979) The assembly of cell membranes. Sci Am 240:43]

Assemblierung von Membranen 501

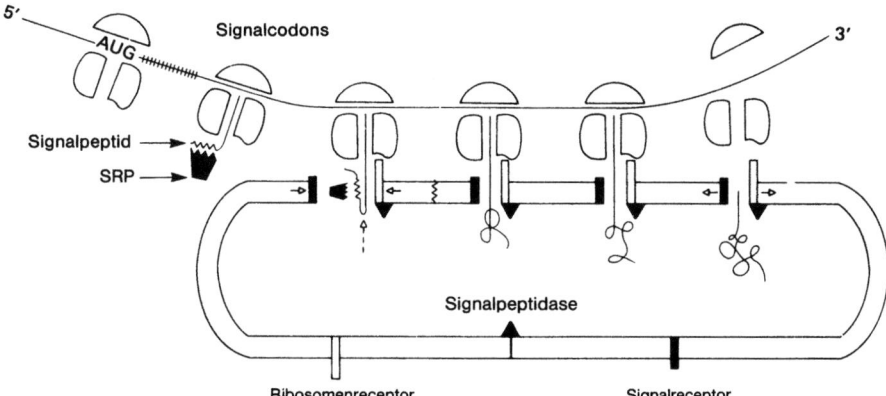

Abb. 32.16. Schematische Darstellung der Signalhypothese für den Transport von Sekretproteinen durch die Membran des endoplasmatischen Reticulums. Die ein Protein synthetisierenden Ribosomen bewegen sich entlang der Messenger-RNS für die jeweilige Aminosäuresequenz des Proteins (der Messenger wird durch die Linie zwischen 5' und 3' dargestellt). Das Codon AUG markiert den Start der Aminosäuresequenz; die gestrichelte Linie nach dem AUG stellt die Codons für die Signalsequenz dar. Während das Protein aus der großen ribosomalen Untereinheit „herauswächst", wird die Signalsequenz exponiert und durch ein Signalerkennungspartikel [engl. signal recognition particle (SRP)] gebunden. Dies führt zu einem Stop der Translation bis der Komplex an ein „Docking-Protein" *(schwarzer Balken)* auf der Membran des endoplasmatischen Reticulums gebunden ist. Darüber hinaus findet sich ein Receptor *(offener Balken)* für das Ribosom selbst. Die Wechselwirkung des Ribosoms und der wachsenden Peptidkette mit der Membran des endoplasmatischen Reticulums führt zur Öffnung einer Pore, durch welche das Protein in den inneren Raum des endoplasmatischen Reticulums transportiert werden kann. Während des Transports wird die Signalsequenz der meisten Proteine durch eine Signalpeptidase entfernt. Nach Fertigstellung wird das Protein vom Ribosom abgegeben, welches danach in seine beiden Komponenten, die große und die kleine Untereinheit, zerfällt. Das Protein befindet sich dann im Inneren des endoplasmatischen Reticulums. [Nach: Marx JL (1980) Newly made proteins zip through the cell. Science 207:164]

daß das Protein gleichzeitig mit der Translation seiner mRNS an Polyribosomen in die Membran integriert wird. Es handelt sich also um eine sog. **cotranslationale Insertion**. Sowie die Signalsequenz vom Ribosom synthetisiert worden ist, wird sie durch ein sog. Signalerkennungspartikel (signal recognition particle, SRP) erkannt, was zum Stop der Translation nach der Polymerisierung etwa der ersten 70 Aminosäuren führt. 40 von ihnen sind noch im großen ribosomalen Komplex versteckt, 30 jedoch exponiert (Abb. 32.16). Das SRP enthält 6 Proteine und eine 7S-RNS, welche eng verwandt mit der Alu-Familie hochrepetitiver DNS-Sequenzen ist (s. Kap. 28).
Der durch das SRP verursachte Block der Proteinsynthese wird erst dann aufgehoben, wenn der SRP-Signalsequenz-Ribosomenkomplex an ein sog. Docking-Protein des endoplasmatischen Reticulums gebunden ist. Das Docking-Protein dient als Receptor für das SRP. Die cotranslationale Insertion des Proteins in das endoplasmatische Reticulum startet an dieser Stelle. Die Elongation des Proteinmoleküls treibt die Proteinkette durch die Lipiddoppelschicht, während das Ribosom am endoplasmatischen Reticulum haften bleibt. Auf diese Weise entsteht das rauhe endoplasmatische Reticulum (RER). Während der Biosynthese von Membranproteinen bleiben Ribosomen am endoplasmatischen Reticulum haften. Erst nach Vervollständigung des Proteins werden sie freigesetzt und dissoziieren in ihre Untereinheiten. Die Abspaltung der Vorsequenz und die Anheftung von Kohlenhydraten erfolgt, wenn das frisch synthetisierte Protein sich im Inneren des endoplasmatischen Reticulums befindet (s. Kap. 33).
Sehr wahrscheinlich verhindert eine hydrophile C-terminale Verankerungsregion, daß integrale Membranproteine die Membran vollständig verlassen. Zur Sekretion bestimmte Proteine durchwandern dagegen die Membran vollständig und werden im Lumen des endoplasmatischen Reticulums gespeichert. Wenn sie das Innere des Vesikels erreichen, sind ihre Kohlenhydratseitenketten bereits angeheftet (s. Kap. 33). Anschließend finden sich die sekreto-

rischen Proteine im Lumen des Golgi-Apparats, wo eine Modifikation der Kohlenhydratseitenketten erfolgt, wonach sie in spezifische intracelluläre Organellen verpackt werden (s. Kap. 33).

Einige Proteine sind imstande, eine Membran zu durchqueren und anschließend in einer zweiten Membran verankert zu werden. Dies ist beispielsweise bei vielen Proteinen der inneren Mitochondrienmembran der Fall.

Die Membranhypothese legt wenig Wert auf katalytische Vorgänge bei der Membranassemblierung und betont dagegen die Rolle der Signalsequenz bei der Faltung des Proteins. Sie nimmt an, daß diese eine alternative Faltung eines üblicherweise hydrophoben integralen Membranproteins ermöglicht, so daß es am Sekretionsort, also dem Cytosol löslich bleibt. Die Anwesenheit einer Membranlipiddoppelschicht löst dann eine Umfaltung des Proteins aus, so daß es eine Konformation erreicht, die seine Insertion in die Lipiddoppelschicht erleichtert. Damit wird eine Selbstassemblierung des Proteins in seine Membran ausgelöst, die die notwendige transversale Asymmetrie fixiert. Nach seiner Insertion wird die Vorsequenz des Proteins abgespalten. Die Membranhypothese benötigt keine spezifische Wechselwirkung zwischen Ribosomen und Membranen, schließt allerdings nicht aus, daß eine Proteinbiosynthese an Membranen stattfindet.

Tabelle 32.1 stellt die Hauptcharakteristiken der Signalhypothese und der Membranhypothese gegenüber.

Es ist klar, daß sowohl Signalmechanismen wie auch die Mechanismen der Membranhypothese gleichzeitig in derselben Zelle vorkommen müssen. Einige Membranproteine sowie Sekretproteine werden an membrangebundenen Polysomen synthetisiert, andere dagegen an freien, cytoplasmatischen Polysomen. Einige Proteine betreten erst dann den zur Sekretion oder Membraninsertion führenden Assemblierungsweg, wenn sie früh während ihres Biosyntheseprozesses am Ribosom Kontakt mit der Membrandoppelschicht gehabt haben. Andere Proteine, wie beispielsweise das mitochondriale Cytochrom b_5, sind zur Selbstassemblierung in Membranen - unter Einhaltung der richtigen Asymmetrie - imstande. Allerdings benötigt dies die Anwesenheit einer normalen Signalsequenz. Einige einkettige Peptide oder Proteine, wie das Bacteriorhodopsin, falten

Tabelle 32.1. Vergleich zweier Modelle für die Membranassemblierung[a]

Synthesestufe	Signalhypothese	Membranauslöser-Hypothese
Initiationsort	Lösliche Polysomen	Lösliche Polysomen
Bedeutung des Signalpeptides	Wird durch den Proteintransportkanal erkannt	Ändert die Faltung
Assoziation des neuen Proteins mit der Membran	Wenn Synthese des Signalpeptids abgeschlossen Ort: Protein-Transportkanal	Während oder nach der Synthese des Proteins Ort: Receptorprotein oder Lipidanteile der Doppelschicht
Spezifische Assoziationen von Ribosomen	Mit dem Protein-Transportkanal	Keine
Katalyse der Assemblierung	Spezifische Pore	Wirkung des Signalpeptids auf Konformation
Triebkraft für Assemblierung	Elongation der Peptidkette	Protein-Protein- und Protein-Lipid-Assoziation: Selbstassemblierung
Entfernung des Signalpeptids	Während der Polypeptidausschleusung	Während oder nach der Assemblierung des Polypeptids in die Lipiddoppelschicht
Endgültige Orientierung	C-Terminus innen, N-Terminus außen	Von der Primärstruktur abhängig

[a] Nach Wickner W (1979) The assembly of proteins into biological membranes: The membrane trigger hypothesis. Ann Rev Biochem 48: 23

sich mehrmals innerhalb einer Membran, was nur schwer durch die Signalhypothese erklärt werden kann. Schließlich befindet sich bei einigen integralen Membranproteinen die C-terminale Region auf der Außenseite, die N-terminale dagegen auf der Innenseite.

Transport durch Membranen

Die Plasmamembran von Zellen wirkt als selektiv permeable Schicht zwischen Zellinnerem und -äußerem. Daraus ergeben sich 2 Hauptfragen: Wie gelangen Moleküle durch die Membran um ins Innere einer Zelle oder einer

Organelle zu kommen und wie wird bei diesem Vorgang die Selektivität hervorgerufen? Insgesamt lassen sich 3 Mechanismen formulieren, die eine Antwort auf diese Frage geben können: **Diffusion, aktiver Transport** und **Endocytose**.

Diffusion

Wie schon früher beschrieben, sind eine Reihe von Verbindungen – wie beispielsweise Gase – imstande, durch Diffusion entlang eines elektrochemischen Gradienten ins Zellinnere zu gelangen, ohne daß hierfür Energie notwendig ist. Die Diffusionsgeschwindigkeit erreicht dabei keinen Grenzwert und ist proportional zur Löslichkeit der diffundierenden Verbindung im hydrophoben Inneren der Lipiddoppelschicht. Die Fluidität einer Membran hat dabei großen Einfluß auf die Diffusionsgeschwindigkeit. Sie ist umgekehrt proportional zur Anzahl von Wasserstoffbrückenbindungen, die gelöst werden müssen, damit eine in einer äußeren wäßrigen Umgebung gelöste Verbindung in der hydrophoben Doppelschicht verteilt werden kann. Aus diesem Grunde diffundieren Elektrolyte nur außerordentlich langsam durch Membranen, wobei ihre Diffusionsgeschwindigkeit mit zunehmender Ladungsdichte abnimmt. In natürlichen Membranen kommen im Gegensatz zu synthetischen Membrandoppelschichten **Membrankanäle** oder **porenähnliche Strukturen** vor, die eine Ionenleitung ermöglichen. Die Membranen von Nervenzellen enthalten sehr gut untersuchte **Ionenkanäle**, die für die Aktionspotentiale über der Membran verantwortlich sind. Einige Peptide mikrobiellen Ursprungs bilden **Ionenkanäle** oder **Ionophore**, die die Bewegung von Ionen durch die Membran stark erleichtern. Derartige Ionophore enthalten hydrophile Zentren, die spezifisch Ionen binden und durch periphere hydrophobe Regionen umgeben sind. Dies ermöglicht ihre Lösung in den Membranlipiden und damit ihre transversale Diffusion (Abb. 32.17). **Entkoppler** der oxidativen Phosphorylierung, wie beispielsweise **2,4-Dinitrophenol**, sind imstande, Protonen durch Membranen zu transportieren, wobei der für die ATP-Erzeugung notwendige Protonengradient zusammenbricht (s. Kap. 12). Toxine von Mikroorganismen, wie beispielsweise das **Diphtherietoxin**, aber auch aktivierte Serumkomplementkomponenten (s. Kap. 42), erzeugen große Poren in cellulären Membranen, durch die sogar Makromoleküle transportiert werden können.

Eine Reihe von Verbindungen diffundieren schneller durch Membranen als aufgrund ihrer Größe, Ladung oder Verteilungskoeffizienten erwartet werden könnte. In diesem Fall wird von **erleichterter Diffusion** gesprochen, deren Eigenschaften sich sehr deutlich von der einfachen Diffusion unterscheiden. Die Diffusionsgeschwindigkeit erreicht einen Sättigungswert, woraus geschlossen werden kann, daß die Zahl der für die diffundierende Substanz verfügbaren Diffusionsstellen **limitiert** ist. Meist erfolgt erleichterte Diffusion steriospezifisch, allerdings wird für den Transportprozeß ähnlich wie bei der einfachen Diffusion keine Energie

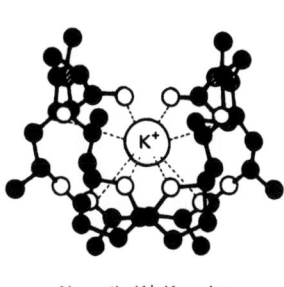

Abb. 32.17. Das Ionophore Nonactin und sein Komplex mit K^+. [Nach Finean JG, Coleman R, Michell, RH (1974) Membranes and Their Cellular Functions. Wiley, New York]

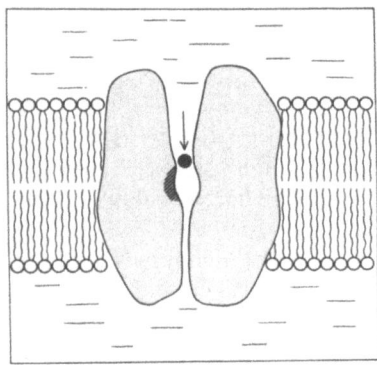 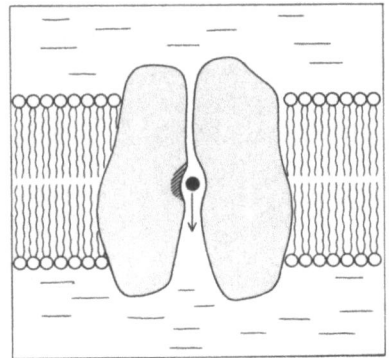

Abb. 32.18. Zweidimensionale Darstellung des aktiven Transports eines Moleküls durch einen Proteinkanal einer Membran. Das Molekül bindet am aktiven Zentrum *(schraffiert)* des Proteins. Anschließend erfolgt eine energieverbrauchende enzymatische Reaktion, die eine Konformationsänderung des Transportproteins auslöst, welche das Molekül durch die Membran „quetscht". [Nach Singer SJ (1975) Architecture and topography of biologic membranes. In: Weissman G, Claiborne R (eds) Cell Membranes: Biochemistry, Cell Biology & Pathology, Chapter 4. HP Publishing Co.]

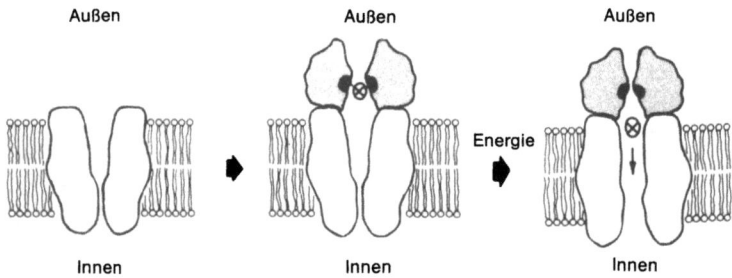

Abb. 32.19. Schematische Darstellung eines Mechanismus für den aktiven Transport, bei dem ein peripheres Bindungsprotein obligatorisch beteiligt ist. Voraussetzung ist, daß in der Membran Aggregate spezifischer integraler Proteine vorkommen, welche eine wassergefüllte Pore bilden. Diese Pore *(links)* ist ursprünglich für die Diffusion aller Moleküle, außer Wasser, verschlossen. Ein Bindungsprotein *(schraffiert)* mit einer aktiven Bindungsstelle *(schwarz)* für den Liganden X bindet spezifisch an die äußere Oberfläche des integralen Proteins *(Mitte)*, wobei die Pore noch geschlossen bleibt. Durch einen energieverbrauchenden Schritt ändert sich die Quartärstruktur der Untereinheiten *(rechts)*, was zum Öffnen der Pore und zur Abgabe von X auf die andere Membranseite führt. [Nach Singer SJ (1974) The molecular organization of membranes. Ann Rev Biochem 43:805]

benötigt. Eine gute Erklärung für das Phänomen der erleichterten Diffusion bietet die Vorstellung, daß sie mit Hilfe spezifischer Transportmoleküle erfolgt, die sehr wahrscheinlich zu den integralen Membranproteinen gehören.

Es versteht sich von selbst, daß die assymetrische Verteilung von Membranproteinen stabil ist, womit eine transversale Mobilität von Transportproteinen eigentlich unwahrscheinlich ist.

Eine bessere Erklärung bietet die Vorstellung von **Poren**, die durch oligomere integrale Transportproteine gebildet werden und die Konformationsänderungen während des Transports durchmachen (Abb. 32.18). Dabei können sowohl periphere als auch integrale Membranproteine zur Ausbildung eines erleichterten Diffusionssystems zusammenwirken. So könnte das periphere Protein der Vermittler der Stereospezifität sein, das integrale Membranprotein die Pore bilden (Abb. 32.19).

Aktiver Transport

Der aktive Transport unterscheidet sich von der (erleichterten) Diffusion dadurch, daß er von einer kontinuierlichen **Energiezufuhr** abhängt und darüber hinaus einen **unidirektionalen Transport** katalysiert, wodurch häufig elektrochemische Gradienten entstehen. Ihre Aufrechterhaltung in biologischen Systemen ist so wichtig, daß etwa 30-40% der gesamten Energie hierfür aufgebracht werden.

Im allgemeinen halten Zellen eine niedrige intracelluläre Na^+- und eine hohe K^+-Konzentration aufrecht. Dies geht mit einem negativen elektrischen Potential auf der Innenseite einher. Ein integraler Teil der für die Aufrechterhaltung dieser Gradienten verantwortlichen Pumpe ist eine **ATP-ase**, welche durch Na^+ und K^+ aktiviert wird. Die ATP-ase ist ein integrales Membranprotein und benötigt für ihre Aktivität Phospholipide. Sie benutzt auf der cytoplasmatischen Seite der Membran sowohl ATP als auch Na^+ als Substrat, die Bindungsstelle für K^+ ist dagegen auf der extracellulären Membranseite lokalisiert. Hier befindet sich auch die Bindungsstelle für das Glykosid **Ouabain**, das die ATP-ase hemmt. Diese Hemmung kann durch hohes extracelluläres K^+ aufgehoben werden.

Nervenleitung

Die die Oberfläche von Neuronen bildende Membran kann eine Ladungsasymmetrie zwischen innen und außen (elektrisches Potential) aufrecht erhalten und ist „erregbar". Nach entsprechender Stimulierung durch ein chemisches Signal, welches über spezifische Membranreceptoren weitergeleitet wird (s. Signalleitung) können Ionenkanäle geöffnet werden, die das rasche Einströmen von Na^+ oder Ca^{2+} zusammen mit dem Ausströmen von K^+ ermöglichen. Dies führt zu einem raschen Zusammenbruch der Potentialdifferenz. Allerdings sorgen die **Ionenpumpen** der Membran dafür, daß der Ionengradient rasch wieder hergestellt wird.

Werden große Membranareale auf diese Weise depolarisiert, kann das elektrochemische Störungssignal wellenähnlich über die Membran weitergeleitet werden, was zu einem Nervenimpuls führt. Ein die meisten Nerven umhüllender **Isolator** beschleunigt dabei die Weiterleitung der Welle (des Signals) dadurch, daß der Ionentransport nur an bestimmten Orten möglich ist, die nicht isoliert sind. Die durch die Schwann-Zellen gebildeten **Myelinscheiden** hüllen die Nerven ein und dienen damit der Isolierung. Myelin ist die Membran der Schwann-Zelle und besteht aus Phospholipiden, Cholesterin, Proteinen und Cerebrosiden. Es enthält relativ wenig integrale und periphere Proteine; die vorhandenen werden dazu benützt, eine hydrophobe elektrisch isolierende Struktur zu bilden, die für Ionen und Wasser impermeabel ist. Anaesthetica sind kleine lipophile Moleküle, die die Weiterleitung der Nervenimpulse verlangsamen, weil sie sich in der Fetthülle der Nerven lösen und damit deren Isolation stören.

Zell-Zell-Kontakt und Zell-Zell-Kommunikation

Bei vielzelligen Organismen kommt es häufig zu intercellulären Kontakten, welche sich natürlich auf der Ebene der Plasmamembran einzelner Zellen abspielen. Zu diesem Zweck verfügen Zellen über spezialisierte Membranregionen, die die **intercelluläre Kommunikation** in ihrer unmittelbaren Nachbarschaft vermitteln. Die sog. „gap junctions" vermitteln und regulieren den Durchtritt von Ionen und kleinen Molekülen durch eine enge hydrophile Pore, welche die cytoplasmatischen Räume benachbarter Zellen verbindet. Diese Poren sind aus Untereinheiten, den sog. Connexonen zusammengesetzt, deren Struktur durch Röntgenkristallographie untersucht werden konnte. Wie

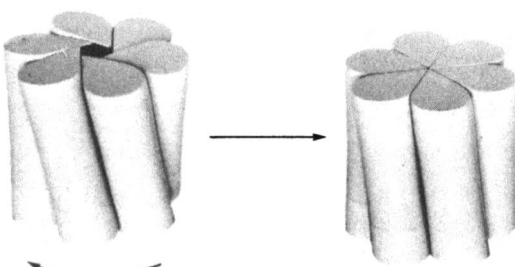

Abb. 32.20. Einfaches Modell eines Connexons mit der Darstellung des Übergangs von der „offenen" zur „geschlossenen" Konfiguration. Die Vorstellung dabei ist die, daß das Schließen auf der cytoplasmatischen Seite *(oben)* dadurch hervorgerufen wird, daß die Untereinheiten sich gegeneinander verschieben, ihre Neigung vermindern und an der Basis im Uhrzeigersinn rotieren. Die dunklere Schattierung am Modell weist auf den Teil hin, der in der Membran steckt. Die radiale Verschiebung jeder Untereinheit am cytoplasmatischen Ende würde etwa 0,6 nm betragen, wenn die Neigung 5° über die Gesamtlänge von 7,5 nm beträgt. [Nach Unwin PNT, Zampighi G (1980) Structure of the junction between communicating cells. Nature 283:545]

aus Abb. 32.20 hervorgeht, bestehen Connexonen aus 6 Proteinuntereinheiten, die sich durch die Membran erstrecken und mit analogen Strukturen der benachbarten Zelle in Kontakt kommen. Jede Untereinheit ist offensichtlich starr. Als Antwort auf spezifische chemische Stimuli ordnen sich die Untereinheiten um, so daß eine tangentiale zentrale Öffnung mit einem Durchmesser von etwa 2 nm entsteht. Durch diese zentrale Öffnung können Ionen und kleine Moleküle von einem Cytoplasma zum anderen passieren.

Signalvermittlung

Biochemische Signalmoleküle wie Neurotransmitter, Hormone oder Immunglobuline binden an spezifische Receptoren (integrale Membranproteine), wobei die Bindungsstellen auf der Außenseite cellulärer Membranen lokalisiert sind. Die Bindung des Signals führt zu einer Informationsübertragung durch die Membran in das Cytoplasma. Der **β-adrenerge Receptor** bindet stereospezifisch Catecholamine. Er ist asymmetrisch auf der Außenseite der Plasmamembran entsprechender Zielzellen lokalisiert. Die Bindung von Catecholaminen stimuliert die katalytische Aktivität der **Adenylatcyclase**, welche ebenfalls asymmetrisch auf der Innenseite der Membran lokalisiert ist. Hierdurch wird aus ATP cAMP gebildet (s. Kap. 25). Damit wird die Information, daß sich ein spezifisches Catecholamin an der Außenseite der Zelle befindet, in das Innere der Zelle weitergeleitet, wo als sog. zweiter Bote (oder engl. **second messenger**) das cAMP die weitere Informationsübertragung übernimmt.

Durch Bindung eines Catecholamines an den β-Receptor aktiviert der letztere durch Konformationsänderung eine **Phospholipidmethyltransferase I**. Das Enzym ist ein integrales Membranprotein, das gegen die Cytoplasmaseite der Membran orientiert ist. Es bildet **Phosphatidyl-N-Monomethylethanolamin** aus Phosphatidylethanolamin (Abb. 32.21). Phosphatidyl-N-Monomethylethanolamin orientiert sich auf die Außenseite der Membran und wird dort zu Phosphatidyl-N-Dimethylethanolamin und schließlich zu **Phosphatidylcholin** methyliert. Das hierfür verantwortliche Enzym ist die **Phospholipidmethyltransferase II**, welche in Richtung auf die Außenseite der Membran lokalisiert ist. Die dadurch zunehmende lokale Konzentration von Phosphatidylcholin steigert die Membranfluidität. Hierdurch kann offensichtlich der mit dem Hormon besetzte β-Receptor mit dem GTP-abhängigen Kopplungsfaktor in Wechselwirkung treten, was zu einer Aktivierung der katalytischen Einheit, also der Adenylatcyclase führt (Abb. 32.22). Durch die gesteigerte Fluidität werden darüber hinaus vorgeformte β-Receptormoleküle auf die Außenseite der Membranoberfläche verlagert.

Eine Phospholipidmethylierung ist möglicherweise allgemein das Startsignal für die Transduktion vieler receptorvermittelter biologischer Signale durch Membranen. In einigen Systemen verursacht die durch Phosphilipidmethy-

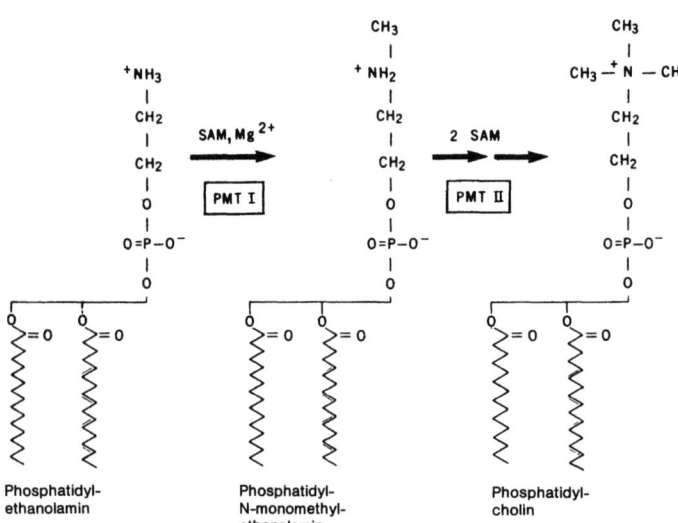

Abb. 32.21. Enzymatische Umwandlung von Phosphatidylethanolamin zu Phosphatidylcholin (PMT I, Phospholipidmethyltransferase I; PMT II, Phospholipidmethyltransferase II; SAM, S-Adenosyl-L-Methionin). [Nach Hirata F, Axelrod J (1980) Phospholipid methylation and biological signal transmission. Science 209:1082]

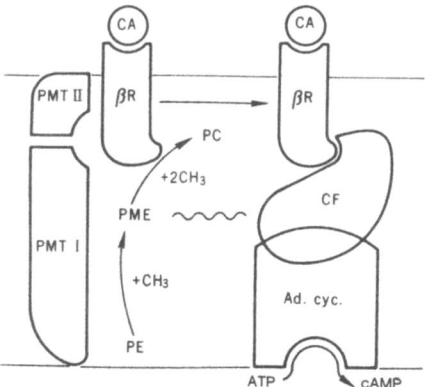

Abb. 32.22. Phospholipidmethylierung und Kopplung des β-adrenergen Receptors. Wenn ein Katecholamin *(CA)* an den β-adrenergen Receptor bindet *(βR)*, werden dadurch die Phospholipidmethyltransferase I *(PMT I)* sowie die Phospholipidmethyltransferase II *(PMT II)* stimuliert. Dies steigert die Methylierung von Phosphatidylethanolamin *(PE)* zu Phosphatidyl-N-Monomethylethanolamin (PME) und zu Phosphatidylcholin *(PC)*. Während der Methylierung dieser Phospholipide steigern sie die Fluidität (eine Wellenlinie). Dies erhöht die laterale Beweglichkeit des β-adrenergen Receptors, so daß dieser mit dem Guanylnucleotid-Kopplungsfaktor *(CF)* und der Adenylatcyclase *(Ad.cyc.)* unter Bildung von Cyclo-AMP reagieren kann. [Nach Hirata F, Axelrod J (1980) Phospholipid methylation and biological signal transmission. Science 209:1082]

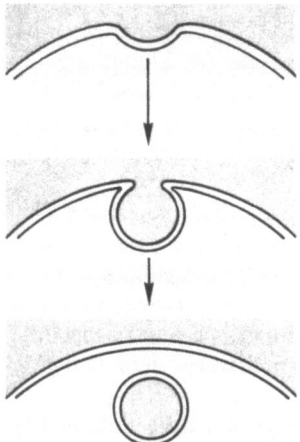

Abb. 32.23. Bildung eines Endocytosevesikels durch Invagination der Plasmamembran

lierung gesteigerte Membranfluidität den raschen Influx von **Calciumionen**, welche an Calmodulin binden und spezifische Enzyme, z. B. Phospholipasen, aktivieren. Aus Phosphatidylcholin können Phospholipasen freie Fettsäuren freisetzen, zu denen auch Arachidonsäure gehört, welche der Vorläufer der Prostaglandine ist. Die letzteren spielen eine wichtige Rolle bei der Signalübertragung in verschiedenen Systemen.

Endocytose

Durch Endocytose internalisieren Zellen extracelluläres Material. Während dieses Vorgangs entstehen dann die sog. endocytotischen Vesikel, wenn Teile der Plasmamembran unter Einschluß eines bestimmten Volumens extracellulärer Flüssigkeit invaginiert und anschließend von der Membran angeschnürt werden (Abb. 32.23). Die Fusionierung des endocytotischen Vesikels mit anderen Membranstrukturen vervollständigt den Transport der in ihm eingeschlossenen Verbindungen in andere celluläre Kompartimente.

Man unterscheidet zwei Typen der Endocytose. Bei der hier nicht besprochenen **Phagocytose** handelt es sich um einen Vorgang, der nur in spezialisierten, zur Phagocytose fähigen Zellen vorkommt. Zu ihnen gehören die im Blut vorhandenen **Makrophagen** und **Granulocyten**. Die **Pinocytose** ist dagegen eine Eigenschaft aller Zellen. Sie führt zur Aufnahme von Flüssigkeit und in der Flüssigkeit befindlichen Komponenten. Man unterschiedet zwei Typen der Pinocytose: Die **absorptive Pinocytose** ist ein receptorvermittelter, selektiver Prozeß, welcher primär verantwortlich für die Aufnahme von Makromolekülen ist. Für ihn steht eine begrenzte Zahl von Bindungsstellen auf der Plasmamembran zur Verfügung. Hierdurch kommt es zur Konzentrierung von Liganden aus dem Medium und zur Minimalisierung der Flüssigkeits- oder Lösungsmittelaufnahme. Die bei adsorptiver Pinocytose gebildeten Vesikel leiten sich von Invaginationen (sog. **Pits**) ab, die auf der cytoplasmatischen Seite der Plasmamembran mit einem filamentären Material bedeckt sind. Bei vielen Systemen ist dieses Material das periphere Membranprotein **Clathrin**. So werden beispielsweise das **LDL-Molekül** und sein Receptor (s. Kap. 18) über derartige Pits internalisiert, welche den LDL-Receptor enthalten. Die dabei entstehenden endozytotischen Vesikel fusionieren mit den Lysosomen. Dabei wird der Receptor freigesetzt und recyclisiert, das LDL-Apolipoprotein abgebaut und die im LDL-Partikel enthaltenen Cholesterinester metabolisiert. Die Biosynthese des LDL-Receptors wird durch Metabolite des LDL reguliert. In Kap. 18 findet sich eine Darstellung des LDL-Receptors sowie seiner Internalisierung, soweit sie von medizinischem Interesse ist.

Andere Makromoleküle, darunter einige Hormone, unterliegen ebenfalls der adsorptiven Pinocytose und bilden sog. **Receptosomen**. Diese Vesikel fusionieren nicht mit Lysosomen, sondern liefern ihren Inhalt anderen intracellulären Orten, wie beispielsweise dem Golgi-System, zu.

Die adsorptive Pinocytose **extracellulärer Glykoproteine** setzt voraus, daß diese spezifische Kohlenhydraterkennungssignale tragen. Sie werden durch membrangebundene Receptormoleküle, deren Funktion Ähnlichkeit mit dem LDL-Receptor hat, erkannt. Ein **Galaktosylreceptor** auf der Oberfläche der **Hepatocyten** vermittelt die adsorptive Pinocytose von **Asialglykoproteinen** aus der Zirkulation. Saure Hydrolasen, die durch adsorptive Pinocytose in Fibroblasten aufgenommen werden, werden aufgrund ihrer **Mannose-6-Phosphatreste** erkannt. Interessanterweise spielt offenbar ein Mannose-6-Phosphatrest auch eine wichtige Rolle bei der intracellulären Segregation saurer Hydrolasen in die Lysosomen.

Anders als bei der adsorptiven Pinocytose wird bei der **Flüssigphasenpinocytose** in nicht selektiver Weise flüssige Phase in die Zelle aufgenommen. Dabei ist die Aufnahmegeschwindigkeit proportional der Konzentration der flüssigen Phase in dem umgebenden Medium. Die Flüssigphasenpinocytose, bei der sehr kleine Vesikel entstehen, ist ein außerordentlich aktiver Prozeß. In manchen Zellen werden mehr als 50% der Plasmamembran pro Stunde hierfür benutzt. Es ist klar, daß die dabei internalisierten Membranbestandteile zur Aufrechterhaltung der cellulären Integrität wieder recycliert werden müssen.

Membranstörungen

Die bei der **familiären Hypercholesterinämie** vorliegende Störung der adsorptiven Pinocytose ist bereits in Kap. 18 beschrieben worden.

Die **multiple Sklerose** ist eine komplexe neurologische Erkrankung, bei der es als Folge eines noch unbekannten Prozesses zu einer Demyelinisierung des Nervengewebes kommt. Dadurch geht die Isolierung der Neuronen verloren, womit sich die Nervenleitung enorm verschlechtert.

Der **Pseudohypoparathyreoidismus** ist eine hereditäre Erkrankung, bei der die Signalvermittlung über Membranen bei verschiedenen Zielzellen gestört ist. Es handelt sich um diejenigen Zielzellen, bei denen **Parathormon** unter normalen Umständen zu einer Aktivierung der Adenylatcyclase führt. Beim Pseudohypoparathyreoidismus liegt ein Defekt des Kopplungsproteins vor, so daß das Phänomen der extracellulär erfolgenden Bindung von Parathormon an seinen Receptor nicht mehr zur Adenylatcyclase weitergeleitet werden kann. Es ist noch nicht bekannt, ob dieser Defekt auf einer gestörten Phospholipidmethylierung beruht.

Bei der **I-Zellenerkrankung** handelt es sich um eine seltene autosomal recessiv vererbte Krankheit, deren Ursache offensichtlich darin besteht, daß die Betroffenen das Mannose-6-Phosphat auf sauren Hydrolasen nicht mehr erkennen können. Dementsprechend können diese sauren Hydrolasen nicht mehr in primären Lysosomen segregiert werden, sondern werden in die extracelluläre Flüssigkeit sezerniert. Natürlich fehlen diese wichtigen Enzyme intralysosomal, so daß die Lysosomen große Mengen Material akkumulieren und zur Bildung intracellulärer cytoplasmatischer Einschlüsse (I) führen.

33 Glykoproteine, Proteoglykane und Glykosaminoglykane

David W. Martin

Die Beschreibung der Biochemie von Glykoproteinen, Proteoglykanen und Glykosaminoglykanen kann in einem einzigen Kapitel zusammengefaßt werden, da die 3 Typen von Molekülen viele gemeinsame Eigenschaften haben. Dies betrifft sowohl Aspekte ihrer Struktur, ihrer Biosynthese und ihres Abbaus sowie auch ihrer Funktion. Die 3 Molekülklassen können klar definiert werden, allerdings wird die Terminologie nicht immer sauber benutzt. **Glykoproteine** unterscheiden sich von anderen Proteinen dadurch, daß sie covalent an ihre Polypeptidrückgrate geknüpfte Oligosaccharidketten enthalten. Auch die **Proteoglykane** sind Proteine, bei denen die Polypeptidkette eine Oligosaccharidkette trägt. Diese Oligosaccharide unterscheiden sich jedoch chemisch von denjenigen der Glykoproteine (Abb. 33.1). Die Oligosaccharidketten von Proteoglykanen bestehen aus sich wiederholenden Disaccharideinheiten aus einem **Aminozucker** (Glucosamin oder Galaktosamin), einer **Uronsäure** (außer Keratansulfat) und covalent angehefteten Sulfatgruppen (außer Hyaluronsäure). Glykosaminoglykane sind **Oligosaccharidstrukturen,** denen der Proteinanteil fehlt. Struktur, Synthese, Abbau und biologische Bedeutung jeder dieser 3 Molekülklassen werden im einzelnen besprochen. Alle 3 Molekülklassen kommen bevorzugt im extracellulären Raum vor, werden jedoch intracellulär an den Membransystemen des endoplasmatischen Reticulums und des Golgi-Komplexes synthetisiert (s. Kap. 32). Die Oligosaccharidreste scheinen sowohl für die Ausschleusung derartiger Moleküle aus der Zelle wichtig zu sein, daneben aber üben sie wichtige extracelluläre Funktionen aus.

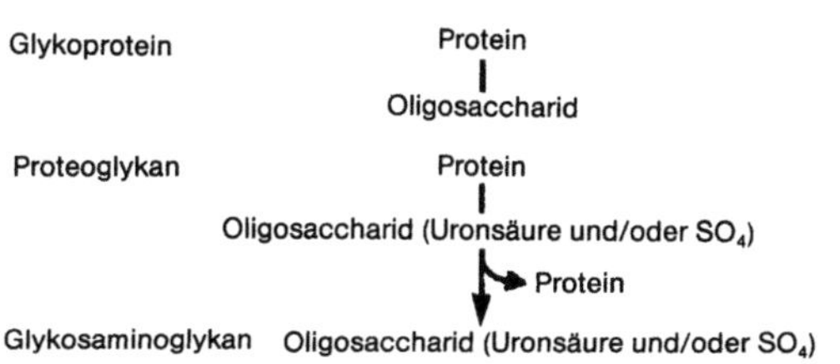

Glykoproteine

Das Molekulargewicht von Glykoproteinen reicht von etwa 15000 bis über 1 Mio. Im allgemeinen besteht das Oligosaccharid aus 15 oder weniger Zuckern. Der Kohlenhydratgehalt von Glykoproteinen reicht von 1–85%. Glykoproteine kommen in den meisten Organismen vor (Pflanzen, Bakterien, Pilze, Viren, tierische Zellen) und haben vielfältige Funktionen. Wie aus Kap. 32 hervorgeht, sind die meisten Membranproteine sowie Sekretproteine Glykoproteine. Tabelle 33.1 gibt einen groben Überblick über die Funktionen verschiedener Glykoproteine.

Struktur der an Glykoproteine gebundenen Oligosaccharide

In den Oligosaccharidketten von Glykoproteinen finden sich 9 verschiedene Zuckerreste. **Glucose** (Glc) findet sich nur in Kollagen, **Galaktose** (Gal) und **Mannose** (Man) sind im Gegensatz dazu sehr weit verbreitet. Die am häufigsten gefundenen Hexosen sind das **N-Acetylgalaktosamin** (GalNAc) und **N-Acetylglucosamin** (GlcNAc). **Fucose** (Fuc), also 6-Desoxygalaktose, ist ein häufiger Bestandteil von Gly-

```
Glykoprotein         Protein
                       |
                  Oligosaccharid

Proteoglykan         Protein
                       |
             Oligosaccharid (Uronsäure und/oder SO₄)
                       ↘ Protein

Glykosaminoglykan   Oligosaccharid (Uronsäure und/oder SO₄)
```

Abb. 33.1. Strukturelle Beziehungen zwischen Glykoproteinen, Proteoglykanen und Glykosaminoglykanen

510   33. Glykoproteine, Proteoglykane und Glykosaminoglykane

Tabelle 33.1. Funktionen von Glykoproteinen

Strukturmoleküle
  Zellwände
  Kollagen, Elastin
  Fibrine
  Knochenmatrix
Schmier- und Schutzstoffe
  Mucine
  Schleimige Sekrete
Transportmoleküle für
  Vitamine
  Lipide
  Minerale und Spurenelemente
Immunologisch kompetente Moleküle
  Immunglobuline
  Histokompatibilitätsantigene
  Komplement
  Interferon
Hormone
  Gonadotropine
  Thyreotropin
Enzyme
  Proteasen
  Nucleasen
  Glykosidasen
  Hydrolasen
  Blutgerinnungsfaktoren
Zelloberflächenstrukturen
  Zell-Zell-Wechselwirkung
  Virus-Zell-Wechselwirkungen
  Bacterium-Zell-Wechselwirkungen
  Hormonrezeptoren
Gefrierschutzproteine antarktischer Fische
Lectine

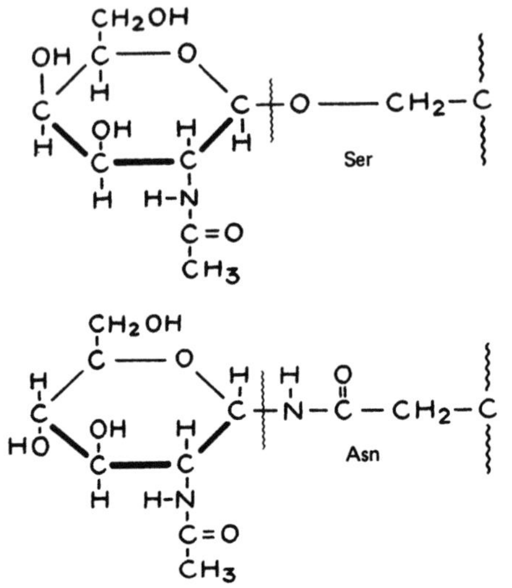

Abb. 33.2. Bindung von N-Acetylgalaktosamin an Serin und von N-Acetylglucosamin an Asparagin

koproteinen. Außer den genannten Hexosen finden sich 2 Pentosen, die **Arabinose** (Ara) sowie die **Xylose** (Xyl). Häufig vorkommende Zuckerderivate sind schließlich die **Sialinsäuren** (Sial), zu denen auch die wichtige **N-Acetylneuraminsäure** (Nana) gehört. Im allgemeinen finden sich die N-Acetylhexosamine am Ende der Oligosaccharidketten in größter Nachbarschaft zum Protein. Fucose- und Nana-Reste kommen dagegen distal in der Kette, sehr häufig an terminalen Orten, vor. Die Verknüpfung der Oligosaccharidkette mit dem Polypeptid des Glykoproteins erfolgt über einen der folgenden Aminosäurereste: **Asparagin** (Asn), **Serin** (Ser), **Threonin** (Thr), **Hydroxylysin** (Hyl), **Hydroxyprolin** (Hyp). O-glykosidische und N-glykosidische Bindungen vermitteln die Verknüpfung der Kohlenhydratkette mit dem Protein.

O-glykosidische Bindungen

Im allgemeinen werden O-glykosidische Bindungen über die freien alkoholischen Gruppen von Serin- bzw. Threoninresten des Peptids geknüpft (Abb. 33.2). Die betreffende Aminosäure liegt dabei in einer Tripeptidsequenz Asn-Y-Ser (Thr), wobei Y jede Aminosäure außer Aspartat sein kann. Diese spezifische Tripeptidsequenz kommt häufig in Proteinen vor, ist jedoch nicht immer glykosyliert. Ob ein derartiger Serin- bzw. Threoninrest glykosyliert wird, hängt auch von der Proteinkonfiguration ab, die beim Durchtritt durch das endoplasmatische Reticulum in der Umgebung des Tripeptids herrscht (s. Kap. 32).
Der häufigste direkt an den Serin- oder Threoninrest geknüpfte Zucker ist **N-Acetylgalaktosamin** (GalNAc). An dieser GalNAc-Ser(Thr)-Bindung können etwa 6 unterschiedliche Oligosaccharidstrukturen vorkommen. Wie aus Tabelle 33.2 hervorgeht, tragen viele Mucine, Blutgruppensubstanzen und andere häufige Glykopeptide, einen Galaktose- oder N-Acetylneuraminsäurerest am GalNAc. Die Biosynthese dieser Typen von Oligosaccharidketten erfolgt durch schrittweise Verlängerung mit Pyrimidin- oder Purinnucleotidzuckern (s. unten).
Die O-glykosidische Bindung an Serin oder Threonin kann auch über andere Zucker als GalNAc verlaufen. Bei der Hefe und bei Pilzen

Glykoproteine 511

Tabelle 33.2. Glykopeptide, welche über N-Acetylgalaktosamin mit der Hydroxylgruppe von Serin und Threonin verknüpft sind. [Nach Lennarz WJ (1980) The biochemistry of glycoproteins and proteoglycans. Plenum Press]

Struktur		Glykoprotein
A	Nana $\xrightarrow{\alpha 2,6}$ GalNAc→Ser(Thr)	Submaxillare Mucine
B	Gal $\xrightarrow{\beta 1,3}$ GalNAc→Ser(Thr)	„Gefrierschutz"-Glykoproteine antarktischer Fische; IgA 1 des Menschen; β-Untereinheit des HCG; Keratansulfat des Knorpels; Epiglycanin der TA$_3$-HA-Zellen; Lymphocyten, Erythrocyten, Membranen der Milchfetttröpfchen
C	Gal $\xrightarrow{\beta 1,3}$ GalNAc→Ser(Thr) ↑α2,3 Nana	Kininogen des Rindes; Epiglycanin der TA$_3$-HA-Zellen; Melanomzellen B$_{16}$
D	Gal $\xrightarrow{\beta 1,3}$ GalNAc→Ser(Thr) ↑α2,3 ↑α2,6 Nana Nana	Fetuin; Sialoglykoprotein menschlicher Erythrocyten; Kininogen des Rindes; Rattenhirn
E	Gal $\xrightarrow{\beta 1,3(4)}$ GlcNAc $\xrightarrow{1,2(4,6)}$ Gal $\xrightarrow{\beta 1,3(4)}$ GalNAc→Ser(Thr) ↑α2,3 Nana	Epiglycanin
F	Gal $\xrightarrow{1,3}$ GlcNAc $\xrightarrow{1,3}$ Gal $\xrightarrow{1,3}$ GalNAc→Ser(Thr) ↑1,6 GlcNAc ↑1,4 Gal	Gastrisches Mucin; menschliche Blutgruppensubstanzen

finden sich Bindungen mit Mannose, im menschlichen Urin kommen Reste von Glykoproteinen vor, die die Sequenz Fucose-Threonin enthalten. In Proteoglykanen finden sich schließlich Xylose-Serin-Bindungen.

Eine weitere Verknüpfung von Oligosacchariden an Proteine erfolgt über O-glykosidische Bindungen mit Hydroxylysin (Hyl) oder Hydroxyprolin (Hyp). Diese Aminosäurereste finden sich ausschließlich in den Kollagenen und einigen fibrillären Pflanzenproteinen. Im allgemeinen ist der mit diesen beiden Aminosäuren verknüpfte Zucker Galaktose.

N-glykosidische Bindungen an Polypeptidketten

Die N-glykosidischen Bindungen von Oligosacchariden an Proteine erfolgt nahezu ausschließlich über eine Bindung von GlcNAc an Asparagin (Abb. 33.2). Das Asparagin ist Teil einer Sequenz Asn-X-Ser (Thr). Das N-glykosidisch angeknüpfte Oligosaccharid besteht aus einer Kernregion mit der Struktur:

Man-β-1,4-GlcNAc-β-1,4-GlcNAc-Asn.

Das Disaccharid GlcNAc-β-1,4-GlcNAc-β-Asn wird auch als die Di-N-Acetylchitobiose-Sequenz bezeichnet. Die über diese N-glykosidische Kernregion an Glykoproteine verknüpften Oligosaccharidketten können in 2 Typen eingeteilt werden: der sog. **einfache** oder **high-Mannose-Typ** sowie der **komplexe Typ**. Ein einzelnes Glykoprotein kann Oligosaccharidketten sowohl des einfachen als auch des komplexen Typs enthalten und darüber hinaus weitere Oligosaccharide über O-glykosidische Bindungen tragen.

Oligosaccharide des einfachen Typs enthalten ausschließlich Mannose und GlcNAc-Reste. Wie aus Abb. 33.3 hervorgeht, ähneln sich ihre Strukturen außerordentlich. Alle enthalten die gleiche β-Mannosyl-Di-N-Acetylchitobiose-

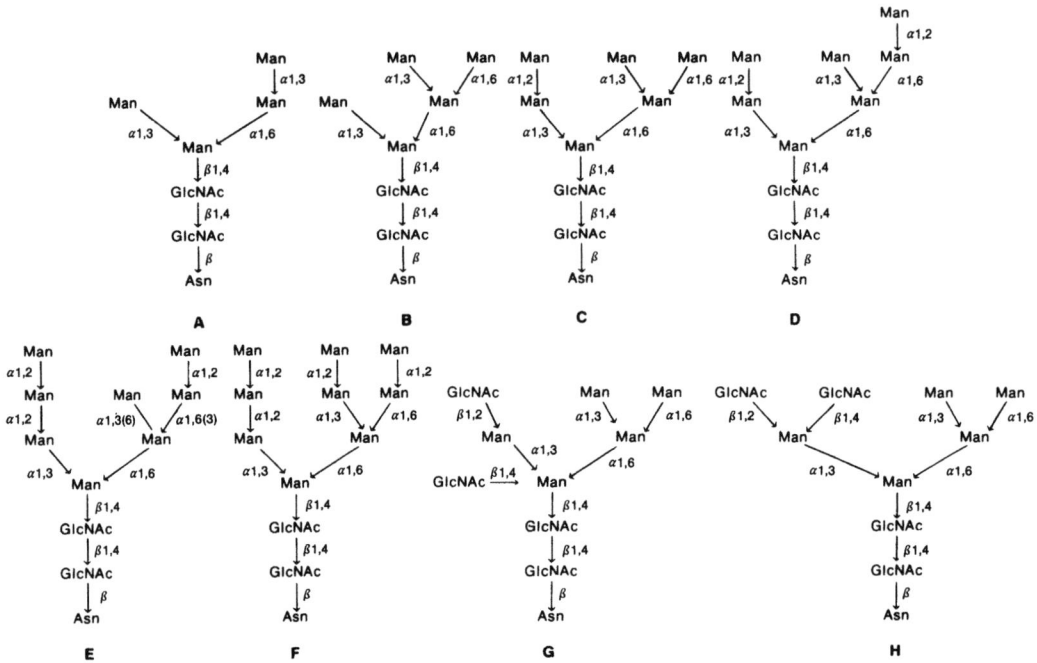

Abb. 33.3. Strukturen der „High"-Mannose-Ketten. A, B, C, D, G und H finden sich im Ovalbumin; B, C, E und F entstammen den Zellmembranen von Ovarialzellen des chinesischen Hamsters (Chinese hamster ovary cell); F Glykopeptid A des Rinderthyreoglobulins. [Nach Lennarz WJ (1980) The biochemistry of glycoproteins and proteoglycans. Plenum Press, New York]

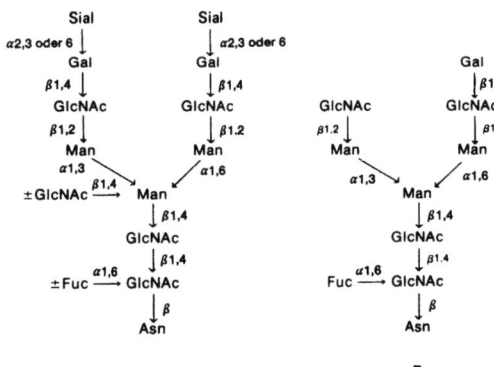

Abb. 33.4. Strukturen von Glykopeptiden mit komplexen N-glykosidisch verknüpften Oligosacchariden. A zusammengesetzte Struktur, die sich in vielen Glykopeptiden findet (s. Text); B Glykopeptid aus humanem IgG. [Nach Lennarz WJ (1980) The biochemistry of glycoproteins and proteoglycans. Plenum Press, New York]

Struktur, das Verzweigungsmuster an den äußeren α-Mannosylresten ist sehr ähnlich. Die Verzweigung der äußeren Kette besteht aus einer Mannose, die an das C-Atom 6 des β-Mannosylrestes geknüpft ist.

Ausgangspunkt für die Biosynthese der high-Mannose-Oligosaccharide sind wiederum nucleotidaktivierte Zucker. Allerdings kommt als Zwischenprodukt ein an ein Lipid geknüpftes Vorläuferoligosaccharid vor. Die Oligosaccharidkette wird dann en bloc von dem Lipidträger auf den Asparaginylrest des Proteins übertragen (s. unten). Die Biosynthese der high-Mannose-Glykoproteine findet an den Membranen des endoplasmatischen Reticulums statt (s. Kap. 32 und s. unten).

N-glykosidische Oligosaccharide des komplexen Typs enthalten als Kernstruktur ebenfalls die β-Mannosyl-Di-N-Acetylchitobiose-Struktur. Darüber hinaus finden sich aber eine wechselnde Zahl äußerer Ketten, welche Sialinsäure-, Galaktose- und Fucosereste enthalten. Im allgemeinen werden zunächst 2-α-Mannosylreste direkt an die β-Mannosyl-N-Acetylchitobiose-Struktur geknüpft. Die äußeren Ketten bestehen sehr häufig aus der Struktur Sialinsäure-Galaktose-N-Acetylglucosamin (Abb. 33.4).

Komplexe N-glykosidisch verknüpfte Oligosaccharidstrukturen finden sich ausschließlich bei höheren Tieren, Oligosaccharide des high-Mannosetyps bei primitiveren Organismen.

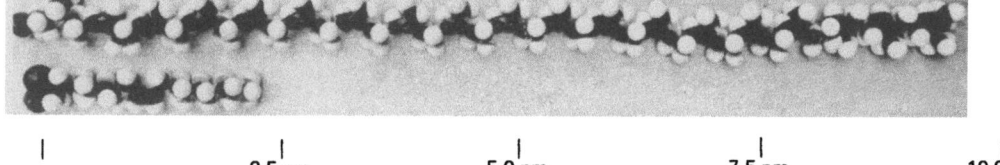

2.5 nm	5.0 nm	7.5 nm	10.0 nm

Abb. 33.5. Kalottenmodell des Dolichols. Voll ausgestreckt ist das Molekül 10 nm lang. Zum Vergleich ist die Ölsäure (2,5 nm) dargestellt. [Nach Lennarz WJ (1980) The biochemistry of glycoproteins and proteoglycans. Plenum Press, New York]

Auch für die Biosynthese der komplexen Oligosaccharide wird ein an ein Lipid geknüpfter Präkursor benutzt. Die Kernregionen sowohl der high-Mannose-Oligosaccharide als auch der komplexen Oligosaccharide sind identisch. Es ist anzunehmen, daß der in den entwicklungsgeschichtlich älteren primitiven Organismen entwickelte Mechanismus für die Biosynthese der Oligosaccharide des high-Mannosetyps auch für die Biosynthese der entwicklungsgeschichtlich jüngeren Oligosaccharide des komplexen Typs verwendet wird.

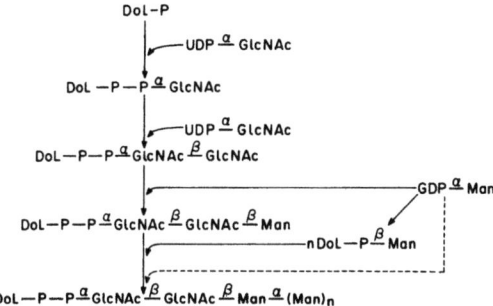

Abb. 33.6. Reaktionsfolge für die Assemblierung von Oligosaccharid-Dolichol. [Nach Lennarz WJ (1980) The biochemistry of glycoproteins and proteoglycans. Plenum Press, New York]

Der lipidverknüpfte Oligosaccharidpräkursor

Polyisoprenole mit freien alkoholischen Gruppen kommen sowohl bei Bakterien als auch in eukaryoten Geweben vor. Sie nehmen an der Biosynthese der bakteriellen Zellwand sowie an der Biosynthese von Glykoproteinen und Proteoglykanen in eukaryoten Geweben teil. Bei Eukaryoten ist das wichtigste Polyisoprenol das **Dolichol,** nach dem Kautschuk der längste in der Natur vorkommende Kohlenwasserstoff aus einer einfachen repetitiven Einheit. Ein Kalottenmodell des Dolichols ist in Abb. 33.5 dargestellt. Die Länge dieses außerordentlich hydrophoben Moleküls beträgt etwa 10 nm und ist damit deutlich größer als der Querschnitt einer Lipiddoppelschicht in einer biologischen Membran.

Das als Acceptor für weitere Glykosyleinheiten dienende Glykosyllipid ist das **GlcNAc-Pyrophosphoryldolichol** (GlcNAc-P-P-Dol). Es findet sich in einer Vielzahl der verschiedensten Gewebe. Dieser primäre Präkursor entsteht an der cytoplasmatischen Seite der Mikrosomenmembran aus UDP-GlcNAc und Dolicholphosphat nach der folgenden Reaktion:

Dol-P + UDP-GlcNAc → Dol-P-P-GlcNAc + UMP.

Auf dem Dol-P-P-GlcNAc wird eine Oligosaccharidstruktur aufgebaut, die den Oligosacchariden des high-Mannosetyps in Glykoproteinen ähnelt. Die einzelnen Schritte dieser Synthese sind in Abb. 33.6 dargestellt. Der zweitletzte GlcNAc-Rest wird über UDP-GlcNAc unter Bildung einer β-glykosidischen Bindung auf Dol-P-P-GlcNAc übertragen. Anschließend erfolgt die Anknüpfung eines Mannosylrestes von einem GDP-α-Man in β-glykosidische Bindung. Die anschließenden Mannosylreste, die alle in α-glykosidischer Bindung angeheftet werden, werden über ein weiteres Dolicholderivat, das **Man-P-Dol** übertragen. Es entsteht nach folgender Gleichung:

Dol-P + GDP-α-Man → Dol-P-β-Man + GDP.

Ein Teil der lipidverknüpften Oligosaccharidpräkursoren enthält darüber hinaus Glucosereste, die von Glc-P-Dol abstammen und in ähnlicher Weise aus UDP-Glc und P-Dol synthetisiert werden. Die allgemeine Struktur der dabei entstehenden lipidverknüpften Oligosaccharidpräkursoren ist in Abb. 33.7 dargestellt.

Auch die vom Vitamin A abgeleitete Retinsäu-

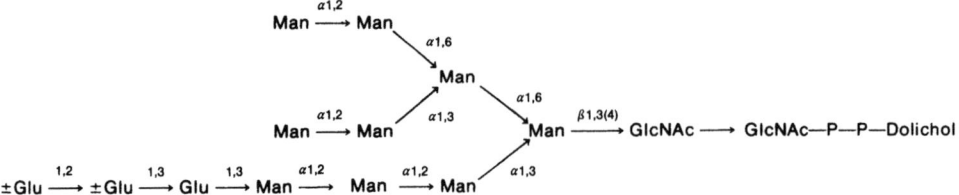

Abb. 33.7. Wahrscheinliche Struktur des lipidverknüpften Oligosaccharidpräkursors bei der Glykoproteinbiosynthese. [Nach Lennarz WJ (1980) The biochemistry of glycoproteins and proteoglycans. Plenum Press, New York]

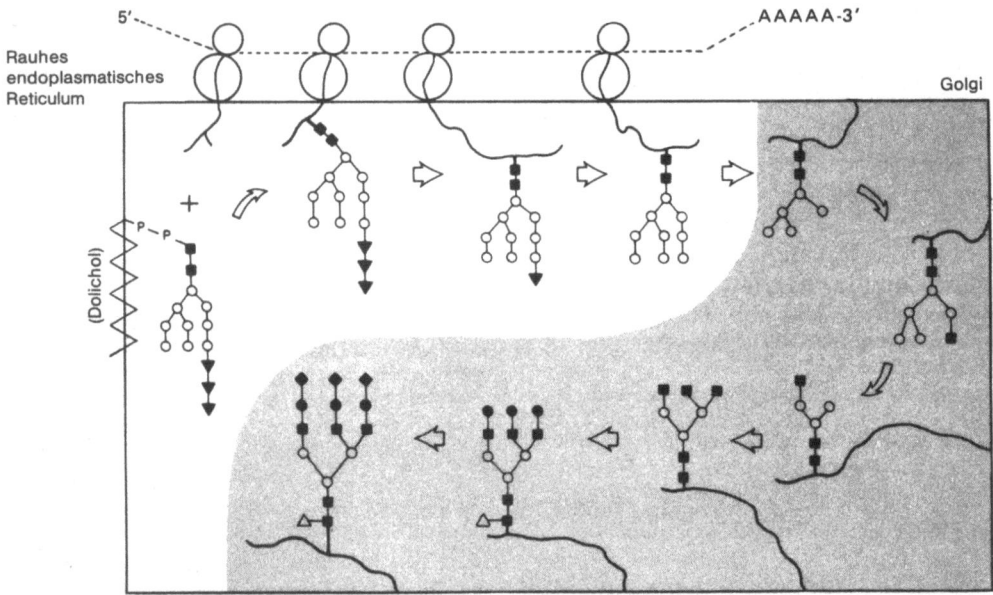

Abb. 33.8. Wahrscheinliche Sequenz für die Prozessierung peptidgebundener, N-glykosidisch verknüpfter Oligosaccharidketten: ■, N-Acetylglucosaminreste; ○, Mannosereste; ▲, Glucosereste; ●, Galaktosereste; ◆, Sialinsäurereste; △, Fucosereste. Die gewellte Linie soll die Polypeptidkette darstellen, die gestrichelte die mRNS. Vorgänge innerhalb des schraffierten Bereichs finden im Golgi-Komplex statt. [Nach Lennarz WJ (1980) The biochemistry of glycoproteins and proteoglycans. Plenum Press, New York]

re ist ein in tierischen Geweben weitverbreitetes Polyisoprenoid (s. Kap. 11). Retinsäure kann die Glykoproteinbiosynthese stimulieren, wobei ein noch nicht bekannter Metabolit der Retinsäure in ähnlicher Weise wie das Dolichol als Träger von β-Man-P und Gal-P dient. Beim Vitamin-A-Mangel häufen sich in der Leber Oligosaccharidlipide niedrigen Molekulargewichts an (z. B. $(Man)_5(GlcNAc)_2$-Dol-P-P). Im Gegensatz dazu enthält normale Leber $(Glc)_3 (Man)_9 (GlcNAc)_2$-Dol-P-P.

Die an Pyrophosphoryldolichol geknüpften Oligosaccharide des high-Mannose-Typs werden in einem Stück unter Bildung einer N-glykosidischen Bindung auf den Asparaginylrest eines Proteinmoleküls übertragen, wenn dieses in das Lumen des Schlauchsystems des endoplasmatischen Reticulums eintritt (s. Kap. 32). Die Reaktion wird durch eine „**Oligosaccharidtransferase**" katalysiert, die membrangebunden ist. Die Transferase erkennt und transferiert jedes Glykolipid mit der allgemeinen Struktur R-$(GlcNAc)_2$-P-P-Dol. Empfängerproteine im endoplasmatischen Reticulum haben Molekulargewichte von 15 000–145 000 und können sowohl Sekretproteine als auch integrale Membranproteine sein. Lösliche intrazelluläre Proteine werden selten oder nie glykosyliert. Die Einzelheiten der Transferreaktion sind in Abb. 33.8 dargestellt.

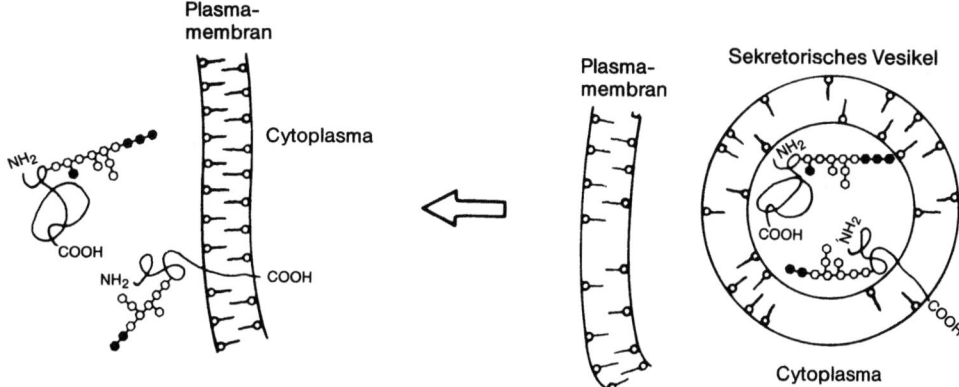

Abb. 33.9. Darstellung der Fusionierung eines sekretorischen Vesikels mit der Plasmamembran. Dieser Vorgang liefert integrale Glykoproteine der Plasmamembran und dient darüber hinaus der Sekretion luminaler Proteine in den extracellulären Raum. [Nach Lennarz WJ (1980) The biochemistry of glycoproteins and proteoglycans. Plenum Press, New York]

Ein weiteres Produkt der Oligosaccharidtransferase-Reaktion ist Dolicholpyrophosphat, welches zu Dolicholphosphat dephosphoryliert wird. Dolicholphosphat dient wiederum als Acceptor für die Synthese eines lipidverknüpften Oligosaccharidpräkursors. Wahrscheinlich wird seine Biosynthese durch die Verfügbarkeit von Dolicholphosphat reguliert.

Die Erzeugung des Oligosaccharid-Dicholpräkursors und der Transfer seines Oligosaccharidrestes erfolgt im endoplasmatischen Reticulum. Hier bleiben glykosylierte integrale Membranproteine innerhalb der Membranen des endoplasmatischen Reticulums verankert, während Sekretproteine nach der Glykosylierung in das Lumen des endoplasmatischen Reticulums entlassen werden. Sie enthalten Oligosaccharidreste des high-Mannosetyps und wandern möglicherweise durch laterale Diffusion innerhalb der Membranebene in den Golgi-Komplex. Dort können die Oligosaccharidreste weiter modifiziert werden, so daß die oben beschriebenen Oligosaccharide des komplexen Typs entstehen. Hierfür werden Glykosidasen und Glykosyltransferasen benötigt (s. unten). Im Golgi-Komplex entstehen anschließend Vesikel, die wie in Abb. 33.9 als sekretorische Vesikel später mit der Plasmamembran fusionieren können. Luminale Glykoproteine werden dabei in die extracelluläre Flüssigkeit sezerniert, integrale Membranproteine aus sekretorischen Vesikeln werden integrale Komponenten der Plasmamembran. Vesikel sehr ähnlicher Struktur liefern integrale Proteine für die intracellulären Membranstrukturen, wie beispielsweise die Lysosomen. Die Mechanismen, mit denen die Glykoproteine auf die spezifischen Strukturen oder Organellen geleitet werden, sind noch nicht gut aufgeklärt worden. Sehr wahrscheinlich sind aber die Oligosaccharidreste von Glykoproteinen bei diesem Vorgang beteiligt. So ist beispielsweise ein Mannosyl-6-Phosphatrest notwendig, damit lysosomale Enzyme auch wirklich in die Lysosomen eingebaut werden.

Dolicholbiosynthese

Durch die Kondensation von Isopentenylpyrophosphat und Dimethylallylpyrophosphat zu Farnesylpyrophosphat (s. Kap. 18) entsteht die Isoprenoidstruktur des Dolichols. Transfarnesylpyrophosphat ist ein Acceptor weiterer vom Isoprenylpyrophosphat stammender Isopreneinheiten, so daß schließlich Dolicholphosphat entsteht. Wie schon oben erwähnt, kann Dolicholphosphat auch aus Dolicholpyrophosphat entstehen.

Eine Reihe von Inhibitoren der Biosynthese von Oligosaccharidpyrophosphoryldolichol sind heute bekannt. 2-Desoxyzucker, wie beispielsweise 2-Desoxyglucose, die Fluorodesoxyzucker und Aminozucker können die Bildung von Oligosaccharidresten über noch nicht genau bekannte Mechanismen hemmen. Das Antibiotikum **Bacitracin** hemmt bei Bakterien die Dephosphorylierung von Undecaprenolpy-

rophosphat, so daß das notwendige Undecaprenolphosphat nicht mehr entsteht. An Mikrosomen aus Pankreas blockiert Bacitracin die Biosynthese von GlcNAc-P-P-Dol.
Auch **Tunicamycin**, ein aus Streptomyces gewonnenes Antibioticum, hemmt die Synthese von GlcNAc-P-P-Dol aus Dol-P und UDP-GlcNAc. Beide Antibiotica haben sich als Hilfsmittel bei der Aufklärung der funktionellen Bedeutung von Glykoproteinen bewährt. Die Regulation der Biosynthese von Dolicholphosphat erfolgt offensichtlich auf der Ebene der Mevalonsäurebiosynthese sowie der Regenerierung von Dolicholphosphat aus Dolicholpyrophosphat.

Biosynthese der komplexen Kohlenhydrate von Glykoproteinen

Die Entdeckung des Mechanismus der Glykogensynthese war der erste Schritt zur Aufklärung der Rolle von Nucleotiden bei der Biosynthese komplexer Kohlenhydrate. Nucleotidzucker entstehen aus Nucleosidtriphosphaten und Zucker-1-Phosphaten nach der folgenden Reaktion:

NTP + P-1-Zucker → NDP-Zucker + PP_i.

Die Reaktion wird durch cytoplasmatische Enzyme katalysiert. Zuckernucleotide, die im Verlauf derartiger Reaktionen entstehen sind:

UDP-α-Glc
UDP-α-Gal
UDP-α-GlcNAc
UDP-α-GalNAc
GDP-α-Man
GDP-β-Fuc.

Das Nucleotid der Sialinsäure, die CMP-Sial, entsteht aus CTP unter Katalyse von im Golgi-Komplex und im Nucleoplasma lokalisierten Sialyltransferasen.
In tierischen Zellen werden Zucker über α-glykosidische Bindungen an die Nucleotide geheftet. Eine Ausnahme ist die β-glykosidische Verknüpfung der L-Fucose an GDP. Wie oben erwähnt, kann beim Transfer der Zuckerreste auf das Oligosaccharid eine Umkehr der sterischen Konformation stattfinden. So liefert beispielsweise GDP-α-Man eine β-glykosidisch verknüpfte Mannose im Oligosaccharid. GDP-α-Man bildet Man-β-P-Dol. Wird diese β-glykosidisch an Dolicholphosphat geknüpfte Mannose auf das Oligosaccharid übertragen, so findet eine zweite Inversion statt, so daß eine α-glykosidische Bindung im Oligosaccharid entsteht.

Serien spezifischer Glykosyltransferasen katalysieren den Transfer von Zuckerresten unter Bildung der komplexen Glykoproteine, die die allgemeine Struktur $(Glc)_x(Man-\alpha)_y$ Man-β-1,4-GlcNAc-β-1,4-GlcNAc-Asn tragen. Allgemein benötigen diese Glykosyltransferasen als divalentes Kation das Mangan. Die Reihenfolge der für die Kettenverlängerung verwendeten Zucker wird durch die Substratspezifitäten der entsprechenden Glykosyltransferase vorgegeben. Wie aus Abb. 33.8 hervorgeht, kann das Polypeptid mit dem Oligosaccharid des High-Mannosetyps mit dem Erreichen des Golgi-Komplexes so weit zugeschnitten (getrimmt) worden sein, daß nur noch 5 Mannosylreste am Di-N-Acetylchitobiosekern hängen.

Ein im Golgi-Apparat lokalisiertes Enzym, die UDP-GlcNAc-Transferase I liefert ein GlcNAc für die Bildung einer GlcNAc-β-1,2-Man-Bindung auf einen linearen oder verzweigten α-Man-Rest. Eine zweite Transferase, die UDP-GlcNAc-Transferase II, liefert ihren GlcNAc-Rest nur auf verzweigte Strukturen, die bereits GlcNAc-Reste tragen. Wie aus Abb. 33.8 hervorgeht, schließt sich der Anheftung des ersten GlcNAc-Restes ein weiteres „Trimmen" von α-Mannosylresten durch membrangebundene Mannosidasen an.

Mit den durch die GlcNAc-Transferase I oder II gebildeten Produkten reagiert anschließend die Fucosyltransferase. Sie benötigt wenigstens einen GlcNAc-Rest auf dem Man_3-$GlcNAc_2$-Asn-Kern. Galaktosyltransferaseenzyme, welche im Golgi-Komplex vorkommen, liefern Galaktosylreste an das Ende einer Kette oder bilden den zweitletzten Zucker vor einem terminalen Sialinsäurerest. Im allgemeinen werden Galaktosylreste an GlcNAc durch β-1,4-glykosidische Bindungen geknüpft. Manchmal kommt es jedoch auch zur Bildung von β-1,6-glykosidischen Bindungen.

Die Galaktosyltransferase zeichnet sich durch eine Besonderheit aus. In Anwesenheit von Mangan und Glucose oder GlcNAc bindet es sehr fest an α-Lactalbumin, welches im Colostrum und der Milch vorkommt. Es wird dabei zur Lactosesynthase A.

Im Golgi-Komplex kommen wenigstens 4 unterschiedliche Sialyltransferasen vor, die CMP-

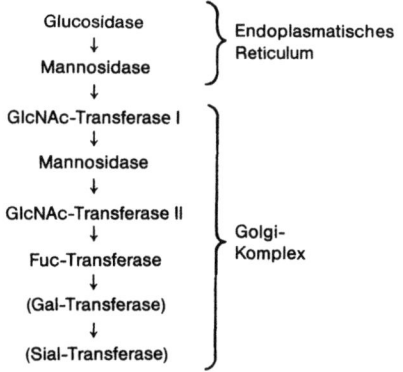

Abb. 33.10. Reihenfolge, in welcher spezifische Glykosyltransferasen in die Biosynthese spezifischer Oligosaccharidstrukturen des komplexen Typs eingeschaltet werden. Klammern geben an, daß jedes der beiden Enzyme als erstes eingesetzt werden kann

Sialinsäure als Donor für die Sialylierung von proteingebundenen Oligosacchariden benutzen. Die Sialinsäurereste finden sich immer terminal an Galaktosenresten. Die Knüpfung erfolgt i. allg. in α-glykosidischer Bindung über die C-Atome 2 und 3 oder 2 und 6.

Die Verlängerungsreaktionen, die zur Bildung von Oligosacchariden des komplexen Typs führen, finden ausschließlich im Golgi-Komplex statt. Für jede Bindung scheint dabei eine spezifische Glykosyltransferase notwendig zu sein. Die Synthese erfolgt als „eine Bindung – eine Glykosyltransferase"-Synthese. Abb. 33.10 zeigt die spezifische Sequenz der einzelnen Glykosyltransferasen, Abb. 33.8 die geordnete Erzeugung eines Oligosaccharids und seine jeweilige celluläre Lokalisation.

Blutgruppenantigene

Die Blutgruppenantigene sind Oligosaccharide von besonderer medizinischer Bedeutung, weswegen ihre Struktur und ihre Synthese genauer beschrieben werden. 1900 beschrieb Landsteiner das AB0-Blutgruppensystem. Heute kennt man mehr als 20 weitere Blutgruppensysteme, die auf mehr als 160 unterschiedlichen Antigenen beruhen. Das am genauesten untersuchte Blutgruppensystem ist das ABH(0)- sowie das Lewis (Le)-System. Diese Erythrocytenantigene sind über O-glykosidische Bindungen mit GalNAc als innerstem Zuckerrest an spezifische Membranproteine der Erythrocyten gebunden. Die spezifischen Oligosaccharide, die derartige Antigene bilden, kommen in 3 Formen vor:
1. als Glykosphingolipide und Glykoproteine auf den Oberflächen von Erythrocyten und anderen Zellen,
2. als Oligosaccharide in Milch und Urin,
3. als Oligosaccharide an den Mucinen der gastrointestinalen, urogenitalen und respiratorischen Organe.

4 unabhängige Gensysteme sind mit der Expression dieser Oligosaccharidantigene verknüpft (Tabelle 33.3).

Tabelle 33.3. Die 4 unabhängigen Gensysteme für die Expression der Blutgruppenantigene des ABH(0)- und des Lewis (Le)-Systems

Genlocus	Allele
H	H, h
Secretor	Se, se
AB0	A, B, 0
Lewis	Le, le

H-Locus

Der H-Locus codiert für eine Fucosyltransferase, welche einen Fucoserest in α-1,2-glykosidischer Bindung an einen Galaktoserest knüpft, welcher seinerseits entweder in β-1,4- oder β-1,3-glykosidischer Bindung am Oligosaccharid hängt. Die Fucosyltransferase katalysiert die Reaktion:

GDP-β-Fuc + Gal-β-R → Fuc-α-1,2-Gal-β-R + GDP.

Das Produkt dieser Reaktion ist der Präkursor für die Bildung der Oligosaccharidantigene AB. Das h-Allel des H-Locus codiert eine inaktive Fucosyltransferase. Aus diesem Grund können Individuen mit dem Genotyp hh diesen notwendigen Vorläufer der Antigene A und B nicht synthetisieren. Personen mit dem Genotyp hh tragen deswegen immer das Antigen 0, ungeachtet der Tatsache, daß sie darüber hinaus die unten beschriebenen Gene für aktive Glucosyltransferasen des Typs A bzw. B haben.

Sekretor-Locus

Der Sekretor-Locus kontrolliert das Auftreten der H-spezifischen Fucosyltransferase in eini-

Tabelle 33.4. Expression der A- und B-Antigene

Genotypen			Phänotypen	
AB0 Locus	H Locus	Sekretor Locus	Erythrocyten	Sekrete
00	jeder	jeder	0	0
A und/oder B	HH oder Hh	SeSe oder Sese	A und/oder B	A und/oder B
A und/oder B	HH oder Hh	sese	A und/oder B	0
A und/oder B	hh	jeder	0	0

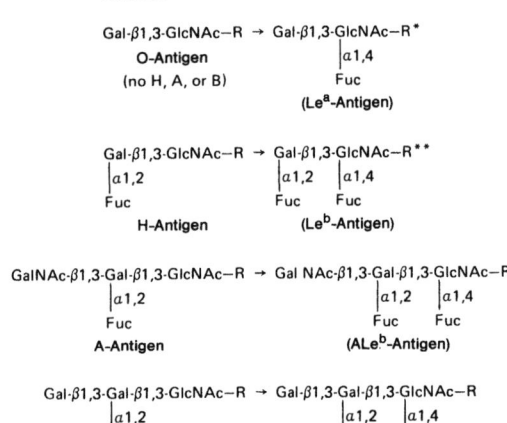

* Kein Substrat für die H-Transferase
** Kein Substrat für die A- oder B-Transferase

Abb. 33.11. Die A- und B-Antigene sowie die Substratspezifität der Lewis-abhängigen α-1,4-Fucosyltransferase

gen sekretorischen Organen, beispielsweise in den exokrinen Drüsen, nicht jedoch in den Erythrocyten. Dementsprechend erzeugen Individuen des Genotyps Hh oder HH sowie einem Se-Allel das A- und B-Antigen als Präkursor in den exokrinen Drüsen, welche Speichel produzieren. Individuen des Typs SeSe oder Sese, die darüber hinaus ein H-Allel besitzen, sezernieren die Antigene A oder B oder beide, wenn A- bzw. B-spezifische Glykosyltransferasen vorkommen (Tabelle 33.4). Individuen des Genotyps sese sind nicht zur Sekretion von A- bzw. B-Antigen imstande. Wenn sie jedoch ein H-Allel und ein A-bzw. B-Allel besitzen, können ihre Erythrocyten die Antigene A, B oder beide tragen.

AB0-Locus

Der AB0-Locus codiert für 2 spezifische Transferasen, die Galaktosylreste auf den Fuc-α-1,2-Gal-β-R-Präkursor übertragen, welcher durch die H-Allel-codierte Fucosyltransferase gebildet wurde. Die A-spezifische Transferase katalysiert folgende Reaktion:

UDP-α-GalNAc + Fuc-α-1,2-Gal-β-R→GalNAc-α-1,3-(Fuc-α-1,2) Gal-β-R + UDP.

Die B-Allel-spezifische Transferase katalysiert die Reaktion

UDP-α-Gal + Fuc-α-1,2-Gal-β-R→Gal-α-1,3-(Fuc-α-1,2) Gal-β-R + UDP.

Dementsprechend tragen Personen mit A-Allel einen GalNAc-Rest an dem durch die H-Allel-Transferase erzeugten Präkursor, Personen mit dem B-Allel jedoch einen Gal-Rest am gleichen Präkursor (Abb. 33.11). Personen mit sowohl dem A- als auch dem B-Allel sind zur Synthese beider Oligosaccharide imstande. Fehlen dagegen beide Allele (00-Homozygote), finden sich weder GalNAc noch Gal am Präkursor. Das ursprünglich von Landsteiner beschriebene Anti-A-Antiserum erkennt spezifisch Oligosaccharide mit dem Terminus GalNAc, das Anti-B-Antiserum sehr eng verwandte Antigene mit dem Gal als Terminus. Findet sich weder GalNAc noch Gal am Ende des Oligosaccharids, so kann es weder durch Anti-A- noch durch Anti-B-Antisera erkannt werden, weswegen man von einem Blutgruppenantigen des Typs 0 spricht. Personen des hh-Genotyps sind nicht imstande, einen Fucoserest an das entsprechende Gal-β-R-Oligosaccharid zu knüpfen und können infolgedessen weder die A- noch die B-Antigene-Determinante ausbilden. Sie gehören zum Blutgruppentyp 0.

Lewis-Locus

Das Le-Gen des Lewis-Locus codiert für eine α-1,4-Fucosyltransferaseaktivität sehr genauer Oligosaccharidsubstratspezifität. Die Lewis-abhängige Transferase hängt in α-1,4-glykosidischer Bindung einen Fucoserest an einen GlcNAc-Rest, der schon einen β-Galaktosyl-

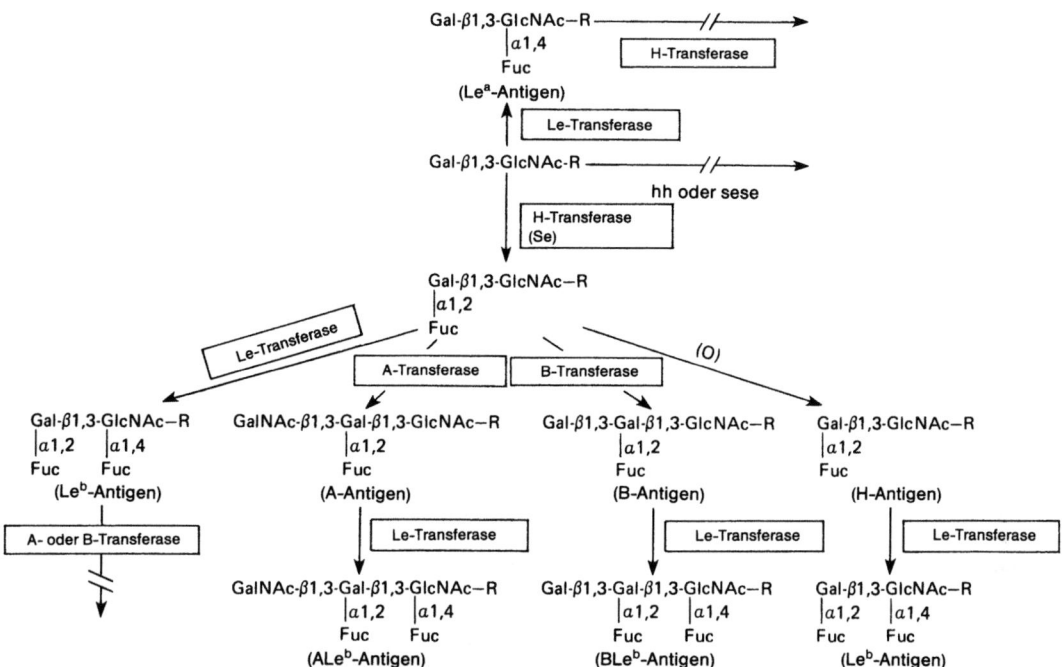

Abb. 33.12. Reaktionen zur Erzeugung der antigenen Oligosaccharide des ABO-Lewis-Systems. Ein unterbrochener Pfeil weist auf eine unterbrochene Synthesesequenz hin, die auf eine inaktive Glucosyltransferase (hh, sese) oder nicht passendes Substrat zurückzuführen ist

rest in 1,3-glykosidischer Bindung trägt (Abb. 33.11). Diese Lewis-Fucosyltransferase kann als Substrat kein GlcNAc-Oligosaccharid benützen, das ein β-Gal in einer 1,4-glykosidischen Bindung enthält. An die Position 4 des GlcNAc muß der Fucoserest angeheftet werden. Dagegen hängt die Lewis-abhängige Fucosyltransferase nicht von den Resten ab, die an die Gal-1,3-β-Gruppe geknüpft sind. Wenn beispielsweise die H-Transferase bereits einen Fuc-1,2-α-Rest angehängt oder sogar die A-abhängige Transferase bzw. die B-abhängige Transferase GalNAc oder Galaktoserest angeknüpft hat, ist die Lewis-Transferase immer noch imstande, einen Fucoserest in α-1,4-glykosidischer Bindung an den GalNAc-Rest zu hängen (Abb. 33.11).

Bei Fehlen des H-Allels (hh) wird das Produkt der Lewis-α-1,4-Fucosyltransferase als Le^a-Antigen bezeichnet (Abb. 33.11 und 33.12). Ist das H-Allel jedoch vorhanden, kann die H-abhängige α-1,2-Fucosyltransferase das Le^a-Antigen als Substrat nicht benützen, da vorher eine α-Fucose in 1,4-glykosidischer Bindung an den vorletzten GlcNAc-Rest geknüpft wurde. So ist ausgeschlossen, daß das Le^a-Antigen A- oder B-Antigenizität hat, auch dann, wenn die A- bzw. B-Transferasen vorhanden sind.

Wenn die durch das H-Allel und das Le^a-Allel codierten Fucosyltransferasen das Gal-1,3-R-Oligosaccharid als Substrat benutzt haben, wird das Produkt als Le^b-Antigen bezeichnet (Abb. 33.11 und 33.12). Die Le^b-Struktur kann zusätzlich A- bzw. B-Antigenizität haben, da die Lewis-α-1,4-Fucosyltransferase sowohl das A- als auch das B-Oligosaccharid als Substrat benützen kann. Wenn jedoch der Fucosyl-α-1,4-Rest des Lewis-Locus an das H-Antigen gehängt wurde, bevor die A- bzw. B-Transferase den entsprechenden Zuckerrest anbringen konnte, können die A- bzw. B-Transferasen das entsprechende Oligosaccharid nicht mehr als Substrat benutzen, da die zwei gegenüberliegenden α-Fucosereste dies verhindern (Abb. 33.12). Das Le^b-Antigen kommt ohne A- bzw. B-Antigenizität auf demselben Molekül vor, wenn weder die A-Transferase noch die B-Transferase vorhanden sind (OO-Genotyp) oder wenn die Lewis-α-1,4-Fucosyltransferase vor dem Angriff der A- bzw. B-Transferase einen entsprechenden Zuckerrest angeknüpft hat (Abb. 33.12).

Das le-Allel codiert für eine inaktive Lewis-Transferase, so daß von einer Person mit dem lele-Genotyp weder das Le^a noch das Le^b-Antigen gebildet werden kann (Abb. 33.12).

Proteoglykane

Proteoglykane und Glykoproteine sind Proteine, an die Oligosaccharid- oder Polysaccharidketten covalent angeheftet sind. Die Unterscheidung zwischen Proteoglykanen und Glykoproteinen basiert auf der chemischen Natur des angehängten Polysaccharids. Bei Proteoglykanen besteht jedes Polysaccharid aus sich wiederholenden **Disaccharideinheiten,** in welchen immer **D-Glucosamin** oder **D-Galaktosamin** vorkommt. Jede Disaccharideinheit der Proteoglykanpolysaccharide enthält eine **Uronsäure,** nämlich **Glucuronsäure (GlcUA)** oder deren 5-Epimeres, die **L-Iduronsäure** (IdUA). Eine Ausnahme hiervon bildet das Keratansulfat (s. unten). Mit Ausnahme der Hyaluronsäure enthalten alle Polysaccharide von Proteoglykanen **Sulfatgruppen,** entweder als O- oder als N-Sulfat (Heparin und Heparansulfat).
Proteoglykanpolysaccharide können über folgende Bindungen an die Polypeptidkette geknüpft sein:
1. eine O-glykosidische Bindung zwischen Xyl und Ser. Diese Bindung kommt ausschließlich in Proteoglykanen vor;
2. eine O-glykosidische Bindung zwischen GalNAc und Ser (Thr). Sie findet sich nur im Keratansulfat II;
3. eine N-Glykosylaminbindung zwischen GlcNAc und dem Amidstickstoff Asparagin.
Die Biosynthese der Polysaccharidketten verläuft ähnlich wie diejenige der Oligosaccharidketten von Glykoproteinen (s. oben). Eine UDP-Xyl-Transferase überträgt die Xylose des Nucleotidzuckers auf Serin, wobei eine glykosidische Xyl-Ser-Bindung entsteht. Die O-glykosidische Bindung zwischen GalNAc und Serin (oder Threonin) wird sehr wahrscheinlich durch eine sehr ähnliche UDP-GalNAc-Transferase katalysiert. Die N-glykosidische Bindung zwischen GalNAc und dem Amidstickstoff des Asparagins wird mit großer Sicherheit über ein lipidverknüpftes Polysaccharid, ein Dolichol-P-P-Polysaccharid, geknüpft. Die Einzelheiten dieser Reaktion, die ja bei der Biosynthese von Glykoproteinen genau bekannt ist, sind für Proteoglykane noch nicht ermittelt worden.

Für die Kettenverlängerung werden Nucleotidylzucker als Donoren der Zuckerreste benutzt. Die Sequenz der Reaktionen wird wieder im wesentlichen durch die Spezifität der entsprechenden Glykosyltransferasen bestimmt, so daß auch hier die „1-Enzym-1-Bindung"-Beziehung gilt. Die Spezifität muß sich sowohl auf das Donormolekül, also den Nucleotidzucker, wie auch auf das Acceptoroligosaccharid und die anomerische Konfiguration und Position der Bindung erstrecken.
Die Beendigung des Wachstums der Polysaccharidkette erfolgt über eine Kopfgruppenbildung durch Anheftung eines Sialinsäurerestes, durch Sulfatierung, besonders in der Position 4 der Zucker, sowie durch die immer weitere Entfernung der Anknüpfungsstelle auf der wachsenden Polysaccharide von der Membran, wo die Enzyme der Biosynthese lokalisiert sind.
Nach Abschluß der Biosynthese der Polysaccharidkette finden eine Reihe chemischer Modifikationen statt. Zu ihnen gehört die Einführung von **Sulfatgruppen** auf die GalNAc-Reste des Chondroitin-Dermutansulfats sowie die Epimerisierung von GlcUA zu **IdUA-Resten** im Heparin und Heparansulfat.
Ein wichtiger Aspekt des Proteoglykanstoffwechsels ist ihr Abbau. **Hereditäre Defekte** des **Abbaus der Polysaccharidkette** von Proteoglykanen führen zu einer Gruppe von Erkrankungen, die als **Mucopolysaccharidosen** und **Mucolipidosen** bezeichnet werden (s. unten sowie Kap. 13). Diese Abbaudefekte haben die Aufklärung der jeweils spezifischen Abbauwege, der daran beteiligten Enzyme und Substrate ermöglicht. Mit Hilfe einer Reihe von Exoglykosidasen werden schrittweise Sulfatreste und Glykosylgruppen abgebaut. Zusätzlich kommen Endoglykosidasen unterschiedlichster Spezifität vor. So ist beispielsweise die **Hyaluronidase** ein weitverbreitetes Enzym, das Hyaluronsäure und Chondroitinsulfate an N-Acetylhexosaminen spaltet.
7 verschiedene Typen von Polysacchariden (**Glykosaminoglykanen**) finden sich covalent an die Proteine von Proteoglykanen geknüpft. 6 von ihnen sind strukturell verwandt und enthalten alternativ Uronsäure und Hexosaminreste in sich wiederholenden Disaccharideinheiten. Mit Ausnahme der Hyaluronsäure enthalten alle sulfatierte Zucker. Die 7 Polysaccharid-

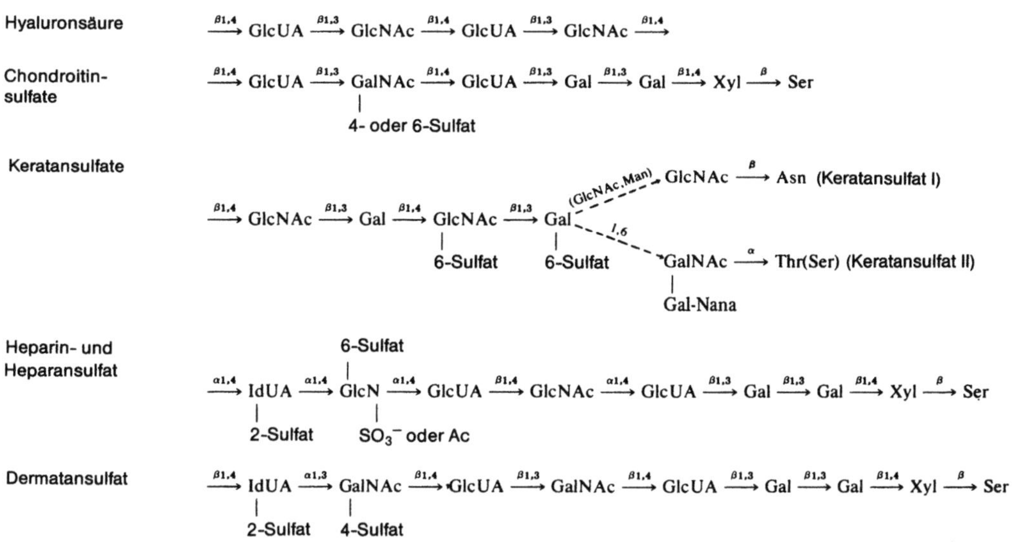

Hyaluronsäure $\xrightarrow{\beta 1,4}$ GlcUA $\xrightarrow{\beta 1,3}$ GlcNAc $\xrightarrow{\beta 1,4}$ GlcUA $\xrightarrow{\beta 1,3}$ GlcNAc $\xrightarrow{\beta 1,4}$

Chondroitin-
sulfate $\xrightarrow{\beta 1,4}$ GlcUA $\xrightarrow{\beta 1,3}$ GalNAc $\xrightarrow{\beta 1,4}$ GlcUA $\xrightarrow{\beta 1,3}$ Gal $\xrightarrow{\beta 1,3}$ Gal $\xrightarrow{\beta 1,4}$ Xyl $\xrightarrow{\beta}$ Ser
|
4- oder 6-Sulfat

Keratansulfate

$\xrightarrow{\beta 1,4}$ GlcNAc $\xrightarrow{\beta 1,3}$ Gal $\xrightarrow{\beta 1,4}$ GlcNAc $\xrightarrow{\beta 1,3}$ Gal $\overset{(GlcNAc,Man)}{\cdots}$ GlcNAc $\xrightarrow{\beta}$ Asn (Keratansulfat I)
| | $\cdots_{1,6}$
6-Sulfat   6-Sulfat   GalNAc $\xrightarrow{\alpha}$ Thr(Ser) (Keratansulfat II)
|
Gal-Nana

Heparin- und
Heparansulfat
6-Sulfat
|
$\xrightarrow{\alpha 1,4}$ IdUA $\xrightarrow{\alpha 1,4}$ GlcN $\xrightarrow{\alpha 1,4}$ GlcUA $\xrightarrow{\beta 1,4}$ GlcNAc $\xrightarrow{\alpha 1,4}$ GlcUA $\xrightarrow{\beta 1,3}$ Gal $\xrightarrow{\beta 1,3}$ Gal $\xrightarrow{\beta 1,4}$ Xyl $\xrightarrow{\beta}$ Ser
| |
2-Sulfat SO$_3^-$ oder Ac

Dermatansulfat $\xrightarrow{\beta 1,4}$ IdUA $\xrightarrow{\alpha 1,3}$ GalNAc $\xrightarrow{\beta 1,4}$ GlcUA $\xrightarrow{\beta 1,3}$ GalNAc $\xrightarrow{\beta 1,4}$ GlcUA $\xrightarrow{\beta 1,3}$ Gal $\xrightarrow{\beta 1,3}$ Gal $\xrightarrow{\beta 1,4}$ Xyl $\xrightarrow{\beta}$ Ser
| |
2-Sulfat 4-Sulfat

Abb. 33.13. Strukturen von Proteoglykanen und Glykosaminoglykanen (*GlcUA* D-Glucuronsäure; *IdUA* L-Iduronsäure; *GlcN* D-Glucosamin; *GalN* D-Galaktosamin; *Ac* N-Acetyl; *Gal* D-Galaktose; *Xyl* D-Xylose; *Ser* L-Serin; *Thr* L-Threonin; *Asn* L-Asparagin; *Man* D-Mannose; *Nana* N-Acetylneuraminsäure). Die dargestellten Strukturen sind nur qualitativ und spiegeln beispielsweise nicht die Uronsäurezusammensetzung hybrider Polysaccharide, wie z. B. Heparin oder Dermatansulfat wider, welche sowohl L-Iduronsäure und D-Glucuronsäure enthalten. Ebenso sind die angegebenen Substituenten nicht immer vorhanden. So tragen die meisten Iduronsäurereste im Heparin eine 2-Sulfatgruppe; im Dermatansulfat sind sie jedoch weniger stark sulfatiert. [Nach Lennarz WJ (1980) The biochemistry of glucoproteins and proteoglycans. Plenum Press, New York]

typen können aufgrund ihrer monomeren Zusammensetzung, ihrer glykosidischen Bindungen und der Menge und der Lokalisation der Sulfatgruppen unterschieden werden.
Alle Glykosaminoglykane sind **Polyanionen,** da sie saure Sulfat- oder Carboxylgruppen relativ dicht über ihre Struktur verteilt tragen. Eine Reihe ihrer biologischen Funktionen läßt sich aufgrund dieser Charakteristik verstehen.
Abb. 33.13 zeigt die Strukturen der 7 Glykosaminoglykane, die sich in Proteoglykanmolekülen finden.

Hyaluronsäure

Hyaluronsäure besteht aus einer nichtverzweigten Kette aus sich wiederholenden Disaccharideinheiten. Sie enthält GlcUA und GlcNAc. Es gibt keine gesicherten Hinweise dafür, daß Hyaluronsäure an ein Proteinmolekül geknüpft ist. Man nimmt trotzdem an, daß sie wie die anderen Glykosaminoglykane als Proteoglykan synthetisiert wird. Hyaluronsäure kommt sowohl in Bakterien als auch in weiter Verbreitung im Tierreich vor. Hohe Konzentrationen werden in der Synovialflüssigkeit, dem Glaskörper des Auges und im lockeren Bindegewebe erreicht.

Chondroitinsulfate

Chondroitinsulfate sind sehr wichtige Proteoglykane des Knorpels. Das Polysaccharid ist an das Protein über eine O-glykosidische Xyl-Ser-Bindung geknüpft. Die Struktur der Chondroitinsulfate ist aus Abb. 33.13 zu entnehmen. Die sich wiederholende Disaccharideinheit ähnelt der Hyaluronsäure, allerdings findet sich als Hexosamin GalNAc. Sowohl die Chondroitinsulfate als auch Hyaluronsäure benützen als Uronsäure GlcUA; die Positionen der glykosidischen Bindungen und die anomere Konfiguration sind identisch. Der GalNAc-Rest trägt bei den Chondroitinsulfaten ein Sulfat in der Position 4 oder 6. Im allgemeinen kommen Sulfate in beiden Positionen in gleichen Molekülen vor, jedoch nicht auf dem gleichen Monosaccharidrest. Pro Disaccharideinheit findet sich im Mittel eine Sulfatgruppe. Jede Polysaccharidkette besteht aus etwa 40 sich wiederholenden Disaccharideinheiten und hat aus diesem Grund ein Molekulargewicht von

33. Glykoproteine, Proteoglykane und Glykosaminoglykane

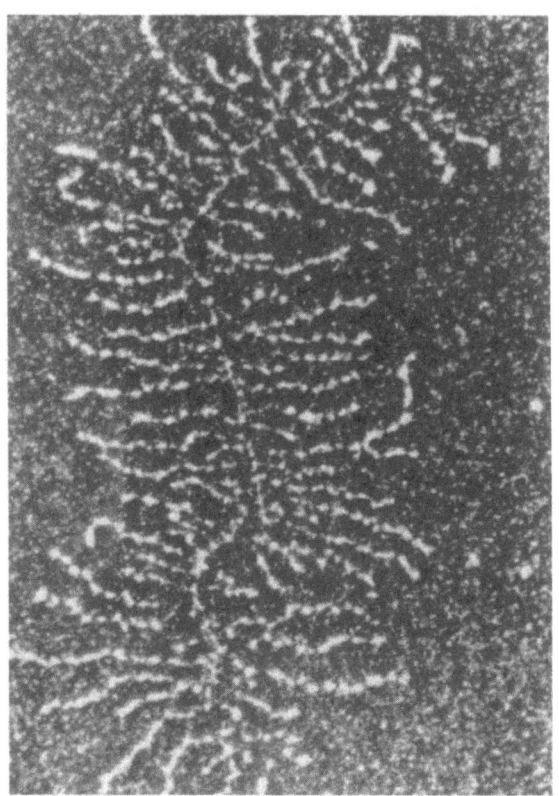

Abb. 33.14. Dunkelfeldelektronenmikroskopische Aufnahme eines Proteoglykanaggregats mittlerer Größe, in welchem die Proteoglykanuntereinheiten und das filamentäre Rückgrat gut gestreckt sind. [Nach Rosenberg L, Hellman W, Kleinschmidt AK (1975) Electron microscopic studies of proteoglycan aggregates from bovine articular cartilage. J Biol Chem 250: 1877]

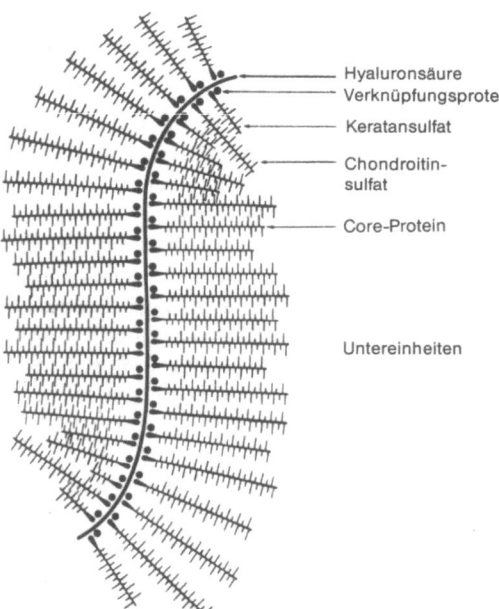

Abb. 33.15. Schematische Darstellung eines Proteoglykanaggregats. [Nach Lennarz WJ (1980) The biochemistry of glycoproteins and proteoglycans. Plenum Press, New York]

etwa 20000. Viele derartige Ketten sind an ein Trägerproteinmolekül geknüpft, wobei ein Proteoglykan sehr hohen Molekulargewichts entsteht. So beträgt beispielsweise das Molekulargewicht des Chondroitinsulfats aus Nasenknorpel etwa $2{,}5 \cdot 10^6$.

Chondroitinsulfate bilden sehr feste Assoziate mit Hyaluronsäure mit Hilfe zweier Verbindungsproteine. Auf diese Weise entstehen außerordentlich große Aggregate, die sich besonders im Bindegewebe finden. Sie können elektronenmikroskopisch sichtbar gemacht werden (Abb. 33.14), ihre schematische Darstellung ist aus Abb. 33.15 zu entnehmen.

Die Verbindungsproteine sind stark hydrophobe Proteine und treten sowohl mit Hyaluronsäure als auch mit Proteoglykan in Wechselwirkung.

Chondroitinsulfate enthalten 6 Typen von Bindungen zwischen den Sacchariden und werden aus diesem Grund durch 6 unterschiedliche Glykosyltransferasen synthetisiert. Zusätzlich werden 2 Typen von Sulfotransferasen benötigt, die die beiden Typen von Sulfatestern synthetisieren. Als Substrat der Sulfotransferasen wird 3-Phosphoadenyl-5'-Phosphosulfat (PAPS) benötigt.

Keratansulfat I und Keratansulfat II

Wie aus Abb. 33.13 hervorgeht, bestehen Keratansulfate aus sich wiederholenden Disaccharideinheiten der Struktur Gal-GlcNAc. Sie enthalten Sulfatreste in Position 6 der GlcNAc-Reste, gelegentlich in Position 6 des Galaktosylrestes. Das Polysaccharid von Keratansulfat I ist an das zugehörige Polypeptid durch eine N-glykosidische Bindung an Asparagin geknüpft. Keratansulfat I kommt in großer Menge in der Cornea vor.

Keratansulfat II ist ein Gerüstproteoglykan, das im lockeren Bindegewebe zusammen mit Chondroitinsulfat an Hyaluronsäure gebunden vorkommt. Seine Polysaccharidketten sind über eine O-glykosidische Bindung an Threonin oder Serinreste des Polypeptids geknüpft.

Heparin

Heparin ist ein klassisches Proteoglykan, bei dem verschiedene Polysaccharidketten an ein gemeinsames Gerüstprotein geknüpft sind. Es findet sich allerdings in Sekretgranula von Mastzellen und kommt damit intracellulär vor. Darüber hinaus hat Heparin einige strukturelle und funktionelle Besonderheiten, die teilweise von medizinischer Bedeutung sind. Abb. 33.16 zeigt die Besonderheiten der Heparinstruktur. Die sich wiederholende Disaccharideinheit enthält Glucosamin (GlcN) und eine Uronsäure. Die meisten Aminogruppen der GlcN-Reste sind N-sulfatiert, sehr wenige acetyliert. Darüber hinaus kommt im GlcN auch ein Sulfatester in Position 6 vor.

Etwa 90% der Uronsäurereste bestehen aus IdUA, nur 10% sind GlcUA. Die Biosynthese führt zunächst zu einem Heparin, bei dem alle Uronsäuren Glucuronsäuren sind. Wie jedoch bereits oben beschrieben wurde, wandelt eine 5-Epimerase etwa 90% der GlcUA-Reste in Iduronsäurereste um. Diese sind häufig in Position 2 sulfatiert. Auch das Protein des Proteoglykans Heparin zeigt einige Besonderheiten. Es besteht ausschließlich aus Serin- und Glycinresten. Etwa zwei Drittel der Serinreste trägt Polysaccharidketten, die i. allg. Molekulargewichte von 5000–15000, seltener bis 100000 haben.

Die Polysaccharidketten der Heparinproteoglykane werden in spezifischer Weise nach der Polymerisierung modifiziert. Diese Modifizierung erfolgt über folgende Schritte:

1. Das primäre Produkt ist nicht sulfatiert, jedoch vollständig N-acetyliert und damit ein Polymeres der Struktur $(GlcUA-GlcNAc)_n$.
2. Etwa 50% der GlcNAc-Reste werden N-deacetyliert.
3. Die freien Aminogruppen der GlcN-Reste werden sulfatiert; anschließend kommt es zu einer weiteren Deacetylierung etwa der Hälfte der überbleibenden GlcNAc-Reste.
4. Das N-sulfatierte Polymer wird danach das Substrat einer 5-Epimerase, die etwa 90% der GlcUA-Reste in IdUA umformt.
5. Die neugebildeten Iduronatreste werden in Position 2 O-sulfatiert.
6. Durch O-Sulfatierung in Position 6 der GlcN-Reste wird die Modifikation abgeschlossen.

Heparansulfat

Heparansulfat ist ein extracelluläres an Zelloberflächen vorkommendes Proteoglykan. Das Polypeptidgerüst des Heparansulfats hat eine typische Aminosäurezusammensetzung. Während der Modifikation der Polysaccharidketten kommt es zu einer geringeren Deacetylierung

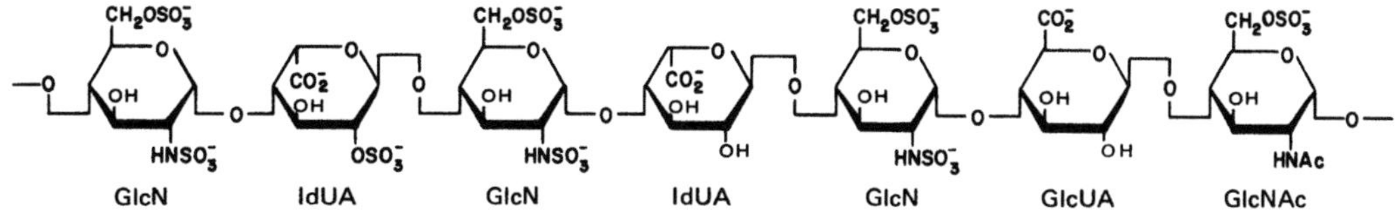

Abb. 33.16. Struktur des Heparins. Der dargestellte Ausschnitt aus dem Polymer zeigt typische Struktureigenschaften des Heparins; allerdings ist die Sequenz der unterschiedlich substituierten repetitiven Disaccharideinheiten willkürlich ausgewählt. Zusätzlich kommen Glucosaminreste vor, die weder 6-0- oder 3-0-sulfatiert sind. [Nach Lindahl U et al. (1977) Structure and biosynthesis of heparin-like polysaccharides. Fed Proc 36: 19]

der GlcNAc-Reste, weswegen es weniger N-Sulfate enthält. Da die 5-Epimerase die N-Sulfatierung ihres Substrats benötigt, enthält Heparansulfat weniger Iduronsäure als Heparin. Dementsprechend ist auch Glucuronsäure die überwiegende Uronsäure im Heparansulfat, während im Heparin besonders viel Iduronsäure vorkommt.

Dermatansulfat

Dermatansulfat ist ein Proteoglykan, das in tierischen Geweben besonders weit verbreitet ist. In seiner Struktur ähnelt es sowohl dem Chondroitinsulfat als auch dem Heparansulfat. Anstelle der in β-1,3-glykosidischen Bindung an GalNAc verknüpften Glucuronsäure enthält Dermatansulfat eine Iduronsäure, die in einer α-1,3-glykosidischen Bindung an GlcNAc gebunden ist. Die Bildung der Iduronsäure findet wie beim Heparin- und Heparansulfat durch 5-Epimerisierung von GlcUA statt. Wie beim Heparin ist die Epimerisierung eng mit der Sulfatierung des Hexosamins gekoppelt. Dermatansulfat enthält aus diesem Grund zwei Typen von sich wiederholenden Disaccharideinheiten: IdUA-GlcNAc und GlcUA-GlcNAc.

Abbau der Polysaccharidreste von Glykoproteinen und Proteoglykanen

Unser Verständnis für den Abbau von Glykoproteinen, Proteoglykanen und Glykosaminoglykanen ist durch die Entdeckung spezifischer Enzymdefekte beim Menschen sehr vertieft worden. Die beiden mit derartigen Enzymdefekten verknüpften Erkrankungstypen sind die Mucopolysaccharidosen und die Mucolipidosen. Tabelle 33.5 faßt die biochemischen Defekte bei Mucopolysaccharidosen, Mucolipidosen und verwandten Erkrankungen zusammen.

Der Abbau der Polysaccharidketten wird durch **Endoglykosidasen, Exoglykosidasen** und **Sulfatasen** durchgeführt. In jedem Fall zeigen die Enzyme Substratspezifitäten, die die Abschätzung erlauben, welche Polysaccharidketten durch eine entsprechende Glucosidase oder Sulfatase angegriffen werden können.

Die **Hyaluronidase** ist eine weitverbreitete Endoglykosidase, die Bindungen mit Hexosaminen spaltet. Aus Hyaluronsäure entsteht auf diese Weise ein Tetrasaccharid mit der Struktur (GlcUA-β-1,3-GlcNAc-β-1,4)$_2$. Die Hyaluronidase greift sowohl Hyaluronsäure als auch Chondroitinsulfat an. Das oben beschriebene Tetrasaccharid kann durch eine β-Glucuronidase und eine β-N-Acetylhexosaminidase weiter abgebaut werden.

Die **β-Glucuronidase** ist eine Exoglykosidase, die sowohl Glucuronat als auch Iduronat vom nichtreduzierenden Ende von Tetrasacchariden oder größeren Polysacchariden entfernt. Im allgemeinen sind Disaccharide schlechte Substrate für die β-Glucuronidase. Die β-Glucuronidase ist ein Glykoprotein, das sowohl in den Lysosomen als auch in den Mikrosomen vieler Säugetierzellen vorkommt. Ihre Substrate sind Dermatansulfat, Heparansulfat, Chondroitinsulfat und Hyaluronsäure. Beim hereditären β-Glucuronidase-Mangel des Menschen kommt es zur Ausscheidung von Dermatansulfat, Heparansulfat und Chondroitinsulfat im Urin. Hyaluronsäure wird dagegen nicht ausgeschieden, offensichtlich können andere Abbaumechanismen das durch die Hyaluronidase entstandene Tetrasaccharid aus Hyaluronsäure weiter abbauen.

Die **β-D-Acetylhexosaminidase** ist eine Exoglykosidase, die ebenfalls in vielen tierischen Geweben vorkommt. Sie spaltet GlcNAc und GalNAc vom nichtreduzierenden Ende von Polysacchariden ab, allerdings muß die Bindung β-glykosidisch sein. Substrate der β-D-Acetyl-Hexosaminidase sind Ganglioside (s. S. 222), Chondroitinsulfate, Hyaluronsäure, Dermatansulfate sowie Keratansulfate I und II. 2 Isoenzyme der β-D-Acetyl-Hexosaminidase sind bekannt. Das A-Isoenzym besteht aus 2 unterschiedlichen Untereinheiten, die als α und β bezeichnet werden, das B-Isoenzym nur aus β-Untereinheiten. Bei der Tay-Sachs-Erkrankung fehlt die α-Untereinheit, so daß das Isoenzym A inaktiv ist. Bei der Sandhoff-Erkrankung fehlt die β-Untereinheit, weswegen beide Isoenzyme defekt sind.

Die **β-Galaktosidase** kommt in verschiedenen Formen in tierischen Geweben vor. Sowohl Chondroitinsulfat als auch Keratansulfat enthält β-Galaktoside, weswegen beide Proteoglykane Substrate der sauren Galaktosidase sind. Beim Mangel an saurer β-Galaktosidase häufen sich Bruchstücke von Keratansulfaten und Glykoproteinen, aber auch das Gangliosid G$_{M1}$ an (s. Kap. 17).

Tabelle 33.5. Biochemische Defekte bei Mucopolysaccharidosen, Mucolipidosen und verwandten Erkrankungen. Diagnostische Tests. *MPS* Mucopolysaccharidose; *ML* Mucolipidose; *DS* Dermatansulfat; *KS* Keratansulfat; *HS* Heparansulfat; *GF* Glykoproteinfragmente. [Nach DiNatale P, Neufeld EF (1979) The biochemical diagnosis of mucopolysaccaridoses, muculipidosis and related disorders. In: Barra B et al. (eds) Perspectives in inherited metabolic diseases. Vol 2. Editiones Ermes, Milan]

Name	Alternative Bezeichnung	Enzymdefekt	Material für Enzymnachweis	Abnormer ^{35}S-Einbau in Mucopolysaccharide von Fibroblasten	Urin-Metaboliten
Mucopolysaccharidosen					
Hurler, Scheie, Hurler/Scheie	MPS I	α-L-Iduronidase	Fibroblasten, Leukocyten, Gewebe, Zellen der Amnionflüssigkeit	+	DS, HS
Hunter	MPS II	Iduronat Sulfatase	Serum, Fibroblasten, Leukocyten, Gewebe, Amnionflüssigkeit, Zellen der Amnionflüssigkeit	+	DS, HS
Sanfilippo A	MPS III A	HS N-Sulfatase (Sulfamidase)	Fibroblasten, Leukocyten, Gewebe, Zellen der Amnionflüssigkeit	±	HS (±)
Sanfilippo B	MPS III B	α-N-Acetylglucosaminidase	Serum, Fibroblasten, Leukocyten, Gewebe, Amnionflüssigkeit, Zellen der Amnionflüssigkeit	+	HS
Sanfilippo C	MPS III C	Acetyltransferase	Fibroblasten	+	HS
Morquio	MPS IV	N-Acetylgalactosamin-6-sulfatase	Fibroblasten	−	KS
Morquioartig		β-Galaktosidase	Fibroblasten	−	KS
Maroteaux-Lamy	MPS VI	N-Acetylgalaktosamin 4-sulfatase (Arylsulfatase B)	Fibroblasten, Leukocyten, Gewebe, Zellen der Amnionflüssigkeit	+	DS
β-Glucuronidasemangel	MPS VII	β-Glucuronidase	Serum, Fibroblasten, Leukocyten, Gewebe, Amnionflüssigkeit, Zellen der Amnionflüssigkeit	+	DS, HS (±)
ohne Bezeichnung	MPS VIII	N-Acetylglucosamin-6-sulfatase	Fibroblasten	+	HS, KS
Mucolipidosen und verwandte Störungen					
Sialidose	MLI	Sialidase (Neuraminidase)	Fibroblasten, Leukocyten	−	GF
I-Zellkrankheit	ML II	UDP-N-Acetylglucosamin: Glykoprotein N-acetylglucosaminylphosphotransferase der sauren Hydrolase fehlt der Phosphomannosylrest	Fibroblasten, Serum, Fibroblasten, Zellen der Amnionflüssigkeit	+	GF
Pseudo-Hurler-Polydystrophie	ML III	wie bei ML II, aber unvollständiger Mangel	Serum, Fibroblasten, Zellen der Amnionflüssigkeit	±	GF

526   33. Glykoproteine, Proteoglykane und Glykosaminoglykane

Tabelle 33.5. (Fortsetzung)

Name	Alternative Bezeichnung	Enzymdefekt	Material für Enzymnachweis	Abnormer ^{35}S-Einbau in Mucopolysaccharide von Fibroblasten	Urin-Metaboliten
Multipler Sulfatasemangel		Arylsulfatase A andere Sulfatasen	Serum, Fibroblasten, Leukocyten, Zellen der Amnionflüssigkeit	+	DS, Hs
Mannosidose		α-Mannosidase	Serum, Fibroblasten, Leukocyten, Zellen der Amnionflüssigkeit	−	GF
Fucosidose		α-L-Fucosidase	Serum, Fibroblasten, Leukocyten, Zellen der Amnionflüssigkeit	−	GF

Die **α-L-Iduronidase** ist eine lysosomale Hydrolase, die Iduronsäure vom nichtreduzierenden Ende von Polysaccharidketten abspaltet. Beim Hurler-Syndrom fehlt dieses Enzym.
Tierische Gewebe enthalten Heparin- und heparinsulfat-spezifische Endoglykosidasen.
Eine große Zahl spezifischer **Sulfatasen** dient der Entfernung der Sulfatreste. Wichtig sind hier die 3 **Arylsulfatasen A, B und C.** Die Arylsulfatase A entfernt das Galaktose-3-Sulfat von Ceramiden. Die Arylsulfatase B spaltet das 4-Sulfat von Chondroitinsulfat und Dermatansulfat ab. Patienten mit einem hereditären Mangel der Arylsulfatase B (Maroteaux-Lamy-Syndrom) scheiden nur Dermatansulfat im Urin aus. Von den Arylsulfatasen A und B unterscheidet sich die Arylsulfatase C dadurch, daß sie Sulfat vom GalNAc-6-Sulfat abspaltet. Diese Sulfatase fehlt bei Patienten mit dem Morquio-Syndrom. Normalerweise werden Sulfatgruppen sowohl von Gal-6-Sulfat als auch von GalNAc-6-Sulfat abgespalten. Patienten mit Morquio-Syndrom scheiden aus diesem Grunde sowohl Keratan-6-Sulfat als auch Chondroitin-6-Sulfat aus.
Ein Mangel der **N-Acetylglucosamin-6-Sulfatase** findet sich bei Patienten mit der Mucopolysaccharidose A. Das Substrat dieses Enzyms ist GlcNAc-6-Sulfat und Glc-6-Sulfat.
Die **Iduronatsulfatase** ist ein spezifisches Exoenzym, das das 2-Sulfat von Iduronsäureresten am nichtreduzierenden Ende des Heparins, des Heparansulfats und des Dermatansulfats abspaltet. Das Enzym kommt normalerweise im Serum, in Lymphocyten, Fibroblasten und der Amnionflüssigkeit vor. Ein hereditärer Mangel der Iduronatsulfatase verursacht das Hunter-Syndrom.
Für die Entfernung spezifischer α-glykosidisch verbundener GlcNAc-Reste im Heparin und Heparansulfat ist eine spezifische **α-N-Acetyl-Glucosaminidase** verantwortlich. Beim Sanfilippo-B-Syndrom fehlt dieses Enzym in Fibroblasten.
In der Milz, den Lungen und dem Ileum läßt sich eine **Heparinsulfamidase** (Heparan-N-Sulfatase) nachweisen. Das Enzym entfernt Sulfat aus GlcN-Sulfaten am nichtreduzierenden Ende von Heparin und Heparansulfat. Sein Fehlen verursacht das Sanfilippo-A-Syndrom. Nach Entfernung der Sulfatreste bleibt ein α-Glucosamin (GlcN), also eine freie Aminogruppe übrig. Dieses GlcN ist kein Substrat für die α-N-Acetyl-Glucosaminidase. Eine α-Glucosamin: N-Acetyltransferase reacetyliert die freie Aminogruppe von GlcN am nichtreduzierenden Ende, wobei Acetyl-CoA als Acetyldonor dient. Dadurch wird das entstehende Produkt ein Substrat der oben beschriebenen α-N-Acetyl-Glucosaminidase. Fehlt die Acetyltransferase, kommt es zum Sanfilippo-C-Syndrom.

Funktionelle Aspekte von Glykosaminoglykanen und Proteoglykanen

Die Bindung zwischen Glykosaminoglykanen und anderen extracellulären Makromolekülen ist eine Voraussetzung für die Aufrechterhaltung der Struktur des Bindegewebes. Glykosaminoglykane treten in Wechselwirkung mit extracellulären Makromolekülen, Plasmaproteinen, Komponenten der Zelloberfläche und intracellulären Makromolekülen. Im allgemeinen erfolgt die Bindung von Glykosaminoglykanen aufgrund elektrostatischer Wirkungen. Der Grund hierfür ist ihre Polyanionennatur. Daneben gibt es jedoch auch spezifischere Bindungen. So binden allgemein Glykosaminoglykane mit Iduronsäureresten (z. B. Dermatansulfat und Heparansulfat), Proteine größerer Affinität als Glykosaminoglykane mit GlcUA als einziger Uronsäure.

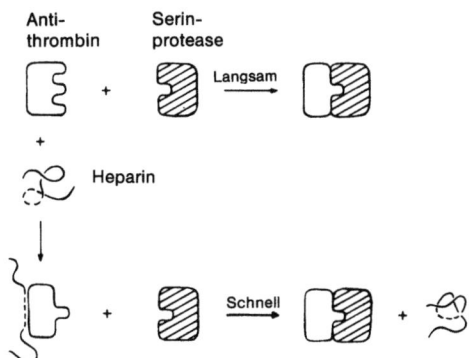

Abb. 33.17. Schematische Darstellung der Inaktivierung von Serinproteasen, die an der Blutgerinnung teilnehmen (z. B. Thrombin) durch Antithrombin. Heparin beschleunigt diese Inaktivierung, da es an Antithrombin bindet und auf diese Weise eine Konformatinsänderung des Antithrombinmoleküls auslöst, die dessen Interaktion mit Thrombin erleichtert (allerdings kann eine Bindung von Heparin an Thrombin nicht ausgeschlossen werden). Für die Interaktion ist eine spezifische Bindungsstelle der Polysaccharidkette notwendig (- - -). [Nach Lennarz WJ (1980) The biochemistry of glycoproteins and proteoglycans. Plenum Press, New York]

Wechselwirkung mit extracellulären Makromolekülen

Bei neutralem pH binden alle Glykosaminoglykane, außer denjenigen ohne Sulfatgruppen (Hyaluronsäure) oder Carboxylgruppen (Keratansulfate), elektrostatisch an Kollagen. Die Anwesenheit von Iduronsäure gewährleistet dabei eine stärkere Bindung, Proteoglykane binden fester als die entsprechenden Glykosaminoglykane. Im Mittel binden zwischen 2 und 5 Polysaccharidketten an jedes Kollagenmonomere. Die löslichen Kollagene der Typen I, II und III können alle an Chondroitinsulfatproteoglykan binden.
Chondroitinsulfat und Heparansulfat binden darüber hinaus spezifisch an Elastin.
Wie schon oben erwähnt aggregieren Chondroitinsulfat und Keratansulfatketten in Form der Proteoglykane mit Hilfe von Verbindungsproteinen mit Hyaluronsäure. Bis zu 100 Proteoglykanmoleküle können dabei von einem Molekül Hyaluronsäure fixiert werden.

Wechselbeziehungen mit Plasmaproteinen

Die Intima der Arterien enthält Hyaluronsäure sowie die Proteoglykane mit Chondroitinsulfat, Dermatansulfat und Heparansulfat. Von diesen Proteoglykanen bindet Dermatansulfat Plasmalipoproteine. Darüber hinaus ist es offenbar das wichtigste von den glatten Zellen der Arterien synthetisierte Glykosaminoglykan. Da diese Muskelzellen bei atherosklerotischen Schädigungen der Arterien proliferieren, spielt Dermatansulfat möglicherweise eine wichtige Rolle beim Entstehen arteriosklerotischer Plaques.
Heparin wird zwar in Mastzellen synthetisiert und gespeichert, befindet sich jedoch immer in enger Nachbarschaft zu den Blutgefäßen. Mit seiner großen Dichte an negativen Ladungen (wegen der Iduronat- und Sulfatreste) tritt es in starke Wechselwirkungen mit verschiedenen Bestandteilen des Plasmas. So bindet es beispielsweise spezifisch die Gerinnungsfaktoren IX und XI. Wichtiger für die gerinnungshemmende Wirkung des Heparins ist seine Wechselwirkung mit einem α-2-Glykoprotein des Plasmas, das auch als **Antithrombin III** bezeichnet wird. Durch eine stöchiometrische Bindung von Heparin an Antithrombin III im Verhältnis 1:1 wird das letztere zu einem sehr effektiven Inaktivator von Serinproteasen, speziell des Thrombins (s. Kap. 42). Die Bindung des Heparins erfolgt an das Antithrombin III, wird über einen Lysinrest vermittelt und führt offensichtlich zu einer Konformationsänderung, die die Bindung des Antithrombins III an die Serinproteasen erleichtert. Das Reak-

tionsschema ist schematisch in Abb. 33.17 dargestellt.
Handelsübliches Heparin enthält 2 Komponenten. Die eine bindet mit hoher, die andere mit niedriger Affinität an Antithrombin-III-Moleküle. Die gerinnungshemmende Aktivität des hochaffinen Heparins ist etwa 10mal höher als diejenige des niedrigaffinen Materials. Der Grund für diesen Unterschied liegt in einer N-Desulfatierung oder einer Modifikation der Iduronsäurereste des Heparins, die seine gerinnungshemmende Aktivität vermindert.
Auch Heparansulfat, das strukturelle Ähnlichkeit mit Heparin hat, kann die Wirkung von Antithrombin III beschleunigen, allerdings ist es wesentlich weniger wirksam als Heparin.
Heparin bindet spezifisch an die an den Capillarwänden haftende Lipoproteinlipase und führt zu einer Freisetzung dieses triglyceridabbauenden Enzyms in die Zirkulation. In ähnlicher Weise bindet auch eine hepatische Lipase an Heparin und gelangt in die Zirkulation.

Glykosaminoglykane und die Moleküle der Zelloberfläche

Heparin kann an viele Zelltypen assoziieren. Hierzu gehören Blutplättchen, die Endothelzellen von Arterien und Hepatocyten. Chondroitinsulfat, Dermatansulfat und Heparansulfat binden an unterschiedliche Zelloberflächenareale von Fibroblasten. Nach der Bindung werden sie aufgenommen und abgebaut.
Hyaluronsäure wird von Zellen abgelagert, wenn diese auf Kulturschälchen aus Plastik wachsen. Darüber hinaus scheint Hyaluronsäure bei Zell-Zell-Adhäsionsvorgängen beteiligt zu sein. Offensichtlich ist es wichtig für Wachstum und Entwicklung vielzelliger Organismen.
Einige Proteoglykane dienen als Receptoren und Träger für Makromoleküle. Hierzu gehören Lipoproteine, Lipasen und wie oben beschrieben, Antithrombin. Proteoglykane sind offensichtlich bei der Regulation des Zellwachstums, der Vermittlung von Zell-Zell-Kommunikation und bei der Abschirmung von Zelloberflächenreceptoren beteiligt.

Glykosaminoglykane und intracelluläre Makromoleküle

Proteoglykane haben wichtige Effekte auf Proteinbiosynthese und verschiedene Funktionen des Zellkerns. So hat das Heparin einen besonderen Effekt auf die Chromatinstruktur. In vitro ist es zur Aktivierung der DNS-Polymeraseaktivitäten imstande. Es ist allerdings nicht bekannt, ob diese Effekte auch unter physiologischen Bedingungen auftreten. Glykosaminoglykane finden sich jedenfalls in beachtlichen Mengen in den Kernen verschiedener Zelltypen; es gibt einige Spekulationen darüber, daß Heparansulfat eine wichtige Rolle bei der Embryogenese von Seegurken spielt.
Verschiedene saure Hydrolasen aus Lysosomen werden in negativer oder positiver Weise durch Chondroitinsulfate, Dermatansulfate und Heparin beeinflußt. Möglicherweise sind die sauren Hydrolasen in Lysosomen natürlicherweise mit Glykosaminoglykanen komplexiert, so daß eine geschützte inaktive Form entsteht.
Verschiedene Speicher- oder Sekretgranula, wie beispielsweise die chromaffinen Granula des Nierenmarks, die Prolactingranula in der Hypophyse, die basophilen Granula in den Mastzellen usw. enthalten sulfatierte Glykosaminoglykane. Möglicherweise spielen Glykosaminoglykanpeptidkomplexe, die in diesen Granula in der Tat vorkommen, eine Rolle für die Freisetzung des in den Granula gespeicherten Inhalts.

34 Kontraktile Proteine und Strukturproteine

David W. Martin

In biologischen Systemen können Proteinmoleküle außer für die Katalyse für eine Reihe weiterer Funktionen benutzt werden. Die für die Regulation notwendige Signalübertragung sowie Erkennungsfunktionen von Proteinen sind in früheren Kapiteln beschrieben worden. Proteine dienen auch wichtigen Strukturfunktionen in biologischen Systemen. Ein Teil dieser Funktion hängt von der Fasernatur spezifischer Proteinmoleküle ab und wird im folgenden besprochen.

Muskelzelle

Die Muskelzelle ist die wichtigste biochemische Umwandlungsmaschine. Sie wandelt potentielle chemische Energie in kinetische mechanische Energie um. Die Muskulatur ist das größte Einzelgewebe des menschlichen Körpers und macht bei der Geburt etwas weniger als 25% der Körpermasse, beim jungen Erwachsenen mehr als 40% der Körpermasse und beim älteren Erwachsenen etwas weniger als 30% seiner Körpermasse aus.
Ein wirkungsvoller chemo-mechanischer Umwandler benötigt einige Voraussetzungen: Einmal muß eine konstante Verfügbarkeit chemischer Energie vorliegen. Im Vertebratenmuskel sind ATP und Kreatinphosphat die wichtigsten Formen chemischer Energie. Dazu muß die mechanische Aktivität reguliert werden können. Das bedeutet Regulation der Kontraktionsgeschwindigkeit, der Kontraktionsdauer und der Kontraktionsstärke im Muskel. Außerdem muß die Muskelmaschine gesteuert werden können, was in biologischen Systemen durch das Nervensystem erfolgt. Um die Muskelmaschine mehr als einmal benützen zu können, muß nach Kontraktion der Ausgangszustand wieder erreicht werden können.
Die Muskelzelle kann nur ziehen, nicht jedoch stoßen. Aus diesem Grund braucht jeder Muskel entweder einen Antagonisten oder eine andere Gegenkraft, wie beispielsweise die Schwerkraft oder den elastischen Zug.
Bei Vertebraten werden die verschiedenen Bedürfnisse des Organismus durch drei Muskeltypen befriedigt: den **Skelettmuskel**, den **Herzmuskel** und den **glatten Muskel**. Im Lichtmikroskop erscheinen sowohl der Skelett- als auch der Herzmuskel quergestreift, der glatte Muskel dagegen nicht.

Struktur des Muskels

Quergestreifte Muskulatur ist aus vielkernigen Muskelfaserzellen zusammengesetzt, die von einer elektrisch erregbaren Membran, dem **Sarkolemm** umgeben sind. Untersucht man eine einzelne Muskelfaserzelle, welche sich über die gesamte Länge des Muskels erstrecken kann, im Mikroskop, so findet sich ein Bündel vieler **Myofibrillen,** die parallel angeordnet sind. Diese Myofibrillen liegen in einer als **Sarkoplasma** bezeichneten intracellulären Flüssigkeit. Innerhalb dieser Flüssigkeit befinden sich Glykogen, die energiereichen Verbindungen ATP und Phosphokreatin sowie die Enzyme der Glykolyse.
Das **Sarkomer** ist die funktionelle Einheit des Muskels. Es wiederholt sich entlang der Längsachse einer Muskelfibrille in Abständen von 1500–2300 nm (Abb. 34.1). Untersucht man die Myofibrille elektronenmikroskopisch, so finden sich abwechselnd dunkle und helle Banden (A-Banden und I-Banden). Die zentrale Region der A-Bande (die H-Zone) erscheint

530 34. Kontraktile Proteine und Strukturproteine

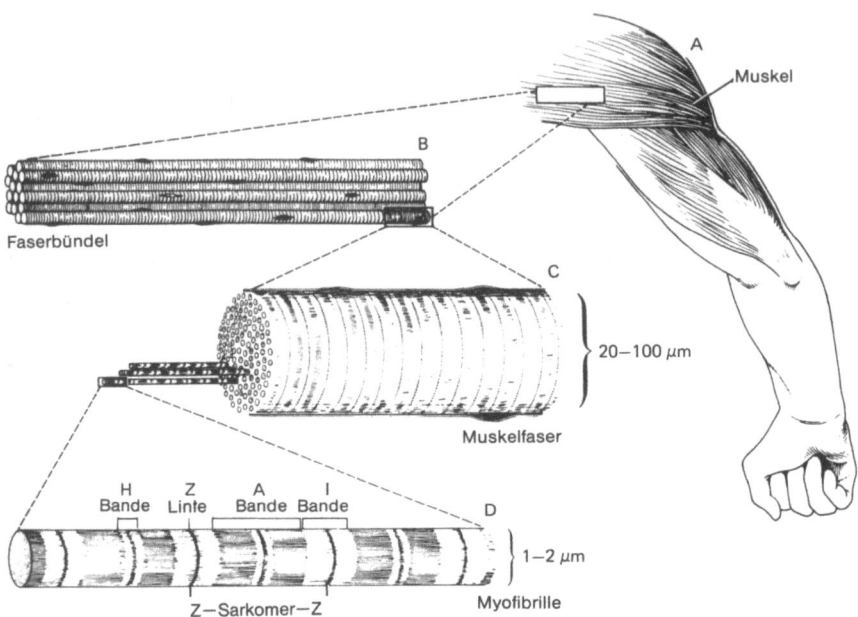

Abb. 34.1. Struktur der quergestreiften Muskulatur (Zeichnung von Sylvia Colard Keene) [aus Bloom W, Fawcett DW (1975) A textbook of histology, 10th ed. Saunders, Philadelphia]

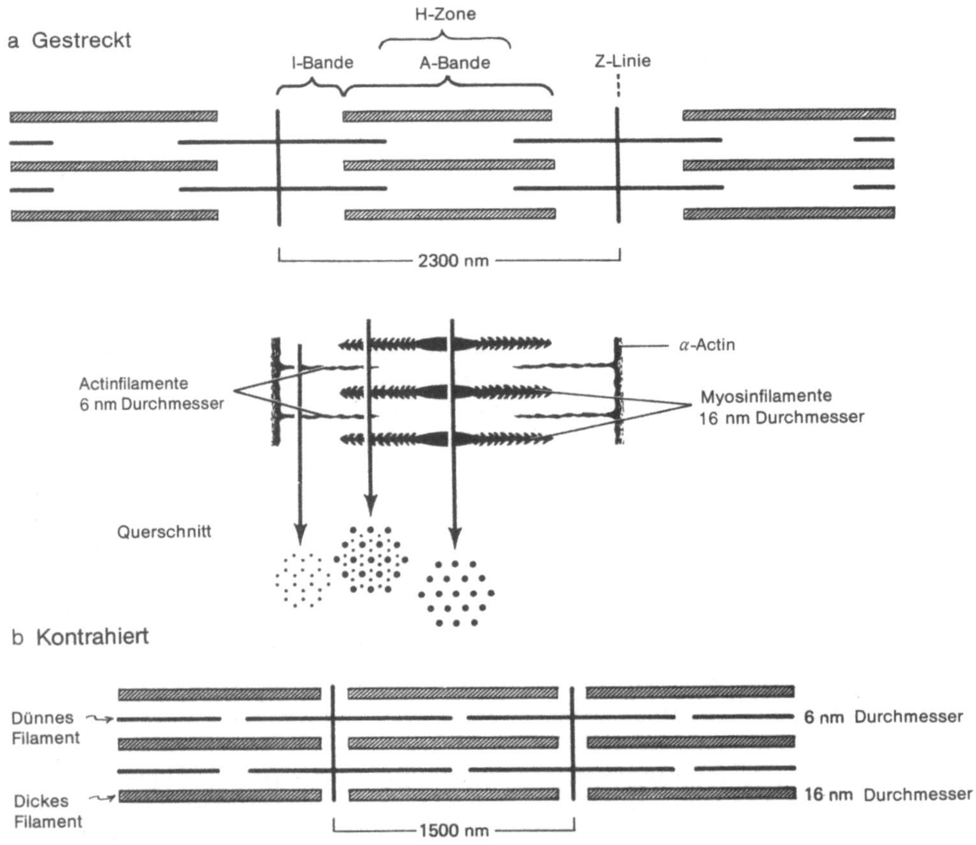

Abb. 34.2 a, b. Anordnung der Filamente im quergestreiften Muskel. **a** gestreckt, **b** kontrahiert

weniger dicht als der Rest der Bande. Die I-Bande wird durch die sehr dichte und schmale Z-Linie in 2 Hälften geteilt. Abb. 34.2 stellt diese strukturellen Details schematisch dar.

Der Grund für die Querstreifung von Skelett- und Herzmuskel im Lichtmokroskop erklärt sich aus ihrem hohen Organisationsgrad. Die meisten Muskelfasern sind so angeordnet, daß ihre Sarkomeren in einem parallelen Register laufen (Abb. 34.1).

Untersucht man Querschnitte durch eine Myofibrille im Elektronenmikroskop, so finden sich in jeder Myofibrille 2 Typen longitudinaler Filamente. Der eine, das **dicke Filament**, gehört zur A-Bande und enthält hauptsächlich das Protein Myosin. Diese Filamente haben einen Durchmesser von etwa 16 nm und sind im Querschnitt in einem hexagonalen Bezirk angeordnet (Abb. 34.2). Das andere Filament, das dünne, liegt im Bereich der I-Bande und erstreckt sich auch in die A-Bande, nicht jedoch in die H-Zone der A-Bande (Abb. 34.2). Die dünnen Filamente haben eine Dicke von etwa 6 nm. Sie enthalten die Proteine **Actin, Tropomyosin** und **Troponin**. In der A-Bande sind die dicken Filamente innerhalb eines sekundären hexagonalen Areals um das dünne Filament angeordnet. Auf diese Weise liegt jedes dünne Filament symmetrisch zwischen 3 dicken und jedes dicke ist symmetrisch von 6 dünnen umgeben (Abb. 34.2).

Dicke und dünne Filamente treten über Verbrückungen miteinander in Wechselwirkung, die in Intervallen von 14 nm entlang den dikken Filamenten entstehen. Wie aus Abb. 34.2 hervorgeht, haben die Querverbrückungen oder Pfeilspitzen der dicken Filamente an den beiden Enden entgegengesetzte Polaritäten. Die beiden Enden des dicken Filaments werden durch ein 150 nm langes Segment – die M-Bande – verbunden, die keine Verbrückungen trägt.

Bei der Kontraktion des Muskels gibt es keine Längenänderung des dicken oder dünnen Filaments, jedoch verkürzen sich die H-Zone und die I-Banden. Dieser Befund macht klar, daß während einer Muskelkontraktion die dicken und dünnen Filamente übereinandergleiten. Bei diesem Vorgang werden die Verbrückungen neu geknüpft und sind dann imstande, die Spannung aufrechtzuerhalten. Die während einer Muskelkontraktion erzeugte Spannung ist dabei proportional der Überlappung der Filamente und damit der Zahl der Verbrückungen. Jedes Querverbrückungselement ist über ein flexibles Segment mit dem dicken Filament verknüpft, womit die Aufrechterhaltung der räumlichen Verhältnisse gewährleistet ist.

Muskelproteine

Eine frisch präparierte Muskelfibrille besteht zu 75% aus Wasser und zu mehr als 20% aus Protein. Die beiden wichtigsten Proteine des Muskels sind das Actin und das Myosin.

Monomeres (globuläres) Actin (G-Actin) ist ein globuläres Protein des Molekulargewichts 43000, das 25% des Muskelproteins ausmacht. Bei physiologischer Ionenstärke und in Anwesenheit von Magnesium polymerisiert G-Actin nichtcovalent unter Bildung eines unlöslichen doppelthelikalen Filaments, das auch als **F-Actin** bezeichnet wird (Abb. 34.3). Die F-Actinfaser ist 6–7 nm dick und hat eine Ganghöhe von 35,5 nm. Weder G- noch F-Actin zeigen irgendeine katalytische Aktivität.

Im quergestreiften Muskel kommen 4 weitere Proteine vor, deren Anteil am Muskelprotein zwar wesentlich geringer ist, die jedoch für die Muskelfunktion außerordentlich wesentlich sind. Das **Tropomyosin** ist ein faserförmiges Molekül, welches aus zwei Ketten, der α- und der β-Kette besteht. Es lagert sich an F-Actin in der Furche zwischen den beiden Helices an (Abb. 34.3). Tropomyosin kommt in allen Muskeln und in muskelähnlichen Strukturen vor. Das **Troponinsystem** findet sich ausschließlich im quergestreiften Muskel und besteht aus 3 unterschiedlichen Proteinen. **Troponin T (TpT)** bindet ähnlich wie die beiden anderen Troponinkomponenten an Tropomyosin (Abb. 34.3). **Troponin I (TpI)** hemmt die Wechselwirkung zwischen F-Actin und Myosin und bindet darüber hinaus die weiteren Troponinkomponenten. **Troponin C (TpC)** ist ein calciumbindendes Protein, dessen Primär- und Sekundärstruktur sowie dessen Funktion analog derjenigen des Calmodulin ist. Calmodulin ist ein sehr weitverbreitetes calciumbindendes Protein (s. S. 537). 4 Moleküle Calcium können pro Molekül Troponin C oder Calmodulin gebunden werden, beide Proteinmoleküle haben ein Molekulargewicht von 17000. Das dünne Filament des quergestreiften Muskels besteht aus F-Actin, Tropomyosin und den 3 Troponinkomponenten TpC, TpI und TpT (Abb. 34.3). Der Ab-

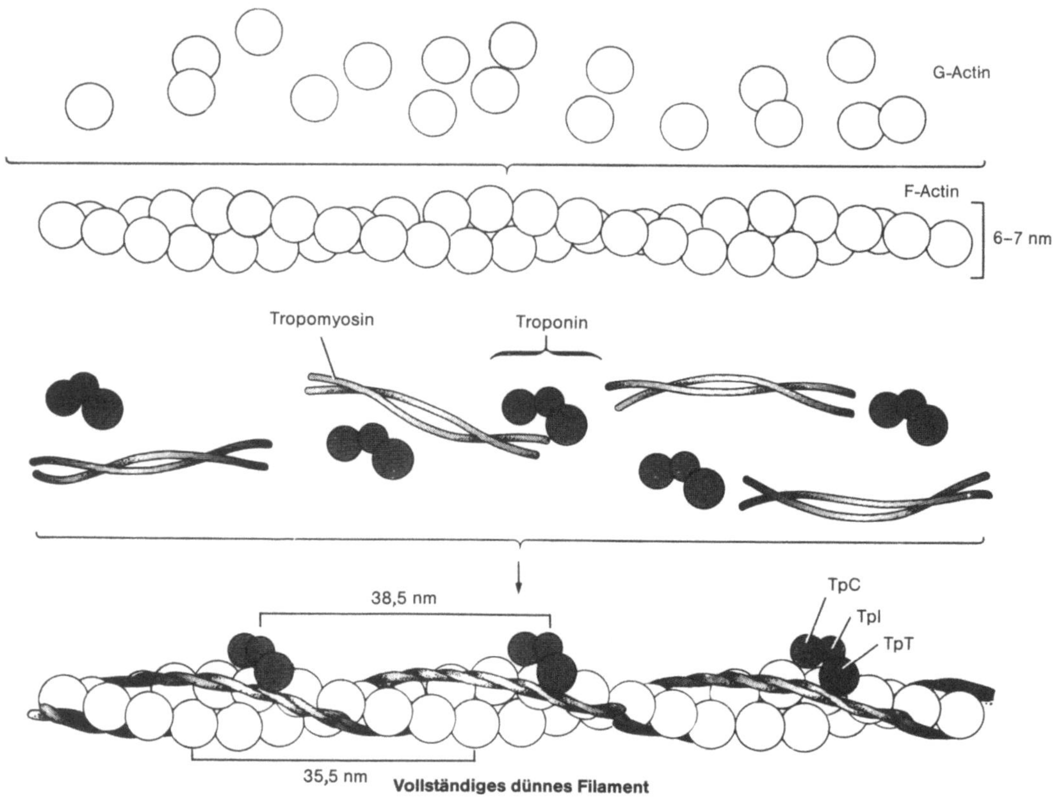

532   34. Kontraktile Proteine und Strukturproteine

Abb. 34.3. Schematische Darstellung des dünnen Filaments mit der räumlichen Anordnung der 3 Hauptproteinkomponenten, dem Actin, Tropomyosin und Troponin

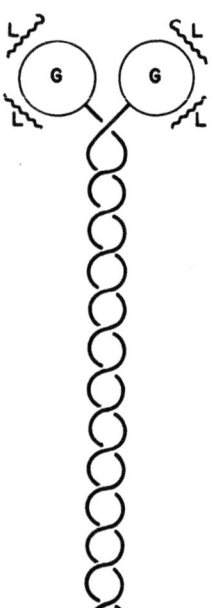

Abb. 34.4. Schematische Darstellung eines Myosinmoleküls, welches aus 2 ineinander verwundenen α-Helices, der globulären Region *(G)* und den leichten Ketten *(L)* besteht

stand der Troponinsysteme auf dem F-Actin beträgt jeweils 38,5 nm.

55% des Muskelproteins bestehen aus **Myosin,** welches die dicken Filamente bildet. Myosin ist ein asymmetrisches Hexameres mit einem Molekulargewicht von 460 000. Es hat einen faserähnlichen Teil, der aus 2 ineinander verwundenen Helices besteht, welche jede eine globuläre Kopfgruppe trägt (Abb. 34.4). Das Hexamere besteht aus einem Paar schwerer Ketten (Molekulargewicht 200 000) und 2 Paaren leichter Ketten (Molekulargewichte 15 000–27 000). Myosin aus Skelettmuskel hat eine **ATPase-Aktivität** (ist zur Hydrolyse von ATP imstande) und bindet an unlösliches F-Actin. Bei tryptischer Spaltung von Myosin entstehen 2 Myosinfragmente, die auch als **Meromyosine** bezeichnet werden. Leichtes Meromyosin besteht aus aggregierten unlöslichen α-helikalen Fasern (Abb. 34.5). Es zeigt keine ATPase-Aktivität und ist nicht imstande an F-Actin zu binden. Schweres Meromyosin ist ein lösliches Protein mit einem Molekulargewicht von 340 000, das sowohl einen fibrösen als auch ei-

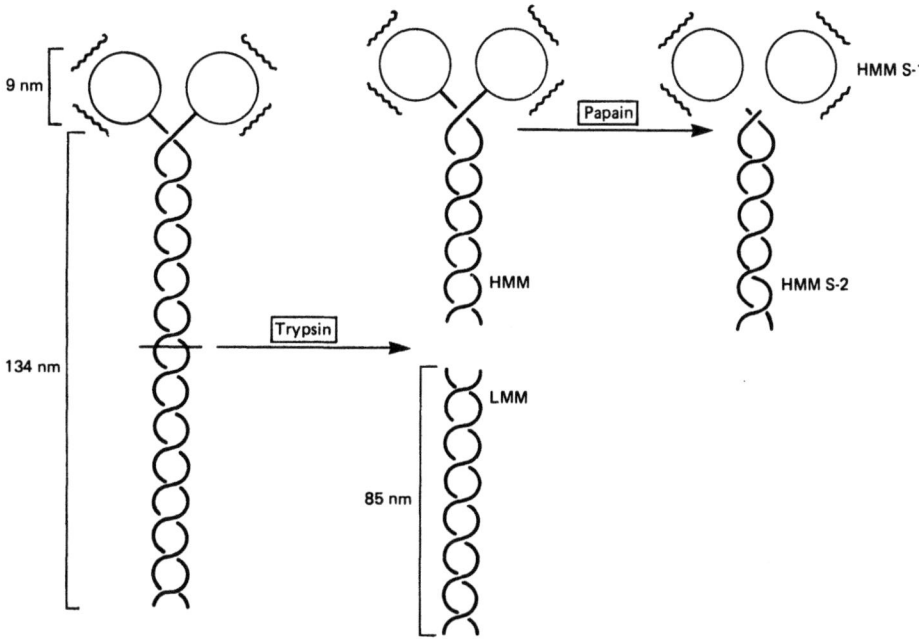

Abb. 34.5. Enzymatische Spaltung von Myosin. (*HMM* schweres Meromyosin; *LMM* leichtes Meromyosin; *S-1* Subfragment 1; *S-2* Subfragment 2)

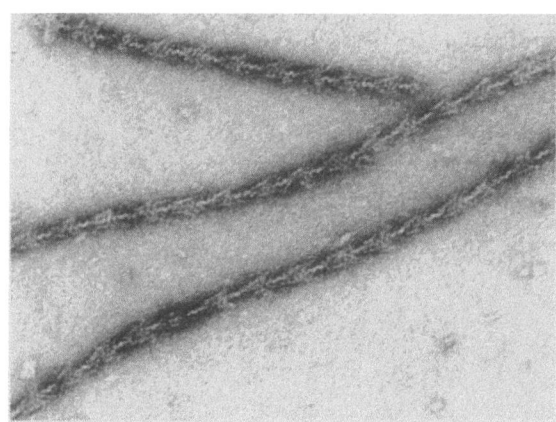

Abb. 34.6. Dekorierung von Actinfilamenten mit dem S-1-Fragment des Myosins, so daß „Pfeilspitzen" entstehen (mit freundlicher Genehmigung von Prof. James Spudich, Stanford University)

nen globulären Teil hat (Abb. 34.5). Es zeigt ATPase-Aktivität und bindet an F-Actin. Die weitere Verdauung von schwerem Meromyosin mit Papain führt zu 2 Subfragmenten, die als S-1 und S-2 bezeichnet werden. S-2 ist fibrös, enthält keine ATPase-Aktivität und kann nicht an F-Actin binden.

Das proteolytische Spaltstück S-1 hat ein Molekulargewicht von 115000, zeigt ATPase-Aktivität und bindet in Abwesenheit von ATP an Actin mit der Verbrückungsstruktur (Pfeilspitzen) (Abb. 34.6). Sowohl S-1 als auch schweres Meromyosin zeigen zwar ATPase-Aktivität, diese wird jedoch um den Faktor 100-200 durch Zugabe von F-Actin gesteigert. F-Actin beschleunigt dabei speziell die Abgabe der ATPase-Produkte ADP und P_i. Durch diese Beschleunigung der Produktabgabe wird die Katalysegeschwindigkeit stark beschleunigt.

α-Actinin ist ein in der Z-Linie gefundenes Protein, an das die Enden der F-Actinmoleküle der dünnen Filamente geknüpft sind (Abb. 34.2).

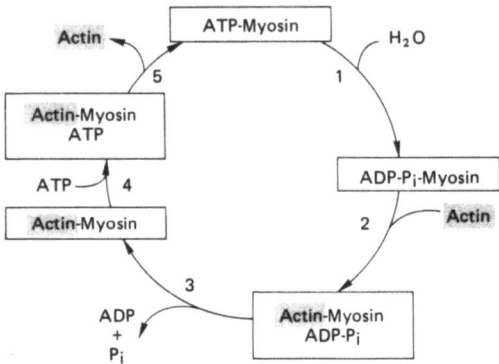

Abb. 34.7. Die ATP-Hydrolyse treibt die cyclische Assoziation und Dissoziation von Actin und Myosin in 5 im Text beschriebenen Reaktionen. [Nach Stryer L (1981) Biochemistry, 2nd ed. Freeman, San Francisco

Muskelfunktion auf molekularer Ebene

Die Frage nach der molekularen Grundlage der Muskelfunktion kann auf die biochemische Frage, wie die ATP-Hydrolyse eine makroskopisch sichtbare Bewegung erzeugt, zurückgeführt werden. Nach den obigen Erwägungen besteht die Muskelkontraktion offensichtlich in der cyclischen Anheftung und Ablösung des globulären Kopfteils von Myosin an das F-Actinfilament. An die Anheftung schließt sich eine Änderung der Actin-Myosin-Interaktion an, so daß die Actin- und Myosinfilamente aneinander vorbeigleiten können. Die hierfür notwendige Energie wird indirekt durch ATP bereitgestellt, welches hydrolysiert wird. Die ATP-Hydrolyse durch die Myosin-ATPase wird durch die Bindung der Myosinkopfgruppe an F-Actin stark beschleunigt. Der biochemische Cyclus einer Muskelkontraktion besteht demnach aus 5 Schritten (Abb. 34.7):
1. Die Myosinkopfgruppe alleine kann ATP zu ADP und P_i hydrolysieren, ist jedoch nicht imstande, die Hydrolyseprodukte abzugeben. Die ATP-Hydrolyse durch die Myosinkopfgruppe alleine erfolgt daher nicht katalytisch, sondern stöchiometrisch.
2. Der ADP- und P_i-enthaltende Myosinkopf kann in einem weiten Bereich frei rotieren, um F-Aktin zu lokalisieren und zu binden. Der dabei entstehende Bindungswinkel beträgt etwa 90° zur Achse der Muskelfaser.
3. Diese Wechselwirkung führt zur Freisetzung von ADP und P_i vom Actin-Myosin-Komplex. Da die Konformation mit der geringsten freien Energie des Actomyosins ein Winkel von 45° für die Verbrückung ist, ändert das Myosin diesen Winkel von 90° auf etwa 45° dadurch, daß Actin etwa 10–15 nm gegen die Mitte des Sarkomers gezogen wird.
4. Ein neues ATP-Molekül bindet an den Myosin-F-Actinkomplex.
5. Myosin-ATP hat eine geringe Affinität zu Actin, weswegen die mit ATP beladene Myosinkopfgruppe vom F-Actin freigegeben wird. Dieser letzte Schritt wird auch als Relaxation bezeichnet und hängt klar von der Bindung von ATP an den Actin-Myosin-Komplex ab. ATP wird danach wieder hydrolysiert, ohne daß jedoch die Reaktionsprodukte ADP und P_i abgegeben werden.

Die Funktion des ATP besteht also darin, daß es die Myosinkopfgruppe vom dünnen Filament trennt und die zur Kontraktion notwendige Energie liefert. Der Wirkungsgrad dieser Kontraktion liegt bei etwa 50%; im Vergleich dazu ist der Wirkungsgrad der heute üblichen Verbrennungsmaschinen deutlich unter 30%.

Regulation der Muskelkontraktion und Muskelrelaxation

Muskeln allen möglichen Ursprungs benötigen für die Kontraktion den oben allgemein beschriebenen Mechanismus. Für die Regulation von Kontraktion und Relaxation benützen Muskeln verschiedener Organismen sowie verschiedener Zellen und Gewebe innerhalb des gleichen Organismus unterschiedliche molekulare Mechanismen. Allerdings spielt grundsätzlich Ca^{2+} eine Schlüsselrolle bei der Regulation. Man kann für die Regulation der Muskelkontraktion 2 allgemeine Mechanismen unterscheiden, einen actin- und myosinabhängigen.

Actinabhängige Regulation

Die actinabhängige Regulation der Muskelkontraktion findet sich im Skelett- und Herzmuskel von Vertebraten, die beide quergestreift sind. Innerhalb des oben beschriebenen Mechanismus ist ATP der einzige potentiell limitierende Faktor für den Kontraktionscyclus. Dies wäre allerdings keine ideale Lösung, da ATP als Energiequelle für die Kontraktion benötigt wird. Das Skelettmuskelsystem ist in Ruhe gehemmt; soll aktive Kontraktion erfolgen, so findet weniger eine Aktivierung als vielmehr eine Deinhibierung statt. Der Inhibitor des quergestreiften Muskels ist das **Troponin-System**, welches im dünnen Filament an Tropomyosin und F-Actin gebunden ist (Abb. 34.3). Im quergestreiften Muskel findet nur dann eine Regulation der Kontraktion oder in biochemischen Begriffen der ATPase-Aktivität statt, wenn das Actin-Myosin-System mit dem Tropomyosin-Troponin-System supplementiert ist. Tropomyosin liegt dabei entlang der Furche des F-Actins, die 3 Komponenten des Troponins TpT, TpI und TpC sind an den F-Actin-Tropomyosinkomplex gebunden. TpI verhindert die Bindung der Myosinkopfgruppen an das F-Actin entweder dadurch, daß die Konformation des F-Actins über die Tropomyosinmoleküle geändert wird oder dadurch, daß Tropomyosin in eine Position gebracht wird, die direkt die Bindungsstellen des F-Actins für die Myosinkopfgruppe blockiert. In jedem Fall wird die Beschleunigung der Myosin-ATPase verhindert, die durch die Bindung der Myosinkopfgruppe an F-Actin hervorgerufen wird. Das TpI-System blockiert also den Kontraktionscyclus auf der Ebene des Schritts 2 der Abb. 34.7. Hiermit wird der gehemmte Zustand eines relaxierten quergestreiften Muskels aufrecht erhalten.

Die Auslösung der Muskelkontraktion erfolgt durch Ca^{2+}. Im Sarkoplasma einer ruhenden Muskelzelle liegt die Ca^{2+}-Konzentration bei 10^{-7}–10^{-8} mol/l. Calcium wird im **sarkoplasmatischen Reticulum** sequestriert. Dieses stellt sich mikroskopisch als Netzwerk feiner Vesikel dar, welche durch ein aktives Transportsystem Calcium akkumulieren und an ein calciumbindendes Protein, das **Calsequestrin**, binden können. Das Sarkomer wird durch eine erregbare Membran eingehüllt, die über transversale Kanäle (T-Kanäle) verfügt, welche in große Nähe des sarkoplasmatischen Reticulums kommen. Bei jeder Erregung der Membran des Sarkomers, beispielsweise durch Besetzung eines Acetylcholinreceptors mit Acetylcholin, kommt es zur raschen Freisetzung von Ca^{2+} aus dem sarkoplasmatischen Reticulum ins Sarkoplasma. Dementsprechend steigt die Ca^{2+}-Konzentration dort auf etwa 10^{-5} mol/l an. Dies führt zu einer schnellen Bindung von Ca^{2+} an die Bindungsstellen des TpC im dünnen Filament. Der TpC-4 Ca^{2+}-Komplex kommt in Wechselwirkung mit TpI und TpT, so daß deren Wechselwirkung mit Tropomyosin geändert wird. Tropomyosin ändert seine Position oder die Konformation des F-Actins, so daß nun die Myosinkopfgruppe mit gebundenem ADP-P_i in Wechselwirkung mit F-Actin treten und so den Kontraktionscyclus starten kann.

Zur Relaxation kommt es, wenn
1. die Konzentration des Ca^{2+} im Sarkoplasma auf unterhalb 10^{-7} mol/l fällt, da es durch Vermittlung einer energieabhängigen Calciumpumpe im sarkoplasmatischen Reticulum sequestriert wird,
2. der Komplex TpC-4 Ca^{2+} Calcium verliert,
3. Troponin über seine Wechselwirkung mit Tropomyosin weiter die Wechselwirkung der Myosinkopfgruppe mit F-Actin hemmt und
4. die Myosinkopfgruppe in Anwesenheit von ATP vom F-Actin abgespalten wird.

Calcium kontrolliert die Muskelkontraktion über einen allosterischen Mechanismus, für den die Moleküle TpC, TpI, TpT, Tropomyosin und F-Actin verantwortlich sind.

Bei der Erregung des Herzmuskels spielt die extracelluläre Flüssigkeit als Ca^{2+}-Quelle eine große Rolle. Fehlt Ca^{2+} hier, hört der Herzmuskel innerhalb von nur 1 min auf zu schlagen. Im Gegensatz dazu kann der Skelettmuskel ohne extracelluläres Calcium sich noch für Stunden weiter kontrahieren.

Jeder Abfall der sarkoplasmatischen ATP-Konzentration hat 2 wichtige Effekte: 1. die Calciumpumpe im sarkoplasmatischen Reticulum ist nicht mehr imstande, die sarkoplasmatische Ca^{2+}-Konzentration niedrig zu halten. Aus diesem Grund wird die Wechselwirkung zwischen den Myosinköpfen mit dem F-Actin verstärkt; 2. die ATP-abhängige Ablösung der Myosinköpfe vom F-Actin findet nicht mehr statt, weswegen die „Todesstarre" einsetzt.

Die Muskelkontraktion ist keineswegs ein Alles-oder-Nichts-Phänomen, wie jeder der zum Umblättern dieser Seiten imstande ist, feststellen kann. Zugrunde liegt vielmehr eine sehr dynamische Ausbalancierung von Anheftung und Lösung der Myosinköpfe am F-Actin. Darüber hinaus erfolgt eine Feinregulation über das Nervensystem.

536 34. Kontraktile Proteine und Strukturproteine

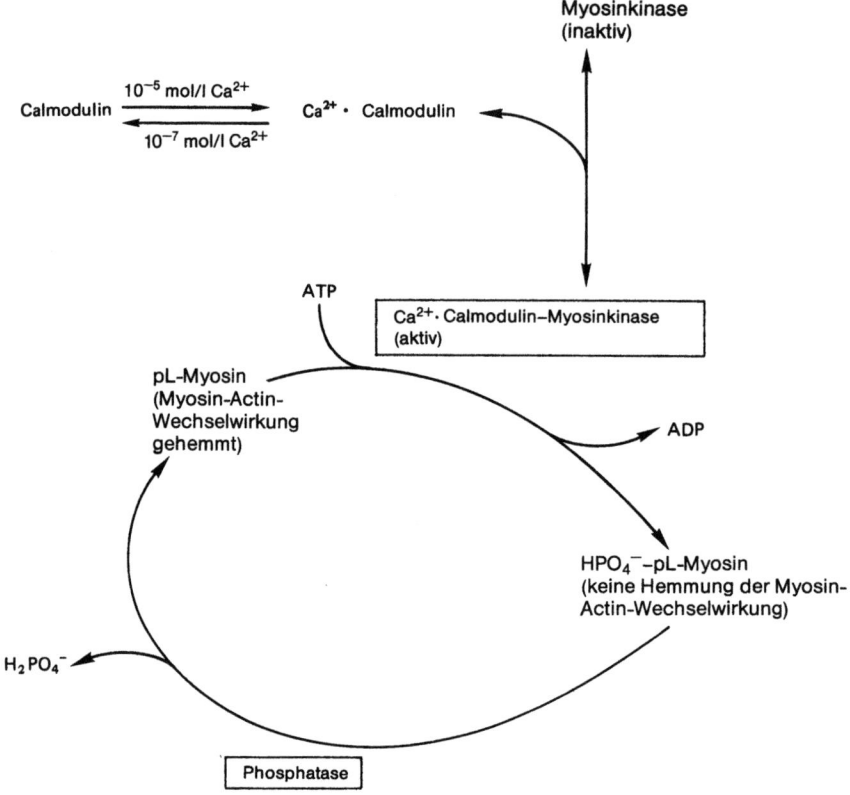

Abb. 34.8. Regulation der Kontraktion glatter Muskelfasern durch Ca^{2+}. [Nach Adelstein RS, Eisenberg R (1980) Regulation and kinetics of actin-myosin ATP interaction. Annu Rev Biochem 49:921]

Tabelle 34.1. Actin-Myosin-Wechselwirkungen im quergestreiften und glatten Muskel

	Quergestreifter Muskel	Glatte Muskulatur (und Nichtmuskelzellen)
Proteine der Muskelfilamente	Actin Myosin (hexamer) Tropomyosin Troponin (TpI, TpT, TpC)	Actin Myosin (Hexamer)[a] Tropomyosin
Spontane Wechselwirkung von F-Actin und Myosin alleine (spontane Aktivierung der Myosin-ATPase durch F-Actin)	Ja	Nein
Inhibitor der F-Actin-Myosin-Interaktion (Inhibitor der F-Aktin-abhängigen Aktivierung der ATPase	Troponinsystem (TpI)	Nichtphosphorylierte leichte Kette-p des Myosins
Kontraktion aktiviert durch	Ca^{2+}	Ca^{2+}
Direkter Effekt von Ca^{2+}	$4Ca^{2+}$ binden an TpC	$4Ca^{2+}$ binden an Calmodulin
Effekt von proteingebundenem Ca^{2+}	$TpC \cdot 4Ca^{2+}$ heben die TpI-Hemmung der F-Actin-Myosin-Wechselwirkung auf (ermöglichen die F-Actin-Aktivierung der ATPase)	Calmodulin $\cdot 4Ca^{2+}$ aktiviert die Kinase für die leichte Kette des Myosins, so daß die leichte Kette-p des Myosins phosphoryliert wird. Die phosphorylierte Kette hemmt die F-Actin-Myosin-Wechselwirkung nicht länger (ermöglicht die F-Actin-vermittelte Aktivierung der ATPase)

[a] Im glatten und quergestreiften Muskel unterscheiden sich die leichten Ketten des Myosins

Myosinabhängige Regulation der Kontraktion

Alle Muskeln enthalten Actin, Myosin und Tropomyosin. Nur der quergestreifte Muskel von Vertebraten verfügt darüber hinaus über das Troponinsystem. Dies ist der Grund dafür, daß die die Kontraktion regulierenden Mechanismen sich in verschiedenen kontraktilen Systemen unterscheiden müssen.
Glatte Muskeln verfügen über molekulare Strukturen, die denjenigen im quergestreiften Muskel sehr ähnlich sind. Allerdings sind ihre Sarkomere nicht so regelmäßig angeordnet, daß das Phänomen der Querstreifung zu beobachten ist. Glatte Muskeln enthalten α-Actinin und Tropomyosinmoleküle wie der Skelettmuskel. Sie haben jedoch kein Troponinsystem, darüber hinaus unterscheiden sich die leichten Ketten des Myosins im glatten Muskel von denjenigen im quergestreiften Muskel. Wie beim quergestreiften Muskel wird allerdings die Kontraktion der glatten Muskelzelle durch Ca^{2+} reguliert.
Wenn das Myosin der glatten Muskelzelle an F-Actin bindet, so findet sich in Abwesenheit anderer Muskelproteine wie beispielsweise des Tropomyosins keine ATPase-Aktivität. Dieses Fehlen der ATPase findet sich nicht im entsprechenden Actinmyosinkomplex des quergestreiften Muskels. Myosin der glatten Muskulatur enthält als Besonderheit eine leichte Kette (leichte Kette-p), die die Bindung des Myosinkopfs an das F-Actin verhindert. Die leichte Kette-p muß phosphoryliert werden, bevor F-Actin die Myosin-ATPase aktivieren kann. Damit wird der Kontraktionscyclus der glatten Muskelzelle eingeleitet.
Im Sarkoplasma der glatten Muskelzelle befindet sich eine Kinase, die zur Phosphorylierung der leichten Kette von Myosin imstande ist und die durch Calcium aktiviert wird. Diese Aktivierung setzt die Bindung eines Calmodulin-4-Ca^{2+}-Komplexes an eine Untereinheit der Kinase mit einem Molekulargewicht von 105 000 voraus (Abb. 34.8). Die hierdurch aktivierte Kinase phosphoryliert die leichte Kette-p, womit die Hemmung der Wechselwirkung zwischen Myosin und F-Actin aufgehoben wird und der Kontraktionscyclus beginnt (Abb. 34.8).
Die Relaxation der glatten Muskelzelle findet statt, wenn die sarkoplasmatische Ca^{2+}-Konzentration unter 10^{-7} mol/l fällt. Calcium dissoziiert dann vom Calmodulin ab, welches sich anschließend von der Myosinkinase ablöst. Dadurch wird diese inaktiviert, außerdem werden keine neuen Phosphate an die leichte Kette-p angelagert und eine Proteinphosphatase, welche kontinuierlich calciumunabhängig aktiv ist, entfernt die vorhandenen Phosphate von der leichten Kette-p. Die dephosphorylierte leichte Kette-p des Myosins verhindert die Bindung der Myosinköpfe an das F-Actin und die ATPase-Aktivität. Die Myosinköpfe lösen sich vom F-Actin in Anwesenheit von ATP ab, können jedoch infolge der Anwesenheit der dephosphorylierten leichten Kette-p sich nicht wieder anlagern, was zur Relaxation führt.
Tabelle 34.1 gibt einen Überblick über die Regulation der Actin-Myosin-Wechselwirkung im quergestreiften und glatten Muskelgewebe.
Die Myosinkinase wird nicht direkt durch cAMP aktiviert. Allerdings kann auch die cAMP-abhängige Proteinkinase (s. Kap. 35) die Myosinkinase der leichten Kette phosphorylieren, nicht aber die leichte Kette-p. Die phosphorylierte Myosinkinase hat eine wesentlich geringere Affinität zum Calmodulin-Ca^{2+}-Komplex und ist damit erheblich weniger empfindlich gegenüber Aktivierung. Dementsprechend dämpft jeder Anstieg der cAMP-Konzentration die durch eine gegebene Erhöhung der sarkoplasmatischen Calciumkonzentration hervorgerufene Muskelkontraktion. Dieser Mechanismus erklärt die relaxierende Wirkung von β-adrenergen Substanzen auf die glatte Muskulatur. Die Phenothiazine, weit verwendete antipsychotische Arzneimittel, binden an Calmodulin und verhindern damit dessen Bindung an calciumabhängige Enzyme. Phenothiazine führen damit zur Relaxierung der glatten Muskulatur.
Quergestreifte Muskeln von Mollusken zeigen eine myosinabhängige Regulation der Kontraktion. Wie Myosin und F-Actin aus der glatten Muskulatur zeigt auch das Myosin von Mollusken keine ATPase-Aktivität, dies wird durch die inhibitorische Wirkung der regulatorischen leichten Kette des Molluskenmyosins hervorgerufen. Die Inhibition wird dadurch aufgehoben, daß Calcium direkt an eine spezifische Bindungsstelle am Myosinmolekül bindet. Für diese Art der Regulation ist also keine covalente Modifikation des Myosins oder die

Anwesenheit spezieller Proteine wie Calmodulin oder TpC notwendig.

Phosphorylierung von Muskelproteinen

Die Phosphorylierung der leichten Kette des Myosins glatter Muskelzellen wurde schon oben beschrieben. Sie hebt den inhibitorischen Effekt auf die Actin-Myosin-Wechselwirkung auf und löst damit den Kontraktionscyclus aus.

Eine der beiden Myosinketten des Skelettmuskels kann ebenfalls phosphoryliert werden. Allerdings hat diese Phosphorylierung keine Wirkung auf die actinaktivierte Myosin-ATPase wie beim glatten Muskel. Man vermutet, daß das Phosphat auf den leichten Ketten des Myosins ein Chelat mit den an den Tropomyosin-TpC-Actin-Komplex gebundenem Calcium bilden kann. Dies soll zu einer gesteigerten Bildung von Querbrücken zwischen den Myosinköpfen und dem Actin führen.

Nach neueren Erkenntnissen ist es wahrscheinlich, daß die Phosphorylierung der schweren Ketten des Myosins eine Voraussetzung für ihre Assemblierung zu den dicken Filamenten des Skelettmuskels, des glatten Muskels und der Nichtmuskelzellen (s. unten) ist.

TpI sowie ein Peptidbestandteil der Calciumpumpe des sarkoplasmatischen Reticulums im Herzmuskel kann durch eine cAMP-abhängige Proteinkinase phosphoryliert werden. Es besteht eine grobe Korrelation zwischen der Phosphorylierung von TpI und der durch Catecholamine hervorgerufenen gesteigerten Kontraktionskraft des Herzmuskels. Möglicherweise ist dieser Mechanismus für den inotropen Effekt β-adrenerger Verbindungen auf den Herzmuskel verantwortlich.

Muskelstoffwechsel

Das als Energiequelle für den Kontraktions-Relaxationscyclus der Muskelzelle erforderliche ATP kann durch Glykolyse, oxidative Phosphorylierung, Kreatinphosphat oder 2-ADP-Moleküle zur Verfügung gestellt werden. Die ATP-Speicher des Skelettmuskels haben während der Kontraktion nur eine sehr kurze Lebensdauer; man nimmt an, daß sie Energie für weniger als 1 s bereitstellen können. Im langsamen Skelettmuskel, welcher in Form von Myoglobin eine große O_2-Speicherkapazität hat, ist die oxidative Phosphorylierung die Hauptquelle für die ATP-Regeneration. Schneller weißer Muskel regeneriert ATP hauptsächlich durch Glykolyse.

Phosphagene, wie beispielsweise das **Kreatinphosphat**, verhindern ein zu rasches Absinken des ATP-Spiegels, da sie ein rasch verfügbares energiereiches Phosphat darstellen, welches leicht zur ATP-Resynthese aus ADP verwendet werden kann. Kreatinphosphat entsteht aus ATP und Kreatin dann, wenn der Muskel relaxiert ist und sein ATP-Bedarf demnach nicht allzu groß ist. Das die Phosphorylierung von Kreatin katalysierende Enzym ist die **Kreatinphosphokinase** (CPK), ein muskelspezifisches Enzym, das in der Klinik zur Aufdeckung akuter oder chronischer Muskelerkrankungen benutzt wird.

Im Sarkoplasma des Skelettmuskels finden sich große Glykogenspeicher, welche in unmittelbarer Nachbarschaft zu den I-Banden granulär lokalisiert sind. Die Freisetzung von Glucose aus Glykogen hängt von einer muskelspezifischen Glykogenphosphorylase ab (s. Kap. 15). Damit Glucose-6-Phosphat für die Glykolyse des Skelettmuskels entstehen kann, muß die Glykogenphosphorylase b zu Phosphorylase a aktiviert werden. Diese Aktivierung benötigt die Phosphorylierung der Phosphorylase b durch die Phosphorylase-b-Kinase (s. Kap. 15). Ca^{2+} beschleunigt die Aktivierung der Phosphorylase-b-Kinase ebenfalls durch Phosphorylierung. Ca^{2+} aktiviert also nicht nur die Muskelkontraktion, sondern darüber hinaus auch diejenigen Stoffwechselwege, die die für den Kontraktionsprozeß notwendige Energie bereitstellen. Bei einer durch besondere Muskelschwäche gekennzeichneten Glykogenspeicherkrankheit, der McArdle-Erkrankung fehlt die Phosphorylase b.

Tabelle 34.2. Charakteristika des schnellen und langsamen Skelettmuskels

	Schneller Skelettmuskel	Langsamer Skelettmuskel
Myosin-ATPase	hoch	niedrig
Energieverwertung	hoch	niedrig
Farbe	weiß	rot
Myoglobin	fehlt	vorhanden
Kontraktionsgeschwindigkeit	schnell	langsam
Kontraktionsdauer	kurz	lange

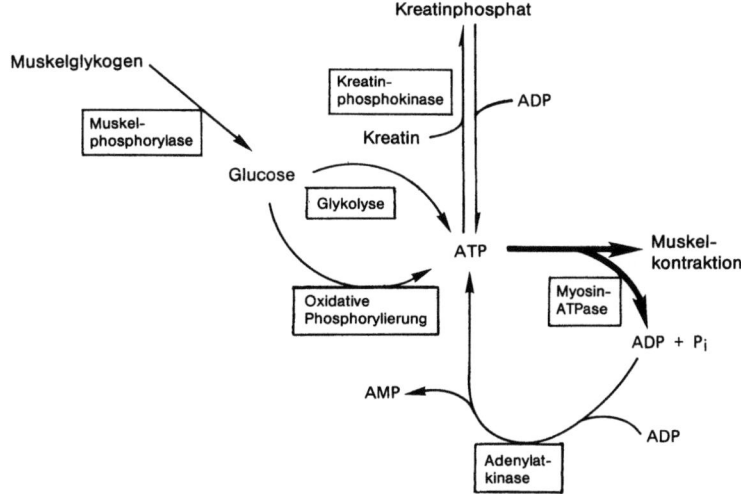

Abb. 34.9. ATP kann im Muskel durch unterschiedliche Reaktionen erzeugt werden

Im Muskelgewebe kann ATP natürlich auch durch oxidative Phosphorylierung bereitgestellt werden. Allerdings ist dieser Vorgang von einer konstanten Sauerstoffzufuhr abhängig. Muskeln mit hohem Sauerstoffbedarf infolge Dauerkontraktion (z. B. die für die Körperhaltung verantwortlichen Muskeln) können Sauerstoff mit Myoglobin speichern (s. Kap. 5). Wegen der im Myoglobin vorhandenen Hämgruppe sind myoglobinhaltige Muskelzellen im Vergleich zu weißem Skelettmuskel sehr rot. Tabelle 34.2 vergleicht einige der Eigenschaften des schnellen weißen Muskels mit dem langsamen oder roten Muskel.

Das Muskelenzym Myoadenylatkinase katalysiert die Bildung von einem ATP und einem AMP aus 2 ADP-Molekülen. Abb. 34.9 stellt diese Reaktion in Verbindung mit der ATP-Hydrolyse durch die Myosin-ATPase dar. Daneben finden sich die Beziehungen zwischen den verschiedenen ATP-Quellen und dem ATP-Verbrauch während der Muskelkontraktion.

Beim Menschen stellt das Protein des Skelettmuskels den wichtigsten Energiespeicher außer dem Triacylglycerin im Fettgewebe dar. Dies erklärt die großen Verluste an Muskelmasse speziell bei Erwachsenen, die sich bei längerer Unterernährung ergeben.

Die Untersuchungen des Proteinabbaus im Gewebe ist in vivo außerordentlich schwierig, da die durch intracellulären Abbau von Proteinen freigesetzten Aminosäuren in großem Umfang innerhalb der Zelle für die Proteinbiosynthese reutilisiert werden können. Alternativ können sie zu anderen Organen transportiert werden und dort spezifische anabole Stoffwechselwege beschreiten. Allerdings werden Histidylreste von Actin und Myosin posttranslational methyliert, wobei **3-Methylhistidin** entsteht. Während des intracellulären Abbaus von Actin und Myosin kommt es zur Freisetzung von 3-Methylhistidin, welches nicht weiter metabolisiert, sondern im Urin ausgeschieden wird. Es konnte gezeigt werden, daß die renale Ausscheidung dieser methylierten Aminosäure ein verhältnismäßig zuverlässiges Maß für die Geschwindigkeit des Proteinabbaus von Myofibrillen der Muskulatur darstellt.

Die Skelettmuskulatur stellt nicht nur den wichtigsten Proteinspeicher im Organismus dar, sondern kann eine Reihe von Aminosäuren mit großer Geschwindigkeit abbauen. Bei Säugetieren ist die Muskulatur offenbar der primäre Abbauort der **verzweigtkettigen Aminosäuren**. Leucin wird hier zu CO_2 oxidiert, die C-Skelette von Aspartat, Asparagin, Glutamat, Isoleucin und Valin werden in Zwischenprodukte des Citratcyclus umgebaut. Die Kapazität der Muskulatur für den Abbau verzweigtkettiger Aminosäuren nimmt während Hungerns und beim Diabetes mellitus um das 3- bis 5fache zu.

Darüber hinaus synthetisiert die Muskelzelle große Mengen von Alanin und Glutamin und gibt diese Aminosäuren ans Blut ab. Die Synthese geht dabei von Aminogruppen aus, die während des Abbaus der verzweigtkettigen Aminosäuren entstehen. Diese Aminogruppen werden durch Transaminierung auf α-Ketoglutarat und Pyruvat übertragen. Das hierfür benötigte Pyruvat entsteht durch Glykolyse von exogener Glucose. Die sich hier ergebende Reaktionsfolge wird als Glucose-Alanincyclus bezeichnet: Muskelalanin wird für die hepatische Glukoneogenese benutzt, wobei gleichzeitig die freigesetzte Aminogruppe in der Leber zu Harnstoff umgewandelt wird.

Die C-Skelette der im Muskel abgebauten Aminosäuren gelangen in den Citratcyclus des Muskels und werden zum größten Teil zu Glutamin und Pyruvat umgewandelt. Letzteres wird entweder oxidiert oder zu Lactat reduziert. Während des Hungers oder im postabsorptiven Zustand setzt die Muskelzelle die meisten Aminosäuren, die beim Proteinabbau entstehen, frei. Eine Ausnahme bilden Isoleucin, Valin, Glutamat, Aspartat und Asparagin. Aus ihnen entsteht letzten Endes Glutamin, welches für die Verwendung in anderen Geweben freigesetzt wird.

Seit langem ist bekannt, daß die arbeitende Muskulatur Ammoniak freisetzt. Man weiß heute, daß dieser Ammoniak im Skelettmuskel aus der Desaminierung von AMP zu IMP entsteht. Das hierfür verantwortliche Enzym ist die **Adenylatdesaminase**. In aspartatabhängigen Reaktionen kann aus IMP wieder AMP entstehen. Die hierfür verantwortlichen Enzyme sind die Adenylosuccinatsynthetase und die Adenylosuccinase (s. Kap. 26).

Zellmotilität und Cytoskelett

Man weiß heute, daß auch Nichtmuskelzellen mechanische Arbeit verrichten. Hierzu gehören amöboide Fortbewegung, Morphogenese, Spaltung, Endocytose, Exocytose, intracellulärer Transport und Änderungen der Zellform. Diese ganzen cellulären Funktionen werden durch ein umfangreiches intracelluläres Netzwerk von filamentären Strukturen getragen, die auch als Cytoskelett bezeichnet werden. Offensichtlich ist das Cytoplasma der Zellen nicht ein Sack mit Flüssigkeit. Alle eukaryoten Zellen enthalten 3 Typen von Filamenten: die **Actinfilamente** (Durchmesser 7-9,5 nm) die **Mikrotubuli** (Durchmesser 25 nm) und **intermediäre Filamente** (Durchmesser 10-12nm). Durch spezielle Untersuchungstechniken können die 3 genannten Filamenttypen leicht biochemisch und elektronenmikroskopisch voneinander unterschieden werden.

Actinfilamente

Das aus Nichtmuskelgeweben isolierte **G-Actin** hat ein Molekulargewicht von etwa 43 000 und enthält wie Muskelactin (α-Actin) N-Methylhistidylreste. Zusammen mit Magnesium und Kaliumchlorid polymerisiert dieses Actin spontan unter Bildung von doppelhelikalen **F-Actinfilamente,** die Ähnlichkeit mit denen der Muskelzelle haben. In Nichtmuskelzellen kommen wenigstens 2 Typen von Actin vor, das **β-Actin** und das **γ-Actin**. Beide Typen können gleichzeitig in derselben Zelle vorhanden sein und kopolymerisieren gelegentlich im selben Filament. Im cellulären Cytoplasma bildet Actin Mikrofilamente von 7-9,5 nm Durchmesser. Im allgemeinen bilden diese Filamente ein engmaschiges Netzwerk. Besonders auffallend sind Mikrofilamentbündel direkt unterhalb der Plasmamembran ruhender Zellen, weswegen sie auch als Streßfasern bezeichnet werden. Derartige Streßfasern dekorieren den S-1-Teil des Myosins und zeigen so ihren doppelthelikalen Charakter (Abb.34.10). Nimmt die Zellmotilität zu, verschwinden die Streßfasern. Das gleiche geschieht auch bei maligner Transformation der Zellen durch Chemikalien oder onkogene Viren.

Auch die Mikrofilamente sind in einem Maschenwerk relativ fest gepackt. Sie finden sich bevorzugt an der „Front" motiler Zellen (Abb. 34.11). Darüber hinaus kommen Actinmikrofilamente in allen cellulären Mikroprojektionen wie beispielsweise **Filopodien** und **Mikrovilli** vor. Die Mikrovilli der intestinalen Mucosazellen enthalten 20-30 Actinmikrofilamente, die longitudinal angeordnet sind (Abb. 34.12). Werden derartige Mikrofilamente mit Myosin-S-1 dekoriert, zeigen sie eine uniforme Polarität (Abb.34.12). An der Basis der Mikrovilli kommen Myosinfilamente vor, die die in die Mikrofilamente hineinreichenden Actinfilamente zusammenziehen können. Beim Kontraktionsvorgang kommt es nicht zu einer Längenänderung von Actin oder Myosin, so daß ähnlich wie in der Muskulatur ein Gleitphänomen zugrundeliegen muß. Analog der glatten Muskulatur wird die Actin-Myosin-Wechselwirkung und damit die Kontraktion durch

Zellmotilität und Cytoskelett 541

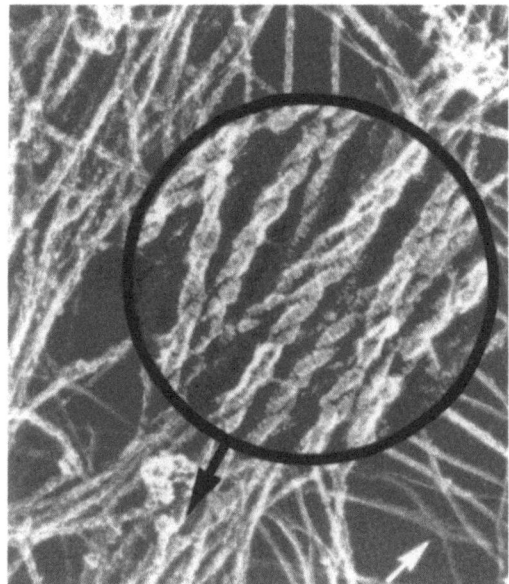

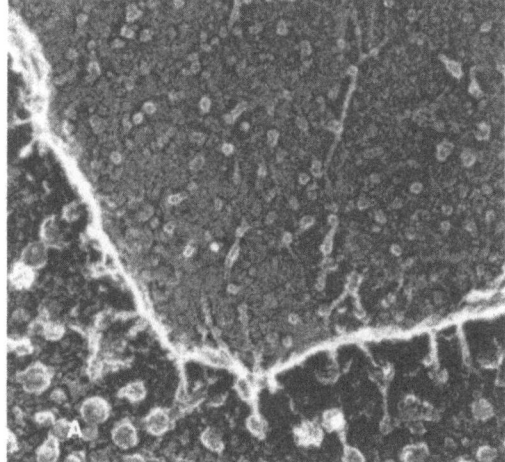

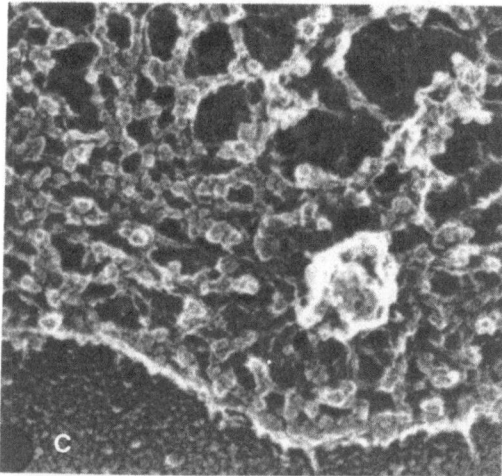

Abb. 34.10. Abbildung eines gefriergetrockneten Cytoskeletts, das vor dem schnellen Einfrieren mit dem Myosinsubfragment S-1 versetzt wurde. Nahezu alle Filamente in den länglichen Bündeln und viele querverlaufende Filamente sind verdickt und in seilähnliche Doppelhelices umgewandelt worden (s. vergrößerter Ausschnitt). Allerdings bleibt eine Reihe von Filamenten zwischen den Bündeln völlig undekoriert *(Pfeil)*; wahrscheinlich handelt es sich hier um intermediäre Filamente. Vergrößerung 70 000:1; Ausschnittvergrößerung 200 000:1. [Nach Heuser JE, Kirschner MW (1980) Filament organization revealed in platinum replicas of freezedried cytoskeletons. J Cell Biol 86:212]

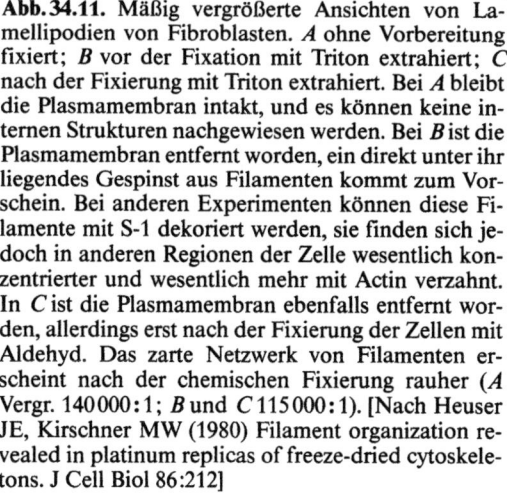

Abb. 34.11. Mäßig vergrößerte Ansichten von Lamellipodien von Fibroblasten. *A* ohne Vorbereitung fixiert; *B* vor der Fixation mit Triton extrahiert; *C* nach der Fixierung mit Triton extrahiert. Bei *A* bleibt die Plasmamembran intakt, und es können keine internen Strukturen nachgewiesen werden. Bei *B* ist die Plasmamembran entfernt worden, ein direkt unter ihr liegendes Gespinst aus Filamenten kommt zum Vorschein. Bei anderen Experimenten können diese Filamente mit S-1 dekoriert werden, sie finden sich jedoch in anderen Regionen der Zelle wesentlich konzentrierter und wesentlich mehr mit Actin verzahnt. In *C* ist die Plasmamembran ebenfalls entfernt worden, allerdings erst nach der Fixierung der Zellen mit Aldehyd. Das zarte Netzwerk von Filamenten erscheint nach der chemischen Fixierung rauher (*A* Vergr. 140 000:1; *B* und *C* 115 000:1). [Nach Heuser JE, Kirschner MW (1980) Filament organization revealed in platinum replicas of freeze-dried cytoskeletons. J Cell Biol 86:212]

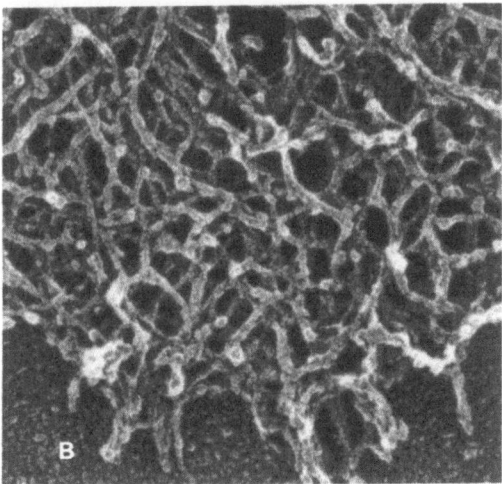

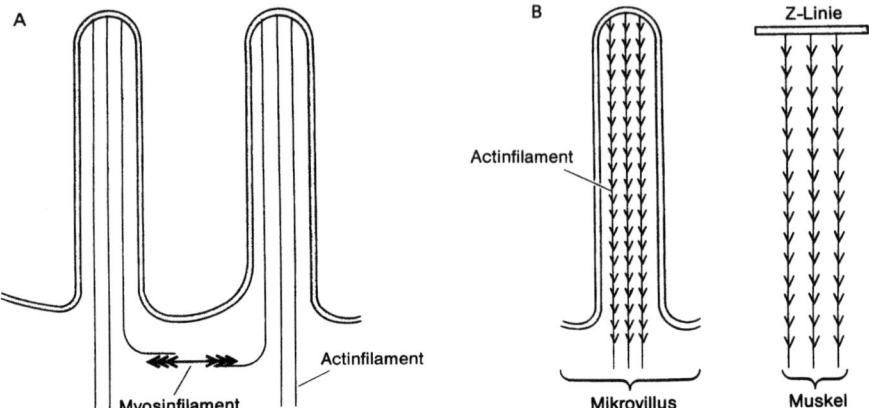

Abb. 34.12. Mikrovilli sind feine Protrusionen des Cytoplasmas, die von den epithelialen Zellen des Dünndarms gebildet werden und die für die Resorption der Nahrungsstoffe zur Verfügung stehende Oberfläche gewaltig vergrößern. Mikrovilli enthalten sowohl Actin als auch Myosinfilamente und können sich wie Muskelzellen kontrahieren. Aus diesem Grund stellen sie ein überzeugendes Beispiel einer durch Actin- und Myosinfilamente hervorgerufenen nichtmuskulären Bewegung dar. *A* Bündel von Actinfilamenten verlaufen innerhalb jedes Mikrovillus nach oben; die Myosinfilamente finden sich dagegen an der Basis der Mikrovilli. *B* Durch Behandlung der Mikrovilli mit isolierten Kopffragmenten aus Muskelmyosin (schweres Meromyosin) kann die Orientierung der Actinfilamente bestimmt werden. Sie bilden dann „Pfeilspitzen" mit den Actinfilamenten, die in Richtung der Filamente zeigen. Im Fall der Mikrovilli zeigen die „Pfeilspitzen" in Richtung der Basis der Mikrovilli. Sie verhalten sich damit analog zu den Actinfilamenten der Muskelzellen. [Nach Lazarides E, Revel JP (1979) The molecular basis of cell movement. Sci Am 240:100]

Phosphorylierung der leichten Kette des Myosins vermittelt.

Actin und Myosin finden sich darüber hinaus zwischen den Spindelpolen und den Chromosomen sowie entlang der Teilungsfurche während der mitotischen Telophase.

Die Actinmikrofilamente sind auch in Nichtmuskelzellen mit einer Reihe muskelähnlicher Proteine assoziiert. So findet sich α-Actinin an den Orten der Plasmamembranen, an denen Mikrofilamente angeheftet sind. α-Actinin kommt darüber hinaus entlang den Actinmikrofilamenten selbst vor.

Wie oben beschrieben, findet sich Myosin mit Actinmikrofilamenten assoziiert an der Basis von Mikrovilli. Darüber hinaus erstreckt es sich entlang den Actinfasern, wobei die Filamente dünner und kürzer als in der Muskulatur sind. Offensichtlich spielen sie eine Rolle bei der Aufrechterhaltung der filamentösen Struktur des Actins. Die Regulation der Funktion des Nichtmuskelactins hängt offensichtlich von verschiedenen spezialisierten Proteinen ab. Das **Profilin** verhindert die Polymerisierung von G-Actin auch dann, wenn die entsprechenden Magnesium- und Kaliumchloridkonzentrationen vorliegen. **Filamin** stimuliert die Bildung eines Actinmikrofilamentmaschenwerks. **Tropomyosin** steigert die Bildung von Bündeln von Actinstreßfasern. α-Actinin vermittelt die Anheftung der Actinmikrofilamente an Membranen, ein Substrat oder andere Zellorganellen.

Cytochalasin ist ein aus Pilzen isoliertes Peptid, das Mikrofilamente zerstört und ihre Polymerisierung verhindert. Es wird häufig als diagnostisches Werkzeug zum Nachweis von Mikrofilamentstrukturen oder deren Funktionen benutzt.

Die aktuelle Motilität einer Zelle hängt von der Frontmembran oder dem **Lamellipodium** ab, das fingerähnliche Projektionen enthält, die auch als **Filopodien** bezeichnet werden. Über diese Filopoden haftet die Motilitätsfront am Substrat, so daß sich die Zelle eher selbst voranzuziehen scheint (Abb. 34.13).

Mikrotubuli

Mikrotubuli sind ein integraler Bestandteil des Cytoskeletts. Sie bestehen aus einem cytoplasmatischen Röhrensystem, wobei die einzelnen Tubuli einen Durchmesser von etwa 25 nm und eine nicht genau festgelegte Länge haben. Sie

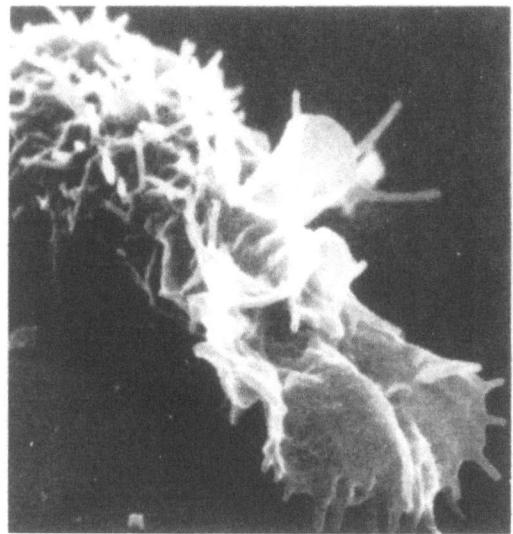

Abb. 34.13. Die Abbildung stellt Einzelzellen in Gewebekultur dar. Die zarte federähnliche Struktur rechts unten ist ein Lamellipodium, welches den vordersten Teil einer Zelle bildet. Eine Zelle ist von einem schiefen Winkel aus gesehen, während sie sich über das Substrat bewegt. Dabei streckt sie das Lamellipodium aus, um neue Haftpunkte zu finden. [Nach Lazarides E, Revel JP (1979) The molecular basis of cell movement. Sci Am 240:100]

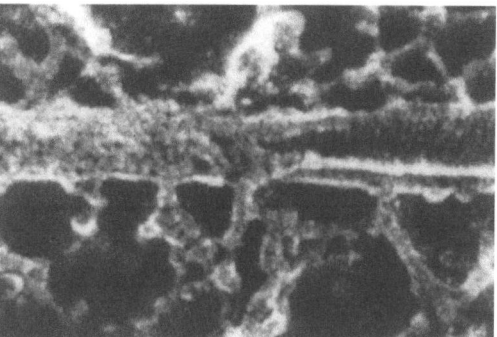

Abb. 34.14. Starke Vergrößerung eines Mikrotubulus, welcher nach raschem Einfrieren gebrochen wurde. Die linke Hälfte des Bildes stellt die äußere Oberfläche des Mikrotubulus dar und zeigt longitudinale Bänder von Beulen mit einem Abstand von 55 nm. Diese stellen möglicherweise die Protofilamente des Mikrotubulus dar. Auf der rechten Hälfte der Abbildung ist der Mikrotubulus so gebrochen, daß seine Wände von innen betrachtet werden können. Sie zeigen eine charakteristische schräge Streifung mit einem Abstand von 40 nm. Das reticuläre Gebilde um den Mikrotubulus besteht wahrscheinlich aus nichtpolymerisiertem Tubulin und mikrotubulusassoziierten Proteinen. [Nach Heuser JE, Kirschner MW (1980) Filament organization revealed in platinum replicas of freeze-dried cytoskeletons. J Cell Biol 86:212]

sind notwendig für die Bildung und Funktion der **Mitosespindel** und kommen aus diesem Grund in allen eukaryoten Zellen vor. Darüber hinaus sind Mikrotubuli für eine ganze Zahl weiterer cellulärer Funktionen verantwortlich. Sie vermitteln die intracelluläre Bewegung endocytotischer bzw. exocytotischer Vesikel. Sie bilden den wichtigsten Strukturbestandteil von **Cilien** und **Flagellen.** Mikrotubuli sind das Hauptprotein in **Axonen** und **Dendriten.** Hier sind sie für die Aufrechterhaltung der Struktur verantwortlich und vermitteln den axoplasmatischen Materialfluß innerhalb dieser neuronalen Fortsätze.

Mikrotubuli sind Zylinder aus 13 longitudinal angeordneten **Protofilamenten,** von denen jedes aus Dimeren von **α-Tubulin** und **β-Tubulin** besteht (Abb. 34.14). α-Tubulin (Molekulargewicht 53 000) und β-Tubulin (Molekulargewicht 55 000) sind verwandte Proteinmoleküle. Tubulindimere assemblieren zu Protofilamenten, welche flächige Strukturen annehmen, die sich schließlich zu Zylindern einrollen (Abb. 34.15). Für die Assemblierung von Tubulin zu Mikrotubuli werden pro Tubulindimer 2 GTP-Moleküle verbraucht. 2 Proteine, welche als hochmolekulares Protein (HMW) und Tau bezeichnet werden, stimulieren die Bildung von Mikrotubuli, werden jedoch für die Assemblierung nicht benötigt. Möglicherweise spielen Calmodulin und Proteinphosphorylierung wichtige Rollen bei der Mikrotubuliassemblierung.

Einige Alkaloide stören die Bildung von Mikrotubuli. Zu ihnen gehören das **Colchicin** und sein Derivat **Demecolcin** (beide werden zur Behandlung der akuten Gichtarthritis eingesetzt), **Vinblastin** (ein Alkaloid aus Vinca, welches für die Krebsbehandlung benutzt wird) sowie **Griseofulvin** (ein Antimycoticum).

Mikrotubuli „wachsen" ausgehend von spezifischen Stellen innerhalb der Zellen, den **Centriolen.** Auf jeder Chromatide eines Chromosoms (s. Kap. 17 und 27) kommt ein sog. Kinetochor vor, das als Ausgangspunkt für das Wachstums von Mikrotubuli dient. Viele Störungen der Chromosomenteilung sind die Folge einer gestörten Struktur oder Funktion der Kinetochoren. Das Centrosom, welches im Zentrum der mitotischen Pole liegt, ist eben-

544   34. Kontraktile Proteine und Strukturproteine

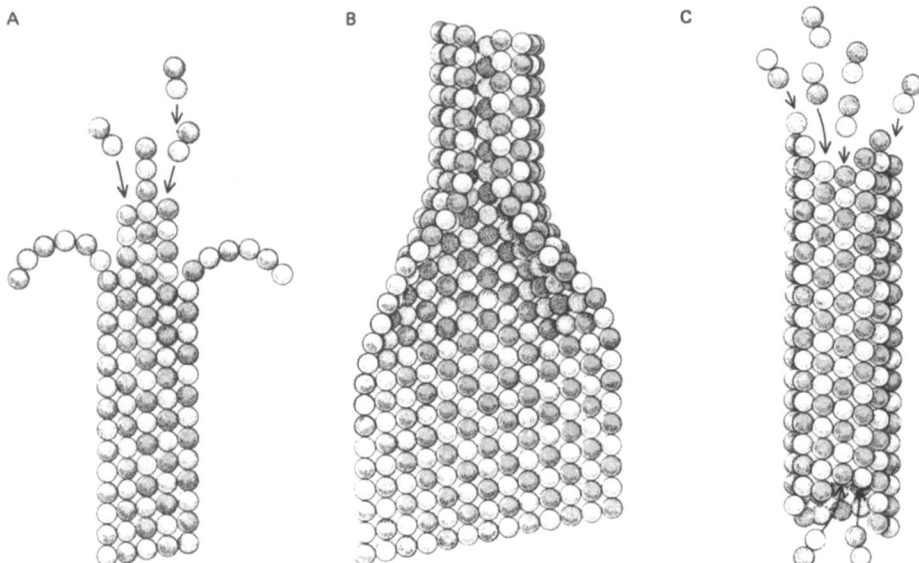

Abb. 34.15. Die Assemblierung von Mikrotubuli in vitro beginnt mit 2 Proteinmolekülen, dem α-Tubulin und dem β-Tubulin. Es handelt sich um globuläre Moleküle (wahrscheinlich eher eiförmig). Tubuline bilden Dimere, welche in entsprechenden Konzentrationen unter Bildung intermediärer Strukturen assoziieren. Zu ihnen gehören Doppelringe, Spiralen und gestaffelte Ringe. In den nächsten, nicht so gut untersuchten Schritten kommt es zunächst zur Bildung von Protofilamenten, die papierblattähnliche Gebilde formen *(A)*. Aus ihnen entstehen sehr wahrscheinlich röhrenförmige Gebilde *(B)*. Nach der Bildung kurzer Röhren werden weitere Dimere bevorzugt an einem Ende angeheftet *(C)*. [Nach Dustin P (1980) Microtubules. Sci Am 243:67]

falls ein Ausgangspunkt für die Bildung von Mikrotubuli. Die Bewegung von Chromosomen während der Anaphase der Mitose hängt von Mikrotubuli ab, allerdings sind die zugrundeliegenden molekularen Mechanismen noch nicht bekannt.

An der Basis aller eukaryoten Flagellen und Cilien befindet sich eine als Basalkörper bezeichnete Struktur. Sie entspricht der Centriole und wirkt als Nukleationszentrum für die Bildung von Flagellen und Cilien. Sie bestehen im wesentlichen aus Mikrotubuli, die sich auf Motilität spezialisiert haben. Hier kommen Mikrotubuli in Form von 9 Doubletten vor. Jedes Mitglied einer derartigen Doublette teilt 3 Protofilamente mit seinem Partner, die einzelnen Doubletten sind durch ein flexibles Protein, das **Nexin,** verbunden. Die einzelnen Doubletten können aneinander entlanggleiten und führen so zu einer wellenförmigen Verbiegung der Cilien. Mit einer der Doubletten eines Ciliums ist ein großes Protein assoziiert, welches als Dynein bezeichnet wird. Es zeigt eine ATPase-Aktivität und ist offensichtlich für das Gleitphänomen der Mikrotubuli verantwortlich.

Intermediäre Filamente

Neueste Untersuchungen haben das Vorkommen eines intracellulären fibrösen Filamentsystems bewiesen, wobei die einzelnen Filamente 10-12 nm im Durchmesser sind und sich von Mikrofilamenten und Mikrotubuli unterscheiden. Insgesamt findet man 5 Hauptklassen derartiger Filamente. Jedes von ihnen besteht aus biochemisch und immunologisch unterscheidbaren Untereinheiten. Intermediäre Filamente bilden einen relativ stabilen Bestandteil des Cytoskeletts. Sie zeigen nicht das Phänomen einer raschen Assemblierung und Disassemblierung, sie verschwinden nicht während der Mitose wie Actin und viele mikrotubuläre Filamente. Tabelle 34.3 faßt einige der Eigenschaften intermediärer Filamente zusammen. Möglicherweise entstehen in vivo copolymere Filamente.

Kollagen

Kollagen ist das wichtigste Makromolekül des Bindesgewebes und wohl deswegen das häu-

Tabelle 34.3. Intermediärfilamente und ihre Verteilung

Proteine	MW (in tausend)	Durchmesser (nm)	Verteilung
Keratin (Tonofilamente)	40–65 (6–7 Hauptproteine)	8	Epithelien (nie mesenchymale Zellen)
Desmin	50–55	10	Muskel (Z-Linien).
Vimentin	52	10	Mesenchymale und nichtmesenchymale Zellen (Muskel, Glia, Epithelien)
Neurofilamente	200 150 70	10	Neurone
Gliafilamente	51	10	Gliazellen

figste Protein im Tierreich. Es bildet das extracelluläre Gerüst aller vielzelligen Tiere und kommt aus diesem Grund in jedem tierischen Gewebe vor. Insgesamt können 5 verschiedene Kollagentypen unterschieden werden, beim Kollagen handelt es sich also um eine Familie ähnlicher Moleküle. Alle Kollagenmoleküle zeichnen sich dadurch aus, daß sie aus einer Tripelhelix aus 3 Polypeptiduntereinheiten bestehen. Jede dieser Polypeptiduntereinheiten oder α-Ketten ist zu einer linksgängigen Helix mit je 3 Aminosäureresten pro Umdrehung verdrillt. 3 derartige linksgängige Helices sind zu einer rechtsgängigen Superhelix verbunden. Dabei entsteht ein relativ steifes stabförmiges Molekül mit einem Durchmesser von 1,4 nm und einer Länge von etwa 300 nm. Diese nur im Kollagen vorkommenden Tripelhelices ordnen sich bilateral und longitudinal zu Fibrillen (Abb. 34.16). Dabei kommt es zu einer Längsstaffelung mit einer Periode von etwas weniger als einem Viertel der Helixlänge. Zwischen dem Ende einer Tripelhelix und dem Beginn der nächsten entsteht eine Lücke, die bei der Knochenbildung eine Ablagerungsstelle für Hydroxylapatit wird. Kollagenfibrillen können eine Dicke von 10–100 nm annehmen und erscheinen im Mikroskop als quergestreifte Strukturen in der extrazellulären Matrix des Bindegewebes.

Eine ungewöhnliche Eigenschaft des Kollagenmoleküls besteht darin, daß jeder dritte Aminosäurerest in der Tripelhelix der α-Kette Glycin ist. Glycin ist die einzige Aminosäure, die klein genug ist, um in dem beschränkten Raum im Inneren eines tripelhelikalen Moleküls Platz zu finden. Die repetitive Aminosäuresequenz des Kollagens lautet also (Gly-X-Y)$_n$, wobei X und Y andere Aminosäuren als Glycin sind.

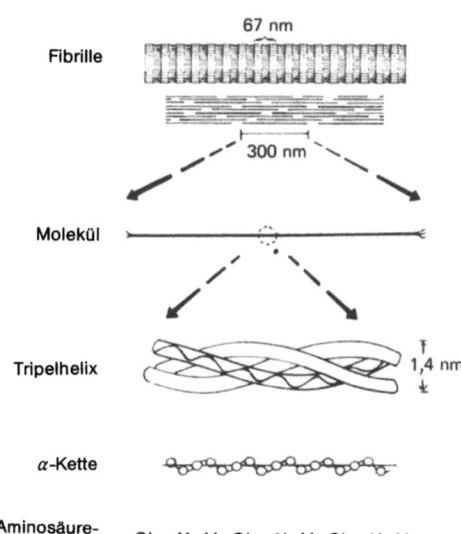

Abb. 34.16. Molekulare Eigenschaften des Kollagens von der Primärsequenz bis zur Fibrille. [Nach Eyre DR (1980) Collagen: Molecular diversity in the body's protein scaffold. Science 20:1315]

Etwa 100 der X-Positionen werden im Kollagen von Säugetieren durch Prolin eingenommen, etwa 100 der Y-Positionen durch 4-Hydroxyprolin. Diese Aminosäuren limitieren die Rotation des Polypeptidgerüstes und erhöhen auf diese Weise die Stabilität der Tripelhelix. Die Hydroxyprolinreste liefern einen zusätzlichen Beitrag zur Stabilität der Kollagentripelhelix, da sie besonders viel intramolekulare Wasserstoffbrückenbindungen ausbilden können. In einigen der X-Positionen enthält Kollagen 3-Hydroxyprolin, in einigen Y-Positionen 5-Hydroxylysin. Die Kollagentripelhelix wird durch häufige Quervernetzungen zwischen den einzelnen Peptidketten stabilisiert. Diese bilden sich zwischen Lysyl- und Hydroxylysylre-

Tabelle 34.4. Unterschiedliche Vertebratenkollagene. Höhere Tiere verfügen wenigstens über 5 verschiedene Moleküle mit 7 genetisch unterschiedlichen α-Ketten. [Nach Exre DR (1980) Collagen: Molecular diversity in the body's protein scaffold. Science 207:1315]

Typ	Zusammensetzung	Natives Polymer	Gewebsvorkommen	Typische Eigenschaften
I	[α1 (I)]₂α2	Fibrille	Haut, Sehnen, Knochen, Dentin, Fascien	Geringer Hydroxylysingehalt, geringgradige Hydroxylysinglykosylierung; breite Fibrillen
II	[α1 (II)]₃	Fibrille	Knorpel, Nucleus pulposus, Notochord, Glaskörper	Hoher Hydroxylysingehalt, dicht glykosyliert; im allgemeinen dünnere Fibrillen als im Typ I
III	[α1 (III)]₃	Fibrille	Haut, Uterus, Blutgefäße, allgemein in Reticulinfasern	Hoher Hydroxyprolingehalt; niedriger Hydroxylysingehalt; weniger Hydroxylysinglykosylierung; Quervernetzung zwischen Cysteinresten am Carboxylende der Helix; lange Telopeptide am Carboxylende
IV	[α1 (IV)]₃ (noch nicht gesichert)	Basalmembran	Glomeruli der Nieren, Linsenkapsel, Descement-Membran, Basalmembran aller epithelialen und endothelialen Zellen?	Sehr hoher Hydroxylysingehalt; nahezu vollständig glykosyliert; relativ reich an 3-Hydroxyprolin; geringer Alaningehalt; behält die Prokollagenextensionsstücke
V	αA (αB)₂ oder (αA)₃ und (AB)₃	Unbekannt	In geringen Mengen weit verbreitet; Basalmembran der glatten und quergestreiften Muskelzellen? Exoskelett der Fibroblasten und anderer mesenchymaler Zellen?	Hoher Hydroxylysingehalt; vollständig glykosyliert; niedriger Alaningehalt; bildet in vitro keine nativen Fibrillen

sten aus. (Über die chemische Natur dieser Quervernetzungen s. unten.) Reifes Kollagen ist ein Glykoprotein, bei dem die Saccharidreste in O-glykosidischer Bindung an Hydroxylysinreste geknüpft sind.

Tabelle 34.4 gibt einen Überblick über die bei Vertebraten vorkommenden Kollagene, ihre Gewebsverteilung und einige typische Eigenschaften.

Kollagenbiosynthese

Kollagen ist zwar ein extracellulär vorkommendes Protein. Seine Biosynthese erfolgt jedoch natürlich intracellulär in Form eines Präkursormoleküls, das während seiner Reifung zur Kollagenfibrille einer intensiven posttranslationalen Modifikation unterzogen wird. Wie alle sezernierten Proteine wird auch der Kollagenpräkursor bei seiner Passage durch das endoplasmatische Reticulum und im Golgi-Komplex prozessiert, bevor er extracellulär auftritt (Kap. 32 und 33). Der früheste nachweisbare Kollagenpräkursor ist ein Prä-Pro-Kollagen, das eine Signalsequenz von etwa 100 Aminosäuren am Aminoterminus enthält. Prä-Pro-Kollagen entsteht an den Ribosomen des endoplasmatischen Reticulums. Beim Durchtritt der Signalsequenz in das Lumen der Schläuche des endoplasmatischen Reticulums erfolgt eine Abspaltung der Signalsequenz, das aminoterminale Ende des nun gebildeten Prokollagens wird immer weiter in das Schlauchlumen geschoben. Hier greifen die Prolyl-4-Hydroxylase sowie die Lysyl-Hydroxylase an Prolin- bzw. Lysinresten an, die in der Position Y des (Gly-X-Y)ₙ-Peptids vorkommen. Eine Prolyl-3-Hydroxylase hydroxyliert Prolylreste in der Position X unmittelbar vor einem 4-Hydroxyprolin in der Position Y.

Das Prokollagenmolekül enthält am Aminoterminus ein Peptid mit dem Molekulargewicht von 20000 sowie am Carboxyterminus ein Peptid des Molekulargewichts 30000–35000, von denen keines im reifen Kollagen nachweisbar ist. Beide Propeptide enthalten Cysteinreste. Das aminoterminale Propeptidkollagen bildet nur Disulfidbrücken zwischen den einzelnen Prokollagenketten, die Peptide des Carboxyterminus bilden sowohl Intra- als auch Interketten-Disulfidbrücken. Erst nach Knüpfung dieser Disulfidbrücken assemblieren die Prokollagenmoleküle als Tripelhelix.

Nach Ausbildung der Tripelhelix ist eine weitere Hydroxylierung von Prolyl- und Lysylresten nicht mehr möglich. Auch die Glykosyltransferasen welche für die Anknüpfung von Glucose- bzw. Galaktoseresten an Hydroxylysinreste verantwortlich sind, wirken nur auf nichthelikale Prokollagen-α-Ketten.

Im Anschluß an diese intracelluläre Prozessierung wird das glykosylierte Prokollagenmolekül über den Golgi-Komplex in den extracellulären Raum abgegeben. Eine extracelluläre Prokollagenaminoprotease und Prokollagencarboxyprotease entfernen die aminoterminalen und carboxyterminalen Propeptide. Die dabei neu entstehenden Kollagenmoleküle enthalten etwa 1000 Aminosäuren pro Kette und assemblieren spontan zu Kollagenfibrillen, die von den in der „extracellulären Matrix auftretenden reifen Kollagenfibrillen nicht zu unterscheiden sind.

Allerdings haben diese Fibrillen nicht die Zugstabilität reifer Kollagenfibrillen. Hierzu müssen sie erst durch Serien covalenter Bindungen quervernetzt werden. Das extracelluläre kupferhaltige Enzym **Lysyloxidase** führt zur oxidativen Desaminierung der ε-Aminogruppen einer Reihe von Lysyl- und Hydroxylysylresten, wobei sehr reaktive Aldehydgruppierungen entstehen. Diese Aldehyde können Schiff-Basen mit ε-Aminogruppen anderer Lysin- oder Hydroxylysinreste bilden, auch wenn diese glykosyliert sind. Durch chemische Umlagerung der Schiff-Basen entstehen stabile covalente Quervernetzungen.

Die intra- und extracelluläre Prozessierung der Kollagenpräkursormoleküle ist in Tabelle 34.5 dargestellt.

Die kollagensezernierenden Zellen sezernieren auch das **Fibronectin**. Es handelt sich um ein großes Glykoprotein, welches auf Zelloberflächen, in der extracellulären Matrix und im Blut vorkommt. Fibronectin bindet an aggregierende Prokollagenfibern und ändert die Kinetik der Fibrillenbildung in der pericellulären Matrix. An Fibronectin und Prokollagen assoziiert sind die Proteoglykane **Heparansulfat** und **Chondroitinsulfat** (s. Kap. 33).

Tabelle 34.5. Reihenfolge und Lokalisierung der Prozessierung des Kollagenpräkursors (mit der repetitiven Struktur $(Gly-X-Y)_n$)

Intrazellulär (endoplasmatisches Retikulum)
1. Spaltung des Signalpeptids
2. 4-Hydroxylierung der Y-Prolylreste
3. 3-Hydroxylierung der X-Prolylreste, wenn Y = 4-Hydroxyprolylrest
4. 5-Hydroxylierung von Y-Lysylresten
5. Glykosylierung von Hydroxylysylresten
6. Bildung von Disulfidbrücken innerhalb einer Kette und zwischen Ketten
7. Bildung des tripelhelicalen Prokollagens

Extrazellulär
1. Abspaltung des NH_2-terminalen Propeptids (Molekulargewicht 20000)
2. Spaltung des COOH-terminalen Propeptids (Molekulargewicht 30000–35000)
3. Ausbildung unreifer Kollagenfibrillen
4. Oxidation von Lysyl-, Hydroxylysyl-, glykosylierter Hydroxylysylreste zu Aldehyden
5. Quervernetzung der Ketten und helikalen Moleküle über Bildung von Schiff-Basen und Aldolkondensationen

Hereditäre Defekte des Kollagens und seiner Assemblierung

Patienten mit dem **Ehlers-Danlos-Syndrom VI** leiden an einem hereditären Mangel der Lysylhydroxylase. Die Erkrankung ist durch schwere Störungen der Augen, eine Skoliose und eine besondere Dehnbarkeit der Haut und der Gelenke gekennzeichnet. Infolge des Fehlens von Hydroxylysinresten ist die Kollagenquervernetzung weniger stabil als im normalen Kollagen.

Eine weitere Gruppe von X-chromosomal vererbten Erkrankungen gehen mit einem Fehlen der Lysyloxidaseaktivität einher. Zu ihnen gehören das **Ehlers-Danlos-Syndrom V** und einige Formen der **Cutis laxa**. Auch hier kommt es infolge des Enzymdefekts zu einer Störung der Kollagenquervernetzung. Dieselbe Lysyloxidase wird darüber hinaus zur Quervernetzung von Elastin, einem weiteren wichtigen Bindegewebsprotein, benötigt. Die Lysyloxidase ist ein kupferenthaltendes Enzym. Aus diesem Grund kommt es bei allen mit einem Kupfermangel einhergehenden Erkrankungen zu schweren Veränderungen des Skeletts und der Blutgefäße.

Das **Ehlers-Danlos-Syndrom VII** zeichnet sich durch eine Mutation der Primärstruktur des Prokollagens aus. Sie ist so lokalisiert, daß die Prokollagenaminopeptidase nicht mehr angreifen kann. Die Patienten leiden an Gelenkdislokationen, einer gesteigerten Elastizität der Haut, und sind häufig zwergwüchsig.

Das **Ehlers-Danlos-Syndrom IV** zeichnet sich durch eine verminderte Biosyntheserate des Kollagens vom Typ III aus. Die molekulare Ursache des Defekts ist noch nicht bekannt.

Die als **Osteogenesis imperfecta (I)** bezeichnete Erkrankung wird autosomal dominant vererbt. Die Patienten zeigen eine besondere Knochenbrüchigkeit. Die Ursache beruht offensichtlich in einer Mutation der α 1 (I)-Kette des Prokollagens I.

35 Allgemeine Charakteristika von Hormonen

Gerold M. Grodsky

Klassischerweise werden **Hormone** als Wirkstoffe definiert, die in einer Vielzahl von Drüsen ohne Ausführungsgänge synthetisiert und von ihnen direkt in das Blut abgegeben werden. Jedes Hormon hat eine Reihe von „Zielgeweben", bei denen es verschiedene Stoffwechselprozesse beeinflußt. Es wird mehr und mehr klar, daß viele Hormone, besonders die kleinen Polypeptide, darüber hinaus wichtige Neurotransmitter sind; sie werden in Neuronen synthetisiert, von dort freigesetzt und wirken im gleichen Organ. Die hypothalamischen hypophyseotropen Hormone, wie beispielsweise das Thyreotropin-Freisetzungshormon (TRH), das Somatostatin oder die intestinalen Hormone (z. B. Cholecystokinin, vasoaktives intestinales Polypeptid), finden sich nur in außerordentlich niedrigen Konzentrationen im Blut. Möglicherweise spiegelt diese niedrige Konzentration eher einen „Überlauf" aus den entsprechenden Geweben wider. Im Gehirn finden sich große Mengen der genannten Peptide zusammen mit kleineren Mengen von Insulin und ACTH. Hier üben sie eine Reihe von nicht besonders gut definierten Wirkungen auf die Schmerzempfindlichkeit sowie sexuelles Verhalten, Appetit usw. aus. Von vielen Hormonen (z. B. Insulin, ACTH, Somatostatin sowie ihren strukturell ähnlichen Vorläufern) war zunächst angenommen worden, daß sie erst in komplexen multicellulären höheren Lebewesen mit unterschiedlichen Geweben entstanden sind. Heute weiß man jedoch, daß sie auch in einzelligen Organismen vorkommen, was dafür spricht, daß sie schon sehr früh eine Rolle bei der intercellularen Komunikation gespielt haben. Die Biosynthese, Sekretion und Wirkung von Neurotransmittern bedient sich dabei einer Reihe von Mechanismen, die mit den für Hormone gültigen große Ähnlichkeiten haben. Die Unterscheidung zwischen einem Hormon und einem Neurotransmitter wird immer schwieriger, gleichzeitig nimmt allerdings auch ihre Bedeutung mehr und mehr ab.

Hormone werden in das Blut abgegeben, bevor sie ihre Zielorgane finden. Aus diesem Grund kann man aus dem Blutspiegel eines gegebenen Hormons einen Hinweis auf die Aktivität der für seine Bildung verantwortlichen endokrinen Drüse sowie des Zielgewebes erhalten. Da nur geringe Mengen von Hormonen benötigt werden, können die Blutspiegel außerordentlich niedrig sein. So betragen die molaren Konzentrationen von Proteohormonen zwischen 10^{-10}–10^{-12} mol/l, die Blutkonzentrationen von Schilddrüsen- bzw. Steroidhormonen liegen zwischen 10^{-6}–10^{-9} mol/l.

Zu Hormonen gehören Proteine mit Molekulargewichten bis zu 30000, kleine Polypeptide, Derivate einzelner Aminosäuren und Steroide.

Die Wirkung eines Hormons auf das Zielorgan wird i. allg. durch 5 Faktoren reguliert:

1. Biosynthese und Sekretionsgeschwindigkeit des gespeicherten Hormons aus der endokrinen Drüse;
2. spezifische Transportsysteme im Plasma;
3. gelegentlich Umwandlung in eine aktivere Form im Zielgewebe;
4. hormonspezifische Receptoren im Cytosol oder der Plasmamembran der Zielzelle, die von Gewebe zu Gewebe unterschiedlich sind und
5. Geschwindigkeit des Abbaus oder der Ausscheidung des Hormons, welche i. allg. durch die Leber oder die Nieren erfolgt.

Eine Änderung in jedem einzelnen dieser Faktoren kann zu einer Änderung der Menge oder

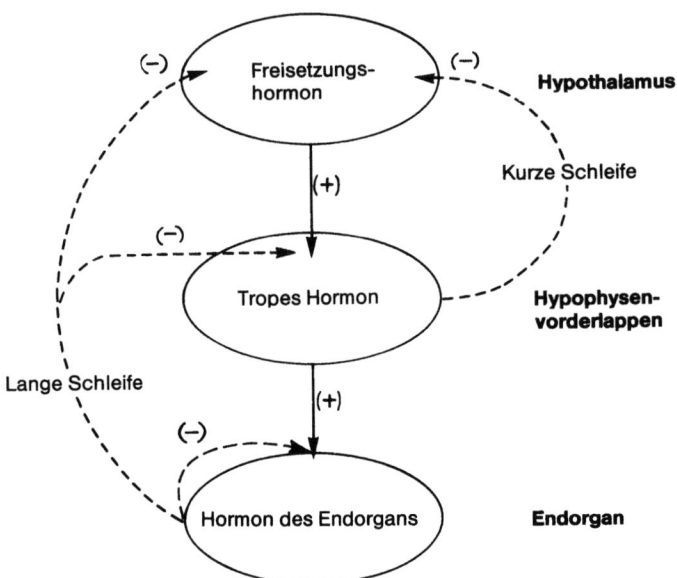

Abb. 35.1. Rückkopplungskontrolle endokriner Systeme mit Hypothalamus, Hypophysenvorderlappen und Endorgan

der Aktivität des Hormons in einem gegebenen Gewebe führen.

Ein Charakteristikum des endokrinen Systems ist, daß i. allg. durch Rückkopplungsregulation ein ausbalanciertes Wechselspiel zwischen den verschiedenen Drüsen aufrechterhalten wird. Dies trifft besonders auf die hypothalamischen Freisetzungshormone zu, die die Biosynthese und Sekretion der Hormone des Hypophysenvorderlappens regulieren. Hypophysäre Hormone regulieren ihrerseits wiederum die Aktivität verschiedener nachgeordneter endokriner Drüsen (Abb. 35.1; s. auch S. 600–610). Häufig führen erhöhte Plasmaspiegel von Hormonen sowohl zu einer direkten wie auch zu einer indirekten Rückkopplungshemmung ihrer Bildung durch die entsprechende endokrine Drüse.

Allgemeine Mechanismen der Hormonwirkung

Induktion der Enzymbiosynthese

Hydrophobe Hormone wie Thyroxin oder die Steroidhormone zirkulieren im Blut in Bindung an spezifische Transportproteine. Ihre Plasmakonzentration ändert sich infolgedessen nur sehr langsam über Stunden oder Tage, wobei eine Abhängigkeit vom Gleichgewicht zwischen freiem und gebundenem Hormon besteht. Diese Hormone werden von den Zielzellen aufgenommen und stimulieren dort die Bildung spezifischer RNS-Moleküle, was mit der gesteigerten Biosynthese spezifischer Proteine einhergeht. Häufig handelt es sich um Enzyme oder Gruppen von Enzymen, die einen spezifischen Stoffwechselweg katalysieren.

So binden Steroidhormone zunächst an ein spezifisches Receptorprotein hoher Affinität im Cytosol (Abb. 35.2). Der dabei gebildete Hormon-Receptorkomplex, bei dem häufig eine Konformationsänderung des Receptorproteins erfolgt, wird danach in den Zellkern transportiert, wo es zu einer Wechselwirkung mit Chromatin kommt (s. Kap. 28). Diese Wechselwirkung beeinflußt die Bildung spezifischer mRNS-Moleküle, die nach Abgabe in das Cytosol dort als Matrize für die Biosynthese spezifischer Proteine dienen. Steroidhormone können darüber hinaus allgemein die Biosynthese von mRNS, tRNS und rRNS steigern. Verursacht wird dies offensichtlich durch eine spezifische Aktivitätssteigerung einer RNS-Polymerase, die für die RNS-Biosynthese verantwortlich ist. Durch diesen indirekten Weg kommt es zu allgemeinen Stoffwechseländerungen. Eine direkte chemische Reaktion eines Steroids mit DNS oder RNS ist sehr unwahrscheinlich. Stattdessen muß das Hormon zunächst mit dem Receptorprotein reagieren, und die dabei gebildete Verbindung kann mit dem Chromatin in Wechselwirkung treten. Sehr wahrscheinlich beeinflussen Chromatinproteine die Hormonaktivität dadurch, daß sie die

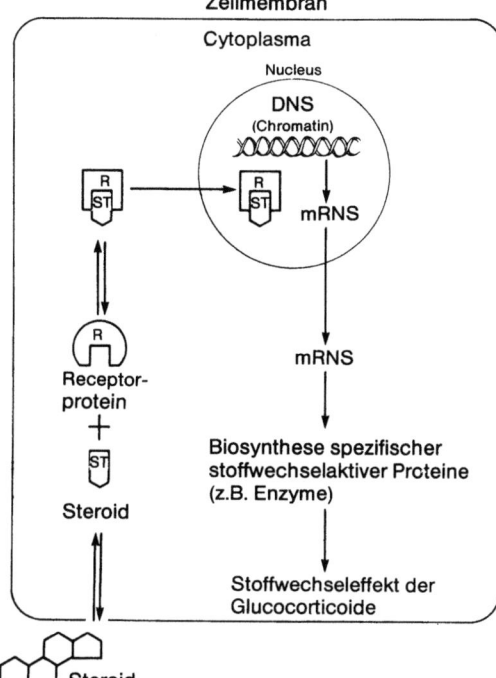

Abb. 35.2. Prinzip des Wirkungsmechanismus von Glucocorticoiden. *St* Steroidhormon; *R* spezifischer Glucocorticoidreceptor; die unterschiedliche Form von R soll unterschiedliche Konformationszustände dieses Proteins wiedergeben. [Nach Baxter JD, Forsham PH (1972) Tissue effects of glucocorticoids. Am J Med 53: 513]

Möglichkeit des Hormonreceptorkomplexes zur Wechselwirkung mit der DNS modifizieren. Auf diesem Weg könnte wenigstens ein Teil der Gewebsspezifität von Steroidhormonen erklärt werden.

Schilddrüsenhormone wirken sehr ähnlich. Auch sie steigern die RNS- und Enzymbiosynthese, allerdings reagieren sie direkt mit spezifischen Receptorproteinen im Zellkern.

Hormone des oben geschilderten Wirkungsmechanismus regulieren also die Genexpression. Bis Änderung der Genexpression sich in einem geänderten Zellstoffwechsel manifestieren, können Stunden oder Tage vergehen. Dementsprechend wird auch ein Effekt dieser Hormone noch längere Zeit nach ihrer Entfernung aus der Zirkulation nachweisbar sein. Der Grund hierfür liegt offensichtlich darin, daß die induzierten Enzyme nur relativ langsam abgebaut werden.

Stimulierung der Enzymbiosynthese auf der Ebene der Ribosomen

Hormone können auch die Translationsgeschwindigkeit der mRNS auf den Ribosomen modifizieren. So haben beispielsweise Ribosomen eines mit Wachstumshormon behandelten Tiers eine geänderte Kapazität zur Proteinsynthese, obwohl normale mRNS-Spiegel vorliegen.

Hormonwirkung auf der Ebene der Plasmamembran

Viele Proteohormone (z. B. Insulin) und die Catecholamine führen zu raschen Stoffwechseländerungen im Zielgewebe, sind jedoch in membranfreien Zellpräparationen wirkungslos. Derartige Hormone können sehr effektiv durch Bindung an spezifische integrale Membranproteine, die Receptoren, die Aktivität von membrangebundenen Enzymen ändern (s. Kap. 32).

Die Konzentration von Receptoren ist sehr empfindlich gegenüber Änderungen der Umgebung sowie des Stoffwechsels. So verursacht z. B. jede Gabe von Insulin innerhalb weniger Stunden eine Abnahme der Biosynthese sowie der Zahl der membrangebundenen Insulinreceptoren („down regulation"). Darüber hinaus kann die Affinität des Receptors für das Hormon verändert werden. Eine inverse Rückkopplungsregulation zwischen Hormon und Receptor ist offensichtlich ein allgemeines endokrinologisches Phänomen. Möglicherweise sind in der Tat Änderungen der Aktivität von Receptoren genauso wichtig wie Änderungen der Hormonkonzentration. Beide Größen bestimmen über die Effektivität eines Hormons. Beispiele für die Kopplung zwischen Receptorbindung eines Hormons und biologische Wirkung sind in Kap. 32 beschrieben.

Hormonwirkung über cyclische Nucleotide
(Abb. 35.3–35.5)

Cyclisches AMP (3′, 5′ cyclo-AMP, cAMP) ist ein Nucleotid, welches eine einzigartige Wirkung für den Effekt vieler Hormone spielt. Durch verschiedene Hormone kann seine Konzentration in Abhängigkeit vom jeweiligen Gewebe gesteigert oder gesenkt werden. Glucagon führt beispielsweise zu einem großen Anstieg der cAMP-Konzentration in der Leber, hat jedoch auf die Muskelzelle nur einen geringen Effekt. Im Gegensatz dazu führt Adrenalin

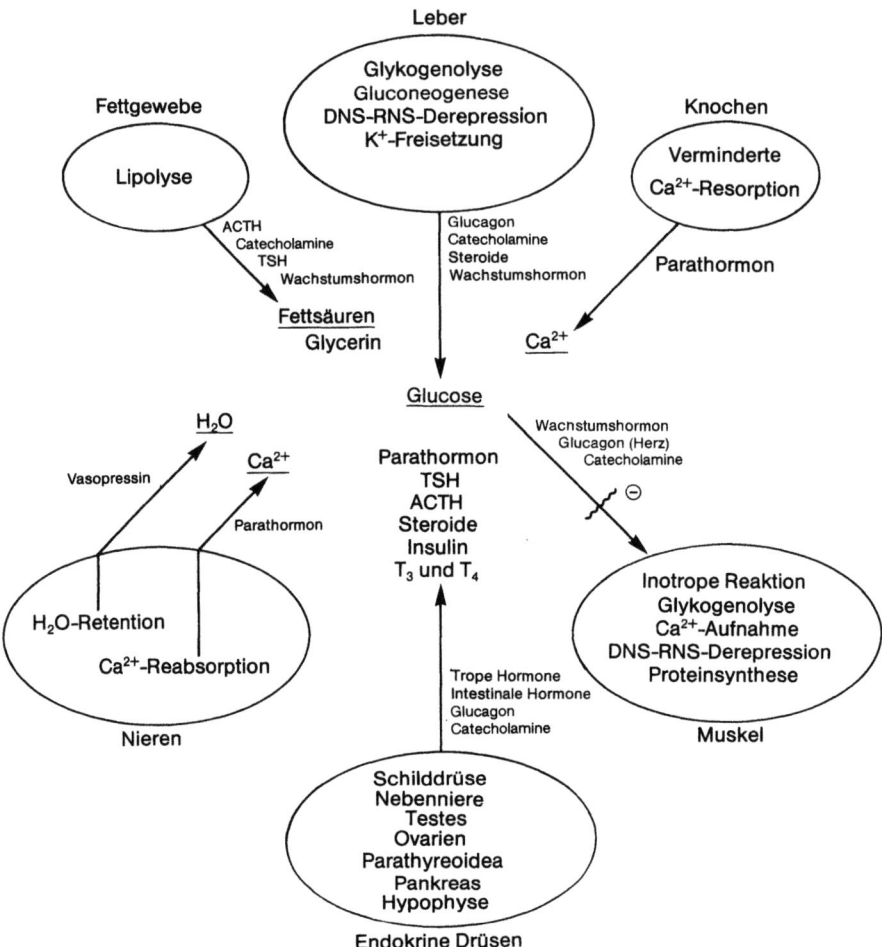

Abb. 35.3. Durch Cyclo-AMP (cAMP) vermittelte Hormonwirkungen in Geweben. Insulin und einige Prostaglandine führen häufig zu einer Abnahme der cAMP-Konzentration (*LH* Luteinisierungshormon; *TSH* Thyreotropin)

zu einer größeren cAMP-Zunahme in der Muskelzelle als in der Leber. Insulin kann als direkter Gegenspieler des Glucagons die hepatische cAMP-Konzentration senken. Die genannten Hormone wirken über spezifische Receptorproteine in den unterschiedlichen Zellmembranen, die jedoch in jedem Fall die membrangebundene Adenylatcyclase aktivieren und so die Biosynthese von cAMP aus ATP steigern (Abb. 35.4 und 35.5). Ein GTP-aktiviertes regulatorisches Protein ist bei der Signalübertragung zwischen Receptor und Adenylatcyclase beteiligt (Abb. 35.5). Sehr wahrscheinlich aktivieren Receptoren für unterschiedliche Hormone in einer Zellmembran eine gemeinsame Adenylatcyclase.

Die meisten Effekte des cAMP lassen sich darauf zurückführen, daß es eine Reihe von **Proteinkinasen** aktiviert, welche ihrerseits Zielenzyme und Strukturproteine phosphorylieren und damit aktivieren bzw. inaktivieren. So wird beispielsweise die durch cAMP ausgelöste Aktivierung der Glykogenphosphorylase durch eine spezifische Aktivierung von leberspezifischen Proteinkinasen ausgelöst, welche letzten Endes zu einer Umwandlung der inaktiven Dephosphophosphorylase zur aktiven Phosphorylase führen (s. S. 197–200). Im Fettgewebe bewirkt cAMP eine Aktivierung der Lipolyse, wobei der zugrundeliegende Mechanismus sehr ähnlich ist. Die durch cAMP aktivierte Proteinkinase phosphoryliert eine hormonsensitive Lipase, was zur Aktivierung dieses Schlüsselenzyms der Lipolyse führt. cAMP

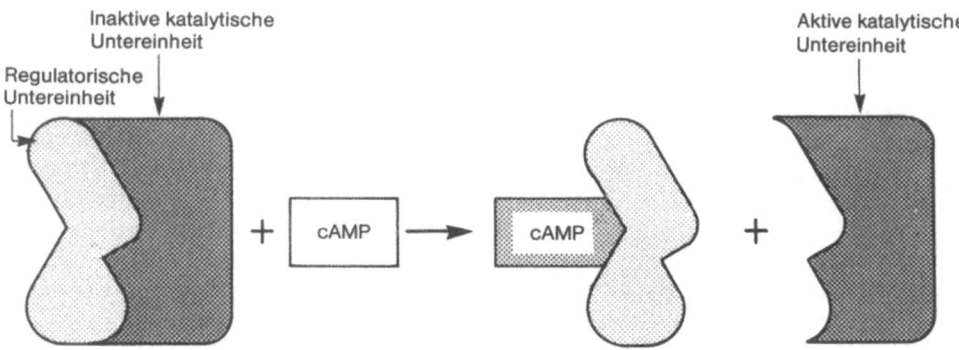

Abb. 35.4. Aktivierung der Proteinkinase durch Cyclo-AMP

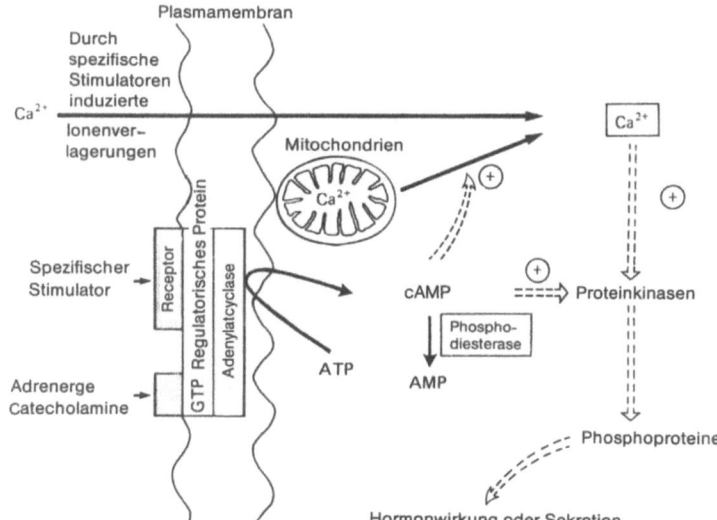

Abb. 35.5. Allgemeiner Mechanismus für eine Hormonwirkung oder eine Hormonsekretion

steigert die Aktivität von Proteinkinasen, welche Kernhistone und möglicherweise andere Kernproteine phosphorylieren. Auf diese Weise könnten Änderungen der cAMP-Konzentration die Funktion von Regulatoren im Zellkern beeinflussen und erklären, warum einige Hormone die Genexpression regulieren. Die Fähigkeit von cAMP zur Phosphorylierung intracellulärer mikrotubulärer und mikrofilamentöser Proteine steht möglicherweise in Beziehung zu seiner Fähigkeit, die Exocytose von Sekretgranula in den verschiedensten Drüsen zu steigern.

Der Mechanismus der Aktivierung von Proteinkinasen durch cAMP ist in Abb. 35.4 dargestellt. An die inaktive katalytische Untereinheit der Proteinkinase ist eine regulatorische Untereinheit assoziiert. Die letztere ist zur Bindung von cAMP imstande, wodurch die katalytische Untereinheit freigesetzt und damit aktiviert wird.

Die Gewebskonzentrationen von cAMP liegen in einer Größenordnung von etwa 10^{-7} mol/l. Sie werden nicht nur durch verschiedene Hormone, sondern auch durch Nicotinsäure, Imidazol, Methylxanthine, Choleratoxin, Prostaglandine und Calcium beeinflußt. Die genannten Verbindungen spielen eine Rolle bei der Biosynthese bzw. dem Abbau von cAMP. Ihre Wirkung ist allerdings von Gewebe zu Gewebe unterschiedlich.

Man weiß heute, daß cAMP nicht nur bei endokrinologischen Phänomenen beteiligt ist. Im allgemeinen geht ein Anstieg der cAMP-Konzentration mit β-adrenergen Reaktionen einher, darüber hinaus können Änderungen des Stoffwechsels, Streß oder geänderte Ernährung seine Gewebskonzentrationen beeinflussen.

Ein Teil des intracellulär gebildeten cAMP diffundiert in die extracelluläre Flüssigkeit. Hormone, die die hepatische oder renale cAMP-Konzentration erhöhen, führen immer zu gesteigerten cAMP-Spiegeln in Blut und Urin. Dies ist möglicherweise für die Diagnostik wichtig, allerdings hat extracelluläres cAMP bei Säugern praktisch keine biologische Aktivität.
Cyclisches GMP (cGMP) findet sich in den meisten Geweben. Über seine Bedeutung ist allerdings nichts bekannt.

Bedeutung von Calcium, cAMP und Phospholipid für die Hormonwirkung und Hormonsekretion

Die Entfernung von Calcium führt zu einer Hemmung der Wirkung der meisten Proteohormone. Diese tritt auch dann ein, wenn ihre Fähigkeit zur Steigerung oder Absenkung der cAMP-Konzentration vergleichsweise wenig beeinträchtigt ist. Aus diesem Befund kann geschlossen werden, daß Calcium ein direkteres Signal für Hormonsekretion oder Hormonwirkung als cAMP ist (s. den Abschnitt über Parathormon in Kap. 36).
Rasmussen hat 1978 vorgeschlagen, daß Calcium in einem cytosolischen Kompartiment ein wichtiges Signal darstellt (Abb. 35.5). Dieses Calcium kann aus der extracellulären Flüssigkeit stammen oder aus intracellulären Speichern mobilisiert werden. Proteohormone steigern die Aufnahme von extracellulärem Calcium, cAMP mobilisiert primär intracellulär gespeichertes Calcium. Hormone, die die Adenylatcyclase aktivieren, haben damit eine doppelte Wirkung. Sie steigern die Calciumkonzentration des Cytosols über die beiden geschilderten Mechanismen. Diese Beobachtung könnte erklären, warum cAMP die Wirkung vieler Hormone imitiert, üblicherweise allerdings mit ganz unterschiedlicher Kinetik. Sie schiebt darüber hinaus dem cAMP die Rolle eines „Modulatorhormons" und nicht diejenige eines endgültigen Signals zu. Intracelluläres Calcium übt nach neueren Untersuchungen seine Wirkung dadurch aus, daß es an ein ubiquitär vorkommendes, hitzelabiles saures Protein mit einem Molekulargewicht von 17 000 bindet, das als **Calmodulin** bezeichnet wird. Calmodulin ist in 45% seiner Aminosäuren strukturhomolog zum Troponin C des Muskels (s. Kap. 34). Jedes Calmodulinmolekül hat 4 Bindungsorte für Calcium, wobei seine Calciumaffinität in der Gegend der cytosolischen Calciumkonzentration liegt (etwa 10^{-7} mol/l). Calmodulin findet sich häufig an celluläre Membranen und viele Enzyme assoziiert. Die Bindung von Calcium an Calmodulin führt zu einer raschen Konformationsänderung, die die Aktivität von Enzymen und Membranen beeinflußt. Calmodulin vermittelt aller Wahrscheinlichkeit nach die Calciumwirkung auf Hormonsekretion, Adenylatcyclase, Phosphodiesterase, Phosphorylierung der Proteinkinase, Myosinkinase, ATPasen, Depolymerisierung von Mikrotubuli. Darüber hinaus ist es möglicherweise am Calciumtransport beteiligt. Die calciumvermittelte Aktivierung von Proteinkinasen mit anschließender Phosphorylierung von Actin, Myosin und mikrotubulären Proteinen kann möglicherweise das Bindeglied zwischen Stoffwechselphänomenen einschließlich Calciumtranslokationen und der physikalischen Bewegung von Zellorganellen während Endocytose und Sekretion darstellen (Abb. 35.5). Hierdurch könnte erklärt werden, wie viele Hormone cAMP-Effekte über Proteinphosphorylierung imitieren, ohne selbst zu einer Änderung der cAMP-Konzentration zu führen.
Ein Phenothiazinderivat, das **Trifluoperazin,** bindet kompetitiv an Calmodulin und verhindert so seine Aktivierung durch Calcium. Trifluoperazin wird experimentell zur Feststellung benutzt, ob für einen biologischen Prozeß Calmodulin benötigt wird.
Für die Sekretion der meisten in Granula gespeicherten Hormone wird Calcium benötigt. Häufig führen Stimulatoren der Sekretion zu einer gesteigerten Calciumaufnahme unabhängig davon, ob sie gleichzeitig die cAMP-Konzentration erhöhen. Wie schon oben festgestellt, kann cAMP die Wirkung primärer Stimulatoren dadurch modulieren, daß es Calcium aus intracellulären Speichern freisetzt.
Viele Hormone steigern die Calciumaufnahme dadurch, daß sie die Zellen depolarisieren. Zusätzlich wird die Hormonsekretion i. allg. durch hohe Spiegel an K^+ oder durch auf anderem Weg herbeigeführte Depolarisation gesteigert. So führt beispielsweise Glucose zu einer Depolarisierung der B-Zelle, was einen Teil des Mechanismus darstellt, über den Glucose die Insulinsekretion stimuliert.

Die oben beschriebenen Mechanismen sind häufig an der Wirkung eines gegebenen Hormons beteiligt. Darüber hinaus variieren sie, wenn die Wirkung eines gegebenen Hormons in unterschiedlichen Geweben untersucht wird. So hat beispielsweise Insulin einen raschen, wichtigen Effekt auf Membrantransportvorgänge im Fettgewebe und der Muskulatur. In der Leber unterdrückt es jedoch Enzymphosphorylierungen und modifiziert die Enzymbiosynthese. Man sollte sich schließlich vor Augen halten, daß die geschilderten Effekte untereinander in Beziehung stehen. Jede Wirkung einer Substanz auf Transportvorgänge kann zur Aufnahme von Substanzen führen, die als Enzymaktivatoren wirken oder über Beeinflussung im Kern lokalisierten Vorgängen den Enzymbestand ändern. Ein direkter Effekt auf ein Enzymsystem kann möglicherweise die Verfügbarkeit von Substraten oder Produkten für andere Stoffwechselwege modifizieren, wobei Effekte auf die Zellmembranen oder im Kern lokalisierter Vorgänge nicht ausgeschlossen werden können. Wegen dieser vielfältigen Beziehungen ist es häufig schwierig, die primäre Wirkung eines Hormons zu ermitteln.

Auch Membranphospholipide spielen eine wichtige Rolle, sowohl bei der Hormonwirkung als auch bei der Hormonsekretion. Sie dienen als Präkursoren für die Biosynthese von gewebsaktiven Prostaglandinen und Leukotrienen (s. Abb. 17.15). Darüber hinaus sind sie für die Produktion der Phosphoinositide und des Phosphatidylcholins verantwortlich (s. Abb. 32.21). Die letzteren beiden Verbindungen sind an der Membranfluidität, der Verfügbarkeit von Hormonreceptoren und der Exocytose gespeicherter Hormone beteiligt. Im Gegenzug unterliegt natürlich der Phospholipidstoffwechsel der hormonellen Regulation.

Abbau von Hormonen

Die an spezifische Receptoren der Zellmembran gebundenen Hormone können internalisiert und so dem Abbau oder einer evtl. intracellulären Wirkung zugeführt werden (s. S. 507). Kurz nach der Hormonbildung werden die Hormonreceptorkomplexe in Taschen der Membran gebunden und danach durch Endocytose als Vesikel aufgenommen. Diese Vesikel enthalten die Hormonreceptorkomplexe und fusionieren mit Lysosomen. Dies führt zur Proteolyse der Hormone und wenigstens in einigen Fällen zur Recyclisierung von Receptormolekülen zurück in die Oberfläche der Plasmamembran. Eine alternative Deutung ist von Goldfine (1981) aufgestellt worden. Beim Insulin soll die Internalisierung zur Verfügbarkeit des Hormons für intracelluläre Wirkungen führen.

Das Phänomen der „down regulation" membrangebundener Receptoren durch Anwesenheit von Hormon kann durch die Receptorbindung und Internalisierung erklärt werden.

Bestimmung von Hormonkonzentrationen

Biologische Teste

Biologische Testverfahren, bei denen ein Aspekt der Hormonwirkung in vitro oder in vovo gemessen wird, sind außerordentlich wichtig. Nur durch sie kann die funktionelle Aktivität eines Hormons festgestellt werden. Allerdings fehlt biologischen Testen häufig die benötigte Genauigkeit und Empfindlichkeit, darüber hinaus sind sie nicht selten relativ unspezifisch.

Chemische Teste

Häufig werden chemische Teste in Verbindung mit Isotopenverdünnungen verwendet. Für sie werden klassische chemische Verfahren der Isolierung und Anreicherung, einschließlich der Gas- und Säulenchromatographie, der Elektrophorese und Extraktionsverfahren mit verschiedenen Lösungsmitteln benötigt. Sie liefern Angaben über die absolute Menge eines gegebenen Hormons, sind häufig aber außerordentlich mühsam und speziell im Fall der Proteohormone nicht anwendbar.

Immunologische Testverfahren

Immunologische Testverfahren sind in den letzten Jahren in größtem Umfang für die Konzentrationsbestimmung von Proteohormonen sowie Nicht-Proteohormonen entwickelt worden. Ihr Prinzip beruht auf der Konkurrenz von markiertem Hormon (i. allg. radioaktiv markiert) mit unmarkiertem Hormon um Bindungsstellungen auf einer limitierten Menge spezifischer Antikörper (Abb. 35.6). Statt spezifischer Antikörper kann auch ein Membranreceptor oder ein Transportprotein des Serums verwendet werden. Nichtmarkiertes Hormon, welches entweder als Standard oder als unbe-

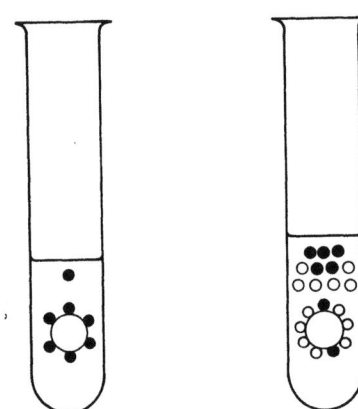

Abb. 35.6. Prinzip eines immunchemischen Testes zur Bestimmung von Hormonkonzentrationen in biologischen Flüssigkeiten. Die Menge der Radioaktivität im Überstand ist eine direkte Funktion der Hormonmenge in der Probe

Radioaktiv markiertes Hormon (•) wird mit einem Antiserum oder einem spezifischen Bindungsprotein (o) inkubiert. Nur wenig Radioaktivität bleibt nicht gebunden

Zugabe von nichtmarkiertem Hormon (Probe oder Standard) (O) führt zu einer Zunahme der nicht gebundenen Radioaktivität

kannte Probe in den Test eingeführt wird, verdrängt kompetitiv markiertes Hormon vom Bindungsprotein, was zu einer Zunahme des markierten Hormons in der nichtgebundenen Fraktion führt. Die Unterschiede der vielen beschriebenen Methoden bestehen im wesentlichen in den Techniken, die für die Trennung von gebundenen und freien Hormonen benutzt werden. Immunologische Bestimmungsverfahren sind wesentlich empfindlicher als die meisten biologischen Testverfahren, da Hormone in Konzentrationen unterhalb von 1 ng/ml gemessen werden können. Ein Nachteil derartiger Teste ist darin zu sehen, daß sie gelegentlich auch beim Abbau entstehende Fragmente oder auch Präkursoren von Hormonen erfassen, die zwar noch Bindungsaktivität, aber keine biologische Aktivität mehr zeigen. Wenn möglich sollten aus diesem Grund sowohl chemische als auch biologische Testverfahren mit immunologischen Bestimmungsmethoden kombiniert werden.

36 Chemie und Wirkung von Hormonen

I. Schilddrüse und Nebenschilddrüse

Gerold M. Grodsky

Schilddrüse

Die Schilddrüse des Erwachsenen wiegt etwa 25-30 g und liegt als H-förmiges Gebilde über der Trachea. In ihr werden die Schilddrüsenhormone gebildet.

Funktion der Schilddrüsenhormone

Schilddrüsenhormone sind von besonderer Bedeutung für die Regulation der Differenzierung während der embryonalen Entwicklung. Darüber hinaus stimulieren sie oxidative Reaktionen und regulieren Stoffwechselraten im Organismus. Jeder Anstieg der Schilddrüsenhormonkonzentration ist mit einer Steigerung des Sauerstoffverbrauchs, der Körpertemperatur, der Pulsfrequenz und des systolischen Blutdrucks verbunden. Häufig kommt es zu einer Zunahme der geistigen und körperlichen Stärke, zu Reizbarkeit, zu Lipolyse und Gewichtsverlusten. Im Blut nimmt der Cholesteringehalt ab. Für Schilddrüsenhormone ist eine Reihe von Effekten auf spezifische Stoffwechselreaktionen beschrieben worden. Ungeachtet dieser Tatsache ist es bisher nicht möglich gewesen, ein einheitliches Konzept über ihren Wirkungsmechanismus vorzulegen. Der Grund hierfür liegt wenigstens teilweise darin, daß physiologische Konzentrationen von Schilddrüsenhormonen andere Effekte als unphysiologisch hohe Konzentrationen haben.
Schilddrüsenhormone benötigen relativ lange Zeit bis zum Wirkungseintritt. Dies läßt darauf schließen, daß ihre primäre Wirkung auf die Proteinbiosynthese in der Zielzelle gerichtet ist (s. S. 550). Im Gegensatz zu Steroidhormonen binden Schilddrüsenhormone direkt an Proteine, welche an das Kernprotein assoziiert sind.

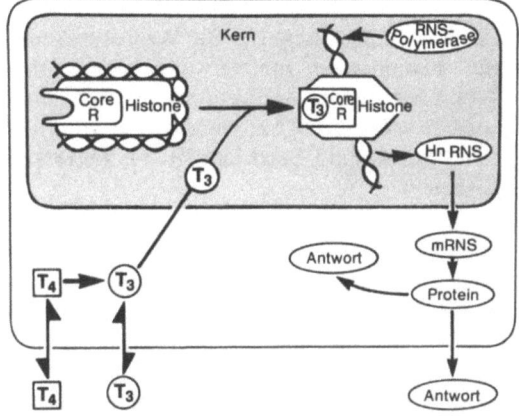

Abb. 36.1. Modell für den Wirkungsmechanismus von Schilddrüsenhormonen. Schilddrüsenhormone werden über einen bis jetzt noch nicht bekannten Mechanismus von den Zielzellen aufgenommen und können dort metabolisiert werden (z. B. wird T_4 in die biologisch aktive Form T_3 umgewandelt). Nach Assoziation von T_3 mit dem Holoreceptor (ein „Core"-Receptor mit Histonen) ergibt sich eine Strukturänderung im Chromatin, die die Transkription spezifischer Gene beeinflußt. Anschließend an die Transkription erfolgt eine Prozessierung von Präkursorformen der RNS, wobei die reife mRNS entsteht. Sie wird im Cytosol in spezifische Proteine übersetzt, deren Effekte intra- oder extracellulär gemessen werden können. [Nach Baxter JD et al. (1979) Thyroid hormone receptors and responses. Rec Prog Horm Res 35: 97]

Ein cytosolischer Receptor konnte bis jetzt jedenfalls noch nicht gefunden werden. Die Kernreceptoren für Schilddrüsenhormone sind saure Nicht-Histonproteine, welche an die DNS gebunden sind (Abb. 36.1). Der allgemeine anabole Effekt von Schilddrüsenhormonen läßt sich auf eine Steigerung der mRNS und Proteinbiosynthese zurückführen. Allerdings handelt es sich um eine sehr spezifische Stimulierung der Proteinbiosynthese. So werden beispielsweise in Tumorzellen der Hypophyse nur 0,5% der vorhandenen Proteine durch Schilddrüsenhormone beeinflußt. Die Aktivität der RNS-Polymerasen, die Mengen an ribosomaler RNS und tRNS nehmen zu, was auf eine Bedeutung der Schilddrüsenhormone für die Genexpression auf der Ebene der Transkription schließen läßt. Die mitochondriale Proteinbiosyntheserate ist gesteigert, worauf möglicherweise einige der bekannten hormonellen Effekte auf die Atmung zurückgeführt werden können. Schilddrüsenhormone zeigen am intakten Tier einen anabolen Effekt. Möglicherweise ist er darauf zurückzuführen, daß Thyroxin zu einer Zunahme der für Wachstumshormon codierenden mRNS und damit der Wachstumshormonproduktion führt. Bei Kaulquappen induziert Thyroxin die Hyaluronidasebiosynthese und beschleunigt die Differenzierung.

In supraphysiologischen Konzentrationen führen Schilddrüsenhormone zu einer negativen Stickstoffbilanz und zu einer Hemmung der Proteinbiosynthese. Sie entkoppeln dann die oxidative Phosphorylierung und führen zu einem Anschwellen der Mitochondrien. Hierdurch geht ein großer Teil der bei den mitochondrialen Redoxreaktionen gewonnenen Energie in Form von Wärme verloren und dient nicht der Energiekonservierung als ATP. Man beachte allerdings, daß für die letztgenannten Effekte sehr hohe Konzentrationen an Schilddrüsenhormonen notwendig sind, die nichts mit der physiologischen Situation zu tun haben. Unter der Einwirkung von Thyroxin nimmt die Aktivität aller mit ATP-Verbrauch einhergehenden Pumpen, also der Ionen-ATPasen zu. Eine primäre Wirkung des Hormons scheint damit eine Erhöhung des ATP-Verbrauchs zu sein, wobei die daraus sich ergebende Verminderung des ATP-Spiegels für die beobachtete Wärmeproduktion und den gesteigerten Sauerstoffverbrauch verantwortlich sein könnte. Schilddrüsenhormone potenzieren darüber hinaus die Wirkung von Glucagon und den Catecholaminen, was möglicherweise darauf zurückzuführen ist, daß sie durch Aktivierung β-adrenerger Effektoren die cAMP-Synthese steigern.

Biosynthese und Chemie der Schilddrüsenhormone

Die Läppchen der Schilddrüse bestehen aus den sog. **Follikeln,** welche aus einer einfachen Schicht epithelialer Zellen aufgebaut sind, die um einen Hohlraum, das sog. Follikellumen angeordnet sind (Abb. 36.2). Der primäre Vorläufer der Schilddrüsenhormone ist das **Iodothyreoglobulin.** Thyreoglobulin ist ein Glykoprotein aus zwei Polypeptidketten des Molekulargewichts 330000. Jede Kette enthält etwa 10% Kohlenhydrate. In der Aminosäuresequenz jeder einzelnen Peptidkette befinden sich etwa 115 Tyrosylreste, welche leicht jodiert werden können. Die Peptidketten werden unjodiert am endoplasmatischen Reticulum der Follikelzellen synthetisiert; an der gleichen Stelle erfolgt auch wenigstens teilweise die Glykosylierung. Wie bei dem meisten sekretorischen Protein wird Thyreoglobulin in Vesikeln verpackt; während des Aufenthalts im Golgi-Komplex erfolgt die Anheftung weiterer Kohlenhydratreste. Die Sekretion von Thyreoglobulin erfolgt durch Exocytose in das Follikellumen. Dieser Vorgang wird durch das thyreoideastimulierende Hormon (TSH, Thyreotropin) der Hypophyse gesteigert (s. S. 607).

Durch einen energieabhängigen, gegen einen Gradienten ablaufenden Transportvorgang wird anorganisches Jodid aus Nahrungsquellen in die Follikelzellen aufgenommen. Der menschliche Körper enthält insgesamt etwa 50 mg Jod, von denen 10-15 mg in der Schilddrüse gespeichert werden. TSH stimuliert die Jodidaufnahme. Sein Effekt kann durch Puromycin blockiert werden, was darauf schließen läßt, daß die Wirkung des TSH in der Steigerung der Biosynthese eines Jodtransportproteins besteht. Darüber hinaus kann die Jodaufnahme durch Cyanid oder 2,4-Dinitrophenol gehemmt werden, was die Abhängigkeit der Aufnahme von einem intakten Energiestoffwechsel aufweist. Die Jodidaufnahme ist außerdem an eine aktive Kalium-Natrium-Pumpe geknüpft, da sie durch Ouabain blockiert werden kann. Thiocyanat, Perchlorat und Pertechnetat konkurrieren mit Jodid um den Aufnahmemechanismus und verursachen aus diesem Grund eine rasche Abgabe des austauschbaren Jodids aus der Schilddrüse.

Durch eine hämhaltige Peroxidase, die **Thyreoperoxidase,** kommt es zur Oxidation des Jodids

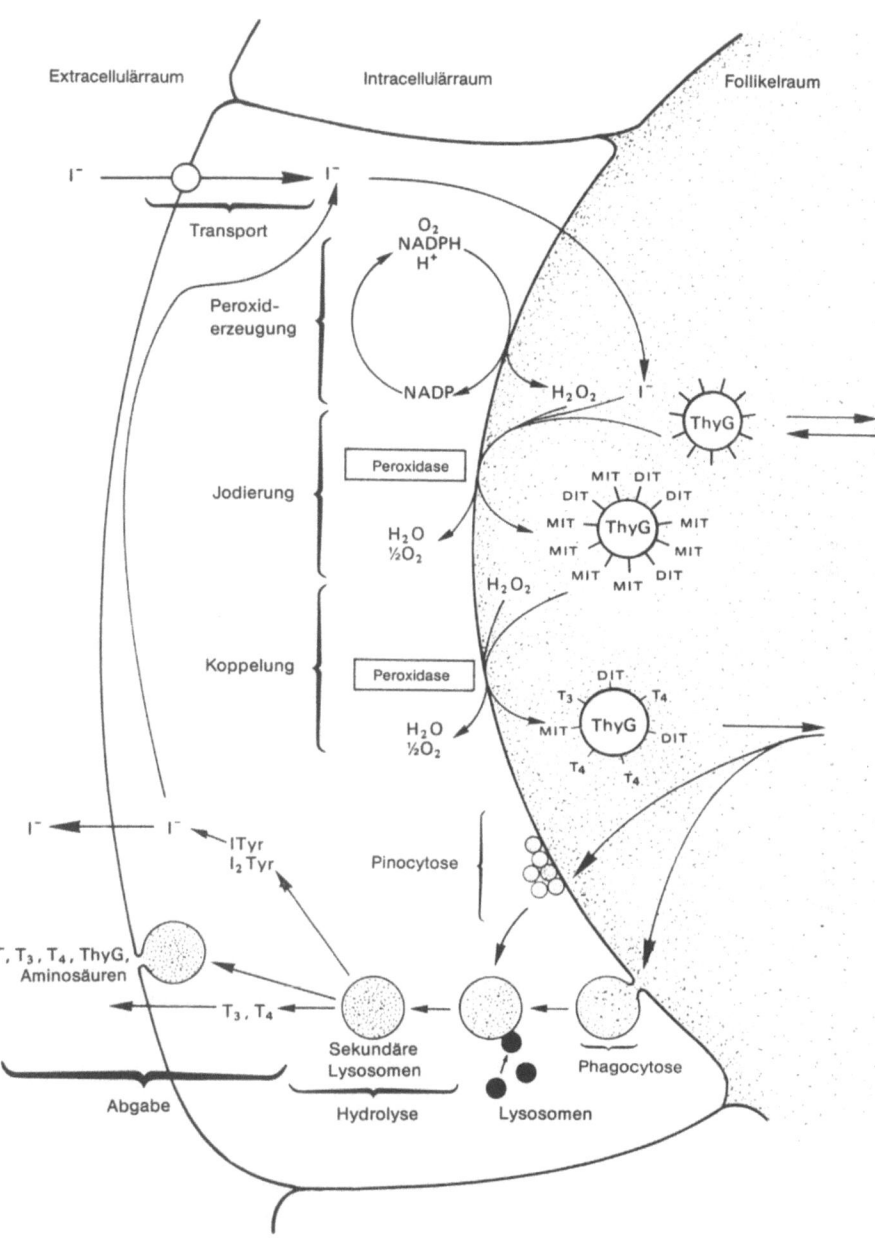

Abb. 36.2. Modell für den Jodstoffwechsel im Schilddrüsenfollikel. Eine Follikelzelle ist dargestellt, die an das Follikellumen *(gepunktet)* und den extracellulären Raum angrenzt. Die geschilderte Abfolge von Ereignissen ist zum größten Teil experimentell abgesichert (*ThyG* Thyreoglobulin; *ITyr* Monojodtyrosin; *I_2Tyr* Dijodtyrosin)

und zum Transfer auf die Tyrosylreste des Thyreoglobulins. Aus Isotopenexperimenten geht hervor, daß die Jodierung des Thyreoglobulins extracellulär im Follikellumen erfolgt.

Die Thyreoperoxidase ist ein tetrameres Enzym mit einem Molekulargewicht von 60 000. Als Oxidationsmittel wird Wasserstoffperoxid benötigt. Dieses entsteht durch ein NADPH-abhängiges Enzym, das Ähnlichkeit mit der Cytochrom-c-Reductase hat. Bei der Peroxidasereaktion ist also nicht das freie Jodid das Jodierungsmittel, sondern freie Jodradikale, welche am aktiven Zentrum des Enzyms mit den Tyrosylresten reagieren.

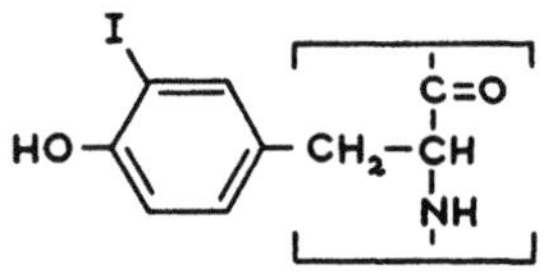

Abb. 36.3. 3-Monojodtyrosin (ITyr) (in Peptidbindung im Thyreoglobulin)

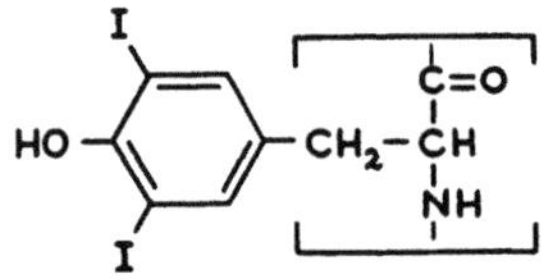

Abb. 36.4. 3,5-Dijodtyrosin (I_2Tyr) (in Peptidbindung im Thyreoglobulin)

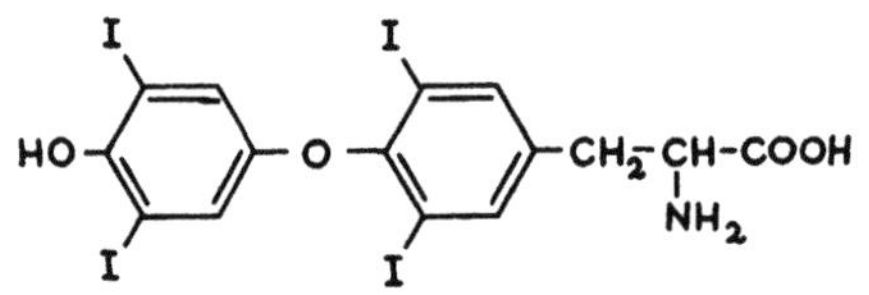

Abb. 36.5. Thyroxin (T_4)

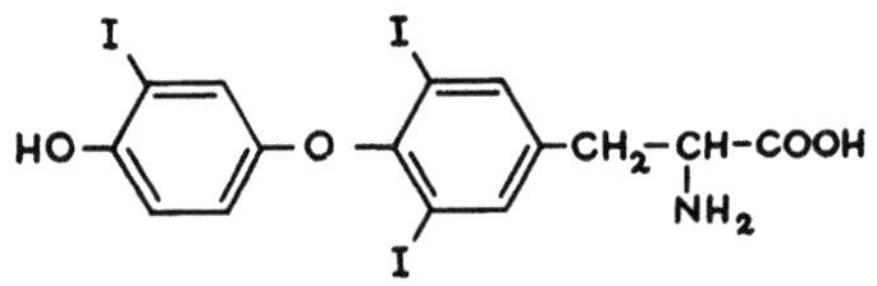

Abb. 36.6. 3,5,3'-Trijodthyronin (T_3)

Die Jodierung der Tyrosylreste im Thyreoglobulin erfolgt zunächst in der Position 3 des aromatischen Kerns und erst dann in der Position 5. Hierbei entstehen also Monojodtyrosyl und Dijodtyrosylreste (Abb. 36.3 und 36.4). Normalerweise sind beide Tyrosylderivate in etwa gleichen Konzentrationen vorhanden; bei Jodmangelzuständen entstehen mehr Monojodtyrosylreste.

Die Kopplung von 2 Molekülen Dijodtyrosin erfolgt unter Bildung von Tetrajodthyronin am Thyreoglobulinmolekül (Abb. 36.5). Dabei entsteht also Thyroxin (T_4), welches sich noch im Peptidverband des Thyreoglobulins befindet. In ähnlicher Weise entsteht durch Kopplung von Monojodtyrosin mit Dijodtyrosin das Trijodthyronin (T_3) (Abb. 36.6). Für die Kopplung wird ein oxidativer Mechanismus gefordert, der die Aktivierung von Jodtyrosinen durch Bildung freier Radikale benötigt. Möglicherweise entsteht dabei das Hydroperoxid eines Pyruvatanalogen von Jodtyrosin. Für die Kopplung wird ein Peroxidasesystem benötigt, das sehr ähnlich oder gar identisch mit demjenigen ist, das die initiale Jodidoxidation katalysiert. Dieser Umstand könnte erklären, daß beide Prozesse, die Jodidoxidation und die Kopplungsregulation sehr häufig und in ähnlicher Weise durch regulatorische Faktoren wie TSH und Jod aber auch durch Arzneimittel wie Phenylthiouracil beeinflußt werden.

In der normalen Schilddrüse findet sich folgende Verteilung von organisch gebundenem Jod: 24–42% Dijodtyrosylreste, 17–28% Monojodtyrosylreste, 35% T_4 und 5–8% T_3. Etwa 20% der Tyrosylreste des Thyreoglobulins sind jodiert.

Bei Stimulierung der Schilddrüse, beispielsweise mit TSH, wird thyreoglobulinenthaltendes Kolloid von den Follikelzellen durch Endocytose aufgenommen (Abb. 36.2). Die dabei entstehenden sekretorischen Tröpfchen werden von Lysosomen aufgenommen, wo durch Proteasen der Thyreoglobulinabbau erfolgt. Hierbei entstehen Thyroxin und Trijodthyronin, welche von der Schilddrüse durch Sekretion unter Einschaltung des mikrotubulären-mikrofilamentösen Systems sezerniert werden. Bei der Thyreoglobulinproteolyse entsteht auch Monojod- und Dijodtyrosin. Würde die Schilddrüse diese jodierten Aminosäuren abgeben, wären beträchtliche Jodidverluste unvermeidbar, was die erneute Biosynthese aktiven Hormons beeinträchtigen würde. Da in der Schilddrüse jedoch Dejodinasen vorkommen, kommt es rasch zu einer Abspaltung von Jod und damit zu seiner Reutilisierung für die Biosynthese neuer Hormonmoleküle. Etwa ein Drittel des Gesamtjods der Schilddrüse wird auf diese Weise recyclisiert. Sowohl das aus der Hypophyse stammende TSH wie auch Kälte stimulieren die Endocytose von Thyreoglobulin, seinen Abbau und die Freisetzung von aktivem Schilddrüsenhormon. Jodid hemmt den Thyreoglobulinabbau.

Von der Jodidaufnahme bis zu seinem Einbau in Thyreoglobulin vergehen etwa 48 h. Wie man aus Untersuchungen nach Zufuhr von radioaktivem Jodid an Patienten jedoch weiß, dauert es unter normalen Bedingungen einige Tage bis aufgenommenes Jodid in Form von Schilddrüsenhormonen im Plasma erscheint. Wie aus Abb. 36.7 hervorgeht, wird der größte

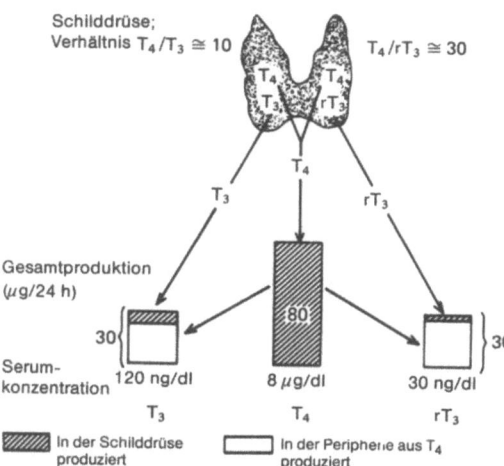

Abb. 36.7. Quantitative Betrachtung der Schilddrüsensekretion sowie der peripheren Umwandlung von Thyroxin zu T_3 und rT_3. Darüber hinaus sind die ungefähren Serumkonzentrationen von T_3 und rT_3 dargestellt. [Nach Schimmel M, Utiger RD (1977) Thyroidal and peripheral production of thyroid hormones. Ann Intern Med 87:760]

Teil des sezernierten Hormons als T_4 abgegeben.

T_4 und T_3 werden im Plasma nahezu ausschließlich mit Hilfe zweier Transportproteine, der sog. thyroxinbindenden Proteine transportiert. Ein Glykoprotein des Molekulargewichts von 50000, welches elektrophoretisch zwischen den α_1- und α_2-Globulinen wandert, wird als **thyroxinbindendes Globulin** bezeichnet und übernimmt den größten Teil des Transports. Darüber hinaus findet sich noch das **thyroxinbindende Präalbumin**. Befinden sich sehr große Mengen von T_4 und T_3 im Plasma und ist die Bindungskapazität dieser spezifischen Trägerproteine erschöpft, können Schilddrüsenhormone auch an Serumalbumin binden. Etwa 0,05% des in der Zirkulation befindlichen Thyroxins liegt in der freien Form vor. Freies T_3 und T_4 sind die stoffwechselaktiven Formen der Schilddrüsenhormone im Plasma. Allerdings besteht eine rasche Gleichgewichtseinstellung zwischen gebundenem und freiem Hormon. Auf diese Weise dient das gebundene Hormon als „Depotform", aus der aktives Hormon an die Zielgewebe abgegeben werden kann. Dies wird auch dann der Fall sein, wenn die Schilddrüse vorübergehend eine Funktionseinbuße erlitten hat. Die makromolekularen Bindungsproteine sind besonders wichtig, um einen raschen Abbau und eine rasche Ausscheidung von zirkulierendem T_3 und T_4 in den Nieren zu verhindern.

Durch konkurrierende Anionen wie Phenytoin, Salicylate oder Dinitrophenol kann T_4 und T_3 von den Bindungsproteinen abgespalten werden. Wegen seiner lockereren Bindung verschwindet T_3 etwa 20mal rascher aus dem Blut als T_4, dessen Halbwertszeit 6-7 Tage beträgt.

T_3 ist biologisch 3- bis 5mal aktiver als T_4 und stellt vermutlich grundsätzlich die biologisch aktive Form der Schilddrüsenhormone dar. Jedenfalls hat T_3 eine wesentlich höhere Affinität für das schilddrüsenhormonspezifische Receptorprotein im Zellkern der Zielzellen (s. Abb. 36.1).

In den peripheren Geweben werden etwa 80% des zirkulierenden T_4 in T_3 und das sog. reverse T_3 (3,5′,3′-Trijodthyronin) umgewandelt. Durch diesen Vorgang entstehen mehr als zwei Drittel des im Organismus produzierten T_3 und darüber hinaus das gesamte reverse T_3 (s. Abb. 36.7).

Da T_4 der Vorläufer sowohl des aktiven T_3 als auch des viel weniger aktiven reversen T_3 ist, kann durch Regulation der spezifischen Dejodierung eine periphere Kontrolle der Schilddrüsenhormonaktivität erfolgen (reverses T_3 ist ein partieller Agonist, bindet nur schwach an den T_3-Receptor und hemmt kompetitiv die T_3-Bindung). Die Umwandlung von T_4 zu T_3 wird durch Phenytoin gesteigert und nimmt mit zunehmendem Alter ab. Reverses T_3 hat zum Zeitpunkt der Geburt sehr hohe Spiegel, ebenso während vollständigen Hungerns bei Erwachsenen sowie nach Gabe von Glucocorticoiden oder Propylthiouracil.

In peripheren Geweben werden sowohl T_4 als auch T_3 durch Desaminierung und Decarboxylierung zu Tetrajodthyreoessigsäure und Trijodthyreoessigsäure metabolisiert. Beide Metaboliten zeigen nur noch etwa ein Viertel der biologischen Aktivität, allerdings erfolgt ihr Wirkungseintritt möglicherweise rascher.

In den peripheren Geweben kann darüber hinaus eine Dejodierung stattfinden, wobei das freigesetzte Jodid im Urin ausgeschieden wird. In der Leber erfolgt eine rasche Konjugation von Schilddrüsenhormonen mit Glucuronsäure sowie in geringerem Umfang mit Sulfat. Die inaktiven Konjugate werden über die Galle ausgeschieden.

Regulation der Schilddrüsenhormonsekretion

Das aus der Hypophyse stammende thyreoideastimulierende Hormon (TSH) stimuliert alle Phasen der Synthese von Schilddrüsenhormonen einschließlich der Jodidaufnahme, der Biosynthese und Sekretion von Thyreoglobulin ins Kolloid, der H_2O_2-Bildung sowie der Jodierung der Tyrosylreste, der Reabsorption von Jodthyreoglobulin aus dem Kolloid und schließlich der Sekretion von Schilddrüsenhormonen. Die spezifischen Wirkorte des TSH sind nicht bekannt, man weiß lediglich, daß TSH zu einer Konzentrationssteigerung von cAMP in der Schilddrüse führt und darüber hinaus die intracelluläre Calciumverteilung ändert. Dies führt zu raschen Effekten wie gesteigertem Einbau von Jod in Tyrosylreste sowie gesteigerter Sekretion von T_4 und T_3. Darüber hinaus steigert TSH wesentlich langsamer die Biosynthese von Thyreoglobulinpeptiden. Die TSH-Freisetzung durch die Hypophyse wird durch Kälteexposition des Organismus gesteigert und steht darüber hinaus unter Kontrolle durch ein hypothalamisches Tripeptid, das Thyreotropinfreisetzungshormon (TRH: thyreotropin releasing hormone) (Abb. 39.6).
Thyroxin hemmt seine eigene Sekretion durch Rückkopplungshemmung. Es greift dabei besonders auf der Ebene der Hypophyse ein, da es die TSH-Sekretion vermindert. Sein Wirkungsmechanismus besteht möglicherweise darin, daß es die Sensitivität der Hypophyse gegenüber dem hypothalamischen TRH vermindert. In geringerem Umfang kann Thyroxin darüber hinaus im Hypothalamus direkt die Sekretion von TRH blockieren.
Der Thyroxineffekt auf die TSH-Freisetzung durch die Hypophyse stellt sich bereits innerhalb weniger Minuten ein, er ist also unabhängig von der Proteinbiosynthese.
Auch Jod selbst ist ein wichtiger Regulator der Schilddrüsenfunktion. Jede Verminderung der Jodidkonzentration führt zu einer raschen Jodidaufnahme sowie zum Abbau von Thyreoglobulin zu T_4. Catecholamine stimulieren direkt die Sekretion von Schilddrüsenhormonen.

Thyreostatica (Abb. 36.8)

Eine Reihe von Verbindungen hemmen die Thyroxinproduktion sowohl auf der Ebene des

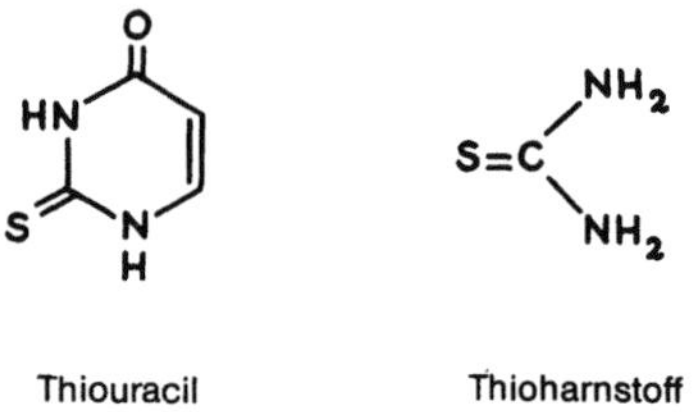

Abb. 36.8. Thyreostatische Arzneimittel

Jodeinbaus in Thyreoglobulin als auch bei der Kopplung. Beispiele für derartige Thyreostatica sind Thiouracil, Propylthiouracil, Methylthiouracil, Carbimazol, Thioharnstoff und Methimazol (1-Methyl-2-Mercaptoimidazol). Thiouracil ist relativ toxisch, die anderen Verbindungen dagegen weniger.

Störungen der Schilddrüsenfunktion

Hypothyreose

Unter Hypothyreose versteht man einen Zustand verminderter oder fehlender Sekretion von Schilddrüsenhormon. Mit ihr gehen bestimmte klinische Krankheitsbilder einher, die vom Ausmaß des Mangels und vom Lebensalter, bei dem der Mangel erstmalig auftrat, abhängen. Selten kommt es zu congenitalen Defekten der Jodidaufnahme, Thyreoglobulinjodierung, der Kopplung der Dejodierung sowie der Hormonsekretion.

1. **Der Kretinismus** entsteht durch eine fehlerhafte Entwicklung oder das kongenitale Fehlen der Schilddrüse. Charakteristisch für ihn ist eine Verlangsamung der geistigen Entwicklung und eine Störung des Körperwachstums.

2. **Die kindliche Hypothyreose** (juveniles Myxödem) entwickelt sich in der Kindheit und ist im Vergleich zum Kretinismus eine leichtere Verlaufsform.

3. Durch **Hypothyreose** des Erwachsenen entsteht das Myxödem.

4. Die **Thyreoiditis Hashimoto** ist eine Hypothyreose, die durch eine Autoimmunerkrankung ausgelöst wird. Das Immunsystem bildet hierbei Antikörper gegen die Schilddrüse.

5. Der **einfache Kropf** oder **Kolloidkropf** wird durch eine mangelhafte Jodzufuhr durch die Nahrung ausgelöst. Die damit verknüpfte Minderproduktion von Schilddrüsenhormonen führt zu einer permanent gesteigerten TSH-Produktion durch die Hypophyse, die das Drüsenwachstum auslöst.

Hyperthyreosen

Der **toxische Kropf** unterscheidet sich vom einfachen Kropf dadurch, daß die Vergrößerung der Drüse von der Sekretion exzessiver Mengen von Schilddrüsenhormon begleitet ist. Die Bezeichnung toxisch bezieht sich dabei nicht auf die von der Schilddrüse sezernierten Verbindung, sondern vielmehr auf die toxischen Symptome, die im Gefolge der Hyperthyreose auftreten. Zu ihnen gehören Nervosität, Ermüdbarkeit, Gewichtsverlust, erhöhte Körpertemperatur, Schwitzen sowie eine Zunahme der Herzfrequenz.

Bei einer häufigen Form des toxischen Kropfes findet sich der sog. **LATS (long acting thyroid stimulator).** LATS ist ein Antikörper, der gegen die TSH-Receptoren der Schilddrüse gerichtet ist. Durch Bindung an diese Receptoren imitiert LATS qualitativ die meisten TSH-Effekte. Der einzige Unterschied besteht darin, daß sein Wirkungseintritt langsamer erfolgt.

Hypothyreosen können chirurgisch durch Entfernung der Schilddrüse oder nichtinvasiv durch Gabe von ^{131}J behandelt werden. Darüber hinaus können die sog. **Thyreostatica** eingesetzt werden, die z.T. die Aufnahme von anorganischem Jodid oder aber die Biosynthese von Schilddrüsenhormonen hemmen.

Nebenschilddrüse

Die Nebenschilddrüsen sind 4 kleine endokrin aktive Drüsen, die außerordentlich eng an die Schilddrüse assoziiert sind. Aus diesem Grund werden sie gelegentlich bei der chirurgischen Entfernung der Schilddrüse mitentfernt. Die Nebenschilddrüsen des Menschen sind rötlichbraune eiförmige Gebilde, die zusammen 50–300 mg wiegen.

Chemie des Parathormons

Das Parathormon (PTH) ist ein aus 84 Aminosäuren bestehendes lineares Polypeptid, dessen Aminosäuresequenz in Abb. 36.9 dargestellt ist. Die Parathormone verschiedener Species unterscheiden sich nur geringfügig. PTH des Rindes und des Schweines sind mit Ausnahme von 7 Aminosäuren identisch. Für die physiologische Wirkung von PTH auf den Skelettmuskel und die Nieren sind nur die Aminosäuren

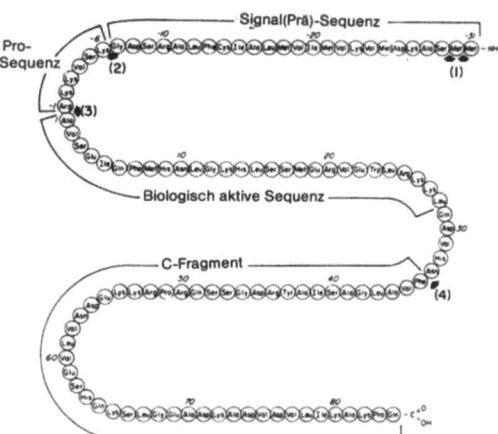

Abb. 36.9. Struktur des Präproparathormons des Rindes. Pfeile zeigen auf die Spaltungsstellen durch die prozessierenden Enzyme der Parathyreoidea *(1–3)* und in der Leber nach erfolgter Hormonsekretion *(4)*. Die biologisch aktive Region des Moleküls wird durch Sequenzen flankiert, die nicht für die Aktivität am Zielorgan notwendig sind. [Nach Habener JF (1981) Recent advances in parathyroid hormone research. Clin Biochem 14:223]

1–34, vom N-Terminus an gerechnet, notwendig.

PTH wird in den Hauptzellen der Nebenschilddrüsen in Form eines Präprohormons synthetisiert. Es enthält N-terminal eine Präsequenz, die aus 31 meist hydrophoben Extraaminosäuren besteht. Präproparathormon wird im endoplasmatischen Reticulum innerhalb weniger Minuten zum entsprechenden Prohormon umgewandelt.

Dieses enthält ein Hexapeptid, ebenfalls am N-Terminus. Dieses Hexapeptid wird im Golgi-Apparat unter Bildung des reifen PTH abgespalten.

Regulation von Sekretion und Abbau des Parathormons

Im Gegensatz zu vielen Proteohormonen werden nur geringste Mengen von Parathormon in den menschlichen Nebenschilddrüsen gespeichert, weswegen auch bei der mikroskopischen Untersuchung in diesem Organ nur wenige Speichergranula nachweisbar sind. Offensichtlich erfolgt seine Synthese und Sekretion kontinuierlich.

Die Parathormonsekretion wird durch die Konzentration von ionisiertem Calcium im

Plasma kontrolliert. Nach Calciumgaben erfolgt ein Konzentrationsabfall des cAMP in der Nebenschilddrüse sowie eine Verminderung der PTH-Sekretion. Jede Verminderung der Konzentration von ionisiertem Calcium im Plasma führt dagegen zu einem Anstieg der PTH-Sekretion. Die mit chronischen Nierenerkrankungen oder Rachitis einhergehenden Calciumverluste führen zu einer gesteigerten PTH-Sekretion. Die Phosphatkonzentration im Plasma hat dagegen keinen Effekt auf die Parathormonfreisetzung.

In den Zielgeweben erfolgt eine Spaltung von Parathormon, so daß schließlich die biologisch aktiven Aminosäuren 1-34 übrig bleiben.

Wirkung von Parathormon

Die primäre Funktion des Parathormons besteht darin, daß es die Konzentration von ionisiertem Calcium im Plasma innerhalb enger Grenzen konstant hält. Es vermittelt damit die Unabhängigkeit der Serumcalciumkonzentration von wechselnder Calciumzufuhr, Ausscheidung sowie Ablagerungen in den Knochen.

Die Hauptwirkorte für PTH sind die Knochen und die Nieren. Im Knochengewebe führt das Hormon zu einer raschen Freisetzung zu Calcium und Phosphat, wobei die Knochen durch die Osteocyten abgebaut werden. Der PTH-Effekt ähnelt dabei demjenigen des 1,25-Dihydroxycholecalciferol, der aktiven Form des Vitamin D (s. Kap. 11). Die PTH-Wirkung auf den Knochen erfolgt über eine Stimulierung der Adenylatcyclase.

In den Nieren steigert PTH die Phosphatausscheidung und die Calciumreabsorption. Insgesamt führt PTH damit zu einem Anstieg der Plasmacalciumkonzentration, während die Plasmaphosphatkonzentration abnimmt. Ein weiterer renaler Effekt des PTH besteht in einer Steigerung der Umwandlung von 25-Hydroxycholecalciferol zum aktiven 1,25-Dihydroxycholecalciferol (s. Kap. 11).

Darüber hinaus gibt es Anhaltspunkte dafür, daß PTH die Calciumresorption im Intestinaltrakt stimuliert. Dieser Effekt ist jedoch verhältnismäßig geringfügig.

Die PTH-Effekte auf Knochen und Nieren sind voneinander unabhängig. Experimentell geht dies aus dem Befund hervor, daß das Hormon sehr effektiv auch dann zur Mobilisierung

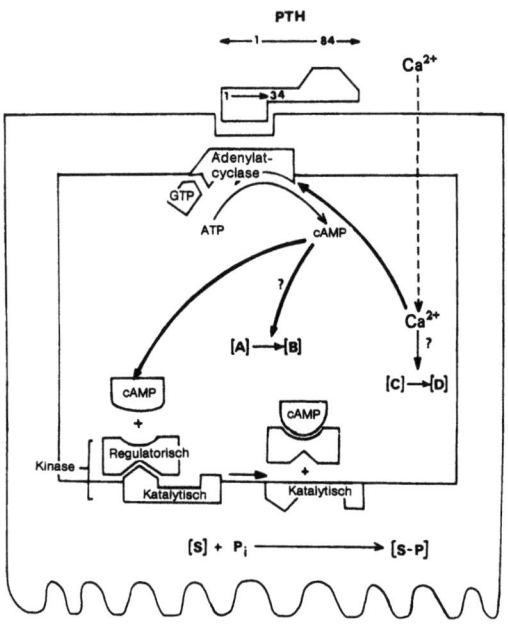

Abb. 36.10. Hypothetisches Schema der Wirkung von Parathormon *(PTH)* auf Zielzellen (Nierenzellen). Der aktive NH$_2$-terminale Teil des PTH-Moleküls bindet an einen spezifischen Membranreceptor und stimuliert die Adenylatcyclase (deren Aktivität darüber hinaus durch Nucleotide, z.B. GTP, beeinflußt werden kann). Die cAMP-Konzentration nimmt deswegen zu, gleichzeitig wird der Calciuminflux durch das Hormon gesteigert. Cyclo-AMP aktiviert eine Kinase (wahrscheinlich auf der luminalen Oberfläche der Nierenzellen), welche ein Protein S phosphoryliert, das am Ionentransport teilnimmt. Andere intracelluläre Reaktionen [A]→[B] können darüber hinaus gesteigert werden. Die cytosolische Calciumkonzentration beeinflußt die cAMP-Konzentration, da sie auf die Aktivität der Adenylatcyclase einwirkt und darüber hinaus unabhängige Effekte haben kann. [Nach Goltzman D (1979) Biochemical mode of action of parathyroid hormone. In: De Groot LJ (ed) Endocrinology, Vol 2. Grune & Stratton, New York

von Knochencalcium imstande ist, wenn das Versuchstier nephrektomiert ist.

Über seine raschen Effekte hinaus stimuliert PTH in den Osteoclasten die Proteinbiosynthese. Offensichtlich ist dieser Effekt für einen besonders effektiven Knochenabbau notwendig.

Interessanterweise besteht die primäre Wirkung des PTH auf den Knochen darin, daß es die Aufnahme extracellulären Calciums stimuliert. Die damit einhergehende Zunahme der cytosolischen Calciumkonzentration führt zu den Stoffwechseleffekten in Knochen und Nieren. Hierzu gehört der gesteigerte Knochenabbau sowie eine Stimulierung der tubulären Calciumreabsorption (s. Abb. 35.5 und 36.10). Auch cAMP steigert den Knochenabbau. Zu seinem Wirkungsmechanismus gehört aber eine Steigerung der cytosolischen Calciumkonzentration durch Mobilisierung intracellulärer Calciumspeicher. PTH aktiviert die Adenylatcyclase sowohl im Knochen als auch in den Nieren, wobei der letztere Effekt in einer Zunahme der cAMP-Ausscheidung im Urin gemessen werden kann.

Calcitonin (Thyreocalcitonin)

Calcitonin oder Thyreocalcitonin ist ein aus den C-Zellen der Schilddrüse stammendes Hormon, welches zu einer Senkung der Calciumkonzentration im Serum führt. Hohe Calciumspiegel führen zu einer Steigerung der Calcitoninfreisetzung.
Calcitonin wirkt direkt auf den Knochen, wo es eine Reihe von Stoffwechseleffekten auslöst, die denjenigen des Parathormons entgegengesetzt sind. Bei den meisten Species – einschließlich des Menschen – ist Calcitonin ein Peptid mit einem Molekulargewicht von 3600 (32 Aminosäuren). Im Gegensatz zum Parathormon wird die gesamte Sequenz für die biologische Aktivität benötigt.
Beim medullären Schilddrüsencarcinom liegt ein Tumor der C-Zellen vor, der zu einer Überproduktion von Calcitonin führt.

Störungen der Nebenschilddrüsenfunktion

Hypoparathyreoidismus

Ein Hypoparathyreoidismus stellt sich im allgemeinen nach chirurgischer Entfernung der Nebenschilddrüsen ein (Thyreoidektomie!). Beginnt der Hypoparathyreoidismus noch in der Kindheit, kann es zu Wachstumsstörungen, fehlerhafter Zahnentwicklung und Verlangsamung der geistigen Entwicklung kommen. Die Erkrankung zeichnet sich durch einen niedrigen Serum-Calciumspiegel und eine Erhöhung der Phosphatkonzentration im Serum aus.

Hyperparathyreoidismus

Im allgemeinen wird eine Zunahme der Parathormonkonzentration im Blut durch einen Tumor der Nebenschilddrüse ausgelöst. Beim primären Hyperparathyreoidismus werden die Calciumspeicher der Gewebe entleert, was sich in einer Demineralisierung des Knochens äußert. Gleichzeitig kommt es zu einer Erhöhung der Calciumkonzentration im Serum. Die tubuläre Phosphatreabsorption ist vermindert, was zu einer Abnahme der Phosphatkonzentration im Serum führt. Aufgrund des Wirkungsmechanismus des Parathormons auf die Nieren ist der Hyperparathyreoidismus eine der wenigen Erkrankungen, die mit deutlich erhöhter cAMP-Ausscheidung im Urin einhergeht.

37 Chemie und Wirkung von Hormonen

II. Nebenniere und Gonaden

Gerold M. Grodsky

Nebennieren: Nebennierenmark

Funktion des Nebennierenmarks

Das Nebennierenmark ist ein Abkömmling des sympathischen Nervensystems. Es hat eine Reihe von physiologischen Funktionen, ist aber für die Erhaltung des Lebens nicht essentiell.

Die im Nebennierenmark synthetisierten Hormone sind **Adrenalin** und **Noradrenalin** (Abb. 37.1). Adrenalin wird primär im Nebennierenmark synthetisiert und gespeichert und wirkt über die Blutzirkulation auf seine Zielzellen.

Im allgemeinen wirkt Adrenalin ähnlich wie sympathische Stimulierung eines Organs. Es ist notwendig, um eine rasche physiologische Antwort auf Notfälle zu ermöglichen, zu denen Kälte, Ermüdung, Schock usw. gehören. In diesem Sinn mobilisiert es den „Kampf- oder Flucht"-Mechanismus und wirkt zusammen mit dem sympathischen Nervensystem.

Zusätzlich zu den vom sympathischen Nerven-

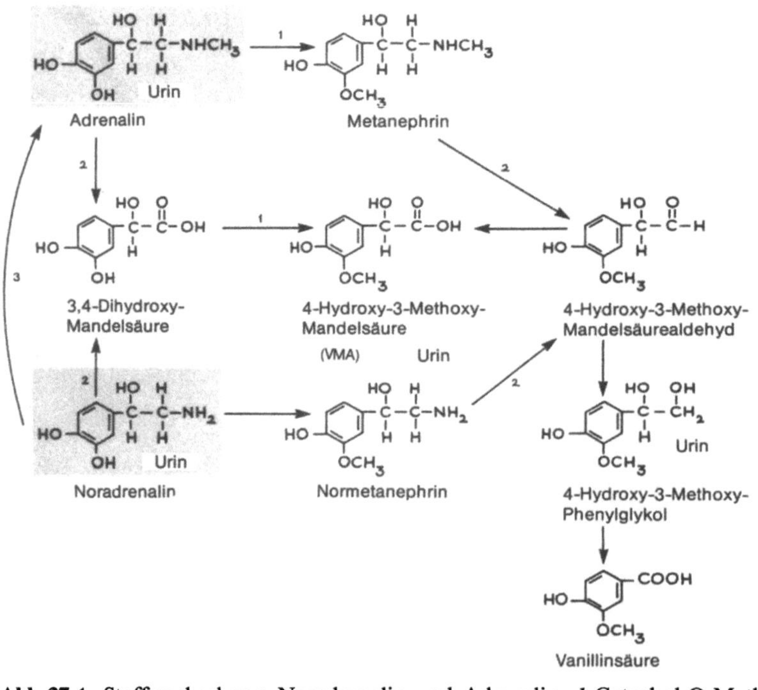

Abb. 37.1. Stoffwechsel von Noradrenalin und Adrenalin. *1* Catechol-O-Methyltransferase; *2* Monoaminoxidase; *3* Phenylethanolamin-N-Methyltransferase

system her bekannten Effekten zeigen sowohl im Blut zirkulierendes Adrenalin als auch Noradrenalin eine Reihe von Stoffwechseleffekten. Zu ihnen gehört eine Stimulierung der Glykogenolyse in der Leber und dem Skelettmuskel sowie eine Steigerung der Lipolyse im Fettgewebe, die sich als Konzentrationszunahme nichtveresterter Fettsäuren im Plasma äußert.

Chemie

Die Hormone des Nebennierenmarks zeigen eine strukturelle Verwandtschaft zu den als Katecholen bezeichneten organischen Verbindungen. Aus diesem Grund werden sie auch **Catecholamine** genannt.
80% der Catecholamine im Nebennierenmark bestehen aus **Adrenalin**, dessen Konzentration im Nebennierenmark 1–3 mg/g Gewebe beträgt. Abb. 37.1 zeigt die chemische Struktur des Adrenalins. Natürlicherweise kommt das L-Isomere vor, die unnatürliche D-Form zeigt nur ein Fünfzehntel der biologischen Aktivität.
Noradrenalin ist der Neurotransmitter des sympathischen Nervensystems. Seine hohe Konzentration in sympathischen Nerven erklärt sich daraus, daß es dort sowohl synthetisiert als auch aus dem Blut aufgenommen werden kann.
Wie aus Abb. 37.1 hervorgeht, unterscheidet sich Adrenalin vom Noradrenalin lediglich dadurch, daß es eine Methylgruppe an der primären Aminogruppe der aliphatischen Seitenkette trägt.

Biosynthese und Sekretion

Sowohl im Nebennierenmark als auch in den sympathischen Neuronen verläuft der Biosyntheseweg der Catecholamine gleichartig (s. Abb. 23.9). Zunächst wird Tyrosin zu Dihydroxyphenylalanin (DOPA) umgewandelt. Die Reaktionsfolge findet im Cytoplasma statt, das Enzym Tyrosinhydroxylase wird für die Katalyse benötigt. Um die überschießende Catecholaminsekretion beim Phäochromocytom (s. S. 570) zu blockieren, werden eine Reihe von Hemmstoffen der Tyrosinhydroxylase eingesetzt (z. B. α-N-Methyl-p-Tyrosin). Auch die Nachfolgeprodukte, das Dopamin und das Noradrenalin, sind Hemmstoffe. Das Enzym kann durch eine cAMP-abhängige Proteinkinase aktiviert werden. Die Umwandlung von Dopa zu Dopamin erfolgt ebenfalls im Cytoplasma, wo sie durch eine pyridoxalphosphatabhängige **Aminosäuredecarboxylase** katalysiert wird. Dieses relativ unspezifische Enzym findet sich in hoher Aktivität im Nebennierenmark. Dopamin wird nun in Vesikel des Nebennierenmarks oder der Neuronen aufgenommen. Dort erfolgt die Umwandlung zu Catecholaminen und deren Speicherung. Diese als **chromaffine Granula** bezeichneten Vesikel enthalten die **Dopamin-β-Hydroxylase** für die Biosynthese des Noradrenalins und speziell im Nebennierenmark die **Phenylethanolamin-N-Methyltransferase**, welche für die Umwandlung von Noradrenalin zu Adrenalin verantwortlich ist. Der Methyldonator ist das S-Adenosylmethionin. Catecholamine werden als Komplex mit ATP gespeichert (etwa 4 mol Catecholamin/mol ATP). Zusätzlich finden sich im Komplex eine Reihe schlecht charakterisierter Proteine, der **Chromogranine**. Durch eine calciumabhängige Exocytose kommt es zur Abgabe des Vesikelinhalts, wobei die einzelnen Bestandteile proportional zu ihrer Konzentration im Vesikel abgegeben werden. Die Freisetzung wird durch β-adrenerge Stimulierung ausgelöst und durch α-adrenerge Stimulierung gehemmt. In den Zielgeweben oder der Leber kommt es zur Metabolisierung der sezernierten Catecholamine. Speziell im Fall des Noradrenalins können diese allerdings auch im Verlauf eines energieabhängigen Prozesses in die neuronalen Vesikel rückresorbiert werden.
Catecholamine können die Blut-Hirn-Schranke nicht passieren. Das im Zentralnervensystem vorkommende Noradrenalin muß also dort synthetisiert worden sein. Es entsteht aus seinem Vorläufer, dem L-Dopa, für welches die Blut-Hirn-Schranke keine Barriere darstellt. Aus diesem Grund kann bei der Parkinson-Erkrankung L-Dopa für eine Steigerung der Catecholaminbiosynthese im Gehirn benutzt werden.
Bei Injektion von radioaktiv markiertem Adrenalin werden nur etwa 5% des injizierten Hormons von Versuchstieren unverändert mit dem Urin ausgeschieden. Der größte Teil wird metabolisiert, wobei Methylierungen an phenolischen Gruppen oder Oxidationen der Seitenkette stattfinden (Abb. 37.1). Die wichtigsten Enzyme bei dieser Metabolisierung sind die **Monoaminoxidase** für die oxidativen Reaktio-

nen sowie die **Catechol-O-Methyltransferase** (COMT) für die Methylierungen. Die Monoaminoxidase ist ein mitochondriales Enzym, welches in einer Reihe von Isoenzymen vorkommt. Aufgrund ihrer breiten Spezifität sind diese zur Seitenkettenoxidation bei einer Vielzahl von Catecholen imstande. Die Catechol-O-Methyltransferase katalysiert außerordentlich rasch die Inaktivierung von Catecholaminen durch Methylierung der Hydroxylgruppe in Position 3. Das Enzym ist magnesiumabhängig und kommt im Cytosol vor. Eine Reihe von Catecholaminzwischenprodukten können von ihm mit Hilfe von S-Adenosylmethionin als Methyldonor methyliert werden. Die Monoaminoxidase und die Catechol-O-Methyltransferase sind zwar in den meisten Geweben nachweisbar, entwickeln jedoch ihre höchste Aktivität in der Leber. Deswegen muß angenommen werden, daß sie das wichtigste Organ für den Abbau von Catecholaminen darstellt.

Die Startreaktion beim Stoffwechsel der Catecholamine ist entweder die Einführung der Methoxygruppe oder aber die Oxidation der Seitenkette. Welche Reaktion zuerst stattfindet, hängt von noch nicht genau bekannten Umständen ab. Da beide Enzyme im wesentlichen in der Leber vorkommen, ist das entstehende Endprodukt unabhängig von der Reihenfolge immer das gleiche.

Der Hauptmetabolit des Adrenalins und des Noradrenalins ist die im Urin ausgeschiedene **4-Hydroxy-3-Methoxymandelsäure**. Diese Verbindung wird auch als **Vanillinmandelsäure** bezeichnet (Abb. 37.1). Andere im Urin vorkommende Metabolite sind das 3-Methoxyadrenalin (Metanephrin) und das 4-Hydroxy-3-Methoxyphenylglykol. Die genannten Verbindungen werden darüber hinaus i. allg. als Konjugate mit Sulfat oder Glucuronsäure ausgeschieden.

Regulation des Catecholaminspiegels im Blut

Wieviel an aktivem Catecholamin in den Körperflüssigkeiten vorkommt, wird durch Kontrolle der Biosynthese, der Sekretion, der Wiederverwertung und des Abbaus geregelt. Catecholamine sind allosterische Inhibitoren ihrer eigenen Biosynthese, wobei sie an der Tyrosinhydroxylase angreifen. So kommt es bei rascher Mobilisierung von Catecholaminen zu einer Reduktion ihrer Biosynthese. Während prolongiertem Streß, Nahrungsaufnahme, β-adrenerger Stimulierung, hypophysärer Überaktivität, bzw. bei Behandlung mit ACTH oder Corticosteroiden, nimmt die Aktivität der für die Catecholaminbiosynthese verantwortlichen Enzyme zu. Besonders stimulieren Glucocorticoide aus der benachbarten Nebennierenrinde die Phenylethanolamin-N-Methyltransferase als dem letzten Enzym der Adrenalinbiosynthese. Catecholaminsekretion durch Exocytose steht unter cholinerger Kontrolle, wobei dem **Acetylcholin** eine besondere Rolle zufällt. Diese cholinerge Stimulierung steht unter direkter Kontrolle des Hypothalamus, wobei Streßsituationen eine besondere Rolle spielen.

Eine Reihe von den Catecholaminen strukturanalogen Verbindungen können in den verschiedensten Geweben an den Orten gespeichert werden, die normalerweise für die Catecholaminspeicherung verantwortlich sind. Häufig haben derartige Strukturanaloge eine reduzierte biologische Aktivität und werden infolgedessen auch als „**falsche Neurotransmitter**" bezeichnet. Sie verhindern entweder die Biosynthese oder die Speicherung echter Catecholamine und können darüber hinaus während normaler sympathischer Stimulierung freigesetzt werden. Aus diesem Grund können derartige Verbindungen auch klinisch verwendet werden, wenn die Freisetzung aktiver Catecholamine reduziert werden soll. Ein Beispiel hierfür ist die Behandlung der **Hypertension**. Derartige falsche Transmitter sind beispielsweise das **β-Hydroxytyramin, α-Methylnoradrenalin** und **Metaraminol**. Sie entstehen durch Gabe von Tyramin, α-Methyldopa, α-Methyltyrosin oder Metaraminol.

Wirkungsmechanismus der Catecholamine

Adrenalin bindet sowohl an β- als auch an α-adrenerge Receptoren vieler Gewebe, darunter auch einiger endokriner Drüsen (s. Tabelle 37.1 und Abb. 37.2). Die über β-Receptoren vermittelten Effekte gehen immer mit einem Anstieg der Adenylatcyclaseaktivität und damit gesteigerter cAMP-Produktion einher. Dies führt in den Zielzellen zu einer Aktivierung der cAMP-abhängigen Proteinkinase und daran anschließend zu einer gesteigerten Bildung phosphorylierter Enzyme (Abb. 37.2). Diese gesteigerte

Tabelle 37.1. Einwirkung von Catecholaminen auf die Sekretion von Hormonen. [Nach Young LB, Landsberg L (1977) Catecholamines and regulation of hormone secretion. Clin Endocrinol Metab 6: 657]

Endokrines Organ	Hormon	Effekt	Rezeptor	Rückgekoppelt durch
Pankreas-Inseln				
A-Zellen	Glucagon	↑	β_2	Plasmasubstratspiegel
B-Zellen	Insulin	↓	α	Plasmasubstratspiegel
Schilddrüse				
Follikel	Thyroxin	↑	β_2	TSH
C-Zellen	Calcitonin	↑	β	Ionisiertes Calcium, Plasma
Parathyreoidea	Parathormon	↑	β_1	Ionisiertes Calcium, Plasma
Nieren				
Juxtaglomerulärer Apparat	Renin	↑	β_2	Natrium, distaler Tubulus
Unbekannt	Erythropoietin	↑	β_2	Arterieller pO_2
Gastrisches Antrum und Duodenum; G-Zellen	Gastrin	↑	β	pH, Magenlumen

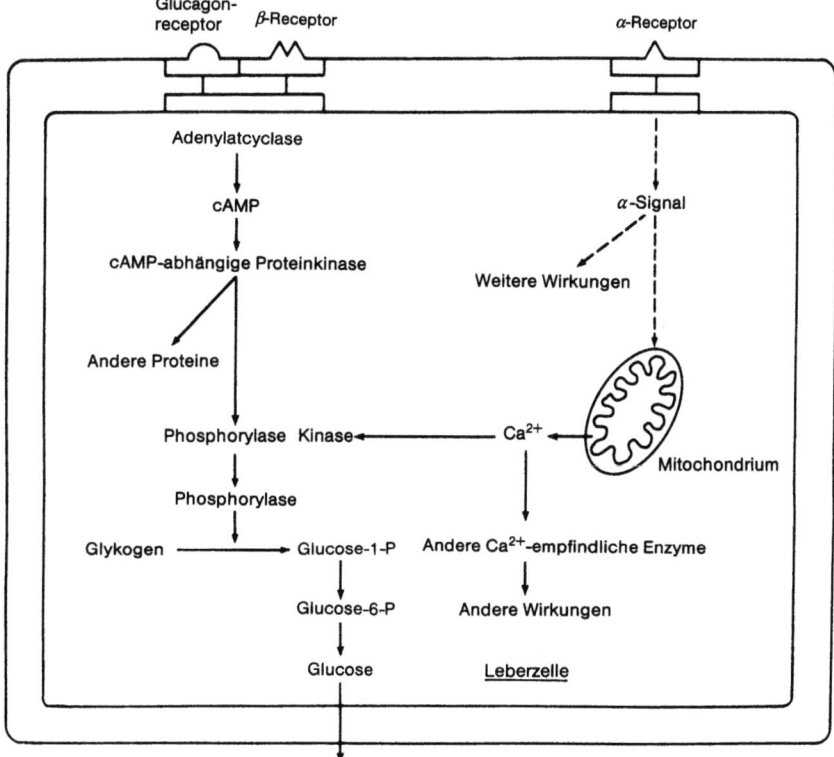

Abb. 37.2. Mechanismen, über die α-adrenerge und β-adrenerge Stimuli zur Glykogenolyse und anderen Stoffwechseländerungen in der Leberzelle führen können. [Nach Exton JH (1980) Mechanisms involved in α-adrenergic phenomena: Role of calcium ions in actions of catecholamines in liver and other tissues. Am J Physiol 238: E3]

Enzymphosphorylierung ist in der Tat für viele biochemische Effekte des Adrenalins verantwortlich. In der Muskulatur, in geringem Ausmaß auch in der Leber, stimuliert Adrenalin den Glykogenabbau, da die aktivierte Proteinkinase über die Phosphorylasekaskade zu einer Aktivierung der Glykogenphosphorylase führt (s. Abb. 15.8). Die gleichzeitig erfolgende Phosphorylierung der Glykogensynthase führt zu einem Abschalten der Glykogenbiosynthese. Beim arbeitenden Muskel führt dies zu einer gesteigerten Lactatabgabe in das Plasma.

Am Herzmuskel führt Adrenalin zu einer Erhöhung der Herzleistung (inotroper Effekt), welcher ebenfalls mit erhöhten cAMP-Spiegeln einhergeht.

In ähnlicher Weise wirkt Adrenalin über eine Steigerung der cAMP-Produktion auch am Fettgewebe. Dies hat eine gesteigerte Phosphorylierung und Aktivierung der Fettgewebslipase zur Folge und resultiert damit in gesteigerter Lipolyse und Fettsäureabgabe.

Am Pankreas hemmt Adrenalin direkt die Insulinfreisetzung. Im wesentlichen dient Adrenalin als Notfallshormon. Es mobilisiert Fettsäuren, die als Substrat für die Muskulatur dienen, es mobilisiert Glucose durch Steigerung der Glykogenolyse und Gluconeogenese der Leber, es führt zu einer Verminderung der Glucoseaufnahme in der Muskulatur sowie zu einer Verminderung der Insulinkonzentration im Serum. Hierdurch wird verhindert, daß Glucose durch periphere Gewebe aufgenommen wird und gewährleistet, daß sie für das Zentralnervensystem zur Verfügung steht.

Im Vergleich zur Wirkung verwandter Catechole auf das Herz-Kreislauf-System sowie die Lungen werden die adrenergen Effekte eingeteilt. Typische durch Noradrenalin vermittelte Effekte, wie die Venenconstriction, werden als **α-adrenerg** bezeichnet. Typische Adrenalineffekte, wie die gesteigerte Herzfrequenz und die Kontraktilität, wurden als **β-adrenerge** Phänomene bezeichnet. Auch Fettsäuremobilisation und Glykogenolyse sind Stoffwechselreaktionen des β-Typs. Dies wird jedenfalls aus der Tatsache geschlossen, daß sie durch β-adrenerge Pharmaka, wie beispielsweise das Isoproterenol, imitiert werden können. Offensichtlich werden alle β-adrenergen Effekte durch cAMP vermittelt. Über das molekulare Zustandekommen α-adrenerger Effekte weiß man weniger gut Bescheid. Gelegentlich scheinen sie mit einer Verminderung der cAMP-Konzentration einherzugehen und produzieren aus diesem Grund Effekte, die der β-adrenergen Stimulierung entgegengesetzt sind. Adrenalin kann beide adrenergen Antworten vermitteln. Es hängt von der relativen Empfindlichkeit der α- bzw. β-Receptoren ab, wie ein gegebenes Gewebe auf Adrenalin reagiert.

In kleinen Konzentrationen wirkt Noradrenalin hauptsächlich, allerdings nicht ausschließlich, über α-Receptoren. Diese zeigen i. allg. keine Beziehung zum cAMP-System, stehen jedoch mit intracellulären Calciumverschiebungen in Beziehung (Abb. 37.2). Dies führt möglicherweise zur Aktivierung cAMP-unabhängiger Proteinkinasen und zu Effekten, die denen bei β-adrenerger Stimulierung ähneln. Durch Änderungen der Calciumverteilung läßt sich möglicherweise auch verstehen, daß α- bzw. β-adrenerge Wirkungen gelegentlich entgegengesetzt sind.

Chromaffine Tumoren des Nebennierenmarks führen zum sog. **Phäochromocytom.** Ein wichtiges Symptom dieser Erkrankung ist eine Erhöhung des Blutdrucks. Da die Tumoren i. allg. einen wesentlich höheren Noradrenalingehalt haben als im normalen Nebennierenmark, wird vermutet, daß die Blutdruckerhöhung auf eine gesteigerte Noradrenalinabgabe des Tumors zurückgeht.

Nebennieren: Nebennierenrinde

Im Gegensatz zum Nebennierenmark ist die Nebennierenrinde zur Erhaltung des Lebens absolut notwendig. Entwicklungsgeschichtlich entsteht sie aus einem ganz anderen Gewebe als das Nebennierenmark.

Die Nebennierenrinde produziert eine Reihe von **Steroidhormonen.** Interessanterweise gehören auch die Sexualhormone zu den Steroidhormonen und unterscheiden sich nicht grundsätzlich von den in der Nebennierenrinde erzeugten Steroidhormonen.

Allgemeine Funktionen der Nebennierenrindenhormone

Die Steroidhormone der Nebennierenrinde können in 3 Gruppen mit jeweils charakteristischen Aufgaben eingeteilt werden:

1. Die **Glucocorticoide,** welche primär in den Stoffwechsel von Proteinen, Kohlenhydraten und Lipiden eingreifen. Sie werden in der Zona fasciculata synthetisiert.

2. Die **Mineralocorticoide** entstehen in der Zona glomerulosa und beeinflussen den Elektrolyttransport und die Wasserverteilung in den Geweben.

3. Die **Androgene** und **Östrogene** der Nebennierenrinde, welche in spezifischen Zielgeweben die Prägung sekundärer Geschlechtsmerkmale veranlassen, werden in der Zona fasciculata und der Zona reticularis synthetisiert.

Allgemeiner Wirkungsmechanismus

Alle Steroidhormone werden von den Zielzellen aufgenommen. Ihr Wirkort ist primär der Zellkern, ihr Effekt eine Änderung der RNS- und Proteinbiosynthese. Der erste Schritt ihres Wirkungsmechanismus erfolgt innerhalb weniger Minuten (Abb. 35.2). Er besteht in der Bindung des Steroidhormons an cytosolische Receptorproteine. Diese Receptorproteine mit einem Molekulargewicht von 30000–50000 haben eine hohe Affinität für Steroidhormone und zeigen vergleichsweise hohe Spezifität. Unter einer Reihe physiologischer Umstände können die Receptorkonzentrationen für die Wirkung eines gegebenen Steroidhormons geschwindigkeitsbestimmend werden. Der Steroidhormonreceptorkomplex tritt in den Zellkern ein und bindet reversibel an spezifische Bindungsstellen des Chromatins. Die Bindung des Steroidhormons an seinen Receptor führt zu einer Umstrukturierung des Receptors und damit zu einer höheren Affinität für die Bindungsorte im Chromatin. Eine Reihe von Analogen natürlicher Steroidhormone bindet zwar fest an das Receptorprotein, ist aber nicht imstande, den richtigen Steroidhormonreceptorkomplex auszubilden. Derartige Hormone führen zu sehr schwachen Hormoneffekten (partielle Agonisten) oder sind gar wirkungslos (Antagonisten). Ihre antagonistische Wirkung kommt besonders dann zum Tragen, wenn sie die Bindung des nativen aktiven Steroidhormons an den Receptor verhindern und damit als Inhibitoren wirken. Wahrscheinlich sind die im Chromatin lokalisierten Bindungsstellen für den Steroidreceptorkomplex auf der DNS selber lokalisiert. Aus neuesten Experimenten geht jedenfalls hervor, daß sie sich in 5'-Richtung derjenigen DNS-Struktur befinden, die für spezifische Proteine codiert. Ein einzelnes Steroidhormon kann die Biosynthese verschiedener Proteine in verschiedenen Zelltypen induzieren, obwohl die cytosolischen Steroidhormonreceptorkomplexe identisch sind. Eine mögliche Erklärung hierfür ist, daß während der Zelldifferenzierung die Verfügbarkeit spezifischer Bindungsorte auf der DNS für den Steroidhormonreceptorkomplex modifiziert werden. Auf diese Weise kann die Biosynthese spezifischer RNS und letztendlich die Biosynthese spezifischer cellulärer Proteine oder Enzyme reguliert werden (s. Kap. 31). Auf jeden Fall sind es Änderungen der Enzymmenge in einer Zelle, die letztendlich für die Wirkung der Steroidhormone verantwortlich sind. Da hierfür Änderungen der RNS- und Proteinbiosynthese notwendig sind, werden mindestens 30 min benötigt, bis ein Steroidhormoneffekt am geänderten Stoffwechsel der Zielzelle nachgewiesen werden kann. Corticoidhormoneffekte können durch Hemmung der RNS- bzw. Proteinbiosynthese verhindert werden.

In hohen Konzentrationen sind Steroidhormone auch unter Umgehung spezifischer Receptoren zu einer Änderung von Membranen oder Enzymaktivitäten imstande.

Tabelle 37.2. Nomenklatur der Steroide

Präfix	Suffix	Chemische Bedeutung
allo-		Transkonfiguration des A- und B-Rings (im Gegensatz zur cis-Konfiguration)
epi-		Konfiguration unterscheidet sich von der Ausgangsverbindung nur in einem C-Atom
	-an	Gesättigtes C-Atom
	-en	Eine einzelne Doppelbindung in der Ringstruktur
hydroxy- dihydroxy- etc	-ol, -diol etc	Alkohole
oxo-	-on, -dion	Ketone
dehydro		Umwandlung einer -C-OH zu einer -C=O-Gruppe durch Verlust von 2 Wasserstoffatomen
dihydro		Addition von 2 Wasserstoffatomen
cis		Anordnung zweier Gruppen in derselben Ebene
trans		Anordnung von zwei Gruppen in gegenüberliegenden Ebenen
α		Trans-Position zum 19-Methyl
β		cis-Position zum 19-Methyl
nor		Ein C-Atom in einer Seitenkette weniger als in der Ausgangsverbindung (z. B. 19-Nor bedeutet, daß die das C-Atom 19 tragende Methylgruppe eines Steroids entfernt wurde)

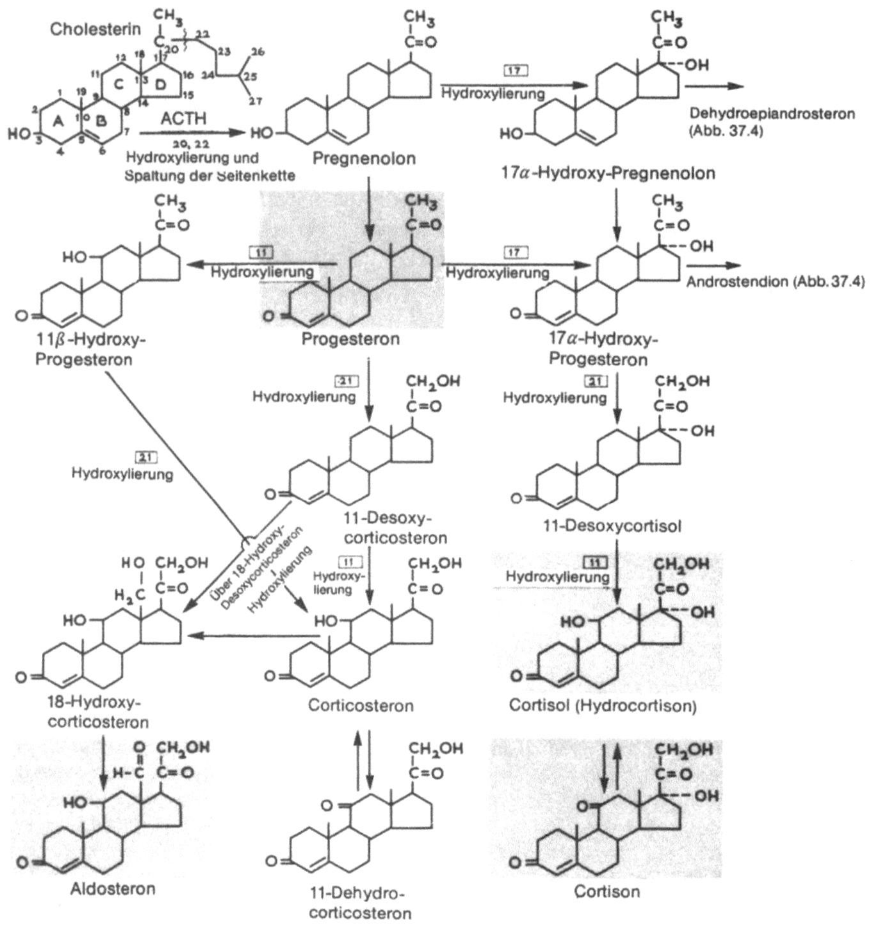

Abb. 37.3. Biosynthese von Nebennierenrindencorticosteroiden. Schraffierte Verbindungen stellen die mengenmäßig wichtigsten Steroide dar

Allgemeine Chemie der Steroidhormone

Alle Steroidhormone verfügen über einen Cyclopentanoperhydrophenanthrenring, dessen C-Atome entsprechend den Angaben in Abb. 37.3 numeriert werden.

Steroide zeigen eine Reihe von stereoisomeren Formen:

1. Die Ringe A und B können entweder in trans- oder in cis-Konfiguration verknüpft sein. Eine Ausnahme hiervon machen die Östrogene, da sie einen aromatisierten Ring A tragen.
2. Wasserstoffatome oder andere Gruppen können sich entweder oberhalb (β-) oder unterhalb (α-) der Ringebene befinden. Die β-Orientierung wird nach Konvention all den Gruppen zugesprochen, die sich in derselben Ebene wie die Methylgruppe mit dem C-Atom 19 befinden. In der Strukturformel wird sie mit durchgezogenen Linien dargestellt. Die α-Orientierung wird dementsprechend durch gepunktete Linien dargestellt. Bei den natürlichen Steroiden befinden sich die Ketten am C-Atom 17 sowie die Substituenten am C-Atom 11 immer in der β-Konfiguration. Tabelle 37.2 faßt einige allgemeine Ausdrücke der Steroidnomenklatur zusammen.

Aus der Nebenniere wurden bis heute etwa 50 verschiedene Steroide isoliert, allerdings haben nur wenige von ihnen physiologische Aktivität. Die wichtigsten sind **Cortison, Cortisol (17-Hydroxycorticosteron), Aldosteron** und die beiden Androgene **Androstendion** (Androst-4-en-3,17-dion) und **Dehydroepiandrosteron** (Abb. 37.3 und 37.4). Von der Menge her ist Cortisol

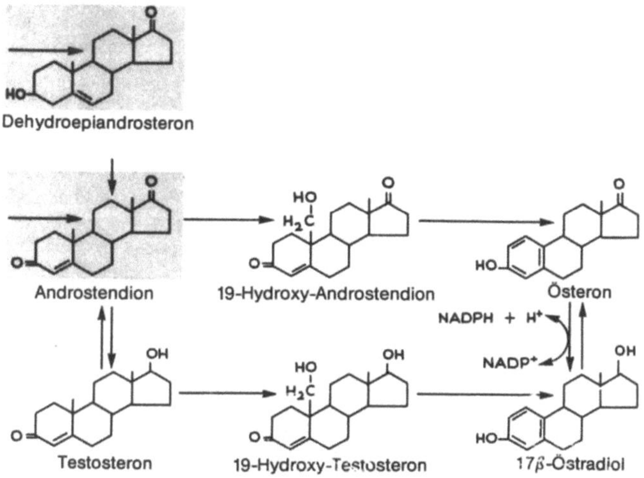

Abb. 37.4. Biosynthese von Androgenen und Östrogenen. Schraffierte Verbindungen kommen in der Nebennierenrinde vor

das wichtigste Nebennierenrindenhormon im menschlichen Plasma.

Biosynthese der Nebennierenrindenhormone
(s. Abb. 37.3 und 37.4)

Der primäre Präkursor für die Biosynthese aller Steroide ist die Essigsäure. Zunächst wird aus ihr Cholesterin synthetisiert, aus dem nach Verkürzung der Seitenkette und Oxidation das Δ^5-Pregnenolon entsteht. Pregnenolon ist das „Ursteroid", aus dem alle anderen Steroidhormone entstehen. Die Nebennierenrinde enthält relativ große Mengen Cholesterin, i. allg. in Form der Cholesterinester. Es entsteht z. T. aus der De-Novo-Synthese, z. T. auch aus dem im Blut aufgenommenen Cholesterin. Für die Steroidhormonbiosynthese ist die Umwandlung von Cholesterinestern zu freiem Cholesterin ein notwendiger Schritt, welcher durch ACTH reguliert wird (s. S. 608).

Im Cytosol wird Pregnenolon durch eine Dehydrogenase zu Progesteron oder zu 17-Hydroxypregnenolon durch eine 17-Hydroxylase umgewandelt. Wie aus den Abb. 37.3 bzw. 37.4 hervorgeht, können diese beiden Steroide im endoplasmatischen Reticulum bzw. den Mitochondrien in eine Reihe von aktiven Hormonen umgewandelt werden. Notwendig sind hierfür spezifische Oxigenasen und Dehydrogenasen, welche molekularen Sauerstoff bzw. NADPH benötigen. Als Resultat dieses „konzertierten enzymatischen Angriffs" entstehen Hydroxyl- oder Ketogruppen an den C-Atomen 11, 17 oder 21.

Eine **Hydroxylierung am C-Atom 21** ist notwendig, damit ein Steroidhormon **Glucocorticoid- bzw. Mineralocorticoidaktivität** zeigt. Steroidhormone, die über eine zusätzliche **OH-Gruppe am C-Atom 17** verfügen, zeigen **größere Glucocorticoid-** und geringere Mineralocorticoidwirksamkeit. Die beiden wichtigsten Glucocorticoide sind das **Cortisol** und das **Corticosteron**. Beim Menschen und bei Fischen überwiegt Cortisol, bei Nagern ist Corticosteron das wichtigste Glucocorticoid.

Das wirksamste Mineralocorticoid ist das **Aldosteron**. Für seine Biosynthese ist eine spezifische **18-Hydroxylierung** erforderlich (Abb. 37.3). Im Gegensatz zu den meisten anderen Hydroxylasereaktionen, deren Aktivität über die gesamte Nebennierenrinde verteilt ist, findet sich die 18-Hydroxylase ausschließlich in der Zona glomerulosa unterhalb der Nebennierenrindenkapsel. Aus diesem Grund kann nur dort eine Aldosteronbiosynthese erfolgen.

Aldosteron hat die gleiche Struktur wie **Corticosteron**, außer daß die Methylgruppe in Position 18 durch eine Aldehydgruppierung ersetzt ist. Desoxycorticosteron ist offensichtlich ein Vorläufer sowohl von Aldosteron als auch von Corticosteron.

11-Desoxycorticosteron zeigt nur 4% der Mineralocorticoidaktivität wie Aldosteron. Es kann jedoch relativ einfach synthetisch hergestellt werden und findet für die Mineralocorticoidsubstitution klinische Verwendung.

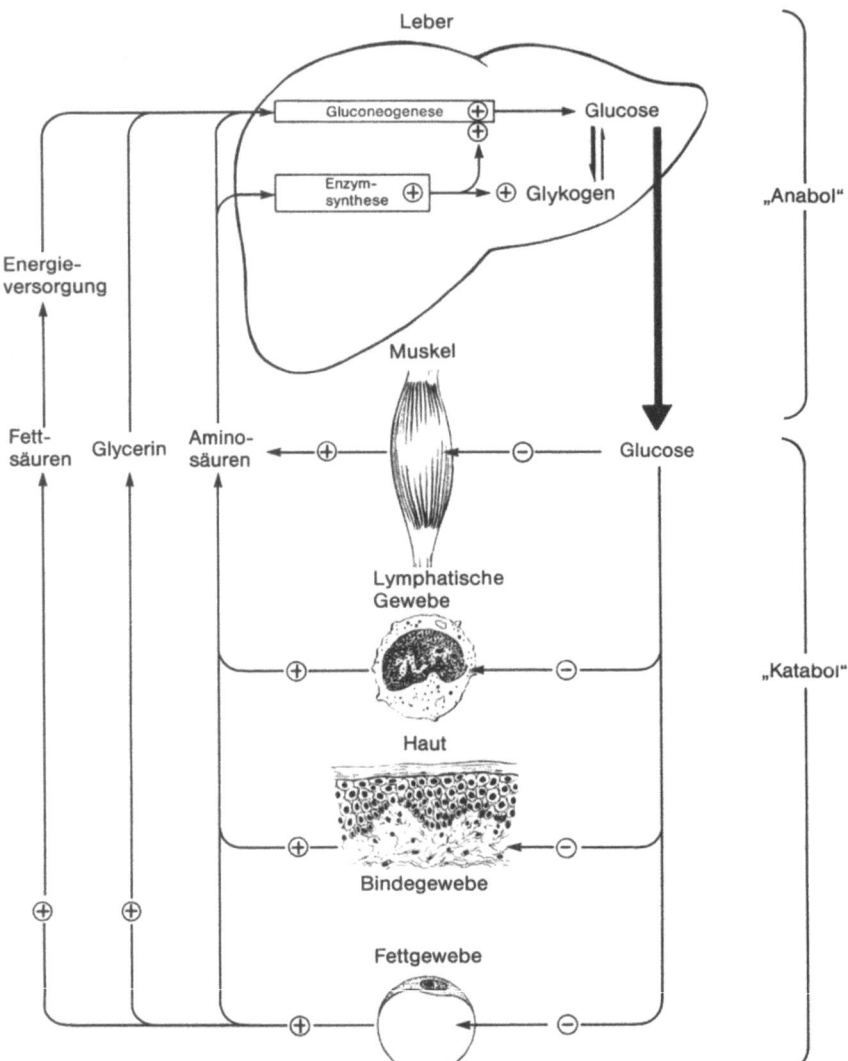

Abb. 37.5. Wirkung von Glucocorticoiden auf den Kohlenhydrat-, Lipid- und Proteinstoffwechsel. Pfeile geben den allgemeinen Substratfluß als Antwort auf katabole und anabole Wirkungen von Glucocorticoiden an, wenn diese nicht durch andere Hormone beeinflußt werden. Die gesteigerte Gluconeogenese in den Nieren ist nicht dargestellt. Plus oder minus steht für Stimulierung oder Hemmung. [Nach Baxter JD, Forsham PH (1972) Tissue effects of glucocorticoids. Am J Med 53: 573]

Das wichtigste Androgen der Nebennierenrinde ist das **Dehydroepiandrosteron.** Es entsteht durch Abspaltung der Seitenkette aus 17-Hydroxypregnenolon. Die relativ geringen Mengen von Nebennierenrindenöstrogenen entstehen aus Testosteron, das seinerseits aus Dehydroepiandrosteron oder 17-Hydroxyprogesteron gebildet wird. In der Nebennierenrinde sind Sulfatkonjugate einiger Steroide, besonders aber des Androgens Dehydroepiandrosteron gefunden worden. Offensichtlich werden bei der Biosynthese einiger Steroidhormone auch Sulfatkonjugate als Zwischenprodukte benutzt.

Stoffwechselwirkungen (s. Abb. 37.5)

Glucocorticoide

Glucocorticoide, besonders Cortisol, wirken wie andere Steroide durch eine Änderung der RNS- und Proteinbiosynthese in vielen Zielgeweben (s. S. 550 sowie Abb. 35.2). Obwohl Einzelheiten noch nicht aufgeklärt sind, wirkt der Glucocorticoidreceptorkomplex auf das Kernchromatin und die DNS, wobei hochselektiv die Biosynthese spezifischer Enzyme beeinflußt wird. Eine der betroffenen mRNS ist diejenige für die RNS-Polymerase I. Aus diesem Grund kann es unter der Wirkung von Glucocorticoiden auch zu einer allgemeinen Steigerung der Proteinbiosynthese kommen. Abb. 37.5 faßt die unter Glucocorticoidwirkung auftretenden Änderungen von Stoffwechselprozessen zusammen. Man beachte dabei, daß viele der Wirkungen von Glucocorticoiden insulinantagonistisch sind. Glucocorticoide führen zu einer Zunahme der Blutkonzentrationen von Glucose, Fettsäuren und Aminosäuren.

In den extrahepatischen Geweben (Muskulatur, Fettgewebe, lymphatisches Gewebe) wirken Glucocorticoide katabol. Sie sparen Glucose ein, da Glucoseaufnahme und Glykolyse gehemmt werden. Darüber hinaus kommt es zu einer Verminderung der Proteinbiosynthese und einer Steigerung des Proteinabbaus. Letztere findet besonders in der Muskulatur statt, wo beträchtliche Mengen aktiven Gewebes verlorengehen können. Im Fettgewebe steigern Glucocorticoide die Lipolyse. Die Hemmung des Glucosestoffwechsels in diesem Gewebe führt zu einer Abnahme des verfügbaren α-Glycerophosphats und damit zu einer Hemmung der Triacylglycerinbiosynthese.

Im Gegensatz dazu findet sich in der Leber unter der Einwirkung von Glucocorticoiden eine Steigerung aller Vorgänge, die mit dem Umsatz von Aminosäuren verknüpft sind. Proteinbiosynthese, Gluconeogenese, Glykogenbiosynthese, der Abbau von Aminosäuren zu CO_2 und Harnstoff sind gesteigert. Speziell die Steigerung der Gluconeogenese der Leber wird durch Glycerin, Fettsäuren und Aminosäuren hervorgerufen, die durch Einwirkung von Glucocorticoiden aus den peripheren Geweben mobilisiert werden (Abb. 37.5).

Im besonderen führen Glucocorticoide zur Induktion derjenigen Leberenzyme, die am Aminosäurestoffwechsel beteiligt sind. Dies betrifft z. B. die Alanin-α-Ketoglutarat- und die Tyrosintransaminasen, aber auch die am Tryptophanstoffwechsel beteiligte Tryptophanpyrrolase. Die Schlüsselenzyme für die Gluconeogenese (Pyruvatcarboxylase, Phosphoenolpyruvatcarboxykinase, Fructose-1,6-Bisphosphatase und Glucose-6-Phosphatase) werden ebenfalls induziert. Besonders die Induktion der Pyruvatcarboxylase führt darüber hinaus zu einer gesteigerten Fixierung von CO_2 in Glucose. Die Zunahme der Glucose-, Glykogen- und Proteinbiosynthese in der Leber weist auf eine wichtige Stoffwechselwirkung von Glucocorticoiden hin, die jedoch an die gesteigerte Verfügbarkeit von Aminosäuren geknüpft ist. Allerdings entsteht unter Einwirkung von Glucocorticoiden mehr Glucose in der Leber als der gesteigerten Aminosäureverfügbarkeit entspricht. Möglicherweise spielen auch Lactat und Glycerin aus Muskulatur bzw. Fettgewebe eine wichtige Rolle für die hepatische Glucosebiosynthese. Sie kann besonders bei längerer Behandlung mit Glucocorticoiden zu einer permanenten Hyperglykämie und dem Krankheitsbild des sog. **Steroiddiabetes** führen.

Glucocorticoide haben relativ wenig Wirkung auf die Herzmuskulatur, das Gehirn und die Erythrocyten. Von besonderem medizinischem Interesse sind eine Reihe weiterer Effekte:

1. Entzündungshemmende Effekte. In hohen Konzentrationen hemmen Glucocorticoide die cellulären Schutzmechanismen und verlangsamen besonders die Wanderung von Leukocyten in Verletzungsgebiete. Ein Teil der entzündungshemmenden Wirkung kann auch darauf zurückzuführen sein, daß Cortisol die Biosynthese und Sekretion spezifischer Prostaglandine hemmt (s. S. 247).

2. Immunsuppressive Wirkungen. Cortisol unterdrückt die mit Infektionen, Allergien und Anaphylaxien einhergehenden Immunantworten. So besteht ein wichtiges Indikationsgebiet für eine Glucocorticoidtherapie in der Unterdrückung der Antikörperbildung nach einer Organtransplantation. Der Wirkort der Glucocorticoide sind dabei die T-Lymphocyten.

3. Effekte auf die exokrine Sekretion. Chronische Behandlung mit Glucocorticoiden führt zu einer gesteigerten Salzsäure- und Pepsinogensekretion des Magens sowie einer Steigerung der Trypsinogensekretion des Pankreas. Dies kann zur Bildung von gastrointestinalen Geschwüren führen.

4. Wirkungen auf das Skelett. Glucocorticoide reduzieren die Osteoidmatrix des Knochens und führen damit zur Osteoporose und Calciumverlusten aus dem Organismus. Klinisch ist eine der Hauptkomplikationen bei längerer Behandlung mit Glucocorticoiden die Osteoporose.

5. Wirkungen auf cAMP. In einigen Geweben führen Glucocorticoide zu einer Abnahme der Phosphodiesteraseaktivität und aus diesem Grund zu einer Zunahme des cAMP-Spiegels. Es erscheint jedoch fraglich, ob dies ein primärer Effekt der Glucocorticoide ist, da ihr Wirkort der Zellkern ist. Immerhin haben cAMP und Glucocorticoide nahezu in allen Geweben sehr ähnliche Effekte (z. B. gesteigerter Proteinstoffwechsel, Lipolyse, Gluconeogenese).

6. Wirkung auf das Surfactant der Lungen. Glucocorticoide steigern die Bildung von Surfactant in der Lunge und werden aus diesem Grund für die Behandlung von Atmungsstörungen bei unreifen Neugeborenen eingesetzt.

Mineralocorticoide

Mit Ausnahme der Androgene sind alle Corticosteroidhormone imstande, die renal tubuläre Reabsorption von Natrium und Chlorid zu steigern sowie ihre Ausscheidung über die Schweißdrüsen, die Speicheldrüsen und den Gastrointestinaltrakt zu hemmen. **Aldosteron** ist das wichtigste zirkulierende Mineralocorticoid, da es etwa 1000mal wirksamer als Cortisol und 35mal wirksamer als 11-Desoxycorticosteron ist. Die gesteigerte Natriumretention durch die Nieren geht mit gesteigerter Ausscheidung von Kalium und Magnesium einher. Nach Zufuhr von Mineralocorticoiden kommt es zu einer Zunahme des extracellulären Flüssigkeitsvolumens. Darüber hinaus findet sich eine Zunahme des Blutvolumens, was zusammen zur Hypertension führt.

Wie die anderen Nebennierenrindensteroide wirkt auch Aldosteron primär auf der Ebene des Zellkerns (s. Abb. 35.2). Mit Hilfe eines spezifischen cytosolischen Receptors steigert es die Biosynthese spezifischer RNS und damit spezifischer Enzyme oder Proteine. Die vergleichsweise lange Latenzzeit bis zum Eintritt der Mineralocorticoidwirkung entspricht diesem Wirkungsmechanismus.

Sexualhormone (C 19-Corticosteroide)

Die primären Androgene der Nebennierenrinde sind Dehydroepiandrosteron und Androstendion (Abb. 37.4). Gelegentlich kommt in Nebennierentumoren auch Testosteron vor.

Die Tatsache, daß Sexualhormone auch in der Nebennierenrinde gebildet werden können, erklärt warum im Urin von Kastraten immer noch Androgene nachgewiesen werden können. Ihre Wirkung besteht hauptsächlich in einem proteinanabolen Effekt; in exzessiven Mengen führen sie darüber hinaus bei weiblichen Organismen zur Maskulinisierung.

Analoge natürlicher Steroide

Synthetische Nebennierenrindenhormone sind häufig wesentlich wirksamer als die natürlichen Hormone, gelegentlich auch spezifischer (Abb. 37.6).

Ihre größere Wirksamkeit erklärt sich wahrscheinlich durch die Tatsache, daß synthetische Nebennierenrindenhormone eine größere Affinität für das cytosolische Receptorprotein zeigen.

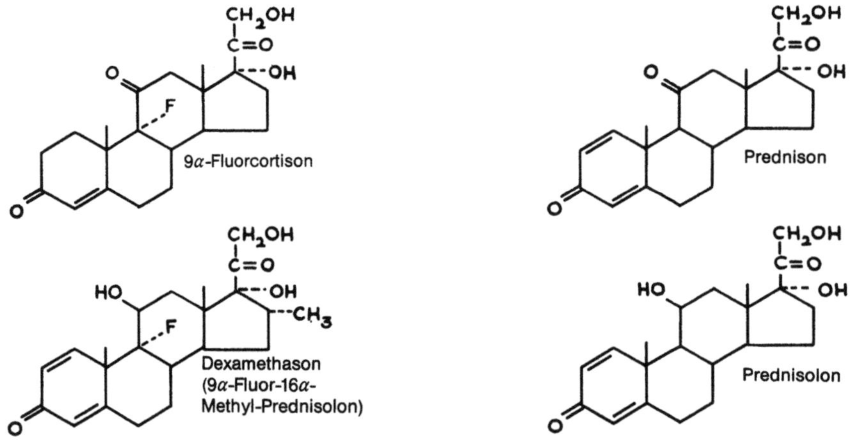

Abb. 37.6. Synthetische Nebennierenrindensteroide

Durch die Einführung eines Halogens (z. B. Fluor) in der Position 9α des Cortisons, Cortisols oder Corticosterons entstehen hochwirksame Verbindungen (Abb. 37.6). Allerdings ist ihre natriumretinierende Aktivität vergleichsweise größer als ihre entzündungshemmende Wirkung oder ihr Effekt auf den Kohlenhydratstoffwechsel. Die Einführung einer Doppelbindung zwischen den C-Atomen 1 und 2 führt zu Analogen des Cortisons und Cortisols, welche nur noch wenig Wirkung auf den Mineralstoffwechsel, jedoch eine deutliche entzündungshemmende und immunsuppressive Wirkung zeigen. Das entsprechende Analogon des Cortisons ist das Prednison, des Cortisols das Prednisolon.

Ein weiteres synthetisches Analogon des Prednisolons mit einer wesentlich ausgeprägteren entzündungshemmenden Wirkung ist das Dexamethason (9α-Fluoro-16α-Methylprednisolon). Dexamethason ist etwa 30mal wirksamer als Cortisol.

Eine Reihe synthetischer Steroidhormonanaloge wirken auch als Antagonisten, da sie den cytosolischen Receptor kompetitiv binden, jedoch keinen wirksamen Hormonreceptorkomplex bilden können. So bildet beispielsweise der Aldosteronantagonist **Spironolacton** (Aldacton) einen derartigen inaktiven Komplex aus und wird zur Behandlung des Hyperaldosteronismus verwendet. In einigen Geweben wirkt Progesteron als Glucocorticoidantagonist. Diese Tatsache erklärt die in den späten Schwangerschaftsstadien auftretende Verminderung der Cortisolempfindlichkeit verschiedener Gewebe.

**Regulation der Sekretion
von Steroidhormonen** (s. Abb. 37.7)

Die Biosynthese und Sekretion der in der Zona fasciculata gebildeten Steroidhormone (Glucocorticoide und Sexualhormone) wird durch das aus dem Hypophysenvorderlappen stammende adrenocorticotrope Hormon (ACTH) reguliert. Die ACTH-Sekretion steht wiederum unter Kontrolle durch ein sog. Corticotropin-Freisetzungshormon (corticotropin-releasing hormone, CRH) aus dem Hypothalamus (s. S. 600).

Die primäre Wirkung des ACTH besteht in einer Steigerung der Umwandlung von Cholesterinestern in freies Cholesterin, womit das wichtigste Substrat für die Steroidhormonbiosynthese bereitgestellt wird. ACTH stimuliert über spezifische Receptoren das Adenylatcyclasesystem der Zellen der Nebennierenrinde. Der hierdurch erfolgende Anstieg der cAMP-Konzentration verursacht die Aktivierung einer cAMP-abhängigen Proteinkinase, welche eine Cholesterinesterhydrolase phosphoryliert und aktiviert. An diese Freisetzung von Cholesterin schließt sich über eine Reihe oxidativer Reaktionen die Verkürzung der Seitenkette und die Bildung von Pregnenolon oder 17α-Progesteron an. Da ACTH die Biosynthese des Substrats für alle Steroidhormone der Zona fasciculata stimuliert, betrifft seine Wirkung nicht ein einziges Steroidhormon.

Es ist bis heute noch nicht bekannt, welche Bedeutung die große Menge Ascorbinsäure hat, die in der Nebennierenrinde nachgewiesen werden kann. Möglicherweise liefert Ascorbinsäure Reduktionsäquivalente für die NADPH-abhängigen Hydroxylierungen im Verlauf der Steroidhormonbiosynthese.

Die ACTH-Sekretion wird durch zirkulierende Steroidhormone im Sinne einer Rückkopplungshemmung reguliert. Beim Menschen ist dabei das Cortisol der wichtigste Regulator. Glucocorticoide senken spezifisch die mRNS-Biosynthese für ACTH in der Hypophyse. Da ACTH die Steroidhormonproduktion der Nebennierenrinde unspezifisch stimuliert, wird jeder Defekt in der Cortisolproduktion zu einer entsprechenden Überproduktion von Androgenen führen. Das hierbei entstehende Krankheitsbild ist das **adrenogenitale Syndrom** (s. unten).

ACTH hat einen relativ geringfügigen Einfluß auf die Aldosteronbiosynthese und Sekretion. Sie wird hauptsächlich durch Natriummangel, durch Kaliumzufuhr sowie durch einen Abfall des Volumens der extracellulären Flüssigkeit stimuliert. Über das Renin-Angiotensin-System kontrolliert die Niere die Aldosteronsekretion. Renin wird durch die juxtaglomerulären Zellen der Nieren sezerniert (Abb. 37.7). Diese Zellen befinden sich in der Gegend der afferenten Arteriolen der Nieren und enthalten möglicherweise Volumenreceptoren. Eine Verminderung des arteriellen Drucks und des renalen Blutflusses als Folge einer Verminderung der extracellulären Flüssigkeit steigern die Reninsekretion. Renin ist ein proteolytisches Enzym, das aus Angiotensinogen Angiotensin I

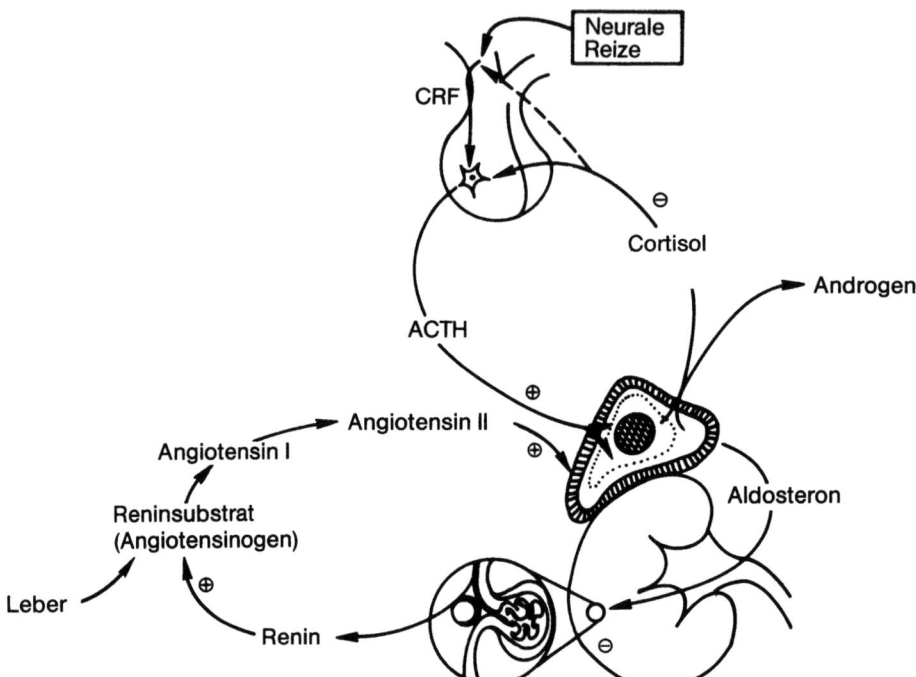

Abb. 37.7. Kontrolle der Corticosteroidsekretion der Nebennierenrinde: 1. Der hypothalamische Corticotropin-Freisetzungsfaktor *(CRF)* stimuliert die Sekretion des adrenocorticotropen Hormons der Hypophyse. Dies führt zu einer Aktivierung der Zellen der Zona fasciculata und Zona reticularis, so daß die Cortisol- und Androgensekretion ansteigt. Cortisol hemmt im Sinne einer Rückkopplungshemmung die ACTH-Freisetzung. 2. Ein Abfall des Blutdrucks in den afferenten Arteriolen der Nieren führt zu einer Reninfreisetzung aus den juxtaglomerulären Zellen. Renin wirkt auf sein Substrat (ein Serumglykoprotein), wobei es zur Freisetzung von Angiotensin I kommt, welches zu Angiotensin II umgewandelt wird. Dieses Peptid aktiviert die Aldosteronsekretion in der Zona glomerulosa. Aldosteron stimuliert die Natriumretention und Kaliumausscheidung in den renalen Tubuli, was zu einem Anstieg des Blutdrucks und einer Verminderung der Reninsekretion führt. [Nach Neelon FA (1977) Adrenal physiology and pharmacology. Urol Clin North Am 4: 179]

abspaltet. In den Lungen wird Angiotensin I zu Angiotensin II umgewandelt, welches direkt auf die aldosteronproduzierenden Zellen der Zona glomerulosa der Nebennierenrinde wirkt.

Zu einer Steigerung der Aldosteronsekretion kommt es bei einer Reihe von Erkrankungen wie Lebercirrhose, dem nephrotischen Syndrom und einigen Typen der Herzinsuffizienz. Jeder Hyperaldosteronismus führt zu einer Wasser- und Natriumretention, welche die bei diesen Erkrankungen häufig vorliegende Neigung zu Ödemen verstärkt. Der Aldosteronantagonist Spironolacton wird in derartigen Fällen als diuretisches Arzneimittel verwandt und führt zu einer Besserung der durch die Aldosteronüberproduktion verursachten Ödeme.

Transport, Stoffwechsel und Ausscheidung der Nebennierenrindensteroide

Etwa 90% des Serumcortisols wird an ein spezifisches α-Globulin, das corticosteroidbindende Globulin (CBG, Transcortin) gebunden. In dieser Form ist Cortisol inaktiv. Östrogene führen zu einer vermehrten Bildung von corticosteroidbindendem Globulin.

Eine Folge hiervon ist eine Zunahme der Gesamtcortisolmenge, obwohl die biologisch aktive Menge an freiem Cortisol normal sein kann. Progesteron ist dagegen eines der wenigen Steroide mit besonders hoher Affinität zum CBG, so daß es Cortisol aus der Bindung an das Transportprotein verdrängen kann, was zur Erhöhung der Konzentration von freiem, biologisch aktivem Cortisol führt.

Die Halbwertszeit des Cortisols beträgt etwa

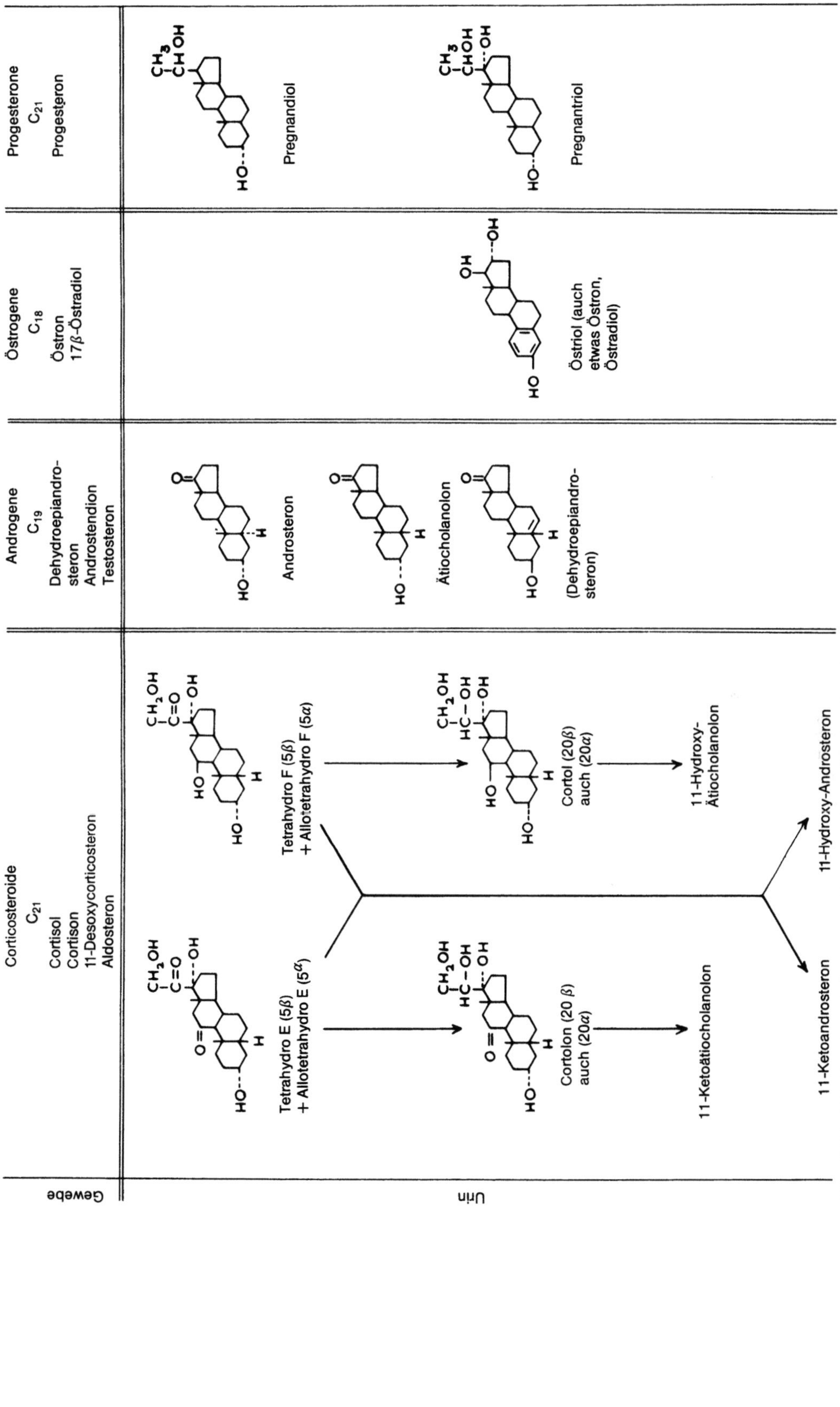

Abb. 37.8. Primäre Ausscheidungsprodukte von Steroiden (als Konjugate mit Glucuronsäure)

4 h. 70% werden mit dem Urin, 20% über die Fäzes und der Rest wahrscheinlich über die Haut ausgeschieden. Der Steroidkern wird dabei in der intakten Form eliminiert, ein Abbau zu CO_2 und Wasser läßt sich nicht nachweisen.

Corticosteroide werden in der Leber durch NADPH-abhängige Ringreduktion und Ketogruppenreduktion inaktiviert (Abb. 37.8). Die dabei entstehenden Tetrahydroderivate werden anschließend hauptsächlich mit Glucuronsäure konjugiert.

Etwa 25-50% der Steroide des Urins bestehen aus sog. sauren Steroiden mit Carboxylgruppen am C-Atom 17 bzw. 21. Die physiologische Bedeutung dieses Vorgangs ist nicht bekannt.

Sowohl freie wie auch konjugierte Corticosteroide werden über die Galle in den Intestinaltrakt ausgeschieden und z.T. wieder rückresorbiert, was zu einem enterohepatischen Kreislauf von Steroidhormonen führt.

In der Leber entstehen große Mengen von Aldosteron aus Androstendion. Sehr wahrscheinlich hat dieses Leberaldosteron keine biologische Aktivität, da es sofort durch Reduktion und Konjugation inaktiviert wird. Es trägt allerdings zu der Menge im Urin ausgeschiedenen Aldosterons bei.

Die meisten Androgene werden in Form der 17-Ketosteroide im Urin ausgeschieden (Abb. 37.8). So stammt sehr wahrscheinlich Dehydroepiandrosteron hauptsächlich von der Nierenrinde ab. Es wird ebenfalls im Urin von Männern und Frauen gefunden, seine Syntheserate wird bei einigen Fällen von Hyperadrenocortizismus enorm gesteigert.

Pathophysiologie der Nebennierenrindenhormone

Hypocortizismus

Ein Hypocortizismus tritt beim Menschen in Form einer Degeneration der Nebennierenrinde auf. Meist wird er durch eine Tuberkulose, eine perniziöse Anämie oder durch multiple endokrine Störungen verursacht. Die Krankheit wird auch als **Addison-Erkrankung** bezeichnet. Es kommt zu einer verminderten Ausscheidung von 17-Hydroxycorticoiden und Aldosteron, im Urin gehen große Mengen Natriumchlorid verloren, die Kaliumkonzentration im Serum ist erhöht, der Blutdruck erniedrigt. Es bestehen Muskelschwäche, gastrointestinale Störungen, Erniedrigung der Körpertemperatur, Neigung zu Hypoglykämien und progressive Braunfärbung der Haut. Diese Pigmentierung wird durch ACTH hervorgerufen, das beim Hypocortizismus in vermehrten Mengen gebildet wird. ACTH zeigt in hohen Konzentrationen eine ähnliche Aktivität wie das melanocytenstimulierende Hormon (MSH, s. Kap. 39).

Hypercortizismus

Eine Überfunktion der Nebennierenrinde kann durch gutartige oder bösartige Tumoren der Nebennierenrinde hervorgerufen werden. Eine andere Ursache kann eine gesteigerte Produktion von ACTH in der Hypophyse sein, welche eine Hyperplasie der Nebennierenrinde verursacht. Jeder Hypercortizismus hypophysärer Ursache wird auch als **Cushing-Erkrankung**, jeder Hypercortizismus aufgrund eines Nebennierenrindentumors als **Cushing-Syndrom** bezeichnet.

Auch die kontinuierliche Zufuhr exogener Glucocorticoide oder von ACTH führt zu der Symptomatik des Hypercortizismus. Sie besteht aus Hyperglykämie und Glucosurie, Retention von Natrium und Wasser mit Ödemen, gesteigertem Blutvolumen und Hypertension, negativer Stickstoffbilanz, Kaliumverarmung und hypokaliämischer Alkalose, Hirsutismus und Akne und schließlich einer zentripetalen Umverteilung des Körperfetts.

Eine congenitale Nebennierenrindenhyperplasie, aber auch verschiedene Nebennierenrindentumoren führen zu einer gesteigerten Produktion von Androgenen. Dadurch entsteht die congenitale virilisierende Nebennierenrindenhyperplasie und das **adrenogenitale Syndrom**. Unter dem Einfluß exzessiv gebildeter Androgene kommt es zur Ausbildung sekundärer männlicher Geschlechtsmerkmale beim weiblichen Organismus sowie zu einer frühzeitigen Maskulinisierung beim männlichen. Selten finden sich Nebennierenrindentumore, die zu einer Feminisierung von Männern führen. Meistens beruht der zugrundeliegende Defekt auf einem Fehlen der C-21-Hydroxylase. Als Konsequenz können Cortisol und Cortison nicht mehr in normalen Mengen gebildet werden, darüber hinaus ist die Produktion von Aldosteron und anderen Mineralocorticoiden beeinträchtigt.

Aldosteronismus

Ein „primärer Aldosteronismus" ist die Folge von aldosteronproduzierenden Tumoren der Nebennierenrinde. Möglicherweise besteht der primäre metabolische Defekt in einer Unfähigkeit der Nebennierenrinde zur 17-Hydroxylierung. Dies würde jedenfalls dazu führen, daß Progesteron hauptsächlich nur noch zu Aldosteron umgewandelt werden kann (Abb. 37.3). Eine niedrige Serum-Kalium-Konzentration ist ein charakteristischer Befund beim primären Hyperaldosteronismus. Eine Normalisierung des Zustandsbilds ergibt sich nach chirurgischer Entfernung des Tumors oder bei Behandlung mit dem Aldosteronantagonisten Spironolacton.

Gonaden

Testes und Ovarien liefern nicht nur Spermatozoen und befruchtungsfähige Eizellen, sondern darüber hinaus Steroidhormone, die die Ausprägung sekundärer Geschlechtsmerkmale, den Fortpflanzungscyclus und Wachstum und Entwicklung der akzessorischen Fortpflanzungsorgane mit Ausnahme der Ovarien und der Testes selbst regulieren. Darüber hinaus zeigen Sexualhormone wichtige proteinanabole Effekte.

Die Hormonproduktion in den Testes und Ovarien steht unter der Kontrolle hypophysärer tropischer Hormone, die wenigstens z. T. über eine Steigerung der Aktivität des Adenylatcyclasesystems wirken.

Männliche Sexualhormone

Das wichtigste männliche Sexualhormon ist das **Testosteron**. Es wird durch die interstitiellen Zellen (Leydig-Zellen) der Testes aus Cholesterin gebildet. Zwischenstufen sind Pregnenolon, Progesteron und Hydroxyprogesteron. Aus dem letzteren entsteht das C-19-Ketosteroid Androstendion als unmittelbarer Vorläufer des Testosterons. Durch einen alternativen Syntheseweg über Hydroxypregnenolon und Dehydroepiandrosteron kann Androstendion entstehen. Auch eine direkte Umwandlung von Dehydroepiandrosteron zu Testosteron ist beschrieben worden. Hierbei wird Dehydroepiandrosteron zunächst zum 17-Hydroxyderivat reduziert und danach zu Testosteron umgewandelt. Die entsprechenden Reaktionen sind in den Abb. 37.3 und 37.4 dargestellt, sie dienen auch der Biosynthese von Nebennierenrindenandrogenen.

Dehydroepiandrosteron (DHA) und 4-Androstendion sind relativ schwache Androgene, die sowohl in den Testes als auch in der Nebennierenrinde synthetisiert werden. Bei beiden Geschlechtern entsteht Dehydroepiandrosteron hauptsächlich in der Nebennierenrinde. Bei Frauen wird es in kleinen Mengen auch in den Ovarien synthetisiert, wo es als Vorläufer für Östrogene dient.

Bei jungen Männern findet sich im Plasma 400mal mehr Dehydroepiandrosteronsulfat als Testosteron. Durch eine Sulfatase kann es in den Testes zu Dehydroepiandrosteron umgewandelt werden und dient somit als weitere Quelle für die Testosteronbiosynthese in diesem Gewebe.

Androgene werden wie Östrogene z. T. in Bindung an spezifische Plasmaproteine transportiert. Diese Proteine nehmen während der Schwangerschaft oder bei Östrogentherapie zu, was zu einer Reduktion der effektiven freien Androgenkonzentration führt. Etwa 99% des im Plasma zirkulierenden Testosterons wird an das testosteronbindende Globulin (TBG) gebunden.

In einigen, jedoch nicht in allen seiner Zielgewebe wird Testosteron durch eine 5α-Reduktase in das wirksamere Dihydrotestosteron umgewandelt (Abb. 37.9). Möglicherweise handelt es sich hier um das aktive intracelluläre Androgen. Aus Dihydrotestosteron bzw. Dehydroepiandrosteron entstehen als weitere aktive Androgene in den Zielzellen Androsteron-3α, 17β-Diol.

Die Synthesekapazität für Androgene von Testes und Nebennierenrinde ist ungefähr gleich. Da in den Testes jedoch die 11-Hydroxylaseaktivität fehlt, können nur in der Nebennierenrin-

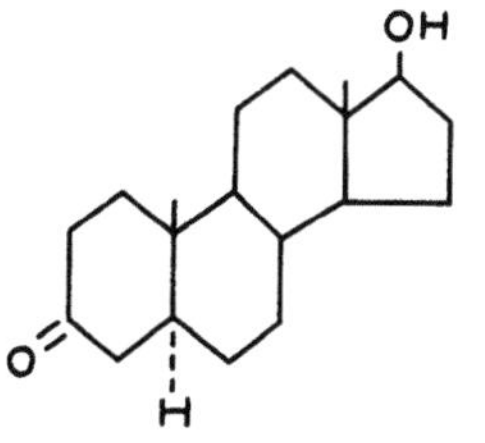

Abb. 37.9. Dihydrotestosteron

de Glucocorticoide und Mineralocorticoide gebildet werden (Abb. 37.3 und 37.4).

Die geringe Testosteronmenge im Blutplasma von Frauen ist das Resultat einer Umwandlung von Androstendion zu Testosteron in den Ovarien.

Die Funktion der Testes wird durch die hypophysären tropen Hormone FSH, LH und Prolactin kontrolliert. FSH induziert offenbar die Synthese von LH-Receptoren und verstärkt so die Gewebsantwort auf LH. Jeder Anstieg der Testosteronkonzentration führt zu einer Rückkopplungshemmung der LH-Sekretion.

Testosteron stimuliert das Wachstum und die Funktion der Epididymis, des Vas deferens, der Prostata, der Samenblasen und des Penis. Es ist das wirksamste natürliche proteinanabole Steroid. Aus diesem Grund leistet es einen wesentlichen Beitrag für das Muskel- und Skelettwachstum während der Pubertät.

Wie andere Steroide binden auch Androgene zunächst an spezifische cytosolische Receptorproteine. Der dabei entstehende Komplex wird in den Kern transportiert, tritt mit Chromatin in Wechselwirkung und löst die Biosynthese spezifischer RNS, RNS-Polymerase und spezifischer Proteine aus.

Die proteinanabolen Effekte des Testosterons sind ebenso wichtig wie die androgenen. So ist Testosteron klinisch bei all den Zuständen von großem Nutzen, bei denen ein proteinanaboler Effekt benötigt wird. Allerdings wird seinem Einsatz durch die androgene Wirksamkeit Grenzen gesetzt. Dementsprechend ist schon früh versucht worden, Steroidanaloge zu synthetisieren, die zwar noch die volle proteinanabole Wirkung des Testosterons besitzen, aber nicht mehr androgen wirken. Zu derartigen synthetischen Androgenen gehören das Fluoxymesteron oder das 2α-Methyldehydrotestosteron.

Die Hauptmetaboliten des Testosterons sind Androsteron und Ätiocholanolon. Beide bilden im Urin im wesentlichen die Fraktion der 17-Ketosteroide (Abb. 37.8). Zusätzlich werden kleine Mengen Dehydroepiandrosteron als Sulfat ausgeschieden. Der Testosteronabbau erfolgt über eine in der Leber stattfindende Oxidation zu Androstendion mit anschließender Sättigung der Doppelbindung im Ring A sowie der Reduktion der Ketogruppen (Abb. 37.4 und 37.8). Aus Cortisol und Cortison entstehen darüber hinaus 11-Oxy- bzw. 11-Hydroxyderivate des Androsterons und Androstendions.

Die 17-Ketosteroidausscheidung als Sulfate bzw. Glucuronide spiegelt in der Tat die Hormonproduktion in den Testes wider. Etwa ein Drittel der neutralen 17-Ketosteroide, besonders Androsteron, Ätiocholanolon und Epiandrosteron entstammen den Hoden (Abb. 37.8).

Weibliche Sexualhormone

Die Ovarien produzieren 2 Haupttypen weiblicher Sexualhormone. Aus den Zellen des sich entwickelnden Graaf-Follikels entstammen die **Östrogene,** aus dem Corpus luteum die **Gestagene.**

Östrogene

Die aus dem Follikel stammenden Östrogene sind C-18-Steroide, die sich von den Androgenen durch das Fehlen der Methylgruppe am C-Atom 10 unterscheiden. Darüber hinaus ist anders als bei allen anderen natürlichen Steroiden der Ring A aromatisiert (Abb. 37.4).

Das wichtigste im Blut zirkulierende und darüber hinaus das aktivste Östrogen ist das **Östradiol,** welches in einem Stoffwechselgleichgewicht mit dem weniger aktiven Östron steht. Im Blut wird es an ein spezifisches Plasmaprotein gebunden, welches darüber hinaus für den Transport der Androgene verantwortlich ist.

Das **Östriol** (Abb. 37.8) ist das wichtigste Östrogen im Urin und der Placenta schwangerer Frauen. Es entsteht durch Hydroxylierung von Östron am C-Atom 16 sowie durch Reduktion der Ketogruppierung am C-Atom 17.

Die Androgene, vor allem das Testosteron und das Androstendion sind die Vorläufer für die Biosynthese der Östrogene in den Testes, in den Ovarien, der Nebennierenrinde sowie der Placenta (Abb. 37.4). Die Biosynthese aus Testosteron benötigt 3 enzymkatalysierte Schritte, welche molekularen Sauerstoff und NADPH brauchen:

1. Hydroxylierung am C-Atom 19 unter Bildung von 19-Hydroxytestosteron bzw. 19-Hydroxyandrostendion;

2. Oxidation am C-Atom 19 unter Bildung der entsprechenden Ketoderivate und

3. Aldehydlyolyse zur Entfernung der Keto-

gruppe am C-Atom 19 sowie die Aromatisierung des Rings A.
Metyrapon hemmt durch Blockierung der 19-Hydroxylierung die Östrogenbiosynthese.
Östrogene, hauptsächlich das Östriol, finden sich im Urin entweder als Konjugat mit Sulfat oder als Glucuronid (Abb. 37.8).
Durch Hydroxylierung am C-Atom 2 können Östrogene in das biologisch inaktive 2-Hydroxyöstradiol umgewandelt werden. 2-Hydroxyöstradiol hemmt kompetitiv die normale Methylierung (Inaktivierung) von Catecholaminen durch die Catechol-O-Methyltransferase (Abb. 37.1). Dies würde eine Erklärung für den gesteigerten Blutdruck und die erhöhten Catecholaminspiegel während der Schwangerschaft bieten, allerdings ist dieser Kausalzusammenhang noch nicht endgültig abgesichert.

Physiologische Wirkungen der Östrogene

Bei Vertebraten induzieren Östrogene den sog. Östrus. Es handelt sich hier um eine Serie von Veränderungen des weiblichen Reproduktionstrakts, die mit der Ovulation zusammenhängen. Im allgemeinen können diese Veränderungen durch den histologischen Nachweis spezifischer Änderungen des Vaginalepithels und der vaginalen Sekrete nachgewiesen werden.
Bei Frauen bereiten Östrogene die Uterusschleimhaut für den späteren Angriff durch Gestagene vor. So kommt es zu einer Proliferation des Endometriums, zu einer Vergrößerung der Uterusdrüsen und zu einer gesteigerten Vaskularisierung. Darüber hinaus kommt es zu Änderungen des Epithels der Eileiter und der Vagina. Die genannten Veränderungen beginnen unmittelbar nach der Beendigung der letzten Menstrualblutung.
Östrogene unterdrücken die Produktion des hypophysären follikelstimulierenden Hormons (FSH, s. S. 606), welches die Bildung des Follikels in den Ovarien auslöst. Im Gegensatz zum FSH stimulieren sie die Produktion des ebenfalls aus der Hypophyse stammenden Luteinisierungshormons (LH, s. S. 606). Die Latenzzeit für diesen Effekt beträgt 1–2 Tage.
Östrogene sind für die Ausbildung der sekundären weiblichen Geschlechtsmerkmale verantwortlich und wirken antagonistisch zum Testosteron.

Wirkungsmechanismus der Östrogene

Das aktive Östrogen ist das Östradiol, seine Metaboliten spielen demgegenüber nur eine geringe Rolle. Östradiol wird an ein spezifisches cytosolisches Receptorprotein in den Zielzellen gebunden. Der dabei entstehende Receptorhormonkomplex macht eine Konformationsänderung durch und wird danach in den Zellkern verlagert. Dort bindet er an spezifische Stellen des Chromatins und steigert die RNS-Biosynthese. Die Bindung an das cytosolische Receptorprotein ist relativ unspezifisch, dagegen liegt eine hohe Spezifität vor für die Östradiolwirkung bei der Transformation des Hormonreceptorkomplexes sowie auf der Ebene seiner Bindung an spezifische Strukturen im Zellkern. Die Östrogenwirkung betrifft die Biosynthese sehr spezifischer mRNS. So wird beispielsweise im Oviduct des Hühnchens nur die für Ovalbumin codierende mRNS stimuliert.

Synthetische Östrogene

Eine Reihe von synthetischen Östrogenen werden in großem Umfang in der Gynäkologie eingesetzt. Als Beispiele seien genannt:
1. **Ethinyl-Östradiol** (Abb. 37.10). Es handelt sich um ein synthetisches Östrogen, das oral etwa 50mal wirksamer als natürliches Östradiol ist.
2. **Diäthylstilböstrol.** Diese in Abb. 37.11 dargestellte Verbindung gehört zu einer Gruppe von Para-Hydroxyphenylderivaten, die Östrogenwirkung zeigen, obwohl es sich strukturell nicht

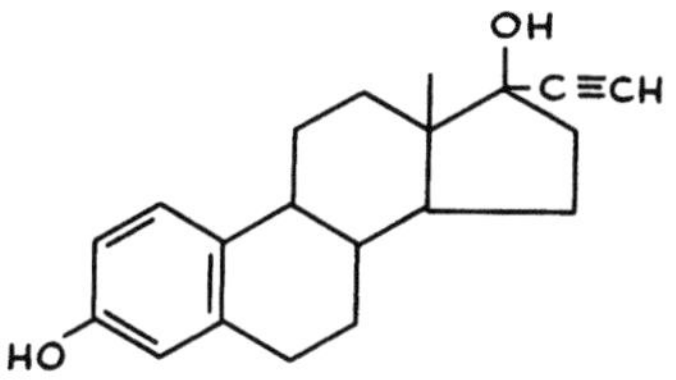

Abb. 37.10. Ethinylöstradiol

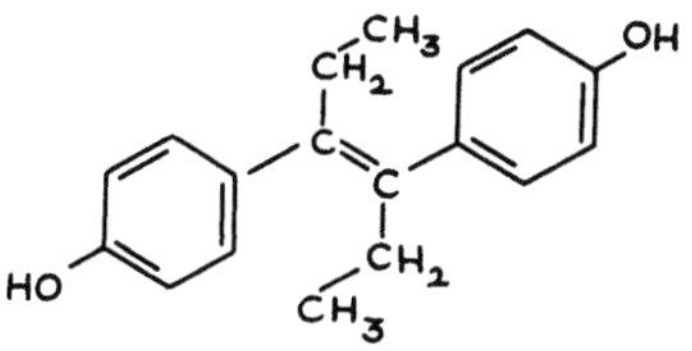

Abb. 37.11. Diethylstilböstrol

584 37. Chemie und Wirkung von Hormonen: II. Nebenniere und Gonaden

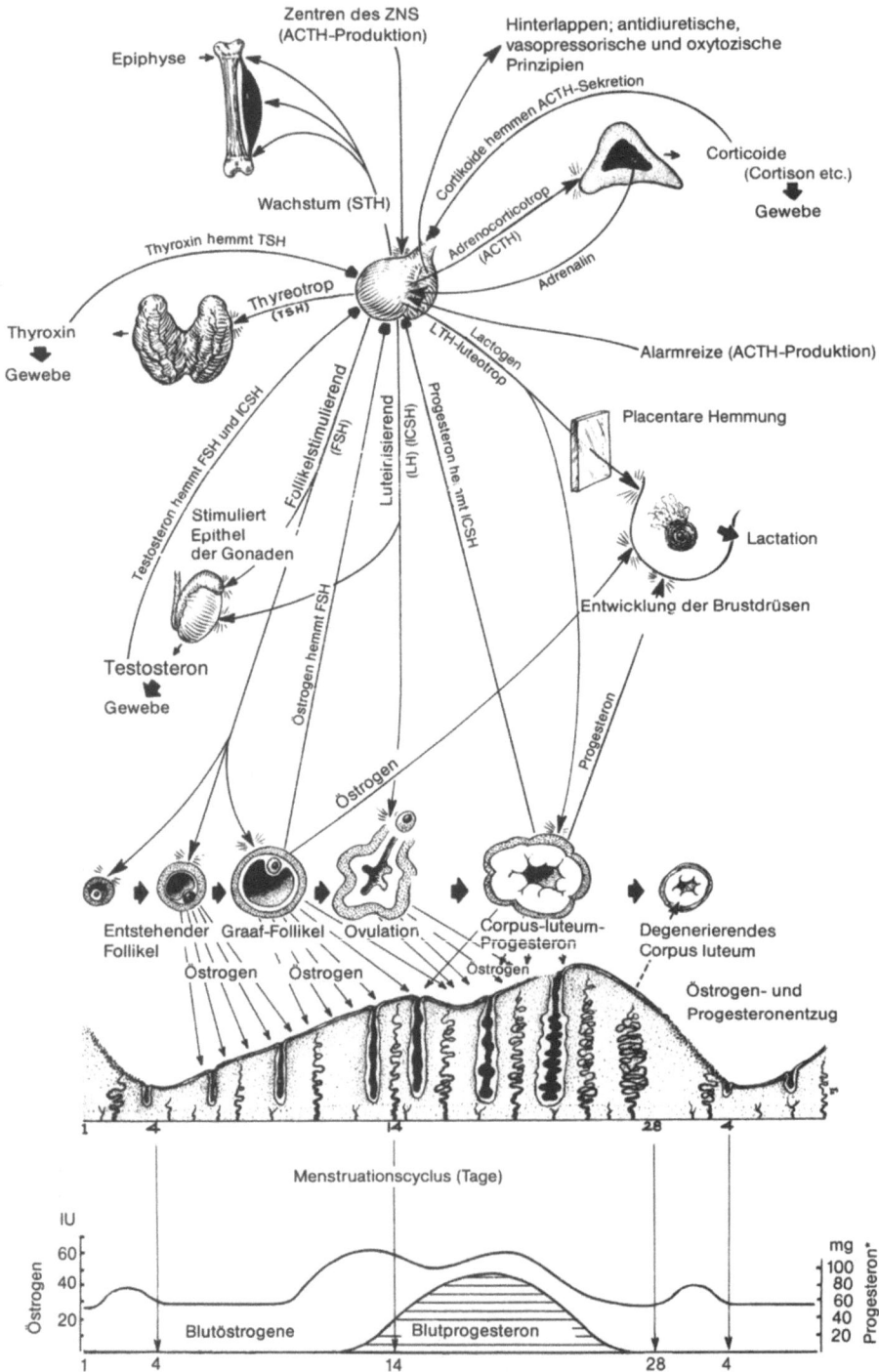

Abb. 37.12. Beziehungen der Hypophysenhormone zu ihren Zieldrüsen und Geweben

*Aus der Pregnandiolausscheidung im Urin errechnet

um Steroide handelt. Wie der Abbildung zu entnehmen ist, läßt sich allerdings eine gewisse Ähnlichkeit mit dem Steroidkern konstruieren.

Gestagene

Das vom Corpus luteum gebildete Gestagen ist das Progesteron (Abb. 37.3). In den späteren Abschnitten der Schwangerschaft wird Progesteron darüber hinaus auch durch die Placenta gebildet. Des weiteren ist es in der Nebennierenrinde der Vorläufer für die C-19- und C-21-Corticosteroide (Abb. 37.3). In den genannten Geweben entsteht Progesteron durch Dehydrogenase und Isomerasereaktionen aus dem Pregnenolon. Durch das Steroidanalogon Cyanotrimethylandrostenolon kann diese Umwandlung blockiert werden. Im Gegensatz zu Testosteron und Östradiol wird Progesteron im Plasma an das corticosteroidbindende Globulin gebunden. Der Wirkungsmechanismus entspricht demjenigen der Östrogene, wobei natürlich die mRNS-Biosynthese für andere Proteine stimuliert wird.

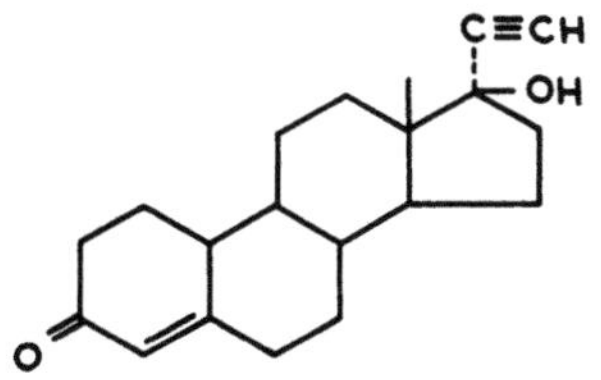

Abb. 37.13. Norethindron (Norlutin; 17α-Ethinyl-19-Nortestosteron)

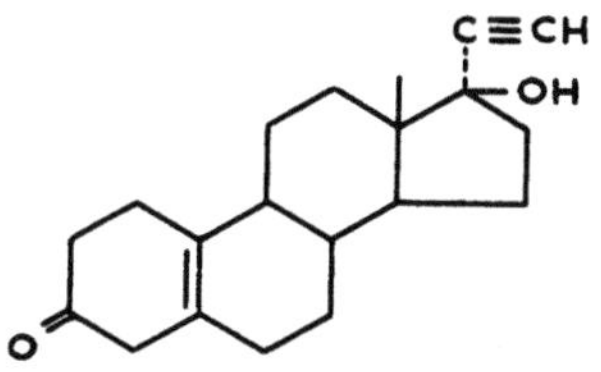

Abb. 37.14. Norethinodrel (Enovid; 17α-Ethinyl-17-Hydroxy-5(10)-Östren-3-on)

Funktion des Progesterons

Progesteron tritt nach der Ovulation auf und verursacht eine intensive Entwicklung des Endometriums, die den Uterus für die Eieinnistung und die Ernährung des Embryos vorbereitet. Progesteron unterdrückt den Östrus, die Ovulation und die Bildung des aus der Hypophyse stammenden Luteinisierungshormons, welches die Bildung des Corpus luteum auslöst. Tritt eine Schwangerschaft ein, bleibt das Corpus luteum bestehen, wodurch Menstruation und erneute Ovulation verhindert werden. Kurz vor der Geburt kommt es zu einem deutlichen Abfall der Progesteronkonzentration im Plasma.
Wenn keine Fertilisierung erfolgt, kommt es etwa am 26. Tag des Cyclus zu einem plötzlichen Konzentrationsabfall der Östrogene und Gestagene. Der neue Cyclus beginnt dann mit der Menstruationsblutung und der Abstoßung der Unterusschleimhaut (Abb. 37.12).
Progesteron wird im wesentlichen als Pregnandiol ausgeschieden (Abb. 37.9). Es kann besonders gut in der 2. Hälfte des Menstruationscyclus in Form seines Glucuronids im Urin nachgewiesen werden. Etwa 75% des Progesterons oder seiner Metabolite werden darüber hinaus über die Galle in den Faeces ausgeschieden.

Weitere gestagenwirksame Hormone

Außer dem Progesteron produziert das Corpus luteum ein zweites Hormon, welches als **Relaxin** bezeichnet wird. Seine Wirkung besteht in einer Lockerung der Symphyse und dient damit der Geburtsvorbereitung. Außer im Corpus luteum wird Relaxin auch in der Placenta gebildet. Es handelt sich um ein Peptidhormon mit einem Molekulargewicht von 5521. 25% seiner Aminosäuresequenz ist dem Insulin homolog.

Oral wirksame Gestagene

Oral ist Progesteron wirkungslos. In den letzten Jahren sind verschiedene synthetische Gestagene entwickelt worden, die oral eine wesentlich größere histologische Wirksamkeit wie Progesteron haben. Die Abb. 37.13 und 37.14 stellen 2 derartige Verbindungen dar. Da sie wie Progesteron die Ovulation unterdrücken, werden sie in Verbindung mit Östrogenen als orale Contraceptiva verwendet.

38 Chemie und Wirkung von Hormonen

III. Pankreas und Gastrointestinaltrakt

Gerold M. Grodsky

Pankreas

Die endokrine Pankreasfunktion ist in den Langerhans-Inseln lokalisiert. Es handelt sich um kleine Zellhäufchen, die insgesamt etwa 1% des Pankreasgewebes ausmachen. Im Inselgewebe werden 2 Hormone synthetisiert, die den Kohlenhydratstoffwechsel beeinflussen. Insulin entsteht in den B-Zellen, Glucagon in den A-Zellen. Weitere spezifische Zellen der Langerhans-Inseln enthalten Somatostatin (s. S. 603) und das pankreatische Polypeptid.

Insulin

Insulin ist ein außerordentlich wichtiges Stoffwechselhormon. Es führt zu einem gesteigerten Kohlenhydratstoffwechsel, zur Glykogenspeicherung, zur Fettsäurebiosynthese, zur gesteigerten Aminosäureaufnahme und Proteinbiosynthese. Seine Funktionen sind diejenigen eines anabolen Hormons. Insulin wirkt auf eine Vielzahl von Geweben, darunter auf die Leber, das Fettgewebe und die Muskulatur.

Chemie des Insulins

Abb. 38.1 stellt die Struktur des Schweineinsulins dar. Bei allen bisher untersuchten Species besteht Insulin aus 2 Peptidketten, die durch 2 Disulfidbrücken verknüpft sind. Eine weitere Disulfidbrücke kommt in der A-Kette vor. Lösung der Disulfidbrücken durch Alkali oder Reduktionsmittel führt zur raschen Inaktivierung des Insulins.
Bis heute sind die Primärsequenzen einer Reihe von tierischen Insulinen aufgeklärt worden. Schweineinsulin ähnelt dem menschlichen Insulin am meisten, da es sich nur in der C-terminalen Aminosäure 30 der B-Kette von ihm unterscheidet. Im Schweineinsulin kommt hier Alanin vor, im menschlichen Insulin Threonin.
Die Insuline des Schweins, des Wals und des Hundes haben eine identische Struktur. Insulin vom Schaf, vom Pferd und vom Rind unterscheiden sich vom Schweineinsulin in den 3 Aminosäuren unter der Disulfidbrücke der A-Kette. Bei anderen Species können bis zu 29 der 51 Aminosäuren variieren. Aus dem Pankreas einer einzelnen Ratte konnten 2 strukturell unterschiedliche Insuline isoliert werden. Sie unterschieden sich durch eine Aminosäure (Lysin oder Methionin) in der A-Kette. Ungeachtet der doch beträchtlichen Variation der Primärstruktur der beiden Insulinketten ist die biologische Aktivität der verschiedenen Insuline bemerkenswert konstant.
Das Molekulargewicht des nativen Insulins beträgt 5734. Es kommt jedoch in Form seiner Zinkkristalle als Hexameres oder Dimeres vor. In der Blutzirkulation ist sehr wahrscheinlich die überwiegende Form die monomere.
Durch Röntgenkristallographie ist die Raumstruktur des Insulins ermittelt worden. Offensichtlich ist die A-Kette des Moleküls einschließlich der Disulfidbrücke zwischen den Cysteinylresten 6 und 11 nach außen exponiert. Sie trägt wohl auch einen wesentlichen Anteil an der biologischen Aktivität (Abb. 38.1). Die B-Kette stellt demgegenüber offensichtlich den inneren Teil des Moleküls dar. Nichtcovalente Bindung zwischen den B-Ketten ist für die Bildung von Dimeren und höheren Polymeren des Insulins verantwortlich.
Jodierung der Tyrosinreste (i. allg. derjenigen

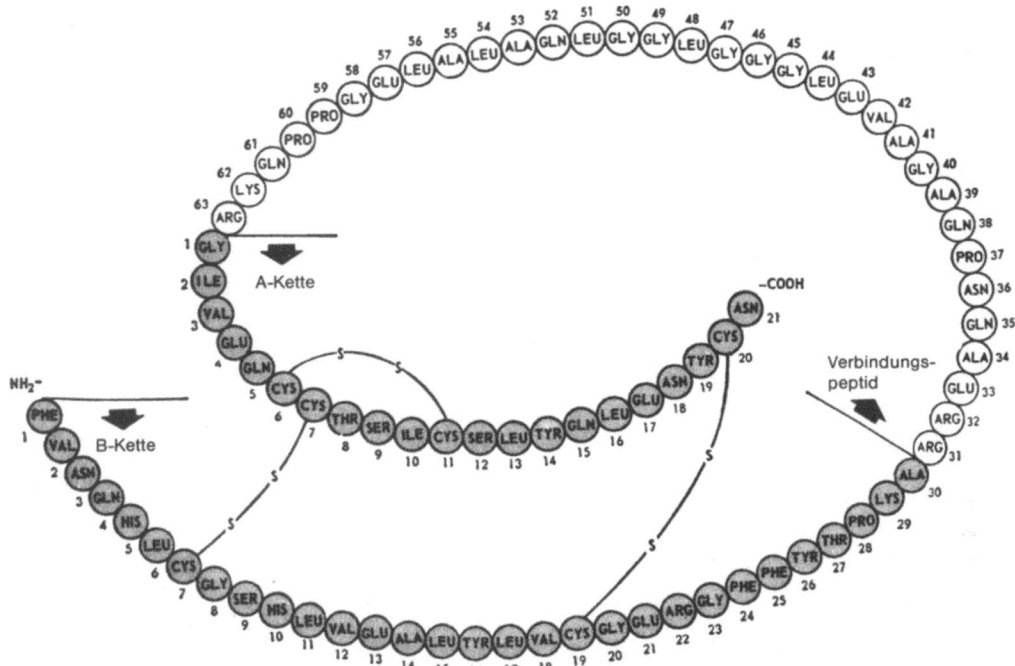

Abb. 38.1. Struktur des Proinsulins vom Schwein. Insulin ist schraffiert dargestellt. [Nach Chance RE, Ellis RM, Bromer WW (Hrsg) (1968) Porcine proinsulin: Characterization and amino acid sequence. Science 161: 166]

der exponierteren A-Kette) bis zu einem Jodatom pro Molekül hat wenig Auswirkung auf die biologische Insulinaktivität; steigt jedoch das Ausmaß der Jodierung an, kommt es zu einer fortschreitenden Inaktivierung des Insulins. Bei der Präparation radioaktiv mit Jod markierter Insulinpräparate, z. B. für die immunologische Insulinbestimmung, muß dementsprechend darauf geachtet werden, daß weniger als 1 Mol Jod pro Mol Insulin eingebaut wird.

Die Nucleotidsequenz der mRNS für Präproinsulin ist inzwischen ermittelt worden. Sie diente als Matrize zur Synthese einer komplementären DNS, die danach erfolgreich in Bakterien kloniert wurde. Insulin ist das erste Proteohormon, welches industriell durch genetische Manipulation von Mikroorganismen hergestellt wird.

Insulinbiosynthese

Das Insulingen befindet sich am kurzen Arm des Chromosoms 11. Inzwischen ist bei verschiedenen Species seine Strukturaufklärung gelungen. Das Gen enthält die gesamte Struktur des Präproinsulins zusätzlich mit kürzeren Sequenzen sowohl am 5'- als auch am 3'-Ende. Diese dienen sehr wahrscheinlich der Initiation, der Polymeraseanheftung und der Transkriptionsregulation. Im Insulingen finden sich 2 Introns, eines oberhalb des 5'-Ende des Strukturgens sowie ein zweites innerhalb der für das C-Peptid codierenden Sequenz.

Unmittelbar nach der Biosynthese im endoplasmatischen Reticulum wird unter Bildung von **Proinsulin** ein N-terminales Peptid aus dem Präproinsulin abgespalten (Abb. 38.1). Proinsulin besteht aus einer einzelnen Polypeptidkette, welche mit der Sequenz einer normalen B-Kette am Aminoterminus beginnt, nach der B-Kette ein Verbindungspolypeptid (connecting peptide, C-Peptid) trägt, die den Carboxylterminus der B-Kette mit dem Aminoterminus der A-Kette verbindet. Das Molekulargewicht der Proinsuline aus verschiedenen Species liegt bei etwa 9000. Damit ist Proinsulin etwa 50% größer als Insulin. Das C-Peptid hat zwar bei den bis jetzt untersuchten Species in etwa dieselbe Größe, jedoch gibt es sehr große Unterschiede in der Aminosäurezusammensetzung. Biologisch ist Proinsulin relativ inaktiv, es kann jedoch mit Antikörpern gegen Insulin kreuzreagieren. Werden die Disulfidbrücken des Proinsulins reduziert und danach wieder oxidiert, so ergibt sich in hoher Ausbeute wieder die korrekte Verknüpfung der Cysteinylreste. Die Ausbeute ist wesentlich höher als die bei der Rekombination freier A- und B-Ketten erhaltenen. Ganz offensichtlich ist das C-Peptid des Proinsulins wichtig für die korrekte Raumstruktur, die die richtige Bildung der Disulfidbrücken ermöglicht. Die Umwandlung von Proinsulin zu reifem Insulin findet im Golgi-Apparat sowie in den sekretorischen Granula statt, nicht jedoch im endoplasmatischen Reticulum als dem Ort der Proinsulinbiosynthese. Sehr wahrscheinlich sind an dieser Spaltung Thiolproteinasen beteiligt. Während dieser Proteolyse werden die beiden basischen Aminosäuren an jedem Ende des C-Peptids entfernt (Arginin 31, 32 und Lysin 62, Arginin 63). Das freie biologisch inaktive C-Peptid bleibt im Sekretgranulum und wird letzten Endes in stöchiometrischen Mengen mit reifem Insulin sezerniert.

Durch spezifische radioimmunologische Testverfahren kann die Proinsulinkonzentration im Blut bestimmt werden. Normalerweise macht Proinsulin nur einen vergleichsweise geringen Teil des im Pankreas gespeicherten Insulins aus; im Plasma kommt es nur in sehr geringen Konzentrationen vor. Bei Diabetikern findet sich gelegentlich eine leichte Erhöhung der Plasmaproinsulinkonzentrationen; bei Patienten mit Tumoren der B-Zellen der Langerhans-Inseln kann es dagegen in großer Menge sezerniert werden.

Nach seiner Entstehung kondensiert das in den Sekretgranula befindliche Insulin unter Bildung der typischen B-Granula, die von einer Membran umhüllt sind. Eine Reihe von Experimenten legen die Annahme nahe, daß das granulär gespeicherte Insulin innerhalb verschiedener „Kompartimente" vorliegt, wobei das gerade neu synthetisierte Insulin am raschesten sezerniert wird.

Insulinsekretion

Der normale Erwachsene benötigt etwa **50 Einheiten Insulin pro Tag** (1 Einheit = 40 µg). Dies ist etwa ein Fünftel der in einem menschlichen Pankreas gespeicherten Menge. Während der Sekretion bewegen sich die insulinenthaltenden Granula zur Plasmamembran der Zelle, dort kommt es zu einer Fusionierung der Granulamembran mit der Zellmembran und schließlich zur Freisetzung des in den Granula gespeicherten Inhalts in den pericapillären Raum (Exocytose). Substanzen, die die Funktion der **Mikrotubuli** beeinträchtigen (z. B. Vincristin, Colchicin) hemmen auch die Insulinsekretion. Darüber hinaus gibt es Hinweise, daß auch die **Mikrofilamente** am Sekretionsvorgang beteiligt sind.

Die Insulinsekretion ist die Resultante einer Vielzahl unterschiedlicher Vorgänge, weswe-

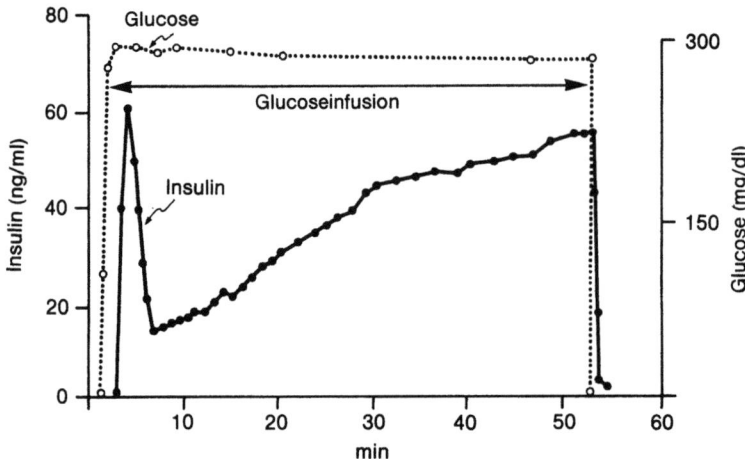

Abb. 38.2. Multiphasische Antwort des in vitro perfundierten Pankreas auf eine konstante Stimulierung mit Glucose. [Nach Grodsky GM et al. (1969) Further studies on the dynamic aspects of insulin release in vitro with evidence for a 2-compartmental storage system. Acta Diabetol Lat 6 (Suppl 1): 554]

gen auch eine große Zahl von Wirkstoffen die Sekretion beeinflussen kann. Alle Substanzen, die die Freisetzung des in „labiler Form" gespeicherten Insulins verursachen, führen zu einer Sekretion innerhalb von Sekunden. Substanzen, die über eine Stimulierung der Insulinbiosynthese wirken oder Insulin aus stabileren Speichern freisetzen, benötigen 15–120 min bis zum Wirkungseintritt.

Glucose wirkt offenbar auf beide Prozesse. Dies kann jedenfalls aus dem mehrphasigen Muster der Insulinfreisetzung nach einem Glucosestimulus geschlossen werden (Abb. 38.2). Zunächst kommt es innerhalb von 30–50 s zu einer sehr schnellen Insulinfreisetzung, die nach einigen Minuten von einer zweiten Phase gesteigerter Sekretion gefolgt ist. Zusätzlich steigert Glucose die Insulinbiosynthese, was eine längere Einwirkdauer und möglicherweise mehr chemische Energie benötigt. Unabhängig vom Mechanismus reagieren die B-Zellen der Langerhans-Inseln sowohl auf die absolute Höhe der Glucosekonzentration als auch auf die Geschwindigkeit der Konzentrationsänderung der Glucose. Im allgemeinen stimulieren die Zucker, die schnell metabolisiert werden können, die Insulinfreisetzung. Zu ihnen gehören **Glucose**, **Mannose** und in geringerem Umfang **Fructose**. Nichtmetabolisierbare Zucker, so z. B. Galaktose, L-Arabinose, 2-Desoxyglucose und Xylose stimulieren die Insulinsekretion nicht. Die durch Glucose hervorgerufene Stimulierung der Sekretion kann durch Inhibitoren des Glucosestoffwechsels, wie beispielsweise **Mannoheptulose** und **2-Desoxyglucose**, gehemmt werden. Viele Substanzen (z. B. Aminosäuren, gastrointestinale Produkte und Fettsäuren) können darüber hinaus die Insulinsekretion dann stimulieren, wenn Glucose anwesend ist. Sehr wahrscheinlich bedarf die glukosestimulierte Insulinsekretion eines doppelten Effekts: **Aktivierung eines Glucosereceptors** und **Bildung eines Glucosemetaboliten.**

Sehr viel spricht dafür, daß ein im Verlauf des Glucosestoffwechsels entstehender Metabolit das sekretorische Signal liefert. Die Möglichkeit allerdings, daß das Glucosemolekül selber mit einem Receptor in der Membran der B-Zelle reagiert, ist nicht auszuschließen. Die Stimulierung der Sekretion geht mit einer K^+-induzierten Depolarisation der B-Zellmembran einher. Dies erlaubt einen raschen Ca^{2+}-Influx in die B-Zelle. Die Fusion der Sekretgranula mit der Plasmamembran und damit die Insulinsekretion sind also calciumabhängig. Darüber hinaus ist ein intakter Phosphatidylinositolstoffwechsel (s. S. 555) eine Voraussetzung zur glucosestimulierten Insulinsekretion. Möglicherweise dient Phosphatidylinositol als Calciumionophor.

Das **cAMP** spielt eine wichtige Rolle als Verstärker der Effekte von Glucose und Aminosäuren auf die Insulinsekretion. Diese Verstärkungswirkung des cAMP wird dadurch verursacht, daß es in Mitochondrien oder im endoplasmatischen Reticulum gespeichertes Calcium mobilisieren kann. Alle Verbindungen, die zu einem Anstieg der intracellulären cAMP-Konzentration führen (darunter auch Glucose selber) steigern die Insulinsekretion. Stimulierung von α-adrenergen Receptoren hemmt die Sekretion dagegen.

Adrenalin, welches sowohl ein β- als auch ein α-adrenerger Stimulator ist, wirkt an den B-Zellen überwiegend als α-adrenerger Stimulator und hemmt aus diesem Grund die Insulinfreisetzung. Blockiert man die α-adrenergen Receptoren mit Phentolamin, führt Adrenalin zu einer Steigerung der Insulinsekretion. Wird also beispielsweise in extremen Streßsituationen Adrenalin ausgeschüttet, so führt dies nicht nur zu einer Glucosefreisetzung in die Zirkulation über eine Stimulierung der Glykogenolyse, sondern auch zu einer bevorzugten Glucoseutilisierung im Gehirn. Der Grund hierfür liegt darin, daß Adrenalin die Insulinfreisetzung hemmt und damit die Glucoseaufnahme all derjenigen Gewebe, die über ein insulinabhängiges Glucoseaufnahmesystem verfügen. Gleichzeitig führt Adrenalin zu einer Fettsäurefreisetzung aus dem Fettgewebe, so daß für die Muskulatur ein wichtiger Brennstoff zur Verfügung steht.

Auch das Zentralnervensystem kann die Geschwindigkeit der Insulinfreisetzung indirekt beeinflussen. Schädigungen des ventromedialen Kerns oder Stimulierung des Vagus führen zu einer Steigerung der Insulinfreisetzung. Die Empfindlichkeit des Pankreas für die genannten Stimuli variiert innerhalb der verschiedenen Wirbeltiere. Pankreas von Fischen, Amphibien, Wiederkäuern sowie der Pankreas des Säugetierfetus sind bemerkenswert unempfindlich gegenüber Glucose, obwohl eine völlig normale sekretorische Antwort auf Aminosäuren oder andere Stimuli erfolgt.

Hypoglykämische Arzneimittel

In den letzten Jahren sind eine Reihe hypoglykämischer Arzneimittel entdeckt worden, die eine orale Therapie der Zuckerkrankheit erlauben. Eine als **Sulfonylharnstoffe** bezeichnete Gruppe dieser Arzneimittel stimuliert die Insulinsekretion über einen Mechanismus, der sich von der Stimulierung durch Glucose unterscheidet. Sulfonylharnstoffe können mit großem Erfolg für die Behandlung des Diabetes mellitus Typ II eingesetzt werden (nichtinsulinabhängiger Diabetes mellitus, NIDDM). Sulfonylharnstoffe verstärken die Glucosewirkung auf die B-Zellen der Langerhans-Inseln. Dies macht es verständlich, warum eine Therapie mit Sulfonylharnstoffen nur dann sinnvoll ist, wenn die B-Zellen der Langerhans-Inseln noch die Kapazität zur Insulinsekretion erhalten haben.

Intestinale Faktoren

Nach einer oralen Glucosebelastung findet sich regelmäßig eine größere Insulinausschüttung als wenn vergleichbare Glucosemengen intravenös appliziert werden. Der Grund hierfür liegt darin, daß oral zugeführte Glucose die Freisetzung **intestinaler Faktoren** auslöst, welche auf die B-Zellen der Langerhans-Inseln des Pankreas wirken. Zu ihnen gehört das **Gastrin,** das **Cholecystokinin** (Pankreocymin), das **Sekretin** sowie eine **glucagonähnliche Verbindung.**

Wirkungsmechanismus des Insulins

Das Wirkungsspektrum des Insulins ist so groß, daß der Beweis außerordentlich schwierig ist, ob ein Effekt eine primäre oder nur eine sekundäre Insulinwirkung darstellt. Beim gesunden Versuchstier gemachte Beobachtungen können darüber hinaus deswegen irreführend sein, weil die Stoffwechseländerung in einem Gewebe die Insulinempfindlichkeit eines anderen beeinflussen kann. Insulin wirkt auf den Skelett- und Herzmuskel, das Fettgewebe, die Leber, die Linse des Auges und sehr wahrscheinlich auf Leukocyten. Es ist vergleichsweise inaktiv im Nierengewebe, den Erythrocyten und dem Gastrointestinaltrakt. Die wichtigsten Stoffwechselwirkungen des Insulins finden in der Muskulatur, dem Fettgewebe und der Leber statt.

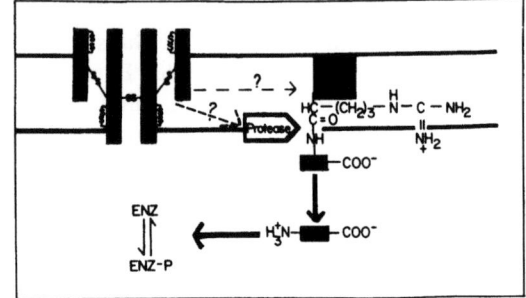

Abb. 38.3. Eine Arbeitshypothese für die Beteiligung von Proteolyse am Wirkungsmechanismus des Insulins. Die Insulinreceptorwechselwirkung erleichtert eine proteolytische Spaltung, welche zur Freisetzung eines intracellulären bioaktiven Peptids führt. [Nach Seals JR, Czech MP (1982) Production by plasma membranes of a chemical mediator of insulin action. Fed Proc 41: 2730]

Die Insulinwirkung auf ein Zielgewebe wird durch seine Bindung an hochspezifische in der Plasmamembran lokalisierte **Receptoren** eingeleitet. Dabei besteht eine Übereinstimmung zwischen der Menge an membrangebundenem Insulin und seiner biologischen Aktivität. Die biologische Wirksamkeit modifizierter Insuline verläuft proportional ihrer Bindungsaffinitäten. Aus diesen Befunden muß geschlossen werden, daß die Bindung an einen Receptor eine Voraussetzung für die biologische Aktivität des Insulins ist. Eine Aufnahme von Insulin in den intracellulären Raum ist für die meisten seiner Effekte nicht notwendig. Der Insulinreceptor besteht aus vier durch Disulfidbrücken verknüpfte Untereinheiten, so daß sich eine den Immunglobulinen ähnliche Struktur aus zwei α- und zwei β-Ketten ergibt (Abb. 38.3). Insulin und sein Receptor zeigen partielle Strukturhomologien zu den **Somatomedinen** (vom Wachstumshormon gesteuerte Wuchsfaktoren) und deren Receptoren. So gibt es eine schwache Kreuzreaktion des Insulins mit dem Somatomedinreceptor, welche teilweise für die wachstumsstimulierende Wirkung des Insulins verantwortlich ist.

Bei erhöhten Plasmainsulinkonzentrationen (z. B. bei Fettsucht oder Akromegalie) nimmt die Receptorenzahl ab. Damit wird das Zielgewebe weniger empfindlich gegenüber Insulin. Diese sog. „**down regulation**" entsteht zumindest teilweise dadurch, daß mit Insulin beladene Receptoren durch Internalisierung verlorengehen. Jedenfalls ist beobachtet worden, daß Insulinreceptorkomplexe als Clathrin-Vesikel invaginiert werden (s. Kap. 32). Eine wesentlich schnellere „down regulation" läßt sich durch negative Kooperativität erklären. Hierbei vermindert die Bindung von Insulin an seinen Receptor die Fähigkeit, weitere Insulinmoleküle zu binden. Die geschilderten Phänomene erklären z. T. die Insulinresistenz bei Fettsucht und bei Diabetes mellitus des Typs II.

Nach Bindung von Insulin an seinen Receptor verursacht es möglicherweise die Proteolyse eines Membranglykoproteins, wobei ein kleines Oligopeptid mit einem Molekulargewicht von 1000–1500 freigesetzt werden soll. Man kann annehmen, daß dieser Mediator ins Zellinnere abgegeben wird, wo er spezifische Funktionen, beispielsweise eine Proteindephosphorylierung auslöst (Abb. 38.3). Darüber hinaus ist in der jüngsten Zeit beschrieben worden, daß der Insulinreceptor selbst eine Proteinkinaseaktivität hat, die allerdings erst nach Bindung von Insulin aktiviert wird.

Eine Aufnahme des Insulinreceptorkomplexes in die Zellen läßt sich zwar nachweisen, hat aber vermutlich weniger mit der Insulinwirkung als mit dem Insulinabbau zu tun.

Insulinwirkung auf Muskulatur und Fettgewebe

Der primäre Effekt des Insulins auf die Muskulatur und das Fettgewebe besteht darin, daß es den Transport einer Reihe von Verbindungen durch die Plasmamembran beschleunigt und erleichtert. Zu diesen Substanzen gehört vor allem die **Glucose** und verwandte Monosaccharide, daneben **Aminosäuren, Kalium, Nucleoside, anorganisches Phosphat** und **Calcium**. Die genannten Effekte sind keine sekundäre Konsequenz einer Insulinwirkung auf den Glucosetransport, da sie auch in Abwesenheit von Glucose nachgewiesen werden können. Insulin führt zu einer Steigerung der Transportrate von nichtmetabolisierbaren Zuckern wie L-Arabinose, Xylose und Galaktose. Hier kommt es auch zu einem Anstieg der intracellulären Konzentration. Ganz allgemein wird die Aufnahme derjenigen Zucker stimuliert, die der Glucosekonfiguration an den C-Atomen 1, 2 und 3 gleichen. Wahrscheinlich wegen der Ketogruppe in Position 2 benötigt Fructose kein Insulin für den Transport durch die Zellmembran. Außer durch Insulin kann die intracelluläre Aufnahme von Glucose durch Anoxie oder Entkoppler der oxidativen Phosphorylierung (2,4-Dinitrophenol) gesteigert werden. Dies könnte darauf schließen lassen, daß die Nichtaufnahme von Glucose durch die Zellen der Muskulatur des Fettgewebes einen energieverbrauchenden Prozeß darstellen.

In der Muskulatur und im Fettgewebe stellt die Geschwindigkeit der Glucoseaufnahme den reaktionsgeschwindigkeitsbestimmenden Schritt für den Glucosestoffwechsel dar. Deswegen führt Insulin über eine Steigerung der Transportrate zu einer Zunahme des Glucosestoffwechsels.

Im Fettgewebe steigert Insulin die Geschwindigkeit der **Lipidbiosynthese.** Es stellt das für die Fettsäurebiosynthese benötigte Acetyl-CoA sowie Reduktionsäquivalente in Form von NADPH zur Verfügung, darüber hinaus liefert es aus der gesteigerten Glykolyse in Form von Glycerophosphat den für die Triacylglycerinsynthese benötigten Glycerinrest. Insulin führt zu einer raschen **Hemmung der Fettsäurefreisetzung**, besonders wenn diese durch Adrenalin oder Glucagon stimuliert war. Zum Teil läßt sich dieser Effekt auf eine Hemmung der durch Adrenalin oder Glucagon stimulierten Adenylatcyclase zurückführen, zum anderen stimuliert Insulin eine für cyclische Nucleotide spezifische Phosphodiesterase. Die Hemmung der Fettsäureabgabe am Fettgewebe durch Insulin ist ein außerordentlich wichtiger Stoffwechseleffekt des Hormons. Man weiß von nichtveresterten Fettsäuren, daß sie in den verschiedensten Geweben eine Reihe von Stoffwechseleffekten zeigen. So wird der Glucosestoffwechsel auf der Ebene der Glykolyse gehemmt und die Gluconeogenese stimuliert. In der Tat sind viele der in der Leber stattfindenden Stoffwechseländerungen nach Insulingabe in vivo eher sekundäre Effekte, die sich durch den Abfall der Fettsäurekonzentration im Plasma erklären lassen.

In der Muskulatur führt Insulin direkt zu einer Steigerung der **Proteinbiosynthese**. Über einen noch unbekannten Mechanismus steigert es die Kapazität der Ribosomen zur Translation von mRNS. Beim diabetischen Versuchstier disaggregieren Polysomen, was mit einer Verminderung der Proteinbiosynthese einhergeht. Unter einer Insulintherapie kommt es zur Reaggregation. Dieser Effekt kann in vitro nicht nachgewiesen werden. Außer seiner stimulierenden

592 38. Chemie und Wirkung von Hormonen: III. Pankreas und Gastrointestinaltrakt

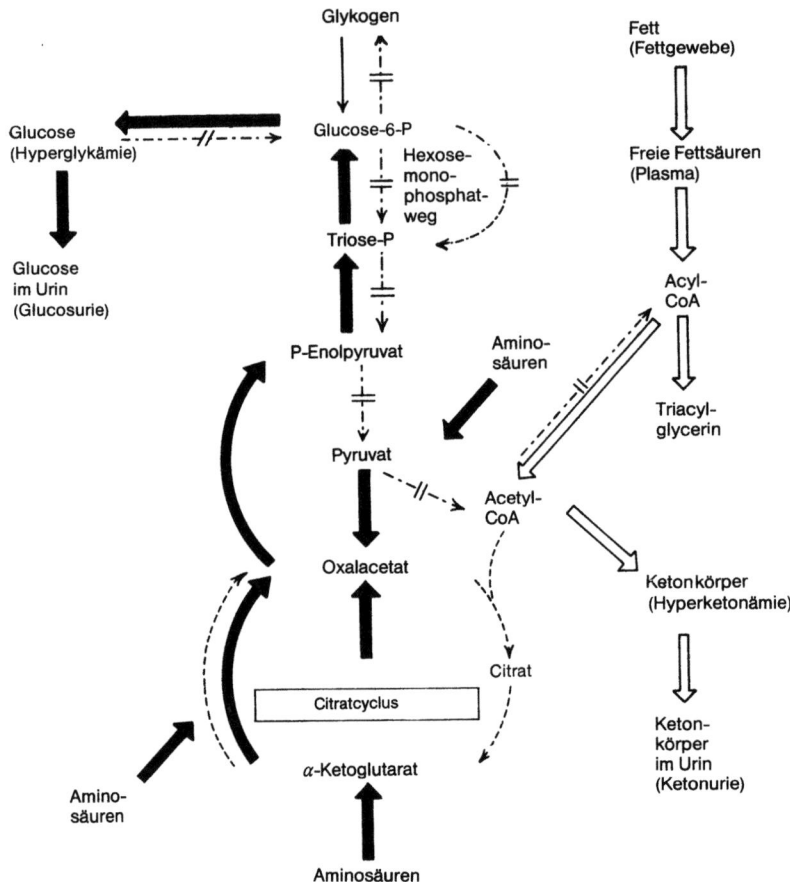

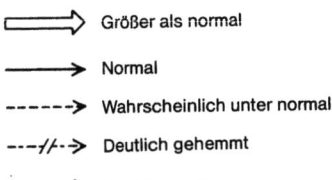

Aktivität der Reaktion(en)

⇨ Größer als normal

⟶ Normal

----> Wahrscheinlich unter normal

---//-> Deutlich gehemmt

➡ Gesteigerte Gluconeogenese

Abb. 38.4. Gestörter Leberstoffwechsel bei unkontrolliertem Diabetes

Wirkung auf die Proteinbiosynthese zeigt Insulin an der Muskelzelle auch eine **Hemmung der Proteolyse**.

Insulinwirkungen auf die Leber (Abb. 38.4)

Insulin wird direkt in die Pfortader sezerniert. Aus diesem Grund wird die Leber unmittelbar nach Beginn der Insulinsekretion mit hohen Konzentrationen dieses Hormons konfrontiert, stellt also das primäre durch Insulin beeinflußte Organ dar. Anders als in der Muskel- und Fettzelle gibt es in der Leberzelle kein insulinabhängiges Glucosetransportsystem. Die extra- und intracellulären Glucosekonzentrationen entsprechen sich im Falle der Leber.

Viele der am gesunden Tier nach Insulingabe zu beobachtenden Stoffwechseländerungen der Leber sind möglicherweise sekundäre Insulineffekte und die Folge eines verminderten Angebots von Aminosäuren, Kaliumionen, Glucose und Fettsäuren an die Leber. Trotzdem bleiben eine Reihe direkter Insulineffekte übrig, die offensichtlich Folge der Insulinbindung an den auch im Hepatocyten vorkommenden Insulinreceptor sind. Es handelt sich um eine Verminderung der Glucoseabgabe, der Harnstoffproduktion, des Proteinabbaus und der cAMP-Konzentration, zusammen mit einer gesteigerten Aufnahme von Kalium und Phosphat. Darüber hinaus induziert Insulin die Synthese spezifischer Glykolyseenzyme und reprimiert die für die Gluconeogenese typischen Enzyme (s. auch Kap. 15 und 19). Möglicherweise wirkt das Hormon auf einen genetischen Locus im Zellkern, der die Expression von Gruppen spezifischer Enzyme koordiniert. Auf jeden Fall wird unter Insulin die Glykolyse dadurch stimuliert, daß die Menge der Glucokinase, Phosphofructokinase und Pyruvatkinase zunimmt. Gleichzeitig erfolgt eine Reprimierung der Synthese von Pyruvatcarboxylase, Phosphoenolpyruvatcarboxykinase, Fructose-1,6-Bisphosphatase und Glucose-6-Phosphatase.

Insulinwirkung auf das Zentralnervensystem

Eine Reihe von Befunden macht wahrscheinlich, daß Insulin und Insulinreceptoren auch im Zentralnervensystem vorkommen. So führt z. B. eine Insulininjektion in das Zentralnervensystem zur Unterdrückung des Hungergefühls. Die physiologische Bedeutung dieses Effekts ist allerdings noch nicht klar.

Stoffwechsel des Insulins

Nach Internalisierung von Vesikeln aus Teilen der Plasmamembran mit Insulinreceptorkomplexen kann es zum Insulinabbau durch enzymatische Verdauung in lysosomalen Vesikeln kommen. Darüber hinaus führt das Enzym **Glutathion-Insulin-Transhydrogenase** zur reduktiven Spaltung der Disulfidbrücken, welche die A- und B-Ketten des Insulins vernetzen (Abb. 38.1). Nach reduktiver Spaltung des Insulins werden die A- und B-Ketten durch Proteolyse weiter abgebaut. Die das Insulin inaktivierenden Systeme wirken außerordentlich rasch, so daß die Halbwertszeit des im Serum zirkulierenden Insulins zwischen 7 und 15 min liegt. Bindung an einen Antikörper schützt Insulin vor enzymatischem Abbau.

Diabetes mellitus (s. Abb. 38.4 sowie Kap. 15 und 19)

Beim Diabetes mellitus handelt es sich immer um ein Mißverhältnis zwischen dem zur Verfügung stehenden Insulin und dem tatsächlichen Insulinbedarf. Patienten mit einem Diabetes mellitus des Typs I (insulinabhängiger Diabetes mellitus, juveniler Diabetes mellitus) zeigen stark verminderte Insulinkonzentrationen im Serum, darüber hinaus findet sich kein Anstieg der pankreatischen Insulinsekretion nach Glucosebelastung. Beim Versuchstier sind eine Reihe von Virusinfekten bekannt, die eine ähnliche Schädigung der Langerhans-Inseln erzeugen, wie sie auch beim juvenilen Diabetes gefunden werden. Aus diesem Befund wird mehr und mehr die Möglichkeit diskutiert, daß ein Teil der Erkrankungen an Diabetes mellitus Typ I durch Virusinfekte hervorgerufen werden. Der Erwachsenendiabetes (nichtinsulinabhängiger Diabetes mellitus, diabetes mellitus Typ II) zeigt dagegen eine gestörte Glucosetoleranz, die i. allg. durch eine relativ zu geringe Insulinsekretion hervorgerufen wird. Auf jeden Fall ist bei diesen Patienten das Verhältnis von Plasmaglucose zu Plasmainsulin wesentlich höher als bei Gesunden. Bei fettsüchtigen Patienten stellt sich nach einer Glucosebelastung eine überschießende Insulinsekretion ein, obwohl gleichzeitig die Glucosetoleranz verschlechtert ist. Möglicherweise wird dieser Hyperinsulinismus sowohl durch eine periphere Insulinunempfindlichkeit als auch durch eine Überempfindlichkeit der B-Zellen der Langerhans-Inseln gegen Glucosestimulierung hervorgerufen.

Die bei der Fettsucht auftretende periphere Insulinresistenz wird wenigstens teilweise durch die Verminderung der Receptorzahl auf den Fettzellen verursacht, z. T. allerdings auch durch nachgeschaltete Stoffwechseleffekte. Es handelt sich nicht um eine genetische Erkrankung, da die Zahl der Receptoren sich nach entsprechendem Gewichtsverlust rasch normalisiert.

Die **Hyperglykämie** des Diabetes wird durch eine Reihe von Faktoren ausgelöst. So werden durch den Insulinmangel die glykolytischen Enzyme reprimiert und die Gluconeogeneseenzyme dereprimiert. In der Muskel- und Fettzelle kommt es zu einer Beeinträchtigung des Glucosetransports und damit der Glucoseaufnahme. Auch Transport und Aufnahme von Aminosäuren sind in peripheren Geweben beeinträchtigt, was sich in einer Konzentrationserhöhung der zirkulierenden Aminosäuren äußert. Besonders betrifft dies das Alanin, welches als Gluconeogenesesubstrat in der Leber verwendet wird. Der mit dem Aminosäureumbau während der Gluconeogenese einhergehende Anstieg der Harnstoffproduktion fördert die negative Stickstoffbilanz des Diabetikers.

Während des Insulinmangels stellt sich eine Verminderung der Proteinbiosynthese ein. Diese ist z.T. durch eine Verminderung der ATP-Produktion, z.T. aber durch den Wegfall eines direkten Insulineffekts verursacht. In Muskulatur und Fettgewebe führt ein Konzentrationsabfall von Acetyl-CoA, ATP, NADPH und Glycerophosphat zu einer Verminderung der Fettsäure- und Lipidbiosynthese. Gespeicherte Lipide werden durch gesteigerte Lipolyse hydrolysiert, die freigesetzten Fettsäuren hemmen den Kohlenhydratstoffwechsel in der Muskulatur und Leber, was zu einer weiteren Zunahme der Hyperglykämie führt.

Die die Leber in hoher Konzentration erreichenden Fettsäuren hemmen dort die Fettsäurebiosynthese auf der Stufe der Acetyl-CoA-Carboxylase. Durch β-Oxidation aus Fettsäuren entstehendes Acetyl-CoA aktiviert die Pyruvatcarboxylase und stimuliert damit die Gluconeogenese. Darüber hinaus steigert jede Zunahme der β-Oxidation die Citratproduktion im Citratcyclus. Citrat ist aber ein Inhibitor der Phosphofructokinase und damit der Glykolyse. Schließlich hemmen Fettsäuren den Citratcyclus auf der Stufe der Citratsynthase und der Pyruvat- und Isocitratdehydrogenase. Damit kann Acetyl-CoA nur noch mit verminderter Geschwindigkeit in den Citratcyclus eintreten und muß infolgedessen für die Ketonkörperbiosynthese verwendet werden. Diese führt letzten Endes zu der für den Insulinmangel typischen Ketoacidose.

Glucagon

Glucagon ist ein außerordentlich wichtiges Hormon, da es zu einer raschen Glucosemobilisierung in der Leber und in geringem Umfang zu einer Fettsäuremobilisierung aus dem Fettgewebe führt.

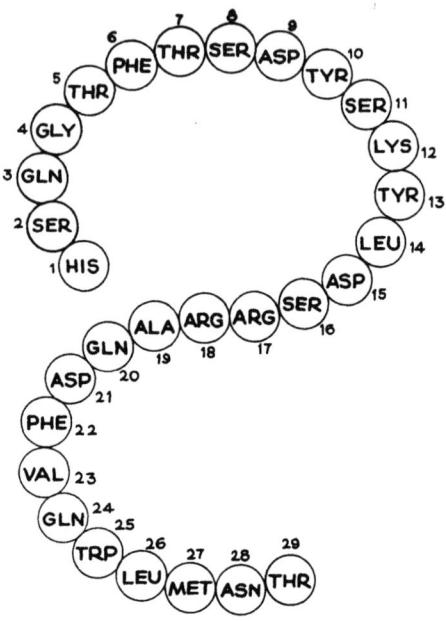

Abb. 38.5. Glucagon

Glucagon entsteht primär in den **A-Zellen der Langerhans-Inseln** des Pankreas, darüber hinaus aus A-Zellen im Magen und im Gastrointestinaltrakt. Außerdem kommt Glucagon im Zentralnervensystem von Säugetieren vor und dient dort möglicherweise als Neurotransmitter.

Glucagon ist ein Polypeptid mit einem Molekulargewicht von 3485 (Abb. 38.5). Es enthält auf einer einzelnen Kette 29 Aminosäuren. Die Aminosäuren Cystein, Prolin und Isoleucin kommen im Glucagon nicht vor. Zu einer Reihe von intestinalen Hormonen (Sekretin, vasoaktives intestinales Polypeptid, gastrisches inhibitorisches Polypeptid) bestehen ausgesprochene Strukturhomologien (s. Tabelle 38.2).

Auch Glucagon wird in Form eines Präkursors (Proglucagon) mit einem Molekulargewicht von etwa 9000 synthetisiert. Proglucagon kann im Plasma vorkommen und dort die radioimmunologische Glucagonbestimmung komplizieren.

Anders als beim Insulin steigt die Glucagonsekretion mit abnehmender Blutglucosekonzentration an. Es ist dabei gleichgültig, ob die Abnahme durch Hungern, Insulin oder beispielsweise Sulfonylharnstoffe ausgelöst wird. In vitro wird die Glucagonsekretion direkt durch Glucose gehemmt. Möglicherweise ist die A-Zelle der Langerhans-Inseln ein insulinabhän-

giges Gewebe. Dies könnte jedenfalls aus der Beobachtung geschlossen werden, daß die durch Glucose ausgelöste Hemmung der Glucagonsekretion im normalen Pankreas nur in Anwesenheit von Insulin erfolgt.
Die meisten Aminosäuren, besonders jedoch **Arginin,** lösen eine rasche Glucagonsekretion aus, wogegen Fettsäuren die Freisetzung hemmen. Nach einer gemischten kohlenhydratreichen Mahlzeit wird zwar sowohl Insulin als auch Glucagon sezerniert, jedoch führt der Kohlenhydratanteil zu einem Überwiegen der Insulinsekretion.
Anders ist es bei proteinreichen Mahlzeiten. Hier überwiegt die Glucagonsekretion, was dazu führt, daß die Blutglucosekonzentration durch Glykogenolyse und Gluconeogenese aufrecht erhalten wird.
β-adrenerge Stimulierung der A-Zellen führt zu Glucagonfreisetzung, gegenüber α-adrenergen Stimuli sind diese Zellen jedoch unempfindlich. Adrenalin verursacht deswegen eine Stimulierung der Glucagonsekretion. Da das Hormon über α-Receptoren die Insulinsekretion hemmt, ergibt sich im akuten Streß eine Situation mit gehemmter Insulin- und gesteigerter Glucagonsekretion.
Das **Adenylatcyclasesystem** in Leberzellmembranen ist besonders glucagonempfindlich. Innerhalb weniger Minuten nach Glucagongabe läßt sich bereits ein Anstieg der cAMP-Konzentration in der Leberzelle beobachten. Dies führt zu einer Aktivierung der cAMP-abhängigen Proteinkinase und damit zur Aktivierung des Kaskadensystems, welches letzten Endes die Glykogenolyse steigert (s. S.197). Die Konsequenz dieser Reaktionsfolge ist eine **gesteigerte Glucoseabgabe** durch die Leber. Gleichzeitig wird die Glykogensynthase durch Phosphorylierung inaktiviert. Glucagon steigert also den Glykogenabbau und hemmt seine Synthese, wofür ein und derselbe Mechanismus verwendet wird.
Weitere Glucagoneffekte beruhen auf einer Stimulierung der Gluconeogenese durch die **Aktivierung der Pyruvatcarboxylase** und sehr wahrscheinlich auch der **Fructose-1,6-Bisphosphatase**. Da sowohl in der Leber als auch im Fettgewebe durch Glucagon die cAMP-Konzentration erhöht und damit die Triacylglycerinlipase aktiviert wird, führt das gesteigerte Fettsäureangebot zu einer Stimulierung der Gluconeogenese.

Im allgemeinen wirken Glucagon und Adrenalin in ähnlicher Weise im Sinne einer Steigerung der cAMP-Synthese und des Glykogen- und Lipidabbaus. Allerdings ist Glucagon in der Leber relativ aktiver, während Adrenalin für das Fettgewebe und die Skelettmuskulatur das wichtigere Hormon darstellt. Die Wirkungen von Insulin und Glucagon an den Zielzellen sind antagonistisch. Die Konzentrationen beider Hormone im Blut verhalten sich als Antwort auf Streß oder erhöhtes oder erniedrigtes Glucoseangebot reziprok. Aus diesem Grund kann das Verhältnis von Insulin zu Glucagon über den Fluß an Nahrungsstoffen am Ort der Speicherung entscheiden.
Möglicherweise spielt eine Störung der Glucagonsekretion auch eine Rolle für das Entstehen des menschlichen Diabetes. Bei schwerem Diabetes mit Ketoacidose finden sich erhöhte Glucagonkonzentrationen im Serum. Abnorm hohe Spiegel werden bei milden Diabetesformen nach Argininbelastung erreicht. Möglicherweise besteht der Defekt der diabetischen A-Zelle darin, daß sie in Abwesenheit von Insulin nicht imstande ist, Glucose als Hemmstoff der Glucagonsekretion zu erkennen.
Über den Glucagonabbau ist wenig bekannt. In der Rinderleber ist immerhin ein Enzym identifiziert worden, das die ersten beiden Aminosäuren am N-Terminus des Glucagonpolypeptids abspaltet und damit das Hormon inaktiviert.

Somatostatin

Das Peptidhormon Somatostatin wurde zunächst aus dem Hypothalamus isoliert und seine Bedeutung bei der Regulation der Wachstumshormonsekretion aufgeklärt (s. Kap.39). Später entdeckte man, daß es auch in den D-Zellen der Langerhans-Inseln synthetisiert und sezerniert wird. Es hemmt sowohl die Insulin- als auch die Glucagonsekretion und dient möglicherweise innerhalb der Langerhans-Inseln als parakriner Regulator der Sekretion beider Hormone. Darüber hinaus wird Somatostatin auch in die Pfortader abgegeben, wobei der auslösende Stimulus Glucose oder Aminosäuren sein können. Da Somatostatin eine Vielzahl gastrointestinaler Funktionen hemmt (Magenentleerung, gastrointestinale Motilität), besteht seine Hauptbedeutung wahrscheinlich in der

Regulation des Nahrungsstoffeintritts in den Gastrointestinaltrakt. Im Gehirn dient Somatostatin möglicherweise als Neurotransmitter.

Gastrointestinale Hormone

Gastrointestinale Hormone sind Polypeptide, welche durch endokrine Zellen der Mucosa von Magen und Dünndarm produziert werden. Ihre Hauptfunktion besteht in der Regulation der motorischen und sekretorischen Funktionen von Magen, Dünndarm, Leber, Gallenwegen und Pankreas. Die drei wichtigsten gastrointestinalen Hormone sind das Gastrin, das Sekretin und das Cholecystokinin (Pankreozymin, CCKPZ). Tabelle 38.1 gibt einen Überblick über die multiplen und sich häufig überlappenden Funktionen dieser Hormone.

Bei einer Beurteilung der Strukturfunktionsbeziehungen der sog. gastrointestinalen Hormone ergibt sich die Schwierigkeit, daß sie untereinander Strukturhomologien zeigen. Darüber hinaus findet sich eine beachtliche Kreuzreaktivität an den jeweiligen Receptoren. Oft werden gastrointestinale Hormone im Zielgewebe proteolytisch unter Bildung kleinerer Peptide gespalten, die häufig unterschiedliche Aktivitäten zeigen können. Diese Peptide finden sich auch außerhalb des Gastrointestinaltrakts, häufig in Neuronen des Zentralnervensystems, wo sie sehr wahrscheinlich als Neurotransmitter dienen und möglicherweise für Nahrungsaufnahme oder Schmerzempfindlichkeit wichtig sind.

Auch über den Wirkungsmechanismus gastrointestinaler Hormone besteht keine Klarheit. Sowohl eine Aktivierung der Adenylatcyclase als auch die wesentlich langsamer erfolgende Steigerung der DNS- und RNS-Biosynthese kommen vor.

Wirkungen der wichtigsten gastrointestinalen Hormone

Gastrin

Gastrin wird von der Magenmucosa im Antrumbereich gebildet. Hier können zwei biologisch aktive Gastrine, das Gastrin I und II identifiziert werden, die aus 17 bzw. 14 Aminosäuren bestehen. Jedes Gastrin enthält am N-Terminus einen Pyroglutamatrest. Ein weiterer Unterschied besteht darin, daß Gastrin II einen sulfatierten Tyrosylrest in Position 12 enthält, wo beim Gastrin I ein unmodifiziertes Tyrosin vorliegt (Abb. 38.6). Für die biologische Wirkung des Gastrins ist das carboxyterminale Tetrapeptid mit den Aminosäuren 14–17 notwendig. Es ist allein ein Sechstel so wirksam wie das gesamte Molekül. Das aus den 5 terminalen Aminosäuren bestehende Pentagastrin wird chemisch synthetisiert und klinisch angewandt.

In der Zirkulation und in der Antrummucosa finden sich verschiedene größere Gastrinpolypeptide. So besteht das „Big Gastrin" (großes

Tabelle 38.1. Gastrointestinale Hormone [Nach Williams RH (ed) (1974) Textbook of Endocrinology, 5th ed. Saunders. (Weitere Einzelheiten siehe Häcki, 1980). (1) Hemmung der Gastrin-vermittelten Wasser- und Elektrolytsekretion. (2) Widersprüchliche Ergebnisse.
NB = nicht bestimmt; ↑ = Anstieg; ↓ = Abfall; 0 = kein Effekt]

Aktivität	Gastrin	CCK(PZ)	Sekretin
Wasser- und Elektrolytsekretion			
Magen	↑	↑(1)	↓
Pankreas	↑	↑	↑
Leber	↑	↑	↑
Brunner-Drüsen	↑	↑	↑
Wasser- und Elektrolytabsorption			
Ileum	↓	↓↑(2)	↓↑(2)
Gallenblase	0	0	↓
Enzym-Sekretion			
Magen und Pankreas	↑	↑	↑
Sekretion der Pankreasinseln			
Insulin	↑	↑	↑
Glucagon	0	↑	↓
Glatter Muskel			
Ösophagus-Sphincter	↑	↓	↓
Magen	↑	↑	↓
Pylorus	↑	↑	↑
Darm	↑	↑	↑
Ileocaecaler Sphincter	↓	NB	NB
Gallenblase	↑	↑	↑
Sphincter Oddi	↓	↓	NB
Wachstum und Aminosäureaufnahme			
gastrische Mucosa	↑	NB	↓
Pankreas	↑	↑	0
Stoffwechsel			
Lipolyse	0	0	↑
Glykogenolyse	0	0	0
Glucoseresorption			
Jejunum	↓	↑	NB

Gastrin) aus 34 Aminosäuren und enthält carboxyterminal ein dem Gastrin entsprechendes Heptadekapeptid. Möglicherweise handelt es sich hier um das Prohormon, das erst im Zielgewebe in das kleinere aktive Peptid gespalten wird. „Big Gastrin" findet sich besonders nach einer Mahlzeit im Blut, allerdings komplizieren die sich rasch bildenden kleineren Peptide die Interpretation der radioimmunologischen Gastrinbestimmung.

Gastrin ist der wirkungsvollste **Aktivator der Salzsäuresekretion** des Magens, darüber hinaus stimuliert es die Freisetzung von Pepsin und Intrinsic factor. In geringerem Umfang zeigt es die Wirkung anderer gastrointestinaler Hormone (Tabelle 38.1). Es stimuliert die Sekretinfreisetzung sowohl direkt als auch indirekt über die Steigerung der Salzsäuresekretion, darüber hinaus verzögert es die Entleerung des Mageninhalts im Duodenum dadurch, daß es die Geschwindigkeit der Magenentleerung vermindert. Die durch Vagusstimulierung gesteigerte Salzsäuresekretion wird durch Gastrin verstärkt.

Stimulierung des Vagus führt zu einer gesteigerten Gastrinfreisetzung. Außerdem zeigen eine Erhöhung der Calciumkonzentration, Acetylcholin, Nahrungsaufnahme und Protein oder Aminosäuren einen ähnlichen Effekt. Glycin ist von allen Aminosäuren der potenteste Stimulator der Gastrinsekretion. Eine hohe Salzsäurekonzentration in der Magenflüssigkeit hemmt dagegen die Gastrinsekretion. Eine pathologisch erhöhte Gastrinsekretion ist die Ursache des sog. **Zollinger-Ellison-Syndroms,** bei dem es zu schwersten gastrointestinalen Ulcera kommt.

Cholecystokinin hat die gleiche carboxyterminale Peptidsequenz wie Gastrin und zeigt deswegen auch eine schwache gastrinähnliche Aktivität.

Sekretin

Sekretin ist das älteste bekannte Hormon. Es ist der stärkste Stimulus der **Wasser- und Hydrogencarbonatsekretion** durch den Pankreas. Sekretin kommt in der Mucosa des Duodenums und Jejunums vor. Chemisch handelt es sich um ein Peptid mit 27 Aminosäuren, von denen 14 mit denen im Glucagon übereinstimmen

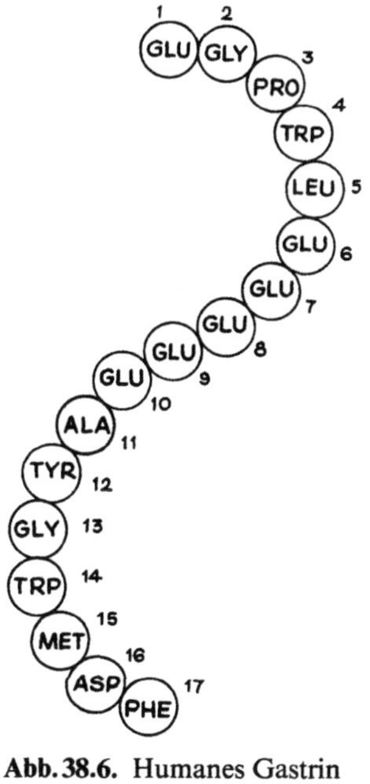

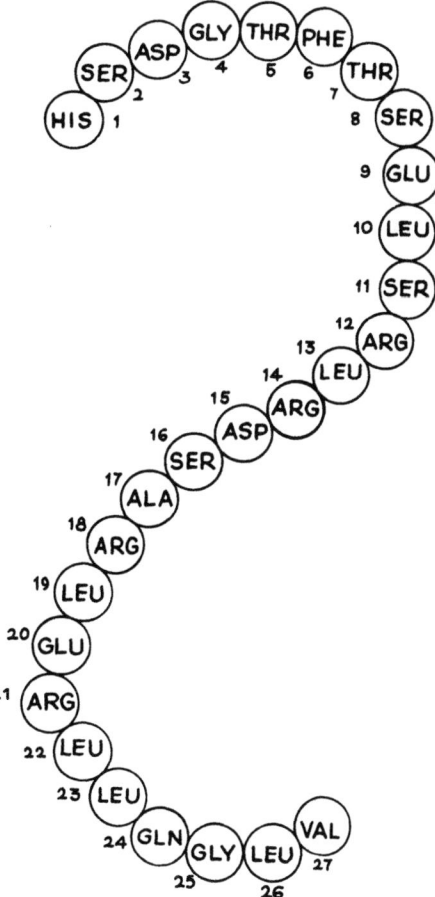

Abb. 38.6. Humanes Gastrin

Abb. 38.7. Schweinesekretin

Tabelle 38.2. Gastrointestinale Polypeptidhormone. [Nach Dunphy JE, Way LW (eds) (1977) Current Surgical Diagnosis and Treatment, 3rd ed. Lange]

	Aminosäure Reste	Molekulargewicht	Homologe Hormone	Celluläre Lokalisation	Zur Freisetzung führender Stimulus	Wirkungen der gastrointestinalen Hormone
Gesicherte Hormone						
Gastrin	17	2100	CCK(PZ)	G-Zellen des Antrums und Duodenums, Gehirn	Dehnung des Magens, Protein im Magen	Stimuliert die Säure- und Pepsinsekretion; stimuliert das Wachstum der Magenmucosa; stimuliert wahrscheinlich den unteren Ösophagus-Sphincter
Cholecystokinin (Pankreozymin) (CCK[PZ])	33	3883	Gastrin	Mucosa des gesamten Intestinaltrakts, Gehirn, Langerhans-Inseln usw.	Fett, Protein und deren Verdauungsprodukte im Darm	Stimuliert die Kontraktion der Gallenblase; stimuliert die Enzymsekretion des Pankreas; stimuliert das Pankreaswachstum; hemmt die Magenentleerung
Sekretin	27	3056	Glucagon	Mucosa des Duodenums und Jejunums	Niedriger pH-Wert im Duodenum (Grenze bei pH 4,5)	Stimuliert die HCO_3^--Sekretion in Pankreas und Gallenblase; verstärkt die Wirkung von CCK(PZ) auf die pankreatische Enzymsekretion
Andere Hormone						
Gastrisches inhibitorisches Polypeptid (GIP)	43	5105	Sekretin Glucagon	Mucosa des Duodenums und Jejunums, Gehirn	Glucose oder Fett im Duodenum	Stimuliert die Insulinfreisetzung im Pankreas; hemmt die H^+-Sekretion des Magens und die Magenmotilität; wirkt antilipolytisch
Vasoaktives intestinales Polypeptid (VIP)	28	3100	Sekretin	Mucosa des gesamten Dünndarms, Colon, Gehirn	?	Hemmt die H^+- und Pepsinsekretion des Magens; stimuliert die HCO_3^--Sekretion des Pankreas; hemmt die Motilität von Magen- und Gallenblase
Motilin	22	2700	?	Mucosa von Duodenum und Jejunum	Alkalischer pH (8,2) im Duodenum	Stimuliert die Motilität des Magens
Enterogastron	?	?	?	Mucosa des Dünndarms	Fett im Darm	Hemmt die H^+-Sekretion des Magens
Entero-Oxyntin (Mediator der intestinalen Phase der H^+-Sekretion)	?	?	?	Mucosa des Dünndarms	Protein im Darm	Stimuliert die H^+-Sekretion des Magens
Enteroglucagon	?	3500–7000	Glucagon	Mucosa des Dünndarms	Glucose oder Fett im Darm	Glykogenolyse
Chymodenin	43	4900	?	Mucosa des Dünndarms	Fett im Darm	Stimuliert spezifisch die Chymotrypsinsekretion im Pankreas
Bulbogastron	?	?	?	Bulbus duodeni	Säure im Bulbus duodeni	Hemmt die H^+-Sekretion im Magen

(Abb. 38.7). Das Molekül zeigt dagegen keine strukturelle Homologie zu Gastrin oder Cholecystokinin. Sekretin stimuliert zwar die Pepsinsekretion des Magens, hemmt dagegen aber die Salzsäuresekretion sowie die intestinale Motilität. Sekretin zeigt auch einige der Glucagonwirkungen: so wirkt es am Herzen positiv inotrop und stimuliert die Lipolyse. Für diese Wirkungen werden allerdings andere Receptoren als die Glucagonreceptoren benötigt.

Der Stimulus für die Sekretinfreisetzung ist Nahrungszufuhr und der damit verbundene Anstieg der Salzsäuresekretion. Mit Hilfe von Sekretin kann auch ein Funktionstest für den Pankreas durchgeführt werden, wobei besonders Patienten mit Pankreascarcinomen eine schlechte Antwort auf Sekretin geben.

Cholecystokinin

Cholecystokinin ist der wichtigste Stimulus für die pankreatische Enzymsekretion sowie die Kontraktion der Gallenblase. Es ist aus der Mucosa von Duodenum und Jejunum isoliert worden und findet sich darüber hinaus in hoher Konzentration im Zentralnervensystem. Das Prohormon besteht aus 39 Aminosäuren und wird durch Abspaltung eines Hexapeptids zum aktiven Cholecystokinin mit 33 Aminosäuren gespalten. Allerdings enthalten die Zielzellen relativ große Mengen des Cholecystokinins 12 (aus den 12 N-terminalen Aminosäuren) sowie das Cholecystokinin 8 (aus den 8 aminoterminalen Resten), die möglicherweise die aktive Form des Moleküls darstellen.

Das C-terminale Pentapeptid des Cholecystokinins ist identisch mit dem C-Terminus des Gastrins. Aus diesem Grund hat Cholecystokinin auch Gastrinwirkung (Tabelle 38.1). Außerdem stimuliert Cholecystokinin sehr effektiv sowohl die Insulin- als auch die Glucagonfreisetzung aus Langerhans-Inseln. Dies erklärt, warum eine orale Glucosebelastung zu wesentlich höheren Plasmainsulinspiegeln führt als eine vergleichbare intravenöse Glucosebelastung.

Der Auslöser für die Cholecystokininsekretion ist ein saures pH im Dünndarm, in den Aminosäuren, in Fettsäuren und einer Reihe von cholinergen Stimuli. Aus der Cholecystokininlokalisation im Zentralnervensystem läßt sich schließen, daß es sich um einen außerordentlich wichtigen Neurotransmitter handelt. Cholecystokinin spielt offenbar eine Rolle bei der Regulation des Sättigungsgefühls, bei der Analgesie, bei der Hypothermie und möglicherweise auch bei depressiven Zuständen.

Tabelle 38.2 gibt einen Überblick über die bekannten gastrointestinalen Peptidhormone.

39 Chemie und Wirkung von Hormonen

IV. Hypophyse und Hypothalamus

Gerold M. Grodsky

Die menschliche Hypophyse wiegt etwa 0,5–0,7 g und liegt im Gehirn genau hinter dem Chiasma opticum als Ausstülpung des Hypothalamusbodens. Embryologisch hat sich die Drüse aus zwei Gebieten entwickelt und wird infolgedessen in eine **Adenohypophyse** und eine **Neurohypophyse** eingeteilt.

Zur Adenohypophyse gehören der **Vorderlappen** und die **Pars intermedia** des reifen endokrinen Organs. Die Neurohypophyse besteht aus dem Hypophysenhinterlappen und dem Infundibulum oder Stiel, der die Drüse mit dem Hypothalamusboden verbindet (Abb. 39.1).

Die Hypophyse bildet eine Reihe von Hormonen, die entweder die Funktion anderer endokriner Drüsen regulieren **(trope Hormone)** oder aber den Stoffwechsel nichtendokriner Zielgewebe direkt beeinflussen. Nach Entfernung der Hypophyse stellt sich eine Atrophie der Keimdrüsen und Sexualorgane ein, darüber hinaus erfolgt eine Involution der Schilddrüse, der Nebenschilddrüse und der Nebennierenrinde, zusammen mit einer drastischen Verminderung ihrer Funktion. Außerdem finden sich eine Reihe direkter Änderungen des Protein-, Fett- und Kohlenhydratstoffwechsels sowie Störungen des Wasser- und Salzhaushalts (s. Abb. 37.12).

Zum Teil wird die Hormonsekretion der Hypophyse durch Faktoren oder Hormone aus dem Hypothalamus reguliert (Abb. 39.1). Die Eminentia mediana des Hypothalamus ist direkt über den Hypophysenstiel mit der Hypophyse verbunden. Innerhalb dieses Stiels befindet sich ein Blutgefäßsystem, das zur Aufrechterhaltung der normalen sekretorischen Aktivität der Hypophyse notwendig ist. Regulierende Faktoren, welche von den Nervenendigungen in den Hypothalamus freigegeben werden,

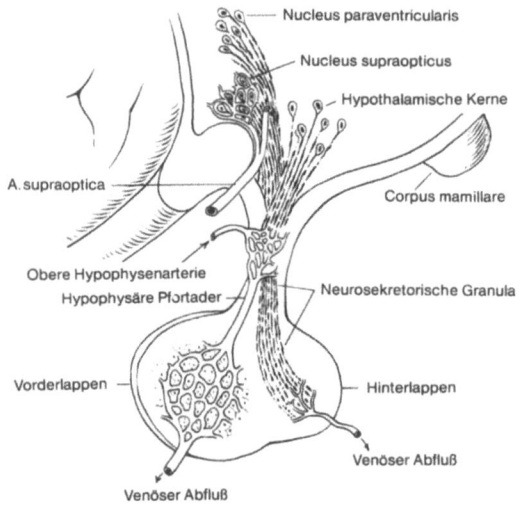

Abb. 39.1. Vereinfachte schematische Darstellung des Hypothalamus und der Hypophyse. [Nach Schally AV, Arimura A, Kastin AJ (1973) Hypothalamic regulatory hormones. Science 179: 341]

werden über die Capillaren der Eminentia mediana in dieses Blutgefäßsystem abgegeben, das direkt zur Hypophyse führt.

Gegenwärtig sind 8 regulierende Faktoren beschrieben worden, die sowohl die Synthese als auch die Sekretion spezifischer Hypophysenhormone beeinflussen (Tabelle 39.1). In 2 Fällen, nämlich beim Wachstumshormon und beim Prolactin sind sowohl stimulierende als auch inhibierende Regulatoren gefunden worden. Diese „An-Aus-Regulation" ist sehr wahrscheinlich von besonderem Nutzen für eine rasche Regulation der hypophysären Sekretion.

Sowohl die freisetzenden als auch die hemmenden Faktoren finden sich darüber hinaus auch in anderen Gegenden des Zentralnerven-

Tabelle 39.1. Hypothalamische Hormone, die die Freisetzung hypophysärer Hormone regulieren. [Nach Schally AV, Arimura A, Kastin AJ (1973) Hypothalamic regulatory hormones. Science 179: 341]

Hypothalamisches Hormon (Faktor)	Abkürzung
ACTH-Freisetzungshormon	CRH oder CRF
TSH-Freisetzungshormon oder regulierendes Hormon	TRH oder TRF
LH oder FSH-Freisetzungshormon oder regulierendes Hormon	LHRH oder LHRF FSHRH oder FSHRF
GH-Freisetzungshormon	GHRH
GH-Freisetzung hemmendes Hormon	GHRIH oder GIH
Prolactinfreisetzungshormon	PRH oder PRF
Prolactinfreisetzunghemmendes Hormon	PRIH oder PIH

ACTH adrenocorticotropes Hormon; *TSH* thyreoideastimulierendes Hormon; *LH* Luteinisierungshormon; *FSH* follikelstimulierendes Hormon; *GH* Wachstumshormon (engl.: growth hormone); *RIH* freisetzunghemmendes Hormon (engl.: release inhibiting hormone); *RH* Freisetzungshormon (engl.: releasing hormone)

systems und sogar in anderen Geweben. So wird z. B. das **Somatostatin**, das die Wachstumshormonsekretion hemmende Hormon, auch in den D-Zellen der Langerhans-Inseln gebildet. Möglicherweise dienen sie an diesen extrahypothalamischen Orten als spezifische Transmitter. Ihre Lokalisation im Zentralnervensystem korreliert mit Effekten auf Schmerzerkennung, Sättigungsgefühl und allgemeines Verhalten. Aus diesen Befunden kann geschlossen werden, daß die Bedeutung dieser Regulationsfaktoren viel weiter geht als nur die Kontrolle der hypophysären Funktion. Eine Reihe Neurotransmitter, z. B. Dopamin, Adrenalin, Noradrenalin, Serotonin, Histamin, Acetylcholin und γ-Aminobuttersäure beeinflussen wiederum die Freisetzung der hypothalamischen Faktoren. Ein Teil dieser Neuromodulatoren wirken darüber hinaus direkt auf die Hypophyse. Möglicherweise ist diese sehr komplexe Rückkopplungsregulation für die oscillierende Sekretion von Hypophysenhormonen verantwortlich, die dadurch gekennzeichnet ist, daß die Hormonfreisetzung innerhalb von Minutenintervallen an- und abgeschaltet wird. Auf jeden Fall bieten diese Faktoren eine Erklärungsmöglichkeit für das schon lange bekannte Phänomen an, daß neurologische oder psychische Stimulierung Veränderungen des endokrinen Systems oder des Stoffwechsels hervorrufen können.

Hypophysenvorderlappen

Der Hypophysenvorderlappen ist der größere Teil der Hypophyse und macht beim Menschen beispielsweise etwa 70% des Gesamtgewichts der Drüse aus.

Hormone des Hypophysenvorderlappens

Wachstumshormon (Somatotropin)

Chemie
Wachstumshormon findet sich in außerordentlich hoher Konzentration von 5–15 mg/g in der Hypophyse. Im Gegensatz dazu liegen alle anderen hypophysären Hormone nur in Mengen von wenigen Mikrogramm/g vor. Das Wachstumshormon aller Säugetierspecies besteht aus einer einzelnen Polypeptidkette mit einem Molekulargewicht von 21 500. Abb. 39.2 zeigt die Struktur des menschlichen Wachstumshormons, welches aus 191 Aminosäuren besteht. Obwohl die Aminosäuresequenzen von menschlichem, Rinder- und Schweinewachstumshormon eine hohe Ähnlichkeit zeigen, wirkt beim Menschen nur menschliches Wachstumshormon oder Primatenwachstumshormon.
Wachstumshormon zeigt eine Reihe der Wirkungen des Prolactins und des menschlichen placentaren Laktogens. Obwohl all diese Hormone getrennte Einheiten darstellen, findet sich auch hier eine beträchtliche Strukturähnlichkeit und damit eine beträchtliche immunologische und biologische Kreuzreaktivität.

Funktion
Wachstumshormon bindet direkt an spezifische Receptoren in den Zielgeweben. Darüber hinaus stimuliert es die Bildung der sog. **Somatomedine** (sulfation factors) in der Leber und möglicherweise in den Nieren. Diese Somatomedine sind für viele, wenn nicht alle anabolen Effekte des Wachstumshormons verantwortlich. Bis heute sind 5 Somatomedine beschrieben worden, die Somatomedine A, B, C sowie die MSH (multiplication stimulating activity)

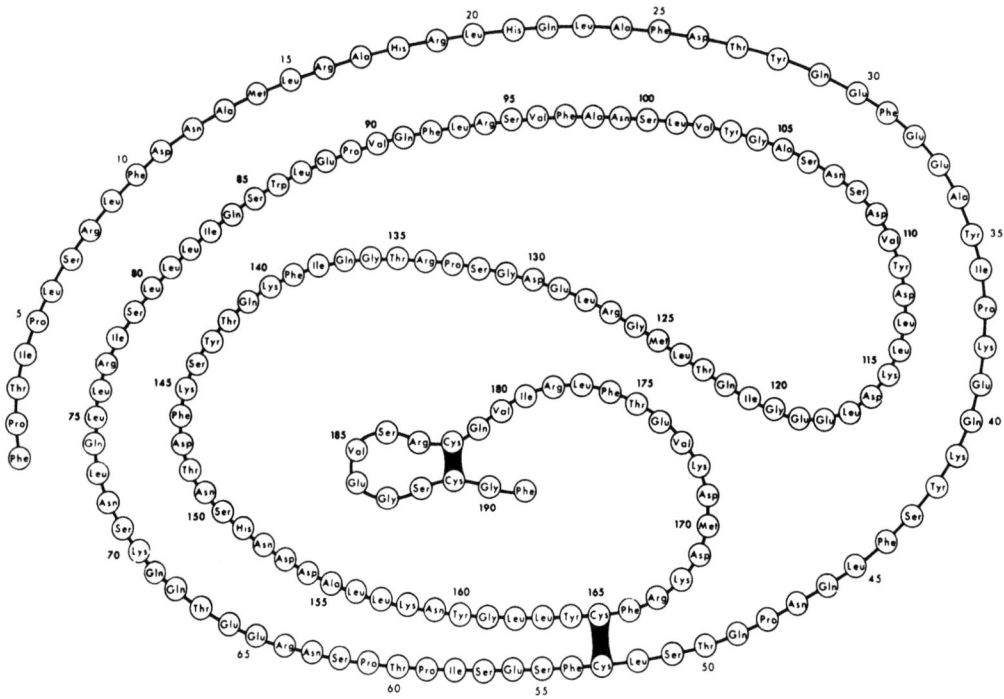

Abb. 39.2. Primärstruktur des humanen Wachstumshormons

sowie die NSILA (nonsuppressible insulinlike activity). Die Somatomedine zeigen Strukturhomologie zum Insulin, aus welchem Grund sowohl Insulin als auch die Somatomedine mit ihren jeweiligen Receptoren kreuzreagieren.
Wachstumshormon zeigt entweder direkt oder über Vermittlung durch Somatomedine eine Vielzahl von Effekten auf die verschiedensten Gewebe. Vor allen Dingen beeinflußt es das Muskelgewebe, das Fettgewebe und die Leber. In vivo führt Wachstumshormon zu einer Wachstumszunahme. Pathologisch erhöhte Konzentrationen verursachen bei Kindern deshalb den sog. Gigantismus. Jeder Mangel an Wachstumshormon während der Wachstumsphase oder eine entsprechende Unempfindlichkeit der Zielgewebe führt zum sog. hypophysären Zwergwuchs. Ein Teil der Wachstumshormonwirkung beruht auf einer Glucoseeinsparung. Das Hormon wirkt relativ langsam, wobei 1–2 h bis mehrere Tage benötigt werden, bis biologische Effekte nachweisbar sind.

1. Proteinbiosynthese. Wachstumshormon stimuliert am intakten Versuchstier die Gesamtproteinbiosynthese. Dies führt zu einer beachtlichen Zunahme der Stickstoffretention, welche mit einer gleichzeitig erfolgenden Phosphatretention einhergeht. Die Konzentrationen der Aminosäuren und des Harnstoffs im Blut nehmen ab. Wachstumshormon wirkt in dieser Beziehung synergistisch zum Insulin. Im Muskelgewebe stimuliert Wachstumshormon die Proteinbiosynthese dadurch, daß es den Transport von Aminosäuren in die Zelle beschleunigt. Zusätzlich erleichtert Wachstumshormon die Proteinbiosynthese im Muskelgewebe über Mechanismen, die unabhängig von seiner Wirkung auf den Aminosäuretransport sind. Dies muß jedenfalls aus dem Befund geschlossen werden, daß Wachstumshormon auch dann noch auf die Proteinbiosynthese wirkt, wenn der Aminosäuretransport blockiert ist. Zufuhr von Wachstumshormon führt darüber hinaus zu einer gesteigerten DNS- und RNS-Biosynthese. Das Hormon steigert die Biosynthese von hydroxyprolinreichem Kollagen. Aus diesem Grund kann der nach Wachstumshormongaben nachzuweisende gesteigerte Umsatz von Kollagen anhand einer gesteigerten renalen Ausscheidung von Hydroxyprolin und hydroxyprolinenthaltenden Peptiden gemessen werden.

2. Lipidstoffwechsel. Wachstumshormon ist am Fettgewebe schwach lipolytisch und stimuliert die Freisetzung von freien Fettsäuren und Glycerin. Nach der Zufuhr von Wachstumshormon in vivo folgt mit einer Latenzzeit von 30–60 min ein Anstieg der nichtveresterten Fettsäuren im Serum und eine gesteigerte Fettsäureoxidation in der Leber. Liegt gleichzeitig ein Insulinmangel vor, wie beispielsweise beim Diabetes mellitus, kann dies zu einer gesteigerten Ketonkörperbildung führen.

3. Kohlenhydratstoffwechsel. An der Muskelzelle wirkt Wachstumshormon insulinantagonistisch. So läßt sich z. B. eine Hemmung der Glykolyse auf verschiedenen Stufen sowie eine Hemmung des Glucosetransports nachweisen. Es ist allerdings noch nicht bekannt, ob der letztere Effekt ein direkter Wachstumshormoneffekt oder das Ergebnis der Glykolysehemmung ist. Die Mobilisierung von Fettsäuren aus Triglyceridspeichern trägt darüber hinaus zur Hemmung der Muskelglykolyse bei. In der Leber steigt die Konzentration des Leberglykogens unter Wachstumshormon an, wahrscheinlich weil die Gluconeogenese aus Aminosäuren aktiviert wird. Die nach Wachstumshormongabe zu beobachtende Hyperglykämie ist die Resultante aus einer verminderten peripheren Glucoseverwertung und einer gesteigerten hepatischen Glucoseproduktion. Langdauernde Behandlung mit Wachstumshormon führt zu einer gesteigerten Insulinfreisetzung im Pankreas, offensichtlich wegen des vermehrten Glucoseangebots. Dieser Effekt ist wahrscheinlich sekundär, eine Konsequenz der peripheren diabetogenen Wirkung des Wachstumshormons, die zu einer Konzentrationserhöhung von Stimulatoren des Pankreas wie Glucose, Fettsäuren oder Ketonkörpern führt.

4. Eisen und Mineralstoffwechsel. Wachstumshormon steigert die intestinale Calciumreabsorption und darüber hinaus die Calciumausscheidung. Da Wachstumshormon das Längenwachstum der Knochen an der Epiphysenfuge genauso wie das Wachstum aller anderen Gewebe stimuliert, führt die gesteigerte Calciumretention zum gesteigerten Calciumeinbau im Knochen. Darüber hinaus stimuliert das Hormon über gesteigerte Somatomedinspiegel den Sulfateinbau im Knorpelgewebe. Auch Calcium, Natrium, Kalium und Magnesium sowie Phosphat und Chlorid werden retiniert. Im allgemeinen sind bei der Akromegalie die Serumphosphatspiegel erhöht und dienen häufig als einfacher Meßparameter zur Überwachung der Wachstumshormonaktivität des Patienten.

5. Prolactinwirkung. Wie schon oben festgestellt, zeigt Wachstumshormon eine Reihe von Prolactineigenschaften. Zu ihnen gehört die Stimulierung der Brustdrüsen und der Lactogenese.

Kontrolle der Wachstumshormonsekretion
Wachstumshormon zeigt zum Zeitpunkt der Geburt eine relativ hohe Serumkonzentration, die bis etwa zum Ende des 4. Lebensjahrs auf die bei Erwachsenen gefundenen Werte absinkt.
Im wesentlichen wird die Wachstumshormonsekretion durch den Hypothalamus kontrolliert. So stimuliert ein spezifisches **Wachstumshormon-Freisetzungshormon** (GHRH, engl.: growth hormone releasing hormone, **Somatokrinin**) die Wachstumshormonsekretion. Somatokrinin entstammt dem Hypothalamus und kann in der Eminentia mediana nachgewiesen werden. Die Aufklärung der Somatokrininstruktur ist vor kurzem geglückt.
Ein negativer Modulator der Wachstumshormonfreisetzung ist das **Somatostatin** (GHRIH, engl.: growth hormone release inhibiting hormone). Es handelt sich um ein aus 14 Aminosäuren bestehendes Peptid, das sowohl in linearer als auch in cyclischer Form biologisch aktiv ist (Abb. 39.3).
Somatostatin hemmt darüber hinaus die Freisetzung von Insulin, Glucagon, Thyreotropin, follikelstimulierendem Hormon, ACTH, sowie der meisten intestinalen Hormone. Im Gegensatz dazu hat es offensichtlich keinen Effekt auf die Prolactinsekretion. Somatostatin ist in den D-Zellen der Pankreasinseln, im Magen

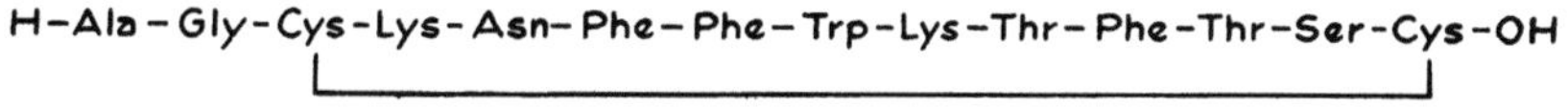

$$H-Ala-Gly-Cys-Lys-Asn-Phe-Phe-Trp-Lys-Thr-Phe-Thr-Ser-Cys-OH$$

Abb. 39.3. Struktur des wachstumshormonfreisetzunghemmenden Hormons (GHRIH; Somatostatin)

und im Gehirn nachgewiesen worden. Man könnte hieraus schließen, daß die hypothalamischen Freisetzungshormone in Wirklichkeit eine wesentlich weitere Verbreitung haben und möglicherweise auch in die Zirkulation abgegeben werden. Ein Teil der biologischen Aktivität des Somatostatins in seinen Zielzellen beruht möglicherweise auf seiner Fähigkeit, die celluläre Calciumaufnahme und Calciumabgabe zu beeinflussen.

Die genannten regulierenden Faktoren unterliegen einer Kontrolle durch Signale aus dem ventromedialen hypothalamischen Kern. Wird er erregt, kommt es zur Sekretion von Wachstumshormon über α-adrenerge und dopaminerge Stimulation, durch Serotonin, durch Opiatpolypeptide, intestinale Hormone, Glucagon oder Arginin. Auf diesem Niveau erfolgt möglicherweise auch die Hemmung der Wachstumshormonsekretion durch Glucose. Allen genannten Wirkstoffen ist gemeinsam, daß sie die Somatokrinin- und Somatostatinfreisetzung beeinflussen. Eine direkte Wirkung auf die Hypophyse ist bis jetzt nur für Dopamin nachgewiesen worden.

Wie bei vielen anderen hypophysären Hormonen erfolgt die Freisetzung von Wachstumshormon in kurzen Oscillationen nur innerhalb sehr kurzer Zeiträume von wenigen Minuten. Die Konzentration von Wachstumshormon im Plasma von Erwachsenen ist keineswegs stabil. Innerhalb weniger Minuten kann in Abhängigkeit von bestimmten Stimuli eine bis zu 10fache Konzentrationsänderung auftreten. Zu einem Anstieg der Plasmawachstumshormonkonzentration kommt es nach **Streß** (Schmerz, Kälte, Hypoglykämie, Operation usw.) sowie nach **Arbeitsleistung**. Möglicherweise spielen hierfür Catecholamine eine wichtige Rolle. Auch ein **Absinken der Blutglucosekonzentration** im Hypothalamus führt zu einer gesteigerten Wachstumshormonfreisetzung. Eine verminderte Glucoseverfügbarkeit findet sich während längeren Nahrungsentzugs, bei Hypoglykämien (z. B. Insulintoleranztest) oder nach Gabe von nichtmetabolisierbarer Glucose, z. B. der 2-Desoxyglucose.

Eine gesteigerte Wachstumshormonfreisetzung tritt auch nach proteinreichen Mahlzeiten oder nach Gabe von Aminosäuren, besonders von Arginin auf. Hier finden sich die Grundzüge eines regulatorischen Systems, in dem ein Anstieg der Aminosäurekonzentration zu einer gesteigerten Wachstumshormonsekretion führt, welche ihrerseits die Aufnahme von Aminosäuren mit anschließender Proteinbiosynthese stimulieren. Man beachte, daß Arginin nicht nur die Wachstumshormonfreisetzung, sondern auch die Freisetzung von Insulin stimuliert, wobei das letztere ähnlich wie Wachstumshormon selber zur Aufrechterhaltung einer normalen Proteinbiosyntheserate notwendig ist.

Bei Patienten mit **Akromegalie** ist die Regulation der Wachstumshormonfreisetzung gestört. So kommt es nicht zum normalen Abfall der Plasmawachstumshormonkonzentration nach Glucosebelastung oder zum Anstieg der Wachstumshormonkonzentration nach Stimulierung mit Arginin. Ein **Mangel an Wachstumshormon** zeigt sich folglich darin, daß keine entsprechende Stimulierung der Sekretion nach einer insulininduzierten Hypoglykämie oder nach einer Arginininfusion erfolgt.

Durch gezielte Proteolyse können aus dem Wachstumshormon eine Reihe von Peptiden mit den verschiedensten biologischen Aktivitäten hergestellt werden. Ob derartige Peptide auch unter physiologischen Bedingungen entstehen und von der Hypophyse freigesetzt werden, ist noch nicht sicher bekannt.

Hypophysäre Tropine

Die charakteristischste Funktion des Hypophysenvorderlappens besteht in der Freisetzung von Hormonen, die die Aktivitäten anderer endokriner Drüsen beeinflussen. Es handelt sich insbesondere um endokrine Drüsen, die für die Fortpflanzung oder aber die Bewältigung von Streßsituationen wichtig sind. Derartige Hormone werden auch als **trope Hormone** oder **Tropine** bezeichnet. Über den Blutweg gelangen sie zu den nachgeordneten endokrinen Organen, wo sie nicht nur die Synthese und Sekretion der entsprechenden Hormone stimulieren, sondern darüber hinaus auch eine Reihe von wichtigen trophischen Effekten ausüben. Aus diesem Grund entwickelt sich bei Hypophysenminderfunktion oder nach Hypophysektomie eine Atrophie und Funktionsbeeinträchtigung vieler endokriner Drüsen.

Auch die hypophysären tropen Hormone werden durch positive und negative Peptidfaktoren aus dem Hypothalamus reguliert (Freisetzungshormone und die Freisetzung hemmende

Hormone oder hypothalamische Neurohormone) (Tabelle 39.1). Die Produktion und Abgabe dieser Neurohormone unterliegt ihrerseits einer Reihe von neuralen und metabolischen Stimuli und kann darüber hinaus durch die entsprechenden tropen Hormone gehemmt werden (s. Abb. 35.1).

Trope Hormone werden zusätzlich durch Rückkopplungshemmung auf der Ebene der Hypophyse oder des Hypothalamus durch das von der endokrinen Zieldrüse gebildete Hormon gehemmt. So hemmen beispielsweise Cortisol, Sexualhormone oder Thyroxin die Freisetzung der entsprechenden hypophysären tropen Hormone.

Prolactin (PL, lactogenes Hormon, Mammotropin, luteotropes Hormon, LTH)

Hypophysäres Prolactin ist ein Protein mit einem Molekulargewicht von etwa 23 000, welches wie Wachstumshormon durch die eosinophilen Zellen der Hypophyse gebildet wird. Abb. 39.4 zeigt seine vollständige Aminosäuresequenz. Auffallend ist, daß Prolactin und Wachstumshormon eine Reihe von strukturellen Ähnlichkeiten zeigen und auch immunologisch kreuzreagieren. Beim Mensch und anderen Species sind Prolactin und Wachstumshormon zwar verschiedene Hypophysenhormone, sehr wahrscheinlich haben sie sich jedoch aus einem gemeinsamen Vorläufer entwickelt.

Bei Säugetieren aktiviert Prolactin das Corpus luteum und erhält die Progesteronproduktion durch den reifen Corpus luteum aufrecht. Die Prolactinspiegel nehmen während der Schwangerschaft zu und stimulieren die Entwicklung der Brustdrüsen. Darüber hinaus üben sie eine Reihe wachstumshormonähnlicher metabolischer Funktionen aus.

Die Prolactinsekretion steht unter direkter negativer Kontrolle durch das dopaminerge System. Auf Hypophysenzellen sind inzwischen Dopaminreceptoren nachgewiesen worden, in vitro hemmt L-Dopa die Prolactinsekretion. Aus dem Hypothalamus stammt ein weiterer die Prolactinsekretion hemmender Faktor, der **prolactinhemmende Faktor** (PIF, engl. prolactin inhibiting factor). Östrogene und der Saugreiz an der Brustdrüse stimulieren dagegen die Prolactinsekretion. Ein wesentlicher Teil des Wirkungsmechanismus der Östrogene besteht darin, die Zahl der dopaminergen Receptoren der Hypophyse zu reduzieren.

Gonadotropine

Die Hypophyse produziert und sezerniert 2 gonadotrope Hormone, das **follikelstimulierende Hormon (FSH)** und das **Luteinisierungshormon**

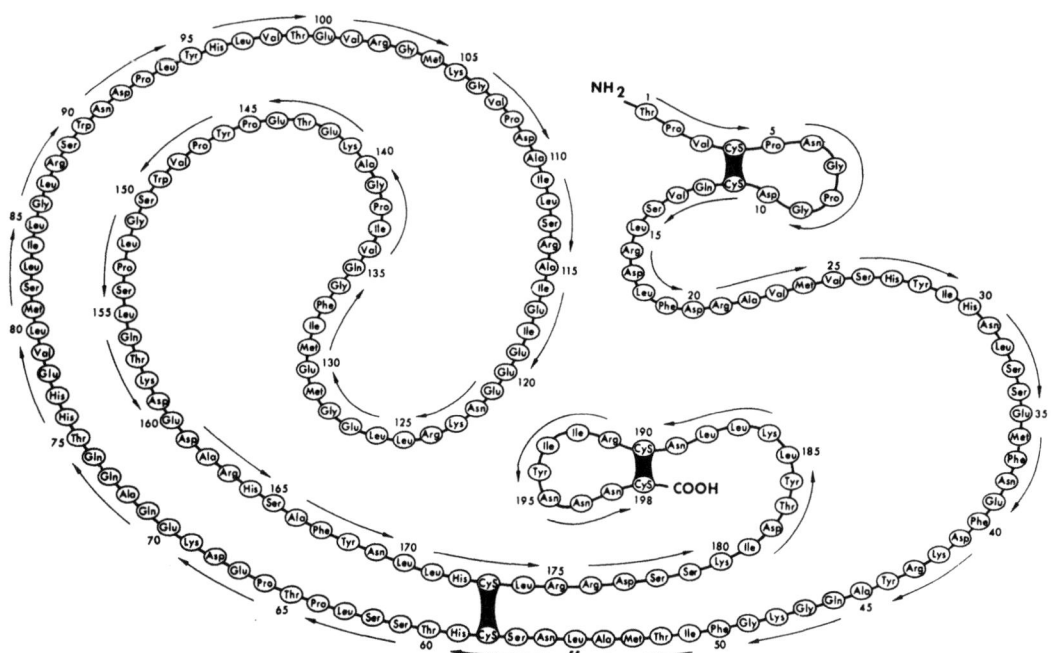

Abb. 39.4. Prolactin vom Schaf

(LH). Zielgewebe beider tropen Hormone sind die Testes bzw. Ovarien. Gonadotropine sind Glykoproteine mit Molekulargewichten von etwa 25000.

Ähnlich wie Thyreotropin und das Choriongonadotropin bestehen auch FSH und LH aus 2 nichtidentischen nichtcovalent verknüpften Untereinheiten, den α- und β-Ketten. Die Länge der β-Ketten variiert von 110-120 Aminosäuren, sie zeigen nur eine partielle Homologie und sind Träger der spezifischen biologischen Aktivität. Die etwas kürzeren α-Ketten sind bei allen 4 genannten Hormonen für eine Species identisch. Die Bedeutung dieser gemeinsamen Untereinheit ist noch nicht genau bekannt. Sie ist jedoch für die Aufrechterhaltung der biologischen Aktivität essentiell, da die voneinander getrennten Ketten nur wenig biologische Wirksamkeit zeigen. Als Kohlenhydrate finden sich auf den Gonadotropinen Sialinsäure, Hexosen und Hexosamine.

Die Sekretion von LH und von FSH wird durch einen einzigen hypothalamischen Freisetzungsfaktor reguliert. Er wird als **Luteinisierungshormon/follikelstimulierendes Hormon-Freisetzungshormon (LH/FSHRH)** bezeichnet (Abb. 39.5). LH/FSHRH ist ein Dekapeptid, der N-terminal das Glutamatderivat Pyroglutamat trägt. Dopamin, das α-adrenerge System und einige Prostaglandine stimulieren die LH/FSHRH-Freisetzung. Dagegen wirken Endorphine als Inhibitoren. LH/FSHRH wirkt direkt auf die Hypophyse, wo die Adenylatcyclase stimuliert und die Gonadotropinfreisetzung gesteigert wird. Das Peptid ist inzwischen auch klinisch zur Fertilitätsverbesserung von Patienten mit hypothalamischer Amenorrhoe benutzt worden. Obwohl also für die hypothalamische Kontrolle der Gonadotropinsekretion nur ein einziger Faktor benutzt wird, verhalten sich die Serumkonzentrationen von FSH und LH nicht immer identisch. Offensichtlich erfolgt eine sehr spezifische Regulation dieser Gonadotropine durch die von den Endorganen produzierten Steroide (Östrogene, Testosteron) (s. Abb. 35.1).

1. Follikelstimulierendes Hormon (FSH). FSH bindet an spezifische Receptoren auf der Plasmamembran seiner Zielzellen, was zu einer Steigerung der Adenylatcyclaseaktivität und der cAMP-Konzentration führt. FSH fördert das Follikelwachstum und bereitet den Follikel auf die Wirkung von LH vor. Darüber hinaus verstärkt es die durch LH hervorgerufene Östrogenfreisetzung. Beim Mann stimuliert FSH das Wachstum der Samenblasen und der Testes und spielt eine wichtige Rolle bei den frühen Stadien der Spermatogenese. Die Plasmakonzentration des FSH steigt im Verlauf der Kindheit und Pubertät von sehr niedrigen Konzentrationen auf die beim Erwachsenen gefundenen Werte an. Bei der Frau findet sich eine ausgeprägte Cyclusabhängigkeit der FSH-Konzentrationen, wobei die höchsten Werte (10fach über den Basalwerten) kurz vor der Ovulation gefunden werden. Durch Testosteron, Progesteron und möglicherweise durch FSH selbst wird die FSH-Sekretion auf der Ebene der Hypophyse und möglicherweise des Hypothalamus gehemmt. Östrogene zeigen dagegen i. allg. eine Stimulierung der FSH-Sekretion.

2. Luteinisierungshormon (LH). Bei der Frau stimuliert LH die Reifung des Graaf-Follikels, die Ovulation und die Entwicklung des Corpus luteum. Unter seiner Einwirkung sind sowohl die Östrogen- als auch die Progesteronsekretion stimuliert.

Eine weitere Wirkung von LH im Ovar besteht darin, daß in den Nichtkeimlinienelementen, den sog. **interstitiellen Zellen, Androgene** produziert werden. Es handelt sich um Androstendion, Dehydroepiandrosteron und Testosteron. Bei Patienten mit polycystischen Ovarien (Stein-Levinthal-Syndrom) beruht wenigstens

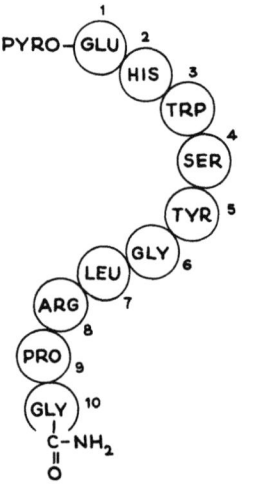

Abb. 39.5. LH/FSH-Freisetzungshormon

ein Teil der bei ihnen beobachteten Maskulinisierung auf einer Überaktivität der Stromazellen der Ovarien.
Beim Mann stimuliert LH die Testosteronproduktion durch die Testes, wodurch die Spermatogenese aufrecht erhalten und die Entwicklung der akzessorischen Sexualorgane gefördert wird. Zu ihnen gehören das Vas deferens, die Prostata und die Samenblasen.
LH bindet spezifisch an Plasmamembranreceptoren seiner Zielzellen, die nicht mit FSH reagieren können. Durch diese Bindung wird über eine Serie noch unbekannter Schritte die Cholesterinbiosynthese und die Umwandlung des Cholesterins zu Progesteron oder zu Testosteron angeregt (s. Abb. 37.4).
Ganz offensichtlich wirkt LH über eine Stimulierung der **Adenylatcyclase** und erhöhte cAMP-Spiegel.
Die Plasmakonzentration von LH steigt während der Pubertät stark an. Bei Frauen gibt es ähnlich wie beim FSH cyclusabhängige Veränderungen der LH-Konzentration. Während der Ovulation werden i. allg. die höchsten LH-Konzentrationen erreicht. Wie die sequentiellen Beziehungen zwischen den Serumkonzentrationen von Gonadotropinen, Östrogenen und Gestagenen während des Cyclus aufrecht erhalten werden, ist noch immer nicht genau bekannt.
Androgene hemmen offensichtlich direkt die LH-Sekretion der Hypophyse.

**Thyreotropes Hormon;
thyreoideastimulierendes Hormon (TSH)**
TSH ist ein Glykoprotein mit einem Molekulargewicht von etwa 30000. Wie im Fall der Gonadotropine besteht auch das Thyreotropin aus α- und β-Untereinheiten. Die α-Untereinheit des Thyreotropins ist identisch mit derjenigen des LH, FSH und Choriongonadotropins. Dagegen trägt die β-Untereinheit des TSH die vollständige biologische Aktivität.
TSH bindet an spezifische Membranreceptoren der Schilddrüse und aktiviert die Adenylatcyclase, was zu einer gesteigerten intracellulären cAMP-Konzentration führt. Jede längere Gabe von Thyreotropin führt zur typischen Symptomatik der Hyperthyreose (s. S. 563). Es kommt zum Wachstum des Schilddrüsengewebes und zu einem Anstieg der allgemeinen Stoffwechselaktivität. Dieser betrifft die Glucoseoxidation, den Sauerstoffverbrauch, die

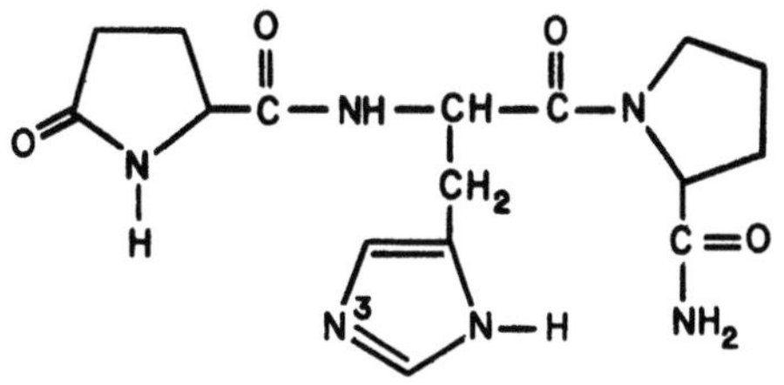

Abb. 39.6. Struktur des Thyreotropinfreisetzungshormons (TRH): L-2-Pyrrolidon-5-Carboxyl-L-Histidyl-L-Prolin

Phospholipidbiosynthese und die RNS-Synthese. Innerhalb weniger Minuten stimuliert TSH jede Phase des Thyroxinstoffwechsels, von der Jodidaufnahme angefangen bis zum Abbau des reifen Thyreoglobulins mit anschließender Freisetzung von Schilddrüsenhormonen.
Wie im Fall der anderen hypophysären Tropine wird auch die TSH-Freisetzung durch einen dem Hypothalamus entstammenden Faktor kontrolliert. Er wird als **Thyreotropinfreisetzungshormon** (TRH, engl.: thyreotropin releasing hormone) bezeichnet. Es handelt sich um ein neutrales Tripeptid aus Pyroglutamat, Histidin und Prolinamid (Abb. 39.6). Seine Aktivität wird etwa 8fach durch Methylierung der Position 3 des Histidinrestes gesteigert.
TRH vom Schwein und Schaf sind identisch, offensichtlich zeigt das synthetische Tripeptid keine Speciesspezifität.
Innerhalb 1 min verursacht TRH einen Anstieg der cAMP-Konzentration in der Hypophyse und die Freisetzung des thyreotropen Hormons. Wie bei anderen Hormonen ist die TRH-Wirkung calciumabhängig (s. Abb. 35.5). Neben seiner spezifischen Wirkung auf die thyreotropinsezernierenden Zellen der Hypophyse stimuliert TRH auch die Prolactinsekretion.
Chronische Überproduktion von TRH führt zu einer Verminderung der TRH-Receptoren in der Hypophyse. Zusätzlich wirkt das Schilddrüsenhormon Thyroxin als Rückkopplungshemmstoff sowohl der TSH-Sekretion als auch der Empfindlichkeit der Hypophyse gegenüber TRH. Ein direkter Effekt von Thyroxin auf die TRH-Produktion im Hypothalamus konnte bis jetzt nicht gesichert werden (Abb. 39.7).
Auch Östrogene steigern die Empfindlichkeit der Hypophyse gegenüber TRH und stimulieren auf diese Weise die TSH-Sekretion. Ein

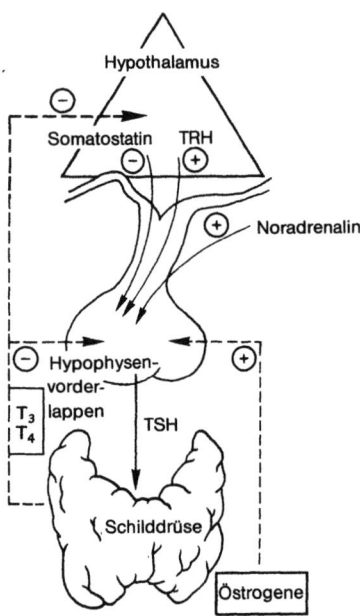

Abb. 39.7. Die Regulation der TSH-Sekretion durch 17-β-Östradiol, Noradrenalin, T₃, T₄ auf der Ebene des Hypophysenvorderlappens und des Hypothalamus

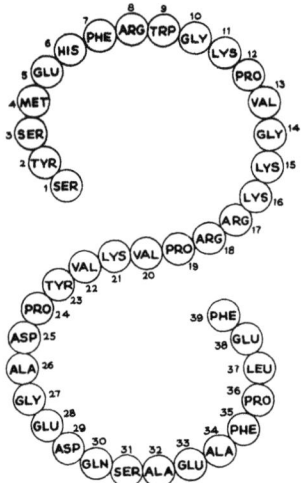

Abb. 39.8. Struktur des menschlichen ACTH

weiterer positiver Effektor für die TSH-Abgabe und damit für die Produktion von Schilddrüsenhormonen ist eine α-adrenerge Stimulierung. Sehr wahrscheinlich ist die bei Abkühlung zu beobachtende Steigerung der Schilddrüsenhormonproduktion auf eine α-adrenerge Stimulierung durch Noradrenalin zurückzuführen. Da TRH im gesamten Nervensystem nachgewiesen werden kann, spielt es sehr wahrscheinlich eine wichtige Rolle als Neurotransmitter. Hiermit steht wahrscheinlich die Tatsache im Zusammenhang, daß die Opiatpolypeptide (z. B. Endorphine) die TSH-Produktion hemmen können.

Als Test der sekretorischen Kapazität der Hypophyse sowie um zwischen hypothalamischen und hypophysären Schädigungen der Schilddrüsenfunktion zu unterscheiden, kann ein TRH-Test durchgeführt werden. Da TRH als intaktes Tripeptid resorbiert werden kann, ist es auch bei oraler Applikation wirksam. Seine Halbwertszeit im Blut beträgt allerdings nur 4 min.

Adrenocorticotropes Hormon (ACTH, Corticotropin)

Die Funktion der Nebennierenrinde wird durch das hypophysäre Tropin ACTH reguliert. ACTH ist ein einkettiges Polypeptid mit einem Molekulargewicht von etwa 4500, welches aus insgesamt 39 Aminosäuren besteht (Abb. 39.8). Nur die ersten 23 Aminosäuren vom N-terminalen Ende der Kette werden für die biologische Aktivität benötigt. Die Sequenz dieser 23 Aminosäuren in der Peptidkette ist bei allen bisher untersuchten Species einschließlich des Menschen identisch, dagegen zeigt die Sequenz der verbleibenden 16 biologisch inaktiven Aminosäuren eine beträchtliche Variation innerhalb der Säugetiere. Für klinische Zwecke wird ein synthetisches aus 24 Aminosäuren bestehendes Analoges benutzt.

ACTH wird hauptsächlich im Hypophysenvorderlappen synthetisiert, findet sich jedoch darüber hinaus auch in anderen Teilen der Hypophyse und des Gehirns. Seine Synthese erfolgt immer als größeres Präkursorpeptid aus etwa 280 Aminosäuren, welches als **Proopiomelanocortin** bezeichnet wird (Abb. 39.9). Im endoplasmatischen Reticulum wird zunächst eine Vorsequenz von 26 Aminosäuren entfernt. Von besonderem Interesse ist, daß auf diesem Opiomelanocortin die Aminosäuresequenz des **Lipotropins (LPH)**, des **melanocytenstimulierenden Hormons (MSH)** und der **Endorphine** liegt. Dieser Befund liefert eine Erklärung darüber, warum die Synthese der genannten Hormone in koordinierter Weise stimuliert oder gehemmt wird. In einem ersten proteolytischen Schritt wird zunächst LPH vom C-Terminus des ACTH abgetrennt. Daran schließt sich die Ent-

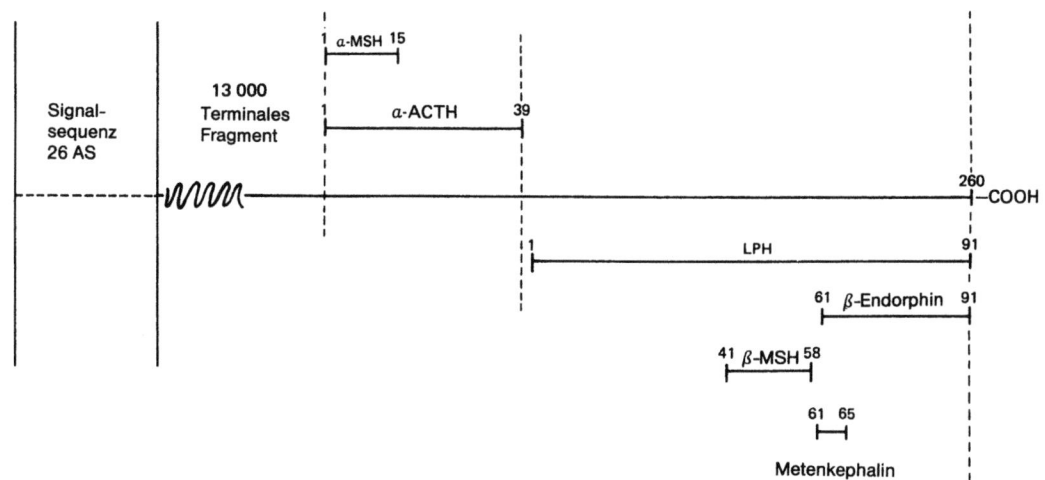

Abb. 39.9. Strukturbeziehungen von ACTH, MSH, LPH und der Endorphine auf einem Präkursormolekül. Man beachte: γ-MSH (29 Aminosäuren) findet sich im terminalen Fragment

fernung eines Fragments mit einem Molekulargewicht von 13000 und die Freisetzung von ACTH an. LPH wird der Präkursor für β-MSH, β-Endorphin und gelegentlich des Met-Enkephalins. In den verschiedenen Geweben unterscheidet sich der Abbau des Präkursorpeptids, so daß beispielsweise im Zentralnervensystem eine besonders hohe Ausbeute an Endorphinen erreicht wird.

1. Biologische Wirkung des ACTH. ACTH stimuliert sowohl die Corticosteroidbiosynthese in der Nebennierenrinde wie auch ihre Abgabe durch Sekretion. Darüber hinaus steigert es die Gesamtproteinbiosynthese, wie man aus der Messung des Einbaus von ^{14}C-markiertem Acetat in die Proteine der Nebennierenrinde ermittelt hat. ACTH zeigt also einen doppelten Effekt auf die Nierenrinde: einmal eine trope Wirkung auf die Steroidhormonproduktion und zum anderen einen trophischen Effekt auf das Nebennierenrindengewebe. Dabei besteht eine große Spezifität für die Nebennierenrinde, andere Proteohormone, wie das TSH, das Wachstumshormon oder die Gonadotropine, sind inaktiv.

ACTH stimuliert die Biosynthese der Steroidhormone in der Nebennierenrinde in einer sehr frühen Phase. Es stimuliert die Adenylatcyclase dieses Gewebes, was über eine cAMP-abhängige Proteinkinase zur Aktivierung einer Cholesterinesterhydrolase führt. Hiermit wird das für die Biosynthese aller Nebennierenrindenhormone benötigte Substrat als Cholesterin bereitgestellt. Unter ACTH-Wirkung kommt es also zu einer Stimulierung der Mineralocorticoid-, Glucocorticoid- und Androgensekretion. ACTH führt also zu folgenden Effekten: Steigerung der Ausscheidung von Stickstoff, Kalium und Phosphat; Retention von Natrium, Chlorid und Wasser; Erhöhung der Nüchternblutzuckerkonzentration und diabetische Glucosetoleranzkurve; Anstieg der Konzentration nichtveresterter Fettsäuren im Plasma; Steigerung der Harnsäureausscheidung; gesteigerte androgene Wirkung und schließlich eine Abnahme der Eosinophilen und Lymphocyten im zirkulierenden Blut, die mit einer Erhöhung der polymorphkernigen Leukocyten einhergeht.

Über diese Wirkung auf die Nebennierenrinde hinaus stimuliert ACTH die Lipolyse im Fettgewebe und die Insulinsekretion im Pankreas. Diese extraadrenalen Effekte sind jedoch sehr klein und erfordern hohe Hormonkonzentrationen, so daß ihre Bedeutung unter normalen physiologischen Bedingungen fragwürdig erscheint.

2. Endorphine und Enkephaline. Diese Peptide finden sich nicht nur in der Hypophyse, sondern auch in Neuronen des Zentralnervensystems, wo sie sehr wahrscheinlich als aktive Neurotransmitter dienen. Auf molare Basis bezogen haben sie eine 18- bis 30mal höhere analgetische Potenz als Morphin. Dabei binden sie direkt an die selben Receptoren des Zentralnervensystems wie Opiate und spielen aus diesem Grund sehr wahrscheinlich eine wichtige Rolle bei der endogenen Schmerzempfindung. Man weiß heute, daß diese Peptide aus dem gleichen Vorläufermolekül stammen, das auch die Struktur des ACTH und MSH enthält (Abb. 39.9). Das aus 91 Aminosäuren bestehende β-Lipotropin am C-terminalen Ende des Präkursormoleküls verursacht Lipolyse und Mobilisierung von Fettsäuren. Seine Funktion als aktives Hormon wird angezweifelt, da es sehr wahrscheinlich nur als Präkursor der analgetischen Peptide dient. β-Endorphin besteht aus den terminalen 31 Aminosäuren des Lipotropins, das α-Endorphin aus den ersten 17 dieser Aminosäuren. Met-Enkephalin ist ein Pentapeptid mit Opiatwirkung, das aus den Aminosäuren 61-65 des Lipotropins besteht. Lipotropin, ACTH und MSH selber haben eine analgetische Aktivität.

Möglicherweise spielen auch Prostaglandine eine Rolle bei der ACTH-Wirkung. ACTH mobilisiert Prostaglandine der Nebennierenrinde, das Prostaglandin E_2 wirkt ähnlich wie ACTH stimulierend auf die Steroidhormonproduktion.

3. Regulation der ACTH-Sekretion. Wie bei den meisten anderen tropen Hormonen wird ACTH durch ein spezifisches hypothalamisches Hormon kontrolliert, das **Corticotropin-Freisetzungshormon** (CRH; engl.: corticotropin releasing hormon). Die Struktur des CRH aus Schafshypothalami ist inzwischen aufgeklärt worden. Es handelt sich um ein Peptid aus 41 Aminosäuren, das eine geringe Homologie zu Angiotensinogen zeigt. Der größte Teil der Aktivität liegt in der C-terminalen Sequenz des Peptids. Es enthält darüber hinaus eine mögliche basische Spaltungsstelle (-Arg-Lys-), so daß möglicherweise auch kleinere Fragmente mit biologischer Aktivität vorkommen. Eine Reihe von Neurotransmittern im Zentralnervensystem sind darüber hinaus in der Lage, die ACTH-Sekretion zu modulieren. Es handelt sich um Acetylcholin, Noradrenalin und Serotonin, um Vasopressin und die Prostaglandine. Streßsituationen, wie Kälteexposition, Pyrogene, Insulinhypoglykämie, Östrogene, chirurgische Traumen oder seelische Stimuli, führen zu einer gesteigerten ACTH-Produktion mit gesteigerter Aktivität der Nebennierenrinde.

Hierdurch werden Streßsituationen kompensiert. Hohe ACTH-Konzentrationen können darüber hinaus durch direkte Einwirkung auf den Hypothalamus die CRH-Abgabe hemmen (s. Abb. 35.1).

Zwischen der ACTH-Sekretion und der Corticosteroidproduktion besteht eine reziproke Beziehung. Exogen zugeführtes Cortisol verursacht eine Hemmung der ACTH-Freisetzung durch die Hypophyse im Sinne einer Rückkopplungshemmung. Androgene und Progesteron sind in dieser Beziehung wirkungslos.

Auch die ACTH-Sekretion ist calciumabhängig. Sie erfolgt episodisch oder pulsatil in Form von Übersekretionsphasen (welche nur wenige Minuten dauern). Die Halbwertszeit von ins Plasma injiziertem ACTH beträgt 3-4 min.

Störungen der Hypophysenfunktion

Hypophysenüberfunktion

1. Überproduktion von Wachstumshormon (eosinophiles Adenom). Tritt eine Überproduktion an Wachstumshormon während der Kindheit oder Adoleszenz, d.h. vor der Schließung der Epiphysenfugen auf, entsteht der sog. **Gigantismus**. Die langen Knochen nehmen unter der Einwirkung des vermehrt abgegebenen Wachstumshormons derartig an Länge zu, daß ganz ungewöhnliche Körpergrößen erreicht werden. Kommt es dagegen erst nach der Schließung der Epiphysenfugen zur Überproduktion von Wachstumshormon, so stellt sich ein als **Akromegalie** bezeichnetes Krankheitsbild ein. Charakteristischerweise gehören zu ihm Veränderungen des Gesichtsschädels (Vergrößerung des Unterkiefers und Kinns, Vergrößerung der Nasen, Augenbrauenwülste), Vergrößerung der Hände, der Füße, der Eingeweide sowie eine Verdickung der Haut.

2. Überproduktion von ACTH (basophiles Adenom). Durch eine ACTH-Überproduktion entsteht die Cushing-Erkrankung (s. S. 580).

Hypophysenunterfunktion

Eine Unterfunktion der Hypophyse kann die Konsequenz verschiedener Hypophysentumoren sein oder durch eine Hypophysenblutung, einen Hypophyseninfarkt oder eine Atrophie der Drüse ausgelöst werden. Beim Kind führt eine allgemeine Hypophysenunterfunktion zum Zwergwuchs. Betrifft die Unterfunktion besonders die Thyreotropinproduktion, stellt sich das **Myxödem** ein.

Hypophysenähnliche Hormone in der Placenta

Auch die Placenta ist zur Produktion von Gonadotropinen imstande:

Das Choriongonadotropin des Menschen (hCG) bzw. das menschliche Chorionsomatomammotropin (hCS)
Es handelt sich um ein Protein, dessen immunologische und biologische Eigenschaften sehr demjenigen des hypophysären LH gleichen. Wie bei den hypophysären Gonadotropinen besteht auch die Grundstruktur des Choriongonadotropins aus α- und β-Untereinheiten. Es zeigt eine große Strukturhomologie zum LH, wobei die α-Untereinheiten der beiden Hormone nahezu identisch sind. Menschliches Choriongonadotropin entsteht im Syncytiotrophoblasten. Eine Bestimmung der HCG-Ausscheidung im Urin ist die Grundlage der meisten Schwangerschaftstests. Wegen seiner langen Halbwertszeit persistiert menschliches Choriongonadotropin in der Blutzirkulation noch einige Tage nach der Geburt.

Menschliches placentares Lactogen
Dieses Hormon zeigt physikochemisch und immunologisch Ähnlichkeiten mit dem Wachstumshormon. Seine vollständige Struktur ist inzwischen bestimmt worden, wobei eine große Homologie mit Wachstumshormon und eine etwas geringere mit Prolactin festgestellt wurde. Das placentare Lactogen hat lactogene und luteotrope Aktivität. Es hat darüber hinaus Stoffwechseleffekte, die demjenigen des Wachstumshormons gleichen. So hemmt es die Glucoseaufnahme, stimuliert die Freisetzung von nichtveresterten Fettsäuren und Glycerin, steigert die Stickstoff- und Calciumretention, reduziert die Ausscheidung von Phosphat und Kalium im Urin und steigert den Umsatz von Hydroxyprolin, was an der gesteigerten Ausscheidung dieser Aminosäure im Urin gemessen werden kann.

Thyreotropin
Nach neuesten Untersuchungen kann angenommen werden, daß die Placenta eine thyreotropinähnliche Substanz abgibt.

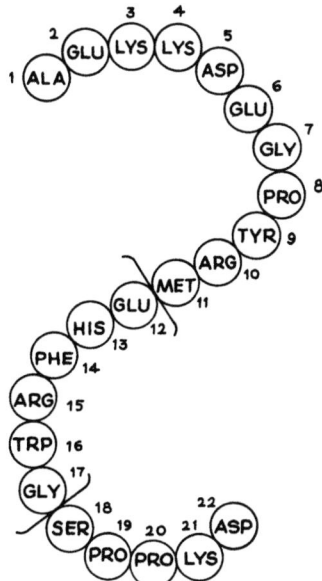

Abb. 39.10. Aminosäuresequenz des menschlichen β-MSH

Hypophysenmittellappen

Das **melanocytenstimulierende Hormon** (MSH) oder **Intermedin** wird im Hypophysenmittellappen produziert und sezerniert. MSH steigert die Bildung von Melanin, einem braunen Pigment in den Melanocyten der Haut.

Chemie und Regulation der MSH-Sekretion

Aus den Hypophysen der verschiedensten Species sind insgesamt 3 Peptide mit MSH-Aktivität isoliert worden, das α-, β- und γ-MSH. Jedes dieser MSH-Species findet sich in unterschiedlichen Teilen des Proopiomelanocortins (Abb. 39.9). Abb. 39.10 zeigt die Struktur des β-MSH. α-MSH ist in den ersten 13 Aminosäuren identisch mit ACTH und hat aus diesen Gründen eine schwache corticotrope Aktivität. Die anderen MSH-Spezies mit geringerer Homologie mit dem ACTH zeigen diese Aktivität nicht. Umgekehrt hat ACTH etwa 1% der melanocytenstimulierenden Wirkung des α-MSH.

Da sowohl die melanocytenstimulierenden Hormone als auch das ACTH sich auf demselben Gen befindet, überrascht es nicht, daß ihre Biosynthese gleichsinnig reguliert wird. So-

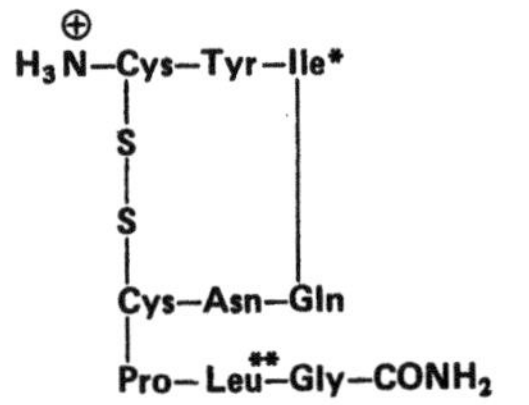

```
        ⊕
   H₃N—Cys—Tyr—Ile*
        |      |
        S      |
        |      |
        S      |
        |      |
        Cys—Asn—Gln
        |
        Pro—Leu**—Gly—CONH₂
```

Abb. 39.11. Struktur von Oxytocin. ⁺Phe im Vasopressin. ⁺⁺Arg im Vasopressin vom Rind, Schaf und Primaten, Lys im Vasopressin vom Schwein

wohl Cortisol als auch Cortison hemmen die MSH-Sekretion.
Bei einer ungenügenden Steroidhormonproduktion, z. B. bei der **Addison-Erkrankung** kommt es zu einer überschießenden MSH-Sekretion, zur Steigerung der Melaninbiosynthese und deswegen zu einer braunen Pigmentierung der Haut.
Auch die Sekretion des melanocytenstimulierenden Hormons wird möglicherweise über den Hypothalamus reguliert. So vermutet man die Existenz eines die **MSH-Freisetzung hemmenden Hormons**. Auch ein entsprechendes **MSH-Freisetzungshormon**, ein Pentapeptid, ist bereits beschrieben worden. Interessanterweise zeigen diese regulatorischen Hormone Strukturhomologien zum **Oxytocin** (Abb. 39.11). Dies läßt darauf schließen, daß Oxytocin möglicherweise als ihr Prohormon dient oder sogar der eigentliche Effector ist. Adrenalin und noch deutlicher Noradrenalin dienen als Hemmstoffe für die MSH-Freisetzung.

Hypophysenhinterlappen

Extrakte des Hypophysenhinterlappens enthalten wenigstens 2 aktive Substanzen, das **Vasopressin** und das **Oxytocin**. Beide werden primär in den neurosekretorischen Neuronen synthetisiert, besonders in den Neuronen der supraoptischen und paraventriculären Kerne des Hypothalamus. Im Hypophysenhinterlappen werden beide Hormone in Assoziation an 2 Proteine **Neurophysin I und II** gespeichert. Die Molekulargewichte der Neurophysine liegen bei 19000 und 21000. Jedes Neurophysin ist für sein Hormon spezifisch. Sehr wahrscheinlich sind die Neurophysine bei der Spaltung von Vasopressin bzw. Oxytocin aus einem größeren Prohormon entstanden. Ihre Halbwertszeit im Plasma ist mit 3–5 min extrem kurz. Ein Teil des in den Nieren konzentrierten Vasopressins wird im Urin ausgeschieden, der größte Teil wird jedoch abgebaut.

Biologische Bedeutung

Vasopressin

In hoher Konzentration erhöht Vasopressin den Blutdruck über seinen vasopressorischen Effekt auf die peripheren Blutgefäße. Der primäre Wirkort des Vasopressins ist jedoch die Niere, wo es einen **antidiuretischen Effekt** als das sog. **antidiuretische Hormon (ADH)** ausübt. Das Hormon wirkt hier auf die renalen Tubuli und stimuliert die Wasserreabsorption.
Der molekulare Wirkungsmechanismus des Vasopressins besteht in einer Stimulierung des Adenylatcyclasesystems der Nierentubuli. Vasopressin ist ein sehr wirkungsvoller Inhibitor der Gonadotropine, besonders des LH.
Die Sekretion des antidiuretischen Hormons wird durch eine Vielzahl von Stimulatoren der neuralen Aktivität gesteigert. Emotionaler und physischer Streß, elektrische Stimulierung, Acetylcholin, Nicotin und Morphin steigern die Sekretion von antidiuretischem Hormon; den gleichen Effekt hat jede Dehydration oder auch intravenöse Injektion hypertoner Lösungen. Adrenalin und Zunahme des Blutvolumens dienen als effektive Inhibitoren der Freisetzung von antidiuretischem Hormon.
Fehlt das Vasopressin, kommt es zum sog. Diabetes insipidus. Dieser wird durch eine extreme Diurese (bis zu 30 l Urin pro Tag) charakterisiert. Die Erkrankung kann durch synthetisches Vasopressin oder seine Derivate behandelt werden. Sie werden durch die Nasenschleimhaut aufgenommen und können infolgedessen durch Schnupfen appliziert werden.

Oxytocin (Abb. 39.11)

Die Oxytocinkonzentration im Blut steigt während der Wehentätigkeit an. Oxytocin verursacht eine Kontraktion der Uterusmuskulatur und wird bei der Geburtshilfe zur Geburtseinleitung benutzt. Oxytocin verursacht darüber hinaus eine Kontraktion der glatten Muskulatur der Milchdrüse und führt somit zur Milchabgabe. Sowohl im Uterus als auch in der Milchdrüse finden sich Membranrezeptoren für Oxytocin.

Chemie

Abb. 39.11 zeigt die Oxytocinstruktur. Es handelt sich um ein cyclisches Polypeptid aus 8 Aminosäuren mit einem Molekulargewicht von etwa 1000.

Die Vasopressinstruktur ähnelt der des Oxytocins sehr. Sie unterscheidet sich nur in den 2 Aminosäuren Isoleucin und Leucin, die im Vasopressin durch Phenylalanin und Lysin oder Arginin ersetzt sind.

Die funktionelle chemische Gruppe im Oxytocin benötigt die primäre Aminogruppe des Cysteins, die phenolische Hydroxylgruppe des Tyrosins, die 3 Carboxamidgruppen des Asparagins, Glutamins und Glycinamids sowie die Disulfidbrücke. Durch Entfernung eines dieser Gruppen sind Oxytocinanaloge produziert worden. So fehlt dem Desoxyoxytocin die phenolische Tyrosingruppe und dem Desaminooxytocin die freie primäre Aminogruppe des terminalen Cysteinrestes. Desaminooxytocin hat die 5fache antidiuretische Aktivität wie Oxytocin selber.

40 Chemie der Atmung

David W. Martin

In diesem Kapitel steht der Begriff Atmung für den Austausch der beiden Gase Sauerstoff und Kohlendioxid zwischen dem Organismus und seiner Umgebung. Die Atmung kann in vier Vorgänge unterteilt werden:
1. Ventilation in den Lungen, d.h. Ein- und Ausströmen von Luft zwischen der Atmosphäre und den Alveolen;
2. Diffusion von Sauerstoff und CO_2 zwischen Alveolen und Blut;
3. Transport von Sauerstoff und CO_2 an die und von den Zellen des Organismus;
4. Regulation der Atmung.

Vom biochemischen Standpunkt ist der unter 1. genannte Vorgang der Lungenventilation ohne Interesse; er wird in den Lehrbüchern der Physiologie abgehandelt.

Chemie und Physiologie der Sauerstoff- und Kohlendioxiddiffusion

Für das Verständnis der Vorgänge der Gasdiffusion und des Gastransports muß man sich die **physikalischen Gesetze idealer Gase** vor Augen halten. Wenn Temperatur und Menge eines Gases in einem abgeschlossenen Gefäß konstant bleiben, sich dagegen das Volumen des Gefäßes vergrößert oder verkleinert, ändert sich der Gasdruck innerhalb des Gefäßes in der umgekehrten Richtung, d.h.:

Druck · Volumen = konstant.

Bei einer Temperatur von 0 °C und einem Druck von 760 mm Hg benötigt ein Mol eines Gases 22,4 l; reduziert man das Volumen des Gases auf die Hälfte, nämlich 11,2 l, steigt der Druck auf 1520 mm Hg an. Erhöht sich umgekehrt das Gasvolumen auf 44,8 l, würde sich sein Druck auf 380 mm Hg vermindern. Diese Gesetzmäßigkeiten werden auch als das **Boyle-Gesetz** bezeichnet.

Ändert sich bei konstanter Menge und konstantem Druck eines Gases die Temperatur, so verändert sich das Gasvolumen proportional zum An- oder Abstieg der Temperatur in Grad Kelvin (K):

Volumen/Temperatur (°K) = konstant.

Bei 273° K nimmt ein Mol eines idealen Gases einen Raum von 22,4 l ein. Wenn die Temperatur des Gases auf Körpertemperatur (37 °C, 310° K) gebracht wird, nimmt es ein Volumen von 25,4 l ein. Diese Beziehung wird mit dem **Gay-Lussac-Gesetz** beschrieben. Aus der Kombination des Gay-Lussac- und des Boyle-Gesetzes läßt sich die Beziehung ableiten:

$PV = nRT$.

Dabei ist P der Druck, V das Volumen, n die Masse des Gases, R eine Konstante und T die Temperatur in °K.

Der Ausdruck beschreibt somit das sog. **ideale Gasgesetz**. Wenn P in mm Hg, V in Litern, n in Mol und T in °K angegeben wird, beträgt der Wert der **Gaskonstante 62,36.**

Saubere atmosphärische Luft enthält 78,62% Stickstoff, 20,84% Sauerstoff, 0,04% Kohlendioxid und 0,5% Wasser. Bei der in der Luft vorliegenden Gasmischung übt jedes Gas seinen eigenen Druck, den sog. Partialdruck aus. Auf Meereshöhe würde beispielsweise der Partialdruck des Sauerstoffs genau 20,84% des gesamten Drucks von 760 mm Hg sein und da-

Tabelle 40.1. Partialdrucke von Atmungsgasen in Luft (Zahlen in Klammern geben die prozentuale Konzentration wieder)

	mm Hg (%)				
	N_2	O_2	CO_2	H_2O	Zusammen
Atmosph. Luft	597 (78,62)	159 (20,84)	0,3 (0,04)	3,7 (0,5)	760 (100)
Luft bei 100% Feuchtigkeit	563,4 (74,09)	149,3 (19,67)	0,3 (0,04)	47 (6,2)	760 (100)
Alveolarluft	569 (74,9)	104 (13,6)	40,0 (5,3)	47 (6,2)	760 (100)
Ausatmungsluft	566 (74,5)	120 (15,7)	27,0 (3,6)	47 (6,2)	760 (100)

mit einen Wert von 159 mm Hg erreichen. Bei der Einatmung von Luft wird diese allerdings bis zum Erreichen der Alveolen mit Wasser gesättigt. Da auch der Wasserdampf eine Masse besitzt, die einen bestimmten Raum einnimmt und der Luftdruck in den Alveolen dem Außendruck entspricht, folgt daraus, daß der Partialdruck des Sauerstoffs entsprechend vermindert sein muß. Bei 37 °C ist der Dampfdruck des Wassers 47 mm Hg, woraus sich eine Reduktion der Partialdrucke der anderen Gasbestandteile der Luft auf 760 − 47, d. h. 713 mm Hg reduziert. Die sich daraus ergebenden Partialdrucke der Atmungsgase atmosphärischer und wassergesättigter Luft bei 37 °C sind in Tabelle 40.1 angegeben.

An einer Gas-Flüssigkeits-Grenzschicht entspricht dem Gleichgewicht die Anzahl der Gasmoleküle, die aus der Gasphase in die Flüssigkeitsphase übertreten, der Anzahl der Gasmoleküle, die den umgekehrten Vorgang beschreiten, nämlich aus der Flüssigkeits- in die Gasphase gelangen. In diesem **Gleichgewichtszustand** wird die Gasmenge, die in einer Flüssigkeit gelöst ist, durch zwei Faktoren bestimmt:
1. der Partialdruck des Gases in der Gasphase;
2. die Löslichkeit des Gases in der Flüssigkeit bei einer bestimmten Temperatur.

Genauer genommen **ergibt sich im Gleichgewicht das Volumen des in einer Flüssigkeit gelösten Gases aus dem Produkt von Partialdruck in der Gasphase und Löslichkeitskoeffizient (α) in der jeweiligen Flüssigkeit.** Die Löslichkeiten der Atmungsgase im Wasser bei einer Temperatur von 37 °C und einem Druck von 760 mm Hg sind in Tabelle 40.2 angegeben.

Im Gleichgewicht entspricht die Kraft, mit der ein Gas sich in einer Flüssigkeit löst, derjenigen Kraft, mit der es das Flüssigkeit wieder verlassen will. **Der Druck eines eine Flüssigkeit verlassenden Gases wird auch als Spannung bezeichnet**

Tabelle 40.2. Löslichkeitskoeffizienten (α) von Atmungsgasen in Wasser bei 37 °C und 1 atm

O_2	0,024
CO_2	0,57
CO	0,018
N_2	0,012
He	0,008

und mit einem p abgekürzt (pO_2, pCO_2, pN_2 usw.). Daraus ergibt sich, daß im Gleichgewicht der **Partialdruck** eines Gases der **Gasspannung in der Flüssigkeit entspricht.** Ein in einer gegebenen Flüssigkeit besonders gut lösliches Gas muß infolgedessen in wesentlich höheren Konzentrationen gelöst sein, bevor seine Spannung in der Flüssigkeit seinem Partialdruck in der Gasphase entspricht. Wie bei anderen in einer Flüssigkeit gelösten Stoffen ist die Löslichkeit jeden Gases in einer Flüssigkeit unabhängig von der Anwesenheit anderer Gase. Als wichtige Tatsache leitet sich daraus ab, daß beispielsweise die Menge CO_2 in den Körperflüssigkeiten nicht die Sauerstoffmenge beeinflußt, die in derselben Flüssigkeit gelöst werden kann (dies gilt allerdings nur dann, wenn keine Wechselwirkungen beider Gase an einem gemeinsamen Trägermolekül auftritt).

Leitet man ein Gas in ein Gefäß in dem sich eine Flüssigkeit (Wasser, Plasma) befindet, sind die Gasmoleküle bestrebt, sich in der Flüssigkeitsphase zu lösen, bis ein Gleichgewichtszustand erreicht wird, in dem der Partialdruck des Gases der Gasspannung in der Flüssigkeit entspricht. Der für diesen Vorgang nötige Eintritt des Gases in die Flüssigkeitsphase wird auch als **Diffusion** bezeichnet.

Die Diffusionsgeschwindigkeit hängt natürlich vom Unterschied des Partialdrucks in der Gasphase und der Spannung in der Flüssigkeitsphase ab, wird jedoch darüber hinaus durch verschiedene andere Faktoren beein-

40. Chemie der Atmung

flußt. Je größer beispielsweise die Oberfläche der Gas-Flüssigkeits-Grenzschicht ist, um so größer wird die Diffusionsgeschwindigkeit sein. Jede Vergrößerung der Diffusionsstrecke wird dagegen die Zeit bis zur Einstellung des Gleichgewichts verlängern. Bei einem gegebenen Druckunterschied wird die Menge an diffundierendem Gas von der Löslichkeit des Gases in der Flüssigkeit abhängen. Je größer schließlich die kinetische Energie der Gasmoleküle (die abhängig vom Molekulargewicht des Gases und seiner Temperatur ist) ist, um so größer wird die Diffusionsgeschwindigkeit sein.

Faßt man die oben genannten Faktoren zusammen, so ergibt sich folgende Gleichung:

$$DG = \text{Diffusionsgeschwindigkeit} = \frac{PD \cdot A \cdot S}{D\sqrt{M}}$$

PD = Druckdifferenz des Gases zwischen Gasphase und Flüssigkeit
A = Fläche der Grenzschicht
S = Löslichkeit des Gases und der Flüssigkeit
M = Molekulargewicht des Gases
D = Diffusionsstrecke.

Aus der obigen Gleichung geht hervor, daß die Diffusionsrate für ein Gas in einer Flüssigkeit proportional dem Ausdruck $S/\sqrt{M}$ ist. Dieser Term wird auch als Diffusionskoeffizient bezeichnet. Relativ zum Sauerstoff sind die Diffusionskoeffizienten der anderen Atmungsgase in den Körperflüssigkeiten folgende:

Kohlendioxid: 20,3
Kohlenmonoxid: 0,81
Stickstoff: 0,53.

Die bei der Atmung eine Rolle spielenden Gase sind gut lipidlöslich und damit auch gut löslich in Zellmembranen. Deshalb ist geschwindigkeitsbestimmend für die Diffusion von Gasen in den Geweben des Körpers die Diffusionsgeschwindigkeit in der Gewebsflüssigkeit. Diese kann mit Wasser gleichgesetzt werden. Wie aus Tabelle 40.1 hervorgeht, sind die Partialdrucke sowie die Konzentrationsverhältnisse der Atmungsgase in der Luft der Alveolen anders als bei in Wasser gesättigter Luft. Diese Unterschiede können durch folgende Tatsachen erklärt werden:

1. Sauerstoff wird der Alveolarluft entnommen;
2. CO_2 diffundiert aus dem Blut der Alveolargefäße in die Alveolen;
3. während der Atmung wird die Alveolenluft relativ langsam ausgetauscht.

In den beiden Lungen einer Normalperson finden sich etwa 300 Mio. Alveolen, in denen Gasaustausch stattfindet. Jede verfügt über eine extrem dünne Wand, in die ein Netzwerk von untereinander verbundenen Capillaren eingearbeitet ist, so daß die Gasphase der Alveolen in enge Nachbarschaft mit dem Blut der Pulmonarcapillaren kommt. Die gesamte für die **Atmung zur Verfügung stehende Oberfläche** entspricht etwa 70 qm. Die Gesamtblutmenge in den Lungencapillaren beträgt etwa 100 ml, die als dünnste Schicht über die gesamte Atmungsfläche von 70 qm verteilt sind. Ähnlich wie für die Diffusion eines Gases in die Wasserphase eines Gefäßes hängt auch die Diffusion der Atmungsgase in das Blut der Pulmonarcapillaren ab von

1. der **funktionellen Atmungsoberfläche** und
2. der Diffusionsstrecke, die als **respiratorische Membran** bezeichnet wird.

Pathologische Zustände, die zu einer Abnahme der effektiven Atmungsoberfläche führen (Emphysem) oder die respiratorische Membran verdicken (Zunahme der interstitiellen Flüssigkeit), führen zu schweren Störungen des Gasaustauschs und damit der Atmung.

Die Fähigkeit der zur Verfügung stehenden respiratorischen Membran zum Gasaustausch kann als **Diffusionskapazität** quantifiziert werden. Man versteht hierunter diejenige Menge eines Gases, die bei einem Druck von 1 mm Hg in 1 min durch die respiratorische Membran diffundiert. Für Sauerstoff hat die Diffusionskapazität in Ruhe beim Gesunden einen Wert von etwa 21 ml/min. Da die normale Druckdifferenz für Sauerstoff über der respiratorischen Membran etwa 11 mm Hg ist, entspricht die pro Minute diffundierende Menge an Sauerstoff $11 \cdot 21 = 213$ ml. Es ist wichtig, daß während Arbeit die Diffusionskapazität des Sauerstoffs bis zu einem Maximalwert von etwa 65 ml/min ansteigen kann (bei jungen Männern). Diese 3fache Zunahme der Diffusionskapazität kommt durch eine Vergrößerung der Atmungsoberfläche durch Capillarerweiterung und Einbeziehung vorher kurzgeschlossener Capillarareale zustande. Zusätzlich führt die Dehnung der Alveolarmembranen bei forcierter Atmung zu einer Oberflächenvergrößerung und einer Abnahme der Dicke.

Chemie und Physiologie der Sauerstoff- und Kohlendioxiddiffusion   617

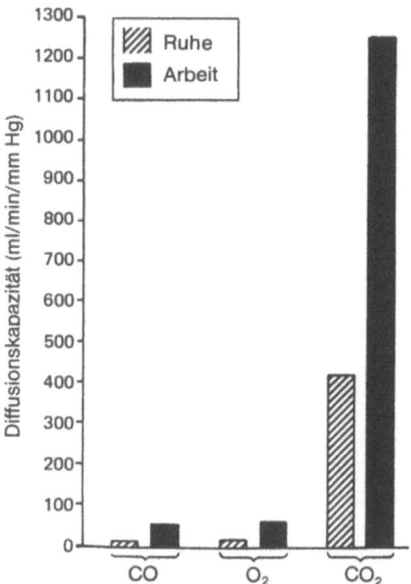

Abb. 40.1. Diffusionskapazitäten von Kohlenmonoxid, Sauerstoff und Kohlendioxid in normalen Lungen. [Nach Guyton AC (1976) Textbook of medical physiology, 5th edn. Saunders, Philadelphia]

Tabelle 40.3. Partialdrücke von Sauerstoff, CO_2 und Wasser im Lungenkreislauf (mm Hg)

	A. pulmonalis	Alveolare Capillaren	V. pulmonalis
O_2	40	104	104
CO_2	45	40	40
H_2O	47	47	47

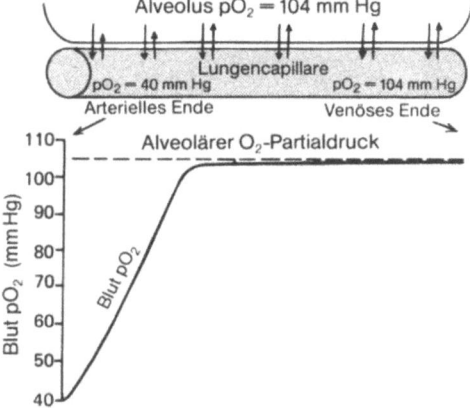

Abb. 40.2. Die Sauerstoffaufnahme in der Pulmonalcapillare. [Nach Guyton AC (1976) Textbook of medical physiology. 5th edn. Saunders, Philadelphia]

Wie schon oben beschrieben, ist der Diffusionskoeffizient für CO_2 im Wasser 20mal größer als derjenige des Sauerstoffs und kaum noch meßbar. Diese Tatsache führt dazu, daß es zu einer nahezu sofortigen Äquilibrierung zwischen dem CO_2 des Pulmonalbluts und dem alveolären CO_2 kommt. Die Druckdifferenz zwischen Blutplasma und alveolärem CO_2 beträgt normalerweise weniger als 1 mm Hg. Zu einer klinisch wichtigen Reduktion der Diffusionskapazität von CO_2 kommt es nur bei normalerweise tödlichen Lungenschädigungen, die dann intensiv mit Sauerstoff behandelt werden müssen.
Abb. 40.1 stellt die Diffusionskapazitäten für Kohlenmonoxid, Sauerstoff und CO_2 in normalen Lungen in Ruhe und bei Arbeit dar.

Austausch von Sauerstoff und CO_2 während der Atmung

Wie aus Tabelle 40.3 hervorgeht, ist der pO_2 des Bluts beim Eintritt in das pulmonale Capillarsystem 40 mm Hg, in der Alveole dagegen 104 mm Hg. Wegen der großen Oberfläche der respiratorischen Membran und ihrer außerordentlichen Dünne erfolgt die Sauerstoffaufnahme von der Alveole in die pulmonalen Capillaren so rasch, daß sich die pO_2-Werte in Capillaren und Alveolen bereits angeglichen haben, bevor das Blut die Mitte der Capillarstrecke erreicht hat (Abb. 40.2).
Bei normaler Atmung beträgt die mittlere Druckdifferenz für Sauerstoff etwa 11 mm Hg. Bei Arbeit vermindert sich wegen der Zunahme des Herz-Minutenvolumens die Aufenthaltsdauer des Bluts in den Lungencapillaren. Da jedoch nur ein Teil der Capillarstrecke benötigt wird, kann auch dann noch eine vollständige Sättigung des Bluts mit Sauerstoff bis zum Verlassen des Capillarbetts der Lunge erreicht werden. Zusätzlich nimmt, wie aus Abb. 40.1 hervorgeht, die Diffusionskapazität des Sauerstoffs bei Arbeit zu, was die ausreichende Versorgung des O-ganismus mit Sauerstoff sicherstellt.
Im Capillarbett der peripheren Gewebe geschieht im Prinzip ein umgekehrter Vorgang. Dank des hohen pO_2 im arteriellen Blut (etwa 95 mm Hg) kommt es zu einer Sauerstoffdiffusion in die interstitielle Flüssigkeit, wo der pO_2 etwa 40 mm Hg beträgt. Nach Passage durch

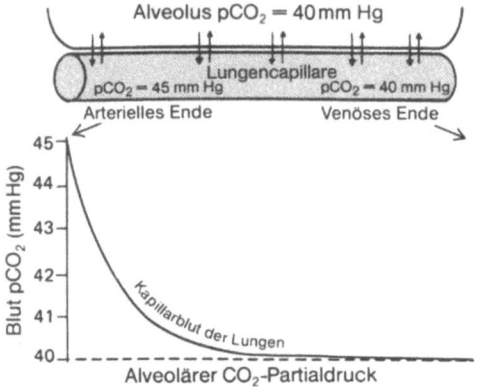

Abb. 40.3. Diffusion von Kohlendioxid aus dem pulmonalen Blut in die Alveolen. [Nach Guyton AC (1976) Textbook of medical physiology, 5th edn. Saunders, Philadelphia]

Tabelle 40.4. Vergleich der errechneten mit den wirklich gefundenen O_2-, CO_2- und N_2-Mengen im Blut (in Mol/100 ml)

	O_2	CO_2	N_2
Errechnet	0,33	3,0	0,9
Gefunden			
Arteriell	20,0	50,0	1,7
Venös	14,0	56,0	1,7

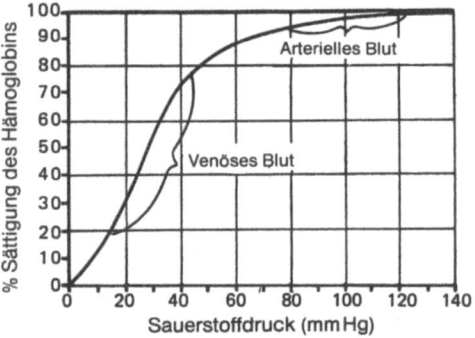

Abb. 40.4. Die Dissoziationskurve des Oxyhämoglobins. [Nach Guyton AC (1976) Textbook of medical physiology, 5th edn. Saunders, Philadelphia]

die Gewebscapillaren beträgt der pO_2 im venösen Blut danach auch 40 mm Hg.
Arterielles Blut, das in das Capillarbett der Gewebe eintritt, enthält CO_2 mit einer Spannung von 40 mm Hg. Wegen des hohen Diffusionskoeffizienten für CO_2 genügt die relativ niedrige Druckdifferenz für CO_2 zwischen der interstitiellen Flüssigkeit und dem Capillarblut dennoch zu einer raschen Äquilibrierung des pCO_2. Dies führt dazu, daß er im venösen Blut etwa 45 mm Hg beträgt.
Beim Erreichen des Lungencapillarbetts beträgt der pCO_2 etwa 45 mm Hg (Tabelle 40.3), der pCO_2 der Alveolarluft beträgt dagegen etwa 40 mm Hg. Auch dieser Gradient ist im Vergleich zum Gradienten des Sauerstoffs relativ niedrig, kann jedoch wegen des etwa 20mal größeren Diffusionskoeffizienten von CO_2 im Vergleich mit Sauerstoff rasch ausgeglichen werden (Abb. 40.3).

Transport von Sauerstoff im Blut

Unter Zugrundelegung der Partialdrucke der Atmungsgase (Tabelle 40.3) und ihrer Löslichkeit in wäßrigen Phasen (Tabelle 40.2) kann die Konzentration von Atmungsgasen im Blut errechnet werden. Vergleicht man jedoch die **errechneten** mit den **wirklich gemessenen Gaskonzentrationen,** so ergeben sich überraschende Unterschiede (Tabelle 40.4). Diese lassen sich nur durch die Tatsache erklären, daß große Mengen von Sauerstoff und CO_2 im Blut nicht in gewöhnlicher Lösung transportiert werden. Ihr Transport erfolgt vielmehr in Bindung an ein Trägermolekül. Es handelt sich um das **Hämoglobin,** das sowohl für den Transport von Sauerstoff wie auch von CO_2 verantwortlich ist.
Etwa 97–98% des von den Lungen zu den Geweben transportierten Sauerstoffs wird an Hämoglobin gebunden. Die Bindung wird durch folgende einfache Gleichung beschrieben:

$Hb + O_2 \rightleftharpoons HbO_2$
Hb = desoxygeniertes Hämoglobin
HbO_2 = Oxyhämoglobin.

Die Verbindung von Hämoglobin und Sauerstoff folgt dabei in einer nichtcovalenten Bindung, die erst durch die Untersuchung von Perutz et al. aufgedeckt wurde (s. Kap. 14). Die Bindung von Sauerstoff an Hämoglobin ist reversibel und hängt vom pO_2 des Sauerstoffs in der Umgebung des Hämoglobins ab. Bei einer Sauerstoffspannung im Blut, die den Lungencapillaren entspricht (104 mm Hg), ist Hämoglobin etwa zu 97% mit Sauerstoff gesättigt (Abb. 40.4). Nach Passage durch die peripheren Gewebe und Rückkehr des Bluts in das Capillarbett der Lungen, liegt der pO_2 bei 40 mm Hg; bei dieser Spannung ist Hämoglobin nur noch zu etwa 70% gesättigt (Abb. 15.4). Das Verhältnis zwischen der prozentualen Sauerstoffsättigung des Hämoglobins im Blut sowie dem Partialdruck des Sauerstoffs ergibt die **Sauerstoffdissoziationskurve des Hämoglobins** (Abb. 40.4). Die Beeinflussung der Sauerstoffdissoziationskurve durch andere Faktoren wie beispielsweise den pCO_2 des Bluts wird weiter unten besprochen.

Bei voller Sättigung bindet jedes Gramm Hämoglobin etwa 1,34 ml Sauerstoff. Unter der Annahme einer Hämoglobinkonzentration von 14,5 g/dl des Bluts können insgesamt

$$14{,}5 \cdot 1{,}34 = 19{,}4 \text{ ml/dl Blut}$$

transportiert werden. Addiert man diese Menge zu dem physikalisch im Blut gelösten Sauerstoff (0,33 ml/dl), so ergibt sich die **gesamte Sauerstofftransportkapazität** des Bluts, die etwa 20 ml/dl beträgt. Aus dieser Tatsache ist ersichtlich, daß nahezu die ganze Transportkapazität des Bluts für Sauerstoff durch das Hämoglobin vermittelt wird.

Wie aus Abb. 40.4 hervorgeht, ist die Sauerstoffdissoziationskurve des Hämoglobins **sigmoid**. Oberhalb Sauerstoffspannungen von 70-80 mm Hg verläuft die Kurve relativ flach, was dazu führt, daß bei Variation des Partialdrucks in diesem Bereich relativ wenig Sauerstoff verlorengeht. Bei Partialdrücken unterhalb 40-50 mm Hg verläuft die Kurve jedoch wesentlich steiler, was in diesem Bereich die Sauerstoffabgabe außerordentlich erleichtert. Während also Änderungen des pulmonalen pO_2 wenig Einfluß auf den Sauerstoffgehalt des Bluts haben, sorgt der relativ niedrige pO_2 im Bereich der Gewebscapillaren für eine Sauerstoffabgabe genau dort, wo er benötigt wird.

Unter normalen Bedingungen (pO_2 des arteriellen Bluts ist 100 mm Hg, pO_2 des venösen Bluts 40 mm Hg) werden pro 100 ml Blut 5-6 ml Sauerstoff an die peripheren Gewebe abgegeben. Bei maximaler Arbeit fällt der pO_2 in den peripheren Geweben bis auf 15 mm Hg ab, woraus sich eine Sauerstoffabgabe aus dem Blut von etwa 15 ml pro 100 ml Blut errechnet.

Die in Abb. 40.4 dargestellte Sauerstoffdissoziationskurve des Hämoglobins entspricht normalem Blut bei einem pH von 7,4 und einem pCO_2 von 40 mm Hg auf Meereshöhe. Verschiedene Faktoren können jedoch die Dissoziationskurve nach rechts oder nach links verschieben. Eine **Verschiebung nach rechts** führt zu einer größeren Sauerstoffabgabe bei jeder gegebenen Sauerstoffspannung. Dieser Effekt kann auch als Abnahme der Affinität des Hämoglobins zu Sauerstoff beschrieben werden. Umgekehrt führt eine **Verschiebung** der Sauerstoffdissoziationskurve **nach links** zu einer Vergrößerung der Affinität des Hämoglobins für Sauerstoff, was in einer verminderten Sauerstoffabgabe des oxygenierten Hämoglobins bei jeder Sauerstoffspannung führt.

Vier wichtige Faktoren führen zu einer Rechtsverschiebung der Dissoziationskurve:
1. Zunahme der Wasserstoffionenkonzentration (Abnahme des Blut-pH),
2. Zunahme der CO_2-Spannung,
3. Zunahme der Temperatur,
4. Zunahme der Konzentration von 2,3-Bisphosphoglycerat.

Die ersten 3 Faktoren werden immer dann wirksam, wenn in den Geweben ein erhöhter Sauerstoffverbrauch besteht. Sie führen zu einer verstärkten Sauerstoffabgabe. Zum Anstieg der 2,3-Bisphosphoglyceratkonzentration in den Erythrocyten kommt es beispielsweise bei Absinken des atmosphärischen Drucks. Wie bei der Zunahme der CO_2-Spannung ist auch die Wirkung des 2,3-Bisphosphoglycerats auf die Sauerstoffaffinität des Hämoglobins von Vorteil für den Organismus.

Der Effekt einer pH-Erniedrigung des Bluts auf die Dissoziationskurve ist in Abb. 40.5 dargestellt. Die Verlagerung der Sauerstoffdissoziationskurve nach rechts durch ansteigende CO_2-Spannung wird auch als **Bohr-Effekt** beschrieben. Er wird im wesentlichen durch eine Zunahme der Wasserstoffionenkonzentration vermittelt, die als Folge einer vermehrten Kohlensäureentstehung auftritt (s. unten).

2,3-Bisphosphoglycerat ist ein Glykolysezwischenprodukt der Erythrocyten (s. auch Kap. 14). Im Erythrocyten bindet 1 Molekül 2,3-Bisphosphoglycerat nichtcovalent an die α-Aminogruppen der N-terminalen Valinreste der 2 β-Ketten des Desoxyhämoglobins. Im oxygenierten Hämoglobin tritt diese Bindung nicht auf. Die Wirkung des 2,3-Bisphosphoglycerats besteht damit darin, das Gleichgewicht zwischen Oxyhämoglobin und Desoxyhämo-

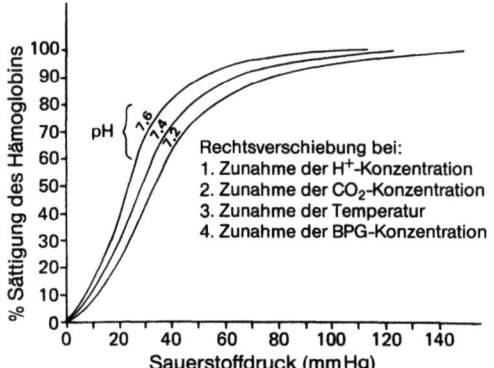

Abb. 40.5. Verschiebung der Dissoziationskurve des Oxyhämoglobins nach rechts durch Zunahmen von *(1)* Wasserstoffionenkonzentration, *(2)* CO_2-Konzentration, *(3)* Temperatur oder *(4)* Bisphosphoglycerat. [Nach Guyton AC (1976) Textbook of medical physiology, 5th edn. Saunders, Philadelphia]

globin nach rechts zu verschieben, wodurch die Desoxygenierung erleichtert wird:

$$HbO_2 \underset{BPG}{\rightleftharpoons} Hb \cdot BPG + O_2.$$

Je höher die 2,3-Bisphosphoglyceratkonzentration, um so leichter bildet sich Desoxyhämoglobin und um so weiter wird die Sauerstoffdissoziationskurve des Hämoglobins nach rechts verschoben werden. Schon die Lage der normalen Sauerstoffdissoziationskurve ergibt sich aus der unter diesen Bedingungen vorliegenden 2,3-Bisphosphoglyceratkonzentration.

Bei chronischer Hypoxie wie beim Aufenthalt auf Höhen oberhalb 2500-2750 m, bei Anämien und einigen hereditären Anomalien des Hämoglobins kommt es zu einem Anstieg des 2,3-Bisphosphoglyceratspiegels.

Im Vergleich zum normalen Hämoglobin des Erwachsenen (Hb-A) zeigt das fetale Hämoglobin (Hb-F) eine nach links verschobene Sauerstoffdissoziationskurve. Daraus ergibt sich, daß eine hohe Affinität für Sauerstoff charakteristisch für das Hb-F ist. Offensichtlich ist diese Eigenschaft von Vorteil für den Feten, der ja seinen Sauerstoffbedarf durch Aufnahme aus dem mütterlichen Placentarkreislauf mit seinem relativ niedrigen Sauerstoffpartialdruck decken muß. Die Ursache für diese Linksverschiebung der Dissoziationskurve liegt in einer verminderten Affinität des Hb-F zu 2,3-Bisphosphoglycerat.

Die Geschwindigkeit des Sauerstofftransports an die Gewebe hängt von der Sauerstoffutilisierung und dem Herzminutenvolumen ab. Unter normalen Bedingungen beträgt der Sauerstoffverbrauch etwa 5 ml pro dl Blut bei einem Sauerstoffgehalt von etwa 20 ml pro dl. Es werden also etwa 25% des zur Verfügung stehenden Sauerstoffs verbraucht, jedoch kann dieser Anteil beispielsweise bei maximaler Arbeit etwa verdreifacht werden. Da auch das Herzminutenvolumen während der Arbeit um den Faktor 5 vergrößert werden kann, ergibt sich ein etwa 15facher Anstieg des Sauerstofftransports zu den peripheren Geweben während maximaler Arbeit.

In den Zellen der peripheren Gewebe wird der Verbrauch des Sauerstoffs nicht nur durch seine Verfügbarkeit, sondern im wesentlichen durch die intracelluläre Konzentration von ADP kontrolliert, welches als Substrat für die oxidative Phosphorylierung benötigt wird (s. Kap. 12).

Bei Sauerstoffpartialdrucken oberhalb 4 mm Hg sind die intracellulären sauerstoffverbrauchenden Systeme mit Sauerstoff gesättigt und arbeiten unabhängig vom Sauerstoffangebot.

Transport von CO_2 im Blut

Ähnlich wie für Sauerstoff gilt auch für CO_2, daß sein Transport im Blut nicht von seiner Löslichkeit in der wäßrigen Phase abhängt. Nur etwa 6% des im Blut vorliegenden CO_2 ist gelöst (Tabelle 40.4). Nach der Gleichung

$$CO_2 + H_2O \rightleftharpoons H_2CO_3$$

reagiert CO_2 mit Wasser, wobei Kohlensäure entsteht. Diese Reaktion ist allerdings in Abwesenheit katalytischer Aktivitäten sehr langsam. Durch das Enzym Carboanhydrase, das in Erythrocyten in hoher Aktivität vorkommt, wird ihre rasche Gleichgewichtseinstellung ermöglicht. Kohlensäure dissoziiert rasch und spontan in ein Proton und ein Hydrogencarbonatanion. Diese Dissoziation erfolgt zu etwa 99,9%, so daß nur 0,1% der Kohlensäure in der undissoziierten Form bleibt. Da ein Anstieg der Wasserstoffionenkonzentration für jeden Organismus außerordentlich gefährlich ist, müssen Puffersysteme zur Entfernung der freien Protonen vorhanden sein.

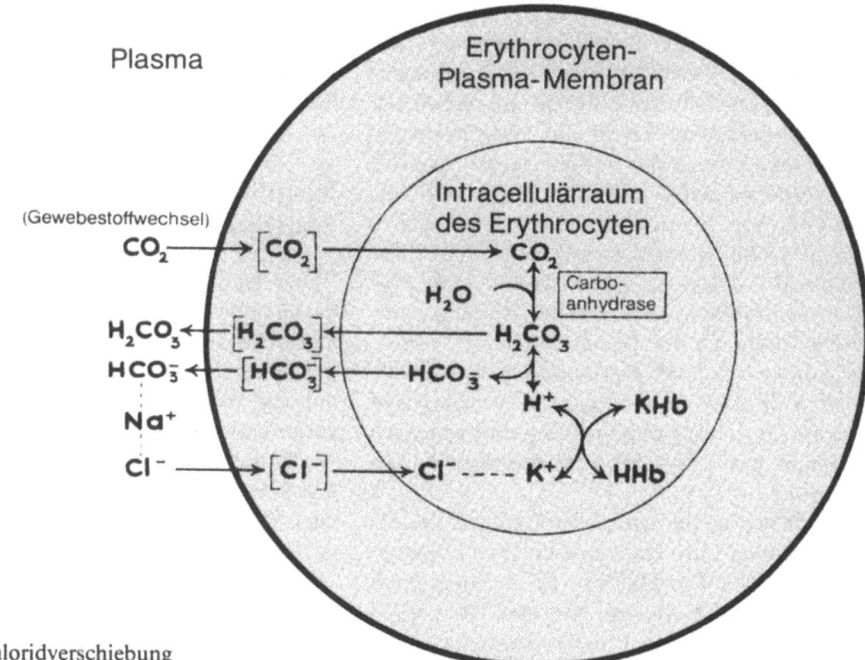

Abb. 40.6. Die Chloridverschiebung

Das **Hämoglobin ist der wichtigste Puffer im Blut,** der für die Entfernung von Protonen vorhanden ist. Diese Reaktion verläuft nach der Gleichung:

$H^+ + HCO_3^- + KHb \rightleftharpoons HHb + K^+ + HCO_3^-$.

Diese Reaktion findet ausschließlich innerhalb des Erythrocyten statt. Dieser ist zwar impermeabel für Kalium, jedoch leicht permeabel für das Hydrogenkarbonatanion. Entsprechend der Auswärtsdiffusion des Hydrogencarbonatanions aus dem Erythrocyten muß in äquimolaren Reaktionen ein anderes Anion in den Erythrocyten transportiert werden, damit die Elektroneutralität über der Erythrocytenmembran gewahrt bleibt. Dies führt zum Phänomen der sog. **Chloridverschiebung** (Abb. 40.6). Sie besteht darin, daß in Erythrocyten des venösen Bluts der Chloridgehalt größer ist als in arteriellen Erythrocyten, die eine niedrige CO_2-Spannung haben. Die Umwandlung von CO_2 über Kohlensäure zu Hydrogencarbonatanionen macht etwa 70% des CO_2-Transports aus. Wird die Carboanhydraseaktivität gehemmt (beispielsweise durch Acetazolamid), wird der CO_2-Abtransport aus den Geweben behindert, wobei es zu Erhöhungen der CO_2-Spannung bis 70 oder 80 mm Hg kommen kann.

Außer dem Transport in gelöster Form sowie als Hydrogencarbonatanion steht dem CO_2 eine weitere Transportmöglichkeit zur Verfügung. Es kann mit den α-Aminogruppen der N-terminalen Valinreste aller 4 Ketten des Hämoglobinmoleküls eine relativ lockere covalente Bindung, eine Carbaminobindung, ausbilden. Da 2,3-Bisphosphoglycerat an 2 der 4 Aminotermini bindet, besteht ein klarer Antagonismus zwischen der Bindung von CO_2 und derjenigen von 2,3-Bisphosphoglycerat. Obwohl sich das Hämoglobin prinzipiell für den CO_2-Transport gut eignet, spielt der durch es vermittelte CO_2-Transport im Vergleich zum Transport als Hydrogencarbonat eine geringe Rolle.

Die Bildung des Carbaminohämoglobins durch Reaktion von CO_2 mit den Aminotermini des Hämoglobinmoleküls ist unabhängig vom pCO_2 oberhalb von 15 mm Hg. Allerdings ist sie abhängig von der Sauerstoffsättigung des Hämoglobins. Jede Bindung von Sauerstoff an Hämoglobin führt zu einer CO_2-Freisetzung, ein Phänomen, das auch als **Haldane-Effekt** bezeichnet wird.

Quantitativ hat der Haldane-Effekt eine größere Bedeutung für den CO_2-Transport als der **Bohr-Effekt** für den Sauerstofftransport. Der Haldane-Effekt wird durch die Tatsache verursacht, daß Oxyhämoglobin eine stärkere Säure als Desoxyhämoglobin ist. Bei der Oxygenierung von Hämoglobin kommt es zur Abgabe von Protonen durch das Hämoglobinmolekül. Die CO_2-Abgabe aus dem Blut nach Oxygenierung des Hämoglobins ist eine Folge der Protonenabgabe. Diese reagieren nämlich mit Hydrogencarbonatanionen unter Bildung von Kohlensäure. In der Anwesenheit von Carboanhydrase kann die Kohlensäure Wasser abspalten und als CO_2 freigesetzt werden. Das saurere Oxyhämoglobin hat also eine geringere Tendenz mit CO_2-Carbaminohämoglobin zu bilden.

In Ruhe beträgt der Anteil des Carbamino-CO_2 am gesamten CO_2-Transport des Erwachsenen nur etwa 10%. Der Haldane-Effekt verdoppelt nahezu die CO_2-Menge, die vom Blut nach Oxygenierung in den Lungen abgegeben werden kann; in den peripheren Geweben verdoppelt der Haldane-Effekt in etwa die CO_2-Aufnahme.

Als **respiratorischer Quotient** wird das Verhältnis von CO_2-Freisetzung zu Sauerstoffaufnahme in der Lunge bezeichnet.

$$\frac{CO_2\text{-Freisetzung}}{O_2\text{-Aufnahme}} = \text{respiratorischer Quotient (RQ)}.$$

Der respiratorische Quotient nimmt bei verschiedenen Stoffwechselbedingungen unterschiedliche Werte an. In Geweben, die Kohlenhydrate als einzige Energiequelle verwerten, beträgt der RQ 1, bei ausschließlicher Fettverbrennung 0,7. Bei der üblichen aus einem Gemisch von Kohlenhydraten, Fetten und Proteinen zusammengesetzten Nahrung beträgt der RQ etwa 0,825.

Regulation der Atmung

Die Affinität des Hämoglobins für Sauerstoff wird zwar durch die sigmoide Form der Sauerstoffdissoziationskurve des Hämoglobins bestimmt, deren Lage durch das Blut-pH und weniger durch die CO_2-Spannung verändert werden kann. Die Regulation der Atmung erfolgt jedoch über das Zentralnervensystem im wesentlichen durch die CO_2-Spannung im Blut. So führt jede Zunahme des pCO_2 über 40 mm Hg zu einer Zunahme der alveolaren Ventilation. Die Sauerstoffspannung ändert die Atmung nur dann, wenn die CO_2-Spannung außergewöhnlich niedrig oder hoch ist.

Regulation des Säure-Basen-Haushalts durch die Atmung

Wie in Kap. 2 dargelegt wurde, ist die Pufferkapazität eines Puffersystems am größten bei dem pH-Wert, der seinem pK_A-Wert entspricht. der pH-Wert der extracellulären Körperflüssigkeiten liegt bei 7,4, der pK_A-Wert des Hydrogencarbonat-CO_2-Puffersystems jedoch bei 6,1. Nach der Gleichung von Henderson-Hasselbalch ist bei einem pH von 7,4 die Konzentration des Hydrogencarbonations etwa 20mal größer als die des gelösten CO_2. Dieses Verhältnis läßt von vornherein keine gute Pufferkapazität erwarten.

$$7,4 = \text{Blut pH}$$
$$6,1 = pK_a \text{ des } H_2CO_3$$
$$pH = pK_a + \log\frac{(\text{Salz})}{(\text{Säure})}$$
$$7,4 = 6,1 + \log\frac{(HCO_3^-)}{H_2CO_3)}$$
$$1,3 = \log\frac{(HCO_3^-)}{H_2CO_3)}$$
$$\frac{(HCO_3^-)}{(H_2CO_3)} = 20$$

Da jedoch die Konzentrationen beider Komponenten des Hydrogencarbonat-Kohlensäuresystems unter physiologischen Bedingungen reguliert werden können, stellt es trotzdem ein außerordentlich wirkungsvolles Puffersystem des Organismus dar.

Die CO_2-Spannung im Blut kann durch gesteigerte CO_2-Produktion in peripheren Geweben oder verminderte Abatmung erhöht werden. Aus der Gleichung nach Henderson-Hasselbalch müßte dies zu einem Absinken des pH-Werts und zur Acidose führen. Entspricht die Abatmung von CO_2 nicht der Geschwindigkeit der CO_2-Produktion, kommt es infolge der Retention von überschüssigem CO_2 zur Acidose. Vermindert sich z.B. die Atmung in Ruhe auf ein Viertel der normalen Geschwindigkeit, so kommt es zu einem Anstieg der CO_2-Spannung und zu einem Abfall des Blut-pH von 7,4 auf 7,0. Nimmt dagegen die Geschwindigkeit der

Atmung um das Doppelte zu, so vermindert sich die CO_2-Spannung, wobei der Blut-pH-Wert auf etwa 7,6 ansteigt. Da die Atmungsgeschwindigkeit von einem Bruchteil der normalen bis zum 15fachen des Normwerts schwanken kann, ist der pH-Wert der extracellulären Flüssigkeit eng mit der Atmung verknüpft. Entsteht eine Acidose durch verminderte Ventilation und eine aus diesem Grund angestiegene CO_2-Spannung, so spricht man von einer **respiratorischen Acidose**. Eine Reduktion der CO_2-Spannung im Blut in Folge einer Hyperventilation wird als **respiratorische Alkalose** bezeichnet. Änderungen des Blut-pH durch das respiratorische System erfolgen außerordentlich rasch. Aus diesem Grund wird es häufig in Anspruch genommen, um pH-Änderungen zu korrigieren, die metabolische Ursachen haben. Die über die Atmung vermittelten Korrekturen des Blut-pH-Werts erfolgen zwar rasch, häufig jedoch unvollständig. Lediglich renale Mechanismen sind zur vollständigen pH-Korrektur imstande, sprechen jedoch relativ langsam an.

Störungen des Säure-Basen-Haushalts in Folge von Änderungen des Hydrogencarbonatgehalts des Bluts haben metabolische Ursachen. Ein Absinken des Hydrogencarbonatspiegels ohne Änderungen der Kohlensäurekonzentration führt zur **metabolischen Acidose**; ein Überschuß an Hydrogenkarbonat zur **metabolischen Alkalose**. **Kompensiert** werden beide Zustände durch entsprechende Änderung der Kohlensäurekonzentration. Im ersteren Fall wird mehr CO_2 eliminiert (Hyperventilation), im letzteren Fall durch Hypoventilation zurückgehalten. Der CO_2-Gehalt des Plasmas wird damit bei der metabolischen Acidose erniedrigt und bei der metabolischen Alkalose erhöht sein.

Ursachen von Störungen des Säure-Basen-Haushalts

Metabolische Acidose

Eine metabolische Acidose wird durch ein Absinken des Hydrogencarbonatgehalts ohne größere Änderungen der Kohlensäurekonzentration hervorgerufen. Die metabolische Acidose ist der häufigste Acidosetyp. Er kommt bei der Ketoacidose des entgleisten Diabetes, bei der Niereninsuffizienz, bei Säurevergiftungen und bei schwerer Diarrhöe oder Colitis vor. Eine gesteigerte Atmung *(Hyperpnoe)* ist ein wichtiges Symptom einer unkompensierten Acidose. Mit ihr versucht der Organismus das normale Verhältnis von 20:1 für HCO_3^- : H_2CO_3 wieder herzustellen.

Respiratorische Acidose

Die respiratorische Acidose zeichnet sich durch einen Anstieg des Kohlensäuregehalts gegenüber dem Hydrogencarbonat aus. Sie tritt bei Erkrankungen mit gestörter Atmung, beispielsweise Pneumonie, Emphysem, Asthma oder Störungen des Atmungszentrums (Morphinvergiftung) auf. Gelegentlich findet sie sich auch bei mangelhafter Überwachung während künstlicher Beatmung.

Metabolische Alkalose

Zur metabolischen Alkalose kommt es, wenn die Hydrogencarbonatkonzentration ohne entsprechende Änderung der Kohlensäurekonzentration ansteigt. Gelegentlich kommt es zu einem einfachen Alkaliüberschuß mit Alkalose durch die Zufuhr größerer Mengen alkalischer Substanzen, beispielsweise zur Behandlung eines Magengeschwürs. Häufiger tritt jedoch eine metabolische Alkalose als Folge eines stenosierenden Prozesses im Darm (Pylorusstenose), nach langem Erbrechen sauren Mageninhalts oder nach langdauernder Entfernung des Mageninhalts (Magensonde) auf. Diese Arten der Alkalose zeichnen sich durch ein Chloriddefizit aus, das durch den Verlust der salzsäurereichen Magenflüssigkeit hervorgerufen wird. Die verlorengegangenen Chloridanionen werden durch Hydrogencarbonat ersetzt. Derartige Formen der metabolischen Alkalose werden auch als hypochlorämische Alkalose bezeichnet. Häufig kommt es bei der hypochlorämischen Alkalose zusätzlich zum Kaliummangel, da in den Nieren keine Protonen für den Austausch mit Natrium bereitstehen.

Bei der nichtkompensierten Alkalose findet sich eine langsame und flache Atmung. Der Urin ist meist alkalisch, kann jedoch bei gleichzeitigem Natrium- und Kaliumdefizit auch trotz des erhöhten Hydrogencarbonats im Blut sauer reagieren. Dieses paradoxe Verhalten ist darauf zurückzuführen, daß die Ausscheidung von Hydrogencarbonat durch die Nieren nur zusammen mit Natrium erfolgen kann, das bei niedrigem Natriumgehalt des Bluts nicht hierfür aufgebracht werden kann. Die Nieren geben der Aufrechterhaltung der Natriumkonzentration im Blut den Vorzug vor der Kompensation des Säure-Basen-Haushalts. Ein häufigerer Grund für die Ausscheidung eines sauren Urins, trotz erhöhtem Hydrogencarbonatspiegel im Plasma, ist das Bestehen eines Kaliummangels mit Störung der Protonenausscheidung durch die Nieren.

Respiratorische Alkalose
Zur respiratorischen Alkalose kommt es, wenn die Kohlensäurekonzentration absinkt, ohne daß sich die Hydrogencarbonatkonzentration entsprechend ändert. Dieser Zustand stellt sich bei jeder Art der Hyperventilation ein. Diese kann psychogen oder durch Erkrankung des Zentralnervensystems mit Befall des Atemzentrums hervorgerufen sein. Weitere Ursachen für die respiratorische Alkalose sind die Salicylatvergiftung (s. unten) oder fehlerhafte künstliche Beatmung. Auch beim hepatischen Koma kommt es gelegentlich zur respiratorischen Alkalose.

Bestimmung des Blut-pH und der Pufferkapazität im Blut

Das Vorliegen einer nichtkompensierten Acidose oder Alkalose kann am genauesten durch Bestimmung des Blut-pH nachgewiesen werden. Da dies jedoch gelegentlich Schwierigkeiten macht und darüber hinaus die Notwendigkeit besteht, Informationen über die Puffersysteme des Bluts zu erhalten, müssen weitere Bestimmungsverfahren angewandt werden. So kann z.B. die Menge von CO_2 bestimmt werden, die nach Ansäuern einer Plasmaprobe freigesetzt wird. Mit ihr wird die Summe von Kohlensäure und Hydrogencarbonat bestimmt, jedoch läßt sich hieraus keine Information über das Verhältnis dieser zwei Komponenten des Hydrogencarbonat-Puffersystems gewinnen. Nach der Gleichung von Henderson-Hasselbalch kann jedoch bei Kenntnis von zwei der drei Variablen – pCO_2, Hydrogencarbonatkonzentration und pH – oder sogar nur aus dem pH-Wert und dem Gesamt-CO_2-Gehalt die verbleibende Unbekannte errechnet werden (Abb. 40.7). Bei Kenntnis von zwei der drei Variablen läßt sich auch die Art der Störung des Säure-Basen-Haushalts bestimmen, wobei das in Abb. 40.8 gezeigte Diagramm benutzt wird.

Beim **akuten Nierenversagen** kommt es zur CO_2-Retention mit **nichtkompensierter respiratorischer Acidose**. Die Blutzusammensetzung verlagert sich unter diesen Bedingungen von dem normalen Punkt A zum Punkt B (Abb. 40.8) mit einem pCO_2 von 60 mm Hg. Der Blut-pH sinkt auf 7,3 ab, und infolge der durch die Henderson-Hasselbalch-Gleichung gegebenen

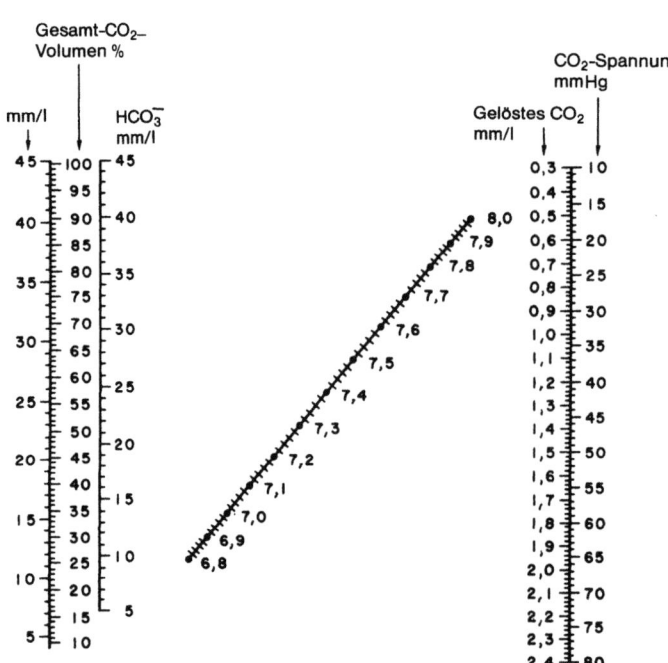

Abb. 40.7. Nomogramm für die Beziehungen der Komponenten des HCO_3^--CO_2-Puffersystems im Blut. [Nach Davenport HW (1974) The ABC of acid-base chemistry, 6th edn. University of Chicago Press, Chicago]

Regulation des Säure-Basen-Haushalts durch die Atmung

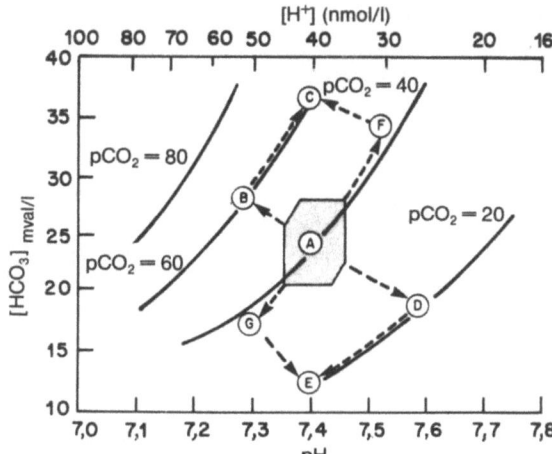

Abb. 40.8. Darstellung der Beziehung zwischen HCO_3^-, pCO_2, H^+ und pH des Bluts unter normalen Bedingungen *(schraffiert, A)* sowie bei Vorliegen einer kompensierten bzw. nichtkompensierten Acidose bzw. Alkalose. (Einzelheiten im Text)

Beziehungen muß der Hydrogencarbonatspiegel auf 28 mmol/l ansteigen. Wenn die Atmungsstörung länger besteht, können die Nieren durch Hydrogencarbonatretention die Acidose wenigstens teilweise kompensieren. Unter diesen Bedingungen würde die Blutzusammensetzung sich dem Punkt C nähern, der sich durch eine Normalisierung des Blut-pH-Werts auszeichnet und als **kompensierte respiratorische Acidose** bezeichnet wird.

Bei Hyperventilation kann der pCO_2 bis auf 20 mm Hg fallen (Punkt D), wobei eine **nichtkompensierte respiratorische Alkalose** entsteht. Wieder folgt aus der Henderson-Hasselbalch-Beziehung, daß die Hydrogencarbonatkonzentration auf etwa 20 mmol/l abfallen muß. Die Nieren können durch Ausscheidung des überschüssigen Hydrogencarbonats eine Kompensation mit Normalisierung des Blut-pH herbeiführen, wobei sich der Punkt E einstellt, der die Zustände einer **kompensierten respiratorischen Alkalose** wiedergibt. Wie schon oben erwähnt, erfolgen diese durch die Nieren vermittelten Kompensationen der respiratorischen Acidose oder Alkalose relativ langsam und finden sich infolgedessen nur bei chronischen Atmungsstörungen.

Bei **akuter metabolischer Alkalose**, wie sie gelegentlich nach Infusionen von Natriumhydrogencarbonat auftritt, ändert sich die Blutzusammensetzung von Punkt A zu Punkt F, der sich durch eine Hydrogencarbonatkonzentration von 34 mmol/l und einen pCO_2 von mehr als 40 mm Hg auszeichnet. Diese nur leichte Erhöhung des pCO_2 ergibt sich wieder aus der Henderson-Hasselbalch-Gleichung. Am Punkt F herrscht ein Blut-pH von 7,5; eine verminderte Atmung (CO_2-Retention) führt durch Anstieg des pCO_2 auf 60 mm Hg zum Zustand C, der in diesem Fall das Bild einer **kompensierten metabolischen Alkalose** darstellt. Findet sich im Blut eines Patienten diese Zusammensetzung des Puffersystems, muß der vorherige Zustand bekannt sein, um entscheiden zu können, ob es sich um eine kompensierte metabolische Alkalose oder um eine kompensierte respiratorische Acidose handelt.

Eine **akute metabolische Acidose** findet sich bei allen Zuständen, die zu einer Verschiebung der Pufferzusammensetzung des Bluts von Punkt A nach Punkt G führen, der sich durch einen pH-Wert von 7,3 auszeichnet. Eine entsprechende Hyperventilation führt zu einer Reduktion des pCO_2 auf 20 mm Hg und damit zur Kompensation der metabolischen Acidose durch Überführung der Pufferzusammensetzung zum Punkt E. Wieder erlaubt die Kenntnis der Pufferzusammensetzung am Punkt E nicht die Unterscheidung, ob es sich um eine kompensierte metabolische Acidose oder eine kompensierte respiratorische Alkalose handelt. In jedem Fall muß der Zustand vor Einstellung des Punkts E bekannt sein.

Bedeutung der Niere im Säure-Basen-Haushalt

Außer Kohlensäure, die als CO_2 durch die Atmungsorgane ausgeschieden werden kann, werden nichtflüchtige Säuren bei Stoffwechselprozessen erzeugt. Es handelt sich im wesentlichen um Milchsäure und Brenztraubensäure sowie die wichtigeren anorganischen Säuren Salzsäure, Phosphorsäure und Schwefelsäure. Etwa 50-150 mmol/l dieser anorganischen Säuren werden pro 24 h durch die Nieren ausgeschieden. Natürlich müssen sie mit entsprechenden Kationen gepuffert werden. Im allgemeinen wird hierfür das Natrium verwendet, in den distalen Nierentubuli wird jedoch ein Teil des Natriums reabsorbiert und gegen Protonen ausgetauscht. Damit fällt der Urin-pH. Diese Ansäuerung des Urins im distalen Tubulus ist ein wertvoller Beitrag der Niere zur Natriumkonservierung.

Eine weitere Möglichkeit der Nieren für die Abpufferung von Säuren und damit die Konservierung von Kationen ist die Produktion von Ammoniak aus Aminosäuren. Ammoniak dient als Kation zur Neutralisierung der Säuren. Seine Produktion durch die Nieren kann bei metabolischen Acidosen (entgleister Diabetes mellitus) stark ansteigen.

Bei einem Alkaliüberschuß scheiden die Nieren einen alkalischen Urin zur Korrektur dieser Störung aus.

41 Verdauung und Resorption im Gastrointestinaltrakt

Peter A. Mayes

Die meisten Nahrungsstoffe sind für den Organismus nicht direkt verwertbar. Sie können im Verdauungstrakt erst resorbiert werden, nachdem sie zu kleineren Molekülen zerlegt werden. Diese Zerlegung der natürlichen Nahrungsmittel in resorbierbare Moleküle bezeichnet man als **Verdauung**.

Die chemischen Änderungen, die mit dem Verdauungsprozeß einhergehen, werden durch die Enzyme des Verdauungstrakts katalysiert (Tabelle 41.1). Sie sind verantwortlich für die Hydrolyse der nativen Proteine zu **Aminosäuren**, der Stärken zu **Monosacchariden** und der Triacylglycerine zu **Monoacylglycerinen, Glycerin und Fettsäuren**. Wahrscheinlich werden im Zuge der Verdauungsreaktionen auch die Mineralien und Vitamine der Nahrungsstoffe in eine leichter resorbierbare Form gebracht. Ganz sicher stimmt dies für die fettlöslichen Vitamine, die nur bei normal ablaufender Fettverdauung resorbiert werden können. Kap. 38 enthält eine systematische Zusammenstellung der Natur und Funktion der **gastrointestinalen Hormone**.

Verdauung im Mund

Bestandteile des Speichels

Die Mundhöhle enthält Speichel, der durch 3 Paare von Speicheldrüsen sezerniert wird, die Parotiden, die Submaxillar- und Sublingualdrüsen. Der Speichel besteht in Abhängigkeit vom jeweiligen zur Sekretion führenden Stimulus zu etwa 99,5% aus Wasser. Er dient als Schmiermittel für die Mundhöhle und ist nötig, trockene Nahrungsstoffe beim Kauen anzufeuchten und in eine halbfeste Masse umzuwandeln, die leicht geschluckt werden kann.

Darüber hinaus ist Speichel ein Vehikel für die Exkretion verschiedener Arzneimittel (beispielsweise Alkohol und Morphin) sowie verschiedener anorganischer Ionen (K^+, Ca^{2+}, HCO_3^-, SCN^-, Jod).

Verdauungsenzyme des Speichels

Speichel enthält ein stärkespaltendes Enzym, die **Speichelamylase (Ptyalin)**. Obwohl Speichel damit zur Hydrolyse von Stärke und Glykogen unter Bildung von Maltose imstande ist, ist diese Reaktion ohne große Bedeutung, da Speichel nur während sehr kurzer Zeit auf die Nahrungsstoffe einwirkt. Die Speichelamylase wird bei pH-Werten von 4 oder weniger rasch inaktiviert, so daß die durch die Speichelamylase eingeleiteten Verdauungsvorgänge zum Erliegen kommen, sobald der Nahrungsbrei mit den sauren Sekreten des Magens in Berührung kommt. Für die Stärke- und Glykogenverdauung ist infolgedessen eigentlich die Pankreasamylase verantwortlich. Vielen Tierarten fehlt die Speichelamylase vollständig.

Verdauungsvorgänge im Magen

Bestandteile des Magensafts und Verdauung im Magen

In der Mucosa des Magens befinden sich 2 Typen von sekretorischen Zellen, die **Hauptzellen** und die **Belegzellen**. Ihre gemischten Sekrete werden als Magensaft bezeichnet, der normalerweise aus einer klaren, blaßgelben Flüssigkeit mit einem hohen Salzsäuregehalt besteht. Seine Salzsäurekonzentration liegt zwischen 0,2–0,5%, sein pH bei etwa 1,0.

Tabelle 41.1. Zusammenfassung des Verdauungsvorgangs

Sekretorisches Organ und sekretorischer Stimulus	Enzym	Aktivierung und optimale Bedingungen	Substrat	Endprodukt oder Wirkung
Speicheldrüsen des Mundes: Reflektorische Speichelsekretion nach Aufnahme von Speisen	Speichelamylase	Cl^- sowie pH von 6,6–6,8 notwendig	Stärke, Glykogen	Maltose, 1,6-Glucoside, Maltotriose
Magendrüsen: Hauptzellen und Parietalzellen sezernieren reflektorisch und nach Gastrinstimulierung Magensaft	Pepsin	HCl katalysiert Umwandlung von Pepsinogen in aktives Pepsin. pH 1–2	Protein	Proteosen, Peptone
	Rennin	Ca^{2+} und pH von 4 notwendig	Milchcasein	Coaguliert Milch
Pankreas: Eintritt von saurem Mageninhalt ins Duodenum führt zur Sekretion von Sekretin 1 und Pankreozymin 2. 1 stimuliert Flüssigkeits-, 2 Enzym-Sekretion durch Pankreas	Trypsin	Durch intestinale Enterokinase erfolgt bei pH 5,2–6 die Aktivierung von Trypsinogen zu Trypsin. Autokatalytische Aktivierung ab pH 7,9	Protein, Proteosen, Peptone	Polypeptide Dipeptide
	Chymotrypsin	Sezerniert als Chymotrypsinogen; Aktivierung zu Chymotrypsin bei pH 8 durch Trypsin	Protein, Proteosen, Peptone	Wie Trypsin, coaguliert Milch besser als Trypsin
	Carboxipeptidase	Sezerniert als Procarboxipeptidase, aktiviert durch Trypsin	Carboxylterminus von Proteinen	Kleine Peptide, Aminosäuren
	Amylase	pH 7,1	Stärke, Glykogen	Maltose, 1,6 – Glucoside, Maltotriose
	Lipase	Aktivierung durch Gallensalze, pH 8	Primäre Esterbindungen von Fetten	Fettsäuren, Monoacylglycerine, Diacylglycerine, Fettsäuren, Glycerin
	Ribonuclease		Ribonucleinsäuren	Nucleotide
	Desoxyribonuclease		Desoxyribonucleinsäuren	Nucleotide
	Cholesterinesterase	Aktivierung durch Gallensalze	Cholesterinester	Cholesterin, Fettsäuren
	Phospholipase A_2		Phospholipide	Lysophospholipide, Fettsäuren
Leber und Gallenblase	Gallensalze, Alkali	Pankreozymin-Cholecystokinin und vielleicht Sekretin und Gastrin stimulieren Gallenblase und Gallensekretion durch Leber	Fette, neutralisieren sauren Chymus	Konjugate aus Fettsäuren und Gallensalzen, feine Emulsion von Neutralfett, Gallensalz-Mizellen
Dünndarm: Sekrete der Brunner- und Lieber-Kühn-Drüsen, Bürstensaumepithelien	Aminopeptidase		N-Terminus von Peptiden	Kleine Peptide, Aminosäuren
	Dipeptidase		Dipeptide	Aminosäuren
	Saccharase	pH 5,0–7,0	Saccharose	Fructose, Glucose
	Maltase	pH 5,8–6,2	Maltose	Glucose
	Lactase	pH 5,4–6,0	Lactose	Glucose, Galaktose
	Phosphatase	pH 8,6	Organische Phosphate	Phosphat
	Isomaltase oder 1,6-Glucosidase		1,6-Glucoside	Glucoside
	Polynucleotidase		Nucleinsäuren	Nucleotide
	Nucleosidasen		Purin- oder Pyrimidinnucleoside	Purin- oder Pyrimidinbasen, Pentosephosphate

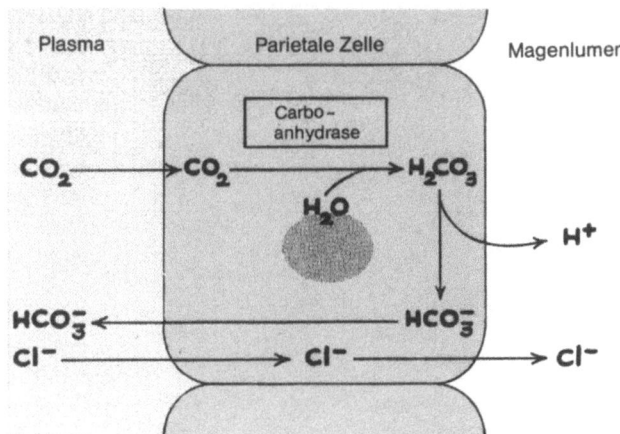

Abb. 41.1. Salzsäureproduktion im Magen

Salzsäure

Die Belegzellen sind als einzige zur Salzsäureproduktion fähig. Den Mechanismus der Salzsäureproduktion stellt die Abb. 41.1 dar. Im Prinzip hat er Ähnlichkeit mit der Chloridverschiebung, die bereits als Merkmal des Erythrocytenstoffwechsels beschrieben wurde (s. S. 621). Weitere Analogien bestehen zu den in den Tubuli der Nieren bestehenden Mechanismen für die Protonensekretion. Das Proton entstammt dabei dem H_2CO_3, das unter Einwirkung der Carboanhydrase aus H_2O und CO_2 entstanden ist.

Nach größeren Mahlzeiten findet sich häufig eine vorübergehende Alkalisierung des Urins, die wahrscheinlich durch die Hydrogencarbonatbildung im Zug der Salzsäuresekretion des Magens nach den in Abb. 41.1 gezeigten Reaktionen entstanden ist.

Die gastrische Salzsäure führt zur Proteindenaturierung, d.h. zum Verlust der Tertiärstruktur von Proteinen durch das Aufbrechen von Wasserstoffbrückenbindungen. Ein derartiger Vorgang geht immer mit der Entfaltung einer Polypeptidkette einher, wodurch diese leichter von proteolytischen Enzymen angegriffen werden können. Außerdem verhindert der niedrige pH-Wert, daß Mikroorganismen in den Gastrointestinaltrakt gelangen.

Pepsin

Die wesentlichste Verdauungsfunktion des Magens ist die partielle Verdauung von Protein. Das Pepsin des Magens wird in den Hauptzellen als inaktives Zymogen in Form des **Pepsinogens** produziert. Nach der Sekretion wird dieses durch Abspaltung eines Teils seiner Aminosäuresequenz aktiviert. Die Aktivierung wird durch Salzsäure sowie durch Pepsin selbst katalysiert. Pepsin spaltet native Proteine in kleinere Bruchstücke, die sog. Peptone, die immer noch ein relativ hohes Molekulargewicht haben.

Pepsin ist eine Endopeptidase, es werden also Peptidbindungen innerhalb der Polypeptidstruktur gespalten und weniger die N- bzw. C-terminalen Aminosäuren abgetrennt. Es spaltet spezifisch Peptidbindungen, die durch aromatische Aminosäuren oder Aminosäuren mit 2 Carboxylgruppen gebildet werden. In seinem aktiven Zentrum finden sich 2 reaktive Aspartatreste.

Rennin (Chymosin)

Dieses Enzym ist für die Gerinnung der Milch verantwortlich und infolgedessen für die Verdauungsprozesse bei Kindern von Bedeutung. Es verhindert die rasche Passage der getrunkenen Milch durch den Magen. In Anwesenheit von Calcium führt Rennin zu einer irreversiblen Spaltung des Milchcaseins zu dem unlöslichen Paracasein, welches danach durch Pepsin weiter aufgespalten wird. Im Magen von Erwachsenen läßt sich Rennin nicht mehr nachweisen.

Lipase

Magensaft enthält eine Lipase, die die Hydrolyse von Triacylglycerinen mit kurz- und mittelkettigen Fettsäuren katalysieren kann. Für die Fettverdauung ist die lipolytische Aktivität des Magensafts jedoch nicht wichtig.

Tabelle 41.2. Zusammensetzung von Leber- und Blasengalle

	Lebergalle		Blasengalle
	% der Galle	% der Feststoffe	% der Galle
Wasser	97	–	85,92
Feststoffe	2,52	–	14,08
Gallensäuren	1,93	36,1	9,14
Mucin und Pigmente	0,53	21,3	2,98
Cholesterin	0,06	2,4	0,26
Fettsäuren (verestert und nichtverestert)	0,14	5,6	0,32
Anorganische Salze	0,84	33,3	0,65
Dichte	1,01	–	1,04
pH	7,1–7,3	–	6,9–7,7

Galle

Zusätzlich zu ihren vielfältigen Aufgaben im Intermediärstoffwechsel trägt die Leber durch die Produktion der Galle wesentlich zu den Verdauungsvorgängen bei. Die Gallenblase ist darüber hinaus imstande, eine gewisse Menge von Galle zu speichern, die durch die Leber vor allem in den Pausen zwischen den Mahlzeiten gebildet wird. Während der Verdauung kontrahiert sich die Gallenblase und entleert ihren Inhalt rasch über den Gallengang in das Duodenum. Dabei kommt es zu einer Vermischung mit den Pankreassekreten.

Zusammensetzung der Galle

Man unterscheidet die Lebergalle und die wesentlich konzentriertere Gallenblasengalle. Die Zusammensetzung beider Formen der Gallenflüssigkeit ist in Tabelle 41.2 dargestellt.

Gallensäuren

Über eine Reihe von Zwischenprodukten werden die primären Gallensäuren in der Leber aus Cholesterin synthetisiert. Die in der größten Menge in der Gallenflüssigkeit vorkommende Gallensäure ist die **Cholsäure**. Sowohl Cholsäure als auch **Chenodesoxycholsäure** werden aus einem beiden Verbindungen gemeinsamen Vorläufer gebildet, der sich vom Cholesterin ableitet (Abb. 41.2).

Bei der Biosynthese der Gallensäuren aus Cholesterin kommt es zunächst zu einer Hydroxylierung des Cholesterins in Position 7α. Diese Reaktion ist wahrscheinlich geschwindigkeitsbestimmend für die Biosynthese von Gallensäuren. Sie wird durch ein mikrosomales Enzymsystem katalysiert, das molekularen Sauerstoff und NADPH benötigt und wenigstens teilweise durch Kohlenmonoxid gehemmt wird. Es hat damit Ähnlichkeiten mit anderen Monooxygenasen, die beispielsweise für die Hydroxylierung von Steroiden und Arzneimitteln verantwortlich sind. Als Cofaktor des bei der Hydroxylierung stattfindenden Elektronentransports dient das Cytochrom P-450. Ähnliche Hydroxylasesysteme sind für die Hydroxylierungen an den Positionen 12α und 26 notwendig.

Beim Menschen beträgt die Geschwindigkeit der Gallensäuresynthese unter Normalbedingungen etwa 200–500 mg/24 h. Diese relativ niedrige Syntheserate entspricht ziemlich genau der täglichen Gallensäureausscheidung in den Faeces. Da der Organismus nicht über die enzymatische Ausstattung zum Abbau des Cholesterinskeletts verfügt, sind Gallensäuren das einzige Produkt des Cholesterinabbaus im Organismus. Allerdings wird nur ein Teil des auszuscheidenden Cholesterins in Gallensäuren umgewandelt. Cholesterin, das selbst ein Bestandteil der Gallenflüssigkeit ist, wird in gewissem Umfang mit dem Stuhl ausgeschieden.

In der Gallenflüssigkeit befinden sich Gallensäuren normalerweise als Konjugate mit Glycin oder Taurin. Für die Konjugationsreaktion ist zunächst die Aktivierung der in der Leber gebildeten Gallensäuren mit Coenzym A notwendig, wobei Cholyl- bzw. Chenodesoxycholyl-CoA entsteht (Abb. 41.2). Ein weiteres Enzym katalysiert danach die Konjugation der aktivierten Gallensäuren mit Glycin bzw. Taurin, wobei Coenzym A abgespalten wird. Beim Menschen beträgt das Verhältnis der Glykocholsäuren zu Taurocholsäuren normalerweise etwa 3:1.

Nach Speicherung und Konzentrierung in der Gallenblase werden beim Menschen die Gallensäuren mit der Galle nach entsprechender hormoneller Stimulierung in das Duodenum abgegeben. Da Galle größere Mengen von Kationen, im wesentlichen Natrium und Kalium enthält und einen alkalischen pH-Wert hat, liegen Gallensäuren und ihre Konjugate als Salze vor und werden auch als Gallensalze bezeichnet.

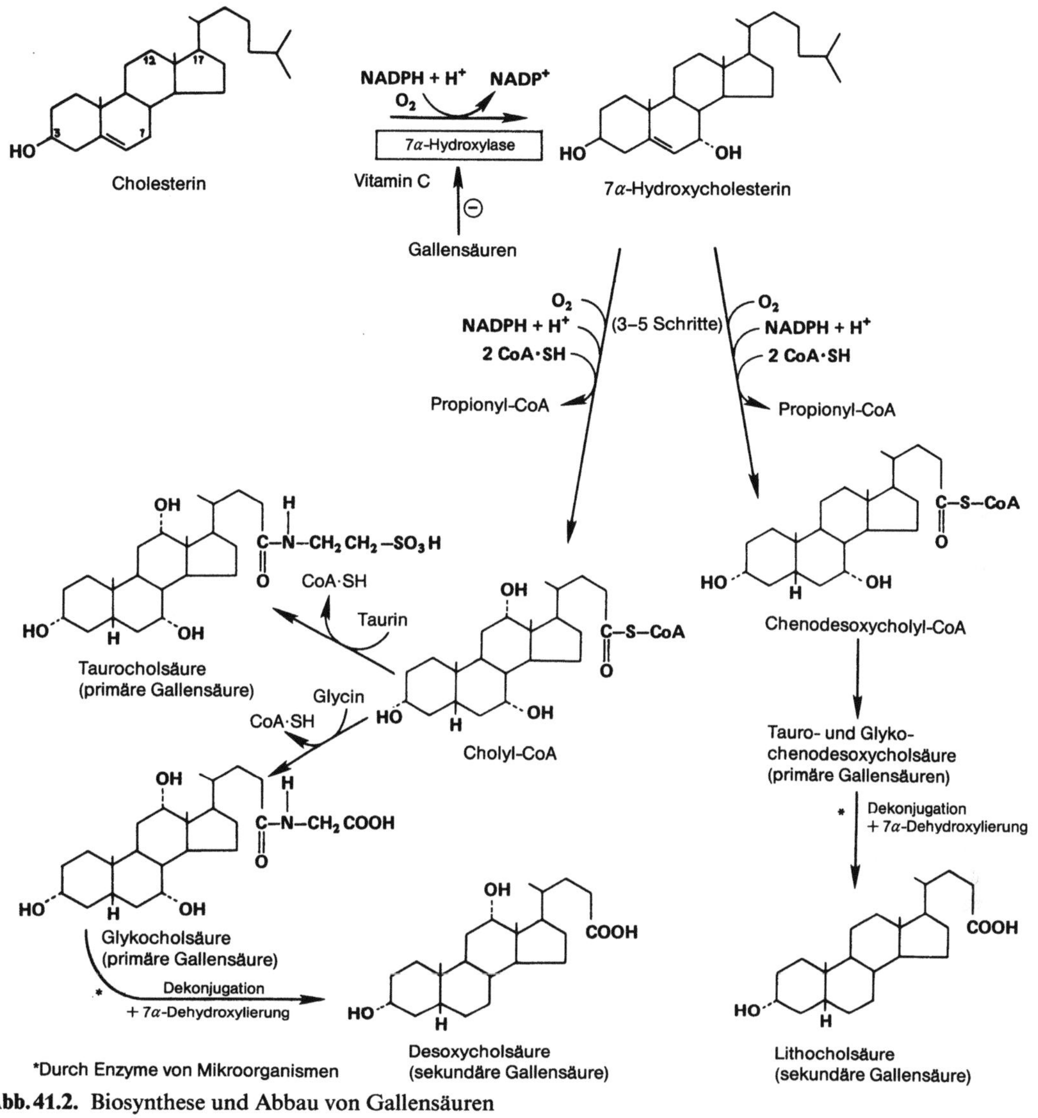

Abb. 41.2. Biosynthese und Abbau von Gallensäuren

Enterohepatischer Kreislauf der Gallensäuren

Im Darm wird ein Teil der Gallensäuren durch die Aktivität der Darmflora angegriffen, es kommt zur Dekonjugation und zur Entfernung der Hydroxylgruppe in Position 7α. Dabei entstehen die sog. sekundären Gallensäuren, nämlich Desoxycholsäure aus Cholsäure und Lithocholsäure aus Chenodesoxycholsäure (Abb. 41.2). Die bei der Fettverdauung entstehenden Produkte werden normalerweise auf den ersten 100 cm des Dünndarms resorbiert, die konjugierten und dekonjugierten Salze der Gallensäuren jedoch nahezu ausschließlich im Ileum, wo ein spezifisches Transportsystem für sie nachgewiesen werden konnte. Im Zuge dieses **enterohepatischen Kreislaufs** (Abb. 41.3) kehren pro Tag etwa 99% der durch die Leber über die Galle in den Darm sezernierten Gallensäuren wieder zur Leber zurück. Lediglich Lithocholsäure, die sehr schwer löslich ist, wird nicht in nennenswerten Mengen resorbiert.
Ein kleiner Teil der Gallensalze, etwa 500 mg/Tag, wird nicht resorbiert und infolgedessen in den Faeces ausgeschieden. Dies ist für den tierischen Organismus der wichtigste Weg für die Eliminierung von Cholesterin. Die Geschwin-

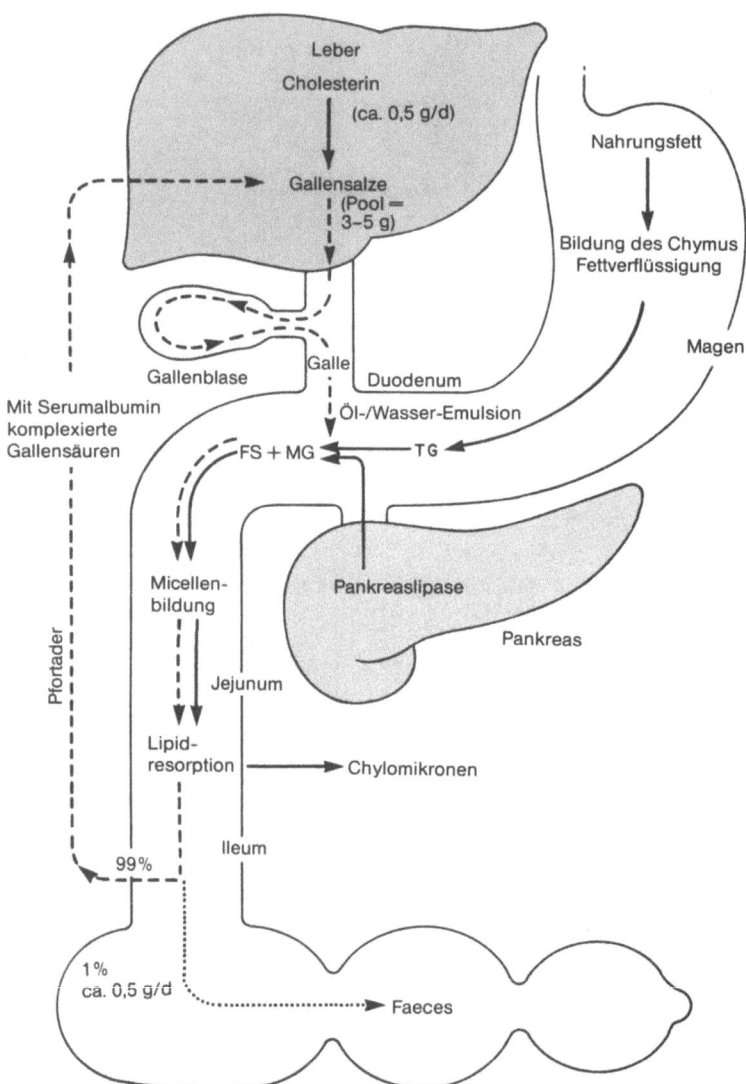

Abb. 41.3. Enterohepatischer Kreislauf der Gallensäuren und Lipidverdauung. Gepunktete Linien zeigen den enterohepatischen Kreislauf der Gallensäuren (*TG* Triacylglycerin; *MG* Monoacylglycerin; *FS* langkettige Fettsäuren)

digkeit des enterohepatischen Kreislaufs der Gallensäuren ist beträchtlich. Die geringe Menge der Gallensäuren (3-5 g) macht pro Tag etwa 6- bis 10mal den Kreislauf durch, wobei der Verlust in die Faeces relativ klein ist und pro Passage etwa 1% ausmacht. Trotz des Verlusts durch Ausscheidung bleibt die Gesamtmenge der Gallensäuren konstant, da in der Leber eine entsprechende Menge von Cholesterin durch Neusynthese gebildet wird. Die hierfür benötigten Kontrollmechanismen werden weiter unten besprochen.

Gallensäuren haben verschiedene wichtige Funktionen. Einmal sind sie die Endprodukte des Cholesterinabbaus. Die Cholesterinsynthese der Leber wird in der Tat nicht nur durch die Cholesterinzufuhr mit der Nahrung kontrolliert, sondern auch durch die im enterohepatischen Kreislauf befindlichen Gallensäuren. Für diese Tatsache sprechen eine Anzahl von Beobachtungen. So führt die Ableitung des Gallenflusses nach außen durch eine Fistel zu einer bemerkenswerten Zunahme der Cholesterinsynthesegeschwindigkeit der Leber und

des Dünndarms. Perorale Zufuhr von Cholestyramin, einem Ionenaustauscher der Gallensäuren bindet, führt ebenfalls zu einer Beschleunigung der Cholesterinbiosynthese der Leber. Daraus kann geschlossen werden, daß in der Gallenflüssigkeit besonders die Gallensäuren für die Rückkoppelungshemmung der Cholesterinbiosynthese verantwortlich sind. Hierfür spricht schließlich die Beobachtung, daß die Zufuhr verschiedenster freier und konjugierter Gallensäuren, allerdings in unphysiologisch hohen Mengen, zu einer Hemmung der Cholesterinsynthese führt. Störungen des enterohepatischen Kreislaufs durch operative Ausschaltung des Ileums führen ebenfalls zur Zunahme der Cholesterinsynthese der Leber.
Änderungen der Biosynthesegeschwindigkeit von Gallensäuren gehen nahezu immer mit entsprechenden Änderungen der Cholesterinbiosynthese einher. Der geschwindigkeitsbestimmende Schritt bei der Gallensäurebiosynthese ist die 7α-Hydroxylase, bei der Biosynthese von Cholesterin in die HMG-CoA-Reductase (s. Abb. 18.13). Die Aktivitäten beider Enzyme ändern sich parallel, infolgedessen ist es schwierig abzusichern, ob die Hemmung der Gallensäurebiosynthese auf der Stufe der HMG-CoA-Reductase oder der 7α-Hydroxylase erfolgt. Gallensäuren haben offenbar keinen direkten allosterischen Effekt auf beide Enzyme. Bei Zufuhr großer Cholesterinmengen mit der Nahrung werden die beiden Enzyme verschiedenartig beeinflußt. So kommt es bei Ratten zu einer Hemmung der HMG-CoA-Reductase, jedoch zu einer Aktivierung der 7α-Hydroxylase, die mit einer gesteigerten Gallensäurebildung einhergeht. Beim Menschen findet sich zwar auch eine Hemmung der Cholesterinbiosynthese, jedoch anstatt der gesteigerten Gallensäurebildung eine Zunahme der Ausscheidung neutraler Steroide im Stuhl.
Patienten mit einer Hyperlipoproteinämie des Typs II (s. S. 284) zeigen eine niedrige Ausscheidung von Gallensäuren und eine geringe Cholsäurebiosynthese. Ein ähnlicher Zustand findet sich bei der Lebercirrhose und der Cholestase, wo bei normaler Chenodesoxycholsäureproduktion eine Verminderung der Cholsäure- und Desoxycholsäurebildung auftritt.
Jede Unterbrechung des enterohepatischen Kreislaufs der Gallensäuren führt zu einer Erniedrigung des Cholesterinspiegels im Plasma. Diese Tatsache wird klinisch ausgenutzt, um Hypercholesterinämien zu behandeln. Hierfür steht einmal der bereits oben erwähnte Ionenaustauscher Cholestyramin zur Verfügung, daneben können auch operativ Teile des Ileums ausgeschaltet werden. Durch beide Maßnahmen ergibt sich eine Blockade der Gallensäurenrückresorption. Trotz der hiermit verbundenen Zunahme der Cholesterinbiosynthese kommt es zu einer Abnahme der Cholesterinkonzentration im Blut, da der größte Teil des synthetisierten Cholesterins zu Gallensäuren umgewandelt wird, damit der Gesamtbestand an Gallensäuren konstant bleibt.

Funktionen der Gallenflüssigkeit

Emulgierung
Die Salze der Gallensäuren setzen die Oberflächenspannung herab. Diese Eigenschaft ermöglicht es ihnen, im Darm Fette zu emulgieren und auf diese Weise Fettsäuren und wasserunlösliche Seifen zu lösen. Die Anwesenheit von Galle im Darm ist eine wichtige Voraussetzung zur vollständigen Verdauung und Resorption der Fette wie auch der fettlöslichen Vitamine A, D, E und K. Bei jeder Beeinträchtigung der Fettverdauung kommt es zu einer Störung der Verdauung anderer Nahrungsstoffe, da dann die Nahrungspartikel von einer Fettschicht bedeckt sind, die den Angriff anderer Verdauungsenzyme behindert. Bei derartigen Störungen kommt es in den tiefergelegenen Darmabschnitten durch die Aktivität der dort vorhandenen Bakterien zu Fäulnisvorgängen mit beträchtlicher Gasentwicklung.

Neutralisierung
Zusätzlich zu ihrer Funktion bei der Fettverdauung stellt die Gallenflüssigkeit ein Reservoir von Alkali dar, das den sauren Mageninhalt neutralisiert.

Ausscheidung
Die Gallenflüssigkeit ist ein wichtiges Vehikel für die Ausscheidung vieler Arzneimittel, Toxine, Gallenfarbstoffe und anorganischer Verbindungen wie Kupfer, Zink und Quecksilber (s. Kap. 43).

Löslichkeit von Cholesterin in der Galle; Bildung von Gallensteinen
Unabhängig von seiner Herkunft aus der Nahrung, durch Biosynthese in der Leber oder an-

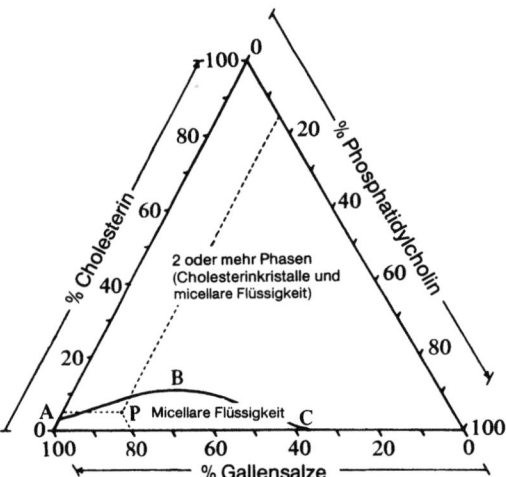

Abb. 41.4. Darstellung der 3 Hauptkomponenten der Galle (Gallensäuren, Phosphatidylcholin und Cholesterin) in einem dreieckigen Koordinatensystem. Jede Komponente ist in Mol-Prozent der Gesamtmenge von Gallensäuren, Phosphatidylcholin und Cholesterin angegeben. Die Linie *ABC* stellt die maximale Löslichkeit von Cholesterin in verschiedenen Mischungen von Gallensäuren und Phosphatidylcholin dar. Der Punkt *P* gibt eine normale Zusammensetzung der Galle wieder, welche 5% Cholesterin, 15% Phosphatidylcholin und 80% Gallensäuren enthält. Er fällt in die Zone einer Einzelphase einer Micellenflüssigkeit. Galle mit einer Zusammensetzung oberhalb dieser Linie enthält Cholesterin im Überschuß, entweder als übersättigte Lösung oder in Form von Kristallen oder flüssigen Kristallen. [Nach Redinger RN, Small DM (1972) Bile composition, bile salt metabolism, and gallstones. Arch Intern Med 130: 620]

deren Geweben, wird Cholesterin nahezu ausschließlich in der Galle, entweder als Cholesterin oder in Form der Gallensäuren, ausgeschieden. Freies Cholesterin ist in einem wäßrigen Medium wie der Gallenflüssigkeit völlig unlöslich. Infolgedessen wird es – um einen Transport zu ermöglichen – in Form einer Phosphatidylcholin-Gallensalzmicelle eingeschlossen. Allerdings ist auch Phosphatidylcholin, das wichtigste Phosphoglycerid der Gallenflüssigkeit, unlöslich in Wasser, kann jedoch durch Gallensalze in Form von Mizellen gelöst werden. Derartige wasserlösliche gemischte Micellen sind imstande, die großen Mengen von Cholesterin der menschlichen Galle aufzunehmen und normalerweise in den Gallenwegen bis zum Darm zu transportieren. Allerdings ist die Transportkapazität derartiger Micellen begrenzt. Die Löslichkeit des Cholesterins in der Gallenflüssigkeit hängt von den relativen Konzentrationsverhältnissen von Gallensalzen, Phosphatidylcholin und Cholesterin ab. Darüber hinaus besteht eine Abhängigkeit vom Wassergehalt der Gallenflüssigkeit, was in der verdünnten Lebergalle besonders wichtig ist. Redinger u. Small haben das in Abb. 41.4 dargestellte Diagramm entwickelt, das die Bedingungen der maximalen Löslichkeit von Cholesterin in menschlicher Blasengalle wiedergibt. Dem Diagramm liegen Untersuchungen über das Verhalten künstlicher Mischungen von Gallensalzen, Phosphatidylcholin und Cholesterin in Wasser zugrunde. Seine Validität konnte durch Untersuchungen des physikalischen Zustands und der chemischen Zusammensetzung menschlicher Blasengallen abgesichert werden. Bei jedem Verhältnis von Cholesterin zu Phosphatidylcholin und Gallensalzen, das oberhalb der durch die Punkte A, B und C gegebenen Linie liegt, liegt Cholesterin entweder in übersättigter Lösung vor oder fällt aus.

Man nimmt an, daß eine Voraussetzung zur Ausbildung von Gallensteinen die Bildung einer anormalen, mit Cholesterin übersättigten Gallenflüssigkeit ist. Kommen zusätzlich weitere Faktoren wie beispielsweise Infektionen hinzu, so kommt es zur Ausfällung von überschüssigem Cholesterin in Form von Kristallen aus der übersättigten Lösung. Derartige Kristalle wachsen natürlich unter Bildung von Gallensteinen, wenn sie nicht rasch in den Darm ausgeschieden werden.

Eine Reihe von Versuchen zur Auflösung von Gallensteinen oder wenigstens zur Verhinderung ihrer weiteren Bildung ist aufgrund der oben geschilderten Information untersucht worden. Chenodesoxycholsäure scheint sich als spezifisches Arzneimittel für die Behandlung asymptomatischer röntgendurchlässiger Gallensteine anzubieten. Es hemmt spezifisch die HMG-CoA-Reduktase der Leber und hilft damit die Cholesterinbiosynthese zu reduzieren.

Stoffwechsel der Gallenfarbstoffe

Die Herkunft der Gallenfarbstoffe vom Hämoglobin ist auf S. 375 beschrieben.

Bestandteile des Pankreassafts

Der Pankreassaft ist eine wäßrige Flüssigkeit, die bezüglich ihres Wassergehalts dem Speichel ähnelt. Sie enthält neben Protein organische

und anorganische Bestandteile (Na^+, K^+, HCO_3^-, Cl^-). Ca^{2+}, Zn^{2+}, HPO_4^{2-} und SO_4^{2-} kommen in geringen Mengen vor. Der pH-Wert des Pankreassafts ist mit einem Wert von 7,5-8 oder höher leicht alkalisch.
Im Pankreassekret befinden sich eine Reihe von Verdauungsenzymen, von denen einige in Form ihrer Zymogene abgegeben werden.

Trypsin und Chymotrypsin
Die proteolytische Wirkung des Pankreassafts ist im wesentlichen auf seinen Gehalt an **Trypsin** und **Chymotrypsin** zurückzuführen. Beide Enzyme sind imstande, native Proteine sowie die im Magen gebildeten Peptone unter Bildung von Polypeptiden abzubauen. Trypsin ist spezifisch für die Spaltung von Peptidbindungen nach basischen Aminosäuren, Chymotrypsin greift Peptide nach ungeladenen Aminosäureresten wie z.B. mit aromatischen Aminosäuren an. Beide Enzyme werden als Zymogene sezerniert. Die Aktivierung des Trypsinogens hängt dabei von einem weiteren proteolytischen Enzym, der Enterokinase ab. Sie wird durch die intestinale Mucosa abgegeben. Einmal durch Aktivierung von Trypsinogen entstandenes Trypsin greift die anderen Zymogene im Pankreassekret an, vor allem **Chymotrypsinogen** und **Procarboxypeptidase**. Aus ihnen entstehen das aktive Chymotrypsin bzw. die Carboxypeptidase.

Carboxypeptidase
Die durch die Wirkung der Endopeptidasen entstandenen Polypeptide werden weiter durch die Exopeptidasecarboxypeptidase angegriffen. Sie spaltet Aminosäuren vom Carboxyterminus ab, wobei einzelne Aminosäuren entstehen.

Amylase
Pankreassaft ist zum Abbau von Stärke imstande. Dies ist auf die Aktivität einer Pankreas-α-Amylase zurückzuführen. Das Enzym ähnelt in seiner katalytischen Wirkung der Amylase des Speichels. Es ist zur Hydrolyse von Stärke und Glykogen imstande, wobei Maltose, Maltotriose, eine Mischung von verzweigten (1:6) Oligosacchariden und etwas Glucose entsteht.

Lipase
Die Pankreaslipase wirkt an der Öl-Wasser-Grenzschicht der fein emulgierten Lipidtröpfchen, welche in Anwesenheit von Gallensalzen, der Colipase (einem im Pankreassekret vorhandenen Protein), Phospholipiden und einer **Phospholipase A₂** (ebenfalls Bestandteil des Pankreassekrets) durch mechanische Einwirkungen im Verdauungstrakt entstanden sind. Eine limitierte Hydrolyse der Esterbindung in der Position 2 von Phospholipiden durch Phospholipase A₂ (s. Abb. 17.20) führt zur Bindung der Lipase an das Substrat und zu einer raschen Triacylglycerinhydrolyse. Bei vollständiger Hydrolyse entstehen Glycerin und Fettsäuren. Allerdings werden die zweite und gar die dritte Fettsäure vom Triacylglycerin immer langsamer abgespalten. Die Pankreaslipase ist recht spezifisch für die Hydrolyse der primären Esterbindungen, d.h. derjenigen der Positionen 1 und 3 von Triacylglycerinen.
Wegen der Schwierigkeiten bei der Hydrolyse der sekundären Esterbindungen im Triacylglycerin ist es sehr wahrscheinlich, daß die Triacylglycerinverdauung unter Bildung von **2-Monoacylglycerin** abläuft. Zur weiteren Esterspaltung muß dann durch eine Isomerisierung aus der sekundären Esterbindung eine primäre Esterbindung entstehen, was ein relativ langsamer Vorgang ist. Aus diesem Grund muß angenommen werden, daß 2-Monoacylglycerine die Hauptendprodukte der Triacylglyceridverdauung darstellen. Weniger als ein Viertel der mit der Nahrung zugeführten Triacylglycerine wird vollständig zu Glycerin und Fettsäuren abgebaut (Abb. 41.5).

Cholesterinesterhydrolase (Cholesterinesterase)
Dieses Enzym katalysiert entweder die Veresterung von freiem Cholesterin mit Fettsäuren oder - abhängig von den herrschenden Gleichgewichtsbedingungen - die entgegengesetzte Reaktion, d.h. die Hydrolyse von Cholesterinestern. Unter den innerhalb des Intestinallumens herrschenden Bedingungen katalysiert das Enzym nach Goodman die Hydrolyse von Cholesterinestern. Diese werden also im Intestinaltrakt in nichtveresterter freier Form resorbiert.

Ribonuclease (RNase) und Desoxyribonuclease (DNase)
Beide Enzyme sind aus Pankreasgewebe dargestellt worden (s. Kap. 28 und 29).

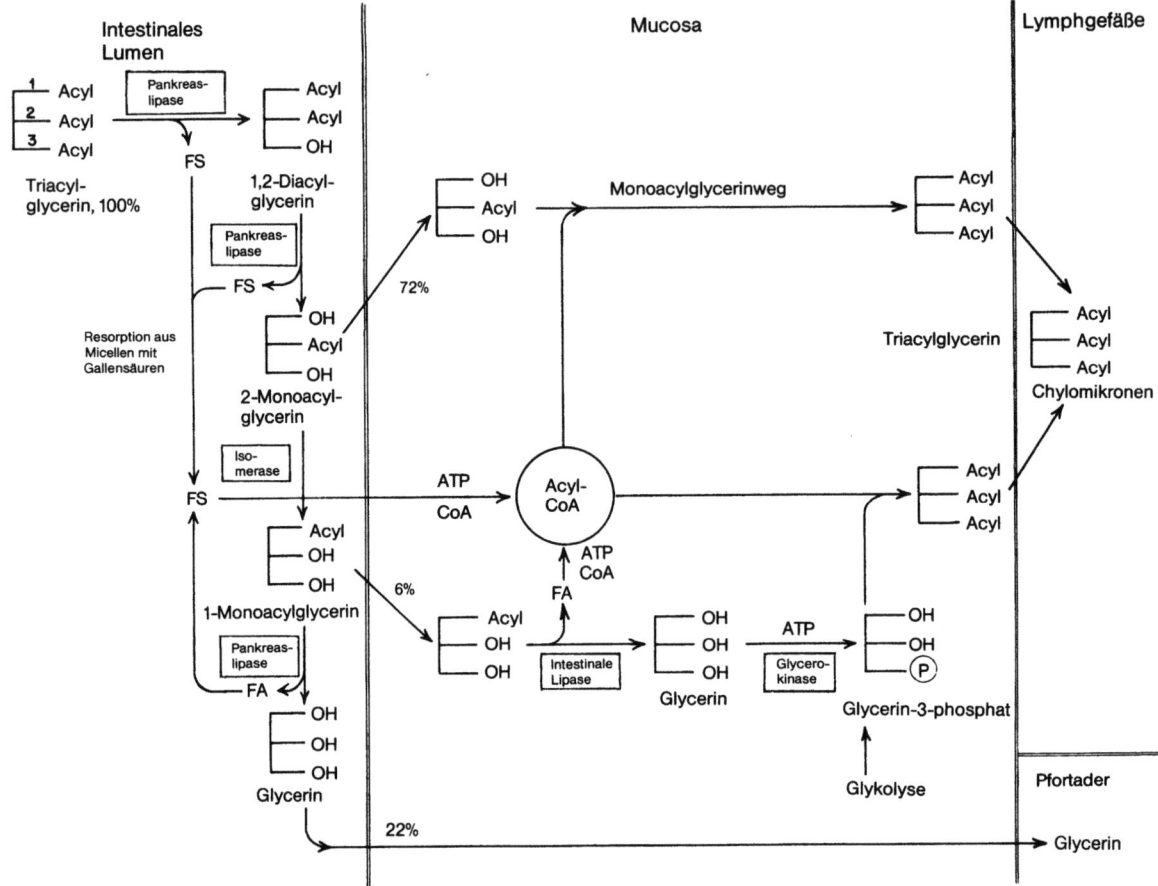

Abb. 41.5. Chemische Mechanismen bei der Verdauung und Resorption von Triacylglycerinen (*FS* langkettige Fettsäuren). [Nach Mattson FH, Volpenheim RA (1964) The digestion and absorption of triglycerides. J Biol Chem 239: 2772]

Phospholipase A_2

Die im Pankreassaft enthaltene Phospholipase A_2 hydrolysiert die Esterbindung in Position 2 von Phosphogyceriden.

Bestandteile des Sekrets der intestinalen Mucosazellen

Durch die Brunner- und Lieberkühn-Drüsen der intestinalen Mucosa wird ein Gemisch verschiedener Verdauungsenzyme sezerniert. Es handelt sich um:

1. **Aminopeptidase,** welche als Exopeptidase Peptidbindungen in der Nähe der N-terminalen Aminosäuren von Polypeptiden und Oligopeptiden angreift; darüber hinaus finden sich **Dipeptidasen** unterschiedlicher Spezifität, von denen einige aus dem intestinalen Epithel stammen. Durch sie werden die im Verlauf der Verdauung entstandenen Dipeptide zu freien Aminosäuren gespalten.

2. Die **spezifischen Disaccharidasen,** d.h. Saccharase, Maltase, Isomaltase (für die Spaltung von 1:6-glykosidischen Bindungen) sowie Lactase. Die Enzyme sind für die Spaltung von Saccharose, Maltose oder Lactose verantwortlich.

3. Eine **Phosphatase,** die für die Abspaltung von Phosphat von verschiedenen organischen Phosphorsäureestern wie Hexosephosphaten, Glycerophosphaten und Nucleotiden verantwortlich ist.

4. **Polynukleotidasen** (Nucleinasen, Phosphodiesterasen), welche Nucleinsäuren zu Nucleotiden spalten.

5. **Nucleosidasen** (Nucleosidphosphorylasen). Eine Nucleosidase greift lediglich purinenthaltende Nucleoside an, wobei Adenin und Gu-

anin sowie eine phosphorylierte Pentose entstehen. Pyrimidinnucleoside (Uridin, Cytidin und Thymidin) werden durch ein unterschiedliches Enzym abgebaut.
6. Darüber hinaus enthält der Intestinalsaft ein **Phospholipasen**gemisch, das Phospholipide unter Bildung von Glycerin, Fettsäuren, Phosphat und den entsprechenden Basen (z. B. Cholin) abbaut.

Die wichtigsten Endprodukte der Verdauung

Durch die Wirkung der verschiedenen bis jetzt beschriebenen Verdauungsenzyme werden die Nahrungsstoffe in eine Form gebracht, in der sie leicht resorbiert und assimiliert werden können. Die dabei entstehenden Endprodukte der Verdauung sind für die Kohlenhydrate die **Monosaccharide** (im wesentlichen Glucose), für Proteine **Aminosäuren**, für Triacylglycerine **Fettsäuren, Glycerin und Monoacylglycerine** und für die Nucleinsäuren **Nucleobasen, Nucleoside und Pentosen.**

Resorption der Nahrungsstoffe im Gastrointestinaltrakt

Obwohl im Magen die eigentlichen Verdauungsvorgänge einsetzen, findet dort nur eine geringgradige Resorption statt, die sich auf kleine Moleküle wie Glucose erstreckt. Eine Aufnahme von Wasser findet durch den Magen nicht statt, dagegen ist jedoch die Aufnahme von Alkohol durch dieses Organ möglich.
Der Dünndarm ist das Hauptorgan sowohl für die Verdauung als auch für die Resorption. Etwa 90% der aufgenommenen und verdauten Nahrungsstoffe werden während der Passage durch den Dünndarm resorbiert, gleichzeitig erfolgt die Resorption von Wasser. Diese allerdings wird nach der Passage in den Dickdarm in wesentlich größerem Umfang fortgesetzt, so daß der noch flüssige Inhalt des Dünndarms im Dickdarm mehr und mehr verfestigt wird.
Für den Transport der durch den Dünndarm resorbierten Substanzen stehen zwei Wege zur Verfügung: einmal das Pfortadersystem, welches direkt zur Leber führt; daneben die Lymphgefäße, welche sich im Ductus thoracicus sammeln und über diesen Hauptlymphgang in das Kreislaufsystem entleert werden.

Resorption von Kohlenhydraten

Die Produkte der Kohlenhydratverdauung werden im Jejunum resorbiert und über die Pfortader der Leber zugeführt. Es handelt sich im wesentlichen um Monosaccharide, hauptsächlich um Hexosen (Glucose, Fructose, Mannose und Galaktose), obwohl auch Pentosen, die jedoch in wesentlich geringerer Konzentration in der Nahrung vorkommen, resorbiert werden können. Oligosaccharide (durch Stärkeabbau entstandene Verbindungen mit 3-10 Monosaccharideinheiten) und Disaccharide werden durch entsprechende Enzyme hydrolysiert, die im Bürstensaum der Mucosazellen lokalisiert sind. Im intestinalen Lumen befindet sich dagegen nur wenig freie Disaccharidaseaktivität.
Für die Resorption von Monosacchariden stehen zwei Mechanismen zur Verfügung, der aktive Transport gegen ein Konzentrationsgefälle und die einfache Diffusion. Die Zuckerresorption läßt sich jedoch nicht eindeutig dem einen oder anderen dieser Mechanismen zuordnen.
Für den **aktiven Transport** ist eine molekulare Konfiguration notwendig, die sich sowohl im Glucose- wie auch im Galaktosemolekül findet. Die Hydroxylgruppe am C-Atom 2 muß die auch bei der Glucose vorliegende sterische Konfiguration haben, das Molekül sollte in Form eines Pyranoserings vorliegen, und das C-Atom 5 sollte eine Methylgruppe oder eine substituierte Methylgruppe tragen. Fructose wird infolgedessen wesentlich langsamer als Glucose und Galaktose resorbiert. Seine Resorption erfolgt durch Diffusion und unterscheidet sich vom energieabhängigen aktiven Transportmechanismus für Glucose und Galaktose.
Zur Erklärung der aktiven Glucoseresorption wird ein **mobiler Carrier** gefordert, der an unterschiedlichen Bindungsstellen sowohl Glucose wie auch Na^+ bindet und beide Moleküle in Form dieses „ternären Komplexes" durch die lumenseitige Plasmamembran der Mucosazelle ins Cytosol transportiert, wo beide Moleküle abgegeben werden. Der Natriumtransport erfolgt dabei entlang eines Konzentrationsgradienten, was dafür ausreicht, Glucose gegen einen Konzentrationsgradienten, also „bergauf"

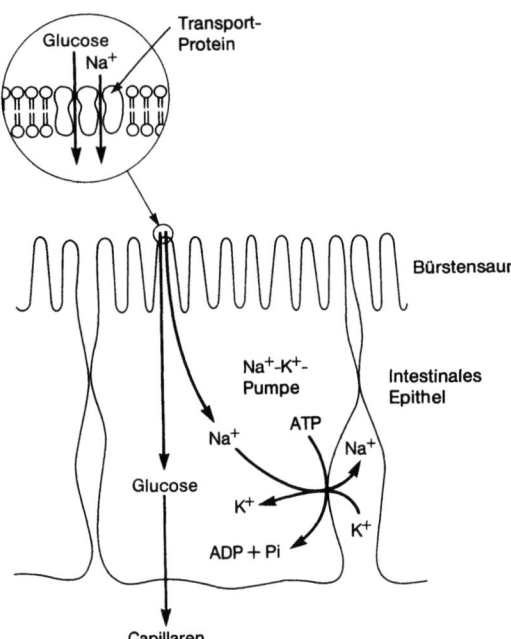

Abb. 41.6. Transport von Glucose durch das Darmepithel (Crane). Ein aktiver Glucosetransport ist an die Na$^+$-K$^+$-Pumpe gekoppelt

zu transportieren. Die für den aktiven Transport benötigte freie Energie entstammt der ATP-Hydrolyse, die mit einer Natriumpumpe gekoppelt ist, die für die Aufrechterhaltung des Natriumgradienten zwischen Lumen und Cytosol verantwortlich ist (Abb. 41.6). Der aktive Glucosetransport wird durch das Herzglykosid Ouabain gehemmt, das ein Inhibitor der Natriumpumpe ist. Eine ähnliche Wirkung zeigt das Phlorhizin, das die Glucosereabsorption in den Tubulusepithelien in der Niere hemmt. Phlorhizin, ein Pflanzenglykosid, verdrängt wahrscheinlich Natrium von seiner Bindungsstelle am Glucosecarrier.

Die Hydrolyse von Polysacchariden, Oligosacchariden, Disacchariden, erfolgt außerordentlich rasch, weswegen die Resorptionskapazität für Glucose und Fructose schnell gesättigt ist. Eine Ausnahme bildet die Lactosehydrolyse, die im Vergleich zur Saccharosehydrolyse nur mit der halben Geschwindigkeit stattfindet. Dies erklärt die Tatsache, daß bei Lactoseverdauung die Transportsysteme für Glucose und Galactose nicht gesättigt werden.

Defekte bei der Verdauung und Resorption von Kohlenhydraten

Lactasemangel

Die Unverträglichkeit von Lactose, dem wichtigsten Zucker der Milch, kann aufgrund eines Lactasemangels bestehen. Eine weitere Ursache dieses Syndroms mit ähnlicher klinischer Symptomatik kann allerdings eine Überempfindlichkeit gegenüber Milchproteinen, gewöhnlich den β-Lactoglobulinen sein. Die Symptomatik besteht in abdominalen Krampfanfällen, Durchfällen und Blähungen. Sie beruht auf der Anhäufung von Lactose in den tieferen Darmabschnitten, was aus osmotischen Gründen zu einer Wasserretention sowie infolge der bakteriellen Besiedelung der tieferen Darmabschnitte zu entsprechenden Gärungsprozessen führt.

Man unterscheidet 3 Typen des Lactasemangels:

1. Hereditärer Lactasemangel. Diese relativ seltene Erkrankung zeichnet sich dadurch aus, daß die Symptome der Milchintoleranz, wie Durchfälle und schlechtes Gedeihen, zusammen mit Flüssigkeits- und Elektrolytstörungen sehr schnell nach der Geburt auftreten. Die Therapie besteht in der Fütterung einer laktosefreien Diät.

2. Sekundärer Lactasemangel. Da auch bei einer Normalperson die Kapazität zur Lactoseverdauung limitiert ist, kommt es bei Erkrankungen des Gastrointestinaltrakts immer wieder zur Milchintoleranz. Derartige Erkrankungen sind: tropische und nichttropische Sprue, Kwashiorkor, Colitis und Gastroenteritis. Gelegentlich findet sich die Krankheit auch nach Magenoperationen.

3. Primärer Lactasemangel. Der primäre Lactasemangel ist eine relativ häufige Erkrankung, die besonders die farbige Bevölkerung der USA aber auch andere Teile der Welt betrifft. Da die Lactoseintoleranz bei den Betroffenen nicht in der frühen Jugendzeit auftritt, sondern erst im Erwachsenenalter, nimmt man an, daß es sich um einen allmählichen Abfall der Lactaseaktivität bei den Betroffenen handelt.

Saccharasemangel

Verschiedentlich wurde über das Auftreten eines hereditären Mangels der Disaccharidasen

Saccharase und Isomaltase berichtet. Die Symptomatik tritt in der frühen Kindheit auf, besonders nach Belastung mit den entsprechenden Zuckern. Sie entspricht derjenigen beim Lactasemangel.

Disaccharidurie
Gelegentlich findet sich bei Patienten mit Disaccharidasemangel eine Zunahme der Disaccharidausscheidung im Urin. Dabei können bis zu 300 mg der Disaccharide auftreten. Eine ähnliche Symptomatik findet sich auch bei Patienten mit Darmerkrankungen, z. B. der Sprue.

Monosaccharidmalabsorption
Als seltene Erkrankung findet sich schließlich noch eine hereditäre Störung der Glucose- und Galaktoseresorption, die mit großer Wahrscheinlichkeit auf einen Defekt des Carriermechanismus zurückzuführen ist. Da Fructose diesen Resorptionsweg nicht benützt, erfolgt ihre Resorption mit normaler Geschwindigkeit.

Resorption von Lipiden

2-Monoacylglycerine, Fettsäuren und kleine Mengen von 1-Monoacylglycerinen verlassen die Fettphase der Lipidemulsion und werden in gemischte Micellen aus Gallensalzen, Phosphatidylcholin und Cholesterin aufgenommen, die in der Gallenflüssigkeit vorliegen (Abb. 41.4). Da diese Micellen löslich sind, erlauben sie den Transport der Produkte der Fettverdauung durch ihre wäßrige Umgebung zum Bürstensaum der Mucosazellen, wo die Resorption stattfindet. Diese betrifft jedoch nicht die gesamte Micelle, da Gallensäuren im Lumen des Gastrointestinaltrakts bis zum Ileum transportiert werden, wo sie resorbiert und dem enterohepatischen Kreislauf zugeführt werden (Abb. 41.3). Sowohl die mit der Nahrung aufgenommenen wie auch die in der Galle vorliegenden Phosphoglyceride, im wesentlichen Phosphatidylcholin, werden durch die Phospholipase A_2 des Pankreas zu Fettsäuren und Lysophosphoglyceriden hydrolysiert. Auch diese werden aus der micellären Form heraus resorbiert. Cholesterinester werden durch die Cholesterinesterase des Pankreas hydrolysiert, wonach das freie Cholesterin durch die Mucosazellen aufgenommen wird.
Innerhalb der Mucosazellen werden 1-Monoacylglycerine unter Bildung von Glycerin und Fettsäuren durch eine von der Pankreaslipase unterschiedliche Lipase hydrolysiert. 2-Monoacylglycerine können dagegen über den **Monoacylglycerinweg** (Abb. 41.5) direkt in Triacylglycerine umgewandelt werden. Die Utilisierung von Fettsäuren für diese Resynthese erfordert allerdings zunächst ihre Aktivierung. Diese erfolgt durch Bildung eines Coenzym-A-Derivats der Fettsäuren, eines Acyl-CoA (s. S. 232). Diese ATP-abhängige Reaktion wird durch das Enzym **Thiokinase** katalysiert.

$$R-COOH \xrightarrow[\substack{Mg^{2+} \\ ATP \quad AMP + PP_i}]{\text{Thiokinase} \quad CoA \cdot SH} R-\overset{O}{\overset{\|}{C}}\sim S-CoA$$

Darüber hinaus besteht auch in den Mucosazellen eine enzymatische Ausstattung zur Biosynthese von Triacylglycerinen, die derjenigen in anderen Geweben entspricht (s. S. 248). Resorbierte Lysophospholipide und ein großer Teil des Cholesterins werden ebenfalls mit Acyl-CoA reacyliert, wobei Phosphoglyceride und Cholesterinester entstehen.
Obwohl ein großer Teil des im Intestinallumen freigesetzten Glycerins in den Mucosazellen nicht reutilisiert, sondern direkt ans Pfortaderblut abgegeben wird, verfügen Mucosazellen über das Enzym **Glycerokinase,** das in einer ATP-abhängigen Reaktion Glycerin-3-Phosphat bildet, welches den Glycerinanteil für die De-novo-Synthese von Triacylglycerinen liefert. Auf diese Weise ist gesichert, daß alle langkettigen Fettsäuren, die in den Mucosazellen anfallen, durch Triacylglycerin-, Phosphoglycerid- und Cholesterinesterbiosynthese verwertet werden können.
Die in den Mucosazellen synthetisierten Triacylglycerine gelangen nicht in das Pfortadersystem. Mit den anderen resorbierten Lipiden, im wesentlichen den Phosphoglyceriden und Cholesterinestern, erscheinen sie in Form der **Chylomikronen** in den Lymphgefäßen der abdominalen Region und später im Blutkreislauf (s. auch Abb. 18.4).
Von Fettsäuren mit mehr als 10 C-Atomen findet sich unabhängig von der Art, in der diese resorbiert wurden, der größte Teil in der Lymphe des Ductus thoracicus. Dagegen werden Fettsäuren mit Kohlenstoffketten mit weniger als 10–12 C-Atomen direkt in Form nicht-veresterter Fettsäuren an das Blut der Pfortader

abgegeben. Pflanzensterole (Phytosterole) werden mit Ausnahme von aktiviertem Ergosterol (Provitamin D) nicht intestinal resorbiert.

Die **Chylurie** ist eine Erkrankung, bei der Patienten einen milchigen Urin bilden. Sie beruht auf einer pathologischen Verbindung zwischen den Harnwegen und dem lymphatischen System des Darms, einer sog. Chylusfistel. Bei einer ähnlichen Störung, dem **Chylothorax**, besteht eine Fistel zwischen dem Pleuralraum und den Lymphgängen des Darms, was zur Anhäufung einer milchigen Pleuraflüssigkeit führt. Ernährung mit Triacylglycerinen mit Fettsäurekettenlängen mit weniger als 12 C-Atomen führt zum Verschwinden der Chylurie und des Chylothorax.

Resorption von Aminosäuren und Proteinen

Wahrscheinlich werden unter normalen Bedingungen die Nahrungsproteine nahezu vollständig verdaut. Die dabei entstehenden Aminosäuren werden rasch vom Darm resorbiert und gelangen in das Pfortaderblut. Jedenfalls steigt der Aminosäuregehalt des Pfortaderbluts während der Resorption einer proteinreichen Mahlzeit an. Werden einzelne Aminosäuren verfüttert, können sie kurze Zeit später im Blut nachgewiesen werden. Wahrscheinlich kann die Hydrolyse von Dipeptiden in den Mucosazellen mit Hilfe spezifischer Peptidasen erfolgen. Auf keinen Fall ist die Zufuhr intakten Proteins notwendig, da Versuchstiere auch über längere Zeit ohne Störungen am Leben erhalten werden können, wenn ihnen anstatt Protein entsprechende Aminosäuremischungen gegeben werden.

Die Transportsysteme für die Aminosäureresorption zeichnen sich durch Stereospezifität aus. Das natürliche L-Isomere wird durch aktiven Transport von der Mucosa- zur Serosaseite transportiert, wobei Pyridoxalphosphat beteiligt ist. Im Gegensatz dazu werden die D-Isomeren nur durch freie Diffusion transportiert. Der aktive Transport der L-Aminosäuren ist energieabhängig und kann im Experiment durch Hemmstoffe der Energieproduktion, z.B. 2,4-Dinitrophenol, blockiert werden. Ein derartiger Effekt findet sich nicht bei der Aufnahme von D-Aminosäuren. 2,4-Dinitrophenol wirkt als Entkoppler der oxidativen Phosphorylierung (s. S.156) und stört auf diese Weise die ATP-Produktion, die die Energie für den aktiven Transport liefern sollte.

Viele Untersuchungen über den Aminosäuretransport in die Mucosazellen sind mit Hilfe der synthetischen Aminosäure α-Aminoisobuttersäure durchgeführt worden. Diese Verbindung wird durch die Zellmembran wie natürliche Aminosäuren transportiert, kann jedoch intracellulär nicht weiter metabolisiert werden, so daß ihre Konzentration bestimmt werden kann. Eine andere Modellverbindung für die Untersuchung des Aminosäuretransports ist 1-Aminocyclopentan-1-Carboxylsäure.

Bei der Resorption von Aminosäuregemischen kann eine im hohen Überschuß vorhandene Aminosäure die Resorption der anderen behindern. Ähnliche Beobachtungen können auch bei der Aminosäurereabsorption in den renalen Tubulusepithelien gemacht werden.

Die Resorption kleinerer Peptidfragmente im Darm ist ohne Zweifel möglich und kommt unter Normalbedingungen auch vor. Dies geht allein schon aus der Tatsache hervor, daß während der Verdauung und Resorption von Protein der Peptidstickstoff des Pfortaderbluts zunimmt.

Gelegentlich finden sich Patienten mit einer Überempfindlichkeit gegen gewisse Nahrungsproteine. Da Proteine i.allg. nur in Form des intakten Moleküls und nicht nach Aufspaltung in kleinere und kleinste Bruchstücke antigen wirksam sind, muß angenommen werden, daß bei den Betroffenen auch intakte Proteinmoleküle im Darm aufgenommen und an das Blut abgegeben wurden. Unter physiologischen Bedingungen kommt etwas Derartiges nur beim Neugeborenen vor, der die mit der Muttermilch angebotenen Antikörper intakt aufnehmen kann, so daß ihm während der ersten Lebenswochen ein immunologischer Schutz zur Verfügung steht.

Ein ähnlicher Defekt liegt auch der **nichttropischen Sprue** zugrunde. Durch einen noch nicht genau bekannten Defekt werden die bei der peptischen und tryptischen Verdauung des Weizenproteins entstandenen Peptide, die Glutene, durch die Mucosazellen aufgenommen, wo sie schädigend wirken. Darüber hinaus gelangen sie in die Zirkulation und führen dort zur Antikörperproduktion. Antikörper gegen Gluten oder von ihm abstammende Peptide finden sich bei allen Patienten mit nichttropischer Sprue. Diese Peptide bestehen aus

Tabelle 41.3. Resorptionsort von Nahrungsstoffen

Ort	Nahrungsstoff
Jejunum	Glucose, andere Monosaccharide; Disaccharide Monoacylglycerine, Fettsäuren, Glycerin, Cholesterin Aminosäuren, Peptide Vitamine, Folsäure Elektrolyte, Eisen, Calcium, Wasser
Ileum	Gallensäuren Vitamin B_{12} Elektrolyte Wasser

Tabelle 41.4. Auf Malabsorption zurückgehende Störungen

Symptom	Substanz, die schlecht resorbiert wird
Anämie	Eisen, Vitamin B_{12}, Folsäure
Ödem	Produkte der Proteinverdauung
Tetanie	Calcium, Magnesium, Vitamin D
Osteoporose	Calcium, Produkte der Proteinverdauung, Vitamin D
Milchintoleranz	Lactose
Blutungen	Vitamin K

6-7 Aminosäuren und haben Molekulargewichte zwischen 820 und 920. Sie wirken nur dann schädlich, wenn sie Glutamin und Prolin enthalten. Nach milder Säurehydrolyse, die zur Desamidierung von Glutamin führt, werden sie unschädlich.
In den Tabellen 41.3 und 41.4 ist die Art der intestinalen Reabsorption von Nahrungsstoffen zusammengefaßt. Sie enthalten darüber hinaus einen Überblick über Resorptionsstörungen aufgrund einer Malabsorption.

Gärung und Fäulnis in den tieferen Darmabschnitten

Der größte Teil der aufgenommenen Nahrung wird im Dünndarm resorbiert. Der Rest gelangt in den Dickdarm, wo zunächst eine beträchtliche Wasserrückresorption stattfindet, wodurch eine Verfestigung des relativ flüssigen Nahrungsbreis stattfindet. Gleichzeitig kommt es infolge der Besiedlung des Dickdarms mit Intestinalbakterien zu Gärungs- und Fäulnisprozessen. Dabei entstehen verschiedene Gase wie CO_2, Methan, Wasserstoff, Stickstoff und Schwefelwasserstoff. Darüber hinaus kommt es zur Bildung von Essigsäure, Milchsäure und Buttersäure. Durch den bakteriellen Abbau von Phosphatidylcholin entstehen Cholin und mit ihm verwandte toxische Amine, wie Neurin.

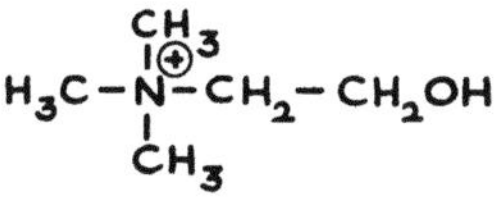

Cholin

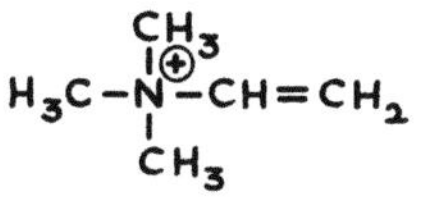

Neurin

Schicksal der Aminosäuren

Viele Aminosäuren werden im Stoffwechsel der Darmbakterien decarboxyliert, wobei toxische Amine entstehen, die **Ptomaine**.

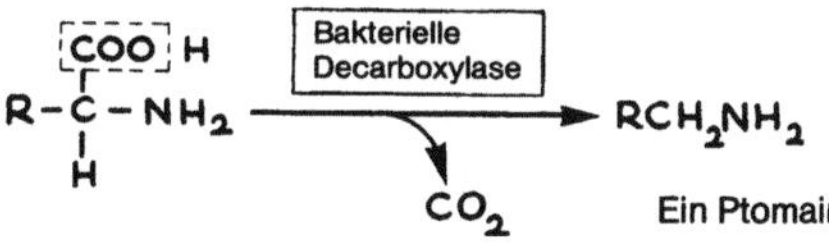

Ein Ptomain

Im Verlauf derartiger Decarboxylierungsreaktionen entstehen aus Lysin Cadaverin, aus Arginin Agmatin, aus Tyrosin Tyramin, aus Ornitin Putrescin und aus Histidin Histamin. Häufig zeigen derartige Amine eine starke vasopressorische Wirkung.
Aus der Aminosäure Tryptophan entstehen in einer Serie von Reaktionen **Indol** und **Methylindol** (Skatol), die für den Geruch der Faeces verantwortlichen Verbindungen.

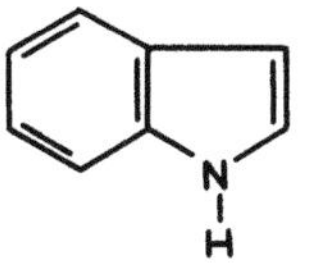

Indol

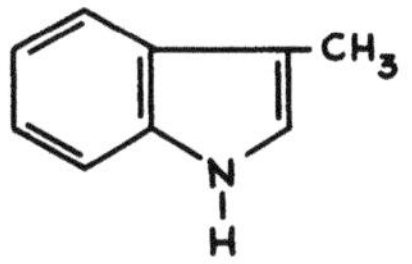

Skatol

Schwefelhaltige Aminosäuren werden unter Bildung von H_2S, **Äthyl-** und **Methyl-Mercaptan** abgebaut.

$$\underset{\text{Ethylmercaptan}}{\overset{CH_3}{\underset{CH_2SH}{|}}} \qquad \underset{\text{Methylmercaptan}}{CH_3SH}$$

$$\underset{\text{Methylmercaptan}}{CH_3SH} \xrightarrow{[2H]} \underset{\text{Methan und Schwefelwasserstoff}}{CH_4 + H_2S}$$

Durch den Abbau der verschiedenen stickstoffhaltigen Substanzen entstehen im Dickdarm beträchtliche Mengen von **Ammoniak**. Dieser wird in größeren Mengen resorbiert und gelangt über die Pfortader zur Leber, wo er u. a. in Form von Harnstoff fixiert wird. Bei Lebererkrankungen kommt es zu Störungen dieser Leberfunktion, wobei die Ammoniakkonzentration im peripheren Blut bis auf toxische Spiegel ansteigen kann. Man nimmt an, daß eine Ammoniakvergiftung wenigstens teilweise am Zustandekommen des Leberkomas beteiligt ist. Bei Hunden mit einer Eck-Fistel (vollständige Ableitung des Portalbluts in die V. cava), kommt es nach Verfütterung großer Mengen rohen Fleischs zur Ammoniakvergiftung mit erhöhten Ammoniakspiegeln im Blut. Durch orale Gabe von schlecht resorbierbaren Antibiotica, wie beispielsweise Neomycin, kommt es infolge der Beeinträchtigung der Mikroorganismen des Dickdarms zu einer Verminderung der Ammoniakproduktion, was bei Patienten mit schweren Lebererkrankungen zur Entlastung des Ammoniakstoffwechsels beitragen kann.

Intestinale Bakterien

Darmbakterien machen bis zu 25% des Trokkengewichts des Stuhls aus. Bei Pflanzenfressern, deren Nahrung im wesentlichen aus Zellulose besteht, sind die Bakterien des Pansens für die Verdauung essentiell, da nur sie zum Abbau der Cellulose imstande sind. Darüber hinaus liefern diese symbiontischen Bakterien essentielle Aminosäuren und Vitamine. Obwohl beim Menschen die Darmflora nicht diese Bedeutung hat, ist sie auch zur Biosynthese verschiedener Vitamine, besonders des Vitamins K und einiger Vitamine des B-Komplexes imstande. Weiteres über die Bedeutung der bakteriellen Besiedelung des Darms ist aus Untersuchungen des Stoffwechsels von Tieren zu erwarten, die von ihrer Geburt an unter strikt aseptischen Bedingungen gehalten werden.

42 Blutplasma und Blutgerinnung

David W. Martin

Blutplasma

Blut ist ein Gewebe, das in dem geschlossenen System der Blutgefäße zirkuliert. Es besteht aus festen Elementen – den roten und weißen Blutzellen sowie den Blutplättchen –, die in einem flüssigen Medium, dem Blutplasma suspendiert sind.

Funktionen des Bluts

1. Atmung: Transport von Sauerstoff von den Lungen zu den Geweben und von CO_2 von den Geweben zu den Lungen.
2. Ernährung: Transport der resorbierten Nahrungsstoffe.
3. Ausscheidung: Transport von Abbauprodukten zu den Orten der Ausscheidung wie Nieren, Lungen, Haut und Darm.
4. Aufrechterhaltung eines normalen Säure-Basen-Stoffwechsels.
5. Regulation der Wasserverteilung durch die Effekte des Bluts auf den Wasseraustausch zwischen der extracellulären und der intracellulären Gewebsflüssigkeit.
6. Regulation der Körpertemperatur durch Änderung der Blutverteilung.
7. Infektabwehr durch weiße Blutzellen und zirkulierende Antikörper.
8. Transport von Hormonen; Stoffwechselregulation.
9. Transport von Metaboliten.

Blutplasma besteht aus Wasser, Elektrolyten, Metaboliten, Nahrungsstoffen, Proteinen und Hormonen. Einige der Komponenten des Blutplasmas sind in Tabelle 42.1 aufgelistet. Die Wasser- und Elektrolytzusammensetzung des Plasmas entspricht derjenigen aller anderen extracellulären Flüssigkeiten (s. Kap. 43).

Plasmaproteine

Der Proteingehalt des Blutplasmas liegt zwischen 7 und 7,5 g/dl. Mengenmäßig machen also die Plasmaproteine den weitaus größten Teil der gelösten Substanzen aus. Die Plasmaproteine sind eine außerordentlich komplexe Mischung, die nicht nur aus einfachen Proteinen, sondern aus Glykoproteinen und verschiedenen Typen von Lipoproteinen besteht.

Eine häufig verwendete Technik für die Trennung einzelner Proteine aus einer derart komplexen Mischung ist die Verwendung verschiedener Lösungsmittel oder Elektrolyte, in denen sich die verschiedenen Proteine je nach ihren Löslichkeiten unterschiedlich verhalten. Auf dieser Grundlage beruht die sog. Aussalzmethode, die häufig für die Bestimmung der Proteinfraktionen in klinischen Laboratorien benutzt wird. Dabei werden die Proteine des Plasmas in 3 Hauptgruppen geteilt, das Fibrinogen, das Albumin und das Globulin. Am häufigsten wird die Ausfällung mit verschiedenen Konzentrationen von Natrium- oder Ammoniumsulfat benutzt. Per Definition ist Blutplasma eine intravasculäre Flüssigkeit. Auf dem arteriellen Schenkel der Zirkulation liegt der intravasculäre hydrostatische Druck, der durch das Herz und die großen Gefäße erzeugt wird, um 20–25 mm Hg über dem hydrostatischen Druck im Gewebe (Abb. 42.1). Um einen zu großen Übertritt von intravasculärer Flüssigkeit in den extravasculären Raum zu verhindern, wirkt der durch die Plasmaproteine erzeugte kolloidosmotische Druck gegen diesen hydrostatischen Druck (Abb. 42.1).

42. Blutplasma und Blutgerinnung

Tabelle 42.1. Normalwerte in Blut, Plasma oder Serum

Verbindung	Gemessen in	Normalwert (kann von der Bestimmungsmethode abhängen)	SI-Einheiten
Ketonkörper	Plasma	0,3–2 mg/dl	3–20 mg/l
Aldosteron	Plasma	0,003–0,01 µg/dl	0,03–0,1 µg/l
Aminostickstoff	Plasma	3–5,5 mg/dl	2,1–3,9 mmol/l
Ammoniak	Blut	40–70 µg/dl	22,16–38,78 µmol/l
Amylase	Serum	80–180 Somogyi-Einheiten/dl; 0,8–3,2 IE/l	2,48–5,58 µkat/l
Ascorbinsäure	Plasma	0,4–1,5 mg/dl	23–85 µmol/l
	Leukocyten (Blut)	25–50 mg/dl	1420–2272 µmol/l
Bilirubin	Serum	Direkt: 0,1–0,4 mg/dl	1,71–6,84 µmol/l
		Indirekt: 0,2–0,7 mg/dl	3,42–11,97 µmol/l
Calcium	Serum	9–10,6 mg/dl; 4,5–5,3 mval/l (hängt von der Proteinkonzentration ab)	2,25–2,65 mmol/l
CO_2	Serum oder Plasma	24–29 mval/l; 55–65 Vol.-%	24–29 mmol/l
Carotinoide	Serum	50–300 µg/dl	
Vitamin A	Serum	24–60 IE/dl; 24–60 µg/dl	0,84–2,10 µmol/l
Chlorid	Serum	100–106 mval/l; 350–375 mg/dl	100–106 mmol/l
Cholesterin	Serum	150–280 mg/dl	3,9–7,3 mmol/l
Cholesterinester	Serum	50–65% des Gesamtcholesterins	
Kupfer	Serum	100–200 µg/dl	16–31 µmol/l
Cortisol (frei)	Plasma	4–18 µg/dl	110–497 nmol/l
Kreatinin	Blut oder Serum	0,7–1,5 mg/dl	60–130 µmol/l
Glucose	Blut	60–100 mg/dl	3,3–5,5 mmol/l
Hämoglobin	Blut	Frauen: 12–16 g/dl	1,86–2,48 mmol/l
		Männer: 14–18 g/dl	2,17–2,79 mmol/l
Eisen	Serum	65–175 µg/dl	11,6–31,3 µmol/l
Eisenbindungskapazität	Serum	250–410 µg/dl	44,8–73,3 µmol/l
Lactat	Blut	0,44–1,8 mmol/l; 4–16 mg/dl	0,44–1,28 µmol/l
Lactatdehydrogenase	Serum	90–200 IE/l	1,50–3,34 µkat/l
Lipase	Serum	0,2–1,5 Einheiten	0,93–6,96 µkat/l
Gesamtlipide	Serum	500–600 mg/dl	5–6 g/l
Magnesium	Serum	1,5–2,5 mval/l; 1–3 mg/dl	0,75–1,25 mmol/l
O_2: Kapazität	Blut	16–24 Vol.-% (hängt von der Hb-Konzentration ab)	
Arterieller Gehalt	Blut	15–23 Vol.-% (hängt vom Hb-Gehalt ab)	
Arterielle Sättigung		94–100% der Kapazität	
Venöser Gehalt	Blut	10–16 Vol.-%	
Venöse Sättigung		60–85% der Kapazität	
Phosphatase, sauer	Plasma	Frauen: 0,2–9,5 IE/l	3,34–158,65 nkat/l
		Männer: 0,5–11 IE/l	8,35–183,7 nkat/l
Phosphatase, alkalisch	Plasma	Erwachsene: 30–85 IE/l	501–1419 nkat/l
Phospholipide	Serum	145–200 mg/dl	1,87–2,58 mmol/l
Anorganisches Phosphat	Serum	3–4,5 mg/dl (Kinder, 4–7 mg)	1–1,5 mmol/l
Kalium	Serum	2,5–5 mval/l; 14–20 mg/dl	2,5–5,0 mmol/l
Gesamtprotein	Serum	5–8 g/dl	60–80 g/l
Fibrinogen	Plasma	0,2–0,6 g/dl	5,8–6,8 µmol/l
Pyruvat	Blut	0,07–0,2 mmol/l; 0,7–2 mg/dl	79,8–228 µmol/l
Natrium	Serum	136–145 mval/l; 310–340 mg/dl	136–145 mmol/l
Sulfat	Plasma oder Serum	0,5–1,5 mval/l	50–150 µmol/l
Transaminasen: SGOT	Serum	6–25 IE/l	40,1–320,8 nkat/l
SGPT	Serum	3–26 IE/l	40,1–280,7 nkat/l
Triacylglycerine	Serum	< 165 mg/dl	< 18 mmol/l
Harnstoffstickstoff	Serum oder Blut	8–20 mg/dl	2,86–7,14 mmol/l
Harnsäure	Serum	3–7,5 mg/dl	0,18–0,29 mmol/l

Plasmaproteine 645

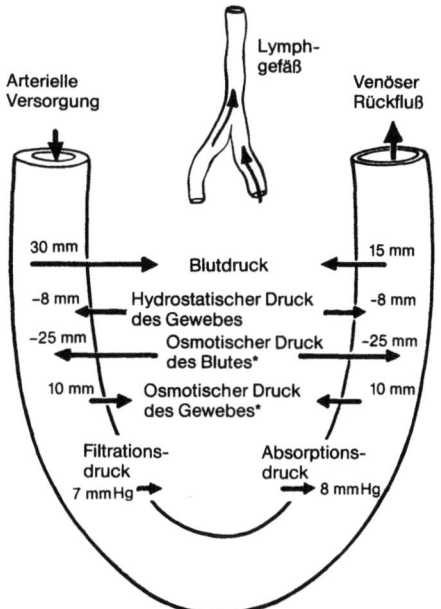

Abb. 42.1. Capilläre Filtration und Reabsorption nach der „Starling-Hypothese". Die mit Sternchen versehenen osmotischen Drucke lassen sich nur auf den Proteingehalt der entsprechenden Flüssigkeiten zurückführen. Sie geben nicht den gesamten osmotischen Druck wieder

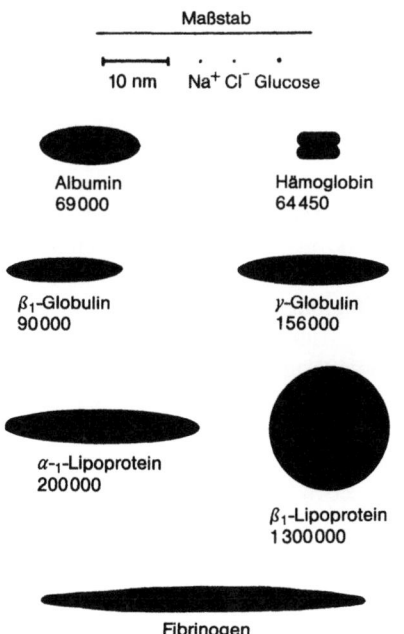

Abb. 42.2. Relative Dimensionen und Molekulargewichte von Proteinmolekülen des Blutes (Oncley)

Albumin

Von den 3 Gruppen von Plasmaproteinen liegt Albumin in der höchsten Konzentration vor (Tabelle 42.1). Es hat darüber hinaus das niedrigste Molekulargewicht der Plasmaproteine (Abb. 42.2). Aus diesem Grund trägt Albumin am meisten zum **kolloidosmotischen Druck** bei. Albumin wird in der Leber synthetisiert und besteht aus einer einzelnen Kette mit 610 Aminosäuren. Es trägt nicht nur zum kolloidosmotischen Druck bei, sondern wirkt auch als **Träger** für eine Vielzahl von Molekülen wie Bilirubin, Fettsäuren, Spurenelemente und viele Arzneimittel. Einige seiner Bindungsstellen sind hochspezifisch und können gesättigt werden, andere sind weit weniger spezifisch. Bei Leber- und Nierenerkrankungen kommt es häufig zu einer Erniedrigung der Serumalbuminkonzentration, was aufgrund des verminderten vaskulären kolloidosmotischen Drucks zu schweren Ödemen führt.

Globuline

Globuline sind Proteinmoleküle, welche schlecht löslich in reinem Wasser, jedoch wesentlich besser löslich in Salzlösungen sind (s. Kap. 4). Die Fraktion der Serumglobuline stellt eine heterogene komplexe Mischung von Proteinmolekülen dar, die auf der Basis ihrer elektrophoretischen Beweglichkeit (Abb. 42.3) häufig als α-, β- oder γ-Globuline bezeichnet werden. Eine wesentlich rationalere Einteilung basiert auf ihrer Struktur oder Funktion.

Die **Glykoproteine** enthalten covalent gebundene Oligosaccharidreste (s. Kap. 33). Außer dem Albumin sind sämtliche Serumproteine Glykoproteine.

Lipoproteine enthalten Lipide, die i. allg. nichtcovalent an das Proteinmolekül gebunden sind (s. Kap. 18).

Lipoproteine wandern mit den α- bzw. β-Globulinen. Je höher ihr Fettgehalt und je geringer ihr Proteingehalt ist, um so geringer ist auch ihre Dichte. Lipoproteine wirken als Trägermoleküle für eine Vielzahl verschiedener Lipidtypen und lipidlöslicher Moleküle.

Auch einige metallbindende Proteine, wie das **Transferrin,** haben Eigenschaften von Globulinen und wirken als Träger für Spurenelemente (s. Kap. 43).

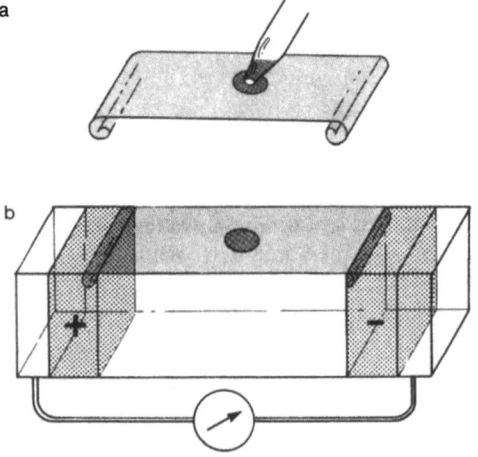

Abb. 42.3 a-d. Die Technik der Celluloseacetatelektrophorese. **a** Eine kleine Menge Serum oder einer anderen Körperflüssigkeit wird auf einen Celluloseacetatstreifen aufgetragen. **b** Elektrophorese der Probe in einem Elektrolytpuffer. **c** Die getrennten Proteinbanden sind nach Färbung anhand ihrer charakteristischen Positionen zu identifizieren. **d** Densitometervermessung eines Celluloseacetatstreifens ergibt die für Albumin, α_1-Globulin, α_2-Globulin, β-Globulin und γ-Globulin charakteristischen Banden. [Nach Stites DP et al. (eds) (1982) Basic and clinical immunology, 4th ed. Lange]

Unter normalen Bedingungen enthält Plasma eine Reihe spezifischer **Enzymmoleküle** wie Phosphatasen, Lipasen, Lactatdehydrogenase, Amylase und Caeruloplasmin. Wenn Gewebe zerfällt oder Membranen undicht werden, werden intracelluläre Enzyme in den intravasculären Raum abgegeben, wo ihre katalytischen Aktivitäten vermessen werden können. Sie dienen dann als qualitatives oder quantitatives Maß für eine Gewebszerstörung. Von besonderer Bedeutung in der klinischen Medizin sind die Bestimmung der Serumaktivitäten von **Transaminasen, Kreatinkinasen** sowie der **sauren Phosphatase**.

Im Plasma zirkulieren eine Reihe von **Polypeptidhormonen**. Weitere Hormone, wie die hydrophoben Steroide sowie das 1,25-Dihydroxy-Vitamin D_3, zirkulieren in Bindung an spezifische Carrier-Moleküle im Plasma.

Weitere im folgenden genauer besprochene wichtige Bestandteile sind das **Fibrinogen** als Vorläufer des blutgerinnselbildenden Fibrins sowie die **Immunglobuline**, welche wesentliche Bestandteile des körpereigenen Abwehrsystems sind.

Funktion und Struktur von Plasmalipoproteinen sind in Kap. 18 beschrieben worden.

Immunglobuline

Immunglobuline oder Antikörper werden durch B-Lymphocyten bzw. deren Derivate, die Plasmazellen, synthetisiert. Sie zeichnen sich dadurch aus, daß sie mit bemerkenswerter Spezifität antigene Determinanten auf anderen Molekülen binden können.

Alle Immunglobulinmoleküle bestehen aus 2 identischen **leichten Ketten (L-Ketten)** mit einem Molekulargewicht von 23 000 sowie 2 identischen **schweren Ketten (H-Ketten)** (Molekulargewicht 53 000-75 000). Die Ketten werden als Tetrameres der Struktur L_2H_2 durch Disulfidbrücken zusammengehalten (Abb. 42.4). Jede Kette kann in spezifische Domänen oder Regionen eingeteilt werden, die strukturelle und funktionelle Bedeutung haben. Die carboxyterminal gelegene Hälfte der L-Kette wird als konstante Region (C_L) bezeichnet, die aminoterminal gelegene Hälfte stellt dagegen die variable Region der leichten Kette (V_L) dar. Etwa ¼ der H-Kette, vom Aminoterminus gerechnet, wird als variable Region der H-Kette (V_H) bezeichnet, die anderen ¾ dagegen als konstante Regionen (C_{H1}, C_{H2}, C_{H3}). Die spezifischen Antigenbindungsstellen von Immunglobulinen finden sich auf der aminoterminalen variablen Region sowohl der H- als auch der L-Kette. Es handelt sich um die V_H-

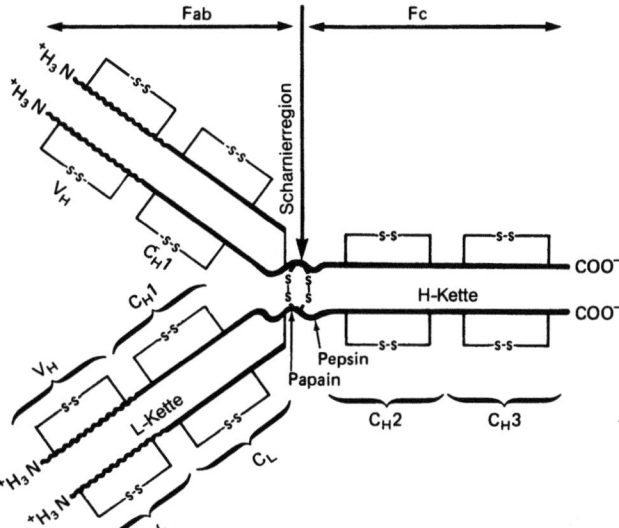

Abb. 42.4. Vereinfachtes Modell eines Antikörpermoleküls des Typs IgG. Es zeigt die vierkettige Struktur, welche sich aus entsprechenden Domänen zusammensetzt. *V* variable Region; *C* konstante Region; *vertikaler Pfeil* Scharnier. Dicke Linien stellen H- und L-Ketten dar; dünne Linien Disulfidbrücken. [Nach Stites DP et al. (eds) (1982) Basic and clinical immunology, 4th ed. Lange]

Tabelle 42.2. Eigenschaften menschlicher Immunglobulinketten. [Mit freundlicher Genehmigung aus Stites DP et al. (eds) (1982) Basic and clinical immunology, 4th ed. Lange]

Bezeichnung	H Ketten					L Ketten		Sekretorische Komponente	J Kette
	γ	α	μ	δ	ε	κ	λ	SC	J
Immunglobulinklassen, in denen die Ketten vorkommen	IgG	IgA	IgM	IgD	IgE	Alle Klassen	Alle Klassen	IgA	IgA, IgM
Subklassen oder Subtypen	1, 2, 3, 4	1, 2	1, 2	...	...	...	1, 2, 3, 4	...	...
Allotypische Varianten	Gm(1)-(25)	A2m(1), (2)	...	...	...	Km(1)-(3)[a]	...	...	...
Molekulargewicht	50000[b]	55000	70000	62000	70000	23000	23000	70000	15000
V-Region-Untergruppen	$V_H I$-$V_H IV$					$V_\kappa I$-$V_\kappa IV$	$V_\lambda I$-$V_\lambda VI$		
Kohlenhydrat (%)	4	10	15	18	18	0	0	16	8
Zahl der Oligosaccharide	1	2 oder 3	5	?	5	0	0	?	1

[a] Früher Inv(1)-(3)
[b] 60000 für γ3

sowie V_L-Domänen – globuläre Regionen mit hochentwickelter Sekundär- und Tertiärstruktur.
Wie aus Abb. 42.4 zu entnehmen ist, führt die Verdauung eines Immunglobulins durch die Protease Papain zu 2 antigenbindenden Fragmenten, den F_{ab}-Fragmenten sowie einem kristallisierbaren Fragment F_c. Die Spaltstelle des Papains wird auch als Scharnierregion bezeichnet.
Bis heute sind 2 Typen von leichten Ketten gefunden worden, die Kappa (κ)- sowie die Lambda (λ)-Ketten. Diese können durch Strukturunterschiede in den C_L-Regionen unterschieden werden (Tabelle 42.2). Ein gegebenes Immunglobulinmolekül enthält immer entweder 2 Kappa- oder 2 Lambda-Ketten, niemals eine Mischung aus Kappa- und Lambda-Ketten. Beim Menschen sind Kappa-Ketten wesentlich häufiger als Lambda-Ketten.
Es finden sich beim Menschen insgesamt 5 H-Kettenklassen, welche sich aufgrund von Unterschieden in der C_H-Region voneinander abtrennen lassen (Tabelle 42.2). Die 5 H-Ketten-

klassen werden auch als γ-, α-, μ-, δ- und ε-Ketten bezeichnet und unterscheiden sich im Molekulargewicht von 50000–70000 (Tabelle 42.2). Die μ- und ε-Ketten haben im Unterschied zu den anderen H-Ketten 4 C_H-Domänen. Die Art der jeweiligen H-Kette bestimmt die Immunglobulinklasse und damit deren biologische Funktion. Man unterscheidet 5 Immunglobulinklassen IgG, IgA, IgM, IgD und IgE. Wie aus Tabelle 42.2 hervorgeht, lassen sich darüber hinaus aufgrund geringfügiger Unterschiede der H-Ketten weitere Subklassen definieren.

Die variablen Regionen der Immunglobulinmoleküle bestehen aus den V_L- und V_H-Domänen und sind sehr heterogen. In der Tat sind bis jetzt noch nie gleichartige Immunglobuline aus dem Serum verschiedener Menschen anzureichern gewesen. Man findet allerdings bestimmte immer wiederkehrende Muster, so daß sich aufgrund von Aminosäurehomologien 3 Hauptgruppen ergeben. Es handelt sich um die V_κ-Gruppe für die κ-L-Ketten, eine V_λ-Gruppe für die λ-L-Ketten und eine V_H-Gruppe für die H-Ketten. Innerhalb dieser Gruppen gibt es natürlich wieder Untergruppen.

Besonders auffallend innerhalb der variablen Regionen sind die sog. **hypervariablen Regionen,** die zwischen relativ konstante Abschnitte in der Aminosäuresequenz eingeschaltet sind. Während die konstanten Regionen die Zugehörigkeit zu einer Subgruppe bestimmen, sind die hypervariablen Regionen für die Erkennung der unterschiedlichsten Antigene zuständig. L-Ketten haben 3 hypervariable Regionen (im Abschnitt V_L), H-Ketten dagegen 4 (im V_H-Abschnitt) (Abb. 42.5).

Die konstanten Regionen der Immunglobulinmoleküle, besonders die Abschnitte C_{H2}, C_{H3} und C_{H4} (die letzteren im Fall von IgM und IgE), bilden das Fc-Fragment. Sie sind für klassenspezifische Funktionen der unterschiedlichen Immunglobulinmoleküle verantwortlich (Tabelle 42.3). Einige Immunglobuline wie das

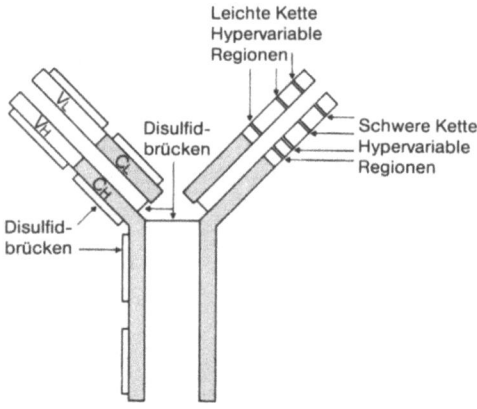

Abb. 42.5. Schematisches Modell eines IgG-Moleküls mit den ungefähren Positionen der hypervariablen Regionen in den schweren und leichten Ketten. [Nach Stites DP et al. (eds) (1982) Basic and clinical immunology, 4th ed. Lange]

Tabelle 42.3. Eigenschaften menschlicher Immunglobuline. [Mit freundlicher Genehmigung aus Stites DP et al. (eds) (1982) Basic and clinical immunology, 4th ed, Lange]

	IgG	IgA	IgM	IgD	IgE
H-Kettenklasse	γ	α	μ	δ	ε
H-Kettensubklasse	γ1, γ2, γ3, γ4	α1, α2	μ1, μ2		
L-Kettentyp	κ und λ	κ und λ	k und λ	κ und λ	κ und λ
Molekulare Zusammensetzung	$\gamma_2 L_2$	$\alpha_2 L_2^a$ oder $(\alpha_2 L_2)_2 SC^c J^b$	$(\alpha_2 L_2)_5 J^b$	$\delta_2 L_2$	$\varepsilon_2 L_2$
Sedimentationskoeffizient (S)	6–7	7	19	7–8	8
Molekulargewicht	150000	160000[a] 400000[d]	900000	180000	190000
Elektrophoretische Beweglichkeit	γ	Schnell γ bis β	Schnell γ bis β	Schnell γ	Schnell γ
Komplementfixierung	+	0	++++	0	0
Serumkonzentration (mg/dl)	1000	200	120	3	0,05
Placentarer Transfer	+	0	0	0	0
Reaginaktivität	?	0	0	0	++++
Bakterienlyse	+	+	+++	?	?
Antivirale Aktivität	+	+++	+	?	?

[a] Für monomeres Serum
[b] J Kette
[c] Sekretorische Komponente
[d] Für sekretorisches IgA

Plasmaproteine 649

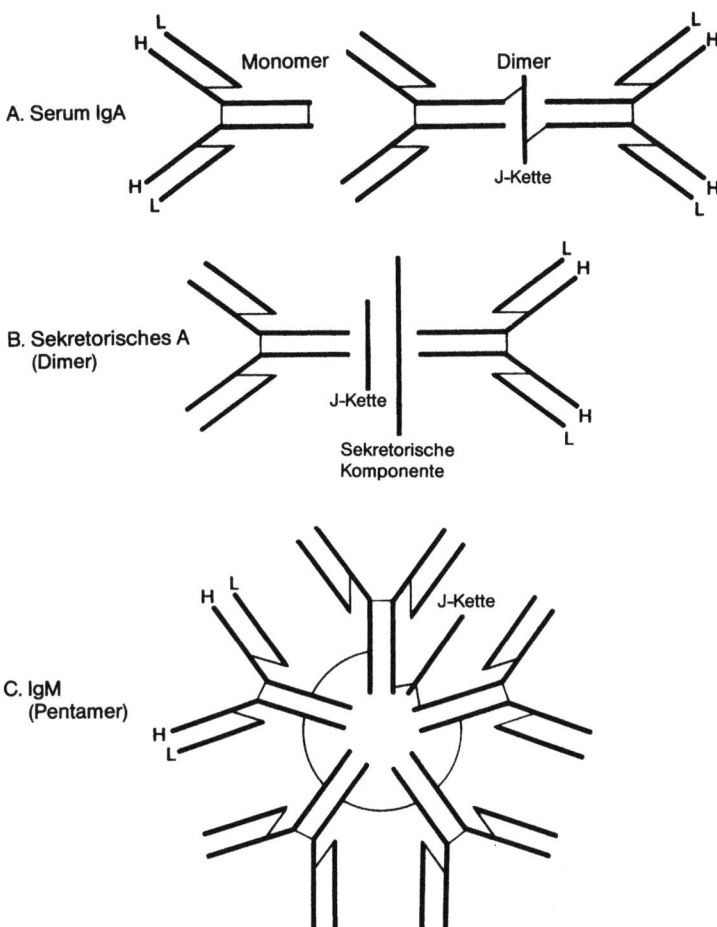

Abb. 42.6. Stark schematische Darstellung polymerer menschlicher Immunglobuline. Polypeptidketten sind mit dicken Linien, Disulfidbrücken, welche verschiedene Polypeptidketten verbinden, sind durch dünne Linien dargestellt. [Nach Stites DP et al. (eds) (1982) Basic and clinical immunology, 4th ed. Lange]

IgG kommen nur in der tetrameren Struktur vor, andere dagegen, z. B. IgA und IgM finden sich in höheren Polymerisationsgraden (Abb. 42.6).
Die L- und H-Ketten werden als separate Moleküle synthetisiert und anschließend innerhalb der B-Lymphocyten oder Plasmazellen zu den reifen Immunglobulinen assembliert. Alle Immunglobuline enthalten Kohlenhydratreste und sind infolgedessen Glykoproteine (Tabelle 42.2).
Jede leichte Kette eines Immunglobulins ist das Produkt von wenigstens 3 unterschiedlichen Strukturgenen, nämlich einem Gen für die variable Region (V_L-Gen), einem Gen für eine Verbindungsregion (engl.: joining-region; J-Gen) sowie einem Gen für die konstante Region (C_L-Gen). Jede schwere Kette ist das Produkt von wenigstens 4 unterschiedlichen Genen, einem V_H-Gen, einem J-Gen, einem D-Gen (D=engl.: diversity-gen) sowie einem Gen für die konstante Region (C_H-Gen). Die klassische „1 Gen - 1 Protein"-Theorie ist ganz offensichtlich hier ungültig. Die molekularen Mechanismen für die Erzeugung einzelner Immunglobulinketten aus multiplen Strukturgenen sind in den Kap. 28 und 31 geschildert worden.
Jedes Individuum ist imstande, Antikörper gegen etwa 1 Million unterschiedliche Antigene zu erzeugen. Die Erzeugung einer derartigen Vielfalt ist offensichtlich deswegen möglich, weil die unterschiedlichen Strukturgene statistisch zur Erzeugung der einzelnen Immunglobulingene rekombiniert werden und darüber hinaus in den rekombinierten V_H- und V_L-Ge-

nen eine besondere Mutationshäufigkeit auftritt.
Bei der humoralen Immunantwort werden Antikörper identischer Spezifität aber unterschiedlicher Klassen in einer spezifischen zeitlichen Abfolge als Antwort auf das Immunogen (das immunisierende Antigen) erzeugt. Die leichte Kette eines Immunglobulins kombiniert mit einer antigenspezifischen μ-Kette, so daß ein spezifisches IgM-Molekül entsteht. Anschließend verbindet sich dieselbe antigenspezifische leichte Kette mit einer γ-Kette einer identischen V_H-Region, so daß ein IgG-Molekül entsteht, dessen Spezifität derjenigen des ursprünglichen IgM-Moleküls entspricht. Im folgenden Schritt rekombiniert dieselbe leichte Kette mit einer schweren Kette des α-Typs wiederum mit der gleichen V_H-Region, so daß ein IgA-Molekül mit identischer Antigenspezifität entsteht. Diese 3 Immunglobulinklassen (IgM, IgG und IgA) haben identische variable Domänen sowohl auf ihrer leichten als auch auf der schweren Kette und werden infolgedessen als Idiotypen bezeichnet. Die Isotypen der unterschiedlichen Immunglobulinklassen werden durch ihre C_H-Regionen bestimmt, die alle mit der gleichen antigenspezifischen V_H-Region verknüpft sind. Einer der Regulationsmechanismen, der für das Umschalten der C_H-Region verantwortlich ist, wird in Kap. 31 besprochen.
Zur Pathophysiologie der Immunglobuline gehört die gesteigerte Produktion spezifischer Klassen von Immunglobulinen oder sogar spezifischer Immunglobulinmoleküle. Das letztere erfolgt durch klonale Tumoren von Plasmazellen, die auch als Myelome bezeichnet werden. Eine Hypo-γ-Globulinämie kann auf eine einzelne Immunglobulinklasse beschränkt sein (z. B. IgA oder IgG), es gibt jedoch auch Hypo-γ-Globulinämien, bei denen eine Unterproduktion aller Immunglobulinklassen zugrunde liegt. Derartige Störungen können nahezu ausnahmslos auf Verminderung der Immunglobulinproduktion oder -sekretion zurückgeführt werden, beides Vorgänge, für die eine Vielzahl von Gründen maßgeblich sein kann.

Blutgerinnung

Unter Hämostase versteht man das Aufhören einer Blutung im Anschluß an eine traumatische Zerstörung der Blutgefäßintegrität. Man unterscheidet 4 Phasen der Hämostase. In der 1. Phase kommt es zur Constriction des verletzten Blutgefäßes, so daß der Blutfluß distal des Verletzungsortes vermindert wird. In der 2. Phase entsteht ein sehr lockerer Pfropf aus Blutplättchen, der auch als weißer Thrombus bezeichnet wird und an der Verletzungsstelle lokalisiert ist. Kollagen, welches am Verletzungsort freigelegt wird, wirkt als Bindungsstelle für die Blutplättchen, welche als Antwort auf die Bindung an Kollagen ihre interne Struktur ändern und Thromboxane und ADP freisetzen. Hierdurch wird die Adhäsion weiterer Blutplättchen hervorgerufen, so daß schließlich der lockere und nur vorübergehende Pfropf entsteht. Die Länge dieser Hämostasephase kann durch Bestimmung der Blutungszeit ermittelt werden. In der 3. Phase der Hämostase entsteht der rote Thrombus oder rote Pfropf, in der 4. schließlich kommt es zur partiellen oder vollständigen Auflösung des Gerinnungspfropfes.
Man unterscheidet insgesamt 3 Typen von Thrombi oder Gerinnungspfropfen. Der weiße Thrombus besteht aus Blutplättchen und Fibrin und enthält relativ wenig Erythrocyten. Er entsteht am Verletzungsort, besonders in Arealen mit einem raschen Blutfluß (Arterien). Ein zweiter derartiger Thrombus besteht aus Fibrinablagerung in kleinen Blutgefäßen (Capilaren).
Der 3. Typ eines Gerinnungspfropfes ist der rote Thrombus, welcher aus Erythrocyten und Fibrin besteht. Der rote Thrombus ähnelt morphologisch dem Blutgerinnsel, welches in vitro im Reagenzglas entsteht. Er entsteht in vivo überall dort, wo sich der Blutfluß verlangsamt, wobei für seine Entstehung keinerlei Störungen der Gefäßwand vorhanden sein müssen. Er entsteht darüber hinaus überall dort, wo ein Gefäß verletzt ist – allerdings ist hier die vorherige Anwesenheit eines weißen Thrombus notwendig. Die Gerinnselbildung als Antwort auf eine Gewebsverletzung erfolgt über den **extrinsischen Weg** der Blutgerinnung. Die Bildung eines roten Thrombus in einem Areal verminderten Blutflusses oder als Antwort auf eine Störung der Blutgefäßwand ohne Gewebsverletzung erfolgt dagegen über den **intrinsischen Weg**. Der intrinsische und der extrinsische Weg der Blutgerinnung gehen in eine **gemeinsame Endstrecke** über, die **Aktivierung von**

Blutgerinnung 651

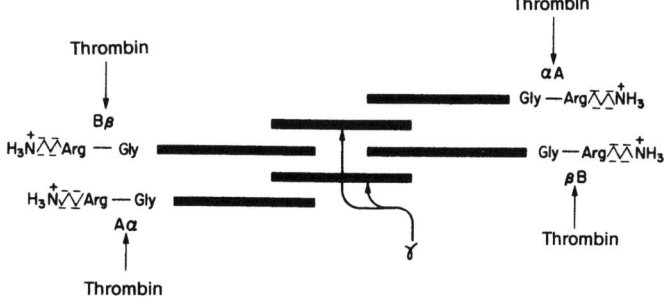

Abb. 42.7. Schematische Darstellung von Fibrinogen, seiner (AαBβγ)$_2$-Struktur, der geladenen Termini und der Stelle der Thrombinspaltung *(Pfeil)* von 4 Arg-Gly-Peptidbindungen

Tabelle 42.4. Numerisches Nomenklatursystem für Gerinnungsfaktoren (aus den Zahlen kann nicht auf die Reihenfolge geschlossen werden, in der die Faktoren wirken)

Faktor	Name
I	Fibrinogen
II	Prothrombin
IV	Calcium
V	Labiler Faktor, Proaccelerin, Accelerator (Ac-)globulin
VII	Proconvertin, Cothromboplastin, Autoprothrombin I
VIII	Antihämophiler Faktor, Antihämophiles Globulin (AHG)
IX	Plasma Thromboplastin Komponente (PTC) (Christmas Faktor)
X	Stuart-Prower-Faktor
XI	Plasma thromboplastin antecedent (PTA)
XII	Hageman-Faktor
XIII	Laki-Lorand-Faktor (LLF)

Prothrombin zu **Thrombin** und die thrombinkatalysierte Umwandlung von **Fibrinogen** zum **Fibringerinnsel.**

Die durch Thrombin katalysierte Umwandlung von Fibrinogen zu Fibrin

Fibrinogen[1] (Faktor I, s. Abb. 42.2 und Tabelle 42.4) ist ein lösliches Plasmaglykoprotein, das eine Länge von 46 nm und ein Molekulargewicht von 340000 hat. Es besteht aus 6 in der Leber synthetisierten Polypeptidketten. Die 6 Ketten sind 2 A-α-Ketten, 2 B-β-Ketten und 2 γ-Ketten, so daß die Gesamtstruktur Aα$_2$ Bβ$_2$

γ$_2$ beträgt. Die Bβ- und γ-Ketten enthalten über Asparagin verknüpfte komplexe Oligosaccharide. Alle 3 Gene Aα, Bβ und γ sind genetisch verknüpft und werden beim Menschen koordiniert reguliert. Die Enden des faserförmigen Fibrinogenmoleküls sind hochnegativ geladen, wobei die Ladung durch eine große Zahl von Aspartat und Glutamatresten im A-Teil der Aα-Kette und im B-Teil der Bβ-Kette lokalisiert ist (Abb. 42.7). Zusätzlich enthält der B-Teil der Bβ-Kette negativ geladene Tyrosin-O-Sulfatreste. Diese negativ geladenen Fibrinogenmoleküle tragen nicht nur zu seiner Wasserlöslichkeit bei, sondern stoßen die Termini weiterer Fibrinogenmoleküle ab, womit eine Aggregation verhindert wird.

Thrombin ist eine Serinprotease mit einem Molekulargewicht von 340000. Sie besteht aus 2 Peptidketten und hydrolysiert 4 Peptidbindungen der Sequenz -Arg-Gly- im Fibrinogen (Abb. 42.7). Diese 4 Peptidbindungen sind je 2 zwischen den A- und α-Teilen der beiden Aα-Ketten und 2 zwischen den B- und β-Teilen der beiden Bβ-Ketten. Die Entfernung der A- und B-Teile aus dem Fibrinogenmolekül setzt diese negativ geladenen Fibrinopeptide frei und erzeugt das Fibrinmonomer, welches die Untereinheitenstruktur (α β γ)$_2$ trägt. Diese langen unlöslichen Fibrinmonomere assoziieren spontan in regelmäßiger Schichtung, wobei das unlösliche Fibringerinnsel entsteht. Die A- und B-Fibrinopeptide bestehen aus nur 18 Aminosäureresten, weswegen das Fibrinmonomer 97% der Aminosäurereste des Fibrinogens enthält. Durch die Bildung dieses Fibrinpolymers werden Erythrocyten, Blutplättchen und andere Komponenten des Blutes eingeschlossen, so daß der rote bzw. der weiße Thrombus entsteht. Das initiale Fibringerinnsel ist relativ locker

---

[1] Mit Ausnahme von Fibrinogen und Prothrombin bzw. deren aktivierter Produkte und Ca^{2+} werden alle Gerinnungsfaktoren mit römischen Ziffern bezeichnet (Tabelle 42.4)

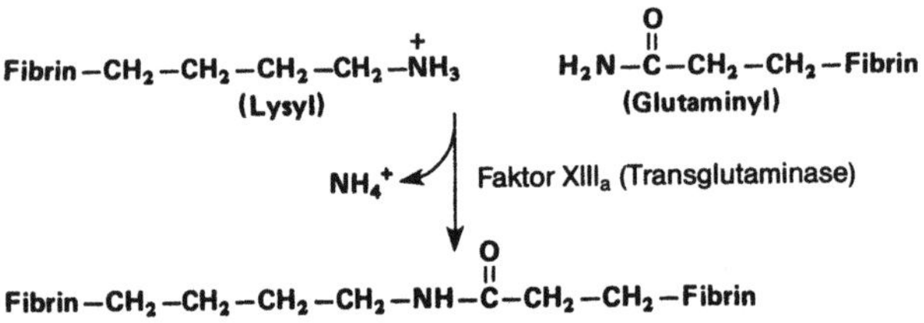

652 42. Blutplasma und Blutgerinnung

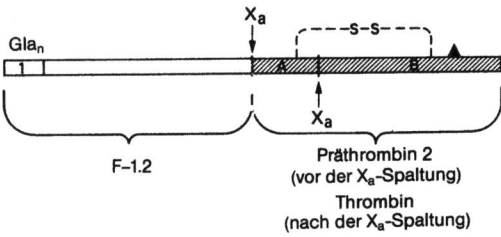

Abb. 42.8. Quervernetzung von Fibrinmonomeren durch den aktivierten Faktor XIII

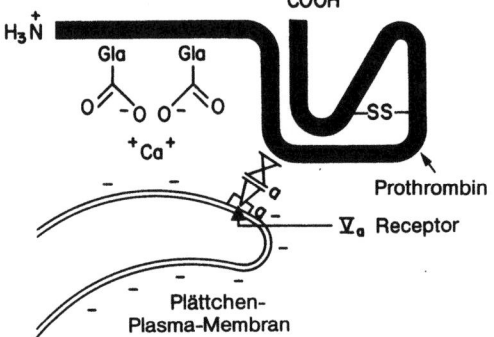

Abb. 42.9. Schematische Darstellung von Prothrombin. Der Aminoterminus liegt links; die Region 1 enthält alle Gla-Reste. Die Spaltungsstelle durch den Faktor X_a ist mit der entsprechenden Bezeichnung der Produkte dargestellt. Der katalytisch aktive Serinrest wird durch ein ▲ dargestellt. Die A- und B-Kette des aktiven Thrombins *(schraffiert)* werden durch Disulfidbrücken zusammengehalten

Abb. 42.10. Schematische Darstellung der Bindung der Faktoren V_a, X_a, Ca^{2+} und Prothrombin an die Plasmamembran von Blutplättchen

und wird nur durch nichtcovalente Wechselwirkungen zwischen den einzelnen Fibrinmonomeren zusammengehalten.
Thrombin wandelt nicht nur Fibrinogen zu **Fibrin**, sondern auch den Faktor XIII zum **aktiven Faktor XIII** (XIII_a) um. Der Faktor XIII_a ist eine **Transglutaminase**. Sie führt zu einer covalenten Quervernetzung von Fibrinmonomeren, da sie eine spezifische Isopeptidbindung zwischen den γ-Carboxylgruppen des Glutamins und der ε-Aminogruppe des Lysins herstellt (Abb. 42.8). Durch diese Verstärkung des initialen Fibringerinnsels kommt es zu einer **Retrahierung** des Blutgerinnsels, welche in vitro besonders gut beobachtet werden kann. Patienten mit einem hereditären Mangel an Faktor XIII zeichnen sich durch eine Blutungstendenz aus, da sie keine stabilen Fibringerinnsel bilden können.
Die Aktivität des Thrombins muß natürlich sehr sorgfältig kontrolliert werden, damit nicht eine überschießende, evtl. katastrophal verlaufende Blutgerinnselbildung erfolgen kann. Diese Kontrolle erfolgt über 2 Mechanismen. Einmal wirkt das **Antithrombin III** als Thrombinantagonist (s. unten). Der 2. Mechanismus besteht darin, daß zunächst ein katalytisch inaktives Thrombinzymogen, das **Prothrombin**, synthetisiert und in die Zirkulation abgegeben wird. Prothrombin (Faktor II) wird in der Leber synthetisiert und enthält Vitamin-K-abhängige **Carboxyglutamat (Gla)-Reste** (s. Kap. 11). Prothrombin ist ein einkettiges Glykoprotein mit einem Molekulargewicht von 72 000, seine Struktur ist schematisch in Abb. 42.9 dargestellt. Die aminoterminale Region des Prothrombins (Nr. 1 in Abb. 42.9) enthält bis zu 14 Gla-Reste. Die gestrichelte Linie deutet die Position einer Disulfidbrücke zwischen der Region A und der Region B des Prothrombins an. Die Pfeilspitze gibt das aktive Zentrum der Serinprotease an.
Die Prothrombinaktivierung erfolgt auf den **Blutplättchen** und benötigt ein **anionisches Phospholipid** der Blutplättchen, Ca^{2+}, sowie die Faktoren V_a und X_a. Die Phospholipide auf der Innenseite der Plasmamembran von Blutplättchen müssen zunächst als Antwort auf die kollageninduzierte Blutplättchenzerstörung und Degranulierung nach außen exponiert werden. Sie binden Ca^{2+} und Prothrombin, das letztere an der GLA-enthaltenden N-termi-

nalen Region. Die Plättchen enthalten darüber hinaus den Faktor V, welcher nach Aktivierung zum Faktor V_a an spezifische Receptoren der Plättchenmembran bindet (Abb. 42.10). Der Faktor V_a wirkt als Receptor für den Faktor X_a, welcher Prothrombin an der F-1.2-Region bindet (Abb. 42.9). Der Faktor X_a ist ebenfalls eine Serinprotease und spaltet das katalytisch inaktive Prothrombin an den in Abb. 42.9 angegebenen Stellen, womit der aminoterminale Teil des Prothrombinmoleküls abgespalten wird. Die Disulfidbrücke verklammert nach wie vor die Thrombin-A- und -B-Polypeptide, die durch die Wirkung des Faktors X_a entstanden sind.
Die Verbrückung des Phospholipids über Ca^{2+} an die GLA-Reste des Prothrombins beschleunigt seine Aktivierung um das 50- bis 100fache. Der Grund hierfür liegt sehr wahrscheinlich darin, daß lokal eine große Konzentration von Prothrombin und Faktor X_a entsteht (Abb. 42.10). Der Faktor V_a trägt selber zu einer etwa 350fachen Beschleunigung der Umwandlung bei, möglicherweise ebenfalls weil er lokal zu einer Konzentrierung des Faktors X_a führt.
Der durch Thrombin entstehende Faktor V_a wird anschließend auch durch Thrombin inaktiviert, was ein Werkzeug zur Limitierung der Prothrombinaktivierung darstellt.
Durch eine Staphylocoagulase kann Prothrombin durch einfache Konformationsänderung ohne Spaltung des Moleküls ebenfalls aktiviert werden.

Aktivierung des Faktors X

Die Aktivierung des Faktors X erfolgt genau an der Stelle, wo der intrinsische und der extrinsische Weg der Blutgerinnung in die gemeinsame Endstrecke einmünden (Abb. 42.11). Der Faktor X ist das Zymogen einer Serinprotease (Molekulargewicht 55000) und enthält ebenfalls GLA-Reste. Wie beim Prothrombin sind diese GLA-Reste des Faktors X für die kalziumabhängige Bindung das Faktors X an saure Phospholipide der Plättchenmembran verantwortlich. Für die Umwandlung des Faktors X in den Faktor X_a muß eine -Arg-Ile-Bindung durch eine weitere Serinprotease gespalten werden. Man kennt insgesamt 2 Serinproteasen, die diese spezifische Bindung des Faktors X angreifen können.

Der extrinsische Weg zur Erzeugung des Faktors X_a

Im extrinsischen Weg der Blutgerinnung ist ausschließlich der Faktor VII_a, zusammen mit dem Gewebefaktor, zur Spaltung der -Arg-Ile-Bindung und damit zur Erzeugung des aktiven Faktors X_a imstande. Der extrinsische Weg als Antwort auf eine Gewebsverletzung verläuft außerordentlich rasch. Der Vorläufer des Faktors VII_a ist der Faktor VII, ein weiteres GLA-enthaltendes Glykoprotein, welches in der Leber synthetisiert wird. Der Faktor VII kann durch Thrombin oder den Faktor X_a gespalten werden. Der Faktor VII ist ein Zymogen, hat jedoch eine relativ hohe endogene Aktivität. Der Gewebefaktor, welcher für den Angriff des

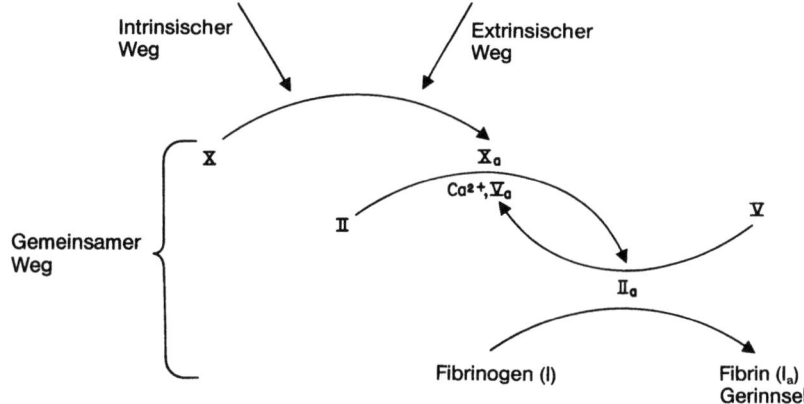

Abb. 42.11. Beziehung zwischen dem intrinsischen, dem extrinsischen und dem gemeinsamen Weg der Blutgerinnung

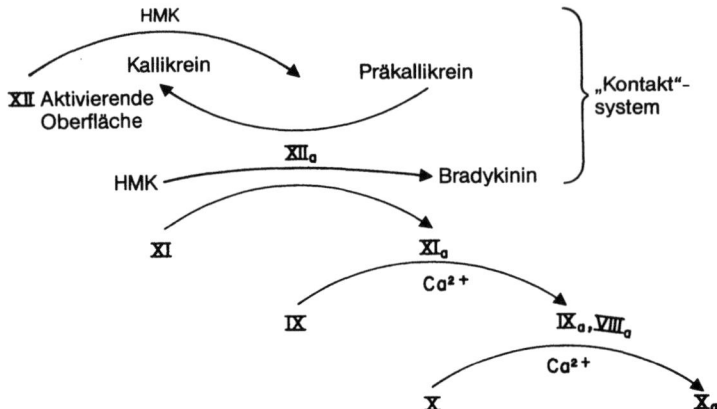

Abb. 42.12. Der intrinsische Weg für die Aktivierung des Faktors X zu X_a. HMK ist hochmolekulares Kininogen

Faktors VII oder VII_a auf den Faktor X notwendig ist, kommt in großen Mengen in der Placenta, den Lungen und dem Gehirn vor.
Im Milliliter Plasma kommen 3 mg Fibrinogen, jedoch nur 0,01 mg Faktor X vor. Daraus muß geschlossen werden, daß das Blutgerinnungssystem einen Verstärkermechanismus enthält. Die Umwandlung von Faktor X zu X_a ist ein autokatalytischer Prozeß und stellt infolgedessen ein derartiges Verstärkungssystem dar.

Der intrinsische Weg zur Erzeugung von Faktor X_a

Der intrinsische Weg für die Erzeugung von Faktor X_a beginnt mit der Anheftung von **Präkallikrein, Kininogen, Faktor XII** und **Faktor XI** an eine aktivierende Oberfläche, in vivo möglicherweise an Kollagen (Abb. 42.12). Für In-vitro-Teste genügen als Oberfläche Glas oder Kaolin. Durch die Anheftung an derartige aktivierende Oberflächen wird der Faktor XII labiler, so daß er leichter von Kallikrein angegriffen werden kann. Der Faktor XII_a entsteht durch Einwirkung von Kallikrein und wirkt seinerseits auf Präkallikrein zurück, so daß immer mehr Kallikrein entsteht. Durch Freisetzung von Bradykinin aus Kininogen aktiviert der Faktor XII_a den Faktor XI zu Faktor XI_a. Der Faktor IX, ein GLA-enthaltendes Zymogen, wird in einer 2stufigen Reaktion durch den Faktor XI_a aktiviert. Der Faktor IX_a aktiviert in Anwesenheit von Calcium und sauren Phospholipiden langsam den Faktor X, wobei dieselbe -Arg-Ile-Bindung gespalten wird, die auch vom Faktor VII_a des extrinsischen Systems angegriffen wird. Die vom Faktor IX_a katalysierte Aktivierung des Faktors X wird in Anwesenheit von Faktor VIII oder VIII_a etwa um das 500fache beschleunigt. Der Faktor VIII benötigt sehr wahrscheinlich minimale Mengen von Thrombin um zum Faktor VIII_a zu werden. Der Faktor VIII ist nicht eine Protease, sondern dient wahrscheinlich als Acceptor für den Faktor IX_a, wenn dieser die -Arg-Ile-Bindung des Faktors X spaltet. Der intrinsische Weg der Blutgerinnung ist relativ langsam, da in ihm eine Vielzahl von Faktoren in Form einer Art Kaskadenmechanismus zur Erzeugung von Faktor X_a zusammenarbeiten müssen (Abb. 42.12).
Tabelle 42.5 stellt die vielen hereditären Defekte des Blutgerinnungssystems beim Menschen zusammen. Der häufigste Defekt betrifft den Faktor VIII, wodurch eine als **Hämophilie A** bezeichnete Erkrankung entsteht. Diese X-chromosomal vererbte Erkrankung des Faktors VIII hat das Schicksal einer Reihe von königlichen Familien von Europa tief beeinflußt.
Patienten mit der **von Willebrand-Erkrankung** leiden an einem autosomal dominanten Defekt der Blutplättchenadhäsion und einem Mangel an Faktor VIII. Im Gegensatz dazu fehlt Patienten mit Hämophilie A nur der Faktor VIII, während die Plättchenadhäsion normal ist. Der Plättchenadhäsionsfaktor (von Willebrand-Faktor) ist ein großes Glykoprotein des Molekulargewichts über 200 000, welcher in den Endothelzellen der Blutgefäße und in Megakaryocyten synthetisiert wird. Im Plasma und Blutplättchen ist er eng an den Faktor VIII assozi-

Tabelle 42.5. Hämorrhagische Erkrankungen und deren Symptome

Faktor	Erkrankung	Blutungszeit	Gerinnungszeit	Aktivierte partielle Thromboplastinzeit	Prothrombinzeit
I	Afibrinogenämie	Variabel	Unendlich	Unendlich	Unendlich
II	Hypoprothrombinämie	Normal	Normal bis verlängert	Variabel	Verlängert
V	Parahämophilie	Normal	Verlängert	Verlängert	Verlängert
VII	Faktor VII	Normal	Normal	Normal	Verlängert
VIII	Hämophilie A	Normal	Normal bis verlängert	Verlängert	Normal
VIII	Von Willebrand-Erkrankung	Verlängert	Variabel	Variabel	Normal
IX	Hämophilie B	Normal	Normal bis verlängert	Verlängert	Normal
X	Stuart-Faktor	Normal	Normal bis verlängert	Verlängert	Verlängert
XI	PTA-Mangel	Variabel	Normal bis verlängert	Verlängert	Normal
XII	Hageman-Erkrankung	Normal	Verlängert	Verlängert	Normal
XIII	Mangel an fibrinstabilisierendem Faktor	Normal	Normal	Normal	Normal
Präkallikrein	Fletcher-Erkrankung	Normal	Verlängert	Verlängert	Normal
Hochmolekulares Kininogen	Fitzgerald-Erkrankung	Normal	Verlängert	Verlängert	Normal

iert. Blutplättchenoberflächen verfügen offensichtlich über einen Glykoproteinreceptor für den Komplex aus Faktor VIII/von Willebrand-Faktor. Funktionell stabilisiert wahrscheinlich der von Willebrand-Faktor den Faktor VIII. Möglicherweise ist die von Willebrand-Erkrankung lediglich ein Defekt eines spezifischen Oligosaccharidrestes auf dem von Willebrand-Glykoprotein. Dieser Defekt verhindert die normale Plättchenadhäsion und destabilisiert den Faktor VIII.

Antikoagulantia

Im normalen Blutplasma finden sich 3 Antithrombinaktivitäten. Von geringerer Bedeutung ist das α_1-**Antitrypsin**, wichtig ist jedoch das α_2-**Globulin**. Es bildet einen irreversiblen Komplex mit Thrombin und anderen Proteasen und verhindert dadurch ihre Bindung an ihre natürlichen Substrate. Das α_2-Globulin wird auch als α_2-**Plasmininhibitor** bezeichnet, weil es in gleicher Weise die fibrinolytische Serinprotease Plasmin inaktiviert (s. unten).
Die wichtigste Antithrombinaktivität wird als **Antithrombin III** bezeichnet. Antithrombin III hat eine geringe endogene Aktivität, die jedoch enorm in Anwesenheit von **Heparin** aktiviert wird. Heparin ist ein stark anionisches Proteoglykan (s. Kap. 33). Es bindet an spezifische kationische Bindungsstellen des Antithrombins III, verursacht dadurch eine Konformationsänderung, die die Bindung von Antithrombin III an alle Serinproteasen ermöglicht, zu denen Trypsin, Chymotrypsin und Plasmin gehören. Im Blutgerinnungssystem hemmt Antithrombin III die Aktivität von Thrombin und den Faktoren IX_a, X_a, XI_a und XII_a. Bei Patienten mit einem hereditären Mangel an Antithrombin III entwickeln sich häufig an den verschiedensten Stellen des Organismus Blutgerinnsel, was als Evidenz dafür dienen kann, daß Antithrombin III wirklich eine physiologische Funktion hat. Außerdem kann aus dieser Erkrankung geschlossen werden, daß das Blutgerinnungssystem beim Menschen unter normalen Umständen in einem außerordentlich dynamischen Zustand vorliegt.
Im Rahmen der klinischen Medizin wird **Heparin** häufig als Gerinnungshemmstoff benutzt. Seine anticoagulierende Wirkung hängt von seiner aktivierenden Wirkung auf Antithrombin III ab, wobei das letztere Serinproteasen – wie oben geschildert – hemmt. Darüber hinaus scheint sich Heparin in geringen Mengen an das Gefäßendothel zu adsorbieren, was möglicherweise zu einer verminderten Aktivierbarkeit des intrinsischen Wegs per Blutgerinnung

führt. Ein Antidot gegen die anticoagulierende Wirkung des Heparins sind stark kationische Polypeptide, wie beispielsweise **Protamin.** Sie konkurrieren mit den kationischen Regionen des Antithrombins III um das Polyanion Heparin.

Die in Kap. 11 beschriebenen Cumarine hemmen die Vitamin-K-abhängige Carboxylierung von Glutamylresten zu Carboxyglutamylresten der Faktoren II, VII, IX und X. Um ihre volle Funktionsfähigkeit zu erhalten, ist die Bildung der GLA-Reste der genannten Faktoren in der Leber eine essentielle Voraussetzung. Der Wirkungsmechanismus der Cumarinderivate besteht in einer Hemmung der Reduktion des Vitamin-K-Chinons in das biologisch aktive Hydrochinon. Aus diesem Grund kann die Wirkung von Cumarinderivaten durch Gaben von Vitamin K aufgehoben werden. Dies dauert allerdings etwa 12-24 h, während die Aufhebung der anticoagulierenden Wirkung von Heparin durch Protamin ohne Zeitverzögerung stattfindet.

Fibrinolyse

Unter physiologischen Bedingungen befindet sich das Blutgerinnungssystem in einem dynamischen Zustand, in welchem dauernd Fibringerinnsel entstehen und anschließend wieder aufgelöst werden. Für diese Auflösung ist die Serinprotease **Plasmin** verantwortlich. Sie zerstört nicht nur Fibrinogen und Fibrin, sondern auch die Faktoren V, VIII, das Komplementsystem und verschiedene Polypeptidhormone. Im Plasma kommt Plasmin normalerweise in Form eines Proenzyms, des **Plasminogens** vor.

Plasminogenaktivatoren der verschiedensten Art finden sich in den meisten Geweben des Organismus. Der **Gewebsplasminogenaktivator** ist eine Serinprotease, die erst nach Kontakt mit Fibrin katalytisch aktiv wird. Dann wird durch diesen Aktivator Plasminogen zu Plasmin gespalten. Hat Plasmin das Fibringerinnsel aufgelöst, ist auch der Plasminogenaktivator nicht länger aktiv, die Proteolyserate nimmt ab. Das ganze System bildet einen sehr einfach regulierten fibrinolytischen Vorgang. Der Urin enthält das proteolytische Enzym **Urokinase,** ebenfalls eine Serinprotease, welche Plasminogen an 2 Stellen spaltet und damit die proteolytische Aktivität des Plasmins freisetzt.

Normalerweise fällt Plasminogen zusammen mit Fibrin aus und findet sich infolgedessen in den Fibrinablagerungen. Nach der Aktivierung verdaut das in den Gerinnseln befindliche Plasmin das Fibrin in lösliche Fragmente und löst auf diese Weise das Blutgerinnsel auf. Quervernetzte Fibringerinnsel sind weniger empfindlich gegenüber Plasmin als nichtquervernetzte.

Bei einer Reihe von Erkrankungen, darunter Carcinomen und dem Schocksyndrom kommt es zu einer Zunahme der Plasminogenaktivatoren. Zusätzlich vermindern sich häufig die Antiplasminaktivitäten (α1-Antitrypsin, α2-Plasmininhibitor), was besonders bei Lebererkrankungen eine Rolle spielt. Einige bakterielle Produkte können Plasminogen ohne Spaltung aktivieren und sind dann für diffuse Hämorrhagien verantwortlich, wie sie gelegentlich bei Patienten mit bakteriellen Infektionen beobachtet werden.

43 Wasser und anorganische Elemente

David W. Martin

Wasser

Der größte Teil der Masse des menschlichen Organismus besteht aus Wasser. Wasser bildet einen essentiellen Bestandteil aller Zellen des Körpers und aller Körperflüssigkeiten. Es nimmt an biochemischen Reaktionen teil, wirkt als Lösungsmittel für viele Ionen und Moleküle, stellt ein Transportmedium dar und dient als Schmiermittel. Darüber hinaus greift es in die Regulation der Körpertemperatur ein, da es aus den Lungen und aus der Haut verdampft.

Abhängig von der Körperoberfläche beträgt der Wasseranteil des Körpers zwischen mehr als 50% bis nahe an 90%. Der vom Wasser gestellte Gewichtsanteil nimmt mit dem Alter und der Zunahme des Fettgehalts des Körpers zu. Sportler enthalten mehr Körperwasser als Untrainierte.

Körperwasser

Das Körperwasser ist auf 2 Hauptkompartimente aufgeteilt, den intracellulären und den extracellulären Raum. Intracelluläres Wasser macht etwa 50-60% des gesamten im Organismus vorkommenden Wassers normaler gesunder Erwachsener aus. Zum extracellulären Wasser gehört das Wasser in der Plasmaflüssigkeit, der Lymphe, der interstitiellen Flüssigkeit, dem Bindegewebe, dem Knorpel, der Haut, den Knochen und den Sekreten. Da die meisten Zellen des Körpers für Wasser frei permeabel sind, ist die Unterscheidung zwischen intra- und extracellulärem Wasser etwas willkürlich.

Abb. 43.1 stellt die Elektrolytzusammensetzung von Blutplasma und intracellulärer Flüssigkeit gegenüber. Das Blutplasma unterscheidet sich nur geringfügig von der interstitiellen Flüssigkeit. Da Plasmaproteine zum größten Teil innerhalb der Blutgefäße verbleiben, benützt die interstitielle Flüssigkeit als Anion Chlorid anstatt Plasmaproteine. Im allgemeinen kann also davon ausgegangen werden, daß die Zusammensetzung des Blutplasmas diejenige der extracellulären Flüssigkeit wiedergibt. Drei wesentliche Unterschiede zwischen intra- und extracellulärer Flüssigkeit fallen auf:

1. **Kalium** ist das wichtigste **intracelluläre Kation,** wohingegen in der **extracellulären Flüssigkeit Natrium** überwiegt.
2. Wegen der vielen phosphorylierten organischen Verbindungen ist **Phosphat** das wichtigste **intracelluläre Anion**. In den **extracellulären Flüssigkeiten** übernimmt **Chlorid** diese Rolle.
3. Die intracelluläre Proteinkonzentration ist höher als diejenige des Blutplasmas.

Wasserumsatz

Bei einer normalen gesunden Person bleibt das Körperwasser bemerkenswert konstant und wechselt um nicht mehr als 1% des Körpergewichts pro Tag. Diese Konstanz wird unabhängig von enormen Variationen in der täglichen Wasseraufnahme aufrecht erhalten.

Tabelle 43.1 gibt die Daten für den normalen Wasserumsatz eines Erwachsenen wieder. Zufuhr und Ausscheidung betrugen im untersuchten Fall 2750 ml.

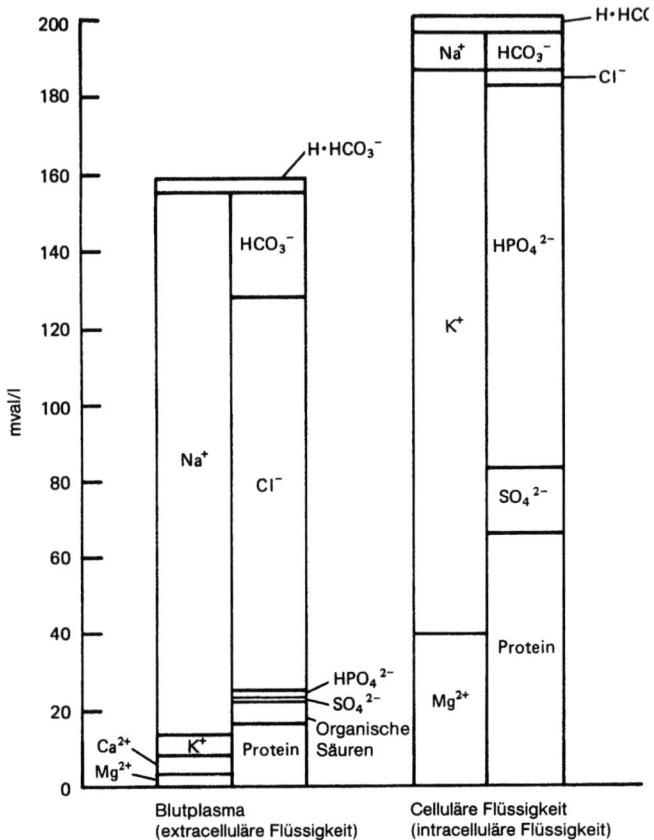

Abb. 43.1. Elektrolytzusammensetzung von Blutplasma und intracellulärer Flüssigkeit. Blutplasma ist typisch für extracelluläre Flüssigkeiten, außer daß sein Proteingehalt höher als der der interstitiellen Flüssigkeit ist. (Nach Gamble)

Tabelle 43.1. Wasserbilanz des normalen Erwachsenen. [Modifiziert nach Wolf AV (1958) Thirst. Thomas, Springfield/Ill.]

Zufuhr (ml)			Ausscheidung (ml)		
Herkunft	Obligatorisch	Fakultativ	Herkunft	Obligatorisch	Fakultativ
Getränke	650	1000	Urin	700	1000
Präformiert	750	...	Haut	500	...
Oxidativ	350	...	Lungen	400	...
			Faeces	150	...
	1750	1000		1750	1000
Zusammen	2750	...	Zusammen	2750	...

Wasserverluste

Wasser wird benötigt, um die über die Haut, die Lungen und den gastrointestinalen Trakt erfolgenden Wasserverluste zu kompensieren und die renale Ausscheidung von Harnstoff, Salzen und anderen osmotisch aktiven Lösungsstoffen zu ermöglichen. Diese **obligaten Wasserverluste** variieren deutlich mit dem Klima, der körperlichen Aktivität, dem Gesundheitszustand und der Nahrungszusammensetzung. Hohe Umgebungstemperatur, trockenes Klima, heftige körperliche Aktivität und Fieber steigern Wasserverluste über die Haut und die Lungen. Maximal können mit dem Schweiß 2,5 l pro Stunde verloren gehen. Das in den Gastrointestinaltrakt sezernierte Wasser wird normalerweise reabsorbiert; bei Durchfall und anderen intestinalen Erkrankungen kann es jedoch zu sehr großen Wasserverlusten kommen.

Das Urinvolumen hängt i. allg. von der Wasserzufuhr ab. Eine minimale Ausscheidungsmenge, der sog. obligate Wasserverlust mit dem Urin, wird allerdings zur Ausscheidung osmotisch aktiver Verbindungen benötigt. Es handelt sich speziell um Harnstoff und Natriumchlorid. Die Menge dieser Substanzen hängt natürlich wieder von der täglichen Salz- und Proteinzufuhr ab.

Die Auswirkung unterschiedlicher Nahrungsstoffe auf die obligatorische Urinproduktion kann unter der Annahme abgeschätzt werden, daß jedes Gramm Nahrungsprotein 5 Milliosmol, jedes Gramm Salz 34 Milliosmol erzeugt (1 Milliosmol (mosmol) entspricht der Menge einer Substanz x n, wobei n der Zahl der bei der Dissoziation dieser Substanz entstehenden Partikel entspricht). Die genannten Zahlen sind mit folgender Kalkulation ermittelt worden: Protein enthält etwa 16% Stickstoff, aus 1 g Protein entstehen also 0,16 g N. Dieser Stickstoff wird in Form von Harnstoff (Molekulargewicht = 60) ausgeschieden. N macht 28/60 des Harnstoffs aus. Infolgedessen entsteht aus jedem Gramm Protein 0,3 g Harnstoff, entsprechend 300/60 = 5 mosmol. 1 g NaCl gibt 34 mosmol, da es 17 mmol NaCl entspricht und dieses bei der Lösung in 2 Partikel (Na^+ und Cl^-) zerfällt. Bei typischer Kost werden pro Tag 100 g Protein und 10 g Salz zugeführt, was 840 mosmol entspricht. Da die Niere des Erwachsenen Urin bis auf etwa 1400 mosmol/l konzentrieren kann, wird ein obligatorisches Volumen von etwa 700 ml Wasser für die Ausscheidung dieser Verbindungen benötigt.

Wasserzufuhr

Um ein Wassergleichgewicht aufrecht zu erhalten, müssen alle Wasserverluste ersetzt werden. Der größte Teil der Wasserzufuhr erfolgt durch Trinken von Wasser oder anderen Getränken, sowie aus dem Wassergehalt der Nahrungsstoffe. Wasser entsteht darüber hinaus als Produkt der Substratoxidation. Die Oxidation von 1 g Stärke, Protein oder Fett liefert 0,6, 0,41 bzw. 1,07 g Wasser. Die Gesamtmenge dieses sog. Oxidationswassers ist allerdings im Vergleich zur Wasserzufuhr relativ klein.

Da sehr variable Faktoren wie Klima und körperliche Aktivität für die Bestimmung der Wasserzufuhr sehr wichtig sind, ist bis heute keine minimale Wasserzufuhr ermittelt worden. Personen in gemäßigtem Klima nehmen etwa 1 ml/kcal als Erwachsene und 1,5 ml/kcal als Kinder zu sich. Allerdings unterliegen diese Größen beträchtlichen individuellen Schwankungen.

Eine Störung des Wassergleichgewichts um nur 1–2% führt zur schweren Erkrankung oder sogar zum Tod. Aus diesem Grund muß die Wasserzufuhr sehr genau auf die Wasserverluste abgestimmt werden. Das hierfür verantwortliche System ist im Hypothalamus lokalisiert (s. Kap. 39).

Elektrolyte und Spurenelemente

Von der großen Zahl chemischer Elemente im Organismus haben nur wenige nachweisliche biochemische oder physiologische Aufgaben. Diese Elemente können generell in 5 Gruppen eingeteilt werden. In der ersten Gruppe befinden sich Kohlenstoff, Wasserstoff, Sauerstoff, Stickstoff und Schwefel, die Hauptkomponenten der Moleküle des Körpers. Diese Elemente werden durch Wasser- und Nahrungszufuhr aufgenommen. Zur zweiten Gruppe gehören die als Nahrungsbestandteile wichtigen Elektrolyte Calcium, Phosphor, Magnesium, Natrium, Kalium und Chlorid. Sie werden in größeren Mengen als 100 mg/24 h zugeführt. Die Spurenelemente (Chrom, Kobalt, Kupfer, Jod, Eisen, Mangan, Molybdän, Selen und Zink) werden als Bestandteile der menschlichen Nahrung in viel geringeren Mengen benötigt. Fluor, welches für verschiedene tierische Arten essentiell ist, wird in der menschlichen Ernährung offenbar nicht unbedingt benötigt. Es wird allerdings den Spurenelementen zugerechnet, weil Fluoride eine sehr genau untersuchte Rolle bei der Vorbeugung vor Caries spielen. Eine weitere Gruppe von Elementen wird für die Ernährung von Tieren benötigt, hat jedoch keine bekannte essentielle Funktion für Menschen. Es handelt sich um Arsen, Cadmium, Nickel, Silicium, Zinn und Vanadium. Die letzte Gruppe schließlich enthält Elemente wie Blei und Quecksilber, die beide giftig sind.

Im folgenden werden die als Nahrungsbestandteile wichtigen Elektrolyte und Spurenelemente besprochen. In vielen Fällen ergeben sich gemeinsame Stoffwechselcharakteristika.

Tabelle 43.2. Transport von Spurenelementen im Blut

	Transferrin	Albumin	Aminosäuren	Transcobalamin II	Globuline
Co				++	
Cr	+				
Cu			+	+	
Fe	++			$(+)^a$	
Mn	+				++
Mo	Unbekannt				
Se	Unbekannt				
Zn	+		+		

[a] $(+)$ = Geringe Mengen

Tabelle 43.3. Wege der Ausscheidung von Spurenelementen

	Galle	Urin	Pankreassaft	Schweiß	Abschilferung von Mukosazellen
Co		++			
Cr	+	++			
Cu	++				
Fe					+
Mn	++				
Mo		+			
Se	Unbekannt				
Zn	+	+	++	++	+

Resorption von Elektrolyten und Spurenelementen

Die meisten anorganischen Nahrungsbestandteile mit Ausnahme von Natrium und Kalium bilden Salze und andere Verbindungen, welche relativ unlöslich sind. Sie können nur schwer resorbiert werden, weswegen der größte Teil wieder in den Faeces ausgeschieden wird. Häufig werden zu ihrer Resorption spezifische Carrier-Proteine benötigt. Die Biosynthese dieser Proteine ist ein wichtiger Mechanismus, um die Gesamtkonzentration anorganischer Verbindungen im Organismus zu kontrollieren. Auch der Transport und die Speicherung benötigen spezifische Proteine. Tabelle 43.2 stellt die bekannten Transportmoleküle für Spurenelemente im Blut zusammen. Die Ausscheidung der meisten Elektrolyte erfolgt über die Nieren, manche werden jedoch auch in die Verdauungssäfte sezerniert und über den Stuhl ausgeschieden. Tabelle 43.3 faßt die Ausscheidungsrouten der Spurenelemente zusammen.

Störungen aufgrund von Überschuß oder Mangel an anorganischen Elementen

Eine mangelnde Zufuhr der essentiellen anorganischen Elemente führt zu definierten klinischen Syndromen. Da die ihre Konzentration im Organismus über Absorption oder Exkretion reguliert wird, spiegeln die im Blut meßbaren Konzentrationen nicht immer die Zufuhr wider. Sie stellen eigentlich eher das Gleichgewicht zwischen der aufgenommenen Menge, der verwerteten Menge, der gespeicherten Menge und der ausgeschiedenen Menge dar. Personen mit einer abwechslungsreichen Nahrungszusammensetzung zeigen außerordentlich selten die Symptomatik eines Mangels an Elektrolyten oder Spurenelementen. Wenn sie auftritt, ist sie i. allg. die sekundäre Folge einer **Malabsorption,** einer größeren **Blutung** (Eisen), einer **Nierenerkrankung** (Calcium) oder anderer klinischer Probleme.
Eine überschüssige Zufuhr nahezu aller anorganischer Elemente führt zu einer toxischen Symptomatik.

Herkunft und täglicher Bedarf an Elektrolyten und Spurenelementen

Die essentiellen Elektrolyte und Spurenelemente finden sich in den meisten Nahrungsstoffen, speziell im Vollkornbrot, in Früchten und Gemüsen, in Milchprodukten, Fleisch und Fisch. Im allgemeinen kommen sie allerdings nur in geringen Konzentrationen vor. Aus diesem Grund ist die Zufuhr einer ausreichenden Menge der verschiedensten Nahrungsstoffe notwendig, um den tatsächlichen Bedarf zu decken.

Calcium

Bedeutung

Der menschliche Organismus enthält mehr Calcium als irgendein anderes essentielles Mineral, nämlich 1200 g bei einem 70 kg schweren Erwachsenen. Etwa 99% dieser Calciummenge finden sich in Knochen und Zähnen. Knochencalcium liegt in Form von Hydroxylapatit vor ($Ca_{10}(PO_4)_6(OH)_2$). Darüber hinaus enthält der Knochen beachtliche Mengen nicht kristalliner Calciumphosphate und Carbonate sowie andere Calciumsalze. Sie machen etwa 50% der gesamten Skelettmasse aus. Der Rest besteht aus einer organischen Matrix aus Proteinen, Glykoproteinen und Proteoglykanen, auf denen die Calciumsalze abgelagert sind. Da der Knochen dauernd umgebaut wird, spiegelt seine Mineralkonzentration das Gleichgewicht zwischen täglichem Auf- und Abbau wider. Pro 24 h können bis zu 700 mg Calcium vom Knochen umgesetzt werden.

Knochencalcium entsteht aus dem Calcium in den Körperflüssigkeiten und Zellen. Obwohl dessen Menge mit weniger als 10 g außerordentlich niedrig ist, ist sie für die Kontrolle einer Reihe von vitalen Funktionen erstaunlich wichtig. Zu ihnen gehören **Nervenleitung** und **Muskelkontraktion, Hormonwirkung, Blutgerinnung, celluläre Motilität** und viele andere. Da Calcium für die Regulation so vieler Vorgänge notwendig ist, ist es auch als zweiter Bote oder „**second messenger**" bezeichnet worden, welcher die cellulären Antworten auf eine Vielzahl von Stimuli – ähnlich wie die regulatorischen cyclischen Nucleotide – vermittelt. Ein wesentlicher Mediator des Calciums ist offenbar ein intracelluläres Calciumrezeptorprotein, welches als **Calmodulin** bezeichnet wird. Calmodulin bindet Calciumionen intracellulär, wenn ihre Konzentration als Antwort auf einen Stimulus ansteigt. Das Protein kommt in jeder kernhaltigen Zelle vor. Wenn Calmodulin Calcium gebunden hat, ist es zur Modulierung der Aktivität einer großen Zahl verschiedener Enzyme imstande. Zu ihnen gehören auch Enzyme, die in den Stoffwechsel cyclischer Nucleotide eingreifen, Proteinphosphorylierungen vermitteln, sekretorische Funktionen ausüben, die Muskelkontraktion erhalten, Mikrotubuli assemblieren usw. Die in großem Umfang verwendeten **Phenothiazine** sind sehr wirkungsvolle Inhibitoren des Calmodulins.

Die Bedeutung von Calcium bei den genannten Aktivitäten spiegelt sich in der Genauigkeit wider, mit der die Ca^{2+}-Konzentration im Calcium reguliert wird. Unter normalen Bedingungen finden sich pro 100 ml 9–11 mg Calcium, wobei die tägliche Variation selten mehr als ±3% beträgt. Dieser sehr kleine Bereich wird durch das Zusammenspiel des **Vitamins D**, des **Parathormons**, des **Calcitonins** und weiterer Hormone gewährleistet (s. Kap. 11, 36 und 39).

Stoffwechsel

Calcium wird im Duodenum und proximalen Jejunum über ein calciumbindendes Protein resorbiert. Dieses Protein wird in Abhängigkeit vom 1,25-Dihydroxycholecalciferol synthetisiert. Die Calciumresorption wird durch solche Verbindungen gehemmt, die unlösliche Calciumsalze bilden. Zu ihnen gehören die Oxalate, die Phytate oder die Phosphate. Auch unverdautes Fett bildet unlösliche Calciumseifen und hemmt infolgedessen die Calciumaufnahme. Ein großer Teil des mit der Nahrung zugeführten Calciums wird nicht resorbiert und in den Faeces wieder abgegeben.

Die Ausscheidung von Calcium aus dem Organismus kann über verschiedene Wege erfolgen. Die Niere scheidet immer dann Calcium aus, wenn die Calciumkonzentration im Blut über 7 mg/dl liegt. Eine große Menge Calcium wird in das intestinale Lumen sezerniert und geht über die Faeces verloren, kleine Calciummengen erscheinen auch im Schweiß. In manchen Fällen bleibt die Calciumausscheidung im Urin relativ konstant, während diejenige über die Faeces in einem weiten Bereich in Abhängigkeit von der Nahrung schwankt. Dieser Befund läßt vermuten, daß die Calciumkonzentration im Blut und im Organismus auf der Ebene der Calciumresorption kontrolliert wird.

Mangelzustände

Zur Symptomatik des Calciummangels gehört die **Tetanie** und verwandte Störungen der Muskulatur und der Nerven. Im allgemeinen treten derartige Symptome als Folge eines Vitamin-D-Mangels auf, darüber hinaus kann ein Hypoparathyreoidismus oder eine Niereninsuffizienz als Ursache auftreten. Eine seltenere Ursache ist eine Calciumverarmung. Fallen die Plasmakalziumspiegel unter den Normalwert, wird Knochencalcium mobilisiert, wodurch das zirkulierende Ca^{2+} erhöht wird. Allerdings führen derartige Zustände auf die Dauer zu einer negativen Ca^{2+}-Bilanz und verursachen bei Kindern **Rachitis** und bei Erwachsenen **Osteomalacie**.

Ein weiterer Faktor, der eine Auswirkung auf Mineralverluste in den Knochen hat, ist das Verhältnis von Calcium zu Phosphat in der Nahrung. Bei Versuchstieren erfolgen eine maximale Calciumresorption und die geringstmöglichen Calciumverluste im Knochen bei einem Calcium-Phosphatverhältnis von 2:1. Jede Zunahme der Phosphatzufuhr verstärkt Calciumverluste aus dem Knochen. Beim Menschen führt eine hohe Phosphatzufuhr zu erheblichen Calciumverlusten mit den Faeces. Das ideale Calcium/Phosphatverhältnis in der menschlichen Nahrung ist nicht bekannt. In den zivilisierten Ländern hat jedoch in den letzten Jahren die Phosphataufnahme erheblich zugenommen, da Phosphat als Nahrungszusatz in Konserven und Getränken Verwendung findet. In den USA liegt das Calcium-/Phosphatverhältnis bei 1:1,2-1:1,5. Ob dieses niedrige Verhältnis für die bei Frauen nach der Menopause immer häufiger auftretende **Osteoporose** verantwortlich ist, ist noch nicht klar.

Toxizität

Da mit der Nahrung im Überschuß aufgenommenes Calcium nicht resorbiert wird, kommt eine nahrungsinduzierte Hypercalcämie normalerweise nicht vor. Allerdings ist bei Erkrankungen mit hoher Serumcalciumkonzentration wie Hyperparathyreoidismus, Vitamin-D-Intoxikation, verschiedene Sarkoidosen und bösartigen Erkrankungen eine gleichzeitig erfolgende hohe Calciumzufuhr mit der Nahrung schädlich.

Phosphor

Phosphor spielt als Phosphat eine wesentliche Rolle für die Struktur und Funktion aller lebenden Zellen. Aus diesem Grund kann ein Phosphatmangel aufgrund einer Fehlernährung nicht vorkommen. Phosphat kommt in den Zellen als freies Ion in einer Konzentration von wenigen Millimol pro Liter vor. Darüber hinaus ist es ein integrales Bauteil von Nucleinsäuren, Nucleotiden, Phospholipiden und einigen Proteinen. In dem extracellulären Raum zirkuliert Phosphat als freies Ion, im Knochen kommt es im wesentlichen als Hydroxylapatit vor. Alle Zellen verfügen über Enzyme, die Phosphate in Ester- oder Anhydridbindung an andere Moleküle knüpfen können. Sowohl intra- als auch extracellulär kommen Enzyme vor, die Phosphat aus phosphatenthaltenden Molekülen abspalten. In der letzteren Gruppe kommen verschiedene Phosphatasen vor, die bei der Nahrungsstoffaufbereitung eine wichtige Rolle spielen.

Im mittleren Jejunum wird freies Phosphat resorbiert und gelangt über die Pfortader in den Kreislauf. Auch die Phosphatresorption wird durch 1,25-Dihydroxycholecalciferol reguliert (s. Kap. 11). Sinkt die Serumphosphatkonzentration ab, wird die Bildung von 1,25-Dihydroxycholecalciferol in den renalen Tubuli stimuliert, was zu einer Steigerung der Phosphatresorption im Intestinaltrakt führt (s. Abb. 11.7).

Die Ablagerung von Phosphat als Hydroxylapatit in Knochen wird durch Parathormon reguliert. 1,25-Dihydroxycholecalciferol spielt eine permissive Rolle für die durch Parathormon vermittelte Mobilisierung von Calcium und Phosphat aus dem Knochen.

Die Phosphatausscheidung erfolgt primär in den Nieren und wird außerordentlich komplex reguliert. 85-90% des Plasmaphosphats wird glomerulär filtriert. Die im Urin ausgeschiedene Phosphatmenge stellt die Differenz zwischen der glomerulär filtrierten und der im proximalen und distalen Tubulus reabsorbierten Phosphatmenge dar. 1,25-Dihydroxycholecalciferol stimuliert die Phosphat- und Calciumreabsorption im proximalen Tubulus. Parathormon vermindert die renal tubuläre Resorption von Phosphat und hemmt den Effekt des 1,25-Dihydroxycholecalciferols auf die Phosphatausscheidung. Fehlt Parathormon, ist die Niere imstande, mit Hilfe von 1,25-Dihydroxycholecalciferol filtriertes Phosphat vollständig zu reabsorbieren.

Phosphatverluste treten bei verminderter intestinaler Phosphatresorption oder gesteigerter Phosphatausscheidung durch die Nieren auf. Hypophosphatämie beeinträchtigt die meisten

Zellen. Am genauesten sind dabei ihre Effekte auf das Skelett und das hämatologische System untersucht worden. **Rachitis** bei Kindern und **Osteomalacie** bei Erwachsenen ist die Konsequenz eines gestörten Calcium- und Phosphatstoffwechsels. Zusätzlich finden sich Störungen in den Erythrocyten, den Leukocyten, den Blutplättchen und der Leber.

Eine Phosphatvergiftung tritt nur dann auf, wenn ein akutes oder chronisches Nierenversagen eine normale Phosphatausscheidung verhindert. So ist jede Hyperphosphatämie mit einer Nierenerkrankung vergesellschaftet. Im allgemeinen kommt es gleichzeitig zu einer Erniedrigung der Serumcalciumkonzentration, da hohe Phosphatkonzentrationen im Serum die Bildung von 1,25-Dihydroxycholecalciferol in den Nieren hemmen. Die Resorption von Nahrungsphosphat kann allerdings dadurch verhindert werden, daß Antacida gegeben werden, die Phosphate im intestinalen Lumen binden und damit der Resorption entziehen.

Magnesium

Magnesiumionen kommen in allen Zellen vor. Für alle Reaktionen, bei denen ATP als Substrat beteiligt ist, ist das wirkliche Substrat das Mg^{2+}-ATP. Magnesium bildet dabei ein Chelat mit den β- und γ-Phosphaten und vermindert auf diese Weise die Ladungsdichte auf dem ATP, so daß es reversibel an das Enzymprotein gebunden werden kann. Aus diesem Grund wird für die Biosynthese aller Proteine, Nucleinsäuren, Nucleotide, Lipide und Kohlenhydrate sowie für die Aktivierung der Muskelkontraktion Magnesium benötigt.

Magnesium ist in den natürlichen Nahrungsstoffen weit verbreitet, allerdings geht ein großer Teil des Magnesiums und Calciums während der modernen Nahrungsmittelaufbereitung verloren. Die Resorption von Magnesium findet im Dünndarm statt und hängt offenbar mehr von der Gesamtmenge von Magnesium in der Nahrung als von irgendeinem anderen Faktor wie beispielsweise dem Vitamin D ab. Bei magnesiumarmer Nahrung werden mehr als ¾ des Nahrungsmagnesiums resorbiert, bei magnesiumreicher Nahrung u. U. weniger als ein Viertel. Die Magnesiumresorption erfolgt nicht als aktiver Vorgang, das Resorptionssystem für Calcium kann für Magnesium nicht benutzt werden. Der größte Teil des Plasmamagnesiums kann glomerulär filtriert werden. Allerdings hat die Niere eine außerordentlich hohe Kapazität zur Magnesiumkonservierung, so daß bei magnesiumarmer Nahrung pro Tag nur etwa 1 mval verloren geht. Bei durchschnittlicher Nahrung werden im Urin etwa 35-45% der mit der Nahrung erfolgenden Magnesiumzufuhr wieder ausgeschieden. Ein Magnesiummangel kommt nicht selten vor. Hohe Konzentrationen von Calcium, Protein und Phosphat in der Nahrung vermindern die Magnesiumresorption im Intestinaltrakt. Die Malabsorption als Folge einer chronischen Diarrhöe gleich welcher Ursache, eine Protein- und Calorienfehlernährung, Fehlernährung als Folge eines Alkoholismus usw. führen zum Magnesiummangel. Die plötzliche Beendigung einer Hungerperiode durch protein- und kohlenhydratreiche Kost ohne gleichzeitige Zufuhr von Cofaktoren wie Thiamin oder Magnesium kann zu schweren metabolischen und neurologischen Störungen führen. Bei chronischem Nierenversagen nimmt der Magnesiumbedarf ab, bei renal tubulärer Acidose oder im Diabetes mellitus gehen große Mengen Magnesium über die Nieren verloren, weswegen der Magnesiumbedarf ansteigt. Eine ganze Reihe von Arzneimitteln, darunter viele Diuretica, führen zu gesteigertem Magnesiumverlust. Während der Lactationsperiode ist der Magnesiumbedarf des Organismus gesteigert.

Eine Magnesiumvergiftung kommt bei normaler Nierenfunktion außerordentlich selten vor. Bei Patienten mit Nierenversagen kann jedoch ein pathologischer Anstieg der Magnesiumkonzentration im Serum ein wichtiges medizinisches Problem werden.

Natrium

Natrium ist das wichtigste Kation (Na^+) der extracellulären Flüssigkeit. Bei der Regulation des Säure-Basen-Haushalts tritt es im wesentlichen in Verbindung mit Chlorid und Hydrogenkarbonat auf. Na^+ ist darüber hinaus wichtig für die Aufrechterhaltung des osmotischen Drucks der Körperflüssigkeiten und für den Schutz vor Flüssigkeitsverlusten. Na^+ ist zwar in den Nahrungsmitteln weit verbreitet, wird jedoch in größtem Umfang in Form des Speisesalzes zugeführt. Im allgemeinen enthält

Fleisch mehr Na$^+$ als Gemüse, allerdings wird Gemüsekonserven sehr viel NaCl zugesetzt.
Die NaCl-Zufuhr mit der Nahrung hängt sehr wesentlich von den jeweiligen Eßgewohnheiten ab. In den USA werden bei der üblichen Ernährung von Erwachsenen pro Tag 5–15 g NaCl aufgenommen, 90–95% davon jedoch wieder im Urin ausgeschieden. Na$^+$ wird rasch im Ileum resorbiert, so daß der Na$^+$-Gehalt der Faeces sehr gering ist. Mit Hilfe der in Kap. 39 beschriebenen Mechanismen kann die Niere Natrium im Austausch gegen Kalium oder Protonen konservieren. Aus diesem Grund beträgt der tägliche Natriumbedarf eines Erwachsenen nur einige wenige Millival. Der größte Teil dieses Bedarfs deckt Natriumverluste die nicht über den Urin erfolgen (Schweiß!). Die bei durchschnittlicher menschlicher Ernährung zugeführte NaCl-Menge übersteigt den NaCl-Bedarf bei weitem. Bei entsprechender Disposition findet sich eine klare Beziehung zwischen der Na$^+$-Zufuhr und dem diastolischen Blutdruck. Aus diesem Grund nimmt man an, daß eine übertriebene Natriumzufuhr in Form von Kochsalz mindestens zu einer wesentlichen Verschlimmerung einer schon bestehenden Hypertonie führen kann.

Wenn mehr als 4 l Wasser pro Tag zum Ausgleich von entsprechenden Wasserverlusten mit dem Schweiß zugeführt werden müssen, sollte auch NaCl gegeben werden. Bei längerem Aufenthalt unter hohen Temperaturen und während exzessiven Schwitzens werden die Natriumverluste im Schweiß unter Einwirkung von Aldosteron vermindert.

Obwohl sich das extravasculäre Na$^+$ im Gleichgewicht mit dem Serum-Na$^+$ befindet, spiegelt das Serum-Na$^+$ nicht unter allen Bedingungen den Gesamtnatriumgehalt des Körpers wieder. Dementsprechend kann bei einem Patienten mit einer niedrigen Serum-Na$^+$-Konzentration, also einer Hyponatriämie, genauso ein Verlust des Körpernatriums vorliegen, als ebensogut ein Überschuß von intravasculärem und möglicherweise auch extravasculärem Wasser. In ähnlicher Weise kann eine Hypernatriämie auch bei erniedrigtem oder normalem Gesamtnatriumgehalt des Körpers auftreten, wenn gleichzeitig ein Wasserverlust, eine Dehydratation, vorliegt. Bei Nierenerkrankungen vermindert sich sehr häufig die Fähigkeit zur Natriumkonservierung, so daß sich schwere Störungen des Natrium-, Chlorid-, Kalium- und Wasserhaushalts ergeben.

Kalium

Kalium ist das wichtigste Kation (K$^+$) der intracellulären Flüssigkeit. Dementsprechend entstammt das mit der Nahrung zugeführte K$^+$ hauptsächlich den cellulären Materialien, die wir in Form von Nahrungsstoffen zu uns nehmen. Außer bei schwerer Unter- und Fehlernährung kommt es außerordentlich selten zu einem zu geringen Kaliumangebot mit der Nahrung.

K$^+$ wird im Dünndarm außerordentlich rasch proportional zum Angebot resorbiert und gelangt von dort in das Blutplasma. In der extracellulären Flüssigkeit vorhandenes Kalium gelangt in alle Gewebe des Körpers und kann wesentliche Effekte auf die Funktion einiger Organe ausüben. So führt es vor allem zu einer Depolarisierung und Kontraktion des Herzmuskels.

Kalium kann von den Nieren nicht so effektiv konserviert werden wie Natrium. So ist beispielsweise, wie schon oben erwähnt, die Natriumkonservierung im Austausch gegen Kalium durch Aldosteron kontrolliert. Aus diesem Grund kommt es bei normaler Nierenfunktion zu einem obligatorischen Kaliumverlust, welcher etwa 40 mval entsprechend 160 mg pro Tag beträgt. Fällt die Kaliumzufuhr unter diesen Wert, fällt die Serum-K$^+$-Konzentration ab, anschließend kommt es zu einem Abfall der intracellulären K$^+$-Konzentration, woraufhin sowohl die renalen Tubuli als auch die anderen Zellen des Organismus Protonen anstelle von K$^+$ verwenden. Aus diesem Grund kommt es zu einem Anstieg der intracellulären H$^+$-Konzentration, welche mit einer intracellulären Acidose einhergeht. Der obligatorische K$^+$-Verlust durch die Tätigkeit der Tubulusepithelien wird so zum obligatorischen H$^+$-Verlust, da nun in den Tubulusepithelien die Natriumkonservierung auf Kosten von H$^+$ erfolgt. Dieser Zustand führt zu einer extracellulären Alkalose und intracellulären Acidose.

Beim Nierenversagen kann der obligatorische K$^+$-Verlust wesentlich größer als normal werden. In ähnlicher Weise erhöhen diuretisch wirksame Arzneimittel die Na$^+$- und K$^+$-Verluste über die Nieren. Eine häufige Ursache eines K^+-Mangels beruht auf einer ungenügenden Kaliumsubstitution bei der Therapie von Flüssigkeitsverlusten durch den Gastrointestinaltrakt.

Zu einer Hyperkaliämie kommt es bei Nierenerkrankungen dann, wenn die Nieren nicht mehr im Überschuß aufgenommenes K^+ ausscheiden können. Es treten dann charakteristische elektrokardiographische Änderungen auf, die die schwerwiegenden und lebensbedrohenden Effekte von überschüssigem Kalium auf den Herzmuskel widerspiegeln.

Spurenelemente

Kobalt

Die einzige bekannte Funktion des Kobalts beruht darauf, daß es ein Bestandteil des Vitamins B_{12} (Cobalamin, s. Kap. 10) ist. Jede Kobaltzufuhr muß bei Säugetieren in Form des Vitamins B_{12} erfolgen, obwohl theoretisch elementares Kobalt durch die Tätigkeit der intestinalen Bakterien in Cobalamin eingebaut werden könnte.

Elementares Kobalt wird im Intestinaltrakt resorbiert, wobei es denselben Transportmechanismus wie Eisen benutzt (s. unten). Die Kobaltresorption wird wie diejenige des Eisens bei Lebererkrankungen gesteigert. Kobalt wird primär im Urin ausgeschieden und hat bei allen bisher untersuchten Species nur eine geringe Toxizität.

Kupfer

Der Körper des Erwachsenen enthält etwa 100 mg Kupfer, wovon sich die höchsten Konzentrationen in der Leber, dem Gehirn, den Nieren und dem Herzmuskel befinden. Bei durchschnittlicher Diät werden pro Tag 2-4 mg Kupfer zugeführt.

Die Kupferresorption im Gastrointestinaltrakt benötigt einen spezifischen Mechanismus, da Cu^{2+}-Ionen sehr schwer löslich sind. Eine bisher noch nicht identifizierte Verbindung mit niedrigem Molekulargewicht, die im Speichel und Magensaft nachgewiesen werden kann, bildet mit Cu^{2+} einen Komplex, der bei den in der intestinalen Flüssigkeit vorkommenden pH-Werten löslich ist. In den Mucosazellen des Darms wird Kupfer wahrscheinlich an das metallbindende Protein **Metallothionein** gebunden. Im Plasma wird Kupfer an Aminosäuren, speziell an Histidin, sowie an Serumalbumin gebunden. Gerade resorbierte Kupferionen werden im Zeitraum von weniger als 1 h von der Leber aufgenommen und so aus der Zirkulation entfernt.

Die Leber verwertet Kupfer im wesentlichen über 2 Wege. Einmal wird es über die Galle in den Intestinaltrakt ausgeschieden, von wo eine weitere Reabsorption nicht mehr erfolgt. Die Kupferhomöostase wird nahezu ausschließlich durch die biliäre Ausscheidung von Kupfer aufrechterhalten. Je höher die Kupferzufuhr mit der Nahrung ist, um so höher ist auch die Kupferausscheidung in der Galle und damit in den Faeces. Unter normalen Bedingungen enthält der menschliche Urin nur Spuren von Kupfer.

Der weitere Weg der Kupferverwertung in der Leber besteht in dessen Einbau in das im wesentlichen in der Leber synthetisierte Glykoprotein **Caeruloplasmin**. Caeruloplasmin ist eine kupferabhängige **Ferrioxidase**, die etwa 95% des Plasmakupfers bindet. Caeruloplasmin ist nicht ein Cu^{2+}-transportierendes Protein, da ein Austausch von Caeruloplasmin Kupfer mit Kupferionen oder an andere Moleküle gebundenem Kupfer nicht erfolgt. Pro Molekül Caeruloplasmin finden sich 6-8 Kupferatome, die zur Hälfte in der ein-, zur Hälfte in der zweiwertigen Form vorliegen.

Als Bestandteil des gastrointestinalen Eisenresorptionssystems oxidiert Caeruloplasmin Fe^{2+} zu Fe^{3+}. Andere Kupfermetalloproteine sind die **Cytochromoxidase**, die **Tyrosinase**, die **Monoaminoxidase**, die **Superoxiddismutase** und die **Lysyloxidase**.

Zur Symptomatik der Kupfervergiftung gehören blaugrüne verfärbte Durchfälle, eine blaugrüne Verfärbung des Speichels, akute Hämolyse und Störungen der Nierenfunktion.

Die **Menke-Erkrankung** ist eine X-chromosomal vererbte Störung der intestinalen Kupferresorption. Die erste und zweite Phase der Kupferresorption, nämlich die Aufnahme des Kupfers in die Mucosazelle sowie der intracelluläre Transport innerhalb der Mucosazelle sind bei Patienten mit der Menke-Erkrankung ungestört. Nur die dritte Phase, nämlich der Transport auf der Serosaseite der Mucosazelle in die extracelluläre Flüssigkeit ist gestört. Intravenös zugeführtes Kupfer wird jedoch bei Patienten mit der Menke-Erkrankung völlig normal verwertet. Ohne entsprechende Therapie stellen sich bei den betroffenen Patienten kurz nach der Geburt schwere Symptome mit Verlangsamung der geistigen Entwicklung, Temperaturinstabilität, gestörter Knochenbildung und Infektanfälligkeit ein.

Die **Wilson-Erkrankung** ist ein autosomal recessiv vererbter Defekt, der den Einbau von Kupfer in neusynthetisiertes Apocaeruloplasmin und damit die Bildung von Caeruloplasmin betrifft. Es ist noch nicht bekannt, ob der genetische Defekt im Strukturgen für Caeruloplasmin oder im Einbau von Cu^{2+} in Caeruloplasmin liegt. Darüber hinaus zeigen Patienten mit der Wilson-Erkrankung eine gestörte Ausscheidung von Kupfer in die Gallenflüssigkeit. Aus diesem Grund wird Kupfer im Körper gespeichert, speziell in der Leber, im Gehirn, den Nieren und der Cornea. Zur Symptomatik gehören Demenz und Leberversagen. Da im Plasma der Betroffenen das kupferhaltige Caeruloplasmin fehlt, zeichnen sie sich durch einen abnorm niedrigen Serumkupfergehalt aus. Die Ausscheidung von Kupfer im Urin ist bei den betroffenen Patienten deutlich erhöht. Sie zeigen keine Störung der Eisenresorption, ungeachtet der Tatsache, daß kupferfreies Caeruloplasmin nicht als Ferrioxidase dient. Ein Teil der Symptomatik kann dadurch behoben werden, daß Chelatbildner für Kupfer zugegeben werden.

Eisen

Eisen ist eines der häufigsten Elemente der Erdkruste. Dieses häufige Vorkommen spiegelt sich aber nicht im Eisengehalt lebender Zellen wider. So enthält der Körper eines normalen Erwachsenen von 70 kg Gewicht nur 3-4 g Eisen. In Tabelle 43.4 findet sich eine Zusammenstellung der Häufigkeit und Aufgabe eisenhaltiger Verbindungen im menschlichen Organismus. Wie bereits in Kap. 5 beschrieben, wird Eisen in großem Umfang für den Sauerstofftransport durch Hämoglobin verwendet. Sowohl 2- als auch 3wertige Eisenionen sind bei neutralem pH sehr schwer löslich, weswegen

Tabelle 43.4. Eisenhaltige Verbindungen des menschlichen Organismus. [Leicht modifiziert nach Stanbury JB, Wyngaarden JB, Fredrickson DS (1978) The Metabolic Basis of Inherited Disease, 4th ed. McGraw-Hill, New York]

% des Körpereisens		Verbindung	Art der Verbindung	Funktion	Molekular-gewicht	Menge (g)	Eisen-menge (g)
5%	1%	Transferrin	Nichthäm	Eisentransport	76 000	14,0	0,007
10%		Cytochrom c	Hämenzym	Oxidation	13 200	0,8	0,004
9%		Cytochrome a, a_3, b	Hämenzym	Oxidation	?	?	?
10%		Peroxidase	Hämenzym	Oxidation	44 100	?	?
65%		Katalase	Hämenzym	H_2O_2-Abbau	225 000	5,0	0,004
		Eisenschwefel	Nichthämenzyme	Flavoproteine, Oxidasen, Hydroxylasen		?	?
		Unbekannt					0,20
		Myoglobin	Häm	O_2-Speicherung	17 000	120	0,40
		Hämosiderin	Nichthäm	Eisenspeicherung	Variabel	1,2	0,36
		Ferritin	Nichthäm Apoferritin	Eisenspeicherung	444 000	2,0	0,40
		Hämoglobin	Häm	O_2-Transport	66 700	750	2,60
		Gesamteisen (70 kg KG)					4 g

für den Eisentransport und den Eisenstoffwechsel spezielle Systeme notwendig sind. Von den Nahrungsmitteln haben den höchsten Eisengehalt: Fleisch, Gemüse, Fisch und Petersilie. Hier findet sich Eisen bevorzugt in der 3wertigen Form, wobei es fest an organische Moleküle gebunden ist. Bei dem im Magen herrschenden pH von weniger als 4 dissoziiert Fe^{3+} und reagiert mit niedermolekularen Verbindungen wie Fructose, Ascorbinsäure, Citrat und Aminosäuren, unter Bildung von Komplexen, die Fe^{3+} im neutralen pH-Bereich der intestinalen Flüssigkeit löslich halten. Hämeisen wird im Magen nicht abgespalten.

Der normale Eisenverlust aus dem männlichen Organismus beträgt nicht mehr als 1 mg/24 h und wird durch die Abschilferung von intestinalem Epithel hervorgerufen. Wesentlich größer sind die Eisenverluste von menstruierenden Frauen. Der einzige Mechanismus, über den der Eisengehalt des Organismus reguliert wird, ist die Eisenresorption. Bei normaler Nahrungszusammensetzung werden 10–20 mg Eisen pro 24 h aufgenommen, jedoch weniger als 10% dieser Menge resorbiert. Trotz dieser geringen Resorptions- und Ausscheidungsrate von Eisen ist der Eisenumsatz im Organismus relativ groß. Es erfolgt eine kontinuierliche Umverteilung des Körpereisens in verschiedenen Stoffwechselcyclen. Der größte Eisenbedarf liegt während der Kindheit und in der Wachstumsperiode vor. Während dieser Zeit wird ein wesentlich größerer Anteil des Nahrungseisens auch resorbiert. Ein Eisenmangel bei Kindern, bei Heranwachsenden sowie menstruierenden Frauen ist immer die Folge eines nicht adäquaten Eisenangebots mit der Nahrung. Bei erwachsenen Männern kommt es zum Eisenmangel nur nach schweren Blutverlusten.

Resorption

Hämeisen wird als intaktes Molekül durch die Mucosazellen aufgenommen. Erst intracellulär erfolgen der Hämabbau und die Eisenfreiset-

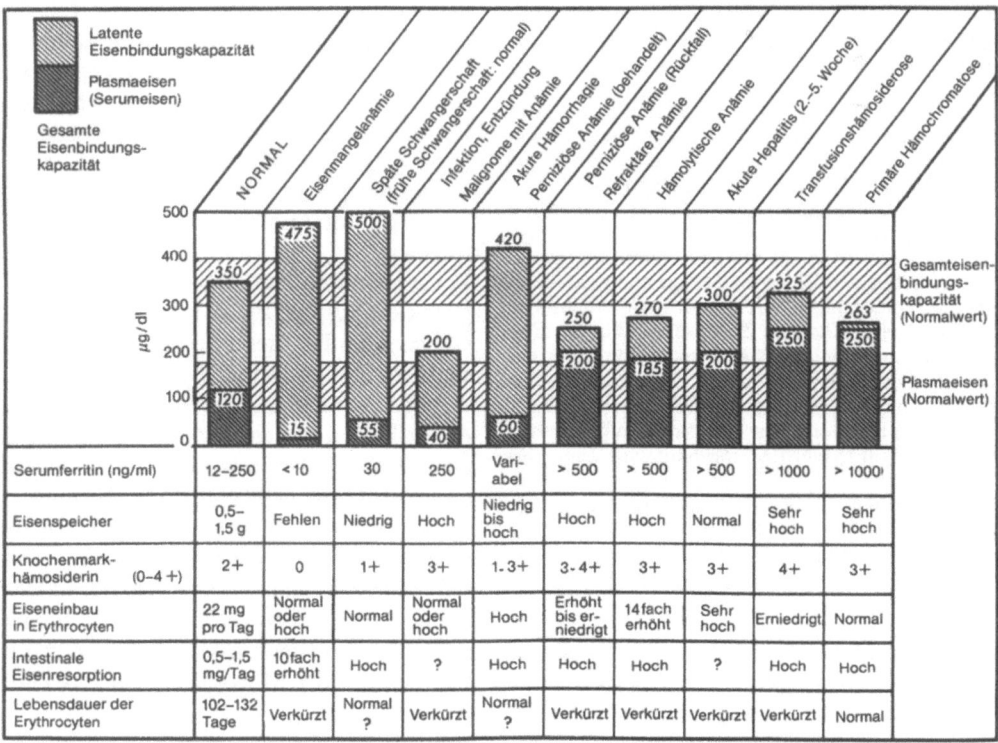

Abb. 43.2. Eisenstoffwechsel des Menschen unter verschiedenen Bedingungen. [Nach Stanbury JB, Wyngaarden JG, Fredrickson DS (1978) The Metabolic Basis of Inherited Disease, 4th ed. McGraw-Hill, New York]

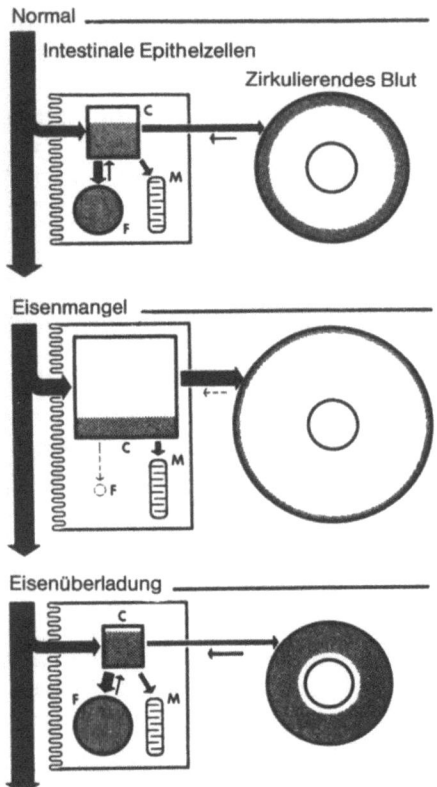

Abb. 43.3. Modell der Verteilung und des Transfers von Eisen in den Epithelzellen des Darms. Die Geschwindigkeit des Eisentransfers ist proportional dem Quadrat der Pfeilbreite. Die Menge an intracellulärem Eisenträger *(Quadrat C)* sowie intracelluläres Ferritin *(Kreis F)* sowie die Transferrinkonzentration im zirkulierenden Blut *(Ring)* entsprechen den dargestellten Flächen. Die fraktionelle Sättigung der eisenbindenden Verbindungen (intracellulärer Träger und Transferrin) wird durch den Teil der Fläche angegeben, der gerastert ist. *M* Mitochondrien. In diesem kybernetischen Modell ist die Menge an intracellulärem Eisenträger umgekehrt proportional zur Menge von Plasmaeisen, die eine Zelle während deren Entwicklung konditioniert. Die normale Sättigung des intracellulären Trägers wird mit einer Eisenresorption von 1 mg/Tag von den 3 mg/Tag erreicht, die in den Mucosazellen aus der insgesamt aufgenommenen Menge von 15 mg/Tag eingebaut wird. Eine Ferritinablagerung und eine Aufnahme durch Mitochondrien entspricht etwa 1,7 mg/Tag und 0,3 mg/Tag. [Nach Stanbury JG, Wyngaarden JG, Fredrickson DS (1978) The Metabolic Basis of inherited Disease, 4th ed. McGraw-Hill, New York]

zung. Nichthämeisen wird in der 2wertigen Form resorbiert. Es gelangt in die Mucosazellen des Duodenums und proximalen Jejunums und wird dort rasch zum Fe^{3+} oxidiert. Dieses wird anschließend von einem intracellulären Trägermolekül gebunden. Innerhalb der Mucosazellen verteilt das Trägermolekül Fe^{3+} an die Mitochondrien und – in Abhängigkeit vom jeweiligen Eisenstoffwechsel – an spezifische Trägermoleküle wie das **Apoferritin** oder **Apotransferrin**.

Apoferritin besteht aus 24 identischen Untereinheiten mit einem Molekulargewicht von je 18000, so daß es insgesamt ein Molekulargewicht von 500000 zeigt. Durch Aufnahme von bis zu 4300 Eisenatomen geht das Apoferritinmolekül in das **Ferritin** über, welches das primäre Eisenspeicherprotein darstellt.

Apotransferrin ist ein Protein mit einem Molekulargewicht von 90000, das pro Molekül 2 Atome Eisen binden kann. Transferrin ist das eisentransportierende Plasmaprotein und wandert elektrophoretisch als β-Globulin. Normalerweise ist die eisenbindende Kapazität des Transferrins nur zu 20-30% gesättigt (Abb. 43.2).

Beim normalen Erwachsenen ist nach Resorption von etwa 1 mg Eisen der intracelluläre Eisen-Carrier der Mucosazelle nahezu gesättigt (Abb. 43.3). Aus diesem Grund erfolgt der Transfer größerer Mengen von Eisen auf Apoferritin unter Bildung von Ferritin sowie in die Mitochondrien. Der Rest wird durch die Serosa auf Apotransferrin übertragen. Beim Eisenmangel ist die Kapazität der intracellulären Eisen-Carrier erweitert, so daß ein größerer Anteil des Nahrungseisens resorbiert werden kann (Abb. 43.3). Intracellulär wird kein Ferritin gebildet, der größte Teil des aufgenommenen Eisens wird auf Apotransferrin im Plasma übertragen.

Bei einer Eisenüberladung verringert sich dagegen die Kapazität des intracellulären Eisen-Carriers, so daß dieser gesättigt ist (Abb. 43.3). Darüber hinaus steigt die Ferritinbildung in der Mucosazelle an, nur wenig Eisen wird auf das nahezu gesättigte Apotransferrin übertragen. Das als Ferritin in den Mucosazellen gebundene Eisen geht durch die Abschilferung dieser Zellen wieder verloren. Der intracelluläre Eisentransfer in der Mucosa kann in gewissem Ausmaß reguliert werden. Durch einen noch nicht genau bekannten Mechanismus steigert das Hormon **Erythropoietin** den Eisentransfer von der Mucosazelle auf das Plasmatransferrin.

Ein Eisentransfer von Ferritin als Speicher für 3wertiges Eisen auf das Transferrin setzt die Reduktion von Fe^{3+} zu Fe^{2+} voraus. Bei der

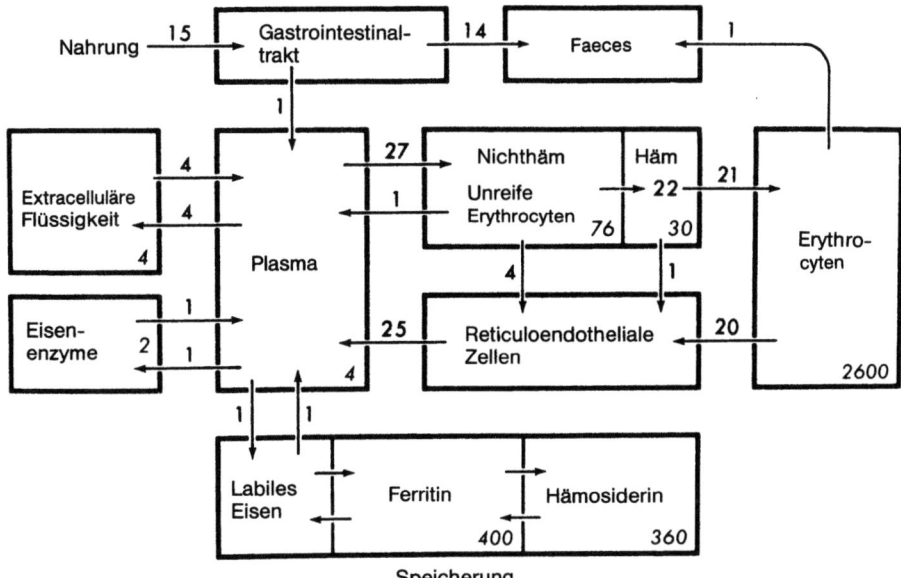

Abb. 43.4. Normale Eisenkinetik: Pools und Transfergeschwindigkeiten. [Nach Stanbury JG, Wyngaarden JG, Fredrickson DS (1978) The Metabolic Basis of inherited Disease, 4th ed. McGraw-Hill, New York]

Bindung an Transferrin muß Fe^{2+} wieder zu Fe^{3+} oxidiert werden.

Transport

In Bindung an Plasmatransferrin wird Eisen in 3wertiger Form zu den Haupteisenspeichern des Organismus, dem Knochenmark und in gewissem Ausmaß der Leber transportiert. An diesen Speicherstellen wird Fe^{3+} auf Apoferritin übertragen. Das **Ferritin** im reticuloendothelialen System stellt eine jederzeit verfügbare Speicherform des Eisens dar. Allerdings kann es zu einer Denaturierung von Ferritin kommen, wobei Apoferritinuntereinheiten verlorengehen und das Überbleibsel zu sog. **Hämosiderinmizellen** aggregiert. Hämosiderin enthält pro Gewichtseinheit wesentlich mehr Eisen als Ferritin und ist mikroskopisch als eisenhaltiges Partikel sichtbar. Im allgemeinen findet sich Hämosiderin bei allen Zuständen einer Eisenüberladung, vor allen Dingen dann, wenn die Biosynthese von Apoferritin und dessen Eisenbeladung mit maximaler Geschwindigkeit ablaufen. Das Hämosiderineisen ist zwar noch für die Hämoglobinsynthese verfügbar, wird allerdings wesentlich langsamer als vom Ferritin mobilisiert. Das Plasmatransferrin hält sich die Waage mit den Eisenspeichern im gastrointestinalen Trakt und im reticuloendothelialen System (Abb. 43.4).

Im Plasma findet sich zwar kein Ferritin, jedoch Apoferritin, was offensichtlich die Menge des im reticuloendothelialen System Gespeicherten widerspiegelt. Bei der Bildung von Ferritin aus Apoferritin wird zunächst Fe^{2+} an die innere Oberfläche der Apoferritinhohlkugel gebunden. Apoferritin wirkt dann als Oxidase und oxidiert Fe^{2+} zu Fe^{3+}, welches danach fest an Ferritin gebunden wird. Für die Freisetzung vom Ferritin muß zunächst eine Reduktion zum 2wertigen Eisen erfolgen.

Ein hereditärer Defekt der Eisenresorption führt zu einem Eisenüberladungssyndrom, welches als **Hämochromatose** bezeichnet wird. Bei dieser Erkrankung beträgt die tägliche Eisenresorption 2-3 mg. Innerhalb von 20-30 Jahren führt dies bei Männern zu einer Zunahme des Körpereisens von normalerweise 3-4 g auf 20-30 g. Die Hauptmenge dieses Eisens wird als Hämosiderin in der Leber, dem Pankreas, der Haut und den Gelenken gespeichert.

Wenn die Hämosiderinablagerungen zunehmen, spricht man von einer **Hämosiderose**. Sie kann die Folge einer gesteigerten Eisenresorption oder einer gesteigerten Lyse von Erythrocyten sein. Erst wenn die Hämosiderinablagerungen die normalen cellulären und organischen Funktionen stören, wird die Erkrankung als **Hämochromatose** bezeichnet.

Molybdän

Es ist zwar nicht bekannt, wieviel Molybdän vom menschlichen Organismus benötigt wird, jedoch benötigen die Metalloenzyme Xanthinoxidase, Aldehydoxidase und Sulfitoxidase Molybdän. Ein Molybdänmangel ist bisher weder beim Menschen noch bei irgendeiner anderen Species nachgewiesen worden. Über den Molybdänstoffwechsel ist sehr wenig bekannt. Man weiß nur, daß Molybdän in 6wertiger Form gut resorbiert wird und im wesentlichen über die Nieren ausgeschieden wird.

Selen

Selen ist Bestandteil der **Glutathionperoxidase.** Dieses Enzym wirkt intracellulär als Antioxidans und ist in seiner Funktion dem Vitamin E verwandt. Der Vitamin-E-sparende Effekt von Selen wird in Kap. 11 besprochen. Ein nahrungsbedingter Selenmangel ist bis jetzt nur in einem eng begrenzten Gebiet in China beschrieben worden, wo der Boden extrem selenarm ist. Die Betroffenen zeigen eine Herzdilatation mit entsprechender Herzinsuffizienz. Eine Selenvergiftung kommt bei Menschen und bei Tieren vor, allerdings ist über ihren Mechanismus nichts bekannt. Ein sehr frühes Symptom der Selenvergiftung ist ein knoblauchähnlicher Geruch der Atemluft, der durch ausgeatmetes **Dimethylselenid** verursacht wird. Zur Selenvergiftung kommt es nur bei ausgiebigem Kontakt mit selenhaltigen Verbindungen, die in verschiedenen Bereichen der chemischen Industrie verwendet werden.

Mangan

Mangan findet sich in hoher Konzentration in Nüssen, Getreideprodukten und Gemüsen, in niedrigen Konzentrationen dagegen in Fleisch, Fisch und Molkereiprodukten. Besonders reich an Mangan ist schwarzer Tee.

Mitochondrien zeigen eine besonders hohe Mangankonzentration, darüber hinaus ist Mangan als Cofaktor der Glykosyltransferasen notwendig, welche die Synthese von Oligosacchariden, Glykoproteinen und Proteoglykanen katalysieren (s. Kap. 33). Auch die Superoxiddismutase ist ein manganabhängiges Enzym.

Mangan wird im gesamten Dünndarm gut resorbiert, wobei der Mechanismus demjenigen der Eisenresorption entspricht. Beim Eisenmangel kommt es zu einer gesteigerten Manganresorption, Eisenüberladung hemmt dagegen. Auch durch Ethanol kann die Manganresorption gesteigert werden. Über die Pfortader gelangen die Manganionen zur Leber, wo sich ein rasches Gleichgewicht mit mitochondrialem Mangan einstellt. Jeder Manganmangel führt zu einer raschen Verminderung der Oligosaccharidbiosynthese und damit der Bildung von Glykoproteinen und Proteoglykanen. Darüber hinaus wird die Aktivität verschiedener Manganmetalloenzyme beeinträchtigt.

Eine Manganvergiftung ist extrem selten, kommt jedoch bei Bergleuten vor, die in Manganminen arbeiten.

Zink

Bis heute sind über 20 Zinkmetalloenzyme beschrieben worden. Zu ihnen gehört die **Carboanhydrase,** die **Lactatdehydrogenase,** die **Glutamatdehydrogenase,** die **alkalische Phosphatase** und die **Thymidinkinase.** Es überrascht infolgedessen nicht, daß Zinkmangel zu einer Reihe von schwerwiegenden Störungen führt.

Im intestinalen Lumen kommt ein zinkbindender Faktor vor, der vom Pankreas sezerniert wird und die Zinkresorption fördert. Zink kann wie Eisen in den Mucosazellen durch ein zinkbindendes Protein gespeichert werden. Es wird anschließend auf Serumalbumin übertragen und in die Zirkulation abgegeben. Kupfer kann die Zinkresorption dadurch hemmen, daß es um die Bindungsstellen auf dem Albuminmolekül konkurriert. Zink wird in den Pankreassaft und in geringerem Umfang in die Gallenflüssigkeit sezerniert, die Faeces sind die Hauptausscheidungsstelle für das Metall. Allerdings finden sich gelegentlich bedeutende Zinkmengen im Schweiß. Wie Kupfer kann Zink auch in der Leber durch **Metallothionein** gebunden werden.

Bei der **Acrodermatitis enteropathica** kommt es wegen einer primären Störung der Zinkresorption zum Zinkmangel. Es handelt sich um eine sehr seltene autosomal recessiv vererbte Erkrankung, zu deren Symptomatik dermatologische, ophthalmologische, gastrointestinale und neuropsychiatrische Befunde gehören. Zusätzlich findet sich bei den Betroffenen eine Wachstumsverlangsamung und ein Hypogonadismus. Ein sekundärer Zinkmangel kann bei jeder Form der Malabsorption auftreten.

Bei Patienten mit Zinkmangel findet sich eine hohe Ribonucleaseaktivität im Serum, in den Erythrocyten dagegen eine niedrige Carboanhydraseaktivität. Auffallend ist das schlechte Wundheilungsvermögen von Patienten mit Zinkmangel.

Chrom

Man nimmt an, daß Chrom bei der Regulation des Glucosestoffwechsels eine wesentliche Rolle spielt, da es wahrscheinlich die Insulinwirkung verstärkt. Als 3wertiges Chrom (Cr^{3+}) verbessert es die Glucosetoleranz. Brauereihefe ist besonders chromreich, daneben enthalten alle Getreideprodukte ausreichende Mengen des Metalls.

Chrom wird im Dünndarm über denselben Weg wie Zink resorbiert. Es wird an Transferrin gebunden zu den Geweben transportiert und erscheint in Lebermitochondrien, Mikrosomen sowie im Cytosol. Hauptausscheidungsort des Chroms ist der Urin.

6wertiges Chrom ist sehr viel toxischer als 3wertiges. Chronischer Kontakt mit Chromatstaub führt häufig zu Lungenkrebs.

44 Ernährung

Marion Nestle

Tierisches und damit auch menschliches Leben hängt von der kontinuierlichen Zufuhr exogener Substrate ab. Diese werden für Wachstum, Entwicklung und Erhaltung der Lebensvorgänge benötigt. Die heterogenen Nahrungsbestandteile dienen der Energieerzeugung, als Kohlenstoff- und Stickstoffquellen, liefern andere anorganische Elemente sowie die mehr als 20 komplexen organischen Moleküle, deren Biosynthese dem tierischen Organismus nicht mehr möglich ist. Es handelt sich hier um bestimmte Fettsäuren, Aminosäuren und die Vitamine. All die genannten Nahrungsstoffe sind als Nahrungsbestandteile notwendig und werden bei normaler Ernährung auch in ausreichenden Mengen zur Verfügung gestellt.
Die Ziele der Ernährungswissenschaft bestehen darin, für jedes Individuum die Gesamtzahl an Nahrungsstoffen zu bestimmen, die optimale Menge jedes einzelnen Nahrungsstoffes festzulegen und daraus die Kombination von Nahrungsmitteln zu erarbeiten, die diesen Bedarf am ehesten decken kann. Weitere Ziele sind die Beschreibung der Änderungen des Nahrungsmittelbedarfs während des Lebenscyclus, der Einfluß von Nahrungsfaktoren auf Verletzungen, Krankheit und ärztliche Behandlung. Bis jetzt ist keines dieser Ziele auch nur annähernd erreicht worden. In diesem Kapitel können infolgedessen nur die bis heute erworbenen Erkenntnisse zusammengefaßt werden.

Nahrungsbedarf des Menschen

Ein Nahrungsbestandteil wird dann als essentiell bezeichnet, wenn sein Fehlen zu einer erkennbaren und typischen klinischen Symptomatik führt, die durch Zusatz des jeweiligen Nahrungsstoffes zur Nahrung wieder behoben werden kann. Aufgrund naheliegender Schwierigkeiten ist die Festlegung, ob ein bestimmter Nahrungsstoff auch für den Menschen essentiell ist, ziemlich schwierig. Untersuchungen aus dem Tierexperiment können auf den Menschen nur mit großer Vorsicht übertragen werden. Aus diesem Grund ist ein Großteil der gegenwärtig vorhandenen Information über den Nahrungsbedarf des Menschen unvollständig.
Tabelle 44.1 gibt einen Überblick über den Bedarf essentieller Verbindungen in der menschlichen Ernährung. Mehr als 40 organische Verbindungen oder anorganische Elemente sind sehr wahrscheinlich essentiell für die menschliche Ernährung, ohne daß sie als Energiequelle dienen. Bei den meisten ist klar, daß ihr Fehlen in der Nahrung bei Kindern oder Erwachsenen zu einem definierten Krankheitsbild führt. Für andere Nahrungsbestandteile ist eine derartige Klassifizierung wesentlich schwieriger, da Mangelerscheinungen nur im Tierexperiment beobachtet wurden (z. B. Vitamin E) oder nur aufgrund der Tatsache, daß spezifische Antagonisten eine klinische Symptomatik hervorrufen (z. B. Biotin, Vitamin K). Eine Reihe von Nahrungsstoffen werden von verschiedenen Versuchstieren benötigt. Ob sie ähnliche Funktion für den Menschen haben, bleibt weitgehend unbekannt. Es handelt sich um Fluorid, Vanadium oder Linolensäure. Bis heute ist jedenfalls nur ein einziger Fall eines Linolensäuremangels beim Menschen beschrieben worden. Fluorid trägt zur Härte von Knochen und zur Cariesresistenz der Zähne bei, seine Rolle für das menschliche Wachstum ist jedoch noch nicht bekannt.

Tabelle 44.1. Nahrungsbedarf des Menschen

	Für die menschliche Ernährung essentiell; Bedarf gesichert	Essentiell für einige Tiere; Bedarf nicht gesichert
Aminosäuren	Ile, Leu, Lys, Met, Phe, Thr, Trp, Val, His[a]	Arg
Fettsäuren	Linolsäure	Linolensäure
Vitamine wasserlöslich	Ascorbinsäure, Biotin[b], Cobalamin, Folsäure, Niacin, Pantothensäure, Pyridoxin, Riboflavin, Thiamin	Cholin, Myoinositol
fettlöslich	Vitamin A, D, E[c], K[b]	
Mineralsalze (>100 mg/Tag)	Calcium, Chlor, Magnesium, Phosphor, Kalium, Natrium	
Spurenelemente (<100 mg/Tag)	Chrom, Kobalt (als Cobalamin) Kupfer, Jod, Eisen, Mangan, Molybdän, Selen, Zink	Arsen, Fluor[d], Nickel, Silicium, Zinn, Vanadium
Ballaststoffe[d]		
Wasser[e]		
Energie[f]	Kohlenhydrate, Fette, Protein	

[a] Essentiell für die Ernährung von Säuglingen; ob ein Bedarf bei Erwachsenen besteht, ist nicht sicher
[b] Wird von intestinalen Mikroorganismen synthetisiert; Nahrungsbedarf unsicher
[c] Kein Mangelzustand beim Menschen bekannt; wirksam bei der Behandlung verschiedener hämolytischer Erkrankungen von Kindern und Erwachsenen
[d] Bedeutung für die Humanphysiologie, jedoch ist kein Bedarf bestimmt worden
[e] Die Ernährungsaspekte des Wasserverbrauchs und der Wasserverwertung werden in Kap. 38 besprochen
[f] Spezifische Energiequellen werden nicht benötigt, außer als Material zur Zufuhr essentieller Aminosäuren (Protein) oder Fettsäuren (Fett) oder um eine Ketose zu verhindern (Kohlenhydrate)

Quantitative Aspekte des Bedarfs an einzelnen Nahrungsbestandteilen

Seit langem ist es Ziel vieler wissenschaftlicher Untersuchungen, die Minimalmenge eines Nahrungsbestandteils festzulegen, die für die Aufrechterhaltung einer normalen Funktion und der Gesundheit eines Menschen notwendig sind. Aus naheliegenden Gründen ist es am Menschen außerordentlich schwierig, statistisch ausreichende Daten hierfür zu gewinnen. Aus diesem Grund sind die heute vorliegenden Angaben hierzu i. allg. großzügige Überschätzungen des wirklichen Bedarfs, die lediglich sicherstellen, daß ein Mangelzustand nicht auftreten kann.

So können Angaben über die wünschenswerte Zufuhr einzelner Nahrungsbestandteile aus entsprechenden Tabellenwerken entnommen werden (z. B. Ernährungsberichte der Deutschen Gesellschaft für Ernährung, Food and Nutrition Board des National Research Council, USA, Food and Agriculture Organisation of the United Nations (FAO)). Tabelle 44.2 gibt einen Überblick über derartige, aus den USA stammende Angaben. Diese sind allerdings mit einiger Vorsicht zu interpretieren. Zunächst handelt es sich hier um statistische Angaben, die für den Einzelfall, d. h. das Individuum mit extrem hohem oder extrem niedrigen Bedarf an einem Nahrungsbestandteil keine Gültigkeit haben müssen. Darüber hinaus beziehen sich die Empfehlungen auf den Bedarf einer gesunden Person. Welcher Bedarf sich im Krankheitsfall einstellt, ist im Einzelfall noch weitgehend unbekannt. Jedenfalls geht aus neueren Untersuchungen an Patienten mit Knochenbrüchen, Infektionen nach chirurgischen Eingriffen oder Brandverletzungen hervor, daß Stickstoffverluste und Energieaufwand gewaltig gesteigert sind (s. Tabelle 44.11). Schließlich bleibt die Frage der Nahrungsstofftoxizität weitgehend unberücksichtigt. Vor allen Dingen fettlösliche Vitamine (die Vitamine A, D, E und K) sowie viele wenn nicht alle Minerale produzieren toxische Symptome. Auch die übermäßige Zufuhr von Kohlenhydraten, Fett oder Protein kann schädigend sein.

Nahrungszusammensetzung

Die Auswahl der Nahrungsmittel, die zur Absicherung einer optimalen Zufuhr essentieller Nahrungsbestandteile zugeführt werden muß, hängt von kulturellen und ökonomischen Fak-

Tabelle 44.2. Empfohlene tägliche Zufuhr von Nahrungsstoffen[a]

	Alter (Jahre)	Gewicht (kg)	Größe (cm)	Protein (g)	Fettlösliche Vitamine			Wasserlösliche Vitamine							Minerale					
					Vit-amin A (µg RE)[b]	Vit-amin D (µg)[c]	Vit-amin E (mg α-TE)[d]	Vit-amin C (mg)	Thia-min (mg)	Ribo-flavin (mg)	Niacin (mg NE)[e]	Vit-amin B₆ (mg)	Fola-cin[f] (µg)	Vit-amin B₁₂ (µg)	Cal-cium (mg)	Phos-phor (mg)	Magne-sium (mg)	Eisen (mg)	Zink (mg)	Jod (µg)
Säuglinge	0,0–0,5	6	60	kg × 2,2	420	10	3	35	0,3	0,4	6	0,3	30	0,5[g]	360	240	50	10	3	40
	0,5–1,0	9	71	kg × 2,0	400	10	4	35	0,5	0,6	8	0,6	45	1,5	540	360	70	15	5	50
Kinder	1–3	13	90	23	400	10	5	45	0,7	0,8	9	0,9	100	2,0	800	800	150	15	10	70
	4–6	20	112	30	500	10	6	45	0,9	1,0	11	1,3	200	2,5	800	800	200	10	10	90
	7–10	28	132	34	700	10	7	45	1,2	1,4	16	1,6	300	3,0	800	800	250	10	10	120
Männer	11–14	45	157	45	1000	10	8	50	1,4	1,6	18	1,8	400	3,0	1200	1200	350	18	15	150
	15–18	66	176	56	1000	10	10	60	1,4	1,7	18	2,0	400	3,0	1200	1200	400	18	15	150
	19–22	70	177	56	1000	7,5	10	60	1,5	1,7	19	2,2	400	3,0	800	800	350	10	15	150
	23–50	70	178	56	1000	5	10	60	1,4	1,6	18	2,2	400	3,0	800	800	350	10	15	150
	51+	70	178	56	1000	5	10	60	1,2	1,4	16	2,2	400	3,0	800	800	350	10	15	150
Frauen	11–14	46	157	46	800	10	8	50	1,1	1,3	15	1,8	400	3,0	1200	1200	300	18	15	150
	15–18	55	163	46	800	10	8	60	1,1	1,3	14	2,0	400	3,0	1200	1200	300	18	15	150
	19–22	55	163	44	800	7,5	8	60	1,1	1,3	14	2,0	400	3,0	800	800	300	18	15	150
	23–50	55	163	44	800	5	8	60	1,0	1,2	13	2,0	400	3,0	800	800	300	18	15	150
	51+	55	163	44	800	5	8	60	1,0	1,2	13	2,0	400	3,0	800	800	300	10	15	150
Schwangere				+30	+200	+5	+2	+20	+0,4	+0,3	+2	+0,6	+400	+1,0	+400	+400	+150	[h]	+5	+25
Stillende				+20	+400	+5	+3	+40	+0,5	+0,5	+5	+0,5	+100	+1,0	+400	+400	+150	[h]	+10	+50

Aus: Recommended Dietary Allowances, 9th ed. Food and Nutrition Board, National Research Council-National Academy of Sciences, 1980.

[a] Die empfohlene Zufuhr trägt individuellen Unterschieden innerhalb der Normalpopulation unter den üblichen Umweltbedingungen eines industrialisierten Landes Rechnung. Die Nahrung sollte aus einer Vielzahl normaler Nahrungsmittel zusammengestellt werden, damit auch hier nicht aufgeführte Nahrungsbestandteile zugeführt werden

[b] Retinoläquivalente. Ein Retinoläquivalent = 1 µg Retinol oder 6 µg β-Carotin

[c] Wie Cholecalciferol. 10 µg Cholecalciferol = 400 IE Vitamin D

[d] α-Tocopheroläquivalente. 1 mg α-Tocopherol = 1 α-Tocopheroläquivalent

[e] 1 NE (Niacinäquivalent) entspricht 1 mg Niacin oder 60 mg Nahrungstryptophan

[f] Die Folacinzufuhr bezieht sich auf Nahrungsstoffe, in dem Folacin durch den Lactobazillus-Casei-Test nach Behandlung mit Enzymen bestimmt wurde, die die Polyglutamylformen des Vitamins dem Testorganismus verfügbar machen

[g] Die empfohlene tägliche Zufuhr für Vitamin B₁₂ bei Säuglingen beruht auf der durchschnittlichen Konzentration des Vitamins in der Muttermilch. Zufuhren nach dem Abstillen beruhen auf der Energiezufuhr (nach der Empfehlung der American Academy of Pediatrics) und Berücksichtigung weiterer Faktoren, wie beispielsweise der intestinalen Resorption

[h] Der gesteigerte Bedarf während der Schwangerschaft wird weder durch die übliche Kost noch durch die vorhandenen Eisenspeicher vieler Frauen gedeckt. Aus diesem Grund sollten 30–60 mg Eisen täglich zusätzlich zugeführt werden. Der Eisenbedarf während der Lactationsperiode unterscheidet sich nicht sehr von demjenigen nichtschwangerer Frauen. Trotzdem wird geraten, der Mutter 2–3 Monate nach der Geburt Eisen zu geben, um die während der Schwangerschaft entleerten Speicher wieder aufzufüllen

toren ab. Die unterschiedlichen Gesellschaftsformen haben eine Reihe verschiedener Möglichkeiten entwickelt, um den Notwendigkeiten einer vollständigen Nahrung Rechnung zu tragen.

Nahrungsmittel enthalten Nahrungsstoffe und darüber hinaus andere Substanzen und Nährwert. In den meisten Fällen sind die Analysen über ihre Zusammensetzung jedoch noch unvollständig. Die Ernährungstabellen liefern ja Daten nur für eine begrenzte Zahl essentieller Nahrungsstoffe. Man kann davon ausgehen, daß der jeweilige Nährstoffgehalt eines gegebenen Nahrungsmittels in Abhängigkeit von der Herkunft, der Lagerung, der industriellen Aufarbeitung einer großen Schwankungsbreite unterliegt. Die menschliche Nahrung muß aus diesem Grund ausreichende Mengen einer Vielzahl verschiedener Nahrungsmittel enthalten, damit auf jeden Fall der gesamte Umfang des Nahrungsstoffbedarfs gedeckt werden kann.

In der Praxis unterscheidet man Nahrungsmittel mit hohem und solche mit relativ niedrigem Nährwert. In die erste Gruppe gehören Nahrungsmittel, die über ihren Energiegehalt hinaus ins Gewicht fallende Mengen essentieller Nahrungsbestandteile enthalten. Nahrungsmittel niedrigen Nährwerts enthalten nahezu immer relativ große Fettmengen, sind also energiereich, jedoch wenig essentielle Nahrungsbestandteile.

Energiegehalt der Nahrungsbestandteile

Der Energiegehalt eines Nahrungsmittels beruht auf seinem Gehalt an Kohlenhydraten, Fett, Protein oder Alkohol. Die Oxidation dieser Moleküle im Stoffwechsel setzt Energie in Form von ATP und anderen energiereichen Verbindungen frei, welche für biologische Arbeit benutzt werden kann. Zu ihr gehört die Aufrechterhaltung von Ionengradienten, biosynthetische Reaktionen, der Transport und die Sekretion von Molekülen durch Zellmembranen, sowie Kontraktionsarbeit. Der Wirkungsgrad der Umwandlung von Nahrungsenergie in chemische Energie liegt bei etwa 50%, der Rest geht in Form von Wärme verloren und trägt so zur Aufrechterhaltung der Körpertemperatur bei.

Tabelle 44.3. Brennwert der wichtigsten Nahrungsstoffe. [Nach Davidson S et al. (1979) Human Nutrition and Dietetics, 7th ed. Churchill Livingstone, Edinburgh]

	Energie kcal/g (kJ/g)	
	Bombencalorimeter	Biooxidation
Protein	5,4 (22,6)	4,1 (17,2)
Fett	9,3 (38,9)	9,3 (38,9)
Kohlenhydrate	4,1 (17,2)	4,1 (17,2)
Ethanol	7,1 (29,7)	7,1 (29,7)

Energiezufuhr und Energieaufwendungen werden i. allg. in **Kilocalorien** (kcal) oder in **Kilojoule** (kJ) angegeben. Eine Kilocalorie ist dabei diejenige Wärmemenge, die die Temperatur eines Liters Wasser von 14,5 auf 15,5 °C erhöht. Ein Kilojoule entspricht der Energiemenge, die benötigt wird, um ein Kilogramm einen Meter hochzuheben. Der Umwandlungsfaktor für die beiden Systeme beträgt 1 kcal = 4,2 kJ.

Der Energiegehalt eines Nahrungsmittels kann dadurch bestimmt werden, daß dieses chemisch mit Sauerstoff oxidiert und die dabei freiwerdende Wärmemenge gemessen wird. Nach den Gesetzen der Thermodynamik liefert die biologische Oxidation, die ja letzten Endes zu denselben Endprodukten führt, einen genau entsprechenden Energiebetrag. Dies trifft allerdings nicht für die biologische Oxidation von Proteinen zu. Diese ist nicht ganz vollständig, da die Aminogruppen zu Harnstoff abgebaut und nicht zu Salpetersäure oxidiert werden.

Die im Calorimeter gemessenen Brennwerte für die wichtigsten Nahrungsbestandteile finden sich in Tabelle 44.3. Man beachte, daß der Energiegehalt pro Gewichtseinheit von Fett doppelt so hoch ist wie derjenige von Kohlenhydraten oder Protein. Auffallend ist auch der relativ hohe Energiegehalt von Ethylalkohol.

Energieaufwand

Die Nahrung muß ausreichend Energie bereitstellen, um die Funktionen des Körpers aufrecht zu erhalten. Zu ihnen gehören vor allem die Muskelaktivität und das Wachstum. Für die Errechnung der hierfür benötigten Energiemenge können direkte und indirekte Methoden verwendet werden. Der Energieaufwand des Menschen wurde um die Jahrhundertwende an gesunden jungen Männern direkt bestimmt. Sie befanden sich in einer isolierten, versiegelten Kammer, der Energiegehalt ihrer Nahrungsstoffe, ihrer Ausscheidungsprodukte sowie ihr Wärmeverlust wurde gemessen. Diese außerordentlich schwierigen und teuren Experimente brachten 2 wichtige Resultate: Sie bestätigten erstens, daß die Gesamtenergie des Systems konstant blieb (erster Hauptsatz der Thermodynamik) und daß zweitens die verbrauchte Energie (Wärme, Arbeit, Ausscheidungsprodukte) genau demjenigen Energiebetrag entsprach, der in Form von Nahrungsmitteln zugeführt wurde. Im Ruhezustand wird nahezu die gesamte verbrauchte Energie in Form von Wärmeverlusten wieder abgegeben.

Aus diesen Untersuchungen ging darüber hinaus hervor, daß eine enge Proportionalität zwischen dem Energieaufwand einer Person und ihrem Sauerstoffverbrauch besteht. Pro Liter verbrauchtem Sauerstoff wurden 4,83 kcal (20 kJ) umgesetzt. Diese Beziehung ermöglichte eine indirekte Bestimmung des Energieumsatzes aus dem Sauerstoffverbrauch. Weitere Untersuchungen ergaben, daß der Energieumsatz von 3 Faktoren abhängt: einmal dem **Grundumsatz**, dann dem **thermogenen Effekt der Nahrungsmittel** und schließlich der **physischen Aktivität**.

Der **Grundumsatz** ist eine ungefähre Abschätzung des Energieaufwands eines Organismus in Ruhe, also für Herzschlag, Atmung, Nierenfunktion, osmotische Arbeit, Aktivität des Zentralnervensystems und Körpertemperatur. Er wird i. allg. aus dem gemessenen Sauerstoffverbrauch errechnet. Um zuverlässige Werte zu erhalten, ist die Einhaltung von Standardbedingungen notwendig. Der Proband muß wach sein, in einem warmen Raum liegen, und es müssen wenigstens 12 h nach der letzten Mahlzeit vergangen sein.

Tabelle 44.4 zeigt den Grundumsatz unter verschiedenen Bedingungen. Es besteht eine Proportionalität zur Körperoberfläche und zum Fettgehalt des Körpers. Männer und Kinder haben etwas höhere Grundumsatzraten, ebenso erhöhen sie sich in kaltem Klima und bei verschiedenen Erkrankungen. Im Hungerzustand kommt es dagegen zu einem Absinken des Grundumsatzes. Dieser muß 12 h nach der letzten Mahlzeit bestimmt werden, da Nahrung unmittelbar postabsorptiv einen **thermogenen Effekt** (spezifisch-dynamische Wirkung) hat. Innerhalb weniger Minuten nach dem Einnehmen einer Mahlzeit steigt der Grundumsatz um bis zu 30% über den Ruheumsatz. Die Ursache dieses Effekts ist nicht genau bekannt. Man hat

Tabelle 44.5. Energieverbrauch bei körperlicher Arbeit. [Nach Katch FI, McArdle WD (1977) Nutrition, Weight Control, and Exercise. Houghton Mifflin, Markham/Ontario]

	kcal/min (kJ/min)	
Sehr leichte Arbeit (Kartenspielen, Essen, Stricken, Bügeln)	< 2,5	(<10,5)
Leichte Arbeit (Kochen, Tanzen, Gehen, Tischtennis)	2,5–4,9	(10,5–20,5)
Mäßige Arbeit (Gartenarbeit, Golf, Tennis, Schaufeln)	5 –7,4	(20,9–31)
Schwere Arbeit (Basketball, Schwimmen)	7,5–9,9	(31,4–41,4)
Sehr schwere Arbeit (Rennradfahren, Judo, Marathonlauf, Squash)	> 10	(>41,8)

Tabelle 44.4. Normalwerte für den Grundumsatz von Erwachsenen. [Nach Davidson S et al. (1979) Human Nutrition and Dietetics, 7th ed. Churchill Livingstone, Edinburgh]

Körperfett (%)	Gewicht (kg)			
	50	60	70	80
	kcal/min (kJ/min)			
5	0,98 (4,1)	1,12 (4,7)	1,27 (5,3)	1,39 (5,8)
10	0,93 (3,9)	1,08 (4,5)	1,22 (5,1)	1,34 (5,6)
15	0,88 (3,7)	1,03 (4,3)	1,17 (4,9)	1,29 (5,4)
20	0,83 (3,5)	0,98 (4,1)	1,12 (4,7)	1,24 (5,2)
25	0,79 (3,3)	0,93 (3,9)	1,08 (4,5)	1,20 (5,0)
30	...	0,88 (3,7)	1,03 (4,3)	1,15 (4,8)

Tabelle 44.6. Energieverbrauch [kcal (kJ)] beim Laufen hängt vom Körpergewicht ab. [Nach Tabellen in Katch FI, McArdle WD (1977) Nutrition, Weight Control, and Exercise. Houghton Mifflin, Markham, Ontario]

Geschwindigkeit km	Körpergewicht (kg)				
	50	59	68	77	86
7 min	28,5	33,5	38,5	43,9	49
5,5 min	40,6	47,7	54,8	62,3	69,5
5 min	45,2	52,3	59,4	66,9	74,1
4,5 min	51	58,2	65,3	72,8	79,8
3,7 min	58,2	65,3	72,4	79,9	87
3,7 min	60,7	71,5	82,4	93,2	104,2

ihn mit der gesteigerten Sekretion im Intestinaltrakt, mit Proteinbiosynthese und Proteinumsatz in Beziehung gebracht. Über eine 24-h-Periode gemessen beträgt der thermogene Effekt nicht mehr als 5-10% des Gesamtenergieumsatzes. Muskelarbeit erhöht dagegen den Sauerstoffverbrauch sehr deutlich. Der Energiebedarf für verschiedene physische Aktivitäten ist in Tabelle 44.5 zusammengestellt.

Der Energieaufwand ist demnach proportional zur Intensität der Muskelkontraktion. Darüber hinaus besteht eine Abhängigkeit vom Körpergewicht (Tabelle 44.6).

Energiebedarf

Das Körpergewicht ist die Resultante aus Energiezufuhr und Energieverbrauch. Wird mehr Energie zugeführt als verbraucht, kommt es zu einer Zunahme des Körpergewichts. Ein Kilogramm Körperfett enthält eine potentielle Energie von etwa 7800 kcal oder 33 MJ. Diese Zahl basiert auf der Annahme, daß Fettgewebe zu 85% aus Fett besteht. Aus ihr geht darüber hinaus hervor, daß ein tägliches Energiedefizit von 500 kcal ungefähr zu einem Gewichtsverlust von 500 g pro Woche führt.

Die Idealgewichte für Männer und Frauen unterschiedlicher Körpergröße sind der Tabelle 44.7 zu entnehmen. Tabelle 44.8 enthält Daten über die empfohlene Energiezufuhr. Diese wird von wenigstens 5 Variablen beeinflußt: körperliche Aktivität, Körpergröße und Zusammensetzung, Alter, Klima und Gesundheitszustand. Die in Tabelle 44.8 zusammengestellten Daten nehmen leichte körperliche Aktivität an und müssen infolgedessen bei Erhö-

Tabelle 44.7. Idealgewicht Erwachsener. (Aus: Recommended Dietary Allowances, 9th ed. Food and Nutrition Board, National Research Council - National Academy of Sciences, 1980)

Größe (cm)[a]	Gewicht (kg)[b]	
	Männer	Frauen
147	-	46 (42-54)
152	-	49 (44-57)
158	56 (51-64)	51 (46-59)
163	59 (54-67)	55 (49-63)
168	62 (56-71)	58 (52-66)
173	66 (60-75)	62 (55-70)
178	70 (64-79)	65 (59-74)
183	74 (67-84)	69 (63-79)
188	78 (71-88)	-
193	82 (74-93)	-

[a] Ohne Schuhe
[b] Ohne Kleider. Durchschnittsgewichte in Klammern

Tabelle 44.8. Durchschnittliche Körpergröße, Gewicht und Energiebedarf. (Aus: Recommended Dietary Allowances, 9th ed. Food and Nutrition Board, National Research Council - National Academy of Sciences, 1980)

	Alter (Jahre)	Gewicht (kg)	Größe (cm)	Energiebedarf (Bereich)		
				(kcal)		(MJ)
Säuglinge	0,0- 0,5	6	60	kg × 115	(95- 145)	kg × 0,48
	0,5- 1,0	9	71	kg × 105	(80- 135)	kg × 0,44
Kinder	1 - 3	13	90	1300	(900-1800)	5,5
	4 - 6	20	112	1700	(1300-2300)	7,1
	7 -10	28	132	2400	(1650-3300)	10,1
Männer	11 -14	45	157	2700	(2000-3700)	11,3
	15 -18	66	176	2800	(2100-3900)	11,8
	19 -22	70	177	2900	(2500-3300)	12,2
	23 -50	70	178	2700	(2300-3100)	11,3
	51 -75	70	178	2400	(2000-2800)	10,1
	76+	70	178	2050	(1650-2450)	8,6
Frauen	11 -14	46	157	2200	(1500-3000)	9,2
	15 -18	55	163	2100	(1200-3000)	8,8
	19 -22	55	163	2100	(1700-2500)	8,8
	23 -50	55	163	2000	(1600-2400)	8,4
	51 -75	55	163	1800	(1400-2200)	7,6
	76+	55	163	1600	(1200-2000)	6,7
Schwangere				+300		
Stillende				+500		

Tabelle 44.9. Anstieg des Energiebedarfs und des Proteinabbaus bei Verletzung und Krankheit. [Aus Long CL et al. (1979) Metabolic response to injury and illness: Estimation of energy and protein needs from indirect calorimetry and nitrogen balance. J Parent Ent Nutr 3: 452]

	Prozentualer Anstieg über Grundumsatz	Stickstoffverlust im Urin (g/kg/Tag)
Chirurgische Eingriffe	23,9	0,214
Skelettverletzungen	32,2	0,317
Stumpfes Trauma	36,6	0,322
Trauma, das Glucocorticoidtherapie erfordert	60,8	0,338
Sepsis	79,2	0,366
Verbrennungen	131,7	0,369

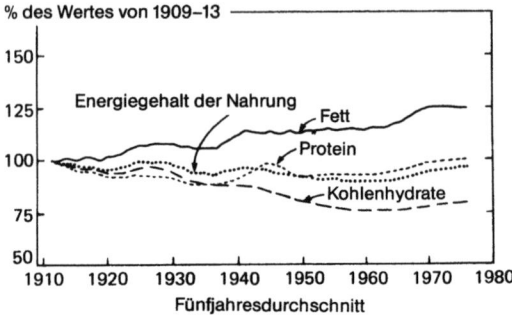

Abb. 44.1. Trends im Energieverbrauch der Protein-, Fett- und Kohlenhydratzufuhr pro Kopf in den USA. [Nach Friend B Changes in Nutrients in the US Diet Caused by Alterations in Food Intake Patterns. Agricultural Research Service. US Department of Agriculture]

hung der körperlichen Aktivität entsprechend gesteigert werden. Desgleichen sind Änderungen bei besonderer Körpergröße sowie geringem Fettgehalt (s. Tabelle 44.4) einzuführen. Während der Kindheit, der Adoleszenz, der Schwangerschaft und der Lactationsperiode ist der Energiebedarf entsprechend gesteigert. Der Grundumsatz fällt nach einem Höhepunkt mit dem Abschluß der Wachstumsperiode pro Dekade um 2% ab. Dies führt natürlich zu einer Abnahme des Energiebedarfs mit dem Alter.

Aus neuesten Untersuchungen geht hervor, daß Verletzungen und Krankheit sehr wesentliche Effekte auf den Energiebedarf und die Stickstoffbilanz des Organismus haben. Wie aus Tabelle 44.9 hervorgeht, kann der Grundumsatz um bis zu 100% während schwerem katabolen Streß ansteigen. In diesen Fällen müssen Nahrungsmittel in weit größeren Mengen als normalerweise üblich zugeführt werden, damit der entsprechend erhöhte Bedarf dieser schwerkranken Patienten gedeckt werden kann.

Energiequellen

Kohlenhydrate, Fette und Proteine sind die 3 Energiequellen der Nahrungsmittel. Darüber hinaus trägt auch Alkohol beträchtlich zur Energielieferung bei.

Derzeit werden in industrialisierten Ländern etwa 46% des gesamten Energiebedarfs durch Kohlenhydrate, 42% durch Fette und 12% durch Proteine gedeckt. Das Verhältnis der Energielieferung aus Fett und Kohlenhydraten hat sich damit während dieses Jahrhunderts signifikant geändert (Abb. 44.1). Seit Beginn des Jahrhunderts hat der Anteil der aus Fett stammenden Calorien ständig zugenommen, dagegen derjenige aus Kohlenhydraten abgenommen. Der Anstieg der aus Fett stammenden Calorien erklärt sich im wesentlichen von der Zunahme des Verbrauchs an Pflanzenölen und Margarine. Die Fettzufuhr aus Fleisch hat dagegen nur leicht zugenommen, die Verwendung von Butter sogar abgenommen. Die Abnahme der Calorienzufuhr aus Kohlenhydraten läßt sich auf eine wesentliche Reduktion der Zufuhr komplexer Kohlenhydrate (Stärke) zurückführen. Im Gegensatz dazu ist die Zukkerzufuhr beachtlich gestiegen.

Kohlenhydrate

Zu den Nahrungskohlenhydraten gehören die Stärke, Zucker und die in der Nahrung enthaltenen Fasern. Da viele Aminosäuren und der Glycerinteil der Triacylglycerine zu Glucose umgewandelt werden kann, ist im Prinzip eine Zufuhr von Kohlenhydraten mit der Nahrung nicht notwendig. Fehlen diese jedoch vollständig in der Nahrung, kommt es zur Ketose, zum Abbau von Muskelprotein und zu bedeutenden Salz- und Wasserverlusten. Um diese Effekte zu verhindern, wird eine minimale tägliche Kohlenhydratzufuhr von 50-100 g empfohlen.

Zur Verhinderung einer Ketose sind zwar nur geringe Kohlenhydratmengen notwendig. Un-

Tabelle 44.10. Nährstoffgehalt des weißen Mehls im Vergleich zum Ausgangsprodukt Vollkornmehl. [Aus Davis DR (1981) Wheat and nutrition. Part 1. Nutrition Today (July/Aug) 19]

Energie	100	Riboflavin	33
Protein	85	Niacin	20
Linolsäure	50	Pyridoxin	17
Ballaststoffe	13	Folsäure	25
Calcium	50	Vitamin E	2
Kupfer	20	Vitamin K	24
Kalium	22	Eisen	20
Thiamin	18	Zink	20

geachtet dieser Tatsache wird jedoch empfohlen, mehr als die Hälfte des gesamten Energiebedarfs mit komplexen Kohlenhydraten zu decken (z. B. Weizenkohlenhydrate, Reis, Gemüse, Kartoffeln). Diese Nahrungsstoffe liefern große Mengen von Vitaminen und Mineralien und haben einen relativ geringen Energiegehalt.

Leider geht während der industriellen Aufarbeitung von Nahrungsstoffen ein großer Teil der essentiellen Nahrungsbestandteile der genannten kohlenhydratreichen Nahrungsmittel verloren. Tabelle 44.10 stellt die Verluste bei der Herstellung von weißem Mehl aus Vollkornmehl dar.

Zu den Nahrungskohlenhydraten gehören auch die Zucker wie Glucose und Fructose, die sich in Früchten und Honig finden, darüber hinaus die Laktose aus der Milch und die Maltose aus dem Bier. Der wichtigste Zucker ist jedoch die Saccharose, welche aus Rüben oder Zuckerrohr extrahiert wird. Die Zunahme des Saccharoseverbrauchs während dieses Jahrhunderts ist von großer Bedeutung, da Saccharose i. allg. keine essentiellen Nahrungsbestandteile enthält und damit zu den sog. „leeren Calorien" der Nahrung gehört. Die Zunahme des Saccharoseverbrauchs hat mit Sicherheit zur Carieshäufigkeit beigetragen; inwieweit sie auch Diabetes, Herzerkrankungen und Fettsucht hervorgerufen hat, ist bis jetzt nicht genau ermittelt worden. Interessanterweise zeigen Populationen mit überdurchschnittlicher Häufigkeit dieser Störungen auch einen besonders hohen Saccharoseverbrauch.

Eine weitere wichtige Komponente der Nahrungskohlenhydrate sind die sog. Ballaststoffe. Mit diesem Begriff werden alle unverdaulichen Komponenten von pflanzlichen Zellwänden bezeichnet, also die Cellulosen, die Hemicellulosen, die Lignine, Pectine und Pentosane. Diese unverdaulichen Faserbestandteile verleihen einem Nahrungsmittel eine gewisse Masse. Sie absorbieren im Intestinaltrakt Wasser und sorgen so für weiche Faeces. Die während unseres Jahrhunderts erfolgte Abnahme des Fasergehalts in den Nahrungsmitteln zivilisierter Länder wird häufig als Ursache der höheren Inzidenz der Divertikulose, des Colonkrebses, der kardiovasculären Erkrankungen und des Diabetes mellitus angeführt.

Fette

Als Nahrungsstoffe erfüllen Fette eine Reihe wichtiger Aufgaben. Sie steigern den Wohlgeschmack von Nahrungsmitteln, da sie Geschmacksstoffe enthalten. Da sie nur langsam verdaut werden, verursachen sie ein längerdauerndes Sättigungsgefühl. Sie enthalten mehr als den doppelten Energiegehalt im Vergleich zu Proteinen und Kohlenhydraten und stellen damit eine besonders konzentrierte Nahrungsquelle dar. Die meisten Zellen des Organismus (mit Ausnahme der Erythrocyten und der Zellen des Zentralnervensystems) können Fettsäuren direkt als Energiequelle benützen. Während längerdauernder Hungerphasen adaptiert sich das Gehirn an die Oxidation von Ketonkörpern, die in der Leber beim Fettabbau entstehen.

Nahrungsfett hat darüber hinaus 2 essentielle Funktionen im Rahmen der menschlichen Ernährung. Es dient als Träger für die Resorption **fettlöslicher Vitamine** und liefert darüber hinaus die **essentielle Fettsäure Linolsäure**. Der menschliche Organismus ist nicht imstande, eine zusätzliche Doppelbindung zwischen das ωC-Atom und die bereits vorhandene Doppelbindung der Ölsäure einzuführen und kann aus diesem Grund Linolsäure nicht synthetisieren (s. Kap. 17). Linolsäure wird für die Biosynthese der Arachidonsäure als dem Hauptpräkursor für die Biosynthese von Prostaglandinen benötigt (s. Abb. 17.12–17.15).

Auch die **Linolensäure** kann eine essentielle Fettsäure sein. Langkettige Derivate der Linolensäure finden sich im cerebralen Cortex, der Retina und den Testes. Bis jetzt ist ein einziger Bericht über einen Fall von Linolensäuremangel beschrieben worden. Es handelte sich um ein Kind, das über längere Zeit parenteral ernährt wurde und als Symptomatik Benommen-

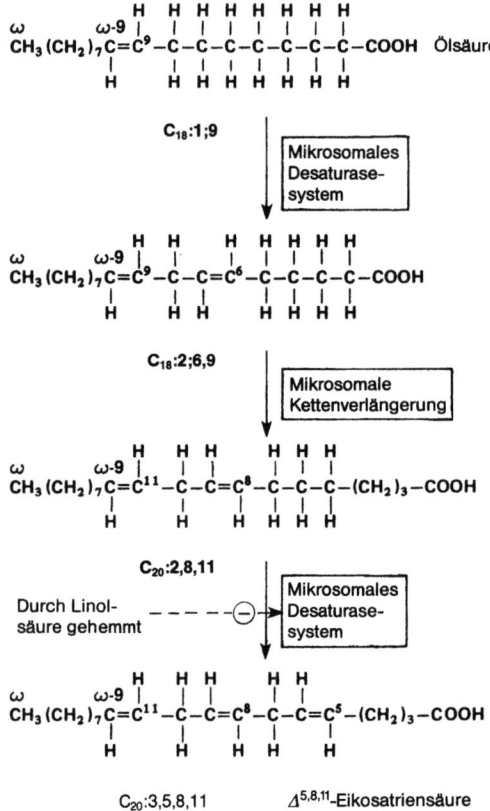

Abb. 44.2. Synthese von $\Delta^{5,8,11}$-Eikosatrienoat aus Ölsäure. Eikosatrienoat häuft sich im Plasma bei Linoleatmangel an

heit, Schwäche, Sehstörungen und Störungen des Gehvermögens zeigte, welche nach Zufuhr von Linolensäure behoben werden konnten. Auch der Linolsäuremangel findet sich beim Menschen außerordentlich selten. Er ist auf einige Kinder beschränkt, die industriell schlecht aufbereitete Nahrungszubereitungen erhielten. Die Symptomatik des Linolsäuremangels zeichnet sich durch eine Dermatitis, Haarverlust und schlechte Wundheilung aus. Ein Linolsäuremangel wird vom Organismus dadurch kompensiert, daß eine gesteigerte Biosynthese von Ölsäure und deren Produkten erfolgt (Abb. 44.2). Eines dieser Produkte, die 5,8,11-Eikosatriensäure findet sich normalerweise im Serum nur in geringsten Mengen, steigt jedoch beim Linolsäuremangel an, so daß dies als diagnostisches Zeichen verwertet werden kann.

Proteine

Proteine sind essentielle Nahrungsbestandteile, da sie die einzige Quelle der essentiellen Aminosäuren darstellen und darüber hinaus den Stickstoff liefern, der für die Biosynthese nichtessentieller Aminosäuren und anderer stickstoffhaltiger Verbindungen benutzt wird. Der in pflanzlichen (und damit auch in tierischen) Proteinen vorhandene Stickstoff entstammt der Reduktion des Luftstickstoffs. Nur einige Bakterien in den Wurzelknöllchen verschiedener Grünpflanzen und einige blaugrüne Algen sind zu dieser biologischen Stickstoffixierung imstande. Die industrielle Stickstoffixierung dient der Kunstdüngerherstellung. Sie benötigt außerordentlich große Energiemengen und ist infolgedessen relativ teuer.

Proteinbiosynthese in einem Organismus kann nur dann erfolgen, wenn alle 20 proteinogenen Aminosäuren für die Polypeptidbildung zur Verfügung stehen. Sie entstammen im allgemeinen dem Pool freier Aminosäuren des Körpers, der durch den Abbau von Körperprotein sowie durch die Zufuhr aus der Proteinverdauung wieder aufgefüllt wird (s. Kap. 20). Wenigstens 8, möglicherweise 9 Aminosäuren müssen mit der Nahrung zugeführt werden. Sie sind in Tabelle 44.11 zusammengestellt, wobei auch Schätzungen über den Bedarf von Säuglingen, Kindern und Erwachsenen zu ersehen sind. Histidin ist nur für Säuglinge essentiell, für Erwachsene jedoch nicht mehr. Im Gegensatz zu früheren Ansichten wird Arginin nicht mehr für eine essentielle Aminosäure gehalten.

Der Proteingehalt der Nahrung muß ausreichend sein zum Ersatz der essentiellen Aminosäuren und zur Deckung des Stickstoffverlustes, der im Zuge des normalen Proteinumsatzes auftritt. Derartige Stickstoffverluste erfolgen in den Fäzes, dem Schweiß, dem Speichel und natürlich im Urin. Der Proteinumsatz beträgt etwa 1–2% des Gesamtproteins des Körpers pro Tag. Bei proteinfreier Nahrung beträgt der tägliche Stickstoffverlust 54 mg/kg KG. Dies entspricht einem Stickstoffverlust von 3,8 g/Tag bei einer 70 kg schweren Person. Unter der Annahme, daß Protein etwa 16% Stickstoff enthält, errechnet sich ein Äquivalent von etwa 24 g Protein pro 24 h. Unter Berücksichtigung einer entsprechenden Erhöhung, um für die meisten Fälle ausreichende Mengen an Protein bereitzustellen, errechnet sich für den

Tabelle 44.11. Geschätzter Protein- und Aminosäurebedarf und tatsächliche Zufuhr (Werte für USA). [Aus Recommended Dietary Allowances, 9th ed. Food and Nutrition Board, National Research Council - National Academy of Sciences, 1980]

	Bedarf (mg/kg KG/Tag)			Zufuhr (g/Tag)	
	Säugling (4-6 Monate)	Kind (10-12 Jahre)	Erwachsener	Erwachsener (70 kg) Empfohlen[a]	Geschätzte Zufuhr des Erwachsenen
Protein	2000	1400	800	56	101
Tierisch	...	...	...	...	71
Vegetabil	...	...	...	...	30
Essentielle Aminosäuren					
Histidin	33	?	?	?	?
Isoleucin	83	28	12	0,84	5,3
Leucin	135	42	16	1,12	8,2
Lysin	99	44	12	0,84	6,7
Methionin (und Cystein)	49	22	10	0,70	2,1
Phenylalanin (und Tyrosin)	141	22	16	1,12	4,7
Threonin	68	28	8	0,56	4,1
Tryptophan	21	4	3	0,21	1,2
Valin	92	25	14	0,98	5,7

[a] Aus Munro HN, Crim M (1980) The proteins and amino acids. In: Goodhart RS, Shils ME (eds) Modern Nutrition in Health and Disease, 6th ed. Lea & Febiger, Philadelphia

70 kg schweren Erwachsenen ein täglicher Proteinbedarf von mindestens 56 g (Tabelle 44.11).
Diese Proteinmenge gewährleistet eine ausgeglichene Stickstoffbilanz. Unabhängig von ihrer Herkunft werden Aminosäuren, die nicht sofort in neues Protein eingebaut werden, rasch abgebaut, ihre C-Skelette werden entweder zu Fettsäuren oder zu Glucose umgebaut oder aber zur Deckung des Energiebedarfs oxidiert. Die Aminogruppe wird als Harnstoff ausgeschieden oder gelangt in andere stickstoffhaltige Verbindungen.
Die Verwertung von Nahrungsprotein, die sich in der Stickstoffbilanz widerspiegelt, hängt nicht nur von der Proteinmenge sondern auch noch von 2 weiteren Faktoren ab: der **Proteinqualität** und dem Verhältnis von **Energiegehalt** zu **Stickstoffgehalt** der Nahrung. Der Begriff Proteinqualität bezieht sich auf die Konzentration essentieller Aminosäuren in einem Nahrungsmittel in bezug auf die Konzentration der gleichen Aminosäuren in den neusynthetisierten Proteinen. Im allgemeinen entspricht die Aminosäurezusammensetzung tierischer Proteine derjeniger menschlicher Proteine eher als die Aminosäurezusammensetzung pflanzlicher Proteine. Unter einem strikten biochemischen Aspekt könnte man sagen, daß die beste Proteinquelle für Menschen gesunde Menschen wären. Ein weiterer für die Proteinutilisierung wichtiger Faktor ist das Verhältnis von Energiegehalt der Nahrung zu Proteingehalt. Eine ausgeglichene Stickstoffbilanz setzt eine entsprechende Proteinzufuhr und eine entsprechende Energiezufuhr voraus. Fehlt einer von beiden Faktoren in der Nahrung, so kommt es zur negativen Stickstoffbilanz, d. h. einem Zustand bei dem die Stickstoffausscheidung die Stickstoffzufuhr übersteigt. Je höher die Energiezufuhr ist, um so weniger Protein wird zum Erreichen einer ausgeglichenen Stickstoffbilanz benötigt, da dann weniger Aminosäuren zur Energieproduktion verwendet werden. Pro Abnahme oder Zunahme der Energiezufuhr um jeweils 100 kcal in der Nahrung ändert sich die zu einer ausgeglichenen Stickstoffbilanz nötige Stickstoffzufuhr um 0,2-0,3 g, was 1-2 g Protein entspricht. Bei schweren Erkrankungen (Verletzungen oder Infektionen) müssen pro Gramm Protein 150 kcal oder mehr Energie zugeführt werden, um den gesteigerten Proteinabbau zu kompensieren und eine ausgeglichene Stickstoffbilanz wieder herzustellen.
Auch bei gesunden Personen ist offensichtlich eine Energiezufuhr, die dem Eineinhalbfachen

des Grundumsatzes entspricht, notwendig, um eine ausgeglichene Stickstoffbilanz zu gewährleisten. Wenigstens ein Teil dieser Energie sollte in Form von Kohlenhydraten zugeführt werden, um Protein einzusparen, das sonst für die Gluconeogenese benötigt würde.

Die Proteinzufuhr muß gesteigert werden, um der erhöhten Biosynthese während der Wachstumsphase, der Schwangerschaft und der Lactationsperiode Rechnung zu tragen. Etwas ähnliches gilt, wenn körperliche Aktivität zunimmt (Training). Eine übermäßige Proteinzufuhr in der Nahrung hat offenbar keine besonderen Vorteile, sondern vielmehr Nachteile. Sehr proteinreiche Nahrung führt bei Kindern zu toxischen Defekten, bei Erwachsenen zu exzessiven Calciumverlusten. Wenn 12–15% des Energiegehalts der Nahrung in Form von Protein zugeführt wird, ist damit den Bedürfnissen des Organismus ausreichend Rechnung getragen.

In verschiedenen Populationen liegt die tägliche Proteinzufuhr zwischen 50 g und mehr als 200 g. Am untersten Ende dieses sehr weiten Bereichs befindet sich ein großer Teil der Bevölkerung in den Entwicklungsländern von Asien, Afrika und Südamerika. Hier ist sowohl die Energiezufuhr als auch die Zufuhr essentieller Aminosäuren nicht ausreichend, um eine optimale Biosyntheseaktivität zu gewährleisten. Mangel an Nahrung zusammen mit chronischen Infektionskrankheiten führt zu einem klinischen Bild, das auch als Protein-Energiefehlernährung bezeichnet wird. Diese Erkrankung stellt weltweit das ernsteste Ernährungsproblem dar und findet sich in besonders ausgeprägter Form bei heranwachsenden Kindern.

Bei Kindern, die zwar eine ausreichende Energiezufuhr, jedoch eine nichtadäquate Proteinzufuhr haben, stellen sich vielfache Ödeme ein; die Erkrankung wird auch als Kwashiorkor bezeichnet. Im Gegensatz dazu wird ein Zustand mit nichtadäquater Energie- und Proteinzufuhr auch als Marasmus bezeichnet. Beide Zustände führen in riesigen Populationen zu schwersten Gesundheitsstörungen sowie letztendlich zum Tod. Sie wachsen auf dem Boden von Armut und Unwissenheit; ihre Behebung ist nur möglich, wenn die sozialen und ökonomischen Verhältnisse so geändert werden, daß Menge und Qualität des Nahrungsangebots sich entscheidend verbessern.

Selbstverständlich kommt es auch in den industrialisierten Ländern zur typischen Protein-Energiefehlernährung. Es handelt sich hier meist um Erwachsene, die an Malabsorption leiden, gastrointestinale chirurgische Eingriffe hinter sich haben oder an anderen schweren Erkrankungen leiden. Bis zu 30–50% der für mehr als 2 Wochen hospitalisierten Patienten zeigen dieses Krankheitsbild.

Vitamine und Mineralsalze

Die Bedeutung von Vitaminen und Mineralsalzen als Nahrungsbestandteile ist ausführlich in den Kap. 10, 11 und 43 besprochen worden.

Sachverzeichnis

AB0-Locus 518
Acetacetat 272
-, Redoxpotential 145
-, Biosynthese 274
Acetal 6
Acetaldehyd, anaerobe NAD$^+$-Regenerierung 60
Aceton 272
Acetylcholin 568, 601
Acetyl-CoA, Lipogenese 240
-, Stoffwechsel 176
Acetyl-CoA-Carboxylase 65, 237, 290
-, Biotin 126
-, Quartärstruktur 43, 45
-, Regulation durch kovalente Modifizierung 114
Acetyllipoamid 118
Acetylphosphat, Hydrolyseenergie 77
Acetyltransacylase 237
Achroodextrine 173
Aconitase 178
ACP 237
2-Acroleyl-3-Aminofumarat 338
ACTH 295, 552, 577f., 608
-, Stoffwechsel des Fettgewebes 259
-, Wirkung 609
ACTH-Freisetzungshormon 601
ACTH-Sekretion, Regulation 610
Actin 531
-, Regulation der Muskelkontraktion 534
Actinfilamente Cytoskelett 540
Acylcarrier Protein 237
Acyl-CoA-Dehydrogenase 148, 233
1-Acylglycerin-3-Phosphat-Acyltransferase 248
Acyltransferase 64
Addison-Erkrankung 580, 612
Adenin 384
Adeninnucleotid, Bioenergetik 79

Adeninnucleotidtransport 163
Adeninphosphoribosyltransferase 398
Adenohypophyse 600
Adenosin 385
-, Konfigurationen 386
Adenosinderivat 388
Adenosindesaminase 393
Adenosinkinase 399
Adenosin-3'-Monophosphat 387
3'-Adenosin-5'-Phosphosulfat 388
Adenosintriphosphat 76
Adenosylcobalamin 127
Adenylatcyclase 196, 199, 388
-, Glucagonwirkung 595
-, LH-Wirkung 607
-, Signalvermittlung 506
-, TSH-Wirkung 607
Adenylatdesaminase 540
Adenylatkinase 79
-, Funktion von Metallionen 100
Adenylosuccinase 397
Adenylosuccinat 396
Adenylosuccinatsynthetase 397
Adenylsäure 386
ADP 77
Adrenalin 295, 361, 566, 601
-, Glykogenbiosynthese 196
-, Insulinsekretion 589
-, Stoffwechsel des Fettgewebes 259
adrenocorticotropes Hormon 577, 608
adrenogenitales Syndrom 577, 580
Affinitätschromatographie, Enzymisolierung 67
Ahornsirupkrankheit 341, 351
Akromegalie 604, 610
aktiver Glykolaldehyd 203
aktives Methionin 61
- Sulfat 61
akute Hämorrhagie, Eisenstoffwechsel 667

- Hepatitis, Eisenstoffwechsel 667
akutes Nierenversagen 624
Alanin, Abbau 331
-, Biosynthese 307
-, Polarität 18
-, Stoffwechsel 354
β-Alanin 405
Alaninpyruvattransaminase 317
Alanintransaminase 317
Albumin 33, 645
Aldehyddehydrogenase 147, 211, 272
Aldehyde 5
Aldehydlyasen 65
Aldolase 65, 189
-, Quartärstruktur 43, 45
Aldolase B 211
Aldosereductase 212
Aldosteron 573, 576, 578
-, Plasma 644
Aldosteronismus 581
alkalische Phosphatase, klinische Diagnostik 72
Alkaptonurie 349
Alkoholdehydrogenase 64, 211, 272
-, Funktion von Metallionen 100
Alkohole 4
Allantoin 402
Allopurinol 390, 410
Allosterie 109
α-Amanitin, RNS-Polymerase 447
Amicetin 472
Amin 6
Aminoacyl-tRNS-Synthetasen 460
α-Aminoadipat 336
γ-Aminobuttersäure 601
γ-Aminobutyrat, Stoffwechsel 363
Aminogruppe, Modifizierungen 41
-, pk-Wert 17
Aminoimidazol-Carboxamid-Ribosyl-5-P 395
Aminoimidazol-Carboxylat-Ribosyl-5-P 395

684 Sachverzeichnis

Aminoimidazol-Ribosyl-5-P 395
Aminoimidazolribosylphosphat-
  synthetase 396
Aminoimidazol-Succinylcarbox-
  amid-Ribosyl-5-P 395
β-Aminoisobuttersäure 405
β-Aminoisobutyraturie 409
Aminolävulinsäuresynthetase
  366
–, Regulation der Hämbiosynthe-
  se 369
Aminopeptidase 628
Aminosäure 16
–, Abbau 315, 342
–, Aminogruppe 17
–, Carboxylgruppe 17
–, essentielle 307
–, – Biosynthese 312
–, isoelektrischer Punkt 17
–, Löslichkeit 20
–, Nachweis 21
–, Nomenklatur 18
–, optische Isomerie 19
–, oxidative Desaminierung 317
–, Plasmakonzentration 319
–, Polarität 18
–, Protonengleichgewichte 16
–, Resorption 640
–, Stoffwechsel 306
–, Trennungstechniken 25
–, verzweigtkettige 539
Aminosäureabbau, amphibole
  Zwischenprodukte 327
Aminosäureadenylate 61
Aminosäuredecarboxylase 567
Aminosäureoxidase 317
Aminosäurestoffwechsel, Citratcy-
  clus 183
–, Defekte 345
Aminostickstoff, Plasma 644
Aminozucker 171
–, Stoffwechsel 215
Ammoniak 8
–, Blut 644
–, Dissoziationskonstante 13
–, Entstehung 318
–, Organstoffwechsel 321
–, Transport 319
AMP 386, 396
–, cyclisches, s. cyclo-AMP 388
amphibole Reaktion, Citratcyclus
  182
Amylase 628
–, klinische Diagnostik 71
–, Pankreassaft 635
–, Serum 644
Amylo-1,6-Glucosidase 199
Amylopectin 172
Amylose 172
Anämie, megaloblastische 129,
  131
anaplerotische Reaktion 182

Androgene 570, 578
–, Biosynthese 573
4-Androstendion 581
Androsteron 579
Angiotensin 578
Anilin, Dissoziationskonstante
  13
Anisomycin 472
Anomerie, Glucose 167
anorganisches Phosphat, Serum
  644
Anserin 356
Anticoagulantien 655
Anticodon-Arm, tRNS 421
Antimycin A 156
Antithrombin III 527, 652, 655
α_1-Antitrypsin 655
Apoenzym 59
Apolipoprotein 227
–, Vorkommen 263
Arabinosylcytosin 390
Arachidinsäure 218
Arachidonsäure 218
–, Biosynthese 244
Arbeit, Wachstumshormon 604
Arginase 325
–, Enzymumsatz 105f.
Arginin 325
–, Abbau 329
–, Biosynthese 313
–, essentielle Aminosäuren 307
–, Glucagonsekretion 595
–, Polarität 18
–, Stoffwechsel 357
Argininosuccinase 325
Argininosuccinat 324
Argininosuccinatsynthase 324
Argininosuccinaturie 326
Argininphosphat, Hydrolyseener-
  gie 77
Arteriosklerose, Cholesterin 281
Arylsulfatase 526
Arzneimittelstoffwechsel, Mono-
  oxygenasen 149
Ascorbatoxidase 146
Ascorbinsäure 131, 577
–, biochemische Funktion 132
–, Biosynthese 132, 210
–, Leukocyten 644
–, Plasma 644
Asparagin, Abbau 328
–, Biosynthese 308
–, Polarität 18
Asparaginsäure, isoelektrischer
  Punkt 18
Asparaginsynthase 309
Aspartat, Abbau 328
–, Biosynthese 308
–, Polarität 18
Aspartatkinase, Regulation 111
Aspartattransaminase, Quartär-
  struktur 43, 45

Aspartattranscarbamylase, Enzym-
  umsatz 106
–, Regulation 111
Ätiocholanolon 579
Atmung 614
–, O_2 und CO_2 Austausch 617
–, Regulation 622
–, Säure-Basen-Haushalt 622
Atmungsgase 615
Atmungskette, Elektronentrans-
  port 151
–, Energiekonservierung 154
–, Hemmstoffe 155
–, Konformation 159
–, mitochondriale 152
–, Phosphorylierungsstellen 154
Atmungskontrolle 75, 155
ATP 76f.
–, Citratlyase, Enzymumsatz 106
–, Erzeugung im Muskel 539
–, Hydrolyseenergie 77
–, Struktur 387
ATP-ADP-Cyclus 78
ATP-ase 505
–, Quartärstruktur 43, 45
ATP-Citratlyase 241, 290
ATP-Synthetase, Energiekonser-
  vierung 159
Atractylosid 156
Aurintricarbonsäure 472
Aussalzen, Enzymisolierung 67
Axon 543
Azaserin 397
Azathioprin 390

Bacitracin 515
Bacteriophage Lambda, Genex-
  pression 477
Barbiturat 156
Base, Definition 11
–, Protonierungsgleichgewicht 12
Basenpaarung, DNS-Struktur 414
basophiles Adenom 610
Behensäure 218
Belegzelle 627
Big Gastrin 596
Bilirubin 376
–, Ausscheidung 378
–, direktes 379
–, Konjugation 377
–, Serum 644
Bilirubin-Diglucuronid 377
Bioenergetik 74
Biosynthese, reduktive 147
Biotin 61, 125
–, biochemische Funktion 126
–, Pyruvatcarboxylase 206
–, Vorkommen 126
1,3-Bisphosphoglycerat, Hydroly-
  seenergie 77
2,3-Bisphosphoglycerat 191, 619

-, Hämoglobin 54, 191
Bisphosphoglyceratmutase 191
2,3-Bisphosphoglyceratphosphatase 191
B-Komplex 116
Blut, Lipide 225
-, Pufferkapazität 624
Blutgerinnung 107, 650
-, Mechanismus 653
-, Vitamin K 143
Blutgerinnungsfaktor 64, 651
Blutglucose, Herkunft 293
-, Konzentration 294
-, Regulation 294
Blutgruppenantigen, Aufbau 517
Blut-pH 624
Blutplättchen 652
Bohr-Effekt 50, 619, 622
-, Hämoglobin 54
Boten-RNS 419
Boyle-Gesetz 614
Bradykinin 24
Branchingenzym 196
braunes Fettgewebe, Thermogenese 261
Bulbogastron 598
Buttersäure 218

Ca^{2+}, Phosphorylase-b-Kinase 199
-, Regulation der Muskelkontraktion 535
Cadaverin 357
Caeruloplasmin 665
-, klinische Diagnostik 73
Calcium, 1,25 Dihydroxycholecalciferol 138
-, Hormonwirkung 554
-, Insulinsekretion 589
Calciumresorption, Vitamin D 139
Calmodulin 536, 554
Calsequestrin 535
cAMP, s. Cyclo-AMP
cAMP-Phosphodiesterase 388
Caprinsäure 218
Capronsäure 218
Caprylsäure 218
Carbamylaspartat 403
Carbamylphosphat 323
-, Hydrolyseenergie 77
Carbamylphosphatsynthase 324, 403
Carboanhydrase 50, 629
-, Funktion von Metallionen 100
Carboxybiotin 126
Carboxyglutamat 652
Carboxylgruppe, Modifizierungen 41
-, pk-Wert 17
γ-Carboxylierung 143

Carboxylproteinase 64
Carboxypeptidase 107, 628
-, Funktion von Metallionen 100
-, Pankreassaft 635
Cardiolipin 161, 220
-, Biosynthese 250
Carnitin, Fettsäuretransport 232
Carnitinacetyltransferase II 233
Carnitinacyltransferase I 232
Carnosin 356
Catecholamine 552
-, Biosynthese und Sekretion 567
-, Chemie 567
-, Regulation des Blutspiegels 568
-, Receptoren 568
-, Wirkungsmechanismus 568
Catechol-O-Methyltransferase 568
C-Atom, asymmetrisches 1
CDP-Diacylglycerin-Inositol-transferase 250
Cellobiose 171
Cellulose 173
Centriole 543
Centromer 426
Ceramid 222
Ceramid-Lactosid-Lipidose 255
Cerebronat 222
Cerebrosid 222, 492
-, Biosynthese 253
-, Struktur 493
Chaulmoogra-Säure 218
Chenodesoxycholsäure 630
Chenodesoxycholyl-CoA 631
Chitin 173 f.
Chloramphenicol 472
Chlorid 657
-, Serum 644
Chloridverschiebung 621
Chlorophyll 46
Cholecalciferol 137
-, Hydroxylierung 138
Cholecystokinin 598
-, Insulinsekretion 590
-, Wirkung 599
Cholesterin 224, 492
-, Ausscheidung 281
-, Biosynthese 276
-, Membranfluidität 499
-, Serum 644
-, Transport im Blut 280
Cholesterinester, Serum 644
Cholesterinesterase 628
Cholesterinesterhydrolase, Pankreassaft 635
Cholin 492, 641
Cholin-Acyltransferase 64
Cholinesterase, klinische Diagnostik 72
Cholsäure 630
Cholyl-CoA 631

Chondroitin-4-Sulfat 174
Chondroitinsulfat 521, 547
Choriongonadotropin 611
Chorionsomatomammotropin 611
Chrom, Stoffwechsel 671
chromaffine Granula 567
Chromatin, aktives 426
-, Aufbau 423
-, DNS-Packung 428
Chromatinfiber 425
Chromatographie, Aminosäuren und Peptide 25
-, hydrophobe 68
Chromogranin 567
Chromosom, Rekombination 430
-, Struktur 427
Chromosomenüberkreuzung 431
Chylomikron 225, 226, 262
-, Entstehung 264
-, Stoffwechsel 265
Chymodenin 598
Chymosin, Magensaft 629
Chymotrypsin 64, 628
-, Pankreassaft 635
Chymotrypsin A, katalytisches Zentrum 87
Chymotrypsinogen 635
Cilien 543
Citrat 178
Citratcyclus, Bedeutung 176
-, Energetik 182
-, Reaktionen 178
-, Regulation 292
Citratlyase, Regulation durch kovalente Modifizierung 114
Citratsynthase 178
Citronensäure, Dissoziationskonstante 12
Citrullin 324
Citrullinämie 326
Clathrin 507
CO 156
CO_2, Serum 644
CoA 61
Coated Pit 507
Cobalamidcoenzym 61
Cobalamin 127
-, biochemische Funktion 128
-, Vorkommen 127
Cobamidenzym, Funktion von Metallionen 100
Code, genetischer 457
codogener Strang 445
Coenzym 59
-, B-Vitamine 61
-, Funktion 60
-, Gruppentransfer 60
- A 61
- -, Biosynthese 125
- -, Funktion 125
- Q 61, 153

Coffein 384
Colchicin 543
Colinearität 457
Connecting peptide 587
Connexon 505
Coproporphyrinogen 367
Coprosterol 224
Cori-Cyclus 293
Corticosteroid, Biosynthese 572
Corticosteron 573
Corticotropin 608
Corticotropin-Freisetzungshormon 610
Cortisol 573, 578
–, Plasma 644
CO_2-Transport, Blut 620
C-Peptid 587
CPK-Isoenzym 73
CRH 601, 610
Crigler-Najjar-Syndrom 380
cro-Protein 479
Crossing over 431
Crotonase 233
CTP, Rückkopplungshemmung 111
Cumarin 143
Cushing-Erkrankung 580
Cushing-Syndrom 580
Cutis laxa 547
Cyanid 156
Cyanocobalamin 127
Cyanogenbromid 31
Cyanose 55
Cyanotrimethylandrostenolon 585
Cyclo-AMP 61, 388
–, Aktivierung der Proteinkinase 553
–, Enzymumsatz 106
–, Genexpression 475
–, Glucocorticoidwirkung 576
–, Glykogenbiosynthese 196
–, Hormonwirkung 551, 554
–, Insulinsekretion 589
Cyclo-GMP 389
Cyclonucleotidphosphodiesterase 259
Cyclopentanoperhydrophenanthren 223
Cyloheximid 472
Cystein, Abbau 331
–, Biosynthese 311
–, Polarität 18
–, Stoffwechsel 356
Cystin, Abbau 331
Cystinose 351
Cystinurie 350
Cytidin 385
Cytochalasin 542
Cytochrom 148, 364
Cytochrom a, Redoxpotential 145

Cytochrom a, a_3 666
Cytochrom b, Redoxpotential 145
Cytochrom b_5 150
Cytochrom c 666
–, Redoxpotential 145
Cytochrom P-450 150
Cytochromoxidase 146
Cytosin 383
Cytosinderivat 389
Cytoskelett 540

β-D-Acetylhexosaminidase 524
D-Aminooxidase 146
dAMP 386
D-Arabinose 168 f.
Decarboxylierung, oxidative 117
–, Pyridoxalphosphat 122
Dehydroascorbat 132
7-Dehydrocholesterin 137
Dehydroepiandrosteron 574, 579, 581
Dehydrogenase, aerobe 145 f.
–, anaerobe 145, 147
–, Aktivitätsbestimmung 66
–, Enzymumsatz 106
Demecolcin 543
Denaturierung 40
Dendrit 543
Dephosphophosphorylasekinase 199
Derepression 104
Dermatansulfat 521, 524
D-Erythrose 169
Desamidonicotinamid-Dinucleotid 121
Desaminierung, Citratcyclus 182
Δ^9-Desaturase 243
Desmin 545
2'-Desoxyadenosin-5'-Monophosphat 387
Desoxyadenosylcobalamin 128
2'-Desoxyadenylsäure 386
Desoxycholsäure 631
11-Desoxycorticosteron 573
2-Desoxyglucose, Insulinsekretion 589
Desoxyhämoglobin 53
Desoxyribunoclease 628
–, Pankreassaft 635
Desoxyribonucleinsäure, s. DNS 412
Desoxyribose 170
Desoxyzucker 170
Dexamethason 576
Dextrin 173
D-Fructose 168 f.
D-Galaktose 168 f.
D-Glucose 168 f.
D-Glycerinaldehyd 169
D-Glycerose 169

DHU-Arm, tRNS 421
D(–)-β-Hydroxybutyrat 272
Diabetes, Leberstoffwechsel 592
– mellitus 593
Diacylglycerin-3-Phosphat 492
Dialyse, Enzymisolierung 67
1,4-Diaminobutan 357
1,5-Diaminopentan 357
1,3-Diaminopropan 357
Diauxie 475
Diazonorleucin 397
Dicarboxylattransport 163
Diethylstilböstrol 583
Differentialzentrifugation 69
Diffusion 503
–, erleichterte 503
–, translationale 499
Dihydrofolatreductase 129
Dihydrofolsäure 129
Dihydrolipoyldehydrogenase 118, 191
Dihydrolipoyltransacetylase 118, 191
Dihydroorotase 403
–, Enzymumsatz 106
Dihydroorotsäure 403
Dihydrotestosteron 581
Dihydroxyaceton 169
Dihydroxyacetonphosphat 189
–, anaerobe NAD^+-Regenerierung 60
1,25-Dihydroxycholecalciferol 138, 662
24,25-Dihydroxycholecalciferol 138
3,4-Dihydroxy-Mandelsäure 566
3,5-Dijodtyrosin 560
Dimercaprol 156
Dimethylamin, Dissoziationskonstante 13
2,4-Dinitrophenol 156, 503
Dioxygenase 149
Dipeptidase 628
Diphtherietoxin 503
Dipol 8 f.
Disaccharid 171
–, Vorkommen 172
Disaccharidase 636
Disacchariduire 639
Dissoziationskonstante 12
–, Wasser 10
Disulfidbindung 35
D-Lyxose 168 f.
D-Mannose 168 f.
DNS, Chemie 412
–, Funktion 416
–, Matrizenstrang 445
–, repetitive Sequenzen 429
–, Struktur 414
DNS-abhängige RNS-Polymerase 445
– –, Quartärstruktur 446
DNS-Biosynthese, Initiation 434

Sachverzeichnis 687

-, Regulation 438
-, RNS-Primer 435
DNS-Ligase 437
DNS-Polymerase 435
DNS-Replikation 416, 433
DNS-Schaden, Reparatur 439
DNS-Sequenzierung 443
DNS-Superhelix 438
DNS-Topoisomerase 425, 437
Dolichol 224
-, Biosynthese 277, 515
-, Glykoproteinsynthese 513
Dopa 361
Dopachinon 361
Dopamin 361, 601
Dopamin-β-Hydroxylase 567
Doppelhelix, DNS 413
Dreipunkthaftung, Enzymkatalyse 61
D-Ribose 168f.
D-Ribulose 168f.
D-Sedoheptulose 169
D-Threose 169
Dubin-Johnson-Syndrom 381
Dünnschichtchromatographie 25f.
D-Xylose 168f.
D-Xylulose 169

E.C.-Nummer 63
E. coli, anaerobe NAD^+-Regenerierung 60
Edman-Reaktion 31
Effector, allosterischer 112
Ehlers-Danlos-Syndrom 547
Eikosanoid, Biosynthese 247
Eisen, Resorption 667
-, Serum 644
-, Serum-Transport 669
Eisenbindungskapazität, Serum 644
Eisenmangelanämie 667
Eisenschwefel 666
Eisen-Schwefel-Proteine, Elektronentransport 153
Eisenstoffwechsel, Mensch 667
-, Wachstumshormon 603
Eisenumsatz 669
Elektrolyt 659
-, Körperflüssigkeiten 657
Elektronenmikroskopie 45
-, Proteine 43
Elektronentransport, Umkehr 156
elektronentransportierendes Flavoprotein 233
Elektrophorese 28
elektrostatische Bindung 35
Elongationsfaktor, Proteinbiosynthese 468
Emulsion 229

Enantiomere 2
Endocytose 507
Endonuclease 456
Endorphin 608 f.
α-Endorphin 24
β-Endorphin 24
γ-Endorphin 24
Energie, freie 74
Energiebarriere, Enzyme 81
Energiebedarf 677
Energiebilanz 675
Energiekonservierung 78, 154
Energiewährung 78
Enkephalin 24, 609
Enolase 190
Enoyl-CoA-Hydratase 233
Enoylreductase 237
Enterocyt, Entstehung von Chylomikronen 264
Enterogastron 598
Enteroglucagon 598
Entero-Oxyntin 598
Entkoppler 156
-, oxidative Phosphorylierung 503
Entropie 75
Entzündung, Eisenstoffwechsel 667
-, Glucocorticoidwirkung 575
Enzym, aktives Zentrum 84
-, Aktivitätsbestimmung 65
-, allosterisches 112
-, Aufbau 59
-, diagnostischer Wert 71
-, E.C. Nummern 63
-, Eigenschaften 59
-, interkonvertierbare 114
-, intracelluläre Verteilung 68
-, Isolierung 67
-, Kinetik 81
-, Klassifizierung und Nomenklatur 63
-, klinische Diagnostik 71
-, konstitutive 103
-, kovalente Bindungen 83
-, metallaktivierte 98
-, multiple 110
Enzymabbau 105
Enzymaktivität, allosterische Regulation 109
-, Regulation 101 f., 107
Enzymanreicherung 68
enzymatischer Test 66
Enzymbiosynthese 105
-, Induktion 550
Enzymeinheit 65
Enzyminduktion 103
Enzyminhibitor, kompetitive 95
Enzymkatalyse, Dreipunkthaftung 61
-, Gleichgewichtskonstante 89
-, Modelle 85

-, pH-Optimum 88
-, Spezifität 62
Enzymkinetik, allosterische Enzyme 112
-, Enzymkonzentration 90
-, irreversible nichtkompetitive Hemmung 97
-, kompetitive Hemmung 95
-, Ping-Pong-Mechanismus 98
-, reversible nichtkompetitive Hemmung 96
-, Säure-Basen-Katalyse 98
-, Substrataffinität 93
-, Substratkonzentration 91
-, 2-Substratreaktionen 97
Enzymmenge, Regulation 102
Enzymumsatz 104 f.
eosinophiles Adenom 610
Epiglycanin 511
Epimerie, Glucose 167
Ergocalciferol 137
Ergosterol 137, 224
Ergothionin 356
Erythrocruorin 364
Erythrocyten, Hexosemonophosphatweg 205
Erythrodextrin 173
Erythromycin 472
Erythropoietin 668
erythropoietische Porphyrie 372
Escherichia coli, Lactosefermentierung 103
Essigsäure 218
-, Dissoziationskonstante 12
Ethanol, anaerobe NAD^+-Regenerierung 60
-, Brennwert 675
-, Stoffwechsel 271
Ethanolamin 492
Etherlipide, Biosynthese 250
Ethynyl-Östradiol 583
Euchromatin 426
exokrine Sekretion, Glucocorticoidwirkung 575
Exon 429, 450
Exonuclease 456
Extraarm, tRNS 421

Fabry-Erkrankung 255
FAD 61, 119, 146
Faktor XI 654
- XII 654
Fällung, Enzymisolierung 67
falscher Neurotransmitter 568
β-Faltblatt 37
familiäre Hypercholesterinämie 284
- Hyperlipoproteinämie, Typ III 284
- -, Typ V 284
- Hypertriacylglycerinämie 284

familiäre Hypo-β-Lipoproteinämie 283
familiärer Lipoproteinlipasemangel 283
—, α-Lipoproteinmangel 283
Farnesylpyrophosphat 278
Ferrioxidase 665
Ferritin 666, 669
Ferrochelatase 369
Fett, Brennwert 675
—, Energiequelle 679
—, Fettsäurezusammensetzung 282
Fettgewebe, Insulinwirkung 591
—, Stoffwechsel 257
Fetthärtung 227
Fettleber 269
Fettsäurebiosynthese, Citratcyclus 183 f.
—, Reaktion 238
—, Regulation 297
Fettsäure, Aktivierung 232
—, Biosynthese 236, 242
—, essentielle 243
—, gesättigte 217
—, mikrosomale Peroxidation 235
—, nichtveresterte, Umsatz 262
—, Nomenklatur 217
—, Oxidation 235
—, α- und ω-Oxidation 235
—, β-Oxidation 233
—, ungesättigte 217
Fettsäureoxidation, Energetik 235
—, Peroxisomen 235
—, Reaktionen 232
—, Regulation 300
Fettsäuresynthase 237, 290
—, Enzymumsatz 106
—, Quartärstruktur 43, 45
Fettsäuresynthese, Kettenverlängerung 241
Fetuin 511
Fibrin 107, 651
Fibrinogen 107, 651
—, Plasma 644
—, Struktur 651
Fibronectin 547
Figlu 330
Filamente, intermediäre 544
Filamin 542
Filopodien 540, 542
Flagelle 543
Flavin-Adenin-Dinucleotid 61, 119, 146
Flavinmononucleotid 61, 119, 146
Flavinnucleotide 119
9α-Fluorcortison 576
Fluorescamin 21
Fluoroacetat 178
1-Fluoro-2,4-Dinitrobenzol 30
5-Fluoruracil 390

flüssige Membran 498
FMN 61, 119, 146
Folatcoenzyme 61
Folatreductase 130
follikelstimulierendes Hormon 605, 606
— —, Wirkung 606
Folsäure, biochemische Funktion 130
—, Methyltransfer 131
—, Purinbiosynthese 396
—, Pyrimidinbiosynthese 402
—, Vorkommen 129
Folsäuremangel 131
Folylpolyglutamathydrolase 129
Formiminoglutamat 330
Formimino-H$_4$-Folat 131
Formylglycinamidin-Ribosyl-5-P 395
Formylglycinamidinribosylphosphatsynthetase 396
Formylglycinamid-Ribosyl-5-P 395
Fructose, anaerobe NAD$^+$-Regenerierung 60
—, Insulinsekretion 589
—, Stoffwechsel 211
Fructose-1,6-Bisphosphat 187
Fructose-1,6-Bisphosphatase 208, 290
—, Enzymumsatz 106
—, Quartärstruktur 43, 45
Fructose-1,6-Bisphosphatase-Mangel 211
Fructose-6-Phosphat 187
—, Hydrolyseenergie 77
Fructokinase 211
FSH 605
FSH-Freisetzungshormon 601
FSHRH 601
F-Typ, Hexosemonophosphatweg 203
Fucosidose 255, 526
Fumarase 65, 181
Fumarat 181, 325
—, Redoxpotential 145
Fumarylacetacetat 335
Fusidinsäure 472

ΔG 76
—, Definition 76
ΔG°, Definition 76
—, Gleichgewichtskonstante 90
Galaktokinase 213
Galaktosämie 214
Galaktose, Stoffwechsel 212
Galaktose-1-Phosphaturidyltransferase 213
β-Galaktosidase 64, 103, 475, 524
Galaktosylreceptor 508
Galle, Zusammensetzung 630

Gallenflüssigkeit, Funktionen 633
Gallengangsverschluß 382
Gallenpigment 364, 375
Gallensalz 628
Gallensäure 630
—, enterohepatischer Kreislauf 631
Gallenstein 633
Gangliosid 222, 492
—, Biosynthese 253
—, Struktur 493
Gaschromatographie 25, 228
Gaskonstante 614
Gastrin 598
—, Wirkung 596
gastrisches inhibitorisches Polypeptid 598
gastrointestinales Hormon 596
Gay-Lussac-Gesetz 614
Gefrierschutz-Glykoprotein 511
gekoppelte Reaktion, Bioenergetik 79
Gelbsucht 378
Gelchromatographie 43
Gelfiltration 27
—, Enzymisolierung 67
Genamplifizierung 484
generalisierte Gangliosidose 255
Genexpression, Eukaryote 484
—, Regulation 103, 473
Genkonversion 432
Genorganisation, Eukaryote 429
Gentechnologie 442
Gesamteisen 666
Gesamtlipid, Serum 644
Gesamtprotein, Serum 644
Gestagen 585
GH-Freisetzung, hemmendes Hormon 601
GH-Freisetzungshormon 601
GHRH 601
GHRIH 601
Gicht 406 f.
Gichtarthritis 406
Gichttophi 406
von Gierke-Erkrankung 200, 408
Gigantismus 610
Gilbert-Syndrom 380
Gleichgewichtskonstante 89
—, Zusammenhang mit ΔG° 76
Gliafilament 545
Globulin 33, 645
α$_2$-Globulin 655
Glucagon 296, 552
—, Enzymumsatz 106
—, Glykogenbiosynthese 196
—, Struktur und Sekretion 594
—, Wirkung 595
α-1,4→α-1,4-Glucantransferase 199
Glucocorticoid 295, 570

Sachverzeichnis 689

-, Enzymumsatz 106
-, Stoffwechselwirkungen 574
-, Tryptophanoxigenase 105
-, Wirkungsmechanismus 551, 571
Glucokinase 187, 290
Gluconeogenese, Bedeutung 206
Glucose, aktiver Transport 637
-, Blut 644
-, Epimerisierung 168
-, Insulinsekretion 589
-, Isomerien 166
-, Nierenschwelle 296
-, Struktur 165
Glucose-Alanin-Cyclus 293, 322
Glucoseoxidase 147
Glucose-1-Phosphat, Hydrolyseenergie 77
Glucose-6-Phosphat 187
-, Enzymumsatz 106
-, Hydrolyseenergie 77
Glucose-6-Phosphatase 290
Glucose-6-Phosphatdehydrogenase 202, 290
Glucosetoleranz 296
Glucosetransport, Insulinwirkung 591
β-Glucuronidase 524
β-Glucuronidasemangel 525
Glucuronidierung 210
Glucuronsäurebiosynthese, Reaktionen 209
-, Citratcyclus 182
-, Enzyme 206
-, Regulation 288
-, Schlüsselenzyme 289
Glutamat, Abbau 328
-, Biosynthese 308
-, Polarität 18
Glutamatdehydrogenase 64, 308, 320
-, Glutaminsynthase 320
Glutamat-α-Ketoglutarattransaminase 317
Glutamat-Oxalacetat-Transaminase, klinische Diagnostik 72
Glutamat-Pyruvat-Transaminase, klinische Diagnostik 72
Glutamattransaminase 317
Glutamin, Abbau 328
-, Biosynthese 308
-, Polarität 18
Glutaminase 319
Glutaminsäure 129
Glutaminsynthetase 65, 308
-, Quartärstruktur 43, 45
Glutamylcarboxylierung 142
Glutarsäure, Dissoziationskonstante 12
Glutathion 24
Glutathionbiosynthese, Glycin 354

Glutathion-Insulin-Transhydrogenase 593
Glutathionperoxidase 205
Glutathionreductase 205
Glycerin 492
Glycerinaldehyd-3-Phosphat 189
Glycerinaldehyd-3-Phosphatdehydrogenase, Mechanismus 189
-, Quartärstruktur 43, 45
Glycerinetherphospholipid 251
Glycerin-3-Phosphat, Hydrolyseenergie 77
Glycerin-3-Phosphat-Acyltransferase 248
Glycerin-3-Phosphatdehydrogenase 148
Glycerokinase 209, 257
α-Glycerophosphat, anaerobe NAD^+-Regenerierung 60
Glycerophosphatcyclus 162
α-Glycerophosphatdehydrogenase 209
-, Enzymumsatz 106
Glycin, Abbau 330
-, Biosynthese 310
-, Polarität 18
-, Stoffwechsel 354
Glycinamid-Kinosynthetase 394
Glycinamid-Ribosyl-5-P 395
Glycinamidribosylphosphatformyltransferase 396
Glycinurie 346
Glykocholsäure 631
Glykogen 172
Glykogenbiosynthese, Reaktionen 193
Glykogenese 193
Glykogenolyse 197
Glykogenphosphorylase, Regulation durch kovalente Modifizierung 114
Glykogenspeicherkrankheit 200
Glykogenstoffwechsel, Regulation 292
-, Schlüsselenzyme 289
Glykogensynthetase 196, 290
-, Interkonvertierung 114, 196
Glykolipid 222, 492
Glykolyse 186, 187
-, Entkopplung 190
-, Regulation 288
-, Schlüsselenzyme 289
Glykoprotein 174, 509
-, Funktionen 510
-, Oligosaccharidstrukturen 509
-, Plasma 645
-, Strukturmerkmale 174
Glykoproteinsynthese, retinal 136
Glykosaminoglykan 174
-, Funktion 527

-, Struktur 521
Glykoside 169
Glykosphingolipid 222
Glykosyltransferase, Oligosaccharidbiosynthese 517
Goldberg-Hogness-Box 449
Gonadotropin 605
Gramicidin S 24
Griseofulvin 543
Grundumsatz 676
Gruppe, funktionelle 4
Gruppenspezifität, Enzymkatalyse 62
Gruppentransfer 60
Gruppenübertragungspotential 77
GTP, Proteinbiosynthese 468
Guanase 393, 401
Guanin 384
Guanosin 385
Guanosinderivate 388
Guanylatcyclase 389

Halbacetal 6
Haldane-Effekt 621
Häm 368
-, Abbau 375
-, Sauerstoffbindung 46
-, Struktur 46
Hämbiosynthese, Regulation 369
Hämeisen, O_2-Bindung 52
Hämochromatose 669f.
Hämoglobin 46f., 364, 666
-, Allosterie 113
- Bethesda 57
-, 2,3-Bisphosphoglycerat 54
-, Blut 644
-, Bohr-Effekt 50, 54
-, Chesapeake 56
-, CO_2-Transport 49
-, fetales 54
-, kooperativer Effekt 50
- M 55f.
- - Boston 55
- - Hyde Park 55
- - Iwait 55
- - Saskatoon 55
- McKees Rock 57
-, Mutationen 462
-, O_2-Bindung 51
- Osler 57
-, R-T-Formen 50
- S 57
-, Sauerstoffdissoziationskurve 48, 619
-, Struktur 49
-, Untereinheiten 49
- Upsilanti 56
- Yakima 56
Hämoglobinkonformation, Salzbrücken 53

Hämoglobinmutanten 55
hämolytische Anämie, Eisenstoffwechsel 667
Hämophilie A 654
hämorrhagische Erkrankung 655
Hämosiderin 666, 669
Hämosiderose 669
Hämoxygenase 376
Hämsynthese, Glycin 354
Harnsäure 401
-, Biosynthese 393
-, Dissoziation 406
-, renale Ausscheidung 402
-, Serum 644
Harnstoff, Biosynthese 316
Harnstoffcyclus 103
-, Reaktionen 323
-, Regulation 325
-, Stoffwechseldefekte 325
Harnstoffstickstoff, Serum 644
Hartnup-Erkrankung 353
Hauptzellen 627
Hb Bristol 462
- Milwaukee 462
- Sydney 462
hCG 611
hCS 611
HDL 226, 262
-, Stoffwechsel 268
Hefe, anaerobe NAD^+-Regenerierung 60
α-Helix, Myoglobin 47
-, Stabilität 37
-, Struktur 36
Hemmstoff, allosterischer 109
Henderson-Hasselbalch-Gleichung 14
Heparansulfat 521, 523, 547
Heparin 174, 523, 655
Heparinsulfamidase 526
Heparinsulfat 521
hepatische Porphyrien 372
Hepatitis 72f.
Hepatocyt, Entstehung von VLDL 264
hereditäre Coproporphyrie 372
- Fructoseintoleranz 211
hereditärer Lactasemangel 638
Herzmuskel, Isocitratdehydrogenase 63
HET 246
Heterochromatin 426
heterogene nucleäre RNS 420
Hexokinase 64, 187, 290
-, zusammengesetzter optischer Test 67
Hexosamine 171
Hexose, Vorkommen 168
Hexosemonophosphatweg, Einzelreaktion 201
-, Regulation 288
-, Stoffwechselbedeutung 205

H_4-Folat 130
HHT 246
High-Mannose Oligosaccharide 512
Hill-Koeffizient 94
Hippursäure 355
Hirn, Aminosäurestoffwechsel 321
-, Isocitratdehydrogenase 63
Histamin 601
Histidase 330
-, Enzymumsatz 106
Histidin 131
-, Abbau 330
-, Biosynthese 314
-, essentielle Aminosäuren 307
-, Hämoglobin 47
-, Myoglobin 47
-, Polarität 18
-, Stoffwechsel 356
Histidinämie 349
Histidindeaminase, Funktion von Metallionen 100
Histon 33, 423
H-Locus 517
HMG-CoA-Reductase 103, 290
-, Enzymumsatz 106
- Kinase, Regulation durch kovalente Modifizierung 114
-, Regulation der Cholesterinbiosynthese 279
hnRNS 420
Hochdruckflüssigkeitschromatographie 28
Hochspannungselektrophorese 28
Holoenzym 59
Homocystein, Methylierung 128
Homocystinurie 351
Homogentisat 335
Homogentisatdioxygenase 149
Homöostase 101
Hormon, Abbau 555
-, allgemeine Charakteristika 549
-, Konzentrationsbestimmung 555
hormonempfindliche Lipase 257
Hormonwirkung, allgemeine Mechanismen 550
HPETE 246
HPLC 28
H_2S 156
Hungerstoffwechsel 304
Hyaluronidase 524
Hyaluronsäure 174, 521
Hydratase 237
Hydrolase, Einteilung 64
Hydrolyseenergie 77
Hydroperoxidase 146, 148
Hydroperoxyeikosatetraenoat 246
Hydroxocobalamin 127

β-Hydroxyacyl-CoA-Dehydrogenase 233
11-Hydroxy-Androsteron 579
3-Hydroxyanthranilat 338
3-Hydroxyanthranilatdioxygenase 149
11-Hydroxy-Ätiocholanolon 579
β-Hydroxybutyrat, Redoxpotential 145
β-Hydroxybutyratdehydrogenase 275
25-Hydroxycholecalciferol 138
4-Hydroxydicumarine 143
Hydroxyeikosatetraenoat 246
Hydroxyethylthiaminpyrophosphat 117
Hydroxyheptadekatrienoat 246
Hydroxyindolessigsäure 359
3-Hydroxykynurenin 339
Hydroxylamin 31
Hydroxylapatit 662
Hydroxylase 149
Hydroxylysin, Biosynthese 312
4-Hydroxy-3-Methoxy-Mandelsäure 566, 568
4-Hydroxy-3-Methoxy-Mandelsäurealdehyd 566
4-Hydroxy-3-Methoxy-Phenylglykol 566
5-Hydroxymethylcytosin 385
β-Hydroxy-β-Methylglutaryl-CoA 275
β-Hydroxy-β-Methylglutaryl-CoA-Lyase 275
β-Hydroxy-β-Methylglutaryl-CoA-Synthase 275
Hydroxyprolin, Abbau 332
-, Biosynthese 310
Hydroxyprolinämie 350
Hyperammonämie 325, 350
Hyperargininämie 326
Hyperbilirubinämie, konjugierte 378, 380
-, toxische 380
Hypercholesterinämie, familiäre 508
Hyperchromizität 414
Hypercorticismus 580
Hyperglykämie, Diabetes 593
Hyperlipoproteinämie Typ I 283
- Typ II 284
- Typ IV 284
Hyperlysinämie 350
Hyperparathyreoidismus 72, 565
Hyperuricämie 406
-, Einteilung 407
Hypervalinämie 351
Hypocorticismus 580
Hypoglykämie, Wachstumshormon 593
Hypoparathyreoidismus 565
-, Tetanie 661
hypophysäre Tropine 604

Hypophysenhinterlappen 612
Hypophysenhinterlappenhormon, Chemie 613
−, Hypophysenhinterlappen 613
Hypophysenhormon, Zellgewebe 584
Hypophysenüberfunktion 610
Hypophysenunterfunktion 610
Hypophysenvorderlappenhormon 601
Hypothalamus, Regulation der Hypophyse 600
Hypothyreose 562
Hypoxanthin 384
Hypoxanthinderivate 389
Hypoxanthin-Guaninphosphoribosyltransferase 398

Iduronatsulfatase 526
Ikterus 378
−, hämolytischer 382
Imidazol-Aminoacidurie 349
Immunglobulin, Aufbau 646
−, Eigenschaften 648
−, Genexpression 485
Immunglobulinklasse, Umschaltung 487
Immunsystem, Glucocorticoidwirkung 575
IMP 396
IMP-Cyclohydrolase 396
Indol 641
−, Urin 362
Induktion 103
Infektion, Eisenstoffwechsel 667
Initiationsfaktor, Proteinbiosynthese 468
Inosinmonophosphat 396
Inositol 492
Insulin 552
−, A-Kette 587
−, B-Kette 587
−, Chemie 586
−, C-peptid 587
−, Enzymumsatz 106
−, Glucoseaufnahme 295
−, Primärstruktur 41
−, Stoffwechsel des Fettgewebes 259
−, Wirkungsmechanismus 590
Insulinabbau 593
Insulinbiosynthese 587
Insulinreceptor 590
Insulinsekretion 588
Integration 431
Interkonvertierung 115
intermittierende akute Porphyrie 372
− Verzweigtkettenketonurie 352
Internationale Union für Biochemie 63

intestinale Bakterie 642
Intestinaltrakt, Aminosäurestoffwechsel 321
intragenischer Promotor 450
Intrinsic factor 127
Intron 429, 450
Inulin 173
Invertase 103
5-Iod-2'-Desoxyuridin 390
Iodothyreoglobulin 558
Ionenaustauschchromatographie 25, 27
Ionenaustauscher, Enzymisolierung 67
Ionenkanäle 503
Ionenprodukt, Wasser 10
Ionophore 164, 503
Isocitrat 178
Isocitratdehydrogenase 180
−, klinische Diagnostik 73
−, Rattengewebe 63
isoelektrischer Punkt 17
Isoenzym, Aufbau 69
Isoleucin, Abbau 340
−, Biosynthese 313
−, essentielle Aminosäuren 307
−, Polarität 18
−, −, spezifische Reaktionen 345
Isomaltase 628
Isomerase, Einteilung 65
Isomerie, optische 2
Isonicotinsäurehydrazid, Pyridoxinmangel 124
Isopentenylpyrophosphat 278
Isoproterenol 570
Isovalerianatämie 352
I-Zellenerkrankung 508, 525

Jodstoffwechsel 559

K_m s. Michaelis-Konstante 92
Calcitonin 565
Calcium, Mangelzustände 661
−, Serum 644
−, Stoffwechsel 661
−, Toxizität 662
β-Carotin 135
Carotinoide, Serum 644
Carcinoid, malignes 360
Kalium 657
−, Serum 644
−, Stoffwechsel 664
Kallidin 24
Katabolitgen-Aktivatorprotein 475
Katabolitrepression 475
−, cAMP 104
Katalase 64, 146, 149, 317, 364, 666
−, Quartärstruktur 43, 45

Katalysator, freie Energie 82
Katalyse 59
Katarakt, Galaktosestoffwechsel 214
Kation, Enzymaktivität 108
Kephalin 220
Keratansulfat 521, 523
Keratin 545
Keratomalacie 134
Ketocidose 273
Ketoacylreductase 237
Ketoacylsynthase 237
α-Ketoadipat 336, 338
11-Ketoandrosteron 579
11-Ketoätiocholanolon 579
Ketogenese 273
−, Regulation 298
α-Ketoglutarat 181
−, Redoxpotential 145
α-Ketoglutarat-Dehydrogenase, Mechanismus 180
α-Ketoglutarattransport 163
Ketonämie 273
Keton 5
Ketonkörper, Plasma 644
−, Stoffwechsel 272
−, Verwertung 275
Ketonurie 273
Ketose 272f., 301
α-Kette, Hämoglobin 49
β-Kette, Hämoglobin 49
Kininogen 511, 654
kleine, stabile RNS 422
Knochensarkom 72
Kobalt, Stoffwechsel 665
−, Vitamin B_{12} 127
Kohlenhydrat, Brennwert 675
−, Energiequelle 678
−, Resorption 637
Kohlenhydratoxidation, Energetik 191
Kohlenhydratstoffwechsel, Wachstumshormon 603
Kollagen, hereditäre Defekte 547
−, Struktur 544
Kollagenbiosynthese 546
Kollagenhelix 38
Kollisionstheorie, Bildung eines Übergangszustandes 82
Kolloidkropf 562
kolloidosmotischer Druck 645
Kompartimentierung, Enzyme 107
komplexe Oligosaccharide 512
− −, Biosynthese 516
kongenitale nichthämolytische Gelbsucht 380
Konjugation, Glycin 354
Kooperativität, allosterische Enzyme 112
Körperwasser 657
Kortol 579
Kortolon 579

Kosubstrat 60
Krabbe-Erkrankung 255
Kreatin, Glycin 354
–, Stoffwechsel 362
Kreatinin, Serum 644
–, Stoffwechsel 362
Kreatinkinase, Quartärstruktur 43, 45
Kreatinphosphat 78, 538
–, Hydrolyseenergie 77
Kreatinphosphokinase 538
–, klinische Diagnostik 73
Kretinismus 562
Kropf 562
K-Typ, allosterische Enzyme 113
Kupfer, Serum 644
–, Stoffwechsel 665
Kupfermetalloprotein 665
Kynurenin 338

Laccase 146
Lac-Operon 474
–, Repression 476
Lactase 628
Lactasemangel 638
Lactat, anaerobe NAD^+-Regenerierung 60
–, Blut 644
–, Redoxpotential 145
Lactatdehydrogenase 190
–, Isoenzym 69
–, –, Nachweis 70
–, –, Quartärstruktur 70
–, klinische Diagnostik 72
–, Serum 644
lactogenes Hormon 605
Lactose 171
Lambda-Repressorprotein 479
Lambda-Virus, Infektionscyclus 478
Lamellipodium 542
L-Aminooxidase 147
Lanosterol 279
LATS 563
Laurinsäure 218
LCAT 252
LDH, Quartärstruktur 43, 45
LDH-Isoenzyme, klinische Diagnostik 72
LDL 226, 262
–, Stoffwechsel 267
Leber, Aminosäurestoffwechsel 321
–, Bilirubinstoffwechsel 376
–, Fettstoffwechsel 269
–, Insulinwirkung 592
–, Isocitratdehydrogenase 63
Lebermetastase 72
Lecithin 220
–, Cholesterin-Acyltransferase 252

Lesch-Nyhan-Syndrom 407 f.
Leucin, Abbau 340
–, Biosynthese 313
–, essentielle Aminosäuren 307
–, Muskelstoffwechsel 539
–, Polarität 18
–, –, spezifische Reaktionen 343
Leukämie 72
Leukotriene 247, 346
Lewis-Locus 518
Leydig-Zellen 581
L-Glutamatdehydrogenase 317
LH 606
LH/FSH-Freisetzungshormon 606
LH/FSHRH 606
LHRH 601
α-L-Iduronidase 526
Ligase, Einteilung 65
Lignocerinsäure 218, 222
Lincocin 472
Lineweaver-Burk-Auftragung, Michaeliskonstante 93
Linolensäure 217
Linolsäure 217
Lipase 628
–, klinische Diagnostik 71
–, Magensaft 629
–, Pankreassaft 635
–, Serum 644
Lipid, Assoziation 229
–, Blut 225
–, chemische Eigenschaften 227
–, Einteilung 216
–, Nachweisverfahren 228
–, Resorption 639
Lipiddoppelschicht 229
–, Membranaufbau 495
Lipidelektrophorese 227
Lipidose 254
lipidsenkende Arzneimittel 283
Lipidstoffwechsel, Organbeziehungen 301
–, Störungen 283
–, Wachstumshormon 603
Lipidsynthese, Insulinwirkung 591
Lipidverdauung, Gallensäure 632
Lipoamid 118
Lipoat, Redoxpotential 145
Lipogenese, Hemmung durch Fettsäuren 297
Lipolyse, Regulation 260
Liponsäure 61
Lipoprotein 225
–, Apoproteine 263
– hoher Dichte 262
– niedriger Dichte 262
–, Plasma 645
– sehr geringer Dichte 225, 262
A-β-Lipoproteinämie 283
Lipoproteinlipase 267

Liposom 229
Lipotrope Faktoren 269
β-Lipotropin 24, 608
Lithocholsäure 631
long acting thyroid stimulator 563
L-Ornithintranscarbamylase 324
LPH 608
LTH 605
L-Tryptophandioxygenase 149
L-Typ, Hexosemonophosphatweg 203
Lunge, Glucocorticoidwirkung 576
Luteinisierungshormon 605
–, follikelstimulierendes Hormon-Freisetzungshormon 606
–, Wirkung 606
luteotropes Hormon 605
L-Xylulose 210
Lyase, Einteilung 65
–, Funktion von Metallionen 100
Lysin, Abbau 336
–, Biosynthese 313
–, essentielle Aminosäuren 307
–, Polarität 18
Lysolecithin 221
Lysophosphatidylcholin 221
Lysophospholipase 251
Lysophospholipide 221
Lysozym, katalytisches Zentrum 86
Lysyloxidase 547

Magen, Salzsäureproduktion 629
Magensaft 627
Magnesium, Serum 644
–, Stoffwechsel 663
Malabsorption 641
Malat 181
–, Redoxpotential 145
Malatcyclus 162
Malatdehydrogenase 181
Malatenzym 290
Maleylacetacetat 335
Malignom, Eisenstoffwechsel 667
Malonat, Succinatdehydrogenase 95
Malonyl-CoA 236
Malonyltransacylase 237
Maltase 628
Maltose 171
Mammotropin 605
Mangan, Stoffwechsel 670
Mannit, anaerobe NAD^+-Regenerierung 60
Mannoheptulose, Insulinsekretion 589
Mannose, Insulinsekretion 589
Mannose-6-phosphat, lysosomale Enzyme 508

Mannosidose 526
Maximalgeschwindigkeit 91
McArdle-Syndrom 200
mChlorocarbonyl-Cyanid-Phenylhydrazon 156
Melanin 361
melanocytenstimulierendes Hormon 608, 611
Melanotonin 360
Melatonin, Biosynthese 361
Membran 491
-, Endocytose 507
-, Insertion von Proteinen 501
-, Lipidzusammensetzung 491
-, mitochondriale, Funktion 161
-, Selbstassemblierung 498, 500
-, Signalvermittlung 506
-, Struktur 160
Membranasymmetrie 496
Membranfluidität 499
Membranhypothese 502
Membrankanäle 503
Membranporen 504
Membranproteine 496
Membrantransport 502
Menachinon 142
Menadion 142
Menke-Erkrankung 665
Mensch, Nahrungsbedarf 672
β-Mercaptoethanol 35
6-Mercaptopurin 390, 397
Meromyosin 532
Mesobilirubinogen 378
Messenger-RNS 419
metabolische Acidose 623
- Alkalose 623
metachromatische Leukodystrophie 255
Metalloenzym 98
Metalloenzymproteinase 64
Metanephrin 566
Methämoglobinämien 55
Methionin 128
-, Abbau 340
-, Biosynthese 313
-, essentielle Aminosäuren 307
-, Polarität 18
-, Stoffwechsel 356
Methotrexat 130
Methylamin, Dissoziationskonstante 13
Methylcobalamin 127
β-Methylcrotonyl-CoA-Carboxylase, Biotin 126
5-Methylcytosin 385
7-Methylguanin 385
7-Methylguanosintriphosphat 420
1-Methylhistidin 356
3-Methylhistidin 539
Methylmalonurie 353
Methylmalonyl-CoA, Isomerisierung 128

Methylmalonyl-CoA-Isomerase 208
Methylmalonyl-CoA-Racemase 208
2-Methyl-1,4-Naphthochinon 141
Mevalonat 278
-, Biosynthese 276
Micelle 229, 495
Michaelis-Konstante 92
Michaelis-Menten-Gleichung 92
Mikrofilament, Insulinsekretion 588
Mikrosom 69
Mikrotubuli, Assemblierung 544
-, Cytoskelett 542
-, Insulinsekretion 588
Mikrovilli 540
Milchsäurebakterie, anaerobe NAD^+-Regenerierung 60
Milchsäurecyclus 293
Mineralocorticoid 570, 576
Mineralstoffwechsel, Wachstumshormon 603
Mitochondrien 69
-, Atmungskette 152
-, Isocitratdehydrogenase 63
-, Transportsysteme 163
Mitosespindel 543
Modifikation, kovalente, Enzymregulation 114
Molekulargewicht, Bestimmung 42
Molekularsiebe 45
Molybdän, Stoffwechsel 670
Monoacylglycerinacyltransferase 248
Monoaminoxidase 146, 567
3-Monojodtyrosin 560
Monooxygenasen 149
Monosaccharid, Vorkommen 168
Monosaccharidmalabsorption 639
Morbus Farber 255
- Gaucher 255
- Niemann-Pick 255
Motilin 598
mRNS 419
-, Funktion 453
-, Größe 454
-, Kopfgruppe 420
MSH 24, 608, 611
MSH-Freisetzung hemmendes Hormon 612
MSH-Freisetzungshormon 612
MSH-Sekretion 611
Mucine 511
Mucolipidose 525
Mucopolysaccharid 174
Mucopolysaccharidose 525
Multienzymkomplex 108
multiple Sklerose 254, 508

Muskel, glatter, Regulation der Kontraktion 536
-, Struktur 529
Muskelkontraktion 531
-, Mechanismus 534
-, Regulation 534
Muskelprotein, Phosphorylierung 538
Muskelstoffwechsel 538
Muskulatur, Aminosäurestoffwechsel 321
-, anaerobe NAD^+-Regenerierung 60
-, Insulinwirkung 591
Mutarotation 167
Mutation 103, 430, 461
Myofibrille 529
-, Aufbau 531
Myoglobin 47, 364, 666
-, Aminosäuresequenz 48
-, Modell 47
-, Sauerstoffdissoziationskurve 48
-, Struktur 47
Myokardinfarkt 72
Myokinase 79
Myosin 531
-, Regulation der Muskelkontraktion 537
Myosin-ATPase 532
Myosinkinase 536
Myristinsäure 218
Myxödem 611

N^5, N^{10}-Methenyl-H_4-Folat 131
N^5, N^{10}-Methylen-H_4-Folat 130 f.
α-N-Acetyl-Glucosaminidase 526
N-Acetylglucosamin-6-Sulfatase 526
N-Acetylglutamat, Carbamylphosphatsynthase 324
Nachtblindheit 134
NAD, Biosynthese 121
NAD^+ 61, 121
-, Absorptionsspektrum 66
-, Dehydrogenasen 147
-, Redoxpotential 145
NADH 60
-, mitochondriale Oxidation 161
-, Redoxpotential 145
NADH-Dehydrogenase 148, 153
$NADP^+$ 61, 121
-, Dehydrogenasen 147
NADPH, Lipogenese 240
NAD^+-Regenerierung, anaerob 60
Nahrungsbestandteil, Energiegehalt 675
Nahrungsstoff, empfohlene tägliche Zufuhr 674
-, Interkonversion 303

Natrium 657
-, Serum 644
-, Stoffwechsel 663
Nebennierenmark, Funktion 566
Nebennierenrinde 570
-, ACTH 608
Nebennierenrindenhormon, allgemeine Funktionen 570
Nebennierenrindensteroid, Stoffwechsel 578
Nebenschilddrüse 563
Nephrolithiasis 407
Nervenleitung 505
Nervonat 222
Neurin 641
Neurofilament 545
Neurohypophyse 600
Neurophysin 612
N-Formiminoglutamat 330
N^5-Formyl-H_4-Folat 131
N^{10}-Formyl-H_4-Folat 131
N-Formylkynurenin 338
N-Formylmethionyl-tRNS 468
N-Glykosid, Glykoproteine 511
Niacin 120
Niacinamid 120
nichtkonjugierte Hyperbilirubinämie 379
nichttropische Sprue 640
Nicotinamid, Biosynthese 120
Nicotinsäure, Biosynthese 120
Niere, Aminosäurestoffwechsel 321
-, Isocitratdehydrogenase 63
-, Säure-Basen-Haushalt 625
Nigericin 164
Nicotinamiddinucleotid 121
Nicotinamiddinucleotidphosphat 121
Nicotinsäuremononucleotid 121
Ninhydrin 21
N^5-Methyl-H_4-Folat 130
N^5-Methyl-H_4-Folsäure 131
10-nm-Fibrille 425
N^6,N^6-Dimethyladenin 385
N^5,N^{10}-Methylentetrahydrofolat, TMP-Biosynthese 404
Nonactin 503
nonsuppressible insulinlike activity 602
Noradrenalin 361, 566, 601
-, Glykogenbiosynthese 196
-, Stoffwechsel des Fettgewebes 259
Norethindron 585
Norethynodrel 585
Normetanephrin 566
NSILA 602
Nucleobase, synthetische Derivate 390
Nucleoplasmin 425

Nucleosidase 628, 636
Nucleosiddiphosphatkinase 80, 397
Nucleosid 385
-, Nomenklatur 387
-, synthetische Derivate 390
Nucleosidmonophosphatkinase 80, 397
Nucleosom, Struktur 425
Nucleotid 385, 387
-, Abbau 392
-, Chemie 383
-, Nomenklatur 387
-, synthetische Derivate 390

O_2, Redoxpotential 145
O_2^- 150
O_2: Kapazität, Blut 644
O-Glykosid, Glykoproteine 510
Okazaki-Stücke 433
Oligomycin 156
Oligosaccharid, Glykoproteine 512
-, Prozessierung 514
Ölsäure 217
Operon 104
- Modell, Genexpression 474
Opsin 136
optische Aktivität, Glucose 166
- Spezifität, Enzymkatalyse 62
Organelle, intracelluläre 68
Ornithin, Stoffwechsel 357
Ornithintransaminase, Quartärstruktur 43, 45
Orotacidurie 409
Orotatphosphoribosyltransferase 404
Orotsäure 403
Osteogenesis imperfecta 548
Osteomalacie 662
Östradiol 582
Östriol 579, 582
Östrogen 570, 582
-, Biosynthese 573
-, physiologische Wirkungen 583
-, synthetische 583
-, Wirkungsmechanismus 583
Ouabain 170, 505
Ovalbumin, Genstruktur 451
Oxalacetat 181
-, Funktion im Citratcyclus 177
-, Redoxpotential 145
Oxalcrotonat 338
Oxalsäure, Ascorbinsäurestoffwechsel 132
Oxalsuccinat 180
Oxidase 145 f.
Oxidation, biologische 144
Oxidationswasser 659
oxidative Phosphorylierung 78
Oxidoreduktasen, Einteilung 64

-, Coenzymspezifität 62
Oxihämoglobin 53
2-Oxosäure-Aminotransferase, Quartärstruktur 43
Oxygenase 146, 149
Oxygentransferasen 149
Oxynervonat 222
Oxytocin 612
-, Struktur 613
-, Wirkung 612

PAGE 29, 43
Palmitinsäure 218
Palmitoleinsäure 217
Pankreas, Insulinsekretion 588
Pankreashormone 586
Pankreassaft, Bestandteile 634
Pankreocymin 598
Pantothensäure 124
Papierchromatographie 25
Paraaminobenzoesäure 129
Parathormon 552
-, Chemie 563
-, 1,25 Dihydroxycholecalciferol 138
-, Sekretion 563
-, Wirkung 564
Pellagra 120
Penicillase 103
Pentosephosphatcyclus, Hexosemonophosphatweg 200
Pentosurie 211
PEPCK 182
Pepsin 64, 107, 628
-, Magensaft 629
Pepsinogen 107, 629
Peptid 16, 22
-, Darstellung 22
-, Trennungstechniken 25
Peptidasen, Einteilung 64
Peptidbindung 21, 34
Peptidsynthese 32
Peptidyltransferase 468
Perameisensäure 35
Permeabilitätskoeffizient, Lipiddoppelschicht 496
perniziöse Anämie, Eisenstoffwechsel 667
Peroxidase 146, 148, 666
Peroxisom 149
-, Fettsäureoxidation 235
persistierende Hyperlysinämie 350
pH, Definition 11
Phäochromocytom 570
Phenolase 146
Phenylacetylglutamin 348
Phenylalanin, Abbau 334
-, essentielle Aminosäuren 307
-, Polarität 18
-, Stoffwechsel 362

-, UV-Spektrum 20
Phenylalaninhydroxylase 312
Phenylessigsäure 348
Phenylethanolamin-N-Methyltransferase 567
Phenylisothiocyanat 32
Phenylketonurie 347
Phenyllactat 347
Phenylpyruvat 347
Phenylthiohydantoin 32
Phenylthiohydantoinsäure 32
pH-Optimum 88
Phosphagen 78, 538
Phosphat 657
-, energiereich 76 f.
Phosphatase 628, 636
-, alkalisch, Plasma 644
-, sauer 644
Phosphatcyclus 80
Phosphatidatphosphohydrolase 248
Phosphatidsäure 220, 492
Phosphatidylcholin 220
Phosphatidylethanolamin 220
Phosphatidylglycerin 220
Phosphatidylinositol 221
Phosphatidylserin 221
Phosphattransport 163
Phosphoenolpyruvat 190
-, Hydrolyseenergie 77
Phosphoenolpyruvat-Carboxykinase 182, 206, 290
Phosphoethanolamin-Acylglycerintransferase 250
Phosphofructokinase 187, 290
Phosphoglucomutase 193
6-Phosphogluconat 202
6-Phosphogluconatdehydrogenase 202, 290
2-Phosphoglycerat 190
Phosphoglyceratkinase 190
Phosphoglyceratmutase 190
Phosphohexoseisomerase 187
Phospholipase A_1 251
-, A_2 251, 628
- -, Pankreassaft 635
-, C 251
-, D 251
Phospholipid, Abbau 251
-, Aufbau 492
-, Biosynthese 248
-, Hormonwirkung 554
-, Serum 644
-, Struktur 220
Phospholipid-Methyltransferase 506
Phosphor, Stoffwechsel 662
5-Phosphoribosylamin 395
Phosphoribosylpyrophosphatamidotransferase 394
Phosphorylase, Regulation 197
Phosphorylase-b-Kinase 199

-, Regulation durch kovalente Modifizierung 114
Phosphorylasephosphatase 197
Phosphorylierung, oxidative, Mechanismus 157
p-Hydroxyphenylpyruvat 335
Phyllochinon 142
Piericidin A 156
Pinocytose 507
Pit 507
pk, Definition 12
PL 605
placentares Lactogen 611
- Thyreotropin 611
Plasmaenzym, Herkunft 71
Plasmalipid 225
Plasmalipoprotein, Stoffwechsel 262
Plasmalogen 221, 251
-, Biosynthese 250
Plasmamembran, Lipid/Protein-Verhältnis 491
Plasmaprotein 643
Plasmid 442
Plasmin 64
α_2-Plasmininhibitor 655
Poly(ADP-Ribose)-Polymerase 440
Polyacrylamidgelektrophorese 29, 43, 45, 68
Polyamin, Abbau 359
-, Biosynthese 359
Polycythämie 56
Polynucleotidase 628, 636
Polyoldehydrogenase 212
Polypren, Struktur 224
Polyribosom 458
Polysaccharid, Vorkommen 172
Polysom 458, 471
Pompe-Erkrankung 200
Porphobilinogen 366
Porphyria cutanea tarda 372
- variegata 372
Porphyrien 371
Porphyrin 46, 364
-, Biosynthese 365
-, Chemie 370
-, Einteilung in Typen 365
-, Nachweisreaktionen 371
Potentialdifferenz, elektrochemische 158
Präkallikrein 654
Präproinsulin 587
Prednisolon 576
Prednison 576
Pregnandiol 579
Pregnantriol 579
Pregnenolon 585
PRH 601
Pribnow-Sequenz 448
PRIH 601

primäre Hämochromatose, Eisenstoffwechsel 667
- Hyperoxalurie 346
primärer Lactasemangel 638
Primärstruktur 30, 39
-, Bestimmung 40
-, Peptide 22
Procarboxypeptidase 107, 635
Proenzym 106
Profilin 542
Progesteron 585
-, Funktion 585
Proinsulin 587
Projektionsformel 2
Prokaryote, Regulation der Genexpression 474
Prolactin 605
-, Struktur 605
-, Wachstumshormon 603
prolactinfreisetzungshemmendes Hormon 601
Prolactinfreisetzungshormon 601
Prolin, Abbau 329
-, Biosynthese 310
-, Polarität 18
Prolinämie 350
Prolinhydroxylase 311
Promotor, Transkription 450
Proopiomelanocortin 608
Propionämie 353
Propionsäure 218
Propionyl-CoA-Carboxylase 208
-, Biotin 126
-, Quartärstruktur 43, 45
Prostaglandin 246 f.
-, Biosynthese 245
-, Struktur 218
Prostatacarcinom 72
Prostacyclin 218
Protamin 33
Protease 31
-, Einteilung 64
Protein, Aminosäurezusammensetzung 29
-, Bindungen 35 f.
-, Brennwert 675
-, Denaturierung-Renaturierung 40
-, Energiequelle 680
-, Faltung 39
-, Form 33
-, Funktion 33
-, α-Helix 36
-, Löslichkeit 33
-, Molekulargewichtsbestimmung 44
-, Primärstruktur 30, 40
-, Prozessierung 471
-, Sequenzierung 30
-, Spaltung 31
-, Struktur 34, 44
-, Strukturebenen 39

Proteinbiosynthese, Elongation 468
–, Inhibitoren 472
–, Insulinwirkung 591
–, Mechanismus 466
–, Termination 471
–, Wachstumshormon 602
Proteinkinase 552
–, cAMP-abhängige, Stoffwechsel des Fettgewebes 259
–, Glykogensynthetase 196
Proteinstruktur 38
Proteinsynthese, Initiation 467
Proteoglykan 174
Proteoglykanaggregat 522
Proteoglykan, Einteilung 520
–, Funktion 527
–, Struktur 521
Prothrombin 107, 651
Protofilamente 543
Protonierungsgleichgewicht 12
Protoporphyrie 372
Protoporphyrin III 367
Protoporphyrinogen III 367
PRPP 394
Pseudocholinesterase 64
Pseudogen 432
Pseudo-Hurler-Polydystrophie 525
Pseudohypoparathyreoidismus 508
Pteridin 129
Ptyalin 627
Puffer, Definition 15
Purin 383
–, Abbau 401
–, Wiederverwertungscyclus 400
Purinbase, Keto-Enoltautomerie 384
Purinbiosynthese, Glycin 354
–, Regulation 399
Purin-Nucleosid-Phosphorylase 393
Purinnucleotid, Biosynthese 394
Purinnucleotidcyclus 389
Purinwiederverwertung 398
Puromycin 472
Putrescin 357
Pyridin, Dissoziationskonstante 13
Pyridoxal 121
Pyridoxalkinase 122
Pyridoxalphosphat 61, 122
–, biochemische Funktion 122
Pyridoxamin 121
Pyridoxaminphosphat 123
Pyridoxin 121
4-Pyridoxinsäure 122
Pyrimidin 383
–, Abbau 404
Pyrimidinbase, Keto-Enoltautomerie 384

Pyrimidinbiosynthese, Regulation 405
Pyrimidinnucleotid, Biosynthese 403
Pyrimidinstoffwechsel, Störungen 409
Pyrimidinwiederverwertung 404
Pyrophosphatase 80
1-Pyrophosphorylribosyl-5-Phosphat 394
Pyruvat 190
–, anaerobe NAD^+-Regenerierung 60
–, Blut 644
–, Redoxpotential 145
Pyruvatcarboxylase 182, 206, 290
–, Biotin 126
–, Funktion von Metallionen 100
Pyruvatdecarboxylase 191
–, Funktion von Metallionen 100
–, Mechanismus 117
Pyruvatdehydrogenase 290
–, Mechanismus 117
–, Reaktionsmechanismus 191
–, Regulation 114, 287
Pyruvatkinase 190, 290
–, Funktion von Metallionen 100

Q_{10} 87
Quartärstruktur 39
–, Bestimmung 42
–, Proteine 44

Racemat 2, 166
Rachitis 72
–, Tetanie 661
Reaktionsgeschwindigkeit, Enzymkatalyse 89
Reaktionsprofil, Enzymkinetik 81
β-Receptor, Signalvermittlung 506
Receptor, Catecholamine 569
Receptosomen 508
Redoxreaktion, Energiekonservierung 144
Redoxschleifen, Protonentransport 158
refraktäre Anämie, Eisenstoffwechsel 667
rekombinante DNS 442
Rekombination 430
–, Immunglobulingene 488
Relaxin 585
Renin 578
Rennin 628
–, Magensaft 629
Replikation, DNS 416, 433
Replikationsblase, DNS-Biosynthese 436

Replikationsgabel 437
Repression 104
–, multivalente 104
respiratorische Acidose 623
– Alkalose 623
respiratorischer Quotient 622
Restriktionsendonuclease 441, 456
Reticulum, endoplasmatisches 501
–, sarkoplasmatisches 535
Retinal 135
–, biochemische Funktion 136
Retinalisomerase 65
Retinol 134 f.
Retinolbindungsprotein 135
Retinsäure 135
R-Form, Hämoglobin 51
Rhodopsin 136
Rho-Faktor, RNS-Polymerase 447
Riboflavin 118
–, Dehydrogenasen 148
Ribonuclease 628
–, katalytisches Zentrum 86
–, Konformation 38
–, Pankreassaft 635
–, Primärstruktur 41, 42, 44
Ribonucleinsäure, s. RNS 417
Ribonucleotidreductase 397, 403
Ribose-5-Phosphat 202
Ribose-5-Phosphat-Ketoisomerase 202
Ribosom 458
ribosomale RNS, rRNS 421
Ribulose-5-Phosphat 202
Ribulose-5-Phosphatepimerase 202
RNS, Alkalispaltung 417
–, Chemie 417
–, Funktion 418
–, Sekundärstruktur 418
RNS-Biosynthese 445
RNS-Moleküle, Prozessierung 450
RNS-Polymerase, Chromosomen 427
RNS-Prozessierung 489
Röntgenbeugung 42, 44
Rotenon 156
rRNS, Funktion 455
–, Prozessierung 455
Rückkopplungshemmung 109 f., 114

Saccharase 628
Saccharasemangel 638
Saccharopin 337
Saccharose 171
S-Adenosylmethionin 340, 356, 388
–, Hydrolyseenergie 77
Salzsäure, Magensaft 629

Sarkolemm 529
Sarkomer 529
Sarkoplasma 529
Sättigungskinetik, sigmoide 94
Sauerstoffdissoziationskurve, Hämoglobin 48
–, Myoglobin 48
Sauerstofftransport, Blut 618
Säulenchromatographie 25
Säure, Definition 11
–, Protonierungsgleichgewicht 12
Säure-Basen-Katalysatoren 98
saure Phosphatase, klinische Diagnostik 72
Schilddrüse 557
–, Hormonsekretion 561
Schilddrüsenfollikel, Iodstoffwechsel 559
Schilddrüsenhormon 296
–, Biosynthese 558
–, Funktion 557
–, Wirkungsmechanismus 557
Schlüssel-Schloß-Modell, Enzymkatalyse 85
Schwangerschaft, Eisenstoffwechsel 667
Secretin 598
Secretor-Locus 517
Sehvorgang, Retinal 136
Sekretion, Insulinsekretion 590
sekundärer Lactasemangel 638
Sekundärstruktur 39
–, Bestimmung 42
–, Proteine 44
Selen 141
–, Stoffwechsel 670
semikonservative Replikation 417
Serin 492
–, Abbau 331
–, Biosynthese 309
–, Folsäurestoffwechsel 130
–, Polarität 18
–, Stoffwechsel 355
Serindehydratase 331, 333
–, Enzymumsatz 106
Serinhydroxymethylase 333
Serin-Hydroxymethyltransferase 310, 331
Serinproteinasen 64
Serotonin 359, 601
Sexualhormone 576
–, männliche 581
–, weibliche 582
SH-Proteinase 64
Sialinsäure 174
Sichelzellhämoglobin 57
Sigmafaktor, RNS-Polymerase 446
Signalhypothese 501
Signalvermittlung 506
Skatol 641

Skelett, Glucocorticoidwirkung 575
Skelettmuskel, Isocitratdehydrogenase 63
Skleroprotein 33
Skorbut 132
Somatokrinin 603
Somatomedin 590, 601
Somatostatin 595, 601, 603
Somatotropin 601
Sorbitoldehydrogenase 212
Sparsomycin 472
Speichel, Bestandteile 627
Speichelamylase 627 f.
Spermidin 357
Spermin 357
Sphingolipid 222
Sphingolipidose 254
Sphinomyelin 222, 492
Sphingosin 222, 492
–, Biosynthese 252
–, Struktur 493
Spironolacton 577
Spliceverbindung, Basensequenzen 452
Spurenelement 659, 665
–, Ausscheidung 660
–, Resorption 660
–, Transport im Blut 660
Squalen 279
–, Biosynthese 277
Stärke 172
Stearinsäure 218
Stercobilin 378
Stercobilinogen 378
Stereoisomerie 1
Steroid 492
–, Nomenklatur 571
–, Struktur 223
Steroidanaloge 576
Steroiddiabetes 575
Steroidhormon, Biosynthese 572
–, Regulation der Sekretion 577
Stoffwechselregulation 101
–, Grundlagen 102
Streptomycin 170, 472
Streß, Wachstumshormon 604
Strukturanpassung, induzierte, Enzymkatalyse 85
Substrat, Enzymaktivität 108
Substrataffinität 93
Substratkettenphosphorylierung, Phosphoglyceratkinase 190
–, Succinatthiokinase 181
Succinat 181
–, Redoxpotential 145
Succinatdehydrogenase 148, 181
–, kompetitive Hemmung 95
Succinat-Glycincyclus 355
Succinatthiokinase 181
Succinyl-CoA 128

Succinyl-CoA-Acetacetat-CoA-Transferase 275
Sulfat, Plasma 644
Sulfatase 526
Sulfatasemangel 526
Sulfatide 222
–, Biosynthese 253
Sulfonylharnstoffe 590
Superoxidanion 150
Superoxiddismutase 150
Superoxidstoffwechsel 150
Synthetasephosphatase 196

Tangierkrankheit 283
TATA-Box 448
Taurocholsäure 631
Tay-Sachs-Erkrankung 255
TψC-Arm, tRNS 421
Telomer 426
Temperatur, Bildung eines Übergangszustandes 82
Temperaturkoeffizient 87
Temperaturoptimum 87
Tertiärstruktur 39
–, Bestimmung 42
–, Proteine 44
Testosteron 581
Tetanus 661
Tetracyclin 472
Tetrahydrofolsäure 129 f.
T-Form, Hämoglobin 51
Theobromin 384
Theophyllin 384
Theorie, chemiosmotische 157
Thermodynamik, Hauptsätze 75
thermogener Effekt 676
Thermogenese, braunes Fettgewebe 261
Thiamin, biochemische Bedeutung 117
–, Stoffwechsel 117
–, Vorkommen 116
Thiaminmangel 118
Thiaminpyrophosphat 61
–, Pyruvatdehydrogenase 191
–, Transketolase 202
Thioester, Hydrolyseenergie 77
Thioesterase 237
6-Thioguanin 390
Thioharnstoff 562
Thiokinase 80, 232, 248, 257
Thiolase 233, 275
Thiophorase 275
Thioredoxin 397
Thioredoxinreductase 397
Thiouracil 562
Threonin, Abbau 332
–, Biosynthese 313
–, essentielle Aminosäuren 307
–, Polarität 18
–, Stoffwechsel 355

Threoninaldolase 333
Threonindehydratase 103
Thrombin 107, 651 f.
-, katalytisches Zentrum 87
Thromboxan 218, 246 f.
Thymidylsäure 386
Thymin 383
Thymindimerisierung, DNS 440
Thyreocalcitonin 565
Thyreoidea stimulierendes Hormon 562, 607
Thyreoiditis Hashimoto 562
Thyreoperoxidase 558
Thyreostatica 562
thyreotropes Hormon 607
Thyreotropin releasing hormone 562, 607
Thyreotropinfreisetzungshormon 526, 607
Thyroxin 560
-, Stoffwechsel 561
thyroxinbindendes Globulin 561
- Präalbumin 561
TMP 386
α-Tocopherol 140
-, biochemische Funktion 141
toxische Porphyrie 372
Transaldolase 203
Transaminase, klinische Diagnostik 72
-, Serum 644
Transaminierung, Citratcyclus 182
-, Funktion 316
-, Pyridoxalphosphat 122
Transcobalamin I 127
- II 127
Transferase, Einteilung 64
Transferrin 666
-, Plasma 645
Transfer-RNS 420
Transfusionshämosiderose, Eisenstoffwechsel 667
Transhydrogenase 156
Transition 462
Transketolase 202
-, Thiamin 118
Transkriptionskontrolle 488
Transkriptionssignal, DNS-Sequenzen 448
Translation 466
Transport, aktiver 504
Transport-ATPase, Ionentransport 505
Transposition 431
Transversion 462
Trehalose 171
TRH 24, 562, 601
Triacylglycerin 219
-, Abbau 248
-, Biosynthese 248
-, Verdauung und Resorption 636
Tricarboxylattransport 163

Trifluoperazin 554
Triglycerid 219
-, Serum 644
3,5,3'-Trijodthyronin 560
Trijodthyronin, Stoffwechsel 561
Trimethoprim 130
Trimethylamin, Dissoziationskonstante 13
Triokinase 211
Triosephosphatisomerase 65, 189
Tripletcode 458
tRNS 420
-, Funktion 453, 460
Tropomyosin 531, 542
Troponin 531
Trypsin 31, 64, 107, 628
-, katalytisches Zentrum 87
-, klinische Diagnostik 71
-, Pankreassaft 635
Trypsinogen 107
Tryptophan, Abbau 336
-, essentielle Aminosäuren 307
-, Polarität 18
-, Stoffwechsel 359
-, UV-Spektrum 20
Tryptophanoperon, Abschwächung 481
-, Genstruktur 482
Tryptophanoxigenase 336
-, Enzymumsatz 105
Tryptophanpyrrolase 103, 149, 336
TSH 562, 607
TSH-Freisetzungshormon 601
TSH-Sekretion, Regulation 608
Tubulin 543
Tunicamycin 516
Tyrocidin 24
Tyrosin, Abbau 333
-, Biosynthese 311
-, Polarität 18
-, Stoffwechsel 362
-, UV-Spektrum 20
Tyrosinämie 349
Tyrosin-α-Ketoglutarattransaminase 103
Tyrosinose 348

Übergangszustand, Enzyme 81
Ubichinon 153, 224
-, Biosynthese 277
-, Redoxpotential 145
UDPG 194
UDP-Galaktose-4-Epimerase 213
UDPG-Dehydrogenase 209
UDPG-Pyrophosphorylase 194, 209
Ultrazentrifugation 44
Ultrazentrifuge, analytische 42
Umkehrphasen-Hochdruckflüssigkeitschromatographie 28

UMP 386
Uracil 383
Uracilderivat 389
Uracil-DNS-Glykosylase 440
Uratpool 402
β-Ureidoisobuttersäure 405
β-Ureidopropionsäure 405
Uricase 146, 402
Uridin 385
Uridindiphosphatglucose 194
Uridindiphosphat-Glucuronatglucuronyl-Transferase 377
Uridylsäure 386
Urocanase 330
Urocanat 330
Uronsäurestoffwechsel 209
Uroporphyrin 367
Uroporphyrinogen-Decarboxylase 367
Uroporphyrinogen-I-Synthetase 367

Vagus, Insulinsekretion 589
Valin, Abbau 340
-, -, spezifische Reaktionen 343
-, Biosynthese 313
-, essentielle Aminosäuren 307
-, Polarität 18
Valinomycin 164
Vanillinmandelsäure 568
Vanillinsäure 566
vasoaktives intestinales Polypeptid 598
Vasopressin 552, 612
-, Struktur 613
-, Wirkung 612
Verschlußikterus 72, 382
Verseifung 227
Verteilungschromatographie 25
Vimentin 545
Vinblastin 543
Vitamin A 134
-, Glykoproteinsynthese 513
-, Serum 644
-, Stoffwechsel 135
Vitamin B, Coenzymfunktion 61
Vitamin B_{12}, biochemische Funktion 128
-, Stoffwechsel der Propionsäure 208
-, Vorkommen 127
Vitamin C 131
Vitamin D 137
-, Stoffwechsel 137
Vitamin D-Mangel 140
Vitamin E 140
Vitamen E-Mangel 140
Vitamin K 141
-, biochemische Funktion 142
-, Resorption 142
Vitamin-K-Cyclus 143

Vitamine, fettlösliche 134
Vitamine, wasserlösliche 116
Vitaminnucleotide 390
V-J-Verknüpfung, Immunglobulingene 485
VLDL 225f., 262
-, Stoffwechsel 266
V-Typ, allosterische Enzyme 113

Wachse 220
Wachstumshormon 295
-, Chemie 601
-, Funktion 601
-, Primärstruktur 602
Wachstumshormonsekretion 603
Wasser, Dissoziation 10
-, molekulare Struktur 8
Wasserstoffbrückenbindung 9, 35
Wasserumsatz 657
Wasserverlust, obligater 658

Wasserzufuhr 659
Wechselwirkungen, hydrophobe 35
von Willebrand-Erkrankung 654
Wilson-Erkrankung 666

Xanthin 384
Xanthindehydrogenase 147
Xanthinoxidase 393, 401
-, Enzymumsatz 106
Xanthinoxidasemangel 408
Xanthinurie 407
Xanthosinmonophosphat 396
Xanthurenat 339
Xeroderma pigmentosum 441
Xerodermie 134
Xerophthalmie 134
XMP 396
Xylulose-5-Phosphat 202

Zellcyclus 438
Z-DNS 415
Zellmembran, Lipidstruktur 230
Zellmembranen, Kohlenhydrate 175
Zellmotilität 540
Zell-Zell-Kontakt 505
Zentralnervensystem, Insulinwirkung 593
Zentrum, aktives 84
-, allosterisches 111
-, katalytisches, Aminosäuresequenz 87
-, Modelle 84
Zink, Stoffwechsel 670
Zollinger-Ellison-Syndrom 597
Zuckerphosphate 61
Zufallsknäuel 38

Springer-Lehrbücher

Physiologische Chemie

G. Löffler
Grundzüge der Pysiologischen Chemie
1983. HTB 226. Broschiert DM 27,50. ISBN 3-540-12402-0

Physiologische Chemie
Lehrbuch der medizinischen Biochemie und Pathobiochemie für Studierende der Medizin und Ärzte
Von G. Löffler, P. E. Petrides, L. Weiss, H. A. Harper
3., korrigierte Auflage. 1985. Gebunden DM 98,-.
ISBN 3-540-13199-X

Examens-Fragen Physiologische Chemie
Zum Gegenstandskatalog
Herausgeber: W. Kersten, K. Brand
Unter Mitarbeit zahlreicher Fachwissenschaftler
3., neubearbeitete und erweiterte Auflage. 1979. Broschiert DM 30,-. ISBN 3-540-09334-6

Biologie für Mediziner

K. Bachmann
Biologie für Mediziner
3., neubearbeitete und ergänzte Auflage. 1986. Broschiert DM 59,-. ISBN 3-540-16378-6

W. Buselmaier
Biologie für Mediziner
Begleittext zum Gegenstandskatalog
5., völlig neubearbeitete Auflage. 1985. HTB 154.
Broschiert DM 28,-. ISBN 3-540-15109-5

Anatomie

R. Bertolini, G. Leutert
Atlas der Anatomie des Menschen (in 3 Bänden)
nach systematischen und topographischen Gesichtspunkten.
Vertriebsrechte für die sozialistischen Länder:
VEB Georg Thieme Verlag, Leipzig
Band 1
Arm und Bein
1978. Gebunden DM 55,-. ISBN 3-540-08752-4
Band 2
Rumpf und Rumpfeingeweide
1979. Gebunden DM 55,-. ISBN 3-540-09599-3
Band 3
Kopf und Hals, Gehirn, Rückenmark und Sinnesorgane
1982. Gebunden DM 55,-. ISBN 3-540-11479-3

Springer-Verlag
Berlin Heidelberg New York London Paris Tokyo

Histologie
Lehrbuch der Cytologie, Histologie und mikroskopischen Anatomie des Menschen unter Berücksichtigung der Histophysiologie
Nach der amerikanischen Ausgabe von L. C. Junqueira und J. Carneiro
Übersetzt, überarbeitet und ergänzt von T. H. Schiebler und U. Peiper
2., korrigierte Auflage. 1986. Broschiert DM 84,-.
ISBN 3-540-16913-X

W. G. Forssmann, C. Heym
Neuroanatomie
4., neubearbeitete Auflage. 1985. HTB 139. Broschiert DM 24,80. ISBN 3-540-15354-3

Lehrbuch der gesamten Anatomie des Menschen
Cytologie, Histologie, Entwicklungsgeschichte, Makroskopische und Mikroskopische Anatomie
Unter Berücksichtigung des Gegenstandskataloges
Herausgeber: T. H. Schiebler
4., korrigierte Auflage. 1987. Gebunden DM 98,-.
ISBN 3-540-16221-6

C. Maillot
Gehirn und Rückenmark
Ein Atlas der makroskopischen Anatomie des Zentralnervensystems
Mit einem Geleitwort von J. G. Koritké
1985. Gebunden DM 62,-. J. F. Bergmann Verlag, München. ISBN 3-8070-0353-3

R. Nieuwenhuys, J. Voogd, C. van Huijzen
Das Zentralnervensystem des Menschen
Ein Atlas mit Begleittext
Übersetzt aus dem Englischen von W. Lange
1980. Vergriffen. Neuauflage in Vorbereitung.

E. M. W. Weber
Gehirnschnitt-Modell/Brain Section Model
9. Auflage. 1979. Broschiert DM 22,-. ISBN 3-540-09267-6

E. M. W. Weber
Schemata der Leitungsbahnen des Menschen
12. Auflage. 1978. Broschiert DM 22,-. ISBN 3-540-09000-2

Examens-Fragen Anatomie
Zum Gegenstandskatalog
Herausgeber: H. Frick, H. Leonhardt, T. H. Schiebler
3., völlig neubearbeitete Auflage. 1979. Broschiert DM 29,50. ISBN 3-540-09397-4

HTB = Heidelberger Taschenbücher

Preisänderungen vorbehalten

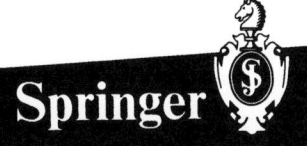

Springer – Lehrbücher

Medizinische Terminologie

M. Michler, J. Benedum
Einführung in die medizinische Fachsprache
Medizinische Terminologie für Mediziner und
Zahnmediziner auf der Grundlage des Lateinischen und
Griechischen
Unter Mitarbeit von I. Michler, M. Michler
2., korrigierte Auflage. 1981. Broschiert DM 78,-
ISBN 3-540-10667-7

J. H. Wolf
Kompendium der medizinischen Terminologie
Korrigierter Nachdruck. 1982. HTB 221. Broschiert
DM 29,80. ISBN 3-540-11911-6

Physik für Mediziner

H.-U. Harten
Physik für Mediziner
Eine Einführung
Unter Mitarbeit von H. Nägerl, J. Schmidt, H.-D. Schulte
4., überarbeitete und ergänzte Auflage. 1980. Broschiert
DM 68,-. ISBN 3-540-10315-5

Examens-Fragen Physik für Mediziner
Zum Gegenstandskatalog
Im Anhang 14 Fragen des IMPP
Von M. Höhl, H. Nägerl
3., neubearbeitete Auflage. 1981. Broschiert DM 24,-.
ISBN 3-540-10500-X

Physiologie

W. F. Ganong
Lehrbuch der Medizinischen Physiologie
Die Physiologie des Menschen für Studierende der
Medizin und Ärzte
Übersetzt aus dem Amerikanischen, bearbeitet und
ergänzt von W. Auerswald, in Zusammenarbeit mit
B. Binder, J. Mlczoch
4., überarbeitete Auflage. 1979. Broschiert DM 81,-.
ISBN 3-540-08908-X

Grundriß der Neurophysiologie
Herausgeber: R. F. Schmidt
Mit Beiträgen von J. Dudel, W. Jänig, R. F. Schmidt,
M. Zimmermann
6., korrigierte Auflage. 1987. HTB 96. Broschiert DM 29,80.
ISBN 3-540-16989-X
Vergriffen.

Grundriß der Sinnesphysiologie
Herausgeber: R. F. Schmidt
5., neubearbeitete und erweiterte Auflage. 1985. HTB 136.
Broschiert DM 29,90. ISBN 3-540-13225-2

Physiologie des Menschen
Herausgeber: R. F. Schmidt, G. Thews
23. korrigierte Auflage. 1987. Gebunden DM 128,-.
ISBN 3-540-16685-8

G. Thews, P. Vaupel
Grundriß der vegetativen Physiologie
1981. HTB 210. Broschiert DM 29,80. ISBN 3-540-10631-6

M. Steinhausen
**Lehrbuch der Vegetativen Physiologie nach dem
Gegenstandskatalog**
1984. Broschiert DM 58,-. J. F. Bergmann Verlag,
München
ISBN 3-8070-0345-2

Examens-Fragen Physiologie
Zum Gegenstandskatalog
Herausgeber: K. Brück, W. Jänig, R. Rüdel, H. Schaefer,
R. F. Schmidt, M. Steinhausen, R. Taugner, V. Thämer,
G. Thews, H.-V. Ulmer
5., korrigierte Auflage. 1980. Broschiert DM 24,-.
ISBN 3-540-10222-1

Chemie für Mediziner

H. P. Latscha, H. A. Klein
Chemie für Mediziner
Begleittext zum Gegenstandskatalog für die Fächer der
ärztlichen Vorprüfung
6., überarbeitete Auflage. 1983. HTB 171. Broschiert
DM 25,50. ISBN 3-540-12745-3

Examens-Fragen Chemie für Mediziner
Zum Gegenstandskatalog
Von H. P. Latscha, G. Schilling, H. A. Klein
3., ergänzte und neubearbeitete Auflage. 1980. Broschiert
DM 22,-. ISBN 3-540-09775-9

Springer-Verlag
Berlin Heidelberg New York
London Paris Tokyo

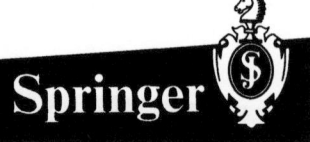

Titel des Lehrbuches: **Medizinische Biochemie, 2. Auflage**

Was können wir bei der nächsten Auflage besser machen?

Zur inhaltlichen und formalen Verbesserung unserer Lehrbücher bitten wir um Ihre Mithilfe. Wir würden uns deshalb freuen, wenn Sie uns die nachstehenden Fragen beantworten könnten.

1. Finden Sie ein Kapitel besonders gut dargestellt? Wenn ja, welches und warum? ....
   ....
   ....

2. Welches Kapitel hat Ihnen am wenigsten gefallen. Warum? ....
   ....
   ....

3. Bringen Sie bitte dort ein X an, wo Sie es für angebracht halten.

	Vorteilhaft	Angemessen	Nicht angemessen
Preis des Buches	....	....	....
Umfang	....	....	....
Aufmachung	....	....	....
Abbildungen	....	....	....
Tabellen und Schemata	....	....	....
Register	....	....	....
Papier	....	....	....

	Sehr wenige	Wenige	Viele	Sehr viele
Druckfehler	....	....	....	....
Sachfehler	....	....	....	....

4. Spezielle Vorschläge zur Verbesserung dieses Textes (u. a. auch zur Vermeidung von Druck- und Sachfehlern) ....
   ....
   ....
   ....
   ....
   ....

bitte wenden!

5. Bitte teilen Sie uns mit, auf welchen Fachgebieten Ihrer Meinung nach moderne Lehrbücher fehlen. Dazu folgende kurze Charakterisierung unserer eigenen Werke:

Fragensammlungen	= Examensfragen zur Vorbereitung auf Prüfungen
Basistexte	= vermitteln nach der neuen Approbationsordnung das für das Examen wichtige Stoffgebiet
Kurzlehrbücher	= zur Vertiefung des Basiswissens gedacht; für den sorgfältigen Studenten
Lehrbücher	= Umfassende Darstellungen eines Fachgebietes; zum Nachschlagen spezieller Informationen

Fachgebiet	Fragensammlungen	Basistexte	Kurzlehrbücher	Lehrbücher
....	....	....	....	....
....	....	....	....	....
....	....	....	....	....
....	....	....	....	....
....	....	....	....	....
....	....	....	....	....
....	....	....	....	....
....	....	....	....	....
....	....	....	....	....
....	....	....	....	....

Bei Rücksendung werden Sie automatisch in unsere Adressenliste aufgenommen.

Name ....

Adresse ....

Fachstudium ....
Semester ....
Ärztliche Vorprüfung ....
Datum/Unterschrift ....

Wir danken Ihnen für die Beantwortung der Fragen und bitten um Einsendung des Blattes an:

       Marianne Kalow
       Springer-Verlag
       Tiergartenstraße 17
       6900 Heidelberg 1

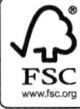

MIX
Papier aus verantwortungsvollen Quellen
Paper from responsible sources
FSC® C105338

If you have any concerns about our products,
you can contact us on
ProductSafety@springernature.com

In case Publisher is established outside the EU,
the EU authorized representative is:
**Springer Nature Customer Service Center GmbH
Europaplatz 3, 69115 Heidelberg, Germany**

Printed by Libri Plureos GmbH
in Hamburg, Germany